实用临床症状与体征诊断聚焦

曹建林　刘代顺 ◎ 主编

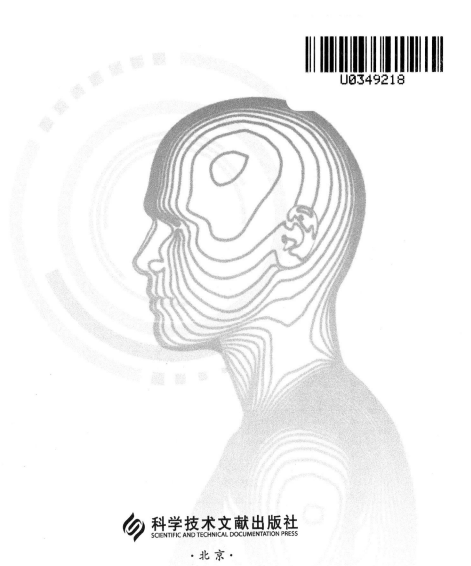

科学技术文献出版社
SCIENTIFIC AND TECHNICAL DOCUMENTATION PRESS
·北京·

图书在版编目（CIP）数据

实用临床症状与体征诊断聚焦 / 曹建林，刘代顺主编. —北京：科学技术文献出版社，2020. 4
ISBN 978-7-5189-5800-9

Ⅰ. ①实… Ⅱ. ①曹… ②刘… Ⅲ. ①症状—诊断学 Ⅳ. ① R441

中国版本图书馆 CIP 数据核字（2019）第 148627 号

实用临床症状与体征诊断聚焦

策划编辑：蔡　霞　责任编辑：蔡　霞　谢　雪　责任校对：文　浩　责任出版：张志平

出 版 者	科学技术文献出版社
地　　址	北京市复兴路15号　邮编　100038
编 务 部	（010）58882938，58882087（传真）
发 行 部	（010）58882868，58882870（传真）
邮 购 部	（010）58882873
官方网址	www.stdp.com.cn
发 行 者	科学技术文献出版社发行　全国各地新华书店经销
印 刷 者	北京虎彩文化传播有限公司
版　　次	2020 年 4 月第 1 版　2020 年 4 月第 1 次印刷
开　　本	889 × 1194　1/16
字　　数	1486千
印　　张	53.75
书　　号	ISBN　978-7-5189-5800-9
定　　价	258.00元

编委会

主　编　曹建林　遵义医科大学第三附属医院

　　　　　刘代顺　遵义医科大学第三附属医院

副主编　袁正强　遵义医科大学第三附属医院

　　　　　曹竣植　同济大学附属杨浦医院

编　委（按姓氏笔画排序）

王　彦　王昆松　王怡丹　王晓光　巴俊强

朱红兰　刘代顺　刘家骥　刘道生　许晴晴

吴凯峰　张金松　张祖余　陈微微　陈薇薇

罗　勇　姜黔峰　袁正强　袁立英　高建军

曹建林　曹竣植　韩小松　谭　薇

前 言

30年前，我曾经编写过《实用临床诊断线索与诊断思维》一书，30年过去了，医院临床的误诊率并未降低，问题依然归因于：在诊断时只见树木不见森林；轻视病史的询问及全面体格检查；缺乏正确的临床诊断逻辑思维；对病情变化的系统观察不够仔细；对疾病预后的判断未能足够重视；诊断仍然只依赖各种辅助检查，有的医师甚至成了名副其实的开单医师……这样的临床医疗诊断现状实在令人担忧。

自去年起，我开始全心着手撰写《实用临床症状与体征诊断聚焦》一书，仍然怀揣着这份初心，希望青年医师能够从中充分认识到临床症状与体征是疾病诊断的重要线索和诊断疾病的基础；而严谨的诊断思维又是疾病诊断的基本保证。只有具有上述两方面技能的医务工作者才能从疾病纷繁冗乱的临床表现中寻找出正确的诊断方法。

目前国内有比较系统的症状鉴别诊断专著，但涉及临床体征的诊断专著相对较少，二者合一的就更少了。本书特点就是将其合二为一，并对每一个症状和体征都提出了较详细的常见病因、诊断线索、诊断思维、诊断程序、可能并发症、常见疾病的特点与表现、应做的相关检查等，便于临床医师查阅，从而尽可能降低临床的误诊率。本书可以说是专门为临床一线工作的医务人员，尤其是全科医生量身打造的，具有极好的可读性和重要的参考价值。

本书在编写过程中得到遵义医科大学第三附属医院资深临床医师们的鼎力支持，特在此致谢！

由于时间仓促加之水平有限，内容可能不尽完善，难免有疏漏或不当之处，还望读者不吝指教。

目 录

第一部分 症 状

第二部分 体 征

第一部分

症　状

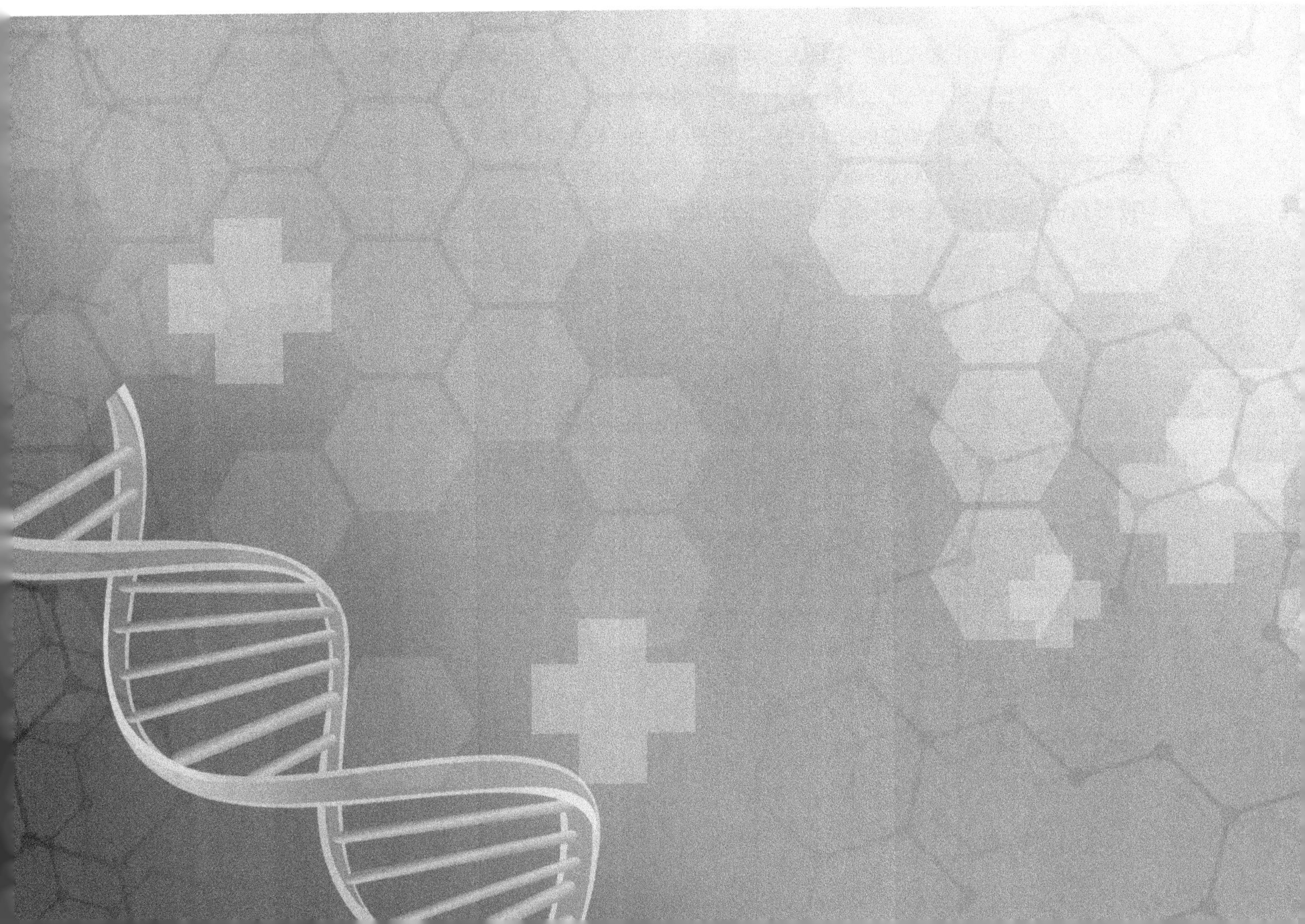

第一篇

全身症状

第一章

全身状况

第一节　畏寒 / 寒战

畏寒是指平素较正常人怕冷的状态，通常是逐渐进展的，是对冷温度的耐受力降低，反映了下丘脑和甲状腺之间相互作用机制的受损。寒战则是依靠骨骼肌发生不自主战栗，甚至可伴上下牙齿不自主颤抖，并通过骨骼肌快速节律性收缩而产热，是机体对低体温的代偿反应。当体温低于下丘脑温度时，即可能诱发寒战，借以保持体温平衡。在数分钟或数小时内突然发生的畏寒称之为急性畏寒，多为感染性；畏寒持续数天或数月地称之为慢性畏寒，多为体质性。寒战伴发热的疾病，其诊断线索可参考体温增高章节。

【常见病因】

（1）感染性疾病。

菌血症或败血症（急性胆囊炎、急性肾盂肾炎、社区或医院获得性肺炎）、伤寒或副伤寒、疟疾、流脑及铜绿色假单胞菌脑膜炎等。

（2）围术期因素。

麻醉患者散热增加、环境温度过低、致热原、药物及缺氧等因素。

（3）内分泌疾病。

垂体功能减退、下丘脑病变及甲状腺功能减退症等。

【诊断线索】

畏寒 / 寒战诊断线索（表 1–1）。

表 1-1　畏寒 / 寒战诊断线索

项目	临床线索	诊断提示
特点	・一次性发作，且无其他临床表现	对诊断缺乏特异性
	・反复发作	具有诊断价值
	・长期发作	内分泌性疾病、慢性消耗性疾病
	・寒战和发热交替出现，且有皮肤瘙痒	霍奇金病
	・每 48 ~ 72h 发生 1 次（同时伴发热）	疟疾
诱因	・产后大出血	垂体功能减退症
	・发生在手术中或手术后	围术期低体温
	・在输液或输血中发生	致热原因素或输液 / 输血反应
	・寒冷环境	低体温
伴随症状	・伴面部水肿、毛发粗糙及反应迟钝等	甲状腺功能减退症
	・伴皮肤色素沉着	肾上腺皮质功能减退症
	・伴全身淋巴结肿大	霍奇金病
	・伴全身多系统损害	系统性红斑狼疮
	・伴消瘦、营养不良及低蛋白血症等	慢性消耗性疾病
	・伴发热	大多数病毒感染（天花、流行性出血热及传染性单核细胞增多症等）、细菌感染、输液或输血反应及肿瘤等
	・伴脉搏增快、四肢湿冷及血压降低等	休克
	・伴腰痛和（或）尿路刺激征	泌尿系感染
	・伴黄疸	肝胆疾病
	・伴腰疼、酱油色尿	溶血反应
	・伴鼻塞、流涕、打喷嚏及咽部不适等	上呼吸道感染

【诊断思维与程序】

（1）畏寒 / 寒战的诊断思维（表 1-2）。

表 1-2　畏寒 / 寒战的诊断思维

项目	诊断思维
畏寒 / 寒战	・因畏寒的病因不同，患者畏寒的程度、出现时间及伴随症状也会各不相同
	・畏寒特征性表现包括常在加强保暖后依然还有怕冷感觉或皮肤呈现鸡皮疙瘩；寒战者除表现为不自主的肌肉颤抖或上下牙齿的颤动外，部分患者还可表现出皮肤苍白、生命体征变化等
	・对任何一个畏寒 / 寒战者，至少需要持续观察 2 ~ 4h，其目的是观察患者是否在本次畏寒 / 寒战之后再发或出现发热等其他伴随症状，故临床医生必须要有前瞻性的诊断思维
	・畏寒 / 寒战发生机制和临床表现是较为复杂的，如老年人畏寒常提示与年龄相关的生理改变，或由肿瘤、激素缺乏所致
	・部分患者在寒战后迅速出现体温急剧升高，如感染；也有始终不出现发热（短暂的寒冷环境下）
	・某些疾病仅出现一次性寒战，如肺炎链球菌性肺炎；另一些疾病则是间歇性寒战同时伴高热，如疟疾
	・输血反应以及一些特殊药物的使用也可出现畏寒 / 寒战
	・若畏寒 / 寒战者出现下列任何一项时，均应提示病情危重：收缩压 > 160mmHg 或 < 90mmHg，或动态观察迅速上升或下降 > 30mmHg；心率 > 120 次 / 分或 < 60 次 / 分；呼吸次数 > 30 次 / 分或 < 10 次 / 分；体温 > 39℃或 < 36℃；24h 尿量 < 500mL 或 1h 尿量 < 17mL；血氧饱和度（SaO_2）< 90%
	・首先要明确是否存在高危性疾病，尤其是各种类型的休克。应严密观察病情变化，做到早发现、早诊断、早治疗

续表

项目	诊断思维
畏寒/寒战	·出血患者一旦陈述畏寒/寒战，常提示体内仍存在活动性出血
	·原本是感染的患者陈述畏寒/寒战，则提示感染未得到控制或加重
	·几乎所有的细菌感染均可导致畏寒及寒战，患者在发热同时常伴有相关部位感染灶的临床表现及外周血常规增高、中性粒细胞出现中毒颗粒等。在少数情况可根据疾病的性质和临床经验做出意向性判断，如白血病患者出现畏寒/寒战时，首先考虑由感染所致
	·感染者在出现畏寒/寒战的情况下同时有以下临床表现时，将提示休克的发生，应注意防范：a. 体温过高（> 40.5℃）或过低（< 36℃）；b. 非神经系统感染而出现神志改变，如表情淡漠或烦躁不安；c. 呼吸困难伴低氧血症和（或）血浆乳酸浓度增高；d. 心率增快与体温升高不平行，或出现心律失常；e. 尿量减少> 1h 以上，血压< 90mmHg 或发生体位性低血压；f. 血常规示血小板和白细胞（主要为中性粒细胞）减少；g. 不明原因的肝、肾功能损害等
	·婴儿的寒战机制发育不完善，故出现寒战的概率相对较少；但稍大儿童或青少年患肺炎支原体感染或化脓性脊髓炎时可出现寒战
	·老年人寒战通常提示潜在的感染，如泌尿道感染、肺炎、憩室炎及压迫区域的皮肤损伤，若同时出现发热、寒战及腹痛则常提示腹腔脏器的感染或缺血性肠疾病
	·在输液或输血时发生畏寒/寒战，首先应排查是否为输液和输血反应。可将输液速度调慢，并在床旁持续观察 10～15min，包括畏寒/寒战症状是缓解或加重；是否有新的伴随症状或体征出现，如皮疹或皮肤瘙痒（少数可无）、心率加快及血压下降等；旨在获得更多与过敏反应有关的线索。如果在观察中有上述表现，输液或输血反应的诊断依据就更为充分，可果断停止输液，并将剩余液体进行封存，便于检测液体中可能存在的致热原
	·当加强保暖措施后，患者仍不能停止寒战症状时，应尽可能保持室内的温度，提供足够的水分和营养；如寒战后出现高热，可适当给予解热药物控制发热，但应注意解热药可致大量出汗甚至虚脱
	·注意询问是否戴有义齿，若有，应帮助取出，否则寒战时因牙齿上下颤动，易使义齿脱落而发生意外

（2）中枢神经系统疾病引起寒战的特点（表 1–3）。

表 1–3　中枢神经系统疾病引起寒战特点

项目	寒战特点
中枢神经系统疾病	·突然高热，体温可直线上升，达 40～41℃，持续数小时至数天，或体温突然下降为低体温
	·躯干温度高，肢体温度次之
	·虽然高热，但全身症状不明显
	·无颜面及躯体皮肤潮红等反应，相反表现为全身皮肤干燥及四肢发凉等
	·体温升高而不出现脉搏和呼吸的增快
	·无感染证据，不伴有白细胞增高，或总数虽高，但中性粒细胞分类无变化
	·高热时用抗生素及解热剂（如阿司匹林等）常不奏效，但用氯丙嗪及冷敷有效
	·伴有颅内高压的症状，如头痛、喷射性呕吐及视盘水肿等
	·伴明确神经系统定位体征，如脑神经损害、瘫痪或脑膜刺激征等

（3）围术期畏寒/寒战因素（表 1–4）。

表 1–4　围术期畏寒/寒战因素

因素	机制
手术因素	·术中大量灌洗液，尤其是大量的低温灌洗液可带走体内的大量热量，导致体温降低 ·术中大量灌洗也会造成肾重吸收，致使大量低温液体进入血液循环，使体温下降 ·皮肤用易挥发消毒剂，如 75% 乙醇，且消毒面积过大、术中输注大量温度较低的液体或库存血

续表

因素	机制
麻醉因素	·患者接受全身麻醉后，会抑制机体体温调节中枢，从而引起体温下降而发生畏寒 / 寒战
环境因素	·手术室内温度过低
患者因素	·年轻者麻醉后寒战的发生率高于老年者（这与年轻人机体对低热的保护机制比老年人完善有关），麻醉后男性寒战发生率明显高于女性
缺氧因素	·在手术过程中有多种因素可造成低氧血症，可导致缺氧性寒战，引起头痛、脉率及呼吸增快、血压上升及 PaO_2 下降等表现
术后因素	术后患者出现畏寒 / 寒战常提示有术后感染的可能，多发生于术后 24 ～ 72h 之内，局部伤口疼痛、红肿、触痛或压痛、分泌物增多，甚至可嗅到伤口腐臭味

（4）并发症。

① 寒战时因肌肉的收缩，机体氧耗量及生成 CO_2 增加，易产生低氧血症。

② 低混合静脉血氧饱和度易发生乳酸性酸中毒。

③ 心肌缺血。

④ 若有义齿，易发生脱落而发生误吸。

（5）畏寒 / 寒战诊断程序（图 1–1）。

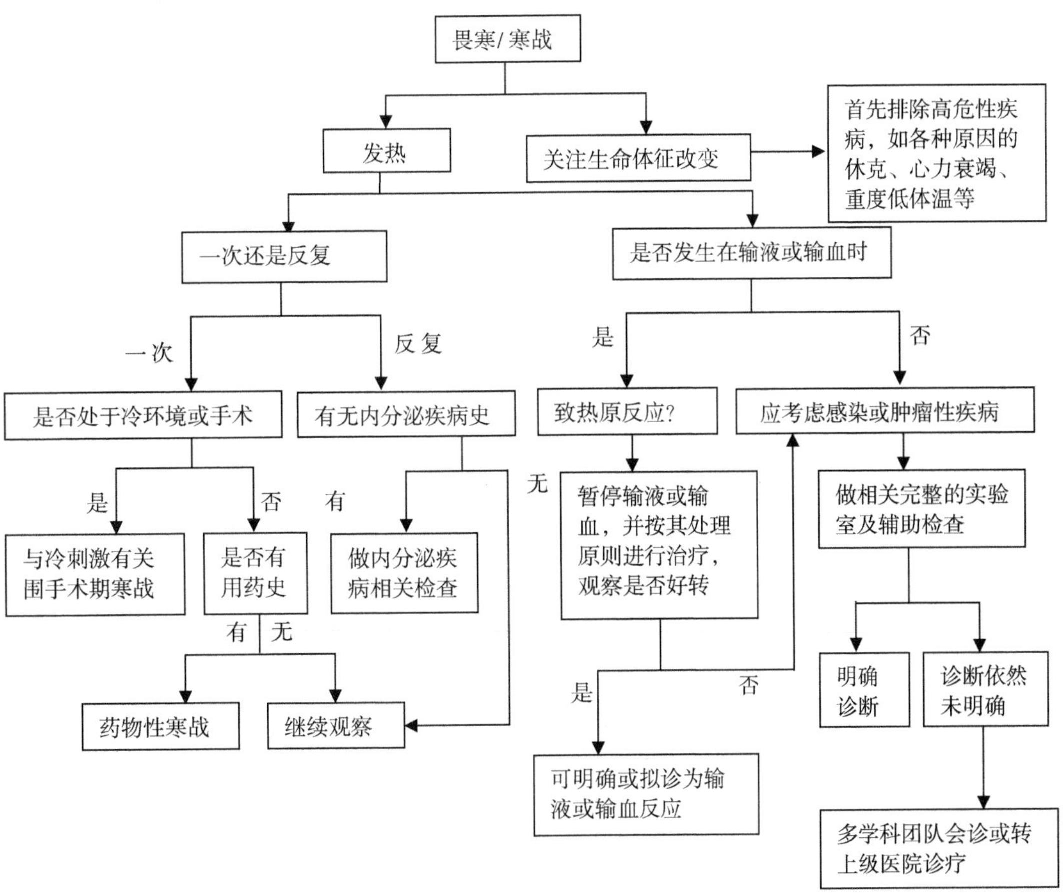

图 1–1　畏寒 / 寒战诊断程序

【疾病特点与表现】

（1）细菌感染。

① 胆管炎：本病可出现查科三联征，即寒战伴发热、腹痛和黄疸，由突然发生胆总管阻塞所致。其他表现包括持续或间断性上腹部钝痛、胀痛或剧烈绞痛，常伴恶心、呕吐、皮肤瘙痒、乏力、高热及谵妄等。

② 革兰阴性杆菌菌血症和脓毒血症：常表现畏寒、寒战、呼吸急促及高热等，部分以胃肠道症状（腹痛、恶心、呕吐、腹泻等）为突出表现，误诊率较高。其他表现可因感染菌株不同而异（表 1–5）。

③ 肝脓肿：本病常突然出现畏寒、寒战、发热，其他表现包括恶心、呕吐、腹泻、食欲不佳、黄疸、肝区叩痛、上腹压痛、肌紧张及右肩放射痛等。

表 1–5　不同细菌的菌血症 / 脓毒血症临床特点

细菌种类	临床特点
革兰阳性细菌	·有或无寒战，发热呈稽留热或弛张热，伴面色潮红、四肢温暖及皮肤干燥，可伴意识障碍 ·皮疹、腹泻及呕吐，可合并转移性脓肿，如皮下脓肿、脾炎、肝肾脓肿及心肌炎等 ·休克发生较晚，血压下降也较缓慢 ·白细胞计数增加，中性粒细胞为主，降钙素原（PCT）升高
革兰阴性杆菌	·常以突然寒战开始，发热可呈间歇性，重者体温不升或低于正常 ·四肢厥冷、发绀、少尿或无尿 ·休克发生早，持续时间长 ·白细胞计数增加不明显或反见减少，PCT 明显升高
真菌	·酷似革兰阴性杆菌脓毒症，常突发寒战、高热（39.5 ～ 40℃） ·病情迅速恶化，出现神志淡漠、嗜睡、血压下降和休克 ·可合并消化道出血 ·周围血常规常可呈白血病样反应，出现晚幼粒细胞和中幼粒细胞，PCT 略高于参考值范围

④ 军团菌病：通常在感染后 12 ～ 24h 内发病，畏寒、寒战、高热，初始常干咳，继后出现咳痰（呈黏液性、黏液脓性）或咯血，可伴皮肤发红、发绀、呼吸困难及心动过速等。前驱症状包括头痛、恶心、呕吐、腹泻、食欲缺乏、弥漫性肌痛和全身乏力等。

⑤ 肺脓肿：本病除畏寒、寒战外，主要表现为咳嗽，咳大量脓性或淡血性痰液，其他表现包括出汗、胸痛、呼吸困难、杵状指（趾）、乏力、头痛、恶心及体重减轻等。

⑥ 急性淋巴管炎：本病可产生寒战、发热、全身不适和头痛，主要特征是在淋巴管可见一条或数条“红线”向近侧延伸，有压痛及所属淋巴结肿大。常好发于四肢，有损伤或感染病灶。

⑦ 急性化脓性中耳炎：本病极易产生畏寒、寒战、发热，严重者有深部的搏动样耳痛。其他表现包括传导性听力丧失、鼓膜充血膨出、眩晕、恶心及呕吐。当鼓膜破裂，脓液通过耳道引流出后，自觉症状可缓解。

⑧ 急性盆腔炎：因炎症轻重、范围大小及病原体不同，临床表现各异，病情严重者可有寒战、高热、头痛及食欲不振等，其他表现繁多（表 1–6）。

表 1–6　急性盆腔炎临床特点

项目	临床特点
急性盆腔炎	·下腹痛为主要特征，月经期发病可出现经量增多、经期延长，非月经期发病可有白带增多
	·出现消化系统症状，如恶心、呕吐、腹胀、腹泻等，常提示合并腹膜炎；下腹包块及局部压迫刺激症状提示合并有脓肿形成
	·若脓肿包块位于前方可出现膀胱刺激症状，如排尿困难、尿频及尿痛；脓肿位于子宫后方可有直肠刺激症状
	·感染病原体的不同表现也不一，如淋病奈瑟菌感染起病急，常表现高热、腹膜刺激征及阴道脓性分泌物；非淋病奈瑟菌性盆腔炎起病较缓慢，高热及腹膜刺激征不明显，常伴有脓肿形成；厌氧菌感染，则容易有多次复发或脓肿形成；沙眼衣原体感染病程较长，长期持续低热，主要表现为轻微下腹痛、久治不愈及阴道不规则出血等

⑨ 肺炎：肺炎链球菌性肺炎多突发畏寒、寒战，其他病原体相关肺炎多呈间断性畏寒、寒战。其他相关表现有发热、咳嗽、咳铁锈色痰、胸痛、呼吸困难及心动过速等。

⑩ 急性肾盂肾炎：本病的寒战、高热可能会持续数小时到数天，典型症状有血尿、尿频、尿急和排尿烧灼感，其他表现有恶心、呕吐、食欲下降、肌痛、肋腹部疼痛及肋脊角紧张感等。

⑪ 急性鼻窦炎：本病多见于儿童和青少年，表现有寒战、发热、头痛，受影响的鼻窦区疼痛、触痛和肿胀。上颌窦炎引起颊部和上牙疼痛，筛窦炎引起眼睛疼痛，额窦炎引起眉毛处疼痛，蝶窦炎引起眼后疼痛。初期的鼻窦炎信号是鼻腔分泌物，常为血性，在 24 ～ 48h 后逐渐变成脓性。

⑫ 伤寒：初起即有突发寒战、急起发热。1w 左右出现头痛及脾大，玫瑰疹通常在第 2w 出现，多见于上腹部或前胸部，仅持续 2 ～ 3d。其他表现包括反应迟钝或谵妄、腹胀、腹泻、消瘦及相对缓脉等。

⑬ 钩端螺旋体病：本病起病急骤，早期有畏寒、寒战、高热、全身酸痛、乏力、结膜充血、腓肠肌压痛及表浅淋巴结肿大等；中期可伴有肺出血、心肌炎、黄疸、全身出血倾向及多器官损害表现；晚期多数病例恢复，可合并眼葡萄膜炎及脑动脉闭塞性炎症等。

⑭ 脓毒性关节炎：本病表现寒战、高热，伴受累关节的红、肿、热、痛及活动受限等。

⑮ 产后脓毒血症：寒战和高热常出现在产褥期或流产后的 6h ～ 10d。患者可能有脓性的阴道排出物、子宫扩张触痛、腹痛、背痛，常伴有恶心、呕吐及腹泻等表现。

⑯ 脓毒性休克：病初即可出现寒战、发热、恶心、呕吐、腹泻、皮肤潮红、发热或发绀。其他表现包括血压正常或偏低、心动过速和呼吸急促。随病情进展，会迅速出现休克症状，如皮肤湿冷、少尿、口渴、焦虑、烦躁及意识障碍。

⑰ 流行性脑脊髓膜炎：有寒战、高热、头痛、呕吐、全身乏力、肌肉酸痛、食欲减退及神志淡漠等毒血症症状，其他表现包括皮肤感觉过敏、惊厥、脉搏和呼吸增快及结膜充血，少数表现有关节痛。皮疹在病后不久即可出现，主要为淤点和淤斑，见于全身皮肤及黏膜，大小为 1mm ~ 1cm。少数可出现脾大。

（2）病毒感染。

① 感冒：初期可有突发的畏寒、寒战、高热、头痛、肌痛和干咳，也可出现鼻塞、流涕、声音嘶哑和咽喉痛等。之后畏寒、寒战逐渐减弱，间断发热、乏力及呼吸道症状可持续 1w 左右。

② 猴痘：多数患者感染猴痘病毒会出现畏寒、寒战，其他表现有发热、咽痛、淋巴结肿大、呼吸困难、肌痛及皮疹。

③ 登革热：轻型者症状体征较轻，大多数表现酷似流行性感冒，易被忽视，1 ～ 4d 痊愈；重型者寒战明显，在病程第 3 ～ 5d 病情突然加重，出现剧烈头痛、恶心、呕吐、意识障碍及颈强直等脑膜炎表现，病情发展迅速者多因中枢性呼吸衰竭和出血性休克而死亡。

（3）性传播疾病。

① 艾滋病：本病是通过血液和精液传播的人免疫缺陷病毒感染所致，临床常表现为畏寒、发热、淋巴结肿大、乏力、恶心、体重减轻、腹泻、出汗及皮肤损害等。

② 腹股沟淋巴肉芽肿：本病特征包括淋巴结肿大、皮疹、发热、畏寒、头痛、游走性关节和肌肉疼痛、疲倦及体重减轻等。初起的生殖器损伤是丘疹或小破溃，进而侵犯淋巴结，数天后可自行愈合。

（4）容易被临床忽略的疾病。

① 急性溶血性贫血：常表现为突发性的寒战，并伴有发热和腹痛，尿液呈酱油色或红葡萄酒色，并可有迅速发生的黄疸及肝脾大等表现。

② 霍奇金病（hodgkin disease，HD）：典型病例常有数天或数周的发热、寒战，可出现发热、寒战交替。其他表现包括局部淋巴结肿大，亦可有肝脾大、腹泻及皮肤瘙痒等。

③ 粟粒性肺结核：本病常有畏寒、寒战，疾病早期肺部影像学缺乏特征性表现是导致本病误诊的主要原因，影像学能发现肺部病灶多在发病的第 3 ～ 4 w。

④ 感染性心内膜炎：本病常引起间歇性畏寒、寒战伴发热，手足部可有出血点，手掌和足底有 Osler 结节。其他表现包括心脏杂音、血尿、结膜出血和心力衰竭症状。应注意患者在发病前是否有拔牙或皮肤感染病史。

⑤ 自主神经功能亢进症：本病可出现畏寒、寒战，常伴血压增高、出汗、头痛及面部充血等，其他表现有头昏、头晕及短暂的视物不清等。

⑥ 蛇咬伤：被蛇咬伤引起中毒者会出现畏寒、寒战、发热，其他表现包括出汗、乏力、头晕、恶心、呕吐、腹泻和干渴。中毒早期咬伤部位会立刻出现肿胀、触痛、疼痛、淤斑、淤点、疱疹、出血或局部坏死。中毒晚期可有言语困难、视物模糊、麻痹、出血倾向、呼吸衰竭和休克等。

⑦ 疟疾：本病为疟原虫感染所致，其发作呈循环式，即由持续 1 ～ 2h 的寒战开始。随后又持续 3 ～ 4h 的高热，后有 2 ～ 4h 的大汗。三日疟原虫引起者，每 48 ～ 72h 发作一次；间日疟原虫和卵形疟原虫引起者，每 40 ～ 42h 发作一次。其他表现包括头痛、肌痛及肝脾大等。

⑧ 药物性寒战：两性霉素 B、苯妥英钠及博来霉素等均可引起程度不同的畏寒、寒战。

（5）内分泌性疾病（本组疾病大多可表现有畏寒，但寒战者少见）。

① 垂体功能减退症：本病通常进展缓慢，并且随病变程度不同而变化；常表现有畏寒、皮肤变薄、干燥伴苍白。其他表现包括疲乏、嗜睡、月经失调、阳痿、性欲减退、神经紧张、易怒、头痛和饥饿。若垂体功能减退症由垂体瘤引起者，则可出现神经系统症状和体征，如头痛、双侧颞部偏盲及视力丧失等。

② 下丘脑病变：本病特点是畏寒和怕热交替出现，畏寒常突然发生，其他表现包括口渴、尿量增多、食量和体重增加、失眠、人格改变及喜怒无常、视力受损及头痛等，女性可出现闭经。

③ 甲状腺功能减退症：本病除畏寒外，其他表现包括食欲减退而体重增加、皮肤干燥且苍白、毛发稀少、指甲变厚易脆、水肿（甚至伴有大量体腔积液）、智力减退、运动及语言减少、性欲减退等。

④ 慢性肾上腺皮质减退症：本病发病隐匿，病情逐渐加重；原发性和继发性肾上腺皮质减退症均有逐渐加重的全身不适、乏力、倦怠、食欲减退、体重减轻、头晕、体位性低血压及皮肤黏膜色素沉着等。典型表现见表 1–7。

表 1-7 肾上腺皮质功能减退临床特点与表现

项目	肾上腺皮质功能减退临床特点与表现
皮质醇缺乏临床特点与表现	·皮肤色素沉着：为血液中高浓度的 ACTH 刺激皮质中黑皮质素 -1 受体所致。主要出现在皮肤皱褶处，如关节、掌纹、口唇及颊黏膜
	·消化系统：食欲减退、嗜咸食、呕吐、腹胀及腹泻等
	·心血管系统：血压降低、心脏缩小、心音低钝及体位性低血压等
	·代谢障碍：空腹低血糖
	·神经精神系统：乏力、淡漠及嗜睡等
	·肾脏：排水能力减退，大量饮水后易致稀释性低钠血症
	·生殖系统：毛发脱落、月经失调及性欲减退等
	·免疫系统：对感染、外伤等应激抵抗力减弱
醛固酮缺乏临床表现	·潴钠排钾功能减退，易出现低钠和（或）高钾血症 ·消瘦、乏力、虚弱、直立性低血压、晕厥及休克等

【相关检查】

（1）病史采集的要点。

① 询问患者畏寒、寒战开始时间，是持续性抑或间断性。

② 获取相关伴随症状，重点是获取足以满足鉴别诊断的基本资料（如头疼、咳嗽、咽喉疼痛、胸闷、恶心、呕吐、腹泻、腹痛、尿痛、视力改变及长期怕冷等）。

③ 如是女性患者，应询问有无停经史及月经周期的改变。

④ 既往史包括有无过敏、感染、拔牙、甲状腺功能减退症、下丘脑疾病、用药史、接触动物（犬类、鸟类）、昆虫及动物咬伤史等。

⑤ 了解性接触史。

⑥ 并发症的相关症状。

（2）查体重点。

① 生命体征：尤其是血压波动情况及体温是否异常（增高或低体温），若有体温增高应监测体温的波动情况及热型；若有低体温，应检查与休克有关的相关体征。检查并判断患者神志和意识状况。

② 皮肤：温度、湿度、色泽（如潮红、苍白、发绀）、各种皮肤损害、皮肤弹性、色素沉着、毛发的结构及数量等改变。

③ 伴随体征：如颤抖、淋巴结节及扁桃体肿大、咽部及鼻窦压痛，肺部、腹部、四肢及神经系统的感染性体征。

④ 并发症体征。

（3）实验室检查。

① 获取导致畏寒、寒战的感染性疾病的实验室检查资料。寒战时应抽血培养。成人在不同部位至少采集 2 套血培养（需氧、厌氧各一瓶为一套）；婴幼儿在不同部位采集 2 套血培养（只做需氧培养，特殊情况才考虑厌氧培养）。其他感染性标志物：血清淀粉样蛋白 A（SAA）、降钙素原、C 反应蛋白（CRP）及红细胞沉降率（ESR）也可用于辅助初步判断感染病原类型。

② 获取导致畏寒、寒战的非感染性疾病的实验室检查资料。

③ 病情较重或疑有并发症者应检查血气分析及脏器功能等。必要时应做局部分泌物或体腔液的检

查（包括咽壁涂片、鼻分泌物涂片、脓液涂片或培养、皮肤采得组织液涂片、穿刺液涂片、痰涂片、尿沉渣涂片、脑脊液涂片、粪便涂片、阴道分泌物涂片及宫颈或前庭大腺分泌物涂片等）。老年患者应常规检查肿瘤相关性抗原。

（4）辅助检查：心电图，靶器官的 B 超、CT 或 MRI 检查等。

① 咽壁涂片：疑有咽白喉时，如涂片检出白喉棒状杆菌对诊断意义很大。咽、喉结核有时涂片（用抗酸染色法）或可发现结核分枝杆菌。坏疽性口炎涂片检查到梭形杆菌亦有助于诊断。

② 鼻分泌物涂片：鼻白喉或疑为瘤型麻风伴有鼻黏膜损害时，从鼻黏膜取黏液涂片，前者可找到白喉棒状杆菌，而后者或可发现麻风杆菌。

③ 脓液涂片或培养：找到致病菌，有助于分析细菌的致病作用和选择抗菌药物。常见的化脓性细菌有葡萄球菌、链球菌、肺炎链球菌、大肠杆菌和绿脓杆菌等。

④ 皮肤采得组织液涂片：疑似流行性脑脊髓膜炎者，在皮肤淤斑划痕，取渗出组织液涂片，寻找脑膜炎奈瑟菌。高度疑似麻风者，可选择最活动的皮肤损害，用刀划到真皮，刮取组织液涂片，如能查到麻风杆菌则有助于诊断。

⑤ 浆膜腔液涂片：若有胸腔、心包腔、腹腔和关节囊液，应抽取涂片检查。在病理情况下，常可检查到致病菌，最常见的如革兰阳性球菌和阴性杆菌。疑为结核性胸膜炎时，取胸腔积液涂片或可找到结核分枝杆菌。

⑥ 痰涂片：如遇咯血患者，分辨不清是患支气管扩张还是肺结核时，可做痰液涂片，查找结核分枝杆菌，有鉴别诊断意义。

⑦ 尿沉渣涂片：可留中段尿标本，置于无菌容器内，及时检查。在膀胱炎、肾盂肾炎等疾患时，取沉渣涂片常可见革兰阳性球菌或阴性杆菌。疑是结核分枝杆菌感染时，可留 24 小时尿标本，取其沉渣涂片或可找到结核分枝杆菌。

⑧ 脑脊液涂片：取脑脊液涂片，镜检发现致病菌，对临床诊断价值较大。常见的致病菌有脑膜炎奈瑟菌、结核分枝杆菌，革兰阳性球菌或阴性杆菌以及新型隐球菌等。

⑨ 粪便涂片：在假膜肠炎时，做粪便涂片，染色检查，如发现大量革兰阳性球菌，而革兰阴性杆菌明显减少或消失，可作早期诊断的参考。在肠道真菌感染时，以白色念珠菌感染最为多见，粪便涂片镜检可找到酵母样芽生孢子和假菌丝。

⑩ 阴道分泌物涂片：若有真菌性阴道炎时，刮取分泌物少许，涂片、染色、镜检寻找真菌菌丝、孢子，最可靠的方法是进行念珠菌培养。疑是淋病奈瑟菌所致白带增多，应取宫颈或前庭大腺分泌物涂片、染色、镜检，如找到细胞内革兰阴性双球菌，很有诊断意义。

注：怀疑感染者切勿忽略分泌物及体腔液的涂片检查（其他重点检查可参见体温异常章节）。

第二节　多汗

局部或全身皮肤出汗量异常增多的现象为多汗。出汗本身是人体排泄和调节体温的一种生理功能，在高温环境下，人体出汗量可高达 8 ～ 12L/d，可见人体通过出汗可散发大量热量，它在调节体温方面起着重要的作用。多汗是自主神经对躯体心理压力、发热及环境高温的反应，而在某些情况下要区分多汗是生理性还是病理性却非易事，只有通过仔细的询问病史和全面的体格检查才能得出可靠的结论。患者出汗方式、汗液量、色和气味改变及伴随症状常是多汗病因诊断的重要线索。

【常见病因】

（1）全身性疾病：内分泌失调（甲状腺功能亢进、糖尿病、垂体功能亢进等）、神经系统疾病、部分感染性疾病（疟疾、结核等）和长期疾病状态造成体质虚弱等。

（2）精神性出汗。

（3）味觉性出汗（属于一种生理现象，常在吃某些刺激性食物如辣椒、大蒜、生姜和咖啡等后发生）。

【诊断线索】

多汗诊断线索（表1-8）。

表1-8　多汗诊断线索

项目	临床线索	诊断提示
类型	·自汗：排除天气闷热、服用发汗药及其他刺激因素，身体自发经常出汗	佝偻病、甲状腺功能亢进症等
	·盗汗：入睡后则汗出，醒后则汗止	活动性结核、慢性消耗性疾病等
	·战汗：全身战栗后汗出，汗出后四肢厥冷，烦躁不安，甚至出现生命体征的不稳定	重症感染性疾病、休克或多器官功能衰竭等
	·厥汗：在安静状态下出现汗淋漓不止，多伴有呼吸急促、四肢湿冷及脉细速等	心衰、虚脱或临终前患者等
部位	·局部出汗（头、面、颈、胸、背、会阴、手或足部等）	自主神经功能紊乱、佝偻病、原发性多汗症及糖尿病等
	·偏身出汗（左侧或右侧，上半身或下半身）	风湿病、偏瘫患者及脑卒中先兆等
	·手心或胸口部位出汗	神经官能症、肥胖及体质虚弱者等
气味	·腋下臭汗（系大汗腺臭汗症）	狐臭
	·足部臭汗（系小汗腺臭汗症）	汗脚
	·汗带芳香味或烂苹果味	糖尿病
	·汗带有一种特殊的肝腥味	肝硬化
	·汗带有尿素味	慢性肾功能不全
颜色	·汗液呈黄色	肝病或胆道系统病变等
	·蓝色汗	注射亚甲蓝后
	·青绿色汗	铜中毒
	·红色汗	服用碘化钾
其他	·黏汗（汗出黏腻，发稠发热）	感冒或其他发热性疾病等
伴随症状	·伴全身淋巴结肿大、肝脾大者	霍奇金病
	·伴消瘦、心率增快者	甲状腺功能亢进
	·伴震颤、肌张力增高者	帕金森病（parkinson's disease，PD）
	·伴痛觉、温觉减退或消失而深感觉保存的分离性感觉障碍者	脊髓空洞症
	·伴四肢远端严重疼痛及自主神经功能紊乱	灼性神经痛（又称反射性交感神经营养不良综合征）
	·伴四肢湿冷、脉搏细速	各种原因的休克
	·伴多饮、多食、多尿及消瘦	糖尿病

【诊断思维】

（1）根据多汗的形式可分为全身性和局限性多汗，二者特点（表 1-9）。

表 1-9　全身性和局限性多汗临床特点

全身性多汗	局限性多汗
副交感神经兴奋为主，使汗腺活动加剧，代谢和心率减慢，皮肤血管收缩	交感神经兴奋为主，使汗腺活动加剧，皮肤血管舒张，出汗以前额、掌心及足底为主
· 全身出汗，通过蒸发热量丢失，皮肤潮红伴辐射引起热量丢失 · 常为阵发性皮肤湿冷，可能是一种过度的生理性反应，也可能是提示病情十分严重，如休克早期等 · 其他还常见于女性月经期及更年期、焦虑症、发热及处于高温环境下的多汗 · 易导致低钙血症而出现手足搐搦、肌肉震颤等表现	· 多为生理性，常见于兴奋，紧张、恐惧、激动或进食刺激性食物时 · 足部多汗：长时间足部过多的汗液，可以浸渍皮肤引起趾间糜烂，引发真菌、细菌滋生而导致足癣 · 腋窝部及会阴部多汗：易发生擦烂性红斑、毛囊炎及疖等 · 手掌多汗：重者在写字时也会因手上的汗水过多而弄湿纸张 · 头面部多汗：面部汗水或头发可像水淋一般

（2）多汗可分为生理性及病理性（表 1-10）。

表 1-10　生理性及病理性多汗临床特点

生理性多汗	病理性多汗
外界高温的正常反应，暴露于高温后的多汗可帮助维持正常体温。天气炎热、室温过高、穿衣及盖被过多、婴儿于寒冷季节包裹过多（可致闷热综合征）、体内产热过多（如快速进热食、剧烈运动后）、紧张或恐惧等，均可引起多汗。肥胖者即使稍有活动也会大汗淋漓	病理性多汗是指在疾病前提下，在安静状态时以皮肤潮湿的方式出现，也可以表现全身或大半身大汗淋漓、出汗不止或冒虚汗等。小儿多汗多为病理性，多见于佝偻病、低血糖、肺炎及结核等疾病

（3）多汗疾病分类及临床意义（表 1-11）。

表 1-11　多汗疾病分类及临床意义

分类	疾病	临床意义
神经性多汗症	皮层性多汗症	· 情绪性多汗症：由于受情绪刺激，乙酰胆碱分泌增多而产生多汗，同时性刺激后发生的皮层性或情绪性出汗是一种特殊类型
		· 掌跖多汗症：可见于各种族人群，无明显性别差异，大多数患者有阳性家族史，常在婴儿期或儿童期开始发病，掌跖多汗不发生在睡眠和安静时，也不受热源刺激。掌跖多汗的患者可出现心电图异常，可有心动过速或尖波出现，这可能与血管舒缩不稳定有关。一般无局限性或全身性的疾病
		· 腋窝多汗症：除热源刺激外，还因情感刺激而出现多汗，多与掌跖多汗并发，但腋部出汗无臭味，男性较女性出汗量大
		· 有皮层多汗症的其他疾病：掌跖角化病、先天性厚甲症、隐性遗传型大疱性表皮松解症、先天性鱼鳞病样红皮病和甲髌综合征均可出现皮层性手足多汗症。常在兴奋或进食后出现，但有时热源刺激可发病，说明皮层下中枢特别热（下丘脑亦起一定作用）

续表

分类	疾病	临床意义
神经性多汗症	下丘脑多汗症	·霍奇金病：以发热、盗汗和体重减轻三联征为特征，疾病早期出现盗汗，睡眠时体温突然下降与大量盗汗，以后出现波状热
		·糖尿病多汗症有 3 种类型：严重的低血糖发作时出现的多汗；周围神经病时发生的上半身代偿性多汗症，下半身无汗；主要发生在面、颈部的味觉性多汗
		·压力和体位性多汗症：是指体位改变和侧卧位时一侧身体受压所产生的出汗反应
		·特发性单侧局限性多汗症：是一种常见于面部或上肢的发作性局限性出汗。热、精神和味觉刺激均可促发，但以前者多见，出汗机制不明
神经性多汗症	髓性多汗症	生理性髓性多汗症：许多人在食人辛辣和香味食物及饮料后发生局限性出汗，以面部多见，特别是上唇和颊部单侧或双侧，以及头皮和膝部，一般在数分钟内出现，出现部位常伴有血管扩张，好发于年轻人，炎热气候多发，有家族遗传倾向
		病理性髓性多汗症：常累及一侧的耳前或耳下区域，程度不等，有 3 种临床类型：腮腺局部创面或疾病所致；中枢神经疾病所致，如脊髓空洞症或脑炎；胸交感神经干损伤所致。髓核在 3 种类型中均起作用，但传入神经和传出神经有一定变异，从而产生下列 5 种不同的临床表现： ·耳颞综合征：又称 Frey 综合征（frey’s syndrome，FY）或味觉出汗综合征（gustatory sweating syndrome，GSS），在腮腺或耳前区手术、创面和囊肿等病变损伤耳颞神经之后 1 月～5 年内出现，饮食、咀嚼刺激唾液分泌时，耳颞神经分布区发生局限性疼痛，血管扩张和出汗。其原因为耳大神经和腮腺同时受累，受损腮腺内再生的副交感纤维移行至神经远端，支配耳下区域的汗腺。鼓室丛手术破坏，可消除本病患者的味觉性出汗 ·鼓索综合征：由于下颌下腺附近的周围自主神经纤维损伤后，临床表现类似于耳颞综合征，发生部位在颏和下颌缘 ·鳄泪综合征：是一种类似于味觉性多汗症的病变，常在面神经损伤后发生，不同之处在于患者出现味觉性流泪，起源于调节流泪和流涎的周围自主神经通路的误导或短路 ·脊髓空洞症或脑炎所致的味觉出汗：可能是在迷走和舌咽神经的刺激下，控制出汗和流涎的髓核被破坏所致；临床表现差异较大，有较广泛的出汗反应 ·胸交感神经干损伤后髓核多汗症：可见于交感神经切除、肺癌、脊椎骨瘤、锁骨下动脉瘤和甲状腺切除的患者。由于上纵隔内的交感链与迷走神经邻近，在交感神经干损伤后，迷走神经发出胆碱能性纤维至邻近的交感神经干节前纤维，患者常在进食或吞咽后出现面、颈、躯干和上肢地出汗反应
非神经性多汗症		·不受交感神经系统支配，而是腺体对热敏感的显性出汗；胆碱能、肾上腺素能等药物直接刺激汗腺而引起显性出汗，以及一些器官样痣和痣样血管瘤损害（与受累部位的血管瘤有关），如 Maffucci 综合征、动静脉瘤、Klippel-Trenaunay 综合征、血管球瘤及蓝色橡皮疱痣综合征，可出现局部性出汗
		·冷性红斑：在患者受冷刺激后，皮肤发生局限性红斑，剧烈疼痛和中心部位出汗，出现血管和肌肉萎缩，本病可能是血小板释放 5- 羟色胺所致
代偿性多汗症		由于某部位的汗腺受某种因素抑制后，另一部位的汗腺发生代偿，以保持体温。常见于： ·糖尿病：继发于糖尿病性周围神经病者，下半身无汗或少汗症，继而出现代偿性多汗症。表现为上半身（躯干为主）热刺激性多汗症，以及面、颈部味觉性多汗症 ·交感神经切除后：在颈部和胸交感神经切除后发生病理性、味觉性多汗症 ·因心血管心内膜炎、淋巴瘤、甲状腺功能亢进症、系统性血管炎、嗜铬细胞瘤、类癌综合征、撤药反应、自主功能失控状态及其他慢性感染性疾病所致的多汗症（多以夜汗表现为主）

（4）多汗诊断思维及对机体的影响（表 1-12）。

表 1-12　多汗诊断思维及对机体的影响

项目	诊断思维
多汗表现	・若多汗同时伴皮肤色泽和温度的改变，如苍白、变冷等，应引起临床的高度重视
	・臭汗或色汗通常都在夏季较重，冬季较轻。臭汗者应注意除外是否系食入葱、蒜或洗浴卫生习惯不良所致。有颜色的汗称色汗，色汗者首先应除外是否系衣服上的染料被汗液浸透所致，而后考虑是否由情绪激动或局部物理刺激因素引起，汗液为红色（又称血汗症）常提示为出血性疾病，应仔细检查全身皮肤黏膜有无出血倾向
	对机体的影响
皮肤损害	・汗液无机成分主要是氯化钠、碳酸钙等盐类，有呈酸性的，也有呈碱性的，这些酸碱成分过多堆积会直接腐蚀皮肤、破坏皮肤组织细胞，导致皮肤老化
	・存在于皮肤表层的大量细菌、寄生虫等，可分解汗液中有机成分，并产生各种有毒物质，释放出有异味的气体，导致“汗味”严重，可引起皮肤疾病，如汗疹、毛囊炎、湿疹、疖子及痱子等
	・在出汗过多时，汗与皮脂的比例失调，皮脂会被汗水冲掉，使“皮肤屏障”的作用减弱，皮肤变薄、干燥，杀菌力下降，易产生皮肤病
水、电解质紊乱及酸碱失衡	・长期多汗患者若得不到及时补充液体，会导致机体的容量不足，可产生口渴、尿少及疲劳等症状，严重者可出现抽搐或意识障碍等表现
	・易发生低钠及低钾血症
	・大量液体丢失可造成代谢性酸中毒，若急速缺钾可导致代谢性碱中毒

（5）并发症。

① 手足皮肤湿冷、青紫或苍白，易生冻疮等。

② 足部多汗由于汗液蒸发不畅，致足底表皮浸渍发白，常伴足臭或足癣。

③ 腋窝部及阴部多汗时，由于该部皮肤薄嫩，经常潮湿摩擦，易发生擦烂红斑，伴发毛囊炎、疖等。

④ 出汗量过多，未及时补充者易导致血容量不足或脱水。

（6）多汗诊断程序（图 1-2）。

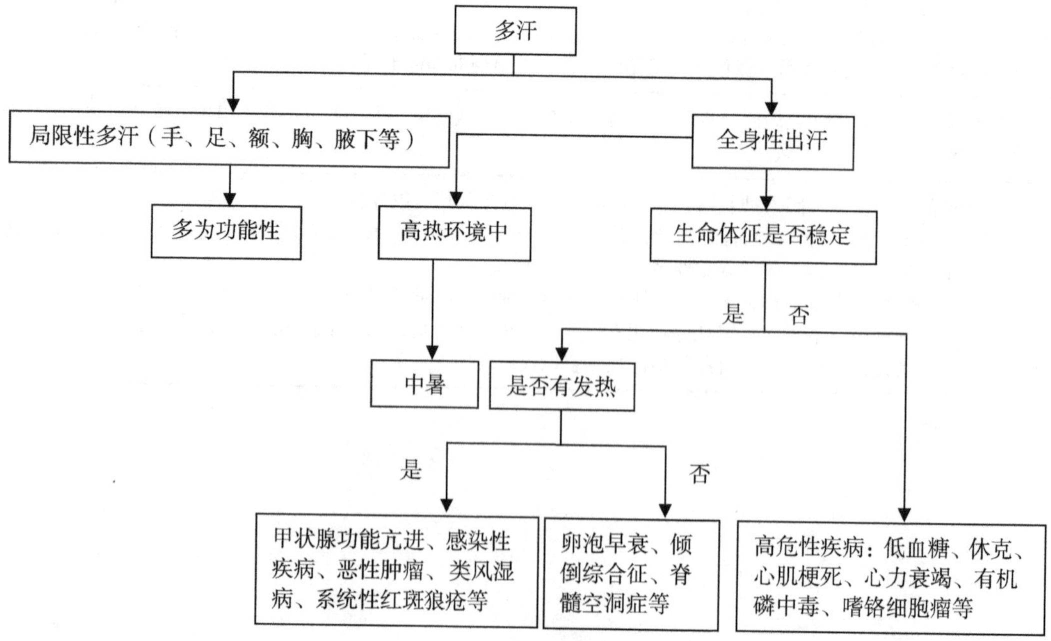

图 1-2　多汗诊断程序

【疾病特点与表现】

（1）引起多汗的高危性疾病。

① 低血糖：本病常表现为多汗、头晕、心悸、颤抖、饥饿感、无力、烦躁、性格改变及定向障碍，严重者可出现癫痫样发作，甚至发生昏迷。夜间发生低血糖非常危险，有的可因为低血糖而在睡眠中失去生命。

② 中暑：多汗常发生于先兆中暑，重症中暑者皮肤则常是干燥的，其他表现包括口渴、食欲不振、头痛、头昏、多汗、疲乏、虚弱、恶心、呕吐、心悸、脸色干红或苍白、注意力涣散及动作不协调等，甚至威胁生命。

③ 自主神经功能亢进症：是指颈 6～颈 7 脊髓或以上平面的脊髓损伤所引起的，患者在脊髓损伤平面以出现多汗，血压阵发性骤然升高。其他表现包括脉搏变慢、剧烈头痛、颜面潮红、鼻塞、畏寒、寒战、焦虑不安、恶心及有尿意等，重者可有短暂的视物不清、口腔金属味、头昏、头晕及惊厥等表现。本病诊断客观的指标是收缩压上升大于原来正常值的 20%，还至少伴有下列 5 项中的 1 项，即出汗、畏寒、寒战、头痛及面部充血。

④ 心肌梗死：本病发生多汗常提示病情严重，多伴皮肤湿冷、气促、呼吸困难和血压降低等表现。

⑤ 心力衰竭：本病可出现多汗，是心力衰竭未得到很好控制的症状之一，其他主要症状包括呼吸困难、端坐呼吸、乏力和水肿等。

⑥ 嗜铬细胞瘤：本病有多汗，但其主要表现为持续或阵发性的血压升高，伴头疼、心悸、心动过速、震颤、皮肤苍白或潮红、皮肤感觉异常、腹痛、呼吸急促、恶心、呕吐及直立性低血压。

⑦ 有机磷中毒：中毒后的典型表现是流涎、多汗，早期可出现头晕、头痛、恶心、呕吐及视物模糊等；病情较重者表现为瞳孔缩小、肌肉震颤、支气管分泌物增多、肺部湿啰音、腹痛、腹泻及心动过缓；重症病例常有各种心律失常、血压升高或下降、发绀、呼吸困难、口鼻冒沫甚至带有血液（肺水肿）、惊厥、昏迷、大小便失禁或尿潴留、四肢瘫痪及反射消失等表现，可因呼吸麻痹或伴循环衰竭而死亡。

⑧ 休克：多汗及皮肤湿冷是本病特征性表现，早期精神兴奋、烦躁不安、面色苍白、脉搏细速及脉压变小；休克期精神从兴奋转为抑制、表情淡漠、感觉迟钝、皮肤发绀或呈花斑状、呼吸浅速、血压下降及尿量减少，并出现代谢性酸中毒；休克晚期则出现无脉搏、无血压、无尿、体温不升、神志不清以及全身广泛出血倾向等，常以多脏器衰竭致死。

（2）引起多汗的常见疾病。

① 焦虑：不管是急性或慢性焦虑，均可引起交感神经兴奋而导致多汗，尤其是手掌、足底或前额。其他表现包括心悸、心动过速、呼吸加快、震颤、胃肠道症状及精神表现，如恐惧、注意力难以集中或行为改变等。

② 慢性脓胸：本病发生多汗十分常见，其他表现包括发热、盗汗、胸痛、咳嗽、体重减轻、患侧胸廓扩张度下降、呼吸音减弱或遥远等，常有杵状指（趾）。

③ 霍奇金病：本病多汗多见于老年人，早期表现为乏力、皮肤瘙痒及体重减轻，常有无痛性颈部淋巴结肿大。本病另一临床特点是发热、寒战，可持续数天至数周，并反复交替。

④ 亚急性感染性心内膜炎：本病好发于瓣膜性心脏疾病，早期有出汗，多以盗汗形式出现，其他表现包括间歇性发热、乏力、畏食及体重减轻等。典型体征为心脏杂音改变或出现新的杂音、皮肤出血点及脾大等。

⑤ 佝偻病：多汗是本病活动期重要的特征性表现，常以头部出汗较多，其他表现包括夜间哭闹（又

称夜啼）、枕秃、方颅、前囟门增大且闭合延迟等。胸廓串珠样也是本病的典型表现。

⑥ 心肺疾病：先天性心脏病、肺炎合并心衰时也常有多汗表现，是原发疾病的伴随症状和体征。

⑦ 结核病：常表现为“盗汗”。其他表现包括乏力、午后低热或高热、两颧潮红、消瘦及食欲下降等。通常以受累脏器表现为主，如累及肺部会出现咳嗽、咯血；累及消化道则出现腹痛、腹泻或便秘等；累及泌尿系统出现血尿或尿路刺激征等。

⑧ 药物性多汗：服用退热药常可引起大量出汗，多为暂时性的，药效失去后出汗停止。

⑨ 甲状腺毒症：本病多汗且不耐热，其他表现包括突眼、多食而体重降低、心动过速、心悸、甲状腺肿大、紧张及腹泻等。

⑩ 感染性及非感染性疾病：伤寒、败血症、类风湿病、系统性红斑狼疮及血液病等也常有多汗表现。

⑪ 倾倒综合征：多汗常发生在餐后，多见于胃部分切除后的患者，因胃的迅速排空，易引起餐后血糖过低，表现包括心动过速、腹泻、嗳气、眩晕、焦虑、上腹部不适、恶心及餐后腹泻等，重者可出现虚脱及晕厥。

⑫ 脊髓空洞症：本病缓慢进展，皮肤可有多汗或无汗。早期可出现节段性分离性感觉障碍，逐渐扩大至双上肢和胸背部，呈短上衣样分布的痛温觉减退或缺失，触觉和深感觉保存，常发现损伤后无痛觉。晚期空洞扩展至脊髓丘脑束后出现空洞水平以下传导束性感觉障碍，其他表现包括节段肌性萎缩、肌束颤动、肌张力减低和腱反射减弱等。

⑬ 灼性神经痛：受累肢体皮肤忽冷忽热、时红时白、干燥或出汗，其他表现包括以手和足为主，单个指或趾、膝、髌骨、肩及脸部的疼痛、肿胀及弥漫性压痛，常伴有自主神经功能紊乱的表现。

⑭ 卵巢早衰：是指卵巢功能衰竭所导致的40岁之前即闭经现象，常为低雌激素临床表现，包括不同程度的潮热多汗、阴道干涩、性交困难或性欲下降及尿频、尿急及尿痛等症状。

【相关检查】

（1）病史采集要点。

① 出汗的部位、时间及24h出汗量的多少。了解有无威胁生命的疾病，如休克、心力衰竭及心肌梗死等。

② 询问伴随症状及需做疾病鉴别的相关表现。

③ 重点询问既往史，包括有无胃部分切除、酗酒史及药物接触史。

④ 女性应了解绝经或月经周期改变。

⑤ 询问是否有相关并发症的表现。

（2）查体重点。

① 生命体征、瞳孔、意识状态及脱水体征。

② 观察出汗的具体部位。

③ 出汗伴随体征，如流涎、甲状腺肿大及心动过速等。

④ 进行全面的神经系统检查，包括有无感觉异常及自主神经功能检查（皮肤黏膜、毛发和指甲及出汗的检查；内脏及括约肌功能检查；自主神经反射检查，包括竖毛试验、皮肤划痕试验、卧立位试验、发汗试验、眼心反射及颈动脉窦反射等）。

（3）实验室检查。

① 相关感染、内分泌代谢疾病的相关检查。

② 原发病诊断的实验室依据。

③ 电解质及血气分析。

（4）辅助检查。

① 心电图、胸部 X 线片检查及组织活检等。

② 根据病情可做颅脑 CT 检查。

注：出汗试验。适用于局部出汗功能障碍，于皮损部涂以碘酊，待干后，分别于皮内注射 1∶1000 浓度的毛果芸香碱液 0.1 ～ 0.2mL，轻轻吸干针尖渗液、立即撒上薄层淀粉。3 ～ 5min 后，正常皮肤淀粉出现蓝色小点，表明出汗功能正常；如皮损部无蓝色小点，则表示局部出汗功能障碍而无汗液排出。

第三节　头昏 / 头晕

头昏是脑神经失调的一种表现，具体原因可能有血液循环不畅、缺氧及低血糖等导致脑神经能量匮乏或者是心理疲劳、神经性失调等，主要表现为头脑昏沉和缺乏清晰感，多伴有头重、头闷胀及健忘等，在劳累或紧张时减轻，闲暇时反可加重。头晕主要表现为间歇性的头重脚轻和步态摇晃不稳感，常发生在立位或用眼时，临床常表现为头昏眼花、眼冒金星、头重脚轻，可伴有烦躁、恶心或呕吐等。头昏可单独出现，亦可与头晕并发。头昏、头晕症状对疾病的诊断至关重要，其病因纷繁复杂，既可以是器质性的，也可以是功能性的；可以长期安然无恙，又或许是致命性疾病的重要信号。因此，临床必须高度重视头昏 / 头晕这一症状。若患者头晕伴有平衡觉障碍或空间觉定向障碍，感到外周环境或自身在旋转、移动或摇晃，称之眩晕。本章节会涉及部分眩晕的内容，但以头昏、头晕为主。

【常见病因】

（1）神经系统疾病。

脑缺血病变、小脑病变、脑外伤及癫痫等。

（2）耳源性疾病。

① 外耳疾病，如耵聍压迫、异物阻塞等。

② 中耳病变，如中耳炎、鼓膜内陷、耳咽管阻塞等。

③ 内耳病变，如迷路炎、运动病、耳石症迷路外伤及内耳血管病等。

（3）眼源性疾病。

眼肌病、屈光不正、青光眼或视觉障碍等。

（4）全身性疾病。

① 心血管疾病：高血压、低血压、心脏病、心律失常、血管炎及颈动脉窦综合征等。

② 内分泌代谢疾病：高血糖、低血糖、甲状腺功能亢进、嗜铬细胞瘤及高脂血症等。

③ 全身感染及中毒性疾病：发热、CO 中毒等。

④ 血液系统疾病：各种贫血、红细胞增多症及血小板增多症等。

（5）血管抑制性头晕。

直立性低血压。

（6）颈椎疾病。

椎动脉型颈椎病。

（7）其他。

自主神经功能失调、神经官能症及药物因素（过度使用降压、降血糖、抗过敏、抗抑郁或镇静药物等）。

【诊断线索】

头昏 / 头晕诊断线索（表 1-13）。

表 1-13　头昏 / 头晕诊断线索

项目	临床线索	诊断提示
发作时间和频率	· 持续数秒者	良性阵发性位置性眩晕（壶腹嵴顶结石症或管结石症）
	· 持续数分钟或数小时者	梅尼埃病、短暂性脑缺血发作或偏头痛等
	· 持续数小时至数天者	前庭神经元炎或中枢性病变等
	· 持续数周到数月者	精神心理性疾病
	· 单次严重头晕	前庭神经元炎或血管性病变等
	· 反复发作性眩晕	梅尼埃病、良性阵发性位置性眩晕、偏头痛、心因性头昏、直立性低血压、低血糖及心律失常等
	· 持续性	高血压、药物性等
特点	· 与体位无关者	心因性、低血糖等
	· 因体位改变而加重	直立性低血压、椎 – 基底动脉供血不足等
	· 反复头昏或跌倒者	直立性低血压、椎 – 基底动脉供血不足等
伴随症状	· 伴高血压	脑血管硬化、脑血管缺血及脑卒中先兆等
	· 伴面色苍白	各种原因导致的贫血、低血压、低血糖、晕车、晕船及恐高症等
	· 伴心悸或心律失常	心脏疾病（又称心源性头昏）
	· 伴眩晕	中枢性：一过性脑缺血；小脑病变周围性：前庭或迷路病变
	· 伴恶心、呕吐、单侧肌力减退或语言障碍	脑源性头昏
	· 伴视力模糊	高血压、颅脑疾病
	· 伴上肢麻木	颈椎病
	· 伴卡他症状	上呼吸道感染
	· 伴长期脓涕者	慢性鼻窦炎
	· 伴肥胖，鼾声重	夜间睡眠呼吸暂停综合征
	· 伴口周或手指感觉异常	过度换气综合征
	· 伴不规则或快速心跳	心律失常
	· 伴头晕、肢体麻木、肢体瘫痪、感觉异常	颅内后循环缺血

续表

项目	临床线索	诊断提示
诱发加重及缓解因素	·常主诉头晕或走路不稳定感	酒精或药物
	·进餐后 2 ～ 4h 或进食糖类后	反应性低血糖
	·若患者平卧位时头晕减轻	直立性低血压
	·放假期间或脱离紧张环境后头晕减轻	心因性原因
	·常在空腹状态下发生伴严重低血糖症状	胰岛 β－细胞瘤
	·因转颈动作而发生的头昏	颈椎骨关节病、颈动脉窦综合征等
	·因情绪紧张、疼痛、恐惧、出血、天气闷热、疲劳及失眠等	自主神经功能紊乱
	·近期用过卡马西平、苯妥英钠或某些能损伤听神经的抗生素	药物性头昏
	·剧烈活动后出现的头昏	心脏疾病、过度换气综合征等

【诊断思维】

（1）虽然头昏、头晕和眩晕有明显区别，但每个患者主观陈述却有很大差异，很有可能将两者混为一谈，会造成临床判断上的失误。因此，每当患者陈述有头晕时，有必要鉴别是否为眩晕，成人眩晕多见于良性位置性眩晕、梅尼埃综合征和迷路炎，而药物性（耳毒性和导致水钠潴留的药物）、听神经瘤、脑干病变较少见（表 1–14）。

表 1–14　头昏、头晕和眩晕概念及其临床意义

症状	概念	临床意义
头昏	头部昏沉和（或）不清醒感	多由全身性疾病或神经官能症引起，临床十分常见
头晕	头重脚轻和摇晃不稳感，是一种轻微的运动幻觉	多由前庭系统、视觉或深感觉病变障碍引起
眩晕	自身和（或）外物按一定方向旋转、翻滚、移动或浮沉，为运动幻觉，常伴恶心、呕吐或倾倒	多由前庭系统疾病或其他全身性疾病引起

（2）各种类型头昏 / 头晕临床特点（表 1–15）。

表 1–15　各种类型头昏 / 头晕临床特点

类型	临床特点
紧张性头晕	精神一紧张就会头晕，常在心理状态不佳时发生，如果出现后努力调节，有时会有好转
眼源性头晕	非运动错觉性眩晕，表现为不稳感，用眼过度时加重，闭眼休息后减轻。眩晕持续时间较短，常伴视力模糊、视力减退或复视。多见于屈光不正、视网膜黄斑病变和各种先天性眼病等
深感觉性头晕	伴踏地不实和踩棉花感，行立起坐等活动中出现，动作停止后消失，闭眼和暗处加重，睁眼和亮处减轻。多见于亚急性后侧索联合变性、后索硬化和末梢神经炎等神经系统疾病
小脑性头晕	伴行立等活动中的醉酒样步态不稳感。睁闭眼无影响，这与深感觉性头晕有别。多见于小脑炎、血管病和外伤等
前庭性头晕	伴有行立起坐卧和翻身等活动中的不稳感，系由内耳平衡功能障碍所致。头晕多在头位或躯干直线活动中出现，动作停止后消失。睁闭眼无影响
心源性头晕	常表现头晕、眼花、胃部不适、恶心、呕吐及晕厥等症状，常见于心脏停搏、阵发性心动过速、阵发性心房颤动及心室颤动而导致的急性脑缺血

续表

类型	临床特点
肺源性头晕	肺动脉高压引起的全身血管供血不足而引起的头晕，见于各种原因引起的肺功能不全
血压性头晕	高血压或低血压均可导致头晕，前者常伴随头胀、心慌、烦躁、耳鸣、失眠等不适；后者常伴无力、黑矇及耳鸣，当体位改变为直立时症状加重
颈椎病头晕	头晕是颈椎病最常见的临床症状之一，典型症状是当头转到某一个位置的时候突然出现头晕，严重者可发生晕倒

（3）头昏 / 头晕诊断思维（表 1-16）。

表 1-16　头昏 / 头晕诊断思维

项目	诊断思维
头昏 / 头晕	·许多患者对头昏 / 头晕描述常为不平衡感（站立时更严重）、虚弱无力或欲摔倒感，卧床休息后可减轻。轻者仅表现眼花、头重脚轻、摇晃浮沉感，但闭目即止；重者如坐车船，视物旋转或恶心、呕吐，面色苍白，汗出肢冷等。发作间歇期可长短不一，可数月发作 1 次，亦可 1 月数次，甚至 1 日数次。部分患者常受情绪的影响而突然起病，并逐渐加重
	·典型的头昏 / 头晕常因大脑缺血及供氧不足引起，也是高血压、椎 – 基底动脉供血不足的主要症状，也可以由焦虑、呼吸及心血管疾病所致
	·创面后综合征发生头昏 / 头晕也十分常见
	·视觉、本体感觉、小脑或运动功能障碍是头晕的主要原因，通常发生于卒中、前庭病变及神经系统其他疾病，尤其是小脑病变
	·部分患者常诉有短暂性头晕感，但临床往往又查不出明显的病因，提示可能为心理因素所致；若此前极少发作，可排除精神因素
	·颈椎病引起头昏 / 头晕通常是由病变刺激或压迫神经所致，使椎 – 基底动脉系统或颅内外动脉舒缩障碍而产生头晕，其中以椎动脉型颈椎病最为突出
	·糖尿病患者若发生感染、创伤、腹泻、呕吐，或吃了大量甜食、自动停药、减少药物剂量等原因，均可引起血糖在短时间内突然升高而导致头晕。血糖升高速度越快，对生命的威胁越大。糖尿病合并高血压或脑血管病变时更容易出现头昏 / 头晕
	·了解不同头昏 / 头晕病因的构成比，对考虑诊断有所帮助，如头昏 / 头晕接近半数是由内科疾病引起，其中 1/4 为精神心理性因素所致。另一半中有近 2/3 是前庭周围性病变，前庭中枢性眩晕的病因则多样，包括血管性、外伤、肿瘤、脱髓鞘及神经退行性病变等
	·儿童出现头昏 / 头晕相对少见，即使有，通常也是良性和自限性的（多发生于上呼吸道感染或急性病毒感染后，听力通常受损），除非伴有癫痫发作。儿童多不能描述其症状，多诉倦怠、背痛或感觉异常。过度换气综合征也是儿童头晕的常见原因之一。有偏头痛家族史的儿童有时会突然发作头晕，可能是偏头痛的伴随症状。极少数儿童的头晕可能是癫痫的发作症状，常伴短暂意识障碍或遗忘症。患中耳炎的儿童通常不出现头昏 / 头晕，但常伴有平衡障碍
	·青春期或接近青春期的患者，应首先考虑精神因素所致，如来自家庭或学习的压力
	·老年人的头晕发作常提示心血管疾病或脑血管供血不足，较少由颈椎关节炎所致。与血管舒缩功能障碍有关的直立性头晕及平衡失调可发生于任何年龄，但在老年人中更常见
	·患者有头晕要确保其安全以防止摔倒，通过了解患者是否伴有头痛、视物模糊及黑矇等判断头晕的严重性。嘱患者卧位，每 15min 测量生命体征 1 次，情况紧急时应先给予处理，然后再去寻找病因。应测量卧、坐、站立位血压，明确有无直立性低血压
	·诊断应该是全面地分析患者临床表现及检查，并进行综合评估的过程，绝非仅仅依赖于对临床主诉或症状的了解。如果患者并不能很好地对症状进行区分或准确描述，其诊断的可靠性则会很低。完全依赖临床主诉或症状进行症状区分并不能得出正确的诊断，需对患者的临床资料予以全面的分析
	·相当部分患者头昏 / 头晕病因可能难以确定，甚至经过详细的辅助检查也无法明确。应本着科学严谨的态度，及时请神经科、五官科等有关专科医师协助明确诊断或随访，不能随意地给出一个病因诊断而增加患者躯体和心理上的负担

（4）引起头昏/头晕的常见疾病临床特点与诊断测试（表1-17）。

表1-17　引起头昏/头晕的常见疾病临床特点及诊断测试

疾病	临床特点	诊断测试
梅尼埃病	单侧耳鸣、听力丧失、耳闷、耳胀、头晕、视物旋转、恶心及呕吐	听力测定；冷热试验可能提示听力丧失，同侧前庭功能障碍
前庭神经炎或迷路炎	外周症状急性发作	头脉冲试验（甩头试验）、眼球震颤和交叉眼球遮盖试验（统称为HINTS）检查显示没有中枢原因的迹象，影像学检查正常
上半规管裂综合征	紧张、咳嗽和响亮的声音激发	没有明确的诊断标准，颞骨CT可能有帮助
良性阵发性位置性眩晕	短暂发作，无耳鸣及听力丧失	检查Dix-Halpike试验或仰卧位滚转试验
带状疱疹	急性耳痛、头晕及听力丧失	身体同侧面瘫及皮肤水泡
卒中（缺血或出血）	突然发作，常伴脑干和小脑症状	头颅MRI
持续性姿势-知觉性头晕	非旋转性头晕或眩晕，精细视觉任务耐受性差，对运动刺激高度敏感	没有明确的诊断测试，检查可能会发现瞬目反射适应性降低
椎-基底动脉供血不足	常无耳鸣，头晕可在变动体位时诱发或加重	经颅多普勒超声对诊断有帮助
颈动脉窦过敏综合征	反复发作的晕厥伴有严重的心动过缓和（或）血压降低	颈动脉窦按摩试验（CSM）；过去有短暂性脑缺血发作（TIA）史；3个月内有卒中病史或颈动脉有杂音而超声检查没有排除（严重狭窄者应避免行CSM）
短暂性脑缺血发作	持续数秒至24h，听力丧失、可伴视野缺损或失明、睑下垂及一侧肢体运动障碍	选择性动脉导管造影是评价脑血管颅内外动脉血管病变的金标准
前庭性偏头痛	反复发作的前庭症状，具有偏头痛病史，可伴畏光或畏声	是排他性诊断

（5）并发症。

① 对心理和生理都造成危害。

② 部分可引起耳鸣、耳聋及共济失调等。

③ 中老年者，多次发作可影响脑血管调节功能及大脑微循环，加重脑供血不足，诱发头痛、脑梗死、痴呆及脑卒中等，甚至猝死。

④ 影响交际，生活圈缩小及精神压力大等。

⑤ 意外伤害：坑边、井边、过马路、登山等均可成为危险活动，可导致摔伤、骨折等危险。

（6）头昏 / 头晕病因诊断程序（图 1–3）。

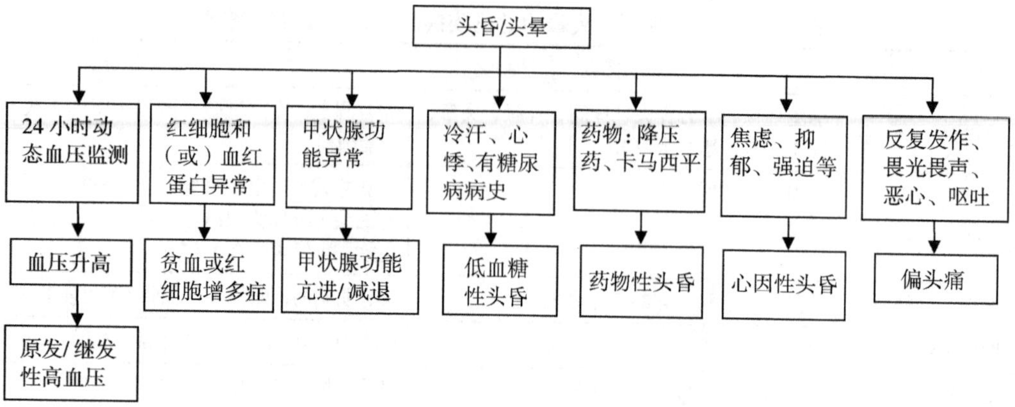

图 1–3　头昏 / 头晕病因诊断程序

（7）头昏 / 头晕诊断程序（图 1–4）。

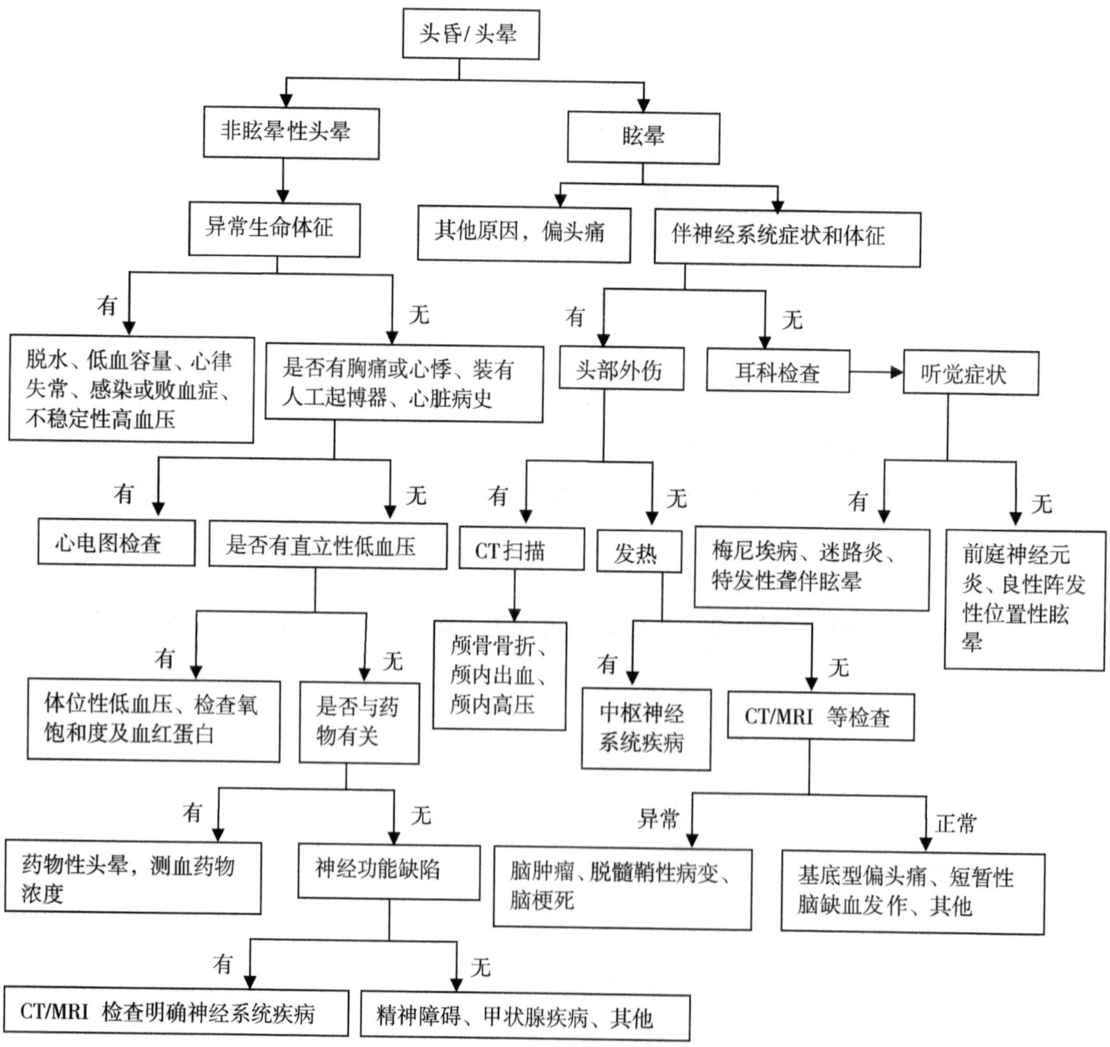

图 1–4　头昏 / 头晕诊断程序

【疾病特点与表现】

（1）高危性疾病。

① 恶性心律失常（具有心源性猝死危险的心律失常）：本病只有少数特殊类型可为原发，如先天性长 Q–T 间期综合征、Brugada 综合征及特发性心室颤动等，多数由器质性心脏病所致，尤其是在急性冠状动脉综合征中发生率较高。恶性心律失常的症状繁多，常以突发性头晕或晕厥、低血压、休克、意识障碍和严重心力衰竭为主要表现。

② 心肌梗死：本病出现头昏 / 头晕常提示缺血的心肌收缩力减弱及病情严重，其他表现包括突然发作剧烈而持久的胸骨后或心前区压榨性疼痛，休息和含服硝酸甘油不能缓解，常伴烦躁不安、出汗、恐惧或濒死感等表现。

③ 梗阻性心肌病：患者常诉头昏 / 头晕，甚至可发生晕厥，其他临床表现包括劳累后气急、活动后心绞痛等。部分病例因阵发性或持续性心房颤动引起心悸或体循环栓塞，晚期病例则出现充血性心力衰竭、端坐呼吸和肺水肿。

④ 休克：早期可出现头昏 / 头晕，随着病情的进展，可出现精神兴奋、烦躁不安及不同程度的意识障碍（可参见血压降低章节）。

⑤ 低血糖：本病出现头昏 / 头晕是脑功能障碍和交感神经过度兴奋的表现，常伴出汗、饥饿、心慌、颤抖及面色苍白等症状。糖尿病治疗过程中，特别是应用胰岛素者，当出现头晕时应警惕低血糖的发生。

⑥ 低血容量：头昏 / 头晕是本病重要表现，不可忽视，其他表现包括皮肤黏膜干燥、低血压及心动过速等。

（2）全身性疾病。

① 贫血：本病是引起头昏 / 头晕的最常见疾病之一，姿势改变及劳动后可加重。其他表现包括皮肤黏膜苍白、呼吸困难、乏力、心动过速及毛细血管充盈时间延长。

② 慢性阻塞性肺疾病（chronic obstructive pulmonary disease，COPD）：本病出现头昏 / 头晕常与缺氧或高碳酸血症有关，其他表现包括咳嗽、呼吸困难、发绀、球结膜充血及桶状胸等。

③ 焦虑症：头昏 / 头晕十分常见，往往是随疾病加重而加重。本病可分为急性和慢性，见表 1–18。

表 1–18　焦虑症分类及临床特点

分类	慢性焦虑（广泛性焦虑）	急性焦虑（惊恐发作）
临床特点	· 情绪症状：在没有明显诱因的情况下，经常出现与现实情境不符的过分担心、紧张害怕，这种紧张害怕常缺乏明确的对象和内容。常感觉自己一直处于一种紧张不安、提心吊胆，恐惧、害怕及忧虑的内心体验中 · 自主神经症状：头晕、胸闷、心慌、呼吸急促、口干、尿频、尿急、出汗、震颤等躯体方面的症状 · 运动性不安：坐立不安、坐卧不宁及烦躁，很难静下心来	· 濒死感或失控感：平时在日常生活中，几乎如同正常人。一旦发作时（有的有特定触发情境，如封闭空间等），患者突然出现极度恐惧的心理，体验到濒死感或失控感 · 自主神经系统症状同时出现，如胸闷、心慌、呼吸困难、出汗及全身或局部肌肉颤抖等 · 发作持续几分钟到数小时，意识始终清楚，发作后仍极度恐惧，担心自身病情，并要求做各项检查，相关检查结果基本正常 · 发作时往往拨打求救电话

④ 高血压：早期可能无症状或症状不明显，发生头昏 / 头晕最为常见，在休息后可缓解，其他表现包括头痛、颈项板紧、疲劳及心悸等，血压升高可在劳累、精神紧张、情绪波动后凸显，休息后恢复正常。随着病程延长，血压明显的持续升高，逐渐会出现各种症状。

⑤ 晕血症（又称血液恐惧症）：是指患者因见到血液而产生的头晕或晕厥现象，常伴有恶心、目眩、心悸、面色苍白、出冷汗、四肢厥冷、血压降低及脉搏细弱等，甚至会出现突然的意识丧失。

⑥ 神经衰弱：除头昏 / 头晕以外，其他表现包括头痛、肌肉酸痛、情绪烦躁、心悸、耳鸣、多梦、易醒、疲乏及记忆力差等。

⑦ 更年期综合征：除了心理症状，还会产生很明显的生理异常，如头昏 / 头晕，其他还包括心悸、胸痛、胸闷、失眠、多汗、阵发性面部潮红、四肢麻木、脚手掌心潮热出汗、寒热兼作、胃肠功能紊乱、月经紊乱和性功能减退等。

⑧ 自主神经功能紊乱：常引发头昏 / 头晕的症状，其他表现包括情绪不稳、烦躁焦虑、心慌、易紧张、恐惧害怕、敏感多疑、入睡困难、睡眠表浅、早醒梦多、身疲乏力、记忆力减退、注意力不集中及反应迟钝等。

⑨ 失眠抑郁症：常会出现早醒、多梦、入睡困难等睡眠障碍。清晨起床后不能恢复充沛精力，思维能力不够清晰，白天容易头昏、疲乏、无力或瞌睡等。还有认知功能受损，工作与学习能力下降、记忆力下降及注意力不能集中等也较常见。

⑩ 药物因素：抗焦虑药、中枢神经抑制药、阿片类及血管扩张药等可导致头晕，其他表现包括恶心、呕吐、皮疹、头痛、痉挛、腹泻及转氨酶升高等不良反应。根据药物代谢的不同，通常停药后 1w 内可恢复正常。

（3）引起头昏 / 头晕其他常见疾病的临床特点（表 1–19）。

表 1–19　引起头昏 / 头晕其他常见疾病的临床特点

病因	心因性	过度换气综合征	CO 中毒	反应性低血糖	低血糖	直立性低血压
患者特点	儿童期最常见的头晕原因	常见于成年人及焦虑患者	任何年龄	女性占多数，年龄偏低	糖尿病患者	老年人、高血压及糖尿病患者
症状特点	反复发作，常为持续性，与体位无关	反复发作	精神状态改变、抽搐及昏迷等	反复发作，餐后 2 ～ 4h 发作	出汗、颤抖、无力、头晕、心悸及饥饿感	反复发作，站立诱发
伴随症状	多种功能性症状	口周和手指感觉异常	头痛、恶心、呕吐	阵发性心动过速、震颤及出汗	行为异常、视力障碍及昏迷	面色苍白，偶有晕厥发生
诱发或加重	精神压力	精神压力	燃煤炉使用	糖类摄入	饥饿或应用胰岛素	直立位，抗高血压药
缓解因素	解除压力	口鼻处罩纸袋反复呼吸	吸入纯氧，高压氧舱	避免摄入过多糖类	摄入糖类	平卧
体格检查	无异常	主动做过度换气动作	口唇及甲床樱桃红色	多汗、心动过速等	皮肤潮湿、心动过速等	直立性低血压

（4）颈源性头晕的鉴别（表 1–20）。

表 1–20　颈源性头晕的鉴别

鉴别要点	颈源性头晕	梅尼埃综合征	耳石症	前庭神经元炎
发作间歇期	不一定	有	有	无，持续发作
持续时间	无固定时间	30 ～ 45min	不超过 1min	24h 以上
眼球震颤	无	有，自发性	晕后 3 ～ 5s 出现	有，自发性
耳鸣、耳聋	可伴有	有，至完全耳聋	无	无
与头部关系	无	有，头运动时加重	头迅速转向某一体位时出现	无

续表

鉴别要点	颈源性头晕	梅尼埃综合征	耳石症	前庭神经元炎
与颈部关系	有，颈部旋转时加重	无	无	无
其他	头颈部疼痛及脑供血不足的症状	不敢睁眼，平衡障碍	发作后有头重脚轻或漂浮感	有病毒感染或上呼吸道感染史

【相关检查】

（1）病史采集要点。

① 明确患者所述的头昏 / 头晕发作的诱因（如体位改变、饥饿、运动等）、先兆症状、持续时间、次数、频率及环境等。

② 提供发作时伴随的症状。

③ 获取耳源性、颈源性疾病的资料。

④ 既往史重点了解神经系统疾病、糖尿病、心血管疾病、肾病、贫血、慢性阻塞性肺疾病、低血糖、焦虑、头部外伤史及近期用药史（如抗高血压药及降糖药等）。

（2）查体重点。

① 生命体征及意识状况。

② 检查心血管和神经系统（检查意识水平、运动感觉功能及反射）。

③ 有无脱水、休克及贫血等体征。

④ 检查步态、听力、震颤及做变位性眼震试验等。

（3）实验室检查。

① 与头昏 / 头晕的相关检查，如血红蛋白、红细胞计数、血液生化及血气分析等。

② 原发疾病的实验室证据及满足相关鉴别诊断所需的检验资料。

（4）辅助检查。

① 心电图或动态心电图、颈部血管超声及颈椎 CT 或 MRI 等检查。

② 前庭中枢性病变者应做相关头部、鼻窦 CT 或 MRI 等检查。

③ 必要时应做听力、前庭功能及脑脊检查等。

第四节　水肿

全身水肿是临床上较为常见的症状，过多的体液在组织间隙或体腔中积聚称为水肿。正常体腔中只有少量液体，若体腔中体液积聚则称为积水或积液，如腹腔积水（腹水）、胸腔积水（胸腔积液）、心包积水、脑室积水、阴囊积水等。水肿液一般为组织间液，根据水肿液含蛋白质的量的不同，可将水肿液分为渗出液（其相对密度＞1.018）及漏出液（其相对密度＜1.015）。

【常见病因】

（1）心源性。

风湿性心脏病、高血压心脏病、冠心病、梅毒、心肌炎、心脏瓣膜性疾病、心力衰竭及缩窄性心包炎等。

（2）肾源性。

急性肾小球肾炎、慢性肾小球肾炎、肾病综合征、肾盂肾炎衰竭期、肾动脉硬化症及肾小管病变等。

（3）肝源性。

肝硬化、肝坏死、肝癌及急性肝炎等。

（4）营养性。

① 原发性食物摄入不足：战争或其他原因（如严重灾荒）所致的饥饿。

② 继发性营养不良性水肿：继发性摄食不足（神经性畏食、食欲缺乏、妊娠性呕吐、影响进食的口腔疾患等）、消化吸收障碍（消化液不足、肠道蠕动亢进、吸收面积减少等）、排泄或丢失过多（大面积烧伤和渗出、急性或慢性失血、蛋白尿等）及蛋白质合成功能障碍等。

（5）妊娠中期或妊娠中毒症。

（6）内分泌性疾病。

血管升压素分泌异常综合征、肾上腺皮质功能亢进、甲状腺功能低下及甲状腺功能亢进等。

（7）特发性水肿。

【诊断线索】

水肿诊断线索（表 1-21）。

表 1-21　水肿诊断线索

项目	临床线索	诊断提示
性别与年龄	· 新生儿水肿	先天性心脏病、遗传性淋巴水肿
	· 婴幼儿水肿	低蛋白血症、肾病综合征及血管神经性水肿等
	· 儿童双下肢水肿	肾小球肾炎、肾病综合征及原发性淋巴水肿等
	· 年长儿水肿	肾小球肾炎、心力衰竭等
	· 成年人水肿	肾脏、肝脏及心脏疾病等
	· 肥胖妇女双下肢水肿	脂肪水肿
	· 更年期女性	特发性水肿
	· 老年人	心源性水肿
伴随症状	· 伴颈静脉怒张、肝大、腹水征阳性	缩窄性心包炎、右心衰竭等
	· 伴面色黝黑、蜘蛛痣、肝掌、腹水及脾大等	肝硬化
	· 伴大量蛋白尿	肾病综合征
	· 伴高血压、尿检异常、有（或无）肾功损害	肾炎综合征
	· 伴满月面、向心性肥胖、皮肤紫纹	肾上腺皮质功能亢进
	· 伴散发皮疹、发热、关节疼痛、淋巴结肿大	血清病
	· 伴面具脸，且坚硬呈皮革样	硬皮病
	· 伴面色苍白、血红蛋白及红细胞低	各种原因引起的贫血
	· 伴有意识障碍、精神异常、甚至抽搐者	水中毒
	· 伴面部蝶形红斑、四肢关节疼痛、全身多器官受损	系统性红斑狼疮
	· 伴面部臃肿、目光呆滞、眉毛稀疏及眉毛外 1/3 脱落等	黏液性水肿

续表

项目	临床线索	诊断提示
水肿部位	· 上半身水肿	上腔静脉阻塞综合征
	· 下半身水肿	下腔静脉阻塞综合征、静脉瓣功能不全症
	· 新生儿单侧下肢水肿	先天性淋巴水肿、创面性静脉炎及蜂窝组织炎等
	· 间断的上肢或下肢的疼痛和水肿	筋膜室综合征
	· 胫骨前水肿伴有心动过速、突眼	甲状腺功能亢进性黏液性水肿
	· 水肿好发于面部及踝部，发生水肿与月经期密切有关	经前期水肿
	· 下肢水肿伴四肢麻木，运动障碍，腱反射消失等	维生素 B 族类缺乏
	· 腓肠肌水肿，伴有局部红、热、痛及压痛	蜂窝组织炎、血栓性静脉炎、筋膜室综合征、动脉血栓形成及腓肠肌撕裂等
病史及诱因	· 跑步者突然发生腓肠肌疼痛及水肿	腓肠肌撕裂症
	· 慢性酗酒者发生双侧下肢水肿，可伴或不伴腹水	肝硬化、营养不良
	· 糖尿病伴一侧或双侧下肢水肿，伴局部红、热、痛	蜂窝组织炎
	· 双侧下肢水肿，朝轻暮重，平卧后消失或减轻	静脉功能不全
	· 类风湿关节炎患者出现单侧水肿伴腓肠肌肿胀、疼痛	Baker 囊肿破裂（又称假蜂窝组织炎）
	· 有糖尿病病史，伴双下肢或全身水肿	糖尿病性肾病
	· 慢性消耗性病或恶性肿瘤晚期进食少	营养不良性水肿

【诊断思维】

（1）水肿表现特征（表 1–22）。

表 1–22 水肿表现特征

水肿液的性质	器官及组织水肿	体重变化	皮下水肿皮肤
水肿液来自血浆成分，含蛋白、葡萄糖、无机盐、肌酐、尿素及氨基酸等。可分为漏出液和渗出液	水肿的器官体积增大，重量增加，包膜被牵引而紧张。水肿部的间质纤维可被分隔而稀疏	全身水肿时，体重增加。动态监测体重增减比观察皮肤凹陷体征更敏感	皮肤肿胀，压陷性水肿，皱纹变浅及平滑松软，重者皮肤可破溃

（2）水肿对机体的效应（表 1–23）。

表 1–23 水肿对机体的效应

对机体有利效应	对机体不利效应
· 在血容量明显增加时，液体溢至皮下可避免器官受损 · 炎症性水肿具有保护效应，水肿液对病灶的营养作用	· 水肿造成细胞组织的营养不良 · 水肿对器官组织功能活动的影响

（3）静脉性水肿与淋巴性水肿的临床特点（表 1–24）。

表 1–24 静脉性水肿与淋巴性水肿的临床特点

鉴别要点	静脉性水肿	淋巴性水肿
病史	发展快，常有损伤、妊娠史	发展慢，病期长

续表

鉴别要点	静脉性水肿	淋巴性水肿
疼痛	急性期可有	无或轻度钝痛，或沉重感
皮肤	不增厚	晚期增厚
水肿	皮肤柔软有凹陷	皮肤硬肿无凹陷
颜色	可有青紫	无变化，长期有色素沉着
湿疹和溃疡	可发生	不发生
抬高患肢	可缓慢消退	不消退
浅静脉	扩张	不扩张

（4）水肿性疾病分类及临床特点（表 1-25）。

表 1-25　水肿性疾病分类及临床特点

分类	临床特征
心源性水肿	·右心衰竭：全身水肿，先出现于下垂部位，其他表现包括全身静脉淤血、颈静脉充盈或怒张、肝颈静脉回流征阳性、肺底湿啰音、肝大及中心静脉压增高等 ·左心衰竭：有心脏病史，肺水肿（心源性哮喘）表现突出，其他表现包括心悸、胸闷、呼吸困难、不能平卧、端坐呼吸、咳嗽、咳粉红色泡沫痰、乏力及少尿等
肾源性水肿	·肾病综合征：全身高度水肿，血浆蛋白总量和血清蛋白降低，血胆固醇增高及大量蛋白尿 ·急性肾炎：在水肿前 1 ～ 2w 常有上呼吸道感染的前驱病史。其他表现包括眼睑及颜面部水肿、水肿较坚实、尿量减少及血压升高。部分可出现肾功能不全
肝源性水肿	·常有肝炎、肝硬化及酗酒病史。临床多以腹水为主，兼有脾大、蜘蛛痣及肝功能异常等表现
营养不良性水肿	·发生慢，一般从组织疏松处开始，然后扩展到全身皮下 ·常有消化不良或营养不良史，或伴有慢性消耗性疾病病史 ·患者有血清蛋白降低及贫血的诊断指标
药物性水肿	·某些抗高血压的药物，如凝血因子Ⅳ通道阻滞药 ·激素类或有激素样作用的药物，如胰岛素、肾上腺素、雌激素和孕激素等 ·其他，如中药甘草、非甾体抗感染药等 ·水肿特点常出现在脸、手或足等部位，停药后水肿会逐渐消退

（5）根据水肿的发生急缓，可分为急性和慢性水肿，临床上慢性水肿多于急性水肿，二者特点各异（表 1-26）。

表 1-26　急、慢性水肿临床特点

项目	急性水肿	慢性水肿
临床特点	·皮肤湿润、压陷性水肿、血压升高，头痛、视力模糊、嗜睡、定向力差、共济失调、肌肉抽搐、意识障碍、精神失常 ·重者发生惊厥、昏迷、颅内压增高等	·乏力、头晕、记忆力减退、腹胀、食欲减退、恶心、呕吐等 ·重者亦可出现肌肉挛痛、神经和精神症状等

（6）水肿诊断思维（表 1–27）。

表 1–27　水肿诊断思维

项目	诊断思维
水肿	·水肿虽然和水的摄入增加或未加限制有关，但常提示患者有潜在的基础疾病
	·全身性水肿通常是由心源性、肾源性、肝源性、内分泌性、营养不良性及特发性因素引起。这些疾病一般都有比较明确的病史和体征，通常不易混淆
	·大多数水肿初起多从眼睑开始，逐渐延及头面、四肢、腹背，甚者肿遍全身，也有先从下肢足胫开始，然后及于全身者。轻者仅有眼睑或足胫水肿；重者全身皆肿，肿处按之凹陷，其凹陷或快或慢皆可恢复
	·仅凭观察水肿发生先后部位作为某种病因诊断的依据需要慎重，如心源性水肿呈上行性，肾源性水肿呈下行性，经临床大量观察，肾源性水肿病初先表现下肢水肿者并不少见，而心脏病所致的水肿先出现于面部水肿也屡见不鲜。水肿出现先后部位与患者平时所经常保持的体位或察觉水肿的细致程度密切相关
	·在检查时，切勿因面部或双下肢水肿消退而认为病情是在好转，应仔细地检查腰骶部是否有水肿。近期内由站（坐）位变为卧位的患者，表面观察双下肢水肿是在消退，事实上因体位改变水肿迁移至了腰骶部
	·观察水肿是否好转，测量体重变化是最可靠的指标，合并腹水者应定期测量腹围判断加重与缓解
	·严重水肿者可伴有胸、腹水，出现胸腔积液时会有胸闷、心悸和气喘等表现，甚至不能平卧等症状。有大量腹水者，腹部可出现膨胀（即蛙形腹）、脐部凸起。下肢足背部水肿常会引起足部不适或穿鞋困难及胀痛
	·发生水肿者大多都有原发病的相应临床表现
	·如果水肿确系肾脏疾病所致，水肿程度越明显（压陷性越明显），提示肾病综合征的可能性则越大；若皮下水肿显得紧张或压陷性不甚明显者，则多为肾炎性水肿
	·肾衰竭的水肿或病情加重需考虑：原发病、高血压或感染等未得到满意控制；持续存在血容量不足，如低血压、脱水、大出血或休克；肾脏血供减少，如肾动脉狭窄者使用 ACEI（血管紧张素转换酶抑制剂）、ARB（血管紧张素Ⅱ受体拮抗剂，其中应用最多的是氯沙坦，其次是缬沙坦）等；存在使用肾毒性药物、尿路梗阻、严重感染、高钙血症或严重肝功不全等原因
	·甲状腺疾病性水肿不只是甲状腺功能减退症，甲状腺功能亢进症同样也可以引起水肿
	·机体慢性缺氧可以导致局部或全身的水肿，如夜间睡眠呼吸暂停综合征或慢性阻塞性肺疾病，可出现球结膜水肿、舌下静脉迂曲扩张，随着慢性缺氧的加重，可出现双下肢及面部水肿
	·在高温环境下易发生水肿，多见于夏季，常发生于手足等处，可反复多年
	·肥胖者发生水肿倾向常大于瘦体型者
	·由静脉疾病、创面及某些骨病等干扰了正常体液循环时，均可引起下肢水肿
	·旅行者水肿与长时间站立或行走有关；过紧的裤袜也可导致下肢机械性水肿
	·上肢水肿是上肢组织间液过多所致，水肿可以是单侧性，也可以是双侧性，可逐渐形成，亦可突然出现。水肿在静止时加重，抬高上肢或运动减轻。多由外伤、静脉疾病、毒素或某种治疗所致
	·淋巴水肿是由于淋巴液回流障碍所引起的局限性软组织非凹陷性水肿，以质地坚硬与表皮增生为特征。肿瘤患者的单侧肢体水肿常提示局部压迫或淋巴管水肿
	·急性水肿多为病理性的，甚至提示病情笃重，如急性过敏性水肿
	·慢性水肿者，在诊断时应考虑水肿是否有血管升压素异常分泌作用的参与，即抗利尿激素分泌异常综合征（SIADH）。SIADH 易被误诊或漏诊，因其引起慢性水过多的症状大多缺乏特异性；水过多表现被原发病症状所掩盖及对 SIADH 能引起水过多的认识不够
	·任何水肿最终均可导致细胞的水肿，对脑组织危害是不可估量的，典型案例则是低渗综合征
	·凡遇有不明原因精神或神经症状表现者，都应警惕是否合并有脑水肿的可能，瞳孔变化、视盘水肿或眼压增高等均是提示脑水肿和颅内高压的重要体征
	·临床检查多以肢体部位皮下组织肿胀或凹陷作为判断水肿的指标，事实上除眼疾外，球结膜水肿会比皮下组织水肿出现更早，且判断更准确

（7）水肿对组织器官的影响及并发症（表 1–28）。

表 1–28　水肿对组织器官的影响及并发症

并发症	临床表现
细胞营养障碍	·消化道黏膜的水肿可以影响消化和吸收过程 ·肺水肿可以影响气体交换 ·慢性水肿可致皮肤容易发生溃疡（如压疮），伤口难以修复
组织器官损伤	·水肿对器官组织功能活动的影响，视水肿发展速度及程度而定 ·急速发展的重度水肿，因没有来得及适应或代偿，故比缓慢发展的水肿引起更加严重的功能障碍，如胰腺的急性水肿可引起胰腺组织和细胞结构迅速发生坏死，导致病情在短时间内恶化
大量胸腔积液	·少量胸腔积液可无临床异常症状或仅有胸痛，积液达 300 ～ 500mL 以上时，感胸闷或轻度气急 ·大量胸腔积液时常有气促、心悸 ·急性大量胸腔积液可以导致心肺功能急剧下降，应视为急、危及重症 ·一侧胸廓的饱满及气管向健侧移位是很重要的体征，切勿忽视
大量心包积液	·当心包积液突然急剧增长，心包的顺应扩张能力低下时，表现为限制性的心包积液，可致心脏压塞。急性心脏压塞三个典型征象（Beck 三联征）：静脉压升高、动脉压下降及心音遥远 ·其他表现包括胸闷、烦躁不安、皮肤湿冷、奇脉（吸气时脉搏明显减弱或消失，呼气末时变强）、呼吸困难、Kussmaul 征（吸气时颈静脉明显怒张），甚至意识丧失
低钠血征	·轻度（血钠 130mmol/L 以上）低钠血症时极少引起症状 ·中度（血钠 120 ～ 130mmol/L）时出现胃肠道症状及软弱乏力、恶心呕吐、头痛、嗜睡、肌痛性痉挛、神经精神症状和可逆性共济失调等 ·重度低钠血症（血钠＜ 120mmol/L）时脑细胞水肿则随之而至，表现有抽搐、木僵、昏迷和颅内压升高症状，严重者可出现脑疝 ·慢性低钠血症者有发生渗透性脱髓鞘的危险，特别在纠正低钠血症过快时 ·由于血容量缩减可出现低血压、脉细速和循环衰竭体征
低渗综合征	·根据缺钠程度而有不同，常见症状有头晕、视觉模糊、软弱无力、脉搏细速、严重者神志不清、肌肉痉挛性疼痛、腱反射减弱及昏迷等
急性左心衰竭	·体内液体潴留导致容量负荷过重，当超过心脏负荷时则引起心力衰竭，出现呼吸困难、发绀、水肿、心率增快及咳粉红色泡沫痰等，极易致命，须慎防
脑水肿	·常有呼吸、神志变化、精神症状、头痛及呕吐，小儿可出现高热及抽搐。

（8）心源性水肿诊断程序（图 1–5）。

（9）水肿诊断程序（图 1–6）。

（10）局部（区域性）水肿诊断程序（图 1–7）。

【疾病特点与表现】

（1）内分泌疾病性水肿（是一组易被误诊的疾病）。

① 腺垂体功能减退症：本病可导致黏液性水肿或凹陷性水肿（又称垂体性黏液性水肿），水肿的轻重与垂体破坏和促甲状腺激素（thyroid-stimulating hormone，TSH）缺乏严重程度成正相关，产后大出血引起的垂体缺血性梗死是导致全身水肿最常见病因之一，其水肿特点是颜面部为著，皮肤肿胀、增厚、干而有鳞屑、毛发脱落而稀疏，引起浆膜腔积液者少见。

② 黏液性水肿：本病多见于晚期甲状腺功能减退者，皮肤呈非凹陷性水肿，水肿常见部位依次为眼睑、颜面及四肢，当黏蛋白浸润口腔黏膜、舌、腭垂、喉头黏膜及中耳等部位时，表现为语音缓慢、吐词不清、舌体肥大、声音嘶哑及重听等。重者可导致多浆膜腔（胸腔、心包腔、腹腔、关节腔）积液。

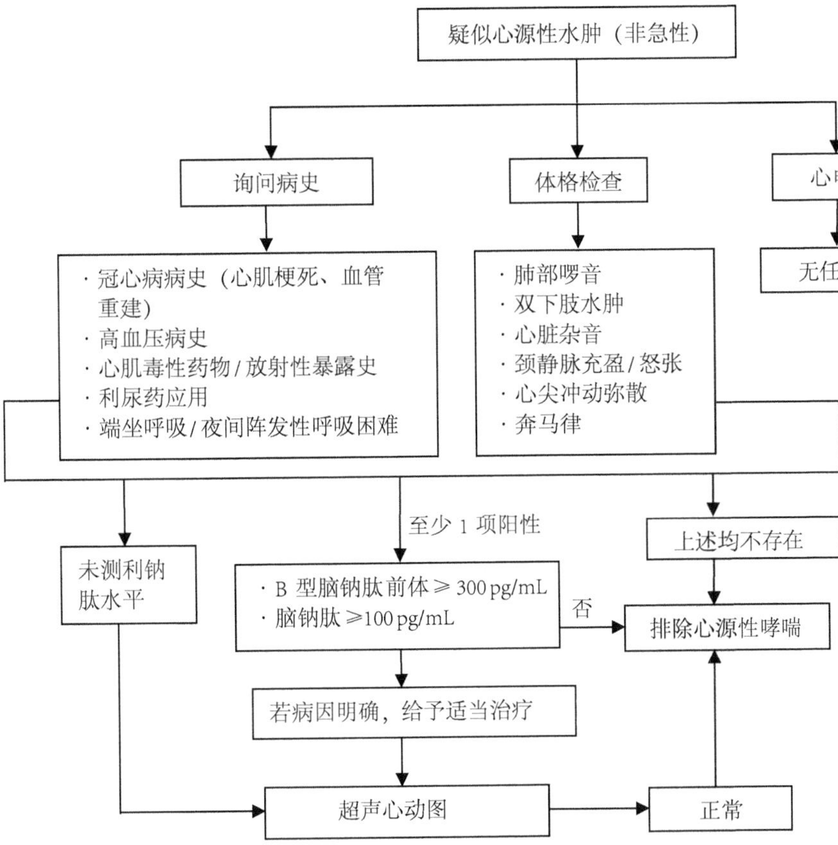

图 1-5 心源性水肿的诊断程序

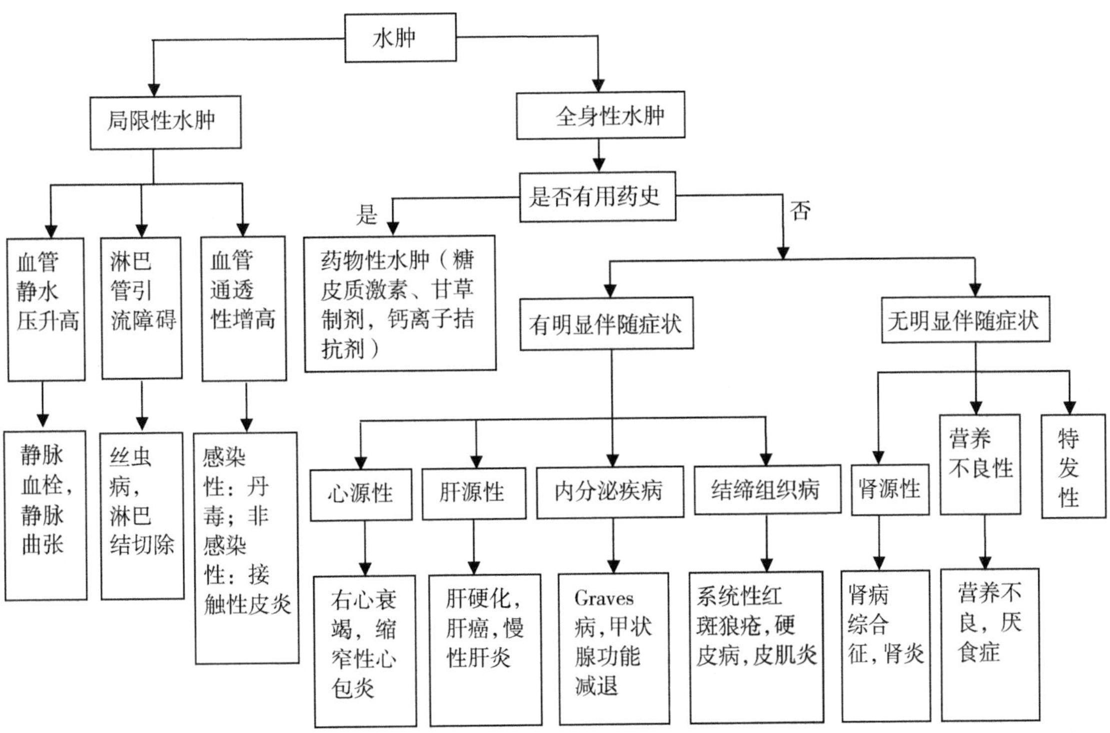

图 1-6 水肿诊断程序

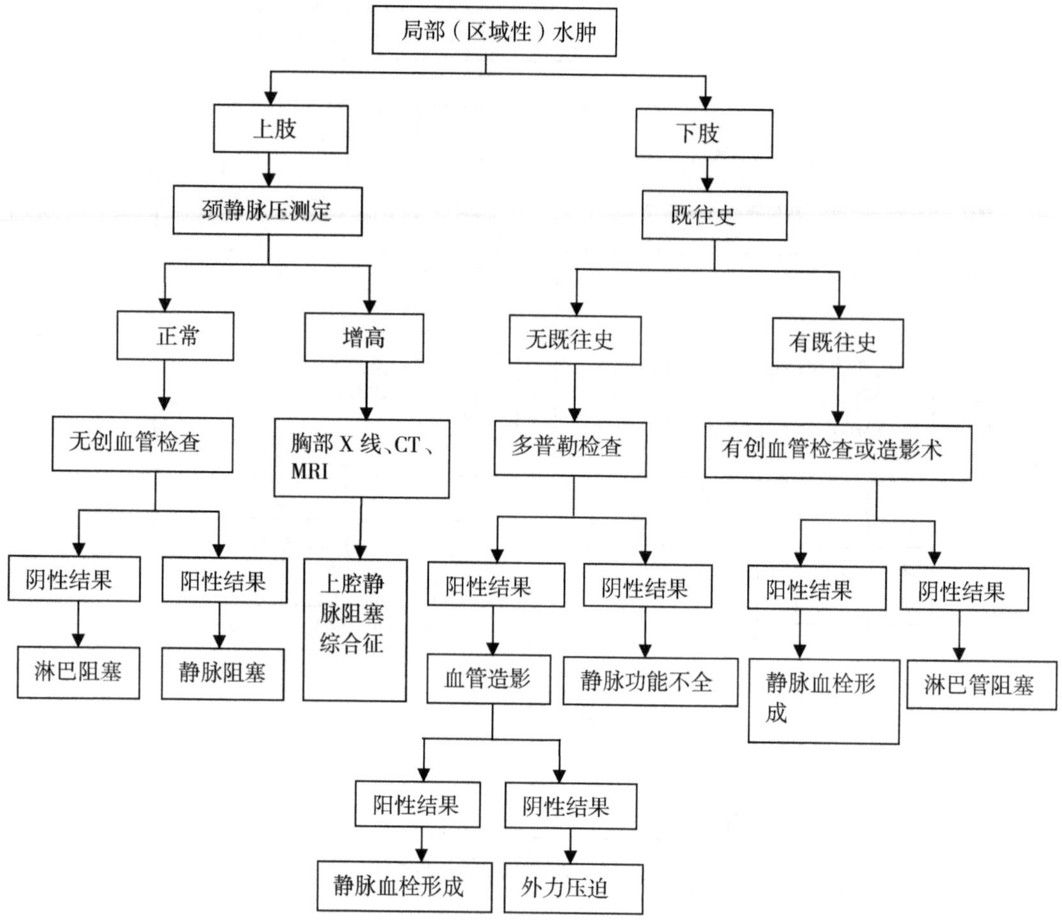

图 1–7　局部（区域性）水肿诊断程序

当中枢神经系统被累及时，则以反应迟钝、嗜睡，甚至有神经质、幻觉、定向障碍或自杀企图等为突出表现。

③ 毒性弥漫性甲状腺肿（Graves 病）：常在小腿胫骨前下段等部位发生皮损，并呈黏液性水肿，可分为 3 型。a. 局限型：边界清楚，胫前及足部有大小不等的结节或肿物；b. 弥漫型：胫前及足部呈弥漫、形态不一的坚实板块状改变；c. 橡皮病型：有弥漫而坚实的凹陷性水肿而类似橡皮病，伴有结节，皮损严重时可波及整个下肢，也可见于面、颈、上肢，甚至头部。本病有反复发作倾向，大多伴有突眼症。

④ 皮质醇增多症：本病是肾上腺皮质分泌过多皮质素引起水钠潴留而导致水肿，多伴有向心性肥胖、肌肉消耗、骨质疏松及糖耐量低下等现象。

⑤ 原发性醛固酮增多症：少数病例可出现下肢及面部轻度水肿，常表现有高血压、低血钾、高血钠及多尿等症状。

⑥ 经前期紧张综合征：可出现眼睑、踝部与手部轻度水肿，乳房胀痛及盆腔部沉重感，多在月经前 7 ～ 14d 出现，月经来潮时消退。

⑦ 绝经期水肿：卵巢功能衰退后，雌激素对垂体的抑制减弱，于是出现继发性下丘脑与垂体的功能亢进，并影响甲状腺、肾上腺皮质与垂体之间的相互关系，使垂体和下丘脑间的正常关系受到干扰，如大脑皮质抑制功能较差，就容易出现精神和自主神经系统功能紊乱的表现。有水钠潴留倾向，常易发生水肿，以面部及下肢为明显，部分患者可表现黏液性水肿。

⑧ 特发性水肿：几乎均见于 20 ～ 40 岁的女性，早晨起床后，眼睑及颜面常出现轻度水肿，下肢

有凹陷性水肿，以足部与踝部最明显，傍晚时下肢水肿最为突出。

⑨ 妊娠性水肿：大多数妊娠女性在正常妊娠中期以后，由增大的子宫压迫盆腔静脉造成下肢静脉回流障碍，亦可引起不同程度地下肢水肿，但无蛋白尿与血压升高，可与妊娠中毒症相区别。妊娠中毒症多发生于妊娠 24w 以后，常出现眼睑、手背及踝部水肿，而蛋白尿、血压升高与眼底改变是本病主要表现，其他包括烦躁、失眠、疲乏及头痛等症状。

（2）引起水肿的心、肝及肾疾病。

① 心力衰竭：特点为水肿逐渐形成，首先表现为尿量减少，肢体沉重，体重增加，然后逐渐出现下肢及全身水肿；水肿先从身体的下垂部位开始，逐渐发展为全身性水肿。一般首先出现下肢可凹陷性水肿，以踝部最为明显；伴有右心衰竭和静脉压升高的其他症状和体征，如心悸、气喘、颈静脉怒张及肝大，甚至胸、腹水等。常见于充血性心力衰竭、急或慢性心包炎、各种原因引起的右心衰竭等。临床表现取决于病因的不同。

② 肝硬化：肝脏合成血浆蛋白的能力降低可导致主要表现为腹水，也可首先出现踝部水肿，逐渐向上蔓延，而头面部、上肢常无水肿。水肿特点为可凹性，常先出现踝部，逐渐向上蔓延，最后形成顽固性腹水。其他表现包括黄疸、肝大、脾大、蜘蛛痣及腹壁静脉曲张等。

③ 肾小球肾炎：各种急慢性肾炎均可引起全身或局部水肿，特点主要表现为首先发生在组织疏松的部位，如眼睑或颜面部、足踝部，以晨起为明显，严重时可以涉及下肢及全身。肾源性水肿的性质是软而易移动，临床上呈现凹陷性水肿，即用手指按压局部皮肤可出现凹陷。其他表现包括高血压、尿检异常及肾功能受损等。

④ 肾病综合征（nephrotic syndrome，NS）：可由多种病因引起，以肾小球基膜通透性增加为主，表现为大量蛋白尿、低蛋白血症、高度水肿、高脂血症的一组临床综合征。分类及病因见表 1–29。

表 1–29　肾病综合征分类及病因

分类	儿童	青少年	中老年
原发性	微小病变型肾病	系膜增生性肾小球肾炎；微小病变型肾病；局灶性节段性肾小球硬化；系膜毛细血管性肾小球肾炎	膜性肾病
继发性	过敏性紫癜肾炎；乙型肝炎病毒相关性肾炎；系统性红斑狼疮性肾炎	系统性红斑狼疮性肾炎；过敏性紫癜肾炎；乙型肝炎病毒相关性肾炎	糖尿病肾病；肾淀粉样变性；骨髓瘤性肾病；淋巴瘤或实体肿瘤性肾病

⑤ 肾衰竭：可分急性和慢性，水肿特点与肾病性水肿相似，二者亦无明显区别。关键鉴别点可能在于前者起病急，肾脏超声显示双肾弥漫性肿大或形态正常；后者起病慢、时间长，肾脏超声显示双肾缩小。至于高血压、尿检异常及肾功损害等均缺乏鉴别意义。

（3）结缔组织疾病引起的水肿（本组疾病表现十分隐匿且多变，常为多系统性损害）。

① 系统性红斑狼疮：本病可出现轻度水肿，以面及踝部较多见，少数可为全身性。水肿形成与全身性血管病变及血清蛋白降低有关，也可以是狼疮性肾炎的一部分。

② 硬皮病：本病的皮肤水肿常发生于早期（皮肤水肿期），表现为皮肤肥厚、紧张及光滑发亮，先由手部及足部开始，逐渐累及颈面部及躯干。全身的弥漫性水肿常属非凹陷性水肿。当皮肤病变进入硬变期和萎缩期时，水肿多不明显。

③ 皮肌炎：急性皮肌炎可出现颜面及颈部的暂时性水肿。其他表现包括有晨僵、乏力、食欲缺乏、体重减轻、发热、关节疼痛等。

④ 血清病：本病是由于注射动物血清而引起的过敏性疾病，可出现眼睑、面部、手足等多处水肿，多伴有发热、皮疹及关节痛等。

⑤ 类风湿关节炎：本病可表现全身或下肢水肿，其他表现包括关节疼痛、晨僵及畸形（掌指关节梭形样变、天鹅颈样畸形）等。

（4）引起双上肢水肿的疾病。

① 血管神经性水肿：颈部血管神经性水肿是一种常见疾病，常以无痛性、突然起病为特点，手、足、眼睑、唇、颜面、颈部及生殖器等部位呈非凹陷性水肿。通常不伴有皮肤瘙痒，但可伴烧灼感和刺痛感。如果水肿波及喉部，可出现呼吸窘迫。

② 上肢外伤：在挤压伤后很短时间内整个上肢会出现严重水肿，常伴淤斑、出血、疼痛、麻木及活动受限等症状。

③ 上腔静脉阻塞综合征：通常是双侧缓慢进展的水肿，伴随颜面、颈部的水肿及静脉曲张，其他表现包括头痛、眩晕和视物模糊等。

④ 血栓性静脉炎：主要临床表现为沿静脉走行的红、肿、痛和明显的压痛，并可触及索状静脉。浅静脉血栓性静脉炎全身反应少见，深静脉血栓性静脉炎症状较重，包括局部皮肤发绀、发热、畏寒和全身乏力等，可产生沿静脉的发红、压痛和硬结。表 1–30 列举了血栓性静脉炎分类及病因。

表 1–30　血栓性静脉炎分类及病因

分类	血栓性浅静脉炎	血栓性深静脉炎
病因	・静脉壁损伤：如静脉穿刺插管、静脉注射刺激性液体和药物、细菌或真菌感染 ・静脉曲张：引起血流淤滞、静脉内膜缺氧变性 ・其他：偶尔某些癌症或结缔组织疾病侵及静脉	・静脉血流淤滞：因手术、创面、慢性充血性心力衰竭等严重疾病而长期卧床，下肢静脉曲张或各种原因引起的长期静坐 ・血液高凝状态：如烧伤、创面或严重脱水等引起的血液浓缩，真性红细胞增多症、血小板增多症、败血症、分娩、急性心肌梗死或女性长期口服避孕药 ・静脉壁损伤：多由作入性诊治操作等引起

（5）引起双下肢水肿常见疾病（不包括全身性疾病，如肝硬化、心力衰竭及低蛋白血症等引起的下肢水肿）。

① 先天性静脉畸形肢体肥大综合征（klippel–trenaunay syndrome，KTS）：是一种罕见的静脉先天性畸形，最常见表现为肢体粗肿和明显的静脉曲张，下肢骨骼增长，患肢皮肤有葡萄酒样红色血管瘤或斑痣以资鉴别诊断。

② 神经纤维瘤：下肢发生巨大型神经纤维瘤，可表现为皮肤增厚、粗糙坚硬及有赘瘤形成等。

③ 淋巴水肿：水肿多发生于晚期，下肢象皮肿是其主要特征，通常从踝部开始并逐渐加重的柔软的凹陷性水肿，持续数月，肢体直径增加使肢体重量增加。患肢易疲劳，皮下逐渐纤维化并发展成非凹陷性水肿，最后皮肤变硬。不同病因，临床表现可有差异。

④ 血栓性静脉炎：参见上述深静脉血栓形成。

⑤ 血管神经性水肿：水肿发生于外界过敏因素的刺激，起病迅速、消退也快、间歇性发作为其特点。

⑥ 先天性动静脉瘘：可表现为肢体水肿，患肢长度与周径均大于健侧，皮温增高、浅静脉曲张、局部区域可闻及血管杂音，周围静脉血氧含量接近动脉血氧含量。

⑦ 下腔静脉阻塞综合征：本病以腹水和肝大为最常见的临床征象，其表现与阻塞部位有关。肝静脉阻塞者主要表现为腹痛、肝大、压痛及腹水；下腔静脉阻塞者常伴有下肢水肿、下肢溃疡及色素沉着，甚至发生下肢静脉曲张。若病变波及肾静脉者，可出现蛋白尿，甚至表现为肾病综合征。

⑧ 下肢蜂窝织炎：本病多由葡萄球菌属或链球菌属感染所致，可具有下肢凹陷性水肿和伴有受累区红斑、皮温升高、压痛及橘皮样皮肤改变等表现。

⑨ 骨髓炎：当骨髓感染影响到下肢时，常有局限性、轻至重度波及邻近关节的水肿，常伴发热、局部压痛和随运动加重的疼痛。

⑩ 股蓝肿：本病可导致严重的单侧性腿部水肿和发绀，可波及腹部和侧腹部。其他表现包括患肢疼痛、皮肤发冷、受累下肢无脉、低血压及心动过速等。

⑪ 腓肠肌破裂：本病多导致腿部水肿，多见于跑步运动员。突发患肢疼痛、距小腿关节出现淤斑等。

⑫ 下肢静脉功能不全（慢性）：本病常有中至重度的单侧或双侧性腿部水肿，多见于女性。水肿早期皮下组织松软呈凹陷性，随后水肿似组织增厚般变硬。其他表现包括局部皮肤色素沉着、距小腿关节周围易形成静脉曲张和溃疡。

⑬ 腘窝囊肿（Baker's 囊肿，又称假血栓性静脉炎综合征）：与血栓性静脉炎的症状极其相似，也可引起小腿疼痛及肿胀。多数腘窝囊肿者伴有膝关节的炎症，相关疾病有类风湿关节炎、牛皮癣性关节炎、骨性关节炎、青少年类风湿关节炎、赖特综合征、淋菌性关节炎、痛风性关节炎、创面性关节炎、半月板损伤、剥脱性骨软骨炎、绒毛结节性滑膜炎、系统性红斑狼疮、强直性脊柱炎及混合结缔组织病等，需认真鉴别。

（6）淋巴水肿临床特点与表现（表 1–31）。

表 1–31　淋巴水肿临床特点与表现

分类	临床特点与表现	
原发性淋巴水肿	可分为 3 型：出生后即有者称为先天性淋巴水肿；出生后至 35 岁以前发病者称为早发性淋巴水肿，本型最常见；35 岁以后发病者称为迟发性淋巴水肿。现推荐的分类方法结合临床及淋巴管造影将原发性淋巴水肿分为以下 3 型	
	·远端阻塞型	本型最常见，多见于青春期女性，可有家族史。常累及踝部及下肢，水肿为非对称性，且进展缓慢，膝关节以上水肿少见。淋巴管造影显示远端淋巴管先天萎缩或发育不全，而近端淋巴管正常
	·近端闭塞型	可见于任何年龄、任何性别，多为单侧，常累及整个肢体且发展迅速，多无家族史。本型需除外各种原因引起的骨盆静脉或淋巴管阻塞，如肿瘤或静脉血栓。淋巴管造影显示远端淋巴管正常或膨胀，但近端淋巴管和淋巴结数量减少
	·先天性淋巴水肿	先天性淋巴水肿常在出生时或出生后 1 年内出现，可影响肢端及中线部位（面部、生殖器）。患者常有内在淋巴管异常，如淋巴管瘤、蛋白丢失性肠病等。常伴有遗传性综合征如 Turner 综合征（先天性发育不全）、Noonan 综合征（努南综合征）。淋巴管造影显示扩张的、纤维增生的及无效的淋巴管
继发性淋巴水肿	常发生于小腿、上臂、生殖器和面部等处，有时可并发残肢。早期呈凹陷性水肿，随后因纤维化而坚硬及隆起，表面角化过度和疣状增生，呈高低不平状。局部色素增加或呈灰褐色，称象皮腿。易造成行动不便及皮肤发生破裂导致感染，表现局部红、肿、痛，可伴寒战、高热等，经 1～2w 而逐渐痊愈。在某些地区，丝虫感染是重要原因	
慢性淋巴水肿	·恶性肿瘤或淋巴管肉瘤等病的继发性病变 ·外科手术或外伤后导致淋巴管结构的变化而引起淋巴水肿 ·长期丝虫病感染可引起鞘膜积液	

【相关检查】

（1）病史采集要点。

① 询问水肿最早出现部位、程度、时间和发展情况（是属全身性抑或局限性，持久性或间歇性）。

② 与水肿相关疾病的伴随症状。

③ 既往史重点了解如心、肝、肾、内分泌、肿瘤、营养不良及淋巴管受压等相关疾病。

④ 用药及药物过敏史。

⑤ 并发症的症状。

（2）查体重点。

① 做出是局限性抑或全身性水肿的判断。

② 全身水肿者重点检查与水肿密切有关疾病的体征（重点是心、肝、肾及内分泌疾病等）。

③ 局部水肿者应检查局部皮肤温度、颜色、皮损特点及静脉曲张等。

④ 水肿并发症的检查，全身性水肿尤其注意心力衰竭；局限性水肿注意局部的皮肤溃烂及缺血坏死等；急性水肿注意水中毒导致的心血管及神经系统的体征。

（3）实验室检查：获取与水肿诊断和鉴别诊断的相关实验室资料。

（4）辅助检查：获取与水肿诊断和鉴别诊断的相关检查资料（如心电图、心脏和腹部 B 超等）。

（5）选择性检查。

① 若怀疑水肿由心血管疾病引起，可行心电图、心脏 X 线片及超声心动图等检查，必要时做心脏电生理、冠状动脉造影及胸部 CT 或磁共振等。

② 若疑有肝病者，应做肝脏酶学检查，血胆红素、肝炎病毒指标检查，腹部 B 型超声，全消化道钡透，必要时做胃镜、腹部 CT 等检查。

③ 若有肾脏病史者，应选择检查 24 小时尿蛋白定量、尿浓缩和稀释试验、内生肌酐清除率测定、肾功能检查及肾脏 B 超、肾盂造影、肾动脉造影、放射性核素、肾脏穿刺活组织检查等。

④ 怀疑下丘脑、垂体病变时，可做头颅、蝶鞍的 CT 或磁共振等检查，必要时可做脑脊液检查。

⑤ 疑有血管或淋巴管病变者，应做血管及淋巴管造影术。

第二章

疼　痛

疼痛是指在发生或引起各种组织损伤时不愉快感觉和情感体验的一种特殊表现。目前疼痛已成为继体温、脉搏、呼吸、血压四大生命体征的第五生命体征。本章节主要讨论急性疼痛的相关内容。

【常见病因】

（1）外伤、手术、注射及组织器官内外受压。

（2）肌张力异常、消化道痉挛及牵引移位。

（3）冷、热、光、电、酸碱及有毒气体及药物等。

（4）毒蛇、蜂、蚊蝇及昆虫等生物毒素。

（5）炎症、缺血、出血及代谢原因等。

（6）生理原因及心因性因素。

【诊断线索】

（1）疼痛诊断线索（表 1–32）。

表 1–32　疼痛诊断线索

项目	临床线索	诊断提示
性质	· 急性疼痛	软组织或骨与关节急性损伤、手术后疼痛、产科疼痛、急性带状疱疹及痛风等
	· 慢性疼痛	关节结核、软组织及关节劳损或退变、椎间盘病变及神经源性病变等
	· 顽固性疼痛	三叉神经痛、疱疹后神经痛、椎间盘突出症、晚期肿瘤及肿瘤转移等
	· 特殊疼痛	血栓性脉管炎、顽固性心绞痛及特发性胸腹痛等
	· 灼痛	表浅部位的病变
	· 酸痛	深部组织受到刺激及骨关节炎早期
	· 搏动性疼痛（跳痛）	炎症区域内受刺激或累及血管等
	· 点击痛	神经根或周围神经受刺激等
年龄与性别	· 儿童臂痛	骨折、肌肉扭伤、肌肉萎缩及风湿性关节炎等
	· 儿童腰痛	尿路梗阻、急性链球菌感染后肾小球肾炎、小儿多囊肾病和肾母细胞瘤等
	· 老年人的肢体疼痛	骨质疏松、颈椎病、腰椎管狭窄症及多关节退变等
	· 青年人持续背痛	赖特综合征（Reiter’s 综合征）、强直性脊柱炎等

续表

项目	临床线索	诊断提示
诱发加重缓解因素	·常因体育运动诱发腰痛，活动可使疼痛加重	脊椎滑脱症、腰肌劳损等
	·由举重、扭转、超常体力活动或姿势等诱发	急性腰扭伤
	·日渐加重腰痛	体位性背痛、脊椎肿瘤及强直性脊柱炎等
	·某种形式的运动而诱发，尤其是在弯腰体位时	腰椎间盘突出症、腰椎管狭窄等症
	·侧弯、脊柱过伸而加重	退行性骶髂关节炎、腰椎间盘突出等症
	·腰椎拉伸时疼痛加剧，屈曲可改善疼痛	腰椎狭窄
	·在月经期或月经结束时背痛加重	妇科疾病
	·发生体位性背痛	经产妇、肥胖、久坐及身体状况较差者
	·运动可使腰背痛减轻	炎症性背痛
	·运动使疼痛加重，经休息可缓解的急性背痛	机械性背痛
	·俯卧及制动可减轻疼痛	急性腰扭伤
	·躺在地板或硬垫上时腰痛减轻	骨关节炎、椎间盘疾病等
	·在行走或屈腿侧卧（胎儿体位）时疼痛减轻	椎间盘综合征
	·所有体位疼痛无变化	炎症、感染或脊椎肿瘤等
	·背部不适可因排便减轻	肠易激综合征
伴随症状	·伴坐骨神经痛、感觉异常	腰椎间盘突出症、腰椎管狭窄症等
	·伴下肢肌无力、阳痿、尿频、尿潴留或尿失禁	马尾神经综合征
	·女性腰痛伴白带增多、白带有异味或呈血性	妇科疾病
	·男性伴背痛伴排尿烧灼感、排尿困难及发热	前列腺炎
	·伴不明原因的体重下降	癌症、感染、创面后遗症及骨质疏松等
	·腰痛伴侧腹部包块	多囊肾、肾盂积水等
	·胸腰部外伤史，伴局部疼痛，站立及翻身困难	椎体骨折、腰部软组织损伤

（2）肢痛诊断线索（表1–33）。

表1–33　肢痛诊断线索

项目	临床线索	诊断提示
起病因素	发病前多有上呼吸道感染史	颈神经根炎、急性感染性多发性神经炎
	有急性颈部外伤或急性腰部负重扭伤史	腰椎间盘突出症
	有截肢史	幻肢痛与残肢痛
	高温下作业人员，并有大量出汗未能及时补充氯化钠	热痉挛性下肢痛
	全身肌肉酸痛，以腓肠肌为甚，有摄半熟肉或生肉习惯	人旋毛虫病
	有不洁性交史	脊髓痨（神经梅毒）
疼痛部位	疼痛从颈肩部开始向同侧上臂、前臂和手指放射	臂丛神经痛
	疼痛从一侧腰骶部开始，放射至股后、小腿及足部	坐骨神经痛
	双侧坐骨神经痛	正中型腰椎间盘突出症
	初为一侧肢痛，继而两侧肢痛，变换体位疼痛可减轻或加剧	脊髓颈段或腰段肿瘤
	双侧神经根痛，病灶以下运动和感觉障碍及大小便功能紊乱	脊髓马尾或圆锥肿瘤

续表

项目	临床线索	诊断提示
疼痛部位	累及单侧下肢，小腿和足部疼痛及间歇性跛行	血栓闭塞性脉管炎
	双侧手指疼痛	雷诺病、雷诺综合征
	起病急，两侧足趾或足前部胀痛，并逐渐侵犯大关节	红斑肢痛症、痛风性关节炎
	疼痛主要在四肢，多为对称性分布	多发性神经炎
	对称性四肢肌肉疼痛，近端较重	多发性肌炎与皮肌炎
性质与特点	疼痛特点多为发作性尖锐痛，较剧烈，有时呈电击样、刀割痛或持续性，伴有阵发性加剧，夜间尤甚	神经根病变（臂丛神经痛、坐骨神经痛、脊髓颈段或腰段肿瘤及脊髓蛛网膜炎等）
	四肢远端呈手袜套感觉障碍及自主神经功能紊乱表现	多发性神经炎
	皮肤发红、皮温升高、出汗、足背动脉与胫后动脉搏动增强	红斑性肢痛
	皮肤发凉、苍白、被迫停止行走，小息片刻后方能继续行走	血栓闭塞性脉管炎
加重及缓解因素	腹内压增高的动作使疼痛加剧，如咳嗽、喷嚏或排便等	神经根痛
	寒冷使疼痛加剧	雷诺病
	行走或运动使疼痛加剧	血栓闭塞性脉管炎
	双足遇热或下垂可诱发疼痛，抬高患肢或浸冷水疼痛缓解	红斑性肢痛
	触动残肢、残肢位置不当或假肢不合适、精神刺激等加剧	幻肢痛或残肢痛

【诊断思维】

（1）疼痛分类（表1-34）。

表1-34 疼痛分类及临床特征

疼痛分类	临床特征
按机体部位分类	·躯体性痛：是指身体痛，包括头痛、肩酸背痛、肢体痛、胸痛、腹痛及腰痛等 ·内脏性痛：是指痛觉发生缓慢、持续时间长、定位不准确、对刺激性质分辨能力差、对机械牵拉、缺血及炎症等刺激敏感的一类疼痛
按神经部位分类	·中枢神经性痛、周围神经性痛及自主神经性痛
按病程长短分类	·急性痛：在几小时、几天，直至1个月内可缓解的疼痛 ·慢性痛：持续1个月以上的疼痛
按疼痛原因分类	·创面性疼痛、炎症性疼痛、神经病理性疼痛、癌性疼痛及精神（心理）性疼痛
按疼痛性质分类	·局部疼痛、放射痛、烧灼性神经痛、反应性疼痛、扩散性疼痛、牵涉性疼痛及幻肢痛等
按疼痛特点分类	·浅表疼痛：是指来自皮肤的疼痛，可使患者发生迅速缩回动作，常表现脉搏增快和精神紧张等 ·深部疼痛：疼痛常使患者静止不动、脉搏减慢及血压略有下降，常伴出汗及恶心，甚至呕吐等
按疼痛程度分类	·轻度疼痛、中度疼痛及重度疼痛

（2）疼痛诊断思维（表 1–35）。

表 1–35　疼痛诊断思维

项目	诊断思维
疹痛	・收集疼痛的相关资料，是诊断疾病的重要线索：a. 疼痛性质（钝痛、酸痛、胀痛、闷痛、锐痛、刺痛、切割痛、灼痛及绞痛）及形式（钻顶样痛、爆裂样痛、跳动样痛、撕裂样痛、牵拉样痛及压榨样痛）；b. 持续时间长短、严重程度及发作次数；c. 在什么情况下发生、发作时间特征及发作部位；d. 加重和减轻的因素、涉及的范围及伴随症状
	・由于疼痛可受许多因素影响，因人和条件而异，重要的是尽可能确定疼痛的病因（如感染、肿瘤等）和发病机制（如炎症、溃疡、肿胀、缺氧和痉挛等）
	・疼痛亦可成为一种病因，因为剧烈的疼痛可引发休克（神经源性休克）等一系列机体功能变化；许多慢性疼痛常可使患者痛不欲生，是致病、致残及致死的重要原因。当一位慢性疼痛患者在无数次就诊后始终查不出器质性原因的，应考虑是否有精神心理因素、心理冲突、情绪障碍或心理疾病等，常提示焦虑性疼痛。局部疼痛往往比全身性疼痛更具有临床意义
	・在未明确疼痛病因之前，切勿滥用止痛剂，尤其是麻醉性止痛剂，否则会掩盖疼痛症状而被临床误诊。如需选用麻醉性止痛剂必须要经上级医师的同意
	・婴幼儿的哭闹常常是表示有疼痛的存在，不可忽视
	・老年人对疼痛不敏感，因而老年人哪怕叙述仅轻微的疼痛也应引起高度重视
	・出现背部烧灼痛，尤其是单侧表面疼痛，应怀疑带状疱疹，疼痛可发生在皮肤疱疹出现之前
	・疼痛导致生命体征的明显异常或疼痛发作时表现为面色苍白、湿汗或冷汗及烦躁不安等时，常提示高危性疾病
	・对患者而言，疼痛不仅是损伤或疾病的信号，而且大多数是直接影响其生活质量的重要因素，应引起临床高度重视。对医生而言，疼痛是疾病的症状，是机体对创面或损害的一种痛苦反应。患者应该有陈述疾病和表达疼痛程度的诉求，渴望得到治疗，受到尊重，并得到心理和精神支持及知情权

（3）颈肩部疼痛。

① 颈肩部的强直性疼痛可以由颈部的任何组织病变引起，涉及脑膜、颈椎、颈部的血管、肌肉及淋巴组织的病变（包括外伤、退行性变、先天性疾病、炎症、代谢性和肿瘤性疾病等）。颈部受损部位不同，症状亦不相同（表 1–36）。

表 1–36　颈部受损部位临床特点

受损部位	临床特点
颈神经根受损	头、颈、肩及上肢定位性疼痛；上肢部位感觉异常，麻木、针刺、灼热或冷感等；头、颈及上肢关节运动受限等；肩、上肢、手及颈肩部肌肉无力及萎缩等；肌肉痉挛，颈、面、肩臂个别肌肉抽搐及呃逆等
椎动（静）脉受损	头昏、眩晕、头胀及晕厥等；眼睑易疲劳、耳鸣或失听等
颈交感神经受损	上肢震颤；视力模糊、眨眼及眼睑下垂等；鼻塞过敏、吞咽困难；顽固失眠、多梦易醒；心动过速、心悸、类心绞痛及血压波动等；排汗异常、皮肤过敏；上肢血管功能调节异常皮肤出现充血或苍白
脊髓受损	除神经根症状外，还出现下肢无力、发僵、跛行、踩棉花感、单瘫或截瘫及四肢疼痛，高位疼痛者（颈椎部位）有呼吸肌麻痹，可危及生命

② 颈、肩关节痛和臂痛诊断思维（表 1–37）。

表 1–37　颈、肩关节痛和臂痛诊断思维

疼痛部位	诊断思维
颈部	・颈部疼痛多由于长期颈部的活动减少所致，大多已经演变成了一种职业病。多以某种不舒适的姿势坐或躺或者做某种不习惯的锻炼或活动导致肌肉痉挛，是引起颈部疼痛或僵硬、颈椎及颈部最为常见的肌肉病变

续表

疼痛部位	诊断思维
肩部	·肩痛是指肩关节及肩胛周围筋骨肌肉作痛。身体所有关节中，肩膀是最易产生疲劳和疾病的关节，如“肩周炎”“肩袖损伤”。但要强调指出：切勿形成惯例思维定式，以为肩痛就一定是肩周炎或肩袖损伤，其实不然，肩痛也可能是更为严重的疾病引起，如心绞痛、心肌梗死的疼痛可放射至左肩，由此误诊为肩周炎的案例屡见不鲜，值得临床高度重视（其诊断思维可参见颈部活动异常章节）
	·肩部牵涉痛是因内脏疾病引起肩部疼痛或痛觉过敏，症状出现较缓慢，多呈钝痛或不适感，并不完全符合神经走向，区域和痛感多模糊不清
	·肩周区弥散的钝痛及放射痛应确定是否由肩胛上神经卡压症所致，该症状是引起肩部疼痛常见原因之一
臂部	·臂痛可累及全部手、上臂或前臂，可突然发生或逐渐形成，可呈持续性或间断性痛，其性质多为锐痛、钝痛、烧灼痛及麻木感
	·明显外伤史后的持续性剧烈肩痛，常提示肩关节脱位、骨折、肩袖损伤
	·臂痛大多由骨骼肌损伤、神经血管或心血管病变所致。在一些疾病中，臂痛常为其他区域放射痛所致（如胸、颈或腹部病变等），臂痛的部位、疼痛性质及伴随症状是提示病因诊断的重要线索

（4）腰背部疼痛诊断思维（表1-38）。

表1-38 腰背部疼痛诊断思维

疼痛部位	诊断思维
腰背部	·腰背痛是临床最常见症状之一，内科、外科、神经科及妇科等许多疾病均能引起腰背痛。大部分腰背痛是由肌肉病变、外伤或脊柱变形等所致，疼痛可在背部从颈部至腰部的任何一个位置，可局限或弥散
	·大多存在有机械性原因，包括急性腰扭伤、体位性腰痛、退行性腰椎关节炎、坐骨神经痛、腰椎管狭窄及人体内脏、血管、神经及泌尿生殖等疾病，骨和软组织转移性或原发性肿瘤也并非少见
	·在慢性腰痛诊断中，患者社会及心理因素作用不可忽视，特点为弥散的腰背痛伴压迫感，躯体疼痛程度随精神状态而变化，焦虑及压抑时加重，极度恐惧时减轻，最具特征的是腰痛严重程度与检查结果不符
	·椎间盘疾病多发于男性，中老年人多见，但较少因此而就诊。50岁以上出现背痛，尽管最常见原因是腰椎骨关节炎，但也要考虑腰椎管狭窄（伴或不伴马尾神经综合征）、肿瘤及多发性骨髓瘤等
	·腰部关节退行性病变多由创面或轻微损伤诱发，若持续发展呈进行性加重，且出现下肢无力、沉重或肌肉萎缩现象，常提示椎管内肿瘤
	·肌肉骨骼的劳损和体位性背痛常被描述为钝痛、持续痛，伴有僵硬感，疼痛常位于下腰部，患者很难确定最痛点，典型的疼痛沿腰部放射，偶尔可至臀部，但很少放射至下肢。疼痛可在损伤后立即或延迟一段时间后出现
	·若在病程中突发全身或下肢抽搐，甚至意识障碍、颈强直或腰背部剧痛等，应考虑腰椎管内蛛网膜下隙出血，这是腰腿痛病中的一种危象。同时也应排除肢痛性癫痫
	·判断病变是椎管内抑或椎管外，应关注患者一日内的疼痛变化，若腰痛在晨起明显，活动后缓解，白天活动不受影响，提示椎管外病变；若晨起疼痛轻微，午后逐渐加重，夜间更甚者则提示椎管内病变。此外患者脊柱弯向健侧时疼痛加重提示椎管外病变；脊柱向患侧或健侧均引出腰部或腰骶部疼痛提示椎管内病变
	·疼痛与体位、创面及剧烈运动有关，常表现阵发或间歇性发作，活动后加重，休息后减轻，可不考虑是炎症性疾病(如强直性脊柱炎）和感染性疾病（如结核病）所致
	·骶髂综合征的疼痛多定位于髂后上棘、腰部和臀部，可放射至股后面，也可以两侧交替出现（骶髂关节炎的疼痛不随神经根分布扩展）
	·部分肠易激综合征患者可表现有腰痛，多发生在中背部，疼痛不会放射到腿部
	·前列腺炎所致腰痛多为隐痛，不受运动及咳嗽的影响，与活动无关
	·急性腰扭伤多见于身体超重或平时缺乏体力活动者；运动员发生急性腰髓扭伤可能是装备差、训练不当、预备活动不足或身体姿势使脊椎过度前凸所致；青少年快速生长时期容易发生急性腰扭伤，原因是软组织、韧带及肌腱跟不上骨骼的生长速度，疼痛特点是在运动时出现，咳嗽时并无疼痛
	·梨状肌综合征在出现坐骨神经痛、跛行及肌萎缩等症状前，易误诊为腰椎间盘突出症。鉴别点在于梨状肌综合征直腿抬高在60°内疼痛显著，超过60°时疼痛反而减轻。疼痛局限在坐骨结节和梨状肌部时，可沿坐骨神经放射至下肢出现行走困难，在梨状肌解剖部位可以触及梭形、腊肠状块状物

续表

疼痛部位	诊断思维
腰背部	·应排除泌尿系统疾病，如感染、结石、肿瘤或血管病变等，这组疾病疼痛呈多样性，可从钝痛到严重刺痛或搏动性疼痛，单侧痛或双侧痛，呈持续性或间歇性，压迫肋脊角时疼痛可加剧，常伴有排尿或尿色异常，或侧腹部压痛，或触及包块，或肋腰点呷痛等。增加液体摄入量，摄入酒精、咖啡因或利尿剂后出现疼痛加剧，是诊断肾或尿路梗阻的重要线索，但务必除外急性胰腺炎、腰椎及腰部范围内的软组织（皮肤、肌肉及韧带）损伤性病变
	·少数急性肾绞痛者最初表现为背部剧烈疼痛，而不是在侧腹部及腹股沟区，数小时或数日后疼痛部位逐渐转到侧腹，并放射到腹股沟区。直腿抬高试验一般为阴性，尿液检查示有血尿

（5）腰椎及附属组织疾病诊断程序（图 1–8）。

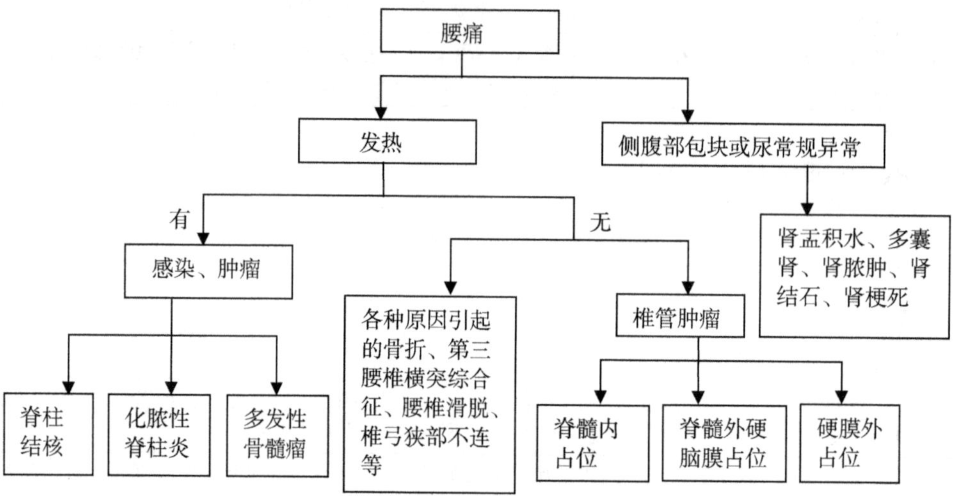

图 1–8　腰椎及附属组织疾病诊断程序

（6）肢痛诊断思维（表 1–39）。

表 1–39　肢痛诊断思维

疼痛部位	诊断思维
肢痛	·肢痛可累及多个肢体、一个肢体、肢体的局部或肢端。其疼痛可分为表浅性、深在性及放射性。浅表性痛是由于皮肤及其附属器官病变引起，常伴局部压痛与感觉过敏，定位明确
	·深在性疼痛常来源于肌肉、血管、关节及其邻近组织和滑膜等，疼痛较弥散，定位常不明确，可伴肌肉强直与深部压痛
	·放射痛常来源于深部器官或神经根受刺激，较好定位
	·引起肢痛原因很多，可由四肢皮肤、皮下脂肪、肌肉、筋膜、韧带、肌腱、腱鞘、骨关节、血管、淋巴管及神经等病变引起，根据年龄、性别、发作部位及症状，可归纳为软组织性、软骨性、骨性和炎症性等
	·肌肉病变引起的肢痛主要表现为受累肌肉自发性的酸痛或剧痛，常伴肌肉萎缩和肌力减退，如多发性肌炎
	·肌肉痉挛性疼痛好发于腓肠肌，如夜间痛性痉挛、热痉挛等
	·关节和骨骼病变引起肢痛部位明确固定，疼痛呈持续性，常伴关节肿胀及功能障碍
	·下肢痛突然或逐渐引起局限性麻木、灼热、阵痛或刺痛，可影响整个下肢的活动及限制负重
	·肢体骨折后产生的腿部严重疼痛可能是骨筋膜室综合征。血管功能不全的患者突发性严重下肢痛可能提示缺血恶化
	·若涉及关节疼痛，应检查关节有无红肿，活动是否受限，并予以记录
	·叙述单侧肢疼痛时，应检查疼痛肢体的皮肤颜色及血管搏动，需排除局部感染或局部缺血
	·由外伤引起肢痛者应排除肌筋膜室综合征，该病若病情延误，后果十分严重

（7）肢痛诊断程序（图 1-9）。

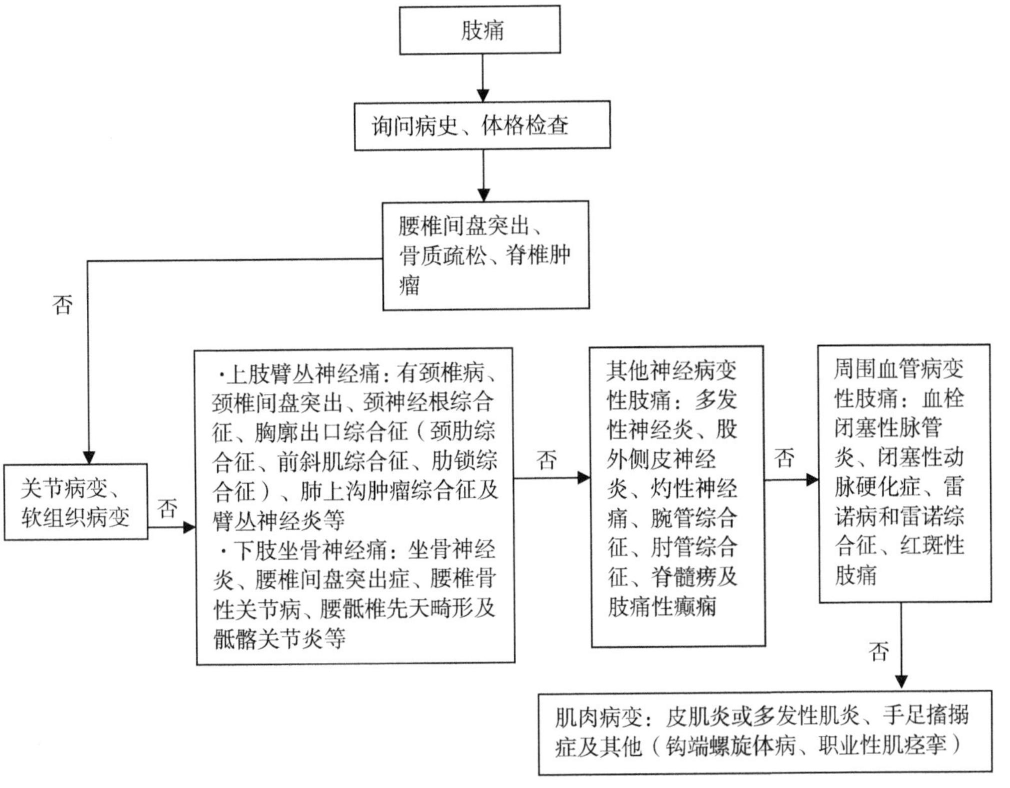

图 1-9　肢痛诊断程序

（8）术后疼痛诊断思维（表 1-40）。

表 1-40　术后疼痛诊断思维

疼痛因素	诊断思维
术后	·手术患者应重点观察切口处的疼痛，其特点是手术后 24h 疼痛最明显；疼痛夜间较白天重。其原因有：物理因素（由于手术器械物理刺激，影响皮肤血管、组织、筋膜、骨膜的高阈值损害感受器，从而对激肽敏感，使疼痛加剧）
	·病房环境、心理因素及体位改变等也是加重或缓解疼痛的因素
	·如果 72h 手术切口处疼痛无缓解或加重应高度警惕是伤口感染所致。有关术后疼痛的详细内容可参见腹痛章节

（9）疼痛评估原则。

① 相信患者的主诉：由于疼痛是患者的主观感觉，受社会、心理因素影响或缺少客观体征，故应充分相信患者的主诉，信任和足够的关注极为重要。

② 全面、详尽了解患者疼痛发作史，除了包括上述提到与疼痛相关内容外，还应了解患者疼痛对患者和家属的影响及疼痛治疗史（包括药物品种、剂量及用药时间），判断患者是否对止痛药产生依赖等，还应向家属核实患者的相关情况，确保病史的真实性。

③ 绝大部分疼痛患者都存在不同程度的恐惧、愤怒、抑郁、焦虑、孤独等心理障碍，故应分析患者的精神状态及有关心理社会因素，应及时发现并做出相应评估。

④ 对患者疼痛评价是一项不可间断的工作，因为患者在诊断和治疗过程中会有疼痛的再发、加剧或持续疼痛不能缓解，均需重新或不断地评价，便于修正诊断或选择下一步治疗方案。

⑤ 在诊断时首先应及时提供疼痛评估：按 WHO 标准对患者的疼痛程度进行评估，将疼痛划分成以下 5 种程度。0 度：不痛；Ⅰ度：轻度痛，可不用药的间歇痛；Ⅱ度：中度痛，影响休息的持续痛，需用止痛药；Ⅲ度：重度痛，非用药不能缓解的持续痛；Ⅳ度：严重痛，持续疼痛伴血压、脉搏等变化。Wong-Baker 面部表情量表：该方法用 6 种面部表情从微笑至悲伤至哭泣来表达疼痛程度（图 1-10）。

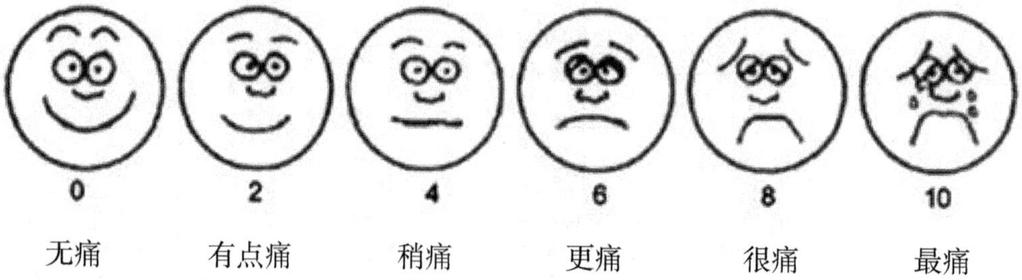

Wong-Baker 面部表情量表适用任何年龄，没有特定的文化背景或性别要求，易于掌握，不需任何附加设备，对急性疼痛、老人、儿童（3～6 岁）和意识不清或不能用言语表达者特别适用。

图 1-10　Wong-Baker 面部表情量表

（10）疼痛对机体影响（表 1-41）。

表 1-41　疼痛对机体影响

影响系统	不良后果
精神情绪障碍	· 可产生抑郁、焦虑等，甚至会给患者带来对未来命运的忧虑及加大对家人思念与担心 · 感到极度的“无助”和“恐惧”，构成对自身精神的恶性刺激，甚至产生或行使自杀行为
运动系统	· 常会因为疼痛而使患者不敢活动，致使肢体的僵硬，长时间会发生局部肌肉的萎缩
心血管系统	· 疼痛可导致心率增快及血压升高，疼痛时会出现心电图 T 波及 ST 段的变化
呼吸系统	· 不敢用力咳嗽时，不利于呼吸道分泌物排出，易致肺部感染、呼吸浅而快及通气功能下降
消化系统	· 可引起交感神经兴奋反射性地抑制胃肠道功能，引起胃肠蠕动减弱，出现腹胀及便秘等 · 疼痛会导致摄入减少甚至畏食及造成机体营养不良
泌尿系统	· 疼痛亦可使膀胱平滑肌张力下降，导致尿潴留，可增加泌尿系统感染发生率
神经肌肉	· 疼痛常引起肌张力增高和肌肉痉挛，加之机体限制活动，容易产生静脉血栓
觉醒系统	· 因疼痛而影响睡眠，当睡眠不好时又会进一步加剧疼痛，如此形成“恶性循环”
免疫系统	· 疼痛应急反应可使患者对病原体的抵御能力减弱，易发生感染而出现相应临床症状，多见于老年、衰弱及肿瘤患者等
全身状况	· 剧烈疼痛时可伴有强迫体位、面色苍白、大汗淋漓及生命体征等改变

（11）并发症。

① 疼痛可引起心率增快、血压升高等症状。

② 因疼痛无法或不敢用力咳嗽，会导致肺部并发症。

③ 疼痛导致的胃肠蠕动减少会使胃肠功能恢复延迟。

④ 慢性者可造成的肌肉张力增加、肌肉痉挛等会促使深静脉血栓的形成。

⑤ 可导致失眠、焦虑、恐惧、忧郁等情绪障碍，长期疼痛可产生自杀倾向。

⑥ 剧烈疼痛可导致血压降低，甚至休克。

（12）关节痛诊断。

【疾病特点与表现】

（1）常见的疼痛性疾病（头痛、胸痛、腹痛已在相应章节中阐述）。

① 三叉神经痛：面部三叉神经分布区反复发作的短暂的阵发性剧痛，多为单侧性；以一支或几支分布区内突发的、短暂性剧痛为主要特点。第二三支发生率最高，疼痛常为面颊、上颌、下颌或舌部，尤以上唇外侧最为明显。鼻翼、颊部、口角及舌处最敏感，稍加触及即可诱发（称“扳机点”）。疼痛可引起反射性面肌抽搐、口角牵向患侧、面部发红、流泪及流涎等。

② 坐骨神经痛：是指坐骨神经通路及其分布区的疼痛综合征，多为继发性，以腰椎间盘突出引起者最常见。疼痛位于腰部、臀部，并向股后、小腿后外侧及足外侧放射，沿坐骨神经有压痛。其他临床表现包括行走、活动可使疼痛加剧、拉赛克征阳性、患肢肌力差、踝反射减低或消失等。表 1–42 列出坐骨神经痛常见病因。

表 1–42 坐骨神经痛常见病因

病因分类	疾病
椎管内病变	脊髓和马尾的炎症、肿瘤、外伤及血管畸形等
脊髓病变	腰椎骨关节病、椎间盘突出、脊柱炎症、结核、肿瘤、椎管狭窄及脊椎裂等
骨盆及盆腔病变	骶关节炎症、结核、脱位、骨盆炎症、肿瘤及妊娠子宫压迫等

③ 多发性硬化：多发于 20 ～ 40 岁，呈急性或亚急性起病，身体多处剧烈疼痛，以阵发性复发和缓解为特点。常见有三叉神经痛、急性神经根痛、眶周痛及头痛 。慢性者有感觉缺失性疼痛、痛性痉挛、内脏痛及背痛等。

④ 纤维肌痛症：任何纤维肌肉组织均可受累，以肌肉、肌腱、韧带为主，枕、颈、肩、胸、背及股部出现痉挛性疼痛，肌肉僵硬和疼痛的发作多呈渐进性和弥漫性“酸痛”，常突然发病，用力牵拉及过劳可使疼痛加剧，局部有压痛或肌肉痉挛。

⑤ 带状疱疹：发疹前可有轻度乏力、低热、纳差等全身症状，典型症状表现为躯干的一侧疼痛，患处皮肤灼热感或神经痛，触之有明显痛觉敏感，持续 1 ～ 3d，疱疹好发部位依次为肋间神经、颈神经、三叉神经和腰骶神经支配区域。带状疱疹病毒侵蚀神经（脊髓后根神经节甚至脊髓后角）后可能会遗留下顽固而剧烈神经痛。

⑥ 末梢神经炎：疼痛常发生在四肢远端，对称性近端肌肉无力，下蹲、起立及双手抬举困难、咽喉肌无力、抬头困难、声音嘶哑及吞咽困难，呼吸肌无力可致呼吸困难及发绀，呈现手（袜）套样感觉障碍。本病需与糖尿病并发神经损害鉴别。

（2）引起颈肩痛的疾病。

①强直性脊柱炎：本病常为间断发作，中至重度颈部疼痛、僵硬及活动受限是本病的主要特征。疼痛在晨起或长时间保持不动时加重，活动后可缓解。其他症状包括低热、胸廓扩张受限、全身不适、食欲减退及乏力等，易合并虹膜炎。

② 急性颈部扭伤：扭伤后数小时或数天内出现颈前或颈后方疼痛，颈前疼痛常在数天之内得以减轻，但颈后部疼痛常会持续，甚至加重。其他表现包括压痛、肿胀、颈项强直、臂或背痛、肌肉阵挛、视物模糊、枕部疼痛及患侧瞳孔缩小等。

③ 颈椎病：主要表现为颈后或颈肩痛、活动受限，常放射至臂部，其他表现包括感觉异常、无力及僵硬、头晕头痛、上肢麻木及肌肉萎缩等。

④ 食管损伤：食管黏膜撕裂及压迫性憩室形成可导致轻微的颈部及胸部疼痛、水肿及吞咽困难。对所有行食管内器械操作后出现颈部、胸部或腹部疼痛的患者，均应考虑发生食管穿孔的可能性。有Mackler三联征者，即呕吐、下胸痛及下颈部皮下气肿时，常提示食管已发生穿孔。

⑤ 颈椎间盘突出：本病的典型表现是颈部疼痛程度不一，活动受限，活动后疼痛加重，且特定的区域出现牵涉痛、感觉异常和手臂无力等。分型与鉴别见表1-43。

表1-43　颈椎间盘突出的分型与鉴别

分型	临床特点
侧方突出型	颈脊神经根受到刺激或压迫，表现为单侧的根性症状。轻者出现颈脊神经支配区（即患侧上肢）的麻木感，重者可出现受累神经节段支配区的剧烈疼痛，如刀割样或烧灼样，同时伴针刺样或电击样麻木感，疼痛可因咳嗽而加重。其他表现包括痛性斜颈、肌肉痉挛、颈部活动受限、上肢发沉、无力、握力减退、持物坠落等。受累神经节段有运动、感觉及反射改变，神经支配区域有相应肌力减退和肌肉萎缩等表现
旁中央突出型	有单侧神经根及单侧脊髓受压的症状。除有侧方突出型的表现外，尚可出现不同程度的单侧脊髓受压的症状，表现为病变水平以下同侧肢体肌张力增加、肌力减弱、腱反射亢进、浅反射减弱、病理反射阳性、触觉及深感觉障碍、对侧则以感觉障碍为主，即有温度觉及痛觉障碍，而感觉障碍的分布多与病变水平不相符合，病变对侧下肢的运动功能良好
中央突出型	无颈脊神经受累的症状，表现为双侧脊髓受压。早期以感觉障碍或以运动障碍为主，晚期则表现为上运动神经元或神经束损害的痉挛性不全瘫痪，如步态笨拙、走路不稳，常有胸、腰部束带感。重者卧床不起，甚至呼吸困难、大小便失禁、四肢肌张力增强、肌力减弱、腱反射亢进、浅反射减退或消失，病理反射、髌阵挛及踝阵挛阳性

⑥ 颈部扭伤：轻度扭伤可导致颈部疼痛、轻度水肿、僵硬及活动受限，韧带撕裂者可导致剧烈疼痛、局部明显肿胀、淤斑、肌肉痉挛及颈项强直伴头部倾斜等。

（3）引起腰部疼痛的尿路疾病。

① 泌尿系结石：肾和输尿管结石常引起一侧的强烈腰痛。起初疼痛向腰部、耻骨上区或外生殖器处放射，可出现腹和腰背部疼痛。其他表现包括恶心、呕吐、肋脊角叩痛、血尿、尿频、尿急及排尿困难等。

② 泌尿系感染：细菌性膀胱炎或肾盂肾炎均可出现一侧或双侧腰痛，也可出现会阴、腰背部和耻骨上疼痛。其他表现包括发热、排尿困难、夜尿、血尿、尿频、尿急、疲乏等。

③ 急性肾小球肾炎：常出现两侧持续性腰痛、面部和全身中度水肿，其他表现包括血尿、少尿或无尿、血压轻度升高、低热、乏力、头痛、恶心、呕吐、呼吸急促和肺部湿啰音等。常并发心力衰竭、高血压脑病及急性肾衰竭。本病需与急进型肾小球肾炎鉴别（表1-44）。

表1-44　急性肾小球肾炎与急进型肾小球肾炎鉴别

项目	急性肾小球肾炎	急进型肾小球肾炎
起病	急	更急骤
水肿	有	明显
高血压	有	明显
肾功能下降	一过性	短期内出现肾衰竭
病史	病前1～3w有溶血性链球菌感染史	半数有上呼吸道感染史
发病年龄	儿童多见	Ⅰ型见于青壮年，Ⅱ型、Ⅲ型多见于老年人

④ 尿路梗阻性病变：急性尿路梗阻时可出现严重腰痛，慢性尿路梗阻多呈钝痛。这两种类型的疼痛均可局限于上腹部并向腹股沟放射，其他表现包括恶心、呕吐、腹胀及无尿与少尿或多尿交替出现、腹部包块、肋脊角叩痛和膀胱区膨隆等。

⑤ 急性肾乳头坏死：本病常出现严重的双侧腰痛伴肾绞痛、肋脊角叩痛、腹痛和腹肌紧张，其他表现包括少尿或无尿、血尿或脓尿、高热、寒战、呕吐及肠鸣音亢进等。

⑥ 肾周围脓肿：单侧腰痛和肋脊角触痛伴排尿困难、高热、寒战、恶心及呕吐等表现，亦可出现腹部包块，若出现局部皮肤红肿是诊断本病的重要体征。

⑦ 多囊肾：本病早期表现为双侧腰部钝痛，如囊肿破裂和血栓形成或造成阻塞时可致疼痛加剧，甚至出现肾绞痛。早期表现包括多尿、血压上升及泌尿系感染的症状和体征；晚期表现包括血尿，会阴、腰背及耻骨上疼痛等。

⑧ 肾梗死：本病可突然出现单侧持续的严重腰痛伴肋脊角触痛，其他症状包括畏食、恶心、呕吐、发热及肠鸣音亢进等，无尿路刺激征。

⑨ 肾损伤：有明确损伤病史，出现双侧或单侧腰痛，严重者疼痛可向腹股沟放射，腰部可看到或触及肿块，肋脊角触痛。其他症状包括血尿、少尿、腹胀、肠鸣音亢进、恶心和呕吐等。严重损伤时可有休克表现，如心动过速，皮肤苍白及湿冷等。

⑩ 肾静脉血栓：单侧腰痛及腰背部肋脊角疼痛，上腹部明显触痛时提示迅速发生的静脉阻塞，其他症状包括发热、血尿等。双侧肾静脉栓塞者表现下肢水肿、双侧腰痛及少尿等，严重者可出现急性肾衰竭。

⑪ 急性肾皮质坏死：本病双侧腰痛较为严重，其他表现包括发热、肉眼血尿、白细胞增多和肾功能急剧下降（常出现无尿）等。

⑫ 膀胱癌：本病常表现为持续性单侧或双侧腰部钝痛，可向腿部、背部及会阴部放射。早期症状为持续性、无痛性肉眼血尿，常伴有血细胞凝结块。其他症状包括尿频、尿急、夜尿频繁、排尿困难、脓尿及膀胱区隆起等。

⑬ 肾癌：一侧腰痛、肉眼血尿和腰部可触及肿块是肾癌典型的临床三联征，通常为隐约钝痛，血尿中常含有血块，其他表现包括发热、血压增高、尿潴留、体重减轻及下肢水肿等，出现恶心和呕吐者常提示病情加重。

（4）引起腰背部疼痛的其他常见疾病。

① 急性胰腺炎：本病引起的背痛总伴有明显胃肠道症状，然而慢性轻型胰腺炎可引起背部隐痛，不伴腹部症状。后壁穿透性溃疡患者的主要症状为后背上部疼痛，疼痛通常不在腰部区域，偶尔应用抗酸药缓解，上腹部触诊常有压痛，疼痛可自尿道、子宫（女）、前列腺及腹膜后组织牵涉到背部。

② 流行性出血热：本病起病急，以发热、三痛（头痛、腰痛、眼眶痛）、三红（脸、颈和上胸部发红）及重者似酒醉貌为典型特点，其他表现包括恶心、呕吐、胸闷、腹痛、腹泻、全身关节痛及出血性皮疹等，常见有口腔黏膜、胸背及腋下皮肤出现大小不等的抓痕样或条索状出血点及淤斑。

③ 钩端螺旋体病：本病在发热后即出现头痛、身痛及腰痛等症状，其他表现包括三症（发热、肌痛、乏力）及三征（结膜充血、腓肠肌压痛及淋巴结肿大），部分患者颈部、膝、股、胸及腹部均可出现疼痛。

④ 腰肌劳损：腰部酸痛或胀痛，部分刺痛或灼痛，劳累时加重，休息时减轻。适当活动和经常改变体位时减轻，活动过度又加重。不能坚持弯腰工作。常被迫时时伸腰或以拳头击腰部以缓解疼痛。本病需与纤维组织炎、退变性脊柱炎及腰椎间盘突出症等疾病鉴别（表 1–45）。

表 1-45　腰肌劳损与其他相似疾病的鉴别

鉴别要点	慢性腰肌劳损	纤维组织炎	退变性脊柱炎	腰椎间盘突出症
年龄	青壮年	各组年龄均可	老年	青壮年
病史	过度疲劳后、腰背部损伤或扭伤	局部遇冷或潮湿	逐渐起病，发展缓慢	突然发病，可有外伤史
疼痛特点	范围局限，疼痛轻，活动后加剧	范围较广，多呈钝痛	晨起重，活动后减轻，无固定压痛	剧烈，沿坐骨神经放射痛
活动范围	轻度受限	受限	稍许受限	明显受限

⑤ 椎体骨折：多由严重创面引起，但更常见于老年椎体骨质疏松症或长期制动或应用类固醇激素者。疼痛常位于骨折水平，并穿过背部围绕躯干呈局部放射，但很少放射至下肢。

⑥ 脊柱感染性疾病：属于炎症反应引起的腰背痛，疼痛较剧烈，其他表现包括发热和感染中毒症状。多见于恶病质患者、长期应用类固醇激素或正接受免疫抑制剂治疗者，包括结核、放线菌、布鲁菌病和真菌感染等。在引起腰痛的感染性疾病中，化脓性脊柱炎与腰椎结核临床表现十分相似，二者鉴别见表 1-46。

表 1-46　化脓性脊柱炎与腰椎结核鉴别

鉴别要点	化脓性脊柱炎	腰椎结核
起病形式	急，多以高热发病	轻缓，多以低热开始
病情进展	快，高热中毒症状重	慢，轻度中毒症状
椎旁脓肿阴影	少见	多见
流注脓肿	罕见	多见
椎间隙	变化轻	常受破坏，椎间隙狭窄
椎体改变	破坏轻，以增生为主，椎体外形大致正常	以破坏为主，有死骨及椎体变形

⑦ 恶性肿瘤：多发性骨髓瘤及转移性肿瘤常引起腰背痛。近期有不明原因的体重下降，伴严重背痛或已确诊肿瘤者若出现背痛常提示脊椎转移性肿瘤。二者临床特点见表 1-47。

表 1-47　多发性骨髓瘤及脊柱转移性肿瘤的临床特点

分型	多发性骨髓瘤	脊柱转移性肿瘤
临床特点	由于脊椎的骨折或骨髓瘤本身对脊神经根的压迫或对脑和脊髓的浸润，可引起神经痛、感觉异常，甚至瘫痪，其他表现包括肝脾及淋巴结肿大、蛋白尿及高钙血症、出血倾向、肾衰竭、易感染及高黏滞综合征等	常隐匿起病，疼痛呈进行性加重，且持续性，卧位休息疼痛不缓解，夜间常加重。神经损害发生的时间对判断预后有重要的意义，骨转移发生于乳腺癌、肺癌、肾癌、前列腺癌及甲状腺癌等

⑧ 若须明确脊柱肿瘤，尚需鉴别是髓内与髓外的病变（表 1-48）。

表 1-48　脊髓内、外占位性病变的鉴别

鉴别要点	脊髓内占位	脊髓外硬脊膜内占位	硬脊膜外占位
疼痛	自发性疼痛，部位不定	多有神经根性疼痛	可有神经根性疼痛

续表

鉴别要点	脊髓内占位	脊髓外硬脊膜内占位	硬脊膜外占位
感觉障碍	自病灶节段水平开始，自上而下发展，可有感觉分离现象	多从肢体下部开始，向上发展至病灶水平，无感觉分离现象	—
受压节段支配肌肉萎缩	较多见、明显	较少见，不甚明显	—
括约肌功能障碍	出现较早	出现较晚	—
皮肤营养改变	多见、显著	少见、不显著	—
脊髓半切综合征	少见，病灶及体征大多对称	早期较常见	有时出现
病程进展	较慢	较慢	较快或急
脑脊液蛋白质增高	正常或较轻	明显	较不明显

⑨ 腰椎管狭窄：可引起腰部中央疼痛，可放射到一侧或双侧下肢，可发生于夜间。以间歇性跛行为特征，在步行后会被迫休息。弯腰姿势时，即脊柱屈曲可减轻疼痛是本病重要特征。

⑩ 脊椎前移和脊椎滑脱：本病多见于快速生长的人群中（如青少年）和先天易感个体（如体操和足球运动员），腰背痛是十分常见的症状，常由反复屈伸动作所致，特点是活动时加重，休息时减轻。

（5）引起下肢疼痛的疾病。

① 肢痛性癫痫：这是一种特殊形式的癫痫。好发于青少年，以手指、脚趾、足底、手腕及四肢关节的阵发性疼痛为特征，持续时间从数秒到数小时不等，不发作时正常。

② 肢痛症（又称肢端红痛症）：是一种肢端血管发生扩张所致，病因不明。突出肢端皮肤红、肿、痛、热，多发生于双足。发作时主要表现是手掌、足底或指（趾）阵发性皮肤发红，伴有烧灼性疼痛及皮肤温度升高，浸入冷水中可暂时缓解。常因周围温度升高或运动而激发。晚间入睡时足部常因温暖而发生剧痛，遇冷或抬高患肢则疼痛减轻或缓解。发作呈阵发性，可持续数分钟或数小时，甚至数天。

③ 肌筋膜室综合征：是肢体创面后发生在四肢特定的筋膜间隙内的进行性病变，即由于间隙内容物的增加，压力增高，致间隙内容物主要是肌肉与神经干发生进行性缺血坏死。疼痛及活动障碍是主要症状，肿胀、压痛及肌肉被动牵拉痛是本病重要体征。上肢最好发生于前臂掌侧及背侧筋膜间隙；下肢好发生于胫后深间隙及胫前间隙，其次为胫后浅间隙。本病常见病因与发病机制见表 1-49。

表 1-49 肌筋膜室综合征常见病因及发病机制

病因	发病机制
肢体的挤压伤	肢体受重物砸伤、挤压伤或重物较长时间压迫，如建筑物倒塌压砸于肢体上、醉酒、CO 中毒等昏迷者肢体压于自己的躯干或肢体之下，受压组织缺血等，于压力除去后，血液再灌流使受伤组织主要是肌肉组织出血反应性肿胀使间隔区内容物的体积增加，随之压力增高而发病
肢体主要血管损伤	肢体血管损伤后受其供养的肌肉等组织缺血在 4h 以上，修复血管恢复血流后，肌肉等组织反应性肿胀，使间隙内容物增加，是压力增高所致。如股动脉或腘动脉损伤 在 4h 以后修复血管，可能发生小腿筋膜间隙综合征。肢体创面出血，在急救时上止血带时间较长，如 2 ～ 3h，肢体尚未坏死，除去止血带之后，肢体反应性肿胀严重者，在下肢可发生小腿筋膜间隙综合征。肱骨髁上骨折处压迫、刺激或损伤肱动脉，导致痉挛或血流淤滞，致前臂肌肉缺血，发生缺血性挛缩，亦是筋膜间隙综合征之一种
肢体骨折内出血	肢体骨折 ，出血流入筋膜间隙内，由于筋膜间隙的完整结构并未受到破坏，积血无法溢出而内容物体积增加使压力增高而发病，可见于胫骨骨折及前臂骨折等
石膏或夹板固定不当	外用小夹板或石膏夹板固定，由于固定过紧压力太大，使筋膜间隙容积压缩损伤组织、肿胀，亦使间隙内容物增加，如不及时放松夹板，可发生本征。多见于前臂或小腿骨折

续表

病因	发病机制
髂腰肌出血	因外伤或血友病出血受肌鞘的限制，出血肿胀压力增加，呈屈髋畸形，可压迫股神经致股四头肌麻痹
其他	截石位手术时，两小腿置于托架上，小腿三头肌受压超过 5h，也可致本征；术后出现小腿后筋膜间隙综合征；前臂及手部输液渗出也可致手筋膜间隙综合征

④ 下肢疼痛常见疾病鉴别（表 1–50）。

表 1–50　下肢疼痛常见疾病鉴别

病因	患者特点	症状特点	伴随症状	诱发加重因素	缓解因素	体格检查
关节退变	40 岁以上（外伤者除外）	髋、膝痛，晨僵，缓慢起病	其他关节疼痛和僵硬，偶尔跛行	站立、负重及下楼梯时	活动	过伸时不加重，无神经根压迫症状，关节肿胀及活动障碍等
腰椎间盘突出症（坐骨神经痛）	多见于 40 岁以上男性	臀部及股后外侧痛，急性起病，撕裂样痛或似牙痛样	感觉异常，感觉迟钝，肌肉无力	举重、旋转、扭动、后伸及咳嗽等	下肢屈曲	直腿抬高试验阳性，脊柱反曲或过伸时引发坐骨神经痛及活动受限
血栓性静脉炎	既往静脉炎史或口服避孕药	单侧发病，静息痛	肿胀	足着地时	卧床休息	无动脉供血不足症状、小腿肿胀、压痛、触及条索状物
动脉供血不足	多见于 50 岁以上者，糖尿病者	行走时小腿痛、间歇性跛行	主髂动脉病变时出现肌无力	行走时	放低患肢	动脉搏动减弱，抬高时苍白，下垂呈紫红色，皮温下降
椎管狭窄	老年男性多见	行走或活动时小腿痛	感觉异常、背及臀部痛	活动，脊柱屈曲时并不加重	休息或脊柱屈曲时缓解	足背动脉搏动良好，短暂性神经缺失症状
肌肉或韧带拉伤	爱好运动者、外伤史	疼痛，关节肿胀，突然发病	局部肿胀或皮下出血，活动受限	不经常锻炼或过度剧烈运动者	制动	关节韧带损伤，关节缝处压痛和关节肿胀及局部压痛等
静脉曲张	男性多见，长期站立或步行者	一侧或双侧小腿弥漫性痛、夜间重	水肿、淤血等	站立或运动	抬高下肢	有或无静脉曲张
痛风	男性多见	急性起病，足及膝部痛，髋部很少发生	皮肤、关节痛风石及肾损害	高嘌呤食物	创面后可加重	关节皮温增高，肿胀，剧烈疼痛
前骨筋膜室综合征（外胫夹）	跑步者	疼痛，紧缩感痛性跛行	可有肌肉萎缩，感觉异常症状	活动	休息	胫骨内侧缘压痛

⑤ 血管性与椎管性跛行鉴别（表 1–51）。

表 1–51　血管性与椎管性跛行鉴别

鉴别要点	血管性跛行	椎管性跛行
腰痛	常无（髂总动脉病变时有）	常有
下肢症状	与精神和情绪没有直接关系	精神和情绪下可引发，与脊柱后伸姿势有关
疼痛性质	抽筋样、束带样、极度疲乏或不适感，可无疼痛	麻木感、抽筋样、烧灼样、感觉异常、寒冷感或肿胀，可无疼痛

续表

鉴别要点	血管性跛行	椎管性跛行
缓解因素	放松受累肌群	休息不充分缓解；大多需改变脊柱姿势使其屈曲
起病	与各部分受累同时发生	抬高或放下患肢
尿失禁	不发生	可有
阳痿	骼总动脉病变时常发生（不能持续勃起）	罕见（不能勃起）
下肢萎缩	骼总动脉病变区均出现	严重患者马尾支配区异常
营养性变化	骼总动脉病变时发生	常无，合并其他病变时有
感觉缺失	无	常见，活动后明显
踝反射	60 岁以上患者常阴性	通常阴性，特别在活动后
直腿抬高试验	阴性	阴性，也可出现阳性

⑥ 间歇性跛行鉴别诊断（表 1–52）。

表 1–52　间歇性跛行鉴别诊断

症状 / 疾病	疼痛部位	不适的性质	症状与运动关系	休息影响	体位影响	其他特点
小腿病变	小腿肌群	痉挛性疼痛	运动后发生	很快缓解	无	重复性
慢性骨筋膜室综合征	小腿肌群	突发紧痛	运动后（如慢跑）发生	缓解很慢	抬高肢体即可缓解症状	肌肉发达的运动员
静脉性间歇性跛行	下肢、股及腹股沟严重	突发紧痛	步行后发生	缓解慢	抬高肢体缓解症状	骼股深静脉血栓史
神经根压迫（如椎间盘突出）	沿患肢向下的放射性疼痛，常位于后方	尖锐刺痛	立即或很短时间内发生	不能很快缓解（休息过程中也常出现）	调整后背位置可有助于缓解症状	有背部疾病史
症状性腘窝囊肿	膝关节后沿小腿向下疼痛	肿胀、酸痛、压痛	运动时发生	休息后仍有症状	无	无间歇性跛行
髋、臀、股病变	髋、股及臀部	疼痛不适及无力感	运动后发生	很快缓解	无	重复性
髋关节炎	髋、股及臀部	疼痛不适及无力感	运动后发生	不能很快缓解，休息时也出现	下肢获支撑坐位较舒适	与活动和气候变化有关
脊髓压迫症	髋部、股和臀部（相应皮节）	无力感多于疼痛感	行走或站立相同时间后发生	仅体位改变可缓解症状	坐或前屈改变腰椎屈曲压力可缓解症状	频繁发作，腹内压增高可诱发
足部病变	足、脚弓	疼痛和麻木	运动后发生	很快缓解	无	重复性
关节炎	足、脚弓	酸痛	运动后发生疼痛	不能很快缓解	不承重而缓解	与活动量有关

⑦ 骨盆带疼痛常见原因鉴别（表 1–53）。

表 1–53　骨盆带疼痛常见原因鉴别

病因	疼痛部位	加重及缓解因素	体格检查	其他发现
椎间盘退行性病变伴平面撞击	臀部，股后侧	脊柱伸展加重。胎儿体位休息可减轻	脊柱活动受限，脊髓节段压痛	X 线片异常
椎间盘退行性病变伴髓核脱出	臀部，股后侧	同上	脊柱活动受限，压痛及神经根功能障碍	X 线片异常，MRI 显示脱出

续表

病因	疼痛部位	加重及缓解因素	体格检查	其他发现
骶髂关节炎	臀部，股后侧	休息加重，活动减轻	脊柱活动受限	X线片异常
臀髋部骨关节炎、股骨头坏死、髋关节发育不良	腹股沟，臀部及膝盖	活动加重，休息减轻	臀部活动受限	X线片异常
感觉异常性股痛、股外侧皮神经炎	股侧面感觉异常	夜晚加重	髂前上棘下压痛	镇痛药及类固醇激素可减轻疼痛
大转子滑囊炎	股侧面，大转子顶点下	夜间及活动时加重	大转子压痛	同上

（6）引起肢痛的疾病十分常见且病因繁多（表1–54），不一一进行赘述，在诊断和鉴别诊断时可查阅相关专业参考书籍。

表1–54　上、下肢痛的常见病因

疼痛部位		常见病因
上肢疼痛	·手痛	关节炎、血栓闭塞性血管炎、腕管综合征、杜普征掌挛缩、肘管综合征、骨折、腱鞘瘤、感染、闭塞性血管病、神经根病、雷诺病、肩手综合征（反射性交感神经营养障碍）、扭伤、胸廓出口综合征及扳机指等
	·腕痛	关节炎、腕管综合征、骨折、扭伤、腱鞘炎、结核、肿瘤及下尺桡关节脱位等
	·肘部痛	关节炎、滑囊炎、移位、骨折、外上踝炎（网球肘）、肌腱炎、尺神经炎、肩痛、肩峰锁骨分离、急性胰腺炎、粘连性关节囊炎（冻结肩）、心绞痛、关节炎、胆囊炎、锁骨骨折、膈胸膜炎、错位、主动脉夹层动脉瘤、胃炎、肱骨颈骨折、感染、潘科斯特综合征、溃疡穿孔、气胸、脾破裂（左侧肩部）、肩手综合征及肌腱炎等
下肢疼痛	·髋关节疼痛	关节炎、股骨头缺血坏死、滑囊炎、脱位、骨折、发育不良、髋臼撞击及肿瘤等
	·膝关节疼痛	关节炎、关节软化及脱位、骨折、半月板损伤、剥脱性骨软骨炎、伸肌腱结构破裂及扭伤等
	·距小腿关节疼痛	关节炎、跟腱挛缩、脱位、距小腿关节撞击综合征或不稳、骨折及扭伤等
	·足部疼痛	关节炎、大趾内侧脓肿、大趾外翻、愈伤组织或鸡眼、脱位、扁平足、骨折、痛风、锤状足趾、嵌趾甲、科勒病、莫顿神经瘤、足底筋膜炎、跖疣、神经根病变、脊髓结核及附管综合征等

【相关检查】

（1）病史采集要点。

① 询问疼痛：初次发作时的情况包括疼痛的部位、性质、强度、分布和持续时间，是否与运动有关，诱发或缓解因素等。

② 与诊断和鉴别诊断相关的伴随症状。

③ 疼痛给患者带来哪些不良影响（尤其是精神和心理）及用药情况，包括药品种类、疗效及滥用止痛药等。

④ 获取既往史、一般疾病史、外伤史、个人史、社会史及职业史及性生活史的详细资料。

⑤ 家族中有无风湿性疾病、肿瘤及遗传性疾病等。

（2）查体重点。

① 剧烈疼痛所影响的生命体征。

② 与疾病诊断和鉴别诊断的临床体征。

③ 疼痛部位的观察、压痛及活动情况。

④ 心理与精神状况（需防范自杀倾向）

⑤ 腰痛时，应检查“一腿过伸试验”，确定足趾及踝部的后伸力量，下肢对触摸和针刺的感觉及本体感觉的整合情况。患者仰卧时，需要做以下5项检查：直腿抬高试验、Lasegue 试验、弓弦试验、压膝试验及骨盆升压试验。患者俯卧，触诊脊柱及骶髂关节，并检查髋部过伸及膝部屈曲情况。应注意腰部有无活动受限，局部区域有无肿胀及椎旁肌肉、坐骨神经切迹处有无压痛及是否放射到膝盖或小腿上部。

⑥ 常规神经系统检查，包括直腿抬高试验、感觉及运动检查。

（3）实验室检查。

① 提供有无感染实验室依据。

② 提供骨骼及肌肉受损的依据及需鉴别诊断的相关实验室数据。

（4）辅助检查：脑神经功能检查、脊神经和脊髓功能检查、交感神经功能检查、肌肉骨骼系统检查，疼痛部位不同可选择不同部位的B超、CT及MRI检查。

（5）肢痛的选择性检查。

① 疑为臂丛神经痛，除颈椎X线片外，还应选择颈椎CT及MRI检查。

② 疑为周围血管、淋巴管疾病应做多普勒血管超声及MRI检查。

③ 疑为皮肌炎、多发性肌炎，应做血沉、血/尿肌酸、自身抗体（抗Jo-1和PM-1）、肌酶谱、肌电图及肌活检等检查。

④ 疑为脊髓结核，应做脑脊液常规和生化检测；早期诊断可采用聚合酶链反应检测脑脊液中结核菌DNA。

⑤ 疑为脊髓痨（一种实质性梅毒），应做血清康氏与华氏反应，腰椎穿刺检查，脑脊液中有细胞-蛋白分离现象。

⑥ 疑肢痛性癫痫应做脑电图检查。

⑦ 疑为格林-巴利综合征，应做脑脊液检查。

⑧ 疑为骨嗜酸细胞肉芽肿，应做血清碱性磷酸酶测定及骨髓涂片检查。

⑨ 疑为原发或转移肿瘤者，应检测肿瘤相关标志物。

（6）腰背疼痛的选择性检查。

① 疑为脊柱结核者，除脊柱X线片外，还应做胸部X线检查、血沉、PPD试验及结核 γ 干扰素释放试验等。

② 疑为化脓性脊柱炎者，应查白细胞计数、血及脓液培养。

③ 疑为腰椎间盘突出症者，应做脊柱CT、MRI和肌电图检查。

④ 疑为多发性骨髓瘤者，应查小便常规、本周蛋白尿定性、免疫固定电泳、血清免疫球蛋白测定，进行肋骨、胸骨、锁骨、头颅及骨盆X线平片检查，以及骨髓穿刺涂片检查。

⑤ 疑为脊柱转移癌者，除脊柱X线片外，还应查血钙、血清碱性磷酸酶、骨髓穿刺涂片。若疑为前列腺癌转移，应检测血清酸性磷酸酶、PSA和fPSA/PSA比值。

⑥ 疑为椎管内肿瘤者，应选择CT扫描、脊髓造影和脑积液等检查。

⑦ 疑为骨质疏松症者，应做骨密度及血清钙、磷等测定。

⑧ 疑为内脏疾病引起的反射性腰痛，应根据临床线索选择如下检查：胸部X线片；内镜或胃肠钡

餐摄片；胆、胰、肾 B 超或 CT 检查；直肠镜或钡剂灌肠检查。

第一节　头痛

头部疼痛包括头的前、后、偏侧部疼痛和整个头部的疼痛，通常是指局限于头颅上半部，包括眉弓、耳轮上缘和枕外隆突连线以上部位的疼痛。头痛是临床最常见的病症，病因繁多，诊断也比较困难。少数头痛可以直接威胁生命，而大多数头痛则预后良好。

【常见病因】

（1）颅脑病变。

① 感染：脑膜炎、脑膜脑炎、脑炎及脑脓肿等。

② 血管病变：蛛网膜下隙出血、脑出血、脑血栓形成、脑栓塞、高血压脑病、脑供血不足、脑血管畸形及血栓闭塞性脉管炎等。

③ 占位性病变：脑肿瘤、颅内转移癌、颅内白血病浸润、颅内猪囊尾蚴病（猪囊尾蚴病）或棘球蚴病（棘球蚴虫病）等。

④ 颅脑外伤：脑震荡、脑挫伤、硬膜下血肿、颅内血肿及脑外伤后遗症等。

⑤ 其他：偏头痛、丛集性头痛（组胺性头痛）及头痛型癫痫等。

（2）颅外病变。

① 颅骨疾病：颅底凹入症、颅骨肿瘤等。

② 颈椎病及其他颈部疾病等。

③ 神经痛：三叉神经、舌咽神经及枕神经痛等。

④ 眼、耳、鼻和牙疾病所致的头痛等。

（3）全身性疾病。

① 急性感染：流行性感冒、伤寒及肺炎等发热性疾病等。

② 心血管疾病：原发性高血压及心力衰竭等。

③ 中毒：铅、酒精、CO、有机磷及药物（如颠茄、水杨酸类）等中毒。

④ 其他：尿毒症、低血糖、贫血、肺性脑病、系统性红斑狼疮、月经期及绝经期头痛、中暑、神经衰弱及癔症性头痛等。

【诊断线索】

（1）头痛诊断线索（表 1–55）。

表 1–55　头痛诊断线索

项目	诊断线索	诊断提示
发生的急缓与时间	· 突发性头痛	脑出血、蛛网膜下隙出血及颅脑外伤等
	· 急性头痛	脑膜炎、高热、血压骤升、青光眼及低血糖等
	· 慢性进展性头痛	颅内肿瘤、结核性脑膜炎等
	· 慢性间歇性头痛	血管运动性头痛、肌肉收缩性头痛、高血压及丛集性头痛等
	· 慢性长期头痛	神经衰弱、鼻窦炎、屈光不正及脑外伤后遗症等

续表

项目	诊断线索	诊断提示
发生的急缓与时间	·晨间疼痛	鼻窦炎、颅内高压
	·下午加重	偏头痛
	·晚上加重	肌肉收缩性头痛
	·起床时以枕部最强，午后逐渐改善	原发性高血压
性质	·搏动性头痛	血管性头痛、偏头痛、高热
	·锐痛	耳源性、齿源性头痛
	·胀痛	颅内高压、血管性头痛
	·压迫性痛	肌肉收缩性头痛
	·电击样痛	三叉神经、舌咽神经痛
	·炸裂样痛	颅内高压的疾病（如蛛网膜下隙出血、脑出血等）
	·头部沉重感、闷胀感、紧缩感	肌收缩性头痛
	·带着感情色彩描述的疼痛	精神源性头痛或转换型头痛
	·反复发作一侧或两侧搏动性头痛	偏头痛
部位	·额部	鼻窦炎、颅内高压，幕上占位性病变或发热性疾病等
	·一侧颞部	颞下颌关节功能紊乱，肌筋膜炎、动脉炎、偏头痛等
	·顶部	蝶窦或筛窦疾病、高血压、中枢神经系统、鼻咽部肿瘤等
	·枕部	幕下病变、尿毒症、纤维性肌炎、蛛网膜下隙出血及高血压等
部位	·眼眶上部	急性闭角性青光眼、丛集性头痛等
	·颈部剧痛	脑膜炎、蛛网膜下隙出血等
	·头痛部位不定或弥漫性全头痛	神经性头痛（也称功能性头痛）
诱发因素	·在阅读时加重	屈光不正
	·用力咳嗽或排便时加重	颅内高压、偏头痛等
	·紧张或劳累后加重	神经性头痛、高血压等
	·站立时头痛加重，卧位时减轻	低颅压性头痛
	·性生活、运动或咳嗽时发作	用力性头痛
伴随症状	·伴非喷射性呕吐	偏头痛、颈椎病性头痛等
	·伴高热	各种严重感染、中暑等
	·伴眩晕	内耳疾病、小脑病变及椎－基底动脉供血不足等
	·伴惊厥	癫痫、高热等
	·伴脑神经麻痹	颅内占位性病变
	·伴视力障碍	屈光不正、急性闭角型青光眼及虹膜睫状体炎等
	·伴意识障碍	高热、颅内出血、脑炎及脑膜炎等
	·伴面部皮肤潮红	酒精中毒、高热、脑卒中及阿托品中毒等
	·伴口唇樱桃红色	CO 中毒
	·伴刻板样发作，间歇期可完全正常	头痛性癫痫

（2）继发于头颅与五官疾病头痛诊断线索（表1-56）。

表1-56 继发于头颅与五官疾病头痛诊断线索

项目	临床线索	疾病提示
颅内肿瘤	·头痛出现较晚，多在视盘水肿之后，头部前后均有头痛	小脑幕上肿瘤
	·头痛出现很早，疼痛相当剧烈，多在头后部，可向颈部及前额部放射	颅后窝肿瘤
	·眼球后、两颞侧疼痛或双眼球后膨胀感，清晨及夜晚发作较多	鞍区肿瘤
	·头痛常伴有听力下降、耳鸣、眩晕或小脑机能障碍等	听神经瘤
	·头痛常在额颞及眼球后部，还有视力下降、视野缺失或内分泌障碍等	垂体瘤
	·出现一侧肢体乏力偏瘫、抽搐等	大脑半球运动区附近肿瘤
眼部病变	·头痛多在夜间发作，有眼痛及视力模糊	青光眼
	·头痛放射至额颞部，伴球结膜充血发红	急性虹膜睫状体炎
	·单侧深部的头痛，眼球转动时加重，视力减退	急性球后视神经炎
	·伴三叉神经分布区域的皮肤水疱	眼带状疱疹
	·伴眼、鼻部皮肤红肿	眼眶内感染或蜂窝组织炎、海绵窦血栓性静脉炎等
鼻部病变	·伴鼻塞、流涕或局部压痛	鼻窦炎
	·长期间歇性或交替性鼻塞，导致头昏脑涨	慢性鼻炎
	·伴鼻出血、脓涕及颈部淋巴结肿大	鼻咽部的肿瘤
	·急性起病、畏寒、发热、鼻及鼻咽部干燥、灼热感、鼻发痒及喷嚏等	急性鼻炎
	·呼吸恶臭、鼻腔分泌物呈块状、脓痂，不易擤出，有少量鼻出血	萎缩性鼻炎
耳部病变	·严重的耳痛并扩及一侧头痛，多呈搏动性	急性中耳炎或乳突炎
	·耳后沟肿胀、耳屏压痛	外耳道疖肿
	·外耳周围软组织肿胀，头痛放射至颞部	坏死性外耳道炎
	·伴耳痛剧烈、耳鸣	疱性鼓膜炎
	·发热、听力下降及耳痛	急性化脓性中耳炎
口腔病变	·扩及病侧面部疼痛	牙痛
	·由局部扩及的一侧头痛，咬合时局部疼痛加重，并有局部压痛	颞颌关节炎
	·遇冷刺激后或咬合时牙痛加重	急性牙髓炎
	·患牙处呈剧烈跳痛	急性牙槽脓肿
	·牙槽及颌骨剧痛，伴面部肿胀及张口受限	颌骨骨髓炎
	·下颌弹响或颞下颌关节的叩痛	颞下颌关节功能障碍

【诊断思维】

（1）头痛分类。

① 根据发病的缓急可分为急性头痛（病程在2w内）、亚急性头痛（病程在3个月内）和慢性头痛（病程＞3个月）；急性起病的第一次剧烈头痛多为器质性病变，需要提高警惕，迅速查明病因。

② 根据头痛的严重程度可分为轻度头痛、中度头痛和重度头痛。

（2）头痛诊断思维（表 1–57）。

表 1–57　头痛诊断思维

疼痛部位	诊断思维
头痛	・头痛只是一个症状，至今尚无对其做出确切判断的客观指标，目前对头痛的诊断只能依靠患者的主诉，只要是叙述发生在眼眶以上、耳后至枕下部这一范围内的疼痛就可诊断为头痛
	・头痛发作部位、程度、规律性及伴随症状和体征均是诊断头痛的重要线索，不同类型头痛临床表现各异，详细询问病史及体格检查，结合必要特殊辅助检查，才能对不同类型头痛做出正确诊断
	・大脑本身对疼痛不敏感。一些对疼痛敏感的颅结构会出现疼痛。对疼痛敏感的颅结构有：头皮血管、头颈部肌肉、大的静脉窦、脑膜动脉、大的脑动脉，三叉、舌咽、迷走神经的疼痛敏感纤维，脑基底部位的硬脑膜
	・头痛可以是局部或广泛的，可为轻至重度疼痛，大多是良性的，系血管性或肌肉收缩所致。少数头痛提示严重神经系统疾病，如颅内炎症、颅内压升高及脑出血等
	・因患者的感受及语言表达能力不同，描述头痛的性质也会多种多样，这无疑增加了诊断的复杂性。在诊断考虑时不仅要将易与头痛相混的主诉（如头昏、头沉及头重等）予以梳理，还须与不是发生在头部的疼痛（如面部的疼痛）及引起头痛的疾病加以鉴别
	・正常情况下，颅腔容积与内容物的体积是相适应的，并在颅腔内保持一定压力，即 80 ～ 200mmH_2O。当颅内空间被局灶性病变所占据时，则导致颅内压增高而引起头痛
	・若患者面部表情极度痛苦，皱眉咧嘴或咬牙、呻吟或大汗淋漓等；或常采取强迫体位，睡眠和休息受影响；或胃肠功能紊乱，出现恶心、呕吐；或常有焦虑、愤怒或恐惧等情绪反应或血压升高、呼吸和心率增快、面色苍白及休克等，常提示病情较重，须引起临床高度重视
	・若突发的严重头痛、精神状态异常、发热、癫痫或局部神经损伤体征及 50 岁以上新发头痛等，均提示有严重神经病变
	・儿童有敲击头部或抱头时常提示有头痛的可能；新生儿不明原因的哭喊等则提示有颅内压升高的可能；3 岁后儿童头痛的最常见原因为脑肿瘤
	・颈内动脉闭塞症的先兆症状常有双侧视野出现闪光幻觉，闪光形状不定，如星状或环状等。患者常出现单眼黑矇，呈一过性，亦可呈现视物变小或变大及形状改变等
	・一过性脑缺血综合征的先兆症状最常见是手和前臂的刺痛和麻木感，双手、四肢、半侧面部及口唇周围出现麻木感及偏身感觉减退，症状多持续几秒至 20min，偶可持续几小时，极个别可达数天至数周
	・偏头痛患者可出现运动性先兆（表现为单瘫或偏瘫），也可出现一过性失语或精神症状
	・如发现患者有颈项强直，应首先排除脑膜炎或蛛网膜下隙出血，然后排除是否系脑膜的炎症性病变，最后再考虑是否由颈椎关节炎引起的颈部僵硬所致
	・颈项强直是指检查者感到整个屈颈过程中颈部僵硬，而伸展颈部或侧向转动时没有僵硬的感觉。与之形成对比，在对颈椎关节炎患者进行的检查，开始屈颈时颈部柔软，随之发生突然的板状强直，在其余方向上移动颈部都能感受到阻力
	・颈椎病引起头痛是颈椎病累及颈部肌群、压迫和刺激所致
	・在诊断时仅凭单一的头痛可能难以明确病因，需要进一步了解头痛与体位、头位、月经周期、季节、气候、精神、情绪、疲劳、睡眠质量等因素，以及头痛可能伴随某些症状或体征，如发热、恶心、呕吐、头昏、眩晕、视物模糊、耳鸣、困乏及心慌等相关因素。头痛患者的常见体征有血压增高、言语障碍、复视、视野或听力损害、肢体运动感觉异常、共济失调、锥体束征阳性及颈强直等
	・许多头痛者的体格检查可能没有任何异常，但医生对患者进行认真体格检查会给患者以宽慰，这种人文关怀尤为重要，切勿忽视

（3）严重头痛的临床特点（出现在表 1–58 中的任何一项，均提示严重的器质性头痛，应引起临床高度重视）。

表 1–58　严重头痛的临床特点

症状	体征
·既往头痛强度、频率及性质 或 突然下肢疼痛伴跛行	·神经系统检查有明显异常或有明确的定位体征
·每日头痛或连续头痛或 50 岁以后新发的头痛	·舒张压＞ 120mmHg
·头痛与体位和用力密切相关或 既往头部有外伤史	·发热
·出现性格或精神的改变或头痛频率急剧升高	·颞动脉搏动减弱或消失
·咳嗽、打喷嚏时头痛加重或伴有主观的麻木或刺痛感	·头皮有坏死性病变
·运动或性高潮时出现头痛或 Valsalva 动作后头痛加剧	·颈部僵硬或活动受限
·头痛导致睡眠中醒来或伴视力模糊，并呈进行性加重	·视盘水肿
·以往治疗有效的疼痛现在无效	·眼压增高

（4）偏头痛。

① 诊断有时较为困难，原因是表现纷繁，且与其他疾病的疼痛发作易于混淆，甚至同一患者都具有不同类型偏头痛发作。见表 1–59。

表 1–59　偏头痛临床分期及临床特点

分期	前驱期	先兆期	头痛期	恢复期
临床特点	头痛发作前，患者可有激惹、疲乏、活动少、反复哈欠及颈部发硬等症状，但常被患者忽略，应仔细询问	在头痛发作之前出现可逆的局灶性脑功能异常症状，如视觉性（出现闪光性暗点）、感觉性（面部和上肢出现针刺感、麻木感或蚁走感）或语言性（出现言语障碍可持续 5 ～ 30min，通常不超过 60min）	头痛发作以单侧为主，部分出现双侧头痛，位于前额、枕部或枕下部。头痛程度多为中、重度，性质多样，但以搏动性最具特点。头痛发作常影响患者的生活和工作，行走、登楼、咳嗽或打喷嚏等均可加重头痛，故大多数患者在发作时喜卧床休息。部分患者在发作时可伴恶心及呕吐。其他表现有头晕、直立性低血压、易怒、言语表达困难、记忆力下降或注意力不集中等	头痛持续发作 4 ～ 72h 后自行缓解，患者依然有乏力、筋疲力尽、不安、头皮触痛、欣快或抑郁等表现

② 偏头痛常见诱发因素，见表 1–60。

表 1–60　偏头痛常见诱发因素

诱发因素	特征
内分泌因素	月经来潮、排卵、口服避孕药或激素替代治疗
饮食因素	酒精、富含亚硝酸盐类的肉制品、味精、巧克力或饮食不规律等
心理因素	紧张、应激释放（周末或假期）、焦虑、烦恼或抑郁等
自然环境因素	强光、闪烁等视觉刺激、气味、气候变化或高海拔
睡眠相关因素	睡眠不足或过多
药物因素	硝酸甘油、西洛他唑、利血平、肼苯哒嗪及雷尼替丁
其他因素	头部创面、强体力活动或疲劳等

（5）颅内压增高病因、分类及特点，见表 1-61。

表 1-61　颅内压增高病因、分类及特点

要点	颅内压增高		
表现	颅腔内容物的体积增大	颅内占位使颅内空间变小	颅内容积变小
	脑积水、脑水肿、过度灌注综合征	肿瘤、血肿、囊肿等	狭颅、凹陷性骨折
分类	急性颅内压增高	亚急性颅内压增高	慢性颅内压增高
时间	3d	3w	＞ 3w
病因	急性颅脑损伤脑出血	发展较快的颅内肿瘤及各类颅内炎症	生长缓慢的颅内肿瘤及慢性硬膜下血肿
临床特点	头痛、呕吐及视盘水肿		
	Cushing 反应：血压增高、脉压增大、心率及脉搏缓慢，继之出现呼吸节律紊乱（潮式呼吸），血压下降，脉搏细弱，最终呼吸停止、心脏停搏而导致死亡		

（6）并发症。

① 见疼痛章节。

② 引起视力模糊及其他视力障碍。

③ 易引起恶心及呕吐。

④ 易出现心动过缓、血压增高等。

（7）头痛诊断程序（图 1-11）。

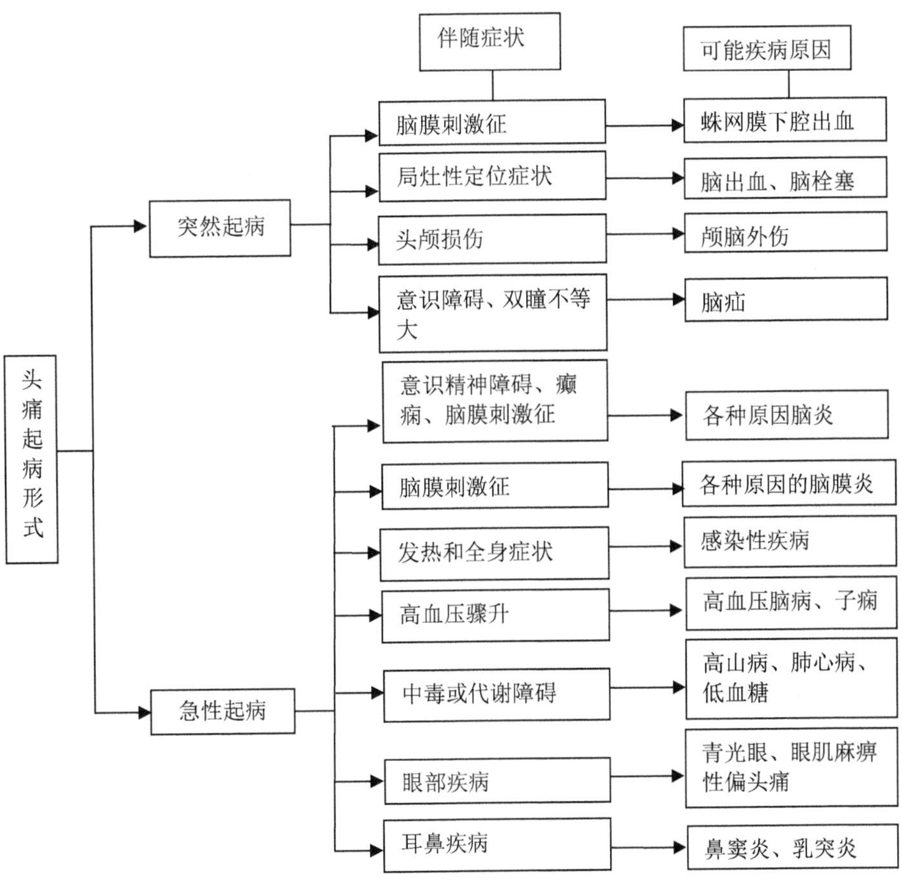

图 1-11　头痛诊断程序

【诊断与鉴别诊断】

（1）引起剧烈头痛或“霹雳样”头痛的疾病（大多属于高危性头痛），见表1-62。

表1-62　霹雳样头痛病因及其临床特征

潜在病因	临床特征
蛛网膜下隙出血	意识改变、颈强直、畏光、恶心及呕吐、癫痫发作、眼底出血及高血压
动脉夹层	头痛伴颈痛、霍纳综合征、一过性黑矇、局灶性感觉运动症状、脑神经体征、视野缺损或小脑体征（局灶体征可在头痛数天后出现）
脑静脉窦血栓	Valsalva动作加重头痛、视盘水肿、局灶性感觉运动症状、意识改变或癫痫发作
可逆性脑血管收缩综合征	局灶性感觉运动症状、意识改变、癫痫发作、视觉障碍、共济失调、语言障碍、恶心和呕吐
自发性颅内压降低	体位性头痛（站立时加重）、恶心、颈部僵硬、耳鸣、复视、视力模糊或肩胛间痛

（2）血管、神经病变（表1-63）。

表1-63　血管、神经性头痛性疾病鉴别

头痛类型	头痛特点	其他症状	体格检查
紧张性头痛	整个头部	颈部疼痛/僵硬	正常
偏头痛	搏动性、单侧反复发作	呕吐、视觉先兆、畏光	正常、极少数有偏瘫
丛集性头痛	位于眼部、反复发作	流泪	结膜充血
蛛网膜下腔出血	骤然发作	颈项强直、畏光	脑膜刺激征
脑膜炎	剧烈	颈项强直、发热、昏睡	脑膜刺激征、发热
颅内高压	用力或咳嗽时加重、清晨重	喷射性呕吐、视力障碍	视盘水肿、局灶性神经体征
动脉瘤（未破裂）	多固定在患侧眼眶、额部	小动脉瘤多无症状，呈波动性疼痛、钻痛或胀痛	波动性突眼眼睑下垂，瞳孔散大或视野缺损等
动静脉畸形	反复发作性头部剧烈疼痛	癫痫发作	对侧肢体轻偏瘫
高血压性头痛	多呈沉重感或间歇性钝痛、压迫感、胀痛或搏动性头痛，常呈持续性	记忆力不集中、记忆力减退、肢体麻木、夜尿增多、心悸、胸闷、乏力等	睡眠时血压降低，醒后血压急剧上升

（3）外伤。

① 脑震荡后综合征：是指脑损伤3个月后依然有头痛及头昏者，常以弥漫性头部胀痛及搏动性头痛为主，持久而严重，发作时间不定，多在额、颞或枕后部，有时可累及整个头部，头顶呈压迫感或环形紧箍感，位于枕后头痛常伴有颈部肌肉紧张及疼痛，多与颅颈部损伤有关。其他表现包括头昏、呕吐、失眠、记忆力减退及精神紧张等，神经系统检查多无阳性发现。

② 局部头皮组织损伤：外伤出现头痛是毋庸置疑的，易合并感染、出血或形成血肿。本病损伤类型不同，临床症状也各异（表1-64）。

表 1-64 局部头皮组织损伤的类型及临床特点

分类	疾病	临床特点
头皮裂伤	头皮单纯裂伤	常为因锐器造成的刺伤或切割伤，裂口较平直，创缘整齐无缺损，伤口深浅多随致伤因素而异，除少数锐器直接穿戳或劈砍进入颅内造成开放性颅脑损伤外，大多单纯裂伤仅限于头皮，亦可深达骨膜，但颅骨常完整无损，也不伴有脑损伤
	头皮复杂裂伤	常为钝器损伤或因头部碰撞在外物上所致，裂口多不规则，创缘有挫伤痕迹，创内裂口间尚有纤维相连，没有完全断离，即无“组织挫灭”现象。常伴颅骨骨折或脑损伤，严重时可引起粉碎性凹陷骨折或孔洞性骨折穿入颅内。因常有毛发、布屑或泥沙等异物嵌入，易致感染，检查伤口时慎勿移除嵌入颅内的异物，以免引起突发出血
	头皮撕裂伤	大多为斜向或切线方向的暴力作用在头皮上所致，撕裂的头皮常呈舌状或瓣状，常有一蒂部与头部相连，头皮撕裂伤一般不伴有颅骨和脑损伤，但并不尽然，偶尔有颅骨骨折或颅内出血，失血常较多，但很少导致休克
头皮血肿	皮下血肿	头皮的皮下组织层是头皮的血管、神经和淋巴汇集的部位，伤后易于出血及水肿，由于血肿位于表层和帽状腱膜之间，特点是体积小，张力高，疼痛十分显著，扪诊时中心稍软，周边隆起较硬，易误诊为凹陷骨折
	帽状腱膜下血肿	当头部遭受斜向暴力时，头皮发生剧烈的滑动，引起层间的血管撕裂，出血较易扩散，常致巨大血肿，其特点为血肿范围宽广，严重时血肿边界与帽状腱膜附着缘一致，前至眉弓，后至枕外粗隆与上项线，两侧达颧弓部，恰似一顶帽子顶在头上，血肿张力低，波动明显，疼痛较轻，有贫血外貌，婴幼儿巨大帽状腱膜下血肿可引起休克
	骨膜下血肿	婴儿除因产伤或胎头吸引助产所致，该类患者均伴有颅骨线形骨折。特征为血肿周界止于骨缝，这是因为颅骨在发育过程中，将骨膜夹嵌在骨缝之内，故少有骨膜下血肿超过骨缝，除非骨折线跨越两块颅骨，但血肿仍将止于另一块颅骨的骨缝
头皮撕脱伤	一种严重的头皮损伤，几乎均是因为留有发辫的妇女不慎将头发卷入转动的机轮而致，由于表皮层、皮下组织层与帽状腱膜3层紧密相接在一起，故在强力的牵扯下，往往将头皮自帽状腱膜下间隙全层撕脱，有时连同部分骨膜也被撕脱，使颅骨裸露，头皮撕脱的范围与受到牵扯的发根面积有关，严重时可达整个帽状腱膜的覆盖区，前至上眼睑和鼻根，后至发际，两侧累及耳廓甚至面颊部。常伴大量失血，可致休克	

③ 颈椎损伤：是由颈神经损伤造成耳后或枕部疼痛，或由颈部肌肉持续性收缩而引起持续性和非搏动性头痛。

④ 外伤性颅内血肿：有明确外伤史，头痛、头昏并急剧加重或持续加重，伴频繁呕吐。严重者出现昏迷、瞳孔散大及对侧肢体活动障碍等。

（4）神经病变。

① 三叉神经痛，见表 1-65。

表 1-65 三叉神经痛临床特点

三叉神位疼	临床特点
疼痛位置	疼痛发生在单侧三叉神经分布区域，很少发生于双侧疼痛
周期性	疼痛突然发生，持续数秒或数分钟便突然停止，一天可反复发生很多次；每次疼痛都有一个不应期；疼痛也许会进入一个缓解期，持续几周或几个月；无疼痛发作的间隔时间逐渐缩短
疼痛特点	电击样、闪电样、刀割样疼痛
疼痛程度	剧烈疼痛，但用药后可缓解
影响因素	轻触到面部、进食、寒风或振动可诱发或加重
相关因素	少数与慢性疼痛和偏头痛史有关
危险信号	感觉异常，失聪或其他耳疾，疾病控制困难，对卡马西平反应差；任何皮肤损伤或口腔病变可能会导致病情的加重或蔓延；眼神经支或双侧提示良性或恶性病变或多发性硬化症；发病时年龄 < 40 岁，视神经炎，多发性硬化症家族史

② 枕神经痛：指枕大神经、枕小神经及耳大神经痛，为颈后交感神经受刺激所致。多为一侧或双侧，疼痛部位在枕部或后颈部，呈针刺样、刀割样或烧灼样疼痛，其他表现包括不敢转头，枕大神经出口处、乳突上方有压痛，枕大神经分布区（C_2～C_3），即耳顶线以下至发际处痛觉过敏或减退。

③ 吉兰－巴雷综合征：以枕部疼痛为重，并向眼球后部、前额部放射，可向肩部或上肢放射。疼痛可由体位变化、疲劳及兴奋而诱发或加重。其他表现包括眩晕、耳鸣、视力障碍、咽部异物感和烧灼感等。

④ 癫痫性头痛：阵发性头痛是本病的主要表现，头痛多出现在癫痫发作之后，多位于额部，呈短暂性发作，发作间歇完全正常。本病儿童多见。

⑤ 低颅压综合征：是由各种原因引起的侧卧位腰部蛛网膜下隙的脑脊液压力在60mmH_2O以下所致，极易被临床误诊。头痛在站立时加重，卧位后迅速减轻是本病的主要特征，其他表现包括恶心、呕吐、耳鸣、眩晕及步态不稳，少数有短暂的晕厥发作、精神障碍、抽搐、心悸及出汗。患者直立时可出现脉搏缓慢、颈强直、颈部肌肉压痛及克氏征阳性，双侧或一侧展神经不全麻痹。

⑥ 精神性头痛：神经官能症、抑郁症及癔症等均属此类，主要原因是疼痛的耐受性阈值降低与肌肉的紧张，疼痛部位不固定，程度不太剧烈。其他临床表现有失眠、记忆力下降、头昏或注意力不集中，通常不影响日常生活。临床检查无器质性病变体征。

⑦ 岩锥炎（岩尖综合征）：本病头痛属神经性痛，患侧头前部疼痛，常感眼内及眼部四周疼痛，可放射到额、颞、颊、牙等部，疼痛（如刺、钻样痛），痛苦不堪。体温升高，但极少超过39℃，白细胞计数正常或稍高，可持续数周。常伴耳漏及耳部脓液增加，如乳突手术后耳部已无脓液，而又突然流大量脓液，结合有三叉神经痛及体温升高，应考虑本病。

（5）颅内感染。

① 炎症性头痛：中枢神经系统感染性病变的患者均可出现头痛，早期枕后部疼痛较多见，以后转为全头痛，头痛性质为钝痛、胀痛或搏动性痛，活动时头痛常可加重。

② 脑膜炎：本病头痛多为剧烈而持续性痛，多呈搏动跳痛，其他表现包括发热、呕吐、颈部强直及脑膜刺激征阳性等。

③ 脑脓肿：多并发于中耳炎或乳突炎，其余来源于血源性感染或开放性颅脑损伤等。患者头痛剧烈，呈持续性痛，且呈进行性加重，其他表现包括发热、呕吐及意识障碍等。

（6）五官科疾病。

① 青光眼急性发作：表现为剧烈头痛、眼痛、恶心、呕吐及视力障碍，其他表现包括结膜充血、虹视及角膜水肿等。青光眼临床可分为4种类型，各型表现有所不同，为便于诊断（表1-66）。

② 屈光不正（近视、远视或散光）：由于眼肌过度疲劳造成眼外肌及额颞部肌肉的持久收缩而致头痛，长时间注视后头痛加重是本病重要特征。

③ 眶部组织炎症：起病急，常伴头痛，眼睑红肿，球结膜高度充血水肿，突出于睑裂之外，眼球突出及固定，其他表现包括视力下降、高热、恶心及呕吐，甚至衰竭或昏迷等。

④ 视神经炎：常由视神经外周的硬脑膜鞘发生肿胀后引起头痛，其他表现包括双眼或单眼视力迅速减退，常在数小时或1～2d发生严重的视力障碍，重者可以完全失去光觉。眼球后部常有轻微胀痛，特别是在向上及内侧看时更为明显，眼球有压痛。

⑤ 球后肿瘤：是指发生在眼眶与眼球之间的肿瘤，包括原发性良性肿瘤、恶性肿瘤和自眶外侵入球后的肿瘤，均可引起眼部及额部疼痛、眼球突出、视力障碍、眶周压痛、搏动感、眼眶肿胀、眼球运动障碍及复视等。

表 1-66 青光眼四种类型的特征

分型	先天性青光眼	原发性青光眼	继发性青光眼	混合型青光眼
临床特点	为婴幼儿性及青少年性青光眼。30 岁以下的青光眼均属此类范畴。先天性青光眼形成的原因是胚胎发育过程中前房角发育异常，使房水排出受阻，引起眼压升高	·急性闭角型青光眼：多发于中老年人，女性发病率较高，突然起病，症状重，剧烈眼胀头痛、视力锐减、眼球坚硬如石、结膜充血、恶心呕吐及血压升高 ·慢性闭角型青光眼：多见于 30 岁以上的女性，常因情绪激动、视疲劳、长期失眠、习惯性便秘、妇女在经期等诱发，伴眼部干涩、胀痛、视物模糊、视力下降及虹视等 ·原发开角型青光眼：部分有家族史，大多数症状较轻，发作时前房角开放	继发于眼部其他疾病： ·屈光不正 ·角、结膜及葡萄膜炎等 ·白内障 ·外伤性	两种以上原发性青光眼同时存在，临床症状同各型

注：根据发病年龄又可分为婴幼儿性青光眼及青少年性青光眼，30 岁以下的青光眼均属此类范畴；根据前房前角的形态及发病缓急，又分为急、慢性闭角型青光眼，开角型青光眼等。两种以上原发性青光眼同时存在，临床症状同各型的合并。

⑥ 急性鼻窦炎：常伴有较剧烈的头痛。额窦、筛窦及蝶窦的炎症疼痛多在前额部，常呈钝痛或隐痛，可放射到眶部和颞部。

⑦ 上颌窦炎症：本病可单发，但常见于多窦受累，疼痛多在面部，可放射到前额部。可分为急性上颌窦炎和慢性上颌窦炎。急性上颌窦炎有发热、出汗、乏力、周身疼痛症状，局部症状包括鼻阻塞及鼻分泌物增多。慢性上颌窦炎主要为前鼻滴涕或后鼻滴涕，有时鼻分泌物随头部姿势改变而流出，常诉痰多且臭，分泌物为黏液脓性或脓性等。

⑧ 鼻窦恶性肿瘤：早期为一侧鼻腔，初为间歇性，后为持续性鼻塞、黏脓鼻涕带血或经常鼻出血，可有头胀、头痛、嗅觉减退或丧失，头痛常是一个晚期症状，额部癌肿多引起患侧额部头痛；筛窦癌肿可引起鼻梁部疼痛等。常见鼻窦恶性肿瘤（表 1-67）。

表 1-67 常见鼻窦恶性肿瘤的临床特点

分类	临床特点
上颌窦恶性肿瘤	一侧鼻腔流脓血性鼻涕，且持续时间较长常提示本病。其他表现包括头痛、耳痛、鼻塞、磨牙疼痛和松动、面颊部隆起、流泪、眼球向上移位，眼肌麻痹，眼球运动受限，可发生复视、硬腭下塌、牙槽变形、张口困难及颌下淋巴结肿大
筛窦恶性肿瘤	早期肿瘤局限于筛房可无症状，也不易被发现。侵犯筛板累及硬脑膜或有颅内转移者，则有剧烈头痛。侵入鼻腔则出现单侧鼻塞、血涕、头痛和嗅觉障碍。其他表现包括突眼、动眼神经瘫痪、上睑下垂复视及颌下或同侧颈上部淋巴结肿大
额窦恶性肿瘤	额窦恶性肿瘤原发者极少见，早期多无症状。可有局部肿痛、麻木感和鼻出血。肿瘤向外下发展时可出现突眼、复视
蝶窦恶性肿瘤	早期无症状，待出现单侧或双侧眼球移位、运动障碍和视力减退时，多属晚期

⑨ 牙齿及齿龈病变：多呈持续性灼痛、胀痛或跳痛，疼痛局限于病变部位，可向额颞部放射。

⑩ 颞颌关节炎：表现为关节弹响、开口和咀嚼运动时关节周围肌肉群疼痛，不红肿。其他表现包括头痛、头晕、耳鸣、耳闷、眼花、眼胀、吞咽困难、咀嚼肌酸胀及不适等，在关节处常有压痛。

（7）其他原因。

① 低颅压性头痛：脑脊液压力低于 60mmH_2O，即为低颅内压综合征。本病头痛以枕部或额部多见，呈轻 - 中度钝痛或搏动样疼痛，缓慢加重，常伴恶心、呕吐、眩晕、耳鸣、颈僵和视物模糊等。头痛与体位有明显关系，立位时出现或加重，卧位时减轻或消失，头痛多在变换体位后 15min 内出现。常见病因有脱水、糖尿病酮症酸中毒、尿毒症、全身严重感染、脑膜脑炎、过度换气和低血压等使脑脊液生成

减少所致。腰椎穿刺后脑脊液压力过低引起头痛也属于此类。

② 颅内高压性头痛：颅内压力超过 200mmH_2O，称之颅内压增高。头痛在晨起为最重，整个头部或枕部和顶部呈持续的搏动性胀痛，头前屈、咳嗽、大便等可使头痛加剧。其他表现包括恶心、呕吐及视力障碍。若颅内压进一步增高，其呕吐形式常呈喷射性，婴幼儿可有囟门膨出。严重者可发生脑疝。

③ 妇女经期头痛，或绝经期因内分泌失调、焦虑等引起头痛，多为偏头痛。疼痛约数分钟至 1 小时左右，呈搏动性，并逐渐加剧，直到出现恶心、呕吐后，头痛才会减轻。本病特点是与月经周期有明显关联，可与其他原因的偏头痛鉴别。

④ 酒精性头痛：大量饮酒后的头痛常为血管扩张引起，大量饮酒后，肝细胞无法将有害物质乙醛全部处理而造成急性中毒症状，表现形式有两种，一种是酒后立即发生头痛，另一种是第二天出现头痛（称宿醉）。其他表现包括恶心、呕吐、口渴、震颤、晕眩及肌肉痉挛等。

⑤ 气脑造影或脑室造影后，于注气的瞬间可因脑室压力增高而出现头痛，系脑压突然增高所致。其他表现包括心动过缓、恶心、呕吐和面色苍白等颅内高压症状，此时需与脑疝做仔细鉴别。

⑥ 药物性头痛：常见药物有吲哚美辛、硝普钠、咖啡因及麦角胺等。

【相关检查】

（1）病史采集要点。

① 头痛发生的急缓、部位、性质、严重程度、持续时间及发作频率等。

② 诱发因素、加重与缓解因素。

③ 与头痛诊断与鉴别诊断相关的伴随症状（尤其是发热、视物模糊、抽搐、意识障碍及颅内高压的临床表现）。

④ 发作前后有无疲乏、情绪波动、身体不适、视觉模糊、感觉运动异常、抑郁及焦虑等症状。

⑤ 既往史重点应询问有无动脉硬化、原发性高血压、风湿性瓣膜疾病、眼及耳鼻喉科疾病及头颅外伤史。

⑥ 头痛发作与月经周期或停经的关系。

⑦ 对学龄期儿童应询问家长其近期在学校的表现及有无紧张性头痛。

（2）查体重点。

① 生命体征（有无血压增高、呼吸变慢变深）、精神、意识及营养状态。

② 导致头痛常见的头颅外伤、头皮感染，眼、鼻窦、耳部、颞动脉及颞颌关节的检查。

③ 检查全身淋巴结是否肿大，心动过缓、心脏杂音及房颤心律等。

④ 神经系统应重点检查瞳孔、神经反射、脑膜刺激征及脑神经受损等。

（3）实验室检查。

① 证明感染的实验室证据。

② 与诊断和鉴别诊断相关的实验室数据。

（4）辅助检查：心电图、视野及视盘检查、脑电图、头颅影像学检查，包括头颅平片，鼻窦片、颈椎片、数字化减影血管造影及颈部血管超声，必要时应行腰椎穿刺取脑积液检查。

第二节　胸痛

胸痛指颈与胸廓下缘之间的疼痛，疼痛性质可呈多种，是常见症状之一，引起胸痛的原因很多，多见于肺部、胸壁及心脏等疾病，少部分可以是附近肝胆、胃、胰腺等疾病所致。胸痛的程度不一定与病情轻重相平行。虽然大多数胸痛通过及时治疗可以得到缓解或痊愈，但少数胸痛患者发病急、发展快，且预后凶险。

【常见病因】

（1）胸壁疾病。

急性皮炎、皮下蜂窝织炎、带状疱疹、流行性胸痛、肌炎、非化脓性肋软骨炎、肋间神经炎、肋骨骨折、急性白血病及多发性骨髓瘤等。

（2）心血管疾病。

心绞痛、急性心肌梗死、心肌炎、急性心包炎、二尖瓣或主动脉瓣病变、主动脉瘤、主动脉窦瘤破裂、夹层动脉瘤、肺梗死、肺动脉高压和心脏神经官能症等。

（3）呼吸系统疾病。

胸膜炎、胸膜肿瘤、自发性气胸、肺炎、急性气管支气管炎及肺癌等。

（4）纵隔疾病。

纵隔炎、纵隔脓肿、纵隔肿瘤、食管炎、食管裂孔疝及食管癌等。

（5）其他。

膈下脓肿、肝脓肿及脾梗死等。

【诊断线索】

胸痛诊断线索（表 1–68）。

表 1–68 胸痛诊断线索

项目	临床线索	诊断提示
年龄	· 青壮年	胸膜炎、气胸、心肌炎、心肌病或风湿性心瓣膜病等
	· 40 岁以上	冠心病、心肌梗死及支气管肺癌
	· 中年女性周期性胸痛	子宫内膜异位症（子宫内膜异位在胸膜时）
诱发加重缓解因素	· 剧烈咳嗽后胸痛	胸壁肌劳损、胸膜炎或心包炎等
	· 负重或屏气后出现并伴有气急者	气胸
	· 劳累或情绪激动后出现胸骨后或心前区疼痛	心绞痛
	· 胸痛若服用扩血管药不能缓解	急性心肌梗死
	· 长期卧床、心房颤动、手术后突发性胸痛	肺栓塞、肺梗死等
	· 吞咽异物、腐蚀剂后出现，或进食后诱发胸痛	急性食管炎
	· 外伤后胸痛	肋骨骨折或局部软组织损伤
	· 胸痛在转身时加剧	脊神经疾病
	· 胸痛在胸廓活动时加剧	胸壁疾病
	· 胸痛与受凉或感冒有关	非化脓性肋软骨炎
	· 胸痛在屏气时减轻	胸膜炎
	· 胸痛因运动而减轻	心脏神经官能症
	· 在一个不经意的动作时出现阵发性胸痛	平滑肌痉挛或血管狭窄缺血所致
	· 具有情感色彩，且严重程度与体征不相符	精神性因素（如焦虑性胸痛）

续表

项目	临床线索	诊断提示
诱发加重缓解因素	·饮酒后的胸痛	食管痉挛
	·锻炼（如慢跑）时出现胸痛	食管反流、心绞痛
	·胸痛在深吸气或打喷嚏后加重	胸椎病变
	·胸痛在站立位减轻，卧位加重	食管裂孔疝
	·进食哽噎感，胸骨后烧灼样及胸背部疼痛	食道癌（晚期症状）
部位	·心前区疼痛	心绞痛、心肌梗死
	·胸骨柄区域疼痛，位置较浅	胸骨柄综合征
	·胸骨后的疼痛	心绞痛、纵隔或食管疾病等
	·胸痛在胸廓扩张度大的部位（如侧胸部）	胸膜炎
	·沿肋间分布的疼痛	肋间神经痛
	·疼痛出现在胸骨后，心电图检查正常	食管或胸骨后病变
	·胸背后疼痛并放射至下腹、腰部及股部沟	主动脉夹层
	·一侧胸部疼痛，深吸气时加重	胸膜炎、胸膜间皮瘤及结肠脾曲综合征等
	·右下胸疼痛，放射至右肩部	肝胆疾病、膈下脓肿
	·疼痛发生在肩部、腋下或上肢内侧	肺尖部肿瘤
	·第1、2肋软骨隆起、疼痛剧烈，无红肿	非化脓性肌软骨炎
	·患侧的剧烈胸痛	自发性气胸、急性胸膜炎及肺梗死等
性质	·疼痛呈刀割样或灼热样	胸部皮肤带状疱疹
	·胸骨区域烧灼痛	食管炎、膈疝等
	·胸部呈刺痛或灼痛	肋间神经痛
	·胸部突发性撕裂痛	气胸、主动脉夹层
	·胸部呈隐痛、钝痛	胸膜炎
	·胸部突然发生的剧痛或锥痛	主动脉夹层
	·胸部大范围剧痛、呼吸困难、发绀及咯血	肺栓塞
	·胸部呈酸痛	肌痛
	·胸部呈压榨样痛，可伴有窒息感	心绞痛、心肌梗死
	·胸部呈闷痛	原发性肺癌、纵隔肿瘤等
	·胸、腹部肌肉剧烈疼痛，向肩部、颈部放射	流行性肌痛
	·胸痛向肩顶和颈部放射	膈面心包炎
伴随症状	·伴咳嗽、发热	呼吸系统的感染性疾病
	·伴面色苍白、大汗、生命体征的不稳定	主动脉夹层、大面积肺栓塞、心肌梗死等
	·伴咳嗽、咯血、气促	肺栓塞、肺癌
	·伴胸部局部有压痛	胸壁组织的病变
	·伴发热	炎症性病变、组织坏死性病变等
	·伴吞咽困难	食管或纵隔疾病
	·伴反酸	反流性食管炎
	·伴有濒死感	心绞痛、急性心肌梗死、主动脉夹层等
	·伴胸背部皮肤红、肿、热、痛	局部感染所致
	·伴胸部一侧皮肤丘疹、疱疹	带状疱疹

续表

项目	临床线索	诊断提示
体位关系	· 强迫前倾位	心包炎
	· 强迫平卧位	二尖瓣脱垂
	· 强迫立位	食管裂孔疝
胸水外观	· 清澈透明液体	漏出液或结核性胸膜炎
	· 血性渗出液	恶性肿瘤、创面或少数结核性胸膜炎等
	· 脓性渗出液，黄色稠厚脓液	金黄色葡萄球菌和肺炎双球菌感染
	· 淡绿色脓液	绿脓杆菌感染
	· 脓液常带粪臭味	大肠杆菌、粪产碱杆菌等
	· 有腐败恶臭味	厌氧菌感染
	· 黑色胸液	曲菌感染
	· 乳糜性渗出液	纵隔肿瘤、淋巴结核、丝虫感染或胸导管外伤破裂
	· 巧克力色胸液	阿米巴感染等

【诊断思维】

（1）胸痛诊断思维（表 1–69）。

表 1–69 胸痛诊断思维

疼痛部位	诊断思维
胸痛	· 胸痛的特征：包括对疼痛部位与放射部位、疼痛性质、疼痛时限、诱发因素、缓解因素和伴随症状进行描述，这些特征中往往隐含着具有诊断和鉴别诊断意义的线索，因此这些特征是医生接诊急性胸痛患者时需要重点询问的内容，大多数胸痛患者单纯依靠详细的病史询问就可以做出初步的病因诊断
	· 胸痛是很多疾病的首发症状，其原因复杂，有的对生命安全无影响，有的若延误诊疗可致严重后果
	· 由于胸痛部位、疼痛性质及程度不同，加之起病较急，确诊难度很大，其危险将会对预后产生重大影响
	· 以胸痛为主诉就诊多见于冬春季，这是心血管疾病和部分非心源性胸痛的高发季节
	· 胸痛可由胸部或腹部器官（如心脏、胸膜、肺脏、食管、肋骨、胆囊、胰腺或胃等）疾病引起，也可由肌肉、骨骼或血液系统的疾病、焦虑和药物所致
	· 胸痛可以局限于一个区域或一个点，也可放射至上肢、颈部、上颌或背部；可以是稳步或间歇的，可缓和（或）急骤；可呈尖锐痛感、沉重感、饱胀感或濒死感等；可伴有消化不良，也可由应激、焦虑、劳累、深呼吸或进食某些食物后诱发或加重
	· 凡年老患者突发不明原因休克、严重心律失常、心力衰竭、上腹胀痛或呕吐等，或原有高血压而血压突然降低且无原因可寻，或手术后发生休克（已排除出血原因者），均应考虑有心肌梗死的可能
	· 老年人发生较重而持续较久的胸闷或胸痛者，即使心电图无特征性改变，宜先按急性心肌梗死进行观察，并在短期内反复进行心电图观察和血清心肌坏死标志物测定，以明确诊断
	· 部分患者的胸痛症状多突发性且急迫，加之夜间又是好发时段，如变异性心绞痛。故住院患者应加强夜间的巡视和观察，以便能及时发现病情变化，便于明确诊断
	· 心绞痛的疼痛多数位于心前区，部分可放射至左肩、左臂内侧、无名指或小指、左颈及左侧面颊部，甚至可牵涉至后背或上腹等部位，这部分患者极易被临床误诊为其他疾病，应引起高度重视
	· 糖尿病、高龄及女性冠心病者，易出现无症状心肌梗死或非典型心肌梗死。此占比或许比估计的要高很多，可以不出现任何症状就发生心肌梗死或猝死
	· 避孕药可增加肺栓塞的危险性，故口服避孕药女性出现胸痛应警惕有肺栓塞可能

续表

疼痛部位	诊断思维
胸痛	·女性缺血性心脏病更多表现为一些非典型胸痛症状，如背痛、恶心、呕吐、呼吸困难或严重乏力等。若出现典型心绞痛症状而无冠状动脉狭窄证据，常提示冠状动脉微血管功能障碍
	·与活动相关的胸痛除提示心脏、肺或食管疾病外，也常提示肌肉及骨骼系统病变，如肌筋膜、关节、肋骨或胸骨的创伤、过量活动和骨折等
	·肺癌侵犯及壁层胸膜可产生顽固性胸痛；自发性气胸时由于粘连撕裂产生突然剧痛；干性胸膜炎因炎症波及脏层和壁层胸膜发生摩擦而致胸痛；大量胸腔积液与张力性气胸可由于壁层胸膜受压发生胸痛
	·儿童有胸痛表现时，常不能准确描述胸痛特征，故应注意患儿的非言语性因素，例如烦躁、扮鬼脸或捂住疼痛部位等，可以让患儿指出疼痛部位和疼痛走向何处（找出放射部位）。可通过询问家长了解疼痛是否影响患儿正常活动和行为，从而有助于判断疼痛的严重程度。有时患儿诉说胸痛可能是试图引起注意以逃避上学或其他意图

（2）非心源性胸痛常见病因与特点（表1-70）。

表1-70 非心源性胸痛常见病因与特点

病因	临床特点
主动脉夹层	本病极其危险，处理不及时可产生严重后果，疼痛性质与心肌梗死相似，为心前区或胸骨后疼痛，多为撕裂样疼痛，疼痛范围广且无心肌酶谱改变
肺、支气管及胸膜病变	胸痛常与呼吸及咳嗽相关，如支气管肺炎、肺炎及肺梗死等，大多均表现有发热、呼吸急促及胸闷，甚至出现发绀表现
胸膜病变	特点是多伴咳嗽，且因咳嗽、深呼吸而使胸痛加重，胸壁无压痛。常伴有原发疾病病症状
胸壁病变	虽不会危及生命，但常可影响患者生活及工作，需认真鉴别，特点是疼痛固定在病变部位，且局部多有明显压痛点，如肋间神经痛、胸或腹部的带状疱疹
消化系统疾病	多引起前胸下部疼痛，多呈痉挛性疼痛，常伴明显的胃肠道症状
颈椎病变	胸痛多为尖锐性刺痛，偶尔也可表现为深部的、烦躁的或钝性的不适感，主要特征是：a. 躯体运动时疼痛；b. 咳嗽和打喷嚏时疼痛；c. 长时间卧位后疼痛加重；d. 疼痛可能发生在胸部或肩区的任何部位，可向下放射至双侧或单侧上肢；e. 俯身或脊柱、颈部过伸可能会诱发胸痛的出现；f. 神经根性胸痛往往与运动无关，呈一过性，休息并不能缓解疼痛

（3）由冠状动脉病变引起的胸痛分类易于混淆，尤其是涉及概念问题（表1-71）。

表1-71 冠状动脉病变引起胸痛的概念

病名		概念说明
急性冠脉综合征		以冠状动脉粥样硬化斑块不稳定为基本特点，以急性心肌缺血为共同特征的一组综合征，包括不稳定心绞痛、急性非ST段抬高心肌梗死和急性ST段抬高心肌梗死。急性冠脉综合征是一种常见的严重的心血管疾病，是冠心病的一种严重类型。常见于老年、男性及绝经后女性、吸烟、高血压、糖尿病、高脂血症、腹型肥胖及有早发冠心病家族史的患者。常表现为发作性胸痛、胸闷等症状，可导致心律失常、心力衰竭，甚至猝死。心电图、血液生化、冠脉CT及冠脉造影可明确诊断
心绞痛	稳定性心绞痛	病程稳定1个月以上，病情较稳定，心绞痛发生的频率、持续的时间、诱因及缓解方式均相当固定。其稳定性包含两方面的含义：其一是指病情稳定；其二是指冠状动脉粥样硬化斑块稳定，无溃疡、破裂、夹层及血栓形成等不稳定因素。稳定性心绞痛的病理基础是冠状动脉粥样硬化斑块所致的固定性狭窄。不适症状经休息或含服硝酸甘油后可迅速缓解
	不稳定性心绞痛	介于稳定性心绞痛和急性心肌梗死之间的中间临床综合征。由于不稳定型心绞痛的病情变化多端，可逆转为稳定型心绞痛，也可能迅速进展为急性心肌梗死甚至猝死。多与冠脉粥样斑块、冠脉张力、血小板聚集与血栓形成有关。在一些患者中，缺血性不稳定型心绞痛发作与明显的诱发因素有关，例如贫血、感染、甲状腺功能亢进或心律失常。因此，这种情况称为继发性不稳定型心绞痛。若符合下列3项可做出诊断：

续表

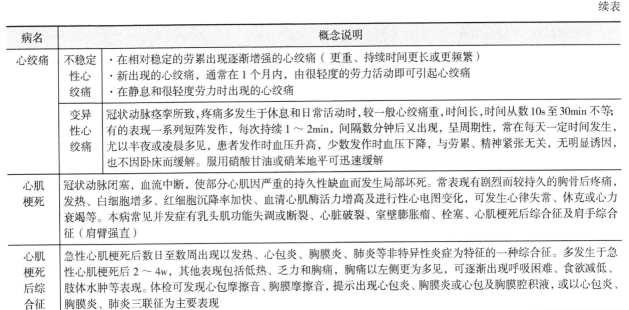

病名		概念说明
心绞痛	不稳定性心绞痛	· 在相对稳定的劳累出现逐渐增强的心绞痛（更重、持续时间更长或更频繁） · 新出现的心绞痛，通常在1个月内，由很轻度的劳力活动即可引起心绞痛 · 在静息和很轻度劳力时出现的心绞痛
	变异性心绞痛	冠状动脉痉挛所致，疼痛多发生于休息和日常活动时，较一般心绞痛重，时间长，时间从数10s至30min不等；有的表现一系列短阵发作，每次持续1～2min，间隔数分钟后又出现，呈周期性，常在每天一定时间发生，尤以半夜或凌晨多见，患者发作时血压升高，少数发作时血压下降，与劳累、精神紧张无关，无明显诱因，也不因卧床而缓解。服用硝酸甘油或硝苯地平可迅速缓解
心肌梗死	冠状动脉闭塞，血流中断，使部分心肌因严重的持久性缺血而发生局部坏死。常表现有剧烈而较持久的胸骨后疼痛，发热、白细胞增多、红细胞沉降率加快、血清心肌酶活力增高及进行性心电图变化，可发生心律失常、休克或心力衰竭等。本病常见并发症有乳头肌功能失调或断裂、心脏破裂、室壁膨胀瘤、栓塞、心肌梗死后综合征及肩手综合征（肩臂强直）	
心肌梗死后综合征	急性心肌梗死后数日至数周出现以发热、心包炎、胸膜炎、肺炎等非特异性炎症为特征的一种综合征。多发生于急性心肌梗死后2～4w，其他表现包括低热、乏力和胸痛，胸痛以左侧更为多见，可逐渐出现呼吸困难、食欲减低、肢体水肿等表现。体检可发现心包摩擦音、胸膜摩擦音，提示出现心包炎、胸膜炎或心包及胸膜腔积液，或以心包炎、胸膜炎、肺炎三联征为主要表现	

（4）急性心肌梗死的误诊并非少见，其原因大多认为胸痛是其主要典型表现，忽略了心肌梗死可以其他表现为首发症状（表1–72）。

表1–72 急性心肌梗死症状特点

项目	症状特点
急性心肌梗死	· 突然出现胸骨体后或左心前区呈压迫性、紧缩性的疼痛，常采取固定体位，持续时间较长，可达数小时或更长，多发生于清晨
	· 部分患者首发症状不是胸痛而是腹痛，常被误认为是急性胃穿孔或急性胰腺炎等急性胃肠道疾病
	· 又有部分疼痛可波及上颌、颈部、左臂或背部上方等处，常被误诊为骨关节或颈椎病
	· 另有部分患者表现恶性、呕吐及腹胀等，病情超过24小时，常出现低热（38℃左右）
	· 有的可表现心悸、心律不齐，伴头昏、乏力及晕厥等
	· 首发症状无胸痛，直接表现休克（面色苍白、皮肤湿冷、烦躁不安、尿少及脉细速）或急性左心衰竭（突发呼吸困难、咳嗽、咳粉红色泡沫痰或白色泡沫痰）

（5）评估病情注意事项（表1–73）。

表1–73 胸痛病情评估注意事项

疼痛部位	评估注意事项
胸痛	· 患者是否存在危及生命的症状和体征，如突发晕厥或呼吸困难、血压＜90/60mmHg、心率＞100次/分、双肺啰音等，应立即建立静脉通路，吸氧，稳定生命体征
	· 在10min内必须完成第一份心电图及20min内完成肌钙蛋白（I或T）检查
	· 体格检查必须认真细致，特别要注意颈静脉有无充盈、双肺呼吸音是否一致、双肺有无啰音、双上肢血压是否一致、心音是否可听到、心脏瓣膜有无杂音、腹部有无压痛和肌紧张等
	· 为防漏诊，判断思路是从高危到低危，高危患者的生命体征往往不稳定，所以生命体征检查必须放在首位
	· 胸痛持续存在者，若第一次心电图表现无诊断价值，应在30min～1h内复查心电图及心肌酶谱和肌钙蛋白等

（6）胸膜病变。

① 胸腔积液可分漏出液和渗出液（表 1–74）。

表 1–74　漏出液与渗出液鉴别

项目	漏出液	渗出液
原因	非炎症所致	炎症、肿瘤或物理化学刺激
外观	淡黄、浆液性	不定，可为黄色、脓性、血性、乳糜性
透明度	透明或微混	多混浊
比重	＜ 1.015	＞ 1.018
凝固	不自凝	能自凝
粘蛋白定性	阴性	阳性
蛋白质定量	25g/L 以下	30g/L 以上
LDH 活性	在正常血清活性范围内	增高，为血清 2.5 ～ 30 倍
细胞计数	常＜ 100×10^6/L	常＞ 500×10^6/L
细胞分类	以淋巴细胞为主	不同病因，分别以中性粒细胞或淋巴细胞为主
细菌学检查	阴性	可找到病原菌
细胞学检查	阴性	可找到肿瘤细胞

② 胸腔积液病因分类及临床表现（表 1–75）。

表 1–75　引起胸腔积液病因分类及临床表现

病因		临床表现
胸腔积液的分类	起因分类	· 原发性胸腔积液：胸膜腔自身病变的积液 · 继发性胸腔积液：胸膜以外脏器或全身性疾病的积液 · 特发性胸腔积液：指不明原因性的积液
	积液性质分类	· 漏出性胸腔积液：指非炎症性疾病所致的积液 · 渗出性胸腔积液：多指炎症性疾病所致，根据积液性质可分为浆液性积液、浆液纤维素性积液、脓胸、血性或乳糜性积液
	按病因疾病分类	·感染性胸腔积液：结核性渗出性胸膜炎、肺炎及肺炎后继发性胸膜炎、脓胸、各种真菌性胸膜炎、病毒性胸膜炎、支原体及衣原体性胸膜炎及寄生虫性胸膜炎等 · 肿瘤性胸腔积液：各种癌性胸膜炎、胸膜间皮瘤、恶性淋巴瘤及梅格斯综合征等 · 结缔组织病与变态反应性胸腔积液：风湿性胸膜炎、类风湿性胸膜炎及系统性红斑狼疮、干燥综合征、韦格纳肉芽肿、心包切开术后综合征、心肌梗死后综合征及嗜酸细胞增多性胸膜炎等 · 漏出性胸腔积液：心血管疾病（充血性心力衰竭、缩窄性心包炎、上腔静脉阻塞等）、低蛋白血症（肾炎、肾病综合征、肝硬化）、腹膜透析及代谢性疾病（黏液性水肿）等 · 腹腔炎症反应性胸腔积液：胰腺炎、肝炎、肝脓肿、膈下脓肿及腹部手术后等 · 乳糜性胸腔积液：外伤、丝虫病、纵隔肿瘤、恶性淋巴瘤、结核性淋巴结炎、先天畸形及血栓形成，罕见有甲状腺结节压迫等 · 胆固醇性胸腔积液：结核、糖尿病、梅毒、慢性酒精中毒、卫氏并殖吸虫病及肿瘤等 · 血胸及液气胸：外伤性液气胸及血胸、肺梗死、胸膜转移癌及癌性胸膜炎、结核性胸膜炎及自发性气胸 · 药物反应性胸腔积液：呋喃妥因、甲氨蝶呤、旦妥林、溴麦角环三肽及甲基麦角酰胺等 · 其他原因性胸腔积液：物理化学性胸腔积液（放疗后、尿毒症、石棉性等）、大量腹水继发性胸腔积液及黄甲综合征等
临床表现	症状	· 胸闷和呼吸困难：积液较少（＜ 300mL）时症状多不明显，但急性胸膜炎早期积液量少时，可有明显的胸痛，于吸气时加重，患者喜患侧卧。当积液增多时胸膜脏层和壁层分开，胸痛可减轻或消失，中、大量胸腔积液（＞ 500mL）时可出现气短、胸闷、心悸及呼吸困难，甚至端坐呼吸并伴发绀 · 发病症状：结核病所致胸腔积液者常有低热、乏力、消瘦等；心力衰竭若出现心功能不全症状；肺炎相关性胸腔积液成脓胸者有发热和咳嗽咳痰；肝脓肿者有肝区疼痛等
	体征	· 纤维素性胸膜炎者可听到胸膜摩擦音或触及胸膜摩擦感；中、大量积液时，患侧呼吸运动受限，呼吸浅快，肋间隙饱满，气管向健侧移位，患侧语音震颤减弱或消失，积液区上方呼吸音增强，有时可听到支气管呼吸音

③ 胸膜腔病变诊断思维（表 1–76）。

表 1–76 胸膜腔病变诊断思维

病变部位	诊断思维
胸膜	· 胸膜腔病变是引起胸痛的常见原因之一，这组疾病的病因繁多，表现也多样，有时会给诊断带来一定的困难，故应引起临床高度重视。绝大多数胸膜病变可导致胸膜渗出而出现胸腔积液，根据病因及病情进展的不同，胸腔积液的性质各异，积液量也可多可少。大量胸腔积液是可以致命的。准确判断胸腔积液的性质对病因诊断有着举足轻重的临床意义
	· 正常人胸膜腔内有 3 ～ 15mL 液体，在呼吸运动时起润滑作用，但胸膜腔中的积液量并非固定不变。即使是正常人，每 24h 有 500 ～ 1000mL 的液体形成与吸收。胸膜腔内液体自毛细血管的静脉端再吸收，其余的液体由淋巴系统回收至血液，滤过与吸收处于动态平衡。若由于全身或局部病变破坏了此种动态平衡，致使胸膜腔内液体形成过快或吸收过缓，便产生胸腔积液。胸腔积液在 100mL 时 B 超可明确，＞ 300mL 时体格检查和 X 线检查可以发现
	· 胸膜炎症性疾病的疼痛常发生在胸膜病变还未出现大量渗出之前，只要胸膜发生渗出到一定量时，胸痛即可缓解或消失。此时切勿认为胸痛减轻是病情的好转
	· 非恶性肿瘤者在新近出现胸腔积液时，应首先排除心力衰竭、结核等原因引起的特发性胸腔积液，胸腔刺液的生化、肿瘤细胞检查及闭式胸膜活检均有助于胸腔积液的病因诊断
	· 若已明确为转移癌时，胸腔积液的诊断已不是很重要了
	· 当胸腔积液不能穿刺或通过实验室检查依然不能明确病因时，可考虑胸膜活检或胸腔镜检查明确诊断
	· 针对胸腔积液的检查常规均应进行结核杆菌的监测，要重申的是切勿以结核杆菌检查阴性而否定结核病的诊断，原因是这项检查的敏感性不是很高

④ 胸腔积液渗出液外观特征的临床意义（表 1–77）。

表 1–77 渗出液外观特征的临床意义

胸腔积液（渗出液）外观	临床提示
乳酪样混浊	含有大量脓细胞的变性破坏，常为脓性渗出液，常见由葡萄球菌、脑炎双球菌、链球菌及放线菌等感染等所致
稠厚黄色	常提示由金黄色葡萄球菌所致
浓稠而色深	由肺炎双球菌引起
多稀淡呈淡黄色	提示链球菌感染
积液浓稠、黄或黄绿色（且有恶臭味）	提示放线菌感染
半透明的带黏稠性黄色	常见于结核性胸（腹）膜炎、化脓性胸（腹）膜炎和癌转移早期及结缔组织病等
血性	常见于穿刺损伤或肿瘤及结核等
半透明的带黏稠性黄色	见于自发性气胸、肿瘤等
乳糜样（积液抽出后清亮，久置后呈乳糜样）	常见于胸导管阻塞或破裂等
渗出液为黄色混浊（镜检见大量的胆固醇结晶）	结核性胸膜炎

⑤ 结核性胸腔积液与癌性胸腔积液鉴别（表 1–78）。

表 1–78　结核性和癌性胸腔积液的鉴别

鉴别要点	癌性胸腔积液	结核性胸腔积液
年龄	常见于中老年	常见于青少年
结核中毒症状	无	常有
胸腔积液外观	多为血性	草绿色，可有血性
癌细胞	可有	无
胸腔积液中的其他细胞	中量或大量，偏碱性多为间质细胞（一般而言，癌细胞检出率 60% 以上间皮细胞＞ 5%，应考虑间皮瘤）	少量或中量胸腔积液，偏酸性，多为淋巴细胞
腺苷脱氨酶	＜ 45U/L	＞ 45U/L
铁蛋白	＞ 700μg/mL	＜ 700μg/mL
癌胚抗原	＞ 20μg/L	＜ 20μg/L
胸腔积液结核菌	无	可有（但涂片和培养的阳性率低，分别为 5% 和 25% 左右）
糖类抗原 199（CA199）	＞ 37 U/mL	＜ 37U/mL
葡萄糖的浓度	增高	不高

（7）并发症。

① 参见疼痛章节。

② 病因不同，并发症也各异。

（8）胸痛诊断程序（图 1–12）。

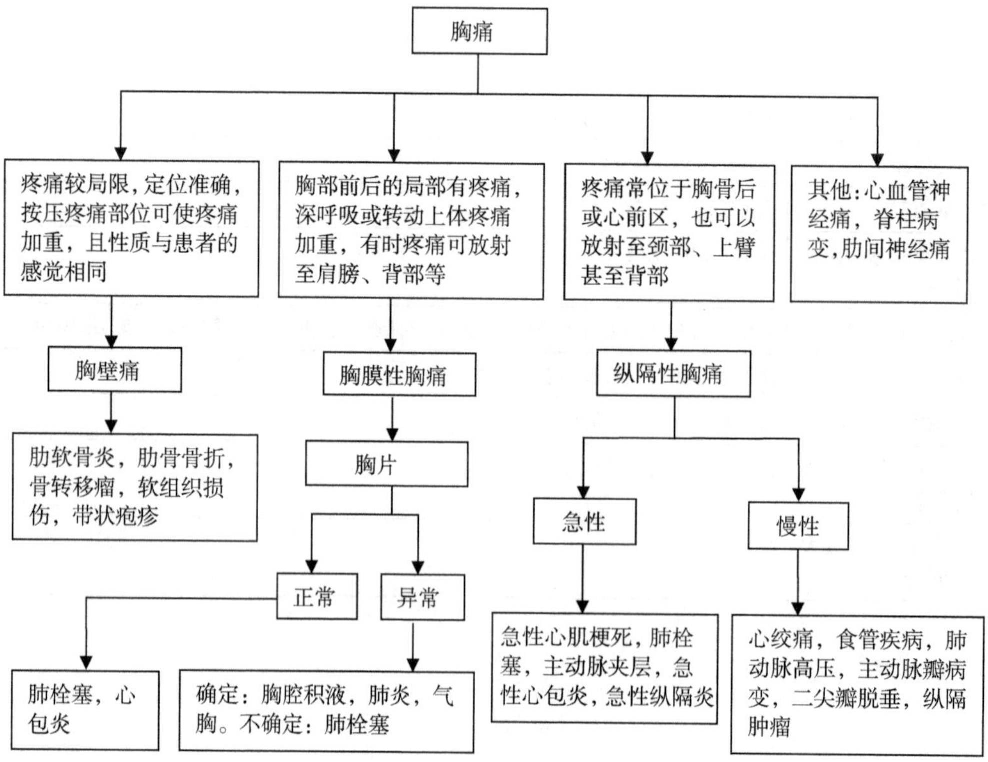

图 1–12　胸痛诊断程序

（9）心绞痛诊断程序（图 1-13）。

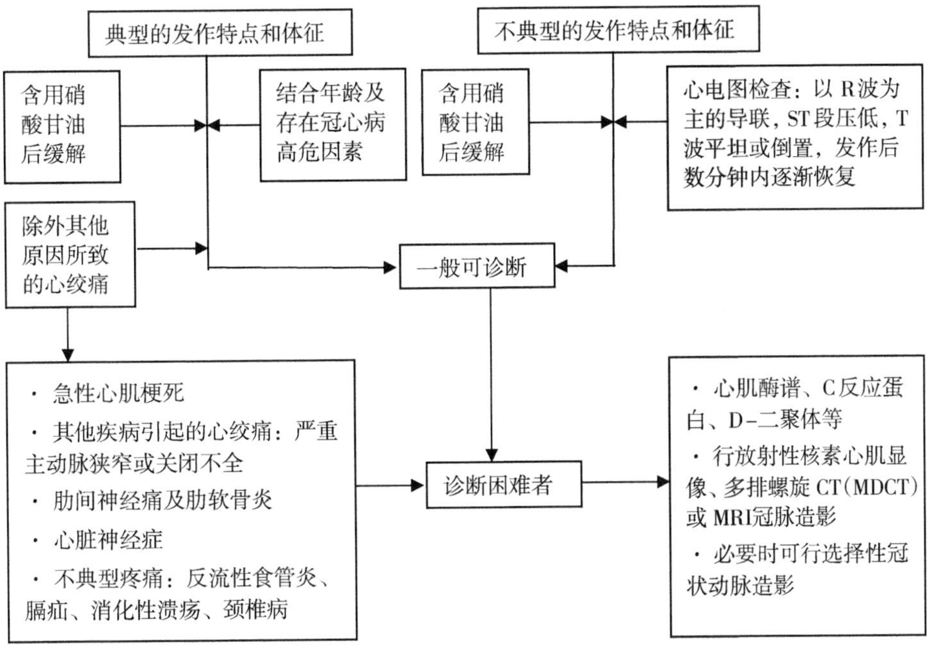

图 1-13　心绞痛诊断程序

【疾病特点与表现】

（1）首先排除致命性胸痛。

① 致命性胸痛疾病的临床特点（表 1-79）。

表 1-79　致命性胸痛性疾病的临床特点

病因	胸痛特点	诱发或缓解因素	危险因素	伴随症状
心绞痛	胸骨后压迫感，烧灼样疼痛，向左侧颈、颌、肩及手臂放射，疼痛时间持续 3 ～ 15min	运动、寒冷、情绪变化或餐后可诱发，休息或使用硝酸甘油后缓解	男性＞ 35 岁，女性＞ 45 岁，绝经后妇女，高胆固醇血症、高血压、糖尿病、吸烟及家族史	焦虑、气短、心动过缓或过速、恶心、呕吐及大汗等
心肌梗死	胸骨后压榨样，窒息感，疼痛时间＞ 15min	休息或使用硝酸甘油后不能缓解疼痛	同上	同上
主动脉夹层	突发胸骨后及肩胛间剧烈疼痛，呈撕裂样，持续性	—	高血压、结缔组织病、妊娠、主动脉缩窄、高龄、瓣膜疾病及家族史	恶心、呼吸困难、大汗及脏器和肢体的缺血性表现
肺栓塞	胸骨下及病变局部呈胸膜炎性疼痛，持续性	呼吸时加剧	癌症、创面、手术后、长期卧床及高龄等	喘息、气促、咳嗽、咯血或晕厥等
气胸	患侧胸膜炎性疼痛，向颈、背部放射，持续性	呼吸时疼痛	慢性肺疾病史、吸烟、月经期及既往有发作史	气短、唇发绀等
食管破裂	胸骨后烧灼样疼痛，向后胸放射，呈持续性	颈部弯曲时疼痛加重	剧烈呕吐、食管的机械操作后	恶心、呕吐、大汗、呼吸和吞咽困难等

② 主动脉夹层（本病临床表现十分复杂多变，与夹层累及的部位相关，见表 1-80）。

表 1-80　累及各段夹层动脉瘤破裂的临床特点

累及部位	临床特点
累及主动脉根部	引起主动脉瓣关闭不全及反流时可闻及主动脉瓣杂音；若破入心包可引起心脏压塞
累及无名动脉或颈总动脉	导致脑血流灌注障碍而出现头晕、嗜睡、失语、定向力障碍及肢体瘫痪等表现
血肿压迫锁骨下动脉	可造成脉搏短绌、双侧收缩压和（或）脉搏不对称的表现
累及腹主动脉或肠系膜动脉	可伴有反复腹痛、恶心、呕吐及黑便等症状
累及肾动脉	可引起腰痛、少尿、无尿及血尿，甚至急性肾衰竭

③ 心脏破裂：急性心肌梗死者常因突发性胸痛被诊治，如接受治疗后再次胸痛发生，除了考虑再缺血发生外，务必要警惕心肌梗死后的心脏破裂，其临床特点见表 1-81。

表 1-81　心脏破裂的常见原因与临床表现

原因	临床表现
左心室游离壁破裂	一旦发生急性破裂，血液即可流入心包腔，导致心脏压塞。患者可在短时间内出现心音减弱、心脏扩大、血压迅速下降、意识丧失、呼吸及心脏停搏。亚急性或慢性者则表现为反复胸痛，并出现难以解释的急性心脏压塞和休克
室间隔穿孔	穿孔后左心室血液反流至右心室，可表现重度右心衰竭。患者出现胸闷、呼吸困难、端坐呼吸、体循环淤血、静脉压增高及下肢水肿等，在胸骨左缘第 4 肋间出现响亮粗糙的收缩期杂音及震颤
乳头肌断裂	当乳头肌断裂后左心室血液反流至左心房导致肺淤血，表现为突发的循环衰竭和严重肺水肿，表现胸闷、喘息等症状，并呈进行性加重。在二尖瓣听诊区出现粗糙的收缩期杂音，有肺水肿时可听到两肺布满湿性啰音

注：心脏破裂可在心肌梗死后的 24h 内发生，多见于梗死后 1w 左右。心脏破裂的高危因素有：高龄、白细胞增高、高血压伴心率快、贫血、女性患者或吸烟者等。

（2）其他心脏疾病。

① 心包炎：疼痛常与发热同时出现，多为锐痛或钝痛，呼吸和咳嗽时加重，早期即有心包摩擦音，当心包腔出现渗液时疼痛和心包摩擦音可减轻或消失。全身症状一般不如急性心肌梗死严重，如合并心脏压塞，可出现严重呼吸困难及血压降低等表现。急性心包炎与急性心肌梗死鉴别见表 1-82。

表 1-82　急性心包炎与急性心肌梗死鉴别

项目		急性心包炎	急性心肌梗死
胸痛部位		左侧心前区	胸骨后，左臂等
疼痛性质		尖锐剧烈、钝痛或压迫感	压榨性、紧缩感或压迫感
发病		突然发病	缓慢发病逐渐加重
呼吸影响		吸气时加重	不影响
持续时间		持续性，可加重	阵发性，常＜ 30min
体力活动		多无影响	加剧
体位		平躺时加剧，坐位前倾时减轻	无影响
心包摩擦音		大多有，随心包积液量变化消失或重现	急性期可出现
肺淤血		无	可出现
心电图	P-R 段偏移	有	无
	ST 段抬高形态	凹面向上	弓背向上

续表

项目		急性心包炎	急性心肌梗死
心电图	T 波倒置	T 波倒置于 ST 段正常后出现	T 波倒置伴随 ST 段抬高
	异常 Q 波	无	有
	分布导联	广泛	梗死相应导联
	V6 导联 ST/T 比值	> 0.25	不适用
	演变时间	数天至数周	数小时至数天
	对应性改变	无	有
心肌酶		正常或轻度升高	升高
硝酸甘油		无效	2 ~ 3min 内缓解或消失

② 心肌梗死后综合征：为心肌梗死后 2 ~ 4w 发生前胸部疼痛而与心脏病变无关的综合征。可在早至病后数日或晚至数月后出现，与心肌梗死的部位关系不大，可持续存在数月至数年。疼痛以胸骨部和心脏部位最为剧烈，并为持续性；疼痛并不向前胸部以上、颈部、双肩或上肢放射；疼痛不被硝酸甘油所缓解；疼痛虽不被运动所诱发，但每因身体轻微的活动，如头部的屈伸、上肢的抬举等而引起胸壁痛；压痛最明显处，恰是自发痛的最严重之处。

③ Takotsubo 综合征（又称心碎综合征、应激性心肌病、左心室心尖球囊综合征，TTS）：TTS 的最常见症状为急性胸痛、呼吸困难或晕厥，难以与急性心肌梗死区分。绝大多数见于 50 岁以上或绝经后女性，情绪应激多为诱发因素。

（3）胸腔和胸壁疾病。

① 纵隔炎：本病可分为急性和慢性，见表 1–83。

表 1–83 急、慢性纵隔炎的临床特点

分类	临床特点
急性纵隔炎	多为继发性，常见原因有食管自发性破裂、外伤性穿孔及颈部疏松结缔组织炎等。起病多突然，常伴寒战、高热、胸痛（可放射至后背）、咽下困难或咽下痛。当炎症向下延伸至上腹部时可出现上腹疼痛，若炎症波及胸膜腔则发生脓胸或脓气胸，亦可发生皮下及纵隔气肿
慢性纵隔炎	多由于慢性感染，如结核、梅毒、组织胞质菌病等所致，常合并纤维化或肉芽肿。严重者可发生上腔静脉阻塞，表现为纵隔出现受压现象，如胸痛、胸闷、呼吸困难及咽下困难等，胸痛多不严重

② 纵隔肿瘤：常见的肿瘤有胸腺瘤、神经纤维瘤、淋巴瘤，脂肪瘤及脂肪肉瘤。纵隔肿瘤若不压迫周围的器官，可无胸部症状。若肿瘤增大导致局部压迫即可出现症状，若压迫气管或支气管可发生咳嗽、胸闷及呼吸困难；压迫食管则会出现吞咽困难；压迫喉返神经可发生声音嘶哑；压迫上腔静脉可发生上腔静脉阻塞综合征。

③ 剑突综合征：以剑突部疼痛为主要表现的综合征（又称过敏性剑突、剑突疼痛综合征），患者常有突发外伤史或慢性劳损史，剑突周围酸胀疼痛，按压剑突部可产生疼痛或使其加剧，可向整个胸部、剑突下、肩及背中间部位放射。

④ 胸廓出口综合征：是锁骨下动、静脉和臂丛神经在胸廓上口受压迫而产生的一系列症状。本病可分五型，其中假性心绞痛型以心前区刺痛、左肩部不适为主要表现。其他表现包括有患侧上肢酸痛、不适、无力、怕冷、手部麻木，甚至有肌肉萎缩无力、手部青冷发紫、桡动脉搏动减弱等上肢供血不足表现等。

⑤ 肺癌：可出现胸痛，于呼吸及咳嗽时加重，其他表现包括早期的刺激性咳嗽、胸闷及气短，甚至咯血，随病情发展逐渐消瘦、乏力及食欲不振等。

⑥ 肺炎胸膜炎：多有上呼吸道感染病史，胸痛以咳嗽或深吸气为著，其他表现包括发热、咳嗽、咳痰及胸闷气短等。

⑦ 肋间神经痛：胸或背部常呈针刺样痛，瞬间即逝，但常反复发作，持续数秒或数分钟，可自行缓解，疼痛范围为局部一个点或无固定部位。

⑧ 非化脓性肋软骨炎：疼痛部位多在胸骨旁第 2 ～ 4 肋软骨，以第 2 肋软骨最常见，可累及单侧或双侧，受累肋骨局部可肿大隆起，常为钝痛或锐痛，局部有明显触痛，皮肤无红肿改变。严重者可因上肢活动或咳嗽等使胸痛加重，持续时间较长，可达数小时。

（4）腹腔性疾病。

① 胆心综合征：是指胆道系统疾病（胆囊炎、胆结石），并通过神经反射引起冠状动脉收缩，导致冠状动脉供血不足（供氧需氧失衡）而引起心绞痛，每次发作时间较长，有的可持续数小时。其他表现包括心悸、心律不齐及心电图有心肌缺血改变。心脏症状多由吃油腻食物或情绪激动而诱发，使用硝酸甘油不易缓解，使用阿托品、哌替啶可使症状缓解。

② 膈疝：是指腹腔内脏器经由膈肌的薄弱孔隙、缺损或创面裂口进入胸腔所致。由于腹腔脏器异位进入胸腔，可以改变胸腔内的负压状态，压迫肺组织，导致纵隔移位，急性者可引起明显胸痛、呼吸困难及低氧血症等，严重者常致死。慢性者可以没有明显的临床表现而仅表现为纵隔肿物，部分可导致肠梗阻或肠绞窄而出现相关症状。

③ 脾曲综合征：本病临床表现为左季肋部疼痛，疼痛剧烈时范围可扩大而被认为是胸痛发作，症状多在进食时或饭后发生，排便或排气后症状明显缓解或消失。疼痛强弱不等，多呈阵发性。其他表现包括左上腹部膨胀感或压痛，常因情绪波动、消化不良及便秘诱发。

④ 反流性食管炎：表现为胸骨后疼痛，多在饱餐后平卧位或弯腰时出现，其他表现包括反酸、嗳气及烧灼感等，也可在熟睡时出现。多有精神紧张或情绪不稳及失眠等诱因，消除诱因后症状可自行消失。

（5）其他。

① 心脏神经官能症：常于心尖部及左乳房下区，多为刺痛或隐痛，为时数秒或数小时，其他表现包括胸闷、气短、心悸及失眠等。胸痛可因紧张或激动而诱发，与体力活动无关，常在休息时出现，活动或转移注意力后减轻，多见于女性。

② 癔症：常于情绪剧烈波动时出现呼吸急促，继而出现胸痛，其他表现包括双手麻木、胸闷气短及抽搐等。控制呼吸频率并做深吸气动作后胸痛可明显减轻。

③ 颈心综合征：当颈椎关节增生对交感神经挤压时，椎动脉周围交感神经丛受累，向下扩散至心脏中交感支，产生内脏感觉反射，引起冠状动脉供血障碍，从而产生心绞痛或心律失常等症状，称之颈心综合征，本病主要特点见表 1–84。

表 1–84　颈心综合征的临床特点

颈心综合征	临床特点	
人群	· 青年、老年都有发病	· 体检无异常心脏体征
主要症状	· 主要症状为胸闷、胸痛、心悸，常伴有头痛、头晕、颈肩背部疼痛，高血压、肢体感觉异常或运动障碍少见。其中至少有一项心血管症状	· 颈椎 X 线、CT 或 MRI 检查发现颈椎曲底变直或反弓、骨刺、椎间隙或椎间孔狭窄、椎间盘突出或膨出等
查体要点	· 胸片、心脏超声及冠脉造影正常	· 心电图无特殊

（6）引起胸痛的疾病诸多，列举下列疾病可参考本书的相关章节或其他专业书籍，不在此进行赘述：心肌病、二尖瓣脱垂、焦虑症、哮喘、冲击肺损伤、支气管炎、胸膜炎、肺炎、肺放线菌病、原发性肺动脉高压、镰状细胞危象、结核病、肋骨骨折、胆囊炎、食管痉挛、食管裂孔疝、间质性肺疾病、肺脓肿、肺癌、肌肉劳损、胰腺炎、胃溃疡、带状疱疹、军团菌病、球孢子菌病、芽生菌病、炭疽及鼠疫等。

【相关检查】

（1）病史采集要点。

① 胸痛发作的具体部位、时间、急缓、性质，放射或牵涉，发作诱因及缓解方式。

② 涉及诊断与鉴别诊断的伴随症状，尤其是呼吸困难、休克的临床表现。

③ 既往是否有高血压、动脉硬化、心肺疾病、胸部创面、胃肠道疾病或镰状细胞性贫血病史。

④ 了解发作前后的心理及精神症状等，询问患者目前正在进行的治疗及用药剂量。

⑤ 家族中有无类似疾病。

（2）查体要点。

① 检查并记录患者的生命体征，观察呼吸形式，注意心动过速、发绀及奇脉等，检查颈静脉充盈、淋巴结肿大及外周水肿。

② 检查气管有无移位，胸壁有无外伤、皮损，有无胸腔积液、气胸及心脏杂音等。

③ 腹部脏器器质性损害及腹腔积液的体征，四肢皮肤温度及静脉曲张等。

④ 检查神经系统有无定位体征。

（3）实验室检查。

① 寻找感染、缺血及肿瘤等证据（尤其是致命性胸痛疾病的实验室资料）。

② 若有胸腔积液应穿刺抽液做相关诊断和鉴别诊断的检查。

③ 获取致命性胸痛的实验室检查资料。

（4）辅助检查。

① 收集胸腔疾病诊断和鉴别诊断相关的依据（尤其是致命性胸痛疾病）。

② 获取全身疾病导致胸痛疾病的相关证据。

③ 收集致命性胸痛的检查数据，如心电图、心肌酶学、心脏和胸部 CT、MRI 及冠脉造影等。

（5）选择性检查。

① 疑有心绞痛者，应在发作时做心电图，缓解后再做心电图对比，或在缓解后做心电图运动试验，以观察心电图上有否心肌缺血表现，心肌酶谱检查有助于鉴别诊断。

② 疑有心脏血管疾病者，应做心脏超声检查，观察心腔的大小、心肌壁的厚薄、有无反流以及肺动脉压力等。

③ 疑肺和胸膜肿瘤者，应做胸部 CT 检查，观察有无块影及形态特征。血清学应考虑联合检测癌胚抗原（carcinoembryonic antigen，CEA）、鳞状细胞癌抗原、神经元特异性烯醇化酶、细胞角质蛋白 19 片段抗原 21-1 和促胃液素释放肽前体。

④ 疑有肺梗死者，应做肺通气、灌注核素扫描及肺动脉造影，以明确有无肺血管梗死。

⑤ 疑有胸腔积液或腹部病变者，应做 B 超检查以进一步确定，并采集胸腔积液行常规和生化检测。

⑥ 疑有食管病变者，应做 X 线吞钡检查。

⑦ 疑有脊柱或脊神经病变者，应做颈、胸椎 X 线片和 CT 检查。

⑧ 疑有自身免疫性疾病，应做相关抗体及免疫分子学检查，如抗中性粒细胞胞质抗体。

⑨ 疑有心肌梗死者必须检查的有：

传统心肌坏死标志物：包括心肌肌钙蛋白（cardiac troponin，cTn）、肌酸激酶同工酶、肌红蛋白等一系列反映心肌细胞坏死的生物标志物。近年来，多种新型生物标志物如缺血修饰蛋白、心型脂肪酸结合蛋白等也逐渐应用于临床。

肌红蛋白：起病后2h内升高，12h内达高峰；24～48h内恢复正常，特异度不高，易受骨骼肌损伤影响。

心肌肌钙蛋白Ⅰ（cTnI）或心肌肌钙蛋白T（cTnT）：起病3～4h后升高，cTnI于11～24h达高峰，7～10d降至正常，cTnT于24～48h达高峰，10～14d降至正常。由于超灵敏检测手段的出现，这些心肌结构蛋白含量的增高是诊断心肌梗死的敏感和特异指标。

肌酸激酶同工酶：在起病后4h内增高，16～24h达高峰，3～4d恢复正常，其增高的程度能较准确地反映梗死的范围。对心肌坏死标志物的测定应进行综合评价。如肌红蛋白在AMI后出现最早，也十分敏感，但特异性不很强。

D-二聚体：D-二聚体是交联纤维蛋白在纤溶系统作用下产生的可溶性降解产物，为特异性的纤溶过程标志物，可作为急性肺栓塞的筛查指标。D-二聚体＜500μg/L可以基本除外急性肺血栓栓塞症。

心电图、冠脉CT及冠脉造影等。

⑩ 疑有胸腔积液者应做下列检查：

胸部X线片检查：少量积液时肋膈角变钝；中等量积液，肺野中下部呈均匀致密影，呈上缘外高内低的凹陷影；大量积液时患侧全呈致密影，纵隔向健侧移位。肺下积液出现膈升高假象，侧卧位或水平卧位投照可确定。叶间包裹积液时在胸膜腔或叶间不同部位有近似圆形、椭圆形的阴影，侧位片可确定部位。

胸腔积液检查：检查其色泽、性状、比重、黏蛋白定性试验、细胞计数分类、涂片查病原菌，糖蛋白测定等可初步判断是渗出液还是漏出液，还应考虑进行肿瘤标志物检测（如CEA等）。

超声波探查：能较准确选定穿刺部位，对胸腔积液做进一步分析检查。

胸膜活检：经上述各种检查难以明确诊断时可行胸膜活检。

胸部CT或MRI检查等。

第三节 腹痛/腹胀

腹痛多由腹内组织或器官受到某种强烈刺激或损伤所致，也可以是由胸部或全身性疾病引起。腹痛大多起病急，病情瞬息万变，常涉及多学科。若病史询问和（或）体格检查不仔细，误诊的比例会很大，甚至会造成严重后果。腹胀是指当胃肠道内积聚过量的气体而导致腹部胀气。正常人胃肠道内存在一定量（100～200mL）的气体，气体多位于胃与结肠内，小肠腔内气体较少。腹痛和腹胀可以分别单独出现，亦可两者先后或同时发生。

【常见病因】

（1）急性腹痛的常见病因。

① 腹腔内脏器疾病。腹腔脏器急性炎症：急性胃肠炎、急性腐蚀性胃炎、急性胆囊炎、急性胰腺炎、急性阑尾炎及急性胆管炎等。腹部脏器穿孔或破裂：胃及十二指肠溃疡穿孔、伤寒肠穿孔、肝脏破裂、脾脏破裂、肾破裂、异位妊娠破裂及卵巢破裂等。腹腔内血管阻塞：肠系膜动脉急性阻塞，急性门静脉血栓形成及夹层腹主动脉瘤等。

② 腹壁疾病：腹壁挫伤、腹壁脓肿及腹壁带状疱疹等。

③ 胸腔疾病：急性心肌梗死、急性心包炎、心绞痛、肺炎及肺梗死等。

④ 全身性疾病及其他：风湿热、尿毒症、急性铅中毒、血卟啉病、腹型过敏性紫癜及腹型癫痫等。

（2）慢性腹痛的常见病因。

① 慢性炎症：反流性食管炎、慢性胃炎、慢性胆囊炎、慢性胰腺炎、结核性腹膜炎及炎症性肠病等。

② 胃十二指肠溃疡及促胃液素瘤等。

③ 腹腔内脏器的扭转或梗阻：慢性胃肠扭转、肠粘连及大网膜粘连综合征等。

④ 脏器包膜张力增加：肝淤血、肝炎、肝脓肿、肝癌及脾大等。

⑤ 胃肠运动功能障碍：胃轻瘫、功能性消化不良、肝曲综合征、脾曲综合征等。

【诊断线索】

腹痛 / 腹胀诊断线索（表 1–85）。

表 1–85 腹痛 / 腹胀诊断线索

项目	临床线索	诊断提示
性别年龄	· 婴幼儿	胆道及肠道的先天性疾病
	· 幼儿	肠套叠、胆道蛔虫及蛔虫性肠梗阻等
	· 青壮年	急性胃十二指肠溃疡穿孔、急性胰腺炎及急性阑尾炎
	· 中老年	胆囊炎、胆石症及消化道肿瘤等
	· 生育期妇女	异位妊娠破裂、卵巢滤泡或黄体破裂等
加重与缓解因素	· 与暴饮暴食、情绪剧变等有关	急性胰腺炎、胆绞痛及胃扩张
	· 与饮食突变有关	肠套叠
	· 饱食者在剧烈活动后出现急性腹痛	肠扭转
	· 进油腻饮食后出现的腹痛	急性胆囊炎或胆石症等
	· 与腹内压增加因素有关	嵌顿性疝
	· 外伤后突然出现的腹痛	腹腔内脏器损伤
	· 外力直接作用于上腹或季肋部	肝、脾破裂
	· 外力作用于中耻区	肠管破裂
	· 外力作用在耻区	膀胱破裂
	· 咳嗽或运动时加重	阑尾炎、腹膜炎等
	· 疼痛可因摄入较多食物而加重	胃炎
	· 疼痛常始于进食后 1 ～ 2h 左右	消化性溃疡
	· 疼痛因左侧卧位加重（中上腹痛）	消化性食管炎
	· 疼痛常在月经期或月经前加重	输卵管炎和子宫内膜异位症等
	· 疼痛在进食后或服制酸药后减轻	消化性溃疡或食管炎等
	· 排便或排气后腹痛减轻	激惹结肠或结肠积气
	· 疼痛在嗳气后减轻	胃或食管内的气体膨胀
	· 疼痛偶尔可在呕吐或腹泻后减轻	胃肠炎
	· 下腹痛在排尿后减轻，伴尿频	间质性膀胱炎
	· 在不洁饮食后出现的腹痛	急性胃肠炎

续表

项目	临床线索	诊断提示
发病急缓及特点	· 腹痛起始缓慢并逐渐加重	炎症性病变
	· 突然发生的腹痛且迅速加重	腹内脏器扭转、空腔脏器穿孔、梗阻及实质脏器破裂
	· 溃疡病活动期间发生的腹痛	急性穿孔
	· 腹痛常发生在夜间睡觉期间	胆石症、胰腺病变
	· 周期性下腹疼痛	子宫内膜异位症
	· 腹痛呈持续性锐痛	急性腹膜炎
	· 腹痛呈阵发性绞痛	腹腔空腔脏器的梗阻或扩张
	· 强烈难忍的绞痛并呈持续性	腹腔脏器的扭转或破裂
	· 腹痛无明确定位者	中毒
	· 反复刻板样的腹痛	腹型癫痫（又称腹痛性癫痫）
	· 腹痛与血栓性静脉炎有关	迁徙性血栓性静脉炎、糖尿病及胰腺癌等
	· 阵发性腹痛	胃肠炎、胆道病变及输尿管结石等
	· 持续性腹痛	腹腔急性炎症、胀气、缺血、出血或肿瘤浸润等
	· 刀割样腹痛（是化学性腹膜炎的特点）	胃十二指肠溃疡穿孔、急性出血坏死性胰腺炎等
	· 钻顶样疼痛	胆道蛔虫病
	· 疼痛放射至右肩背部	胆绞痛
	· 早期腹痛在胃区或脐周，后转移至右下腹	急性阑尾炎
放射或牵涉痛	· 腹痛常向左腰背部放射	急性胰腺炎
	· 1/3 患者因膈肌腹面受刺激而出现肩痛	胃十二指肠溃疡急性穿孔
	· 腹痛常沿腹股沟放射至会阴部及股内侧	输尿管结石绞痛
	· 牵涉至右侧肩背痛	肝脓肿（因刺激膈肌所致）
	· 疼痛位于中上腹逐渐局限于脐周	肠系膜或回肠病变
	· 疼痛向左腰背部放射	急性胰腺炎
	· 腹痛向腹股沟放射	尿路结石
	· 扩散至脐周	小肠疾病
	· 牵涉至脐下，位于中线一侧	结肠病变
	· 放射至腰骶部	直肠病变
	· 牵涉至腹股沟上方区域、会阴或阴茎	睾丸精索及前列腺病变
	· 向左肩放射疼痛	脾破裂
腹痛部位与发热及体位关系	· 左上腹部疼痛	胃、左肾、胰尾 、脾或结肠病变等
	· 右上腹部疼痛	右肾、胆管、肝右叶、结肠、肝脏病变及肝曲综合征等
	· 上腹部	胃、横结肠、大网膜、十二指肠或胰头等部位的病变
	· 耻区疼痛	膀胱，子宫或回肠等部位疾病
	· 右侧腹痛	中断小肠、右侧肾或输尿管病变、升结肠或卵巢等病变
	· 左侧腹痛	阑尾、左侧肾或输尿管、左侧输卵管或降结肠等病变
	· 左下腹疼痛	左侧输卵管、卵巢疾病或乙状结肠等病变
	· 脐周围疼痛	胰腺疾病、肠蛔虫症等
	· 左右耻区疼痛	大肠病变

续表

项目	临床线索	诊断提示
腹痛部位与发热及体位关系	· 先有发热，后有腹痛	内科疾病引起的腹痛
	· 先有腹痛，后有发热	外科疾病所致（如急腹症）
	· 卧位疼痛减轻，改变体位或升压时加重	急性腹膜炎（卷曲侧卧可减轻）
	· 腹痛常取前倾坐位或膝胸位	胰腺病变
	· 腹痛喜按者	肠绞痛
	· 腹痛拒按者	胆道系统疾病
伴随症状	· 伴尿路刺激征	尿路感染或肾结石（常有尿检异常）
	· 伴咳嗽、咯血、胸闷或心功能不全等症状	胸腔内的病变（尤其是能够导致致死的心肺疾病）
	· 伴寒战高热	急性化脓性胆道疾病、腹腔脏器脓肿、化脓性腹膜炎及大叶性肺炎等
	· 伴黄疸	肝、胆或胰腺等疾病
	· 伴休克	腹腔或脏器有严重感染、破裂成出血等
	· 伴血尿	泌尿系结石
	· 伴腹泻	急性胃肠炎、细菌性痢疾、急性阑尾炎及急性盆腔炎等
	· 伴神经系统症状	急性铅中毒、急性血卟啉病等
	· 伴呕吐	急性胃炎
伴随腹部体征	· 剧烈持续性腹痛伴腹膜刺激征	肠系膜动脉栓塞症、缺血性肠病或卵巢囊肿蒂扭转等
	· 正常肠鸣音	非外科疾病
	· 高音调的肠鸣	肠梗阻
	· 剧痛伴肠鸣音消失	剖腹探查的指征
	· 腹部有手术瘢痕	肠粘连和肠梗阻
	· 肋脊角或脐周皮肤呈青紫样变色或淤斑	出血性胰腺炎
	· 腹部揉面感	结核性腹膜炎、其他原因引起的慢性腹膜炎
	· 压痛、反跳痛及肌紧张	腹膜炎体征
	· 肋脊角压痛或叩击痛	肾或上输尿管病变
	· 触及腹部包块	腹腔良 / 恶性肿瘤、网膜粘连、肠管梗阻及腹腔脓肿等
	· 上腹部可见蠕动波，振水音阳性	幽门梗阻
排气排便的改变	· 腹痛、腹胀伴停止排便排气	肠梗阻
	· 腹痛便秘者	肠麻痹、腹腔内炎性病变
	· 痉挛性腹痛伴水泻	急性胃肠炎
	· 下腹痛伴里急后重、排黏液便	细菌性痢疾、盆腔疾病等
	· 脐周疼伴腹泻，且为腥臭血性便	坏死性小肠炎
	· 心房颤动者腹痛后出现稀薄、血便	肠系膜动脉栓塞或血栓形成
	· 陶土样大便	胆道梗阻性病变
	· 银色粪便	十二指肠乳头肿瘤
	· 粪便干或便秘与腹泻交替或黏液稀便	肠激惹综合征
	· 排便排气后腹痛可缓解	机械性肠梗阻、脾曲综合征等
	· 伴血便者	肠套叠、急性坏死性小肠炎及缺血性肠病等

续表

项目	临床线索	诊断提示
呕吐物改变	·呕吐物为宿食且不含胆汁	幽门梗阻
	·呕吐物可呈咖啡色或草绿色	急性胃扩张
	·呕吐物含胆汁	梗阻部位在十二指肠以下
	·上腹钻顶样疼痛，呕吐有蛔虫	胆道蛔虫症
	·呕吐物为褐色、呕吐后腹痛减轻	小肠梗阻
	·呕吐物为粪汁样	低位结肠梗阻
既往史	·曾有腹部手术史者的腹痛	粘连性肠梗阻
	·既往有胆石症或胆道手术史者	胆道残余结石
	·多年慢性胃病史	胃十二指肠溃疡穿孔
药物疗效	·缓解疼痛药物未能止痛	空腔脏器痉挛引起的腹痛
	·使用抗生素类药物后有效缓解疼痛	炎症性腹痛
	·使用止痛药物 1h 内缓解的疼痛	痉挛性急性腹痛
	·普通止痛药物无效，强烈止痛剂可显效	癌症腹痛

【诊断思维】

（1）引起腹痛机制（表 1–86）。

表 1–86　引起腹痛机制

疼痛部位	机制
腹痛	·腹腔内空腔脏器平滑肌强烈痉挛收缩、空腔脏器管腔内压力显著增高、空腔脏器迅速膨胀或伸张所致
	·腹腔内实质脏器迅速肿大，导致其包膜受牵张所致
	·化学性、生物性或其他刺激因素激惹腹膜壁层所致
	·腹腔脏器的血管痉挛或阻塞，致使局部组织缺血影响内脏感受器所致
	·腹腔外脏器的病变所致
	·全身性感染、机体内分泌或代谢紊乱、过敏性因素及血液病等所致
	·腹壁软组织病变刺激腹壁神经所致
	·身心疾病或精神刺激等引起内脏运动、分泌及血液循环等敏感反应所致

（2）腹痛与部位对应关系（图 1–14）。

（3）腹痛可分为三种类型（表 1–87）。

表 1–87　腹痛的三种类型及临床特点

类型	临床特点
内脏痛	疼痛多在腹中线附近，疼痛定位不精确，多为腹腔内脏疾病，多呈绞痛和烧灼样痛或辗转不安，常伴有恶心、呕吐等。体位变动可使疼痛稍缓解
躯体痛	疼痛局限于病变所在处，疼痛定位准确，多为腹壁或壁腹膜病变，常在体表部位产生持续性刺痛或锐痛，少有恶心及呕吐，体位变动可加重腹痛
牵涉痛（又称放射痛）	内脏性疼痛牵涉到身体体表部位而言，具有体神经传导特点，疼痛较强，程度剧烈，部位明确，局部有压痛、肌紧张及感觉过敏等

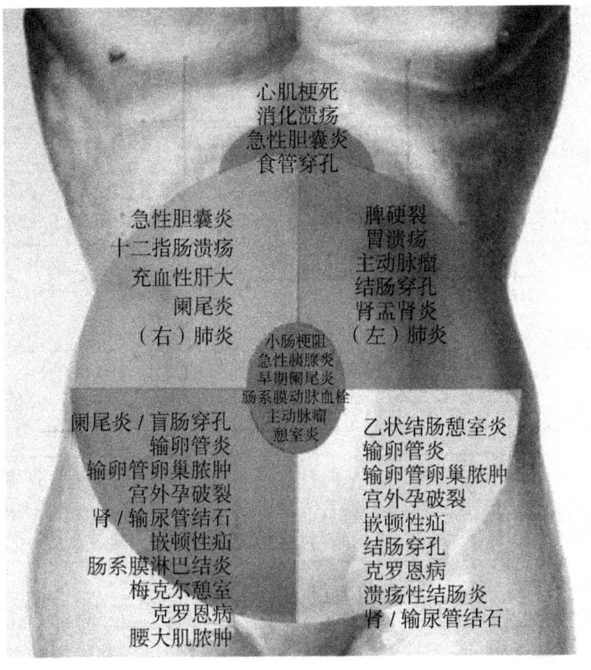

图 1-14　腹痛与部位对应关系

（4）继发性腹膜炎临床特点（1-88）。

表 1-88　继发性腹膜炎临床特点

项目	临床特点
继发性腹膜炎	· 起病突然，疼痛剧烈，呈持续性。但病因不同，腹痛的程度也有轻重之分。化学性腹膜炎所致腹痛最为剧烈，腹腔出血所致腹痛最轻
	· 起始部位和原发病病变部位一致，迅速弥散，但原发病灶处的腹痛最剧烈
	· 咳嗽、深呼吸或活动时（如翻身）可使腹痛加重
	· 常有恶心及呕吐，发生急性腹膜炎后，因肠蠕动减弱，患者多无排气或排便。盆腔腹膜炎或者直肠受到渗出液或脓液的刺激，也可有下坠感及便意，或只能排出少量黏液便，便后仍不觉轻松
	· 体温逐渐升高、脉搏加快，年老体弱的患者体温可不升高，脉搏多加快。如脉搏快体温反而下降，这是病情恶化的征象之一
	· 出现感染中毒症状，如高热、呼吸浅快、大汗及口干等
	· 病情进一步发展则出现面色苍白、虚弱、眼窝凹陷、皮肤干燥、四肢发凉、呼吸急促、口唇发绀及脉细微弱等
	· 若体温骤升或下降、血压下降、神志恍惚或不清，常提示已有重度缺水、代谢性酸中毒和（或）休克

（5）常见腹痛 / 腹胀诊断思维（表 1-89）。

表 1-89　常见腹痛 / 腹胀诊断思维

人群	诊断思维
基础疾病患者	· 腹痛可因病变的脏器和性质不同而表现各异，如绞痛常提示空腔脏器梗阻；胀痛常为内脏包膜张力增大、系膜牵拉或空腔器官胀气扩张所致；炎性病变引起腹痛相对较轻；空腔脏器痉挛或梗阻、脏器扭转、嵌顿及绞窄缺血等所致腹痛较重；消化道穿孔产生腹痛剧烈，呈刀割样，患者常拒按腹部或不敢翻身及深吸气；胆绞痛及肾绞痛时等常伴辗转不安

续表

人群	诊断思维
基础疾病患者	·肝或脾破裂所致者（如肝癌结节破裂或腹外伤致肝脾破裂等），腹腔内可抽出大量血性液体，常伴有失血性休克表现
	·急性肠梗阻、肠缺血、肠坏死或急性胰腺炎者，应禁食并上鼻胃管行胃肠降压术，否则会加重病情
	·空腔脏器病变在持续剧痛后突然减轻或消失，常提示病变不是缓解而是加重。腹部绞痛常提示胸腹腔血管阻塞和空腔脏器强烈痉挛，易发生疼痛性休克。尚需观察生命体征和一般情况的改变，进行综合判断
	·消化性溃疡疼痛在 30 ～ 50 岁最常见，也可发生于青少年，但极少发生在儿童中，男性比女性更常见。青少年腹痛有时与风湿性关节炎及重金属中毒有关，青少年胃溃疡特点表现为夜间痛、绞窄痛，进食后不能缓解，这点与成年人胃溃疡的症状不同
	·若怀疑腹痛是由急腹症引起，必须考虑该急腹症是属于下列哪种类型，即感染性、出血性、梗阻性或缺血性，共同表现均为发病急、病情重、进展快及变化多等，尤其是腹部脏器破裂或穿孔者。若诊疗及观察稍有疏漏，可能会直接殃及患者生命
	·若有高血压史的中老年患者突然发生腹痛；或血压控制不佳者突发性持续不缓解的腹痛；或具有腹痛与体征不相符（腹痛严重，而体征较轻）；或腹痛时迅速出现多器官受损的表现；或腹痛用一般镇痛药效果不佳及出现休克血压不降，早期还可升高时，均提示主动脉夹层的可能。应尽早行影像学检查明确诊断
	·中枢神经系统疾病中的脑血管意外、脑炎及脑肿瘤等亦可伴有腹痛
	·应随时观察患者的病情变化及其生命体征，包括体温、脉搏、呼吸、血压及尿量变化等。在病因未明确前不应给予吗啡或哌替啶等麻醉性镇痛药，以免掩盖病情或贻误诊断。但对已明确诊断为胆石症或泌尿系结石者，可给予解痉药治疗
儿童	·因儿童不能对腹痛进行准确的描述，故应注意对一些线索进行分析，如退缩或异常体位（侧卧位，将膝盖蜷于腹部）。观察其咳嗽、走路、爬行等均将有助于诊断，有时家长的代主诉也并非可靠
	·儿童腹痛常提示严重疾病且表现较成年人多变，如儿童阑尾炎可以呕吐为疾病的唯一表现；儿童急性肾盂肾炎可致腹痛、恶心、呕吐及腹泻，可缺乏尿频、尿急及尿痛的典型症状
	·肠系膜淋巴结炎在儿童更常见；儿童腹痛还可见于乳糖不耐症、过敏紧张疲劳综合征、肠扭转、梅克尔憩室、肠套叠、肠系膜炎及糖尿病等
	·儿童自诉腹痛也可为情绪需要，如厌学、想引起别人注意等
老年	·由于老年人在描述腹痛时常不能区分是新近发生的还是以往症状，有时很难得到准确的疼痛性质。若腹痛和其他症状出现较晚或出现在消化不良和便秘治疗之后，极易导致误诊，应引起重视
	·老年人急性腹膜炎表现可不明显或缺乏，如体温不升或缺乏腹膜炎体征等
	·＞ 70 岁的老年，多见于急腹症是绞窄性疝、肠梗阻及肿瘤。＞ 50 岁的腹痛患者中，若腹痛持续 72h 以上，并伴便秘者常提示恶性肿瘤，如大肠癌
	·老年患者不常见的急腹症也经常会出现，既往腹部若有手术史常提示粘连性肠梗阻；由绞窄性疝和肿瘤所致的肠梗阻；胆囊炎和憩室炎的发病率也随年龄增长而增加
	·老年人结肠癌作为腹痛病因几乎都与溃疡穿孔有关
	年龄超过 60 岁者仅有少数发生溃疡病穿孔，一旦发生，病死率极高
	·老年人无论男女发生中下腹疼痛，别遗漏对腹股沟疝的检查
	·老年人既往有胆结石病史，出现腹痛后血压下降，提示有胆囊穿孔的可能，原因可能如下：a. 老年者免疫功能低下，急性重症胆囊炎的发病概率增高；b. 高龄者胆囊疾病多年病史，使胆囊呈慢性炎性改变，胆囊壁肥厚及纤维化、胆汁淤滞、胆囊压力增高、胆囊功能减弱或消失，加之常有血管硬化，胆囊动脉为终末动脉，发生急性胆囊炎症时容易造成栓塞，引起胆囊血运障碍，胆囊壁坏死穿孔
女性	·胆囊炎的发病率女性高于男性，口服避孕药或雌激素的妇女比不服药的更易患病。增加胆固醇饱和度的药物也可增加胆石症的发病率，如氯贝丁酯（氯贝特）、雌激素 – 孕激素化合物等
	·肠易激综合征在年轻女性中最为常见，特别是已育女性，其原因是这部分女性的生活压力较大，其腹痛可发生于左下腹、右下腹或脐区，偶尔反射到背部。这种疼痛可以因排气或排便而减轻
	·育龄女性耻区或盆腔疼痛经常难以评价，多由异位妊娠、卵巢扭转、卵巢囊肿破裂、盆腔炎性疾病、子宫内膜异位症和经期疼痛等所致。如育龄期妇女突然发生严重弥漫性腹痛并出现晕厥常提示为异位妊娠
	盲肠扭转在女性患者中较为常见。女性腹痛的诊断不应忽视消化性溃疡，因为较高的溃疡病穿孔发生率是医师没有诊断出溃疡病所致

（6）腹部术后常见并发症（表 1–90）。

表 1–90 腹部手术后常见并发症

腹部手术并发症	特点
· 胃十二指肠、小肠、结直肠手术后腹痛	应首先排除吻合口漏、梗阻或十二指肠残端破裂等并发症，也应考虑术后早期肠粘连、肠扭转、肠系膜血管栓塞或腹内疝等情况
· 肝胆手术后腹痛	则应排除胆漏、肝内血肿、膈下感染或脓肿、血胆症、胆管结石残留或胆囊切除术后遗留胆管结石等情况
· 胰腺或脾脏手术后腹痛	应首先排除胰瘘、胰腺炎、左膈下感染或脓肿等情况
· 腹部创面术后早期腹痛	则应想到有无遗漏对多发伤的全面处理等情况
· 嵌顿疝手术后腹痛	应考虑有无对逆行性嵌顿疝的肠管血运情况的漏查，以及有无嵌顿疝的整块回纳后而出现肠管坏死等情况
· 术后腹肌紧张或反跳痛	应考虑术后并发腹膜炎可能
· 恶性肿瘤或门静脉高压症等手术后腹痛	要警惕有无门静脉系统血栓形成等并发症

（7）腹痛并发症。

① 参见疼痛章节。

② 不同腹痛病因可引起不同并发症，尤其应注意腹腔脏器的破裂、出血、穿孔及感染等并发症。

（8）内外科疾病腹痛诊断程序（图 1–15）。

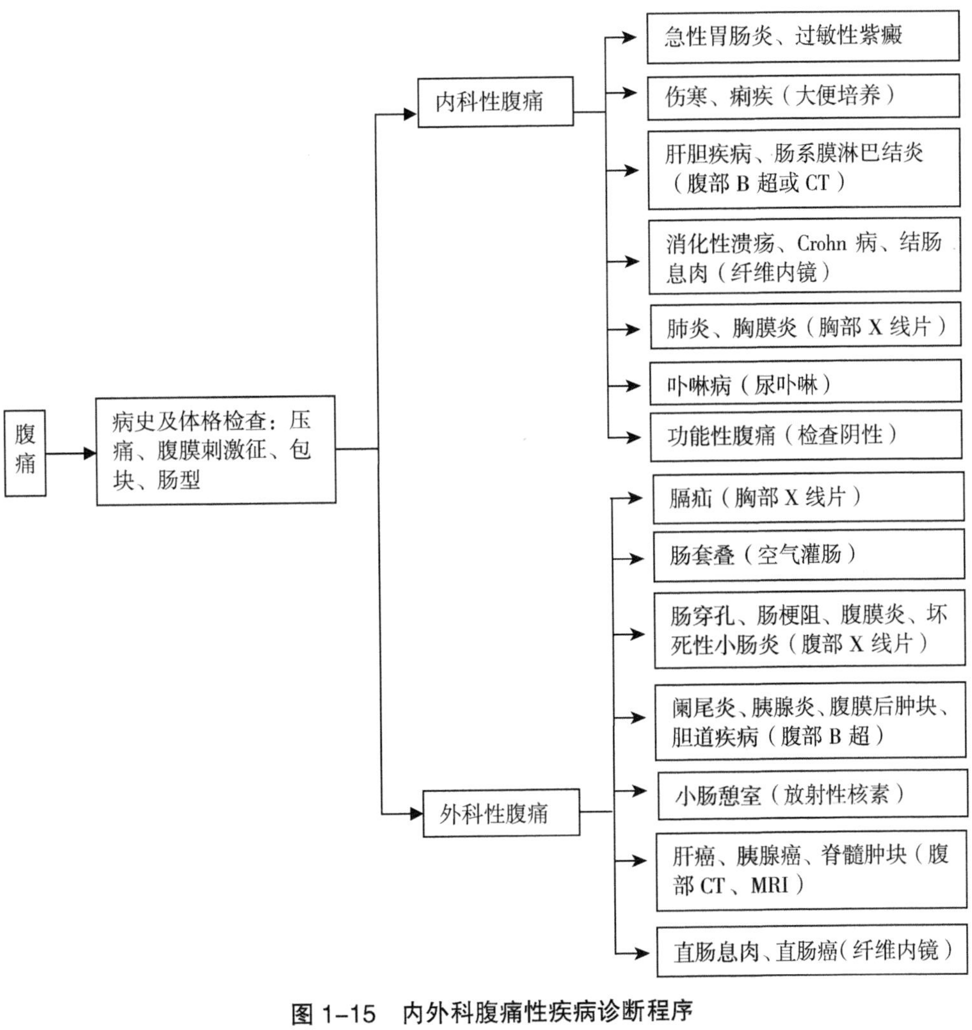

图 1–15 内外科腹痛性疾病诊断程序

（9）急慢性腹痛诊断程序（图 1-16）。

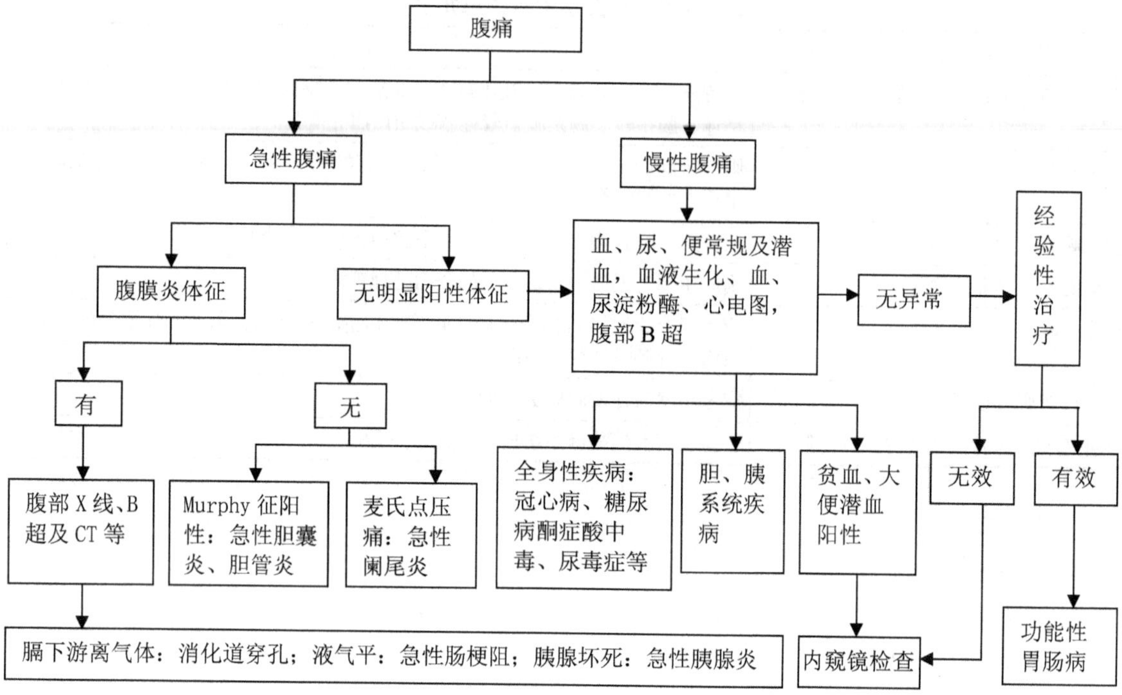

图 1-16　急慢性腹痛诊断程序

（10）腹外伤诊断程序（图 1-17）。

（11）老年人腹痛缺血性肠病诊断程序（图 1-18）。

（12）女性周期性腹痛诊断程序（图 1-19）。

（13）肠梗阻诊断程序（图 1-20）。

【疾病特点与表现】

（1）胸壁或胸腔疾病（易被忽视或误诊）。

① 肋间神经痛（下胸部的肋间神经）：肋间神经痛发病时，可见疼痛由后向前，沿相应的肋间隙放射呈半环形；疼痛呈刺痛或烧灼样痛。咳嗽、深呼吸或打喷嚏时疼痛加重。疼痛多发于一侧的一支神经。检查可发现患处肋软骨肿胀或压痛。

② 急性心肌梗死：本病可仅表现为上腹痛伴恶心、呕吐，甚至有腹肌紧张、上腹压痛，但此类患者常有心绞痛病史，心电图有特征性表现及心肌酶学异常。

③ 急性心包炎：胸痛是本病最主要症状，当疼痛牵涉至上腹部时，可类似“急腹症”。其他表现包括发热、奇脉、心音低钝及心包摩擦音等。

④ 肺炎球菌性肺炎（大叶性肺炎）：本病可出现上腹部持续性疼痛，向患侧肩部放射。常见于青壮年，以上呼吸道感染、劳累或雨淋等为诱因。其他表现包括高热、寒战、咳嗽、呼吸困难及咳铁锈色痰等。患侧胸部呼吸运动减弱，语颤增强，可闻及病理性呼吸音。腹部可有压痛及腹肌紧张。

⑤ 急性右心衰：本病导致肝淤血时可出现明显腹痛，向右肩放射，患者常有体循环淤血表现，如颈静脉充盈或怒张、肝大及下肢水肿等。

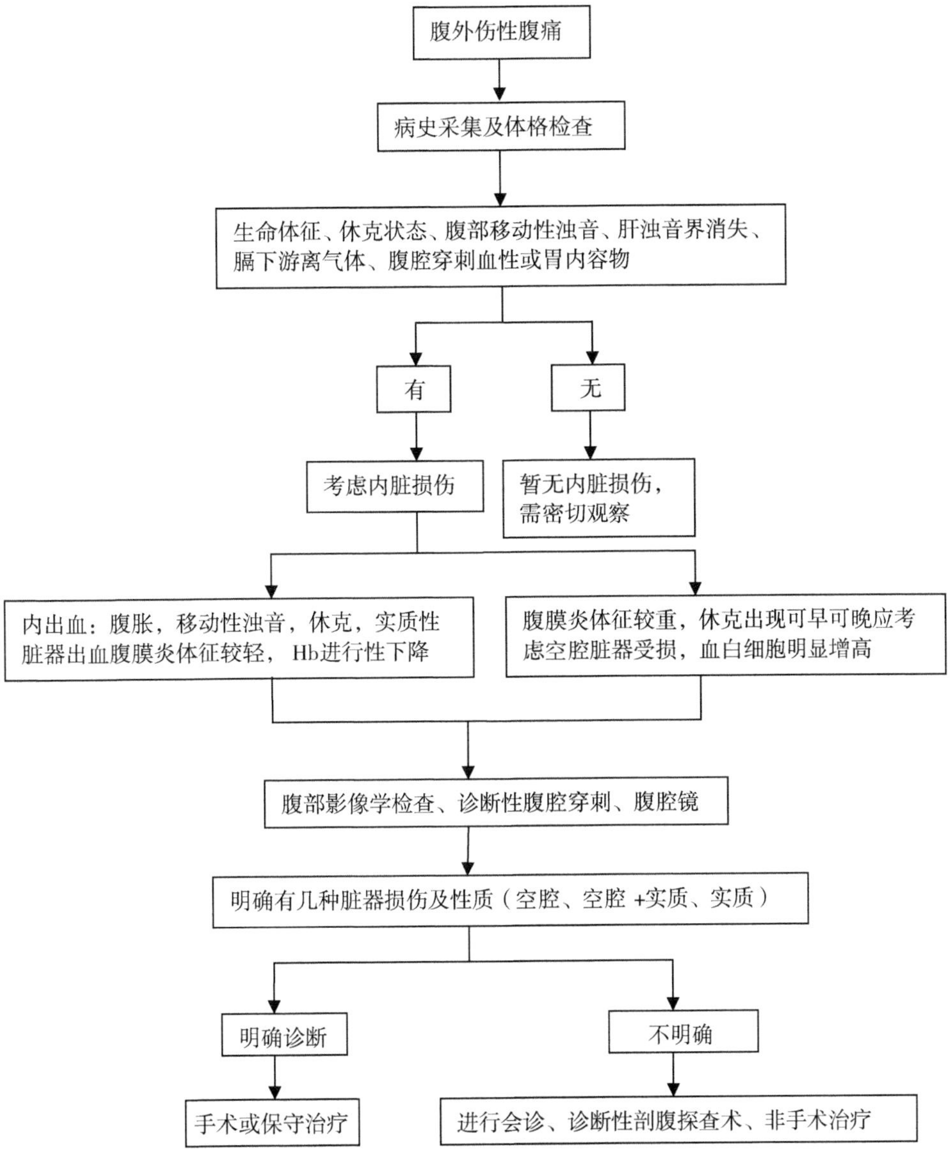

图 1–17 腹外伤诊断程序

⑥ 主动脉夹层：以腹痛为主的主动脉夹层临床并不少见，临床表现有剧烈腹痛、恶心、呕吐等类似急腹症的表现；夹层血肿压迫食管，则出现吞咽障碍，破入食管可引起大呕血；血肿压迫肠系膜上动脉，可致小肠缺血性坏死而发生便血。

（2）假性急腹症。

① 急性胃肠炎：本病腹痛部位广泛，但腹部少有压痛、无反跳痛和肌紧张，肠鸣音活跃。多在进食不洁食物后 2 ～ 3h 发病，其他表现包括剧烈呕吐、腹泻，腹泻后腹痛可暂时缓解。

② 急性肠系膜淋巴结炎：多见于儿童及青少年，常诉右下腹疼痛，因有回肠末段多个淋巴结肿大，故压痛多在右下腹，但范围不确切，压痛点不恒定，无肌紧张及反跳痛。本病常有上呼吸道感染史，早期有发热，但白细胞计数升高不明显。

③ 腹型过敏性紫癜：为胃肠道过敏引起肠黏膜、肠系膜或腹膜广泛出血所致，常为阵发性绞痛，位置不固定，且常伴恶心、呕吐、腹泻或血便。

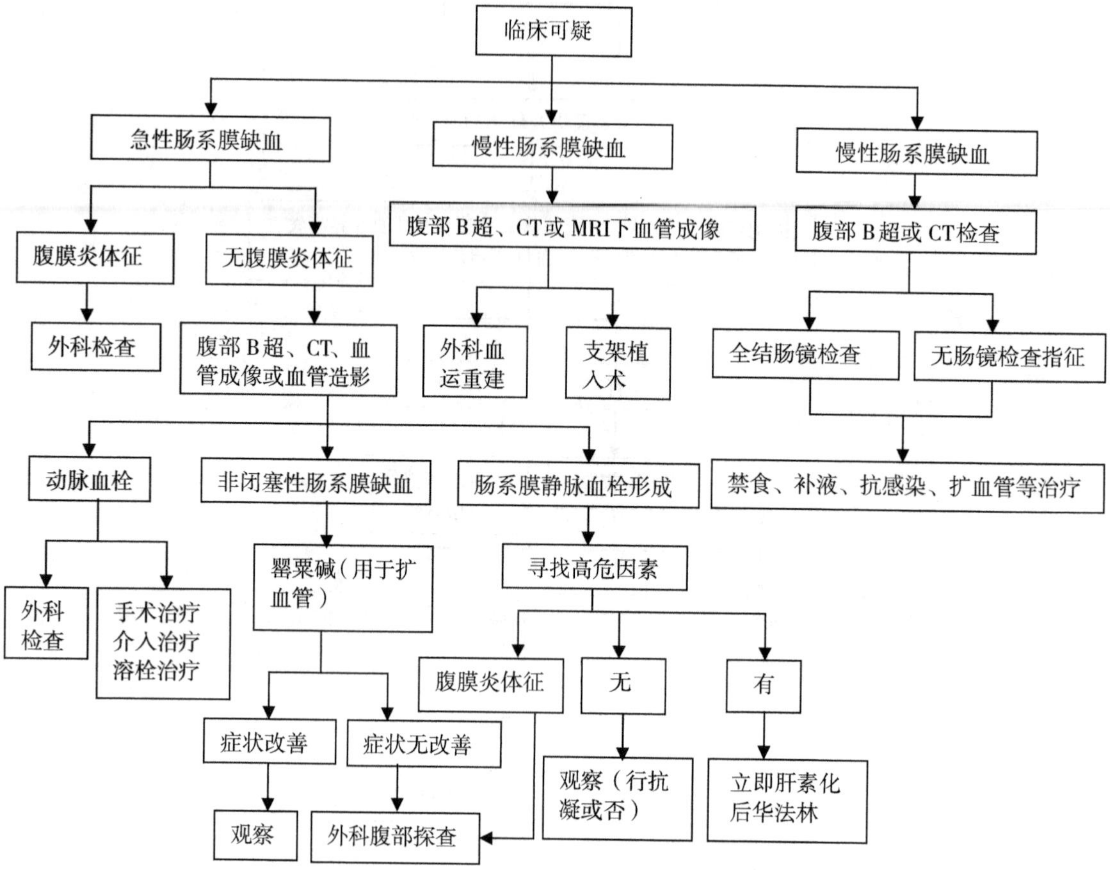

图 1-18 缺血性肠病诊断程序

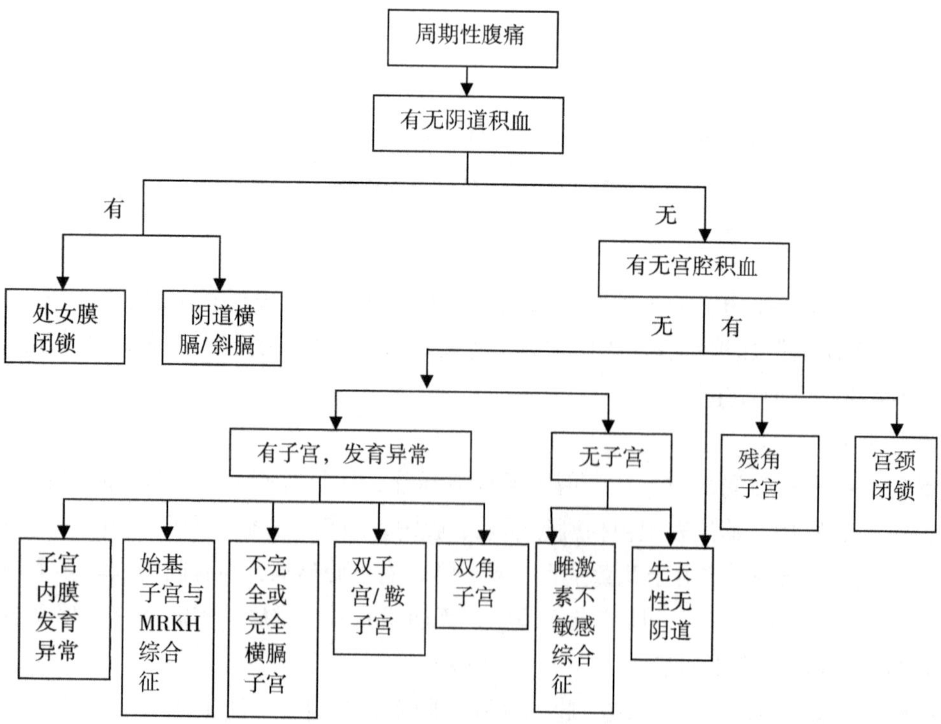

图 1-19 女性周期性腹痛诊断程序

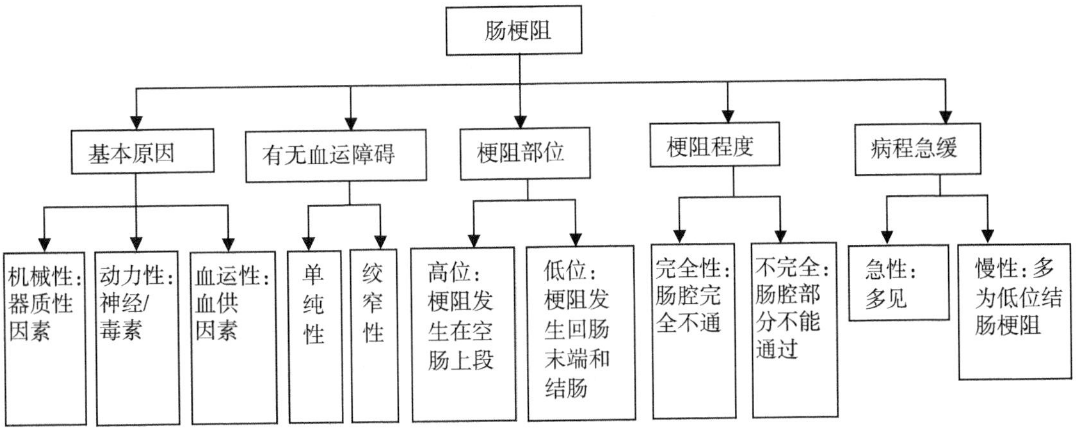

图 1-20 肠梗阻诊断程序

④ 腹型癫痫：本病腹痛是以周期性腹痛为主（常提示脑外侧裂深部病变），呈突发性、剧烈绞痛或刀割样痛持续数分钟或数小时，其他表现包括多数伴有自主神经功能紊乱症状，间歇期正常，神经系统检查阴性。常可与各种类型的癫痫发作并存，家庭史中常有癫痫或其他发作性疾病如偏头痛等病史。

⑤ 原发性腹膜炎：多见于全身虚弱、肝硬化、尿毒症及免疫功能低下者。病原菌多经血循环而来，以溶血性链球菌、肺炎双球菌和大肠杆菌为多见。病初有发热，随之腹痛、腹水增多，腹部压痛或反跳痛，但腹膜刺激征较继发性腹膜炎轻。

（3）中毒、内分泌或代谢性疾病。

① 急性铅中毒：常有剧烈腹痛发作，恶心、呕吐、食欲不振、口有金属味、流涎、腹胀、便秘、便血及腹绞痛并喜按，其他表现包括有肝大、黄疸和肝功能减退等。

② 尿毒症：可有腹痛，常伴有明显的消化道症状、贫血、水肿及尿检异常等。

③ 电解质紊乱及酸碱平衡失调：常可引起腹痛，如低钠血症、低钾血症及高钙血症等。

④ 糖尿病：合并酮症酸中毒时可有广泛性急性腹痛，伴腹肌紧张及肠鸣音减弱，易被误诊为急腹症。其他表现包括恶心、呕吐、多尿及口渴等症状加重，明显乏力、体重减轻及呼出气体常有烂苹果味等。

⑤ 甲状腺功能亢进症：患者可出现腹痛，常伴大便次数增多，其他表现包括体重减轻、怕热、出汗、心悸、心动过速、失眠、情绪易激动及焦虑等。

⑥ 高脂血症：本病可引起腹痛，但并不常见。

（4）血液与造血系统疾病。

① 遗传性球形红细胞增多症：本病发生溶血时可致剧烈腹痛，其他表现包括贫血，多次发作性黄疸及脾脏大。若发生溶血危象则突然高热、恶心、呕吐、腰背及四肢肌肉酸痛、肝脾疼痛和贫血加重等。

② 阵发性睡眠性血红蛋白尿：腹痛可因睡眠或寒冷而诱发，其他表现包括贫血（常为中、重度）、尿呈酱油或浓茶色。部分有轻度出血表现，如皮肤、牙龈出血，女性可月经过多，个别有大量鼻出血、眼底出血及术后大出血等。本病常与再生障碍性贫血相互转化或同时存在。

③ 镰状红细胞病：有剧烈腹痛，甚至可发生头痛、昏迷和肢体瘫痪等。其他表现包括轻度贫血、巩膜轻度黄染及肝脏轻、中度肿大等。

④ 地中海贫血：可发生腹痛、腹泻等症状，本病轻型可无症状，仅表现轻度贫血，重型常在出生后数日出现贫血及肝脾大，其他表现包括臀状头、眼距增宽、马鞍鼻、前额突出、两颊突出易合并长骨骨折等。少数在肋骨及脊椎之间发生胸腔肿块，亦可见胆石症及下肢溃疡。

⑤ 腹型过敏性紫癜：为一种常见的血管变态反应性疾病，当消化道黏膜及脏腹膜毛细血管受累时常出现腹痛，为阵发性绞痛，多位于脐周围、下腹或全腹，发作时可有腹肌紧张、明显压痛及肠鸣音亢进。本病极易被误诊为外科急腹症。

⑥ 急性白血病：本病的腹痛和白血病的脾脏浸润有关，其他表现包括发热、进行性贫血、皮肤黏膜出血及全身淋巴结肿大等。

⑦ 恶性淋巴瘤：原发于胃肠道最常见，胃及高位小肠淋巴瘤有上腹痛及呕吐等症状；小肠淋巴瘤好发于回盲部，多为右下腹疼痛。其他表现包括慢性腹泻或脂肪泻，常合并肠梗阻。

⑧ 骨髓纤维症：发生脾梗死时可有剧烈腹痛发作，本病典型表现是肝脾大，其他表现包括乏力、体重减轻、怕热及多汗等症状，晚期出现明显消瘦、面色苍白、疲乏、无力及体力活动后气促等。

⑨ 淀粉样变：累及消化系统时可以出现腹痛，有时还较剧烈，表现繁多，与受侵犯器官多少相关（表 1-91）。

表 1-91　淀粉样变临床表现

受累器官	临床表现
肾脏	表现为蛋白尿，血尿或肾病综合征
心脏	心肌肥厚，心脏扩大，传导阻滞，心律失常和顽固性心功能不全
舌	舌肥大，可导致言语困难，舌疼痛
脾脏	有脾脏大，但多无任何症状
胃肠道	表现为胃肠运动功能异常，胃张力低，吸收不良，假性肠梗阻和出血
皮肤	出现丘疹、结节、紫癜等
骨骼肌	假性骨骼肌肥大
神神经系统	肢体麻木、刺痛或无力

（5）感染性疾病。

① 流行性出血热：本病可出现剧烈腹痛、压痛及反跳痛，早期症状主要是发热、头痛、腰痛、咽痛、咳嗽、流涕等（极易与感冒混淆），重者出现尿少、水肿及腹水等症状。本病可分五期，即发热期、低血压期、少尿期、多尿期及恢复期，常易并发消化道出血及中枢神经系统病变（脑炎或脑膜炎）。

② 破伤风：本病引起的腹痛主要是由外毒素所致，特别是痉挛毒素对神经有特殊的亲和力，引起腹肌阵发性痉挛，导致腹痛。典型表现为“恐水症”及强直性肌痉挛。

③ 猩红热：可伴有右下腹痛，易被误诊为急性阑尾炎。本病典型表现是皮疹，为猩红热最重要的体征之一。其他表现包括骤起畏寒、发热、头痛、咽痛、杨梅舌、食欲减退、全身不适、恶心及呕吐等。

④ 立克次体感染：本病常出现的腹痛，伴有发热，皮疹及明显的消化道症状。

⑤ 艾滋病：初期的症状如同普通感冒、流感样，可有全身疲劳无力、食欲减退、发热等，随着病情的加重，临床症状复杂多变，与受累组织器官多少相关，侵犯肺部时常出现呼吸困难、胸痛及咳嗽等；侵犯胃肠可引起持续性腹泻、腹痛及消瘦无力等；侵犯神经系统后出现头晕、头痛、反应迟钝、智力减退、精神异常、抽搐、偏瘫或痴呆等；皮肤受累则出现单纯疱疹、带状疱疹、口腔和咽部黏膜炎症及溃烂等。表 1-92 中出现任何一项均需考虑本病。

表 1-92 艾滋病诊断线索

·原因不明的持续不规则发热 38℃以上，＞1 个月 ·慢性腹泻次数多于 3 次 / 日，＞1 个月 ·6 个月之内体重下降 10% 以上 ·反复发作的口腔白念珠菌感染 ·反复发作的单纯疱疹病毒感染或带状疱疹病毒感染 ·肺孢子虫肺炎 ·反复发生的细菌性肺炎 ·活动性结核或非结核分枝杆菌病	·深部真菌感染 ·中枢神经系统占位性病变 ·中青年人出现痴呆 ·活动性巨细胞病毒感染 ·弓形虫脑病 ·真菌感染 ·反复发生的败血症 ·皮肤黏膜或内脏的卡波济肉瘤、淋巴瘤

⑥ 肠道寄生虫病：寄生在人体小肠的寄生虫所引致的疾病的总称。寄生虫的成虫或幼虫在宿主体内迁移穿透组织时常可引起较剧烈的腹痛。此外，胃肠型疟疾如恶性疟或间日疟也可引起腹痛。最常见有蛔虫病、蛲虫病、绦虫病和钩虫病等，相关临床表现见表 1-93。

表 1-93 肠道常见寄生虫病临床特点

寄生虫	蛔虫	钩虫	鞭虫	饶虫
寄生部位	小肠、胆道	十二指肠、小肠	盲肠	肠道或侵入邻近器官
临床特点	常见有阵发性腹痛，位置多在肚脐周围，若系胆道蛔虫可以发生胆绞痛。其他临床表现包括惊厥、夜惊、磨牙、异食癖、营养不良、反应迟钝及发育障碍等	主要表现腹部不适、乏力、腹痛及消化不良。其他表现包括食欲亢进、喜食泥土、恶心、呕吐、面色及指甲苍白、毛发干枯、头晕及贫血等	有右下腹痛、恶心、呕吐、低热及食欲不振等，重者可表现为腹泻，脓血便，里急后重及脱肛等，部分可出现慢性阑尾炎的症状和不同程度贫血	可造成下腹疼痛，程度常较轻，主要表现有夜间肛门及阴部奇痒、食欲不振、消瘦及烦躁等，穿入肠壁深层寄生易造成出血、溃疡、甚至小脓肿

⑦ 急性出血性坏死性小肠炎：本病起病急，突然发生急性腹痛，疼痛多位于脐周及上腹部，可蔓延至全腹，多为持续性呈阵发性加剧。其他表现包括发热、恶心、呕吐、腹泻及血便。重症可出现中毒性休克、肠麻痹及肠穿孔等。

（6）结缔组织疾病。

① 系统性红斑狼疮：出现腹痛的机制主要是免疫复合物广泛沉积于胃肠血管发生血管炎，导致毛细血管壁通透性增高，从而出现腹痛及腹水等症状。其他表现包括发热、淋巴结肿大、皮肤损害、关节疼痛及蛋白尿等。

② 结节性动脉周围炎：可引起肠系膜血管血栓及腹腔脏器梗死而引起腹痛发作。本病可累及人体的任何器官，但以皮肤、关节、外周神经、胃肠道和肾脏受累最为常见，还可以合并其他疾病如类风湿性关节炎或干燥综合征等。

③ 皮肌炎：本病累及消化道可出现持久性腹痛，其他表现包括四肢关节伸面紫红色斑疹、四肢近端肌肉进行性无力和萎缩等。

④ 硬皮病：本病出现腹痛常提示病变累及消化道，其他表现包括皮肤、滑膜、骨骼肌、血管和食道出现纤维化或硬化，面部、手 / 足肿胀、皮肤发紧增厚、皮纹和皱褶消失。晚期皮肤变硬萎缩、不能提起、状如腊肠，面部皮肤菲薄、表情呆板、鼻子变尖、耳轮变薄、张口受限及面具脸等。

⑤ 风湿热：可引起腹痛，但常不被重视，原因是本病的典型表现以皮肤、关节及心脏等损害为主。

⑥ 流行性肌痛：本病可出现胸、腹部肌肉剧烈疼痛，可向肩部、颈部放射。

（7）急腹症疾病。

① 急性胰腺炎：常在暴饮暴食或饮酒后发作，或有胆道结石及蛔虫病史。突然发生上腹部持续性

剧烈疼痛，阵发性加剧，常向左腰及背部放射，伴恶心、呕吐及发热。重症胰腺出血坏死时则出现严重脱水、无尿或少尿，常继发感染、腹膜炎和休克等。

② 急性胆囊炎：常合并胆囊结石，女性多见，反复发作右上腹绞痛，向右肩及右背部放射，其他表现包括畏寒、发热、右上腹膜刺激征、可扪及肿大胆囊及 Morphy 征阳性等。

③ 急性胆管炎：反复发作右上腹绞痛，伴寒战高热及阻塞性黄疸，严重时有意识障碍和休克。典型体征有右上腹中、重度腹膜刺激征及可扪及肿大的胆囊。出现查科三联征，指腹痛、寒战高热及黄疸（三个症状需按此顺序出现）者可诊断本病。

④ 急性阑尾炎：突然上腹或脐周疼痛，后转移至右下腹，右下腹固定性压痛、反跳痛及肌紧张。可合并局限性腹膜炎或穿孔弥漫性腹膜炎，但仍以右下腹体征最重。本病易与急性肠系膜淋巴结炎混淆，二者鉴别见表 1-94。

表 1-94　急性阑尾炎与急性肠系膜淋巴结炎鉴别

项目	急性阑尾炎	急性肠系膜淋巴结炎
诱因	常无明显诱因	常有上呼吸道感染
病因	革兰阴性杆菌、金葡菌及厌氧菌等混合感染	金葡菌等细菌或病毒感染
腹痛	为首发症状，上腹部转移性疼痛为特点，疼痛剧烈，为持续性钝痛	非首发症状，腹痛性质不定，腹痛期间常有缓解期
发热	多在 38.5℃以上，可达 40℃	常＜ 38.5℃以下
腹痛与发热关系	腹痛后数小时后开始腹痛	发热在前，腹痛在后
腹部检查	压痛、反跳痛及肌卫，常拒按	脐周或右下腹可有压痛，多不明显，无反跳痛及肌卫，可触及肿大的淋巴结
白细胞	$> 12 \times 10^9/L$ 以上，中性粒细胞升高，常＞ 0.85 以上	多数正常或偏低
保守治疗	早期非梗阻性有效，易复发，大部分无效或较差	多短期内缓解
预后	易穿孔，并发症多	良好

⑤ 胃十二指肠溃疡急性穿孔：多数既往有消化性溃疡病史，突然发生持续性上腹剧痛，很快扩散至全腹，消化液刺激膈肌可产生肩部牵涉痛，消化液流至右下腹导致右下腹腹膜刺激征，易被误诊为急性阑尾炎。其他表现包括全腹压痛、反跳痛，肌紧张呈板状，肝浊音界缩小或消失，肠鸣音减弱或消失等。

⑥ 急性肠穿孔：常突然发生腹痛，呈持续性刀割样剧痛，多位于中下腹或波及全腹，其疼痛常不能忍受，并在深呼吸及咳嗽时加剧。其他表现包括发热、腹胀、低血压、心动过速、腹部呼吸运动减弱或消失、全腹压痛、反跳痛及腹肌紧张，可有移动性浊音及肠鸣音减弱或消失等。

⑦ 肝破裂：多在腹压增高或外伤等诱因下发生，表现为突然发生剧烈腹痛，由右上腹蔓延至全腹，呈持续性胀痛。若为外伤性肝破裂或肝脏血管瘤破裂者，多伴有失血性休克症状，如面色苍白、脉搏细速及血压下降等，同时出现腹肌紧张、全腹压痛、反跳痛、腹式呼吸受限及腹部移动性浊音阳性等。

⑧ 脾破裂：脾破裂多发生于脾大的基础之上，外伤是其直接原因。表现为剧烈腹痛，从左上腹扩散至全腹，有时向左肩部放射，其他表现包括恶心、呕吐、腹胀、心慌、出汗及面色苍白等失血性休克的表现，常见体征有全腹压痛、反跳痛、腹肌紧张及移动性浊音阳性。

⑨ 急性肠梗阻：本病有腹痛、呕吐、腹胀、停止排便排气、腹部膨胀、肠音亢进及全身脱水等典型表现。肠梗阻可分为单纯性和绞窄性，二者鉴别见表 1-95。

表 1-95 单纯性和绞窄性肠梗阻鉴别

鉴别点	单纯性肠梗阻	绞窄性肠梗阻
全身情况	轻度脱水征	重病容，脱水明显
发病	渐起	急骤，易出现休克
腹痛	阵发性、伴有肠鸣	持续、剧烈，无肠鸣
呕吐	高位梗阻者呕吐频繁，胃肠降压后可缓解	出现早、频繁，胃肠降压后不缓解
呕吐物	胃肠液	可为血性液体
触诊	无腹膜刺激征，可触及肿胀的肠袢	有腹膜刺激征，无肿物可及
肠鸣音	亢进、呈气过水声	不亢进或消失
腹腔穿刺	阴性	可有血性液
腹部 X 线	有液平	有孤立或肿胀的肠袢

⑩ 胆道蛔虫：多见于儿童及青少年，为突然发生的上腹部或剑突下阵发性绞痛，其他表现包括恶心、呕吐、发热及黄疸等，间歇期疼痛完全缓解，部分有大便排蛔虫病史。

⑪ 肾、输尿管结石：多见于 20 ～ 40 岁青壮年，常表现为患侧上腹部或耻区持续性钝痛或阵发性绞痛发作，常向下腹或外阴部放射，其他表现包括恶心、呕吐、尿频、尿急、尿痛、血尿、脓尿、发热，患侧肾区、输尿管区压痛及叩击痛等。

⑫ 脐尿管结石：脐与膀胱之间疏松结缔组织内的一条纤维条索，尿囊胚内体腔的部分退化残余（谓之脐尿管），位于膀胱尖部、顶部或前壁。脐尿管结石形成的主要原因是未闭的脐尿管与膀胱相通而造成尿液逆流、感染及尿酸盐类沉积等。发作时可出现腹胀及腹痛，因少见而极易被误诊，腹部 CT 可明确诊断。

⑬ 肠系膜上动脉压迫综合征：腹痛特点是进食后上腹部饱胀、疼痛，仰卧位时由于向后压迫症状加重，而俯卧位，膝胸位或左侧位时均可使症状缓解。其他表现包括恶心、呕吐，呕吐量较大时类似于幽门梗阻，故极易发生脱水和电解质失衡。本病极易被误诊，需引起高度重视。

（8）缺血性疾病：多由血栓脱落后引起，其中最常见是由左心附壁血栓脱落所致，常导致腹腔脏器栓塞而引起剧烈腹痛，栓塞部位不同，临床表现特点各异（表 1-96）。

表 1-96 腹腔脏器常见栓塞临床特点

类型	临床特点
肠系膜动脉栓塞	发病急骤，早期表现腹部绞痛，有腹痛、腹泻、便血、呕吐，恶心呕吐频繁及腹泻等，患者的严重症状与轻微体征不相符是本病重要特点。若病情进一步发展，可出现腹膜炎体征，其他表现包括呕血、便血及休克等
脾动脉栓塞	脾脏的疼痛程度与脾大的急缓程度有关。其他表现包括血细胞减少与脾大不成比例、外周血细胞减少（常为白细胞、血小板减少）。当红细胞减少时，患者可表现为脸色苍白、头昏、心悸。粒细胞减少时，患者抵抗力下降，容易感染、发热。血小板减少时则可产生出血倾向
肾动脉栓塞	可表现有急性肾绞痛，疼痛呈持续性、其他表现包括低热、恶心、呕吐、全身不适、发热及血尿等。高血压通常在发病后数天内发生，数周后可恢复正常。严重者可导致肾功衰竭

（9）女性腹痛常见疾病。

① 输卵管妊娠破裂：常在闭经 5 ～ 6w 出现，为突发性下腹痛，多呈持续性或间歇性钝痛、绞痛、肛周坠痛及里急后重感。其他表现包括面色苍白、晕厥、血压降低（甚至发生休克）、腹部可触及包块

及移动性浊音阳性，易被误诊为中毒性痢疾。

② 异位妊娠（又称宫外孕）：其特点为闭经或无闭经及下腹痛，破裂后表现为急性剧烈腹痛，且反复发作，因阴道及腹腔内出血，该病可致休克。常见体征有患侧盆腔包块，附件区隐痛或胀痛。若为输卵管妊娠流产，腹痛常局限于小腹一侧，血液积聚于子宫直肠凹陷处可引起肛门坠痛。

③ 卵巢滤泡或黄体破裂：多在月经中期或前期发生耻区突然剧痛，先为一侧耻区疼痛，继而波及全腹，腹腔会有不同程度出血。

④ 卵巢囊肿蒂扭转：典型体征是突然发生一侧耻区疼痛，可随体位的转换而缓解，其他表现包括恶心、呕吐，甚至休克。当重度扭转时，腹痛加剧，转换体位也不易缓解。

⑤ 子宫内膜异位症：周期性耻区疼痛，随着月经周期而加重，月经结束后消失。常发生在月经前或行经时。有的痛经较重难忍，需要卧床休息或用药止痛。

⑥ 盆腔炎：可引起耻区疼痛、坠胀及腰骶部酸痛感，常在劳累、性交后及月经前后加剧，子宫一侧或两侧呈片状增厚，有宫骶韧带增粗、变硬及压痛。

⑦ 排卵性腹痛：青春期女孩在排卵时，卵泡破裂，卵泡液对腹膜可能有一定的刺激作用，故有时会出现左右交替的、每月一次的轻微腹痛，表现多为一侧性小腹隐痛、钝痛或坠胀样疼痛，部分少女同时伴有少许阴道出血，即排卵期出血，多在 1 ～ 2d 后自行消失，一般不超过 7d。这属于生理性的，多无临床意义。

⑧ 痛经：痛经分原发性与继发性两种。原发性痛经常见于青春期少女，原因与体内前列腺素水平、寒冷或情绪心理因素等有关，并且无器质性病变，随着年龄增长或结婚与生育后，常可自愈。继发性痛经常见于子宫内膜异位症及子宫腺肌症，表现为疼痛逐渐加重，多呈周期性发作，或非经期小腹有隐痛，于行经前后加重。

⑨ 心因性腹痛：常见于有学校恐惧症的女性，害怕上学或害怕参加考试。如果强迫去学校，就会产生焦虑情绪和焦虑性身体不适，如面色苍白、心率加快、呼吸急促、腹痛难忍、呕吐、头痛及头晕等，有的多次以剧烈腹痛就诊，但各种检查结果均为正常。而一旦让患者暂时休学，焦虑情绪和不适症状很快就会得到缓解，腹痛立即消失。

⑩ 易混淆的四种腹痛性疾病的临床特点，见表 1–97。

表 1–97　女性易混淆的四种腹痛性疾病临床特点

特点	输卵管妊娠	流产	黄体破裂	急性阑尾炎
停经	有	有	无	无
腹痛	突然撕裂样疼痛，自下腹扩散至全腹	下腹中央阵发性坠痛	下腹一侧突发性疼痛	转移性腹痛
阴道流血	少量暗红色	先少后多，鲜红色，可有绒毛	多无	无
休克	程度与出血不成正比	正比	无	无
体温	正常，可稍高	正常	正常	升高
盆腔检查	宫颈举痛，直肠子宫陷凹肿块	宫口开，子宫增大，变软	无肿块，一侧附件压痛	直肠指检右侧高位压痛
后穹窿穿刺	抽出不凝血	无	抽出血液	无

（10）慢性腹胀 / 腹痛常见疾病。

① 食管裂孔疝：本病为中上腹部不适感或灼痛，疼痛向肩背部放射，伴嗳气、反酸及反流等症状，

食后卧位易诱发症状，尤其睡前饱食，食后散步可使症状缓解。本病发病随年龄增长而增加，以 30 岁以后多见，其主要诱因包括妊娠后期、肥胖、剧烈咳嗽、紧扎腰带、频繁呕吐、大量腹水、巨大腹内肿瘤、慢性便秘、食管炎或食管溃疡等。

② 食管下段贲门部癌：本病主要表现为早期进食时胸骨后或剑突下疼痛，呈烧灼痛，针刺样或牵拉样疼痛。本病以中老年人多见，常伴有恶心、呕吐、食欲不振及乏力等。晚期可出现吞咽困难、呕血及黑便等。

③ 慢性消化性溃疡：上腹痛是溃疡病最突出的症状，其特点是反复周期性发作的隐痛，有明显的节律性，胃溃疡疼痛位于上腹部正中或偏左，餐后 0.5 ～ 1h 发生，至下次餐前缓解。十二指肠溃疡疼痛多位于中上腹部或偏右，餐后 2 ～ 3h 发作，呈饥饿痛或夜间痛，再次进餐疼痛可缓解，伴有反酸、恶心呕吐及嗳气等症状。

④ 慢性胃炎：本病腹痛多为隐痛及腹胀，疼痛常无明显节律性，其他表现包括上腹部不适、进食后饱胀、恶心、呕吐、食欲减退及消瘦等，甚至可出现贫血症状。

⑤ 胃癌：本病多见于40岁以上男性，早期上腹部隐痛或不适，晚期出现剧痛，疼痛无规律性及节律性，其他表现包括乏力、食欲减退、腹胀、消瘦、发热、贫血及上腹部压痛等，部分可触及质硬、不规则及触痛的包块。

⑥ 功能性消化不良：本病是以反酸、嗳气、畏食、恶心、呕吐、上腹不适与疼痛等为主要表现，而 B 超、X 线钡餐、内镜、CT 等检查缺乏器质性病变依据的综合征。其他表现包括头晕、头痛、失眠、心悸、胸闷或注意力不集中等，上腹部有压痛，但部位不固定。

⑦ 肠结核：本病主要临床表现为腹痛或腹泻与便秘交替出现，腹痛位于右下腹或脐周，呈钝痛、隐痛或阵发性疼痛，可因进食而加重。其他表现包括有低热、盗汗、消瘦、腹胀、贫血及食欲不佳等。增生型可出现肠梗阻表现。

⑧ 克罗恩病（Crohn disease）：本病主要表现为腹痛、腹泻及腹部包块。腹痛常在餐后发生，位于右耻区或脐周，常为痉挛性阵痛，初为间歇性，后为持续性。其他表现包括大便呈糊状（常无脓血或黏液）、发热、恶心、呕吐、食欲减退、乏力、消瘦、腹胀及贫血等。全腹或右下腹有压痛，但无反跳痛及腹肌紧张。有肠梗阻与瘘管形成时，右下腹可扪及触痛性包块。

⑨ 贲门失迟缓症：本病疼痛大多发生于胸骨后或中上腹，也可于胸背部或左季肋部等，疼痛可以持续几分钟或几个小时不等，性质不一，多为闷痛或灼痛，也可以表现为针刺痛、刀割样痛或锥痛。其他表现包括食物反流现象及咽下困难等症状等。

⑩ 大肠癌：本病为左下腹或右耻区持续性隐痛，进食后加重，排便后减轻。发生肠梗阻或穿孔者可引起急性腹痛，部分患者有腹泻或便秘，或两者交替出现，大便带血或黏液。其他表现包括食欲不振、腹胀、消瘦及贫血，晚期可出现腹水、恶病质及腹部触及痛性包块等。

⑪ 慢性阑尾炎：本病为右耻区间歇性或持续性隐痛，常因剧烈运动、饮食不当引起或加重，其他表现包括上腹不适、消化不良、食欲不振、腹胀、腹泻或便秘等。腹部检查右下腹有局限、固定性压痛。

⑫ 慢性胰腺炎：本病主要临床表现为与进食有关、反复发作的上腹部钝痛、胀痛或绞痛，可放射至腰背及肩部，其他表现包括嗳气、恶心呕吐、脂肪泻及黄疸等。体检在剑突下可触及肿块。在缓解期可无症状或只有一般的消化不良症状。

⑬ 胰腺癌：本病临床主要表现是上腹部持续性钝痛或阵发性剧痛，向腰背部、前胸及右肩部放射，夜间及卧位时加重，坐位及前倾位时减轻，常伴有消化道症状及消瘦等。有黄疸进行性加深者多见于胰头癌，当癌肿压迫脾动脉或腹主动脉时，可在左上腹或脐周听到血管杂音（该体征提示胰体尾癌）。

⑭ 脾曲综合征：本病疼痛可位于左上腹或胸部，此种疼痛在患者弯腰或穿紧身衣物时加重，肛门排气后减轻。

⑮ 类癌综合征：本病常以痉挛性腹痛及腹泻为首发症状，多出现于餐后或清晨，早期腹泻大多为间歇性，严重时每日可达 20 ～ 30 次，可直接导致营养不良以及水、电解质平衡失调。其他表现包括哮喘样发作、皮肤阵发性潮红、痒感与灼热感，阵红在数秒钟之内呈铜红色乃至紫红色。本病常因进食乳酪、咸肉、火腿、饮酒及情绪激动等而诱发。

⑯ 急性肠脂垂炎：本病是一种罕见病，可分为原发性和继发性。原发性是由于肠脂垂发生扭转，造成肠脂垂脂肪坏死。继发性则是邻近组织的炎症反应（如憩室炎）波及肠脂垂所致。典型的表现与外科的阑尾炎相似，出现腹痛和恶心，但通常不伴随发热或白细胞升高。本病易被误诊为阑尾炎或憩室炎。

⑰ 脊椎疾病：如脊柱侧弯、脊椎炎、脊柱关节炎、胸椎结核、脊柱转移癌及椎间盘突出症等可压迫神经根而出现腹痛，疼痛多在体位扭转、屈曲、咳嗽或排便时加重。此外，骨质疏松症等也可引起腹痛。

⑱ 身心疾病：因医源性、应激性或其他特殊刺激引起的不安、紧张、愤怒、抑郁或癔症等，也是易被忽视的腹痛原因。

（11）引起腹痛的病因除上述疾病外，还有许多疾病可导致腹痛，在此仅列举病名，供鉴别诊断时参考，不再具体描述，可参考其他相关专科书籍及资料。有炭疽、天花、肾上腺危象、肝硬化、膀胱炎、肠憩室、大肠埃希菌感染、肠易激综合征、硬化性肠系膜炎、肝脓肿、胰腺囊肿、前列腺炎、子宫肌瘤及昆虫毒等。

【相关检查】

（1）病史采集要点。

① 询问疼痛的性质、部位、持续时间、发生规律、加重与缓解因素、有无放射及牵涉痛等。

② 与诊断和鉴别诊断密切相关的伴随症状（尤其是消化道症状）。

③ 获取与腹壁、腹腔感染，腹腔脏器缺血、坏死及压迫和与肿瘤后果相关的资料。

④ 包括处方的细节和违禁药物的应用。

⑤ 女性应询问月经量的多少，经期是否规律，末次月经、停经、阴道流血及分泌物状况等。

⑥ 既往史重点了解腹部手术史、胆囊炎、糖尿病、动脉硬化、高血压、其他内分泌疾病及接触重金属的职业史（尤其是铅、锰等）。

（2）查体重点。

① 全面体格检查，记录生命体征，注意呼吸气味、表情及体位改变。

② 获取与诊断和鉴别诊断的相关伴随体征，尤其是与感染性腹痛相关的体格检查，如发热、寒战、贫血、紫癜、黄疸、淋巴结肿大、体重减轻、营养不良、脱水、休克及低血容量等体征。

③ 心脏是否有增大，有无心房颤动及杂音，有无肺部干、湿性啰音。

④ 腹部检查是重点，检查时应裸露全腹，以免遗漏嵌顿性腹股沟疝、股疝。应注意观察腹型改变及蠕动波，腹式呼吸变化，腹壁皮肤有无疱疹、切口瘢痕及腹壁静脉曲张，其血流方向如何。有无肠型及蠕动波，压痛及包块的部位、大小、硬度、表面是否光滑及活动度。最好用指点法明确疼痛的确切位置。有无腹膜炎三联征（腹肌紧张、压痛、反跳痛）。注意肝浊音界是否缩小或消失、肝脾大小、有无叩痛及触痛。胆囊能否触及，墨菲征（Murphy 征）、麦氏征是否阳性及有无疝囊，应特别注意腹主动脉区域有无压痛、移动浊音、肠鸣音（消失、活跃、亢进、伴气过水声）及血管杂音。

⑤ 下肢有无静脉曲张，必要时应做直肠指检。

（3）实验室检查。

① 收集与感染性腹痛诊断和鉴别诊断的相关实验室证据（切勿忽略粪便的寄生虫检查）。

② 重点收集腹腔脏器器质性病变的相关实验室资料（包括穿孔等并发症）。

（4）辅助检查。

① 收集腹腔脏器病变的诊断依据。

② 获取心、胸及其他全身性疾病导致腹痛的资料。

（5）选择性检查。

① 疑有糖尿病者，应做空腹血糖及血酮测定。糖尿病酮症酸中毒时可有腹痛，低血糖有时也可引起剧烈腹痛。

② 疑有电解质紊乱者，应测血 / 尿钠、钾、钙、氯及 pH 等。

③ 疑有肝肾疾病者，测肝肾功能、胆红素及尿常规等。

④ 疑有铅中毒者，测血点彩红细胞计数、尿铅或血铅定量。

⑤ 疑有腹膜炎、内出血、腹腔脓肿及某些腹部肿块可行诊断性穿刺，并对穿刺物做常规涂片、细菌培养或病理检查。

⑥ 疑有胆道疾病，应做腹部 B 超、逆行胆管造影等。

⑦ 疑有胰腺炎应做胰腺 B 超、CT、血 / 尿胰淀粉酶及血钙测定等。

⑧ 疑有腹腔积液者，腹腔穿刺送常规、生化、细菌培养及肿瘤细胞检查。如抽得血液或混浊液体，对腹腔内脏破裂及空腔脏器穿孔有确诊价值。腺苷脱氨酶（adenosine deaminase，ADA）增高有助于结核的诊断。

⑨ 疑有肿瘤者，可测肿瘤标志物如甲胎蛋白（alpha fetal protein，AFP）、糖类抗原（CA199）、癌胚抗原等，有助于肝癌、胰癌、肠癌的诊断。女性患者可增加人绒毛膜促性腺激素（human chorionic gonadotropin，HCG）、人附睾蛋白、糖类抗原（CA125）等肿瘤标志物检测。

⑩ 疑有泌尿系结石者，可做尿常规和有形成分分析，腹部平片或静脉肾盂造影等有助于肾脏结石、结核及肿瘤诊断。

⑪ 疑有腹型癫痫者，可做脑电图及其诱发试验。

⑫ 疑有胆管病变者或有阻塞性黄疸者，可行经皮经肝胆管造影或经内镜逆行胰胆管造影 。

⑬ 疑有腹腔血管病变者，可做血管多普勒超声、磁共振血管成像或选择性血管造影。

⑭ 疑有腹腔结核或原因不明的腹水，可行腹腔镜检查，必要时做腹膜活检。

⑮ 疑有结缔组织病变者，可做抗核抗体、抗链球菌溶血素“O”滴度测定、抗 ENA 抗体（抗 RNP 抗体、抗 Sm 抗体、抗 SS-A 抗体、抗 SS-B 抗体等）及类风湿因子测定，必要时还应测总补体活性（CH50）、补体及血狼疮细胞检查。

⑯ 疑为卟啉症病者，发作期尿叶原与尿叶琳检查阳性。

⑰ 疑为妇科病变者，需妇科会诊，必要时行后穹窿穿刺，如抽得血液，有助于宫外孕破裂或黄体破裂出血的诊断。

⑱ 必要时可行内镜检查、膀胱镜及腹腔镜检查等。

⑲ 疑为急腹症者，请外科会诊，以免贻误手术时机。不明原因的严重腹痛，最重要诊断措施常是迅速进行剖腹探查术。

第二篇
躯体系统

第一章
呼吸系统

第一节　咳嗽 / 咳痰

咳嗽是呼吸道常见的症状，咳嗽由气管、支气管黏膜或胸膜受炎症、异物、物理或化学性刺激引起。咳嗽时先是声门关闭、呼吸肌收缩、肺内压升高，然后声门张开，肺内空气喷射而出，通常伴随着声音。咳嗽具有清除呼吸道异物和分泌物的保护性作用。咳嗽伴随聚集液体咳出称为咳痰。

【常见病因】

（1）呼吸道疾病。

出血、肿瘤、异物哮喘、支气管扩张、慢性阻塞性肺疾病、慢性鼻炎、慢性鼻窦炎、外耳道疾病、异物、心力衰竭、间质性肺疾病、肺炎、声带功能障碍或息肉等。

（2）胸膜疾病。

各种原因的胸膜炎及气胸等。

（3）心血管疾病。

急性左心衰竭及肺栓塞等。

（4）中枢性因素。

随意性咳嗽等。

（5）吸入。

刺激性气体、各种粉尘、吸烟、干燥空气、污染物及特殊气味等。

（6）其他。

鼻后滴漏综合征、胃食管反流、变应性咳嗽、血管紧张素转化酶抑制药治疗、淋巴结肿大、主动脉瘤、恶性肿瘤及反流性食管炎等。

【诊断线索】

咳嗽/咳痰诊断线索（表1–98）。

表1–98 咳嗽/咳痰诊断线索

项目	临床线索	诊断提示
年龄	·小儿	急性支气管炎、百日咳及气管异物等
	·青壮年	肺炎、肺结核及支气管扩张等
	·中老年	慢性支气管炎、肺癌等
	·女性	结缔组织疾病（引起肺部病变）
咳嗽的急缓	·急性咳嗽（病程短到几天，长则几周）	感冒、急性咽炎、急性支气管炎、肺炎、气胸及胸膜炎等
	·缓慢起病（病程较长，可达数月或数年）	慢性咽炎、慢性支气管炎、肺结核、肺癌、支气管扩张及肺间质性疾病等
咳嗽性质、特点及气味	·干咳	急性咽炎、喉癌、急性支气管炎初期、气管受压、支气管异物、支气管肿瘤、胸膜疾病、原发性肺动脉高压以及二尖瓣狭窄等
	·湿性咳嗽（为咳嗽伴有痰液的咳出）	慢性支气管炎、支气管扩张、肺炎、肺脓肿和空洞型肺结核等
	·突发性咳嗽	吸入刺激性气体或异物、淋巴结或肿瘤压迫气管或支气管分叉处
	·发作性咳嗽	百日咳、支气管内膜结核及变异性支气管哮喘等
	·长期慢性咳嗽	慢性支气管炎、支气管扩张、肺脓肿及肺结核等
	·慢性咳嗽者，平喘治疗后症状能缓解	咳嗽变异型哮喘
	·咳嗽声音嘶哑	声带炎症、肿瘤压迫喉返神经等
	·鸡鸣样咳嗽	百日咳、会厌、喉部疾病或气管受压等
	·金属音咳嗽	纵隔肿瘤、主动脉瘤及支气管癌直接压迫气管等
	·咳嗽声音低微或无力	严重肺气肿、声带麻痹及极度衰弱者等
	·晨起咳嗽为主	支气管扩张、慢性肺脓肿及慢性支气管炎等
	·夜间咳嗽	左心衰竭、肺结核及咳嗽变异性哮喘等
	·饭后咳嗽	假性延髓麻痹、气管食管瘘等
痰量、痰的颜色、性状及气味等变化	·咳少量痰	早期急性支气管炎、肺炎及肺结核等
	·咳痰较多	支气管扩张、肺脓肿、脓胸并发支气管胸膜瘘及肺泡细胞癌等
	·白色黏液痰（多为透明痰液或略呈白色，较稀薄）	感冒、轻度支气管炎（偶可见于正常人）
	·黄（脓）痰	肺炎、支气管炎、肺脓肿或支气管扩张等
	·铁锈色痰	大叶性肺炎
	·浆液脓性痰（静置后可分四层，上层为泡沫和黏液、中层为浆液、下层为脓细胞、底层是坏死组织）	慢性支气管扩张、肺脓肿
	·血性样痰（痰中带鲜红血丝或大量红色泡沫样血痰）	肺结核、支气管扩张、肺癌及咽炎

续表

项目		临床线索	诊断提示
痰量、痰的颜色、性状及气味等变化		· 黑色血痰	肺梗死
		· 粉红色泡沫痰	急性左心衰竭
		· 灰色或黑色痰	吸入灰尘或煤末过多
		· 经鼻腔反吸后的痰中带血	鼻咽癌
		· 微黄奶酪样痰	干酪性肺炎
		· 血性泡沫痰量大于数百毫升以上	肺泡癌
		· 砖红色黏冻样痰	肺炎克雷伯菌感染
		· 巧克力色痰	肺阿米巴病
		· 黄绿色痰	绿脓杆菌感染
		· 痰色白黏稠、牵拉成丝	念珠菌感染
		· 痰呈黄桃样乳状	肺泡蛋白沉着症
		· 较多水样痰液，内含粉皮样物	肺棘球蚴病
		· 痰腥臭味	肺脓肿、支气管扩张、晚期肺癌
		· 痰有粪臭味	脓肿和肺相通时
		· 痰的气味恶臭	肺部厌氧菌感染、大肠埃希杆菌感染
伴随症状		· 伴发热	急性呼吸道感染、肺结核、胸膜炎等
		· 伴胸痛	肺炎、胸膜炎、肺癌、肺栓塞和自发性气胸等
		· 伴呼吸困难	喉水肿、喉肿瘤、支气管哮喘、慢性阻塞性肺疾病、重症肺炎、肺结核、大量胸腔积液、气胸、肺淤血、肺水肿、气管或支气管异物等
		· 伴大量咯血	支气管扩张、肺结核、肺脓肿、支气管肺癌、二尖瓣狭窄、支气管结石及肺含铁血黄素沉着症等
		· 伴喉痒、鼻充血、流涕及常清嗓子等	鼻后滴漏综合征
		· 伴食管或胸骨后不适、烧灼感及胸痛等	食管反流性疾病
伴随体征	一般情况	· 进行性消瘦营养不良者	肺结核和肺癌等
		· 气急明显者	气胸、大量胸腔积液、支气管肺炎、哮喘和肺水肿等
	头颈部	· 咽部有红肿、扁桃体肿大	急性咽炎、扁桃体炎
		· 鼻腔黏膜糜烂、溃疡	贝赫切特综合征
		· 气管偏向患侧	纤维空洞型肺结核、肺不张
		· 气管偏向健侧	气胸、大量胸腔积液等
		· 头面部、上肢及上半身皮肤发绀、水肿，同时胸壁有曲张的静脉（上腔静脉阻塞）	支气管肺癌、纵隔淋巴结肿大等
		· 锁骨上淋巴结肿大	肺癌转移、淋巴结核等
		· 患侧眼球内陷、瞳孔缩小、上睑下垂及面颈部无汗（霍纳综合征）	肺癌

续表

项目		临床线索	诊断提示
伴随体征	肺脏	·肺尖部叩浊	肺结核
		·肺下部叩浊	肺实变、胸腔积液
		·一侧叩诊呈鼓音	气胸
		·两侧散在湿性啰音	慢性支气管炎、支气管肺炎等
		·局限性肺上部湿性啰音	肺结核
		·局限性下肺野持续存在中等量湿啰音	支气管扩张
		·局限性喘鸣音	肺癌
		·两肺哮鸣音	支气管哮喘、喘息型支气管炎等
		·管样呼吸音	大叶性肺炎实变期
		·胸膜摩擦音	胸膜炎、肺炎
	心脏	·心脏扩大、奔马律	心力衰竭
		·心脏杂音	心脏瓣膜病变
	腹部	·肝脏大，肝区叩击痛和肝浊音界上移	膈下脓肿、肝脓肿
		·脾脏和淋巴结肿大	白血病、淋巴瘤或结缔组织病等
	其他	·杵状指（趾）	支气管扩张、慢性肺脓肿和肺癌等
		·伴骨关节病	肺癌
生活和工作环境		·长期粉尘接触者	肺尘埃沉着病
		·从事接触有毒、有害气体的工作	中毒性呼吸道损害
		·吸烟史、家庭主妇或厨师接触油烟	慢性支气管炎、肺癌等
		·初入高原或登山者出现咳嗽	高山病
病史与既往史		·有结核病史，出现声音嘶哑、咽喉部疼痛	喉结核
		·有上呼吸道感染症状或慢性咽炎病史	急性喉炎
		·有明确心脏病史	心力衰竭
		·有慢性肺部疾病史	慢性支气管炎、支气管扩张或肺结核病史等
		·结缔组织疾病和恶性肿瘤的病史	结缔组织疾病和肿瘤性肺部受累
		·过敏性疾病史	过敏性鼻炎、支气管哮喘
		·有慢性肾脏疾病史	尿毒症性肺炎
药物及治疗		·应用血管紧张素转换酶抑制剂出现咳嗽	药物性咳嗽
		·应用细胞毒性药物（博莱霉素、丝裂霉素、环磷酰胺等）和非细胞毒性药物（呋喃妥因、柳氮磺胺吡啶等）后咳嗽	药物间质性肺炎
		·接受胸部放射治疗后咳嗽	放射性肺炎
		·胸腔穿刺后出现咳嗽	气胸

续表

项目	临床线索	诊断提示
痰液检查结果对病因判断	・支气管管型（由纤维蛋白、黏液、白细胞等在支气管内凝聚而成）	慢性支气管炎、纤维蛋白性支气管炎及大叶性肺炎等
	・干酪样小块（肺组织坏死的崩解产物）	肺结核、肺坏疽等
	・肺结石（碳酸钙或磷酸钙结石）	肺结核、异物吸入肺内钙化等
	・库施曼螺旋体	支气管哮喘、喘息性支气管炎等
	・痰液找到寄生虫卵	相应寄生虫病
	・痰液中中性粒细胞增多	细菌性感染
	・柱状上皮细胞	支气管哮喘
	・带有纤毛的支气管上皮细胞	病毒感染
	・嗜酸性粒细胞增多	支气管哮喘、肺嗜酸性细胞浸润症、肺寄生虫病等
	・弹力细胞	肺脓肿、肺坏疽
	・含铁血黄素单核细胞	慢性充血性心力衰竭

【诊断思维】

（1）咳嗽可分为急性、亚急性和慢性咳嗽（表 1–99）。

表 1–99　咳嗽的分类与常见疾病

分类	急性咳嗽	亚急性咳嗽	慢性咳嗽
时间	咳嗽时间＜ 3w	咳嗽时间 3 ～ 8w	咳嗽＞ 8w
疾病	常见病因是普通感冒，其他原因有急性支气管炎、急性鼻窦炎、过敏性鼻炎、慢性支气管炎急性发作及支气管哮喘等	常见病因为感冒后咳嗽、细菌性鼻窦炎及支气管哮喘等	一类是初查胸部放射影像学检查有明确病变者，如肺炎、肺结核及支气管肺癌等 另一类是胸部放射影像学检查无明显异常，以咳嗽为主要或唯一症状者，常见原因有咳嗽变异性哮喘、鼻后滴漏综合征、嗜酸粒细胞性支气管炎、胃食管反流性咳嗽、慢性支气管炎、支气管内膜结核、变应性咳嗽等

（2）咳嗽诊断思维（表 1–100）。

表 1–100　咳嗽诊断思维

项目	诊断思维
咳嗽概述	・过去大多数都认为咳嗽就是呼吸道疾病，事实上咳嗽涉及不同解剖部位病变，如鼻、气管、肺、胃及食道等。涵盖了感染、变态反应、心脏及耳鼻喉等科室的疾病。咳痰有时可能是危及生命疾病的一种信号，例如肺水肿的粉红色泡沫样痰和哮喘病发作时的黏稠痰
	・咳痰常由炎症、水肿和气道黏液分泌增加所致，获得性免疫缺陷综合征、吸入抗原、刺激物质或异物均可引起咳嗽，吸烟是慢性咳嗽的最常见原因。许多患者忽视慢性咳嗽或把其看成正常现象，直到出现呼吸困难、咯血、胸痛、消瘦或反复呼吸道感染时才被重视
	・不明原因的慢性咳嗽应考虑反流性食管炎或由耳垢堵塞或外耳道异物所致
	・咳嗽性晕厥是指剧烈咳嗽后立即出现意识丧失，肌张力低下，经时短暂。部分患者先感头晕、眼花、面色由青紫转为苍白及出汗等。多见于中年以后肥胖男性、吸烟者及支气管炎、肺气肿、儿童百日咳或哮喘等患者。多在反复咳嗽之后，偶见于单次咳嗽、呼叫、打喷嚏、打哈欠或大笑后立即晕倒是由咳嗽导致胸腔内压增高，系静脉回流受阻及心血管反射性因素所致

续表

项目	诊断思维
干咳的诊断思维	·由化学反应、热、冷、炎症或因精神刺激多为干咳 ·外部的压力，如来自隔下的刺激或纵隔肿瘤等多为干咳 ·病变不在呼吸道，如外耳道异物、胸膜、心脏及纵隔等病变均可引起干咳 ·任何一种气道病变早期都可以表现为干咳，但随着病情进展，绝大多数则表现有咳痰 ·如干咳的同时伴有搓鼻子、揉眼睛、打喷嚏、流鼻涕和鼻塞等过敏性鼻炎的症状，提示过敏性鼻炎 ·病史与症状特点缺乏特异性及症状与体征不一致时，会给诊断带来困难；有时异常结果不一定是咳嗽的真正病因，可能是多种疾病同时存在所致，需认真分析，综合判断
儿童咳嗽诊断思维	·因儿童的气道狭窄，故分泌物增多会迅速阻塞气道，易出现呼吸窘迫 ·常见原因包括哮喘、支气管扩张、急性支气管炎、囊性纤维化和百日咳等，肿瘤所致者极少见 ·婴儿长时间在空气过于潮湿的环境中可诱发支气管过度痉挛而出现咳嗽 ·慢性咳嗽通常由过敏性鼻炎、慢性鼻窦炎或腺样体肿大所致 ·冬季的慢性咳嗽通常归因于干燥空气引起的支气管炎 ·婴儿（＜12 个月）慢性咳嗽提示先天性畸形或新生儿感染，包括病毒和衣原体感染。少见原因包括反复误吸乳汁、唾液或胃内容物以及囊性纤维化 ·对于 1～5 岁的儿童，在排除了最常见的原因后，慢性咳嗽主要考虑支气管扩张或囊性纤维化 ·慢性咳嗽可以是胃食管反流症的唯一表现 ·易引发犬吠样咳嗽，可引起喉头和周围组织的水肿，可迅速导致呼吸道阻塞而危及生命

（3）药物（表 1-101）。

表 1-101　引起咳嗽的常见药物

引起咳嗽的常见药物	
·血管紧张素转换酶抑制剂 ·抗心律失常药，如胺碘酮、普鲁卡因胺及吡胺等 ·降压利尿剂，如氢氯噻嗪、美卡拉明等 ·β 受体阻滞剂，如普萘洛尔 ·抗菌药，如呋喃妥因、磺胺类、青霉素、红霉素、对氨基水杨酸、四环素类、喹诺酮类、利福平、异烟肼及吡喹酮等 ·抗凝血药，如肝素、华法林等 ·麻醉药，如利多卡因、芬太尼等	·金制剂 ·抗肿瘤药免疫抑制剂，如细胞毒药（博来霉素、丝裂霉素等）、烷化剂（白消安、环磷酰胺及卡莫司汀等）长春碱及抗代谢类药（甲氨蝶呤、阿糖胞苷及硫唑嘌呤）等 ·抗精神失常药，如氯丙嗪、氟哌啶醇及阿米替林等 ·抗过敏药，如色甘酸钠 ·中药制剂，如万年青、乌龙散等

（4）并发症。

① 咽喉疼痛、胸痛或咯血等。

② 影响休息或睡眠，长期咳嗽者可引发生理和社会心理并发症。

③ 剧烈咳嗽可引发自发性气胸。

④ 血压增高及其发生的并发症（如结膜下出血、脑出血等）

⑤ 可引起恶心、呕吐或尿失禁等。

⑥ 面部或球结膜水肿。

（5）咳嗽诊断程序（图 1–21）。

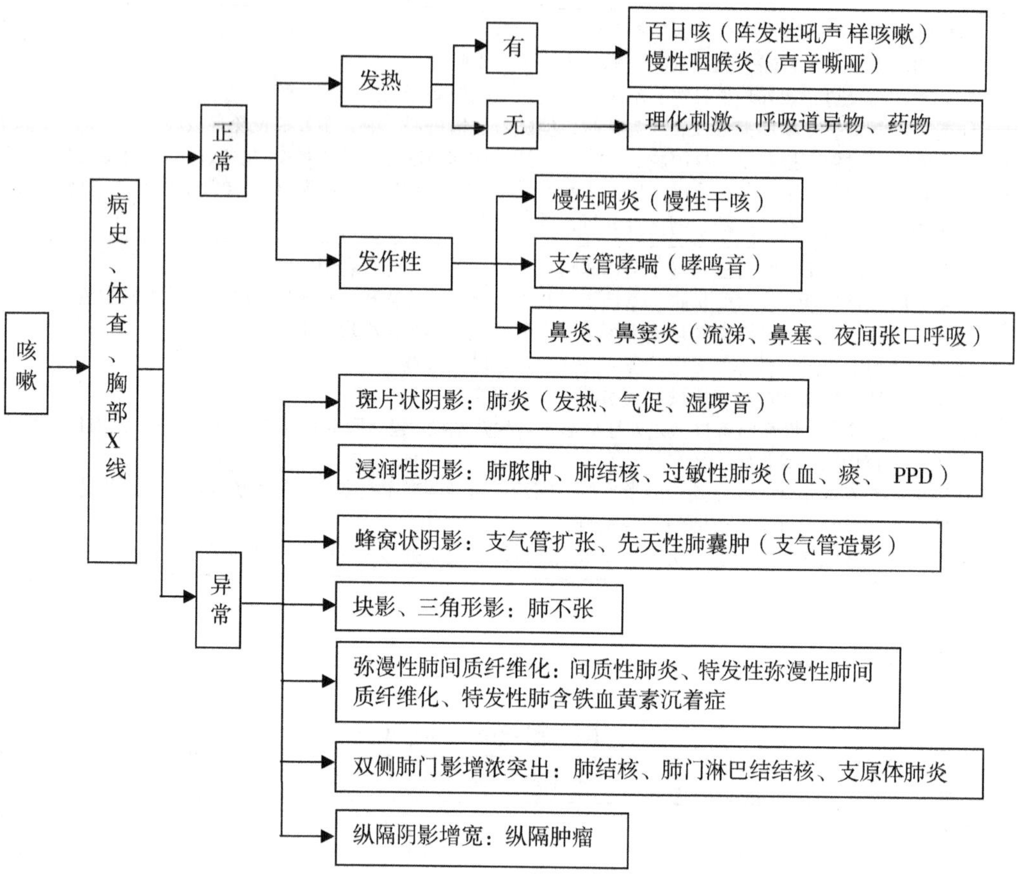

图 1–21　咳嗽诊断程序

（6）慢性咳嗽诊断程序（图 1–22）。

【疾病特点及表现】

（1）急性剧烈咳嗽性疾病。

① 急性左心衰竭：本病典型表现为呼吸困难、夜间端坐呼吸及急性肺水肿表现，双肺满布大中水泡音，甚至可发生心源性休克或心搏骤停。

② 肺栓塞：本病多为干咳，或有少量白痰及咯血，也可伴有喘息。其他症状包括突然发生胸痛（肺梗死胸膜性疼痛），呼吸或咳嗽时加重，伴呼吸困难等。可有腹痛发作，与膈肌受刺激或肠缺血有关。

③ 急性间质性肺炎：绝大部分患者在起病初期有类似上呼吸道病毒感染的症状，可持续 1d 至数周，半数以上的患者突然发热、干咳，继发感染时可有脓痰，有胸闷、乏力，伴进行性加重的呼吸困难，可有发绀、喘鸣、胸部紧迫或束带感。患者很快会出现杵状指（趾）。双肺底可闻及散在的爆裂音。部分患者可发生自发性气胸。

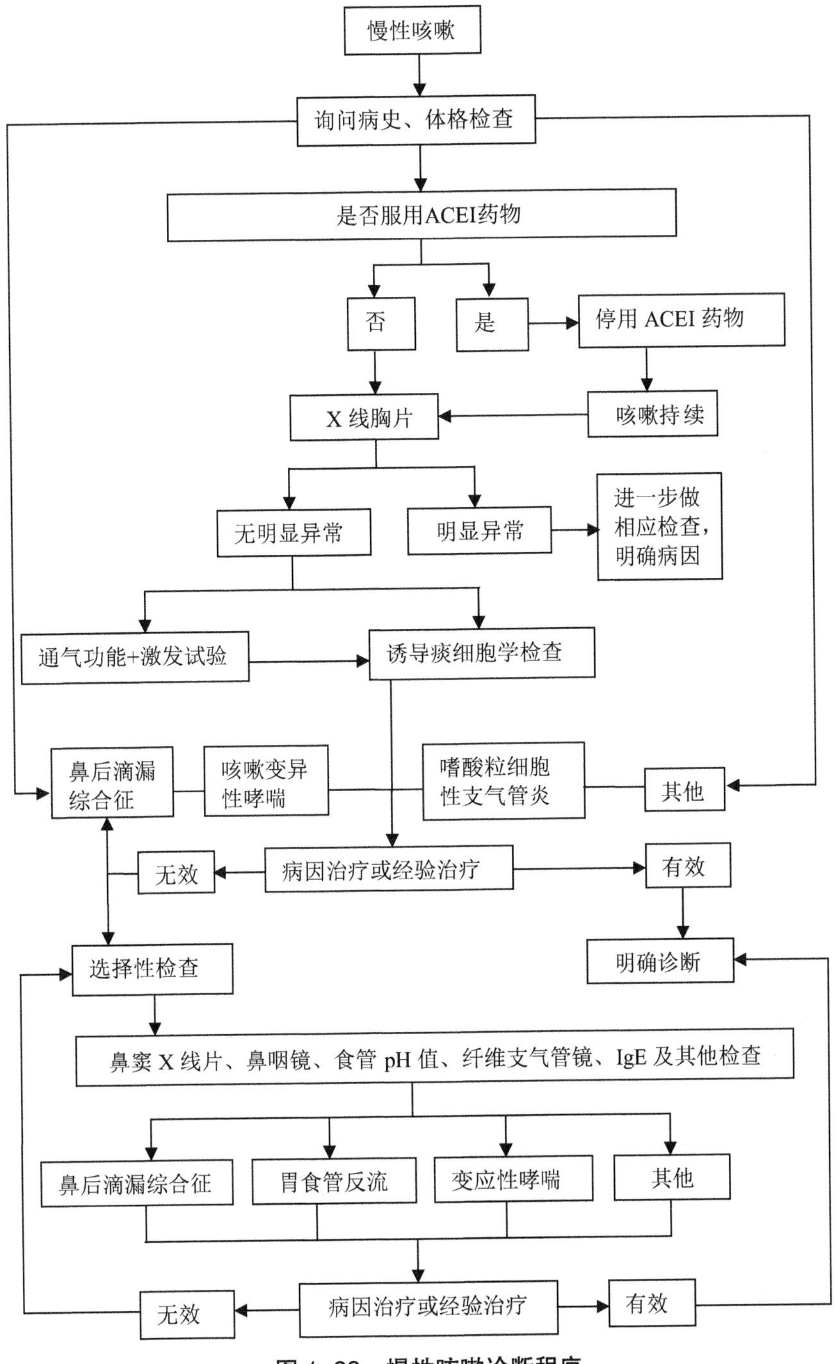

图 1-22　慢性咳嗽诊断程序

（2）成年人急性咳嗽常见疾病特点与鉴别（表 1-102）。

表 1-102 成年人急性咳嗽常见疾病特点与鉴别

鉴别要点	普通感冒	急性咽炎	急性支气管炎	慢支炎急性发作	支气管哮喘	急性肺炎	急性左心衰
相关病史	无	无	无	慢支炎	过敏性鼻炎哮喘史	无	原发性高血压、心脏疾病
咳嗽特点	干咳或少许白痰	干咳	干咳或有痰	痰较多，可有黄痰	干咳为主	咳嗽、咳痰	干咳或粉红色泡沫痰
诱因	受凉、淋雨	无	受凉	感冒	接触过敏原	受凉、吸入	平卧、感染
伴随症状	卡他症状	咽痒、咽痛	可发热	发热、气促	气喘	发热、胸痛	气促
体征	鼻、咽充血	咽充血	呼吸音粗，干湿性啰音	干湿性啰音	两肺哮鸣音	肺实变体征，肺部湿啰音	两肺干湿啰音奔马律、杂音
胸片	正常	正常	正常	肺纹理增粗、增多，肺气肿征象	正常	斑片或斑点状	心影扩大，肺门血管影增大
肺通气功能	正常	正常	正常	阻塞性通气障碍	正常或阻塞性通气障碍，气道阻塞可逆性，气道高反应性，昼夜波动大	正常或轻度限制性通气障碍	轻度限制性通气障碍

（3）小儿急性咳嗽常见疾病特点与鉴别（表 1-103）。

表 1-103 小儿急性咳嗽常见疾病鉴别

鉴别要点	大叶肺炎（肺炎球菌）	支气管肺炎（肺炎球菌）	金黄色葡萄球菌肺炎	腺病毒肺炎	副流感病毒性肺炎	毛细支气管炎	支原体肺炎
多发年龄	较大儿童	婴幼儿	任何年龄	6 月～2 岁	婴儿	小婴儿	儿童、幼儿
热型	高热稽留	不定	弛张	稽留或弛张	中度热	低热或高热	不规则
发热天数	2w 左右	1～2w	1～3w	1～3w	1～8d	1～5d	1w 以上
一般病情	较重，可并发休克	较轻	中毒症状较重及皮疹	中毒症状重，早期嗜睡	较轻	喘息重	频繁咳嗽
肺部体征	早期体征不明显	弥漫	弥漫	3～5d 后体征方显	弥漫	喘鸣，多啰音	较少见或较局限
血白细胞	明显增加	多数增加	增加或下降	正常或减少	正常或减少	正常或减少	正常或增加
X 线所见	全叶或节段	多为斑片状	见脓肿、肺大泡	大片较多，重者有积液	小片较多，可见肺气肿	多见肺气肿或点片状影	单侧斑片状影
青霉素治疗	有效	可有效	大剂量有效	无效	无效	无效	无效

注：细菌性肺炎发热的长短可受治疗的影响；流感病毒性肺炎的症状较腺病毒肺炎轻；支原体肺炎的诊断常利用冷凝集试验阳性和血清抗体检测。

（4）引起犬吠样咳嗽的疾病。

① 异物吸入：引起上呼吸道阻塞，突然出现声音沙哑或刺耳的犬吠样咳嗽，随后出现吸气性哮鸣音，其他表现包括惊恐、心动过速、发绀、呼吸音减弱、气喘及严重呼吸困难，异物较大堵住气管，患者可在几分钟内因窒息而死亡。

② 会厌炎：急性会厌炎又称急性声门上喉炎，是一种危及生命的严重感染，可引起喉阻塞而窒息死亡。成人、儿童均可罹患本病，冬春季节多见。临床表现有吞咽困难并伴有疼痛、流涎、发热及喘鸣等，当病情恶化时，喘鸣可变小、皮肤黏膜发绀及呼吸困难进行性加重。患者常强迫端坐位。

③ 喉气管支气管炎：起病急骤，初始可有刺激性咳嗽和吸气性喉鸣，继之出现犬吠样咳嗽、声音嘶哑，夜间加剧。若病情进一步加重可出现高热、严重青紫、烦躁不安与挣扎、呼吸和心率加快，面色由发绀转为死灰样苍白，最终发生虚脱或昏迷，若抢救不及时，多因缺氧及全身衰竭而死亡。

④ 痉挛性喉炎：主要表现为声音嘶哑、喉痛及咳嗽，重者出现发音嘶哑，甚至只能耳语或完全失音。其他表现包括感觉喉部不适、干燥、异物感、喉部及气管疼痛等，本病不妨碍吞咽。

（5）慢性咳嗽性疾病。

① 胃食管反流症：因胃酸和其他胃内容物反流进入食管，导致以咳嗽为突出表现的临床综合征，其特点见表 1-104。

表 1-104　胃食管反流症临床特点

部位	临床特点
胃食管反流症	· 患者有明显与进食相关的咳嗽，如餐后咳嗽、进食咳嗽等 · 咳嗽大多在日间和站立位，常有胸骨后烧灼感、反酸、嗳气及胸闷等症状 · 当有微量误吸时易发生咳嗽及咽部症状 · 部分患者并无反流症状，咳嗽可以是唯一症状 · 咳嗽时间＞ 8w 以上 · 食管 24h 的 pH 值监测，Demeester 积分≥ 12.70 和（或）SAP ≥ 75% · 通过病史和相关检查，排除其他引起慢性咳嗽的疾病 · 抗反流治疗咳嗽消失或显著缓解

② 支气管内膜结核：本病起病缓慢，症状多样并缺乏特异性，表现为咳嗽、咳痰、发热、盗汗、呼吸困难、消瘦、咯血、胸痛、喘息、声音嘶哑及局限性喘鸣音等，个别患者可无任何临床症状。

③ 咽炎：突出症状是刺激性干咳，因咽部瘙痒及不适常做廓清咽部的干咳，且在说话时更为明显，每于饮水或做吞咽动作后可减轻。咽部检查可见咽部充血，咽后壁黏膜表面可以看到有许多扩张的毛细管及少量淋巴滤泡增生。

④ 脱屑性间质肺炎：本病多见于吸烟的中老年人，亚急性或相对隐匿性发病。常以持续性或阵发性干咳、活动后气短及发绀为主要症状，两肺底可闻及爆裂啰音，常有杵状指（趾）。

⑤ 慢性支气管炎：缓慢起病，病程长，主要症状为咳嗽、咳痰及喘息，清晨排痰较多，白色黏液和浆液泡沫痰，偶可带血，早期多无体征。急性发作期可在背部或双肺底听到干、湿啰音，如合并哮喘可闻及广泛哮鸣音及呼气相延长。

⑥ 慢性支气管扩张：常以慢性咳嗽、咳痰、咯血和反复肺部感染为主要表现，其他表现包括发热、消瘦及乏力等。

⑦ 慢性肺脓肿：有慢性咳嗽、咯脓血痰及体质消耗，可见杵状指（趾）。

⑧ 气管息肉：主要症状为吞咽困难。如果息肉很大，可以压迫气管，引起咳嗽、呼吸困难、哮喘甚至窒息。若每当平卧位发生气促或喘息，起立后即可缓解者，提示系气管带蒂息肉所致。

⑨ 药物性咳嗽：药物性咳嗽可由多种药物引起（表 1-1-01），临床表现并无典型特征，且早期难以发现。若停药后咳嗽减轻或消失，再次用药后咳嗽重新出现提示药物性咳嗽。

（6）咳嗽变应性哮喘、嗜酸细胞性支气管炎、鼻后滴漏综合征及反流性胃食管炎鉴别（表 1-105）。

（7）引起咳嗽的疾病繁多，列举下列疾病供鉴别诊断时参考，在此不一一赘述，如气道受阻、吸入性炭疽病、胸主动脉瘤、气道高反应、哮喘、肺不张、禽流感、支气管癌、食管憩室、食管阻塞、汉坦病毒肺综合征、霍奇金病、过敏性肺炎、间质性肺疾病、喉癌、军团菌病、纵隔肿瘤、心包积液、胸腔积液、肺炎、支原体肺炎、气胸、结节病、急性呼吸窘迫综合征及慢性鼻窦炎等。

表 1–105　慢性咳嗽常见疾病鉴别诊断

鉴别要点	咳嗽变应性哮喘	嗜酸细胞性支气管炎	鼻后滴漏综合征	反流性胃食管炎
相关病史	过敏或家族性哮喘史	—	鼻炎、鼻窦炎史	胃炎
咳嗽特点	夜间为主的干咳	昼夜干咳，少许黏痰	白天为主的咳嗽	白天为主的咳嗽
诱因	感冒、冷空气及油烟	感冒、冷空气及油烟	感冒	进食或进食后
伴随症状	鼻痒、鼻塞、打喷嚏	—	咽后壁黏液附着感，频繁清喉	胸骨后烧灼感、反酸及嗳气等
血清 IgE	增高	增高	正常	正常
胸片	正常	正常	正常	正常
肺通气功能	正常或减退	正常	正常	正常
气道高反应试验	阳性	阴性	阴性	阴性
痰细胞学检查	嗜酸粒细胞可增高	嗜酸粒细胞≥ 0.03	正常	正常
变应原试验	可阳性	可阳性	阴性	阴性
鼻咽镜检查	—	—	咽喉壁黏液附着呈鹅卵石样外观	—
鼻窦 X 线片	—	—	鼻窦黏膜增厚、窦腔模糊、气液平面	—
24h 食管 pH 值监测	—	—	—	Demeester 积分 7.7 和（或）SAP 为 75 %
治疗反应	支气管扩张剂、糖皮质激素有效	支气管扩张剂无效、糖皮质激素有效	抗组胺药或吸入糖皮质激素及抗感染有效	质子泵抑制剂和胃动力药等有效

【相关检查】

（1）病史采集要点。

① 询问咳嗽 / 咳痰发生的急缓、病程、性质、强度、持续或间断与体位、运动、寒冷及吸入冷空气的关系、加重及缓解因素。

② 咳嗽时伴随症状，尤其是伴发热、胸痛、呼吸困难、咳痰及咯血等。

③ 若有咳痰，应详细了解痰的性质、颜色及气味等；若有咯血应了解咯血量及相关伴随症状等。

④ 重点收集异物吸入气管的病史；收集与感染、缺血、肿瘤、自身免疫及变态反应性疾病的相关资料。

⑤ 了解药物（尤其是抗高血压药物）、食物、宠物、粉尘或花粉过敏史、生食螃蟹、吸烟及职业史。

⑥ 收集既往有无急慢性心肺疾病、消化系统病史（尤其是导致食管反流的疾病），有无 ACEI 类药使用情况及药物过敏史，有无慢性咽炎、鼻炎及鼻窦炎病史等。

⑦ 个人史和家族史应收集吸烟史、粉尘或过敏原接触史及有无过敏性疾病的家族遗传病史等。

（2）查体重点。

① 观察生命体征及一般情况，尤其是体重、营养状况及有无与呼吸困难等相等的体征。

② 检查导致咳嗽 / 咳痰相关疾病的体征，尤其是注意全身淋巴结有无肿大、颈静脉充盈、气管移位

及皮下气肿等。重点检查包括耳、鼻、喉（包括间接喉镜）、鼻窦、口腔、颈部、肺和心血管系统等。

③ 检查杵状指（趾）或周围性水肿。

（3）实验室检查。

① 提供感染或非感染的实验室依据。

② 提供痰液检查的依据。

③ 提供缺氧的实验室依据。

（4）辅助检查：心电图、胸部 X 线片、CT、喉镜及支气管镜等检查。

（5）选择性检查。

① 疑有变态反应性疾病，应检查血常规、嗜酸性粒细胞计数及血沉，变应原皮试和血清特异性 IgE 测定等。

② 疑有嗜酸细胞性支气管炎，应做诱导痰细胞学检查。

③ 明确感染及肿瘤等病因应做痰涂片（结核、癌细胞、菌丝及寄生虫等）、细菌及真菌培养等，病毒、细菌、真菌抗原或病原血清 IgM 抗体等检测。

④ 疑为支气管扩张者应做胸部高分辨 CT、支气管造影及纤维支气管镜检查等。

⑤ 疑为喉炎或喉癌，应做喉镜检查。

⑥ 疑为胸腔积液或胸膜病变，应抽胸腔积液做有关检查、胸膜活检或胸腔镜检查等。

⑦ 疑有胃食管反流性疾病应做 24h 食管 pH 监测。

⑧ 疑有鼻后滴漏综合征，应做耳鼻喉科和咽喉镜检查、鼻窦 X 线片或 CT 检查等。

⑨ 疑有咳嗽变异型哮喘，应做气道反应性的测定、过敏原皮试和 IgE 定量测定等。

⑩ 鉴别气道阻塞性疾病，应做通气功能和支气管舒张试验。

⑪ 疑为咳嗽变应性哮喘，应做支气管激发试验。

第二节　咯血

声门以下呼吸道或肺组织出血，经口排出者称为咯血。其表现可以是痰中带血或大量咯血。大咯血是由于支气管及其周围组织炎症和支气管阻塞所致的支气管壁的毁损和管腔扩张、变形，常伴有毛细血管扩张或支气管动脉和肺动脉终末支扩张等吻合，形成动脉瘤破裂，故可反复大量咯血。

【常见病因】

（1）呼吸系统疾病。

肺结核、支气管扩张、支气管炎、肺脓肿、肺癌、肺炎、卫氏并殖吸虫病、肺阿米巴病、肺棘球蚴虫病、肺出血型钩端螺旋体病、肺支气管结石、肺真菌病、硅沉着病、肺部转移性肿瘤、肺腺瘤、肺动静脉瘘及肺栓塞等。

（2）心血管系统疾病。

风湿性心脏病二尖瓣狭窄、肺动脉高压及高血压、心脏病等。

（3）出血倾向性疾病。

如血友病、急性或慢性白血病、再生障碍性贫血、流行性出血热、肺型鼠疫、血小板减少性紫癜、慢性肾功能衰竭、弥散性血管内凝血及肺出血肾炎综合征等。

（4）自身免疫性疾病。

弥漫性肺出血、抗中性粒细胞胞质抗体相关中性粒细胞性血管炎（原名韦格纳肉芽肿）、Goodpasture 综合征、显微镜下多血管炎、结节性多血管炎、系统性红斑狼疮、类风湿性关节炎及系统性硬化等。

（5）机械性损伤。

胸部的外伤、肋骨骨折、肺挫裂伤、枪弹伤、爆炸伤和医疗操作（如锁骨下静脉穿刺、胸腔或肺穿刺活检、支气管镜检查）、肺结核钙化灶及支气管结石等。

【诊断线索】

咯血诊断线索（表 1–106）。

表 1–106　咯血诊断线索

项目	临床线索	诊断提示
年龄与性别	· 儿童咯血	特发性含铁血黄素沉着症
	· 青壮年咯血	肺结核、支气管扩张症及二尖瓣狭窄等
	· 40 岁以上特别是有长期吸烟史者	支气管肺癌
	· 年轻女性，反复发作慢性咯血	支气管腺瘤
	· 中年女性，与月经周期有关的周期性咯血	子宫内膜异位症、绒癌肺转移
病史与病程	· 反复咯血伴有慢性咳痰，痰量较多	支气管扩张
	· 有结核病史，咯血、低热、咳嗽及消瘦等	空洞性肺结核
	· 突发咯血	支气管疾病
	· 口服或静脉用抗凝药病史	药物性咯血
	· 近期有胸部钝性外伤史	肺挫伤
咯血性状	· 鲜红色	肺结核、支气管扩张、肺脓肿及出血性疾病等
	· 铁锈色	大叶性肺炎、卫氏并殖吸虫病或肺泡出血等
	· 砖红色胶冻样痰	肺炎克雷伯菌肺炎
	· 暗红色	二尖瓣狭窄
	· 黏稠暗红色痰	肺梗死
	· 脓性血痰	支气管炎、支气管扩张症或肺脓肿等
	· 粉红泡沫痰	肺水肿
伴随症状	· 伴发热、咳恶臭痰	肺脓肿
	· 伴寒战、高热	大叶性肺炎、金黄色葡萄球菌肺炎等
	· 伴低血压	肺梗死、重症肺炎等
	· 伴多器官受损、关节疼痛	系统性红斑狼疮
	· 伴贫血	尿毒症
	· 伴胸痛	肺栓塞及其他累及胸膜的病变
	· 伴喘息	喘息性支气管炎、急性左心衰竭及支气管受压等
	· 伴腓肠肌疼痛	钩端螺旋体病
	· 伴全身疼痛（头痛、腰痛、眼眶痛）	流行性出血热
	· 伴少尿 / 无尿	肺肾出血综合征

续表

项目	临床线索	诊断提示
伴随体征	· 伴皮肤、黏膜、牙龈出血	血液系统疾病、凝血机制障碍等
	· 伴锁骨上淋巴结肿大或霍纳综合征	肺癌
	· 伴胸膜摩擦音	肺梗死、肺炎等
	· 伴肺部固定性啰音	支气管扩张、肺结核、慢性肺脓肿及肺淤血等
	· 伴局限性哮鸣音	中心型肺癌
	· 伴双肺哮鸣音	喘息性支气管炎、支气管哮喘及心源性哮喘等
	· 伴杵状指（趾）	支气管扩张、慢性肺脓肿及支气管肺癌等
	· 伴皮肤黏膜毛细血管扩张	遗传性毛细血管扩张症
	· 伴二尖瓣舒张期杂音	风湿性心脏病
	· 伴肺野内血管性杂音	动静脉畸形
	· 伴两颧潮红，皮下结节性红斑	肺结核
	· 伴黄疸	中毒性肺炎、钩端螺旋体病、肺梗死等
	· 伴皮肤黏膜发绀	先天性心脏病
	· 伴颈部浅表淋巴结肿大	淋巴结结核、转移性肿瘤及淋巴瘤等
	· 伴局限性啰音	肺部感染、肺结核、支气管扩张及支气管肺癌等
	· 伴肺部满布水泡音	急性左心衰竭
	· 伴二尖瓣面容、心脏杂音	二尖瓣狭窄
	· 在肺野区闻及血管杂音	遗传性出血性毛细血管扩张症伴肺动脉畸形
咯血量	· 小量咯血（＜ 100mL/d）	支气管炎、浸润性肺结核等
	· 中等量咯血（100 ～ 500mL/d）	肺癌、二尖瓣狭窄等
	· 大量咯血（＞ 500mL/d）	支气管扩张、肺脓肿及空洞型肺结核等
	· 慢性反复咯血	风湿性心脏病二尖瓣狭窄
	· 急性大咯血	肺梗死、急性肺水肿等
个人生活史及职业	流行季节去过疫区	流行性出血热或钩端螺旋体病等
	有进食蝲蛄史	卫氏并殖吸虫病
	长期吸烟史	支气管肺癌
	从事有害粉尘作业者	肺尘埃沉着病
	西北或内蒙古牧区工作者	肺棘球蚴虫病

【诊断思维】

（1）咯血与呕血鉴别（表 1–107）。

表 1–107　咯血与呕血鉴别

鉴别要点	咯血	呕血
病因	肺结核、肺癌、支气管扩张及二尖瓣狭窄等	消化性溃疡、胃癌、肝硬化及急性胃炎等
出血先兆	喉部痒感、胸闷及咳嗽等	上腹不适、恶心及呕吐等
出血方式	咯出	呕出

续表

鉴别要点	咯血	呕血
出血颜色	鲜红	暗红，棕褐色咖啡样，有时呈鲜红色
血中混有物	常混有痰液	常混有食物
酸碱反应	碱性	酸性
出血后咳痰	依旧有少量血痰	无痰

（2）咯血诊断思维（表 1–108）。

表 1–108　咯血诊断思维

项目	诊断思维
咯血	·了解咯血机制有助于临床对病因的分析和判断，大致可分为：a. 肺部微血管系统的出血或红细胞渗出进入肺泡；b. 肺组织坏死引起的炎症、血管破裂或出血进入肺泡；c. 破裂动脉瘤的血液进入气管支气管系统；d. 二尖瓣狭窄引起肺动脉高压导致支气管内血管膨胀及破裂；e. 肺部动静脉瘘、气管或肺部动脉侧支循环及肺部静脉侧支循环破裂；f. 气管支气管系统内干酪样改变；g. 支气管上皮组织溃疡或侵蚀
	·咯血量的确定：小量咯血：24h 咯血＜ 100 mL；中量咯血：4h 咯血 100 ～ 500 mL；大量咯血：24h 咯血＞ 500 mL（或一次咯血＞ 100 mL）即为大咯血。一次性咯血量达 1500 ～ 2000 mL 可发生失血性休克。有时咯血量多少与病变严重程度并不完全一致，肺功能严重障碍或发生血块阻塞窒息时，即使少量咯血也可致命
	·口、鼻腔出血有时易误判为咯血，需仔细鉴别：a. 观察鼻咽部、齿龈及口腔有无出血性病灶；b. 常为纯血或血随唾液而出，血量少；c. 鼻中隔出血多随鼻腔流出，鼻中隔前下方可发现出血灶；d. 鼻腔后部出血量较多时，可经后鼻孔沿软腭与咽喉壁下流，患者常有咽部异物感，鼻咽镜检查可发现出血病灶
	·大量咯血被咽入消化道或患食道裂孔疝出血积存于疝囊时，在晨间突然呕出血液而被误为“晨间咯血”
	·观察咯出血颜色，如有无泡沫及混有胃内容物或痰液，借此鉴别呼吸道抑或消化道疾病
	·在诊断咯血时除了注意肺部体征外，切勿忽略心脏体征，否则易将急性左心衰竭的咯血误判为肺疾病引起的咯血。急性左心衰竭者很少大咯血，即使个别咯血量较大者，色较鲜红，并常伴有端坐呼吸，此时的肺部啰音并不能作为疾病的鉴别内容
	·咯血者可因一次咯血而造成窒息突然死亡，故在判断咯血严重程度时，不要过分拘泥于咯血量的多少，而应当结合患者营养状况、面色、脉搏、呼吸、血压以及有否发绀等进行综合判断
	·久病体衰或年迈咳嗽乏力者，即使是少量咯血亦可造成窒息死亡
	·大咯血的危重指标：a. 咯血时突然出现胸闷、呼吸困难、唇甲发绀、烦躁不安及面色苍白等症状，为窒息先兆，病情危急重；b. 反复多次大量咯血，出现四肢厥冷、大汗淋漓、血红蛋白降低、血压持续下降，甚或休克，均为循环衰竭表现，提示病情危重
	·在大咯血患者当中 90% 的出血来自支气管循环，而出血来自肺循环者仅占 10% 左右
	·咯血的先兆表现包括：喉痒，咽喉部异物感或梗死感，剧烈咳嗽；情绪异常、烦躁、紧张感、恐惧感、恐怖不安；突然胸闷或胸内有发热感，挣扎坐起；呼吸困难加剧，面色青紫，继而发生窒息或意识障碍；恶心、呕吐或呃逆，口干及口渴；口中怪味（咸味或甜味等）或皮肤瘙痒及上腹部疼痛或不适。多数患者在出现先兆症状后 1h 内出现大咯血，个别患者可长达 12h

（3）心脏疾病引起咯血的机制与特点（表 1–109）。

表 1–109　心脏疾病咯血的机制与特点

咯血表现形式	机制与表现特点
大咯血	是由于支气管黏膜下曲张的支气管静脉破裂所致。因肺静脉与支气管静脉间有侧支循环存在，突然升高的肺静脉压可传至支气管小静脉，使后者破裂出血，如妊娠或剧烈运动可诱发，出血量可达数百毫升。出血后因肺静脉压下降常自行终止，故极少发生出血性休克，但必须警惕咯血所致的窒息。二尖瓣狭窄引起咯血多发生在肺淤血较早期，并非肺动脉高压的表现，后期因曲张的静脉壁增厚，大咯血反而少见
淤血性咯血	常为小量咯血或痰中带血丝，因支气管内膜微血管或肺泡间毛细血管破裂所致

续表

咯血表现形式	机制与表现特点
粉红色泡沫痰	是急性肺水肿合并肺泡毛细血管破裂的特征性表现
肺梗死性咯血	二尖瓣狭窄尤其长期卧床和心房颤动者，因静脉或右心房内血栓脱落，可引起肺动脉栓塞而出现咯血，常呈胶稠暗红色痰
痰中带血	二尖瓣狭窄患者支气管黏膜常伴有水肿，易引起慢性支气管炎，此时咯血常为痰中带血

（4）并发症。

① 窒息：大咯血者突然咯血停止、面色苍白及烦躁，随即神志不清，提示发生窒息。多由于血块阻塞主气道或血液广泛淹溺双肺所致。窒息是大咯血患者最主要、最常见的死亡原因，与咯血时的体位有一定的关系。体弱者、老年人、原有基础性疾病者，窒息死亡率较高。健侧卧位、坐位发生大咯血时死亡率明显高于患侧卧位、平卧位。

② 低血压或休克：因大量咯血使失血量过大或过快，进而微循环灌注不足而导致失血性休克，主要表现包括脉搏细速、四肢湿冷、血压下降及脉压差缩小，甚至意识障碍等。

③ 吸入性肺炎：咯血后患者常因血液被吸收而出现发热，体温通常＜38℃，如体温＞38℃或持续不退，咳嗽剧烈、黄痰及痰量明显增多，肺部啰音增多提示有吸入性肺炎。

④ 肺不张：由于大量咯血血块堵塞支气管、患者极度虚弱、过量使用镇静剂或镇咳剂均可妨碍支气管内分泌物和血液排出而导致肺不张。短期内形成大面积肺不张，有明显的患侧疼痛、呼吸困难及发绀，甚至出现血压下降、心动过速及发热，偶可引起休克。缓慢形成肺不张临床症状常较轻或无症状，如右肺中叶不张。

⑤ 呼吸衰竭：是由咯血导致气道阻塞或肺部继发感染，使肺泡通气不足及通气/血流比例失调所致。其表现包括突发或突然加重的呼吸困难、发绀、球结膜水肿、烦躁不安、谵妄及抽搐等。

⑥ 心理极其恐惧或烦躁不安。

（5）咯血诊断程序（图 1-23）。

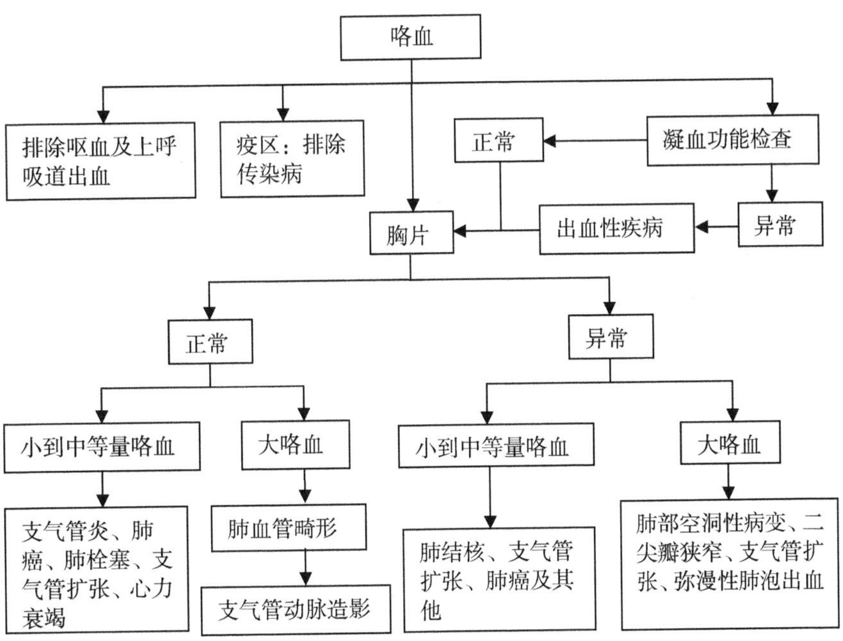

图 1-23 咯血诊断程序

（6）儿童咯血诊断程序（与成人有所不同，见图1-24）。

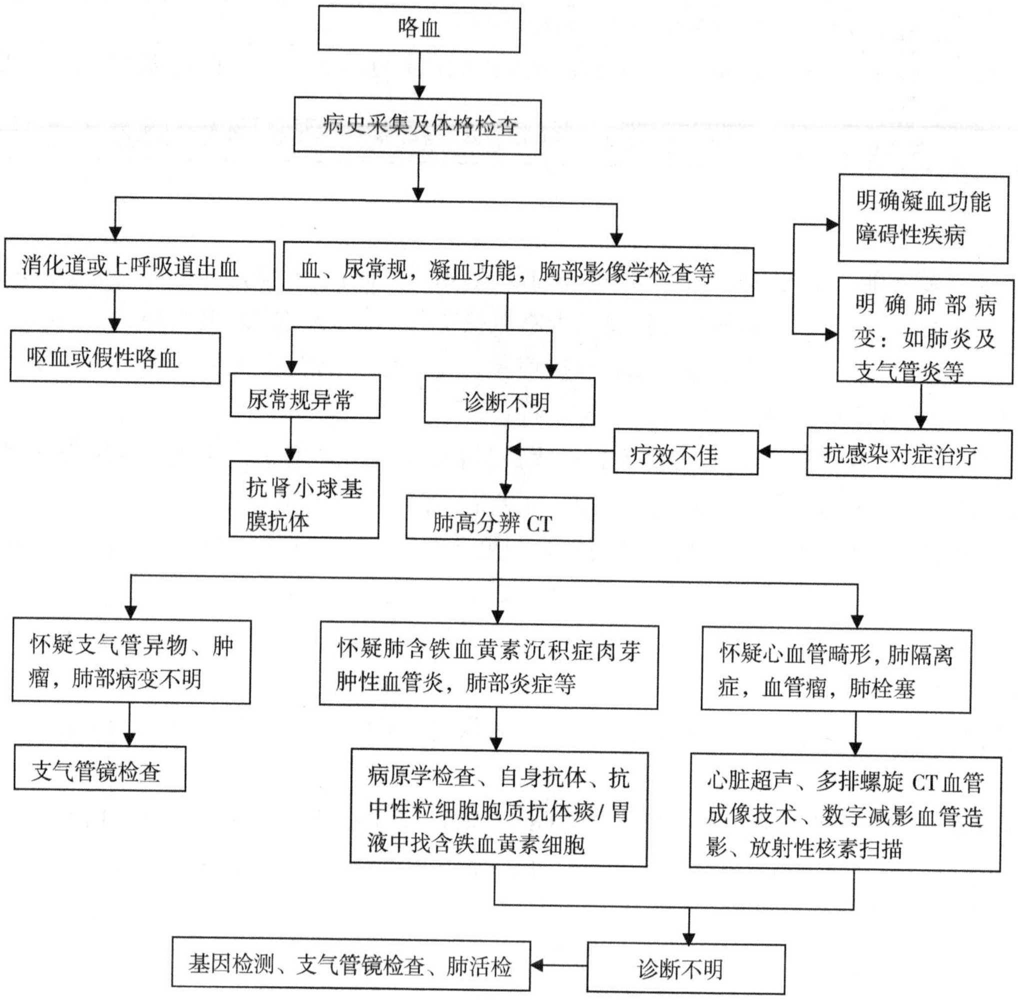

图1-24　儿童咯血诊断程序

【疾病特点及表现】

（1）引起大咯血常见疾病。

① 肺结核：肺部症状主要有咳嗽、咳痰及咯血，当结核坏死灶累及肺毛细血管壁时可出现痰中带血，如累及大血管可导致大量咯血。若空洞内形成动脉瘤或支气管动脉破裂时可发生致死性大咯血。其他表现包括低热、乏力、食欲不振及消瘦等。

② 支气管扩张：部分患者以咯血为唯一症状，咯血量可从痰中带血至一次数百毫升，甚至直接引起窒息死亡。咯血量与病情严重程度、病变范围不一定平行。其他表现包括慢性咳嗽、咳痰、咯血和反复肺部感染等。

③ 肺癌：痰中带血或咯血是肺癌的常见表现，剧咳时血管破裂而致出血，特征为间断性或持续性、反复少量的痰中带血丝，或少量咯血，偶因较大血管破裂，如大空洞的形成或肿瘤破溃入支气管等，可导致难以控制的大咯血。其他表现包括咳嗽、气短、喘鸣、发热及体重下降等。若肿瘤出现压迫时可表现胸痛、声音嘶哑、吞咽困难、头面部和上半身淤血水肿等症状。

（2）引起咯血高危性疾病。

① 急性肺水肿：常有咯血、痰中带血或咳粉红色泡沫痰，其他表现包括咳嗽、呼吸困难、不能平卧、烦躁不安、发绀、恐慌或濒死感、心脏可扩大、心率增快、奔马律及出现交替脉等。

② 肺栓塞：肺栓塞咯血多为暗红色，其临床表现见表 1–110。

表 1–110　肺栓塞的临床特点与表现

表现形式	临床特点
呼吸困难	是肺栓塞最常见症状，尤以活动后明显，常于大便后或上楼梯时出现，静息时缓解。患者常自诉活动“憋闷”，需与劳力性“心绞痛”相鉴别，这是正确诊断或误诊的起点，应需仔细询问。呼吸困难有时很快消失，数天或数月后可重复发生，呼吸困难可轻可重，轻者易被误诊
胸痛	常突然发生，多与呼吸有关，咳嗽时加重，可呈胸膜炎样疼痛，通常为位于周边的较小栓子累及到胸膜所致。不管是否合并咯血均提示可能有肺梗死存在。较大的栓子可引起剧烈的挤压痛，位于胸骨后，难以耐受，向肩和胸部放射，酷似心绞痛发作。胸痛除需与冠心病心绞痛鉴别外，也需与夹层动脉瘤相鉴别
咯血	多在梗死后 24h 内发生，量不多，多为暗红色。慢性栓塞性肺动脉高压的咯血多来自支气管黏膜下支气管动脉系统代偿性扩张破裂出血
惊恐	原因不清，可能与胸痛或低氧血症有关。忧虑和呼吸困难不要轻易诊断为癔症或高通气综合征
咳嗽	多为干咳，或有少量白痰，也可伴有喘息
晕厥	较小的肺栓塞虽可因一时性脑循环障碍引起头晕，但晕厥的最主要原因是由大块肺栓塞引起脑供血不足所致。这也可能是慢性栓塞性肺动脉高压唯一或最早的症状，应引起重视，多数伴有低血压、右心衰竭和低氧血症
腹痛	有腹痛发作，可能与膈肌受刺激或肠缺血有关

③ 流行性出血热：出血热潜伏期一般为 2 ～ 3w，典型表现为三大主征，即发热、出血和肾损害。典型临床经过分为五期，即发热期、低血压休克期、少尿期、多尿期和恢复期。

④ 钩端螺旋体病：起病急骤，早期表现有高热、全身酸痛、软弱无力、结膜充血、腓肠肌压痛及表浅淋巴结肿大等；中期可出现肺弥漫性出血、心肌炎、溶血性贫血、黄疸、全身出血倾向、肾炎及脑膜炎等，晚期常合并呼吸衰竭及心力衰竭等。

⑤ 肺 – 肾出血综合征：反复咯血及血尿常提示有本病的可能。其他表现包括发热、胸痛、咳嗽、气短、全身不适等表现，肺部病变严重者可出现呼吸衰竭。肾脏受累表现包括进行性肾功能损害、少尿或无尿，数月内发展至尿毒症。

⑥ 弥散性血管内凝血（disseminate intravascular coagulation，DIC）：轻者可仅有少数皮肤出血点，重症者可见广泛的皮肤、黏膜淤斑或血肿，典型的为皮肤大片淤斑、内脏出血及创面部位渗血不止等。一旦发生咯血，常提示病情较重，需引起临床高度重视。

（3）易被忽略或误诊的肺部咯血性疾病。

① 结节性多动脉炎：本病可累及人体任何器官，以皮肤、关节、外周神经、胃肠道和肾脏受累最为常见，病变严重程度个体间差异很大，可逐渐或骤然起病。典型表现为发热、乏力、食欲不振、消瘦及各脏器受损。

② 肺部肉芽肿病变：本病常见于青壮年，绝大多数有肺部受累，如双肺门淋巴结肿大或肺浸润等表现。其他表现包括眼和皮肤损害、肝脾及淋巴结肿大，常可累及唾液腺、心脏、神经系统、肌肉及骨骼系统等。

③ 肺含铁血黄素沉着症：起病多突然，典型表现为发热、咳嗽及咯血，部分有呼吸困难及发绀。黏液痰多见，可含粉红色血液，严重时可发生大咯血。其他表现包括贫血、肝脾大及杵状指（趾）等。

④ 肺泡蛋白沉着症：表现为咯血，大量咯血者少见。本病是一种原因未明的少见疾病，有的可无任何临床症状，仅在体检时发现，部分患者以继发性肺部感染症状为首发表现，如咳嗽、发热、胸部不适等。其他表现包括呼吸困难、乏力及低热等。

⑤ 假性动脉瘤：应尽可能做到早期诊断，若患者出现下列情况常提示有本病的可能：a. 以伤后 1 个月多见，病变部位疼痛加重，局部与全身温度增高；b. 搏动性包块短时间内明显增大，张力增高，包块周围软组织红肿，伤口感染加重，分泌物增多，或有血性液体渗出；c. 搏动性包块增大同时，出现邻近神经性损伤症状；d. 肢体远端动脉搏动较前减弱，皮温较对侧降低。根据发生的部位不同，症状表现各异，见表 1-111。

表 1-111　不同部位假性动脉瘤临床特点

受累部位	临床特点
颅内	表现头痛、恶心、呕吐及偏侧肢体障碍等
颈内动脉	表现眼球突出、鼻出血等
胸主动脉	压迫纵隔及喉返神经等，出现胸痛、声音嘶哑等
腹主动脉	可以引起压迫局部脏器、血管等多个脏器缺血表现，如腹痛、大便性状改变等
髂动脉	局部包块及患肢疼痛等

⑥ 肺支气管结石：最常见症状是迁延性咳嗽，通常持续数年，常规治疗尚不能缓解，如有肺部感染，常伴大量脓痰和咯血。严重可引起阻塞性肺炎、肺不张及继发支气管扩张等。

⑦ 肺动静脉瘘：多在成年以后出现症状，亦可无任何症状表现，通常是常规胸部 X 线片检查被发现。畸形病变常随年龄增长而加剧。主要表现为不同程度的咯血、气促、心悸、胸痛、发绀、杵状指（趾）及病变部位相邻胸壁可闻及血管性杂音等。肺外表现有鼻出血、呕血和皮肤黏膜毛细血管扩张等。

⑧ 肺脓肿：本病主要表现是咳嗽、咯脓痰、痰中带血或大咯血、发热及胸痛等。其他表现包括消瘦、贫血及乏力等，个别可发生脑、肝或肾转移性脓肿。病程长者多有杵状指（趾）。

（4）引起咯血的肺部寄生虫感染。

① 卫氏并殖吸虫病：本病起病多缓慢、低热、盗汗、疲乏、食欲不振、咳嗽、胸痛及咳棕红色果酱样痰。其他表现包括腹痛、腹泻、恶心、呕吐及排棕褐色黏稠脓血便等。

② 肺阿米巴病：本病可引起畏寒、发热、乏力、咳嗽、胸痛、盗汗、食欲不振、消瘦、贫血和水肿、咯大量棕红色脓痰、血痰或大咯血及呼吸困难等。合并肝脓肿者可触及肝大及压痛，慢性者可见杵状指（趾）。

③ 肺棘球蚴虫病：肺包虫囊肿增大引起压迫或并发炎症时常有咳嗽、咳痰、胸痛、咯血和气急等症状。巨大囊肿或囊肿位于肺门附近时可出现呼吸困难；食管受压出现吞咽困难；肺尖部囊肿压迫臂丛和颈交感神经节可引起 Pancoast 综合征（患侧肩、臂疼痛）及霍纳综合征（一侧眼上睑下垂、皮肤潮红及不出汗）。

（5）导致咯血的疾病较多，在此不一一赘述，列举病名供临床诊断参考：肺真菌病、肺泡炎、二尖瓣狭窄、先天性心脏病所致肺动脉高压或原发性肺动脉高压、肺血管炎、原发性高血压、白血病、血小板减少性紫癜、血友病、再生障碍性贫血、气管支气管子宫内膜异位、肺部冲击伤、支气管腺瘤、喉癌、鼠疫、肺挫伤、原发性肺动脉高压、硅沉着病、系统性红斑狼疮、气管外伤及韦格纳肉芽肿，气管镜、喉镜、纵隔镜检查及肺部活检造成肺部、气道损伤出血等均可导致咯血。

【相关检查】

（1）病史采集要点。

① 详细询问咯血发生的急缓、咯血量、性状（血与痰混合还是与食物混合，是血丝还是血块，是鲜红色还是暗红色等）、有无咳痰、是初次还是多次、咯血前有无喉痒及恶心等，以判断是咯血还是呕血及具体出血部位等。

② 伴随症状重点应收集导致咯血的相关疾病症状，如发热、胸痛、咳嗽、胸闷及胸痛等。

③ 大咯血者，应着重了解失血后的循环衰竭症状及出汗、恐惧、呼吸困难及发绀等窒息症状

④ 育龄女性咯血应了解与月经的关系。

⑤ 询问吸烟史、结核病接触史、职业性粉尘接触史、生食螃蟹史和疫区生活史等。

⑥ 既往史采集重点是有无心脏疾病、肺部疾病（尤其是感染、结核及肿瘤等）、血液系统疾病及急性感染性疾病（尤其是流行性出血热及钩端螺旋体病）等。

（2）查体重点。

① 大咯血者应及时检测生命体征，观察窒息或窒息趋势的临床体征，并做好记录。

② 检查与感染、血管性疾病、血液病及肿瘤等相关体征（尤其是淋巴结肿大）。

③ 注意检查鼻腔、口腔及咽部是否有出血；皮肤黏膜有无出血点、淤斑及发绀。

④ 检查气管移位、胸廓外形及活动度，明确是否有呼吸时的异常运动、胸廓的凹陷等。心肺检查是重点，包括全面的望、触、叩、听检查。

⑤ 常规腹部检查，注意是否有肝脾大、腓肠肌压痛及四肢关节红肿、畸形及杵状指（趾）。观察痰液标本的颜色、性状及气味等。

（3）实验室检查。

血、尿、便三大常规、出凝血功能及血液生化检查；痰涂片和培养、结核菌素或结核 γ－干扰素释放试验、结核 DNA 检测、肺癌相关肿瘤标志物、抗中性粒细胞胞质抗体试验、肿瘤标志物测定。必要时做骨髓检查等。

（4）辅助检查。

胸部 X 线片、CT、MRI、支气管镜检查、支气管造影、选择性支气管动脉造影及肺动脉造影、心电图、心脏超声或心导管检查。放射性核素镓检查有助于肺癌与肺部其他包块的鉴别诊断。

第三节 哮喘

哮喘是由多种细胞特别是肥大细胞、嗜酸性粒细胞和 T 淋巴细胞参与的慢性气道炎症，即有免疫－炎症反应、气道高反应性及神经因素共同参与，可引起反复发作的喘息、气促、胸闷和（或）咳嗽等症状，多在夜间或凌晨发生，气道对多种刺激因子反应性增高。但症状可自行或经治疗缓解。哮喘最严重的后果是呼吸衰竭和窒息。

【常见病因】

（1）支气管哮喘。

① 遗传因素。

② 变应原：a. 尘螨，常见有屋尘螨、粉尘螨、宇尘螨和多毛螨等。b. 真菌，常见有青霉真菌、曲霉真菌、

交链孢真菌等。c. 花粉与草粉（木本植物常引起春季哮喘，禾本植物的草类粉常引起秋季哮喘）。d. 职业性变应原，谷物粉、面粉、动物皮毛、木材、丝、麻、木棉、饲料、蘑菇、松香、活性染料及乙二胺等。e. 药物及食物添加剂；生物制品、交感神经阻滞剂和增强副交感神经作用剂；食物过敏如牛奶、鸡蛋、鱼、虾、蟹等海鲜及调味类食品等。

（2）心源性哮喘。

能够引起急性左心衰竭的各种心脏疾病。

（3）肾源性哮喘。

急、慢性肾功能衰竭。

（4）血液病。

重度贫血、高铁血红蛋白血症等。

（5）神经精神因素。

（6）支气管哮喘的促发因素。

① 各种感染：a. 呼吸系统疾病，上呼吸道感染、慢性鼻炎、慢性扁桃体炎、慢性鼻窦炎及慢性咽喉炎等。b. 消化系统疾病，慢性肝病、慢性胆囊炎、溃疡性结肠炎、肝棘球蚴虫病、阑尾炎及便秘等。c. 泌尿系统疾病，慢性肾炎、慢性肾盂肾炎及非特异性尿道炎等。d. 妇产科疾病，慢性附件炎、产后出血、产后感染及生殖器结核等。e. 传染病，血吸虫病、钩虫病、蛔虫病、弓形虫病、滴虫病及结核病等。

② 气候改变。

③ 吸烟。

④ 环境污染。

⑤ 精神因素。

⑥ 药物，主要包括阿司匹林在内的非甾体类抗感染药物和含碘造影剂，或交感神经阻断剂等。

⑦ 运动。

⑧ 月经、妊娠等生理因素。

⑨ 围生期胎儿的环境变化 。

【诊断线索】

哮喘诊断线索（表 1-112）。

表 1-112　哮喘诊断线索

项目	临床线索	诊断提示
年龄与性别	· 儿童发病	外源性哮喘
	· 老年发病	心源性哮喘、肺癌等
	· 育龄女性	月经性哮喘、妊娠性哮喘等
季节时间与诱发因素	· 发病与季节有明显关联	喘息性支气管炎
	· 常在夜间发生	心源性哮喘
	· 服用阿司匹林出现哮喘症状或加重	药物诱发性哮喘
	· 哮喘常在运动后发作	运动性哮喘

续表

项目	临床线索	诊断提示
伴随症状	・伴深大呼吸	尿毒症、代谢性酸中毒等
	・伴端坐呼吸	急性左心衰竭
	・伴发绀	心力衰竭
	・伴有鼻内分泌物后流、口腔黏液附着、咽部发痒、咽喉部有异物感或“糨糊黏着咽喉”的感觉，并频繁清喉	鼻后滴漏综合征
	・伴鼻塞、流涕、打喷嚏	过敏性哮喘

【诊断思维】

（1）外源性哮喘和内源性哮喘的特点与鉴别（表 1–113）。

表 1–113　外源性与内源性哮喘特点与鉴别

鉴别要点	外源性哮喘	内源性哮喘
致敏源	尘埃、花粉、动物毛发、衣物纤维等	感染
性别与年龄	多见于儿童、青少年	多见于成年人或女性
发病季节	有明显季节性	多无季节性
过敏史	常有	多无
情绪或运动诱发	常可	多不可
变态反应	多为Ⅰ型变态反应	多为Ⅲ型变态反应
抗哮喘治疗	有效	多无效

（2）哮喘诊断思维（表 1–114）。

表 1–114　哮喘诊断思维

项目	诊断思维
哮喘	・详细询问病史与体格检查做好支气管哮喘与心源性哮喘的鉴别
	・少数患者在哮喘发作时会陈述胸痛症状，需与心肌梗死相鉴别。哮喘发作多在清晨和夜间两个时间段症状明显，而心肌梗死的胸痛则常发生在情绪激动或活动加剧时，最后的确诊依据是心电图检查
	・氯丙嗪试验有助于支气管哮喘与心源性哮喘的鉴别，其方法为：给予氯丙嗪 5mg 肌内注射后，5 ～ 15min 内患者的喘息、呼吸困难的症状及体征消失或明显减轻者为氯丙嗪试验阳性，支持心源性哮喘的诊断；如用药后患者的喘息、呼吸困难的症状及体征无明显改善的，则判定为氯丙嗪试验阴性，提示支气管哮喘
	・临床上有下述情况者常提示支气管哮喘：a. 典型症状反复发作性喘息、呼吸困难，多与接触过敏原、冷空气、理化刺激、上呼吸道感染、剧烈运动有关，可自行缓解或经治疗缓解；b. 不典型症状发作性胸闷、顽固性反复发作的咳嗽；c. 同时具有其他过敏性疾病，如过敏性鼻炎、湿疹；d. 具有哮喘或其他过敏性疾病家族史
	・在诊断老年性哮喘时，需与下列疾病进行鉴别：肺癌、冠心病伴不稳定心绞痛、充血性心衰、药物诱发支气管痉挛、肺栓塞、胃食管反流病和慢性阻塞性肺疾病等
	・当哮喘患者出现下列情况时，都提示病情极其危重，必须引起临床的高度重视：a. 突然出现呼吸急促、张口抬肩、胸闷、不能平卧、患者取端坐位时；b. 哮喘持续发作、大汗淋漓或汗出肢冷、面青唇紫、烦躁不安、神志不清时；c. 夜间喘息、咳泡沫痰、心悸、尿少或水肿时；d. 服用茶碱类药物后，心率明显增快、血压升高时

续表

项目	诊断思维
哮喘	· 患者症状的发作有时和敏感的变应原有着密切关系，如花粉、香水、宠物毛等，甚至在接触到敏感或刺激性变应原后的数分钟内即刻发作，可以经数小时至数天，用支气管舒张剂或自行缓解。部分患者亦可在缓解数小时后再次发作。这就是为何要拒绝在病室内放置花草或给探视者送鲜花的缘故
	· 难治性哮喘的因素有：存在可逆性气流受限及其严重程度；药物治疗不充分或用药的依从性和吸入技术掌握较差；未去除的诱发哮喘加重的危险因素，如未脱离室内、室外环境（变应原或刺激物）、吸烟、药物、感染及职业暴露等刺激。相关性疾病或并发症如过敏性鼻炎、鼻窦炎、胃食管反流病、肥胖、睡眠呼吸暂停综合征、心理因素及复发性呼吸道感染等未予干预或彻底治愈；与具有咳嗽、呼吸困难和喘息等疾病鉴别诊断存在缺陷

（3）支气管哮喘诊断标准（表 1–115）。

表 1–115　支气管哮喘诊断标准

项目	诊断标准
临床表现与体征	反复发作哮喘、气急、伴或不伴胸闷或咳嗽，夜间及晨间多发，常与接触变应原、冷空气、物理或化学刺激、上呼吸道感染及运动有关；发作时双肺可闻及散在或弥漫性哮鸣音，呼气相延长；上述症状和体征经治疗缓解或自行缓解
可变气流受阻的客观检查	支气管舒张试验阳性（吸入支气管扩张剂后 FEV_1 ＞ 12%，且 FEV_1 增加绝对值＞ 200mL）；支气管激发试验阳性（吸入支气管激发剂后 FEV_1 下降＞ 20%）；呼气流量峰值（PEF）平均每日昼夜变异率＞ 10%，或 PEF 周变异率＞ 20%
诊断	符合上述症状和体征，同时具备气流受阻客观检查中的任何一条，并除外其他疾病所引起的喘息、气急、胸闷及咳嗽，可以诊断为哮喘

（4）非典型哮喘类型与特征（表 1–116）。

表 1–116　非典型哮喘类型与特征

类型	特征
咳嗽变异性哮喘	· 以咳嗽为唯一或主要症状，无喘息、气急等典型哮喘的症状或体征 · 同时具备可变气流受阻客观检查中的任何一条，并除外其他疾病引起的咳嗽
胸闷变异性哮喘	· 以胸闷为唯一或主要症状、无喘息、气急等典型哮喘的症状或体征 · 同时具备可变气流受阻客观检查中的任何一条，并除外其他疾病引起的咳嗽
隐匿性哮喘	· 无反复发作喘息、气急、胸闷或咳嗽等表现，但长期存在气道反应性增高 · 部分患者最终可发展为有症状的哮喘

（5）哮喘评估。

① 临床评估内容，见表 1–117。

表 1–117　哮喘的评估内容

并发症	哮喘的触发因素	药物使用情况	临床控制水平	未来急性复发危险因素
· 变应性鼻炎 · 鼻窦炎 · 胃食管反流 · 肥胖 · 夜间睡眠呼吸暂停综合征 · 抑郁症和焦虑症	· 职业 · 环境 · 气候变化 · 药物 · 运动等	· 过度使用支气管舒张剂 · 患者掌握药物吸入技术程度 · 长期用药的依从性 · 药物不良反应	根据症状、用药情况及肺功能检查结果等复合指标评估为症状良好控制（或临床完全控制）、部分控制和未控制	· 未控制的接触变应原 · 未控制的并发症 · 用药不规范或依从性差 · 过去一年曾有急性发作经急诊或住院确定都是未来急性复发危险因素所致

②哮喘发作分级评估，见表 1-118。

表 1-118　哮喘发作病情分级

病情分项	轻	中	重	危重
气短	步行时	活动时	休息时	—
体位	可平卧	喜坐位	前弓位	—
谈话方式	成句	字段	字词	不能讲话
精神状态	尚安静	时有焦虑或烦躁	常有焦虑和烦躁	嗜睡或意识模糊
出汗	无	有	大汗淋漓	湿冷汗
呼吸频率	有增加	明显增加	常＞30 次 / 分	—
辅助肌活动或肋间隙凹陷	常无	常有	有	胸腹部矛盾运动
肺部哮鸣音	中度，呼气末	响亮	响亮	无
脉率（次 / 分）	＜100	100～120	＞120	心动过缓
PaO_2（mmHg）	正常	60～80	＜60	严重低氧血症
$PaCO_2$（mmHg）	＜40	≤45	＞45	高碳酸血症
SaO_2	＞95%	90%～95%	＜90%	严重降低
pH	正常	正常	降低	降低

③哮喘控制水平分级，见表 1-119。

表 1-119　哮喘控制水平分级

项目	完全控制（满足以下所有条件）	部分控制（在任何 1w 内出现以下 1～2 项指征）	未控制（在任何 1w 内）
白天症状	无（或≤ 2 次 /w）	2 次 /w	—
活动受限	无	有	—
夜间症状 / 憋醒	无	有	出现≥ 3 项部分控制特征
使用缓解药次数	无（或≤ 2 次 /w）	2 次 /w	—
肺功能（PEF 或 FEV_1）	正常或≥正常预计值 / 本人最佳值的 80%	＜正常预计值（或本人最佳值）的 80%	—
急性发作	无	≥每年 1 次	在任何 1w 内出现 1 次

（6）并发症。

①猝死。

②肺部感染。

③水电解质紊乱和酸碱失衡。

④气胸和纵隔气肿。

⑤呼吸衰竭。

⑥多器官功能衰竭。

⑦恶性心律失常。

⑧ 黏液栓阻塞与肺不张。

⑨ 闭锁肺综合征。

（7）哮喘诊断程序，见图 1-25。

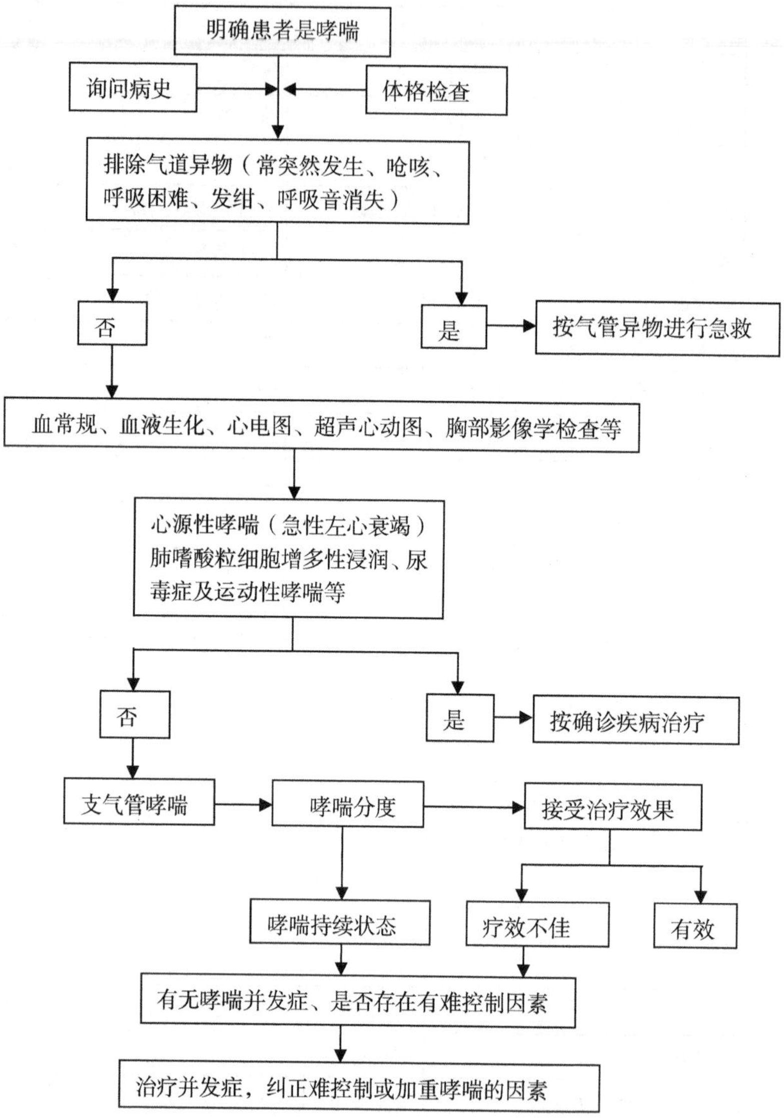

图 1-25　哮喘诊断程序

【疾病特点与表现】

（1）支气管哮喘：本病发作可分为以下 3 期。①急性发作期：多在夜间及凌晨发作或加重，先兆表现包括干咳、呼吸紧迫感、连打喷嚏及流泪等。典型表现为发作性呼气性呼吸困难、胸闷及咳嗽，伴有哮鸣音。重度发作时呈端坐位，辅助呼吸肌活动增强，可有发绀、大汗、奇脉及颈静脉怒张等。若患者有呼吸音显著减弱或消失，提示气道严重阻塞，病情危重。②慢性持续期：是指每周均不同频度和（或）不同程度地出现喘息、气急、胸闷及咳嗽等。③临床缓解期：是指经过治疗或未经治疗症状和体征消失，肺功能恢复到急性发作前水平，并维持 3 个月以上。本病需与喘息性支气管炎、心源性哮喘鉴别，见表 1-120。

表 1–120 支气管哮喘与喘息性支气管炎、心源性哮喘的鉴别

鉴别要点	支气管哮喘	喘息性支气管炎	心源性哮喘
发病年龄	儿童及青年多见	各年龄段，40 岁以上多见	多见于 40 岁后（除风心病外）
病史	常有过敏史，有阵发性哮喘病史	有慢性支气管炎病史，哮喘发作前常有感染史，部分有过敏史	有心脏病史
发作时间	任何时候均可发作，诱因常明确，突发、突缓解	冬春季多见，发作随感染加重，治疗后逐渐缓解	常在夜间熟睡中或劳累后突然发作
间歇期症状	无症状	慢性咳、痰、喘	各种心脏病症状
肺部体征	发作时双肺布满哮鸣音，间歇期听诊正常	发作期干、湿啰音及哮鸣音并存，和缓解期仍有干、湿啰音	肺底部以密集的湿啰音为主，有哮鸣音，间歇期正常
心脏体征	正常	正常	心脏增大，心率增快或心律失常及病理性杂音
X 线片	肺野清晰或肺气肿	双下肺纹理增粗，肺气肿	肺淤血，心影增大
治疗	对平喘药、抗过敏药、糖皮质激素有效	对抗生素及平喘药有效	对洋地黄、利尿剂有效，吗啡效果良好

（2）其他哮喘性疾病。

① 心源性哮喘：见表 1–120。

② 气管内膜病变：气管的肿瘤、内膜结核和异物等病变引起气管阻塞时，可以引起类似哮喘的症状和体征。

③ 气管异物：可分为喉异物、气管异物及支气管异物，见表 1–121。

表 1–121 气管异物的临床特点

分类	临床表现
喉异物	立即发生呛咳、气急及反射性喉痉挛，引起吸气性呼吸困难及喘鸣。若异物停留于喉上口，出现声音嘶哑或吞咽困难；稍大异物若阻塞于声门可立即窒息致死
气管异物	异物刚吸入，其症状与喉异物相似，以呛咳为主，当活动性异物随气流移动时，可引起阵发性咳嗽、呼吸困难及喘鸣
支气管异物	早期症状与气管异物相似，常出现高热、咳嗽及咯脓痰等急性支气管炎症状，异物若嵌顿于支气管造成不同程度阻塞时则出现不同症状

④ 喘息型支气管炎，见表 1–120。

⑤ 中央型肺癌：导致支气管狭窄或伴感染时可出现喘鸣或类似哮喘样呼吸困难，肺部可闻及哮鸣音，症状常呈进行性加重，咳嗽可有血痰。

⑥ 变态反应性肺浸润：常合并有喘息、发热等全身性症状。其见于热带性嗜酸性粒细胞增多症、肺嗜酸性粒细胞增多性浸润及多源性变态反应性肺泡炎等。致病原常为寄生虫、原虫、花粉、化学药品及职业粉尘等。本病临床症状较轻，可伴发热、咳嗽等。

⑦ 自发性气胸：若在慢性阻塞性肺疾病基础上出现的气胸，气胸体征常不明显，多表现为突发性呼吸困难及呼气性哮鸣（尤其是气胸对侧），易与哮喘混淆，应提高警惕性。

⑧ 外源性过敏性肺泡炎：临床主要表现为发热、咳嗽、呼吸困难、低氧血症和全身肌肉及关节酸痛等，常有变应原（枯草、鸽粪等）接触史。本病可分为 3 期，即急性期、亚急性期及慢性期。X 线片可见弥漫性肺间质病变呈斑片状浸润，血嗜酸性粒细胞显著增高，有助于鉴别。

⑨ 支气管炎（急性 / 慢性）：可出现喘鸣音和呼吸困难，缺乏发作性特点。若哮喘患者无喘鸣音而仅有发作性干咳时，两者难以鉴别。

⑩ 支气管肺曲菌病：常以反复哮喘发作为特征，伴咳嗽、咳痰，多呈黏液脓性，常伴血丝及可分离出棕黄色痰栓，其他表现包括低热、肺部哮鸣音及干啰音等。

⑪鼻后滴漏综合征：本病发病前有上呼吸道感染病史，如鼻炎、鼻窦炎、鼻息肉或慢性咽喉炎等。表现为喉部有分泌物流动感，流涕和（或）需经常廓清咽部，睡眠性呛咳及易发生吸入性肺炎。

（3）其他特殊类型哮喘的临床特点与表现（表 1–122）。

表 1–122　其他特殊类型哮喘的临床特点与表现

类型	临床特点及表现
咳嗽变异性哮喘	咳嗽和喘息是本病主要特征，咳嗽持续或反复发作＞1 个月，常在夜间（或清晨）发作，痰少，运动后加重，无感染征象，或经长期抗生素治疗无效；用支气管扩张剂可使咳嗽发作缓解；有个人过敏史或家族过敏史，气道呈高反应性，变应原皮试阳性可作为辅助诊断
运动性哮喘	常在运动时出现胸闷和呼吸困难，多见于青少年。患者一般在剧烈运动数分钟时开始出现胸闷、喘息、咳嗽或呼吸困难，运动停止后 5 ～ 10min 症状达高峰，30 ～ 60min 内自行缓解。仅有少数病例可能持续较久并需要药物治疗
重症哮喘	是指哮喘发作持续 24h 以上，经一般支气管舒张剂治疗不缓解者。常表现极度呼吸困难，端坐呼吸、发绀、大汗淋漓及呼吸增快（频率常＞ 30 次 / 分），严重时出现呼吸衰竭等
胃型哮喘	是指由胃食管反流病所致。在食管贲门弛缓症及贲门痉挛等疾病中，常出现胃或十二指肠内容物通过食管下端括约肌反流入食管的现象，反流物多呈酸性。少量反流物被吸入气管，即可刺激上气道感受器通过迷走神经反射性地引起支气管痉挛，出现咳嗽、喘鸣或易引起肺部感染
月经性哮喘	是指哮喘症状在月经前期或月经期出现或加重，呼吸道症状与其他类型哮喘相似。和内源性前列腺素分泌增多、体内黄体酮及雌激素水平下降、痛经及经前或经期的免疫状态变化有关
妊娠期哮喘	可能相关的有：a. 在青少年时期患有哮喘，但在青春期后已缓解的基础上合并妊娠；b. 或妊娠前是未缓解的哮喘者，在妊娠后哮喘加重；c. 或妊娠后才出现哮喘者等有关；轻症哮喘发作对母儿影响不大，急性重症哮喘可使孕产妇病死率增高及严重影响胎儿发育，甚至发生早产或胎死宫内
夜间哮喘	多在午夜至清晨发作，始于剧烈咳嗽、无痰或少痰，随之出现喘息、气促、严重发绀或大汗淋漓，由卧位变换坐位而不能使哮喘症状减轻。病情较重时喘息声音不用听诊器便可听到。对中老年夜间哮喘应与急性左心衰竭或微小肺栓塞等鉴别
阿司匹林诱发哮喘	典型症状是服药 0.5 ～ 2h 内出现结膜充血、流涕、恶心、呕吐、腹泻，颜面及胸部皮肤潮红及皮疹，伴胸闷、气喘及呼吸困难，严重者可出现休克、昏迷及呼吸停止。若鼻息肉、阿司匹林过敏和哮喘合并存在，称为阿司匹林哮喘三联症
运动性哮喘	可发生于任何年龄组，尤其好发于青少年。通常在剧烈运动数分钟后出现胸闷、喘息、咳嗽或呼吸困难，运动停止后 5 ～ 10min 症状达高峰，30 ～ 60min 内自行缓解

【相关检查】

（1）病史采集要点。

① 询问第一次发生哮喘的年龄，是否呈持续状态。若有反复喘息，一天发作几次，是白天还是夜间，若在夜间，是否有端坐呼吸、咳粉红色泡沫痰。呼吸困难的表现是吸气性还是呼气性，与活动、体位及昼夜的关系。

② 哮喘加重、缓解因素及用什么药物可以缓解。

③ 与病因诊断及鉴别诊断相关伴随症状，如发热、咳嗽、咳痰、发绀、胸闷及胸痛等；与出现并发症的相关表现。

④ 提供有无缺氧表现，有无失眠、记忆力下降、头晕及精神心理的变化，如烦躁及易怒等。

⑤ 询问与哮喘相关的既往史，如心肺疾病史、高血压、肾病与代谢性疾病史；有无特殊过敏史、变应性或过敏性鼻炎、变应性或过敏性湿疹、花粉病、吸烟史、月经生育史、药物及毒物接触史等。

（2）查体重点。

① 注意生命体征，尤其观察呼吸困难，并判断呼吸困难类型，记录是否有意识障碍。

② 检查有无颈静脉怒张、黄疸、球结膜充血水肿及唇甲发绀等。

③ 观察胸廓外形、有无三凹征，是否有肋间肌参与呼吸运动等。双肺是否有哮鸣音，干湿啰音及胸膜摩擦音等。心脏体格检查应注意是否有抬举样搏动，心前区震颤、杂音、奔马律及心包摩擦音等。肝脾是否大，肝－颈静脉回流征、全身水肿及杵状指（趾）等。

（3）实验室检查：血液常规及血液生化检查，监测动脉血气分析结果和各项肺功能指标（是诊断哮喘的非常重要的指标）。痰液检查及特异性变应原检测。

（4）辅助检查：胸部 X 线片、胸部 MRI 检查、心电图、超声心动图。必要时可选择支气管镜检查等。

（5）对于无明显喘息、哮鸣音、仅表现为顽固咳嗽的不典型哮喘者，需借助实验室检查，符合以下三项中的一项即可诊断为哮喘。

① 支气管激发试验（用以测定气道反应性）或运动试验阳性。

② 支气管舒张试验（用以测定气道气流受限的可逆性）阳性。

③ 昼夜呼气峰值流速（用以测定气道通气功能的变化）变异率≥ 20%。

第四节　发绀

发绀，是指由于动脉血氧分压降低、氧合血红蛋白减少、还原血红蛋白增加且超过 50g/L 时，皮肤黏膜呈现紫蓝色的现象；广义的发绀也包括少数由于异常血红蛋白衍生物（如高铁血红蛋白、硫化血红蛋白）所致的皮肤黏膜青紫现象。在皮肤较薄、色素较少及毛细血管网较丰富的循环末梢处，如口唇、鼻尖、颊部、耳廓和牙床等部位最易看到。发绀可以是暂时性，也可以是长期存在，其严重程度可受温度和（或）情绪变化等影响。

【常见病因】

（1）血中还原血红蛋白增多。

① 中心性发绀。肺性发绀：呼吸道阻塞性病变，上呼吸道阻塞综合征、重度支气管哮喘、肺闭锁综合征；肺部病变：肺淤血、肺水肿、慢性阻塞性肺疾病、肺部炎症、肺结核、蜂窝肺综合征、急性成人呼吸窘迫综合征、有毒气体中毒、弥漫性肺间质纤维化、职业性肺病（硅沉着病、石棉沉着病）、胸内结节病弥漫性肺肉芽肿、特发性肺含铁血黄素沉着症、外源性变态反应性肺泡炎、肺不张、肺梗死；肺血管病变，原发性肺动脉高压症、肺动静脉瘘、海绵状肺血管瘤、门静脉－肺静脉侧支吻合（肝硬化时）、多发性肺小动脉栓塞、结节性多动脉炎；胸廓胸膜病变，严重胸廓畸形、气胸、胸腔积液等。心性混血性发绀：肺血减少型，法洛四联症、法洛三联症、三尖瓣闭锁、肺动脉瓣闭锁（或狭窄）、埃勃斯坦畸形（三尖瓣下移畸形）；肺血增多型，艾森曼格复合病、艾森曼格综合征、大血管错位、完全性肺静脉畸形引流、右心室双出口、单心室（二房一室）；吸入氧分压过低的空气，慢性高山病、高空作业（海拔 3000m 以上）、通风不良的坑道、矿井作业。

② 周围性发绀。心排出量减少：休克、充血性心力衰竭、肥厚性梗阻型心肌病、限制性心肌病、慢性缩窄性心包炎、三尖瓣疾病、右心室阻塞－衰竭综合征（Bernheim 综合征 ）、大量心包积液、腔

静脉阻塞综合征、糖原心综合征及肥胖呼吸困难综合征等。动脉阻塞性病变：闭塞性动脉硬化症、血栓闭塞性脉管炎、无脉症及胸廓出口综合征等。静脉阻塞性病变：下肢静脉曲张、静脉血栓形成、上/下腔静脉阻塞综合征及弥散性血管内凝血等。肢端循环障碍：雷诺病、雷诺现象、肢端发绀症、网状紫斑、冷球蛋白血症及冷凝集现象伴手足发绀症等。其他：真性红细胞增多症、睡眠呼吸暂停综合征等。

（2）血中异常血红蛋白增多。

① 药品或化学品中毒所致的高铁血红蛋白血症。

② 肠源性发绀。

③ 先天性高铁血红蛋白血症。

④ 特发性阵发性高铁血红蛋白血症。

⑤ 硫化血红蛋白血症。

（3）药物性发绀。

服用伯氨喹、亚硝酸盐、氯酸钾、碱式硝酸铋、磺胺类药物、非那西丁及苯丙砜等。

【诊断线索】

发绀诊断线索（表 1–123）。

表 1–123　发绀诊断线索

项目	临床线索	诊断提示
年龄和性别	·新生儿出生时或出生不久后出现发绀	新生儿肺部疾病
	·新生儿期或婴幼儿期出现发绀	先天性心脏病及高铁血红蛋白血症及肺源性发绀等
	·儿童期出现发绀	左向右分流的先天性心脏病已出现反向分流
	·成年人，特别是有吸烟史	肺源性疾病、慢性阻塞性肺疾病等
	·青年女性，多在寒冷环境下发绀	雷诺综合征等
	·随月经周期出现的发绀	特发性高铁血红蛋白血症
	·青少年发生发绀	迟显性先天性心脏病、风湿性心脏病等
	·年龄较小者，突发发绀，伴吸气时呼吸困难	呼吸道异物
	·成年或老年人发生发绀	肺部或心脏疾病
发生部位	·普遍性分布，累及全身皮肤和黏膜	中心性发绀
	·肢体末端，以双手指为甚，双足或足趾较轻	周围性发绀
	·急性全身性发绀	心肺疾病、休克及异常血红蛋白增多等
	·上肢发绀较下肢重	大动脉完全错位
	·发绀以单侧下肢为主	血栓闭塞性脉管炎、闭塞性动脉硬化症等
	·仅上半身发绀	上腔静脉阻塞综合征
	·仅下半身发绀	下腔静脉阻塞综合征
	·反复发作的肢端发绀	痉挛性血管病变
	·头部及上肢发绀明显	完全性大血管错位伴动脉导管未闭而有肺动脉高压
	·发绀呈非对称性分布，主要累及单侧下肢	血管闭塞性疾病
	·口唇和双颊部发绀明显	风湿性心脏病二尖瓣狭窄（称二尖瓣面容）
	·发绀以下肢或躯干明显	先天性心脏病动脉导管未闭合并肺动脉高压

续表

项目	临床线索	诊断提示
颜色	· 发绀呈紫红色或古铜色	真性红细胞增多症
	· 发绀呈青灰色	各种原因的休克
程度	· 重度全身性发绀	化学性发绀和早显性发绀类先天性心脏病
	· 发绀也比较明显	慢性肺心病急性加重和迟显性发绀类先天性心脏病
伴随症状和体征	· 伴意识障碍但呼吸困难不明显者	化学性发绀、呼吸及循环功能衰竭等
	· 伴皮肤湿冷、脉搏细数、血压下降等	休克、弥散性血管内凝血
	· 伴咳嗽、咳痰等呼吸系统症状的发绀等	肺源性发绀
	· 伴心悸、呼吸困难、颈静脉怒张及下肢水肿等	心功能不全
	· 伴杵状指（趾）	先天性心脏病、慢性阻塞性肺疾病、肺肿瘤及肺血管疾病等
	· 伴喘鸣	哮喘、急性左心衰竭等
	· 伴喉鸣	急性喉炎、喉癌等
	· 伴严重呼吸困难	支气管哮喘、急性左心衰竭、呼吸窘迫综合征、肺栓塞、呼吸道梗阻及气胸等
	· 无呼吸困难	高铁血红蛋白血症、硫化血红蛋白血症等
	· 伴咯血而致突发性发绀	窒息（立即急救）
	· 精神刺激诱发	雷诺病
诱因与缓解方式	· 遇冷诱发	雷诺病、冷球蛋白血症及冷凝集素病等
	· 站立时诱发，下蹲后缓解	法洛四联症
	· 皮肤温暖，经皮肤加温后发绀不消退者	中心性发绀
	· 皮肤加温后发绀消退	周围性发绀
	· 呼吸道感染后出现发绀	心源性或肺源性发绀
	· 灌肠后出现的发绀	误用亚硝酸盐
	· 进食腌菜或泡菜后突然出现的全身青紫	肠源性发绀
	· 吸氧后发绀可减轻或消失	肺性发绀
	· 发绀则不受吸氧影响	心性混血性发绀

【诊断思维】

（1）发绀临床分类（表 1–124）。

表 1–124　发绀类型及其特点

类型	临床特征
中心型发绀	是指心肺疾病所致动脉血氧饱和度降低引起的发绀，其特点是发绀常波及全身皮肤黏膜，运动后有加重倾向，四肢、面部及躯干皮肤均呈紫蓝色，但皮肤是温暖的，按摩局部并不能使发绀消退 · 肺性发绀：多系肺泡通气不足或肺泡通气 / 血流比例失调所致，吸氧可使发绀减轻甚至消失（纯氧吸入试验可用于鉴别肺源性发绀与心源性混血性发绀）。常见于各种严重的呼吸系统疾病 · 心性混血性发绀：当部分静脉血未经过肺脏的氧合作用经心内或心外异常交通分流人体循环动脉中所引起的发绀，不能为吸氧所缓解，常见于发绀类先天性心脏病或肺动静脉瘘等

续表

类型	临床特征
周围型发绀	是指周围循环血流障碍所致的发绀，其特点是发绀常出现于肢体末梢部位与下垂部分，如肢端、耳垂与口唇等，且这些部位的皮温偏低，按摩或加温可使之温暖，发绀也能消退 ·淤血性周围性发绀：系因体循环静脉淤血、周围血流缓慢，氧在组织中消耗过多所致，见于右心功能不全、慢性缩窄性心包炎、肢端发绀症、下腔静脉或上腔静脉阻塞等 ·缺血性周围性发绀：严重休克时由于周围血管收缩及组织缺氧，导致皮肤黏膜发绀 ·肢体动脉闭塞（如血栓闭塞性脉管炎）或小动脉强烈收缩（如雷诺病或雷诺现象） ·健康人暴露于冷空气或冷水中时间过久，也可因血管收缩而出现发绀
混合性发绀	中心性发绀和周围性发绀并存时称为混合性发绀 ·临床上主要见于各种原因引起的心功能不全，此时肺循环淤血、肺内氧合不足，同时周围循环淤血、血液在毛细血管中脱氧过多等均可引起发绀
血液中异常血红蛋白衍生物引起的发绀	临床上主要见于高铁血红蛋白血症和硫化血红蛋白血症患者 ·高铁血红蛋白或硫化血红蛋白形成后，血红蛋白分子中的二价铁被三价铁所取代，使之失去携氧能力，同时由于这些异常血红蛋白呈蓝褐色，当在血液中达到一定浓度（高铁血红蛋白大于 30g/L 或硫化血红蛋白大于 5 g/L）时即出现发绀 ·某些药品或化学品中毒可引起高铁血红蛋白血症或硫化血红蛋白血症而导致发绀，亦可见于先天性高铁血红蛋白血症患者

（2）发绀诊断思维（表 1–125）。

表 1–125　发绀诊断思维

项目	诊断思维
病因	除上述分类外，还可分为病理性和生理性。a. 生理性发绀：见于寒冷时小动脉收缩致使局部发生发绀，新生儿生理性发绀多发生于出生后 5min 内（由于动脉导管和卵圆孔尚未关闭，仍有可能出现右向左分流所致）；b. 病理性发绀：除上述外，其他发绀均属于病理性
影响判断的因素	a. 贫血或红细胞增多性贫血可影响发绀程度的观察，贫血可使发绀程度减轻甚至消失（严重贫血时，即使全部血红蛋白均氧和，也不一定出现发绀）；红细胞增多常使发绀表现得更加明显（还原血红蛋白浓度正常，但绝对值增高）。b. 在肺部感染或劳累后发绀颜色加深，多为心肺疾病。肺部疾病引起的发绀通常在有效吸氧后可减轻或消失。c. 黄疸可影响发绀的判断。d. 室内光线昏暗时发绀颜色不易被察觉
鉴别诊断	a. 长期吸烟者：口唇黏膜常有色素沉着。b. 口唇固定性药疹：口唇固定性药疹者在局部可遗留长久显著的黑色素沉着。c. 慢性肾上腺皮质功能不全：皮肤黏膜色素沉着为多为全身性，常以暴露部位及易摩擦部位明显，色素呈棕褐色、有光泽、不高出皮面。d. 肝硬化：常发生在面部的色素沉着，逐渐变暗及黝黑，皮肤缺乏光泽、弹性差，颜面部或鼻尖部出现细小的毛细血管扩张，呈纤细的网络状
其他情况	·当动脉氧合不足或流进组织时释放的氧过多，均可使动、静脉还原血红蛋白增加而产生发绀。真性红细胞增多症或继发性红细胞增多症者，血红蛋白可达 200g/L 以上，即使血氧饱和度达 95% 以上，其还原血红蛋白也可达 50g/L 以上，亦可出现发绀。相反，若血红蛋白只有 50g/L 者，即便缺氧十分严重，还原血红蛋白不可能＞50g/L，故也不易产生发绀
诊断	·出现发绀者需立即了解本次入院病因，并及时观察发生发绀的具体部位，迅速判断出发绀的确切病因，切勿怠慢。要迅速判断引起发绀是致命性还是非致命性的疾病。致命性发绀常伴有其他生命体征的明显变化，还原血红蛋白的测定和血气分析结果是判断病情轻重的重要依据
局部及其他	·如患者突然出现局部发绀和其他动脉闭塞的症状，应保护其肢体不受到损伤，不应按摩。若发绀源于肺疾病或休克，应迅速评估病情，并采取措施保持呼吸道通畅、辅助呼吸和监测循环情况。
小儿及儿童发绀	·多由肺囊性纤维化、哮喘、呼吸道异物阻塞、急性喉气管支气管炎或会厌炎引起，也可有先天性心脏病，如大血管移位导致从右向左分流所致。儿童出现口唇发绀及手足发绀，应排除儿童过度哭泣或遇冷所致
新生儿发绀	发绀也称青紫，是新生儿疾病常见症状，发绀提示体内缺氧，有可能对新生儿的脑、心、肾、肺等重要器官造成损害，应避免因缺氧时间长而造成脏器发育和智力发育不可逆转的损伤

（3）雷诺综合征相关病因（表 1–126）。

表 1–126 雷诺综合征相关病因

疾病类别	疾病
自身免疫性疾病	皮肌炎、乙肝抗原诱导性血管炎、混合型结缔组织病、结节性多动脉炎、类风湿性关节炎、硬皮病及系统性红斑狼疮等
过敏性血管炎	Sjogren 综合征
骨髓增生性疾病	白血病、骨髓纤维化、真性红细胞增多症及血小板增多症等
循环球蛋白增多	冷凝集素血症、冷球蛋白血症、恶性肿瘤、巨球蛋白血症及多发性骨髓瘤等
动脉闭塞性疾病	动脉硬化闭塞症、血栓闭塞性脉管炎及胸廓出口综合征等
环境作用	反复创面、振动损伤及冷冻伤
药物诱导	麦角胺、β 受体阻滞剂、细胞毒性药物及口服避孕药等
其他疾病	慢性肾功衰竭、氯乙烯所致疾病、药物诱导性血管炎、中枢性或周围性神经系统疾病、多发性神经纤维瘤、内分泌性疾病及弥散性血管内凝血等

（4）雷诺综合征检查（表 1–127）。

表 1–127 雷诺综合征检查方法

项目	检查方法
冷水试验	根据血管对寒冷刺激反应的原理，将患者的双手浸入较低温度的水中，观察其反应。用 15℃水两手浸泡 15min 的方法。患者痛苦轻，但雷诺现象诱发率较低。一般用水温 4℃左右，浸泡 1min，皮色变化诱发率为 75%。此试验简便易行，但也可使患者感到手指疼痛。伴有高血压和心脏病的患者需慎用此法
局部降温试验	此法是冷水试验的改进。室温 20℃时，先测手指皮温，再将双手浸入 4℃水中 2min。然后观测手指皮温变化，计恢复试验前皮温时间，超过 30min 者为阳性。这一试验可与冷水试验结合检查
缚臂试验	将血压计袖带缚于上臂，测量血压后从收缩压降低 1.33kPa（10mmHg），维持 5min；释放后观察手指皮色变化情况。此法利用压力刺激诱发血管痉挛，简便易行，但诱发率较低
握拳试验	两手紧握 1.5min，然后上肢屈肘平腰松开双手。此试验可诱发皮色变化，并延迟皮色由苍白恢复正常的时间
甲皱微循环检查	正常人毛细血管襻清晰，排列整齐，管径一致，底色为红黄色，血流通畅。而患雷诺病者的毛细血管襻明显减少，管径很细，管襻短小，多数管襻呈断裂或点状，血流缓慢，甚至停滞
动脉造影	末梢动脉痉挛，尤以掌指动脉最为明显。动脉造影显示管腔细小，动脉多是蛇形弯曲。晚期改变为指动脉内膜粗糙、管腔狭窄或阻塞。这些改变一般不出现在掌弓动脉近侧

（5）先天性心脏病诊断线索（表 1–128）。

表 1–128 先天性心脏病的诊断线索

项目	诊断线索
常见线索	・皮肤、黏膜发绀，尤其在哭吵、活动后加剧
蹲踞表现	・当孩子会行走后，你会发现他活动量不大，走不远就感乏力，自动采取蹲下姿势或取膝胸卧位，休息片刻后再站起来活动，此蹲踞过程使体循环阻力增高，促进静脉血回入心脏量增加和氧合作用，以改善缺氧症状
缺氧	・缺氧发作往往发生在哺乳、啼哭、排便时。患儿突发呼吸困难，发绀加重，抽搐、失去知觉，甚至昏迷
长期缺氧	・长期缺氧导致指（趾）端软组织增生，使手指、足趾呈鼓槌样改变，称为杵状指（趾），临床上常在 2 ～ 3 岁后出现
咯血	・长期缺氧可使肺部形成大量侧支血管，剧烈咳嗽时可导致血管破裂而引起咯血

（6）并发症。

① 缺氧可导致发绀，发绀又进一步加重缺氧。

② 局部发绀可并发肢端肿胀、皮肤发硬及溃疡等。

（7）发绀诊断程序（图 1–26）。

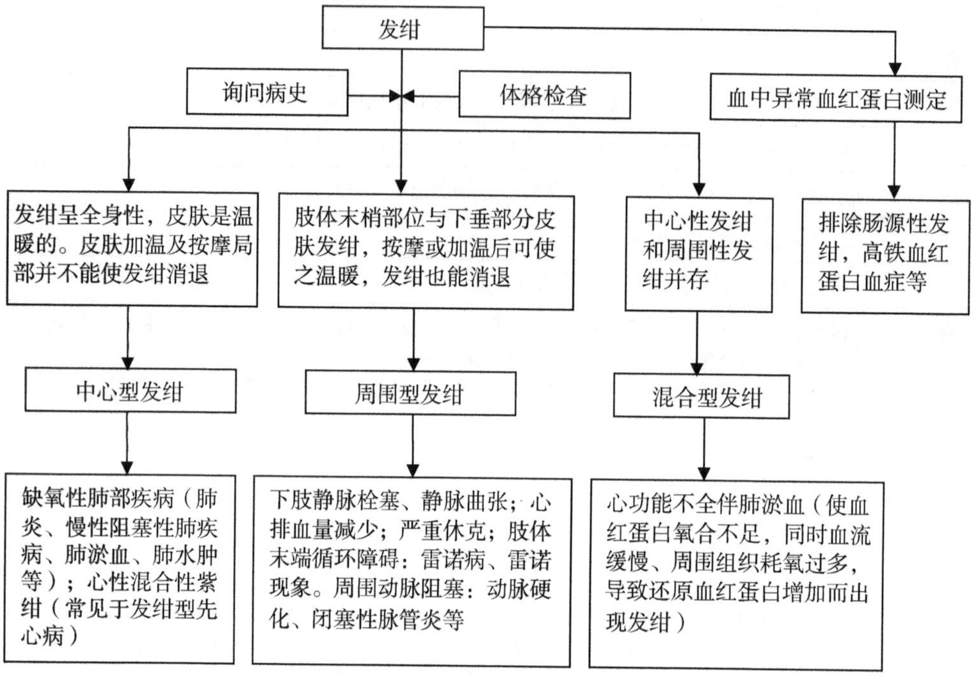

图 1–26　发绀诊断程序

【疾病特点与表现】

（1）先天性心脏病。

① 法洛四联症：在发绀型先心病中最常见，为复合型先天畸形，包括肺动脉口狭窄、室间隔缺损、主动脉骑跨及右心室肥厚 4 种畸形。病情严重程度主要决定于肺动脉口狭窄程度和室间隔缺损的大小。多数于出生后 6 个月内出现发绀，活动后气喘及乏力等，甚至会发生昏迷和抽搐。其他表现包括举止缓慢，不喜喧嚷而好静，喜蹲踞位、生长和发育缓慢及杵状指（趾）。

② 艾森曼格综合征：系左向右分流的心血管畸形，如室间隔缺损、动脉导管未闭及房间隔缺损等。多于婴儿期即显症状，常伴呼吸急促、多汗、喂养困难、体重不增及反复发生肺炎。随着肺动脉压力的增高，患儿出现活动后呼吸困难、活动受限及发绀。晚期多伴咯血、心力衰竭、心律失常、杵状指（趾）及红细胞增多症等。

③ 三尖瓣闭锁：是临床较少见的一种先天性心脏畸形。三尖瓣口闭合或缺如，右心房血液经未闭卵圆孔或房间隔缺损进入左心房、左心室，再经室间隔缺损或未闭动脉导管进入肺循环。患儿出生后即有发绀，症状重，常有右心衰竭表现。

④ 完全性大血管错位：是主动脉和肺动脉在胚胎发育转位过程中出现的异常，出生后患儿立即出现发绀。若心脏无其他血液通路，出生后很快死亡。出生后尚能存活者，均有其他畸形合并存在，如卵圆孔未闭、动脉导管开放、房间隔缺损和室间隔缺损等。

（2）周围血管病变。

① 雷诺综合征：特点是肢端皮肤在发作时有间歇性颜色变化。好发于女性，在 20 ～ 40 岁多见，多为两手受累，呈对称性，寒冷刺激可诱发症状发作。晚期可有指动脉闭塞引起手指皮肤硬化或指端溃疡或坏疽。本病需与系统性硬化鉴别，见表 1–129。

表 1–129　原发性雷诺现象与系统性硬化鉴别

鉴别要点	原发性雷诺现象	系统性硬化（硬皮病）
性别	女：男 = 20 ：1	女：男 = 4 ：1
发病年龄	青春期	≥ 25 岁
发作频率	＜ 5 次 /d	＞ 5 ～ 10 次 /d
缺血性损伤	无	有
诱发因素	寒冷	寒冷
抗核抗体	阴性	90% ～ 95% 阳性
抗着丝点抗体	阴性	5% ～ 60% 阳性
抗 Scl–70 抗体	阴性	20% ～ 30% 阳性
毛细血管镜检查异常	无	＞ 95%
体内血小板激活	无	＞ 75%

② 闭塞性动脉硬化症：可出现受累肢体发绀、足部冰冷、感觉异常、皮肤苍白或青紫及皮下脂肪萎缩等表现。本病好发于老人，尤其是并发糖尿病者。其典型表现为间歇性跛行，即在行走一段路程后患侧肌肉痉挛、紧张、疼痛及乏力，以致“跛行”，休息后迅速缓解，再次行走又复发生。另一症状为休息痛，尤其是夜间疼痛，患者常抱腿而坐，不能入睡，而下垂或受冷时症状减轻。严重者可发生小腿及足部干性坏疽或溃疡。

③ 血栓闭塞性脉管炎：本病足和小腿即呈苍白色，而低垂下肢则呈青紫色或红色，患肢发凉、怕冷、有麻木感、足部和小腿疼痛、间歇性跛行或患趾持续性疼痛，尤以夜间为甚；可能与长期吸烟、受寒、受湿及精神因素等有关。症状与闭塞性动脉硬化症极其相似。

（3）心功能不全。

① 心胸手术后并发症：如引起右向左分流，亦可引起发绀。对于心血管手术后的患者，如出现中心性发绀，在除外肺部疾患及心脏功能不全的情况下，应想到心血管手术部位或其他部位右向左分流的可能，其特点是二维超声心动图或心血管造影可见异常的血流通道。

② 持续快速型心律失常：可引起周围皮肤青紫，其中包括起搏器介导的快速心律失常，心电图可有快速心律失常的表现。

③ 心脏原发肿瘤：有时由于血液回流不畅，亦可引起发绀，如心房黏液瘤和右心室纤维瘤，其主要表现有体循环栓塞、发热、关节痛等。

④ 急性左心衰竭：本病引起的严重肺淤血和水肿可导致发绀，其程度和病情的轻重有关，此类患者有心脏基础疾病。有左心衰竭的症状、体征，胸片提示肺淤血和水肿，有时和肺炎、慢性阻塞性肺疾病很难鉴别。

⑤ 弥漫性肺间质纤维化：发绀为中心型，临床表现为伴有刺激性干咳的进行性呼吸困难及限制性

肺通气功能障碍。

⑥ 急性肺栓塞：本病一旦发生呼吸困难，常同时出现发绀，典型表现有剧烈胸痛、咯血、发热及晕厥等症状。其他表现包括可有胸部干湿啰音、胸膜摩擦音、胸腔积液征及休克等。

⑦ 右心衰竭：除发绀外主要表现以体循环淤血为主的综合征和呼吸困难。单纯右心衰竭时通常不存在肺淤血，故气喘没有左心衰竭明显。在左心衰竭基础上或二尖瓣狭窄发生右心衰竭时，因肺淤血减轻，其呼吸困难较左心衰竭时减轻。其他表现包括食欲不振、腹胀、恶心、呕吐、便秘、上腹疼痛及肝淤血肿大。长期肝淤血可发生心源性肝硬化。

⑧ 缩窄性心包炎：发绀并不是本病的特异性症状，主要症状是腹胀和下肢水肿，这与静脉压增高有关，虽有呼吸困难或端坐呼吸，其并非由心功能不全所致，而是由于腹水或胸腔积液压迫所致。其他表现包括疲乏、食欲不振及上腹部饱胀等。

（4）肺部疾病。

① 阻塞性肺气肿：紫肿型常出现发绀、持续的咳嗽、咳痰，其他表现包括胸闷、气促、呼吸困难及胸廓前后径增加、肋间隙饱满、外观呈桶状、呼吸运动减弱、语颤减弱或消失及叩诊呈过清音等。晚期常伴有头痛、嗜睡和神志恍惚等表现（与高碳酸血症有关）。

② 重症肺炎：本病一旦出现发绀常提示疾病较重，如果发生在小儿，提示疾病预后不良，应高度重视。

③ 急性呼吸窘迫综合征：本病发绀可为突出症状，顽固性低氧血症、呼吸频率加快和呼吸窘迫，后期多并发多器官功能衰竭。

④ 胸膜疾病：临床表现包括发绀、呼吸急促、大量胸腔积液、气胸及胸膜增厚等。此类疾病突出表现是呼吸困难与体位无关，体格检查有气管可移位、胸腔受累部位肋间隙增宽或变窄及叩诊音的异常改变（可呈浊音或鼓音）。

（5）药物性发绀：对原因不明的发绀应怀疑药物、食物及化学物品中毒导致血中异常血红蛋白衍生物所致，及时了解发病前是否服用或接触药品、食物或是含氮化合物或芳香族氨基化合物等（如含硫氨基酸），对诊断至关重要。

（6）容易被忽视的发绀性疾病。

① 上腔静脉受压综合征：常有面部、颈部、躯干上部和两上肢水肿、颈静脉充盈、胸部和上腹部浅表侧支静脉曲张及皮肤发绀。其他表现包括咳嗽、吞咽或呼吸困难、发绀、声音嘶哑和喘鸣（平卧或弯腰时上述症状加剧）、眶周水肿、结合膜充血及眼球突出等。脑水肿与颅内高压者可引起头痛、眩晕、惊厥及视觉与意识障碍 。周围静脉压升高，两上肢静脉压高于下肢，肘前静脉压常升至 30 ～ 50cmH_2O。

② 冷球蛋白血症：本病肢端皮肤可出现发绀，由肢端血管痉挛引起，主要表现为皮肤损害，最常见为出血性紫癜，多起始于下肢，逐渐扩展至股、会阴、臀部，少数扩展至上肢和口腔黏膜，一般不累及面部和躯干部。皮疹特点为丘疹、淤点、淤斑或小结节，严重者可出现水疱、大疱、溃疡或坏疽。自觉瘙痒或灼热，重者可有疼痛。其他表现包括寒冷性荨麻疹、雷诺现象及网状青斑等。

③ 肠源性发绀：是指食用大量含硝酸盐的食物后，经肠道细菌将硝酸盐还原为亚硝酸盐经吸收后，导致高铁血红蛋白血症。当血中高铁血红蛋白含量增至 20% ～ 50% 时，可出现皮肤黏膜呈青紫色，其他表现包括头痛、无力、呼吸困难、心动过速和昏迷等。

④ 真性红细胞增多症：本病可出现发绀，但典型表现是肝脾大、头痛、头晕、疲劳、视物模糊、胸痛、间歇性跛行和凝血功能障碍。

⑤ 睡眠呼吸暂停综合征：长期和严重的睡眠呼吸暂停导致肺动脉高压和肺源性心脏病（右心衰），可以产生皮肤黏膜的慢性发绀，本病多见于肥胖者。其临床表现见表 1-130。

表 1-130　睡眠呼吸暂停综合征临床特点与表现

项目	特点与表现
打鼾	打鼾是睡眠呼吸暂停综合征的特征性表现。这种打鼾和单纯打鼾不同，音量大，十分响亮；鼾声不规则，时而间断
白天嗜睡	常表现白天乏力或嗜睡
睡眠中发生呼吸暂停	重者常于夜间熟睡后出现憋气，甚至突然坐起，大汗淋漓，有濒死感
夜尿增多	夜间由于呼吸暂停导致夜尿增多，个别还可出现遗尿
头痛	由于夜间缺氧，常出现晨起头痛
性格变化	脾气暴躁，智力和记忆力减退及性功能障碍等
并发症	高血压、冠心病、糖尿病和脑血管疾病等

【相关检查】

（1）病史采集要点。

① 着重询问患者发绀出现的时间，发病的缓急、持续时间，发绀的部位，严重程度，是否为对称性发绀。

② 伴随症状，如呼吸困难、咳嗽、咳痰、咯血、心慌、气促、胸闷、胸痛、恶心及呕吐等。有无水肿，水肿部位是否对称性等。

③ 怀疑化学性发绀者还应了解发病前服过哪些药品，吃过哪些食物，是否接触过含氮化合物或芳香族氨基化合物等。

④ 既往史应重点询问有无心肺疾病、血液病及手术史等。

⑤ 局限性发绀者应了解上肢和下肢（尤其是活动后）疼痛和感觉异常，如麻木、刺痛和发冷，询问发绀加重或减轻时间和原因，如在受凉、吸烟或是精神紧张时发绀是否加重；按摩或加温时是否缓解等。

（2）查体重点。

① 若发绀伴非急性状况时进行全面的体格检查，需要评估患者意识水平。

② 监测生命体征十分重要（监测呼吸频率、呼吸节律、血氧饱和度等），提供缺氧程度的依据。

③ 检查口唇、结膜、口腔黏膜、鼻尖、面颊、耳垂、指甲床有无发绀，以确定发绀程度。观察颈静脉充盈程度，鼻翼扇动和呼吸辅助肌辅助参与整个呼吸过程。

④ 检查胸部有无不对称性扩张或桶状胸，叩诊肺部呈浊音或过清音，呼吸音有无减弱或异常呼吸音。

⑤ 肢端发绀者应注意观察有无皮肤发凉、脸色苍白、发红、疼痛、溃疡及杵状指（趾）等。

⑥ 听诊心率和心律，特别要注意有无奔马律和杂音。腹部检查听诊腹主动脉和股动脉有无杂音，有无移动性浊音或液波，触诊和叩诊有无肝大。

⑦ 应检查末梢动脉搏动情况、毛细血管充盈时间及有无全身或局部水肿等情况。

（3）实验室检查。

① 提供发绀及导致发绀疾病的实验室依据。

② 根据诊断需要可进行血液特殊检查，以确定有无异常血红蛋白存在，如抽取患者的静脉血如呈深棕色，暴露于空气中或轻振荡后不能转为鲜红色，加入氰化钾或维生素C后开始转为鲜红色者为高铁血红蛋白血症；如抽出的静脉血呈蓝褐色，在空气中振荡后不能变为红色也不能被氰化物所还原，则可能是硫化血红蛋白血症。低浓度亚甲蓝还原试验、分光镜检查是确定异常血红蛋白血症的特异性诊断方法。

（4）辅助检查：心肺功能测定、心肺影像学、心电图、超声心动图、心导管（包括漂浮导管）、选择性心血管造影或肢体血管超声检查等。

第二章
心血管系统

第一节　心悸

心悸是临床很常见的症状，是由于人们主观感觉上对心脏跳动的一种不适感觉。自觉心跳或心慌，伴有心前区不适感，当心率缓慢时，常感到心脏冲动强烈，心率加快时可感到心脏跳动，甚至可感到心前区振动。心悸可以由于心脏活动的频率、节律或收缩强度的改变而导致，也可在心脏活动完全正常时发生。

【常见病因】

（1）心律失常。

① 期前收缩：房性期前收缩、交界性期前收缩及室性期前收缩等。

② 心动过速：各种原因所致的窦性心动过速、阵发性心动过速、快速型心房颤动或心房扑动等。

③ 心动过缓：窦性心动过缓、病态窦房结综合征、高度或三度房室阻滞。

（2）高动力循环状态引起心脏收缩增强。

① 生理性：剧烈运动、大量烟、酒及茶刺激及心脏神经官能症等。

② 病理性：高热、贫血、甲状腺功能亢进、低血糖、缺氧及嗜铬细胞瘤等。

（3）各种器质性心脏病：高血压性心脏病、风湿性心脏病、原发性心肌病及某些先天性心脏病等。

（4）药物性：如阿托品、氨茶碱或肾上腺素应用等。

【诊断线索】

心悸诊断线索（表 1–131）。

表 1–131　心悸诊断线索

项目	临床线索	诊断提示
性别年龄	·从幼年时即出现心悸	先天性心血管疾病
	·青少年发生的心悸	室上速（有预激综合征）、室速（长 Q–T 或短 Q–T 综合征）
	·老年人心悸	多为器质性心脏病

续表

项目	临床线索	诊断提示
发生诱因及特点	·心悸常在轻度体力活动后产生	多为器质性疾病
	·心悸发生在剧烈运动之后	生理反应
	·心悸突然发生	阵发性心动过速、阵发性心房颤动、心房扑动或急性感染等
	·心悸持续者	甲状腺功能亢进、贫血、神经官能症及慢性感染等
	·心悸逐步发生而加重	心功能不全
	·心悸偶尔发生	期前收缩
	·心悸经常发生	心脏病、频发期前收缩
	·心悸常在静息发作者	心力衰竭、心房颤动（简称房颤）、贫血、甲状腺功能亢进、糖尿病性心脏病、尿毒症及心脏神经官能症等
	·心悸时正常心律	焦虑状态、更年期妇女及绝经期综合征等
	·心悸在运动后加重	多为器质性心脏病
	·心悸休息时加重	神经失调
	·心悸与运动、休息无关	严重心脏病
	·心悸反复发生于下午或傍晚	低血糖
	·出现与心律失常不符合的持续性胸痛	二尖瓣脱垂（常发生心律失常）
伴随症状	·伴呼吸困难	心功能不全、急性心肌梗死及心包炎等
	·伴心前区疼痛	心绞痛、心肌梗死、心包炎、心肌炎及心脏神经官能症等
	·伴发热	感染、风湿热、心肌炎及感染性心内膜炎等
	·伴多食、消瘦及震颤	甲状腺功能亢进
	·伴抽搐或晕厥	高度或三度房室阻滞、病态窦房结综合征、心室颤动、持续性或非持续性室速、房颤伴预激综合征、1 ∶ 1 或 2 ∶ 1 心房扑动及阿斯综合征等
	·伴贫血	急慢性失血
	·伴乏力、易激动、失眠、多梦等表现	心脏神经官能症
	·伴末梢循环障碍、低血压	各种类型的休克、心动过缓或心动过速等
	·伴血压升高	高血压心脏病、嗜铬细胞瘤
	·伴苍白、无力、头晕及黑矇等	贫血、出血
	·伴出汗	甲状腺功能亢进、低血糖及嗜铬细胞瘤等
	·伴焦虑、呼吸困难及手面部麻刺感等	过度通气
	·伴呼吸短促、紧张或失眠等	焦虑症或恐惧症
	·伴胸痛、心力衰竭、晕厥和眩晕等	室上速、室速、高度或三度房室阻滞等
伴随体征	·伴口唇及球结膜有无苍白或发绀	贫血、先天性心脏病
	·伴面部有二尖瓣面容	风湿性心脏病
	·伴突眼	甲状腺功能亢进
	·伴颈静脉怒张	右心衰竭
	·伴颈动脉搏动增强	心脏压塞
	·伴心率慢而律齐	窦性心动过缓、三度房室阻滞、＞4 ∶ 1 心房扑动、室性自主心律等
	·伴心率快而律齐	室上速、室速、1 ∶ 1 或 2 ∶ 1 心房扑动及窦性心动过速等

续表

项目	临床线索	诊断提示
伴随体征	· 伴心率慢而律不齐	窦性心律不齐、窦房阻滞、窦性静止、交界性逸搏或室性逸搏、二度房室阻滞、慢心率房颤及不规则心房扑动等
	· 伴心率快而律不齐	窦性心动过速伴期前收缩、短阵性心动过速、房颤等
	· 伴持续性心动过速	甲状腺功能亢进症、发热、贫血及心力衰竭等
	· 伴心率超过 160 次 / 分，心律规则	室上速、室速或 1 ∶ 1 至 2 ∶ 1 心房扑动
	· 伴心率为 150 次 / 分	2 ∶ 1 心房扑动、非阵发性心动过速
	· 快速而又不规则的心动过速	房颤
	· 年老人伴疲劳、意识模糊和晕厥等	病态窦房结综合征

【诊断思维】

（1）心律失常分类（表 1–132）。

表 1–132 心律失常分类

	分类	疾病名称
发生原理分类	· 冲动形成异常	· 窦性心律失常：窦性心动过速、窦性心动过缓、窦性心律不齐及窦性停搏 · 异位心律：被动型（逸搏心律）、主动型（心动过速、扑动及颤动）
	· 冲动传导异常	· 生理性：干扰性房室脱节；病理性：窦房阻滞、房内阻滞、房室阻滞、束支或分支阻滞及室内阻滞
	· 房室间传导途径异常	· 预激综合征
按心率快慢分类	· 快速心律失常	· 窦性心动过速、期前收缩、非阵发性（自主性）心动过速、阵发性心动过速并行心律性心动过速、扑动、颤动及快速心律失常的预激综合征
	· 缓慢心律失常	· 窦性心动过缓、窦性停搏及病态窦房结综合征 · 逸搏与逸搏性心律（房性、交界性、室性） · 传导缓慢性心律失常：窦房阻滞、房内阻滞、房室阻滞及室内阻滞等
	· 快速性伴缓慢性心律	· 慢 – 快综合征：病态窦房结综合征

（2）心悸诊断思维，见表 1–133。

表 1–133 心悸诊断思维

项目	诊断思维
心悸诊断	· 在公共场所中可因呼吸不畅和空气不够容易发生心悸或胸闷
	· 活动或上楼时易出现心悸
	· 在儿童和青少年中，心悸可能是焦虑的一种表现
	· 快速心律失常或心悸反复发作，应排除是否存在预激综合征
	· 老年人心悸的常见原因为室上性和室性期前收缩、病态窦房结综合征和心房颤动
	· 在休息日偶然发生的非过度饮酒导致的心悸，常表现为阵发性心房颤动，被称为“假日心脏综合征”
	· 每遇心悸患者都应排除药物引起的心悸，如强心甙类药物、可卡因、神经节阻滞药、钙通道阻断剂、阿托品或米诺地尔等。非处方的药物中所含的咖啡因和刺激物可引起快速性心律失常

续表

项目	诊断思维
心悸诊断	· 已知心脏疾病的患者主诉心悸大多提示严重心律失常，如心房颤动、室速和病态窦房结综合征等
	· 心力衰竭、心肌梗死或新近发作心绞痛者出现宽 QRS 波心动过速，常提示是室性合并束支传导阻滞
	· 左心室功能差的患者易出现室性心律失常和猝死
	· 所致大多出现年轻妇女心悸除心脏神经官能症外，应排除二尖瓣脱垂
	· 患有“喀喇音－杂音综合征”的患者比仅有二尖瓣脱垂者更易出现心悸，并且更严重
	· 处于良好状态的运动员在静息时，常可出现心动过缓，运动时便可消失
	· 随刺激物或药物停用后心悸有所减轻，提示心悸大多是由该刺激物或药物造成
	· 刺激迷走神经，如捏鼻鼓气法（Valsalva 测试法）、压迫颈动脉窦或呕吐可使心律失常停止，提示该心律失常可能是起源于室上性
	· 判断心悸是由持续缓慢心律失常所致时，应注意防范下列并发症：低血压、应激、休克、缺血性胸痛及急性心力衰竭
	· 发生心悸的高危人群：a. 运动员、行政管理人员等长期处于超负荷状态下人群；b. 缺乏活动人群；c. 经常处于精神紧张状态的人群；d. 具有心血管危险因素如高血压、高脂血症、肥胖症、糖尿病患者等人群；e. 所有心脏疾患人群
	· 窦性心动过缓的临床症状及预后与心率快慢及基础心脏状态有关。如心率 40 ～ 60 次 / 分，血流动力学改变不大，无严重器质性心脏病，又无明显症状者，提示预后良好；如心率慢且有严重的器质性心脏病，又常引起气短、心前区疼痛、头晕等症状，严重时出现晕厥，常提示急性下壁心肌梗死、心脏功能低下等，预后较差；若心率＜ 40 次 / 分时，心排血量明显降低，提示预后不良
	· 在急性心肌梗死时，容易出现室性异位心律和房室阻滞。因此，每遇窦性心动过缓者，都应密切关注是否合并有低血压或休克、缺血性胸痛、急性心力衰竭或处于应激状态等
	· 当心率过快不能维持有效的血液循环时可出现心悸、胸痛、头昏及眩晕等症状。发生心动过速时，心律可规则或不规则，二者均可引起心悸
	· 快速规则：窦性心动过速、室上速（可伴束支阻滞、伴差异性传导、伴旁路前传）、房速、1 ：1 或 2 ：1 传导心房扑动及室速等。快速不规则有：房颤伴预激综合征、不规则传导的心房扑动、房性心动过速、多形性或扭转性室速等
	· 如果患者偶尔出现心悸，不伴有其他症状（如胸痛、晕厥及眩晕等），且健康状况尚可，则不必要担心或行过度检查和治疗。如果频繁心悸已对患者造成困扰，或出现眩晕、胸痛、活动后诱发或加重、晕厥及有心脏疾病证据者，应进一步检查明确病因
	· 若患者主诉为心悸，应了解是否存在头晕、气短。视诊有无苍白、皮肤湿冷。注意患者的生命体征，注意有无低血压、不规则或异常搏动。若有上述情况常提示心律失常，应行心电图检查
	· 房颤诊断思维：房颤时常有突出的心悸表现，持续性（或慢性）房颤的症状与基础心脏病有关，也与心室率快慢有关。在体力活动后心室率明显增加时可出现气促、胸闷和晕厥等，多见于老年人，由脑缺氧及迷走神经亢进所致

（3）房颤诊断确立后需判断患者是否存在有房颤危险因素（表 1–134）。

表 1–134　房颤危险因素

常规危险因素	不确定危险因素	新兴的危险因素
高龄 男性 冠状动脉疾病 高血压 心力衰竭 瓣膜性心脏病 糖尿病 甲状腺功能亢进	慢性阻塞性肺疾病 左心房扩大 心房传导阻滞 左心室舒张功能不全 左心室肥厚 肥胖 阻塞性睡眠呼吸暂停综合征 遗传因素	亚临床动脉粥样硬化 临界高血压（介于 120/80 mmHg 和 140/90 mmHg 之间） 慢性肾脏疾病 亚临床甲状腺功能亢进 炎症、利钠肽升高 脉压差大、吸烟、酒精摄入 过多、过多的耐力运动、体重 增加、咖啡因摄入及其他等

（4）心脏期前收缩。

① 分类与病因，见表 1–135。

表 1–135　心脏期前收缩分类与病因

分类	病因
生理性	· 情绪激动、疲劳、更年期、消化不良、过度吸烟、饮酒、浓茶或咖啡等刺激性饮料 · 某些药物可诱发期前收缩，包括抗心律失常药物，即治疗期前收缩的药物本身也会引起期前收缩成年人期前收缩大多与焦虑或抑郁有关
病理性	· 多发生于冠心病、高血压、心肌炎、心肌病、二尖瓣膜病、甲亢性心脏病等 · 期前收缩在器质性心脏病的患者中发生率更高

② 心脏期前收缩诊断思维（表 1–136）。

表 1–136　心脏期前收缩诊断思维

项目	诊断思维
心脏前期收缩诊断思维	· 正常人群中也会有期前收缩现象，单纯期前收缩并不能简单认为与心脏疾病有关。任何一种期前收缩都是搏出的血量比正常搏动稍少一些，导致这一次脉搏减弱，常被误认为似乎停了一次，事实上这并非“停跳”
	· 心脏期前收缩是引起心悸的常见原因之一，如通过无限次监测，绝大多数均可“抓到”期前收缩。多在劳累、紧张、喝浓茶或咖啡后出现，甚至 24 h 内可多达数万次
	· 期前收缩可没有任何症状，许多仅在体检时偶然发现，但也可伴严重心悸或胸闷等不适。室性期前收缩最常见于正常人（也见于某些疾病），少数期前收缩可诱发心动过速，有的甚至可危及生命，故临床对期前收缩切勿掉以轻心
	· 不伴有心脏疾病的期前收缩称之功能性期前收缩；伴有心脏疾病的称作器质性期前收缩
	· 过去，通常把每分钟出现 6 次期前收缩作为生理学与病理性期前收缩的“分界线”，即＜ 6 次多为生理性，＞ 6 次多属病理性。现代医学证明，这种说法有偏颇，期前收缩的危险性是由原发病的严重性和期前收缩是否发展为恶性心律失常的趋势来决定的，而不是依据期前收缩次数或症状所判断的

（5）心律失常预后评估（表 1–137）。

表 1–137　心律失常预后判断

分类	缓慢性	快速性
Ⅰ致命性	心脏停搏	多源性或 RonT 的室性期前收缩、扭转性室速、心室颤动或扑动
Ⅱ致命性或可发展为致命性	病态窦房结综合征、二度Ⅱ型房室阻滞及高度或三度房室阻滞	单源 / 多形性室速，室早＞ 3 次 / 分
Ⅲ无致命性，但需治疗	二度Ⅰ型房室阻滞、心室率＞ 40 次 / 分	频发房性、交界性、室性期前收缩、室上速、房性心动过速及房颤
Ⅳ无须治疗	窦性期前收缩，一度房室阻滞，干扰性房室脱节	偶发房性、交界性、室性期前收缩、心率不快的房颤

注：阵发性室上速，有狭义和广义之分。广义的指发生在希氏束分支以上的病因导致的心动过速，包括窦性心动过速、房性心动过速、房室结折返性心动过速及房室折返性心动过速。狭义的室上速则指房室结折返性心动过速和房室折返性心动过速。临床上所说的室上速一般来说是指狭义的室上速。

（6）并发症。

① 紧张、焦虑及恐惧等心理障碍。

② 头晕、耳鸣、黑矇、跌倒、晕厥及猝死等。

③ 出现心绞痛症状。

④ 房颤并发症有脑动脉栓塞、周围动脉栓塞、肺栓塞及心功能不全等。

（7）心悸的诊断程序（图 1–27）。

（8）心动过速诊断程序（图 1–28）。

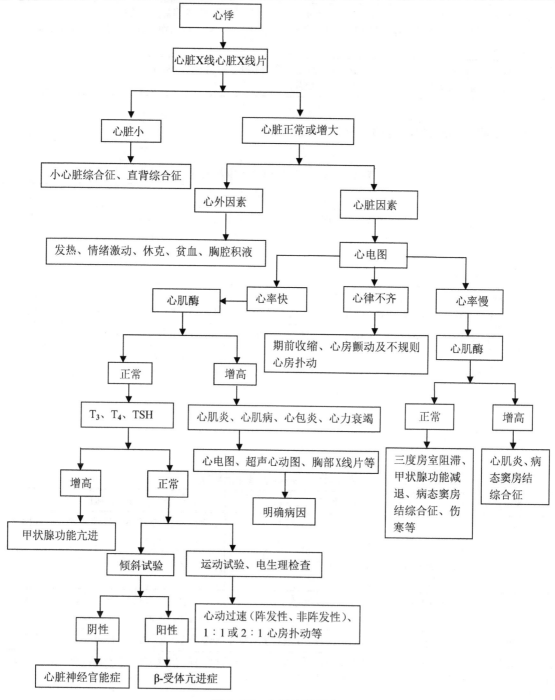

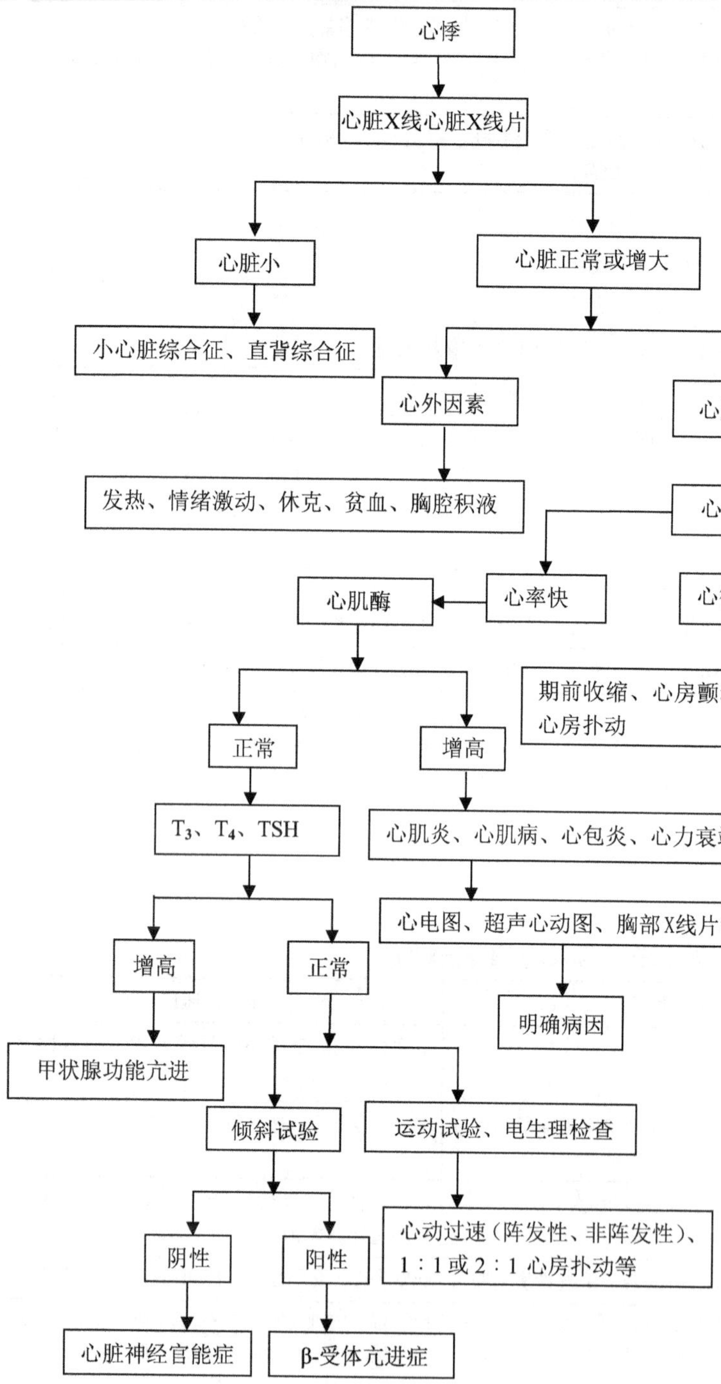

图 1–27 心悸诊断程序

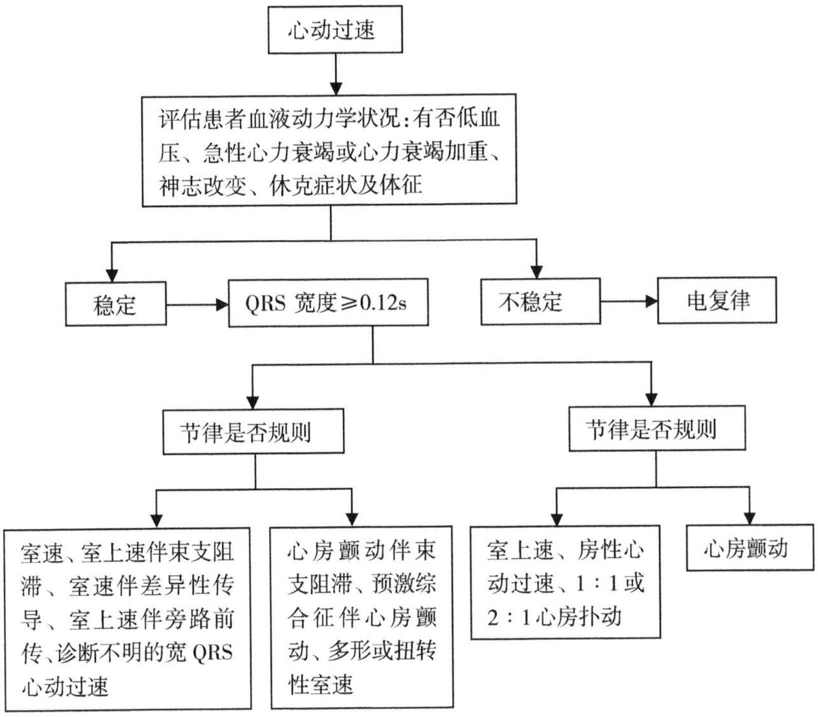

图 1-28　心动过速诊断程序

【疾病特点与表现】

（1）心动过缓的常见疾病。

① 窦性心动过缓：大多数患者可无症状，少数感觉有心悸。但当心率持续而显著减慢，心脏的每搏输出量又不能增大时，可表现气短、疲劳、头晕、胸闷等症状，严重时可出现晕厥，冠心病患者可出现心绞痛。

② 窦房结功能受损：指由窦房结受损（炎症、缺血、中毒或退行性变的）而引起的窦性心动过缓，常见于心肌炎、心包炎、心内膜炎、心肌病、心肌梗死（在急性心肌梗死发病早期发生率最高，特别是下壁梗死）及心肌硬化等。其临床主要表现有心悸、脑供血不足、心力衰竭或心绞痛等症状。

③ 二度窦房阻滞：心率很慢，类似窦性心动过缓。二者可依据下列方法鉴别：a. 经阿托品注射或体力活动后（可做蹲下 - 起来运动），窦性心动过缓者心率可逐渐加快，其增快的心率与原有心率不成倍数关系；b. 窦房阻滞者心率可突然增加一倍或成倍增加，窦房阻滞消失。

（2）由心动过速引起的疾病。

① 室性心动过速：本病出现心悸十分常见，轻者可无自觉症状或仅有心悸、胸闷、乏力、头晕、出汗；重者发绀、气促、晕厥、低血压、休克、急性心衰、心绞痛，甚至衍变为心室颤动而猝死。

② 房性心动过速：本病可表现不同程度心悸，常发生于严重器质性心脏病和洋地黄中毒患者，发作短暂或持续数月。

③ 窦性心动过速：本病特点是心率加快和转慢都是逐渐进行，通常心率不会超过 140 次 / 分，心悸也可随心率的变化加重或缓解，多数无心脏器质性病变。

④ 阵发性室上性心动过速：心率可达 160 ～ 240 次 / 分，以突然发作和突然停止为特征，发作时常突然感到心悸和心率增快，持续数分钟、数小时至数天，突然恢复正常心率。若发作时间长，可发生血压下降、黑矇、头晕、乏力、恶心及呕吐等，甚至突发昏厥或休克。冠心病者可诱发心绞痛。

（3）常合并房颤的疾病。

① 冠心病：本病容易合并房颤，房颤又是导致栓塞的主要原因。其临床表现包括心悸、胸闷，情绪激动可诱发心前区疼痛，多为发作性绞痛或压榨痛，疼痛从胸骨后或心前区开始，向上放射至左肩、臂，甚至小指和无名指。胸痛放射的部位也可涉及颈部、下颌、牙齿或腹部等。

② 扩张型心肌病：可合并房颤及其他心律失常、栓塞，甚或发生猝死。其他表现包括心悸、气急、胸闷、心前区憋痛和不适等症状。重者出现水肿、端坐呼吸及肝大伴压痛等。

③ 肥厚型心肌病：以心肌非对称性肥厚、心室腔缩小为特征，可有心悸 、气促、胸闷、胸痛，劳力性呼吸困难及房颤等。重者可出现头晕及晕厥，伴有流出道梗阻时，在起立或运动中常诱发眩晕甚至神志丧失。

④ 限制型心肌病：本病可引起房颤，常以右心回流障碍，右心衰竭表现为突出，如心悸、呼吸困难、水肿、颈静脉怒张、肝大及腹水等表现。

⑤ 风湿性心脏病：起初在重体力劳动后出现心悸、气促，继而在轻度劳动后也可出现，在呼吸道感染、情绪激动或房颤时出现端坐呼吸、阵发性夜间呼吸困难和肺水肿，甚至表现有类似哮喘发作。其他表现包括反复咯血、痰液中带血及粉红色泡沫痰。曲张的支气管静脉破裂则可发生大量咯血。

⑥ 二尖瓣环钙化：本病常与窦房结及传导系统退行性变同时存在，可表现窦性心动过缓、房室阻滞及缓慢室率房颤等，少数患者由于瓣环钙质松落而形成栓子，可在不同部位发生栓塞，较常见为脑及视网膜动脉栓塞。

⑦ 甲状腺功能亢进症：本病容易发生房颤，心悸是很常见症状，其他表现包括体重减少、怕热、出汗、失眠、情绪易激动，甚至焦虑。常有突眼、眼睑水肿及视力减退等症状。如长期未接受合适治疗，可引起甲状腺功能亢进性心脏病。

⑧ 房间隔缺损：本病多在青年时期才表现有心悸、气促及乏力等。大多数患者在 40 岁以后症状加重，常出现房颤、心房扑动等心律失常和充血性心衰表现，是致死的重要原因。

⑨ 肺源性心脏病（肺心病）：本病出现房颤时心悸症状会随之加重，呼吸功能改善后可使心房颤动自然消失，心悸症状自然可以得到缓解。其他表现包括气促、恶心呕吐、腹胀及下肢水肿。重者可有明显发绀、呼吸困难，甚至出现嗜睡、抽搐及昏迷等肺性脑病症状。

⑩ 高血压心脏病：易发生心房颤动，其他表现包括头昏、头痛、乏力及心悸等。如果合并心力衰竭上述症状可加重。

⑪ 特发性房颤：如某些因素（情绪激动、急性酒精中毒、手术等）可诱发房颤发作。

⑫ 预激综合征：以下是本病伴房颤的特点。a. 心室率多在 180 ～ 240 次 / 分；b. 心室节律绝不规则，R-R 间期相差可大于 0.03 ～ 0.10s；c.QRS 波宽大畸形，但起始部可见到预激波；d. 无心室夺获，故无室性融合波；e. 发作前后，心电图可见到预激综合征的图形。

（4）致命性心悸相关疾病。

① 恶性心律失常：包括心室颤动、室性心动过速、多形性室性期前收缩及阵发性室上性心动过速等，均表现有阵发性或持续性心悸，常伴头晕、虚弱、乏力，脉速或脉缓、血压下降、意识模糊、面色苍白、少尿及出汗等，心电图可明确诊断。

② 有各种严重心脏疾病引起的心悸，如冠心病、心肌病或心肌炎、风湿性心脏病、高血压心脏病、心脏肿瘤、肺心病及先天性心脏病等。

③ 病态窦房结综合征：本病表现为心悸、心动过速、心动过缓、胸痛、晕厥、心衰。其他表现包括脑供血不足症状，如全身疲乏、肌肉疼痛、烦躁、记忆力减退、失眠、头晕。当病态窦房结综合征加

重时，可出现语言障碍、轻瘫、阵发性黑矇，严重者可发生晕厥、抽搐、大小便失禁及阿斯综合征。

（5）下列疾病是引起心悸的常见疾病，在此只列举病名，具体临床表现不做叙述，可参见本书相关章节或相关专业参考书籍，如发热、贫血、急性焦虑发作、胆心综合征、颈心综合征、低钙血症、低血糖、嗜铬细胞瘤、围绝经期综合征及中暑等。

【相关检查】

（1）病史采集要点。

① 仔细询问心悸发病的时间、缓急、病程的长短、持续性还是阵发性，如是否与体力活动、精神状态等有关，发作当时有无呼吸困难、不能平卧、尿少、水肿等，加重与缓解的主要因素。

② 收集需与疾病诊断及鉴别诊断相关的伴随症状，如发热、虚弱、乏力、心绞痛，甚至出现头昏、抽搐、晕厥及周围循环障碍等，有无多食、怕热、易出汗及消瘦。

③ 询问详细的诊疗经过。

④ 收集可以引起心悸的用药，如麻黄素、抗胆碱药、可卡因或胰岛素等。

⑤ 详细了解有无失血性疾病、心脏病、甲状腺功能亢进、甲状腺切除治疗、心律失常和猝死家族史。

（2）查体重点。

① 检查并记录生命体征，评估神志及意识改变，观察四肢多汗及末梢循环状况等。

② 重点观察有无贫血、甲状腺肿大、血管杂音、突眼及震颤等。

③ 如怀疑患者有器质性心脏病，应重点检查有无脉压增大、水冲脉及颈动脉搏动，颈静脉充盈和怒张，心脏杂音、心脏增大、心率改变及心包摩擦音等，尤其注意房颤心律及奔马律。肺部有无异常呼吸音、干湿性啰音。

④ 腹部及其他系统检查按常规进行。

⑤ 快速房颤心律者应注意并发症的检查，如周围血管栓塞及心功能不全等。

（3）实验室检查。

血常规、血液生化检查，必要时可检查血及尿儿茶酚胺、甲状腺功能，血中去甲肾上腺素、肾上腺素、肾素、血管紧张素Ⅱ、醛固酮及查血钾、钠、氯、镁的离子。怀疑贫血时可进行骨髓穿刺，检查骨髓涂片。

（4）辅助检查：应做心电图或动态心电图，怀疑有器质性心脏病者，应行心脏超声及胸部影像学检查。

（5）选择性检查

① 了解心脏大小及内部结构，应作心脏 B 超或 CT。

② 心脏传导系统受损应作心电图。

③ 疑有心脏血管问题，应作冠脉 CT 或放射性核素检查。

④ 疑有心肌炎应检查心肌酶谱等。

⑤ 无心律失常的应行全身性的检查以排除相应的疾病：a. 血常规主要看是否有贫血，是否有血常规的明显改变，前者有助于对贫血导致心悸的诊断，而后者有助于对感染导致心悸的诊断。b. 疑有甲状腺功能亢进，应检查甲状腺 B 超、甲状腺功能及相关抗体检测。

第二节　晕厥

晕厥是由于心排血量的明显减少或心脏瞬时停搏，体循环中周围血管阻力下降，或由于局部脑供血不足所致。当人体站立时，只要心排血量停止 1 ～ 2s，就会出现头昏无力感，3 ～ 4s 则可发生意识丧失或出现短暂性意识及姿势肌张力丧失。在意识丧失前常有面色苍白、恶心、呕吐 、头晕眼花 、黑矇、出冷汗、脉弱及血压降低等综合征，严重者可导致猝死。

【常见病因】

（1）心源性晕厥。

病态窦房结综合征、高度或三度房室阻滞、阵发性室上速、预激综合征、室速、长 Q–T 综合征、致心律失常性右室发育不良、主动脉口狭窄、心脏黏液瘤、原发性心肌病、继发性心肌病、冠心病、二尖瓣脱垂综合征、病毒性心肌炎、感染性心内膜炎、心包疾病、心脏球瓣样血栓、起搏器综合征及先天性心脏病等。

（2）代谢性晕厥。

低血糖、过度换气综合征及低血钠性晕厥等。

（3）药源性晕厥。

奎尼丁晕厥、阿霉素性晕厥及哌唑嗪首剂综合征等。

（4）血管病性晕厥。

高血压、大动脉炎、主动脉夹层、原发性肺动脉高压、脑动脉硬化症、短暂性脑缺血发作及锁骨下动脉盗血综合征等。

（5）血管运动失调性晕厥。

血管抑制性晕厥、直立性低血压、颈动脉窦综合征、反射性晕厥、受体功能亢进症、晕厥性癫痫及吞咽性晕厥等。

（6）其他。

上消化道大出血、食管裂孔疝、肺栓塞、妊娠高血压综合征、颈心综合征、热晕厥及运动性晕厥等。

【诊断线索】

晕厥诊断线索（表 1–138）。

表 1–138　晕厥诊断线索

项目	临床线索	诊断提示
年龄	· 儿童	先天性心脏病、长 Q–T 综合征
	· 成年	肺动脉高压、主动脉缩窄等
	· 老年	病态窦房结综合征、急性心肌梗死及颈动脉窦过敏综合征等
	· 体弱女性	单纯性晕厥
发病诱因及特点	· 快速站立的即刻或不久	体位性晕厥
	· 从坐位突然转为卧位，弯曲或床上翻身	心房黏液瘤或血栓
	· 头颈部突然转动或颈动脉窦受压	颈动脉窦性晕厥（肿瘤、刮面或衣领过紧等）
	· 恐惧、剧烈疼痛、情绪刺激、站立过久等引起	血管迷走神经性晕厥
	· 喷嚏、吞咽、内脏疼痛、大便或排尿情况下发生	情景性晕厥
	· 在变换体位时突然发生	左房黏液瘤，左房巨大血栓
	· 在劳累或剧烈运动后发生	主动脉瓣狭窄、法洛四联症、直立性低血压及过度换气综合征（呼吸性碱中毒）
	· 在饥饿时发生	低血糖等

续表

项目	临床线索	诊断提示
发病诱因及特点	· 多与情绪异常紧张和人物有关	癔症、血管抑制性晕厥
	· 剧烈疼痛引起的晕厥	疼痛性晕厥
	· 吞咽、内脏疼痛等情况下出现的晕厥	神经反射性晕厥
	· 有前驱症状	各种反射性晕厥
	· 有失水或失血史	有效循环量急骤减低所致
	· 在臂部运动后发生	锁骨下动脉逆流偷窃症
	· 发生在劳累或剧烈活动后	各种器质性心脏病或心律失常
发作时间	· 突然发生	心律失常
	· 发作前多有特殊先兆	癫痫
	· 能引起较长时间的知觉丧失	血糖过低、主动脉瓣狭窄及癔症等
	· 常发生在进食后 1h 内发生	进食后晕厥（自主神经功能障碍）
	· 于夜间或午睡后起床排尿过程中或刚排完尿后发生	排尿性晕厥
伴随体征	· 伴眩晕、构音障碍、复视或其他运动感觉障碍	一过性脑缺血或偏头痛等
	· 发作后伴意识模糊，每次发作呈刻板样	癫痫
	· 症状发作前发出有异样尖叫声	癫痫、阿－斯综合征
	· 晕厥前伴瞬间黑朦现象	脑缺血
	· 伴大量冷汗	低血糖、大出血等
	· 伴四肢抽搐	癫痫、心搏暂停或心室颤动、癔症及低血糖
	· 伴恶心、呕吐	迷走神经性晕厥
	· 伴咽痛、心律缓慢	舌咽神经痛
	· 突然意识丧失、面色苍白及四肢发凉等	神经性和脑血管疾病性晕厥
	· 伴心动过速（＞180 次 / 分）或过缓（＜40 次 / 分）	心源性晕厥
	· 伴短时间内听不到心音或触不到脉搏	心搏暂停或心室颤动（阿－斯综合征）
	· 伴高血压者	高血压脑病
	· 伴血压过低	心源性晕厥
	· 伴神经系统体征者	脑血管性晕厥
	· 伴呼吸浅快，口唇、四肢麻木	癔症
	· 伴头痛、呕吐者	中枢神经性晕厥
	· 伴呼吸困难	左心房巨大血栓、左房黏液瘤等
	· 伴呼吸缓慢	脑源性晕厥
既往史	· 发作前有糖尿病等代谢性疾病	代谢性的晕厥
	· 有心脏病史	心源性晕厥
	· 有类似发作史，但已明确诊断	晕厥复发
	· 有慢性支气管炎或吸烟史，于咳嗽后发生	咳嗽性晕厥

【诊断思维】

（1）晕厥与其他概念的区别（表 1-139）。

表 1-139 晕厥与其他概念的区别

项目	晕厥与其他概念的区别
晕厥	因短暂的全脑血流量突然减少，一时性大脑供血或供氧不足，以致网状结构功能受抑制而引起意识丧失。特点为历时数秒至数分钟；发作时不能保持姿势张力，故不能站立而晕倒；恢复较快
昏迷	处于意识丧失及表现为熟睡样的病理状态下，患者不能被唤醒及不能感知外在的刺激或内在需要
休克	各种原因，如感染、失血或失液、外伤等引起的急性循环障碍，使组织血液灌注量严重不足，以致各重要生命器官的功能、代谢发生严重障碍的全身性病理过程。在这种状态下，全身有效血流量减少，微循环出现障碍，导致重要的生命器官缺血、缺氧，即身体器官需氧量与得氧量失调
心脏骤停	心脏射血功能的突然停止，即任何心脏病或非心脏病患者，在未能估计到的时间内，心搏突然停止，可出现意识障碍，复苏后可恢复
头昏	头脑昏糊，常伴眼花、身体摇动的感觉，并无意识障碍
眩晕	患者对位向（空间走向感觉）的主观体会错误，常自觉周围物体旋转或向一侧移动，或者觉得自身旋转、摇晃或上升下降。患者常描述为“天旋地转”“脚步不稳”“如坐舟车”等。但意识清楚，多为前庭神经病变的表现
癫痫	由于脑部神经细胞的兴奋性增高引起异常放电所致。癫痫大发作时可伴意识障碍、多有尿便失禁，对发作无记忆等。大发作常伴有持续性全身性肌肉收缩而出现较为特征性表现
虚脱	由于体液大量丧失、心脏病、霍乱、伤寒、肺炎等疾病，在各种诱因下骤然发生的短暂性周围循环衰竭，引起极度疲乏和身体虚弱的状态，但不伴有意识丧失。多表现为皮肤、口唇苍白或轻度发绀，血压急骤下降，收缩压 ≤ 60mmHg，脉搏细弱，大汗等

（2）晕厥发作分期（表 1-140）。

表 1-140 晕厥各期临床特点

分期	临床特点
前驱期	突然面色苍白、冷汗、恶心、上腹不适、瞳孔扩大、疲乏、头晕、耳鸣及视物模糊等，因肌张力减低而身体摇摆，此期经时数秒，若患者能立即坐下或躺下，症状可逐渐消退，否则意识丧失将进入下一期
晕厥期	意识丧失及全身肌张力消失，表现脉搏细微、血压常降低、呼吸变浅、瞳孔散大及对光反射消失、腱反射消失、肢端冷、抽搐尿失禁。此期历经数秒至几分钟，意识逐渐恢复进入下一期
恢复期	患者逐渐清醒，但仍面色苍白、出汗、全身软弱、恶心及过度换气等，并无意识模糊及头痛。休息数十分钟可完全恢复，如刚清醒就很快立起，可再次晕倒

注：上述 3 期中，许多病例可缺乏前驱期，即可突然昏倒；部分病例可缺乏晕厥期；少数病例于第一阶段发生后立即取卧位或坐位，也可能终止发作而不出现第二阶段。发病后均不遗留神经及躯体后遗症。

（3）晕厥的短期危险因素（这对关注或防范晕厥发生有着十分重要的临床意义，尤其是能够提供向患者及其家属交代病情的准确依据，表 1-141）。

表 1-141 晕厥危险因素

项目	晕厥的高危因素
晕厥特点	· 运动中晕厥；卧位晕厥；伴初发胸部不适；晕厥前心悸
猝死家族史	· 猝死年龄 < 50 岁

续表

项目	晕厥的高危因素
既往史	·心力衰竭；主动脉狭窄；左室流出道疾病；扩张型心肌病；肥厚型心肌病；冠心病；先天性心脏病；致心律失常性右室心肌病；LVEF < 35%；既往记录到室性心律失常；陈旧性心肌梗死；肺动脉高压；已植入 ICD 患者
体征及化验结果	·血红蛋白< 9g/dL；首次最低收缩压< 90mmHg；心动过缓< 40 次 / 分
心电图特征	·新发（或既往不明）完全性左束支阻滞；三度房室阻滞；双束支阻滞；Brugada 综合征；非窦性心律（新发）；QTc 间期延长（> 450ms）

（4）晕厥诊断思维（表 1-142）。

表 1-142　晕厥诊断思维

项目	诊断思维
晕厥诊断	·正常成人脑的重量占身体重量的 2% ～ 2.5%，脑血流量占心搏出量的 1/6，脑耗氧量约占全身耗氧量的 20%，正常人 100g/min 脑组织的血流量为 45 ～ 50mL，各种原因所致血流量突然减少至 30mL 左右时即可引起晕厥
	·晕厥可能由心脑血管疾病、低血糖或体位改变（自主神经功能障碍）引起。可在剧烈的咳嗽后（咳嗽所引发的晕厥）、精神压力、损伤、休克或疼痛（血管迷走神经性晕厥或普通晕厥）时诱发。情绪压力可引起癔症性晕厥，但不伴有其他血管降压反应
	·晕厥多在立位时出现，由于地心引力对流体静力压作用使大量血液充盈于下肢，右心回心血量减少，心输出量减少致动脉血压下降，脑灌注压下降，脑部急骤缺血，即发生意识丧失，全身肌张力丧失而昏倒。倒地后由于平卧及上述导致脑血流减少的原因消除后，脑部供血恢复而意识清醒
	神经源性直立性低血压包括原发（特发）和继发两大类 ·原发性自主神经功能不全中主要为 Shy-Drager 综合征，除直立性低血压外，常出现其他自主神经症状和中枢神经损害症状；纯自主神经功能不全少见，仅有低血压而无其他神经受损征 ·继发性自主神经功能不全的病因繁多中枢性包括第三脑室或颅后窝肿瘤，高位脊髓病变、延髓空洞症、多发性硬化等；周围性有多发性神经病、糖尿病、淀粉样变、交感神经切除术、多巴胺 β-羟化酶缺乏、Riley-Day 综合征（家族性自主神经功能失调症）及 Holms-Adie 综合征（埃迪瞳孔）等；其他病因还包括自身免疫和结缔组织病、肾功衰竭、艾滋病及药物因素等
	·在诊断体位性低血时应注意了解：a. 患者晕厥是否的确发生在起立动作后。b. 晕厥时是否记录到有低血压。c. 患者是否在近期服用有下列药物，如奎尼丁可使心电图 Q-T 间期延长而引起晕厥以及室颤，导致猝死，通常是给予首次剂量以后；灰黄霉素、左旋多巴、吲哚美辛偶尔也会导致晕厥；血管扩张剂、利尿药、吩噻嗪类及抗抑郁药等。d. 患者是否患有自主神经疾病或帕金森病、脊髓损伤等。e. 患者最近是否有出血、腹泻或呕吐等造成的容量不足等
	·低血糖性晕厥并非少见，明确低血糖时应考虑低血糖症分为空腹低血糖症、反应性低血糖症和诱导性低血糖症。其中空腹低血糖症包括内分泌源性低血糖症（如胰岛素或胰岛素样因子过多、抗胰岛素激素缺乏）、肝源性低血糖症（如急性重型肝炎、糖原累积症、充血性心力衰竭）、糖异生底物缺乏（妊娠和哺乳、婴儿酮症低血糖症、慢性肾衰竭、严重营养不良）和其他（如胰岛素自身免疫综合征）；反应性低血糖症包括功能性低血糖症、食饵性低血糖症和胃肠术后）；诱导性低血糖症包括胰岛素和磺脲类药、酒精性低血糖和药物引起的低血糖等
	·在急诊环境下应迅速识别是否存在可造成患者生命危险的病因，如严重心律失常，以便尽早采取有效的治疗。若晕厥当时无心律失常和心脏病史，则可排除心源性晕厥
	·血管迷走性晕厥是小儿时期不明原因晕厥中最常见的病因，表现有头痛、头晕、眼裂增大、视物模糊、瞳孔散大、心跳加速、心律不齐、肢体发凉及发汗障碍等交感神经兴奋症状，或头昏、眼睑下垂、流泪、鼻塞及心动过缓等迷走神经兴奋症状。若迷走神经张力进一步增高可引起窦房阻滞，当发生三度房室阻滞时，患者可表现四肢冰冷、心跳缓慢及短时间意识丧失
	·任何一个晕厥患者无论其病因性质如何，必须做到先抢救、先治疗，切勿为明确诊断在检查的过程中而发生意外，并及时向患者及其家属交代病情可能会发生的变化及预后，争取他们的支持和理解

（5）神经介导性、体位性及心源性晕厥临床特点与表现（表 1–143）。

表 1–143 神经介导性、体位性及心源性晕厥临床特点与表现

类型	临床特点与表现
神经介导性晕厥	・无心脏病史；长期反复晕厥；突发性、猝不及防的晕厥 ・不愉快的视物、声音、气味或疼痛之后发生 ・长时间站立或处于拥挤、闷热的环境；晕厥相关的恶心、呕吐 ・进餐、餐后或用力时发生 ・转头或颈动脉窦受压（如局部肿瘤、剃须或衣领过紧）
体位性低血压性晕厥	・发生在直立动作后 ・应用或改变升压药导致低血压而产生的一过性晕厥 ・长时间处于拥挤或闷热环境 ・自主神经疾病或帕金森病；用力后直立时发生
心源性晕厥	・有明确器质性心脏病或家族性猝死史 ・劳力或运动试验时突发晕厥 ・心电图提示心律失常性晕厥（双束支阻滞、室内阻滞、高度或三度房室阻滞、无症状性窦性心动过缓并排除药物影响下的窦房阻滞或窦性停搏≥ 3s、非持续性室速、预激综合征、长 QT 或短 QT 综合征、早复极综合征、Brugada 综合征及右心导联 T 波倒置等）

（6）颈动脉窦按摩试验、卧 – 立位血压测定及倾斜台测试（表 1–144）。

表 1–144 颈动脉按摩试验、卧 – 立位血压测定及倾斜台测验（被动跷板试验）

类型	检查方法与结果判断
颈动脉窦按摩试验	患者取仰卧位，在心电图及脑电图监测下，用拇指分别按摩左侧及右侧颈动脉窦各 20s，无过敏反应者再行双侧同时按摩 20s，先用力轻，后逐渐升压，正常人心率减少不超过 5 次 / 分，血压下降不超过 10mmHg。颈动脉窦过敏者在按摩 10s 后出现异常反应，包括脑电图出现慢波，心率明显变慢，面色苍白及晕厥，甚至抽搐，一旦有异常反应则立即停止按摩。此项测验有一定危险性，体质衰弱、有心血管病或脑血管疾病者为禁忌，颈动脉窦性晕厥者做此项测验可确定诊断
卧 – 立位血压测定	令受检者平卧，2min 后测血压，后令之直立位，即时测血压，3min 时重测 1 次，受检者休息 5min，再做上述 1 次。正常人直立位时收缩压下降不超过 20mmHg，舒张压不变。若直立时收缩压下降超过 20mmHg，舒张压下降超过 10mmHg，出现晕厥前驱症状或晕厥者，即可诊断为直立性低血压
倾斜台测验（被动跷板试验）	对神经调节性晕厥有特异性诊断价值。患者仰卧于能竖起的有脚踏板的电动平台上，胸部及膝部用宽带固定，使在跷板竖起时下肢不用力支撑身体，以防止肌肉收缩的泵效应，安放心电及血压监测仪，将跷板立起至 60° 角的头高足低位，持续 40min。正常人仅约 5% 出现晕厥，有晕厥史者中有 1/3 可诱发出晕厥，并在 10min 后出现血压明显降低、心率明显减慢、面色苍白及意识丧失。一旦晕厥出现，立即将跷板放回水平位，其意识、血压及心率很快会恢复至原先水平。对无器质性心脏病而原因不明的晕厥可用此测验。

（7）并发症。

① 晕厥摔倒后造成不必要的损伤。

② 对高龄老人可能诱发加重慢性病。

③ 可危及生命。

④ 心源性晕厥可并发抽搐、阿 – 斯综合征及心脏性猝死等。

⑤ 如发生误吸可并发肺部感染。

（8）成人晕厥诊断程序（图 1–29）。

（9）小儿晕厥诊断程序（图 1–30）。

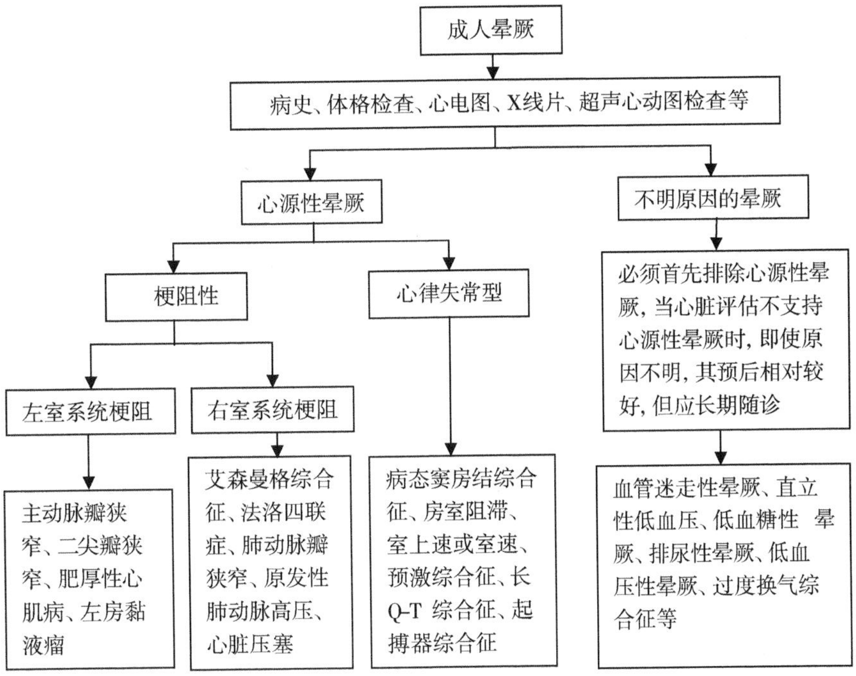

图 1-29　成人晕厥诊断程序

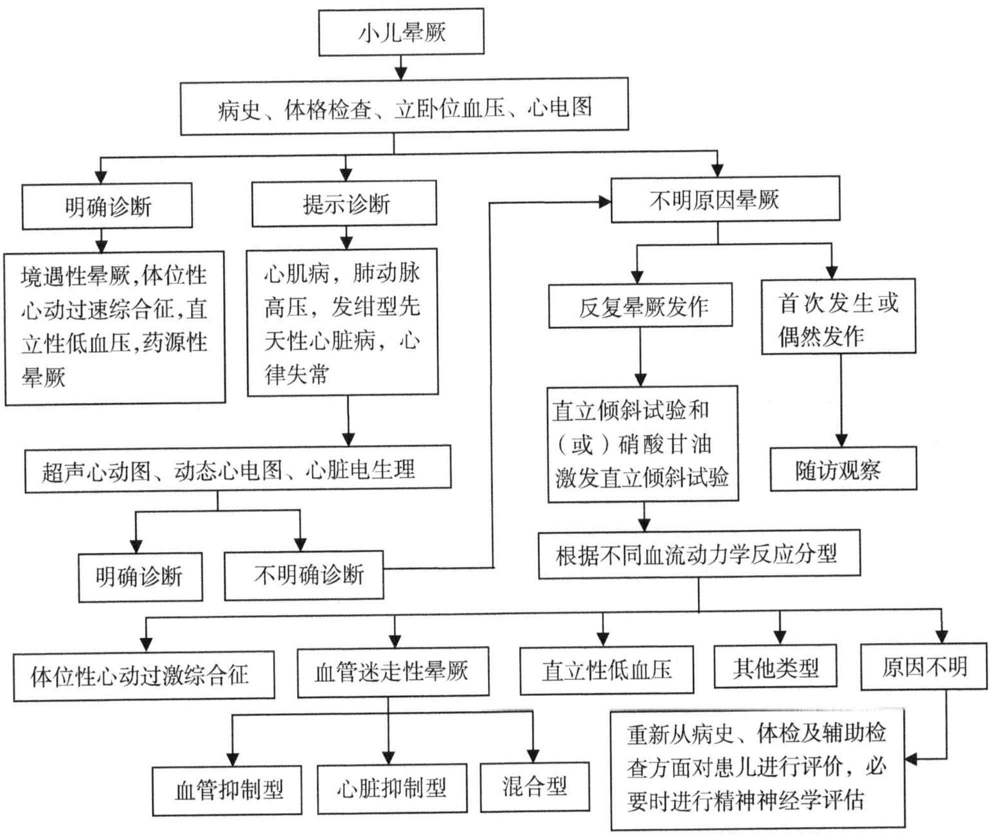

图 1-30　小儿晕厥诊断程序

【疾病特点与表现】

（1）首先明确心源性晕厥。

① 心律失常：易引起晕厥的各种心律失常（表 1-145）。

表 1–145　引起晕厥常见心律失常临床特点

心律失常	临床特点与表现
病态窦房结综合征（SSS）	常见于老年伴器质性心脏病者，心律失常包括窦性心动过缓、窦房阻滞和慢 – 快综合征。晕厥常在快速心律失常（多为阵发性心房颤动）发作突然停止后出现长 R–R 间距诱发，系超速抑制加重了窦房结功能的抑制程度所致
房室阻滞	一度房室阻滞本身不发生晕厥，二度、三度持续性或阵发性房室阻滞都可以引起晕厥。尤其是房室阻滞伴缓慢的逸搏心律出现时，因心排量骤降可导致脑血流量下降而发生晕厥
Q–T 间期延长综合征	多合并先天性耳聋，又名心脏 – 耳聋综合征，为常染色体隐性遗传病，有心源性猝死家族史，出生后 10 年可发病，多为女性。运动、恐惧、巨大响声可诱发心室颤动而晕厥，其病因包括心脏缺血、二尖瓣脱垂、心肌炎、药物及电解质紊乱等
快速房颤	本病心室率过快可引起血压降低甚至晕厥，患者可有心悸、心慌、胸闷、气短、烦躁及乏力等不适感，如频率不快，可无明显症状。听诊心律不齐、心音强弱不等、快慢不一及脉搏短绌
心房扑动	轻者可无明显不适，或仅有心悸、心慌及乏力等；严重者头晕、晕厥、心绞痛或心功能不全，少数患者可因心房内血栓形成脱落而引起脑栓塞
室速	轻者可无自觉症状或仅有心悸、胸闷、乏力、头晕及出汗等；重者发绀、气促、晕厥、低血压、休克、急性心衰或心绞痛，甚至衍变为心室颤动而猝死；快而略不规则的心律，心率多在 120 ～ 200 次 / 分，心尖区第一心音强度不等，可有第一心音分裂，颈静脉搏动与心搏可不一致，偶闻及“大炮”音
心室颤动	临床症状包括晕厥、意识丧失、抽搐、呼吸停顿甚至死亡。听诊心音消失、脉搏触不到及血压无法测出

② 急性心脏排血受阻的常见疾病及表现（表 1–146）。

表 1–146　急性心脏排血受阻的常见疾病及表现

疾病	临床表现
原发性肥厚型梗阻性心肌病	其主动脉瓣下室间隔显著增厚，超过 15mm，室间隔与左室后壁厚度之比＞ 1.3 ∶ 1。当剧烈运动或变换体位时，心脏收缩加强，肥厚的室间隔接近二尖瓣前叶，使左室流出道梗阻加重，从而发生晕厥甚至猝死
风湿性心脏瓣膜病变	重度二尖瓣狭窄（瓣口直径＜ 0.8cm）者，变换体位或运动后可发生晕厥。个别因左房巨大附壁血栓或赘生物嵌顿，或脱落后嵌顿瓣口而致晕厥发作或猝死；主动脉瓣口面积＜ 1cm，在变换体位或运动后可发生晕厥。部分晕厥或猝死与心律失常有关
先天性二尖瓣狭窄	发生晕厥常与体位改变有关，典型表现有呼吸困难。病情进一步发展，常不能平卧，需采取半卧位或端坐呼吸。上述症状常因感染（尤其是呼吸道感染）、心动过速、情绪激动和房颤而加剧，常伴有咳嗽及咯血
心脏肿瘤	主要见于左房黏液瘤，属良性肿瘤。当瘤体嵌顿于房室瓣口时，使心排出量急剧降低甚至中断，导致晕厥发作或猝死。其多在变更体位时出现。心腔内附壁血栓：左侧心脏大的附壁血栓也可阻塞二尖瓣口导致晕厥发作

③ 先天性心脏病：易引起晕厥的常见先天性和其他心脏病（表 1–147）。

表 1–147　易引起晕厥的先天性和其他心脏病

分类	疾病	临床特点与表现
先天性心脏病	法洛四联症	多在运动或体力活动时发生晕厥，因运动致外周血管阻力降低使右室流出道反射性痉挛，引起右向左分流量增加，动脉血氧分压进一步下降、脑缺氧加重所致，也可因心律失常所致
	原发性肺动脉高压	多在运动或用力时发生晕厥，因迷走神经反射引起肺动脉痉挛，致右室排血量急剧受限，左心排出量急剧下降，导致晕厥发作
	艾森曼格综合征	因肺动脉高压，偶可有晕厥发作。因为这类疾病引起的晕厥致死率极高，它们共同特点是晕厥可因用力而诱发，多数与体位无关，意识丧失前常有心悸，胸内搏动感或胸痛，发作急速，一般经时短暂，前驱及恢复期症状不明显

续表

分类	疾病	临床特点与表现
其他心脏疾病	心肌梗死	急性心肌缺血引起室性心律失常而发生晕厥，心肌梗死特别是左心室前壁梗死，易发生晕厥，多为老年高血压或冠心病者，可先有晕厥及心律失常，后出现心前区疼痛；也先有心绞痛，后才发生晕厥，本病并发晕厥持续时间较长，醒后常有恶心，呕吐，全身无力等症状
	急性大面积肺栓塞	可使左心回心血量骤减，导致心源性晕厥的发作。其他表现包括突发性呼吸困难，胸骨后压榨样疼痛、气促及咳嗽等，偶尔有咯血，还可有恶心、呕吐、腹痛及黄疸等
	主动脉夹层	当主动脉弓夹层累及一侧颈总动脉时可出现晕厥，其他表现包括突发胸背部剧烈疼痛，呈刀割或撕裂样、高血压、焦虑不安、大汗淋漓、面色苍白及心率增快等
	心脏破裂	常见于心脏压塞、外伤、手术或急性心肌梗死所致，使心包腔内积液突然增加，静脉回流急剧降低而导致晕厥
	主动脉弓综合征	晕厥并可能伴随颈动脉搏动减弱或突然消失，桡动脉搏动不对称或消失。其他表现包括苍白、恶心、食欲不振、体重减轻、关节疼痛及雷诺现象。可有上肢血压降低、颈肩胸部疼痛、感觉异常、间歇性跛行及血管杂音

（2）引起晕厥的其他常见疾病。

① 单纯性晕厥（又称血管抑制性晕厥、血管迷走神经性晕厥）：这是晕厥中最常见的一种，占所有晕厥的 90% 左右。常有明显的诱因，如紧张、害怕、焦虑、疼痛、看到出血或听到噩耗等引起。常发生于体弱青年女性。

② 晕针与过度换气综合征、过敏性休克的鉴别（表 1–148）。

表 1–148 晕针与过度换气综合征及过敏性休克的鉴别

鉴别要点	晕针	过度换气综合征	过敏性休克
发生原因	脑缺血	呼吸性碱中毒	抗原抗体反应
脉搏	慢	细速	快、弱
呼吸	正常至深呼吸	慢、深、叹息	因气道阻塞而发出有声呼吸
血压	正常，严重者略低	正常	下降
荨麻疹	无	无	一般有
血管性水肿	无	无	一般有
支气管痉挛	无	无	可能有
预后	大多较好	良好	经治疗大多良好，救治不及时有生命危险

③ 颈动脉窦过敏综合征：本病是对外界刺激的敏感性异常增高， 副交感神经张力明显增加，引起心率明显减慢，P–R 间期延长，高度房室阻滞或三者兼而有之。心排血量明显减少时引起脑缺血而发生晕厥。此外继发于交感神经活性降低，引起血压明显下降导致脑血流灌注压骤然降低及受到颈动脉窦刺激时，亦可发生晕厥。

④ 直立性低血压晕厥：是指患者由卧位或久蹲很快转变为直立时血压明显下降而出现的晕厥。正常人由卧位或久蹲突然站立时，大量血液（300 ～ 800mL）快速转移至下肢，致向心血量骤减，血压下降而导致晕厥发生。

⑤ 反射性晕厥：于剧烈咳嗽后立即意识丧失及肌张力低下，经时短暂。少数患者先感头晕、眼花，面色由青紫转为苍白、出汗。轻症患者可无意识丧失。历时数秒至数分钟后呼吸逐渐规则，随之意识清

醒。多见于中年的肥胖男性。

⑥ 排尿性晕厥：多在夜间或清晨起床排尿时诱发短暂性意识丧失而突然晕倒，晕厥发生后 1 ～ 2min 可自行苏醒，不留后遗症。多见于中老年男性，发生前多无先兆。

⑦ 吞咽性晕厥：是由吞咽动作引起，多见于有咽、食管或纵隔等疾病者，吞咽时由于食团的刺激，可引起迷走神经张力增高、反射性心脏抑制，导致严重的窦性心动过缓、房室阻滞及血压下降，继而脑血流量急剧减少而发生晕厥。舌咽神经痛引起的晕厥亦属此类。此外，类似发作可出现在气管镜、食管镜及胃镜等检查操作时，故在操作前务必向患者及其家属告知。

⑧ 低颅压综合征：少数有短暂的晕厥发作，本病极易误诊。其他表现包括呕吐、耳鸣、眩晕、步态不稳、精神障碍、抽搐、心悸、出汗或站立时头痛加剧。

⑨ 哭泣晕厥：又名呼吸闭止发作，常见于 1 ～ 4 岁幼儿，常因疼痛、被责骂或惊吓而发病，患儿大哭一声就屏住呼吸、面色青紫及意识丧失，经几秒或十几秒后恢复呼吸而很快醒来，易误诊为癫痫，3 岁或 4 岁后即不再发。

⑩ 仰卧位低血压综合征：见于妊娠后期孕妇及腹腔巨大肿瘤，患者取仰卧位时发病，表现为血压骤降、心率加快、眩晕及晕厥，是因增大子宫或肿瘤压迫下腔静脉，使回心血量骤减所致，改变体位为坐位或右侧卧位时症状可以缓解。

【相关检查】

（1）病史采集要点。

① 了解晕厥发作的详细情况，包括有无诱因，服用血管活性药物史，发病时的体位，有无前驱症状，是渐进发病或突然昏倒，发病时面色，脉搏及血压情况，有无抽搐及尿失禁等。

② 如患者有晕倒，询问患者及家属有无该病史，在晕厥前是否感觉无力、头发轻、恶心或者大汗，是否发生于迅速起立时，是否由声光刺激、体位改变、咳嗽、吞咽、大小便、呕吐或过度换气而诱发。

③ 当晕倒时伴随症状常可提示重要的诊断线索，如是否有肌肉痉挛或大小便失禁、意识不清及持续时间、意识恢复后是否清醒及有头痛症状，晕倒过程中是否受到的损伤。之前是否晕倒过，如曾经发生过，多久发生一次等。

④ 既往史的采集包括有无心脏病、糖尿病、高血压及外伤史等，应了解家族中是否有类似晕厥发生。

（2）查体重点。

① 包括生命体征和全身的体格检查，以心血管系统为重点，注意卧位与直立位血压的变化，两侧血压的差异。

② 血管和心脏应重点进行检查，包括各大动脉脉搏、心率、心律、心脏杂音等，特别注意房室阻滞、主动脉瓣病变及发绀类先天性心脏病的体征。

③ 注意检查是否存在急性感染、慢性消耗性疾病、其他易诱致血管抑制性晕厥的情况及有无出血现象。

④ 在获得初步线索后需要进一步调查病因者，可试用各种旨在诱致发作的检查方法以观察其是否产生类似自发性发作时的症状。

（3）实验室检查。

① 获取与感染相关的实验室检查资料。

② 获取心肌酶谱的相关检查。

③ 获取其他疾病的实验室检查，如糖尿病、高血压等。

（4）辅助检查。

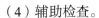

心电图、动态心电图、运动试验和心脏超声、头颅 CT 或 MRI，脑电图，必要时应行脑血管检查，包括颈部超声、TCD 及血管介入检查等。

（5）选择性检查。

① 疑有心血管器质性疾病，应做心脏超声心动图、负荷试验、动态心电图及电生理检查。

② 疑有神经反射性晕厥，应做心电图正常，无器质性心脏病变的晕厥，尤其是复发或发作严重的患者，应考虑神经反射性晕厥的可能，给予倾斜试验或颈动脉窦按摩试验。

③ 疑为神经系统疾病，可做脑电图、颅脑 CT 检查，必要时行脑血管造影、磁共振及脑脊液检查等。

④ 反复发生晕厥者，且伴有紧张、焦虑等多种精神症状的患者，应进行精神方面的评价。

第三章

消化系统

第一节　恶心/呕吐

恶心是一种可引起呕吐冲动的胃内不适感，可单独出现，但多为呕吐的前驱感觉，主要表现为上腹部的特殊不适感，常伴头晕、流涎、脉搏缓慢或血压降低等迷走神经兴奋症状。呕吐是指通过胃的强烈收缩，使胃内容物或部分小肠内容物不自主经贲门和食管逆流出口腔的现象。虽然呕吐属于机体的保护性机制，但频繁和剧烈呕吐可引起失水、电解质紊乱、酸碱平衡失调、代谢性碱中毒及营养不良，甚至还可导致食管、贲门黏膜撕裂伤等并发症的发生。

【常见病因】

（1）消化系统疾病。

细菌性食物中毒、急性胃肠炎、急性病毒性肝炎、幽门梗阻、肠系膜上动脉综合征及输出襻综合征等。

（2）内脏疼痛性疾病。

急性肠梗阻、胰腺炎、胆囊炎、急性肾盂肾炎及腹膜炎等。

（3）中枢神经系统疾病。

脑炎、脑膜炎及高血压脑病等。

（4）全身疾病。

尿毒症、肝性脑病、糖尿病酮症酸中毒、低血糖及颅压升高等。

（5）药物。

部分抗菌药物、抗癌药、洋地黄及吗啡等。

（6）神经性呕吐。

（7）其他。

急性青光眼、梅尼埃病，妊娠呕吐、消化不良及小儿百日咳等。

【诊断线索】

恶心/呕吐诊断线索（表1–149）。

表 1–149 恶心 / 呕吐临床线索与诊断提示

项目	临床线索	诊断提示
年龄性别	· 新生儿第一次喂养出现呕吐	食管闭锁、旋转不良、先天性巨结肠
	· 出生第一年最常见引起呕吐	喂养问题、胃肠道感染、尿路感染、对某种食物不耐受或过敏及败血症
	· 3 个月以内婴儿发生喷射性呕吐	幽门狭窄
	· 新生儿反复呕吐含有胆汁的胃内容物	小肠梗阻（原因包括闭锁、狭窄和小肠扭转）
	· 儿童呕吐的最常见原因	病毒和细菌感染、各种原因引起的高热和中耳炎
	· 儿童周期性呕吐，伴或不伴典型偏头痛症状	腹型偏头痛
	· 中青年	幽门梗阻
	· 育龄女性发生于清晨（晨间）呕吐	妊娠
	· 老年人	消化道肿瘤
发生的急缓与时间	· 急性恶心、呕吐	胃肠炎
	· 慢性、长期恶心、呕吐	胃神经官能症、神经性厌食
	· 多在餐后即刻发生的呕吐	幽门梗阻、神经性呕吐等
	· 进食前的呕吐	神经官能症
	· 餐后不久发生的呕吐	胃炎、洋地黄中毒
	· 餐后 20 ～ 40min 发生的呕吐	糖尿病、既往胃手术史或腹膜炎
	· 餐后 1 ～ 2h 发生的呕吐	胆道或胰腺疾病（腹痛不被呕吐缓解）
	· 上午呕吐	胃或十二指肠病变（引起胃出口梗阻所致）
	· 餐后 1 ～ 4h 反复发生的呕吐	尿毒症、慢性酒精中毒、鼻窦炎
	· 夜间呕吐	幽门梗阻
发生的特点及诱因	· 呕吐之后出现腹痛	外科系统疾病的可能性很小
	· 反复发作的无法解释的恶心和呕吐	胰腺炎（这种情况并不总是伴随腹痛）
	· 不伴胆汁的持续呕吐	幽门梗阻
	· 呕吐或反流未消化的食物	食管梗阻
	· 呕吐呈喷射性，呕吐之前没有恶心症状	颅内高压
	· 上腹疼痛后出现呕吐，且腹痛在呕吐后缓解	胃内病变或幽门痉挛
	· 与进食或饮酒等有关，吐后有轻松感	胃源性呕吐
	· 骤起的集体发病情况	食物中毒
	· 剧烈腹痛，尤其是进食后	肠系膜动脉缺血
	· 在清嗓清咽后发生	咽炎、鼻后滴流综合征
	· 慢性腹痛可在呕吐之后获得暂时缓解	消化性溃疡、急性胃炎或高位肠梗阻
	· 呕吐后腹痛不能缓解	胆囊炎、胆石症、胆道蛔虫病及急性胰腺炎等
	· 呕吐由平卧位诱发	耳窝病变
	· 当喘鸣不明显时，咳嗽后出现呕吐	变异性哮喘
	· 不伴有体重减轻的恶心、呕吐	精神性呕吐

续表

项目	临床线索	诊断提示
呕吐物及呕吐量	·呕吐物有大量酸臭味	幽门梗阻或胃潴留
	·呕吐物含有大量胆汁者	高位小肠梗阻、胆囊炎、胆石症等
	·呕吐物带有粪臭者	小肠下段梗阻
	·呕吐物含隔餐或隔日食物，有腐酵酸臭气味	幽门梗阻
	·呕吐大量酸性胃液	高酸性胃炎、活动期十二指肠溃疡或促胃液素瘤
	·呕吐物呈咖啡样或鲜红色	消化道出血
	·大量呕吐（一次呕吐可超过 1000mL）	幽门梗阻或急性胃扩张
伴随症状	·伴发热、吐泻交替	食物中毒、急性胃肠炎等
	·伴耳鸣、眩晕	迷路疾病、晕动病等
	·伴有剧烈腹痛者	急腹症
	·伴有头痛	高血压脑病、偏头痛、鼻窦炎、青光眼及屈光不正等
	·伴有眩晕者	梅尼埃病、迷路炎及药物性呕吐（硫酸链霉素、卡那霉素、新霉素或庆大霉素等药物引起）
	·伴恶心、畏食、疲乏，甚至出现黄疸	病毒性肝炎等
	·女性伴下腹痛，阴道流血	异位妊娠
	·伴食欲不振，厌油，发热	肝炎
	·不伴恶心的喷射性呕吐	颅内高压
	·伴腹泻	胃肠炎、急性中毒
	·伴发热、黄疸	胆囊炎
	·伴恶心及发热	病毒性肝炎之黄疸前期
	·伴血尿	输尿管结石
	·伴尿路刺激征、发热	急性肾盂肾炎
病史特点	·酒精和药物成瘾	酒精中毒性、药物性呕吐
	·既往有糖尿病史	糖尿病酮症酸中毒
	·有放射性治疗或化疗	放射性胃炎、化疗药物性呕吐
	·手术后恶心、呕吐	麻醉药物引起、中枢机制或围术期药物所致
伴随体征	·伴深大呼吸	代谢性酸中毒
	·皮肤弹性减弱	呕吐导致脱水
	·伴皮肤可见蜘蛛痣，腹水，脾大	肝硬化
	·伴皮肤黏膜、牙龈、原有瘢痕周围色素沉着	肾上腺皮质功能减退症
	·伴心力衰竭的体征	脱水合并酸中毒、胃肠道淤血及肝包膜牵张等
	·伴心律失常，震颤，抽搐，乏力等	离子紊乱
	·伴颈静脉怒张，肝大，心动过速	右心衰竭
	·伴肌痛，发热，酱油色尿	横纹肌溶解症
	·伴黄疸，胆囊压痛点压痛阳性	胆囊炎、胆结石等
	·伴黄疸和肝大	肝脏病变
	·伴上腹部见振水音阳性	幽门梗阻、胃轻瘫（多见于糖尿病）
	·伴腹部压痛、腹胀，有时可见蠕动波	结肠麻痹或小肠的机械性梗阻

续表

项目	临床线索	诊断提示
伴随体征	·伴全腹压痛、反跳痛及肌紧张	腹膜炎
	·伴腹部可见肠型，可闻气过水声或金属音	肠梗阻
	·伴上腹部触及核桃样大小的包块	增生性幽门狭窄
	·伴眼球震颤	迷路病变
	·伴视物模糊或视盘水肿	提示颅内病变

【诊断思维】

（1）恶心 / 呕吐诊断思维（表 1–150）。

表 1–150 恶心 / 呕吐诊断思维

项目	诊断思维
恶心 / 呕吐	·呕吐，多因消化系统本身病变引起，也可因消化系统以外的全身性疾病所致。要对恶心与呕吐做出正确诊断，需要详细地询问病史和全面系统的体格检查。反复和持续剧烈呕吐常可引起严重并发症，故应重视
	·住院者，必须亲眼观察到其呕吐的形式、量和呕吐的内容物，包括气味等，仅凭患者的叙述，可能会导致诊断上的错误或治疗上的失判
	·在诊断时首先是弄清病因，尤其是高危性疾病引起的呕吐，掌握下列诊断原则，即先除外全身性疾病，再考虑局部病变（消化道疾病）；先除外器质性疾病，再考虑功能性疾病；先排除手术科室疾病，再考虑内科疾病；先排除颅内疾病，再考虑颅外疾病
	·在急性心肌梗死的早期，特别是疼痛剧烈时可发生恶心、呕吐，若疼痛位于上腹部，并伴呕吐剧烈者，易被误诊为急性胃炎或其他急腹症
	·陈述恶心 / 呕吐者均应了解患者用药情况，排除用药（如依米丁、吗啡、茶碱类、红霉素、异烟肼、苯乙双胍及保泰松等）所致。
	·任何一个部位的持续剧烈的疼痛均可引起恶心、呕吐，必要时可给予止痛剂，以缓解恶心 / 呕吐症状。给予止吐药物时可导致腹胀及肠鸣音减弱，应引起重视
	·洋地黄中毒者常会出现恶心、呕吐，该症状并不总是由血清中升高的洋地黄甙引起，在血清药物浓度正常时，也会出现胃肠道症状
	·多数胃炎者伴有腹痛，少出现恶心、呕吐，少数可腹痛，而恶心、呕吐症状却很突出，需注意甄别
	·神经性畏食引起的呕吐女性多于男性
	·低血压脱水、腹部包块和体重减轻提示有更严重的疾病
	·短期内呕吐量较大或长时间呕吐未经治疗者均可导致脱水、电解质紊乱及酸碱失衡等，在诊断分析时应充分考虑二者的前因后果关系，尤其是低钠血症。即是呕吐导致低钠血症还是低钠血症引起的呕吐，这在临床经常遇到的问题
	·中耳炎可能是导致儿童呕吐的原因之一
	·鉴于目前女孩发育较早，只要有月经初潮，都应排除怀孕的可能
	·出现多饮、多尿、严重脱水、循环衰竭及氮质血症等时，常提示为高钙危象（血钙常高至 4mmol/L 以上）
	·干呕是指有呕吐的声音、动作，但无物吐出或仅有涎沫而无食物吐出，引起干呕的常见原因（表 1–151）

（2）干呕常见疾病及其临床特点（表 1–151）。

表 1–151　干呕常见疾病及其临床特点

疾病	临床特点
消化不良	常表现胀气或胃痛等症状
慢性咽炎	常在晨起的时候出现咽喉红肿、咳嗽及干呕等，可引起上呼吸道相关疾病
鼻后滴流综合征	多数伴有鼻内分泌物后流、口腔黏液附着、咽部发痒、有异物感或"糨糊黏着咽喉"的感觉，并因频繁清喉而导致干呕
心理因素	多为条件反射性呕吐，如看到厌恶的食物或景象、闻到厌恶的气味，或因精神过度紧张、疲乏、强烈情绪激动等引起的恶心 / 呕吐

（3）并发症。

① 上消化道出血：严重呕吐可导致食管或胃黏膜破裂出血，常在剧烈呕吐后发生，大多数认为呕吐引起反射性幽门括约肌收缩与胃窦剧烈收缩，加上膈和腹肌收缩，胃内容物即以很大的冲击力和高压作用于胃贲门区及食管交界处，与此同时，由于食管处于痉挛收缩状态，其远端可出现局限性的膨胀，可引起黏膜撕裂，严重者可致失血性休克，甚至死亡。

② 血容量不足：患者呕吐剧烈、频繁或呕吐量大时，要严密观察患者的生命体征，如果发现有循环血量不足表现时，应立即给予补液。当测得血压低值时，还需注意除外是否系晕厥或体位性低血压所引起的恶心、呕吐，患者往往会伴有面色苍白、大汗，发生剧烈呕吐的少见，可以资鉴别。

③ 脱水热：体温可突然升高，有时可达 39 ～ 40℃，体重可下降，口唇黏膜干燥，皮肤弹性较差，尿量减少。在儿童和老年人中较为多见。

④ 水、电解质及酸碱失衡：大量呕吐必然会导致机体的体液和电解质的丢失，正确记录 24h 呕吐量，有利于为治疗提供依据。呕吐不止者，需暂停进食。

（4）呕吐诊断程序（图 1–31）。

【诊断与鉴别诊断】

（1）胃肠道常见疾病。

① 消化系溃疡：患者有与季节、情绪有关的反复上腹痛病史，伴反酸、嗳气及上腹饱胀，可有恶心表现，而呕吐者并不多见。

② 幽门梗阻：上腹饱胀及沉重感，呕吐隔夜宿食、不含胆汁，上腹部可见胃型及蠕动波，有振水音。慢性患者可有营养不良、消瘦、贫血、皮肤干燥及松弛等。梗阻晚期可因频繁呕吐引起水、电解质及酸碱失衡，最常见是低氯性碱中毒。

③ 胃轻瘫：尤其是餐后数小时仍呕吐大量食物时应考虑本病。本病可分为原发性和继发性，原发性胃轻瘫又称为特发性胃轻瘫，常找不到病因；继发性胃轻瘫常有明确的病因或原发病，如糖尿病、硬皮病、胃手术等，胃轻瘫患者可无明显临床表现，也可出现早饱、餐后腹胀、反复呃逆、慢性恶心及发作性呕吐等症状。

④ 胃穿孔：部分可有恶心、呕吐，并不剧烈。肠麻痹时呕吐加重，常伴腹胀及便秘等。其他表现包括突发性剧烈腹痛，疼痛最初开始于上腹部或穿孔的部位，常呈刀割或烧灼样痛，呈持续性，也可阵发性加重，疼痛很快扩散至全腹部，发热及心率增快，常在穿孔后数小时出现。腹部体征有腹壁压痛、反跳痛、肌紧张等腹膜炎症状，肝浊音区缩小或消失等。

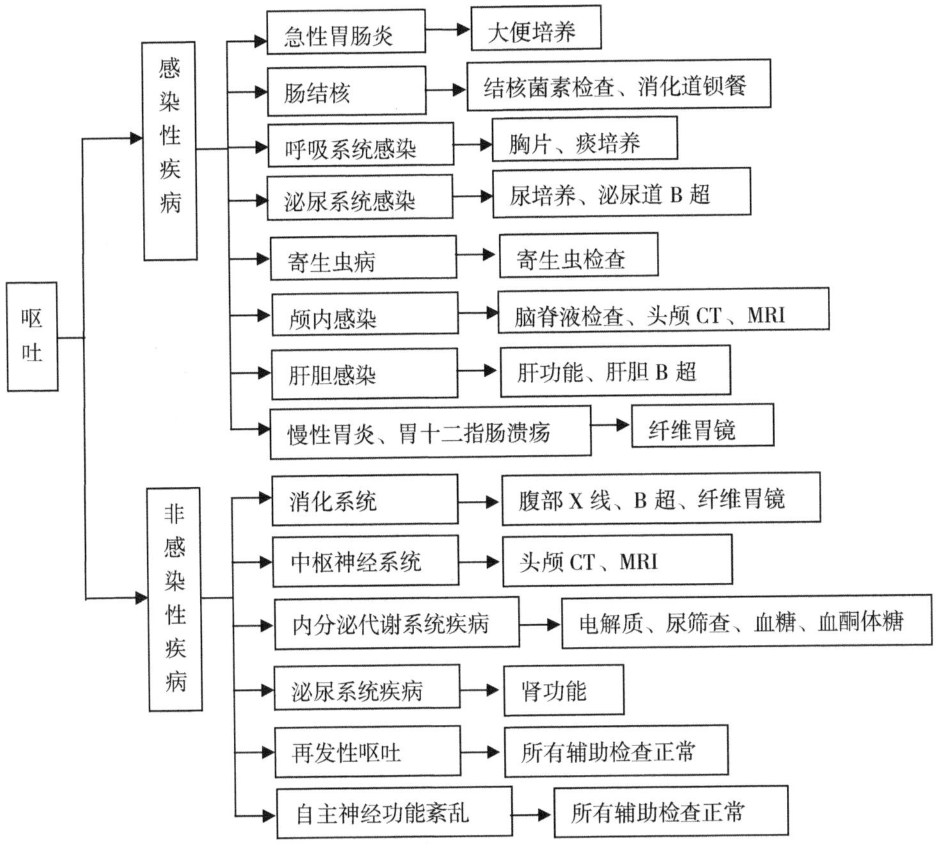

图 1-31 呕吐诊断程序

⑤ 胃扩张：是指胃和十二指肠在短期内积聚大量气体、液体或食物潴留，造成胃和十二指肠上段高度扩张。早期症状可不明显，仅有上腹饱胀和恶心、呕吐，呕吐物开始为胃液和食物，以后混有胆汁，逐渐变为棕黑色、黑褐色或咖啡样酸性液体，隐血试验阳性。多伴腹痛、腹胀等。

⑥ 胃黏膜脱垂：本病出现恶心、呕吐并非是本病的重要表现，若发生这一症状常提示合并有幽门梗阻。腹痛是最常见的表现，无明显的周期性和节律性，疼痛可在进食后诱发，常呈阵发性疼痛，也可为烧灼痛、不规则的胀痛或刺痛等，一般无放射痛。常伴有上腹部饱胀不适、嗳气、食欲不振等症状。有时疼痛的出现也常与体位有关，右侧卧位时疼痛易发生，左侧卧位时，疼痛较少发生甚至不发生，可有上腹部剧烈疼痛，呕吐后疼痛可减轻或消失。

⑦ 十二指肠淤积症：出现恶心、呕吐多见于慢性十二指肠淤积症，呃逆、恶心及呕吐是本病的常见症状，多在饭后出现，呕吐物含有胆汁，症状可因体位的改变而减轻，如侧卧、俯卧或胸膝位时症状可减轻。如长期发作而不能缓解者可导致消瘦、脱水和全身营养不良。

⑧ 功能性胃十二指肠病：临床主要表现是功能性消化不良、嗳气、恶心、呕吐、胃内容物反流及腹胀等症状。本病的发生与焦虑 / 抑郁情绪有着密切关系。

⑨ 急性胃炎：常以恶心、呕吐为首发症状，多见于进食辛辣等刺激食物、受凉等，突发上腹痛，主要为剑突下，呈隐痛、绞痛或胀痛。

⑩ 反流性食管炎：本病典型表现是胸骨后烧灼感、反流和胸痛。反流指胃内容物反流到咽部或口腔，反流症状多发生于饱餐后，夜间反流严重时可影响睡眠。恶心、呕吐症状大部分与辛辣饮食、暴饮暴食、烟酒刺激、饮食过于油腻或饮食不规律等因素有关。

⑪ 胃癌：恶心、呕吐是本病常见症状，尤其是中、晚期胃癌。其他表现包括上腹不适、进食后饱胀、

腹痛、食欲下降及乏力等。晚期胃癌患者常出现贫血、消瘦、营养不良，甚至恶病质等。

⑫ 十二指肠球部以下梗阻：多见于十二指肠肿瘤、环状胰腺等疾病所致，伴呕吐、胃扩张和潴留，呕吐物常含有胆汁，其他表现包括消瘦、乏力等。

⑬ 急性肠梗阻：若未得到及时合理的治疗，往往危及患者的生命，临床表现见表 1-152。

表 1-152　急性肠梗阻的临床表现

症状	临床表现
腹痛	单纯性肠梗阻为阵发性绞痛；绞窄性肠梗阻多为持续性腹痛有阵发性加剧，麻痹性肠梗阻则为持续性胀痛
呕吐	病初为反射性呕吐，以后为肠内容物逆流入胃呕吐。高位小肠梗阻，呕吐出现较早而频繁；低位小肠梗阻，呕吐较迟而次数少，常一次吐出大量粪样物；结肠梗阻时呕吐较轻或无呕吐
腹胀	高位小肠梗阻由于频繁呕吐无明显腹胀；低位小肠梗阻则呈全腹胀；结肠梗阻多为周边性腹胀；绞窄性肠梗阻表现为不对称的局限性腹胀；麻痹性肠梗阻腹胀显著，并为均匀性腹胀
排便、排气停止	急性完全性肠梗阻者有此症状，但因梗阻部位以下肠段常积蓄气体和粪便，因此梗阻早期仍可有少量排便、排气；绞窄性肠梗阻如肠套迭、肠系膜血栓形成等，尚可排出血性黏液便

⑭ 急性阑尾炎：在疾病早期就可出现恶心、呕吐症状，常有转移性右耻骨区痛，查体可及右下腹压痛或反跳痛。

⑮ 急性出血性坏死性小肠炎：本病在腹痛后不久可出现恶心、呕吐，呕吐物多含有胆汁，严重者呈咖啡渣样物，甚至呕血。其他表现包括最初常排稀便、后渐为黄水样，继之呈白水样、红豆汤或果酱样，甚至呈鲜血状或暗红色血块，粪便少且恶臭，无里急后重。发热多在 38 ～ 39℃，少数可达 40℃以上， 4 ～ 7d 后发热减退。

⑯ 绞窄性疝：本病腹痛剧烈，且呈持续性；呕吐频繁，含咖啡样血液，或出现血便，其他表现包括不对称性腹胀、腹膜刺激征、肠鸣音减弱或消失等。

⑰ 胃大部分切除后倾倒综合征：本病主要包括两组症状，一组是胃肠道症状，最常见是稍食即饱感，随后发生上腹部胀满不适、恶心及呕吐，吐出物为碱性含胆汁，腹部绞痛、肠鸣音亢进及腹泻等；另一组是神经和循环系统症状，包括心悸、心动过速、出汗、眩晕、苍白、发热、无力及血压降低等。

（2）非胃肠道疾病。

① 急性胰腺炎：病因多为胆管结石、大量饮酒或进食过多等。水肿型和出血坏死型胰腺炎均可发生恶心、呕吐，后者远比前者为重。呕吐物常为胃内容物，重者可呕吐胆汁，甚至血样物。其他表现包括发热、腹痛、腹胀及肛门排气、排便停止，严重者可合并消化道出血、休克或多器官衰竭。

② 急性腹膜炎：可表现有恶心、呕吐、腹胀、腹痛伴发热等临床表现。查体可见腹肌紧张，有压痛及反跳痛，肠鸣音可减弱甚至消失。

③ 胆囊炎：急性胆囊炎恶心、呕吐是最常见症状，且顽固或频繁，常引起脱水，虚脱和电解质紊乱，其他表现包括发热、黄疸等。慢性者常表现持续性右上腹钝痛或不适感，其他表现包括有恶心、嗳气、反酸、腹胀和胃部灼热及右下肩胛区疼痛等，进食高脂或油腻食物后症状常可加重。

④ 胆结石：常伴恶心、呕吐，多在饱餐、进食油腻食物后或睡眠中体位改变时发作。其他表现包括上腹隐痛、饱胀、嗳气、呃逆及黄疸等。部分患者具有典型胆绞痛，疼痛位于右上腹或上腹部，呈阵发性，或持续疼痛阵发性加剧，向右肩胛部和背部放射。

⑤ 胆道蛔虫病：发作时常有恶心或呕吐出蛔虫，其他表现包括突发性剑突下阵发性钻顶样剧烈绞痛，向右肩背部放射，疼痛发作时可辗转不安、呻吟不止及大汗淋漓等。

⑥ 化脓性胆管炎：起病急骤，突然发作剑突下和（或）右上腹部持续性疼痛、恶心、呕吐、寒战和发热，

查科三联征（腹痛、发热及黄疸）是本病典型表现，出现神志淡漠、烦躁不安、意识障碍及血压下降时常提示病情危重。

（3）容易被误诊的疾病。

① 肠系膜动脉缺血：多见于高血压或动脉硬化患者，属非常凶险的急腹症，临床以症状与体征分离的绞窄性肠梗阻为主要特征。本病预后极差，死亡率极高。早期可出现腹胀、恶心、呕吐及脱水等表现，晚期常因肠管缺血坏死后导致局部或广泛腹膜炎体征。

② 肠系膜上动脉栓塞：可表现为典型的 Bergan 三联征，即剧烈腹痛而无相应体征、有器质性心血管疾病史（如心房颤动、动脉瘤等）及胃肠道症状（恶心、呕吐及腹泻等）。

③ 肠系膜上动脉血栓形成：在剧烈绞痛时可伴发恶心呕吐，随症状进行性加重，发作日益频繁，疼痛持续时间也逐渐延长，常因怕痛而不敢进食，其他表现包括慢性腹泻、粪便量多、呈泡沫状及粪便中大量脂肪丢失、体重减轻及营养不良等，如病变累及血管主干，缺血肠管则更广泛，死亡率极高。

④ 非闭塞性肠系膜缺血：本病常发生于心力衰竭的老年人或严重创面造成的低血容量休克者，肠缺血坏死开始时有突发严重腹痛和呕吐，接着有急骤血压下降和脉速。其他表现包括发热，腹泻或肉眼血便，肠鸣音减弱或消失。腹部触痛、反跳痛和腹肌紧张常提示全层肠壁坏死，预后不良。

⑤ 肠系膜静脉血栓形成：约半数的患者可发生恶心与呕吐，病情进展相对缓慢，可有中等度的发热、腹痛、呕血及血便等表现，腹部压痛和反跳痛，程度较轻，肌紧张不明显，少数可触及扩张增粗的肠襻。

⑥ 内耳前庭疾病：常见迷路炎、晕动症及梅尼埃病，呕吐突然而剧烈，多伴较重眩晕。

⑦ 高钙血症：轻度者血钙为 2.7 ～ 3.0mmol/L；中度者为 3.0 ～ 3.4mmol/L；重度者为 3.4mmol/L 以上。血钙增高时可引起呕吐，最常见的是肿瘤患者的顽固性呕吐。其他表现见表 1–153。

表 1–153 高钙血症的临床特点与表现

临床症状	临床特点与表现
神经精神	轻者只有乏力、倦怠及淡漠；重者有头痛、肌无力、腱反射减弱、步态不稳、语言障碍及听力、视力和定向力障碍；高钙危象时可出现谵妄、惊厥、昏迷及神经精神等症状
心脏系统	可引起血压升高和各种心律失常，心电图可见 Q–T 间期缩短，ST–T 改变，房室传导阻滞和低血钾性 U 波，如未及时治疗，可引起致命性心律不齐
呼吸系统	因高钙血症可引起肾排水增多和电解质紊乱，使支气管分泌物黏稠，黏膜细胞纤毛活动减弱，支气管分泌物引流不畅，易招致肺部感染，呼吸困难，甚至呼吸衰竭
消化系统	表现为恶心、呕吐、腹痛及便秘，重者发生麻痹性肠梗阻，钙可刺激促胃液素和胃酸分泌，故高钙血症者易发生消化性溃疡，钙异位沉积于胰腺管，且钙刺激胰酶大量分泌，故可引发急性胰腺炎
泌尿系统	引起多尿、烦渴及多饮，甚至失水、电解质紊乱和酸碱失衡，钙在肾实质中沉积可引起间质性肾炎、失盐性肾病及肾钙质沉积症，最终发展为肾功能衰竭。本病易发生泌尿系感染和结石
血液系统	因凝血因子Ⅳ可激活凝血因子，故可发生广泛性血栓形成
异位沉着	高钙血症易发生异位钙沉着，可沉着于血管壁、角膜、结合膜、鼓膜、关节周围和软骨，可分别引起肌肉萎缩，角膜病，红眼综合征，听力减退和关节功能障碍等

⑧ 低钠血症：恶心、呕吐症状的出现取决于血钠浓度和血钠下降的速率。血钠在 125mmol/L 以上时，极少引起症状；血钠为 125 ～ 130mmol/L 时，表现为软弱乏力、恶心、呕吐、头痛、嗜睡及肌肉痛性痉挛等。低于 125mmol/L 时，多数可出现神经精神症状，如抽搐、共济失调及严重意识障碍。慢性低钠血症者症状较轻。

⑨ 妊娠性呕吐：大多数女性在怀孕 6w 时均可出现恶心、呕吐，常发生在晨起后几个小时以内（称

晨间呕吐），多伴明显食欲下降或无食欲、喜食酸辣、头晕及易疲倦等。

⑩ 卵巢囊肿扭转或破裂：由于蒂扭转后肿瘤血液循环受阻，导致瘤壁充血渗出刺激腹膜所致。表现为一侧盆腔突然剧痛、恶心、呕吐。

⑪ 青光眼：头疼、恶心、呕吐是本病常见症状，其他常表现包括突然发作的剧烈眼胀、眼痛、畏光、流泪、头痛、视力锐减、眼球坚硬如石及结膜充血等。

⑫ 鼻后滴流综合征：本病因咽后壁黏性分泌物增多，易在清嗓时发生反射性恶心、呕吐，通常是干呕，若干呕发生在饭后，可有胃内容物呕出。

⑬ 腹型癫痫：本病常先有腹痛，随后出现恶心、呕吐，腹痛呈突发性、剧烈绞痛或刀割样痛，持续几分钟或几小时，多数伴有自主神经功能紊乱症状，间歇期正常。神经系统检查阴性。

⑭ 泌尿系统结石：本病在剧烈疼痛的同时可伴恶心、呕吐，其他表现包括腰部和侧腹部的胀痛或绞痛，常可放射至下腹、腹股沟及股内侧等。

⑮ 尿路感染：本病全身感染症状突出，如寒战、高热、头痛、恶心、呕吐及食欲不振等，其他表现包括尿频、尿急及尿痛（膀胱刺激征）、血尿、患侧或双侧腰痛、患侧脊肋角有明显压痛或叩击痛等。

⑯ 神经性呕吐：进食后可立即发生恶心、呕吐，呕吐常不费力，每口吐出量不多。多于精神状态或嗅到异味较重或看到畏食的食物而引起，属神经官能症范畴。精神性恶心、呕吐通常不会突如其来，多是由来已久。

（4）内分泌疾病。

① 肾上腺皮质功能不全：本病常表现有较重的消化道症状如畏食、恶心/呕吐及腹痛等症状。其他表现包括神经精神症状，如烦躁、神志淡漠，意识模糊、血压下降及严重脱水。慢性者常有明显的皮肤黏膜色素沉着。

② 甲状腺功能减退症：畏食、腹胀、恶心、呕吐及便秘是本病常见症状，重者可出现麻痹性肠梗阻，胆囊收缩减弱而胀大。其他表现包括胃酸缺乏导致的恶性贫血与缺铁性贫血、记忆力减退、智力低下、嗜睡、反应迟钝、多虑，头晕、头痛、耳鸣、听力下降、耳聋、眼球震颤、共济失调、腱反射迟钝及跟腱反射时间延长等。

③ 甲状腺功能亢进症：本病发生恶心、呕吐常提示病情严重，应警惕甲状腺功能亢进危象，其他表现包括消瘦、易饥饿、震颤及心率增快等。

（5）无腹痛的恶心、呕吐性疾病。

① 药物性：药物引起恶心、呕吐可分两类，一类是药物直接刺激胃黏膜或影响胃排空所致，如部分抗菌药物或大部分抗肿瘤药物；另一类是药物引起肝损害，引起酷似肝炎样消化道症状，如抗结核药、降血脂药、抗菌药物、肿瘤化疗药、解热镇痛药及安眠药等。停药数日后症状逐渐缓解是药物性恶心、呕吐的主要特征。

② 中耳炎：本病急性期可出现恶心、呕吐症状，多见于儿童，常伴耳痛、耳流脓、听力减退及耳鸣等，其他表现包括发热、乏力及食欲减退等。

③ 尿毒症：是慢性或长期的恶心、呕吐，多发生在晨起，其他表现包括呼吸有氨臭味、皮肤瘙痒、食欲不振、尿少及肾功能异常等。

④ 妊娠：见上述。

⑤ 糖尿病：本病多为无腹痛性恶心、呕吐，常见于糖尿病合并胃轻瘫者，表现早饱、反酸、反流及烧灼感等，严重者可出现反流性食管炎症状。糖尿病合并酮症酸中毒时除恶心、呕吐外常表现有广泛性腹痛，伴腹肌紧张及肠鸣音减弱而易误诊为急腹症。

⑥ 颅内压增高：常有引起颅内高压疾病史，临床特点见表 1-154。

表 1-154　颅内高压临床特点

项目	临床特点
头痛	颅内高压最常见的症状，颅内压越高，头痛越明显，多为弥漫性钝痛。疼痛好发于晨起时，常呈持续性或阵发性加重。也可因咳嗽、排便等用力情况下使疼痛加剧
呕吐	一般与饮食无关，呕吐前有或无恶心，常呈喷射性，呕吐后头痛症状暂可缓解
视力障碍	表现为一过性黑矇，逐渐发展为视力减退甚至失明。眼底检查可见视盘水肿、静脉扩张、出血、复视等。急性颅内高压时可无视盘水肿表现
意识障碍	常表现烦躁、淡漠、迟钝、嗜睡，甚至昏迷，可表现癫痫样发作
生命体征	血压升高，脉搏缓而洪大，呼吸慢而深。严重颅内高压者脉搏可在 50 次 / 分以下，呼吸 10 次 / 分左右，收缩压可达 180mmHg 以上，此为脑疝的先兆征象
脑疝	当颅内压升高到一定程度，部分脑组织发生移位，挤入硬脑膜的裂隙或枕骨大孔压迫附近的神经、血管和脑干，产生一系列脑疝的症状和体征，如双侧瞳孔散大、对光反射迟钝或消失、深昏迷、呼吸深慢或突然停止等

⑦ 神经性呕吐：多由于不愉快的环境或心理紧张而发生，呈反复不自主的呕吐发作，一般发生在进食完毕后，出现突然喷射状呕吐，无明显恶心及其他不适，不影响食欲，呕吐后可进食，多体重不减轻，无内分泌紊乱现象，常具有癔症性性格。

（6）引起恶心、呕吐的疾病远不止上述提到的，表 1-155 列举的疾病不一一赘述，供鉴别诊断时参考。

表 1-155　引起恶心、呕吐的疾病

系统	疾病
腹膜及肠系膜疾病	急慢性腹膜炎、膈下脓肿、急性肠系膜淋巴结炎等
泌尿生殖系统疾病	肾周脓肿、肾破裂、急性盆腔炎、急性输卵管炎、卵巢囊肿蒂扭转或破裂、宫外孕等
心血管疾病	心肌梗死、充血性心力衰竭、心包炎、心肌炎及主动脉夹层等
颅脑疾病	脑血管病、高血压脑病、脑积水、颅内肿瘤、颅内血肿、脑脓肿、脑囊肿、颅内肉芽肿、各种脑膜炎脑炎、脑寄生虫病、颅脑损伤、中毒性脑缺氧及癫痫等
各种中毒	CO 中毒、药物中毒（如四环素、维生素 A 过量）、尿毒症、肝性脑病、肺性脑病等
其他原因	肝硬化、病毒性肝炎、憩室炎、肠易激综合征、乳糖不耐受、代谢性酸中毒、晕车、偏头痛、先兆子痫、横纹肌溶解症、斑疹伤寒、放化疗及腹部手术后等

【相关检查】

（1）病史采集要点。

① 询问呕吐发生的时间、频率及严重程度；呕吐与进餐的关系（如餐后立即发生、早期发生或晚期发生）；前驱症状包括吐前恶心、不伴恶心或突发喷射性呕吐；观察呕吐物的性状，包括无色或淡黄色、胆绿色、咖啡色、暗红色、鲜红色；含咖啡样沉渣、血块、未消化食物、隔夜食物、粪便；酸味、苦味、腐臭味及内容物性质等；呕吐后症状是否有减轻或加重；呕吐诱因中重点关注是否与暴饮暴食、大量饮酒及特殊药物摄入（尤其是非甾体类止痛药）有关。

② 询问全身情况及伴随症状，包括食欲减退、恶心、呕吐、过度嗳气、腹胀、腹痛及便秘，多饮、多尿及夜尿增多，乏力、倦怠、淡漠、头痛、肌无力、腱反射减弱、抑郁、易激动、步态不稳、语言障碍，听力、视力和定向力障碍或丧失，木僵、行为异常等精神神经症状。

③ 了解诊疗经过，相关病史重点包括不洁食物史及传染病接触史；消化系统疾病史（幽门梗阻、

肠梗阻、急腹症、胃轻瘫、贲门失弛缓症、胆总管结石等）；急性中枢系统感染，脑血管意外，基底动脉供血不足；内分泌代谢病包括糖尿病酮症酸中毒、甲状腺功能亢进危象、肾上腺危象、尿毒症等；五官科疾病包括梅尼埃病、内耳迷路炎、急性青光眼及急性鼻窦炎；饮酒史及药物史（胃黏膜刺激性药物、化疗药、洋地黄、阿片肽类药物等）；其他包括神经性呕吐、急性心肌梗死、肾绞痛及腹部手术外伤史。

④ 既往史重点包括消化性溃疡、肝炎或肝硬化、慢性肾脏病、糖尿病、颅脑手术、严重外伤、毒物及射线接触史。

⑤ 家族中有无肝炎及肝癌疾病。

⑥ 疑有颅内高压者应病史采集参见头痛章节。

⑦ 育龄女性出现呕吐须询问月经史，以除外早孕所致。

（2）查体重点。

① 注意生命体征，若为婴幼儿应检查囟门。评估全身脱水状况，是否出现有循环衰竭的体征。

② 寻找感染性、血管性、变态反应性及肿瘤性疾病的相关体征，如发热、淋巴结肿大、皮疹或皮损及黄疸等。

③ 注意检查常导致呕吐的五官科疾病，如咽部充血或淋巴滤泡增生、扁桃体肿大、各鼻窦压痛、眼球震颤、瞳孔大小和眼压测定等。

④ 注意心率的变化及肺部有无啰音。腹部检查参见腹痛或腹部包块等相关章节。

⑤ 全面做神经系统检查，特别是脑神经、前庭功能、外周神经系统病变及锥体外系检查，注意颈部有无抵抗、脑膜刺激征及病理反射。必要时做前庭神经功能及眼科（有无屈光不正、视盘水肿）等检查。

（3）实验室检查。

① 提供感染、梗死及肿瘤等相关实验室依据。

② 提供脱水、血电解质及酸碱失衡的检验结果。

③ 提供血液生化、酮体等测定结果。

（4）辅助检查：胃镜、全消化道钡透、腹部 B 超及 CT 等。必要时可做食管和胃肠道测压及电生理描记。

（5）选择性检查。

① 疑有内分泌疾病应测定激素水平，如血浆皮质醇及立位儿茶酚胺等。

② 疑有自身免疫性疾病者应检查类风湿因子、抗 DNA 抗体及其他自身抗体等。

③ 疑有食物或毒物中毒者，应将可疑食物和呕吐物送检（毒物鉴定或细菌培养）。

④ 疑为有酮症酸中毒，应检测血酮或尿酮；疑为早孕者应测血和尿 HCG。

⑤ 疑为甲状腺功能亢进者应做 T_3、T_4、TSH 检测等；疑及肾功衰竭者测定血尿素氮、肌酐等。

⑥ 疑有胃十二指肠病变者，应行内镜检查或胃肠钡餐造影。

⑦ X 线平片对空腔脏器穿孔、肠梗阻、急性胃扩张的诊断有重要价值。

⑧ 疑有心肌梗死者应做心电图及心肌酶和肌钙蛋白检查。

⑨ 疑有颅内病变者，应做头颅 CT、MRI 及必要时做脑脊液检查（包括常规、生化、细菌培养、真菌检查等）。

⑩ 疑有眼、耳、鼻等部位病变者，应请五官科做相应检查。

⑪ 疑为消化道疾病还可做清晨空腹插胃管检测残余胃内容物容积、胃排空试验（放射性核素检测）、食管和肛门直肠测压胃肠道测压、胃动电流描记测压。

⑫ 必要时剖腹探查和小肠肠管活检。

第二节 呕血

呕血是指患者呕吐血液，由于上消化道（是指屈氏韧带以上的消化器官，包括食管、胃、十二指肠、胃空肠吻合术后的空肠、胰腺、胆道）急性出血所致，但也可见于某些全身性疾病。在确定呕血之前，必须排除口腔、鼻、咽喉等部位的出血以及咯血。

【常见病因】

（1）按疾病分类。

① 食管疾病：食管静脉曲张破裂、食管炎、食管憩室炎、食管癌、食管异物、食管贲门黏膜撕裂、食管裂孔疝及食管外伤等。

② 胃及十二指肠疾病：胃及十二指肠溃疡、服用非甾体类消炎止痛药（如阿司匹林、吲哚美辛等）、应激性胃黏膜病变、胃十二指肠息肉、胃癌、淋巴瘤、胃平滑肌肉瘤、血管性疾病及十二指肠炎伴糜烂等。

③ 肝、胆疾病：肝硬化门静脉高压胃底或食管静脉曲张破裂出血、肝脏恶性肿瘤（如肝癌）、肝脓肿或肝动脉瘤破裂出血、胆囊及胆道炎症或结石、胆道蛔虫病、胆囊癌、胆管癌及壶腹癌等。

④ 胰腺疾病：急性胰腺炎合并脓肿破裂出血、胰腺癌等。

⑤ 血液疾病：血小板减少性紫癜、过敏性紫癜、白血病、血友病、霍奇金病、遗传性毛细血管扩张症、弥散性血管内凝血及其他凝血机制障碍等。

⑥ 急性传染病：流行性出血热、钩端螺旋体病、登革热及暴发型肝炎等。

⑦ 其他：尿毒症、结节性多动脉炎等。

（2）按出血部位分类。

① 上消化道出血是指十二指肠屈氏韧带以上的出血，常见病因为静脉曲张和非静脉曲张，在非静脉曲张中以消化性溃疡为最主要病因。

② 中消化道出血是指发生在空肠及回肠的出血，其主要病因为急性坏死性小肠炎、肠结核、克罗恩病、憩室炎、溃疡、肠套叠、小肠肿瘤、肠道息肉病、小肠血管瘤及血管畸形。

③ 下消化道出血是指结肠及直肠病变引起的出血，其病因繁多，但以肠道肿瘤、息肉及炎症性病变最为常见。

【诊断线索】

呕血的诊断线索（表 1–156）。

表 1–156 呕血的诊断线索

项目	临床线索	诊断提示
病史	· 长期规律性上腹疼痛史，发作与情绪、季节或饮酒有关	消化性溃疡
	· 既往有慢性肝炎，长期饮酒或血吸虫病等病史	门脉高压、食管静脉曲张破裂出血
	· 慢性规律性上腹隐痛、反酸史	消化性溃疡病
	· 曾服用非甾体类药物，有严重创面、手术或败血症	应激性溃疡和急性胃黏膜病变

续表

项目	临床线索	诊断提示
年龄	·青壮年	消化性溃疡
	·40岁以上，既往无胃病史，近来有胃痛、消瘦及黑便等	胃癌
	·45岁以上慢性持续性粪便潜血试验阳性，伴缺铁性贫血	胃癌、食管裂孔疝
	·50岁以上原因不明的肠梗阻及便血	结肠肿瘤
	·60岁以上有冠心病，房颤病史，出现腹痛及便血	缺血性肠病
伴随症状	·伴突然腹痛、休克、便血	动脉瘤破裂
	·伴发热及腹痛	胆道源性出血（胆管结石或胆管蛔虫症）
	·伴剧烈呕吐后继而呕血	食管贲门黏膜撕裂症
	·呕血前伴上腹部规律性疼痛，出血后减轻或缓解	胃、十二指肠溃疡
	·伴有右上腹绞痛（多于缓解时）、发热	胆道出血
	·伴进行性消瘦者或呕血后上腹疼痛不缓解	胃癌
	·呕血前伴吞咽困难，呕出的血液多为鲜红色者	食管溃疡或食道癌
	·伴全身水肿，皮肤瘙痒，贫血及蛋白尿	肾功衰竭
	·伴面部、头部、指端及黏膜毛细血管扩张	家族性出血性毛细血管扩张症
	·伴口唇及口腔黏膜色素沉着	黑色素斑－胃肠多发息肉综合征（Peutz-Jeghers 综合征，PJS）
	·伴肝掌，蜘蛛痣，黄疸，腹壁静脉曲张，脾大及腹水	肝硬化合并门脉高压
	·伴肝大，且质地坚硬，表面凹凸不平或有结节	肝癌
	·伴上腹部局限压痛	胃溃疡
	·伴右上腹局限压痛	十二指肠球部溃疡
	·伴脐周包块移动度较大者	小肠肿瘤
	·伴右下腹包块	回盲部肿瘤、慢性阑尾炎、肠结核及克罗恩（Crohn）病等
	·伴胆囊肿大合并黄疸	胆总管下端阻塞、胆道口壶腹周围癌
	·伴高热，黄疸，皮肤黏膜出血	感染性疾病（败血症、钩端螺旋体病等）
	·伴皮肤紫癜及血常规改变者	血液病
	·伴剧烈呕吐	贲门撕裂症
	·伴左锁骨上淋巴结肿大	胃、肠或胰腺肿瘤转移

【诊断思维】

（1）上消化道出血病情严重程度分级（表1-157）。

表1-157　上消化道出血病情严重程度分级

分级	出血量（mL）	血压（mmHg）	心率（次/分）	Hb（g/L）	症状	休克指数
轻度	＜500	基本正常	正常	无变化	头晕	0.5
中度	500～1000	下降	＞100	70～100	口渴、少尿	1.0
重度	＞1500	收缩压＜80	＞120	＜70	少尿、意识模糊	＞1.5

注：休克指数＝心率/收缩压。

（2）呕血的临床提示与判断（表1-158）。

表1-158　呕血的临床提示与判断

出血量	·成人消化道出血>5mL可出现大便隐血阳性；出血量达50～70mL以上可发生黑便；上消化道出血短时间内达250～300mL，可引起呕血；如出血量<400mL，由于机体的代偿，可无明显全身症状；出血在400～1000mL时，可出现头晕、心慌、乏力、出汗、四肢冷和脉搏快等循环血量不足的表现；短时间出血量超1000mL或循环血量的20%，则称之为消化道大出血，患者可出现急性脉搏频数微弱、血压下降、呼吸急促及周围循环衰竭等表现
出血部位	·急性大量的上消化道出血多数表现为呕血，慢性小量出血则以粪便潜血阳性表现 ·出血部位在幽门以上时，常为呕血；幽门以下的部位的出血多表现为黑便，但如出血量大、速度快，可因血反流入胃腔引起恶心、呕吐，而表现为呕血；若血液在胃内潴留时间较久后，经胃酸作用变成酸性血红蛋白而呈咖啡色；如出血量大、速度快呕血呈鲜红色 ·当十二指肠部位病变的出血速度过快时，在肠道停留时间短，粪便颜色会变成紫红色；右半结肠出血时，粪便颜色为鲜红色；在回肠及右半结肠病变引起小量渗血时，可为黑便
黑便	上消化道出血引起的黑便还需与下列情况鉴别 ·鼻出血、咽喉与口腔出血、拔牙或扁桃体切除而咽下血液所致可出现黑便 ·口服禽畜血液、铋剂和某些中药引起黑便 ·空肠、回肠的出血，如出血量不大，在肠内停留时间较长可表现为黑便
有持续胃肠道出血	·呕血反复不止，且呕血量较多或胃管抽吸有鲜红色血液 ·黑便1d数次，或从柏油样转为紫红色 ·补充血容量后，患者仍头晕、心悸、冷汗等 ·心率未减，肠鸣音活跃 ·血压未升，或经输血、输液后回升，但减缓输液速度又趋下降或中心静脉压仍有波动或稳定后又有下降 ·补液与尿量足够的情况下，血尿素氮持续升高或再次升高者 ·红细胞计数、血红蛋白量及红细胞比容进行性减少，粪隐血试验持续阳性 ·如无严重脱水和肾功能减退，血尿素氮持续增高
失血性周围循环衰竭	·头昏、心悸、恶心、口渴、黑矇或晕厥等 ·皮肤由于血管收缩和血液灌注不足而呈灰白、湿冷，按压甲床后呈现苍白，且经久不见恢复 ·静脉充盈差，体表静脉往往瘪陷，患者感到疲乏无力 ·进一步可出现精神萎靡，烦躁不安、反应迟钝及意识模糊 ·老年人器官储备功能低下，加之老年人常有脑动脉硬化、原发性高血压、冠心病及慢性支气管炎等老年基础病，虽出血量不大，也引起多器官功能衰竭，增加了死亡危险因素 ·氮质血症：纠正休克而血尿素氮不能降至正常 ·发热：大量出血后，多数患者在24h内常出现低热，发热的原因可能由于血容量减少、贫血、周围循环衰竭及血分解蛋白的吸收等因素导致体温调节中枢的功能障碍，分析发热原因时要注意寻找其他因素（如并发肺炎等） ·当消化道出血量超过血容量的1/4时，心排出量和舒张期血压明显下降，此时体内释放大量儿茶酚胺，增加周围循环阻力和心率，以维持各个器官血液灌注量，除了心血管反应外，激素的分泌、造血系统的代偿、醛固酮和神经垂体激素分泌增加，都尽量减少组织间水分的丢失，以恢复和维持血容量 ·如仍不能代偿就会刺激造血系统，血细胞增生活跃，红细胞和网织细胞增多
出血停止判断	·一次出血后黑便可持续数天，并受患者排便次数的影响，如每天排便一次，约三天后粪便色泽恢复正常。因此仅凭黑便来判断继续出血或是否停止应谨慎，应通过周密的病情观察，根据患者的一般情况，特别是血压与脉搏的反复测定，直至恢复正常并趋稳定，才可认为已无活动性出血

（3）呕血诊断思维（表1-159）。

表1-159　呕血诊断思维

项目	诊断思维
呕血	·呕血必须与咯血进行鉴别
	·上消化道大量出血的早期识别：若上消化道出血引起的急性周围循环衰竭征象的出现先于呕血和黑粪，必须与中毒性休克、过敏性休克、心源性休克及急性出血坏死性胰腺炎、子宫异位妊娠破裂、自发性或创面性脾破裂及动脉瘤破裂等其他病因引起的出血性休克相鉴别，有时尚须进行上消化道内镜检查和直肠指检，借以发现尚未呕出或便出的血液，而使诊断得到及早确立

续表

项目	诊断思维
呕血	·在消化道出血病因中应激性溃疡引起者不占少数，任何一个呕血患者都应及时排除本病。应激性溃疡的主要病因有：a. 由严重脑外伤或颅内外科手术后所导致的应激性溃疡，常在外伤或术后 3 ～ 10d 发生，可能由于颅内压增高直接刺激了迷走神经或通过丘脑垂体肾上腺轴使胃酸分泌显著增加，造成溃疡；b. 由烧伤引起的应激性溃疡多在烧伤后 1w 内发生；c. 其他应激状态包括败血症、休克、大手术后、尿毒症、创面、缺氧、放射治疗、慢性肺部疾患、肺心病、营养不良及恶性肿瘤后期等所引起的溃疡
	·肝硬化患者大呕血需要输血时，务须向输血科注明输新鲜血，如果输注过多的库存血，其含氨量明显增高，则会诱发肝性脑病。此外，除一般病情观察外，还应特别注意有无意识和性格行为的变化，原因是肝硬化大出血很容易诱发肝性脑病
	·呕血患者的病史必须包括是否有容易导致呕血的药物因素，常见的有：a. 解热镇痛药、抗炎药（阿司匹林、布洛芬、吲哚美辛、双氯芬酸和酮咯酸等）；b. 糖皮质激素类
	·排除假性呕血和（或）便血包括咽入母体的血液和新生儿自身胃肠道外的血液，Apt 试验有助于此鉴别诊断。排除全身性出凝血障碍疾病、感染中毒、中枢神经系统损伤、呼吸窘迫症及心力衰竭等疾病
	·诊断时不应过分强调以脾大作为依据，因脾大常在上消化道出血后暂时缩小。此外，还应指出，确诊为肝硬化的患者，本次出血不一定就是食管、胃底静脉曲张破裂所致，约有 30% 的患者出血实系来自消化性溃疡及急性胃黏膜损害，应引起临床重视
	·新生儿可能因哺乳时乳头破裂或生产时吞入母体血液引起。新生儿出血性疾病和食管糜烂也可引起呕血
	·老年人呕血多见于血管异常、主动脉肠道瘘、上消化道肿瘤引起。慢性阻塞性肺疾病、慢性肝病或肾功衰竭及非甾体类药物的使用均可出现呕血
	·急性传染病中引起呕血常见有流行性出血热、钩端螺旋体病等，一旦发生，常提示病情危重
	·如何提高上消化道大出血的早期诊断？患者早期仅表现软弱、乏力、苍白、心悸、脉搏细数、出冷汗、血压下降及休克等急性周围循环衰竭征象，如患者由平卧位改为坐位时，血压下降 15 ～ 20mmHg、心率加快＞ 10 次 / 分，则提示血容量明显不足。直肠指诊可较早发现尚未排出的血便
	·对呕血病患者的病情观测要求：观察呕血、黑便减少或停止情况；生命体征正常，无再次出血的征象；紧张、恐惧或焦虑等情绪压力缓解，避免和减少并发症的出现；患者在大量呕血时必须严密监测生命体征，如果发现呼吸加快、低血压、心动过速等休克表现，应让患者仰卧位，足部抬高 20° ～ 30° ，以防误吸；建立静脉通路；同时留取血样进行交叉配血及检查血红蛋白水平和血细胞压积，予以吸氧；必要时急诊内镜检查，明确出血部位并止血。留置鼻胃管，进行冰敷；可使用三腔二囊管压迫食管静脉曲张以止血
	·确定会诊时间：内科医师应严格把握时间，通常在经内科治疗 24h 出血不止或输血 400mL 症状无改善者，应及时请外科会诊，协助诊疗
	·下列情况可进行急诊手术探查并止血：没有条件进行上述检查项目；或经检查仍未明确呕血原因；或患者持续出血或反复大量呕血；或常规非手术应急处理不能控制并危及生命者
	·易被忽视的疾病是遗传性毛细血管扩张症，误诊率极高。常早年发病，儿童期反复鼻出血为其典型特征，10 岁时有半数患者已有消化道出血，60 岁时出血率达高峰，发生呕血较黑便者相对少见，大多数有家族史。毛细血管扩张通常见于唇、口、鼻、咽黏膜，舌和甲周部位，胃肠道以胃和小肠更为多见
	·若呕血与消化道疾病有关，常会伴腹痛，可参见腹痛章节

（4）胆道出血常见病因（表 1–160）。

表 1–160 胆道出血常见病因

肝内胆道出血	肝外胆道出血
·化脓性肝胆管炎及肝胆管溃疡 ·肝胆管结石 ·胆道蛔虫 ·肝损伤（包括肝外伤和医源性损伤） ·肝脓肿、肝肿瘤 ·肝动脉血管瘤 ·凝血功能障碍（血液病、抗凝治疗后等）	·急性化脓性胆管炎及胆总管溃疡 ·胆管结石 ·胆道蛔虫 ·手术后出血（胆总管切开壁出血、T 管压迫胆管壁溃烂、各种胆肠吻合口出血、逆行胆管造影后出血） ·急性出血性胆囊炎 ·胆囊结石

（5）呕血并发症。

① 一次性失血量＞800mL 时，或总循环血量的 20% 时会出现低血压或休克症状。

② 呕血可能导致误吸而引起吸入性肺炎。

③ 如有肝功能损害者，持续或大量呕血可诱发肝昏迷。

（6）应严防大量呕血的并发症，要做到早预防、早发现、早抢救，做好再出血的评估（表 1–161。

表 1–161 Rockall 再出血和死亡危险性评分系统

变量	评分			
	0	1	2	3
年龄（岁）	＜60	60～79	＞80	—
休克状态	无休克①	心动过速②	低血压③	—
伴发病	无	—	心力衰竭、缺血性心脏病及其他重要的伴发病	肝衰竭、肾衰竭和肿瘤扩散
内镜下有出血征象	无或有黑痂	—	上消化道血液滞留、黏附血细胞凝结块、血管显露或喷血	—
内镜诊断	食管贲门黏膜撕裂综合征或无病变	溃疡等其他病变	上消化道恶性病变	—

注：0～2 分为低危，患者再出血的发生率 4%，死亡率＜1%；≥5 分为高危，患者再出血的发生率＞24%，死亡率＞11%。①收缩压＞100mmHg，心率＜100 次 / 分；②收缩压＞100mmHg，心率＞100 次 / 分；③收缩压＜100mmHg，心率＞100 次 / 分。

（7）呕血诊断程序（图 1–32）。

（8）不明原因消化道出血诊断程序（图 1–33）。

【疾病特点与表现】

（1）消化系统疾病。

① 消化性溃疡：指发生在胃和十二指肠的慢性溃疡，当毛细血管受损时，仅在大便检查时发现隐血；较大血管受损时几乎出现黑便及呕血；腹痛症状多在出血前加重，出血后可减轻或消失。其他表现包括与季节变化相关的上腹部隐痛或不适、有规律性、反酸及嗳气等。

② 肝硬化门脉高压症：常表现门静脉高压和原发病症状。主要有脾脏肿大、食管胃底静脉曲张、腹水及脾功能亢进的症状。其他表现包括上消化道大出血、门 – 体分流性脑病和自发性细菌性腹膜炎等。原发病的症状则随疾病不同而异。

③ 急性胃黏膜病变：表现为呕血或黑便，本病多有服用导致胃黏膜损伤的药物、酗酒或存在能引起应激状态的疾病，如休克、多器官衰竭、创面或大手术等。起病骤然、突发呕血及黑便（多在服药或应激性病变后的数小时或数日），出血量多，可呈间歇性，反复多次，常导致出血性休克。其他表现包括上腹部不适、烧灼感、疼痛、恶心、呕吐及反酸等症状。

④ 胃癌：多见于老年者，可有隐痛、绞痛、胀痛、食欲下降及体重减轻等表现。了解本病的扩散与转移途径对诊断尤为重要（表 1–162）。

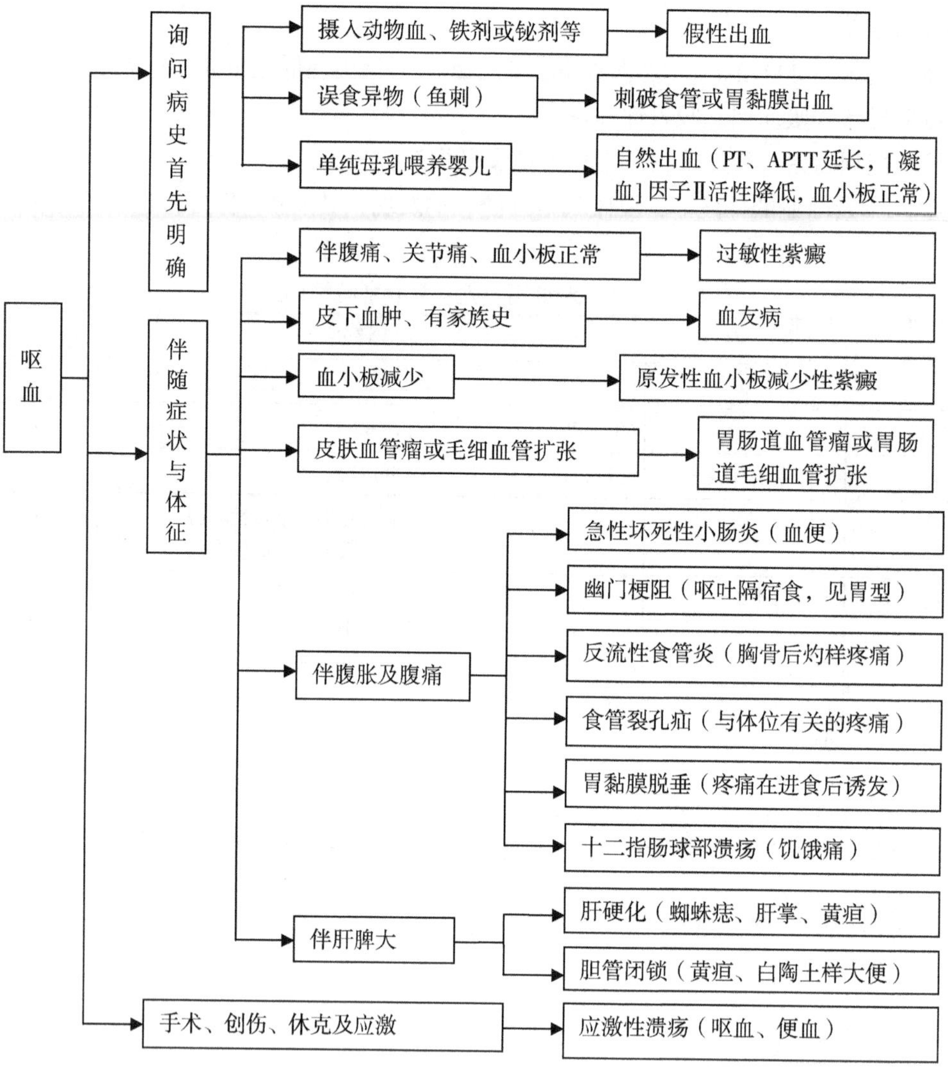

图 1-32 呕血诊断程序

表 1-162 胃癌的扩散与转移途径

扩散与转移	特点
直接浸润	贲门胃底癌易侵及食管下端，胃窦癌可向十二指肠浸润。分化差浸润性生长的胃癌突破浆膜后，易扩散至网膜、结肠、肝、胰腺等邻近器官
血行转移	发生在晚期，癌细胞进入门静脉或体循环向身体其他部位播散，形成转移灶。常见转移器官有肝、肺、胰、骨骼等处，以肝转移为多
腹膜种植转移	当胃癌组织浸润至浆膜外后，肿瘤细胞脱落并种植在腹膜和脏器浆膜上，形成转移结节。腹膜种植最易发生于上腹部，肠系膜上。直肠、膀胱处的种植是胃癌晚期的征象。直肠前凹的转移癌，直肠指检可以发现。女性胃癌患者可发生卵巢转移性肿瘤
淋巴转移	是胃癌主要转移途径，进展期胃癌淋巴转移率很高，早期也可有淋巴转移。胃癌的淋巴结转移通常是循序逐步渐进，但也可发生跳跃式淋巴转移，即第一站无转移而第二站有转移。终末期胃癌可经胸导管向左锁骨上淋巴结转移，或经肝圆韧带转移至脐部

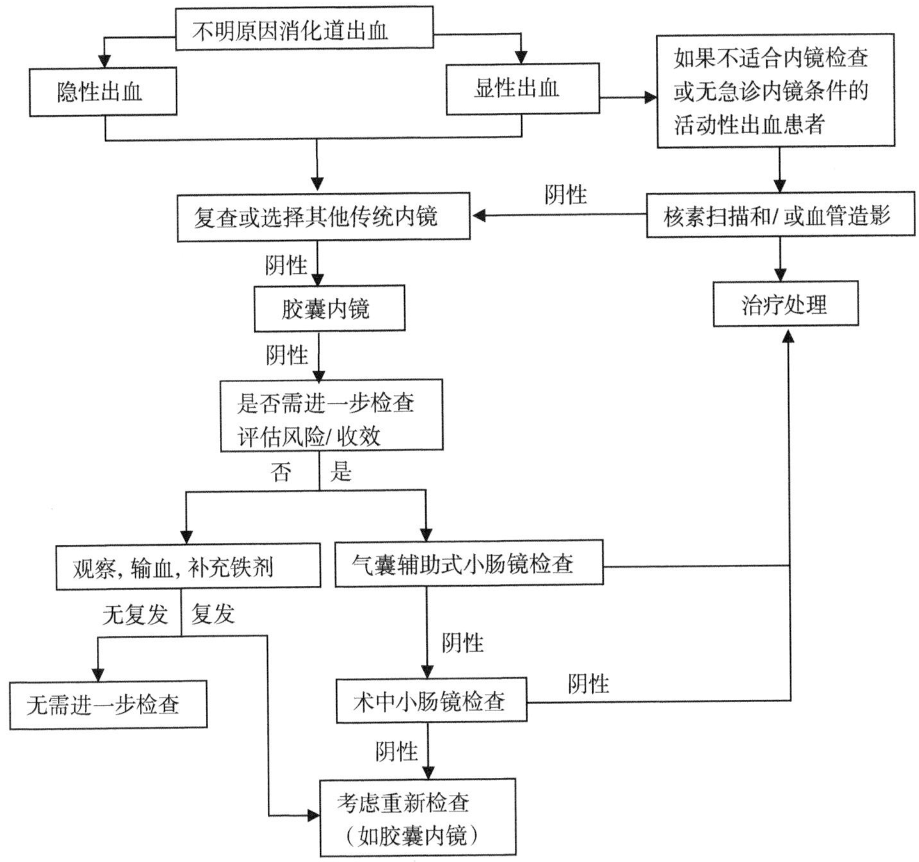

图 1-33　不明原因消化道出血诊断程序

⑤ 肝癌：消化道出血是肝癌晚期的常见并发症，是导致肝癌死亡的最主要的因素，除呕血、便血外，其他表现包括食欲下降、全身乏力、腹胀、肝区疼痛、发热、消瘦及食欲不振等。

⑥ 急性胆道感染：胆道出血“周期性”是其特征性出血。胆道感染时出血常是因胆管炎症、胆管壁破溃所致，会出现出血、凝血、血块自溶脱落后再出血的表现，出血间隔期多在 1 ～ 2w。本病具有典型三联征，即胆绞痛、梗阻性黄疸和消化道出血。

⑦胆囊癌：本病出现呕血几乎均是晚期病例，可因门脉受压而引起消化道出血、腹水以及肝功能衰竭表现。其他表现包括腹痛、黄疸、发热及右上腹包块等。本病生存率极低。

⑧ 食管贲门黏膜撕裂综合征：多见于各种原因引起的剧烈呕吐，使之胃内压增高（还包括如剧烈咳嗽、举重及用力排便等），继而贲门黏膜撕裂，引起胃大量多次出血，检查胃镜可明确病因。

⑨ 胃底食管静脉曲张出血：多见于各种肝炎等引起的肝硬化，由于门脉压力升高导致胃底食管静脉曲张，当患者用力或进坚硬食物时，损伤血管而破裂出血。

⑩ 贲门失弛缓症：本病只有合并了食管炎或食管溃疡才出现呕血，无痛性吞咽困难，食物反流常发生于吃饭时、饭后或卧位时，未消化的食物反流导致咽下困难、声音嘶哑、咳嗽或误吸（发生误吸易反复肺部感染）等。其他表现包括胸骨后、中上腹，胸背部或左季肋部等处的疼痛，持续数分钟或数小时不等。

⑪ 急性重症胰腺炎：本病一旦发生呕血常提示病情严重。典型表现有腹痛，其强度与病情的严重程度一致，病情越重，腹痛越剧烈。疼痛多呈绞痛、钻痛或刀割样痛，随着炎症扩散和胰腺渗出液蔓延至腹腔，疼痛可弥散全腹。少数年老体弱者患此病时易被误诊，原因是腹痛常不明显，甚至与病情的严

重程度完全不符，应引起临床高度重视。

⑫ 食管裂孔疝：此疝纳入胸腔后，可引起胃因排空不良而并发胃炎、溃疡或上消化道出血，若全胃疝发生疝嵌顿或扭转时，可出现剧烈上腹部绞痛及大量呕血。其他表现包括剑突部疼痛，向背部、肋缘、颈部、颌部、上胸部、左肩部和左手臂放射，多在饱餐后发生。疝囊小疼痛较重，疝囊大则很少出现剧痛。

⑬ 食道癌：本病出现呕血，常提示疾病晚期，症状常不明显，可能有咽下食物哽噎感、胸骨后烧灼样及针刺样或牵拉摩擦样疼痛。中晚期为进行性咽下困难，先是难咽干的食物，继而是半流质食物，最后水和唾液也不能咽下。其他表现包括逐渐消瘦、脱水、无力。若癌肿侵犯喉返神经，可出现声音嘶哑；若压迫颈交感神经节，可产生霍纳综合征；若侵入气管、支气管，可形成食管、气管或支气管瘘；出现吞咽水或食物时剧烈呛咳时易发生呼吸系统感染。最后出现恶病质状态。

⑭ 十二指肠壶腹癌：呕血与肿瘤破溃后出血有关，多呈复发性，是癌瘤生长较快造成再次破溃出血，常在间歇性黄疸后再出现恶心、呕吐、畏食、腹痛、腹胀、腹泻、乏力、倦息、贫血及发热等症状，低热者多见，若伴有胆道感染时可有高热、寒战等。本病易与胆道出血相混淆，应注意鉴别。

⑮ 胃平滑肌瘤：出血为最常见症状，可引起呕血或黑便，其他表现包括上腹部疼痛、饱胀或不适、上腹部肿块、中等硬度，表现光滑、可活动，无压痛。

⑯ 胃或食道息肉：当息肉发生溃疡可发生出血，随之可表现呕血，其他临床表现主要与食道癌十分相似。少数可因阵发性咳嗽或呕吐而将息肉呕至下咽部或口腔内，或者息肉定期在口腔内出现，甚至在呕吐到口腔后尚未还纳食管内而突然堵塞咽喉部时，可导致患者窒息死亡。

⑰ 应激性溃疡：病因与急性胃黏膜病变相似，多于应激后 10d 左右发病。本症无明显的前驱症状（如胃痛、反酸等），主要临床表现为上消化道大出血（呕血或黑粪）及失血性休克，出血停止后常易复发。其他表现包括上腹痛、腹胀、恶心、呕吐及反酸等症状，但较一般胃、十二指肠溃疡病轻。

（2）急性感染性疾病。

① 流行性出血热：上消化道大出血是本病最常见并发症之一，大量呕血可导致休克并危及生命。其他表现包括发热、皮肤出血点、全身疼痛及急性肾功衰竭（少尿或无尿）等。

② 钩端螺旋体病：临床可分为普通型、肺出血型、黄疸出血型及脑膜脑炎型。表现为上消化道出血的多于黄疸出血型，其他表现包括鼻出血、皮肤黏膜出血、便血、尿血及阴道出血等。

③ 登革热：重症患者会出现严重出血，包括皮下血肿、呕血、黑便、阴道流血、肉眼血尿、颅内出血或休克等，还可表现重要脏器功能障碍或衰竭，如肝脏损伤、急性呼吸窘迫综合征、急性心功能衰竭、急性肾功能衰竭及脑病（脑炎、脑膜炎）等。重症患者若未获得及时治疗可导致死亡。

④ 暴发型肝炎：常伴有牙龈出血、鼻出血、皮下淤点、呕血、便血等出血征象，其他表现包括烦躁不安，精神错乱，嗜睡或昏迷。部分患者出现腹胀、腹水、水肿、少尿或无尿。严重肝功能损害是本病重要特征。

【相关检查】

（1）病史采集要点。

① 如呕血没有立即威胁生命，可仔细询问病史。

② 询问呕血量、次数、持续时间、颜色和性状（鲜红血液、暗红血液、深咖啡色液体、淡咖啡色液体、含有血细胞凝结块及树枝样管型）。是否便血或黑便，血液是与粪便混在一起的还是分开的，是否仅在手纸上有血，排便习惯有无改变及有无黏液和脓血便等。

③ 询问呕血的诱因，包括饮酒、剧烈呕吐、粗糙或带刺激食物、异物、激惹性药物及停用抑酸药。

④ 采集病史应包括与咯血鉴别的资料。

⑤ 关注与诊断和鉴别诊断相关的伴随症状，如寒战、发热、消瘦、消化不良、反酸、恶心、呕吐、腹泻、便血、腹痛及水肿等。

⑥ 询问呕血发生后是否有头晕、乏力、心悸、出汗、口渴、尿量减少及神志模糊，头昏及头晕是否由坐位变为站立位时更加明显等。

⑦ 相关疾病和既往史重点包括摄入粗糙或刺激性的食物、食管内异物、剧烈呕吐、消化道疾病、应激状态、血液病、饮酒史及药物史（非甾体类解热镇痛药）。

⑧ 了解是否正在服用阿司匹林、非甾体类消炎药、抗凝药或铁剂，是否有吸烟和饮酒史。家族中有无类似疾病。

（2）查体重点。

① 关注生命体征，围绕是否出现出血性休克的体征进行检查（如一般情况是否良好，观察有无直立性低血压表现，这是休克的早期体征，然后测量卧位、坐位和站立位血压和脉搏，如改变体位后收缩压降低 10 mmHg 或以上，脉率每分钟增加 10 次或以上，提示血容量不足）、皮肤苍白及末梢循环状况差及尿量减少等。

② 重点是围绕排除全身性疾病，尤其是危重疾病及血液系统疾病、消化道溃疡、肿瘤及肝脏疾病等进行体格检查，如皮肤苍白及出血点、淤斑、毛细血管扩张及黄疸，口腔及鼻咽部有无出血性病灶，全身淋巴结（特别锁骨上淋巴结）肿大及胸腔积液等远处转移体征等。

③ 有无肺部感染和心力衰竭的体征。

④ 腹部检查重点是观察腹部外形（应测量腹围）、腹壁静脉曲张，腹部有无压痛、腹胀、包块及胃型等，肝脾大及胆囊肿大或压痛，有无腹腔积液体征，肠鸣音活跃或减弱等。

⑤ 询问治疗经过，重点了解是否行胃镜检查及治疗是否有效等。

（3）实验室检查。

① 提供感染、贫血、凝血功能及血型等实验室数据，注意监测血红蛋白含量。

② 提供大便或呕吐物的隐血试验的检验结果。

③ 肝、肾功能及胆红素的检验结果。

④ 医师应该亲自观察新鲜粪便的颜色。

（4）辅助检查。

包括心电图、腹部 B 超及 CT、MRI、内镜检查、选择性动脉造影、X 线钡剂造影及放射性核素扫描等检查。

（5）选择性检查。

① 疑为上消化道出血者，应做急诊内镜检查，即在出血后 72h 内行内镜检查。

② 疑为下消化道出血者，应做纤维结肠镜检查。

③ 出血停止后，X 线胃肠钡餐检查或钡剂灌肠有助于病因诊断，但出血时不宜做此项检查。

④ 腹部 B 超、CT 检查可发现肝、胆及胰腺等病变。

⑤ 磁共振血管成像及选择性腹腔血管造影，有助于肠道肿瘤及血管畸形的诊断。

⑥ 剖腹探查、术中肠管透照或术中内镜检查，适于上述检查阴性病例。

第三节　腹泻

腹泻是临床上常见的症状，可因多种疾病而引起。腹泻是指每天大便次数增加或排便次数频繁、粪便稀薄、含有黏液脓血、含有不消化食物及其他病理性内容物等。临床将腹泻分为急性腹泻与慢性腹泻两类，前者是指腹泻呈急性发病，历时短暂；后者是指腹泻超过2个月以上。

【常见病因】

（1）急性腹泻的病因。

① 食物中毒：病原体包括寄生虫、病毒、细菌、真菌、食物中毒、毒蕈中毒、河鲀毒素及重金属中毒，如砷、磷、铅及汞等。

② 肠道寄生虫感染：急性阿米巴痢疾、梨形鞭毛虫感染、血吸虫感染、粪类圆线虫感染、蓝氏贾第鞭毛虫感染等。肠道病毒感染，如轮状病毒、诺瓦克病毒、柯萨奇病毒及埃可病毒等。

③ 饮食不当：如暴饮暴食引起的肠道分泌异常。

④ 化学药物：如毒扁豆碱、新斯的明、巴豆、砒霜及各种导泻药。

⑤ 急性全身感染：如败血症、伤寒或副伤寒、霍乱与副霍乱、流行性感冒、麻疹及钩端螺旋体病等。

⑥ 全身系统性疾病：如变态反应性肠炎、过敏性紫癜、肾上腺皮质功能减退危象及甲状腺功能亢进危象等。

（2）慢性腹泻的病因。

① 消化系统疾病：a. 胃部疾病，慢性萎缩性胃炎、胃萎缩及胃大部切除后胃酸缺乏。b. 肠道感染，如肠结核、慢性细菌性痢疾、慢性阿米巴性肠病、钩虫病、绦虫病、血吸虫病、假膜性肠炎、憩室炎及小肠细菌过度生长等。c. 肠道非感染病变，Crohn病、溃疡性结肠炎、结肠多发性息肉病、吸收不良综合征、嗜酸性粒细胞性胃肠炎、放射性肠炎及缺血性肠炎等。d. 肠道肿瘤，结肠癌及小肠淋巴瘤等。e. 胰腺疾病，慢性胰腺炎、胰腺癌、囊性纤维化、胰腺广泛切除。f. 肝胆疾病，慢性肝炎、肝硬化、胆汁淤滞性黄疸、慢性胆囊炎与胆石症等。g. 肠运动紊乱，如迷走神经切断术后、交感神经切断术后、回盲部切除术后、肠易激综合征、盲袢综合征等。h. 吸收不良综合征，如肠道脂代谢障碍症（Whipple病）、短肠综合征及乳糜泻等。

② 全身性疾病：a. 内分泌及代谢障碍疾病，如甲状腺功能亢进症、肾上腺皮质功能减退症、类癌综合征、嗜铬细胞瘤、甲状旁腺功能减退、腺垂体功能减退等。b. 药物不良反应，如利血平、甲状腺素、洋地黄类、制酸药（含有镁的制剂）、抗心律失常药、大多数抗生素、抗高血压药物、抗炎药、抗肿瘤药、抗反转录病毒药、秋水仙碱、前列腺素类似物、茶碱、维生素和矿物质补充剂、药草制剂、重金属等。c. 神经功能紊乱，如肠易激综合征、神经功能性腹泻、食物过敏、烟酸缺乏。d. 其他，系统性红斑狼疮、尿毒症、硬皮病、糖尿病、放射性肠炎等。

（3）腹泻的分类（按病理生理）。

① 渗透性腹泻：a. 感染性，各种细菌、病毒、真菌、寄生虫感染。b. 非感染性，如炎症性肠病、肿瘤、缺血性肠病、放射性肠炎、嗜酸性粒细胞胃肠炎、食物过敏等免疫和变态反应性疾病，乳糖酶缺乏症，吸收不良综合征，胰腺外分泌功能不全，小肠黏膜病变，肠道细菌过度滋生，盲袢综合征，假性肠梗阻。c. 高渗泻药，硫酸镁、甘露醇、乳果糖等。

② 分泌性腹泻：a. 产肠毒素细菌感染，霍乱、难辨梭状芽孢杆菌、金黄色葡萄球菌、产气荚膜芽孢杆菌、产肠毒素大肠杆菌等。b.APUD细胞（消化道的内分泌细胞都具有摄取胺前体、进行脱羧而产

生肽类或活性胺的能力，这类细胞统称为 APUD 细胞）肿瘤。VIP 瘤（VIP 瘤发生在胰腺，临床上以大量腹泻为主症）、类癌、促胃液素瘤、甲状腺髓样癌。c. 刺激性泻药，酚酞、蓖麻油、芦荟、番泻叶等。d. 肠切除术后。e. 先天性离子吸收障碍，先天性氯化物腹泻、先天性失钠性腹泻。

③ 渗出性腹泻：a. 感染性，细菌、病毒、真菌、寄生虫。b. 非感染性，炎症性肠病、缺血性肠病、放射性肠炎、肠道肿瘤。c. 免疫和变态反应，系统性红斑狼疮、嗜酸性胃肠炎、食物过敏等。

④ 肠动力紊乱性腹泻（也称运动异常性腹泻）：

a. 肠运动过快。药物（如莫沙必利、普萘洛尔等）、肠神经病变（如糖尿病）、促动力性激素（如甲状腺素、生长激素、5- 羟色胺、P 物质、前列腺素等）、胃肠手术（如胃切除、回盲部切除、小肠结肠瘘或吻合术等）、肠激惹综合征、甲状腺功能亢进、甲状腺髓样癌、类癌、糖尿病等。

b. 肠运动过慢。如不全性肠梗阻。

值得注意的是，临床上大多数腹泻不是由单一的病理生理机制所造成，涉及多种机制。

临床上对腹泻还有一种分类方法，即将腹泻分为胃源性腹泻（胃大部切除术后、促胃液素瘤、晚期胃癌等）和肠源性腹泻（肠道各种感染和非感染性炎症、肠道肿瘤、肠道的过敏反应性疾病如对某些食物过敏、消化吸收障碍而引起的吸收不良综合征及肠道运动功能障碍等，如甲状腺功能亢进和肠易激综合征等）。

【诊断线索】

腹泻诊断线索（表 1–163）。

【诊断思维】

（1）腹泻诊断思维（表 1–164）。

表 1–163 腹泻诊断线索

项目	临床线索	诊断提示
发病年龄和性别	· 儿童	消化不良、秋季腹泻（轮状病毒性肠炎）等
	· 中青年或青壮年	炎症性肠病、Crohn 病、非特异性溃疡性结肠炎及肠道寄生虫病
	· 老年人	结肠癌、缺血性肠病、糖尿病等
	· 儿童和青壮年	细菌性痢疾（见于各种年龄）
	· 成年男性为多见	阿米巴痢疾
	· 婴幼儿与儿童	病毒性胃肠炎、大肠杆菌性肠炎、双糖酶缺乏症、肠系膜淋巴结结核、胰腺纤维囊性变
	· 中年女性	功能性腹泻、滥用泻剂及甲状腺功能亢进
发病缓急病程及流行病学史	· 慢性腹泻	肠结核、慢性炎症性肠病、慢性萎缩性胃炎、结肠癌等
	· 急性腹泻	急性肠炎、急性细菌性痢疾、食物中毒、霍乱及副霍乱等
	· 发生于夜间，因便意而醒	肠道器质性病变
	· 进食后 2 ~ 24h 内发病，有集体爆发史或多人同餐史	急性食物中毒
	· 多集体发病	中毒、传染性肠道疾病
	· 间歇性腹泻伴有缓解期	阿米巴痢疾、溃疡性结肠炎及 Crohn 病

续表

项目	临床线索	诊断提示
相关病史	·集体发病	食物或化学药品中毒（毒蕈、鱼胆等）
	·饮用牛奶制品后即发生者	乳糖酶缺乏症、乳糖不耐受症
	·长期应用抗生素	肠道菌群失调
	·腹泻与便秘交替者	肠激惹综合征、肠结核、结肠不完全梗阻等
	·食物过敏史	过敏性腹泻
	·服用西咪替丁、洋地黄等药物	药物性腹泻
	·有放射治疗史	放射性肠炎
	·失眠、多梦、焦虑史	肠易激综合征
	·甲状腺功能亢进史	甲状腺功能亢进性腹泻
	·手术后腹泻	假膜性肠炎、倾倒综合征、盲袢综合征、小肠结肠炎等
	·不洁饮食史	肠道感染
	·抑郁、焦虑、失眠等	肠易激综合征
	·从事渔业或农业	肠道寄生虫感染
发生时间	·常在清晨或餐后发生腹泻	肠易激综合征
	·腹泻在餐后发生	倾倒综合征
	·夜间腹泻使患者从睡梦中惊醒	肠道器质性疾病（如糖尿病性腹泻主要发生在晚间）
伴随症状 伴全身症状	·伴关节炎、关节疼痛	Crohn 病及 Whipple 病
	·伴血管内溶血和肾脏损害	急性砷中毒、溶血性尿毒症
	·症状常随情绪转移，暗示可消除	肠易激综合征
	·伴里急后重	细菌性痢疾、直肠窝肿瘤等
	·伴低热	肠结核、部分炎症性肠病、肠道肿瘤
	·伴高热	急性细菌性痢疾、急性坏死性小肠炎、Crohn 病
	·伴哮喘	食物过敏反应、类癌综合征
	·伴呕吐	食物中毒、急性胃肠炎
	·伴重度失水	霍乱或副霍乱、沙门氏菌食物中毒、尿毒症等
	·伴有明显消瘦	良性或恶性的消化性疾病、吸收障碍性疾病（如甲状腺功能亢进、消化道恶性肿瘤等导致的消化吸收障碍等）
	·当腹泻伴有动脉硬化者	缺血性肠病
	·伴体位性低血压和皮肤色素沉着	肾上腺素功能减退症
	·伴消瘦、营养不良、贫血貌、皮肤淤斑及舌炎	吸收不良性疾病（如原发性吸收不良综合征、小肠性腹泻、重症肝炎、胰腺疾病及胃肠道有短路形成等）
	·腹泻伴黄疸、腹水、肝大	肝脏疾病、阻塞性黄疸
	·多食、消瘦、突眼、甲状腺肿大	甲状腺功能亢进
	·低钙血症、手足搐搦及骨骼畸形	甲状旁腺功能减退
	·多饮、多食、多尿及消瘦	糖尿病
	·伴里急后重	直肠或（和）乙状结肠病变
	·腹泻与便秘交替	溃疡性结肠炎、肠结核、急性肠系膜上动脉梗塞、Crohn 病、结肠癌、结肠憩室炎、痉挛性结肠、滥用导泻剂及慢性菌痢等

续表

项目		临床线索	诊断提示
伴随症状	伴腹痛	· 伴上腹痛	慢性胰腺炎、胰头癌、慢性萎缩性胃炎、晚期胃癌、胆汁反流性胃炎、Crohn 病病变累及空肠时、肠系膜上动脉梗塞
		· 伴脐周痛	小肠疾病（便后腹痛往往无缓解）
		· 伴下腹痛	结肠疾病（便后腹痛常可缓解或减轻）
	大便次数、量、性状及气味	· 黏液便	肠炎、肠梗阻、结肠绒毛腺瘤、肠激惹综合征等
		· 脂肪便	脂肪吸收障碍
		· 10 次 /d 或 20 次 /d 以上	炎症性腹泻或分泌性腹泻直肠病变（细菌性痢疾、直肠癌）
		· 无黏液、脓血及里急后重	小肠性腹泻
		· 黏液或脓血便、伴里急后重	细菌性痢疾、结肠性腹泻等
		· 大便量< 500mL · 大便量> 1000mL · 大便量> 5000mL	结肠病变分泌性腹泻或渗透性腹泻霍乱、副霍乱
		· 脓血便与大便不混	直肠、乙状结肠的炎症等
		· 果酱样大便	阿米巴痢疾、肠套叠
		· 大便有油脂光泽、有泡沫	脂肪泻
		· 蛋花样便	假膜性肠炎、吸收不良综合征、轮状病毒性肠炎
		· 大便呈洗肉水样	嗜盐杆菌性食物中毒
		· 大便呈绿色水样	大肠杆菌肠炎
		· 大便量> 5L/d、呈米汤样	霍乱、副霍乱或内分泌性肿瘤
		· 白陶土样便	钡餐造影后、脂肪泻、梗阻性黄疸等
		· 大便恶臭	消化不良、急性坏死性小肠炎、结肠癌
		· 大便酸臭呈糊状	糖类或脂肪消化不良
		· 腹泻和便秘交替	肠结核
伴随体征	伴皮肤改变	· 伴皮损	结节性红斑、坏疽性脓皮病、系统性红斑狼疮
		· 伴疱疹样皮炎	乳糜泻
		· 皮炎、舌炎及神经系统症状	糙皮病
		· 伴荨麻疹、头痛、血管性水肿	变态反应性胃肠炎
		· 伴皮肤潮红及痒感与灼热感	类癌综合征
		· 伴皮肤紫癜同时有明显腹痛	过敏性紫癜
		· 伴皮疹	败血症、伤寒、麻疹、变态反应性肠病及过敏性紫癜等
	伴腹部包块	· 伴腹部包块	肿瘤或炎症性疾病所致
		· 上腹包块	胃癌、胰腺癌及肝癌等
		· 中腹包块	肠系膜淋巴结结核、蛔虫性肠梗阻及小肠恶性淋巴瘤等
		· 左下腹包块	左侧结肠癌、乙状结肠憩室炎、癌肿性肠梗阻
		· 右下腹包块	右侧结肠癌、阿米巴或血吸虫性肉芽肿、肠结核、肠放线菌病、肠扭转、肠套叠、小肠类癌及慢性阑尾炎等
	其他	· 腹壁手术瘢痕	倾倒综合征、短肠综合征等
		· 腹泻伴肛周脓肿及瘘管	Crohn 病、肠结核或性病性淋巴肉芽肿
		· 指检扪及肿块或狭窄且指套带血	直肠癌及性病性淋巴肉芽肿

表 1-164 腹泻诊断思维

项目	诊断思维
腹泻	·粪便稀薄量多，而油腻者为脂肪泻（也称吸收不良综合征），务必仔细寻找病因，如：a. 慢性胰腺炎（肠腔内胰性消化酶分泌不足）；b. 胰腺恶性肿瘤（肠腔内胰性消化酶分泌不足）；c. 胰腺囊性纤维化（肠腔内胰性消化酶分泌不足）；d. 胃大部分切除（食物在胃内搅拌不足）；e. 促胃液素瘤（肠腔内 pH 低）；f. 胆汁淤积（肝内 / 肝外或肠腔内胆盐分泌不足）；g. 慢性肝病（肠腔内胆盐分泌不足）；h. 小肠细菌过度生长综合征（肠腔内胆盐代谢障碍）等
	·许多抗生素如氨苄西林、头孢菌素、四环素、克林霉素可引起腹泻，其他药物还有抑酸剂、秋水仙碱、乳果糖、丹曲林、甲芬那酸、甲氨蝶呤等
	·应注意鉴别功能性腹泻与器质性腹泻。一般而言，年轻患者（＜ 40 岁）、病史长（＞ 1 年）、症状为间歇性、一般状况好、无体重下降、大便次数增加而总量增加不明显、粪便可带有黏液而无脓血、多于早晨或餐后排便，而无半夜或清早被便意扰醒者，多提示为功能性。对于半夜或清早被便意扰醒、体重下降明显、腹部压痛或有包块、粪便带血或大便潜血阳性者，多提示器质性腹泻。对年龄超过 40 岁以上的慢性腹泻患者，应常规进行结肠镜检查以免漏诊大肠癌的诊断
	·通过采集病史、体征和辅助检查，可初步诊断出是否为腹泻、是急性或慢性、是感染性或非感染性、是何种疾病性腹泻。值得注意：留取粪便标本，尽量新鲜，尤其做便培养标本，新鲜标本可提高阳性率。标本盒要无菌，避免污染。取材时尽量选取肉眼可见异常的地方，如果肉眼观察下无明显异常，则可多点取材，多次送检标本有助于提高检查阳性率。如在夏季患儿出现高热，有早期休克表现，尚无腹泻症状，这时应想到中毒性痢疾，应采取肛管取便做大便常规及培养检查，以明确诊断
	·慢性腹泻常发生营养不良，对于儿童尤其需要引起重视，因为会影响其生长发育。因此不要忽略营养支持治疗
	·腹泻量大者，检查有无心动过速、低血压、四肢冰冷、面色苍白及花斑样皮肤等，如果有上述症状，应让患者取仰卧位、下肢抬高 20°，建立静脉通路、维持患者电解质平衡。注意观察有无不规律脉搏、肌无力、恶心及呕吐等。患者体液量状态可以通过体位变化时血压和脉搏变化进行评估
	·腹泻患者的体温观察可以说明几个问题：体温过高提示其病因可能和感染有关；如无关则提示脱水热；体温过低，慎防有休克的发生
	·老年人及糖尿病患者腹泻后肛门局部皮肤很容易受损，尤其是婴幼儿腹泻时，务必及时观察肛门处皮肤的完整性，并做好患者肛门周围皮肤护理：嘱患者便后使用软纸擦拭，并涂油保护，保持会阴部皮肤的清洁与干燥。一旦发生皮肤溃烂或压疮，会给治疗带来许多困难
	·消化道出血的诊断是根据呕血、黑粪和失血性周围循环衰竭的临床表现，呕吐物或黑便隐血试验呈强阳性，血红蛋白浓度、红细胞计数及血细胞比容下降的实验室证据而做出的
	·鉴别诊断应与消化道出血以外的因素相鉴别：鼻、咽喉、口腔出血；咯血；药物、进食引起的黑便：如动物血、炭粉、铁剂、铋剂或中药等
	·传染性腹泻应及时建卡，报传染病卡片，并进行消化道传染隔离及消毒

（2）急、慢性腹泻的临床特点（表 1-165）。

表 1-165 急、慢性腹泻的临床特点

急性腹泻	慢性腹泻
·起病急骤，每天排便可达 10 次以上，粪便量多而稀薄，排便时常伴腹鸣、肠绞痛或里急后重 ·感染是腹泻最常见的原因 ·痢疾样腹泻。痢疾样腹泻的特点是黏膜有破坏，频频排出脓血样大便，常有腹痛和里急后重感 ·水样泻是黏膜无破坏，排出大量水样便，粪便中不含红细胞和脓细胞，不伴有腹痛和里急后重	·大便次数增多，便稀薄或不成形，有时伴黏液或脓血 ·小肠病变：腹部不适，多位于脐周，于餐后或便前加剧，无里急后重、大便量多、色浅及次数可多可少 ·结肠病变：腹部不适，常于便后缓解或减轻，排便次数多且急，粪便量少，常含有血及黏液 ·直肠病变：里急后重。因导致腹泻的病因不同，伴随症状各异，如发热、消瘦及腹部包块等

（3）其他腹泻的各自特点（表 1–166）。

表 1–166 其他腹泻的各自特点

项目	临床表现
渗透性腹泻	肠腔内存在大量不吸收的高渗溶质而产生的腹泻。大便量 < 1L/d；禁食后腹泻减轻或停止；血浆 – 粪便溶质差扩大，> 100mmol/L；大便酸度增高，pH 在 5 左右
分泌性腹泻	胃肠道水与电解质分泌异常增多（绝对或相对）。大便量 > 1L/d；禁食 48h 后腹泻仍存在；血浆 – 粪便溶质差 < 50mmol/L；粪便 pH 中性或偏碱性
渗出性腹泻	肠黏膜完整性受破坏，液体渗出而产生的腹泻；由炎症、溃疡等引起，以脓血便为特征
运动异常性腹泻	肠运动过快使水和电解质与肠上皮细胞的接触时间缩短；肠运动过慢可造成细菌过度滋生；常与渗透性、分泌性、渗出性腹泻相伴随

（4）腹泻可引起脱水评估（表 1–167）。

表 1–167 脱水评估

脱水程度	轻度	中度	重度
丢失体液（占体重 %）	≤ 5%	5% ～ 10%	> 10%
精神状态	稍差	萎靡或烦躁	嗜睡至昏迷
皮肤弹性	尚可	差	极差（捏起皮肤恢复 ≥ 2s）
黏膜	稍干燥	干燥	明显干燥
前囟、眼窝	稍有凹陷	凹陷	明显凹陷
肢端温度	尚温暖	稍凉	凉或发绀
尿量	稍少	明显减少	无尿
脉搏	正常	增快	明显增快，且弱
血压	正常	正常或降低	降低或测不到

（5）腹泻常见并发症（表 1–168）。

表 1–168 腹泻常见并发症

项目	临床表现
急性病毒性心肌炎	是最危险的并发症之一。部分腹泻可由病毒引起，其中柯萨奇病毒可直接进入心肌细胞造成损害，也可使机体产生某些有害物质使心肌细胞受损，导致心肌变性，还会累及心包及心内膜，若侵犯心脏起搏系统，则将危及生命。该并发症在儿童期特别常见
心脑血管意外	这是造成老年人急性腹泻致死的不容忽视的并发症。腹泻时体内大量水分排出，血容量减少，血液黏稠度增加，血流缓慢，容易形成血栓并阻塞血管，使冠状动脉阻塞造成心绞痛、心肌梗死及脑血管阻塞引起缺血性脑卒中
水、电解质及酸碱紊乱	这是急性腹泻的主要致命原因。大量腹泻导致的脱水及循环衰竭；导致体内电解质丢失过多，钠、钾、钙、镁是体内重要的阳离子，除维持血液酸碱平衡外，可造成严重心律失常和猝死；导致代谢性酸中毒
低血糖	腹泻时食欲通常会下降引起摄入食物不足，此时就需要分解体内贮藏的肝糖原以维持血糖稳定，而老年人没有足够的肝糖原贮藏转化为血糖，当血糖降低时，老年人就容易出现疲乏、出汗、心悸、面色苍白及晕厥等一系列低血糖症状。当血糖浓度低于 3.0 mmol/L 时，就会出现精神症状甚至昏迷，常引起猝死
循环衰竭	体内大量的水和电解质的排出，必然将缩减循环血量，从而引起休克的表现，儿童与老年患者十分常见

（6）腹泻诊断程序（图 1-34）。

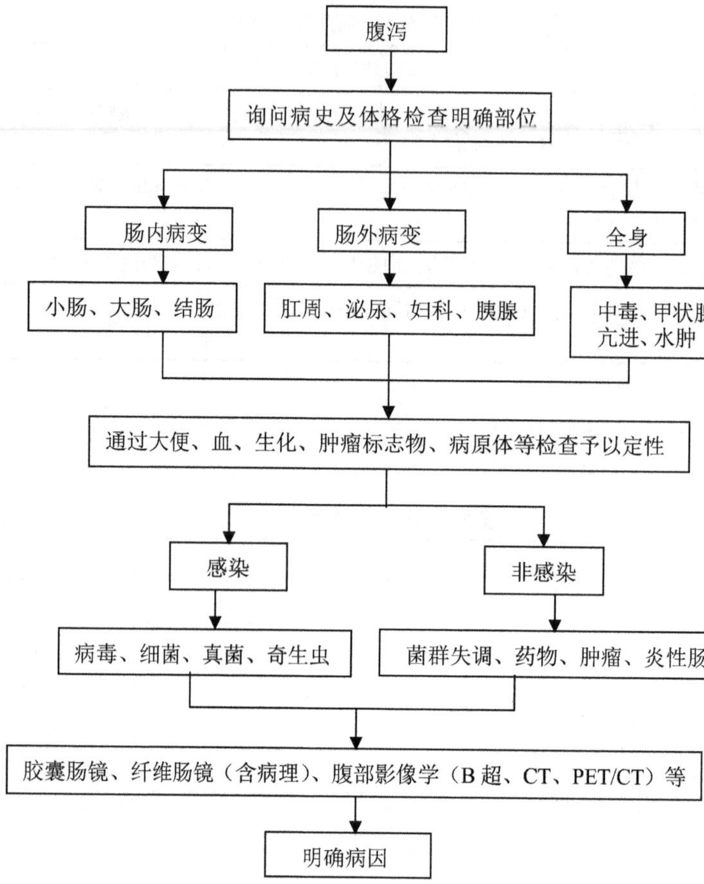

图 1-34　腹泻诊断流程

【疾病特点与表现】

高危性疾病。

① 霍乱：泻吐期多以突然腹泻，继而呕吐。多无明显腹痛及里急后重感。每日大便数次甚至难以计数，量多，2 ～ 4L/d，严重者可达 8L 以上，初为黄水样，不久转为米泔水样便，少数患者有血性水样便或柏油样便，腹泻后出现呕吐，初为胃内容物，继而水样及米泔样。本病极易发生难以纠正的低血容量性休克。

② 溶血性尿毒症综合征：本病常于腹泻后 1 ～ 2w 出现典型临床表现，如发热、皮疹、血小板减少、微血管性溶血性贫血及急性肾功能衰竭。其他表现包括头痛、嗜睡、烦躁及幻觉等神经系统症状。出血和尿毒症是常见死因。

③ 吉兰 - 巴雷综合征：病前 1 ～ 6w 半数有呼吸道、肠道感染、不明原因发热、水痘、带状疱疹、腮腺炎、支原体、疟疾、淋雨、受凉、疲劳、创面及手术等。常见于空肠弯曲杆菌感染后，病后 2 ～ 4w 可进入恢复期，也可迟延至数月才开始恢复。呼吸肌麻痹及继发感染是常见致死原因（其常见临床特点与表现见肌力减弱或消失章节）。

④ 自发性肠穿孔：常见于 Crohn 病、肠伤寒、急性出血性肠炎及肠结核等，好发于老年人，可以无任何特异症状及体征，极易被误诊。这些疾病在未穿孔前伴随症状可能是诊断的重要线索。穿孔后导致腹膜炎及感染性休克是重要死因。

⑤ 中毒性巨结肠：疾病初期多有腹泻，随病情进展则表现为高热、心动过速、血压降低、嗜睡或全身衰竭。腹部可迅速膨胀、叩诊呈鼓音、肠鸣音微弱或消失，并偶发下消化道大出血。当腹部出现压痛、反跳痛及肌紧张时，常提示急性穿孔。

⑥ 败血症：本病引起腹泻并不少见，尤其是小儿败血症。其他表现包括寒战、高热、皮肤和黏膜出血和（或）皮肤感染灶。其他症状表现包括关节疼痛、轻度肝脾大，重者可有神志改变、心肌炎、感染性休克、弥散性血管内凝血及呼吸窘迫综合征等。

⑦ 感染性休克：本病可以累及身体多个系统，累及消化系统时常可出现腹胀、腹泻、黄疸及肝脾大等。休克早期脉搏多细速，甚至摸不清。随着休克好转，脉搏强度常较血压先恢复。

⑧ 多脏器衰竭：本病引起腹泻易被临床轻视，事实上在多脏器衰竭中最早受累的器官是胃肠道，主要表现为腹胀、腹泻及腹痛。若能引起临床重视，并及早干预，通常可改善疾病预后。

⑨ 急性出血坏死性肠炎：发病与肠道缺血、感染等因素有关，病变主要累及小肠，呈节段性，少数病例可受累全部小肠及结肠。临床以肠道出血、坏死为特征，大便呈红豆汤样和果酱样，甚至呈鲜血状或暗红色，伴血块，粪便少且恶臭，无里急后重。其他表现包括腹痛、腹胀、呕吐及发热等，重症可出现败血症和中毒性休克。

（2）消化系统疾病。

① 肠道细菌感染：在食用被大肠杆菌、沙门菌、志贺菌等细菌污染的食品，或饮用了被细菌污染的饮料后，可能发生肠道感染，常表现不同程度的腹痛、腹泻、呕吐、里急后重及发热等。

② 肠道病毒感染：是人体通过食物或其他途径感染多种病毒后，引起的病毒性腹泻，如感染轮状病毒、诺瓦克病毒、柯萨奇病毒、埃可病毒等感染，表现有腹痛、腹泻、恶心、呕吐、发热及全身不适等症状。

③ 慢性胰腺炎：轻者可无腹泻症状，重症常表现腹胀与腹泻、量多及色淡、表面有气泡及恶臭，多呈酸性反应。由于脂肪的消化、吸收障碍，粪便中的脂肪量增加。此外，粪便中尚有不消化的肌肉纤维。由于大量脂肪和蛋白质丢失，患者出现消瘦、无力和营养不良等表现。

④ 吸收不良综合征：以腹泻为特征，典型呈脂肪泻，粪便色淡、量多，油脂状或泡沫状，多具恶臭，大便次数从数次到十余次不等，腹痛及腹胀少见。其他表现包括多食、消瘦、乏力、手足搐搦、感觉异常、肌压痛、杵状指（趾）、口炎、角膜干燥、夜盲及水肿等营养不良症状。收敛药无效。本病需与甲状腺功能亢进鉴别。

⑤ 食物中毒：是由于进食被细菌及其毒素污染的食物，如摄食未煮熟的蔬菜或搁置过久的食品等所致，常表现呕吐、腹泻、腹痛、发热等急性胃肠道症状。

⑥ 生冷食物：喜食生冷食物，常饮冰啤酒，结果可导致胃肠功能紊乱，肠蠕动加快引起腹泻。

⑦ 食物滞留消化不良：常由饮食不规律、进食过多或不易消化食物及胃动力不足等，导致食物在胃内滞留，以致出现腹胀、腹泻、恶心、呕吐、反酸、胃灼热及嗳气（打嗝）等症状。

⑧ 过敏性腹泻：可见于儿童和成人。在小儿腹泻中，食物过敏导致的腹泻发病率逐年上升。其大便不成型，也可为暴发性水样泻，常带黏液和血。亦可出现较严重全身症状，如湿疹、哮喘、过敏性鼻炎、贫血、发育营养障碍。

⑨ 腹部受凉：如夏季炎热，喜欢在空调房内或开着空调睡觉，腹部很容易受凉，致使肠蠕动加快

导致腹泻，年老、体质虚弱和小儿常见。

（3）易被临床忽略和误诊的腹泻性疾病。

① 甲状腺功能亢进症：本病腹泻虽然不是每个患者都会发生，但只要发生通常都是顽固性的，表现为大便次数增加、大便呈稀糊状或水样便，肠镜检查却无任何异常。这种腹泻称为甲状腺功能亢进性腹泻。如果接诊医师只考虑消化系统疾病，而对甲状腺功能亢进患者常出现腹泻的特点认识不足，则往往引起误诊。

② 肠易激综合征：本病可分为四型。a. 便秘型：主要表现为大便干燥，想便时迟迟解不下，腹部肿胀疼痛及肠道痉挛等。b. 腹泻型：肠易激综合征则表现为大便稀，一天排便三次以上。c. 混合型：患者不正常排便通常为便秘和腹泻交替。d. 不定型：符合肠易激综合征的诊断标准，但其排便习惯无法归入以上三型中的任何一型。本病的致病因素很多，如精神因素、生活工作压力大、高强度工作、不良生活习惯等。少数胃、十二指肠球部溃疡患者也可出现肠易激综合征。

③ 溃疡性结肠炎：女性多于男性，起病可急可缓，症状轻重不等，腹泻系在炎症刺激下，肠蠕动增加及肠腔内水、钠吸收障碍所致。本病与克罗恩病极其相似，二者临床特点见表 1–169。

表 1–169　溃疡性结肠炎与克罗恩病的鉴别

鉴别要点	溃疡性结肠炎	克罗恩病
症状	脓血便多见	有腹泻，脓血便少见
病变分布	病变连续	呈节段性
直肠受累	绝大多数受累	少见
末端回肠受累	罕见	多见
肠管狭窄	少见，中心性	多见，偏心性
瘘管形成	罕见	多见
内镜表现	溃疡浅，黏膜弥漫性充血、水肿、颗粒状，脆性增加	裂隙状溃疡、周围黏膜正常或呈鹅卵石样改变

④ 大肠癌：大肠癌多数发生在中年以后，位于左侧结肠者常为环状生长，伴有排便习惯改变。当肿瘤有糜烂、溃疡、坏死时，可表现为腹泻、血便和里急后重，尤其是肿瘤位于直肠者，主要表现为血便、排便次数增多、排便不畅和里急后重。

⑤ 糖尿病：糖尿病引起的腹泻与其导致的胃肠道自主神经病变有关。腹泻呈顽固性、间歇性，发作时间可为几天至几周。间歇期可为数周至数月，腹泻昼夜均可发生，少数患者可有脂肪泻。

⑥ 肝癌：以腹泻为首发症状的肝癌并不少见。肝癌患者的肝脏解毒功能下降，肠黏膜在有害化学物质的刺激下产生肠毒素，促使肥大细胞增生，释放组胺，使肠黏膜变性水肿，通透性增加，对水分的重吸收减少，致大量水分排入肠腔引起腹泻。

⑦ 硬化性肠系膜炎：本病是一种肠系膜脂肪组织非特异性感染和纤维化所致，好发于 60 ～ 70 岁的男性患者，常表现腹痛、腹泻、发热、呕吐、体重减轻等，多数预后良好。

（4）当胃、十二指肠溃疡患者发生不明原因的难治性或复发性腹泻时，必须逐一排除下列疾病。

① 类癌综合征：本病可以腹泻为首发症状，常在餐后或清晨，可伴有痉挛性腹痛。早期腹泻大多为间歇性，严重时可达 20 ～ 30 次 /d，可直接导致营养不良以及水、电解质平衡失调。大多数患者合并消化性溃疡。其他表现包括哮喘样发作、皮肤阵发性发红，常伴皮肤痒感与灼热感，在数秒钟之内皮肤可呈铜红色乃至紫红色。本病常因进食乳酪、咸肉、火腿、饮酒及情绪激动而发作。皮肤阵红也可无任

何诱因而昼夜多次发作。

② 促胃液素瘤：约有 1/3 以上的促胃液素瘤患者首发表现是腹泻，且可先于消化性溃疡症状数年之久，腹泻主要是由于上消化道中大量的盐酸引起，通过抽吸胃中胃液可减少或消除腹泻。

③ 血管活性肠肽瘤：本病可引起严重水泻、低钾血症、胃酸缺乏或胃酸过少。分泌性腹泻是本病最典型的症状，水泻量大且持续时间长，尤其在禁食 72h 以后腹泻仍无缓解者，有诊断价值。其他包括体重下降，腹部痉挛，皮肤潮红等。在本病的定位诊断过程中，对儿童患者应注意有无神经节细胞瘤，同时对肾上腺病变也应特别警惕，以防漏诊。

【相关检查】

（1）病史询问要点。

① 围绕腹泻病因诊断进行询问，如腹泻发生的急缓、腹泻次数、性质和量，是否伴里急后重或脓血便等，腹泻主要特点（分泌性、渗出性、渗透性及动力性腹泻），如有腹痛，应通过询问判断二者之间的关系等。

② 是否伴有脱水和循环衰竭的临床症状。

③ 腹泻的诱因，如食不干净饮食、高脂饮食、饮酒、药物及精神刺激的关系。

④ 与腹泻诊断及鉴别诊断相关的伴随症状，如发热、呕吐、恶心、腹痛、消瘦、头晕、眩晕、呼吸困难、乏力、明显消瘦、关节疼痛及肿胀等。

⑤ 需了解服药史、近期行胃肠道手术及放疗史，饮食习惯，是否有食物过敏史及近期是否有异常的生活压力。

⑥ 其他相关病史及既往史应包括结核病、炎症性肠病、感染性肠炎、肠道肿瘤、糖尿病及免疫性疾病等。有无药物过敏史及手术史，有无群体发生情况及烟酒嗜好。

⑦ 家族中有无类似疾病。女性患者应询问月经及婚姻史。

（2）查体重点。

① 如患者尚未休克，进行全面的体格检查。注意有无皮疹及皮下出血，淋巴结肿大等。

② 通过检查患者皮肤及黏膜情况评价患者缺水状况。需测量患者卧位、坐位、站立位血压。小儿应检查前囟有无凹陷。

③ 注意有无呼吸急促、肺部啰音、心率、节律变化及奔马律等，触诊肝脾、腹肌张力及包块，听诊肠鸣音，叩诊移动性浊音等。四肢关节有无红肿，必要时可行直肠指诊。

（3）实验室检查。

① 提供感染的实验室依据。

② 新鲜粪便检查、隐血试验及大便培养。鉴别分泌性腹泻和高渗性腹泻有时需要检查粪便的电解质及其渗透性。

（4）辅助检查：心电图、腹部 B 超、CT、MRI、消化道钡透、肠镜、胶囊内镜、血管造影、放射性核素显像或病理活检等。

（5）选择性检查。

① 疑有结肠病变者，应做钡剂灌肠或纤维结肠镜检查；疑为直肠病变者，应做直肠镜检查。疑溃疡性结肠炎或 Crohn 病时，可考虑血清抗中性粒细胞胞质抗体、抗酿酒酵母菌抗体（ASCA）检测。

② 疑有小肠吸收不良者，应做粪便脂肪滴苏丹Ⅲ染色、24h 便脂肪定量、脂肪平衡试验、右旋木糖耐量试验、核素标记维生素 B_{12} 吸收试验等。

③ 疑为小肠性腹泻，应进一步做小肠钡剂 X 线检查、小肠活检及各项小肠功能试验，以便明确腹泻系器质性疾病还是功能性改变。

④ 疑为结肠性腹泻，可做乙状结肠镜检，也可进行钡剂灌肠、气钡双重对比造影或纤维结肠镜检查及黏膜活检，来明确病变部位及性质。除注意局部情况外，还应了解全身状况，以便除外全身性肿瘤、内分泌疾病及免疫缺陷病的存在。

⑤ 疑有胰腺病变者，应做血胰淀粉酶、脂肪酶测定、CA199、血糖测定，必要时做腹部 CT 或 MRI。

⑥ 疑有萎缩性胃炎者，应行内镜检查；疑有卓 – 艾综合征者，还要做血清促胃液素测定并进行五肽促胃液素胃液分析。

⑦ 疑有甲状腺功能亢进者，应查 T_3， T_4、游离 T_3、游离 T_4、TSH 及甲状腺 B 超。

⑧ 疑有肾上腺皮质功能减退者，应做 24h 尿 17– 羟、17– 酮测定。

⑨ 疑有肝胆病患者，应查肝功能、肝胆 B 超或腹部 CT 或 MRI 检查。

⑩ 疑为消化道功能紊乱者，应做钡餐检查，观察消化道运动功能，并除外胃肠器质性病变。

⑪ 如疑有脱水或酸碱失衡时，应检测血电解质、血浆渗透压及血气分析等。

（6）其他辅助检查的临床意义。

① 小肠吸收功能试验：

粪脂测定：粪涂片用苏丹Ⅲ染色在镜下观察脂肪滴是最简单的定性检查方法，粪脂含量在 15% 以上者多为阳性。脂肪平衡试验是用化学方法测定每日粪脂含量，结果最准确。^{131}碘 – 三酰甘油和 ^{131}碘 – 油酸吸收试验较简便，但准确性不及平衡试验。粪脂量超过正常时反应脂肪吸收不良，可因小肠黏膜病变、肠内细菌过长或胰外分泌不足等原因引起。

D– 木糖吸收试验：阳性者反映空肠疾病或小肠细菌过长引起的吸收不良。在仅有胰腺外分泌不足或仅累及回肠的疾病，木糖试验正常。

维生素 B_{12} 吸收试验（Schilling 试验）：在回肠功能不良或切除过多、肠内细菌过长以及恶性贫血时，维生素 B_{12} 尿排泄量低于正常。

胰功能试验：功能异常时表明小肠吸收不良是由胰腺病引起的。

呼气试验：C– 甘氨酸呼气试验在回肠功能不良或切除过多肠内细菌过长时，肺呼出的 CO_2 和粪排出的 CO_2 明显增多；氢呼气试验在诊断乳糖或其他双糖吸收不良，小肠内细菌过长，或小肠传递过速有价值。

② 影像诊断：X 线检查 X 线钡餐、钡灌肠检查和腹部平片可显示胃肠道病变、运动功能状态、胆石、胰腺或淋巴结钙化。选择性血管造影和 CT 对诊断消化系统肿瘤尤其具有价值。B 型超声扫描为无创性和无放射性检查方法，应优先采用。

③ 内镜检查多适用于慢性腹泻，急性腹泻患者一般不进行肠镜检查，但对疑有假膜性肠炎、急性缺血性肠炎者，可进行肠镜检查，值得提醒的是在进行肠道准备前必须先纠正脱水，另外肠道准备有可能加重肠道缺血，再次诱发便血等。直肠镜和乙状结肠镜和活组织检查的操作简便，对相应肠段的癌肿有早期诊断价值。纤维结肠镜检查和活检可观察并诊断全结肠和末端回肠的病变。小肠镜的操作不易，可观察十二指肠和空肠近段病变并做活检。怀疑胆道和胰腺病变时，ERCP 有重要价值。

④ 小肠黏膜活组织检查：对弥漫性小肠黏膜病变，如热带性口炎性腹泻、乳糜泻、Whipple 病、弥漫性小肠淋巴瘤（α 重链病）等，可经口、手入小肠活检管吸取小肠黏膜做病理检查，以明确诊断。

第四节　血便

血便又可称为便血，是指排出带血的大便，或只有血液而没有粪便。便血是消化道出血的一种表现，引起血便的原因很多，凡能引起呕血的疾病皆可以有黑便或便血。下消化道疾病引起便血的原因中以痔疮出血是最为多见的。出血的部位不同，便血的颜色也不同（胃十二指肠溃疡引起的上消化道出血，便血多呈柏油状或黑色；下消化道出血，便血呈暗红或鲜红）。一般认为，消化道出血在60mL以上即可出现黑便。黑便一般是指外观呈乌黑色糊状、粪便有血腥味、表面油性光泽，与柏油形状相似，故也称柏油样便，它包含消化的血液，是上消化道出血的常见体征。这种特征性的颜色是由于血液在通过消化道时被细菌降解以及盐酸作用而形成的。

【常见病因】

（1）按病变的部位分类。

① 上消化道出血：胃炎、胃及十二指肠溃疡、肝硬化、食管及胃肿瘤等。

② 下消化道出血：肛裂、痔疮、肛瘘、慢性结肠炎、细菌性痢疾、阿米巴痢疾、结肠或直肠息肉、肿瘤、肠道血管畸形、缺血性肠病、子宫内膜异位症等。

③ 全身性疾病：血液病、尿毒症、伤寒、肾综合征出血热、钩端螺旋体病等。

（2）按便血的特征分类。

① 鲜红色，与粪便不相混合：肛门及直肠出血。

② 鲜红色，与粪便相混合：下消化道出血（各种炎症及肿瘤）。

③ 黑便：上消化道出血（消化性溃疡、肝硬化、炎症及肿瘤等）。

【诊断线索】

血便诊断线索（表1-170）。

表1-170　血便诊断线索

项目	临床线索	诊断提示
年龄与性别	·儿童或少年便血	肠套叠、直肠息肉、钩虫病等
	·青春期发病，多为黏液血便	家族性息肉病
	·成年人便血	内痔、肛裂、炎性肠病等
	·青壮年	消化性溃疡、Crohn病、内痔、肛裂等
	·男性	内痔出血
	·年轻妇女便秘	肛裂出血
	·中老年便血	结直肠癌、结肠憩室
	·中老年	肠道肿瘤、缺血性肠炎、内痔、肝硬化等
	老年人有高血压或糖尿病史，于腹痛后出现便血	缺血性肠病
发病季节	·便血发生在夏季	伤寒或副伤寒
	·发生在秋末春初	消化性溃疡

续表

项目	临床线索	诊断提示
伴随症状及体征	・伴发热	急性坏死性小肠炎、肠伤寒出血、肠道恶性肿瘤、流行性出血热、钩端螺旋体病等
	・伴排便里急后重	痢疾、直肠癌等
	・伴腹部包块	肠套叠、结肠癌、肠结核等
	・伴剧烈腹痛甚至出现休克症状	出血性坏死性肠炎、肠系膜血管栓塞、肠套叠
	・伴皮肤出血	急性感染性病变、白血病、血小板减少性紫癜或过敏性紫癜、血友病等
	・伴里急后重，肛门重坠感，排便后未见轻松	肛门直肠疾病，痢疾、溃疡性结肠炎及直肠癌等
	・伴便秘	大肠癌
	・伴腹泻及便秘交替	肠结核、Crohn 病
	・伴休克	肠系膜动脉栓塞、急性坏死性小肠炎等
	・伴皮肤蜘蛛痣及肝掌	肝硬化门脉高压
	・伴皮肤与黏膜出现成簇的、细小的呈紫红色或鲜红色的毛细血管扩张	遗传性出血性毛细血管扩张症
	・伴有肛门疼痛及便秘	肛裂
便血特点、性状、出血方式及颜色	・呈反复、间歇性少量便血	慢性非特异性结肠炎、结肠息肉等常
	・持续性少量便血	中晚期（结）直肠恶变
	・呈点滴状或喷射状	内痔出血
	・血附于粪便表面或手纸染血，出血量少	肛裂
	・出血较多，多为黑色	上消化道病变
	・暗红色	多为下消化道病变
	・血便呈鲜红色	直肠、痔疮或肛裂等病变
	・脓血便	溃疡性结肠炎或肠道恶性肿瘤等
	・若为紫红色、暗红色或有血块或血色鲜红	下消化道病变
	・混有黏液并有臭味	直肠恶变
	・大量便血	急性坏死性小肠炎、溃疡性结肠炎及小肠肿瘤等
	・血便中假膜	急性坏死性小肠炎
	・血液与大便相混	右侧结肠出血性病变
	・出血附于大便表面	左侧结肠出血性病变
病变部位	・小肠病变	急性坏死性小肠炎
	・肛管疾病	脱出肛外的内痔及混合痔
	・全身性疾病	流行性出血热
	・直肠及结肠疾病	慢性非特异性直肠、结肠炎
	・下消化道血管病变	肠套叠

【诊断思维】

（1）血便与黑便区别（表 1–171）。

表 1–171 血便与黑便区别

症状	部位	特点
黑便	食管、胃十二指肠、空肠、回肠和升结肠	黑色、稀的、柏油样便，消化道迟缓少量出血
血便	通常在结肠的末端或病变部位。迅速出现≥ 1L 的出血与食管、胃或十二指肠出血相关	鲜红或深红、红褐色便；纯血；血与成形粪便混合；血性腹泻。反映下消化道出血或消化道迅速失血未经消化

（2）对血便诊断线索（表 1–172）。

表 1–172 血便诊断线索

项目	诊断线索
黑便量估计	·粪便隐血试验阳性，提示每日的出血量达 5mL 以上 ·黑便则提示出血量在 50 ～ 70mL 以上 ·出现典型柏油便时其出血量 500 ～ 1000mL ·被证实是血便，但无循环衰竭症状和体征，这种血便称为显性出血 ·大便颜色基本正常，但大便用光学方法或核素标记细胞检测方法提示阳性的则为隐匿性出血（因此没有看到黑便就否定有出血的判断不一定可靠）
表现与观察	·出血后 15min 内无明显症状常提示出血量较少（因为一次出血量不超过 400mL，因机体可以代偿而不引起症状） ·出血量超过 500mL，且速度较快可出现头昏、乏力、腹痛、腹胀、肠蠕动增快、心悸、心动过速、血压下降等，甚至休克 ·观察颈静脉充盈情况、肢体是否温暖、皮肤和指甲色泽、每小时尿量等都十分重要，这些都可能是提示出血量大小的重要指标
便血表现形式	便血是 Treitz 韧带以下部位出血的首要表现。当上消化道出血超过 1L 时，可在便血之前先出现呕血。便血的颜色取决于消化道出血的部位及速度。上消化道出血及小肠出血多为暗红色或黑便，由于表面覆有一薄层黏液，故常带有光泽。但若出血速度较快、出血量多、肠蠕动增快时，血便可呈暗红色、鲜红色、深褐色或栗色，可以是成形的或液体状的。结肠与直肠出血时，由于血液停留于肠内时间较短，往往排出鲜红色或较鲜红色血便。右半结肠出血，血液常与粪便相混合，可排“果酱样”血便。直肠、乙状结肠出血，血液常附着于粪便表面。便血一般突然发生，之前可有腹痛
便血诊断确立	·诊断便血时应尽可能地排除上消化道出血，通常根据病史，体征与出血的特点可做出初步判断，有溃疡病或肝硬化病史者提示上消化道出血可能性大，而有炎症性肠病史者则提示便血可能性大 ·柏油样便或黑便伴呕血者，一般均为上消化道出血；而仅有便血者，下消化道出血的可能性稍大，不少十二指肠溃疡者发生大量出血时也可表现有便血 ·应根据病史、症状、体征及血便的特点等进行分析，以判断是上消化道出血或便血。虽然上消化道大出血时，因出血量大，血液在肠道停留时间短，也可经肛门排出暗红或鲜红色血便，但此时患者一般会有呕血并存，故鉴别常无困难 ·有发热，白细胞升高，血尿素氮显著升高者，常提示出血部位较高，即上消化道出血的可能性较大。鉴别有困难时，可插入鼻胃管至胃内，如抽吸出含咖啡渣样或暗红色胃液，则提示为上消化道出血；如抽吸出无血液而含胆汁的胃液，则可排除上消化道出血；如抽吸出无胆汁，且清亮的胃液时，则只能排除食管与胃出血，尚不能完全排除十二指肠出血 ·最可靠的鉴别方法是胃镜检查，可立即确立或排除上消化道出血（胃镜到达十二指肠降部仍未见有出血时，基本可排除上消化道病变）
重点观察	·体温、呼吸、脉搏、血压和皮肤温度等 ·若患者呼吸急促，血氧分压小于 60mmHg，提示发生了呼吸衰竭 ·若脉搏增快、面色苍白、皮肤湿冷，为休克征象或重症心肌炎等 ·若体温逐渐上升，白细胞计数及中性粒细胞比例上升，多为感染征象 ·若发现有皮肤出血点，提示败血症、DIC 或血液系统疾病 ·若血红蛋白值及血压进行性下降，提示有腹腔内出血 ·若出现少尿提示肾前性肾衰竭

续表

项目	诊断线索
检查提示	・伤寒患者血培养可找到致病菌 ・白血病者周围血检查可发现幼稚细胞，骨髓检查可确诊 ・血小板减少症周围血及骨髓检查均可发现血小板异常减少 ・便血后的早期、血红蛋白、红细胞计数等可无明显变化，但当补充等渗液体、扩充血容量后，红细胞计数、血红蛋白及血细胞比容的测定有助于失血量的判断 ・红细胞计数、血红蛋白及血细胞比容不再进行性降低，或血尿素氮降至正常，均提示出血已经停止 ・血尿素氮升高程度有利于出血量多少的判断（肠源性尿素氮升高） ・粪便检查：细菌性痢疾、溃疡性结肠炎及阿米巴肠病，便常规检查均可呈脓血便 ・溃疡性结肠炎粪便反复培养无致病菌生长，而细菌性痢疾可培养出致病菌 ・阿米巴肠病者，新鲜粪便反复镜检可找到溶组织阿米巴滋养体或包囊等
相关疾病	・尽管血便常是与消化系统疾病相关，但也可因凝血相关疾病。患者可出现急性失血性贫血与急性周围循环功能不全的表现，因其可能引起威胁生命的低血容量
血便信号	・任何一个危重患者都不要忽略观察每次大便颜色，原因是各种危重患者都随时有可能并发应激性消化道溃疡或胃黏膜的损害而导致消化道出血。如能尽早观察出有黑便，并尽早给于治疗和护理干预，病情预后可能大不一样
	・长时间便血容易使体内铁的大量丢失，而致缺铁性贫血。一般发展缓慢，早期可以没有症状或症状轻微，贫血较重时则会出现面色苍白、倦怠乏力、食欲不振、心悸、心率加快、活动后气促及水肿等，甚至可出现神经系统症状，如易激动、兴奋及烦躁等
	・血便也是肠恶性肿瘤的早期信号，由于便中带血的情况与痔疮出血类似，有时很难区分，加上不够重视，易使早期恶性肿瘤被轻易地忽视，而酿成严重后果
	・如患者出现严重血便 / 黑便，应迅速检查直立状态下的生命体征以判断有无低血容量性休克。如果收缩压降低至少 10 mmHg 或者心率每分钟增加 10 次以上提示有血容量的不足。立即建立大静脉通路给予补液及输血。检测血细胞比容及凝血因子Ⅱ时间、INR 值（国际标准化比值，正常值范围为 0.8 ～ 1.2）和活化部分凝血活酶时间（APTT）。让患者平卧，头侧偏，双下肢抬高，如果需要可进行吸氧
	・血液系统疾病引起血便 / 黑便的特点大多有：常伴有其他部位的出血倾向，如皮肤黏膜出血点或淤斑、鼻出血、牙龈或关节腔出血等；部分可伴有发热、贫血貌、淋巴结及肝脾大等；血液和骨髓检查有异常发现
	・便血者应了解患者在排便时有无疼痛，无疼痛者常提示内痔、直肠癌或直肠息肉；排便伴疼痛者则提示肛裂、外痔并感染、肛管癌、肛门脓肿或肛门异物等
	・老年患者没有明确病因出现反复周期性胃肠道出血，如认为持续出血风险高于操作风险时，应考虑血管造影术或剖腹探查术明确病因
	・如明确血便 / 黑便为传染病所致，应及时向有关部门上报传染病信息，必要时在医院内采取有效隔离措施
	・明确血便后必须立即判断患者的病情严重程度，通常可根据出血后、临床表现及实验室检查，如红细胞计数、血红蛋白、红细胞比容测定综合判断失血量。有时患者及家属告知的出血量，不一定能证实反映消化道实际出血量，仅仅作为参考而已。因为排出的血液并非全是当时的出血，且便血量常受粪便量的影响，故应结合患者其他临床表现进行综合评估

（3）并发症。

① 出血量多时可合并容量不足或休克。

② 肠道出血性病变易发生梗阻或穿孔。

（4）血便初步辨别（图 1–35）。

（5）血便诊断检查程序（图 1–36）。

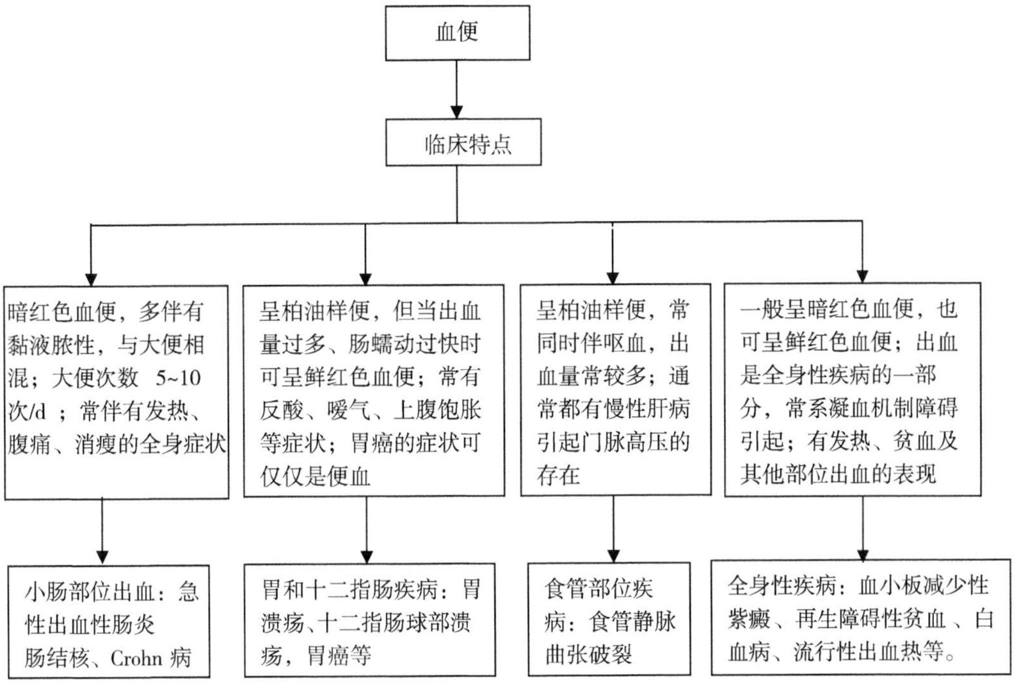

图 1-35　血便初步辨别

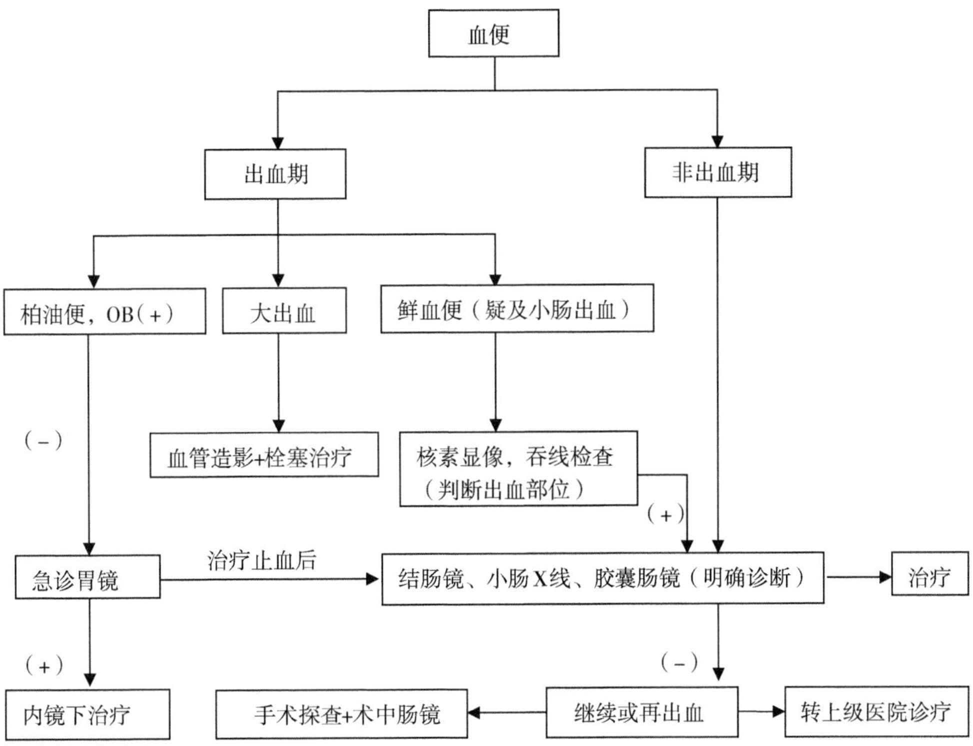

图 1-36　血便诊断检查程序

【疾病特点与表现】

（1）诊断血便时应首先考虑下列疾病。

①痔疮：特别是一、二期内痔多以便血为主要症状。便血一般发生于排便时，便时及便后滴血或

有喷射状出血，血与粪便不相混。出血量多少不等，可为数毫升至数十毫升。反复出血可导致严重贫血。

② 肛裂：肛裂则大多是由于长期便秘引起的。大多是在排便时出血，多为鲜血，出血量不多，有时会发现手纸染血，或有血附着于粪便表面。除了便血外，患者同时会伴有肛门剧烈疼痛。

③ 直肠息肉：主要症状是便血，呈间歇性，色鲜红，一般量不多，这种病常见于儿童。

④ 直肠癌：主要表现为大便次数增多，粪便变细，带黏液及血，伴里急后重或排便不尽感，便血早期为鲜红，或暗红，量不多，晚期大便中常有恶臭黏液，体重减轻，应高度重视。

⑤ 放射性直肠炎：也可大便带血，但应有放射治疗史。

⑥ 结肠息肉：a. 幼年性结肠息肉病：平均发病年龄是 6 岁，无家族史，主要表现是大便带血，常伴有营养不良、贫血、低蛋白血症和生长迟缓，且常伴有先天性畸形，如肠旋转不良、脐疝和脑水肿等。b. 家族性幼年性结肠息肉病：有家族史，症状以大便带血、直肠脱垂和生长迟缓为常见特征。C. Canada Cronkhite 综合征：为错构瘤息肉综合征，至成人发病，大便带血，多有腹泻，排便量大，并可含有脂肪，兼见腹痛、畏食、乏力、呕吐、性欲和味觉减退。几乎总有指（趾）甲的改变、脱发及色素沉着。

⑦ 结肠癌：常见于左半结肠癌，患者多有顽固性便秘，也可见大便次数增多，癌肿破溃时，可使粪块外面染有鲜血或黏液，甚至排出脓液。

⑧ 慢性非特异性结肠炎：病初症状较轻，粪便表面有黏液，以后便次增多，重者每天排便 10 ～ 30 次，粪中常混有脓血和黏液，可呈糊状软便。便血是较常见的症状，主要由于结肠黏膜局部缺血及溶解纤维蛋白的活力增加所致。腹痛多局限于左下腹或耻区，轻症者亦可无腹痛，随病情发展，腹痛加剧，排便后可缓解。里急后重系由于炎症刺激直肠所致，并常有骶部不适。

（2）临床常有黏液血便或脓血便时，应鉴别下列疾病。

① 肠套叠：黏液血便、呕吐、里急后重、腹痛及脱水。腹部可触及肿块，小肠套叠肿块多发生在脐周，移动性较大，回盲部套叠肿块常位于右下腹，呈香蕉形，表面光滑，疼痛发作时包块变硬，间歇期肿块变软。

② 急性结肠炎：起病急骤，全身及局部症状均严重，高热、腹泻每天 20 ～ 30 次，便血量多，可致贫血、脱水与电解质紊乱、低蛋白血症，衰弱消瘦，本病易发生中毒性结肠扩张，肠穿孔及腹膜炎。

③ 肠梗阻：完全梗阻时常停止排便、排气，但在不完全肠梗阻或梗阻缓解时，患者可出现黏液性血便，其他表现包括腹痛、腹胀及腹部膨隆、脱水等。

④ 急性胰腺炎：本病部分患者可出现血性腹泻症状，这一表现一旦发生常提示病情是否严重，其他表现包括腹痛、恶心、呕吐，当进入肠麻痹时，则吐出物为粪样，黄疸和脱水均属常见表现。重症者死亡率极高。

⑤ 出血性胃肠炎综合征：呕吐、血便、发热、腹痛、脱水及白细胞增加及核左移。

⑥ 嗜酸细胞性胃肠炎：持续性腹泻、血便、脱水、脂肪便及嗜酸性细胞增加。

⑦ 胃溃疡：呕吐、吐血、血便、胃部有压痛、消瘦及食欲减退等。

⑧ 慢性非特异性溃疡性结肠炎与细菌性痢疾：二者都可见便血，且多与黏液或脓液同时排出，伴有腹痛。

⑨ 阿米巴痢疾：以便血为主要症状，其大便呈酱红色，黏液多，且有恶臭味。

⑩ 出血性大肠杆菌肠炎：表现为急性起病，伴发热、腹泻，可有进食腐败肉食病史，常以食物中毒形式起病。

⑪ 急性出血坏死性小肠炎，常呈突然发作性腹痛、腹泻、便血和毒血症（ 指细菌毒素从局部感染病灶进入血液循环，产生全身性持续高热，伴有大量出汗，脉搏细弱或休克）。

（3）鉴别下列引起血便的急性传染性疾病。

① 伤寒：肠出血是本病较为常见的严重并发症，多见在病程 2 ～ 3w 大便隐血至大量血便。少量出血可无症状或仅有轻度头晕，大量出血时热度骤降，脉搏细速，体温与脉搏曲线呈交叉现象，并有头晕、面色苍白、烦躁、冷汗、血压下降等休克表现。腹泻者并发肠出血机会较多。

② 流行性出血热：流行性出血热是由汉坦病毒引起的自然疫源性传染病。因其具有发热、出血、肾损害三大主要特征，又称其为肾综合征出血热，其临床表现病情轻重不一，复杂多变，典型病例具有发热期、低血压休克期、少尿期、多尿期和恢复期五期经过。

③ 钩端螺旋体病：本病的流感伤寒型在夏秋季流行期间极常见，起病急，伴畏寒发热，发热呈持续型或弛张型，与伤寒相似。患者有疫水接触史，可以表现有腹泻、血便，但其临床典型表现是发热、头痛、眼结膜充血，全身酸痛，尤以腓肠肌疼痛与压痛为著，腹股沟淋巴结肿大等。

【相关检查】

（1）病史采集要点。

① 询问血便 / 黑便发生诱因、病程、血便颜色（如鲜红色、柏油便、暗红色果酱样、黏液脓性鲜血便、洗肉水样血便）及大便频率及量，出血是否与粪便混合及便血量的估计。

② 发生血便的诱因，至少应包括不洁饮食、摄入辛辣刺激食物及特殊药物（如非甾体类药物、华法林及其他抗凝药物等）。若为黑便，应有鉴别假性黑便的依据。

③ 询问有助于诊断与鉴别诊断的伴随症状，如发热、消瘦、恶心及呕吐、腹痛及排便时里急后重等。

④ 诊疗经过应询问是否检查过大便潜血，是否行结肠镜或胃镜检查，若经有治疗效果如何等。

⑤ 一般病史及既往史应包括消化系统、血液系统疾病史，有无痔疮、肛裂等疾病，有无胃肠道手术史及药物过敏史。有无毒物及放射线接触史，烟酒及特殊饮食嗜好等。女性应询问月经史。

（2）查体要点。

① 观察生命体征，注意患者全身情况。

② 重点检查有无血容量不足的体征，判断神志和意识变化。

③ 检查患者皮肤、口腔、鼻咽部及牙龈是否有出血；全身淋巴结有无肿大，皮肤黏膜黄染、出血点及淤斑等；腹部全面检查是重点，包括望、触、叩、听，旨在了解有无腹部压痛、肌紧张、腹部肿块及移动性浊音等；神经系统检查应全面，特别是生理反射、病理反射及脑膜刺激征等。

④ 直肠及肛门检查是否能发现肛裂、痔疮及直肠指检有无肿物等。

（3）实验室检查。

① 提供感染、血液系统疾病、免疫性疾病及肿瘤等实验室检查结果。

② 大便潜血应反复检查。

③ 提供失血后的红细胞及血红蛋白的动态结果。

（4）辅助检查。

内镜检查、X 线钡餐及钡灌肠检查、乙状结肠镜或全结肠镜检查、腹部 B 超或 CT、MRI 检查、选择性腹腔动脉造影及胶囊内镜等。

（5）辅助检查的临床意义。

① 粪便检查：常规化验、孵化及细菌培养对感染性血便的病原确定有重要意义。

② 血液检查：有助于明确感染性疾病、肝肾功能受损及血液系统疾病所致的血便。

③ 内镜及影像学检查：除某些急性感染性肠炎，如伤寒、痢疾、坏死性肠炎等之外，绝大多数下

消化道出血的定位和病因检查需依靠影像学检查。结肠镜是诊断结肠及回肠末端病变的首选检查方法，可发现活动性出血，结合活检病理检查可判断病变性质。X 线钡餐造影用于结肠、回盲部及阑尾病变，一般主张进行双重气钡造影，要求在大出血停止至少 3d 之后进行。但对较平坦的病变、广泛而较轻的炎症性疾病容易漏诊，无法确定病变性质。小肠 X 线钡剂造影敏感性低，漏诊率相当高，气钡双重造影可一定程度的提高诊断的正确率。

④ 放射性核素扫描或选择性腹部血管造影：必须在活动性出血时进行。其适用于内镜检查及 X 线钡剂造影不能确定出血来源的不明原因出血；或因为严重急性大量出血或其他原因不能进行内镜检查者。放射性核素扫描对于 Meckel 憩室合并出血有重要的诊断价值。血管造影对与某些血管病变，如血管畸形、血管瘤及血管丰富的肿瘤有诊断和定性价值。

⑤ 胶囊内镜或双气囊小肠镜检查：小肠镜可直接观察十二指肠远侧段及空肠近侧段出血病变。

⑥ 手术探查：各种检查不能明确出血灶，而持续大出血危及生命者，需行手术探查。

第四章

泌尿系统

第一节　少尿 / 无尿

健康成人昼夜（24h）尿量为 1000 ～ 2000mL（排尿量约为 1mL/min），且日尿量多于夜尿量。少尿是指 24h 尿量＜ 400mL 或每小时尿量＜ 17mL 为少尿（每日尿量婴幼儿低于 200mL，学前儿童少于 300mL，学龄儿童少于 400mL）。如 24h 内尿量＜ 100mL（尿液可能来自肾小管分泌，故不能反映来自肾小球滤过液）或 12h 内完全无尿或尿闭。随着患者少尿或无尿时间的持续延长，体内将出现血清肌酐及尿素氮升高、水电质紊乱及代谢性酸中毒等表现，称之为急性肾功能衰竭或肾功能不全。

【常见病因】

（1）肾前性。

① 有效血容量减少：多种原因引起的休克、重度失水、大出血、肾病综合征和肝肾综合征。

② 心脏排血功能下降：各种原因所致的心功能不全、严重心律失常及心肺复苏后体循环功能不稳定。

③ 肾血管病变：肾血管狭窄或炎症、肾病综合征、狼疮性肾炎、肾动脉栓塞和血栓形成 、高血压危象及妊高征等。

（2）肾性。

① 肾小球病变：重症急性肾炎、急进性肾炎和慢性肾脏疾病（包括慢性肾炎、慢性肾盂肾炎、肾病综合征、肾结核、肾结石、高血压性肾病、肾肿瘤及各种先天性畸形等）或严重感染、肾毒性药物。

② 肾小管病变：急性间质性肾炎（包括药物性和感染性间质性肾炎）、急性肾小管坏死及严重肾盂肾炎并发肾乳头坏死。

（3）肾后性。

① 各种原因引起的机械性尿路梗阻，如结石、血细胞凝结块、坏死组织阻塞输尿管及膀胱进出口或后尿道。

② 尿路受到外压，如肿瘤、腹膜后淋巴癌、特发性腹膜后纤维化及前列腺肥大。

③ 其他，输尿管手术后，结核或溃疡愈合后瘢痕挛缩、肾严重下垂或游走肾所致肾扭转及神经源性膀胱等。

【诊断线索】

少尿诊断线索（表 1–173）。

表 1–173　少尿诊断线索

项目	临床线索	诊断提示
伴随症状	· 伴肾绞痛	肾动脉血栓形成或栓塞，肾结石
	· 伴心悸气促，胸闷不能平卧	心功能不全
	· 伴大量蛋白尿、水肿、高脂血症和低蛋白血症	肾病综合征
	· 伴有乏力、食欲缺乏、腹水和皮肤黄染	肝肾综合征
	· 伴血尿、蛋白尿、高血压和水肿	急性肾炎，急进性肾炎
	· 伴有发热、腰痛及尿路刺激征	急性肾盂肾炎
	· 伴有排尿困难	前列腺肥大
	· 伴全身多脏器损害	系统性红斑狼疮肾损害
	· 伴有明确肝硬化病史	肝肾综合征
	· 伴咯血者	肺出血 – 肾炎综合征（Goodpasture 综合征）
	· 多发生于老年人，伴突然尿闭，伴膀胱尿液潴留	前列腺肥大（肛指检查可诊断）
	· 伴腰痛、背痛，但很少有尿闭出现	特发性腹膜后纤维增生症
	· 头痛、眼眶痛、腰痛、腹痛、肌肉及关节疼痛	流行性出血热
肾前性	· 伴心慌、气短、夜间不能平卧	心功能不全
	· 肾绞痛	肾动脉血栓或栓塞
	· 高血压、血尿、水肿、蛋白尿	急性肾炎
	· 大面积烧伤、脱水、腹泻	血容量不足
肾性	· 大量蛋白尿、低清蛋白血症、水肿及高脂血症	肾病综合征
	· 皮肤黄染、蜘蛛痣、腹水、乏力及纳差等	肝肾综合征
	· 常伴反复咯血	肺出血 – 肾炎综合征
	· 少尿或无尿之后常出现明显的多尿	急性肾小管坏死
	· 高血压、水肿，病情进展迅速	急进性肾小球肾炎
	· 有食用鱼胆史，出现少尿、蛋白尿	急性鱼胆中毒
	· 有导致应激状态的疾病，继之出现数个器官损害	多器官衰竭
肾后性	· 腰痛、血尿、腰痛向下腰部或会阴部放射	肾脏或输尿管结石
	· 尿痛、血尿、尿流中断及排尿困难等	膀胱或后尿道结石
	· 尿频、排尿困难	前列腺增生
尿液检查提示	· 少尿	多为肾前性或器质性肾衰竭
	· 无尿或尿闭	多为梗阻性肾衰竭
	· 尿比重增高	多为肾前性或糖尿病性肾衰竭
	· 尿比重降低	多见于急性肾衰竭
	· 尿中如出现血红蛋白或其他色素管型	溶血或挤压伤
	· 尿中出现大量上皮细胞或管型	急性肾衰竭
肾功能结果提示	· 高渗尿、尿钠 $<$ 20mmol/L、尿肌酐 / 血肌酐 $>$ 15 及尿检正常	肾前性少尿或无尿
	· 高渗尿、尿钠 $<$ 20mmol/L、尿肌酐 / 血肌酐 $>$ 15 及尿蛋白含量增多，见有多数红细胞及红细胞管型	急性肾炎、急进型肾小球肾炎
	· 等渗尿或高渗尿、尿钠量不定、尿肌酐 / 血肌酐 $>$ 15 及尿蛋白含量不多，见有白细胞及白细胞管型	急性间质性肾炎

续表

项目	临床线索	诊断提示
肾功能结果提示	·等渗尿或高渗尿、尿钠排出量＞40mmol/L、尿肌酐/血肌酐＜15及尿蛋白含量可多可少，有肾小管上皮细胞及粗大颗粒管型	急性肾小管坏死
	·高渗尿、尿钠排出量＞10mmol/L、蛋白尿，有肝病史	肝肾综合征
钠滤过分数	·其值＞1	急性肾小管坏死、非少尿型急性肾小管坏死及尿路梗阻
	·其值＜1	肾前性氮质血症及急性肾小球肾炎

【诊断思维】

（1）肾功衰竭常见临床特点与表现（表1–174）。

表1–174　肾功衰竭常见临床特点与表现

系统受损	临床特点与表现
前驱症状	如乏力、倦怠、水肿，大多数在前驱症状12～24h后即开始出现少尿或无尿
消化系统	伴有恶心、呕吐、畏食、呃逆及腹泻等
呼吸系统	呼吸深快、气促，甚至发生Kussmaul呼吸，易合并感染，尤以呼吸道感染常见
循环系统	血压不同程度升高，重者可发生高血压脑病。发生心包炎时，左胸剧烈疼痛、心包摩擦音，甚至发生心脏压塞。晚期可出现心脏扩大，各种红细胞生成的物质和心力衰竭等
血液系统	绝大多数患者出现贫血，一般为正常形态、正色素性贫血，且随肾功能减退而加剧。发生贫血的原因主要与肾脏分泌促红细胞生成素减少、血中存在抑制红细胞生成的物质、红细胞寿命缩短、造血物质（铁和叶酸）缺乏、继发感染等有关
神经系统	头昏、烦躁不安，严重者可出现意识障碍、抽搐、扑翼样震颤及肌阵挛，思维不集中、失眠或嗜睡、周围神经病变、自主神经症状等亦较多见
皮肤表现	患者面色萎黄、水肿，皮肤干燥、脱屑、无光泽、有色素沉着。顽固性皮肤瘙痒常见，与尿素及钙盐沉着等有关
性腺功能障碍	慢性肾功能衰竭的患者肾素–血管紧张素、泌乳素及促胃液素分泌过多，促甲状腺素、睾丸素、皮质醇较正常偏低。可出现甲状腺、性腺功能低下，男性可出现性欲缺乏和阳痿，女性可出现闭经、不孕。胰岛素、高血糖及甲状旁素等激素的作用时间可延长
代谢异常	慢性肾功能衰竭患者常呈负氮平衡，必需氨基酸水平较低，空腹血糖正常或偏低糖耐量常有减退。三酰甘油水平常有升高，及低密度脂蛋白增多等
尿毒症	肾衰的直接后果是代谢产物在体内的堆积，血中尿素氮和肌酐上升

（2）随着少尿或无尿期时间推移，电解质及代谢产物不能排出体外而相继出现的表现（表1–175）。

表1–175　水、电解质及酸碱失衡

症状	失衡表现
高血钾血症	是少尿期最主要和最危险的并发症，也是引起患者死亡的常见原因
水中毒	肾脏排尿少或不排尿，水分在体内潴留，稀释细胞外液，使钠降低，水分继之渗入组织细胞内，引起细胞水肿，如肺水肿和脑水肿等
低钠血症和低氯血症	两者多同时存在。低钠血症原因可由于水过多所致稀释性低钠血症，因烧伤或呕吐、腹泻等从皮肤或胃肠道丢失所致，或对大剂量速尿尚有反应者出现失钠性低钠血症。严重低钠血症可致血渗透浓度降低，导致水分向细胞内渗透，出现细胞水肿，表现急性脑水肿症状，临床表现疲乏、软弱、嗜睡或意识障碍、定向力消失、甚至低渗昏迷等。低氯血症常见于呕吐、腹泻或非少尿型用大量襻利尿药，出现腹胀或呼吸表浅、抽搐等代谢性碱中毒表现

续表

症状	失衡表现
酸碱失衡	肾衰竭时，排酸功能逐渐降低或停止，体内酸性物质堆积，引起代谢性酸中毒，少数可出现酸碱叠加几重性紊乱
高镁血症	镁离子对中枢神经系统有抑制作用，严重高镁血症可引起呼吸抑制和心肌抑制

（3）肾小球性和肾小管性引起少尿临床特点（表 1–176）。

表 1–176　肾小球性和肾小管性引起少尿临床特点

鉴别要点	肾小管性	肾小球性
基础肾脏病病因	常有明确病因	很难找到明确病因
肾衰竭发生速度	数小时至数天	数周
肾小管功能损害	可有肾性糖尿	几乎无肾性糖尿出现
尿蛋白排泄量	轻至中度	常较多
急性肾炎综合征表现	无	有

（4）少尿类型与特点（表 1–177）。

表 1–177　少尿类型与特点

类型	肾前性少尿	肾性少尿	肾后性少尿
临床特点	·有肾脏灌注不良的疾病或诱因 ·尿量仅为轻度或中度减少，一般不会出现无尿。 ·尿常规大致正常 ·尿比重增高（1.020 以上），尿渗透压升高 ·血尿素：血肌酐（BUN/Scr）比值＞20 ：1（mg/dL）或 60 ：（mmol/L） ·当病因得到矫正、血压或血容量恢复正常后尿量可迅速增多	·起始期：多以原发病为主，有肾前性氮质血症 ·少尿期：尿量明显减少；生化及电解质异常；代谢性酸中毒；尿毒症症状 ·恢复期（即多尿期）：尿量增加＞400 ～ 500mL/d，即可认为是多尿期的开始；由于大量的水及电解质的排出，患者可发生脱水、低钠血症及低钾血症等。机体抵抗力降低，易并发感染。	·典型表现为突然完全无尿，可反复发作 ·有尿排出者，尿常规可有血尿（非肾小球源性）、白细胞尿，也可大致正常，但不会出现大量蛋白尿 ·有尿路梗阻的形态学改变 ·急性梗阻解除后，多数于 2 w 左右肾功能恢复正常

（5）药物性肾损害分类（表 1–178）。

表 1–178　药物性肾损害分类

损伤部位		作用机制
急性药物肾损害	肾小管和（或）肾间质病变	·肾毒性作用：直接肾毒作用（导致急性肾小管坏死）间接肾毒作用（导致肌溶解或溶血损伤肾小管） ·过敏反应：直接损伤肾脏（引起急性过敏性间质性肾炎）间接损伤肾脏（药物引起过敏性休克或溶血损伤肾小管） ·血流动力学改变：（ACEI、NSAIDs 所致肾损害） ·肾内梗阻：药物或其代谢产物导致肾梗阻（如磺胺结晶堵塞肾小管）、药物体内作用产物导致梗阻（化疗药物导致细胞坏死，生成大量尿酸堵塞肾小管）
慢性药物肾损害	肾小球和（或）肾血管病变	·肾小球损害（如青霉胺所致膜性肾病） ·肾血管病变：微血管病（如丝裂霉素引起血栓性微血管病）小血管炎（丙基硫氧嘧啶引起抗中性粒细胞胞质抗体相关性小血管炎）

（6）少尿 / 无尿诊断线索（表 1–179）。

表 1–179　少尿 / 无尿诊断线索

项目	诊断线索
少尿 / 无尿	·大量失水是引起血容量不足的主要原因，也是直接导致肾前性少尿的重要环节，其常见原因有水的摄入不足（水源断绝、影响进水的消化道疾病）；水的丢失过多（肾脏丢失 ：尿崩症、溶质性利尿、急性肾衰多尿期）；皮肤及呼吸道丢失（大量出汗及烧伤 、气管切开、使用人工呼吸机）或消化道丢失（ 呕吐、腹泻或瘘管）等。特别提出：容易被忽略的是由皮肤或呼吸道丢失的那部分液体，因此对所有发热、出汗及呼吸深大等都应大致计算出水分的丢失量，这样才能保证对失水的诊断不至于漏诊和误诊
	·当患者出现下列任何一项时，都要警惕有容量不足存在或加重：体位性低血压或体位性眩晕、黑矇；失水伴心率增快；不明原因的发热、舌质干而无津液及少尿伴进行性精神和神志障碍
	·通常只有在容量明显不足时才能发现皮肤黏膜弹性减低。在检查皮肤弹性时应选择平时皮肤少有皱褶，且皮下组织厚度变化不大的部位，如胸骨表面的皮肤就很适用。皮肤弹性降低用于判断失水，对体型较瘦的老年人不一定很实用
	·住院接受治疗的患者，在原有的少尿基础上加重时，应仔细检查整个治疗计划及其临床资料，要深入探究：是否原发病尚未控制；是否补液体量依然小于出量或不足；是否使用了肾脏毒性药物及是否应用利尿剂或脱水剂（量过大或时间过长）等。寻找出根本原因后应立即予以纠正
	·尿量对诊断的提示：患者在轻度容量不足时就出现少尿或肾功能障碍 （尿素氮、肌酐明显升高），常提示患者可能原来就有潜在的肾脏疾病；仅有尿量减少而肾功能检查正常或略偏高，提示可能是失水进一步加重、液体补给还尚不充分或可能在失水基础上发生肾前性氮质血症；容量不足时尿量不少反而增多者，常提示病因要考虑尿崩症、糖尿病、急性肾衰竭（多尿期）等。总之，凡临床发生与疾病发展规律不相符合时，都需有严谨的临床诊断思维，才能真正做到病因诊断的准确性
	·失水引起的容量不足常会导致血液浓缩，使血液中有形成分程度不同的增高。但也切勿因此，而断然否认某种疾病诊断，如尿毒症伴失水时，原有的贫血表现可能会在失水后血液浓缩，所得的血红蛋白和红细胞增高结果而排除了尿毒症的诊断
	·少尿已明确是机械性下尿路梗阻（如前列腺增生等）或膀胱功能障碍所致的膀胱尿潴留，需进一步寻找可逆性因素，如可逆性因素一旦解除，少尿与无尿症状迅速缓解消失，肾功能也可随之恢复
	·如排除肾后性，明确是否系肾前性所致。肾前性因素通常有循环血量明显不足、休克等病因或相应临床表现，诊断多数能得到明确。少数患者仍难以明确时，可采取表 4–1–5 列出肾前性少尿与肾性少尿的鉴别方式予以判断。此外，还可采取下列方法以资鉴别。a. 补液试验：2 ∶ 1 液按 15 ～ 20mL/kg 输入，30min 输完，如尿量明显增加，则支持肾前性少尿的诊断；如尿量仍＜ 17mL/h，可能为肾性少尿。b. 利尿试验：补液后若无反应可试用 20% 甘露醇，0.2 ～ 0.3mg/kg，在 20 ～ 30min 推注，观察每小时尿量，如尿量＞ 40mL/h，则为肾前性少尿，需继续补液改善血液循环。如尿量＜ 40mL/h，在无循环充血的情况下，可再用一次，或给呋塞米，1.5 ～ 3mg/kg，若仍无改善者，则提示为肾性肾衰竭
	·肝肾综合征常发生于肝硬化并发食管静脉曲张破裂出血、重症病毒性肝炎所致的急性或亚急性重型肝炎、重症钩端螺旋体病、严重细菌感染内毒素性休克、严重胆道感染及胆道梗阻性疾病、肝及胆道手术后、肝硬化并发脾破裂，偶可见肝硬化大量放腹水后或并发低血糖等
	·若排除肾前性少尿，则要对肾性少尿的病因迅速做出正确判断，其原因大致有肾小管性、肾间质性、肾小球性及肾血管性
	·无尿者应首先插入导尿管并检查有无残余尿。若尿量＞ 75mL，考虑下尿路梗阻，若尿量＜ 75mL，考虑肾功能衰竭或双侧高位尿路梗阻
	·少尿患者必须及时向家属交代病情和预后。在治疗过程中必须遵循掌握量出为入的治疗原则，在少尿期间补钾或输血务必慎之又慎之
	·中心静脉压：对鉴别肾前性与急性肾小管坏死有意义，且对指导治疗有作用
	·纯水清除率测定：该法有助于早期诊断。纯水清除率 – 尿量（1h）/（1– 尿渗透压 / 血渗透压）。其正常值为 –30，负值越大，肾功能越好；越接近 0，肾功能不全越严重。–30 ～ 25 为肾功能已开始有变化，–25 ～ 15 为肾功能轻、中度损害，–15 ～ 0 说明肾功能严重损害
	·任何原因的少尿，为提高医疗安全和防止并发症的发生，每日必须要做到记录和检测：严格准确记录 24h 尿量及液体出入量、尿比重、尿渗透压；血气、血电解质；红细胞计数、血红蛋白及红细胞比容；肾功能（肌酐、尿素氮）、心电图及测量体重

续表

项目	诊断线索
少尿 / 无尿	· 肾缺血多见于各种原因引起的休克病例而又未得到及时有效的抢救时。此时，严重和持续性的血压下降和肾小动脉的强烈收缩，可使肾脏血液灌流量显著而持续地减少。因此，肾小管可发生缺血性损害，甚至发生坏死。在已经出现肾小管器质性病变后，即使纠正血容量并使血压恢复正常，也不能使肾脏泌尿功能迅速恢复。患者尿中含有蛋白质，红、白细胞及各种管型。尿钠浓度可升高到 40 ～ 70mmol（40 ～ 70mEq）/L 或更高，说明肾小管已因受损而致保钠功能减退
	· 肾毒物重金属（汞、砷、锑、铅），抗生素（甲氧西林、新霉素、多粘菌素、庆大霉素、先锋霉素等），磺胺类，某些有机化合物（四氯化碳、氯仿、甲醇、酚、甲苯等），杀虫药，毒蕈。某些血管和肾脏造影剂、蛇毒、肌红蛋白等经肾脏排泄时，均可直接损害肾小管，甚至引起肾小管上皮细胞坏死。此时若并发肾脏血液灌注不足，则更会加剧肾小管的损害

（7）急性肾小管坏死发病机制（了解此机制对疾病诊断甚有帮助，见图 1–37）。

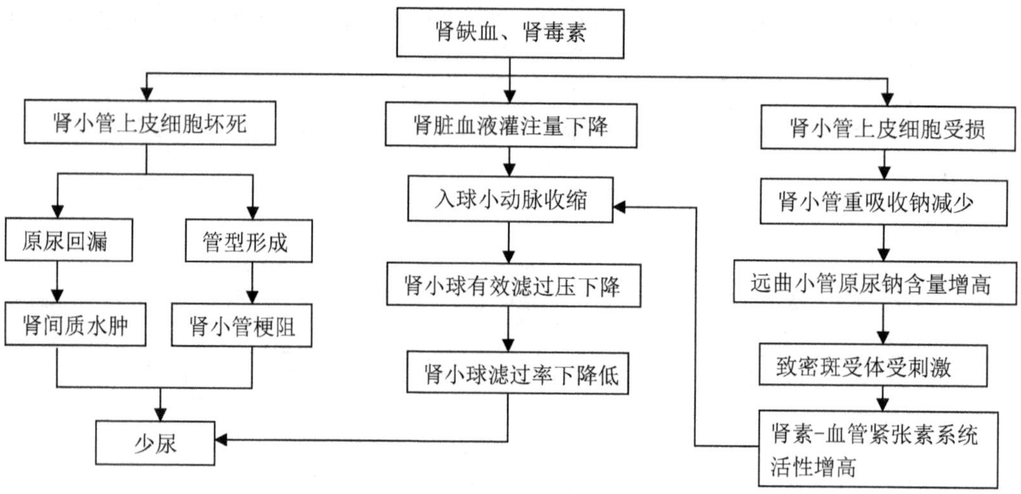

图 1–37　急性肾小管坏死发病机制

（8）少尿 / 无尿诊断程序（图 1–38）。

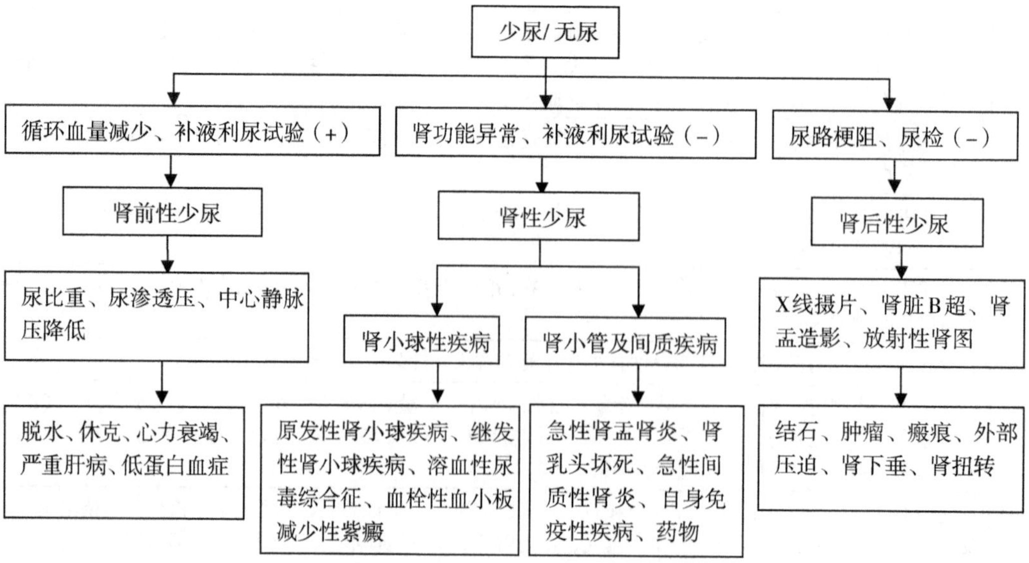

图 1–38　少尿 / 无尿的诊断程序

【疾病特点与表现】

（1）高危性疾病。

① 休克：各种原因引起的休克均可有下列临床特点与表现，尤其是心源性休克最为典型，临床表现有血压下降、心率增快、脉搏细弱、全身软弱无力、面色苍白、皮肤湿冷、发绀、尿少或尿闭、神志模糊不清、烦躁或昏迷等（休克的各期临床特点与表现可参见低血压章节）。

② 肾动脉血栓形成和栓塞：本病是指肾动脉主干或较大分支由于血管壁因素或血液因素导致肾动脉腔内发生完全闭塞后，引起肾功能损害、一过性高血压、肾区疼痛及肾组织缺血性坏死。本病发病率随年龄增加而增加，60 岁左右发病率最高。主要并发症是急性肾梗死、高血压及迅速恶化的肾衰竭，并出现相关临床表现。

③ 肺出血 – 肾炎综合征：本病是一种相对少见的自身免疫性疾病，可发生于任何年龄，但多为青壮年，病初为发热等类似感冒症状，多无发热，常有疲乏、无力和体重下降等，数天至数周后出现咯血、血尿及尿中有细胞管型等，并迅速出现尿毒症。其临床特征性表现为三联征：肺出血、急进性肾小球肾炎和血清抗 GBM 抗体阳性。本病缓解后有反复发作倾向。

④ 急性鱼胆中毒：起病较急，多在服鱼胆后 1 ～ 3h 发病。早期主要为胃肠道症状，晚期为肝肾功能损害，常表现为呕吐和腹痛，呕吐可为食物，甚至胆汁，有时可带血；上腹痛多为阵发性，能忍；腹泻较轻，多为不消化粪便。发病后 1 ～ 2d 出现肝脏渐肿大、肝功受损及黄疸等。毒素主要由肾排出，故易引起近曲小管坏死及集合管阻塞，发生少尿，甚至尿闭。

⑤ 流行性出血热：起病急，发热、三痛（头痛、腰痛及眼眶痛）及恶心、呕吐、胸闷、腹痛、腹泻或全身关节痛等症状，皮肤黏膜三红（脸、颈和上胸部发红），眼结膜充血，重者似酒醉貌。口腔黏膜、胸背、腋下出现大小不等出血点或淤斑，多呈条索状、抓痕样出血点。发生低血压时常伴少尿和无尿。

⑥ 急性肾小管坏死：少尿或无尿较常见，应用利尿剂后尿量增加。临床表现与病因有关，包括高钾血症（心律失常）、尿毒症（畏食、恶心、呕吐、意识障碍、嗜睡、抽搐、痉挛、瘆痒、尿素霜及深大呼吸）、心功能衰竭（水肿、颈静脉怒张、肺部湿性啰音及呼吸困难）等（其发病机制可参见本章图 1–37）。

⑦ 肾皮质坏死（双侧）：本病特征表现为突发少尿、无尿或伴肉眼血尿、侧腹痛及发热。

⑧ 急性肾乳头坏死：双侧乳头坏死常有少尿或无尿、腰痛、肋脊角压痛、肾结石、腹痛、肌强直、发热、呕吐、肠鸣音减弱、血尿或脓尿等表现。

⑨ 肾静脉梗阻（双侧）：本病常致无尿，典型症状和体征包括急性耻区疼痛、发热、侧腹部压痛、血尿。常见并发症为呼吸系统障碍，表现为呼吸困难、胸膜痛、呼吸急促、心动过速、肺部湿性啰音、胸膜摩擦音及咯血等。

（2）肾性少尿（器质性肾衰竭）。

① 急性肾小球肾炎：大多数由链球菌感染后所致弥漫性肾小球病变，起病以水肿、血尿最为多见，少数患者可以少尿或无尿为首发症状，血压常增高，有血尿、蛋白尿与管型尿等。少尿时尿比重增高，尿钠含量＜ 20 ～ 30mmol/L，尿肌酐 / 血肌酐＞ 20 ： 1，可与急性肾衰竭相区别。

② 急进性肾小球肾炎（新月体性肾炎）：多见于青壮年，常有前驱感染或羟化物接触史。本病起病隐匿，进展很快，有血尿、红细胞管型尿，尿蛋白少量至大量不等，血压呈不同程度的升高，逐渐出现少尿、水肿，肾功能在数周至数月内急剧减退，血尿素氮及血肌酐升高，可死于尿毒症。

③ 慢性肾炎急性发作：慢性肾炎急性发作时可引起少尿，根据患者过去有肾炎病史，如水肿、高

血压及蛋白尿等一般较易诊断。

④ 各种慢性肾脏病所致肾衰竭期：当病程发展至肾衰竭期时均可引起少尿，甚至无尿。共同特点是尿比重低而固定（在 1.010 左右），尿中有不同程度蛋白质及各种管型、红细胞、白细胞等，由于氮质潴留，水、电解质及酸碱失衡而引起一系列尿毒症表现。

⑤ 肝肾综合征：是指严重肝病患者出现的少尿与肾衰竭，而肾脏本身常无器质性病变者。严重肝病时，肾血流量与肾小球滤过率常明显下降，可能是由于有效血容量不足所致。半数以上患者同时有肝昏迷、腹水及黄疸加重。大多数患者有低钠血症，尿钠下降（＜ 10mmol/L），尿肌酐 / 血肌酐＞ 30 ∶ 1。肝硬化患者可因血压下降而出现急性肾小管坏死，也可因用药不当而使肾功能损害进一步加重，或可并发急性肾盂肾炎与肾乳突坏死而出现少尿或无尿，应加注意。本病须与急性肾小管坏死、肝病伴发慢性肾病相鉴别，见表 1–180。

表 1–180　肝肾综合征与急性肾小管坏死、肝病伴发慢性肾病的鉴别

鉴别要点	肝肾综合征	急性肾小管坏死	肝病伴发慢性肾病
肾脏病史	无	无	有
诱因	多数为自发性，少数有消化道出血、感染、大量利尿、放腹水等	休克	不定
病程	一般较长	短	较长
低血压	发生于病变末期	发生于病变早期	无
腹水	常有	无	可有
肝功能	严重损害	不定	不定
肝性脑病	常有	无	可有
少尿出现时间	出现较迟	早期出现	不定
尿常规	正常或轻度异常	明显蛋白尿、管型尿	有蛋白质、管型、红细胞
尿钠（mmol/L）	极低＜ 10	增多＞ 40	增多＞ 40
尿比重	＞ 1.020	固定在 1.010 ～ 1.018	固定于 1.010
尿渗透压	高于血浆渗透压	低而固定	低
血尿素氮	逐渐升高，发生较晚	突然升高，早期出现	逐渐升高
肾脏大小	正常	正常或增大	缩小
肾活检（肾小管病理改变）	无	常明显	有

⑥ 坏死性肾乳头炎：是肾盂肾炎的严重并发症，多见于糖尿病尿路梗阻者，主要特征为暴发型肾盂肾炎及菌血症表现，尿沉渣可发现坏死脱落的肾乳头或组织碎片，肾盂造影可见肾乳头呈环状缺损。

⑦ 溶血性尿毒症综合征：本病少见，病因不明，发病机制可能与免疫有关。临床特征为血小板减少性紫癜、微血管性溶血性贫血与急性肾衰竭。病初出现腹痛、呕吐与腹泻，随后可出现贫血、出血、肾衰竭与心力衰竭等表现。

⑧ 妊娠高血压综合征（简称妊高征）：常发生在妊娠后期，以高血压、水肿、蛋白尿为主要症状。严重者发生惊厥和昏迷（子痫）。妊高征分型见表 1–181。

表 1-181　妊娠高血压综合征分型

分型	定义
轻度	血压为 130 ～ 140/90 ～ 100mmHg 或较基础血压升高 30/15mmHg，可伴微量蛋白尿及轻度水肿
中度	血压＜ 160/110mmHg，尿蛋白（+）或伴水肿及头昏等症状
重度	血压≥ 160/110mmHg，或比基础血压增加 60/30 mmHg，蛋白尿（++ ～ +++）或明显水肿 ・先兆子痫：有上述症状，伴头痛、胸闷等症状 ・子痫：在上述症状基础上伴抽搐及昏迷
相关综合征：娠妊水肿、娠妊蛋白尿、慢性高血压合并妊娠	・水肿延及踝部或以上者 ・孕前无蛋白尿、孕期蛋白尿在（+）以上而产后迅速恢复正常者 ・包括各种原因所致的高血压

⑨ 血栓性血小板减少性紫癜：本病临床主要表现为发热、血小板减少性紫癜、微血管性溶血性贫血、神经系统并发症及肾脏病变呈进行性，表现为蛋白尿、血尿及管型尿，可引起少尿与血尿素氮增高。

（3）肾前性少尿。

① 血容量绝对不足。a. 各种原因的大出血：有出血病史，短时间内血红蛋白、红细胞计数进行性下降，面色苍白，心率增快等，通常不难诊断。b. 皮肤丢失：大面积皮肤烧伤或大量出汗均有典型病史，通常不易误诊。c. 肾脏丢失：主要见于大量或持续利尿（使用利尿剂或尿崩症）或大量糖尿，严格记录 24h 尿量均能做出明确诊断。

② 血容量相对不足。引起血容量相对不足的常见病因及其特点见表 1-182。

表 1-182　血容量相对不足的常见病因及其特点

充血性心力衰竭	败血症	肝衰竭	心肺复苏或肾移植后
典型表现是呼吸困难、端坐呼吸、咳嗽、咳粉红色泡沫痰、少尿、水肿及发绀等	有感染证据；体温＞ 38.3℃或＜ 35.6℃；心率＞ 90 次 / 分；呼吸急促（＞ 20 次 / 分）。常有伴精神错乱、低氧症（PaO_2 ＜ 72mmHg 室内空气）、血浆乳酸盐浓度上升、少尿（＜ 30mL/h 或每小时＜ 0.5mL/kg）。对已有以上败血症标准者，如发现收缩压低于 90mmHg 或较原有血压下降＞ 40mmHg 时，则称为败血症性休克	见肝肾综合征	病史明确，容易诊断

③ 肾血管阻力增加或闭塞。a. 肾动脉栓塞：可无明显诱因突然出现剧烈腰痛，随之出现少尿伴有低热、恶心、呕吐、全身不适及肉眼血尿，也可为镜下血尿。b. 肾静脉血栓形成：本病表现与血栓形成的急缓、部位及数目的多少有关，急性者可表现有寒战、发热、剧烈腰肋痛及腹痛、肋脊角明显的压痛、肾区叩痛、血白细胞升高、血尿或少尿，有高凝状态（如肾病综合征），常出现腰疼和血尿。c. 药物性肾血流动力学障碍：常见于使用 ACEI 及非甾体类抗炎药者。

（4）药物性肾损害日趋增多，因此患者在住院期间发生的少尿应首先考虑是否为药物因素所致，常见的肾毒性药物，见表 1-183。

表 1-183　引起肾损害常见药物

药物类别	药物名称
抗生素类	阿昔洛韦、阿奇霉素、红霉素、头孢拉定、头孢噻肟钠、头孢呋辛、头孢曲松、头孢唑林钠、氨苄西林、阿莫西林、哌拉西林、左氧氟沙星、氧氟沙星、洛美沙星、多西环素、乙胺丁醇、利福平、异烟肼、吡嗪酰胺、西索米星、奈替米星、磺胺嘧啶、磺胺、庆大霉素、妥布霉素、链霉素、小诺米星及克林霉素等
抗寄生虫药	甲硝唑、替硝唑及吡喹酮等
心血管系统用药	卡托普利、依那普利、贝拉普利、地高辛、硝苯地平、非诺贝特、阿司匹林、非洛地平、吡硫醇、尼莫地平、伊布利特及抑肽酶等
神经系统用药	乙酰唑胺、卡马西平、丙戊酸钠、氟哌啶醇、奥氮平、脑活素、洛贝林 、舒必利、芬氟拉明及氟西汀等

续表

药物类别	药物名称
消化系统用药	甘利欣、雷尼替丁、西咪替丁及硫普罗宁等
泌尿系统用药	呋塞米、甘露醇等
内分泌系统用药	丙硫氧嘧啶
解热镇痛药	氯唑沙宗、吲哚美辛、安乃近、尼美舒利、布洛芬、非那西丁、双氯芬酸钠、吡罗昔康及洛索洛芬等
抗痛风药	别嘌醇
免疫系统用药	干扰素、他克莫司等
抗肿瘤药	顺铂、甲氨蝶呤、全反式维甲酸、丝裂霉素、氟尿嘧啶、培美曲塞及卡培他滨等
抗过敏药	氯苯那敏
呼吸系统用药	可待因
麻醉科用药	利多卡因
减肥药	西布曲明
维生素类	胆钙化（甾）醇、维生素 K_3
血浆代用品	人血清蛋白
生物制品	破伤风抗毒素
妇产科用药	神经垂体后叶激素、米非司酮、依沙吖啶等
诊断用药	泛影葡胺、钆喷酸葡胺
其他类	植物类：含生物碱类（雷公藤、草乌、麻黄等）；含蛋白类（巴豆、黑豆等）；含甙类（洋地黄、土牛膝、芦荟等）；含酸/醇类（关木通、马兜铃、青木香、寻骨风、朱砂莲、天仙藤、广防己）；含挥发油类（土荊芥等）动物类：蛇毒类斑蝥类等矿物质类：含砷、含汞及含铅等

（5）列举肾后性无尿/少尿的疾病名称供诊断和鉴别诊断时参考，不一一进行详述，其中有肾盂或输尿管结石、肾盂或输尿管血块、脓块、乳糜块等阻塞，输尿管炎症水肿、瘢痕及狭窄等梗阻等。输尿管器械检查、插管术后（由于手术操作反射性血管痉挛而引起输尿管出口处水肿梗死、肾或输尿管损伤）、手术错误结扎输尿管、膀胱肿瘤、腹腔巨大肿瘤压迫双侧输尿管等。

【相关检查】

（1）病史采集要点。

① 首先询问少尿出现的过程、持续时间、具体尿量、尿色及气味等。

② 每日正常饮食摄入液体总量，近 24 ～ 48h 摄入液体总量，最后一次排尿的时间及尿量，排尿是否有烧灼和疼痛的感觉。

③ 询问有无肾前性原因，如大失血、休克、心力衰竭、呕吐、腹泻、液体摄入量不足及大量出汗等；肾后性原因包括有无肾绞痛的发作、尿流中断及排尿困难等；肾性原因询问内容包括发病前有无皮肤或扁桃体的化脓性感染，是否使用过肾毒性药物、摄入鱼胆及蛇咬伤等。

④ 其他伴随症状主要判断是否并发肾及心力衰竭，包括心悸气短、呼吸困难、端坐位、食欲不振、全身水肿、皮肤黏膜出血及黑便等。

（2）查体要点。

① 检查重点为生命体征、皮肤黏膜湿润度、末梢循环状态（如四肢末梢温度、色泽等），观察皮肤弹性、皮下水肿、皮疹及红斑等。

② 有无浆膜腔积液、心功能不全的体征。视诊腹部是否对称、膨隆，触诊腹部有无压痛及包块，有无移动性浊音，听诊肾动脉区有无血管杂音，肾区有无叩痛、压痛扪及肾脏等。耻骨上区有无膨胀，叩诊是否有浊音（必要时应做直肠和妇科检查）。

（3）实验室检查。

① 提供全身及泌尿系统感染的实验室依据。

② 提供肾功能受损（包括血及尿液检查）及电解质、酸碱失衡的检验结果。

③ 提供其他脏器受损的实验室依据。

④ 提供原发病的实验室依据（如脱水、结缔组织病等）。

（4）辅助检查。

① 影像学检查：选择尿路 X 线（如腹部平片）、B 超、CT、膀胱镜及肾图等检查。

② 其他特殊检查：如血容量测定、中心静脉压测定，对功能性肾衰竭与急性肾衰竭有鉴别意义。

（5）选择性检查。

① 疑为血容量不足造成的肾前性少尿，应测中心静脉压（CVP）。CVP $<$ 5mmH_2O 者，提示血容量不足，观察扩容后的反应对诊断有帮助。

② 疑为肾实质性少尿者，应做 B 超或 CT，了解肾脏大小。必要时应做肾穿刺活检进行病理诊断。

③ 疑为肾后性少尿者，应摄尿路平片，行 B 超或 CT 检查，了解尿路有无结石、肿瘤、肾盂及输尿管有无积水、膀胱有无积尿、腹膜后有无肿瘤等，还应做直肠指检了解有无前列腺肥大等。

④ 疑有溶血性疾病者，应做尿隐血及含铁血黄素、血游离血红蛋白、网织红细胞计数及骨髓检查。

⑤ 疑有多发性骨髓瘤者，应做血常规、血液生化、β2- 微球蛋白、尿 - 本周蛋白、血清蛋白电泳、免疫固定电泳及骨髓等检查。

⑥ 疑有糖尿病者，应做血糖检测等。

⑦ 疑 DIC 时应作相应常规检查。

（6）血尿常规检查对少尿诊断的临床意义。

① 尿量的测量：少尿多为功能性或器质性肾衰竭，无尿多为梗阻性肾衰竭。

② 尿比重的测量：尿比重增高多为功能性肾衰竭，尿比重降低多见于急性肾衰竭。

③ 尿中成分的检查：尿中如出现血红蛋白或其他色素管型，则表示有溶血或挤压伤；如尿中出现大量肾上皮细胞或管型，则表示为急性肾衰竭。

④ 尿和血的生化检查：如尿钠、尿中的尿素氮含量，尿中尿素氮与血中尿素氮的比率，尿中肌酐与血中肌酐的比率，血中非蛋白氮、血钾、血钠等的测定，对功能性肾衰竭和急性肾衰竭有鉴别诊断意义。

⑤ 血液红细胞及血红蛋白均下降，白细胞增多，血小板减少，可有高血钾、低血钠、高血镁、高血磷、低血钙等，二氧化碳结合力也降低。

⑥ 滤过钠排泄分数测定：对该病因诊断有一定意义。其值 $>$ 1 者为急性肾小管坏死，见于非少尿型急性肾小管坏死及尿路梗阻。其值 $<$ 1，为肾前性氮质血症及急性肾小球肾炎。

⑦ 中心静脉压：对鉴别肾前性与急性肾小管坏死有意义，且对指导治疗有作用。

⑧ 纯水清除率测定：该法有助于早期诊断。纯水清除率 = 尿量（1h）/（1- 尿渗透压 / 血渗透压）。其正常值为 –30，负值越大，肾功能越好；越接近 0，肾功能不全越严重。–30 ～ 25 为肾功能已开始有变化，–25 ～ –15 为肾功能轻、中度损害，–15 ～ 0 说明肾功能严重损害。

第二节　多尿

多尿：每天 24h 排尿 $>$ 2500mL 称为多尿，由于多尿的原因有时往往不能一时被诊断明确，故又称为多尿综合征。

【常见疾病】

（1）中枢性尿崩症。

① 特发性（约占 50%）。

② 遗传性。

③ 继发性：a. 创面、手术。b. 感染，脑炎及脑膜炎等。c. 肿瘤，颅咽管瘤、下丘脑转移瘤及垂体瘤等。d. 结节病变，结节性肉芽肿及组织胞质菌病等。e. 血管性，血管瘤及镰状细胞贫血等。

（2）原发性多饮（又称强迫性饮水）。

（3）肾性尿崩症。

① 特发性或家族性。

② 获得性：

a. 溶质性利尿，如甘露醇及高渗葡萄糖等。b. 代谢紊乱，如高钙血症及低钾血症等。c. 肾后性，如尿道或前列腺梗阻。d. 浸润性，如淀粉样变性。e. 囊性病变，如肾囊肿。f. 中毒，如锂、去甲金霉素及甲氧氟烷等。

（4）其他。

大量饮水和饮茶、多盐、多糖饮食或饮品。

【诊断线索】

多尿诊断线索（表 1–184）。

表 1–184　多尿诊断线索

项目	临床线索	诊断提示
伴随症状	· 伴烦渴多饮，排低比重尿	尿崩症
	· 伴多饮、多食和消瘦	糖尿病
	· 伴高血压，低血钾和周期性瘫痪	原发性醛固酮增多症
	· 伴酸中毒，骨痛和肌麻痹	肾小管性酸中毒
	· 少尿数天后出现多尿	急性肾小管坏死恢复期
	· 多尿伴神经症症状	精神性多饮
实验室检查	· 尿比重降低	尿崩症
	· 尿渗透压＜ 200mmol/L，无口渴	原发性多尿
	· 尿渗透压＜ 200mmol/L，有口渴	中枢性或肾性尿崩症
	· 尿渗透压 200 ～ 300mmol/L，无口渴	肾小管或肾间质病变
	· 尿渗透压＞ 300mmol/L，血浆渗透压＞ 300mmol/L，口渴	糖尿病
	· 尿渗透压＞ 300mmol/L，血浆渗透压＜ 300mmol/L，口渴	失盐性肾病、应用利尿药、梗阻性肾病及精神性多尿等
	· 尿糖阳性，血糖升高	糖尿病
	· 血钙增高	甲状旁腺功能亢进
	· 血钾降低	低血钾性疾病
	· 血管升压素降低	尿崩症性多尿
	· 伴低血钾、高尿钾及代谢性酸中毒	原发性醛固酮增多症、Liddle 综合征、Bartter 综合征、肾素瘤及肾小管酸中毒等

【诊断思维】

（1）各类多尿临床特点（表 1-185）。

表 1-185　各类多尿临床特点

中枢性尿崩症	原发性多饮（又称强迫性饮水）	肾性尿崩症
逐渐起病，过度口渴，对限水（仅数小时）不能耐受，常伴有舌肿大、嗓音粗及午后低热。日间和夜间多饮、多尿均明显。若是儿童，常有遗尿；若为成人则表现有大膀胱，一次尿量可达 1L，24h 尿量常＞ 5L。若当日出入量介于 12 ～ 15L 时，患者可出现消瘦、便秘等症状，儿童常可出现脱水和高渗血症	由长期精神应激或抑郁所致的多饮、多尿综合征。本病多见于中年，尤其是中年妇女，其发病率多于中枢性尿崩症。常突然起病，饮水量变化不定，症状可间断或反复出现，与尿崩症相比，患者夜间多饮、多尿症状不如白天明显，给予血管加压素（AVP）后口渴不消除，有造成水中毒的危险，不喜冷饮	遗传性肾性尿崩症常在婴儿期发病，表现低渗尿、脱水、呕吐及发热，常伴生长和智力发育障碍。获得性肾性尿崩症除表现原发性疾病的症状及体征外，其他表现与中肾性尿崩症相似

（2）溶质性因素引起多尿易被临床忽略，应引起重视（表 1-186）。

表 1-186　溶质性多尿的原因

溶质因素	常见原因
有机物排出过多	常见于尿糖或尿素排泄过多，前者有糖尿病症状和病史或肾性糖尿的症状和病史；后者有过量高蛋白饮食、高热量鼻饲或全静脉营养及高分解状态等
尿电解质排出过多	常见于上尿路梗阻解除后、急性肾衰恢复期、肾移植后等，常与滤过恢复而重吸收滞后，伴有原先潴留体内的大量水和代谢物排出等有关。严重者可引起血容量下降，并出现相关症状和体征
心房钠尿肽释放过多	常见于室上速。发作时心房压力增大，心房钠尿肽释放增多，使尿钠、氯排出增多而致
溶质性利尿	如注射甘露醇、山梨醇或高渗葡萄糖等

（3）多尿诊断思维（表 1-187）。

表 1-187　多尿诊断思维

项目	诊断思维
诊断评估	诊断时应首先需确定 ・主动限水后是否持续表现为多尿和不能浓缩的尿液 ・对外源性血管升压素反应如何 ・是否存在造成肾小管对 AVP 不敏感的原因，包括药物、代谢异常和原发性肾脏疾病
病变特点	肾小管病变引起多尿的特点： ・见于慢性肾衰竭的早期，多以夜尿量增加为其特点 ・急性肾衰竭的多尿期或非少尿型的急性肾衰竭都可表现多尿，是肾小管浓缩功能障碍的表现 ・各型（共分 4 型）肾小管性酸中毒一般都有多尿、烦渴、代谢性酸中毒、碱性尿及尿 pH 值在 6 以上，其中Ⅱ、Ⅲ型可出现肾性糖尿，Ⅳ型表现高钾血症
尿量体液	・在多尿的患者中有部分是以夜尿增多为主（晚上 8 点到次日早上 8 点为夜间尿量，早上 8 点至下午 8 点则为日间尿量。正常日间尿量与夜间尿量的比值为 2 ∶ 1，老年人为 1 ∶ 1），尽管夜尿症通常起因于肾脏或下尿路疾病，然而某些心血管疾病、内分泌代谢疾病、服用利尿药物或晚间摄入大量液体、睡前饮用含咖啡因的液体或酒类也可出现夜间多尿
情况状态	・由于多尿患者有发生低血容量的风险，因此首先需要评估患者身体的体液状态。记录生命体征，并注意有无体温上升、心动过速及直立性低血压（站立时收缩压下降 10mmHg 和心率每分钟增加 10 次），检查皮肤、黏膜干燥程度和弹性以及是否有汗液的减少。患者是否非常疲倦或口渴。近期是否已经丧失超过体重 5% 的体液。如果发现有这些导致血容量不足的因素存在，必须进行补液治疗

（4）多尿病因诊断（图 1–39）。

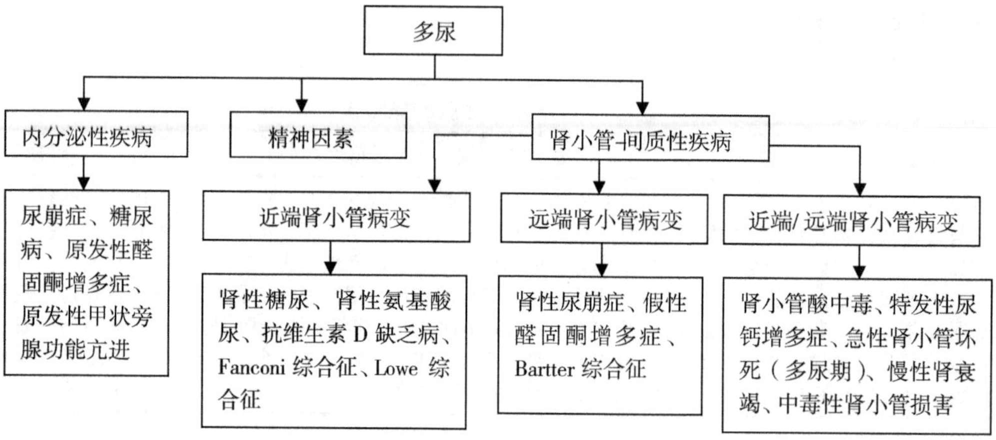

图 1–39　多尿的病因诊断

（5）多尿诊断程序（图 1–40）。

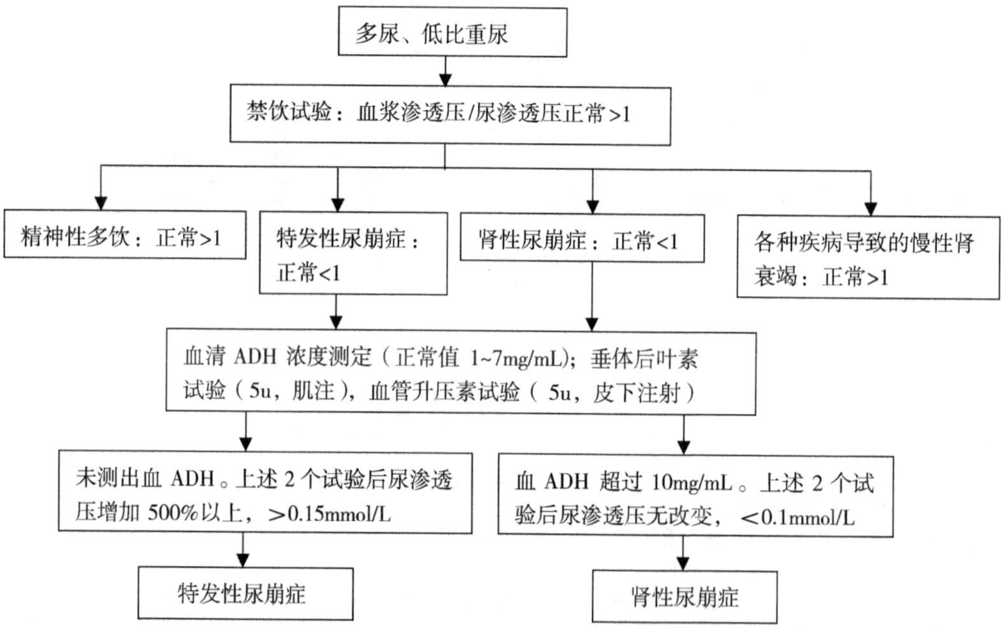

图 1–40　多尿诊断程序

【疾病特点与表现】

（1）多尿常见疾病。

① 尿崩症：尿崩症是下丘脑 – 神经垂体功能减退、血管升压素分泌过少所致，临床主要表现狂渴多饮、多尿及失水等。本病需与精神性多尿及肾性多尿（尿崩症）相鉴别，见表 1–188。

② 糖尿病：典型病史为多饮、多食、多尿及体重下降。不典型病例多见于老年人，尤其是老年肥胖者，可表现多饮、多尿，但很少有多食表现。

③ 肾性多尿：有肾脏病史，肾功能的检查，突出表现为肾小管功能的异常。

④ 原发性醛固酮增多症：表现为顽固性高血压和低血钾，周期性肌肉软瘫、麻痹、抽搐及痉挛等。

表 1-188　中枢性多尿（尿崩症）与精神性多尿、肾性多尿（尿崩症）的鉴别

鉴别项目	精神性多尿	肾性多尿（尿崩症）	中枢性多尿（尿崩症）
年龄	中年	任何年龄	青少年
病因	精神性疾病	肾小管对 ADH 反应不敏感	ADH 分泌障碍
起病方式	不定	不定	急
暴饮水	不定	不定	明显
尿量	不定	＜ 5000mL	＞ 5000mL 或更多
夜尿	中等	中等	多
禁水后尿比重	＞ 1.016	＜ 1.010	＜ 1.010
血 ADH 浓度	正常	高	低
对 ADH 反应	差	无	好

⑤ 原发性甲状旁腺功能亢进症：常由甲状旁腺腺瘤、增生肥大和癌肿等疾病所致，常表现烦渴多尿，肌肉松弛、乏力、软弱，恶心、呕吐及便秘等。本病需与继发性甲状旁腺功能亢进相鉴别，见表 1-189。

表 1-189　原发性甲状旁腺功能亢进与继发性甲状旁腺功能亢进的鉴别

鉴别项目	原发性甲状旁腺功能亢进	继发性甲状旁腺功能亢进
病因	甲状旁腺增生、腺瘤或腺癌	肾功能不全、维生素 D 缺乏或抵抗等
血钙	升高或正常	正常或降低
血磷	下降	升高或正常
血 ALP	明显升高	稍升高或正常
尿钙	增高	正常或降低
尿磷	增高	不定
血钙 / 磷比值	＞ 33	＜ 33
骨病变特点	骨膜下骨皮质吸收，常见于中指指骨桡侧，伴纤维囊性骨炎和（或）病理性骨折	骨膜下骨皮质吸收，长骨近骨骺端较明显，呈毛刷状改变，常伴佝偻 - 骨软化症表现

⑥ 精神性多饮、多尿症：患者常耐口渴，尿量可明显减少，而尿比重可升高至 1.015 以上。常伴有一系列神经官能症表现。水剥夺试验或高渗盐水试验可以与尿崩症鉴别。

⑦ 遗传性肾性尿崩症：本病少见，属于遗传性常染色体异常性疾病，女性遗传，男性发病，有家族史，可隔代发病。出生后即表现多尿，多尿先于多饮。禁水试验和高渗盐水试验无反应。

⑧ 低钾血症：一般低钾不表现多尿，当低血钾＞ 3 个月以上时引起肾小管空泡变性（失钾性肾炎）时才表现有多尿，此时可出现血钾低、尿钾高及肾小管功能受损的临床表现。

⑨ 急性肾衰竭：本病可分肾衰竭前期、少尿 / 无尿期、多尿期及恢复期。多尿期尿量逐渐增加是其特点，部分可造成永久性肾损害直接进入慢性肾衰竭。约 1/3 的急性肾衰竭从发病开始就表现为多尿，称之多尿型急性肾衰竭。

⑩ 慢性肾衰竭：早期常表现为多尿，以夜尿量增加为主，提示肾小管浓缩功能受到损害，此时尿比重常固定在 1.010 ～ 1.012，尿渗透压低及放射性核素肾图表现低平曲线。

⑪ 梗阻性肾病：是一组主要累及肾间质 - 肾小管的疾病，因此又称小管 - 间质性肾病，如高尿酸血症、高钙血症、长期照射 X 线或肿瘤放射治疗、尿路梗阻引起的反流性肾病及多囊肾等。

（2）以夜尿为主的疾病。

① 良性前列腺增生：多见于＞ 50 岁的男性，当尿路梗阻明显时可出现夜尿，常伴有尿频、排尿踌躇、

尿失禁、排尿无力、尿线变细、血尿及少尿。其他表现包括可感觉耻区胀满、会阴部疼痛及便秘。梗阻最终可导致肾衰竭。检查可触及充盈的膀胱及前列腺增大。

② 膀胱肿瘤：出现夜尿增多、尿频、排尿困难或少尿常提示肿瘤晚期表现。其他表现包括血尿、脓尿等，膀胱、直肠、侧腹、背部或腿部疼痛，可有呕吐、腹泻等表现。查体可发现膀胱区饱满（提示有尿潴留）。

③ 膀胱炎：膀胱炎可引起夜尿，包括尿频、排尿困难和里急后重感。

④ 慢性肾衰竭：见多尿常见疾病内容。

⑤ 慢性心力衰竭：患者心肌收缩力较弱，由于白天活动量较大使得交感神经兴奋，肾脏血液灌注量不足，尿量减少。但在夜间睡觉后，活动量减少，心脏负荷量减小，心脏排血量则增加，使肾脏的血液灌注量增加，引起尿量增多。夜尿增多可能是慢性心力衰竭的一个重要提示，特别是老年人应排除慢性心力衰竭，而不能断然认为是老年人肾脏浓缩功能所致的夜尿增多。

⑥ 尿崩症：见多尿常见疾病内容。

⑦ 糖尿病：见多尿常见疾病内容。

⑧ 心力衰竭：见多尿常见疾病内容。

⑨ 高钙性肾病：本病所致的夜尿增多包括周期性尿量增加。其他表现包括白天多尿、烦渴，偶尔会有血尿及脓尿。

⑩ 低钙性肾病：同样会引起夜尿增多，其他表现包括烦渴、白天多尿、肌无力或麻痹、肠鸣音减低，肾盂肾炎的易患性增加。

⑪ 前列腺癌：本病早期常无症状。晚期出现夜尿、尿量减少。其他症状包括排尿困难（最常见）、排尿初始困难、排尿中断、膀胱扩张、尿频、体重减轻、无力、面色苍白、会阴部疼痛及便秘等。可触及坚硬、不规则形的前列腺结节。

⑫ 急性肾盂肾炎：夜尿、尿量减少及尿液混浊是本病的常见表现。其他表现包括寒战、发热、乏力、单侧或双侧侧腹疼痛、肋脊点压痛、无力、排尿困难、血尿、尿频及尿急，偶尔有食欲下降、恶心、呕吐、腹泻及肠鸣音减低。

【相关检查】

（1）病史采集要点。

① 多尿开始出现的时间、夜尿情况、24h总尿量、有无烦渴多饮和全天水摄入量及利尿剂服用情况等。

② 询问对疾病诊断与鉴别诊断有参考价值的相关伴随症状，包括烦渴、多饮、多食及消瘦，是否伴骨痛、肌无力、倦怠、乏力及心悸等。

③ 询问多尿后是否给机体带来不良影响，如发热、脱水及血容量不足等表现。

④ 了解药物史及使用时间和药物剂量、诊疗经过及是否检查过24h尿量、尿常规、肾功能、血电解质及血糖等。询问家族史中有无慢性肾脏病家族史。

⑤ 既往史是否包括周期性瘫痪、高血压、尿路梗阻、糖尿病、肾病、慢性低钾血症、高钙血症、头部外伤及精神疾病（无论过去或是现在）的病史。

（2）查体重点。

① 记录生命体征，注意有无低血压、发热及意识状态，并判断病情轻重。

② 皮肤黏膜是否有干燥或湿冷、出血、面部蝶形红斑及雷诺征等。

③ 检查有无视力障碍及视盘水肿等。

④ 有无肺部啰音及心动过速，肾脏、肋脊角及膀胱的触诊和叩诊。仔细检查尿道外口，检查尿标本的颜色及气味。

⑤ 神经系统重点是骨骼肌肉、神经反射及深浅感觉的检查。

（3）实验室检查。

① 明确多尿的检验的实验室依据，如低比重尿或低渗尿。

② 提供多尿诊断和鉴别诊断的实验室依据，如糖尿病、尿路感染等。

③ 提供多尿后是否出现水、电解质及酸碱失衡的依据。

（4）辅助检查。

心电图、腹部 B 超、X 线片、CT 及 MRI 检查。

（5）选择性检查。

① 垂体性尿崩症可行垂体 CT 或 MRI。

② 怀疑多发性骨髓瘤时反复骨髓检查可确诊。

③ 必要时做膀胱镜检查，除对膀胱病变的诊断有相当重要的价值外，还可通过输尿管插管进行分侧肾功能测定及了解血尿的来源和做逆行肾盂造影，通过膀胱镜还可做病理活检。

④ 疑有肾性多尿可做肾功能的检查，尤其肾小管功能的检查。

⑤ 疑有原发性醛固酮增多症可做 CT 或 MRI 检查可发现肾上腺皮质腺瘤或增生。

⑥ 疑有原发性甲状旁腺功能亢进症可做血钙、尿钙、碱性磷酸酶及骨骼的 X 线检查。

⑦ 疑有高渗性多尿者，应做血、尿电解质、糖类或其他溶质的浓度定量检查。

⑧ 疑有低渗性多尿的患者，应做限水试验、高渗盐水试验和神经垂体后叶激素试验。

⑨ 疑有泌尿系统肿瘤者，可做尿细胞学检查。

⑩ 疑为感染者做尿细菌学检查。

（6）多尿实验室检查鉴别（表 1-190）。

表 1-190　多尿的实验室检查诊断

诊断结果	Miller-Moses test（金标准试验）			现用方法（禁水 +ADH 试验）				
	尿渗透压 / 血渗透压	加入 AVP 后※升高的百分比	陈述	尿量	尿色	尿比重	症状体征	评述
正常	＞1	＜9	—	明显减少	—	＞1.020	♯	—
原发多饮	＞1	＜9	当血浆渗透压≥285mmol/L 开始注射 AVP△	明显	深	＞1.015		★
中枢性尿崩症完全性	＜1	＞50	注射 AVP（5U）后尿渗透压 / 血渗透压＞1	无明显减少	浅	＜1.010 烦渴		当血压下降或体重下降达 3%～5% 时，应停止试验
部分性	＞1	＞9	注射 AVP（5U）后尿渗透压 / 血渗透压＞1	有减少	深	可达到 1.015，但＜1.020		—
肾性尿崩症	＜1	可能＞9	◇	无明显减少	浅	＜1.010☆		—

注：※ 试验中，当尿渗透压上升＜30mmol/L 时，AVP 5～10U，肌注。♯ 当尿比重上升≤0.005 连续 3 小时，方可注射 AVP。△血浆渗透压＜285mmol/L，不能形成对内源性 AVP 分泌有效刺激，若给予 AVP 可将原发性多饮误判为部分性尿崩症。★原发性多饮患者对禁水耐受，达到需注射 AVP 的时间较长。◇注射 AVP 后尿渗透压上升＞9，但尿渗透压 / 血渗透压比值仍＜1。☆注射 AVP 后，尿比重仍无明显上升（1.015～1.020）。

第三节　血尿

血尿是指尿液中排出大量的红细胞，即新鲜晨尿离心后每高倍镜视野红细胞＞3个。尿沉渣Addis计数，正常人12h尿排出的红细胞应＜50万。

【常见病因】

（1）按系统分类。

① 泌尿系疾病：肾小球疾病，泌尿器的炎症、结石、肿瘤、憩室、息肉、畸形或血管异常及外伤等。

② 尿路邻近器官疾病：前列腺炎、急性阑尾炎、急性盆腔炎及直肠结肠癌等。

③ 全身性疾病：a.感染，感染性心内膜炎、败血症、流行性出血热、猩红热、钩端螺旋体病及丝虫病等。b.血液病，血小板减少性紫癜、过敏性紫癜、白血病及血友病等。c.结缔组织病，系统性红斑狼疮及结节性多动脉炎。d.心血管病，急进型高血压病、肾淤血、肾动脉栓塞及肾梗死等。

④ 药物与化学因素：磺胺类、抗凝剂、环磷酰胺、汞剂、甘露醇、斑蝥等不良反应。

⑤ 其他：运动后血尿。

（2）按血尿定性分类。

① 肾小球性血尿：急性肾炎、慢性肾炎、IgA肾病、肾病综合征、紫癜性肾炎、狼疮性肾炎、薄基膜肾病及遗传性肾炎等。

② 非肾小球性血尿：全身重症感染（败血症、流行性出血热等）、尿路感染、尿路结石、肾结核、多囊肾、泌尿系统肿瘤及左肾静脉压迫综合征等。

【诊断线索】

血尿诊断线索（表1-191）。

表1-191　血尿诊断线索

项目	临床线索	诊断提示
发病年龄	·新生儿	败血症
	·小儿时期	急性肾炎、膀胱结石及尿路感染等
	·青少年或中年期的血尿	泌尿系感染（尤其生育期妇女）、结核、结石或肾炎
	·40岁以上无痛性血尿	肾肿瘤
病史	·有外伤史	泌尿系统外伤
	·有结核史	泌尿系结核
	·近期使用肾毒性药物	急性间质性肾炎
	·新近有皮肤感染或咽喉炎后出现血尿	急性链球菌感染后肾小球肾炎、IgA肾病
	·每次血尿出现或加重	运动后血尿
	·有血尿家族史	薄基膜肾病
出血部位	·初段血尿	尿道病变（损伤、炎症等）
	·中段血尿	上尿路病变（结石、炎症、异物）
	·终末血尿	膀胱、膀胱三角区或后尿道病变
	·全程血尿	肾脏、输尿管及膀胱病变（结石、炎症、结核、肿瘤）

续表

项目		临床线索	诊断提示
疼痛性质		· 无痛性血尿	肾脏肿瘤、肾小球肾炎、少数肾结石、全身系统性疾病及血液系统疾病
		· 肾绞痛并沿侧腹向会阴部放射性痛	肾结石、输尿管结石
		· 排尿时疼痛	膀胱及尿道的炎症、结石、肿瘤以及肾盂肾炎
持续时间及颜色		· 间歇性血尿	炎症、结石、肿瘤
		· 持续性血尿	泌尿系结核
		· 血尿为鲜红色	尿道、前列腺、膀胱颈部出血
		· 血尿为全程均匀的暗红色及云雾状	肾脏出血
伴随症状与体征		· 伴水肿、高血压	肾炎、高血压性肾病
		· 伴单侧肾脏肿块	肾肿瘤、输尿管肿瘤、肾结石、肾结核所致肾盂积水、肾下垂及异位肾
		· 伴肾脏双侧性肿块	先天性多囊肾、淋巴瘤
		· 伴低热、盗汗、乏力等	肾结核
		· 伴身体其他部位出血	血液病、感染性疾病及其他全身性疾病
		· 伴乳糜尿	丝虫病
常规化验结果		· 大量蛋白尿	肾实质疾病
		· 白细胞管型	肾盂肾炎
		· 红细胞管型	肾小球肾炎
		· 白细胞尿	尿路感染（结石、肿瘤者出现提示合并感染）
		· 细菌尿	泌尿系感染
检验异常结果		· 血 ASO 升高	急性链球菌感染后肾炎
		· HBsAg（+）和（或）HBeAg（+），肾组织有乙肝病毒抗原沉积	乙肝病毒相关性肾炎
		· 血清补体持续性下降	原发性膜增生性肾炎、狼疮性肾炎、乙肝病毒相关性肾炎、慢性肾小球肾炎
		· ANA、抗 dsDNA、ANCA 等阳性	狼疮性肾炎
		· 血清 IgA 增高	IgA 肾病
		· IgG、IgM、IgA 均增高	狼疮性肾炎、慢性肾炎
		· 尿蛋白成分分析中以高分子蛋白尿为主	急、慢性肾小球肾炎及肾病综合征
		· 小分子蛋白尿为主	间质性肾炎
其他	伴肾小球性血尿	· 伴水肿、高血压，尿液中发现管型和蛋白尿	原发性或继发性肾小球疾病
		· 伴夜尿增多，贫血显著	慢性肾小球肾炎
		· 伴扁桃体肿大	急性肾炎、IgA 肾病
		· 伴有听力异常	Alport 综合征
		· 伴发热、全身系统性损害	结缔组织病
		· 伴感觉异常	Fabry 病
		· 伴肺出血	肺出血 – 肾炎综合征
		· 伴皮肤紫癜	紫癜性肾炎

续表

项目		临床线索	诊断提示
其他	伴肾小球性血尿	·伴高度水肿和大量蛋白尿	肾病综合征
		·伴发热、关节疼痛及面部蝶形红斑	狼疮性肾炎
	伴非肾小球性血尿	·伴寒战、发热及腰疼	急性肾盂肾炎
		·伴明显尿路刺激征	急性膀胱炎
		·伴低热、盗汗及消瘦	尿路结核
		·伴消瘦、腰腹部包块	肾脏肿瘤、肾盂积水、多囊肾
		·伴皮肤黏膜出血	出血性疾病
		·伴出血、溶血、循环障碍及血栓症状	DIC 或溶血尿毒综合征
		·伴肾区肿块	肾肿瘤或肾静脉栓塞
		·无明显症状	左肾静脉受压综合征、特发性高钙尿症、肾微结石、肾盏乳头炎、肾小血管病及肾盂、尿路息肉及憩室等

【诊断思维】

（1）血尿分类（表 1–192）。

表 1–192　血尿分类

分类	镜下血尿	尿液中红细胞数目达上述标准，但其颜色仍正常
	肉眼血尿	当 1L 尿液中血液含量超过 1mL 尿液的颜色即呈现洗肉水样、红色、暗红色或有血细胞凝结块，也可出现浓茶色、咖啡色或酱油色（在尿 pH 偏酸时），即肉眼血尿
	假性血尿	某些食物（如红辣椒、甜菜、番泻叶等）、药物（如利福平、维生素 B_{12}、苯妥英钠等）及染料（如酚红）等均可使尿液颜色变红。血红蛋白尿可呈酱油色或暗红色，见于血管内溶血、阵发性睡眠性血红蛋白尿等。血卟啉病及铅中毒时可出现红色尿液
“尿三杯”定位诊断	初始血尿	排尿起初即有血尿，以后尿液清晰，常提示前尿道球部和阴茎的病变：该部位的异物、炎症、肿瘤、息肉、肉阜、结石和狭窄均可造成初始血尿
	终末血尿	排尿结束前的尿液中有血或排尿结束后仍有血液从尿道口滴出：提示膀胱颈部、膀胱三角区、后尿道或前列腺病变
	全程血尿	整个排尿过程中均有血：提示病变生在膀胱颈部以上的泌尿道，可分为肾小球性血尿及非肾小球性血尿，如肾小管间质病变、肾盂肾炎、肾脏的结石、结核、肿瘤以及其他少见疾病，如多囊肾、左肾静脉高压症等

（2）泌尿系统各部位出血特点（表 1–193）。

表 1–193　泌尿系统各部位出血特点

肾脏病变	膀胱或膀胱颈部病变	前列腺、尿道病变
·血尿为全程性，均匀；尿蛋白含量多，常超过血尿程度相应的蛋白量 ·可伴肾区钝痛或肾绞痛 ·有时可发现红细胞管型等 ·无排尿不适（合并膀胱病变时除外）	·常有排尿不适，但肿瘤出血者例外 ·血尿颜色较鲜红，可为终末血尿，血块也不规则	·血尿呈鲜红色，前列腺及后尿道出血为终末血尿 ·前尿道出血可呈尿道滴血或初始血尿 ·多伴尿路刺激症状

（3）肾小球性和非肾小球性血尿临床判断（表 1–194）。

表 1–194　血尿定位诊断

参数	肾实质	尿路
红细胞管型	+	–
尿蛋白（2+ 以上）	+	–
血细胞凝结块	–	+
红细胞形态	> 80% 畸形	均一型
尿三杯：初始血尿	—	尿道括约肌远端
终末血尿	—	膀胱基底部、后尿道、前列腺或精囊出血
全程血尿	+	上尿路
逼尿动作后血尿		膀胱三角区病变

（4）血尿诊断思维（表 1–195）。

表 1–195　血尿诊断思维

项目	诊断思维
血尿	·尿中没有红细胞并不能完全排除血尿。尿渗透压过低或尿液的酸性过度均可以使尿的红细胞发生溶解，但是尿液潜血试验必为阳性结果。尿液红细胞形态检查的结果是相对的，而不是绝对的。许多因素均可以影响检查结果，如肾小球性血尿为明显的肉眼血尿或患者在服用利尿剂时，红细胞可表现为正常或均一的形态；而非肾小球性血尿在尿液渗透压降低时，也可以出现畸形或多形性的红细胞
	·血尿标本中有明显蛋白尿，尤其是以清蛋白为主的肾小球性蛋白尿时，应考虑该血尿是来源于肾小球，即肉眼血尿的尿液中蛋白量> 1.0g/24h 或镜下血尿的蛋白量> 500mg/24h 提示肾小球性血尿
	·非肾小球性血尿标本中一般不会出现病理管型，尤其是红细胞管型。若有，则提示血尿来源于肾小球
	·微小病变肾病、膜性肾病者如发现有血尿或肉眼血尿，首先应警惕是否有肾静脉血栓等并发症，其次才是排除其是否同时存在有泌尿系统感染、结石、肿瘤或血管畸形等病变
	·在酸性和低渗环境中红细胞极易溶解，如尿比重在 1.007 以下时，红细胞的溶解度为 100%，这时即便有血尿，显微镜下也不一定能发现有红细胞
	·明确真性血尿后，要注意有无血细胞凝结块，一般肾小球疾病常无血细胞凝结块，大而厚的血块多见于膀胱出血，小条形血块见于上尿路出血
	·引起血尿的病因十分复杂，临床表现也层出不穷，个别血尿患者虽然通过各种检查手段，有时其病因也难以得到明确。但遵循必要的检查步骤是非常必要的，对于不能明确病因者，务必要做好定期随访，诊断未明确之前不建议使用药物治疗
	不明原因血尿的诊断应做到： ·青少年应每月做 1 次尿液检查，如镜下血尿持续存在，或尿蛋白≥ 500mg/24h，则很可能是肾小球疾病 ·50 岁以上者，要密切注意肿瘤性疾病，应每半年做尿常规和尿细胞学检查，每年行 IVP 1 ～ 2 次，必要时应做膀胱镜检查 ·持续性血尿者需追踪观察 3 年以上（部分血尿可自行消失，在血尿消失后，仍应追踪观察 1 年左右）
	遇有下列情况常提示肾结核： ·有慢性膀胱刺激症状，尿内又有蛋白、红细胞及白细胞者 ·青年男性表现为慢性膀胱刺激症状 ·逐渐加重的膀胱刺激症状或伴有血尿，经抗感染治疗无效者 ·尿液呈酸性，有脓细胞而普通培养无细菌生长者 ·有肺结核或其他肾外结核病灶，尿液出现少量蛋白，镜检有红细胞者 ·体检发现前列腺缩小、变硬、表面高低不平或附睾、精囊硬节或输精管增粗及阴囊有慢性窦道者
	·血尿会造成患者的不安，应给予患者情感支持。每 4h 观察生命体征，监测 24h 出入量、血尿颜色的变化及伴随症状。如患者已置入尿管，在有血细胞凝结块或组织阻碍排尿时应进行膀胱冲洗。应嘱患者绝对卧床休息，并控制止痛剂的使用
	·注意发病时间与血尿的关系，如急性链球菌感染后肾炎，在感染后 10 ～ 14d 左右出现血尿，而 IgA 肾病上呼吸道感染症状与血尿几乎同时出现，一般不超过 3d
	·应注意血尿与运动、休息的相关性，如 IgA 肾病，活动量过大时常有肉眼血尿，休息后则减少，而肾炎性血尿与运动变化不明显

（5）并发症。

① 视病因不同而不同。一般无明显并发症。

② 反复发作可至贫血，可并发尿路感染等。

③ 若有血细胞凝结块可并发尿潴留。

（6）血尿诊断程序（图 1-41）。

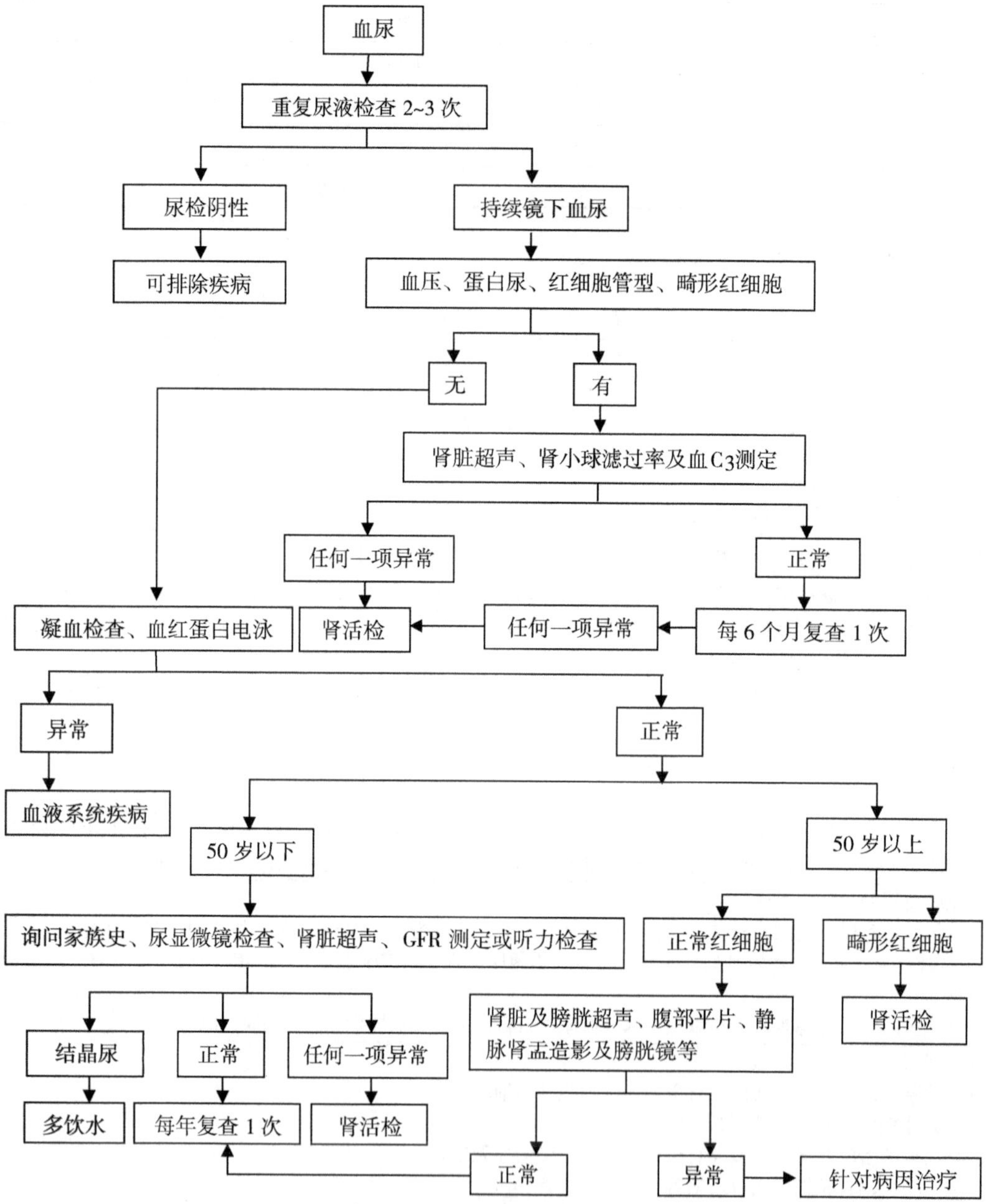

图 1-41　血尿诊断程序

【疾病特点与表现】

（1）常见疾病。

① 尿路感染：多为镜下血尿，膀胱三角区炎症约 1/3 病例可见肉眼血尿。其他表现包括感染中毒症状，

如发热、不适等及膀胱刺激症状和尿中发现大量脓细胞或白细胞、脓细胞管型和白细胞管型，都对诊断有一定特异性。

② 肾结核：本病晚期累及整个泌尿系统时呈现镜下或肉眼血尿，典型尿色可呈洗肉水样。膀胱刺激症状较细菌感染重，肾外常可找到结核病灶。本病典型症状见表 1-196。

表 1-196 肾结核临床特点与表现

症状	临床特点
膀胱刺激征	表现为尿频、尿急及尿痛，这是肾结核的典型症状，尿频可从 3 ～ 5 次 /d 逐渐增多至 10 ～ 20 次 /d，是由于含有结核分枝杆菌的脓尿刺激膀胱黏膜或黏膜溃疡所致；晚期膀胱挛缩，容量很少，每天排尿次数可达数十次，甚至呈尿失禁现象，在尿失禁的同时有尿急，尿痛
血尿	是本病的另一重要症状，常与膀胱刺激征等其他症状同时出现，多为终末血尿，严重时有血块，是由于膀胱结核性炎症或溃疡在排尿时膀胱收缩所致出血，如在膀胱病变之前出血，多为无痛性全程血尿
脓尿	部分病例尿液中可有大量脓细胞，也可混有干酪样物质，严重者呈米汤样，也可为脓血尿
腰痛	早期常无腰痛，但晚期结核性脓肾或肾积水可出现腰痛，少数患者也可因血块或脓块堵塞输尿管而引起肾绞痛
全身症状	贫血、低热、盗汗、食欲减退及消瘦无力等，晚期可出现尿毒症，部分可有高血压，可能与肾小动脉狭窄导致肾素分泌增多有关

注：有典型症状者易于诊断，但有相当一部分不典型者可能没有上述表现或仅有上述 1 ～ 2 种极轻微表现，从临床表现及一般实验室检查中不易做出诊断，但却具有以下某种特征性表现：a. 中青年者反复出现无症状血尿；b. 仅有轻微腰痛而无膀胱刺激征症状，静脉肾盂造影（IVP）显示不明原因之一侧输尿管下端梗阻；c. 无症状而偶然体检 IVP 显示一侧肾脏不显影；d. 仅有顽固性尿频而无其他明确原因。

③ 肾结石：结石在活动时可划破黏膜而导致镜下或肉眼血尿，常伴有腰或侧腹部绞痛，绞痛从肾区开始沿侧腹向膀胱及股内侧放射。

④ 肿瘤：是常见引起肉眼或镜下血尿原因，肾癌通常是以无痛性全程血尿为特点，男性发病率高。膀胱癌易误诊为膀胱炎，对于病程经久不愈或老年人久治不愈的膀胱刺激症状，应警惕膀胱癌的可能。

（2）易被误诊疾病。

① 紫癜性肾炎（紫癜性血尿）：肾脏受累的临床表现是肉眼血尿或镜下血尿，多呈持续或间歇性，儿童较成人多见，且在感染或紫癜发作后加剧。多数病例伴有不同程度蛋白尿。其他表现还包括皮疹、血管神经性水肿、关节炎及腹痛等。

② 肾下垂：正常肾盂的位置在第 1、2 腰椎之间，左肾稍高于右肾，肾脏可随呼吸、体位改变上下移动，其移动范围不超过 1 个椎体（2 ～ 4cm），超过上述范围即为肾下垂。肾下垂多发于青年女性，这与青中年女性体力负荷较重，又值生育年龄，生育后腹壁肌肉松弛，产后腹压突然减低有关。通常在继发感染后出现尿频、尿急、尿痛和不同程度的血尿。其他表现包括腹胀、恶心、呕吐、食欲减退、紧张、失眠、头晕乏力及记忆力减退等。

③ 游走肾：本病可引起血尿、腰痛及尿路感染等表现。肾下垂症状的产生与肾下垂的程度不一定成正比，有时虽然下垂程度不重，但可以引起较明显的症状。a. 腰部酸痛：呈钝痛或牵扯痛，久坐、久站或行走时加重，平卧位消失；肾蒂血管或输尿管扭转时，可发生 Dietl 危象，表现为肾绞痛、恶心、呕吐及脉搏增快等。b. 膀胱刺激征：部分病例还伴有低热或反复发热的病史，偶有下肢水肿等表现。c. 消化系统症状：由于肾脏活动时对腹腔神经丛的牵拉常会导致消化不良，多为腹胀、恶心、呕吐、胃纳减退等。d. 神经官能方面的症状：部分患者常较紧张，伴有失眠、头晕乏力、记忆力减退等。

④ 左肾静脉受压综合征（又称胡桃夹现象）常有血尿，尿中红细胞形态正常。肾活检呈轻微变化，腹部 B 超和 CT 示左肾静脉扩大（肾门段扩张的直径超过夹角段直径 2 倍为疑诊，3 倍以上诊断更为可靠，

必要时可做磁共振血管成像检查）。

⑤ 感染性心内膜炎：本病可出现由肾脏坏死引起的栓塞造成镜下或严重血尿。其他表现包括持续发热、寒战、夜间盗汗、疲劳、面色苍白、畏食、体重减轻、多发关节痛、侧腹痛及背痛、心脏杂音、心动过速及脾大等。

（3）引起肾小球性血尿常见疾病。

① 急性肾小球肾炎（简称急性肾炎）：本病可发生于任何年龄，以儿童多见。多数发病前 1 ～ 4w 有溶血性链球菌感染史，水肿、少尿、血尿、高血压，严重病例可出现循环充血及心力衰竭、高血压脑病、急性肾衰竭等并发症。

② 肾病综合征：分为原发性、继发性和遗传性三大类，原发性 NS 属于原发性肾小球疾病，由多种病理类型构成。本病典型表现为大量蛋白尿（24 h 定量＞ 3.5g）、低蛋白血症（血清蛋白＜ 30 g/L）、高度水肿及高脂血症。

③ IgA 肾病（Immunoglobulin A nephropathy，IgAN）：本病常以单纯性血尿为特点，多在上呼吸道感染（或急性胃肠炎、腹膜炎、骨髓炎等）1 ～ 3d 后出现，易反复发作的肉眼血尿，数天后可转为镜下血尿，可伴有腹痛、腰痛、肌肉痛或低热，少数患者可伴水肿和高血压。

④ 局灶性节段性肾小球硬化症：最常表现为肾病综合征，有大量蛋白尿和严重水肿，部分患者有血尿，镜下血尿多见，偶见肉眼血尿，亦可有轻度持续性高血压或慢性肾炎综合征表现。

⑤ 膜增生性肾炎（又称系膜毛细血管增生性肾炎）：临床表现为持续性镜下血尿，经常反复发作肉眼血尿，病程可迁延多年。

⑥ 狼疮性肾炎：好发于青少年和中年女性，全身多系统受损，伴有皮疹、贫血、发热、关节疼痛等，免疫学检查可见 ANA、抗 DNA 抗体等多种抗体阳性。

⑦ 乙肝相关性肾炎：好发于儿童及青少年，以蛋白尿或肾病综合征为主要临床表现，依据以下 3 项确诊：a. 血清 HBV 抗原阳性；b. 患肾小球肾炎，并可除外红斑狼疮等继发性肾小球炎；c. 肾活检切片中找到 HBV 抗原。

⑧ 孤立性血尿（单纯性血尿）：亦称无症状血尿，表现为持续镜下和（或）间歇肉眼肾小球性血尿，无其他任何临床症状、化验异常及肾功能改变者，无或仅有轻微蛋白尿，需排除泌尿道畸形和结石。

（4）先天性和遗传性疾病所致的血尿。

① 家族性复发性血尿综合征（又名家族性再发性血尿、良性家族性血尿、家族性血尿综合征、薄基膜肾病）：常以染色体显性遗传为主，部分为常染色体隐性遗传。临床表现为持续镜下血尿，肉眼血尿少见，肾功能正常。诊断主要依据是家族中存在同样性质的血尿患者，双亲之一有血尿者对诊断帮助极大。本病长期预后好，少数出现进行性肾衰竭。

② 遗传性肾炎（Alport 综合征）：又称眼耳肾综合征，为遗传性肾炎中最常见一种。X 连锁显性遗传，多在 10 岁前发病，血尿（变形红细胞血尿）为突出和首发表现，间断或持续性肉眼或镜下血尿，多在非特异性上呼吸道感染、劳累或妊娠后加重，肾功能呈慢性进行性损害，男性尤为突出，常在 20 ～ 30 岁时进入终末期肾衰。常伴高频性神经性耳聋，部分患者有眼部病变。

③ 先天性多囊肾：多为间歇性镜下血尿，可触及两侧肿大肾脏，伴肾区钝痛，多数伴有高血压和进行性肾功能不全。

④ 海绵肾：是一种少见的先天性疾病，乃由集合管呈囊状梭形扩张，肾锥体内出现很多囊腔而呈海绵状改变。临床特点为血尿，肾盂造影可见特有的 X 线征象。

⑤ 遗传性出血性毛细血管扩张征：有家族病史和血尿，其他部位皮肤或黏膜有毛细血管扩张和出

血现象。

（5）引起非肾小球性血尿的疾病很多，在此只列举疾病名称，不做详细赘述，供诊断和鉴别诊断时参考，即阑尾炎、膀胱癌、尿路结石、膀胱外伤、凝血系统疾病、憩室炎、膀胱炎、肾盂肾炎、梗阻性肾病、多囊肾、前列腺增生、前列腺炎、肾癌、急性肾乳头坏死、肾梗死、肾外伤、血吸虫病、尿道外伤、阴道炎、脉管炎、肾脏诊断性活检、药物（如抗凝药、阿司匹林等）、尿道的侵入性检查或手术等。

【相关检查】

（1）病史采集要点。

① 如为肉眼血尿，询问首发血尿的时间，发病以来症状有无加重，在排尿的早、中及终末阶段症状有无不同。以前是否发生过类似症状，有无血细胞凝结块及其性状（片状、块状或条索状）等。

② 询问与病因诊断及鉴别诊断有价值的伴随症状，如发热尿路刺激症状、下腹痛和坠胀感，突发腰部疼痛难忍沿输尿管方向放射至耻区、外生殖器或股内侧等，还包括有无水肿、全身不适、女性是否处于月经期及近期有无过度运动史。

③ 现有或既往史应包括有无高血压、糖尿病、系统性红斑狼疮、各种肾炎及肾病，腹部、腰部的外伤史，尿道、前列腺及凝血系统疾病及痔疮等。

④ 明确药物史，有无使用抗凝剂或阿司匹林等药物。

（2）查体重点。

① 重点检查是否有出血性疾病的临床体征，如皮肤黏膜出血点、淤斑及毛细血管扩张，鼻及口腔、牙龈的出血等。

② 有无肾区叩击痛、输尿管点压痛、腰部包块及前列腺的触诊。有无水肿、皮肤损害、四肢关节活动情况及局部红肿等。

（3）实验室检查。

① 提供血液系统、凝血功能障碍等相关的实验室检查依据。

② 尿常规、尿培养、尿三杯定性试验、尿红细胞相差镜检、尿细胞学及尿 FDP 检查。

③ 提供与诊断和鉴别诊断相关的检查依据，血沉、抗“O”测定、血清免疫指标、血清抗核抗体、抗双链 DNA 抗体及补体等。

（4）辅助检查。

① 腹部平片、静脉肾盂造影（IVP）及肾脏 B 超。

② CT 扫描、膀胱镜检查、彩色多普勒及肾活检等。

（5）选择性检查。

① 疑有泌尿系肿瘤者，可做尿细胞学、膀胱 / 前列腺相关肿瘤标志物检查。

② 疑有泌尿系统特异性（如结核）和非特异性感染，应做尿细菌学检查。

③ 疑有肾盂积水、泌尿系结石、肾囊肿及结核等，应做肾脏 B 超、X 线平片、静脉肾盂造影检查。CT 对肾脏占位性病变和钙化敏感性高，肾血管造影有助于肾血管疾病的诊断。

④ 膀胱镜检查：除对膀胱病变的诊断有相当重要的价值外，还可通过输尿管插管进行分侧肾功能测定及了解血尿的来源和做逆行肾盂造影，通过膀胱镜还可做病理活检。

⑤ 肾活检：肾小球源性血尿的病因鉴别很困难。肾活检可提示肾小球病理类型。

⑥ 血液检查主要除外有无造血系统疾病。

第五章 神经系统

第一节 意识障碍

意识障碍是多种原因引起的一种严重的脑功能紊乱，为临床常见症状之一，是指个体对自身和环境的感知发生障碍，或赖以感知环境的精神活动发生障碍的一种状态。意识障碍几乎是临床各种疾病累及中枢神经系统而产生的严重症状，其最严重阶段必然是昏迷症状的出现。

【常见病因】

（1）颅脑疾病。

① 局限性病变：a. 脑血管病，脑出血、脑梗死及暂时性脑缺血发作等。b. 颅内占位性病变，原发性或转移性颅内肿瘤、脑脓肿、脑肉芽肿及脑寄生虫囊肿等。c. 颅脑外伤，脑挫裂伤、颅内血肿等。

② 脑弥漫性病变和癫痫发作：a. 颅内感染性疾病，各种脑炎、脑膜炎、蛛网膜炎、室管膜炎及颅内静脉窦感染等。b. 弥漫性颅脑损伤。c. 蛛网膜下隙出血。d. 脑水肿。e. 脑变性及脱髓鞘性病变。

（2）全身性疾病。

① 急性感染性疾病：各种败血症、感染中毒性脑病等。

② 内分泌与代谢性疾病：肝性脑病、肾性脑病、肺性脑病、糖尿病性昏迷、黏液水肿性昏迷，垂体危象、甲状腺危象、肾上腺皮质功能减退症及乳酸酸中毒等。

③ 外源性中毒：工业毒物、药物、农药、植物或动物类中毒等。

④ 缺乏正常代谢物质：缺氧、缺血及低血糖。

⑤ 水、电解质平衡紊乱。

⑥ 物理性损害：如日射病、热射病、电击伤及溺水等。

【诊断线索】

意识障碍的诊断线索（表 1–197）。

表 1–197 意识障碍的诊断线索

项目	临床线索	诊断提示
既往史	· 平素健康	脑血管障碍、头部外伤、中毒性疾病
	· 有高血压史	脑血管意外、高血压脑病等
	· 既往有意识障碍史	低血压、癫痫、脑血管障碍、心律失常、代谢性脑病、心因性
	· 有动脉硬化危险因素或心房颤动史	脑梗死、脑出血

续表

项目		临床线索	诊断提示
既往史		·有头颅外伤史	脑挫裂伤、脑震荡、颅内血肿等
		·有抽搐史	原发或继发性癫痫
		·有肝脏疾病史	肝昏迷
		·有心脏病史	重度房室阻滞、心脏泵衰竭
		·有肾脏病史	尿毒症
		·有呼吸系统疾病史	肺性脑病
		·有内分泌疾病史	甲状腺功能亢进症、甲状腺功能减退症、垂体危象、肾上腺皮质功能危象等
		·有恶性肿瘤史	肿瘤栓塞、颅内转移、副肿瘤综合征、进行性多灶性白质脑病
		·有狗咬伤史	破伤风
生命体征改变	体温改变	·体温＞40℃以上	中暑或中枢性高热（多为脑干或下丘脑病变）
		·意识障碍出现在高热后	颅内感染
		·先有意识障碍随后发热	脑出血、蛛网膜下隙出血、巴比妥类药物中毒等
		·体温过低	休克、甲状腺功能低下、低血糖、冻伤或镇静安眠药中毒（如巴比妥类药物）
	脉搏改变	·脉搏缓慢有力	颅内高压
		·脉搏＜40次/min	房室阻滞或心肌梗死
		·脉搏快速	休克、心力衰竭、甲状腺功能亢进危象
		·脉搏明显不齐	某种心脏病引起心律失常所致
		·脉搏细弱无力	休克、内出血等
	呼吸变化	·呼吸缓慢是呼吸中枢受抑制的表现	吗啡、巴比妥类、有机磷杀虫药中毒及银环蛇咬伤等
		·呼吸浅速	休克、心肺疾病或药物中毒
		·潮式呼吸	大脑半球广泛损害
		·昏迷患者出现鼾声呼吸	病情加重或气道梗阻
		·呼吸时看到下颌活动，且呈现出口角牵动下唇运动的现象（下颌式呼吸）	中枢神经系统衰竭
	血压变化	·血压增高	脑出血、高血压脑病及颅内高压
		·血压过低	脱水、休克、心肌梗死或镇静药中毒
		·血压升高，脉搏减慢和呼吸减慢（两慢一高）	颅内压增高
呼出气体的气味		·酒精味	急性酒精中毒
		·烂苹果味	糖尿病酮症酸中毒
		·肝臭味	肝硬化
		·大蒜味	有机磷中毒
		·尿臭味	尿毒症
皮肤改变		·皮肤黄染	肝昏迷、药物中毒
		·皮肤黏膜发绀	严重心肺疾病等
		·皮肤多汗	有机磷中毒、甲状腺功能亢进危象、低血糖等
		·皮肤苍白	休克、严重贫血、低血糖等

续表

项目	临床线索	诊断提示
皮肤改变	·皮肤潮红	阿托品中毒、CO、高热等
	·大片皮下淤斑	胸腔挤压综合征
	·皮肤出血点、紫癜或淤斑	严重感染、出血性疾病、发热性传染病
	·口唇樱桃色	CO 中毒
	·熊猫眼（又称浣熊眼）	颅底外伤所致
神经系统改变	·偏瘫	高血压脑病、脑血管意外等
	·抽搐	癫痫发作、各种脑病、小儿高热等
	·手足搐搦	低钙血症
	·神经系统检查病理反射呈阳性	中枢神经系统受累（深昏迷时病理反射可为阴性）
	·意识障碍只要伴高热、惊厥	病情危重
	·脑膜刺激征	脑膜炎、蛛网膜下隙出血等
神经系统定位体征	·双眼凝视病灶侧	皮质损害
	·双眼凝视病灶对侧	脑桥损害
	·四肢强直性伸直	去大脑性强直（为脑干上段即中脑损害引起）
	·双上肢屈曲，双下肢强直性伸直	去皮质强直（为皮质广泛损害所致）
	·有神经系统定位体征	颅脑疾病（脑出血、脑血栓、脑肿瘤等）
	·伴共济失调	乙醇或镇静药中毒、Wernicke 脑病
	·视盘水肿	高血压脑病、颅内占位性病变
	·瞳孔缩小	阿片类药物中毒

【诊断思维】

（1）意识障碍分类及表现（表 1–198）。

表 1–198　意识障碍分类及表现

分类	临床表现
嗜睡	指意识的清晰度水平降低较轻微，患者的吞咽、瞳孔、角膜等反射均存在
意识混浊	指患者对外界刺激的阈限明显增高，除强烈刺激外，很难引起反应。患者多处于半睡状态，吞咽、角膜及对光反射均尚存在，可能会出现一些原始动作，如舔唇、伸舌、强握及吸吮等
昏睡	在强烈疼痛刺激下，可引起防御反射，亦可见深反射亢进、震颤及不自主运动，角膜、睫毛等反射减弱，但对光反射仍存在
昏迷	·浅昏迷：随意运动丧失，对周围事物及声光刺激无反应，对强烈疼痛刺激可有退缩式躲避反应，但不能唤醒。吞咽反射、咳嗽反射、角膜反射及瞳孔对光反射存在，眼球能转动 ·中昏迷：对疼痛、声音、光线等刺激均无反应，对强烈疼痛刺激和生理反射（吞咽、咳嗽、角膜及瞳孔对光反射）均减弱。生命体征出现轻度异常改变，如血压有波动，呼吸和脉搏欠规律 ·深昏迷：对各种刺激包括对强烈疼痛刺激的防御反射和所有的病理反射均消失。出现生命体征明显异常，如血压下降、呼吸不规则、全身肌张力低下松弛、尿便失禁或出现去脑变化、强直状态。只要发生或进入深昏迷，大多提示预后不良，甚至为濒死阶段

续表

分类	临床表现
特殊类型的意识障碍	·去皮质综合征：患者对外界刺激无反应，无自发性言语及有目的性的动作，能无意识地睁眼、闭眼或吞咽动作，瞳孔对光反射、角膜反射及睡眠觉醒周期存在。去皮层强直时呈上肢屈曲，下肢伸直姿势。去大脑强直则为四肢均强直 ·无动性缄默症（又称睁眼昏迷）：为脑干上部和丘脑的网状激活系统损坏所致。见于脑干上部或丘脑网状结构及前额叶原边缘系统损害所致。表现为无目的的睁眼或眼球运动，睡眠觉醒期可保留或有睡眠过度状态，伴有自主神经功能紊乱，如多汗、皮质腺分泌旺盛、二便潴留或失禁、体温升高、心律和呼吸节律不规则等 ·植物状态：是指大片大脑半球受损后仅保存间脑和脑干功能的意识障碍 ·闭锁综合征：见于脑桥基底部病变，如脑血管病、肿瘤等。由于双侧皮质脊髓束及皮质延髓束受损导致患者四肢和脑桥以下脑神经均瘫痪，不能言语、吞咽和活动，但患者意识清晰，仅能以睁闭眼或眼球上下运动与周围建立联系。有时会被误认为昏迷，应注意鉴别

（2）引起意识障碍的中枢神经系统（central nervous system，CNS）疾病（表 1-199、表 1-200）。

表 1-199　CNS 局灶性病变

CNS 局灶性损害	病变特点	
幕上损害	出血（创面或非创面性）	颅内、硬膜外、硬膜下、垂体卒中
	梗死	动脉血栓性闭塞、动脉栓塞性闭塞或静脉闭塞等
	肿瘤	
	脓肿	
幕下损害	压迫性	小脑出血、后颅凹硬膜下或硬膜外出血、小脑梗死、小脑肿瘤、小脑脓肿及基底动脉瘤等
	破坏性	脑桥出血、脑干梗死、基底性偏头痛、脑干脱髓鞘等

表 1-200　CNS 弥漫性病变

弥漫性脑功能障碍	病变特点
氧、糖及代谢辅助因素缺乏所致的神经损害	脑血流供应正常状态下低氧、严重肺疾病
	血流下降（如心脏骤停后状态、心源性或低血容量性休克）
	CO、氰化物及硫化氢等中毒、低血糖及维生素 B_1 缺乏等
内源性 CNS 毒素	高血氨、毒症、O_2 麻醉及高血糖等
外源性 CNS 毒素	乙醇、异丙基醇及镇静药及麻醉药
内分泌失调	黏液性水肿昏迷、甲状腺毒症、肾上腺皮质功能不全、肾上腺皮质功能亢进及嗜铬细胞瘤等
CNS 离子环境异常	高钠血症、低钠血症、高钙血症、低钙血症、高镁血症、低镁血症、低磷血症、酸中毒及碱中毒等
环境异常或体温调节障碍	低温、热休克及恶性高热等
颅内高压	高血压性脑病、大脑假瘤等
CNS 炎症和浸润	脑炎、脑膜炎、脑病、蛛网膜下隙出血、癌性脑膜炎及创面性轴索损伤等

（3）对昏迷评估通常是采用格拉斯哥昏迷指数（GCS）评估法。

① GCS 评估是以刺激所引起的反应对患者的意识进行综合评价患者，方法简单易行，与病情变化的相关性较好，比较实用，应用时将检查眼睛、言语和运动三方面的反应结果分值相加，总分为 15 分，最低分为 3 分，分值越低说明意识障碍越重。意识障碍处于 13 ～ 15 分定为轻度，9 ～ 12 分为中度，3 ～ 8

分为重度，总分小于 8 分常表现为昏迷。通过对意识障碍患者的昏迷评分，有助于医疗和护理工作的开展，见表 1-201。

表 1-201　昏迷评分表（GCS）

项目	动作程度	得分
睁眼反应	自发的	4
呼唤后	3	—
刺痛后	2	—
无反应	1	—
语言反应	回答正确	5
回答错乱	4	—
词语不清	3	—
只能发音	2	—
无反应	1	—
运动反应	按指令动作	6
刺痛时定位	5	—
刺痛时躲避	4	—
刺痛时肢体屈曲	3	—
刺痛时肢体过伸	2	—
无反应	1	—

② 影响 GCS 评定因素及不易评定情况（表 1-202）。

表 1-202　影响 GCS 评定因素及不易评定情况

影响因素	评定情况
饮酒	· 酒精对脑及神经系统有麻醉作用，可使患者反应迟钝，对光、声刺激反应时间延长，反射动作时间也相应延长，感觉器官和运动器官，如眼、手、脚之间的配合功能发生障碍等。
癫痫	· 颅脑疾病的患者往往可伴癫痫发作，特别是癫痫持续状态在发作的间歇期仍然呈昏迷状态时，应注意与原发病所致昏迷相鉴别
使用镇静剂	· 对烦躁不安、情绪激动、睡眠障碍的患者常使用镇静剂，如地西泮、苯巴比妥或冬眠合剂，此时做 GCS 评定时往往使得分降低
合并伤	· 常见于颅脑损伤的患者，如果患者在颅脑损伤的基础上合并胸部损伤、骨折、脏器破裂等，严重时可引起意识障碍
特殊并发症	· 在病情发展的过程中，有些患者可出现血糖过高或过低、电解质紊乱、呼吸道感染等，这些情况均可出现意识的改变，应注意结合其他症状、体征、实验室检查等予以鉴别
不宜进行 GCS 评分	· 手术患者麻醉作用尚未消失 · 有各种睁眼障碍的患者 · 带气管插管者 · 经医生判定已处于植物生存状态者

（4）脑干反射。

① 一般而言，患者处于昏迷状态而脑干反射正常，则提示双侧大脑半球广泛的损害或功能异常。

② 瞳孔大小，形状与对光反应正常，提示动眼神经的副交感传出纤维完整（此反射弧的传入纤维是视神经）。在病理情况下瞳孔大小可作为定位诊断依据，见表 1-203。

表 1-203 瞳孔改变临床意义

瞳孔改变	临床意义
双侧瞳孔散大	· 提示中脑严重受损、中脑眼神经受损或小脑扁桃体疝（癫痫发作或各种颅内疾病引起颅内高压及临终前的表现。 · 阿托品、氰化物、酒精中毒、低血糖状态等也常可见到双侧瞳孔散大
双侧瞳孔缩小	· 表示大脑皮质脑干“以脑桥损害为主”的损害，如桥脑出血（瞳孔呈针尖样） · 药物中毒（吗啡类、巴比妥类、有机磷中毒等）、蛛网膜下隙出血、脑室或脑桥出血等
一侧瞳孔进行性散大，对光反射迟钝或消失	· 提示病情严重 · 各种特异性脑炎、脑膜炎和脑血管病及占位性病变引起的颅内压增高 · 提示同侧占位性病变，但偶尔发生在对侧
一侧瞳孔缩小且反射迟钝	· 要注意区别是单侧瞳孔缩小还是对侧瞳孔散大 · 外伤后颅内出血
双侧瞳孔不等大，时大时小，左右交替且形状不规则	· 提示中脑受损明显 · 脑干出血、多发性硬化、神经梅毒及脑炎等
椭圆形和轻度偏离中心的瞳孔（瞳孔异位）	· 提示早期中脑和动眼神经受压

③ 检查眼球运动可以评估脑干广大区域的功能，因此眼球运动异常在诊断中具有重要的临床意义，见表 1-204。

表 1-204 眼球异常运动临床意义

眼球异常运动	临床意义
眼球水平同向运动障碍：双眼球水平性浮动	· 幕上病变刺激性：双眼视向病变对侧；破坏性：双眼视向病变对侧 · 幕下病变刺激性：双眼视向病变侧；破坏性：双眼视向病变侧 · 枕叶病变的眼球水平同向障碍持续时间短，侧视幅度小，刺激性病变眼球转向病对侧；破坏性病变转向同侧。伴有视幻觉及同向视野缺损 · 脑桥病变为刺激或破坏性病变时眼球水平侧视方向与皮质中枢相反；眼球水平同变向障碍持续时间较长；常伴有脑干受损症状和体征，提示小脑和脑桥受损害
眼球同向垂直运动障碍： 双眼垂直上视麻痹 双眼垂直下视麻痹 双眼上下联合麻痹	· 双侧额叶病变引起眼球各方向随意运动障碍，包括垂直和水平眼球运动；单侧病变、内囊病变不引起垂直同向运动障碍。 · 中脑顶盖前区、四叠体是引起垂直眼球运动障碍的主要病变区：刺激性病变引起眼动危象、双眼不自主向上凝视及不能下视，每次发作持续数秒至数小时；破坏性病变为垂直眼球同向运动障碍，称上丘脑综合征（Parinaud 综合征） · 几乎所有的垂直性眼轴分离或眼球不同向偏斜是由于脑桥或小脑损害所致 · 双侧顶盖前区、后连合受损 · 单纯少见，提示顶盖前区、中脑导水管周围受损 · 双侧顶盖前区，通过后连合导水管周围灰质传导纤维被阻断
双眼呈水平分离性偏斜静止时眼内收	· 提示展神经损害所致外直肌瘫痪，代表脑桥受损 · 颅内压升高时往往发生双侧展神经麻痹，此系假性定位征，静止时眼外展，常伴随同侧瞳孔散大，提示由于动眼神经麻痹而致内直肌瘫痪
双眼球位于水平线	· 此表现称之“落日征”，提示第三脑室扩大的脑积水
玩偶眼	·先慢后快地从一侧向另一侧转动或垂直转动头部可诱发出与头部运动方向相反的反射性眼球运动，此表现称之“玩偶眼”，提示迷路，前庭核和颈部本体感受器的脑干反射运动受损

④ 虽然单独检查角膜反射用处不大，但可以证实眼运动的异常，因为角膜反射也有赖于脑桥神经通道的完整。

（5）意识障碍诊断思维（表 1-205）。

表 1-205 意识障碍诊断思维

·引起意识障碍的病因繁多，常见病因有重症急性感染、颅脑非感染性疾病、内分泌与代谢障碍、心血管疾病、水及电解质紊乱、外源性中毒、物理性及缺氧性疾病。有时要从众多的病因中最后能明确诊断，并非是件易事，但熟悉和掌握其伴随的临床症状或体征，建立一个良好的思维程序，临床的病因和病情判断终会理出头绪
·临床中对于不同意识障碍的判断，有时会有一定的偏差，但能迅速做到准确判断出患者符合意识障碍的诊断时，对于疾病诊疗的思维及预后判断都将起到很重要的作用。可以通过下列表现做出初步判断：a. 呼唤是否有反应；b. 是否能睁眼；c. 是否有持久的追随和注视；d. 翻动眼睑是否有抵抗；e. 疼痛刺激是否有躲避反应；f. 反射是否存在；g. 有无尿便功能障碍
·颅脑卒中疾病的临床表现取决于出血或缺血的部位和大小，重者发病后数小时即死亡，轻者可无明显症状（如在“静区”少量出血）。常发生于原发性高血压患者，男性比女性多见，多数无预兆而突然发生，部分在发病后即达到高峰，严重者头痛、呕吐，几分钟后昏迷。早期神经症状的进展大多由于发病后几小时，持续出血和血肿扩大所致。必须要了解的是脑出血在睡眠中发病者很少，部分患者可有使血压升高的诱因，如情绪激动、紧张、用力、咳嗽、排便和性生活等。颅内各部位出血的特点与表现也有差异
·意识障碍者至少每小时评估其意识和神经状态，认真监测颅内压及液体出入量，保证呼吸道通畅和适当的营养。采取预防措施，以确保患者的安全，让其在有护栏的床铺卧床休息，侧卧和保证癫痫预防措施，保证急救设备在患者的床边。保持床头抬高，至少 30° 。勿使用阿片类药物或镇静剂，因为可能进一步加重患者的意识障碍，并妨碍准确的、有意义的神经系统检查，只有在必要时才提供镇静剂的使用
·意识障碍的患者常可并发吸入性肺炎，应高度关注呼吸、心率等生命体征的改变，还可因昏迷而造成外伤性损害，务必提前予以防范
·脑死亡判定标准。a. 先决条件：昏迷原因明确；排除各种原因的可逆性昏迷。b. 临床判断（以下 3 项必须全部具备）：深度昏迷（GCS 评分 3 分）；脑干反射包括瞳孔、角膜、头眼、前庭眼反射（温度试验）及咳嗽反射全部消失，脑干诱发电位不能引出脑干波形；无自主呼吸，并经自主诱发试验证实。c. 确认试验（以下 3 项至少有 1 项阳性）：脑电图平直呈电静位；经颅多普勒超声检查无脑血流灌注现象；体感诱发电位 P14 以上波形消失。d. 脑死亡的观察时间首次判定后，观察 12h 复查无变化，方可判定脑死亡
·高热者应接受血培养检查；怀疑酒精中毒或其他原因引起的中毒者须接受乙醇含量及相关尿毒理学检查；怀疑中枢神经系统感染或脑膜癌患者须接受腰椎穿刺；心电图是必不可少的检查之一，可排除大面积心肌梗死、各种类型心律失常导致广泛脑缺血、缺氧后发作和意识障碍；怀疑肺部病变者应及时接受胸片检查；怀疑颅脑病变者，则应及时接受头颅 CT 检查，条件允许可尽快进行头颅磁共振成像（MRI）检查；脑电图等可显示尖波、棘波、尖 - 慢波、棘 - 慢波等波型，有助于癫痫发作和癫痫状态的确诊；胸部 X 线片检查可排除严重肺部感染导致低氧血症或呼吸衰竭

（6）颅内各部位出血特点与表现（表 1-206）。

表 1-206 颅内各部位出血临床特点

部位	昏迷	瞳孔	眼球运动	运动、感觉障碍	偏盲	癫痫发作
壳核	较常见	正常	向病灶侧偏斜	主要为轻偏瘫	常见	不常见
丘脑	常见	小，光反射迟钝	向下内侧偏	主要为偏身感觉障碍	可短暂出现	不常见
脑叶	少见	正常	正常或向病灶侧偏斜	轻偏瘫或偏身感觉障碍	常见	常见
脑桥	早期出现	针尖样瞳孔	水平测试麻痹	四肢瘫	无	无
小脑	延迟出现	小，光反射存在	晚期受损	共济失调步态	无	无

（7）意识障碍病因严重程度分类（诊断意识障碍时应分 3 个步骤，即考虑危重症，考虑起病急骤的症状，考虑起病缓的疾病（表 1-207）。

表 1-207 意识障碍病因严重程度分类

系统	危急	急	缓
神经系统	蛛网膜下隙出血，脑桥、小脑、脑叶内出血，缺血性脑卒中及癫痫持续状态	硬膜下或硬膜外血肿、急性脑积水、脑肿瘤、静脉窦血栓、脑血管炎等	脑震荡，脑挫伤
感染性	细菌性脑膜炎、脑炎及感染性休克	脑脓肿、病毒性脑膜炎及其他感染	
代谢性	低血糖	高血糖、维生素 B_1 缺乏、低钠或高钠血症，低钙或高钙血症、肝性脑病、黏液性水肿性昏迷、甲状腺毒症、尿毒症、血卟啉病	低磷、低镁、高镁血症，甲旁减或甲旁亢
中毒	CO、氰化物、海洛因或阿片类、β 阻滞剂、钙通道阻断剂、洋地黄类及三环类抗抑郁药	酒精、苯二氮䓬类、可卡因、异烟肼、有机磷、抗癫痫药、阿司匹林、锂剂、对乙酰氨基酚及 γ-羟丁酸等	大麻、蕈类、非甾体类药物
环境因素	高原性脑水肿、日射病、低体温、恶性高热、精神病药物恶心综合征	气压病	
呼吸系统	过敏或肺栓塞	哮喘、COPD	
心血管系统	急性心梗、主动脉夹层、心脏压塞、低容量性休克、高血压危象及恶性心律失常	充血性心衰，贫血	

（8）并发症。

① 可并发吸入性肺炎、呼吸心跳等生命体征的改变，还可因昏迷而造成外伤性损害。吸入性肺炎，系吸入酸性物质，如动物脂肪、食物、胃内容物及其他刺激性液体和挥发性的碳氢化合物后，引起的化学性肺炎，严重者可发生呼吸衰竭或呼吸窘迫综合征。

② 若长期不能活动可并发压疮、肌萎缩及关节强直等。

（9）颅内出血导致意识障碍诊断流程（图 1-42）。

（10）意识障碍诊断程序（图 1-43）。

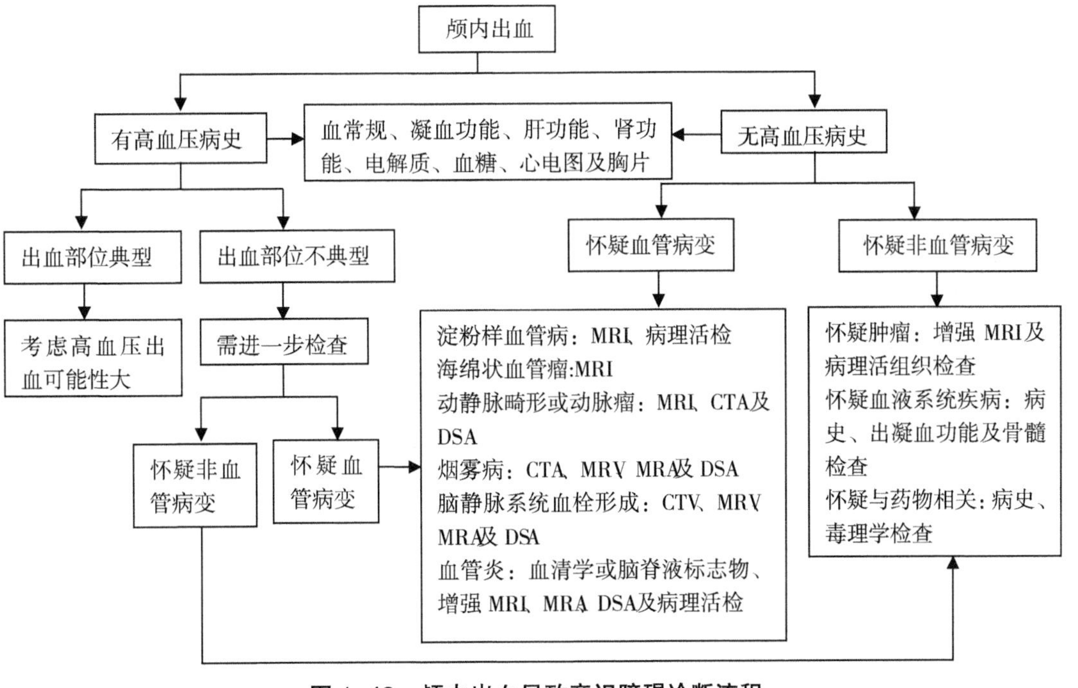

图 1-42 颅内出血导致意识障碍诊断流程

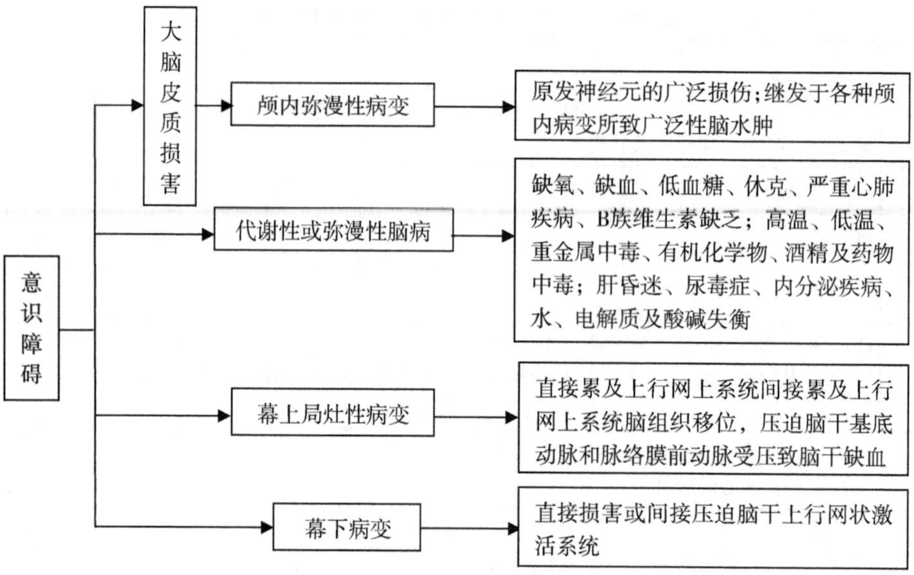

图 1-43　意识障碍诊断程序

【疾病特点与表现】

（1）高危性疾病。

① 癫痫持续状态：是指癫痫连续发作之间意识未完全恢复又频繁再发，或发作持续 30min 以上不自行停止，可长时间（> 30min）。癫痫发作的诱因及并发症见表 1-208。

表 1-208　癫痫发作的诱因及并发症

项目	临床特点
发作诱因	不适当地停用抗癫痫药物、急性脑病、脑卒中、脑炎、外伤肿瘤和药物中毒等所致，感染、精神因素、过度疲劳、孕产和饮酒等也可诱发，个别患者原因不明
并发症	临床表现
全身状况	高热、循环衰竭或神经元兴奋毒性损伤导致不可逆的脑损伤，致残率和病死率很高
代谢性酸中毒	发作时由于肌肉剧烈运动可引起乳酸中毒、血 pH 值显著下降等代谢紊乱
多器官衰竭	抽搐剧烈时患者可出现呼吸暂停，导致严重缺氧，全身肌肉剧烈运动时大量耗氧，造成心、脑及全身重要脏器缺氧性损害，脑缺氧可直接引起脑水肿甚至脑疝
猝死	肺血管压明显增高可发生严重肺水肿引起猝死，血儿茶酚胺水平急骤升高可继发心律失常，也是重要的死因

② 阿斯综合征：见晕厥章节。

③ 感染性休克：严重感染特别是革兰阴性细菌感染常可引起感染性休克，亦称脓毒性休克。其临床表现：a. 休克早期（代偿期）以脏器低灌注为主要表现，其他表现包括烦躁不安或萎靡不振、面色苍白、肢端发凉、呼吸和心率增快、血压正常或偏低及脉压差变小；b. 休克中期（失代偿期）主要表现为低血压和酸中毒，其他表现包括意识模糊、嗜睡、面色青灰、四肢厥冷、嘴唇发绀、毛细血管再充盈时间> 3s、血压下降、呼吸表浅、心率增快、心音低钝、尿少或无尿，此期可出现各脏器功能不全；c. 休克晚期（不可逆期）则表现为血压明显下降，常合并多脏器功能衰竭，常规抗休克治疗难以纠正。

④ CO 中毒：临床表现主要为缺氧，其严重程度与碳氧血红蛋白的饱和度呈比例关系：a. 轻型中毒时间短，表现为中毒早期症状，如头痛、眩晕、心悸、恶心、呕吐及四肢无力等，甚至出现短暂昏厥，

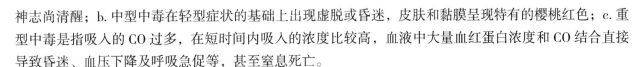

神志尚清醒；b. 中型中毒在轻型症状的基础上出现虚脱或昏迷，皮肤和黏膜呈现特有的樱桃红色；c. 重型中毒是指吸入的 CO 过多，在短时间内吸入的浓度比较高，血液中大量血红蛋白浓度和 CO 结合直接导致昏迷、血压下降及呼吸急促等，甚至窒息死亡。

⑤ 各种脑病：有很多疾病在晚期或终末期可以脑病的形式出现，多表现有意识障碍，见表 1-209。

表 1-209　常见脑病临床特点

脑病性质	临床特点
肝性脑病	有人格改变（迷惑、健忘等）和轻微的震颤。逐渐由震颤进展到扑翼样震颤、昏睡、异常行为、失用症，木僵、过度换气、反射亢进、Babinski 征阳性和肝臭等
高血压脑病	意识逐步下降从昏睡到木僵昏迷。除了明显的血压升高，还可能会出现严重的头痛、呕吐、痉挛、视力障碍及暂时性瘫痪，并最终出现潮式呼吸
低血糖性脑病	早期迹象和症状包括紧张、不安、激动、幻觉、饥饿、潮红和冷汗交替、头痛、浑身发抖和心悸等。视物模糊进展到运动无力、偏瘫、瞳孔放大、脸色苍白、脉率降低、浅呼吸和癫痫发作。晚期可出现肌肉松弛和去大脑体位
缺氧性脑病	初期患者会出现烦躁不安、发绀、心率增快、呼吸急促及血压升高。随后，呼吸呈现异常模式，脉搏、血压和深部肌腱反射降低，下肢病理反射阳性、瞳孔固定等
尿毒症性脑病	早期患者可能会出现冷淡、注意力涣散、迷糊及易怒，还可能会有头痛、恶心、疲劳和厌食等。其他症状包括呕吐、震颤、水肿、视盘水肿、高血压、心律失常、呼吸困难、湿啰音、少尿以及 Kussmaul 呼吸和潮式呼吸等表现

（2）颅内出血性疾病。

① 脑出血：豆纹动脉为脑出血的好发部位。常于活动和情绪激动时发病，出血前多无预兆，半数患者出现剧烈头痛、呕吐，出血后血压明显升高，临床症状常在数分钟至数小时达到高峰，临床表现因出血部位及出血量不同而异，基底核、丘脑与内囊出血常引起轻偏瘫；少数可出现癫痫样发作，多为局灶性；重症者迅速出现意识模糊或昏迷。

② 脑淀粉样血管病（CAA）：本病是一种不伴全身血管淀粉样变的脑血管病，可导致纤维素样坏死和微动脉瘤形成，易于出血。在伴有阿尔茨海默病和 21- 三体综合征的老年人中，CAA 引起的脑出血更常见。额、顶、颞、枕叶均可受累，很少累及基底核、小脑、脑干及海马等部位，此点有别于高血压出血。近年来 CAA 致小脑出血增多，出血常向外穿透软脑膜，引起继发性蛛网膜下隙出血，甚至穿透蛛网膜 - 硬膜下血肿。本病一旦发生颅内出血即可出现头痛、呕吐及意识障碍等。

③ 脑动脉瘤出血：脑实质内血肿症状与动脉瘤部位有关，如大脑前动脉动脉瘤出血常侵入大脑半球的额叶，造成痴呆、记忆力下降、偏瘫、失语及大小便失禁等；大脑中动脉动脉瘤出血常引起颞叶血肿，表现为偏瘫、偏盲、颞叶痁和失语等症状；后交通动脉动脉瘤破裂出血时可出现同侧动眼神经麻痹等表现；脑实质内血肿可出现癫痫样发作；脑干周围积血则可引起强直性抽搐发作。

④ 脑肿瘤：原发性或继发性颅内转移性肿瘤均可引起颅内压增高或出血而导致意识障碍及头痛等表现。

⑤ 其他：a. 血液系统疾病以白血病多见，再生障碍性贫血、特发性血小板减少性紫癜、血友病、溶血性贫血和血小板减少等；b. 脑静脉血栓形成；c. 大量饮酒等均可引起脑出血而出现意识障碍。

（3）内分泌代谢障碍性疾病（引起意识障碍并非少见，而且极易被忽略和误诊）

① 慢性肾上腺皮质功能低下：可从嗜睡到昏迷，通常可于发病 8 ～ 12h 内出现。早期临床表现为渐进性无力、烦躁、食欲不振、头痛、恶心、呕吐、腹泻、腹痛和发热等。晚期表现包括低血压、脉搏快速细弱、少尿及发冷等，皮肤黏膜色素沉着是本病诊断的重要线索。

② 糖尿病急性并发症的特点与表现见表 1-210。

表 1-210 糖尿病急性并发症的特点与表现

鉴别要点	糖尿病酮症酸中毒	高血糖非酮症高渗综合征	乳酸性酸中毒	低血糖性昏迷
病史	·有或无糖尿病病史 ·有酮症酸中毒的诱因（如中断治疗、胰岛素剂量不足、感染等）	·有或无糖尿病病史 ·多为老年人 ·有限制进水、呕吐、腹泻、感染、静脉注射高渗糖、糖皮质激素及噻嗪类利尿药史	·有感染、失血、休克、缺氧、饮酒或大量使用降糖药史 ·既往多有心血管、肝及肾脏疾病史	·多有大量注射胰岛素或服用过量降糖药史 ·用药延迟、进食过度、体力活动史等
起病	慢，2～3月	慢，数日	较急	急，数小时
症状	畏食、恶心、呕吐、口渴、多尿、神经症状及昏睡	神志障碍、躁动、局灶症状、抽搐、瘫痪及昏迷等	畏食、恶心、气促、乏力、昏睡及眩晕等症状	饥饿感、多汗、心悸、乏力及手颤抖
呼吸皮肤腱反射	深大，有酮味干燥失水，弹性差反应迟钝	正常干燥失水亢进或消失	深大可失水迟钝	正常、苍白，潮湿多汗亢进及病理反射（+）
尿糖检查	++～+++	++～+++	-～+++	-～+
尿酮	+～+++	-～+	-～+	-
血糖	显著升高	显著升高，多＞13mmol/L	正常或升高	显著降低
血 Na^+	降低或正常	正常或显著升高	降低或正常	正常
血 pH	降低	正常或降低	降低	正常
血 HCO_3^-	＜15mmol/L	正常或降低	＜10mmol/L	正常
血乳酸	稍升高	一般正常	明显升高	正常
血乳酸 / 丙酮酸	一般正常，10：1	正常	明显升高＞15：1～30：1	正常
血浆渗透压	正常或升高	显著升高，＞150mmol/L	正常	正常

③ 高钠血症：急性高钠血症常可威胁生命，可迅速出现昏睡、昏迷或癫痫样抽搐。其他相关表现包括脉细速、恶心、萎靡不振、发热、烦渴、皮肤发红和黏膜干燥等。

④ 低钠血症：急性者常有意识障碍，甚至有生命危险，可由早期的恶心和倦怠进展为行为变化、精神错乱、昏睡或动作不协调，最终出现癫痫和昏迷。

⑤ 低钾血症：可表现为嗜睡，昏迷者罕见。其他表现包括恶心、呕吐、腹泻、多尿、无力、反射减少、头晕、低血压及心律失常等。

⑥ 高镁血症：临床表现与血清镁升高的幅度及速度均有关，短时间内迅速升高者临床症状较重。当血镁＞6mmol/L时，可发生严重中枢性抑制，出现昏睡、木僵或昏迷等。早期表现为食欲不振、恶心、呕吐、皮肤潮红、头痛及头晕等，这些表现常缺乏特异性，故容易被忽视。当血清镁浓度达 2～4mmol/L 时可出现神经－肌肉及循环系统症状。

⑦ 黏液性水肿：可出现意识的迅速下降，其他表现包括严重的低温、通气不足、低血压、心动过缓、外周水肿、听力及平衡受损和抽搐等。

⑧ 甲状腺危象：可出现烦躁不安、幻觉及精神行为异常，甚至可进入昏迷状态，其他表现包括震颤、无力、视力障碍、心动过速、心律失常、心绞痛、急性呼吸窘迫、发热、潮湿、皮肤发红、呕吐、腹泻及高热等。

⑨ 垂体危象：本病发生意识障碍常与低血糖时的机体应激有关，一旦发生多表现为顽固性低血压，

严重时出现低血容量休克或肾前性少尿。

⑩ 低血糖：本病典型表现有出汗、饥饿、心慌、颤抖和面色苍白等，脑功能障碍的初期表现为精神不集中、思维和语言迟钝、头晕、嗜睡、躁动、易怒及行为怪异等精神症状，严重者出现惊厥、昏迷，甚至死亡。低血糖是依靠血糖值低于正常而确立诊断，但切勿只停留在低血糖的诊断，应进一步明确导致低血糖的真正原因，表 1–211 列出 3 种引起低血糖疾病的临床特点与表现。

表 1–211　常见 3 种低血糖疾病的特点与表现

特点与表现	功能性低血糖	肝源性低血糖	胰岛素瘤
发病数	多见	较少见	少见
情绪变化	常有	无关	无关
空腹发作	无	常见	常见
白天发作	上午 11 点、下午 3 点	少见	常见，早晨多发
饥饿	无关	促进发作	促进发作
运动	无关	促进发作	进行性促进发作
疾病经过	非进行性	进行性	进行性加重
空腹血糖	正常	正常或下降	经常降低
糖耐量试验	正常或血糖上升迅速	糖尿病样曲线、4 ～ 7h 下降	低平曲线
D_{860} 试验	正常、早期下降、1 ～ 2h 回升	正常或低血糖	低血糖
禁食试验	正常反应	低血糖反应	低血糖反应并进入昏迷
胰高血糖素试验	正常反应	不正常	不正常
肾上腺素反应	正常	血糖不上升	正常或不定
饮食反应	高糖饮食可诱发	低糖饮食诱发	低糖饮食诱发

（4）急性脑血管病（表 1–212）。

表 1–212　常见急性脑血管病的特点与表现

鉴别要点	缺血性卒中		出血性卒中	
	脑血栓形成	脑栓塞	脑出血	蛛网膜下隙出血
好发年龄	60 岁以上	青壮年	50 ～ 60 岁	中青年
主要疾病	脑动脉粥样硬化	风湿性心瓣膜病	脑动脉粥样硬化	脑动脉瘤、血管畸形
诱因	血流慢，血压下降	无或用力，激动	情绪激动，用力	情绪激动，用力
发病方式	较缓（数小时或数天）	最急	急（数分钟或数小时）	急骤（数分钟）
起病时血压	正常、低或高	多正常	明显增高	增高或正常
好发部位	脑内各大动脉分支	大脑中动脉	脑内穿通动脉	颅底动脉环附近血管
全脑症状	无或轻	有，但短暂	持续较重	明显
眼底变化	动脉硬化	偶有动脉栓塞	动脉硬化或视网膜出血	玻璃体膜下出血
瞳孔改变	多无	多无	有时患侧散大	有时患侧散大
局限性脑损害	有	有	有	无
脑膜刺激征	一般无	一般无	可有	明显
头颅 CT	低密度灶	低密度灶可有出血	高密度灶	蛛网膜下隙高密度影

（5）由颅内疾病引起的意识障碍在临床十分常见，在此列举疾病名称，供诊断和鉴别诊断参考：一过性脑缺血综合征、脑脓肿、脑肿瘤、脑挫伤、脑炎、脑脊髓炎、急性硬膜外出血、中暑、急性呼吸窘迫症、过度换气综合征、低温、脑膜炎、脑桥出血、硬膜下血肿、酒精中毒及药物中毒等。

【相关检查】

（1）病史采集要点。

① 询问意识障碍发生的时间、特点、持续时间及过程，对起病突然并很快达高峰，抑或起病缓慢并逐渐加重进行分析。意识障碍是否为疾病首发表现，如非首发症状，应详细了解意识障碍发生前的伴随症状，如头痛、头晕、恶心、呕吐、复视、肢体活动无力、抽搐、发热、心慌、胸闷、胸痛及喘憋等。

② 如患者不能回答问题，应向其家人询问是否注意到患者的行为、个性、记忆或性情的改变。是否有外伤史及中毒，包括酒精、农药、CO、药物或食物中毒等。

③ 既往史应重点了解心、肝、肾及肺部疾病、高血压、糖尿病、老年痴呆症、头部外伤、五官或头面部的慢性感染史（如化脓性中耳炎、面部疖肿等）及强烈精神刺激史等。

④ 了解服药史，如安眠药、镇静药及糖尿病用药等。

（2）查体重点。

① 体格检查重点：观察生命体征、气道通畅情况及呼吸气味，有无头部外伤，皮肤黏膜包括是否苍白或潮红、皮肤出血点、淤斑、发绀及黄疸等，是否呈樱桃色，四肢皮肤有无针眼，注意瞳孔变化、甲状腺大小及颈静脉充盈情况。

② 心肺检查重点：是心率、节律及心脏杂音，双肺呼吸音是否对称及干湿性啰音。腹部外形、肝脾大、移动性浊音及肠鸣音等。

③ 神经系统检查重点：观察有无局灶性体征，包括深浅反射、病理反射及脑膜刺激征，观察有无去皮质强直（手臂和肘屈曲、下肢伸展）或去大脑强直（四肢强直伸展，颈后仰，甚至出现角弓反张。）检查肌力并进行双侧对比，上肢检查包括通过肱二头肌、肱三头肌和旋后肌反射检查反射功能（必要时可以增强刺激，如咬紧牙齿）。下肢检查包括有无明显的萎缩、肌纤维自发性抽动及变形等，检查膝关节张力，通过转腿试验和直腿抬高试验检查有无坐骨神经压迫。检查髋部的屈曲、伸展、外展和内收，膝关节的伸展和屈曲，跖部的屈曲、背曲、内翻、外翻和大脚趾背曲。应用检查感觉：轻触、针刺、震动觉，关节位置感觉和对热/冷反应（使用MRC分级：0级完全瘫痪；1级肌肉可收缩，但不能产生动作；2级可有自主的运动，但不能对抗地心引力抬起；3级可做对抗地心引力的运动；4级可对抗阻力的运动；5级正常肌力）。

（3）实验室检查。

① 提供感染及基础疾病的相关实验室依据（如血常规、血糖、肝功能（血氨）、肾功能及脑脊液检查等）。

② 提供有无并发症的实验室依据（如电解质、动脉血气分析等）。必要时进行肾上腺、甲状腺功能等内分泌检查。

（4）辅助检查。

① 脑电图（EEG）、视频EEG和动态EEG监测等。

② 必要时可行头部CT和MRI检查。

（5）选择性检查。

① 高热者应接受血培养检查。

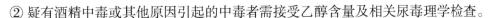

② 疑有酒精中毒或其他原因引起的中毒者需接受乙醇含量及相关尿毒理学检查。

③ 疑有中枢神经系统感染或脑膜癌者需接受腰椎穿刺。

④ 疑有心血管疾病，心电图是必不可少的检查。

⑤ 疑有肺部病变，应做胸部 X 线片或 CT 检查。

⑥ 疑有颅脑病变，则应及时接受头颅 CT 检查，条件允许可尽快进行头颅磁共振成像（MRI）检查。

⑦ 疑有内分泌疾病，应做相关内分泌激素或特定检查，如糖尿病酮症酸中毒应检查血酮和尿酮等。

⑧ 疑为 CO 中毒，应作血中碳氧血红蛋白测定。

⑨ 前庭器功能检查的变温试验（前庭眼反射）对头眼试验是一种有价值的辅助检查。

a. 静止时的眼球联合偏斜或转头时的双眼协同运动不完全，表明注视麻痹侧的脑桥损害或者是对侧额叶损害，这种现象可被概括为“双眼注视半球损害侧和偏离脑干损害侧”。

b. 伴发于额叶损害出现的眼偏斜通常能被快速转头所克服，癫痫也可引起相反的眼球偏斜伴节律性，痉挛性眼球向注视侧的运动，偶尔还会出现双眼矛盾地偏离半球病灶侧。

c. 当药物抑制了眼反射性运动时，运用手法检查的结果要十分慎重解释，通常双眼常随头转动，但在药物中毒时，当头被转动时而眼球好像被固定在原位不动，因此容易被误诊为脑干的损害。这些药物如苯妥英、三环类抗抑郁药、巴比妥酸盐中毒，偶尔酒精、吩噻嗪或神经肌肉阻断剂中毒也会抑制双眼反射性运动。

第二节　抽搐

抽搐是指局部或全身骨骼肌发作性的不自主的抽动、强直、痉挛的一组症状群，不是一种疾病，发病不受年龄限制。除惊厥、强直性痉挛、肌阵挛等外，震颤、舞蹈样动作、手足徐动、扭转痉挛、肌束颤动及习惯性抽搐也有归类于抽搐范畴。

【常见病因】

（1）脑部疾病。

原发性癫痫和继发性癫痫（颅内感染、颅脑损伤、脑血管病、颅脑肿瘤及变性病变等）。

（2）全身性疾病。

高热、破伤风、狂犬病、CO 中毒、低血糖、急慢性肾衰竭、高血压脑病、胰岛腺瘤、低血钙、甲状腺功能亢进、各种全身感染及维生素 B_6 缺乏等。

（3）药物性抽搐。

阿托品中毒、士的宁及印防己毒素等。

（4）癔症性抽搐。

【诊断线索】

抽搐诊断线索（表 1–213）。

表 1-213　抽搐诊断线索

项目	临床线索	诊断提示
年龄与性别	· 小儿全身抽搐	高热惊厥、低钙血症
	· 儿童抽搐	习惯性抽搐、原发性癫痫及抽动－秽语综合征
	· 少年抽搐	癫痫
	· 成年人全身抽搐	颅内感染征象，如脑膜炎及脑炎等
	· 成年人局限性抽搐伴持续性头痛	颅内肿瘤
	· 怀孕女性抽搐	子痫、系统性红斑狼疮
	· 老年抽搐	低钙和心、脑血管疾病等
发作诱因及持续时间	· 常在饥饿时发作	低血糖
	· 常在情绪波动时发作	癔症性抽搐
	· 光、声可诱发抽搐	狂犬病
	· 数秒	心源性抽搐
	· 数分钟	癫痫
	· 超过 30min	癫痫持续状态
	· 抽搐时间不固定	癔症性抽搐
伴随症状和体征	· 伴发热	各种感染性脑病
	· 伴意识障碍	癫痫、子痫、脑卒中、阿斯综合征及感染性脑病等
	· 发作前有先兆症状	低血糖、缺血性脑病及僵人综合征
	· 伴心音及脉搏消失，血压下降	心源性抽搐
	· 伴贫血、呼吸尿臭味、肌酐及尿素氮明显升高	肾性抽搐
	· 伴门脉高压表现、肝功能检查异常	肝性脑病性抽搐
	· 伴手足搐搦、Chvostek 征（轻扣外耳道前面神经引起面肌非随意收缩）或 Trousseau 征（用止血带或血压计缚于前臂充气至收缩压 20mmHg 以上持续 3min，也可用手用力压迫上臂静脉，使手血供减少促腕痉挛）阳性	低钙血症、低镁血症等
	· 伴血压升高	子痫、高血压脑病、颅内高压、尿毒症等
	· 伴多汗、瞳孔缩小、呼吸有蒜味	有机磷中毒
既往史	· 有心脏病史	心源性抽搐
	· 有肺部疾病史	肺性脑病
	· 有长期饮酒或吸毒史	戒断综合征
	· 有糖尿病史	酮症酸中毒、高渗综合征
	· 有脑外伤史	外伤性癫痫
	· 有慢性肝脏病史	肝性脑病
	· 有被犬咬伤史	狂犬病

【诊断思维】

（1）抽搐诊断思维（1–214）。

表 1–214　抽搐诊断思维

项目	抽搐诊断思维
强直性抽搐	·全身肌肉强直、四肢强直、呈角弓反张（头后仰，全身向后弯曲呈弓形）、双眼上翻或凝视、呼吸暂停、瞳孔散大及对光反应消失，抽搐的时间可为数秒钟或数分钟；严重者可反复发作，抽搐发作持续 30min 以上者称为持续状态
局限性抽搐	·是以身体某一局部连续性肌肉收缩为主要表现，大多见于口角、眼睑及手足等。多见于外周神经病变（比如三叉神经痉挛）或者中枢神经病变（比如局灶性癫痫——多由局部占位引起），可出现一侧肢体抽动或面肌抽动，手指或脚趾抽动，眼球转动、眼球震颤、眨眼动作及凝视（局限性抽搐者，神志不受影响）等。腓肠肌（俗称小腿肚子）痉挛、面肌抽搐等，常由急剧运动或工作疲劳等所致
鉴别	·诊断首先应鉴别抽搐是器质性还是功能性十分重要。其次应排除引起抽搐的高危性疾病，即阿斯综合征（又称心源性脑缺血综合征），可参见晕厥章节
高热惊厥	·主要见于 6 个月到 4 岁小儿在高热时发生抽搐。高热惊厥发作为时短暂，抽搐后神志恢复快，多发生在发热的早期，热退后 1w 脑电图可恢复正常
癫痫症状	·在症状性癫痫的病因中，除了脑部疾病外，临床医生往往容易忽视全身性疾病，必须排除代谢性疾病，如胰岛细胞瘤引起的低血糖症，发作多在空腹或强烈运动后，先有交感神经和肾上腺髓质兴奋表现，继之出现脑功能障碍，严重者可出现“癫痫”样发作，易误诊为癫痫
手足抽搐	·对于手足抽搐患者，特别是婴幼儿，需做血钙、血磷及甲状旁腺激素测定，以排除甲状腺疾病及佝偻病；如发作时无腹痛、腹泻及呕吐症状，可以排除急性间歇性血卟啉病
药物	·在诊断全身性抽搐时应除外有些药物例如茶碱、利多卡因和西咪替丁的毒性作用，可能引起全身性发作。安非他命、异烟肼和长春新碱等可诱发癫痫
中枢神经系统疾病	·中枢神经系统疾病，如颅内感染、颅脑损伤、脑血管病、颅内感染、颅脑损伤、脑血管病、脑瘤及变性病等，共同具有的特点有：a. 抽搐常为强直性或阵挛性，多与病变程度相平行；b. 多与病变程度相平行，大多有脑部局灶或弥散损害的征象，如头痛、呕吐、精神异常、偏瘫、失语、意识障碍及脑膜刺激征等；c. 抽搐明显加重时可发展为癫痫持续状态
儿童	·在儿童中，全身性癫痫发作较为常见，事实绝大多数的癫痫患者初次发作年龄＜ 20 岁。很多儿童在 3 个月至 3 岁可以出现由发热导致的全身性癫痫发作，其中一些儿童后来发展为不伴发热的癫痫发作。全身性癫痫发作还可能产生于先天性代谢失调、围生期的损伤、脑部感染、Rett 综合征、Sturge–Weber 综合征、动静脉畸形、铅中毒、低血糖以及其他特发性因素等。注射白百破疫苗也可导致全身性发作，尽管这种可能性很小
老年人	·老年人局限性抽搐并伴有持续性头痛，常提示颅内肿瘤
特定发作环境	·由于电解质失衡及碱中毒等引起的抽搐是最容易被误诊的，当体内这种内环境稳定的状态被破坏时，尤其是离子紊乱时，则可引起抽搐发作。新生儿由于神经系统发育尚不完善及代谢活跃，易出现离子紊乱，故小儿抽搐务必考虑是离子紊乱和碱中毒所致
面肌抽搐	·是一侧面神经受激惹而发生的功能失调综合征，为阵发性半侧面肌的不自主抽动。通常情况下，仅限于一侧面部，偶可见于两侧。开始多起于眼轮匝肌，逐渐向面颊乃至整个半侧面部发展，逆向发展的较少见。可因疲劳、紧张而加剧，尤以讲话、微笑时明显。严重时可呈痉挛状态，甚至可出现轻度面瘫，本病多在中年起病
注意事项	·目击患者强直发作，首先检查患者的呼吸和循环情况，明确其无气道阻塞或心脏停搏。如有气道阻塞，开放其气道。注意观察发作情况并保护患者，如在患者头下放置毛巾避免损伤，解开患者的衣服，拿走可能致伤的利器。不要阻止患者发作或是将硬物放入患者口中，这样会使导致牙齿碎裂或下颌骨折。只有在癫痫发作初期才可将软物塞入患者口中
	·如果抽搐发作持续＞ 4min 或第一次发作过后未完全恢复，立即再次发作，可能为癫痫持续发作。保持呼吸道通畅，建立静脉通路，给予吸氧、心电监护和抽血检查。让患者侧卧，头部处于半靠位，使口腔分泌物流出以避免误吸，间歇性地把患者翻身到对侧。进行血气检查，必要时给予面罩吸氧加大氧流量。静脉给药止痉，如安定。间隔 10 ～ 20min 后可重复 2 ～ 3 次给药。如果患者有低血糖，输注葡萄糖可使发作停止
	·任何一个全身性抽搐的患者无论其病因性质如何，都必须做到先抢救、先治疗，即应通过各种措施，使患者全身抽搐得到控制后再进行相关的检查，避免患者在检查过程中发生意外，并及时向患者及其家属交代病情可能会发生的变化及预后，争取他们的支持和理解

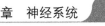

（2）癔症性抽搐与癫痫的鉴别（表 1-215）。

表 1-215 癔症性抽搐与癫痫的鉴别

鉴别项目	癔症性抽搐	癫痫
诱因	有精神刺激	多无
发作前先兆	无	可有
起病急缓	相对较缓	突然
发作场所	人多的环境	不定
意识障碍	无	有
发作持续时间	不定	数秒或数分钟
跌倒损伤	无	有
瞳孔	无变化	散大
面色	较红	苍白或发绀
舌咬破	无	常有
脑电图	正常	异常

（3）不同人群癫痫特点（表 1-216）。

表 1-216 不同人群癫痫特点

人群	妊娠合并癫痫	早期婴儿型癫痫性脑病	小儿癫痫	老年性癫痫
临床特点	妊娠妇女患有癫痫会影响到整个分娩的进程及胎儿的发育，也会加重癫痫，孕前多有发作史。根据孕妇的病史、症状、体格检查等不难做出诊断	3 个月内起病，强直和（或）强直阵挛发作，每天可发作 2～40 次不等，每次发作短暂，短则 10s，长则 5min。可以成串发作，部分患儿以后转为婴儿痉挛症。智力及体格发育显著落后，严重者从不会哭笑和注视，病后竖头功能丧失	小儿癫痫从病因、临床表现、诊断、治疗及预后与成人有所不同，众多的癫痫综合征很多是小儿所特有的	老年人癫痫多为继发性，临床发作形式大部分为部分性发作，其中以单纯部分性发作为主，极少数人表现为复杂部分性发作

（4）并发症。

① 呼吸道感染。

② 不同程度的脑水肿。

③ 呼吸性酸中毒。

④ 急性肾衰竭。

⑤ 精神异常或抑郁等，见表 1-217。

表 1-217 癫痫并发精神异常的临床特点

项目	临床特点
人格障碍及智力低下	晚期的外伤性特发性癫痫常伴有加重的趋势，可由局部性发作演变为全身性发作，严重有记忆力减退、人格障碍智力低下等表现
识别障碍	对事物的辨别能力差，包括梦样状态、时间感知的歪曲、不真实感、分离状态
情感障碍	表现为不愉快的状态，带有自卑感或伴有抑郁
语言障碍	可产生部分失语或重复语言多

续表

项目	临床特点
记忆障碍	对熟悉事物产生没有体验过的感觉，或对过去经受过的事物不能快速回忆
错觉	表现在与物体的真实大小、距离及外形产生差异
外伤或出血	可并发穿透性颅脑损伤、硬脑膜下血肿、脑内血肿、脑挫伤及颅骨骨折等疾病
幻觉	在没有任何外界变化的情况下可产生视、听、味、空间感及物体成像等方面的变化和错觉

（5）抽搐诊断程序（图 1-44）。

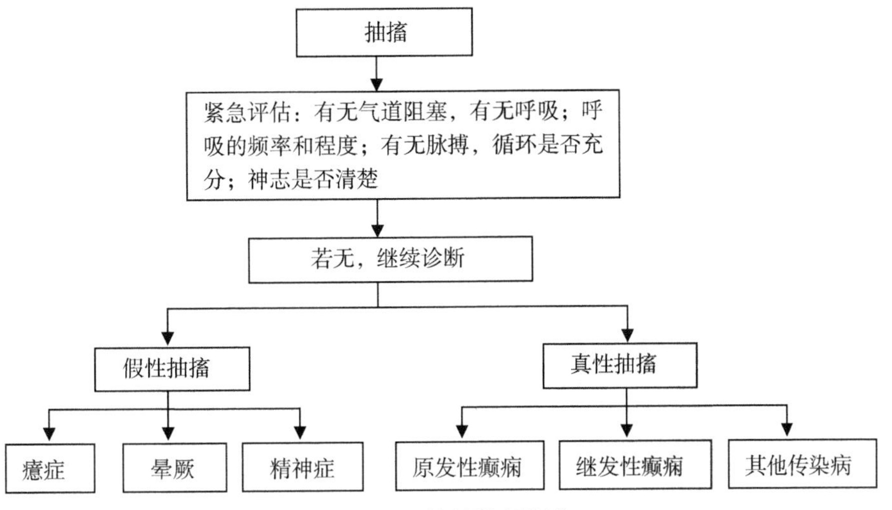

图 1-44 抽搐诊断程序

（6）小儿抽搐的诊断程序（图 1-45）。

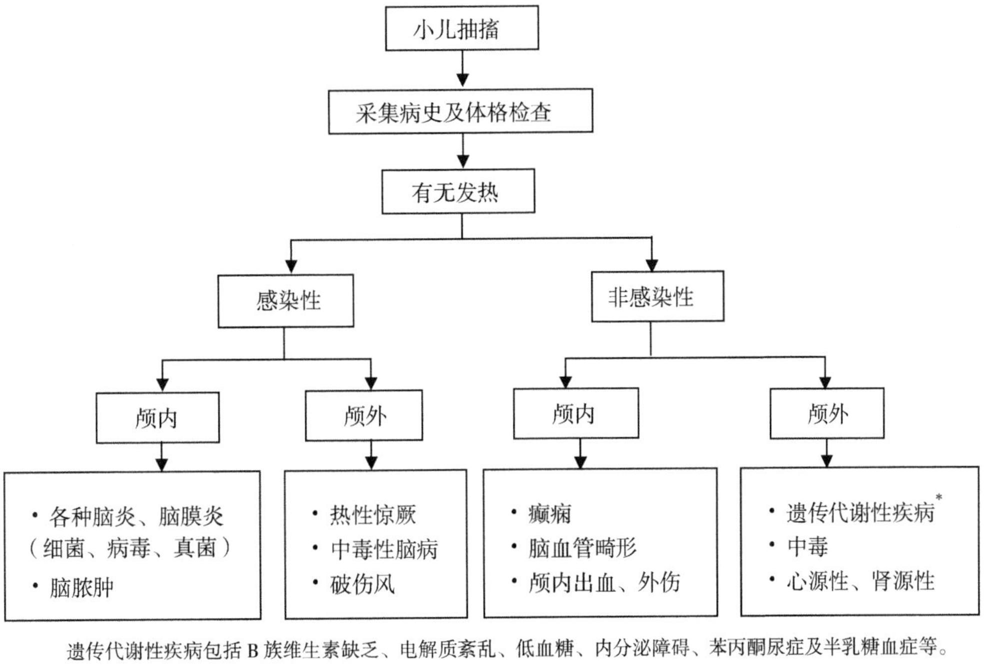

遗传代谢性疾病包括 B 族维生素缺乏、电解质紊乱、低血糖、内分泌障碍、苯丙酮尿症及半乳糖血症等。

图 1-45 小儿抽搐的诊断流程

【疾病特点与表现】

（1）高危性疾病。

① 心源性抽搐（阿斯综合征）：本病常见于严重心律失常、心排血受阻的心脏病或某些先天性心脏病、心肌缺血、颈动脉窦过敏、血管抑制性昏厥及直立性低血压等。抽搐时间多在 10s 内，较少超过 15s，先有强直、躯体后仰、双手握拳，接着双上肢至面部阵挛性痉挛、意识丧失、瞳孔散大及流涎，偶有大小便失禁。发作时心音及脉搏消失，血压明显下降或测不到（可参见晕厥章节）。

② 癫痫大发作：发作可分 4 期。最初可以感到头晕、恐惧、胸闷、心慌、感觉异常、精神异常、恶心及胃部不适等症状，数秒钟后突然意识丧失，症状主要有瞬间尖叫、口吐白沫、两眼上翻及四肢抽搐等，严重者常伴大小便失禁、舌咬伤、瞳孔散大及血压上升等。清醒后除癫痫先兆症状外，对发作情况完全不能记忆。

③ 低血糖：本病血糖水平＜ 2mmo1/L 可产生局部癫痫样抽动或四肢强直发作，伴意识丧失，出现抽搐常提示病情已发展到严重阶段。初期常表现为交感神经过度兴奋，如出汗、饥饿、心慌、颤抖及面色苍白等，严重者出现惊厥、昏迷，甚至死亡。

④ 有机磷农药中毒：一般在接触有机磷农药 2 ～ 6h 后发病。病情发展迅速，中枢神经系统症状包括头痛、头晕、疲乏、共济失调、谵妄、抽搐及昏迷。毒蕈样症状包括恶心、呕吐、腹痛、多汗及瞳孔缩小等。烟碱样症状包括全身横纹肌肌纤维颤动、强直性痉挛等。

⑤ 甲状旁腺功能减退：手足搐搦发作时手足麻木，肌肉疼痛。腕关节屈曲，掌指关节屈曲，指间关节伸直，拇指伸直、内收并斜向横贯于手掌。叩击肌肉时可能引起肌肉的收缩。喉头痉挛可引起缺氧、窒息，甚至死亡。内脏肌肉功能异常常引起胆绞痛或腹泻。

⑥ 急性卟啉病：本病发生抽搐常提示病情严重，常在急性发作之前伴精神紧张、烦躁不安、容易激动，甚至出现幻觉、狂躁、语无伦次等临床表现。其他表现包括急性发作性腹痛，但腹部检查多无阳性发现，易误诊为神经症或癔症。有的则因伴有腹胀、呕吐、便秘、低热、白细胞增多等被误诊为急腹症而行手术，还可有肌肉疼痛、肌无力甚至麻痹。部分患者出现性格改变、喜怒无常及幻觉等精神症状；部分患者初次发作就病势凶险，很快死亡。

（2）酸碱、电解质失衡。

① 低钙血症：常以手足抽搐症为典型特点，以疼痛性、紧张性肌收缩为特征，常伴有感觉异常。发作时可表现肘、腕及掌指关节屈曲，指间关节伸直，拇指内收，双足跖屈，膝关节及髋关节屈曲。抽搐发作以四肢远端肌肉明显，多为双侧，少数亦有单侧发生。发作时无意识障碍、膀胱和直肠功能障碍。严重时全身骨骼肌及平滑肌均呈痉挛现象，表现为支气管痉挛、膈肌痉挛及心肌痉挛等，可发生哮喘、呼吸暂停、心动过速及 Q-T 间期延长，甚至突然死亡。

② 高钠血症：症状包括乏力、头痛、易激动兴奋等，可在较早期出现，而后逐步进展为震颤、抽搐，以至昏迷，甚至因脑组织不可逆转性损害而死亡，合并颅内出血者可有定位症状。

③ 氯代谢异常：抽搐发作可见于低氯血症，主要是由于限盐、胃肠道和皮肤大量失水失钠、体内水钠潴留过多、低蛋白血症、长期饥饿、长期服用排钠和排钾利尿剂及肾上腺皮质激素者。由于肌肉收缩过程中所需的氯离子缺失，故全身无力，严重时可有肌肉麻痹、呼吸肌麻痹、手足抽搐症、癫痫样发作、畏食、恶心、呕吐及视力模糊等表现。

④ 低镁血症：缺镁早期表现常有畏食、恶心、呕吐、衰弱及表情淡漠，缺镁加重可有记忆力减退、精神紧张、易激动、神志不清、烦躁不安及手足徐动症样运动，严重缺镁时可伴癫痫样发作。因缺镁时

常伴有缺钾及缺钙，故很难确定哪些症状是由缺镁引起的。

⑤ 高磷血症：肾衰竭、应用过量维生素 D、骨髓瘤或甲状旁腺功能减退症时，可出现高磷血症。常有抽搐、惊厥和手足抽搐症的发生。

⑥ 代谢性或呼吸性碱中毒：碱中毒时乙酰胆碱释放增多，神经肌肉活动增强，可出现手足抽搐症，常伴有碱中毒的原发疾病症状和血气分析的异常指标。

（3）常见疾病。

① 癫痫单纯部分性发作：是癫痫的一种发作类型，不伴意识障碍。可表现为一系列的局部重复抽搐动作，大多见于一侧口角、眼睑、手指或足趾。严重者在发作部位可留下暂时性瘫痪，若该处原已有瘫痪，提示病灶在运动区或其邻近的额叶区。癫痫分类及其特点见表 1-218。

表 1-218　癫痫分类及其特点

分类	临床特点
原发性癫痫	无明确病因者为原发性癫痫，继发于颅内肿瘤、外伤、感染、寄生虫病、脑血管病及全身代谢病等者为继发性癫痫
症状性癫痫	指有明确病因的癫痫。故可以是局限性或弥漫性的，也可以是静止的或进行性的。特发性癫痫综合征的临床类型既有部分性发作，又有全面性发作
癫痫伴发精神障碍	以往有癫痫发作史，精神症状呈发作性，每次发作的情况基本雷同。伴有不同程度的意识障碍，对诊断有重要参考价值
癫痫持续状态	是癫痫连续发作之间意识未完全恢复又频繁再发，或发作持续 30min 以上不自行停止
外伤性癫痫	既往无癫痫发作史，而于伤后出现癫痫发作，对于脑组织损伤部位与痫灶相符合的局部性发作，伤前无癫痫病史，不难确诊
难治性癫痫	可见于各种类型癫痫，儿童以 Lennox-Gastaut 综合征（LGS）和婴儿痉挛症、成人以常见的复杂部分性发作为代表
额叶癫痫	特点为单纯部分性发作、复杂部分性发作以及继发性全身性发作或这些发作的混合发作，发作通常 1d 数次，且常在睡眠时发作。额叶部分发作有时可与精神因素引起的发作相混淆，癫痫持续状态是常见的并发症
颞叶癫痫	主要发生于青年人，且部分患者首次发作在 15 岁以前。临床症状以精神运动发作和大发作为最常见，但小发作和混合性发作也可见到
顶叶癫痫	以感觉发作为主，继发全身性发作，如痫性放电超出顶叶常表现复杂部分性发作。本综合征常表现针刺感、触电感，如 Jackson 发作向邻近扩展
枕叶癫痫	主要表现视觉发作，如盲点、黑矇及偏盲、闪光、火花和光幻视等，运动发作为强直或阵挛性眼或头向对侧偏斜、眼球阵挛等，可有身体摆动感、眩晕感、耳鸣、头痛或偏头痛等

② 面肌抽搐：本病女性多见，通常抽搐仅限于一侧面部，多为眼轮匝肌间歇性抽搐，逐渐缓慢扩展至一侧面部的其他肌肉，口角抽搐最易引起注意，无神经系统其他阳性体征。

③ 抽动 - 秽语综合征：多在 2 ～ 13 岁起病，男孩多见。面肌、眼肌、颈肌或上肢肌迅速反复规则的抽动及肢体、躯干短暂的不自主运动。部分可于肌肉抽搐开始后发出各种怪声，如喉鸣声、咳嗽声、发哼声、怒吼声或吹口哨声等。症状波动性较大，但无意识障碍，精神紧张时可明显加重。

④ 习惯性抽搐：常表现为眨眼、摇头、转颈、耸肩或肢体怪异动作等，动作较为刻板，无目的性。发病前可因衣领过紧而转伸颈部，久之则形成习惯。

⑤ 脑干功能失常：脑干可因肿瘤、出血、血栓或炎症而间歇性出现去大脑强直发作、角弓反张、神志丧失、青紫及瞳孔散大，持续时间长短不一，有明显神经系统定位体征。

⑥ 脊髓病变：可出现下肢抽搐，其抽搐是由脊髓病变出现的肌张力增高及腱反射亢进所致，可伴

有传导束型感觉障碍、病理征阳性、排便困难及排尿不畅，一旦接触下肢即可引出抽搐。

⑦ 高血糖：本病发生抽搐应警惕高渗综合征及酮症酸中毒，其他表现包括尿多、皮肤干燥、脱水、极度口渴、恶心、呕吐、腹部不适、畏食、体重减轻、虚弱无力、心跳快速及呼吸深而大（Kussmaul’s 呼吸）等。

⑧ 癔症性抽搐：常有精神因素影响或受刺激后加剧，伴有焦虑、烦躁、抽搐无规律及持续时间长，常有哭闹表现，受暗示后好转，无自伤及二便失禁。

⑨ 药物中毒：卡马西平、青霉素类、喹诺酮类、吩噻嗪类、茶碱或氨茶碱、可卡因、马钱子及士的宁中毒等均可引起抽搐。临床表现与用药有明确的时间关系。

⑩ 高热惊厥：首次惊厥发作多在 6 个月至 3 岁，常有家族史，抽搐时体温 39℃以上，多为单次，全身性强直，阵挛发作时间常持续在 30s 以内，一般不超过 10min。

⑪ 子痫：妊娠晚期除具有水肿、血压高和蛋白尿外，常有剧烈头痛、头晕、恶心呕吐、右上腹痛、胸闷、视力模糊、眼冒金花、忧虑及易激动等症状。子痫可发生在产前、产时或产后 1w 内，多数发生在产前。

（4）易被忽视或误诊的疾病。

① 狂犬病：潜伏期长短不一为本病的特点之一。多数在 3 个月以内发病，表现有低热、嗜睡、食欲缺乏，少数有恶心、呕吐、头痛（多在枕部）、背腰痛、周身不适等；对痛、声、光、风等刺激开始敏感，并有咽喉紧缩感；恐水是本病的特殊性症状，是最具诊断意义的早期症候。晚期患者渴极而不敢饮，即使饮也无法下咽，满口流涎，沾污床褥或向四周胡乱喷吐。由于声带痉挛，故吐字不清，声音嘶哑，甚至失音等。

② 破伤风：绝大多数有外伤史，身体各部位肌肉强直引起特征性的痉笑面容、吞咽困难、颈强直、角弓反张、腹肌强直及四肢僵硬等临床表现。较重者常有交感神经过度兴奋症状，如高热、多汗及心动过速等。

③ 戒断综合征：见于长期酗酒或吸毒者在戒除过程中，也可见于安眠药或止痛药药物依赖患者在突然停药时。临床表现多样，包括震颤、兴奋、焦虑不安、失眠、呕吐、幻觉、妄想、惊厥及谵妄等。

④ 维生素 D 缺乏症：此病发生时也有血甲状旁腺激素增高，当血钙降低至 2mmol/L 以下时即可产生手足抽搐，也可有癫痫样发作，但本病的血磷通常也降低，根据此点不难做出鉴别。

⑤ 多发性硬化：常见单肢痛性痉挛发作、眼前闪光、强直性发作、阵发性瘙痒、广泛面肌抽搐、构音障碍和共济失调等表现，其他表现包括抑郁、易怒，也可见淡漠、嗜睡、强哭强笑、反应迟钝、重复语言、猜疑和迫害妄想等精神障碍。

⑥ 神经纤维瘤病：本病可出现智能减退、记忆障碍及癫痫发作等，本病典型特点是几乎所有病例出生时可见皮肤牛奶咖啡斑，形状大小不一，边缘不整，不凸出皮面，好发于躯干非暴露部位。

⑦ 结节病：累及中枢神经系统时可出现抽搐，本病为全身性疾病，表现多样，除心脏外，其他脏器尤其是肺、淋巴结、皮肤等均可受累，可有发热、不适、畏食、体重减轻、干咳、哮鸣、呼吸困难、斑点或丘疹样皮疹以及关节痛等。此外，眼部多表现为葡萄膜炎症，累及结膜、视网膜、泪腺者可引起视力障碍。若有气管旁淋巴结肿大并伴某些急性周围性关节炎、葡萄膜炎和结节性红斑病变时称急性结节病或 Laeffgren 综合征；而有前葡萄膜炎伴腮腺炎和面神经麻痹者则被称为 Heerfordt 综合征。

⑧ 系统性红斑狼疮：本病多见于育龄女性，出现抽搐或癫痫样抽搐常提示病情较重或预后不良，其他表现包括发热、皮肤受损、脱发、多关节炎、口腔溃疡及多系统受损，尤其是肾脏损害最为常见。

（5）导致抽搐的疾病很多，在此列举疾病名称供诊断或鉴别诊断时参考。有脑炎、脑膜炎、脑脓肿、脑结核球、脑灰质炎、产伤、颅脑外伤、原发性肿瘤、脑转移瘤、出血、蛛网膜下隙出血、高血压脑病、脑栓塞、脑血栓形成、脑缺氧、脑型疟疾、脑血吸虫病、脑棘球蚴虫病、脑猪囊尾蚴病、先天性脑发育障碍、结节性硬化、核黄疸、急性胃肠炎、中毒型菌痢、链球菌败血症、中耳炎、百日咳及脑血管炎等。

【相关检查】

（1）病史采集要点。

① 包括发作诱因（是否有过度的疲劳、大量的饮酒、精神紧张、妊娠、缺氧及外伤等），发作部位（尤其是最先开始发生抽搐的部位，常提示相应皮质功能的损害区），发作频率，发作方式（是阵发性抽搐还是频繁发作，如是频繁全身的抽搐则有可能会危及生命，需要快速处理），发作时是否有意识障碍、外伤、大小便失禁，发作时姿态、面色、声音、肢体抽搐部位和抽动次数，发作的时间，持续时间以及对环境的反应，发作后表现包括意识障碍、肢体瘫痪、失语、遗忘及头痛等。

② 询问与诊断和鉴别诊断相关的临床症状，如发热、头痛、呕吐及精神刺激等。

③ 应详细了解既往有无心肺、肝肾、头颅外伤中毒、家族神经系统异常病史。

④ 是否接受药物治疗，依从性如何。若是癫痫者需询问用药剂量、减量及停药时间等。

（2）查体重点。

① 检查生命体征，若患者有头部损伤，应密切观察是否有意识丧失、双侧瞳孔不等大、反射消失、失语或偏瘫等表现（大多数原发性癫痫无明显的局限性神经系统体征，而症状性癫痫发作常有）。

② 发作期检查包括是否能唤醒，检查发作的起始部位所侵及的肌肉和肌群，观察是局限性还是扩展性，是否出现强直、阵挛及扭转或重复性语言、震颤、舞蹈样及手足徐动动作。是否有脑膜刺激征、瞳孔异常变化、眼睑及眼裂等变化。

③ 发作后应观察四肢、面部（包括舌头）有无受伤、瘫痪后遗症及四肢是否无力。不同年龄患者查体的重点不同，如婴幼儿，要注意头颅是否有产伤（头皮下血肿等）、头颅发育情况（头围过小或过大）；青少年要注意头颅是否有外伤瘢痕，有无感染（如中耳炎）征象；成年者要注意是否伴高血压和颅内高压等局限性神经系统体征，这常提示有脑血管病和脑瘤的可能。

④ 神经系统以外的体格检查包括皮肤黏膜有无黄染、发绀或者特殊颜色改变（如氨基酸代谢障碍者会出现肤色、发色偏浅，CO 中毒者口唇出现樱桃红色）等。

⑤ 有无体重明显下降，心、肺及肝脏检查有无异常等。

（3）实验室检查。

① 提供感染、血管疾病、自身免疫性疾病及其他疾病的实验室依据（如血糖、血钙、肝肾功能、铜蓝蛋白测定、血电解质及血气分析等）。

② 必要时应做脑脊液检查等。

（4）辅助检查。

脑电图、X 线片、B 超、心电图、肌电图及 CT 等检查，或根据临床选择特定病原的核酸检测。

（5）选择性检查。

① 疑有中枢神经系统感染者，需做腰穿及脑脊液检查。

② 疑有脑血管畸形者，需做脑血管造影。

③ 疑有脑寄生虫病者，需做寄生虫方面的检查，如粪便找虫卵、皮试等。

④ 疑有婴幼儿产伤、大脑发育不全及成年人脑肿瘤、脑血管病、脑的变性疾病等，应做头颅影像学检查，如头颅 CT、MRI、SPECT 及 PET（正电子断层扫描）等。

第二部分

体　征

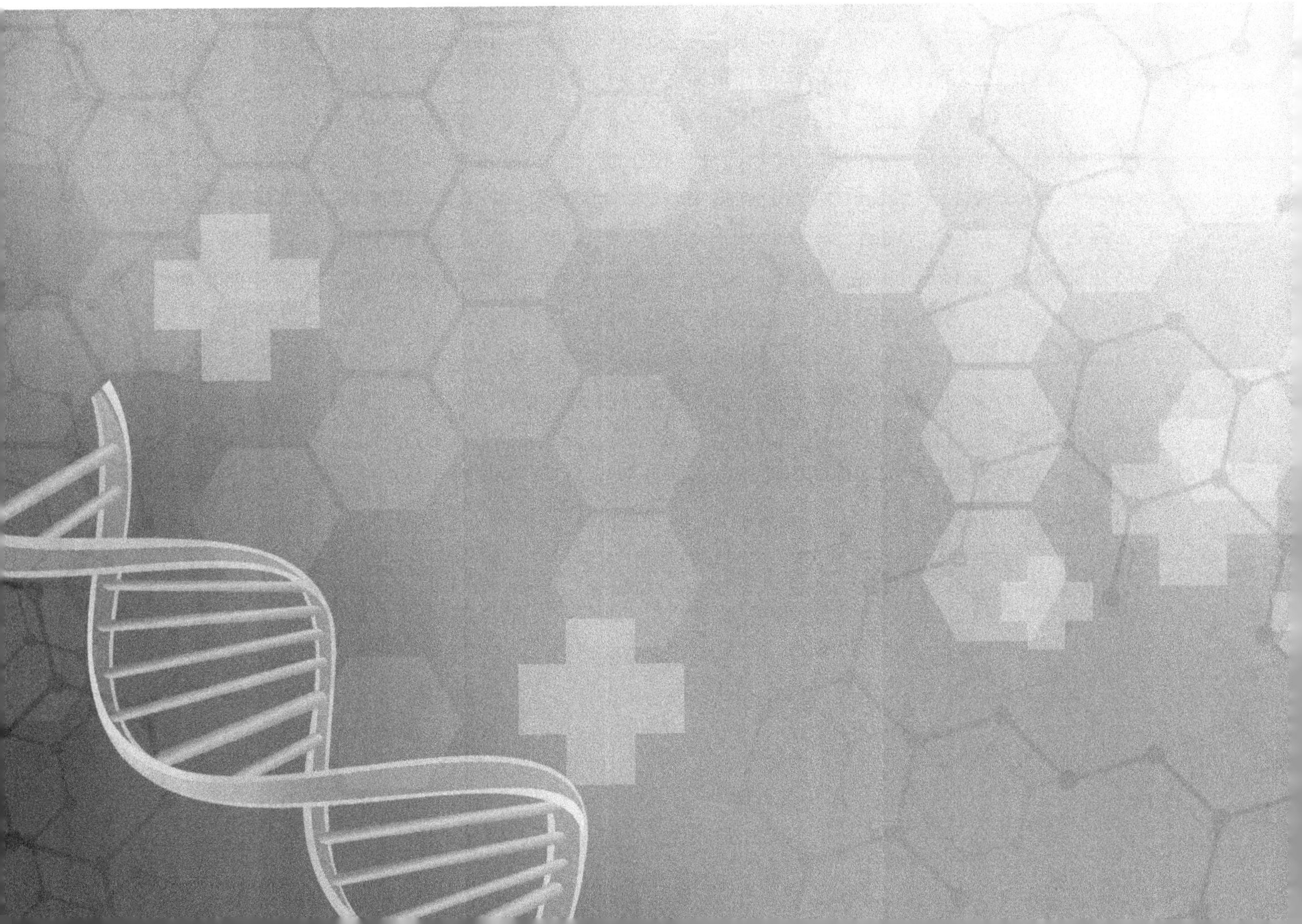

第一篇

生命体征

生命体征是指医疗人员在进行医疗时为了评估患者基本的生理状况，在身体检查时必须检查的基本功能。它的范围很广泛，包括心率、脉搏、血压及呼吸等（新近提出将患者的意识水平也纳入生命体征范畴）。生命体征是维持机体正常活动的支柱，缺一不可，不论哪项异常都可以作为人体患病的直接依据，同时也是判断疾病轻重的重要依据。有些疾病可能只引起其中某一项异常，而另一些疾病则可表现全部异常，后者常提示疾病处于严重阶段或病情正在进行性加重或恶化。根据生命体征的变化，医生可依据“危急值”报告，向其家属发放“病危通知”书。

（1）医生最重要的技能之一就是能识别出一个人生病了，有时患者可在没有任何异常征象情况下发生危及生命的疾病（如严重高钾血症），但某些特征，如心率缓慢，可使一个有经验的临床医生立即意识到患者已患了高钾血症；再如患者没有任何异常体征，但病史已经提示存在某种严重，甚至危及生命的情况（如刚开始发作的头痛，并且既往也发生过剧烈头痛，有可能忽略本次头痛是蛛网膜下隙出血所致）。在评估病情时首先检查生命体征，如觉得是急危重症，应立即通知其他医护人员参与抢救治疗。

（2）急、危重症检查内容（若患者出现下列情况的显著变化，常提示病情严重）。

① 呼吸道：a. 呼吸道是否通畅；b. 是否有哮鸣音。

② 呼吸：a. 患者的呼吸是否缓慢或急促；b. 有无干湿啰音；c. 有无呼吸困难；d. 呼吸频率是多少；e. 有无潮式呼吸；f. 有无哮鸣音；g. 是否因呼吸困难不能讲话。

③ 循环状况：a. 四肢末端是温暖还是冰冷；b. 有无发绀；c. 脉搏正常 / 细弱；d. 有无面色苍白、湿冷或出汗；e. 心动过速、心动过缓；f. 低血压、体位性低血压。

④ 体温：a. 体温是多少，是发热还是低体温；b. 是否有寒战。

⑤ 意识状态：a. 患者能否讲话，能否进行眼神交流和正确回答问题；b. 对声音和指令有无反应，是否嗜睡；c. 患者是否感到疼痛，有无痛苦表情或表现为异常安静；d. 患者活动情况，是烦躁不安还是呈瘫痪状态；e. 意识水平如何（使用格拉斯哥昏迷评分法），能否正常活动四肢、能否自然地睁开眼睛、是否有姿势异常，如肢体异常伸展（去大脑强直）、胳膊异常屈曲（去皮质状态）。

第一章 体温异常

人体调节体温能力有一定限度。如环境温度发生长久而剧烈的变化、机体的体温调节机构发生障碍或产热过程与散热过程不能保持相对平衡，即可出现体温异常。临床可分为体温的升高和降低 2 种。

第一节 体温升高（发热）

发热是指病理性体温升高，是人体对致热原的作用，使体温调节中枢的调定点上移而引起，调节性体温升高（超过 0.5℃），称为发热，是临床上最常见的症状，也是许多疾病在进展过程中的重要表现之一。正常人的体温在 24h 内略有波动，一般情况下不超过 1℃。生理情况下，早晨略低，下午、运动和进食后稍高。老年人体温略低，妇女在经期前或妊娠时略高。一般以口腔、直肠和腋窝的体温为代表，其中直肠体温最接近深部体温。正常口腔舌下温度为 37℃（范围 36.3 ～ 37.2℃）；直肠温度为 37.5℃（比口腔温度高 0.3 ～ 0.5℃）；腋下温度为 36.5℃（范围 36.0 ～ 37.0℃）。

【常见病因】

（1）感染性疾病。

各种细菌、病毒、真菌、立克次体及寄生虫等病原体感染。

（2）非感染性疾病。

① 血液病与恶性肿瘤：如白血病、恶性组织细胞病、恶性淋巴瘤、结肠癌及原发性肝细胞癌等。

② 变态反应疾病：如药物热、风湿热。

③ 结缔组织病：如系统性红斑狼疮、皮肌炎、结节性多动脉炎及混合性结缔组织病等。

④ 其他疾病：如甲状腺功能亢进、甲状腺危象、严重失水或出血、热射病、中暑、骨折、大面积烧伤、脑出血、内脏血管梗死及组织坏死等。

（3）常见的局灶性感染。

① 头颅及五官：脑炎、脑膜炎、中耳炎、鼻窦炎、牙龈炎、咽炎、扁桃体炎及腮腺炎等。

② 颈部：淋巴结炎。

③ 胸部：支气管炎、肺炎、肺结核、胸膜炎、心包炎、心内膜炎及乳腺炎（女性）。

④ 腹部：胃肠炎、胆囊炎、胆管炎、肝脓肿、阑尾炎、肠结核、腹腔脓肿、腹膜炎、细菌性痢疾、胰腺炎、膀胱炎、肾盂肾炎、急性前列腺炎及盆腔炎等。

⑤ 皮肤或伤口感染：皮肤脓肿、带状疱疹、丹毒及蜂窝织炎。

【诊断线索】

体温升高的诊断线索（表 2–1）。

表 2-1　体温升高的诊断线索

项目	临床线索	诊断提示
性别	·男性	结节性多动脉炎、强直性脊柱炎及痛风性关节炎
	·女性	肾盂肾炎、盆腔结核、类风湿性关节炎、混合性结缔组织病、进行性系统性硬化症、淋菌性原发性腹膜炎、绒癌及系统性红斑狼疮等
季节与时间	·冬春季	流感、流行性腮腺炎、麻疹及流行性脑脊髓膜炎
	·1 ~ 5月	流行性脑脊髓膜炎
	·5 ~ 6月及10月至来年1月	流行性出血热
	·6 ~ 8月	恙虫病、登革热
	·夏秋季	伤寒、痢疾、疟疾、脊髓灰质炎及乙型脑炎等
	·晚秋初冬	传染性单核细胞增多症
	·夏季，天气转冷后体温正常，每年如此	神经功能性低热
	·上午体温较高，下午较低或正常	间脑综合征
病史	·发热前2 ~ 3w内有皮肤外伤及疖肿史	败血症（尤其是葡萄球菌败血症的重要线索）
	·1个月内有血吸虫病疫水接触史	急性血吸虫病
	·若长期发热而一般情况尚好者	早期淋巴瘤、变应性亚败血症
	·高热很少出现寒战者	结核、结缔组织病或肿瘤（恶性淋巴瘤除外）
	·患者能耐受的发热	风湿热、变应性亚败血症、粟粒性肺结核及药物热
发热的热型	·间歇热（24h内体温波动幅度大，可在2 ~ 3℃以上，然后又降至正常）	疟疾、局部化脓性感染
	·弛张热（24h内体温波动在1℃以上，且不能降至正常	结核病、败血症、感染性心内膜炎、脓肿形成、结缔组织病及恶性肿瘤等
	·稽留热（24h内体温波动在1℃以内，体温持续在39 ~ 40℃之间）	伤寒、大叶性肺炎及急性感染性疾病等
	·消耗热（多呈间歇热或弛张热，体温波动在1 ~ 1.5℃以上）	急性粟粒性肺结核、急性白血病等
	·体温骤升骤降	疟疾、大叶性肺炎
	·体温缓升缓降	伤寒、副伤寒
长期低热	·五官科的慢性感染性疾病	慢性鼻窦炎、中耳炎、扁桃体炎及牙周脓肿等
	·消化道疾病	迁延性肝炎、门脉性肝硬化等
	·泌尿系统疾病	隐匿性尿路感染或前列腺感染等
	·结缔组织病	非典型性风湿病、系统性红斑狼疮、硬皮病及结节性动脉炎等
	·内分泌性疾病	甲状腺功能亢进症、嗜铬细胞瘤等
	·其他	结核病、神经功能性低热等
复发热	·感染性疾病	伤寒、疟疾、慢性支气管扩张、尿路或胆道感染等
	·恶性肿瘤	霍奇金病、腹膜后恶性淋巴瘤等
	·结缔组织病	类风湿关节炎、系统性红斑狼疮等

续表

项目		临床线索	诊断提示
长期中度高度发热		·感染性疾病	粟粒性肺结核、感染性心内膜炎及败血症等
		·身体内脏器有脓肿形成	阑尾、肾周、肺、肝、脑、腰大肌及椎旁脓肿等
		·部分恶性肿瘤	肝癌、恶性淋巴瘤、恶性组织细胞病及白血病等
超高热		·中枢神经系统病变	各种原因引起的重症脑病（中枢性高热）
		·强烈肌阵挛后产生高热	癫痫大发作或持续状态
调节失衡		·产热过多	各种内分泌危象、氟烷等麻醉药引起的恶性热
		·散热障碍	中暑、大面积烧伤、严重脱水或阿托品中毒等
伴随症状		·伴一次性寒战	大叶性肺炎、输液或输血反应等
		·伴反复寒战	细菌感染、急性传染病及恶性肿瘤等
		·伴明显感染中毒表现	严重感染（尤其是败血症）
		·伴腰背部疼痛	脊椎脊髓炎、椎旁脓肿、肾周脓肿及急性肾盂肾炎
		·伴关节疼痛	结缔组织病、风湿热、药物热、结节病及肺部燕麦细胞癌等
		·伴意识障碍	中枢神经系统感染性疾病、严重脑损伤等
		·伴进行性消瘦	消耗性疾病，如重症结核、恶性肿瘤等
伴随体征	一般情况	·恶病质	重症结核、晚期恶性肿瘤等
		·虽有发热，但一般状况不是很差	药物热、亚急性甲状腺炎等
	皮肤异常发现	·斑疹	丹毒、斑疹伤寒等
		·面部蝶形红斑、指端或甲周红斑	系统性红斑狼疮
		·环形红斑	风湿热
		·结节性红斑	风湿热、结核活动期
		·地图样斑丘疹	败血症
		·丘疹	猩红热、药疹等
		·玫瑰疹	伤寒、副伤寒
		·睑结膜及皮肤少许淤斑，指端、足趾、鱼际肌有压痛的 Osier 小节	感染性心内膜炎
		·软腭、腋下条索状或抓痕样出血点	流行性出血热
		·皮肤散在瘀点、淤斑或紫斑	再生障碍性贫血、急性白血病及恶性组织细胞病
		·大片淤斑	弥散性血管内凝血
		·皮肤疖肿	败血症或脓毒血症
		·伴出血倾向	恶性血液病、重症感染
		·皮疹顺序自耳后、面部、躯干及四肢	麻疹
		·皮肤潮红，均匀的细点疹如鸡皮样	猩红热
		·开始为小丘疹，很快发展为水疱，脓疱周围红晕，圆形或椭圆形疱疹	水痘
		·皮肤出血性的红点疹或成片状淤斑	流行性脑脊髓膜炎
		·遍及全身的鲜红斑丘疹，稍突出皮肤	麻疹
		·伴口唇疱疹	流感、大叶性肺炎、流行性脑脊髓膜炎

续表

项目		临床线索	诊断提示
伴随体征	淋巴结肿大	·局部淋巴结肿大、质软、有压痛	淋巴相应引流区炎症
		·淋巴结质硬、无压痛，且活动度小	癌肿转移或淋巴瘤
		·全身淋巴结肿大	淋巴瘤、白血病、传染性单核细胞增多症、坏死性淋巴结炎、药物热、结节病及结缔组织疾病等
		·未经治疗淋巴结可自行消退者	良性淋巴结肿大
	面颈部异常	·结膜充血	麻疹、出血热及斑疹伤寒等
		·扁桃体肿大，表面可见脓性分泌物	化脓性扁桃体炎
		·外耳道流出脓性分泌物	化脓性中耳炎
		·乳突红肿伴压痛	乳突炎
		·鼻塞、流涕、全身不适	感冒
		·脓涕、前额疼痛（朝重暮轻），鼻窦压痛	鼻窦炎
		·鼻、鼻窦和乳突病变、肺部病变	Wegener 肉芽肿
		·视力减退及颞动脉触痛	颞动脉炎（又称风湿性多发性肌痛症）
		·颈部有抵抗	脑膜炎、脑膜脑炎等
		·甲状腺弥漫性或结节性肿大	甲状腺毒血症、亚急性甲状腺炎（有压痛）
		·敲击龋齿有叩痛	根尖周围脓肿
	心肺检查异常	·心脏扩大，新出现的心前区收缩期杂音	风湿热
		·原有心脏瓣膜病，其杂音性质突然改变	感染性心内膜炎
		·一侧肺局限性叩浊，语颤增强，湿啰音	大叶性肺炎
		·下胸部或背部固定或反复出现湿啰音	支气管扩张伴继发感染
		·一侧肺叩浊，呼吸音及语颤减弱、患侧胸廓饱满	胸腔积液（结核多见）
	腹部检查异常	·胆囊点压痛、Murphy 征阳性及黄疸	胆囊炎、胆结石
		·中腹压痛明显，肋腹部皮肤紫色斑（Grey-Turner 征）或脐周皮肤青紫（Cullen 征）	坏死性胰腺炎
		·右下腹或全腹疼痛伴明显压痛，可触及包块，腹壁或会阴部有瘘管，全身营养状况差	克罗恩病
		·肝大、质硬，表面有结节或巨块	肝癌
		·明显肝大而脾未触及	肝脓肿、肝脏肿瘤（原发性或继发性）
		·肝脾同时增大	白血病、淋巴瘤及恶性组织细胞病等
		·季肋点压痛、肾区叩痛	上尿路感染
		·横膈抬高	膈下或肝脓肿
		·腹壁柔韧感伴压痛及反跳痛	结核性腹膜炎
	肢体检查异常	·杵状指（趾）	肺癌、肺脓肿、支气管扩张及感染性心内膜炎
		·关节红肿并有压痛	风湿热、系统性红斑狼疮及银屑病关节炎等
		·伴肌肉明显疼痛	肌炎、皮肌炎、旋毛虫病、军团菌病、钩端螺旋体病及药物热等
		·下肢可见 1 条或数条“红线”，向近侧延伸，有压痛，所属淋巴结肿大、疼痛	急性淋巴管炎

续表

项目		临床线索	诊断提示
伴随体征	肢检查异常	·对称性指间关节梭形肿胀，尺侧偏斜	类风湿性关节炎
		·单个大关节肿痛	关节结核
	反射异常	·病理反射阳性	中枢神经系统感染等
		·脑膜刺激征阳性	脑膜炎等
发热伴其他系统异常		·伴有咳嗽、胸痛	肺实质或胸膜病变
		·伴有腹痛、腹泻	胃肠道、腹腔内脏器病变
		·性活动显著增多的妇女，有尿路刺激征	尿路感染（即“蜜月膀胱炎”）
		·男性在性活动增多的情况后突然减少	前列腺炎
		·有腰痛和尿路刺激征	泌尿系统感染
		·头痛、颈强直及意识障碍	中枢神经系统疾病
		·呈现贫血或出血倾向者	血液病
		·伴有心悸气短、心脏增大或心脏杂音者	风湿热、感染性心内膜炎、心房黏液瘤等
		·伴有多系统损害者	结缔组织病
肿瘤		·肝脾大、皮肤瘙痒、发热及饮酒后出现淋巴结疼痛等	淋巴瘤
		·持续高热、全血细胞减少、肝脾大及全身衰竭表现	恶性组织细胞病
		·原发病或局部压迫症状	肿瘤
		·伴右胸骨上淋巴结肿大	肺癌
		·伴颈部淋巴结肿大	鼻咽癌
		·伴左侧颈部淋巴结肿大	胃癌
其他		·伴相对缓脉	伤寒或副伤寒、结核病、心肌炎（房室阻滞）等

【诊断思维】

（1）发热分度（表 2–2）。

表 2–2　发热分度

发热	分度
低热	体温在 37.5 ～ 38℃（长期低热是指低热状态持续 1 个月以上）
中度发热	体温在 38.1 ～ 39℃之间
高热	体温在 39.1 ～ 40.4℃之间
超高热	体温在 40.5℃以上
长期发热	发热持续 2w 或更长时间

（2）发热常见病因分类及特点（表 2–3）。

表 2–3　发热常见病因分类及特点

分类	临床特点
感染性疾病（一般细菌感染）	·不明原因的发热，体温＞38.5℃，尤其伴有寒战者，即使未找到感染灶，也应考虑感染所致 ·内毒素检查阳性；CRP 升高；找到感染灶（血、尿、痰细菌培养阳性）；IL–6 升高；NAP 积分升高等 ·强效、广谱抗生素或经验性抗生素治疗有效
系统性真菌感染	·临床表现隐匿，当中性粒细胞减少伴发热并出现以下表现时应考虑真菌感染：持续发热而未能找到病原体，抗菌治疗无效；干咳或非典型的肺部浸润；中性粒细胞减少的患者在后期出现发热；不明原因的肝功能异常；发热、皮疹或肌肉触痛；毒血症或菌血症的非典型表现
风湿免疫性疾病	·长期发热，发热前多无畏寒、寒战；常伴有关节、肌肉酸痛、皮肤黏膜损害等 ·白细胞正常或降低（成人 Still 病白细胞可明显增高）；血、尿、便细菌培养阴性；自身免疫性抗体阳性 ·抗菌治疗无效；糖皮质激素降温疗效可持续 24h 以上
恶性肿瘤性疾病	·长期发热，无特殊临床表现；晚期出现淋巴结肿大，且呈无痛性进行性增大 ·反复多次咯血、骨髓细菌培养阴性 ·诊断性抗感染、抗结核治疗无效
术后发热	·是因为组织损伤引起，但体温通常不超过 1℃；体内活动性出血可使体温上升，体温通常不会超过 38℃ ·肺不张或肺部感染、伤口感染、合并血栓或栓塞、合并脓肿及引流液感染等

（3）诊断发热考虑细菌感染时应注意有关医学名词的概念（表 2–4）。

表 2–4　细菌感染导致发热的相关名词概念

感染名词	概念
菌血症	外界的细菌经由体表或感染入口进入血液系统后，在人体血液内繁殖并随血流在全身播散（导尿管或者是体表的手术造口容易导致菌血症）
败血症	细菌侵入血液并迅速生长繁殖，引起全身性感染症状（发病特点是开始剧烈寒战，以后持续 40～41℃的高热，伴有出汗、头痛及恶心等）
毒血症	细菌毒素从局部感染病灶进入血液循环，产生全身性持续高热、大量出汗、脉搏细弱或休克（由于血液中的细菌毒素可直接破坏血液中的红细胞从而导致贫血，血液培养常阴性。严重损伤、血管栓塞及肠梗阻等病变，虽无细菌感染，若大面积组织破坏产生的毒素可直接引起毒血症）
脓血症	身体里化脓性病灶的细菌，通过血液循环播散到其他部位产生新的化脓病灶时，引起全身性感染症状（发病特点与败血症相仿，但在身体上可找到多处化脓病灶）

（4）发热过程的分期（表 2–5）。

表 2–5　发热过程的分期与特点

分期	体温上升期	发热持续期	热退期
特点	此期产热大于散热，可表现为皮肤苍白、干燥及出现竖毛反应，即皮肤可出现鸡皮疙瘩。体温上升有 2 种类型，即迅速上升和缓慢上升，前者常在数小时内，后者则在数天内	产热和散热趋于同等水平，体温常维持在较高水平，患者会出现面部红赤或灼热，常伴有头痛、乏力、呼吸和脉搏增快等症状，发热持续期的长短因疾病性质和治疗效果而定	此期是通过机体调节，通过皮肤不等量地出汗达到散热，以使体温逐渐趋于下降至正常。退热的方式有 2 种，即体温骤降和体温渐退，前者在数小时内可降至正常，后者在数日之内逐渐下降

（5）发热诊断思维（表 2–6）。

表 2–6　发热诊断思维

项目	诊断思维
发热	·判断发热是感染性和非感染性疾病时，应掌握一个重要的原则，即首先考虑常见疾病，后考虑少见疾病
	·根据发热病因出现的概率，“三大类”疾病（感染占 40% 以上，肿瘤占 20%，结缔组织病占 15%）是构成所有发热的最常见原因，所以每遇发热者都应首先考虑是否系感染所致。即使可能暂时缺乏感染的某些证据时（如外周血常规中白细胞总数不高，或一次血培养阴性等），都不应轻易放弃对感染的诊断，除非临床已经获得非感染性疾病的确凿证据

项目	诊断思维
发热	·发热是机体的一种积极防御反应，是人体免疫细胞和外来病菌的抗争过程，许多重要疾病引起的发热还有自身特殊“热型”，通过对“热型”的识别，可帮助医生做出正确诊断。如见热就退，有时会掩盖疾病病情，不利于疾病的诊疗。故在临床诊疗时应高度引起重视。通常体温在38℃以下时，并且精神还好的情况下，可不服用退热药
	·切勿认为体温越高，病情就越严重，这种看法是片面的。如机体进入严重衰竭状态，反应能力低下，常是应该发热却并不发热，应该高热的而呈现低热，甚至体温低于正常。发热只是一个症状，是机体对细菌、病毒等制热源的反应过程，不能用发热高低来衡量病情的轻重。若体温过高，对机体内环境平衡会带来危害，从而导致并发症
	·事实上感染患者（如败血症）发热不高或不发热，常提示病情严重或预后不良
	·原发肿瘤和肿瘤转移均可导致不同程度的持续发热，如急性白血病可能表现为隐匿的低热、面色苍白和出血倾向，或表现为突发高热、出血和衰竭状态
	·近年来，由于伤寒的临床表现多不典型，所谓伤寒五大特征（稽留高热、相对缓脉、玫瑰疹、脾大及精神障碍）已变得模糊不清，唯独长期发热（尽管热型在变化）特点却依然未变。因此，对于不明原因发热超过5d以上者，且伴白细胞数不高者，均应考虑伤寒的可能性。外周血嗜酸性细胞的消失亦可作为本病早期诊断的重要线索
	·如临床已有感染的充分依据，但在治疗过程中发热或其他症状无明显好转，甚至反趋加重时，切勿随意更改抑或放弃感染的诊断，而是应考虑是否有感染部位的脓肿形成，如肺炎合并肺脓肿或脓胸、急性肾盂肾炎合并肾或肾周脓肿、胆囊炎合并胆道系统的积脓及腹腔感染后合并膈下脓肿等；其次是考虑是否系抗生素剂量不足或病原菌对抗生素不敏感；最后考虑是否系药物热等其他原因所致
	·在考虑感染时，有些特征有助于鉴别病因和致病细菌，如横膈以上的感染多数由革兰阳性菌所致，而腹部感染包括胆道和尿路感染多数由革兰阴性菌所致
	·在发热同时若伴有寒战或皮疹，可能是诊断感染性疾病的重要线索或强烈信号，但也可见于像淋巴瘤、肾上腺样瘤、输血或输液反应等那样的非感染性疾病。如确系感染所致，寒战或皮疹往往意味着是处于感染急性期，多样性皮疹也是感染性疾病的重要特征
	·如果是感染性疾病，以下两点需要明确。a.局部感染：感染局限于一定部位，如疖、痈、压疮等局部化脓性炎症。b.全身感染：感染发生后病原菌或其代谢产物向全身扩散，引起各种临床表现，如白喉、破伤风、伤寒沙门菌、结核分枝杆菌、脑膜炎球菌引起的菌血症、金黄色葡萄球菌和化脓性链球菌或革兰阴性菌等所致的败血症、中毒性菌痢等
	·各种感染的体温变化也不尽相同：a.低热（Crohn病或溃疡性结肠炎）到超高热（细菌性肺炎、坏死性筋膜炎、埃博拉病毒感染或汉坦病毒肺综合征）；b.中毒性休克综合征或斑疹热时体温可能突然升高，而支原体肺炎时常呈隐匿发热；c.发热可能是肝炎患者的一种前驱症状，阑尾炎常在急性期后出现发热
	·腹膜炎或革兰阴性菌血症可突发心动过速、呼吸急促和意识障碍，常提示患者败血症性休克
	·不要总认为外周血中白细胞总数或中性粒细胞数不增高可以作为排除感染性发热的依据。某些严重感染性疾病也经常可以见到白细胞总数并未增高，如许多革兰阴性杆菌败血症或体弱者发生感染时，常提示可能是骨髓抑制所致。伴血沉明显增快者常提示血管炎、结核病、多发性骨髓瘤等疾病
	·符合下列客观指标中的2项或2项以上者常提示全身炎症反应综合征：a.体温＞38℃或＜36℃；b.心率＞90次/分；c.呼吸频率＞20次/分或动脉二氧化碳分压（$PaCO_2$）＜32mmHg；d.血白细胞计数＞12.0×10^9/L或＜4.0×10^9/L，或未成熟白细胞＞10%，典型的白细胞计数是起初降至＜4.0×10^9/L，然后在2～6h后可升至＞15.0×10^9/L，并且未成熟型明显增加
	·诊断性治疗也可为发热病因诊断提供线索，但应掌握：a.长期不明原因的发热，常使临床医生处于进退维谷的困境之中，在这种情况下可考虑进行治疗性试验。但对大多数发热病例而言，治疗性试验并无诊断价值，滥用抗生素、肾上腺皮质激素与退热药，不但会扰乱体温曲线，掩盖病情、耽误诊断与治疗，而且可能产生不良的副作用，增加病情复杂性，例如抗生素的治疗能使细菌性心内膜炎患者暂时退热，血培养阴性，造成误诊，且因治疗不彻底而影响其预后，甚至反而引起药物热等，造成严重的后果。b.当感染和非感染性发热诊断出现混淆而难以鉴别时，可以口服奈普生药物进行鉴别观察，服药后体温只是短暂下降，随后很快上升者多提示感染性发热；若服药后体温下降能维持相当长时间（一周或数周）则多提示非感染性发热（尤其是肿瘤性疾病）
	·当出现高热、寒战时，在考虑感染性疾病的同时，还应排除输液反应，主要是细菌内毒素经过静脉输液剂进入体内累积量超过人体的耐受量时，便发生热原反应，临床表现有高热、寒战、皮肤苍白、瞳孔散大、血压升高、白细胞减少，严重者伴有恶心、呕吐、头痛以至于昏迷，甚至休克及死亡。这些表现在重症感染的过程中也时常可以出现。所以，有时两者之间很难区别，输液反应者的临床症状常有以下特点可供参考：a.高热、寒战常出现输液后不久或过程中，输液前并无此症状；b.颤抖剧烈，但少有乏力、食欲缺乏、萎靡等全身毒血症的表现；c.停止补液并给予糖皮质激素等处理，10～15min内高热、寒战即可终止

（6）院内感染常见的原因及特点（住院患者出现发热，常提示有院内感染的可能，需及时明确，见表 2–7）。

表 2–7　院内感染常见的原因及特点

感染原因	特点
大部分为人体正常菌群的转移菌或条件致病菌，对某些环境有特殊的适应性	例如表皮葡萄球菌和不动杆菌，可黏附于塑料表面，一旦静脉或动脉插入塑料管被它们污染，就很容易引起败血症；大肠埃希菌能黏附在泌尿道的上皮细胞上，从而成为泌尿道感染的主要病原菌
常为多重耐药菌株，对抗生素有较强和较广的耐药性	实验报告一再证明，同一种细菌，在医院外和医院内分离出的菌株，具有不同的耐药性，即后者的耐药性比前者更强、更广
常侵犯免疫功能低下的宿主，因此判断病原菌的种类往往比较困难	院内感染主要受害者是患者，而工作人员却很少受害。这里主要有2个原因：首先，患者通常抵抗力弱，对细菌较敏感；其次，患者常接受过某些侵入性诊断或治疗，而这类操作常给细菌造成入侵之机，极易发生院内感染

（7）药物热诊断思维（表 2–8）。

表 2–8　药物热诊断思维

项目	诊断思维
定义	是由于使用某种或多种药物而直接或间接引起的发热，是药物的一种特异性反应。在发热的病因诊断中属于排他性诊断
临床提示和考虑	·由于近年来抗生素种类日益增多及其广泛的应用，加之菌株变异和（或）新型菌株的产生，传统凭热型作为诊断某种疾病的参考价值及其重要性似乎日趋下降，但这并不意味因此而完全失去对疾病诊断的参考价值
	·热型的不典型与下列因素有关：a. 由于抗生素的广泛应用及时控制了感染；b. 因解热药或糖皮质激素的应用影响了热型的特点；c. 个体反应性的不同，如老年人肺炎时可仅有低热或无发热；d. 病情极重时，如休克或临终前是机体失去体温调节的能力所致
	·药物热是临床常见的药源性疾病，药物过敏反应是最普遍的机制，通常在服药或静脉给药数天后发生，最短者为 1h，最长为 25d
	·事实上，任何药物均可引起发热，包括曾长期使用或以前曾使用过而未出现过问题的药物。尤其常见的是，在使用 β – 内酰胺类药物引起药物热后，换用其他 β – 内酰胺类制剂或类似药物，仍可持续发热
	·药物热的特征：a. 如果是首次用药，发热可经 7 ~ 10d 的致敏期后发生，再次用药发热发生很快；b. 一般为持续高热，常达 39 ~ 40℃，发热虽高，患者一般情况尚好，与热度不成比例；c. 应用各种退热措施效果不佳，但停用致敏药物，体温可自行下降；d. 部分患者有皮疹、黄疸、胃肠道症状和嗜酸细胞增多；e. 在用药治疗过程中，已降低的体温再次上升或更加升高；f. 体内没有明确感染灶
	·易引起药物热的药物有：抗组胺药、巴比妥、苯丁酸氮芥、苯妥英钠、布洛芬、碘化物、甲基多巴、异烟肼、呋喃妥因、青霉素、普鲁卡因胺、奎尼丁、水杨酸、硫氧嘧啶及巯基嘌呤等

（8）热源反应和药物过敏反应的区别（表 2–9）。

表 2–9　热源反应与药物过敏反应的区别

鉴别要点	热源反应	过敏反应
发病机制	热源（内毒素）作用于体温调节中枢	是首次接触某种药物后使机体致敏，若再次接触同一药物时，引起变态反应
过敏体质	无关	密切相关
发生人数	可群体发病	不会群体发病
临床表现	寒战、高热，一般不出现皮疹，严重者可出现休克，但较少见，通常不出现支气管痉挛和喉头水肿	可有发热，但体温多为低至中度，多不伴寒战，皮疹常见，休克可伴或不伴其他过敏症状，属于 I 型变态反应，常伴支气管痉挛和喉头水肿
热源检测	多阳性	阴性

（9）皮疹性疾病出疹时间与特点（熟悉下列对发热的病因诊断颇有帮助，见表 2-10）。

表 2-10　皮疹性疾病出疹时间与特点

病名	出疹时间	皮疹特征性表现	发病季节
猩红热	第 1 ～ 2d	猩红热样面容，杨梅舌	冬春季
风疹	第 1 ～ 2d	无脱屑及色素沉着，耳后、枕下淋巴结肿大	冬春季
水痘	第 1 ～ 2d	皮疹呈向心性分布，多形性，各期皮疹同时存在	冬春季
麻疹	第 3 ～ 5d	皮疹从面部开始，有脱屑及色素沉着，口腔麻疹黏膜斑	冬末春初
伤寒	第 6 ～ 10d	皮疹数量稀少，玫瑰疹，压之褪色	夏秋季
药疹	服药后 6 ～ 10d	皮疹呈多形性，对称性分布，瘙痒、烧灼感	—

（10）短程发热诊断思维（表 2-11）。

表 2-11　短程发热诊断思维

项目	诊断思维
短程发热	·短程发热是指发热在 2 ～ 3w 内。在临床上极为常见，其发热程度远远超过长程发热。其中不少病例构成临床上的诊断困难，少数可能变成长期不明原因发热（LFUO）
	·急性起病，绝大部分感染引起者均为急性起病，发热伴有定位的症状和体征考虑局灶感染（内科系统各科均常见，往往不构成诊断困难），发热的急缓不能作为重要的临床鉴别诊断依据
	·发热无定位症状和体征首先考虑系统性感染（传染病），其次考虑隐匿性局灶感染。但传染病也可表现为发热伴 1 个或多个系统的症状和体征 ·皮疹、浅表淋巴结肿大、肝脾大等的出现可缩小鉴别诊断的范围（体检时重点检查）
	·血常规对鉴别诊断具有极为重要的意义，SAA、PCT、CRP、ESR 对区分细菌与病毒感染有一定意义
	·对难以诊断的患者必须反复多次检查外周血及至少 1 次以上的骨髓细胞学检查
	·熟悉常见发热性疾病是诊断的前提，详细询问病史、认真的体格检查、合理的实验室和其他检查、充分注意病情变化、科学的临床思维则是做出正确诊断的必要条件
	·短期发热也可能是非感染性疾病（药物热、溶血危象、痛风等）所致，但毕竟还是少数。此外，当发热原因在短期内尚未清楚时，务必应先考虑治疗效果和（或）预后较好的疾病，或者是最常见的疾病。切勿先考虑那些少见（甚至罕见）、疗效不好、治疗方案不多或预后较差的疾病，如在感染既不能充分肯定，肿瘤又不能完全除外的情况下，应首先考虑的是感染而不是肿瘤
	·部分短程发热患者即使经过全部病程，最后完全恢复也尚未能做出明确诊断，但其中大部分病例，依然认为发热的病因可能还是感染所致。当出现下列表现时，应高度怀疑有感染的存在：突然起病，体温高达 39 ～ 40℃，有或无寒战；全身症状（包括不适、肌肉或关节疼痛、畏光、头痛等）；呼吸道症状（咽痛、鼻塞、流涕及咳嗽等）；消化道症状（恶心、呕吐、腹胀及腹泻等）；淋巴结肿大或脾大等；尿路刺激征或腰痛等；脑膜刺激征阳性，有或无脑脊液淋巴细胞增多；外周血白细胞计数高于正常
	·发热＞ 39℃的患者，均需做血培养检查，血培养标本采集要求：应尽可能在应用抗生素治疗前，于畏寒及寒战期多次采血；采血量应在 10mL 以上，并兼顾厌氧菌及 L- 型细菌；已接受抗生素治疗者，必要时应停药 48 ～ 72h 后采血培养或取凝血块培养；对疑诊感染性心内膜炎者，采取动脉血培养可提高检出率

（11）长程发热诊断思维（表 2-12）。

表 2-12　长程发热诊断思维

项目	诊断思维
长程发热	·长程发热是指发热＞ 3w
	·长期低热者若伴有血沉增快，不应考虑功能性发热，常提示为器质性发热，常见于特殊感染性疾病（如结核病）、血液病、风湿性疾病及恶性肿瘤等

续表

项目	诊断思维
长程发热	·不典型感染性心内膜炎可无杂音，若累及右侧心脏，心脏杂音可始终缺如，应引起临床重视，心脏超声探及赘生物及心脏瓣膜损害情况有助于诊断，必要时应做厌氧菌及L-型细菌培养
	·当热程超过3w以上时，则很少考虑上呼吸道感染。感染性发热随热程终止，其一般情况可迅速好转。肿瘤性发热即使在发热的间歇期，其消耗和衰竭的症状也常无改善或继续加重
	·对长期不明原因的发热（LFUO）的考虑：LFUO是指发热持续3w或更长时间，体温＞38.5℃，经完整的病史询问、体格检查及常规实验室检查仍不能明确病因者，称为LFUO。导致LFUO难以明确病因的因素有：患者的临床表现不典型或缺乏典型临床经过而导致判断失误；对某些少见疾病或病变认识不足或疏漏了观察和检查
	·某些疾病病灶隐蔽，不易为常规检查手段所发现；某些适当的治疗措施干扰了疾病的固有表现规律，如糖皮质激素应用、抗生素使用及退热药物使用等
	·所考虑到的发热原因不全面、不系统
	·询问病史及体格检查不仔细或患者因某些自身原因隐瞒病史，遗漏重要信息造成误诊和漏诊
	·缺乏动态观察和思维，只停留在初诊的病史和体检上
	·缺乏系统性诊断思维。临床表现的多样化已经给诊断带来困难，如果医生不能全面分析，一味只见树木、不见森林，极易导致误诊

（12）二重感染诊断思维（表2-13）。

表2-13　二重感染引起发热诊断思维

项目	诊断思维
二重感染	·二重感染又称重复感染，是由于长期使用广谱抗生素敏感菌群受到抑制，而一些不敏感菌（如真菌等）乘机生长繁殖，产生新感染的现象
	·临床上多见于老、幼、体弱、抵抗力低或恶性肿瘤患者
	·当患者在接受抗生素类药物过程中出现发热、体温依然不降或在原有发热基础上进一步加剧者，应警惕二重感染的可能性
	·其特点除了发热症状外还可出现真菌性肠炎、口腔真菌感染及白色念珠菌阴道炎等表现。只要观察到患者口腔有点状白斑或不明原因腹泻，都应警惕二重感染的可能
	·无论是药物热还是二重感染，都应及时与原发病发热进行鉴别，如果是前二者都应立即停用药物，尤其是抗生素。相反如发热为疾病本身所引起，则应当继续用药
	·二重感染常见致病菌依次为铜绿假单胞菌、大肠埃希菌、肺炎克雷伯菌、鲍氏不动杆菌、金黄色葡萄球菌、阴沟肠杆菌、嗜麦芽寡养单胞菌、表皮葡萄球菌等
	·二重感染一旦发生，其治疗往往比较棘手，不仅给患者造成机体上的再次打击，而且延长了原发病的治愈时间，增加了患者的住院费用

（13）术后发热诊断思维（表2-14）。

表2-14　术后发热诊断思维

项目	诊断思维
术后发热	·手术后发热是指手术后24h～10d内有2次体温≥38℃或手术次日至5d内每天最高体温平均值有2次≥38℃
	·术后发热一般不一定表示伴发感染。非感染性发热通常比感染性发热来得早
	·非感染性发热的主要原因：手术时间长（＞2h）、广泛组织损伤、术中输血、药物过敏、麻醉剂（氟烷或安氟醚）引起的肝中毒等
	·感染性发热的危险因素包括患者体弱、高龄、营养状况差、糖尿病、吸烟、肥胖、使用免疫抑制药物或原已存在的感染病灶。手术因素有止血不严密、残留无效腔及组织创面等

续表

项目	诊断思维
术后发热	·感染性发热除伤口和其他深部组织感染外，其他常见发热病因包括肺膨胀不全、肺炎、尿路感染、化脓性或非化脓性静脉炎等；术后第一个24h出现高热（＞39℃），如能排除输血反应，多考虑链球菌或梭菌感染、吸入性肺炎或原已存在的感染
	·感染性血栓性静脉炎（来自于一根静脉）和隐性脓肿（多为腹腔内脓肿）常发生于术后2w或更长时间
	·如体温不超过38℃，可不予处理。＞39℃时可予以物理降温、对症处理，并严密观察病情变化

（14）诊断发热时注意事项（表2-15）。

表2-15 诊断发热时注意事项

诊断项目	注意事项
发热时	·积极寻找病原体的目的一是明确感染的病原微生物，可选择药敏提供的药物，疗效可明显提升；二是根据菌种有助于病情预后的判断。因此下列情况需注意：a. 腹泻患者及时留取大便标本，以备做大便的细菌培养；b. 体温超过39℃者，在原因未明确之前必须抽血培养（每间隔1h，连续抽三次，每次至少10mL，寒战之时是抽血培养最佳时机，应包括需氧菌和厌氧菌培养），必要时做骨髓培养（培养结果不能排除菌血症，特别是已接受过抗生素治疗的患者）；c. 长期使用抗生素者定时做咽拭子涂片或培养检查；d. 有感染灶者应从感染的体腔、关节间隙、软组织或病损皮肤获取脓液或体液做革兰染色和培养
	·严格记录患者的24h液体出入量，可作为病情判断和决定当日液体补给量的重要依据。绝大多数患者在寒战后的数分钟或数小时会出现发热症状，常在高热的同时伴有不同程度的出汗，出汗量的估计：若皮肤潮湿时，其水分丢失量500～800mL/24h；大汗淋漓时，水分丢失量至少在1500mL/24h以上
	·分泌物的检查：参见畏寒 / 寒战章节
	·当直肠温度持续＞41℃时可引起永久性脑损伤；若＞42℃持续48h以上者，可导致各脏器功能衰竭及休克发生；若＞43℃则很少存活。因此，发热＞40℃者应先降温处理，包括物理降温或药物降温。体温＞41℃者应随时检查生命体征，并确定其意识状态。降温可能会引起畏寒成寒战，要持续监测患者的直肠温度以防严重并发症的发生。此外，当患者退热后，医务人员务必要有充分的思想准备，即体温是否会再次升高或病情加重
	·发热疑为传染病者应及早进行诊断，一旦明确诊断应就地治疗和抢救，并及时进行传染病登记和上报传染病卡

（15）体温记录单中常隐藏着重要的诊断线索（图2-1至图2-3）。

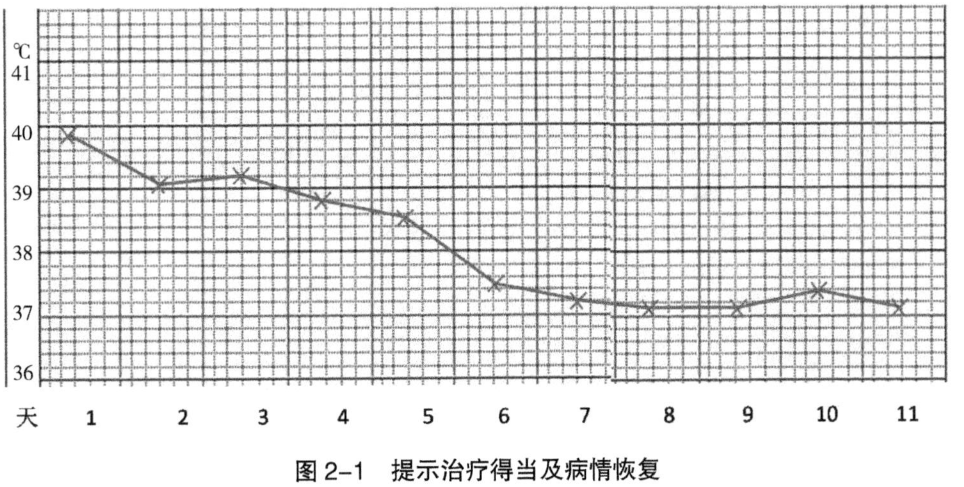

图2-1 提示治疗得当及病情恢复

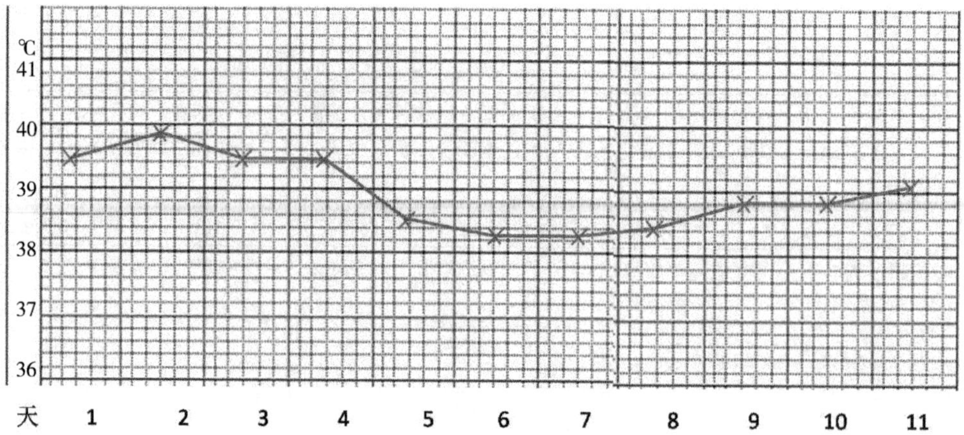

图 2-2　提示用药剂量不足或出现耐药菌株；应用广谱抗菌药物时可能出现真菌等二重感染

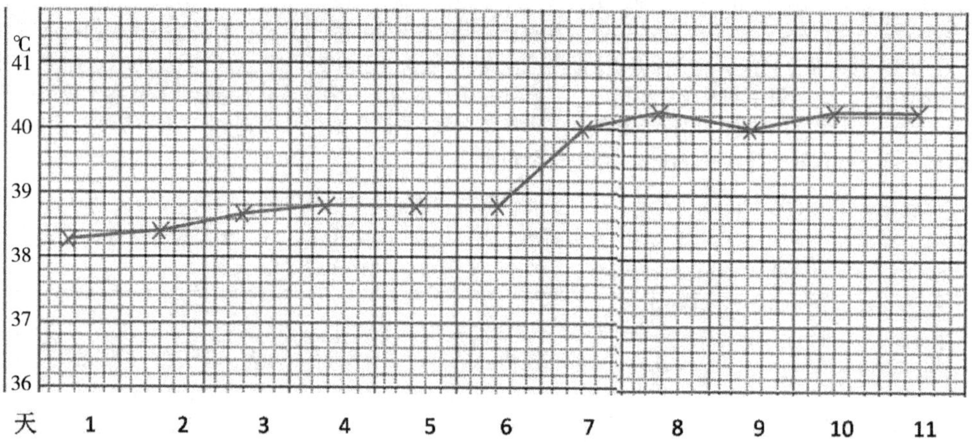

图 2-3　提示细菌感染的诊断是否正确；感染菌可能对所用抗菌药物耐药；是否为药物热

（16）发热对机体的影响与并发症（表 2-16）。

表 2-16　发热对机体的影响与并发症

项目	机制
糖代谢异常	糖代谢增加，使体内无氧酵解增加而使乳酸升高，导致肌肉疼痛
蛋白代谢异常	发热时会消耗大量的脂肪和蛋白质，导致消瘦或低蛋白血症
电解质失衡	脱水热或由汗液丢失的水分及钠、钾、氯等，造成水、电解质及酸碱失衡
呼吸系统	因呼吸的加快，可导致呼吸性碱中毒
心脏	由于心率的加快，轻者表现为心动过速，重者则可导致心力衰竭
消化系统	直接影响消化液的分泌，常可发生腹胀及食欲下降等
泌尿系统	可出现少尿及蛋白尿，热退后尿蛋白可消失
营养失衡	与发热代谢率增高及营养物质摄入不足有关
中枢神经系统	高热可引起谵妄、抽搐及惊厥等症状，高热时体内蛋白质会加速分解，容易引起脑水肿。当体温持续性升高达 41℃，可引起永久性脑损伤；超过 43℃就会直接导致死亡
	发热者若发生抽搐伴意识障碍时应考虑：脱水热、各种感染性脑膜炎及颅内感染、系统性红斑狼疮及瑞氏综合征（常见于某些病毒感染伴有发热的儿童和青少年服用阿司匹林后，引起急性肝脂肪变性 - 脑病综合征，即瑞氏综合征。其少见，但预后恶劣，可致死）

续表

项目	机制
预后	若患者出现高热而四肢末梢厥冷、发绀，往往提示病情更为严重。经治疗后体温下降和四肢末梢转暖、发绀减轻或消失，则是治疗有效的指征。体温增高 1℃，心率增加 10 次 / 分左右，如果不成比例，要警惕心肌炎的可能，本病预后凶险，应及时向家属交代病情。内分泌性疾病或代谢性疾病一旦出现高热，务必警惕是否有危象的发生，如甲亢及垂体危象等。糖尿病酮症酸中毒者出现高热提示病情危重
	发热患者体液不足（脱水）的原因：a. 与体温过高时的液体耗损、体温下降期出汗过多和液体摄入量不足等有关；b. 服退热药可引起出汗导致体内水分缺失；c. 脱水不仅使退热困难，还会影响新陈代谢和血液循环，发生酸中毒等；d. 血中钠浓度升高，血液呈高渗状态，患者会发生口渴、烦躁不安，甚至出现谵妄或抽搐，此时体温会进一步或持续升高

（17）发热实验室检查的诊断流程（图 2–4）。

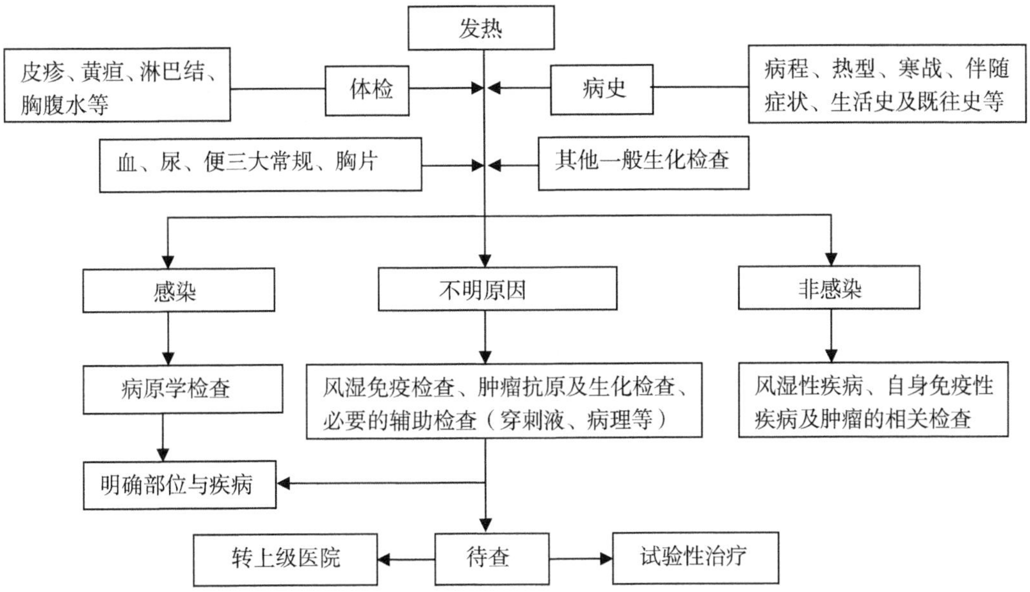

图 2–4　发热实验室检查的诊断流程

（18）不明原因发热（FUO）诊断程序（图 2–5）。

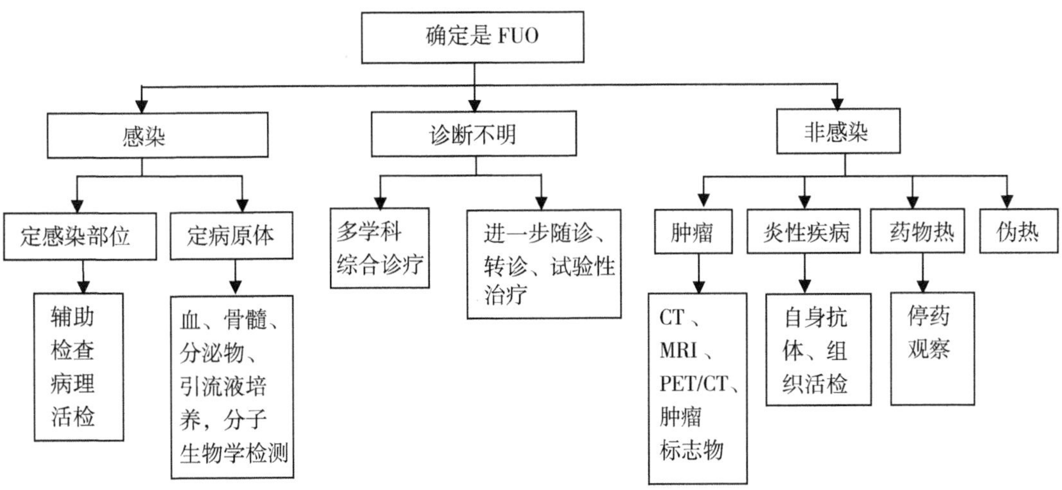

图 2–5　FUO 诊断程序

（19）发热诊断程序（图 2–6）。

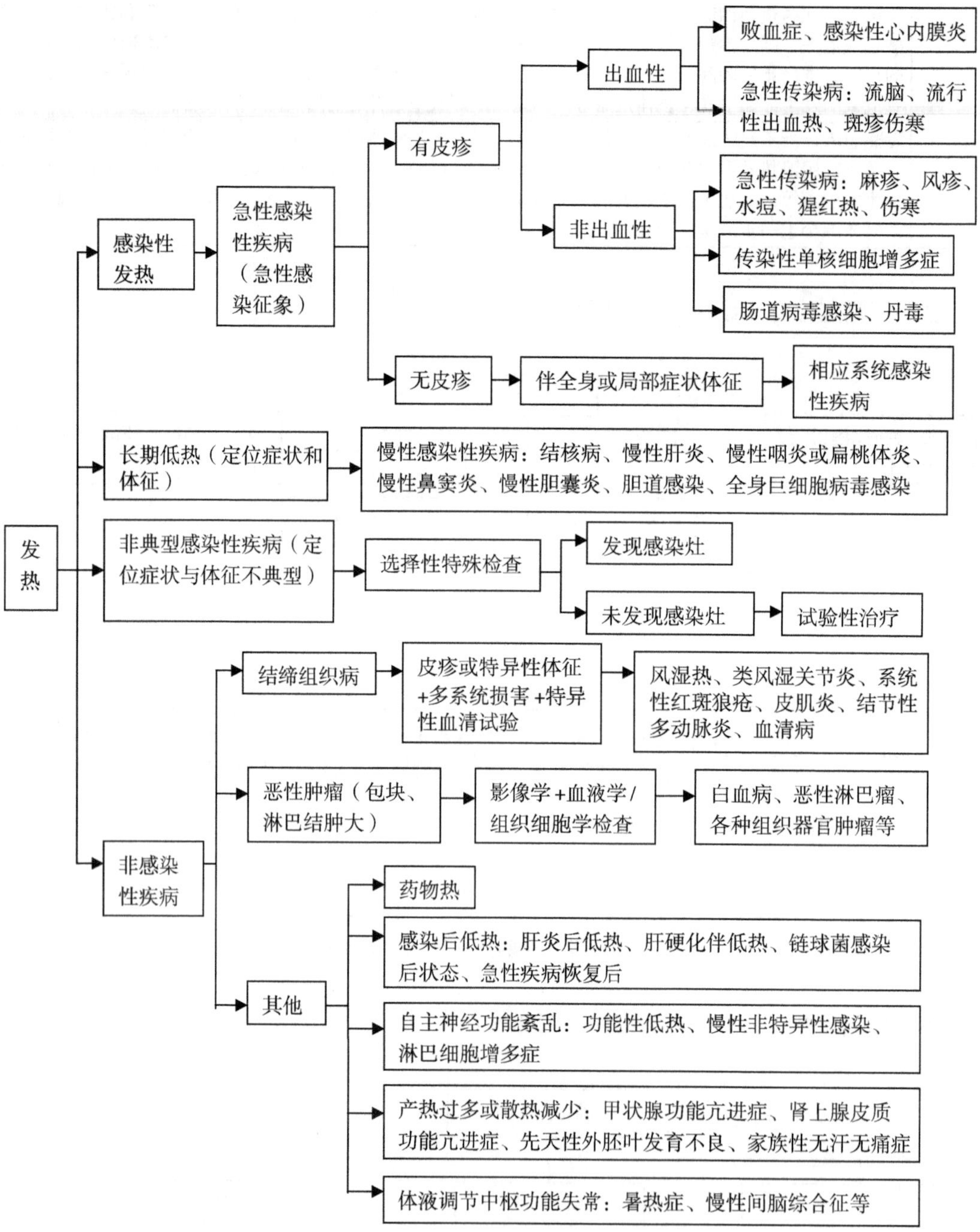

图 2–6　发热诊断程序

（20）发热伴肺部阴影诊断程序（图 2–7）。

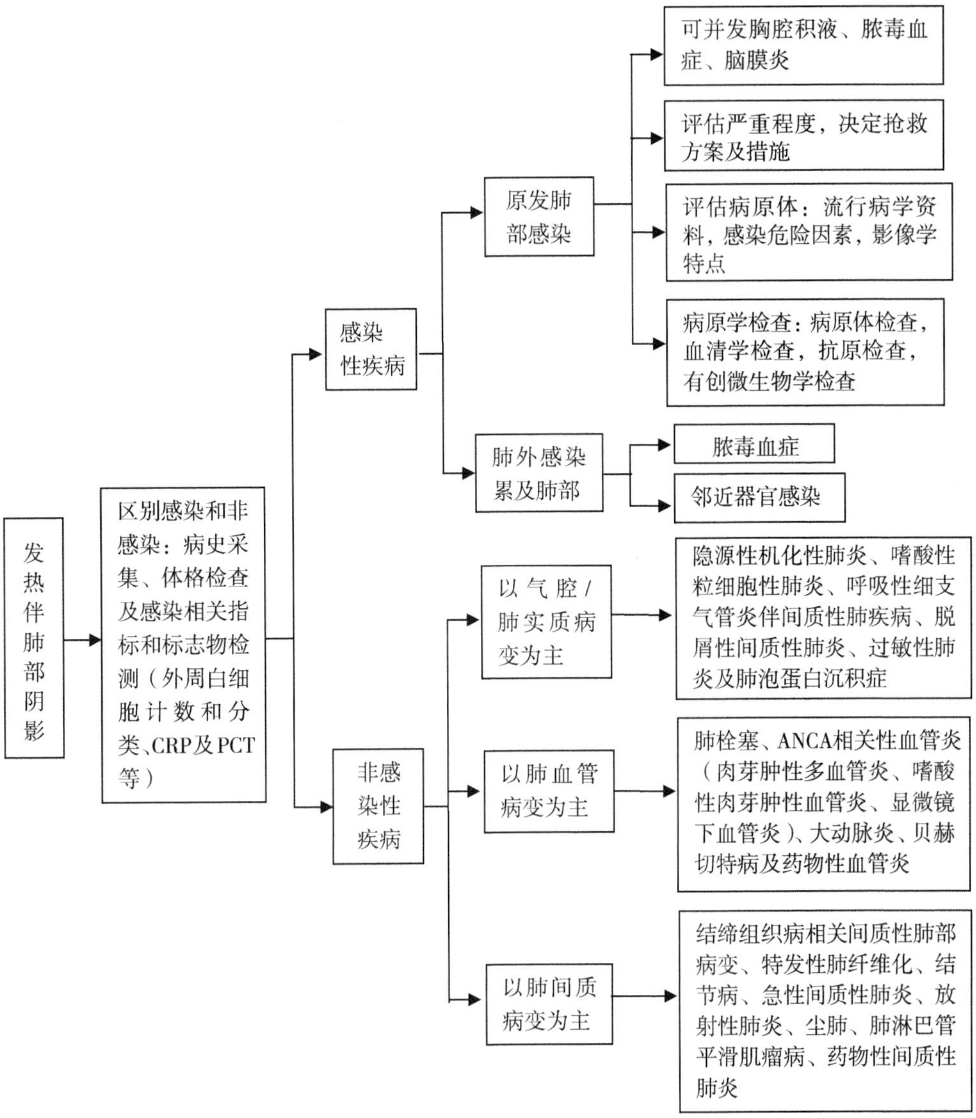

图 2–7　发热伴肺部阴影诊断程序

【疾病特点与表现】

（1）传染性疾病。

① 禽流感：临床症状酷似普通流感，如发热、肌肉疼痛、咽喉痛和咳嗽等。人感染最致命的禽流感病毒、甲类流行性感冒病毒后可迅速发展为肺炎、急性呼吸窘迫综合征以及其他危及生命的并发症。

② 大肠埃希菌感染：食入被此菌株污染的食物后会出现发热、出血性腹泻、恶心、呕吐及腹部疼痛等症状。儿童及老年人易发展为溶血性尿毒性综合征，最终可导致急性肾衰竭。

③ 流感（流行性感冒）：流行性感冒简称流感，由流感病毒引起的急性呼吸道传染病，具有很强的传染性，其发病率占传染病之首位。潜伏期 1 ～ 3d，主要症状为发热、头痛、流涕、咽痛、干咳，全身肌肉及关节酸痛不适等，发热一般持续 3 ～ 4d，也有表现为较重的肺炎或胃肠型流感。传播途径以空气飞沫直接传播为主，也可通过被病毒污染的物品间接传播。

④ 流行性脑脊髓膜炎（简称流脑）：是由脑膜炎双球菌引起的急性呼吸道传染病，传染性较强。流脑发病初期类似感冒，表现为流鼻涕、咳嗽、头痛及发热等。病菌进入脑脊液后，出现头痛、嗜睡、颈部强直、喷射样呕吐、昏迷及休克等症状。传染源主要是患者或带菌者，传播途径以空气飞沫直接传播为主，潜伏期一般为 2 ～ 3d，最长为 1w，好发于小年龄段儿童。

⑤ 麻疹：是由麻疹病毒引起的急性传染病，潜伏期 8 ～ 12d，一般 10d 左右可治愈。典型临床症状可概括为“三、三、三”，即前驱期 3d：出疹前 3d 出现 38℃左右的中等度发热，伴有咳嗽、流涕、流泪、畏光及口腔颊黏膜出现灰白色小点；出疹期 3d：病程第 4 ～ 5d 体温升高达 40℃左右，红色斑丘疹从头而始渐及躯干、上肢、下肢；恢复期 3d：出疹 3 ～ 4d 后，体温逐渐恢复正常，皮疹开始消退，皮肤留有糠麸状脱屑及棕色色素沉着。麻疹是通过呼吸道飞沫途径传播，患者是唯一的传染源。患病后可获得持久免疫力，第二次发病者极少见。

⑥ 水痘：是传染性很强的疾病，由水痘－带状疱疹病毒所致。典型临床表现是中低等发热，很快成批出现红色斑丘疹，病原体传播的主要途径有空气传播、水传播、饮食传播、接触传播及生物媒介传播等。

（2）孕妇发热常见疾病。

① 流感：见上述，本病可能导致 3 个月内的胎儿发育畸形，甚至死亡。

② 风疹：发热 1d 即出现皮疹，耳后、颈后或枕后淋巴结肿大。

③ 泌尿系统感染：上尿路感染指肾盂肾炎，下尿路感染包括尿道炎和膀胱炎。肾盂肾炎又分为急性肾盂肾炎和慢性肾盂肾炎，好发于女性。主要表现有畏寒或寒战、发热、恶心、呕吐、食欲缺乏、尿路刺激征（尿频、尿急及尿痛）及白细胞尿，偶有肉眼血尿。

④ 系统性红斑狼疮：部分自身免疫性疾病可以从怀孕开始，就埋下了诱发疾病的灾难，如本病就是最典型的例子。常表现为皮肤损害、关节疼痛及肾脏损害等。本病活动期的发热需与自身合并感染后的发热相鉴别，见表 2-17。

表 2-17　系统性红斑狼疮活动期发热与合并感染发热的鉴别

鉴别要点	狼疮活动期发热	合并感染发热
C 反应蛋白	升高不明显	明显升高
感染症状	多无	多有
血清 TNF-α 或 IL-6	无明显升高	明显升高
微生物培养	阴性	阳性
抗 ds-DNA 抗体	多升高	多正常
血清补体 C_3、C_4	多下降	多正常
治疗	糖皮质激素有效	抗生素有效

（3）对抗生素治疗无效，但对糖皮质激素治疗能奏效（部分有特效）的发热性疾病。

① 皮肌炎：a. 皮肤表现为双眼上睑水肿呈现紫红色斑，四肢关节伸侧也可见紫红色斑疹或丘疹，常伴有鳞屑或萎缩。b. 骨骼肌表现为最先累及的是四肢近端的肌肉，逐渐累及咽、喉及食管的肌肉，并出现相应的临床表现，如肢体活动困难、声音嘶哑或吞咽困难，严重时则可发生呼吸困难。c. 心肌受累时可表现心悸或心律不齐，常伴有发热、关节疼痛、贫血等表现。d. 常有肝、脾及淋巴结的肿大。e.40 岁以上的患者，可合并恶性肿瘤。活动期肌酶谱可以明显增高，抗 PM-1、抗 jo-1 抗体阳性。f. 肌肉活检有助于本病的诊断。

② 结节性多动脉炎：本病好发于中老年，至少有半数以上有发热和肌肉疼痛的表现，同时一侧或

两侧的颞部有持续性烧灼样疼痛，甚至可以出现失明。其他表现包括下颌或吞咽时有间歇性运动障碍，颞动脉搏动减弱，可扪及触痛性结节。

③ 结节性脂膜炎：本病好发于青壮年女性，皮肤损害是本病主要特征，初发时为皮下小结节，有触痛和自发痛，经数周或数月后结节自行消退。其他表现包括发热（多为弛张热，高者可达 40℃，持续 1 ～ 2w 后逐渐下降）及系统损害（肝大、黄疸、腹胀、腹痛、脂肪痢及包块等，常有多脏器受累）。

④ 变应性亚败血症（又称成人 Still 病）：本病常在高热后出现皮肤一过性斑丘疹、关节炎和中性粒细胞升高，发热、皮疹、关节疼痛这“三联征”是本病的主要诊断线索。多次血培养或骨髓培养阴性，血清铁蛋白的异常升高是本病诊断的重要依据。

⑤ 类白血病反应：本病发热较常见，可有肝、脾、淋巴结肿大及皮肤淤斑等出血症状，临床与急性白血病极为相似，很容易被误诊为急性粒细胞性白血病，应引起重视。类白血病反应临床分型以及与慢性粒细胞性白血病相鉴别，见表 2-18、表 2-19。

表 2-18 类白血病反应临床分型

分型	常见病因
中性粒细胞性类白血病反应	白细胞总数＞ 50×10^9/L，或同时伴有 2% 以上的原粒 / 幼粒细胞，常伴中性粒细胞碱性磷酸酶积分增高，并出现核左移现象。常见于细菌感染、流行性脑脊髓膜炎、急性溶血及严重烧伤等
淋巴细胞性类白血病反应	白细胞总数＞ 50×10^9/L，40% 为淋巴细胞，并出现少量幼稚淋巴细胞。见于传染性单核细胞增多症、流行性出血热、粟粒性肺结核、百日咳、弓形虫病或水痘等
单核细胞性类白血病反应	白细胞总数＞ 50×10^9/L，单核细胞占 30% 以上。见于结核病、风湿热、结节病、细菌性心内膜炎及布氏杆菌病等
嗜酸性粒细胞类白血病反应	相对少见，常见于过敏性疾病、寄生虫疾病及药物热等
白细胞不增高性类白血病反应	虽然白细胞总数不高，但外周血中可见幼稚细胞增多，可见于部分革兰阴性杆菌感染的重症患者

表 2-19 类白血病反应与慢性粒细胞性白血病鉴别

鉴别要点	类白血病反应	慢性粒细胞性白血病
病因	有原发疾病	无
临床表现	以原发病表现为主	消瘦、乏力、低热、盗汗、脾脏明显增大
白细胞计数及分类计数	中度增高，大多数＜ 100×10^9/L，以分叶核及杆状核粒细胞为主，原始粒细胞少见	显著增高，典型患者常＞ 100×10^9/L，可见各发育阶段粒系细胞（与骨髓象相似）
嗜碱及嗜酸性粒细胞	不增多	常增多
粒细胞中毒性改变	常明显	不明显
红细胞及血小板	无明显变化	早期呈轻、中度贫血，血小板增高，晚期减少
骨髓象	一般无明显改变	轻度增生，主要为粒系极度增生，以中幼粒、晚幼粒为主，早幼粒 + 原粒＜ 10%
中性粒细胞碱性磷酸酶	积分显著升高	积分显著降低，甚至为 0
Ph 染色体	无	可见于 90% 以上的患者

⑥ 亚急性甲状腺炎：多见于女性，起病可急、可缓，病程长短不一，可持续数周至数月，甚至可达 1 ～ 2 年，故称为亚急性甲状腺炎。病初多有咽喉痛、头痛、发热（38 ～ 39℃）、畏寒或寒战、周身乏力、多汗及心率增快等甲状腺功能亢进症状，甲状腺肿可呈单侧、双侧、弥漫性或结节性肿大，多无红肿，

但有疼痛，触痛明显。本病极易误诊。

⑦ 风湿热：本病多发生于上呼吸道链球菌感染后，潜伏期 1 周至数周，多数急性起病，也有呈隐匿性进程，心肌炎、关节炎、舞蹈症、皮下小结和环形红斑是本病典型特征，发热和关节炎是最常见的主诉。若发作活动期未经治疗，病程一般不超过 6 个月，但可以反复周期性发作。其他表现包括发热、不适、疲倦、食欲缺乏、面色苍白、多汗和腹痛等，个别可发生胸膜炎或肺炎。

⑧ 自身免疫性疾病：本组疾病有系统性红斑狼疮、Still 病（成人发作的幼年型类风湿关节炎）、过敏性血管炎、风湿性多肌痛，结节性多动脉炎、混合性结缔组织病、亚急性甲状腺炎及周期性发热综合征等，均有不同程度的发热及系统性损害的表现，是发热原因中较为常见的一组疾病，各个疾病的临床特点在此不予赘述。

⑨ 肉芽肿性疾病：本病常表现为发热、乏力和肝脏受累。肝功能检查示碱性磷酸酶轻度升高，肝活检示肉芽肿。

⑩ 克罗恩病：本病表现为持续发热、腹痛、腹泻、腹块、瘘管形成和肠梗阻，其他表现包括贫血、营养障碍及关节、皮肤、眼、口腔黏膜及肝脏等肠外损害。病程多迁延，反复发作，不易根治。

⑪ 家族性地中海热：是一种经常性的以腹腔浆膜炎为主要表现的遗传性疾病，此外它也能导致胸膜炎和心包炎，家族史对诊断本病十分重要。

⑫ 药物热：见上。

⑬ 肺栓塞：长期卧床会增加血栓形成的危险，当栓子比较小时，可能无呼吸困难，可仅表现为发热。所有存在血栓风险的患者若出现不明原因的发热，均应该排除肺栓塞的可能。

【相关检查】

（1）病史采集要点。

① 询问发热起病的缓急、病程的长短、起病诱因、加重或缓解的因素、热型和发热的特点。

② 询问与诊断和鉴别诊断相关的伴随症状，如寒战、出血倾向、头痛、胸痛、腹痛及关节疼痛等。

③ 既往有无糖尿病、结核病、结缔组织病及传染病接触史；是否有药物过敏史及其他药物使用情况，特别注意免疫抑制剂的使用；有无创面、手术、流产史及性病史等。

④ 询问当地是否有流行病流行或近期是否有外出旅行等。

（2）查体重点。

① 全面的体格检查能够为诊断提供线索（应重复进行，一些当时没有表现或者没有注意的体征经过重复查体可能有新的发现，另外在疾病发展过程中可能会有新的体征出现）。

② 检查生命体征，其他查体应全面，涉及全身各个系统，包括皮疹、淤点、淤斑、皮温、皮肤干湿度，眼、颞动脉、甲状腺、口咽、生殖区、关节、淋巴结及上下肢脉搏等。肺部检查包括呼吸音、啰音及胸膜摩擦音。心脏检查注意心率、心律、奔马律、心脏杂音及心包摩擦音。腹部检查注意有无肝脾大、腹胀、压痛、肠鸣音，肾区有无叩痛，椎旁有无叩痛，肛门指检。神经系统检查注意意识状态的判断，是否有局灶体征、病理反射及脑膜刺激征。

③ 对长期不明原因的发热，尤应注意检查是否有隐蔽的病灶，如肝脏、膈下、脊椎、盆腔、鼻窦及乳突等病灶性感染。必要时应做肛门指检。

（3）实验室检查。

① 三大常规、ESR、CRP、PCT、SAA 及免疫球蛋白、白细胞分化抗原 CD3/CD4/CD8/CD56、血和尿培养、病毒血清学检测及病原体分离检查（直接涂片、培养、特异性抗原抗体检测、分子生物学检测等）等检查。

② 若患者置入有引流管，应定期做引流液的检查；若有伤口或手术切口也应做表面分泌物的涂片检查（参见畏寒 / 寒战章节）。

（4）辅助检查。

心电图、X 线片、B 超、CT、MRI 或 ECT 检查，必要时可行组织活检（淋巴结、肝或皮肤黏膜等）、骨髓穿刺及骨髓培养等检查。

（5）手术后发热病史的采集要点及查体重点。

① 病史采集要点：确定曾经是否做过手术，查看手术和麻醉记录。患者具体情况，伴有什么症状（如发热、寒战、咳嗽、胸痛、咯血、呼吸急促、小腿疼痛、伤口疼痛及渗液等），有无吻合口坏死的特征（如疼痛、肠梗阻），是否有过引流、输液，中心静脉导管是否还保留，患者是否输过或正在输血。

② 查体重点：查看患者的体温值、体温记录单。有无心动过速、呼吸急促、发绀或呼吸窘迫。仔细检查手术部位，暴露伤口，检查有无炎症、异常压痛或排脓。引流物的性状、输液部位有无炎症，有无膈下或盆腔脓肿。必要时进行直肠检查。胸部检查有无提示肺不张或实变，有无深静脉血栓形成或肺栓塞的体征，有无提示泌尿系统感染的异常表现等。

（6）下列 5 种检查对发热病因诊断具有重要的临床意义（表 2-20）。

表 2-20　相关检查对发热病因诊断的临床意义

检查	临床意义
C 反应蛋白（C-reactionprotein，CRP）	· CRP 可以帮助了解病情的发展趋势及预后，如 CRP 值下降缓慢、徘徊不定或骤然升高，说明感染可能没有得到有效控制或患者可能合并有其他感染 · CRP 可作为监测细菌或病毒感染指标：CRP < 20 mg/L 时无特殊诊断意义；CRP 在 20 ～ 30mg/L 时，多见于病毒感染；CRP > 40mg/L，常见于细菌感染（主要见于革兰阳性菌感染和寄生虫感染）；CRP > 99mg/L，几乎见于细菌感染（主要见于革兰阴性菌感染） · CRP 是在肝脏中合成的，在感染时若有肝功能受损，可能会影响 CRP 值的升高，在判断时应予以考虑；临床长期应用糖皮质激素突然停药后，CRP 可以升高；手术后 6 ～ 10 h 内 CRP 增高，无并发症时应在 2 ～ 3d 后下降至正常 · 若术后出现感染，CRP 可持续不下降。在术前、术后 2 ～ 3d 各检测一次，对术后合并感染有重要意义 · 急性心肌梗死发病后，血中 CRP 浓度 4 ～ 6h 开始升高，36 ～ 72h 升高至峰值，72 ～ 120h 下降至正常，CRP 升高的程度及持续的时间与心肌梗死的范围大小相关 · 脏器移植时，如肾移植或心脏移植等，CRP 是很重要的监测指标，移植术后 3d 内升高，7 ～ 10d 后即开始下降，如 CRP 不下降，可怀疑存在早期排斥反应
降钙素（procalcitonin，PCT）	· PCT 在正常人血清中含量极低，在甲状腺创面或肿瘤、系统炎症反应综合征、败血症、急慢性肺炎、急性胰腺炎、活动性肝炎及创面等疾病中均可显著升高 · 在病毒感染、肿瘤手术创面时则保持低水平，PCT 在严重细菌感染（2 ～ 3h 后）早期即可升高，具有早期诊断价值 · PCT 在阴性杆菌感染时明显升高，真菌感染时，呈现一种低水平的升高
淀粉样蛋白 A（Serum amyloid A protein，SAA）	· SAA 是一种急性反应蛋白，属于载脂蛋白家族中的异质类蛋白质 · SAA 由肝脏被激活的巨噬细胞和纤维母细胞合成 · SAA 在细菌和病毒感染中都会急速升高，CRP 只在细菌感染的时候会升高
γ - 干扰素释放试验（interferon-gamma release assays，IGRAs）	· 结核病是 FUO 中感染性疾病最常见的病种，尤其是肺外结核，因为胸部影像学检查阴性，也无局灶体征，增加了诊断的难度。IGRAs 适应证主要包括潜伏性结核感染的诊断和活动性结核病的辅助诊断。ESAT-6 和 CFP-10 主要存在于结核分枝杆菌中，而在卡介苗和大多数非结核分枝杆菌中缺失，因此 IGRAs 的特异度较好。但 ESAT-6 和 CFP-10 也存在于少数几种非结核分枝杆菌中，如堪萨斯分枝杆菌、海分枝杆菌、苏尔加分枝杆菌、缓黄分枝杆菌和胃分枝杆菌，故 IGRAs 阳性不能排除上述几种非结核分枝杆菌感染可能
结核感染 T 细胞斑点试验（T-cell spot of tuberculosis test，TSPOT-TB）	· 应用酶联免疫斑点法检测外周血中结核分枝杆菌

（7）选择性检查。

① 疑有感染性疾病应做血、中段尿、粪便、骨髓或痰液等病原体培养；嗜异凝集试验、肥大反应、外斐反应、PPD 试验、NAP 积分、CRP、IL-6 测定；咽拭子、痰、尿、粪便涂片找真菌；痰、粪便找寄生虫卵；影像学检查找感染病灶等。疑有败血症（包括伤寒、副伤寒及感染性心内膜炎）应做血培养，必要时做骨髓培养。

② 疑为结核病应做 PPD 试验、结核 γ-干扰素释放试验（或 T-SPOT）、痰结核菌培养及 24h 尿浓缩找抗酸杆菌，粟粒性结核常有眼底脉络膜结核结节。

③ 疑为前列腺脓肿做肛门指检可发现。

④ 疑为传染性单核细胞增多症，应做嗜异性凝集试验。

⑤ 疑为感染性心内膜炎应行心脏超声检查。

⑥ 疑为白血病、急性再生障碍性贫血、恶性组织细胞病及骨髓增生异常综合征，必要时应做骨髓穿刺涂片检查。

⑦ 疑为恶性淋巴瘤、恶性组织细胞病，应做淋巴结穿刺、活检及印片，必要时加做免疫组化检查。

⑧ 疑为结缔组织病，应做免疫学检查，包括 ANA、RF、抗 ds-DNA 抗体、抗 Sm 抗体、抗 RNP 抗体、抗 SS-A 抗体、抗 SS-B 抗体及总补体（CH50）、补体测定、狼疮细胞、皮肤狼疮带试验及免疫球蛋白测定。

⑨ 白细胞总数明显增高者，应做中性粒细胞碱性磷酸酶（NAP）染色。若其活性及积分值增高多见于化脓性感染、类白血病反应及急性淋巴细胞性白血病。

⑩ 疑有恶性肿瘤性疾病，应做 B 超、CT、MRI、核素扫描等影像学检查，内镜检查（支气管镜、胃镜、肠镜、膀胱镜等），骨髓、淋巴结或其他组织穿刺活检或手术探查。辅助检查是明确 LFUO 的重要方法。

第二节　体温过低

体温过低是指体温低于正常范围（又称低体温），当体温低于 35℃时称为体温不升。虽然体温过低远不如体温增高多见，但其危重程度不亚于体温增高，属于危急重症。在临床诊疗过程中不可疏漏和忽视。体温过低会影响机体酶的活性，从而影响新陈代谢的正常运行，使各种细胞、组织和器官的功能发生紊乱，严重时还会导致死亡。另一方面，由于体温适当降低，可使机体代谢率下降，组织耗氧量亦降低，可以消除或减轻因缺氧对细胞的损害。因此，临床上可用人工低温麻醉的方法进行大型外科手术，也可用人工低温方法保存组织器官供临床器官移植之用。

【常见病因】

（1）全身性或重症。

① 休克、大出血、慢性消耗性疾病、年老体弱、甲状腺功能低下、重度营养不良及在低温环境中暴露过久。

② 低温麻醉、药物中毒（如哌替啶中毒）等。

（2）造成围术期低体温常见原因。

① 层流手术室的温度及室外空气对流。

② 麻醉过程中体表散热、麻醉药物的影响或机械通气吸入冷空气。

③ 手术使用与室温相同的液体冲洗体腔或手术切口。

④ 手术切口大，手术时间长或体表暴露面积大。

⑤ 覆盖手术切口的无菌巾潮湿或输入大量与室温相同的液体。

⑥ 患者的精神因素、术前禁食水、形态消瘦及年龄等。

【诊断线索】

体温过低诊断线索（表 2–21）。

表 2–21　体温过低诊断线索

项目	临床线索	诊断提示
病史	· 酒精中毒者	急性出血性脑灰质炎
	· 在寒冷环境下暴露过久	冻伤
	· 发热性疾病出现低体温	绿脓杆菌性败血症
伴随症状及体征	· 伴眼眶虚肿、皮肤苍白或粗糙、跟腱反射松弛期延长	甲状腺功能减退症
	· 伴大汗	大叶性肺炎、急性肾盂肾炎及疟疾等
	· 伴皮肤色素沉着、乏力及低血压等	肾上腺皮质功能不全
	· 伴全身出血性皮疹	各种感染性休克的晚期
	· 伴发作性头昏，多在饥饿时发生	低血糖
	· 震颤、肌强直、运动迟缓、姿势步态异常，口、咽及腭肌运动障碍等	帕金森病

【诊断思维】

（1）低体温分级（表 2–22）。

表 2–22　低体温分级及临床表现

低体温各阶段	体温（℃）	临床表现
轻度降低	36.1 ～ 37	普通，出现颤抖
	36.1 ～ 35	感觉冷，起鸡皮疙瘩，颤抖现象从轻微到严重，出现四肢麻木
中度降低	35.0 ～ 33.9	颤抖，全身紧绷，明显肌肉不协调现象，行走缓慢吃力，步履蹒跚，精神出现轻度紊乱，警觉性提高
	33.9 ～ 32.2	持续不断地剧烈颤抖，说话困难，行动迟缓及健忘等，无法使用双手，垂头丧气，出现内向及孤僻等表现
严重降低	32.2 ～ 30.0	颤抖停止，暴露皮肤青紫，肌肉协调能力极差，不能行走，精神错乱，失去理性行为，但能维持身体姿势
	30.0 ～ 27.8	肌肉僵硬，意识降低，昏迷，失去视觉，生命体征不稳定或出现室颤
	27.8 ～ 25.5	不省人事，没有心跳和呼吸，甚至可能摸不到脉搏
	25.5 ～ 23.8	肺部水肿，心跳和呼吸停止，死亡

（2）低体温影响因素及临床表现（表 2–23）。

表 2–23 低体温影响因素及临床表现

项目	临床特征
影响因素	·测量方法不准确或测量时间不足 ·患者在低气温环境下暴露过久或测量的局部受到冷物的干扰（如局部置有冰袋或测量口腔温度前曾喝过冷饮等） ·测量体温前用过强烈退热药
临床表现	按逐渐加重的顺序为：控制不住的颤抖；无法完成复杂的动作，特别是手不听使唤，步伐不稳；神志不清，言语含糊；不合常理的举动，如脱掉外衣而不知道其实很冷；停止颤抖。此时进入非常危险的状态；皮肤发白，变青；瞳孔放大，随之表现心跳和呼吸剧减；肌肉发硬；在 32℃时身体进入 " 冬眠 " 状态，手臂和腿部的血流被阻断，心跳和呼吸频率急剧降低；在 30℃时身体新陈代谢几乎停止，呈“冰人”状态，酷似死亡，但仍然有生命迹象的可能。

（3）低体温诊断思维（表 2–24）。

表 2–24 低体温诊断思维

项目	诊断思维
低体温	·体温过低可导致所有生理功能的加速，包括心血管和呼吸系统，神经传导，精神的敏锐性，神经肌肉反应时间和代谢率。体温降低可导致冷漠嗜睡、手脚笨拙、精神错乱、易激动及虚幻等
	·体温过低最严重的并发症为呼吸减慢或停止，心跳减慢，不规则，最后发生生命体征消失和停止。在观察中只要患者出现下述情况之一时，都应高度警惕病情可能在持续加重或恶化：a. 是否出现血压降低、心跳及呼吸减慢等生命体征；b. 皮肤是否出现发抖、苍白、冰凉或湿冷，毛细血管是否充盈减慢（毛细血管充盈试验阳性）、甲床是否青紫、汗毛是否竖起等；c. 是否出现躁动不安及严重的意识障碍，如从意识模糊到嗜睡，甚至出现昏迷等
	·药物和酒精引起的低体温：药物的使用是造成大量体温过低的一个原因。许多药物如镇静、地西泮、抗抑郁药以及酒精等，均可抑制中枢和外周的体温调节机制而引起低体温。最可能引起体温过低的药物，包括吩噻嗪类抗精神病药、三环类抗抑郁药、苯二氮类䓬和巴比妥类镇静催眠药、麻醉剂等，如氯丙嗪能抑制发抖，是最熟知的降温药。大量饮酒不仅抑制体温调节中枢，而且通过扩张周围血管导致体温过低
	·精神因素：精神错乱和痴呆可能缺乏对寒冷的警觉，常伴有体温调节功能障碍，加之应用精神病治疗药物以致诱发低温症。抑郁，特别是丧失亲人后的抑郁是促使体温过低的一个常见原因，他们因生活勇气受到挫折而拒绝吃、喝或取暖等。此外，抗抑郁药常抑制颤抖可加重体温过低
	·体温过低可严重影响机体的生理功能，包括心血管和呼吸系统、神经传导、精神敏锐性、神经肌肉反应时间和代谢率等，故需要与原发性心血管疾病、呼吸系统疾病、心脏病或糖尿病昏迷、胰岛素过量、脑血管意外或滥用药物相区别等
	·如体温过低是在寒冷环境下暴露过久所致，应仔细检查身体局部皮肤组织有无寒冷性损伤（又称冻伤），容易发生在肢体远端及末梢部位。同时还应注意：a. 当患者出现皮肤发绀时，需与其他发绀性疾病相鉴别；b. 关注冻伤患者可能发生的并发症，最常见的为局部创面坏死组织的继发感染，如急性淋巴管炎和淋巴结炎、急性蜂窝织炎及丹毒等，较严重的则有破伤风、气性坏疽和败血症；c. 尚有少数并发肝炎、心包炎、肾盂肾炎和关节炎等
	·凡遇低体温患者，都应对获取的临床资料进行综合分析，并做出预后的判断：a. 若在低体温的同时伴有血压的下降、呼吸困难、心律失常、神志和意识障碍等，提示病情笃重。b. 危重患者若突然出现低体温，常提示预后不良，如重症感染（常见于革兰阴性杆菌所致的败血症）、急性胰腺炎、脑出血、急性心肌梗死及肝硬化等。c. 当发抖停止而嗜睡和精神错乱加重时，这就成为一个十分紧迫的重要急诊。在评估病情时首先要防止进一步散热，若患者无呼吸及脉搏时，必须立即开始心肺复苏。d. 一旦出现上述情况，除积极抢救治疗外，需及时与患者家属沟通病情，以免发生误解
	·低体温伴有意识障碍者，应立即进行血气分析和电解质检测，根据结果应尽快纠正，使 pH 和 PaO_2 恢复至正常。若心脏复苏是必须的而且是能维持的，应立即采取保暖措施使之迅速暖和过来。复温成功与否是不留永久性脑损害的重要措施，体温到达 26℃的患者也可获得恢复。在恢复体温前不要过早地宣布患者已经死亡，在复温过程中应特别注意血 pH、钾和钠的迅速变化

注：低体温的部分诊断思维内容，可参见畏寒 / 寒战章节。

（4）围术期低热诊断思维（表 2-25）。

表 2-25　围术期低热诊断思维

围术期低热诊断思维
·围术期患者出现低体温，首先表现为寒战，多见于椎管内麻醉，可出现于术前、术中及术后，谓之麻醉后寒战。确切发生机制尚不清楚，即使采取保温或输入温热液体有时也不一定能有效防止寒战的发生，可能是与神经、内分泌及运动系统等共同调节寒战的发生、发展过程有关。造成围术期低体温的可能因素有： ·层流手术室的温度与室外空气对流 ·麻醉过程中体表散热、麻醉药物的影响或机械通气吸入冷空气 ·手术使用与室温相同的液体冲洗体腔或手术切口 ·手术切口大，手术时间长或体表暴露面积大 ·覆盖手术切口的无菌巾潮湿或输入大量与室温相同的液体 ·患者的精神因素、术前禁食水、形态消瘦及年龄等 ·医务人员对患者的保暖意识淡漠，操作中未对患者采取保暖措施

（5）新生儿低体温诊断思维（表 2-26）。

表 2-26　新生儿低体温诊断思维

新生儿低体温的诊断思维
·新生儿由于体温中枢发育未成熟，故低体温容易发生在新生儿，尤其是早产儿 ·新生儿皮肤温度维持在 36 ～ 37℃时耗氧量最低，又能保证正常代谢。所谓低体温是指核心（直肠）体温≤ 35℃，以体表冰冷及反应低下为特征，体温过低的机制是产热减少或散热增多，或二者兼有 ·新生儿低体温可引起皮肤硬肿及体内各重要脏器组织、功能受累，如低血糖、代谢性酸中毒等可导致死亡。 ·新生儿的体温易受空气相对湿度和气流、寒冷表面的距离和周围环境温度的影响，新生儿在寒冷环境中易产生体温过低。蒸发性热丧失（如在产房内新生儿被羊水浸湿）、传导性和对流性热丧失均可导致大量的热丧失，即使在相对温暖的房间内也易出现体温过低。 ·新生儿由于对寒冷应激而氧需求增加（代谢率增加），可导致呼吸功能不全（如早产儿伴呼吸窘迫综合征）、组织缺氧和神经系统损害。寒冷刺激可将热卡用于产热，可影响患儿的生长发育 ·新生儿对寒冷的反应是通过交感神经释放去甲肾上腺素作用于“棕色脂肪”，这种特殊组织存在于颈后部、两侧肩胛之间、肾脏和肾上腺周围。通过脂肪分解、氧化或再酯化释放的脂肪酸而起反应，而局部产热将热量传递到身体其他部位。这种反应使代谢率和氧耗率增加为基础的 2 ～ 3 倍 ·如体温过低是由于败血症或颅内出血等病理情况引起，则需要进行特殊治疗

（6）老年低体温诊断思维（表 2-27）。

表 2-27　老年低体温诊断思维

因素	诊断思维
外源因素	·暴露于寒冷环境或淹溺于冷水之中。因长期暴露于寒冷温度，人体散热大于产热时，可引起体温过低 ·严重外伤后、固定不动、穿湿衣服、寒风和躺在寒冷的表面物上，均可增加发生体温过低的危险性 ·热量供给不足
内在因素	生理性 ·体温调节的生理性障碍是导致老年人容易发生意外性低体温的原因
	病理性 ·重症感染：败血症可表现为低体温而无发热，是预后不良的征兆 ·内分泌疾病：黏液性水肿和垂体功能低下因热量产生不足而出现低体温，脂肪泻所致的低体温也可能与垂体功能低下有关 ·糖尿病：低体温的危险性比非糖尿病明显增高，这可能与自主神经、周围神经和血管等病变有关；低血糖患者几乎有一半可出现低体温，可视为诊断的重要线索 ·中枢神经和运动系统疾病：脑血管意外、蛛网膜下隙出血、硬脑膜下血肿、脑瘤、颅外伤和脊髓损伤等疾病，均能扰乱下丘脑体温调节而致低体温 ·许多神经和运动系统疾病可因活动受限制、热量产生不足而致低体温 ·跌倒：是引起低体温的间接因素，如老年人夜间上厕所跌倒时，可因无力爬起而长时间躺在地上，使体热大量丧失引起体温过低 ·营养不良和恶病质也是老年人继发性低温症的重要原因 ·烧伤、剥脱性皮炎和 Paget 病等可因皮肤损伤、体表血管分布增多，使体热大量丢失而导致低温症 ·急性心肌梗死和肺栓塞等疾病均能引起体温调节机制急性紊乱而导致低体温 ·尿失禁：易促使体温过低，一则排尿时的散热，二则尿液与身体接触时致使身体变凉

（7）低体温对机体影响与并发症（表 2–28）。

表 2–28　低体温对机体影响与并发症

机体影响	不良后果
增加寒战的发生率	· 人体体温调节系统通常保持中心体温接近 37℃，当体温降低约 1℃时即可出现寒战，使机体耗氧增加，心血管系统供血需求量增加
增加氧耗和 CO_2 生成	· 可增加患者的不适感和伤口的疼痛感
增加手术切口的感染率	· 轻度体温降低可直接损害骨髓免疫功能，尤其是抑制中性粒细胞的氧化释放作用，减少多核白细胞向感染部位移动 · 可减少皮肤血流量，抑制组织对氧的摄取，增加伤口感染率 · 择期结肠切除手术患者，在手术期间发生低体温，伤口感染率明显增加 · 可使患者的住院时间明显延长
增加手术出血量	· 轻度低体温可以直接影响凝血功能，可使循环血中血小板数减少，血小板功能及凝血因子的活性降低，并且激活血纤维蛋白溶解作用系统，从而导致出血时间延长 · 严重低体温时，可直接导致血管内弥漫性出血的发生 · 低体温时对输血的需要也会大幅度攀升 · 低体温可造成麻醉苏醒延迟
心血管系统	· 可导致静脉淤滞和局部组织氧供减少，进一步促使深静脉血栓形成 · 可使交感神经兴奋，表现为心率加快、心肌收缩力增强、心排血量增加及外周血管收缩。当外周阻力增加和血液黏稠度升高时可增加心肌的耗氧量，极易发生心肌缺血和心律失常 · 在围术期心血管不良事件的发生率较正常体温者明显增高
机体代谢	· 低体温降低代谢率和氧的供给，使麻醉药在体内的代谢明显减慢，导致术后清醒时间延长 · 不能满足低温时低氧化代谢的需求，则可引起乳酸性酸中毒
消化系统	· 易发生呕吐或误吸
泌尿系统	· 产生“寒冷利尿”，随着血压下降，产生尿少或无尿，严重者可出现氮质血症
中枢神经系统	· 易发生意识和判断力的障碍、瞳孔扩大、对外反应消失、肢体僵硬及呼吸心跳变慢，重者可发生昏迷或致死
血液酸碱度	· 血液 pH 值下降（代谢性酸中毒和 CO_2 潴留）
免疫力	· 低体温持续 24h 后极易合并感染，如败血症、化脓性脑膜炎和肺炎

（8）低体温诊断程序（图 2–8）。

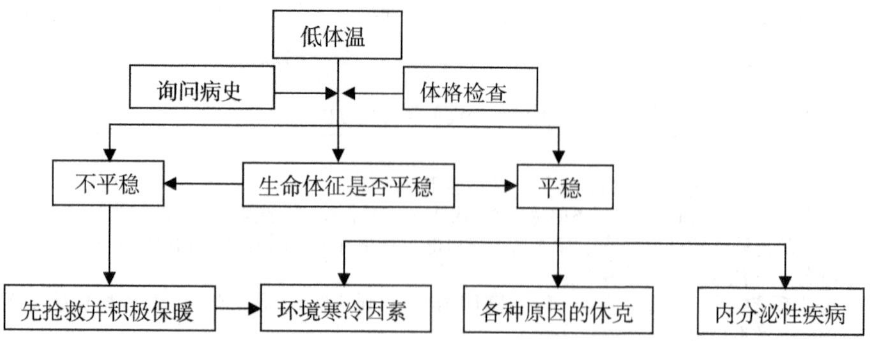

图 2–8　低体温诊断程序

【疾病特点与表现】

（1）引起低体温的常见疾病。

① 败血症：多见于菌血症的极期或提示重症感染性休克。

② 环境暴露：在寒冷的室外或冬季无暖气供应的室内发病或冻伤者，多合并酗酒、药物成瘾、精神疾病及癫痫发作等。

（2）代谢及内分泌性疾病（表 2–29）。

表 2–29　代谢及内分泌性疾病的临床特点

疾病	临床特点
下丘脑综合征	以多尿（尿崩症）表现为典型特征，除低体温外，其他表现包括头痛、视力减退、性功能紊乱（包括性早熟、发育延迟、发育不全或不发育）、肥胖和嗜睡等。部分首发症状可以是发热、智力减退、摄食异常（多食、畏食）、精神或情绪紊乱或昏迷等
腺垂体功能减退症（又称席汉综合征）	本病主要累及的腺体为性腺、甲状腺及肾上腺皮质，出现低体温常提示病情已发展至严重阶段，其他表现包括腺垂体激素分泌不足所导致相应靶腺功能减退的症状和体征，其严重程度与激素缺乏程度相关
甲状腺功能减退症	黏液性水肿特点有体温不升（35℃以下），部分患者体温可低至 27℃以下，常提示疾病进入终末期，其他表现包括意识障碍、呼吸浅慢等，严重者可发生呼吸衰竭，出现低氧血症和高碳酸血症
肾上腺皮质功能不全	本病常伴低体温表现，但典型表现多为局部色素沉着，呈灰褐或黑褐色，多出现在面及颈部、口腔黏膜、唇部、四肢屈侧、腋窝、阴部、乳头周围及乳晕亦可受累。其他表现包括乏力、低血压、体重减轻、食欲减退、恶心呕吐及便秘等，偶有腹泻或腹痛等。亦可累及心血管系统，如体位性低血压、低血糖、眩晕及昏厥，甚至可发生休克等
低血糖	发作时间较长者常出现低体温，其他表现包括出汗、饥饿、心慌、颤抖及面色苍白等，严重者还可出现精神不集中、躁动、易怒甚至昏迷等

（3）中枢神经系统疾病。

① 脑血管意外：有神经系统定位体征，腱反射亢进及病理反射阳性等。

② 头部外伤：病史及头、眼、耳及颈部等体检可提示近期头部外伤。

③ 脊髓横断：体检时可发现截瘫或四肢瘫痪。

④ Wernicke's 脑病：体征为眼肌麻痹、共济失调及精神改变，常继发于维生素 B_1 缺乏及酗酒者。

⑤ 药物依赖。

（4）其他疾病：包括尿毒症、红皮病、蛋白质 – 热量营养不良及神经性畏食症等。

（5）新生儿极易发生低体温，常见原因见表 2–30。

表 2–30　新生儿发生低体温的机制及影响

体温调节中枢发育不成熟	受寒冷影响	摄食不足	早产儿和低体重儿出生	疾病影响
当环境温度降低而保暖不够时，摄入的热量过少，不能通过自身调节产热而出现低体温	新生儿体表面积相对较大，散热大于产热，冬春季环境温度降低时，未有效保暖，最容易发生低体温	新生儿肝脏储存的糖原量很少，如摄入热量不足，于出生后 18 ～ 24h 内即可耗尽。产热过少，当环境温度降低时易发生低体温	能量储备少，摄入热量少，体温调节能力更差，胎龄越小，出生体重越低，发生低体温风险越大	新生儿患败血症、肺炎、化脓性脑膜炎等感染性疾病时，由于进食减少，热量摄入不足；因休克、酸中毒和微循环障碍等影响棕色脂肪分解，使体内产热减少。新生儿于缺氧和神经系统功能障碍时，棕色脂肪不能利用，易出现体温不升

【相关检查】

（1）病史采集要点。

① 应仔细询问患者平时的体温是多少，有无畏寒和寒战，是否有发热，若有发热则按发热的病史进行采集。询问保温条件，分清低体温的原因是以寒冷刺激为主，还是以疾病为主。

② 询问有无全身感染或某部位的感染病灶及其临床症状，如肺部感染、尿路感染或皮肤外伤及疖肿史，近 1 ～ 3 周内有无拔牙或传染病疫区逗留史导致的菌血症证据。

③ 与诊断和鉴别诊断相关的伴随症状，如口渴、食欲缺乏、消瘦、腹泻、便秘、低血压、头痛、视物模糊及环境温度及其他疾病症状。询问有无甲状腺功能减退、低血糖及肾上腺皮质功能减退及中毒等病史。

④ 有无服药史，尤其是巴比妥类、酚噻嗪类、胰岛素、甲状腺药物、类固醇类、β – 阻滞剂及可乐定等药物。

（2）查体重点。

① 检查并记录生命体征及意识障碍。一般状况及全身皮肤黏膜检查注意全身营养状况。

② 观察有无感染体征，如扁桃体肿大、外耳道分泌物、乳突红肿及压痛、皮肤疖肿等。

③ 与诊断和鉴别诊断相关的伴随症状，皮疹及皮疹类型、皮肤温度、颜色、色素沉着及水肿，注意出汗及末梢循环功能是否良好。检查全身浅表淋巴结是否肿大，结膜是否充血水肿，检查视力、吐词及构音功能。颈部有无阻力、甲状腺是否肿大等。心脏检查注意是否有杂音、奔马律及心包摩擦音等。肺部检查叩诊音和呼吸音的改变，干、湿性啰音及胸膜摩擦音等。腹部肝脾及包块的触诊、腹部各个压痛点的检查，疑是外科性腹痛，应检查腹膜刺激征及肠鸣音的改变。四肢检查重点注意关节有无红肿，活动是否受限等。

④ 神经系统检查应寻找头部创面的证据，检查瞳孔反射、肌阵挛、震颤及各种反射等。

（3）实验室检查。

三大常规检查、血液生化检查、血气分析、血培养，以及 DIC 筛选检查等，根据病情须测定甲状腺功能。

（4）辅助检查。

① X 线胸片、心电图应作为常规检查。

② 微循环障碍用甲皱微循环显微镜观察（低体温）新生儿甲皱微循环的变化，可见甲皱毛细血管襻变形，血流变慢，血球分节淤滞。从肢体血流图可见血流速度变慢，提示新生儿低体温时确有微循环障碍存在。

第二章

呼吸异常

呼吸是呼吸道和肺的活动。人体通过呼吸，吸进 O_2，呼出 CO_2，是重要生命活动体征，也是人体内外环境之间进行气体交换的必要过程。正常人呼吸节律均匀，深浅适宜。正常成人平静呼吸是 16 ～ 20 次 / 分，儿童 30 ～ 40 次 / 分。儿童呼吸可随年龄增长而减少，逐渐到成年人水平。呼吸次数与脉搏次数比例为 1 ∶ 4。呼吸异常是指呼吸频率过快或过缓、呼吸节律不规则、呼吸深度变深或变浅，还包括呼吸气味异常改变等。当呼吸异常使得患者在主观上感到空气不足或呼吸费力时，称之为呼吸困难，是呼吸功能不全的一个重要症状。

【常见病因】

（1）呼吸系统疾病。

① 上呼吸道疾病：咽后壁脓肿、扁桃体肿大、喉异物、喉水肿及喉癌等。

② 支气管疾病：支气管炎、支气管哮喘、支气管扩张、支气管异物及肿瘤等。

③ 肺部疾病：慢性阻塞性肺疾病、肺炎、肺结核、肺不张、肺水肿、肺囊肿、肺梗死、肺癌、结节病、肺纤维化及急性呼吸窘迫综合征（ARDS）等。

④ 胸膜疾病：自发性气胸、大量胸腔积液、严重胸膜粘连增厚及胸膜间质瘤等。

⑤ 胸壁疾病：胸廓畸形、胸壁炎症、结核、外伤、肋骨骨折、类风湿性脊柱炎、胸壁呼吸肌麻痹、硬皮病、重症肌无力及过度肥胖症等。

⑥ 纵隔疾病：纵隔炎症、气肿、疝、主动脉瘤、淋巴瘤、畸胎瘤、胸内甲状腺瘤及胸腺瘤等。

（2）循环系统疾病。

① 各种原因所致的心力衰竭。

② 心包积液等。

（3）中毒。

① 尿毒症及糖尿病酮症酸中毒等。

② 吗啡中毒和 CO 中毒等。

（4）血液系统疾病。

① 重度贫血。

② 高铁血红蛋白血症。

③ 硫化血红蛋白血症等。

（5）神经精神因素。

① 颅脑外伤脑出血、脑肿瘤、脑炎及脑膜炎等。

② 癔症等。

注：长时间呼吸暂停的病因有心脏停搏、吸入异物、支气管痉挛、药物过量；脑桥梗阻及出血等；颅内重症感染、脑疝、脑肿瘤及脑外伤等。

【诊断线索】

呼吸异常诊断线索（表 2-31）。

表 2-31　呼吸异常诊断线索

项目	临床线索	诊断提示
性别与年龄	・儿童急性呼吸困难	哮喘、细支气管炎、假膜性喉炎及会厌炎等，少见原因是异物的误吸
	・儿童慢性或反复发作性呼吸困难	哮喘
	・怀孕或应用口服避孕药的女性突发呼吸困难	肺栓塞
	・老年人呼吸困难	心力衰竭、慢性阻塞性肺疾病、哮喘
病史	・发病时间有节律性和规律性，如深秋或冬季	支气管哮喘
	・有慢性呼吸困难病史	慢性阻塞性肺疾病、慢性心力衰竭
	・有大量吸烟史	肺气肿、慢性支气管炎及慢性肺源性心脏病等
	・有高血压、冠心病等病史	左心功能不全
	・有心房颤动病史	肺栓塞
	・有中枢神经系统疾病，意识障碍	吸入性肺炎
	・有过敏物质接触史	过敏性哮喘
	・初上高原者	高原性肺水肿
	・饲鸽者、种蘑菇者	外源性肺泡炎
	・经受交通事故等灾害者	血气胸或气管断裂
	・有职业史	硅沉着病、石棉沉着病等
	・患有慢性疾病或手术后期卧床者	肺栓塞
	・重症感染、误吸、重症胰腺炎等伴呼吸困难	急性肺损伤或急性呼吸窘迫综合征
	・有毒物接触史、代谢性酸中毒病史	中毒性呼吸困难
起病急缓及特点	・反复发作性呼吸困难	支气管哮喘、花粉症等
	・起病缓慢者	慢性心肺疾病
	・若在无任何症状时突然出现呼吸困难	气胸、肺栓塞、心肌梗死、高通气综合征和气道异物等
	・由卧位转为立位可好转的呼吸困难	心腔内分流、肺血管分流和肺实质分流等

续表

项目		临床线索	诊断提示
发作时间与诱发因素		·症状发生在重症感染、外伤或大手术后	肺不张、呼吸窘迫综合征等
		·夜间和（或）清晨发作，可自行缓解	支气管哮喘
		·较短时间内呼吸困难逐渐加重	哮喘、慢性肺疾病急性恶化、过敏性肺炎、心源性肺水肿和消化道出血伴有严重贫血等
		·突发紧张、恐惧感，而且是年轻女性	高通气综合征
		·发作常与精神因素有关	癔症（多见于女性，各种检查无任何阳性支持）
		·与花粉季节、闻有异味刺激性气体、药物、过敏性食品、上呼吸道感染及运动等有关	支气管哮喘
		·进入潮湿易生真菌的环境	过敏性肺炎
		·吸入爆炸性气体、火灾现场气体等	吸入性气道损伤
		·剧烈咳嗽后、扛重物时突发呼吸困难	自发性气胸
		·产妇在破水后出现呼吸困难、发绀	肺羊水栓塞
		·运动诱发喘息或呼吸困难时	支气管哮喘或心力衰竭
		·常因感冒而诱发喘息或气促	哮喘
		·劳动或活动后出现	心力衰竭、肺功能不全
		·长期卧床、手术后、持续性心房颤动、细菌性心内膜炎患者，突发胸痛伴呼吸困难	肺栓塞或肺梗死
		·吸入有害有毒气体、过多过快输血或输液等	急性肺水肿
伴随症状		·伴发绀	严重心肺疾病
		·伴意识障碍或瞳孔变化	颅脑器质性病变、中毒、代谢性或内分泌性疾病等
		·伴四肢厥冷	各种原因导致的休克
		·伴神志改变	肺性脑病、中毒性脑病、神经系统疾病、水电解质紊乱或低渗血症等
		·伴深昏迷，瞳孔缩小，四肢瘫痪	脑桥病变
		·伴一侧性胸痛	急性心肌梗死、急性心包炎或大叶性肺炎等
		·伴有刺激性咳嗽、窒息	气管、支气管异物
		·伴吸气性呼吸困难、咯血、声音嘶哑	喉癌
		·年轻儿童特别是伴有咳嗽、咳痰	囊性纤维化和支气管扩张
		·渐进性呼吸困难为初始症状	急性心力衰竭、贫血、肺部肿瘤和实质性肺疾病等
伴随体征	呼吸形式改变	·腹式呼吸明显减弱或消失	腹膜炎、急腹症等
		·胸式呼吸减弱或消失	胸痛性疾病，如胸膜炎、大量胸腔积液等
		·胸腹部呼吸不同步（矛盾）运动	呼吸肌疲劳
	呼吸频率、节律、深度及气味改变	·呼吸增快（> 24 次 / 分）	情绪激动、运动、进食、气温增高；高热、甲状腺功能亢进症、哮喘、心力衰竭及贫血等
		·呼吸减慢（< 10 次 / 分）	颅内压增高、颅内肿瘤、麻醉剂和镇静剂使用过量及胸膜炎等
		·深而大的呼吸	严重代谢性酸中毒、糖尿病酮症酸中毒及尿毒症酸中毒等
		·呼吸表浅	药物使用过量、肺气肿及电解质紊乱等
		·潮式呼吸	重症脑缺血缺氧、严重心脏病及尿毒症晚期等

续表

项目		临床线索	诊断提示
伴随体征	呼吸频率、节律、深度及气味改变	·点头样呼吸	濒死状态
		·间停呼吸	脑炎、脑膜炎、颅内压增高、干性胸膜炎、胸膜恶性肿瘤、肋骨骨折及剧烈疼痛等
		·叹气样呼吸	神经官能症、精神紧张或忧郁症等
		·呼吸慢而不规则，且呼吸毫不费力	安眠药中毒
		·呼吸气味呈烂苹果味	糖尿病酮症酸中毒
		·呼吸有明显氨味（尿臭味）	肾衰竭（尿毒症期）
		·呼吸有腐臭味	上呼吸道感染（鼻窦炎、咽喉炎和扁桃体炎）等
		·呼吸有大蒜味	有机磷中毒
伴随其他体征		·伴发热和轻度气胸，呼吸困难逐渐加重	肺炎、肺结核及胸膜炎等
		·伴肺气肿体征	慢性阻塞性肺气肿
		·伴双肺哮鸣音	支气管哮喘、肺水肿等
		·伴少尿、肝大、下肢水肿	右心室功能不全
		·伴明显面色苍白	重度失血性贫血、休克等
		·伴体温增高	慢性肺疾病急性恶化、吸入性肺炎、血胸、过敏性肺炎、肺栓塞和心肌梗死等
		·伴发热、意识障碍	脑血管疾病
		·伴手足搐搦、麻木感者	高通气综合征
		·伴三凹征及辅助呼吸肌参与，闻及广泛哮鸣音	气管、支气管异物，喉癌及喉头水肿等
		·伴气管向健侧移位，患侧胸廓饱满，叩诊呈鼓音及呼吸音消失	气胸（张力性气胸症状最为突出）
		·伴气管偏向患侧，患侧胸部为浊音，呼吸音减弱或消失	阻塞性肺不张
		·伴一侧呼吸运动减弱，浊音及病理性支气管呼吸音	肺栓塞、大叶性肺炎等
		·伴叩诊为鼓音者	慢性阻塞性肺疾病急性恶化或气胸
		·伴胸部听诊呼吸音低	慢性肺疾病急性恶化、血胸和气胸等
		·伴肺内可闻及湿啰音	慢性肺疾病急性恶化、吸入性肺炎、过敏性肺炎、肺栓塞和心源性肺水肿等
		·伴心浊音界向左下扩大，两肺底有小水泡音	左心功能不全
		·伴颈静脉怒张，肝脏大、腹水，下肢水肿	右心功能不全
颅脑病变呼吸异常		·潮式呼吸	大脑病变
		·深而快的呼吸	中脑或脑桥上部的病变
		·间停呼吸（Biot 呼吸）	脑干病变
		·不规则呼吸	延髓病变

【诊断思维】

（1）呼吸困难的分类及临床特点（表 2-32）。

表 2-32 呼吸困难的分类及临床特点

类型	临床特点
肺源性呼吸困难	·吸气性呼吸困难：特点是吸气费力，重者因吸气肌极度用力，胸腔负压增大，吸气时胸骨上窝、锁骨上窝与肋间隙明显凹陷，出现“三凹征”，常伴干咳与高调吸气性喉鸣，提示喉、气管与大支气管狭窄与阻塞，如支气管肿瘤等
	·呼气性呼吸困难：特点是呼气显著费力，呼气时间明显延长而缓慢，听诊常伴有广泛性呼气性哮鸣音。常见于下呼吸道阻塞疾病，如支气管哮喘、喘息型慢性支气管炎及慢性阻塞性肺气肿等
	·混合性呼吸困难：吸气、呼气均困难，频率浅而快，听诊有呼吸音异常（减弱或消失）。常见于重症肺炎、重症肺结核、大面积肺不张或肺梗死、大量胸腔积液和气胸膈肌及胸膜与神经－肌肉疾患等
心源性呼吸困难	·左心衰竭呼吸困难的特点：活动时出现或加重，休息时减轻或缓解；仰卧位时加重，坐位减轻；病情较重者，常被迫采取半坐位或端坐体位呼吸；多在夜间熟睡中发生，夜间阵发性呼吸困难 ·右心衰竭呼吸困难的特点：常取半坐位以缓解呼吸困难，慢性肺心病与其原发疾病有关；心包疾病患者喜取坐位前倾体位，以减轻对肺的压迫
中毒性呼吸困难	·酸中毒者多为深长规则大呼吸（Kussmaul 呼吸），频率或快或慢。据病因不同呼出气可有氨味（见于尿毒症）、烂苹果味（见于糖尿病酮症酸中毒） ·血中出现异常血红蛋白衍化物或氰化物中毒者，一般呼吸深快。严重时因脑水肿呼吸中枢受抑制，呼吸浅表、缓慢，与镇静安眠或麻醉药中毒所致者相似
精神神经性呼吸困难	·因颅脑疾患所致者呼吸变慢变深，常伴有鼾声和严重呼吸节律异常，如呼吸遏制（吸气突然终止）、双吸气（抽泣样呼吸）等 ·癔症患者呼吸困难发作常浅表、频数，可达 60 ～ 100 次 / min，并常因过度通气而出现口周、肢体麻木或手足搐搦等呼吸性碱中毒表现 ·神经症患者常述胸部压抑感、气短，但仔细观察并无呼吸困难客观表现，偶尔在一次深长大吸气之后伴叹息样呼气，叹息之后自觉轻松舒适

（2）呼吸困难分度（表 2-33）。

表 2-33 呼吸困难分度

类型	分度	临床依据
呼气性呼吸困难	·轻度	仅在重体力活动时出现呼吸困难
	·中度	呼吸困难表现为轻微体力活动（如走路、日常活动等）即出现呼吸困难
	·重度	即使在安静休息状态下也出现呼吸困难，同时表现为端坐呼吸，即呼吸困难平卧时加重，坐位时减轻。迫使患者取坐位
吸气性呼吸困难	·轻度	安静时无呼吸困难表现，活动时出现轻度吸气性喘鸣音、三凹征和鼻翼扇动
	·中度	安静时出现轻度吸气性呼吸困难及吸气性喘鸣音、三凹征和鼻翼扇动，活动时加重
	·重度	因 CO_2 蓄积和缺氧，除有呼吸困难体征外，表现烦躁不安、不愿进食和嗜睡
	·极重度	常有颜面苍白或发绀、冷汗、呼吸加快、脉细弱及心律失常，最后出现意识模糊、昏迷、大小便失禁、呼吸停止、心脏停搏

（3）呼吸困难定位诊断（表 2-34）。

表 2-34 呼吸困难定位诊断

病变部位	定位依据
神经性呼吸困难疾病	·脑性呼吸困难：多因呼吸中枢受侵害而起，除呼吸困难外还兼有脑部症状，常伴有呼吸节律的紊乱 ·脊髓性呼吸困难：呼吸困难多突然发生，有脊髓受损原因可查 ·外周神经性呼吸困难：如喘鸣症，常伴有喘鸣音

续表

病变部位	定位依据
心源性呼吸困难疾病	·心脏杂音，心音或脉搏明显变化，且心功能不全症状常出现在呼吸困难之前
胸廓运动障碍性呼吸困难疾病	·有胸廓狭小或肋骨活动障碍等原因可查

（4）各种类型呼吸异常的临床意义（表 2-35）。

表 2-35　各种类型呼吸异常临床意义

类型	临床意义
呼吸困难	·为心肺功能障碍表现，是一种气短不适，严重程度不一，与疾病的严重程度无关；突然或缓慢发生，可逐渐缓解或持续多年（多数人劳动后感觉气短，发生呼吸困难，因体力状况不同，健康人休息后很快缓解） ·多由肺、心、神经肌肉、过敏及焦虑引起
间停呼吸（称 Biot 呼吸）	·表现为呼吸节律完全不规则，深呼吸与浅呼吸随机出现，常伴有不规则的呼吸暂停，呼吸频率变慢，逐渐发展为呼吸停止 ·神经系统病变恶化的不详体征，临床常提示脑干受压或延髓的压力增加 ·患者一旦发生 Biot 呼吸时是病情严重的反应，应告知家属予以情感支持
潮式呼吸（陈 – 施呼吸）	·临床最常见的周期性呼吸，其特点是呼吸增强和短时间的窒息相互交替 ·常发生在心肺疾病患者。它的出现提示颅内压升高、颅脑深部或脑干受损，或脑部代谢紊乱，常提示病情正在恶化 ·可见于生活在高海拔地区的正常人
长时间吸气暂停	·指吸气停顿、延长，是脑干受损的重要表现。当脑桥受损时，脑桥呼吸中枢刺激吸气神经元吸气，足以达到长吸气后，此神经元再作用于脑桥呼吸调节中枢刺激呼气 ·脑桥受损的呼吸节律改变为长吸呼吸
Kussmaul's 呼吸（深大呼吸）	·出现规则的、快而深长的呼吸，可有鼾音，称为酸中毒深大呼吸。当严重代谢性酸中毒时，体液 pH 降低，刺激呼吸中枢，通过加深呼吸经肺脏排出 CO_2 进行代偿 ·常见于严重代谢性酸中毒时，如糖尿病酮症酸中毒和尿毒症酸中毒等
呼吸频率降低	·指呼吸中枢受到抑制，呼吸不规则，且＜10 次 / 分，见于神经或代谢性疾病及药物过量等 ·常见于糖尿病酮症酸中毒、肝衰竭、颅内高压、终末期肾衰竭及呼吸衰竭等
过度呼吸（过度通气）	·指呼吸功增加，典型者是呼吸频率正常或增加，伴有明显的深吸气，表现出胸廓扩张 ·呼吸系统疾病引起的低氧血症，患者出现气短 ·精神性或神经性引起不自主过度呼吸（患者可能对自己的呼吸未察觉） ·常见于大量腹泻、脱水、胃肠引流、输尿管乙状结肠吻合术（均可引起碳酸氢根离子丢失，导致代谢性酸中毒，严重的过度呼吸就是 Kussmaul's 呼吸）
呼吸急促	·指异常的呼吸频率增加，＞20 次 / 分或以上 ·反映了需要增加每分钟通气量（每分钟呼吸的空气量），呼吸急促将伴有潮气量的增加（每次呼吸时吸入或呼出的空气量），可导致过度通气 ·呼吸急促可反映肺的顺应性下降，或换气肌的负荷过重，其潮气量是下降的 ·呼吸急促可有血氧张力、血氧含量下降，弥散减少，或需氧量增加。需氧量增加常见于发热、用力、焦虑或疼痛等 ·可为代谢性酸中毒的代偿反应或肺激惹，由于受体激活或神经疾病影响了延髓呼吸中枢

（5）呼吸困难诊断思维（表 2-36）。

表 2-36　呼吸困难诊断思维

项目	诊断思维
呼吸困难	·正常呼吸可受下列因素的影响：年龄越小呼吸频率越快，新生儿的呼吸可高达约 44 次 / 分；同年龄女性呼吸频率比男性稍快；肌肉活动可使呼吸加快；强烈情绪变化如害怕、恐惧、愤怒、紧张等均可刺激呼吸中枢，引起屏气或呼吸加快；当环境温度升高或海拔增加时会使呼吸加快加深

续表

项目	诊断思维
呼吸困难	·发热可使呼吸频率增快（体温每升高 1℃，呼吸可增加 4 次 / 分）。如在发热时呼吸频率增加失去比例关系或伴有呼吸节律不规则时，常提示有其他病理因素掺杂
	·任何疾病导致通气障碍均会表现为呼吸困难。呼吸道内异物所致者常表现突发性呼吸困难；呼吸道外因素所致者多表现为慢性呼吸困难，自觉呼吸费力或有窒息感
	·呼吸频率增快、发绀、呼吸节律和深度改变及辅助呼吸肌运动加强等因素可直接影响心脏功能，导致急性呼吸衰竭，甚至危及生命
	·正常呼吸时，胸、腹壁运动强度基本一致，若在呼吸运动中，胸壁运动比腹壁运动明显者为胸式呼吸，提示膈肌和腹肌受到损害，应着重检查腹腔容积和腹膜有无异常，如腹膜炎症等；腹壁运动比胸壁运动明显者为腹式呼吸，提示胸部肌肉受到侵害，应着重检查胸壁，注意有无肋骨和胸膜受损的临床依据
	·注意呼吸节律有无异常。正常时呼吸节律规则，当呼吸节律改变时，常提示病情危重，可能是呼吸衰竭的征兆。应注意是否有心、脑、肾病变及某种药物或食物中毒。常见的呼吸节律紊乱是潮式呼吸、Kussmaul's 呼吸
	·无论哪一种呼吸困难，最终都会导致机体缺氧或 CO_2 潴留，容易出现皮肤黏膜发绀、球结膜充血及水肿。重症呼吸困难易并发酸碱失衡，如高碳酸血症、呼吸性酸中毒或代谢性酸中毒等。需在第一时间抽取血液做血气分析，其结果对判断病情轻重、明确是否合并有呼吸衰竭有着重要参考价值。病情严重者，每 1 ～ 2h 应复查血气分析，便于临床掌握病情变化及指导治疗
	·发绀是判断呼吸困难和缺氧的重要指征，如同时伴有心动过速、意识障碍（嗜睡、精神错乱）或血压下降等均提示病情危笃
	·伴发绀者需除外肠源性发绀，本病是摄入大量含硝酸盐的食物后，由肠道细菌将硝酸盐还原为亚硝酸盐，经吸收后导致高铁血红蛋白血症，如血中高铁血红蛋白含量增至 20% ～ 50% 时，患者可出现头痛、无力、呼吸困难、心动过速、昏迷以及皮肤黏膜呈青紫色
	·测定患者呼吸频率时，应处于安静状态下进行，尽可能不受运动、焦急等其他因素的影响。部分老年人在熟睡时可出现呼吸节律不规则，这并无临床意义。肥胖者可在睡眠时出现明显呼吸节律和深度改变，若伴重度鼾声者，提示夜间呼吸睡眠暂停综合征
	·尿毒症者可出现深大呼吸，慢性肾衰竭者在病情没有突然加重时，即使肾功能损害已达到尿毒症晚期或血气分析结果提示严重代谢性酸中毒，亦可不出现明显的深大呼吸。临床常利用这一点作为鉴别急性和慢性肾衰竭的重要线索
	·肺源性呼吸困难和心源性呼吸困难二者鉴别尤为重要：用力后呼吸困难可见于各种重症肺部和气管疾病；休息时呼吸困难对充血性心力衰竭比肺部疾病更具有特征性；端坐呼吸虽是急性左心衰竭的典型表现，在支气管哮喘急性发作时也可出现端坐呼吸，需仔细鉴别
	·未明原因突发性呼吸困难，应排除是否系药物过敏反应所致，尤其是饮酒前后使用头孢类抗生素。药物引起者常出现皮肤充血或皮疹、伴血压下降及脉搏增快等
	·弥漫性浸润性肺部病变的病因较多，其突出表现是呼吸困难，当患者出现用力深吸气时胸部不能充分扩张；缺乏心脏（或肺部）疾病的征象；胸部 X 线片呈网状结节状阴影及弥漫性响亮的肺底部捻发音时，高度提示本病的可能
	·观察呼吸异常时，要明确几个重要问题：a. 患者出现呼吸异常是否为呼吸衰竭（血气分析可以明确）；b. 是因颅脑病变还是心肺疾病（及时做放射影像学检查可以明确）；c. 病程中是否伴有剧烈胸痛（排除或明确诸如气胸、心肌梗死、主动脉夹层等短时间内可直接致命的疾病）；d. 是否排除了中毒和代谢性疾病（病史和血液生化检查可以明确）；e. 是否有其他生命体征变化
	·应仔细观察鼻翼扇动，是指在吸气时鼻孔的异常扩张，有时也可出现在呼气时或整个呼吸周期中，鼻翼扇动常提示呼吸功能严重障碍，常见于呼吸窘迫综合征、气道阻塞、过敏反应、急性哮喘、慢性阻塞性肺疾病、气胸、肺水肿及肺栓塞等（参见鼻部异常章节）
	·在诊断呼吸困难时，不要忽略甲状腺功能亢进、妊娠期女性、原发性肺含铁血黄素沉着病、接触谷物和干草的工人、间质性肺纤维化、反复性肺栓塞及食管反流症等
	·若呼吸频率显著减低发生在患者深睡时，应将其摇醒或指导其呼吸，快速监测生命体征，观察瞳孔大小及其反应，判断意识水平，联合肢体运动能力评判神经系统状态
	·在呼吸困难、膈肌无力、劳累或慢性呼吸系统疾病时，常见有辅助呼吸肌（胸锁乳突肌、三角肌、胸大肌、斜方肌、肋间肌及腹部肌肉）的参与，并发挥重要作用。故这些肌肉参与程度常可反映疾病严重程度，如呼吸窘迫综合征、气道阻塞、肌萎缩侧索硬化症、哮喘、慢性支气管炎及弥漫性渗出性等肺疾病

续表

项目	诊断思维
呼吸困难	·要严密观察患者神志和意识变化，呼吸困难的患者一旦出现嗜睡、昏睡状态或精神症状，如兴奋、不安、言语增多、幻觉及妄想时，应高度警惕肺性脑病发生的可能，做到早发现、早治疗
	·在诊断呼吸困难过程中容易想到心源性肺水肿，非心源性肺水肿却很少考虑，后者是指除心脏以外的其他原因引起的急性肺水肿，常见于严重的感染性肺炎、输血输液过量或过快、严重贫血和低蛋白血症、吸入毒气、有机磷中毒、高原缺氧、过敏反应、溺水、张力性气胸、大量胸腔积液时抽气或抽液太快太多、硅沉着病造成的纤维性淋巴管炎及淋巴管癌症等
	·通过详尽的病史询问和观察后，应对呼吸困难程度做出分度，为病情及预后判断提供重要依据，并可做到心中有数。如中、重度患者除了积极准备抢救措施外，应及时向患者及其家属准确交代病情
	·一旦发生呼吸困难或呼吸不规则时，必须积极开展抢救工作，在最短时间内建立静脉通道，及时予以心电监护、血气分析。呼吸困难伴发绀、大汗淋漓、心率> 100 次 / 分以上时应报告上级医师或请专科会诊，尽早做出诊断，并在最短时间内采取一切措施改善呼吸困难。若病房缺乏呼吸支持治疗手段时，应立即请 ICU 会诊，寻求转科治疗
	·选择性的检查：深大呼吸、呼气有烂苹果味时查血酮和血气分析；怀疑血液相关疾病，需查血常规、凝血功能以及骨髓穿刺检查等；怀疑是尿毒症或化学毒物引起的呼吸困难需查肾功能及相关的毒素检测；怀疑与脑部疾病相关的呼吸困难，需做神经系统检查；怀疑肺栓塞、肺梗死时可选用放射性核素通气 / 血流扫描；疑为肺部肿瘤、肺间质纤维化可行肺计算机断层摄影术（CT）和肺动脉 CTA 检查；疑为支气管肿瘤、狭窄、异物可做纤维支气管镜检查。肺穿刺活检对肺纤维化、肿瘤等疾病诊断意义重大

（6）鉴别心源性和肺源性呼吸困难有时并非易事，如患者表现强迫端坐位时大多数考虑的是心源性呼吸困难，却很少考虑严重肺部疾病也可出现不能平卧而采取端坐位；如肺部出现细湿啰音多为心源性肺水肿，其实不然，肺部合并感染或弥漫性双肺病变时，同样可以出现双肺布满湿啰音等，故任何一个症状诊断不能仅凭主观意识断然做出，而是综合分析，反复鉴别。二者鉴别见表 2–37，供参考。二者均可以哮喘形式出现，其鉴别见哮喘章节（心源性哮喘与支气管哮喘的鉴别）。

表 2–37　心源性呼吸困难和肺源性呼吸困难

鉴别要点	心源性呼吸困难	肺源性呼吸困难
病史	心血管疾病：高血压、冠心病、二尖瓣狭窄等	肺部疾病：肺气肿、支气管哮喘、慢性支气管炎等
病因	左、右及全心衰	呼吸系统通气和（或）换气功能障碍
有无血性泡沫痰	有	无
体位	端坐呼吸	能平卧
肺部体征	双肺底湿啰音、哮鸣音	三凹征、哮鸣音
痰的性质	粉红色泡沫痰	非泡沫状稀血样痰
X 线片	心脏常增大，肺充血	相应肺疾病表现
强心、利尿	有效	无效
抗感染治疗	无效	有效

（7）并发症。

① 缺氧及高碳酸血症。

② 消化道出血及脑病。

③ 弥散性血管内凝血及多器官衰竭。

④ 合并肺部感染。

⑤ 窒息。

⑥ 慢性或长期者可合并营养不良。

（8）呼吸异常的诊断程序（图 2-9）。

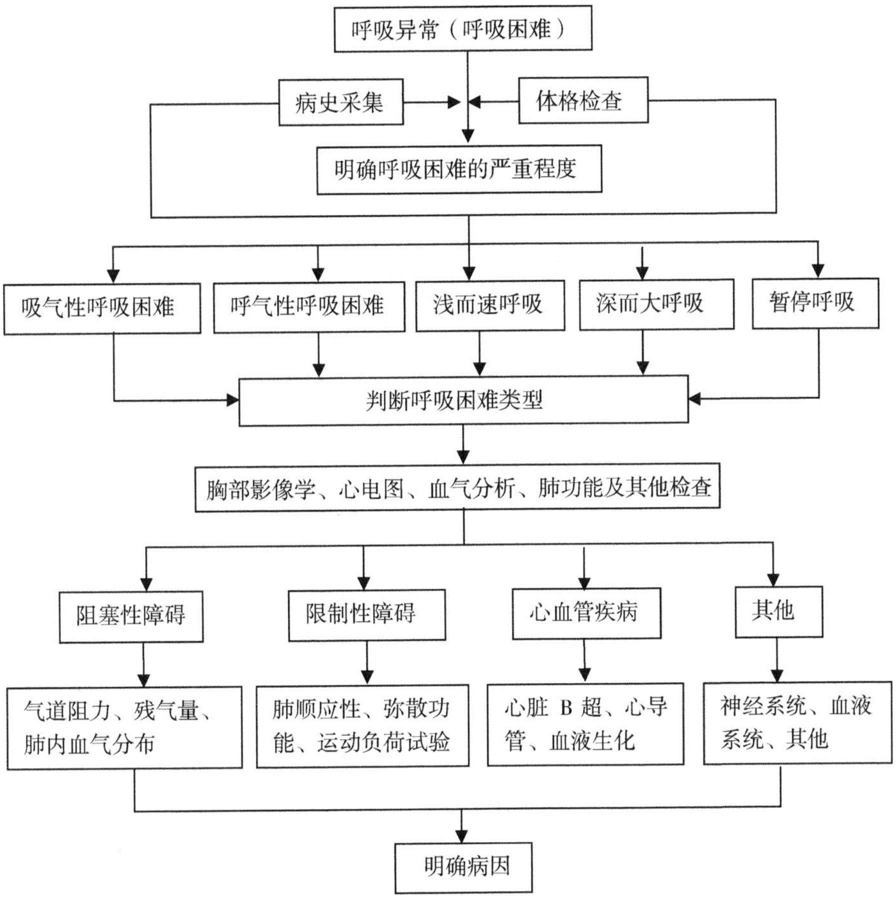

图 2-9　呼吸异常的诊断程序

（9）急、慢性呼吸困难的诊断程序（图 2-10）。

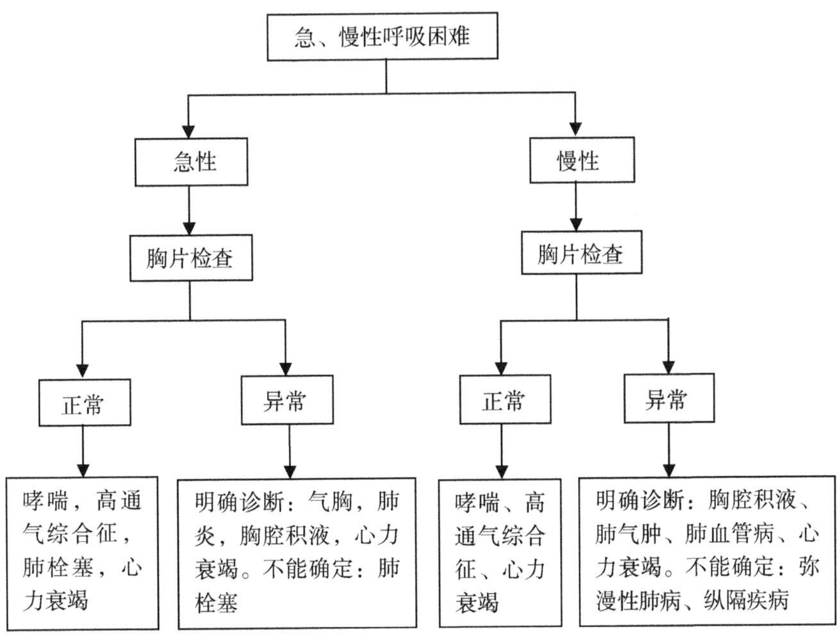

图 2-10　急、慢性呼吸困难的诊断程序

【疾病特点与表现】

（1）高危性疾病。

① 气管异物吸入：患者多于进食中突然发生呛咳、剧烈的阵咳及梗气，可出现气喘、声音嘶哑、发绀和呼吸困难。异物若较大、阻塞气管或靠近气管分支的隆凸处，可使两侧主支气管的通气受到严重障碍，因此发生严重呼吸困难，甚至窒息、死亡。

② 喉头水肿：喉痛、声音嘶哑、喉喘鸣和呼吸困难，并可伴发热恶寒，咽喉疼痛，甚至窒息，喉镜下可见喉黏膜弥漫性水肿及苍白。

③ 突发急进型哮喘：较少见，主要发生在青壮年，尤其是男性患者。病情突然发作或加重，若治疗不及时，可于短时间内（几小时甚至几分钟内）迅速死亡，故也称之为急性窒息性哮喘。

④ 肺栓塞：是由于内源性或外源性的栓子堵塞肺动脉主干或分支，引起肺循环障碍的临床和病理生理综合征。如在此基础上进一步发生肺出血或坏死者即称为肺梗死，临床上两者有时难以区别。临床特点常为突然出现呼吸困难、剧烈胸痛、咯血，甚至晕厥等症状。对手术时期、妊娠期（特别是产后时期）、充血性心力衰竭、下肢骨折或其他损伤、下肢或盆腔静脉炎、长期卧床或癌肿患者突然出现的呼吸急促而又缺乏肺实变体征时，应高度怀疑本病。

⑤ 张力性气胸：常表现为精神高度紧张、恐惧、烦躁不安、气促、窒息感、发绀及出汗等，其他表现包括脉搏细弱而快、血压下降、皮肤湿冷等休克症状，甚至出现意识不清或昏迷，若不及时抢救，常可致死。气胸的鉴别诊断见表 2-38。

表 2-38 气胸的鉴别诊断

特点	闭合性气胸	开放性气胸	张力性气胸
气体流向	裂口闭合，气胸稳定	气体自由进出胸膜腔	活瓣，气体只进不出
胸膜腔内压	低于大气压	等于大气压	高于大气压
纵隔位置	健侧移位	健侧移位，纵隔扑动	明显健侧移位，腔内静脉受压；纵隔及皮下气肿
症状	无症状或呼吸困难	明显呼吸困难	极度呼吸困难，大汗淋漓
体征	气管向健侧移位，患侧鼓音及呼吸音降低	气管向健侧移位，患侧鼓音及呼吸音消失	气管明显向健侧移位，患侧鼓音及呼吸音消失
X 线片	患侧胸腔积气，肺萎陷	患侧胸腔大量积气，肺萎陷	患侧胸腔严重积气，肺完全萎陷

⑥ 急性呼吸窘迫综合征：症状表现为呼吸频数和窘迫，进行性呼吸困难，吸氧治疗难以缓解，烦躁不安，发绀和心率增速，早期肺部体征不明显，或可闻肺泡呼吸音减低和干湿啰音，后期出现肺突变体征，病情严重者可伴有多脏器功能障碍（衰竭）的表现。本病是一组可由许多病因引起的综合征，列举几个常见原因供诊断时参考（表 2-39）。

表 2-39 易导致急性呼吸窘迫综合征常见原因

原因	发病机制
休克	·创面者由于大量失血造成的低血容量，可致心排血量降低，同时也造成肺血流量减少 ·肺血容量减少和源源不断地接受体循环而来的微型栓子，可堵塞肺血管床，阻碍气体进行交换 ·破坏的血细胞和组织分解产物引起的支气管和肺小血管收缩，可使毛细血管通透性增加，引起肺间质充血、水肿，使呼吸阻力加大 ·因而在持久性休克的基础上，加上其他因素，如大量输液、输血等，即可导致呼吸窘迫综合征

续表

原因	发病机制
脂肪栓塞	·为多发骨折后并发症。大的脂肪滴可阻塞肺小动脉并使之扩张。小脂肪滴可弥散于很多微小血管，造成广泛性微循环栓塞 ·中性脂肪在脂酶的作用下，分解成游离脂肪酸，造成化学性炎性反应，可引起肺水肿和肺出血，从而导致呼吸窘迫综合征
输液过多	·伤后大量输液可使几升水潴留在体内，扩大了细胞外液量。同时大量电解质溶液还可稀释血浆蛋白，降低血浆的胶体渗透压，促使肺水肿加重 ·挫伤、误吸、休克或脓毒症等肺脏损害，较正常肺脏更易潴留水分。即使是轻微的输液过量，也易造成肺水肿而发生急性呼吸窘迫综合征
感染	化脓性感染可使细菌毒素或细胞破溃产物进入肺循环。在内毒素作用下，体内释放出血管活性物质，如5-羟色胺、组胺、乙酰胆碱及儿茶酚胺等，能使毛细血管通透性增加。感染还可以转移至肺部，从而导致呼吸窘迫综合征
颅脑创面	严重颅脑创面常并发肺水肿，创面可以激发交感神经强烈的冲动，导致末梢血管强烈收缩而引发急性肺水肿。若预先应用 α－肾上腺素能阻滞药，可防止此种损害。创面后肺水肿的积液内蛋白质含量很高，故除高压性水肿外，通透性水肿因素也可致使呼吸窘迫综合征
误吸	误吸作为引起呼吸窘迫综合征的原因之一，近来受到重视。误吸大量酸性胃内容物是非常严重的情况，小量pH低于2.5的酸性分泌物，也可造成严重后果，如引起化学性肺炎和肺部感染，从而导致呼吸衰竭
氧中毒	呼吸衰竭时常用高浓度氧治疗，但长期使用反而造成肺损害，导致通气－灌流比例失调，大量血液流过肺的水肿、不张、突变和纤维变的区域，致使肺内生理分流显著增多，形成静脉血掺杂增加，于是产生持续性的低氧血症而引起呼吸窘迫综合征

⑦ 急性呼吸窘迫综合征与急性左心衰竭引起的呼吸困难颇为相似，须仔细鉴别（表2-40）。

表2-40　急性呼吸窘迫综合征与急性左心衰竭的鉴别诊断

鉴别要点	急性呼吸窘迫综合征	急性左心衰竭
发病机制	肺实质细胞损害、肺毛细血管通透性增加	肺毛细血管静水压升高
病史	感染、创面、休克等	心血管疾病，如高血压、冠心病等
体位	能平卧	端坐呼吸
肺部听诊	早期可无啰音，后期广泛湿性啰音	双肺底湿性啰音
痰的性质	肺泡沫状稀血样痰	粉红色泡沫痰
痰中蛋白含量	高	低
痰中蛋白/血浆蛋白	＞0.7	＜0.5
强心、利尿	无效	有效
提高吸氧浓度	难以纠正低氧	明显改善

（2）引起吸气性呼吸困难的常见疾病。

① 急性喉炎：本病可出现吸气性呼吸困难，但成人极少发生。全身症状常不明显，轻者仅有声音嘶哑、声音粗涩、低沉或嘶哑，以后可逐渐加重，甚至可完全失音、喉部疼痛和全身不适。其他表现包括咳嗽、多痰、咽喉部干燥、刺痒、异物感及喉部肿胀等。

② 喉头水肿：出现吸气性呼吸困难常提示病情危急，主要症状有声音嘶哑、语音含混及咽喉梗阻感。急性感染性喉水肿伴有发热及喉痛，严重者有喉梗阻表现。

③ 喉痉挛：重者可出现完全性上呼吸道梗阻的症状，典型表现是吸气性喘鸣，其原因常见有：a. 气

道内操作、浅麻醉下吸痰、放置口咽或鼻咽通气道、气管插管或拔管对咽喉部产生的刺激；b. 气道内血液、分泌物或呕吐、反流的胃内容物等刺激诱发所致。

（3）引起呼气性呼吸困难的疾病。

① 慢性喘息性支气管炎：发病年龄较晚，家族史和过敏史不明显，先有咳嗽及咳痰，以后才发展为喘息症状，在秋冬季节或感冒时症状加重，咳嗽、咳痰及喘息迁延不愈，早晚咳嗽；呼气延长，有时肺底部可听到湿性啰音或哮鸣音。

② 慢性阻塞性肺气肿：反复咳嗽、咳痰、喘连续 3 年或以上，每年持续 2 个月或以上，伴桶状胸、呼吸困难，严重者发绀、水肿及颈静脉怒张。肺气肿患者常有气急症状，若静息时有气急，提示肺气肿相当严重。急性发作期并发呼吸衰竭或右心衰竭可出现相应症状。

③ 支气管哮喘：可表现为发作性咳嗽、胸闷及呼吸困难。发作严重程度和持续时间在个体间有着很大差异，轻者仅有胸部紧迫感，持续数分钟，重者极度呼吸困难，持续数周或更长时间。症状特点是可逆性，即经治疗后可在较短时间内缓解，部分可自然缓解，也有少部分并不缓解而转变为持续状态。体征是呼气哮鸣音，与呼吸困难同时出现和消失，通常哮鸣音越高、越细，或出现于呼气末期，哮喘症状越严重。

④ 慢性阻塞性肺疾病的鉴别诊断，见表 2-41。

表 2-41　慢性阻塞性肺疾病的鉴别诊断

支气管哮喘	支气管扩张	肺结核	支气管肺癌	心源性哮喘	弥漫性泛细支气管炎
儿童或青少年起病，以发作性喘息为特征，发作时两肺布满哮鸣音，常有家族史或个人过敏史。哮喘发作时，一秒率虽然下降，但支气管舒张试验呈阳性	多为反复咳嗽、咳大量浓痰和（或）反复咯血，肺部固定而持久的局限性啰音。胸片示肺纹理紊乱或呈卷发状。高分辨 CT 可确诊支气管扩张	多有午后低热、乏力、盗汗等结核中毒症状，痰检可发现结核杆菌	可反复咳嗽咳痰，痰中带血，或出现刺激性咳嗽，胸部占位性病变	多有高血压、冠心病及风心病病史，哮喘常发生在夜间，咳粉红色泡沫痰。双肺广泛湿啰音和哮鸣音，左心室扩大，心率增快，洋地黄治疗有效	常见于亚裔男性患者及非吸烟者，几乎所有患者均合并慢性鼻窦炎，胸片及 HRCT 可见弥漫性中央小叶结节影伴充气过度征

（4）引起混合性呼吸困难的常见疾病。

① 急性肺炎：发热多呈弛张热型，咳嗽、咳痰、呼吸增快、鼻翼扇动、发绀及胸痛等。

② 自发性气胸：典型表现为胸闷、剧烈胸痛、胸骨后疼痛、呼吸困难及刺激性咳嗽，当气胸合并血气胸时，可出现心悸、血压低、心率增快及四肢发凉等出血性休克症状。

③ 急性左心衰竭：主要表现为夜间发作性呼吸困难，被迫端坐位伴出冷汗及不安，口唇发绀，两肺可闻及干啰音或哮鸣音，心动过速。病情加重则可有端坐呼吸，伴恐惧窒息感，面色青灰，皮肤及口唇明显发绀，大汗淋漓，咳嗽及咳大量粉红色泡沫样痰等表现。本病除与支气管哮喘鉴别外（见哮喘章节）还应与急性呼吸窘迫综合征（acuterespira-torydistresssyndrome，ARDS）相鉴别，见表 2-42。

表 2-42　急性左心衰竭与 ARDS 鉴别

项目	急性左心衰竭	ARDS
发病机制	肺毛细血管静水压升高	肺实质细胞损害，肺毛细血管通透性增加
起病	急	较缓
病史	心血管疾病	感染、创面及休克等

续表

项目	急性左心衰竭	ARDS
痰的性质	粉红色泡沫痰	非泡沫状稀血样痰
体位	端坐呼吸	能平卧
胸部听诊	双肺底可闻及湿啰音	早期无啰音，后期湿啰音广泛分布
心脏大小	常增大	正常
胸膜渗出	多见	少见
肺水肿液分布	肺门周围多见，呈蝶形状	呈斑片状，周边区多见
提高吸入氧浓度	低氧血症可改善	难以纠正低氧
肺动脉嵌压	> 18mmHg	< 18mmHg

④ 胸膜炎：典型的胸痛为刺痛，在呼吸和咳嗽时加重，轻者可仅为隐隐不适或仅在患者深呼吸或咳嗽时出现。其他表现包括发热、食欲下降及消瘦等。

⑤ 肺栓塞：见上。

⑥ 肺源性心脏病（简称肺心病）：有急性和慢性之分，临床表现按其功能分为代偿期与失代偿期，特点与表现见表 2-43。

表 2-43 肺心病临床特点与表现

症状	临床特点与表现
呼吸道原发症状	肺心病早期常以咳嗽、咳痰和气短三大症状为主要表现。每逢寒冷季节，病情易出现急性发作，咳嗽加剧，痰量增多并转为黄色。急性发作控制后，转为缓解期，则咳嗽减轻、痰量减少，痰由黄转白，变稀薄。当病情继续进展，肺气肿程度加重，逐渐出现气短症状，开始仅是活动量大时感到气短，劳动时耐力下降，逐渐发展到日常起居轻微活动就出现气短症状；严重时，甚至在静坐时或平卧时亦感气短。在严重呼吸困难时，患者被迫坐起，称为端坐呼吸
呼吸衰竭症状	呼吸衰竭主要由严重缺氧及二氧化碳潴留所引起，是肺功能不全的晚期表现。一般来说，肺心病先有缺氧，后有二氧化碳潴留，二者症状常常互相交叉，最后两者合并出现。慢性缺氧症状主要表现为：气短、胸闷、心悸、食欲低下、疲乏无力及发绀；二氧化碳潴留早期多无症状，但当 $PaCO_2$ > 60mmHg 时，多有头胀、头痛及多汗，逐渐出现症状，如夜间失眠等，白天嗜睡、幻觉、神志恍惚等肺性脑病前驱症状
心力衰竭症状	主要表现为右心衰竭症状，早期表现为咳嗽、气短、心悸、下肢踝部轻度水肿。当右心衰竭加重时，逐渐出现明显呼吸困难、尿少、上腹胀痛以及食欲缺乏、恶心、呕吐等消化道症状；心率持续增快，发绀、肝大、全身水肿及腹水等
并发症	缺氧和二氧化碳潴留可致胃肠道黏膜糜烂、坏死和渗血，或因较长时间使用激素等而诱发消化道溃疡，可引起呕血、便血，出现肺性脑病常提示预后不良。严重感染或心力衰竭可导致血压下降或休克。还可缘于弥散性血管内凝血而出现皮肤黏膜出血和其他部位出血。肾功能障碍可致少尿、水肿进一步加剧。酸碱失衡可致口渴及尿少，神经、消化道症状及心律失常

【相关检查】

（1）病史采集要点。

① 询问呼吸困难突然或缓慢发生，持续或间歇性，活动后或休息时发生，应及时了解呼吸急促或呼吸困难的程度，是否在活动后发作，加重及缓解因素。

② 询问对诊断和鉴别诊断有价值的伴随症状，如出汗、发热、咳嗽、咳痰、胸痛及近期体重变化情况等。有无端坐呼吸、夜间阵发性呼吸困难或进行性乏力及焦虑等。

③ 询问发生的诱因，加重及缓解因素，近期有无上呼吸道感染、静脉炎或其他疾病等。

④ 记录是否服用药物可缓解症状，有无药物过量史及吸毒史。

⑤ 既往有无发作史，是否有糖尿病、肾脏病、头部外伤、肿瘤、神经系统感染及脑卒中史。

⑥ 父母有无类似症状或疾病，如 COPD、哮喘等。询问有无吸烟或工作时暴露于毒气或刺激物。

（2）查体重点。

① 生命体征，观察瞳孔及神志变化，如烦躁不安、意识障碍、疲乏无力、皮肤黏膜有无发绀，观察有无缩唇呼吸、颈静脉充盈，呼吸时是否有辅助呼吸肌参与，尤其是肩、颈部。

② 观察有无周围性水肿、桶状胸、多汗、杵状指（趾）等。肺部听诊注意有无爆裂音、羊鸣音、支气管语音及耳语音增强等，心脏听诊有无杂音、异常心音及心律是否整齐，腹部检查有无肝大及肝颈静脉回流征，另外检查双下肢有无水肿及神经系统有无异常。

（3）实验室检查。

① 获取感染的实验室检查依据。

② 提供诊断呼吸衰竭的实验室结果。

③ 获取多器官衰竭的检验数据。

（4）辅助检查。

① 心电图：对于心肌缺血、心肌梗死、心律失常等常较为敏感，因此，由这类疾病诱发心功能不全导致的呼吸困难，心电图可以为诊断提供一定的依据。

② 肺部影像学：在鉴别心肺疾病引起的呼吸困难中仍是比较简便、快捷的方法，能够清楚地显示心脏大小、形态、肺部及胸部病变情况，尤其在肺淤血、肺水肿、肺炎、气胸、胸腔积液等疾病快速诊断中有重要作用。

③ 心脏多普勒超声：心脏超声能够对心脏的大小、结构、瓣膜形态、活动度、心脏的收缩、舒张情况、心功能等做出较为准确的评价。因此，该项检查对于心脏疾病诊断鉴别具有重要作用，且简便易行，但受检查医生操作水平的影响。

④ 肺脏超声：肺脏超声在鉴别心源性和肺源性急性呼吸困难中具有重要意义。这一技术并非直接观察肺部结构，而是以识别和分析声像图为基础。这些声像图是含水结构和含空气结构相互作用形成。当在胸部前外侧处进行肺部扫描时，如果广泛检测到这一声像图，即可诊断为弥散肺间质综合征，则提示即将发展为急性肺水肿。同时能够作为排除其他导致急性呼吸困难的主要原因。

⑤ 肺功能：肺功能检查可帮助明确呼吸功能障碍的性质和程度；怀疑哮喘者可行支气管扩张试验和气道激发试验等帮助诊断。同时肺功能检查对于明确肺部疾患的严重程度以及预后的判定都具有重要意义。

⑥ 核素扫描：怀疑肺栓塞、肺梗死时可选用放射性核素通气 / 血流扫描，梗死的部位可以出现相应的稀疏缺损区。心脏的核素扫描可以精确地定位心肌缺血的部位，为明确心脏病因做出诊断，同时可以精确的得出心功能，从而能够辅助判定患者呼吸困难是否是心源性的。

⑦ 肺 CT 和肺 CTA：目前高分辨的 CT 在诊断肺部肿瘤、肺间质纤维化等疾病方面具有不可比拟的优势。因此，在明确上述疾病引起的呼吸困难有特殊诊断价值。肺动脉 CTA 检查相对便宜，无创，安全性好，具有操作简便，可重复性等特点，并且诊断符合率与肺动脉造影相当，因此，目前已经逐步取代了肺动脉造影。

⑧ 心肺运动试验：在负荷递增的运动中反映人体的心肺功能指标。它能监测呼吸困难的程度，客观估计呼吸困难的原因，有助于鉴别心血管疾病、呼吸疾病或癔症所致的呼吸困难。监测运动中的呼吸

模式及其特征的气体交换状态、通气功能以及弥散功能，有助于呼吸疾病的临床诊断。监测最大氧耗量、无氧阈、最大每分通气量、氧通气当量、二氧化碳通气当量、代谢当量等，预计、评价心脏功能的储备能力。

⑨ 纤维支气管镜检查用于支气管肿瘤、狭窄、异物的诊断和治疗，肺穿刺活检对肺纤维化、肿瘤等意义重大。

第三章

脉搏异常

随着心脏节律性的收缩和舒张，动脉管壁相应地出现扩张和回缩，在表浅动脉上可以触到的搏动被称为脉搏，脉搏频率即为脉率。正常人的脉搏和心跳是一致的。正常成人为 60 ～ 100 次 / 分，平均 70 次 / 分。老年人较慢，为 55 ～ 60 次 / 分。正常人脉律规则，即间隔时间相等，脉搏强弱相等。动脉管壁光滑、柔软、有弹性。成人脉率在安静状态下＞ 100 次 / 分称为脉率过速（速脉），＜ 60 次 / 分，称为脉率过缓（缓脉）。

【常见病因】

（1）引起脉率过速的常见病因。

① 发热、甲状腺功能亢进症、心脏病变、血容量不足、贫血、心功能不全、周围循环衰竭、心肌炎及疼痛等。

② 各种原因所致的快速心律失常，如室上性心动过速、心房扑动及心房颤动等。

③ 药物：肾上腺素、异丙肾上腺素、多巴胺、多巴酚丁胺、麻黄碱、阿托品、氨茶碱及山莨菪碱等均可导致脉搏增快。

（2）引起脉率过缓的常见病因。

① 颅内高压、阻塞性黄疸、迷走神经兴奋、甲状腺功能减退症、药物中毒、动脉粥样硬化、三度房室阻滞、心房扑动及逸搏心律等。

② 药物：洋地黄中毒、奎尼丁、β 受体阻滞剂、维拉帕米（异搏定）、普罗帕酮、胺碘酮、地尔硫䓬及新斯的明等。

【诊断线索】

脉搏异常诊断线索（表 2–44）。

表 2–44　脉搏异常诊断线索

临床线索	诊断提示
不整脉（触诊脉搏不均匀，但有一定规律性，吸气时由于迷走神经张力降低，脉搏加快；呼气时则变慢）	儿童和青年人
脱落脉（触及脉搏时有脉搏脱落）	期前收缩或房室阻滞
脉搏短绌	心房颤动（常见于风湿性心脏病、冠心病及甲状腺功能亢进症等）
洪脉（触及脉搏强而有力）	三度房室阻滞、高动力循环状态、焦虑、贫血（早期）、运动、发热、甲状腺功能亢进、动脉导管未闭、周围动静脉瘘及二尖瓣关闭不全等
细脉（触及动脉有波动、幅度小而弱、细而软，脉搏无力的感觉）	休克、心功能不全、主动脉瓣狭窄、左心室发育不全综合征、心脏压塞等

续表

临床线索	诊断提示
水冲脉（又称“陷落脉”，脉搏骤起骤降，在急促有力的水冲感和冲击后，脉搏急促消退使之产生塌陷感，常见于脉压差增大的疾病）	主动脉瓣关闭不全、动脉导管未闭、主肺动脉间隔缺损、体循环动静脉瘘、甲状腺功能亢进、贫血及发热等
交替脉（为一种节律正常而强弱交替出现的脉搏，强弱交替与呼吸无关。是由于心肌受损，心室收缩强弱交替所引起）	左心衰竭、高血压性心脏病、急性心肌梗死、冠心病、扩张型心肌病、主动脉瓣狭窄、洋地黄中毒及心房扑动等
奇脉（又称吸停脉、逆脉。是指平静吸气时脉搏明显减弱甚至消失，而呼气终末时增强）	心脏压塞或严重心包缩窄，限制型心肌病、阻塞性肺气肿、胸腔积液、支气管哮喘等
重搏脉（在一次动脉搏动中，触到双重的搏动，其中后一个动脉搏动较前一个搏动为弱。即二次动脉搏动之间有一早期重搏，称为重搏脉）	低血容量休克、心脏压塞、重度心力衰竭和伤寒等
双峰脉（又称二搏脉，颈动脉处触诊最为明显）	肥厚型梗阻性心肌病、单纯主动脉瓣关闭不全，或主动脉瓣关闭不全兼主动脉瓣狭窄（当心力衰竭时，双峰脉可消失）
细迟脉	严重主动脉瓣狭窄
无脉（即脉搏消失）	多发性大动脉炎、动脉粥样硬化、周围动脉闭塞症，也可见于严重休克
相对缓脉（在发热时脉率增加与体温增高不成比例，如体温 39.5℃，脉率为 70 次 / 分）	伤寒、心肌炎、肺结核、麻风、细菌性痢疾、钩端螺旋体病、梅毒
触诊时触及动脉管壁弹性降低、有紧张条索状，管壁粗硬，甚至呈纡曲状	动脉硬化
两侧脉搏不对称	主动脉缩窄（可以发生在主动脉各段）

注：脉搏的触诊及判断的准确性需依赖临床长时间实践和经验的积累才能达到。

【诊断思维】

（1）脉搏异常诊断思维（表 2-45）。

表 2-45　脉搏异常诊断思维

项目	诊断思维
脉搏异常	·在临床观察中应了解脉搏生理性变化：a. 年龄：脉率随年龄的增长而逐渐减慢，到老年时轻度增加。b. 性别：女性比男性脉率稍快。c. 体型：身材细高者的脉率比矮胖的人脉率稍慢。d. 情绪：兴奋、恐惧、发怒使脉率增快；忧郁、安静使脉率减慢。e. 活动：运动、进食后脉率会加快；休息、禁食后脉率减慢。f. 药物：兴奋剂使脉率加快；镇静剂、洋地黄类药物使脉率减慢。g. 其他：气温极冷或极热可使脉率增加；怀孕可使脉率增加等
	·出现脉搏异常首先考虑系心血管疾病引起是无可非议的，但也有许多全身性疾病可直接导致脉搏异常，如内分泌性疾病及水、电解质紊乱，酸碱失衡等，需逐一排除
	·脉搏异常在大多数情况下与患者的全身状况、循环功能的优劣及某些心血管疾病有关。因此每遇脉搏异常者都应仔细地测量血压及进行心脏等方面的检查，这对判断有无心血管疾病和循环衰竭至关重要
	·当一个或多个肢体的脉搏消失或几乎消失（称为无脉症）时，除了严重休克和反关脉（为一种血管走行异常，即桡动脉搏动在正常部位的相对应的手背侧）外，还常见于多发性大动脉炎、动脉硬化性闭塞症、胸廓出口综合征及肢端动脉痉挛症
	·一般情况下触诊脉搏通常选择桡动脉，然而临床上在需借助动脉搏动判断第一心音、第二心音、杂音是舒张期还是收缩期或心肺复苏是否有效时，切勿选用桡动脉搏动作为判断标准，而应选择颈动脉触诊才具有确切的参考价值。这是因为脉率和节律改变直接受心率及其节律改变的影响。该部分内容，可参见心率和心律异常章节
	·对脉搏异常的患者，应及时排除高危性或致死性疾病，常见的有下列原因。a. 各种原因的休克：脉搏细速，伴皮肤湿冷、尿少等，常提示周围循环衰竭。b. 主动脉夹层破裂：在剧烈胸痛或腹痛后脉搏出现两侧不对称，并伴突然发生的主动脉瓣关闭不全体征。c. 严重心脏疾病：若常伴有发作性头昏或晕厥，应高度警惕有心源性晕厥的可能性

续表

项目	诊断思维
脉搏异常	·交替脉是严重左心衰的重要体征，患者常伴有心音强弱交替、心脏杂音、期前收缩或室性奔马律。其他症状包括低血压、咯血、发绀、劳力性呼吸困难和夜间阵发性呼吸困难、端坐呼吸、呼吸急促、陈－施呼吸及湿啰音。疲乏无力是常见伴随症状
	·相对缓脉不仅见于伤寒，重症结核病、钩端螺旋体病及军团菌病等均可出现相对缓脉，提醒临床重视
	·奇脉可以提示大量心包积液引起心脏压塞。一旦发现奇脉，必须迅速检查患者的生命体征，仔细检查心脏压塞的其他症状和体征，如呼吸困难、呼吸急促、发绀、颈静脉怒张、心动过速、脉压减小和低血压等。儿童奇脉可以见于慢性肺脏疾病，如哮喘急性发作时（影响奇脉的因素见表 2-46）

（2）影响奇脉的因素（表 2-46）。

表 2-46　影响奇脉的因素

没有心脏压塞可以出现奇脉	有心脏压塞不出现奇脉
肥胖	主动脉瓣反流
哮喘	房间隔缺损
COPD	右室肥厚无肺高压
右心梗死	严重心脏压塞伴心源性休克
肺栓塞	局部心包粘连
心力衰竭	正压通气

（3）脉搏异常并发症（表 2-47）。

表 2-47　脉搏异常并发症

并发症	临床表现
冠状动脉供血不足	在胸骨上中段后部出现发作性疼痛，常为压榨性伴紧缩感，常有窒息或濒死的恐惧感，迫使患者立即停止任何活动，一般持续 1 ～ 5min，很少超过 30min，随着休息或诱因的去除而迅速消失。重者可出现心肌梗死的临床表现
脑动脉供血不足	出现头晕、肢体麻木，暂时的吐字不清、讲话不灵或视物不清
肾动脉供血不足	出现少尿、蛋白尿、氮质血症等表现
肠系膜动脉供血不足	肠系膜动脉可以发生痉挛，可产生胃肠道缺血的临床表现，如腹胀、腹痛及腹泻，甚至发生出血、溃疡或麻痹
心功能不全	劳力性呼吸困难、端坐呼吸，甚至痰中带血或咳粉红色泡沫痰等
血流动力学改变	发作频繁或发作时有血流动力学改变，如头晕、眼黑、晕倒、血压下降等

【疾病特点与表现】

（1）引起重搏脉的疾病。

① 主动脉瓣关闭不全：本病是引起重搏脉的常见病因，即使从发生主动脉瓣关闭不全到出现明显症状可长达 10 ～ 15 年，一旦发生心力衰竭，则进展迅速，主要表现包括心悸、呼吸困难、胸痛、晕厥、发绀、疲乏、活动耐力显著下降及过度出汗，咯血和栓塞较少见。晚期右心衰竭时可出现肝脏大、有触痛及全身性水肿等。

② 主动脉瓣狭窄：主动脉瓣狭窄时脉搏波上升支上升缓慢，重搏波第二个波峰较第一个波峰更有

力而导致重搏脉。典型表现为胸痛和晕厥。若合并有关闭不全时，胸痛和晕厥发生率较低，而呼吸困难和疲乏症状则凸显。

③ 高血流动力学状态：高血流动力学状态亦可出现重搏脉，如贫血、甲状腺功能亢进、发热和运动。病因不同而症状各异，常伴心悸、颈静脉杂音（哮鸣音）及脉压增大等表现。

④ 肥厚型梗阻性心肌病：部分肥厚型梗阻性心肌病者由于左心室流出道的压力价差增大而出现重搏脉。常有呼吸困难、心绞痛、乏力、晕厥等表现。

（2）引起奇脉的疾病。

① 心脏压塞：奇脉常发生于心脏压塞，若心包内压急剧增加或严重低血压则难以发现奇脉，可表现有呼吸困难、发绀、心音低钝遥远及颈静脉怒张等典型表现。其他表现包括胸痛、心包摩擦音、脉压缩小、焦虑、烦躁、皮肤湿冷和肝大等，患者常以端坐位来缓解呼吸困难。若心脏压塞缓慢发展，临床常以乏力、食欲缺乏、消瘦及胸痛为主要表现，很少出现心音低钝或严重低血压。

② 慢性阻塞性肺疾病：本病胸腔内压大幅度变化可以引起奇脉和心悸。其他表现包括呼吸困难、呼吸急促、哮鸣音、干咳或咳痰、桶状胸和杵状指（趾）等。肺部听诊有呼吸音减低及干湿啰音等。

③ 慢性缩窄性心包炎：约有半数患者会出现奇脉，其他表现包括心包摩擦音、胸痛、劳力性呼吸困难、端坐呼吸、肝大、腹水、外周性水肿、Kussmaul 呼吸和吸气时明显颈静脉怒张等。

④ 肺栓塞（大面积）：大面积肺栓塞时，左心室充盈量和射血量减少而导致奇脉发生，典型者常表现为晕厥、濒死感、呼吸困难、呼吸急促、胸痛、发绀和颈静脉怒张等。其他表现包括咯血、呼吸音减低和梗死部位胸膜摩擦音等。本病可死于循环衰竭。

⑤右心室梗死：右心室梗死时会出现奇脉、颈静脉压力或中心静脉压增高。其他表现类似其他部位心肌梗死的症状。

【相关检查】

（1）病史采集要点。

① 询问患者有无脉搏异常的感受，如心悸、心跳突然停顿等，是否随运动和休息而改变等。

② 对诊断和鉴别诊断有价值的伴随症状，如发绀、发热、呼吸困难、胸痛、乏力及尿量减少等。

③ 是否接受过诊疗和心电图检查。

④ 应详细询问患者的心血管疾病史，其次询问药物治疗史和其他疾病史，如有奇脉，则应仔细询问患者有无慢性心血管疾病和肺脏疾病。

（2）查体重点。

检查生命体征及呼吸模式，皮肤黏膜有无苍白、湿冷、黄染、发绀、皮疹及出血等，球结膜充血、水肿，颈静脉怒张，并仔细检查心脏和肺脏（包括望、触、叩、听），检查肝颈静脉回流征、肝脏大及下肢水肿等。

（3）实验室检查。

① 提供与感染有关的实验室依据。

② 提供心肌酶谱相关依据。

③ 提供原发病的实验室依据，如甲亢、贫血及肾上腺疾病等。

（4）辅助检查。

① 心电图、动态心电图、超声心动图、心脏影像学检查等。

② 提供原发病的辅助检查依据，如心包积液、心脏瓣膜病变等。

注：部分内容可参见心率 / 心律异常。

第四章

血压异常

血压是指在血管中流动的血液对血管壁产生的侧压力。测定的血压由两个数字组成，即收缩压和舒张压 。两者之间的差值称为脉压差，平均动脉压 = 舒张压 +1/3 脉压。血压以 kPa 或 mmHg 为单位（kPa 与 mmHg 的换算：1kPa=7.5mmHg；1mmHg= 0.133kPa）。血压的形成及影响因素有心排血量、外周阻力及动脉壁弹性。血压正常范围：收缩压 90 ～ 139mmHg；舒张压 60 ～ 89mmHg；脉压为 30 ～ 40mmHg。血压异常可分为血压增高和血压降低，脉压异常在本章一并叙述。

第一节　血压增高

血压增高是指未服抗高血压药情况下， 成年人血压经常超过 140/90mmHg。由于血压一天之内波动很大，不能仅凭一次偶然测定血压值升高（除非很高），即诊断为高血压，应在非同一天测定血压 2 次，每次 3 个测量值都高时才能成立。过去有高血压史，近 3 个月以上未经治疗，本次血压检查正常者，不列为高血压。如一向服药治疗，而本次检查血压正常者，仍应列为高血压。脉压差是指脉压即收缩压与舒张压的差值，是靠血压检测法或是动脉内压检测的。正常人收缩压高于舒张压 40 mmHg 左右。正常下肢血压较上肢高 20 ～ 40mmHg，正常双上肢血压差值为 5 ～ 10mmHg。

【常见病因】

（1）原发性高血压。

① 遗传因素。

② 心排血量的增加。

③ 肾脏原因。

④ 食盐摄入量增加。

⑤ 精神神经因素，如精神紧张、焦虑等。

⑥ 血管内皮功能异常。

⑦ 胰岛素抵抗。

⑧ 其他原因，如饮酒、肥胖及吸烟等。

（2）继发性高血压。

肾脏疾病。a. 肾实质性：肾炎（急、慢性）、慢性肾盂肾炎、系统性红斑狼疮及其他风湿性疾病肾损害、放射性肾病、多囊肾、肾结核、肾素瘤、糖尿病性肾病、肾盂积水及肾肿瘤等。b. 肾血管性：肾动脉畸形、肾动脉粥样硬化、肾动脉肌纤维瘤、肾梗死、多动脉炎及肾动脉血栓形成。c. 外伤性：肾周血肿、肾动脉夹层血肿及肾挫伤等。

（3）内分泌疾病。

① 甲状腺及甲状旁腺病变：甲状腺功能亢进、甲状腺功能减退及甲状旁腺功能亢进。

② 肾上腺病变：嗜铬细胞瘤和副交感神经节瘤、原发性醛固酮增多症、肾上腺皮质功能异常（包括家族性肾上腺皮质增生、地塞米松治疗有效的醛固酮增多症、11-β-羟化酶缺乏、17-α-羟化酶缺乏、原发性去氧皮质酮和皮质酮增多）。

③ 垂体病变：肢端肥大症、垂体升压素（血管升压素）分泌增多。

④ 性腺病变：多囊卵巢综合征、妊娠中毒症及更年期综合征。

（4）血管病变：主动脉狭窄。

（5）颅脑病变：脑外伤、颅内压增高等。

（6）其他：高原病、红细胞增多症、阻塞性睡眠呼吸暂停及药物等。

【诊断线索】

血压增高诊断线索（表 2-48）。

表 2-48　血压增高诊断线索

项目	临床线索	诊断提示
年龄与性别	· 年轻人或 60 岁后才发生的高血压	继发性高血压
	· 中老年	原发性高血压
	· 育龄女性	系统性红斑狼疮、避孕药所致
	· 绝经期女性	更年期综合征
	· 发生在怀孕期	妊娠期高血压
伴随症状及体征	· 伴头痛（剧烈头痛并伴有恶心、呕吐时）	血压突然升高或高血压脑病表现
	· 伴呼吸困难、发绀	高血压心脏病引起左心衰竭的表现
	· 伴眩晕、耳鸣	血压增高、高血压危象或脑血管痉挛
	· 伴水肿	肾性高血压、高血压合并心力衰竭、甲状腺功能低下等
	· 伴神经系统定位体征	脑出血、脑梗死、颅内占位性病变等
	· 伴失眠、入睡困难、早醒、易做噩梦及惊醒	与大脑皮质功能紊乱及自主神经功能失调有关
	· 伴高血压家族史或有亲属死于心血管疾病者	原发性高血压
	· 伴四肢无力，发作性周期性瘫痪、多尿	原发性醛固酮增多症
	· 伴头痛、出汗、心悸，可有体位性低血压	嗜铬细胞瘤
	· 伴消瘦、震颤	甲状腺功能亢进
	· 伴眼眶虚肿、怕冷、皮肤粗糙、女性月经紊乱	甲状腺功能减退
	· 伴颧骨前凸、下颌增大、唇舌肥厚、手足宽大	肢端肥大症
	· 伴脉压差增大，水冲脉	动静脉瘘、主动脉硬化、主动脉瓣关闭不全、甲状腺功能亢进、发热、高动力性心脏综合征、动脉导管未闭及精神紧张等
	· 伴两侧肱动脉血压不对称（差值> 20mmHg）	主动脉瓣上狭窄、桡动脉畸形、胸主动脉瘤、锁骨下动脉狭窄及胸廓出口综合征等
	· 伴满月脸、向心性肥胖、水牛背、皮肤紫纹	肾上腺皮质功能亢进症
	· 伴足冷、下肢易疲劳，股动脉搏动明显减弱或消失、上肢血压低于下肢血压	主动脉缩窄

续表

项目	临床线索	诊断提示
伴随症状及体征	・可触及肾脏明显肿大	多囊肾、肾盂积水及肾肿瘤等
	・上腹部可闻及响亮高音调血管杂音，呈连续性	肾动脉狭窄等
	・伴高热、昏迷和病理反射者	颅内感染、脑出血等
	・突然血压急剧升高伴肾功能不全	恶性高血压等
	・伴突眼、甲状腺肿大	甲状腺功能亢进等
	・伴秃发、口腔溃疡、多器官损害、面部蝶形红斑	系统性红斑狼疮等
	・伴头部裂开样疼痛、喷射性呕吐及视盘水肿	颅内高压（急性）、恶性高血压等
	・双上肢血压差＞ 10mmHg	多发性大动脉炎、先天性动脉畸形等
	・下肢血压＜上肢血压	主动脉缩窄或胸、腹主动脉型大动脉炎等
	・下肢血压＞上肢血压，超过 40mmHg	下肢动脉硬化等
实验室检查异常	・红细胞计数增加	真性红细胞增多症等
	・血沉增快	嗜铬细胞瘤、累及肾脏的结缔组织病等
	・伴有低钾血症	原发性醛固酮增多症、肾上腺皮质功能亢进症等
	・高钙血症	甲状旁腺机能亢进、特发性高钙血症等
	・高血压伴尿的改变	肾性高血压等
	・血尿、蛋白尿及管型尿	急性肾小球肾炎等
	・大量蛋白尿或血尿，伴贫血及低蛋白血症	慢性肾小球肾炎等
	・有大量脓细胞，多见于女性，伴尿路刺激征	慢性肾盂肾炎等
	・血尿伴有腰或腹部不适，腰部可触及囊样包块	先天性多囊肾等
	・持续性血尿，伴进行性膀胱刺激征及有结核病史	肾结核等
	・无痛性间断性血尿或腰部触及实质性肿块	肾脏肿瘤等

【诊断思维】

（1）高血压分期（表 2–49）。

表 2–49　高血压分期

血压标准（mmHg）	眼底标准	临床特点
第一期（轻度）：140 ～ 159/90 ～ 99	小动脉轻度狭细，动静脉比例为 1/2	临床无心、脑、肾损害征象
第二期（中度）：160 ～ 179/100 ～ 109	小动脉明显狭细，动静脉比例为 1/3，动脉粗细明显不同	有下列一项者：a. 体检、X 线片、心电图或超声心动图示左心室扩大。b. 眼底检查，眼底动脉普遍或局部狭窄。c. 蛋白尿或血浆肌酐浓度轻度增高
第三期（重度）：180 ～ 209/110 ～ 119	小动脉高度狭细，直径粗细不同，视网膜渗出、出血和血管痉挛	有下列一项者：a. 脑出血或高血压脑病。b. 心力衰竭。c. 肾功能衰竭，眼底出血或渗出，伴或不伴有视神经盘水肿。d. 心绞痛，心肌梗死或脑血栓形成
第四期（极严重）：≥ 210/120	除有第三期眼底表现外，有视盘水肿	出现一个或多个器官的严重衰竭，预后极差

（2）原发性高血压危险性分层（表 2–50）。

表 2–50　原发性高血压危险性分层

分组	血压分级（见上）	危险因素	10 年内心血管事件发生率
低危组	1 级或临界高血压	男＜ 55 岁，女＜ 65 岁	＜ 15%
中危组	1 ～ 2 级	同时有 1 ～ 2 个危险因素	15% ～ 20%
高危组	1 ～ 2 极 3 级	·同时有 3 个或 3 个以上危险因素 ·同时有糖尿病或靶器官的损伤，无其他危险因素	20% ～ 30%
极高危组	1 ～ 3 级 3 级	有临床相关疾病同时有 1 种以上的危险因素或靶器官损伤	≥ 30%
高血压主要危险因素		高血压家族史、肥胖、喜咸食、酗酒、运动少、紧张、饮食不合理、高龄、糖尿病及吸烟等	

（3）高血压的临床特点与表现。

①早期：患者可表现头痛、头晕、耳鸣、心悸、眼花、注意力不集中、记忆力减退、手脚麻木、疲乏无力、易烦躁等症状，这些症状多为神经功能失调所致，其轻重与血压增高程度可不一致。

②后期：血压常持续在较高水平，并有脑、心、肾等靶器官受损表现。这些器官受损可以为高血压直接损害造成，也可间

接地通过加速动脉粥样硬化性疾病导致。这些靶器官受损的早期可无症状，最后导致功能障碍，甚至发生衰竭。a. 高血压引起脑损害后，可引起短暂性脑血管痉挛，使头痛或头晕加重，一过性失明，半侧肢体活动障碍等，持续数分钟或数小时可以恢复，也可发生脑出血。b. 对心脏的损害先是心脏扩大，后发生左心衰竭，可出现胸闷、气急及咳嗽等症状。c. 当肾脏受损害后，可见夜间尿量增多或小便次数增加，严重时发生肾功能衰竭，出现尿少、无尿、食欲不振及恶心等症状。

（4）缓进型高血压与急进型恶性高血压的临床特点与表现（表 2–51）。

表 2–51　缓进型高血压与急进型恶性高血压的临床特点与表现

缓进型高血压	急进型恶性高血压
·比较多见，约占 95%，起病隐匿 ·病情发展缓慢，病程长达 10 ～ 20 年以上 ·早期常无任何症状，偶尔查体时发现血压升高 ·个别患者在突然发生脑出血时才被发现高血压 ·收缩压和舒张压均高，起初血压波动较大，易在精神紧张、情绪波动或劳累后增高，去除病因或休息后血压可降至正常	·血压突然显著升高，常持续在 200/130mmHg 以上 ·病情进展迅速，剧烈头痛、恶心、呕吐、头晕等 ·视力迅速减退、眼底出血、渗出或视盘水肿 ·肾功能急剧减退，持续性蛋白尿、血尿和管型尿，氮质血症或尿毒症 ·可在短期内出现心力衰竭，表现为心慌、气短及呼吸困难等

（5）高血压诊断思维（表 2–52）。

表 2–52　高血压诊断思维

项目	诊断思维
高血压	·测量血压前应有 15min 的休息（避免或除外情绪波动或剧烈运动等因素所致的暂时性或一过性高血压），测坐位右臂血压，应反复测量几次直至血压相对稳定为准。舒张压以声音消失为准（个别声音持续不消失者，可采用变音时的数值）。判断血压升高须经非同日另一次血压的核实，或三次检查中有两次升高才能确定。非同日检查确有困难时，亦可同日内间隔 1h 以上复查核实

续表

项目	诊断思维
高血压	·检测血压时应分散其注意力，尤其对每当捆绑血压计袖带立即会产生紧张和焦虑的患者更是如此。只有在情绪平稳时，测出的血压值才具有真实可靠性。了解患者家族史、工作性质及饮食习惯对病因诊断可能有重要帮助
	·在诊断高血压时需排除“白大衣现象”，是指在诊室所测血压升高，经过 24h 动态血压监测为正常者
	·当确定患者有高血压时，诊断原则是除外继发性高血压后才考虑原发性高血压。凡对 50 岁以上高血压或 40 岁以下突发性高血压且缺乏高血压家族史者均应疑为继发性高血压。当原发性高血压患者在接受降压治疗反应甚微或较差时，也常提示为继发性高血压
	·暂时性高血压除了精神情绪改变外，应排除药物所致，明确患者是否应用可使外周血管收缩或增加心输出量的药物及使钠潴留而增加血容量的药物，口服避孕药可能是女性高血压容易被忽略的原因之一。对确有原发性高血压者，近期内若有严重恶化，也应惯例除外药物所致的可能性，如长期服用糖皮质激素者
	·高血压初期临床体征一般较少，但周围血管搏动征、血管杂音及心脏杂音等检查对每一位原发性高血压患者均应视为常规或不可缺少的检查项目。重点检查颈部、背部两侧肋脊角、上腹部脐两侧、腰部肋脊处的血管杂音。血管杂音往往表示管腔内血流紊乱，与管腔大小、血流速度及血液黏稠度等因素有关，常提示存在血管狭窄、血管不完全性阻塞或代偿性血流量增多或加快，常见于肾血管性高血压、大动脉炎、主动脉狭窄或粥样斑块阻塞等（肾动脉狭窄的血管杂音，常向腹两侧传导，大多具有舒张期成分）
	·以收缩压增高为主者，首先排除和动脉弹性有关的因素（如老年患者、动脉硬化），然后再考虑甲状腺功能亢进（脉压差增大是甲状腺功能亢进的一个重要特征，其他原发性高血压很少有脉压差增大的表现）。甲状腺功能减退作为继发性高血压的病因易被忽视，应予重视
	·任何一种高血压疾病，在病情尚未得到满意控制或进行性加重时，均可引起继发性肾损害，此时尿检异常和肾功能损害只能认为有肾脏受累，而不能就此作为肾性高血压的诊断依据。有时对仅有少量蛋白尿伴高血压者，确实难以区别是原发性高血压还是肾性高血压，应注意夜尿和尿检异常与高血压的先后次序，如夜尿或尿检异常发生于继高血压之后，常提示原发性高血压；反之提示肾性高血压。故对血压增高者首次就诊做尿常规检查对原发或继发高血压诊断和鉴别诊断具有重要临床意义
	·若舒张压＞130mmHg 且伴有Ⅲ～Ⅳ级视网膜病变、少尿、心肌缺血等症状，提示急进性高血压或高血压危象。若起病急骤，伴严重头痛、恶心呕吐、神志错乱或抽搐等多提示为高血压脑病。上述这两种症候群均为内科急诊疾病（病情危重的征兆），应先采取一切有效措施控制血压，待病情稳定后再仔细寻找病因
	·当患者血压持续在 200/130mmHg 以上时，应考虑急进性（恶性）高血压。其特点是血压突然显著升高，收缩压和舒张压均增高，病情进展迅速，可发生心、脑及肾功能不全的一系列症状。本型高血压易发生高血压脑病，与血压显著增高相关，有极高致死危险性。无论是原发或继发性高血压都有可能进展为急进性高血压，但多见于继发性（高血压危象临床分类见表 4-1-7）
	·眼底是体内唯一能直接窥见有无小动脉病变的部位。通常血压高度与眼底小动脉硬化程度呈平行关系。但要强调的是，有相当一部分中老年者并无原发性高血压，但眼底检查常发现有Ⅰ～Ⅱ级小动脉硬化的眼底改变，这时凭眼底检查做出高血压分期是要考虑的
	·原发性高血压病程长者多提示良性高血压，短于 1～2 年而伴有肾功能迅速减退者多为恶性高血压。原发性高血压病程发展呈渐进性，继发性原发性高血压病情发展快，或在慢性高血压基础上突然加剧
	·内分泌性高血压有原发性醛固酮增多症、嗜铬细胞瘤或肾上腺皮质增多症。这三种疾病多见于肾上腺增生、肿瘤，或其他部位可分泌醛固酮、皮质醇及儿茶酚胺类的肿瘤。故当影像学未发现肾上腺增生或肿瘤时，不能断然排除嗜铬细胞瘤，因为少数嗜铬细胞瘤可发生异位，大多异位于腹腔腹主动脉附近，极少数可在胸腔的某个部位或起源于交感神经节或膀胱壁处。因此通过特殊检查尚未证实肾上腺有占位性病变时，并不能完全除外本病
	·高血压预后不良因素有：男性；青年；舒张压持续大于 110mmHg；心脏显著扩大或充血性心力衰竭；脑血管意外；由高血压血管病引起的肾功能受损；视网膜出血、渗出或视盘水肿
	·血压急剧升高是威胁生命的重要信号，当血压＞180/110 mmHg 时，无论患者有无症状都应按高血压急症进行处理。如果患者呕吐，要保证气道通畅，做好癫痫处理准备。准备静脉应用抗高血压及利尿剂，同时需要留置尿管监测尿量

（6）高血压危象临床分类（表 2–53）。

表 2–53 高血压危象的临床分类

高血压急诊	高血压次急诊
·高血压脑病 ·急进型 / 恶性高血压有心、脑、肾及眼底损害 ·严重高血压出现急性并发症： 脑血管：颅内出血、蛛网膜下隙出血、脑梗死；快速进行性肾功能衰竭；心脏：急性左心衰竭、主动脉夹层；子痫或妊娠期严重高血压；儿茶酚胺分泌过高：嗜铬细胞瘤危象、食物或药物（酪胺）与单胺氧化酶抑制剂相互作用、少数严重撤药综合征（如可乐定）；冠脉搭桥术后高血压；头部损伤	·急进型 / 恶性高血压未出现急性并发症 ·高血压三期 ·先兆子痫 ·急性全身性血管炎合并高血压 ·与外科有关的高血压：须立即手术的严重高血压、严重围手术期高血压、肾移植后严重高血压 ·高血压严重鼻出血 ·撤药综合征或药物诱发高血压：过量似交感神经药物 ·激动药和非选择性 β 受体阻滞药相互作用 ·慢性脊椎损伤伴发作性严重高血压

（7）导致难治性高血压因素（表 2–54）。

表 2–54 难治性高血压因素

因素	特点	因素	特点
假性抵抗	指一些非药物因素导致的血压难以控制 ·血压测量方法不准确 ·治疗依从性不佳 ·白大衣高血压	生活方式	·重度肥胖 ·高钠饮食或饮酒 ·其他：大量吸烟、长期过度焦虑或紧张、慢性疼痛、睡眠不足
影响血压的药物	·非麻醉性镇痛药：非甾体类抗炎药，包括阿司匹林、选择性环氧合酶 –2 抑制剂 ·似交感神经药：可卡因 ·过量酒精 ·口服避孕药 ·三环类抗抑郁药物 ·环孢素 ·促红细胞生成素 ·糖皮质激素	合并临床情况	·高龄 ·糖尿病 ·高脂血症
		继发性高血压	·常见原因：包括睡眠呼吸暂停综合征、肾实质性高血压、肾动脉狭窄、原发性醛固酮增多症 ·少见原因：嗜铬细胞瘤、库欣综合征、甲状旁腺功能亢进、主动脉缩窄及颅内肿瘤

（8）高血压伴低血钾继发性醛固酮增多症的病因（表 2–55）。

表 2–55 高血压伴低血钾继发性醛固酮增多症的病因

分泌肾素的肿瘤	继发性肾素增高导致继发性醛固酮增多
肾小球旁细胞瘤 肾外肿瘤 Wilms 瘤、卵巢肿瘤	恶性高血压 肾动脉狭窄 一侧肾萎缩及结缔组织病等

（9）脉压诊断思维（表 2–56）。

表 2–56 脉压诊断思维

分类	诊断思维
脉压缩小	压力差＜ 30 mmHg 时称脉压缩小，见于外周血管阻力增加、心排血量下降或血容量下降，也是主动脉缩窄疾病的典型体征。发现脉压缩小这一体征时应注意：a. 询问有无胸痛、眩晕或是晕厥病史。b. 观察皮肤温度和颜色、外周血管搏动情况及意识水平。c. 检查有无心衰体征，如低血压、心动过速、心脏杂音、呼吸困难、颈静脉搏动及肺部湿啰音等。d. 要严密监测脉搏的变化，及时做心电图、心脏超声，排除瓣膜性心脏病或继发性心脏压塞
脉压增大	是指脉压＞ 50 mmHg，常见于发热、气候炎热、运动、焦虑、贫血及妊娠等。也可见于某些神经系统疾病，如颅内压增高（ICP）或心血管疾病，如主动脉瓣关闭不全。若患者出现 ICP 升高，应不断评估其神经系统状况，警惕患者出现烦躁和意识障碍，此时患者的某些细微变化都将提示颅内压增高

（10）并发症。

① 心脏：左心室肥厚、心肌梗死及心力衰竭。

② 脑：出血性脑卒中、缺血性脑卒中及高血压脑病等。

③ 大小动脉：动脉硬化及主动脉夹层等。

④ 肾：进展缓慢的小动脉性肾硬化症、恶性小动脉性肾硬化症及慢性肾功能衰竭等。

⑤ 眼底：视网膜动脉硬化、眼底改变等。

（11）非急诊高血压的诊断程序（图 2–11）。

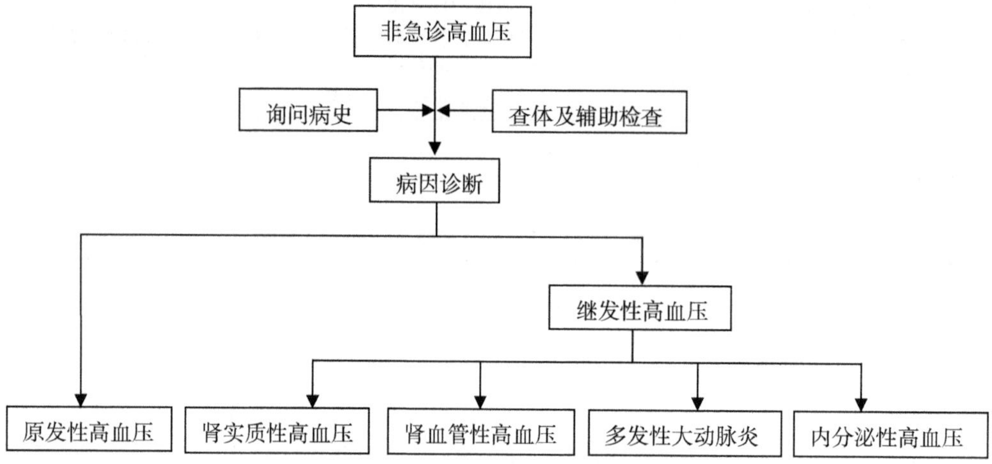

图 2–11　非急诊高血压的诊断程序

（12）高血压诊断的考虑因素（图 2–12）。

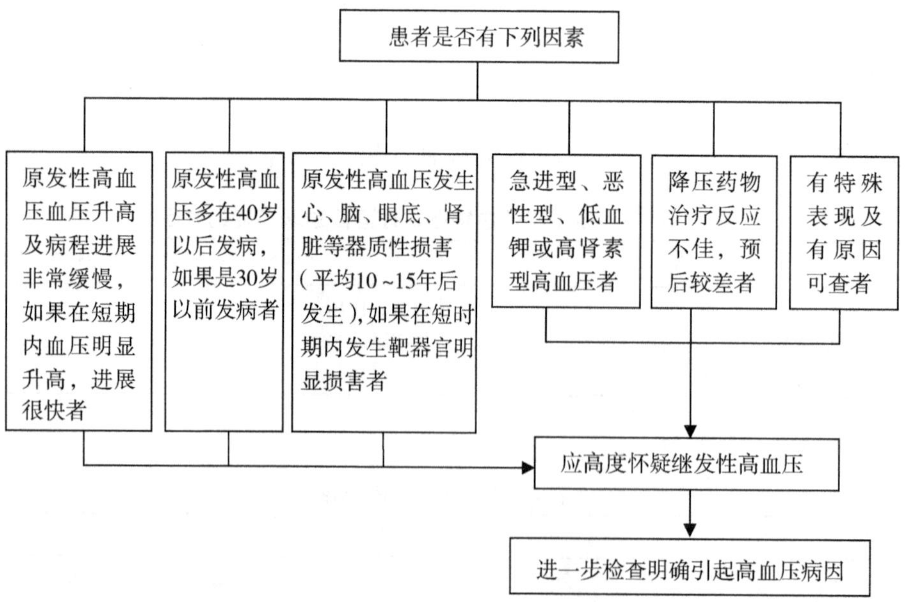

图 2–12　高血压诊断的考虑因素

（13）高血压合并低钾血症的诊断程序（图 2-13）。

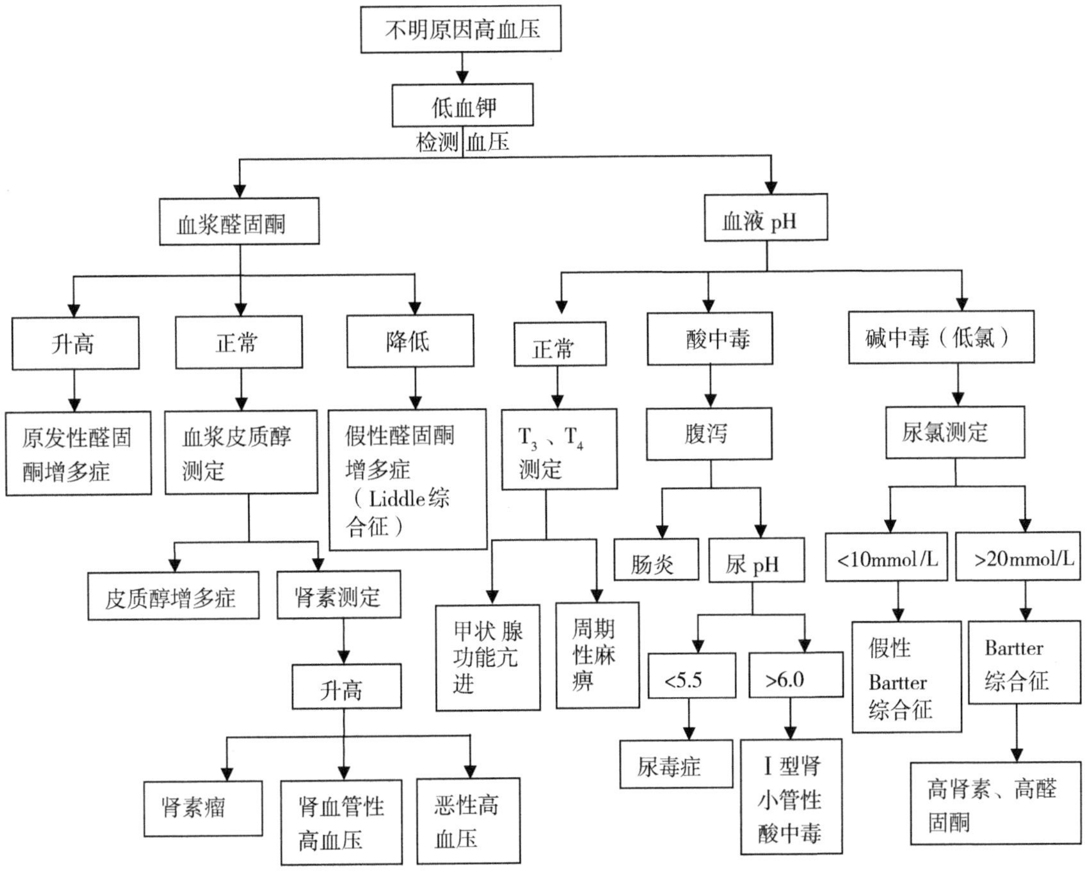

图 2-13　高血压合并低钾血症的诊断程序

（14）肾上腺疾病的诊断程序（图 2-14）。

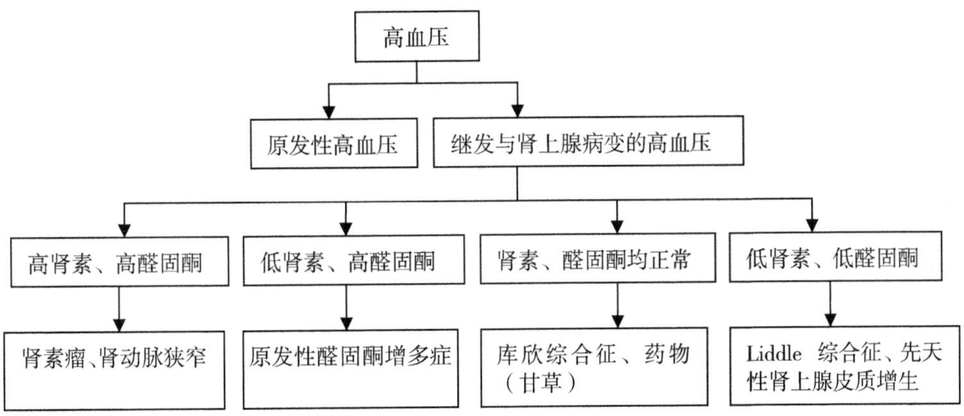

图 2-14　肾上腺疾病的诊断程序

【疾病特点与表现】

（1）易引起恶性高血压的疾病。

① 肾动脉狭窄：本病病程短，进展快，短期内血压可达到恶性高血压的水平，临床特点是舒张压

升高的程度与肾动脉狭窄的程度成正比；病程虽较长，但突然恶化（易发生在 60 岁以上的老年人），与动脉粥样硬化相关；青年者多无原发性高血压的家族史；一般降压药物疗效不佳；腹部杂音局限于侧腹部（左、右肾门区）可听到血管杂音，杂音常呈高音调性。

② 急性肾小球肾炎：本病起病时可有低热、疲倦、乏力、食欲减退等症状，部分可见呼吸道或皮肤感染病灶。主要表现为水肿、血尿和高血压。血压多在病程 1 ～ 2 周后降至正常；少数可发生血压急剧增高，亦可出现高血压脑病。

③ 嗜铬细胞瘤：本病引起全身血管收缩，外周阻力增加，血压升高。约 2/3 的嗜铬细胞瘤患者有持续性高血压，可有少许波动。持续性高血压者易被误诊为原发性高血压。本病呈“约 10% 规则”，即约 10% 在肾上腺外，10% 呈恶性，10% 为家族性，10% 出现于儿童，10% 瘤体在双侧，10% 为多发性。临床症状及体征与儿茶酚胺分泌过量有关，即所谓“6 大表现”：即高血压、头痛、心悸、高代谢状态、高血糖及多汗。

④ 肾上腺皮质功能亢进症：由于糖皮质激素长期分泌过多，促进蛋白质异化及脂肪沉积，本病表现为满月脸、向心性肥胖、高血压、皮肤紫纹、多毛、糖耐量降低、月经失调、性欲减退、骨质疏松及肌肉乏力等。

⑤ 妊娠毒血症（又称子痫前症、产前子痫症）：本病是指孕妇在怀孕期间，发生血压升高（妊娠性高血压）、蛋白尿及水肿等现象。常见妊娠性高血压疾病的鉴别见表 2–57。

表 2–57　常见妊娠性高血压的鉴别

鉴别要点	先兆子痫	原发性高血压并妊娠	慢性肾炎并妊娠	癫痫并妊娠
既往史	无高血压史	有高血压史	可有急、慢性肾炎	有癫痫发作史
年龄胎次	年轻初产妇多见	年龄较大者多见	30 岁以下多见	无特殊
发病时间	孕 20w 后	孕前或孕 20w 内	孕前或孕 20w 内	孕前或孕 20w 内
血压特点	常＜ 200/120mmHg	可＞ 200/120mmHg	依病情而定	无特殊
水肿	可有可无	无	多自眼睑开始	无
眼底动脉	痉挛、视盘水肿	变细，有压迹	硬化变细，有压迹，可有渗出	无变化
脑电图异常	无	无	无	有
生化检查	尿酸增高	正常妊娠改变	低蛋白血症、肾功损害	正常
尿常规	蛋白 + ～ ++++，可见少量透明管型，严重时可见红细胞	多正常	蛋白 +++ ～ ++++，可见各种管型和较多红细胞	正常
产后 6w	血压正常，尿蛋白阴性	血压仍高	血压仍高，尿蛋白仍存在	无特殊

⑥ 大动脉炎：本病是临床较易忽略的一种继发性高血压，由于其治疗措施与其他高血压有着根本的不同（活动期常需用糖皮质激素治疗），故应引起高度重视。患者有下列临床表现之一，就应考虑有本病的可能性：a. 青年发生高血压（尤其是青年女性）。b. 上肢的一侧或双侧动脉搏动细小或血压降低或消失。c. 上腹部有高音调的血管杂音。d. 一侧或双侧颈部有血管杂音，血管搏动减弱或消失。e. 原因不明的低热。f. 四肢脉搏异常并呈现血管杂音。g. 大动脉炎活动时可有发热、血沉增加及嗜酸性粒细胞增高等表现。

⑦ 高血压肾病和肾性高血压常易混淆，两者的临床特点见表 2–58。

表 2-58　高血压肾病和肾性高血压的临床特点

鉴别要点	高血压肾病	肾性高血压
病史	·高血压在前，肾病在后 ·原发性高血压史 7～8 年后出现蛋白尿、血尿的肾损害表现	·有慢性肾脏病史，近 5～7 年出现血压进行性升高 ·血尿、泡沫尿及水肿等
尿蛋白（g/24h）	< 1.5	> 1.5
肾脏功能	肾小管功能受损在前	肾小球和肾小管功能先后受损
眼底血管	动脉变硬变细	尿毒症阶段眼底血管变化多样，除动脉变硬变细外，常伴渗出和（或）出血等改变

（2）由于内分泌疾病引起高血压者在临床并非少见，故在诊断高血压时务必对下列内分泌性疾病进行筛查或鉴别。

① 原发性醛固酮增多症、嗜铬细胞瘤及肾上腺皮质醇增多症是内分泌疾病中发生继发性高血压最为常见的，特点与表现见表 2-59。

表 2-59　原发性醛固酮增多症、嗜铬细胞瘤及肾上腺皮质醇增多症所致高血压鉴别

鉴别要点	原发性醛固酮增多症	嗜铬细胞瘤	皮质醇增多症
高血压	持续性，平稳	阵发性或持续性伴发作性升高	持续性，平稳
体型	无特殊变化	消瘦	向心性肥胖
水肿	多有	多无	可有
夜尿增多	有	多无	多无
糖耐量改变	无	有	多有
电解质变化	高钠血症	多无	可有低钾血症
血 pH 改变	碱血症	无	多无
血及尿液中的激素改变	醛固酮增高、肾素水平下降	儿茶酚胺及代谢产物增高	皮质醇、尿 17- 羟类固醇、17- 酮类固醇增高

② 原发性皮质醇抵抗：是一种罕见家族性综合征，皮质醇分泌增加，无肾上腺皮质功能亢进的依据。临床表现为高血压、低钾性碱中毒、雄激素浓度升高。

③ Liddle 综合征：是一种少见常染色体显性遗传病，临床表现为高血压、低血钾及代谢性碱中毒。本病临床上常以高血压、低钾性代谢性碱中毒、低血浆肾素和低血浆醛固酮为特征。

④ 肾血管性高血压：高血压发生在 30 岁以前，或 50 岁后突然发生高血压，部分患者降压疗效差，多呈顽固性高血压。高血压幅度以收缩压> 200mmHg 和（或）舒张压> 120mmHg 者占多数。但有少数患者血压仅轻度增高或仅有收缩压增高，舒张压正常与主动脉粥样硬化或主动脉瓣关闭不全有关。

⑤ 甲状腺功能减退症：本病血压升高以收缩期高血压为特征，其他表现包括水肿、皮肤粗糙、声音变粗及舌肥大等。

⑥ 原发性甲状旁腺功能亢进症：临床表现包括骨损害、尿路结石、肌无力、谵妄及精神错乱等。

⑦ 甲状腺功能亢进症：本病常有血压异常，表现为收缩压增高，舒张压降低，脉压差增大。其他表现有消瘦、多汗、易饥饿、心悸、激动、易怒及震颤等。

⑧ 肢端肥大症：本病高血压发生率较高，动脉粥样硬化发生早。其他临床表现包括面容粗陋、头痛、

乏力、多汗、腰酸背痛及手足增宽增大，还可出现糖尿病与甲状腺功能亢进表现。皮肤粗厚、口唇增厚、耳鼻增大、舌胖大、喉头厚大、视神经萎缩、视力下降及视野缺损（如双颞侧偏盲等）均是本病典型表现。

（3）易被忽略的继发性高血压疾病。

① 睡眠呼吸暂停综合征：过度的白天嗜睡、夜间失眠、鼾声、晨起头痛、性欲及智力减退，本病猝死的可能性很大，对机体的影响见表 2–60（这些表现常是临床诊断本病的重要线索）。

表 2–60　睡眠呼吸暂停综合征对机体的影响

影响	临床后果
下丘脑垂体功能紊乱	性欲减退、肥胖、生长发育差
红细胞生成增多	红细胞增多、血液黏滞度增加
动脉硬化加速	心脑血管疾病
体循环血管收缩	高血压
肺血管收缩	肺动脉高压、肺心病
心肌兴奋性增高	心律失常、猝死
心肌缺血缺氧	心绞痛、心肌梗死及脑卒中
睡眠质量下降	白天嗜睡、精神神经系统症状

② 主动脉瘤：是一种严重危及生命的疾病，早期表现为收缩压急剧升高，舒张压则无明显改变。这种血压改变是暂时性由机体血压代偿所致，一旦丧失了代偿能力则可导致低血压。其他表现取决于主动脉瘤的类型：a. 腹主动脉瘤可引起持续的腹部、背部疼痛及腹部搏动性包块，其他表现包括无力、出汗、心动过速、呼吸困难、烦躁不安、意识模糊及皮肤湿冷等；b. 胸主动脉瘤可导致胸部撕裂感放射到颈、肩、腰及腹部，其他表现包括皮肤苍白、晕厥、全盲、意识丧失、出汗、呼吸困难、心动过速、发绀、下肢无力及桡动脉、股动脉搏动消失等。

③ 颅内压升高：早期可引起呼吸频率加快，继而收缩压升高、脉压增大，最后引起心率下降，其他表现包括头痛、喷射性呕吐、意识水平降低及瞳孔固定散大等。

④ 代谢综合征：血压升高为代谢综合征的一种表现，血压通常在临界高限，其他表现包括肥胖、胆固醇和血胰岛素水平升高，患者可伴有多种危险因素，易引发心脏病、脑卒中、周围血管疾病及 2 型糖尿病，导致原因包括活动减少、体重增加及遗传倾向等。

⑤ 多囊肾：血压升高常继发于腰痛后，其他临床表现包括肾肿大、肝大、压痛明显和间歇性全程血尿。

⑥ 药物性高血压：任何一位血压增高的患者，均应排除药物性高血压，常见药物见表 2–61。

表 2–61　引起高血压的常见药物

类别	药物名称及机制
激素类药物	泼尼松、氢化可的松及地塞米松等，若长期应用可以引起高血压，原因是： ・这类药物可引起脂质代谢和水盐代谢紊乱 ・男性激素及合成性类固醇类药物，如苯丙酸睾丸素及苯丙酸诺龙等同样有水钠潴留作用，使血压升高 ・长期大量使用雌激素，如雌二醇也可致水钠潴留引起高血压
甘草类制剂	长期服用这类药物可引起水、钠潴留，升高血压，排钾增多
解热镇痛抗炎药	如阿司匹林、吲哚美辛、双氯芬酸及布洛芬等，久服也可使血压升高 这类药物具有抑制前列腺素的作用，使前列腺素扩血管及排钠排水的作用受到抑制，而使血压升高

续表

类别	药物名称及机制
其他药物	·肾上腺素类药物：如肾上腺素、去甲肾上腺素及拟肾上腺素药物（麻黄碱），通过作用于受体而影响血压，均可使高血压升高 ·甲状腺素制剂有类似肾上腺素的作用，使心率加快、血压升高 ·哌甲酯（兴奋大脑皮质的药）、麦角生物碱（子宫兴奋药）、他克莫司（免疫抑制剂）等，尽管升血压的机制不同，但均有不同程度的升压作用 ·不当使用含钠药物，也可造成血容量增加，使血压增高

（4）引起脉压异常的疾病（表 2–62、表 2–63）。

表 2–62　引起脉压缩小的疾病特点

主动脉瓣狭窄	心脏压塞	心力衰竭	过敏性休克
·脉压缩小出现于主动脉瓣狭窄的晚期 ·其他表现包括心悸、胸痛、心绞痛、呼吸困难、夜间阵发性呼吸困难、晕厥、房性或心室性奔马律、收缩期喷射样杂音、湿啰音及颈动脉搏动	·脉压为 10 ～ 20 mmHg 时可出现奇脉、颈静脉怒张、低血压、心音低钝、焦虑、烦躁不安、发绀、皮肤湿冷及胸痛 ·其他表现包括呼吸困难、意识障碍、脉搏细速、心包摩擦音及肝大等	·脉压缩小可出现于心力衰竭晚期，常伴呼吸急促、心悸、水肿及体重增加 ·其他表现包括恶心、厌食、低血压、多汗、脸色苍白、尿量减少、室性奔马律、湿啰音及肝大等	·脉压缩小常伴脉搏短促，接触过敏原数秒或数分钟后出现低血压、焦虑、剧烈皮肤瘙痒、头痛及风疹 ·其他表现包括呼吸困难、喘鸣、声音嘶哑、喉咙紧缩感、恶心及腹部痉挛等

表 2–63　引起脉压增大的疾病特点

主动脉瓣关闭不全	动脉粥样硬化	发热或颅内高压	贫血	甲状腺功能亢进症	三度房室阻滞
·随着病情的进展，脉压逐渐增大，伴洪脉、心房或心室奔马律 ·其他表现包括胸痛、心悸及面色苍白、颈动脉搏动、重搏脉、颈静脉充盈、湿性啰音、心脏早期收缩期杂音及心尖部舒张期隆隆样杂音（Austin Flint 杂音）	·若不治疗原发病，脉压增大可持续存在 ·常继发于中度高血压伴有血管功能不全 ·症状主要取决于血管病变及受累器官的缺血程度 ·其他表现包括跛行、心绞痛、言语及视力受损、肾功能不全	·可致脉压增大 ·不同疾病伴随症状不同 ·若颅内压增高所致提示疾病进入中、晚期，常出现有颅内高压 Cushing 三联征（心动过缓、高血压及呼吸模式改变） ·其他表现包括头痛、视物模糊、瞳孔改变及消化道症状	·可导致脉压增大 ·头晕目眩、皮肤黏膜苍白及干燥 ·其他表现包括易乏力、精力不足、气短、心悸、胸闷、耳鸣、失眠、注意力不集中、头发枯黄等	·脉压差增大明显 ·出现水冲脉、毛细血管搏动征及在股动脉或肱动脉等处听到枪击音和杜氏二重音 ·其他表现包括怕热、多汗、激动、食欲亢进伴消瘦、静息时心率过速、特殊眼征及甲状腺肿大等	·其收缩压上升，舒张压正常或下降可引起脉压增大 ·其他表现包括有心悸感、头晕乏力、胸闷及气短等，重者可晕厥

【相关检查】

（1）病史采集要点。

① 询问血压增高的具体时间、病程，是首次发现还是以往曾经有过。

② 询问与诊断和鉴别诊断相关的伴随症状，如头晕或头痛症状，并应详尽了解其性质、部位、发生时间及诱因，有无恶心、发热、耳鸣、目眩、心悸等。家庭和工作环境与紧张程度、有无噪声等有害因素。睡眠时有无严重打鼾或睡眠梗阻性呼吸暂停。

③ 血压明显增高者，应询问是否出现有高血压脑病及高血压危象的临床表现，如剧烈头痛、眩晕、恶心、呕吐及呼吸困难等。

④ 询问饮食，特别注意钠盐和脂肪食物摄入量、烟酒嗜好，睡眠、尿量有无减少，体重变化，诊疗经过，做过哪些检查，接受何种药物治疗，药物治疗效果如何等。

⑤ 既往史应包括与高血压有关的内分泌疾病史（包括糖尿病、甲状腺功能亢进症、甲状旁腺功能亢进症、嗜铬细胞瘤、原发性醛固酮增多症、库欣综合征、痛风及睡眠呼吸暂停综合征等）、慢性肾脏疾病史（包括急慢性肾小球肾炎、慢性肾盂肾炎、先天性多囊肾及各种原因的肾动脉狭窄病）、心血管疾病史（包括冠心病、心力衰竭、脑血管病及外周血管病等）、颅内压增高的病史（包括脑外伤、脑肿瘤及其他脑血管病变）及妊娠高血压史等。

⑥ 询问用药情况，如糖皮质激素及避孕药用、非固醇类抗炎药、甘草、麦角胺及可卡因等。

⑦ 家族史包括近亲中遗传性疾病史，包括原发性高血压、糖尿病、血脂异常、多囊肾等疾病及早发心肌梗死、脑卒中或猝死等。

（2）查体重点。

① 全面的体格检查，注意生命体征，观察皮肤温度、颜色。

② 血压明显增高者应注意意识状态是否敏锐，有无嗜睡、迟钝、木僵、半昏迷、昏迷及呼吸改变。瞳孔大小的变化，注意双侧是否对称，应做眼底检查，查看有无高血压视网膜病变，即动脉变窄、动静脉交叉压迹，视网膜出血、渗出及视盘水肿。必要时测量立、卧位血压和四肢血压。

③ 应提供对诊断与鉴别诊断有价值的重要阳性或阴性体征，如有无肢端肥大，甲状腺是否肿大，皮肤有无紫纹，腹部是否触及有包块等。

④ 心血管系统检查是重点，注意心脏及大血管有无杂音、奔马律及心界有无增大，双肺底湿啰音及哮鸣音。听诊颈动脉、胸主动脉、腹部动脉和股动脉有无杂音。腹部皮肤有无紫纹，腹部有无包块。必要时应测量体重指数（BMI）、腰围及臀围。检查有无肾脏增大（多囊肾）或肿块等。检查四肢动脉搏动及肢体末端的血运情况。

⑤ 神经系统检查有无脑血管损害的证据，如意识障碍、肢体感觉和运动障碍等。要注意检查患者是否有肢体麻木、感觉缺失，手指活动是否灵活等。

（3）实验室检查。

① 血尿常规、肾功能、尿酸、血脂、血糖、电解质（尤其血钾）、血清总胆固醇、三酰甘油。

② 部分患者可能要测定甲状腺功能、4℃下的血管紧张素（Ang Ⅰ），37℃下的血管紧张素（Ang Ⅰ）、血浆肾素活性、血管紧张素Ⅱ及血浆醛固酮水平。

（4）辅助检查。

① 心电图及 24h 动态血压监测、超声心动图、胸部 X 线片、血管超声等。

② 眼底检查：Ⅰ级，视网膜动脉痉挛；Ⅱ级 A，视网膜动脉轻度硬化；Ⅱ级 B，视网膜动脉显著硬化；Ⅲ级，Ⅱ级加视网膜病变（出血或渗出）；Ⅳ级，Ⅲ级加视盘水肿。

③肾上腺 CT 扫描、主动脉造影、大剂量断层静脉肾盂造影、放射性核素肾图、肾动脉造影，必要时可行颅内蝶鞍 X 线检查、超声、放射性核素、CT 及 MRI。

（5）选择性检查。

① 疑有嗜铬细胞瘤应检查血糖、尿糖，血、尿（24h）儿茶酚胺、VMA（3- 甲氧基 -4 羟基 - 苦杏仁酸），静脉肾盂造影，肾上腺 CT 检查，肾动脉造影，肾周围 CO_2 充气造影。

② 疑有原发性醛固酮增多症应选择血液检查血钠、血钾、心电图、尿 pH、尿钾，血肾素测定，DCA（醋酸脱氧皮质醇）抑制试验，静脉肾上腺造影，肾静脉血浆醛固酮测定。

③ 疑有肾上腺皮质功能亢进应检查尿糖、血糖、血常规（嗜酸细胞减少），尿游离皮质醇测定，

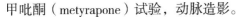

甲吡酮（metyrapone）试验，动脉造影。

④ 疑有肾血管狭窄可检查快速连续静脉肾盂造影，逆行腹主动脉造影，肾静脉肾素测定。

⑤ 疑有主动脉缩窄时可检查胸部X线片（示主动脉结消失，肋骨切迹），食管钡餐（示E字形征），主动脉造影，主动脉导管术测压，狭窄上段与下段压力差别测定。

第二节 血压降低

由于组织的血液灌注主要取决于收缩压，因此衡量低血压常以收缩压为准，成年人肱动脉收缩压＜90mmHg时即为低血压。当收缩压＜80mmHg时就可出现不同程度的临床症状。低血压是体循环动脉压低于正常的总称。测量血压时，应在不同日的同一时间多次测量安静状态下的血压，方可对低血压做出判断。

【常见病因】

（1）低血压病因。

① 体质性低血压。

② 体位性低血压：a. 特发性体位性低血压。b. 仰卧性低血压综合征。

③ 慢性感染性疾病、恶性肿瘤、严重的贫血。

④ 内分泌疾病（肾上腺皮质功能不全、黏液水肿、腺垂体机能减退症等）。

⑤ 神经系统疾病：a. 神经功能障碍。交感神经传入性损害（脊髓结核、多发性神经炎等）、中枢神经调节功能障碍（脑血管硬化、肿瘤、脑干病变及各种脊髓束病变等）。b. 交感神经传出通道损伤：脊髓病变及多发性神经炎等。

⑥ 急性传染病恢复期：大叶性肺炎、伤寒及斑疹伤寒等。

⑦ 营养不良性疾病：吸收不良综合征及重症糖尿病等。

⑧ 高原性低血压。

⑨ 血管病变：a. 血管弹性下降。多发性大动脉炎、淀粉样变性及糖尿病等。b. 血流方向改变。动静脉瘘、夹层动脉瘤及锁骨下窃血综合征等。c. 近端血管闭塞。肺尖癌压迫锁骨下动脉、巨大腹腔肿瘤等。

（2）休克病因。

① 心源性：包括急性心肌炎、大面积肺梗死、乳头肌或腱索断裂、瓣叶穿孔、严重主动脉瓣或肺动脉瓣狭窄伴有轻或中度心动过速、急性心脏压塞、张力性气胸、心房黏液瘤、严重二尖瓣或三尖瓣狭窄伴有轻或中度心动过速及心室率持续过速等所致休克。

② 低血容量性休克：体内或血管内大量血液丢失（内出血或外出血）、失水（如呕吐、腹泻、结肠梗阻、胃肠道瘘管、糖尿病酸中毒等）或失血浆（如大面积烧伤、腹膜炎、创面及炎症）等。

③ 感染性：主要见于革兰阴性杆菌感染（如败血症、腹膜炎、坏死性胆管炎等）、中毒性菌痢、中毒性肺炎、暴发型流行性脑脊髓膜炎及流行性出血热等。

④ 过敏性：人体对某些生物制品、药物或动物性和植物性致敏原发生过敏反应。

⑤ 神经源性：见于外伤、剧痛、脑脊髓损伤、药物麻醉、神经节阻滞剂、其他降压药物及精神创面等。

⑥ 血液重新分布：大量抽出腹水或者胸腔积液。

⑦ 降压药物的作用：肾上腺素能物质消耗剂或受体阻断剂（甲基多巴、胍乙啶等）血管扩张剂（硝酸酯类），抑制血管收缩功能药物（钙通道阻滞剂、血管紧张素转化酶抑制剂及β受体阻滞剂等）。

【诊断线索】

血压降低的诊断线索（表 2-64）。

表 2-64 血压降低的诊断线索

项目	临床线索	诊断提示
年龄与性别	·儿童低血压或休克	中毒性痢疾、暴发型脑膜炎
	·女性患者耻区疼痛	宫外孕破裂腹腔内出血造成失血性休克
	·育龄期妇女易患泌尿系感染和产道感染	感染性休克
	·女性有分娩大出血史	席汉综合征
	·老年人	糖尿病、恶性肿瘤及体质虚弱性低血压
病史	·有体内液体丢失的病史	低血容量性低血压
	·有心脏疾病或心律失常	心源性低血压
	·有脊髓损伤史或使用麻醉剂	神经源性低血压
	·有明确感染征象	感染性低血压
	·中年以上出现胸骨后或心前区压榨样疼痛，伴大汗淋漓、恶心呕吐且疼痛时间超过半小时	急性心肌梗死（多为心源性休克）
	·出现呕血或黑便，既往有溃疡病史	溃疡病引起上消化道大出血而致失血性休克
	·出现上腹部剧痛	急性胰腺炎或胆道感染（全腹痛则可能为腹膜炎）
	·有脑垂体、肾上腺或甲状腺疾病史	内分泌性休克
	·长期应用肾上腺皮质激素、免疫抑制剂或留置导尿管、静脉切开滞留针等出现低血压	感染性休克
	·有外伤史如骨折、挤压伤、撕裂伤者	创面性休克
	·在接触致敏物质的过程中迅速起病，如注射青霉素时	过敏性休克（严重者在进行皮试或闻到青霉素气味时即可发生过敏性休克）
	·强烈神经刺激（如心包、胸腔、腹腔穿刺过程中发生低血压或休克）	神经源性休克
	·明确为肺栓塞、夹层动脉瘤	血流阻塞性休克
伴随症状及体征	·伴皮肤黏膜色素沉着、明显乏力及消瘦	肾上腺皮质功能不全
	·伴皮肤阵发性潮红、面部毛细血管扩张	类癌综合征
	·伴皮肤有出血性皮疹、高热	感染性疾病
	·伴颈静脉充盈或怒张、肝脏增大、腹水	缩窄性心包炎或大量心包积液
	·伴低血钠、高血钾	低醛固酮综合征
	·伴眼眶虚肿、皮肤苍白、眉毛外 1/3 脱落	甲状旁腺功能减退症（又称黏液性水肿）
	·伴与高血压交替发作	嗜铬细胞瘤
	·伴胸痛、气管向健侧移位	张力性气胸
	·伴呼吸困难、双肺底啰音、心率明显增快	心源性休克
	·伴心尖部舒张期杂音，随体位改变减弱或增强	球瓣血栓或心房黏液瘤
	·伴腹水征及腹壁静脉曲张	与食管静脉曲张破裂出血有关
	·伴出血性皮疹	败血症、过敏性紫癜、流行性出血热
	·伴血红蛋白进行性下降	体内有活动性出血

续表

项目	临床线索	诊断提示
伴随症状及体征	·伴尿量持续性减少，并达到少尿的诊断标准	休克
	·伴毛发稀少、长期闭经	席汉综合征
	·伴寒战、发热	感染中毒性休克
脉压差	·脉压＞ 40mmHg	主动脉瓣关闭不全、主动脉硬化、动静脉瘘及甲亢等
	·脉压＜ 30mmHg	心包积液、缩窄性心包炎及末梢循环衰竭

【诊断思维】

（1）低血压的临床表现（表 2-65）。

表 2-65　低血压的临床表现

系统	临床表现
全身症状	疲乏和无力十分突出，尤其是早上，经午睡或休息后可好转，但到下午或傍晚又感乏力，这种倦怠感与患者实际工作或活动所消耗体力不相称，并非都是疲劳过度所致。可能与神经系统功能紊乱导致肌肉收缩不协调，引起不恰当的肌力消耗
神经功能障碍	·头痛、头晕：在低血压病的患者中，头痛可以是唯一的主诉，其头痛常在紧张的脑力或体力活动后较为明显，性质和程度不一，多表现为颞顶区或枕下区隐痛，也可呈剧烈的搏动性疼痛或麻木性疼痛。头晕轻重不一，轻者两眼发黑或眩晕；重者可失神，甚至晕厥倒地，常在突然改变体位，尤其是由蹲位突然起立时最易发生。头痛和头晕可能与血压低致脑灌注不足有关 ·自主神经功能失调可表现为多汗、皮肤苍白、发绀、忽冷忽热、蚁爬感及手脚麻木等 ·可表现为精神萎靡不振、记忆力减退、睡眠障碍和失眠等
心脏	心前区隐痛或不适：低血压者可在活动后或静息时出现心前区隐痛、不适，甚至引起心绞痛样发作，多见于 40 岁以上者，是由于血压过低导致冠脉供血不足引起心肌缺氧、缺血所致
内分泌	主要表现为肾上腺素和去甲肾上腺素一类物质不足，部分患者血糖降低和性功能衰退
其他	·包括食欲不振、腹部不适及消化不良；血红细胞增多、白细胞减少及抵抗力降低易引起感染等 ·急性低血压者常出现面色苍白、畏寒（甚至发生寒战）、心率增快、皮肤潮湿或大汗淋漓、脉搏细速及尿量减少等

（2）低血压临床分型（表 2-66）。

表 2-66　低血压临床分型

原发性	继发性	生理性	病理性
称体质性低血压，多见于体质瘦弱女性，常有家族遗传史。多无自觉症状，仅在体检时偶然发现	是指某些疾病或药物引起的低血压，如脊髓空洞症、主动脉瓣狭窄、二尖瓣狭窄、慢性缩窄性心包炎、特发性或肥厚性心肌病、血液透析、长期营养不良、服用降压药及抗抑郁药	是指体质性低血压，血压测定值已达到低血压标准，但无自觉症状，经长期随访，除血压偏低外，人体各系统器官无缺血和缺氧等异常，不影响寿命。有家族性倾向，无重要的临床意义	是指除低血压外，常伴其他系统程度不同症状及某些疾病，如明显的血容量不足表现或休克、大出血或急性心力衰竭等

（3）休克 10 项体征评估（表 2–67）。

表 2–67　休克 10 项体征评估

生命体征	触发参数	生命体征	触发参数
体温	≤ 36℃	SaO_2	< 90%，吸氧后可上升
脉搏（次 / 分）	< 50 或> 100	意识水平	焦虑 / 疲乏
呼吸（次 / 分）	< 6 或> 20	尿量	< 30mL/h
血压（mmHg）	收缩压< 90，平均动脉压< 60	毛细血管再充盈时间	> 3s
疼痛	新发疼痛或程度加重	皮肤	多汗、湿冷

（4）休克分类（图 2–15）。

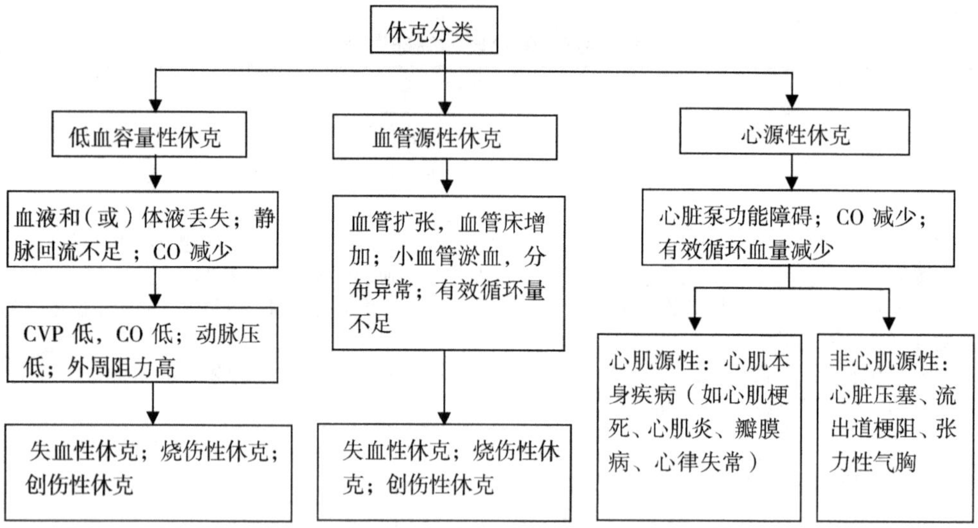

图 2–15　休克分类

（5）原发性休克与继发性休克的特点（表 2–68）。

表 2–68　原发性休克与继发性休克的特点

休克特点	原发性休克	继发性休克
其他术语	单纯性、速发型	混合性、迟发型
致病因素	外因：感染	内因：外因与医源性混合
常见病因	急性细菌感染	白血病休克、胶原病休克等
休克前机体状态	健康	慢性病、肿瘤或脏器功能受损
起病	急性发病	多为住院患者，隐匿发生
脏器低灌注和低血压	二者相继发生低血压	低血压滞后发生且反复发生
严重程度与分期	轻度 / 多为早期	重度 / 晚期，多为难治性休克
病程	急性	亚急性
预后	较好或转为继发性	差，多合并多器官衰竭

（6）轻重型休克的临床表现特点（表 2–69），虽然两者之间没有明确界限，但对于治疗效果及预后判断有着重要意义。

表 2–69 轻、重型休克的临床表现

症状	轻型休克	重型休克
神志	尚清晰，但有烦躁和萎靡	神志不清、昏迷或抽搐
皮肤色泽	面色苍白、皮肤干燥、轻度花斑	面色青灰、皮肤湿冷、明显花斑
肢体温度	手足发凉、甲床轻度发绀	四肢近膝、肘关节冷，甲床明显发绀
毛细血管再充盈时间	1 ～ 3s	＞ 3s
脉搏、心音	心率快	心音弱、低钝，脉搏微弱或扪不到
血压	脉压差正常或偏小（20 ～ 30mmHg）	血压测不到或脉压差＜ 20mmHg
呼吸	增快	深快、呼吸困难或节律不齐
尿量	稍减少（20 ～ 30mL/h）	少尿或无尿（＜ 17mL/h）
眼底检查	小动脉痉挛，动脉：静脉为 1：2 或 1：3（正常为 2：3）	小动脉痉挛，小静脉淤血扩张，部分可出现视盘水肿
甲皱微循环	小动脉痉挛，管袢数目减少	小静脉淤血扩张，血色变紫，血流变慢、血流断续及红细胞凝集

（7）低排高阻型（冷休克）和高排低阻型（暖休克）的临床特点（表 2–70）。

表 2–70 低排高阻型（冷休克）和高排低阻型（暖休克）临床特点

临床特征	低排高阻型（冷休克）	高排低阻型（暖休克）
皮肤色泽	苍白、发绀或呈花斑样	淡红或潮红
皮肤温度	湿冷或冷汗	温暖、干燥
毛细血管充盈时间	延长	1 ～ 2s
脉搏	细速	慢而有力
脉压（mmHg）	＜ 20	＞ 20
尿量（mL/h）	＜ 20	＞ 30
常见病因	低血容量性、心源性、创面性和大多数感染性休克	一部分革兰阳性菌感染引起的早期休克表现
发生率	多见	少见

（8）脓毒血症性休克的相关概念及区分（表 2–71）。

表 2–71 脓毒血症性休克的相关概念及区分

名词	定义
全身炎症反应综合征（SIRS）	是指非特异性损伤引起的临床反应，符合下列两种或两种以上的表现：a. 体温＞ 38.3℃或＜ 36℃。b. 心率＞ 90 次 / 分。c. 呼吸频率＞ 20 次 / 分或＜ 12 次 / 分。d. 白细胞＞ 12×10^9/L，或幼稚细胞＞ 10%
全身性感染或脓毒症	由感染引起的 SIRS
严重全身性感染或严重脓毒症	全身性感染伴两个或两个以上器官功能不全或组织灌注不良（循环、肾脏、呼吸、肝脏、血液、中枢神经等系统）
感染性休克或脓毒症性休克	全身性感染导致的低血压

（9）在休克原因中，感染性休克是较为常见的，应注意原发性和继发性之间的区别（表 2-72），这对选择治疗和预后判断有着重要意义。

表 2-72 原发性休克和继发性休克的区别

区别要点		原发性休克	继发性休克
其他术语		单纯性、速发型	混合性、迟发型
致病因素		外因：感染	内因：外因和医源性混合因素
发病机制		单一机制，1 次打击，外因直接损伤为主，可同时存在全身炎症反应综合征（SIRS）	混合多机制，2 次打击，SIRS 和（或）抗炎性代偿综合征（CARS）
常见病因		急性细菌感染	白血病休克、结缔组织病休克等
临床表现	休克前机体状况	健康	慢性病、肿瘤或脏器功能受损
	起病	家庭或就诊中急性发病	多为住院患者，隐匿发生
	脏器低灌注和低血压	两者相继发生低血压	低血压滞后发生并反复发生
	严重度、分期	轻度 / 多为早期	重度 / 多为晚期，多为难治性休克
	临床病程	急性	亚急性
	预后	较好或转为继发性	差，多合并多器官衰竭

（10）感染性休克的危险因素（表 2-73），临床切勿忽略这些因素，只要认真询问或检查，许多住院患者的休克是可防范或缓解的。

表 2-73 感染性休克的危险因素

一般因素	解剖结构异常或介入治疗	药物因素	基础疾病
· 年龄＞ 65 岁 · 营养不良 · 体温过低或＞ 38℃ · 住院时间长或长期卧床 · 心率＞ 120 次 / 分 · 收缩压＜ 110mmHg 或低于基础的 60% ～ 70%	· 中心静脉导管 · 近期侵入性手术 · 血液透析 · 胆道系统异常 · 气管内插管或机械通气	· 长期使用抗生素 · 长期使用类固醇激素 · 化疗药物 · 非甾体类抗炎药 · 放疗 · 其他免疫抑制剂	· 免疫功能缺陷（艾滋病、长期酗酒） · 恶性肿瘤或白血病 · 急性胰腺炎、肠道疾病 · 糖尿病 · 肾功或肝功衰竭

（11）药物性低血压。

① 临床上由药物因素引起的低血压常易被忽略，原因是没有细致地询问病史或对某种药物的不良反应并不了解。因此，凡遇低血压者，尤其是经常发生体位性低血压患者，都应了解患者是否服用表 2-74 中列出的药物。

表 2-74 引起低血压的药物种类及作用机制

药物种类	作用机制
抗高血压药物	可使血管紧张度降低，血管扩张和血压下降，尤其在联合用药时，如钙通道阻滞剂 + 利尿剂等
抗肾上腺素药物	如妥拉苏林、酚妥拉明等，作用在血管的 α_2 肾上腺素受体上，阻断去甲肾上腺素收缩血管作用
血管扩张药物	如硝酸甘油等，能直接松弛血管平滑肌
镇静药物	多见氯丙嗪，此药除有镇静作用外，还有抗肾上腺素作用，使血管扩张，血压下降；另外还能使小静脉扩张，回心血量减少

② 应熟悉常用药物对组织器官的影响，这对诊断颇有帮助（表 2–75）。

表 2–75　常用药物对组织器官的影响

影响	致病药物
休克	青霉素、碘剂、局部麻醉剂、汞剂、器官浸剂、血清、维生素 B_1、疫苗、阿司匹林、金霉素、磺胺嘧啶、花粉浸剂、ACTH、苯海拉明、辛可芬、可的松、乙醚、鸦片全碱、精致蛋白及对氨水杨酸等
粒细胞减少症	氨基比林、保泰松、砷剂、金盐、抗组胺盐、巴比妥盐、氯霉素、奎宁、汞撒利、异烟肼、诺瓦尔金、四环素、多粘菌素类、硫氧嘧啶类、青霉素、水杨酸盐、链霉素、磺胺类及氨硫脲等
血小板减少性紫癜	砷剂、奎尼丁、洋地黄毒苷、雌激素、金盐、对氨水杨酸、青霉素、普鲁卡因、奎宁、汞撒利、磺胺类、百日咳疫苗及链霉素等
再生障碍性贫血	氯霉素、砷剂、雌二醇、金盐类、汞剂、对氨水杨酸、ACTH、链霉素及磺胺类等
血清病型	青霉素、血清、链霉素、磺胺类、合霉素、ACTH、砷剂、巴比妥类、铋剂、洋地黄、肝素、胰岛素、碘剂、汞制剂、奎尼丁、水杨酸盐、土霉素、疫苗及异烟肼等
支气管哮喘	花粉浸剂、水杨酸盐、血清、砷剂、金霉素、苯海拉明、丁卡因、洋地黄、土根、汞剂、胰酶、肝精、对氨水杨酸、青霉素、奎宁、曼陀罗、磺胺类、鞣酸及维生素 B_1 等
肝炎	氯丙嗪、金盐类、放线菌素、巴比妥类盐、卡巴胂、雌激素、对氨水杨酸、睾酮、诺瓦尔金、两性霉素 B、先锋霉素及半合成新型青霉素、辛可芬及利福霉素钠等
肾脏损害	磺胺类、庆大霉素、卡那霉素、多粘菌素、杆菌肽、新霉素、链霉素及先锋霉素 I 等
结节性动脉周围炎	碘剂、汞剂、血清及磺胺类等

（12）低血压诊断思维（表 2–76）。

表 2–76　低血压诊断思维

项目	诊断思维
低血压	· 急性低血压：当人体某一器官或系统的疾病引起血压降低，可在短期内迅速发生，以致出现虚脱和休克征象，常见于大出血、急性心肌梗死、严重创面、感染及过敏等 · 慢性低血压：病情轻者可有头晕、头痛、食欲不振、疲劳、脸色苍白及消化不良；严重时可出现直立性眩晕、四肢冷、心悸、呼吸困难、共济失调及发音含糊，甚至昏厥。患者常需长期卧床
	· 部分由出血导致的低血压会出现延诊或误诊，其原因有：出血完全在体腔内，如外伤后的胸、腹腔出血，不易被察觉；消化道大出血在胃腔内蓄积还未发生呕吐，造成未出血的假象；女性宫外孕破裂，使大量出血留滞在腹腔等。因此，凡遇低血压者伴有休克早期表现时，应为常规出血所致
	· 容量性低血压包括失水及出血，这部分患者在发生低血压的前期，通常有一段血压短暂上升期，测量血压不低，若忽略这一点，其结果常会耽误休克早期的诊断。此外，患者只要发生直立后头昏加重、面色苍白及心率增快，甚至出现短暂性晕厥均提示患者已存在明显血容量不足，应引起临床高度重视
	· 若既往有原发性高血压史，因某种原因导致血压下降而未达到低血压诊断标准，但只要出现有低血压的相应临床症状，应警惕休克的发生。如此时误认为血压“正常”，可能会造成严重后果
	· 休克早期血压并不下降，有时反而升高，但脉压差显著降低，可至 30mmHg 以下
	· 有时用袖带血压计测血压时，血压已明显下降或测不出，但患者一般情况尚好，尿量亦无明显减少，改用动脉内直接测压法测量血压无明显降低，甚至正常。这是由于周围血管收缩，袖带测压已不可靠所致。因此，在应用升压药物过程中，如单凭袖带测压作为指标，有可能造成升压药使用过量，反而增加心脏负担。故在测量血压的同时应密切观察患者的全身情况，如脉率、神志、四肢皮肤颜色和温度、尿量等以做全面的分析和判断。如有条件，最好做动脉穿刺插管直接测量动脉压
	· 正常儿童血压低于成人；有高血压者，血压数值下降 20% 以上或较原来血压降低 30mmHg，应考虑血压已降低；测压处肢体局部肿胀压迫动脉，或肢体局部受压致血流不畅等均可影响测量血压的准确性，可更换测量部位
	· 足月妊娠的孕妇、腹腔或盆腔有巨大肿瘤者，有时在硬膜外麻醉施行手术取仰卧位时，会突然发生血压下降（称仰卧位低血压），此时只要将子宫或肿瘤向左侧推移，低血压即可缓解

续表

项目	诊断思维
低血压	·任何原因引起的严重低血压均可出现神志障碍，但使用大量利尿剂后出现的神志改变（淡漠或嗜睡）提示有低钠血症的存在
	·内分泌性疾病是引起低血压较常见的原因，如糖/盐皮质激素分泌缺乏所致。原发性肾上腺皮质功能不全者，其低血压通常较垂体功能不全更为严重
	·长期低血压患者，如呈现下列特点常提示是体质性低血压：a.多见于体质瘦弱的女性。可有家族遗传史。病情缓慢而迁延。b.有头晕头痛，视物昏花，心悸气短，神疲乏力，失眠多梦，面色白等症。c.血压长期低于正常值，收缩压＜90mmHg。d.无器质性病变和营养不良的表现。e.在诊断时应详细了解患者每天进水量，若每天进水量不足1000mL，该低血压可能不易恢复
	·如患者血压测不到时应立即触摸动脉搏动，若能触及股动脉搏动，说明患者的收缩压＞80mmHg；若能触及颈动脉搏动，提示收缩压＞60mmHg
	·任何一种慢性消耗性疾病（严重肺结核、恶性肿瘤、营养不良及恶病质等）发展到一定阶段自然会有低血压表现，特点是低血压缓慢发生或由来已久，只有在某种应激因素导致突然加重时，应引起重视
	·任何剧烈疼痛均可导致低血压，特点是多数会伴有交感神经兴奋症状，如烦躁、焦虑、紧张、面色和皮肤苍白、口唇及甲床发绀及肢端湿冷等。其他表现包括恶心、呕吐、尿量减少及呼吸增快等
	·在诊断中首先是除外急性低血压，这将涉及是否需要立即实施抢救措施，若低血压患者出现晕厥或出现周围循环衰竭表现常提示急性或危重症低血压。每遇这种情况切勿按部就班地寻找病因，当务之急是针对威胁患者生命的疾病开展救治，待病情稳定后，再去仔细寻找病因
	·急性低血压可直接引起肾脏血流量发生急剧灌注不足，从而引起尿量减少。这一临床表现可与慢性低血压相鉴别。为了尽可能避免和防止肾功能衰竭，应记录患者24h或1h尿量变化，这对临床病情评估和治疗有重要指导意义
	·当患者出现下列症状时常提示即将发生晕厥的可能，需提前做好救治预案：a.过度体力或脑力劳动后出现头晕、头昏，改变体位常使其加重。b.继头晕后很快出现视力模糊、眼花及黑矇等。c.有轻度听力减退或耳鸣、软弱无力、站立不稳或倾倒感。d.面色苍白、精神紧张、说话吃力，甚至欲言而张不了口。e.伴有恶心、呕吐等消化道症状
	·如果患者收缩压＜80 mmHg或是较基础值＜30 mmHg，应怀疑有休克的发生，需快速评价患者是否有意识水平降低，严密观察脉搏或心率、心律，及时检查心电图，旨在观察有无恶性心律失常。心脏听诊时应注意有无奔马律、心脏杂音及肺部啰音，这些体征的出现常提示大面积心肌梗死、心肌病、心瓣膜功能不全、严重酸中毒及药物中毒等
	·事实上低血压反映的是血管扩张（严重的感染、过敏反应及肾上腺功能不全等）、血容量降低（脱水和出血）及心排血量的降低（心肌收缩功能的降低）。因此，临床诊断思维须紧紧围绕上述因素逐一考虑，至少不会发生诊断失误。a.感染：应注意有无发热及血常规的监测。b.出血：注意定时观察血红蛋白是否进行性下降。c.中毒：详细地询问药物应用史。d.过敏：应观察皮肤有无皮疹及血中是否有嗜酸性粒细胞的升高。e.容量不足：置中心静脉压管测定可以帮助判断血容量的多少（中心静脉压正常值为6～12cmH_2O）

（13）由神经源性疾病导致的体位性低血压并非少见，常易被忽视（表2–77）。

表2–77　神经源性疾病引起的体位性低血压

病因	特征
原发病因	急性/亚急性家族性自主神经异常、多器官系统萎缩、橄榄脑桥小脑萎缩及帕金森病合并自主神经衰竭
继发病因	·脑或脊髓疾病：脑或脊髓肿瘤、多发性硬化症、脊髓空洞症、脊髓痨及横贯性脊髓炎等 ·急性：古兰巴雷综合征、人免疫缺陷病毒感染、卟啉病、肉毒中毒、重金属和药物中毒等 ·慢性：慢性肾功衰竭、类癌综合征、糖尿病、慢性肝病、结缔组织病、淀粉样变性、维生素B_{12}缺乏、神经生长因子缺乏、多巴胺羟化酶缺乏、单胺氧化酶缺乏及单纯性自主神经功能障碍等

（14）针对休克患者须前瞻性地评估内脏器官继发性受损（表 2–78）。

表 2–78　休克状态下内脏器官受损评估

脏器	机制与表现
肺脏	肺间质水肿、肺泡萎陷、局限性肺不张
肾脏	肾小球滤过率下降，水钠重吸收增加，尿量减少，肾皮质及肾小管缺血坏死
心脏	冠状动脉血流减少，心肌损害，血栓形成引起局灶性心肌坏死
脑	脑灌注压及血流量下降导致脑缺氧，继发脑水肿和颅内高压
胃肠道	严重缺血缺氧，正常上皮细胞屏障功能受损，肠道内细菌或毒素移位，促发多器官衰竭
肝脏	受损后导致自身的解毒和代谢能力下降，造成内毒素血症
代谢变化	· 丙酮酸、乳酸产生增加，导致代谢性酸中毒 · 细胞钠泵功能失调，钠离子进入细胞内，引起细胞肿胀、死亡 · 蛋白质分解加强，血尿素氮、肌酐、尿酸升高 · 醛固酮分泌增加，导致体液潴留 · 胰高血糖素分泌增加、胰岛素分泌减少、促肾上腺皮质激素分泌增加，引起血糖升高 · 激肽、心肌抑制因子、前列腺素、内啡肽、细胞因子、一氧化氮产生增加，组织器官损害进一步加重

（15）并发症。

① 眩晕、乏力、易疲劳、工作能力下降等。

② 晕厥、跌倒、骨折等意外事件及死亡增加等。

③ 引发心情压抑、忧郁症等精神障碍。

④ 诱发短暂性脑缺血、脑梗死、心肌缺血或心肌梗死等。

⑤ 听力损害、视力障碍。

⑥ 生活质量降低。

⑦ 若出现休克则导致各脏器功能衰竭。

（16）容量不足、心排血量不足及感染所致的低血压鉴别（图 2–16）。

（17）低血压诊断程序（图 2–17）。

【疾病特点与表现】

（1）高危性低血压性疾病。

① 急性循环衰竭（休克）病因与临床特点，见表 2–79。

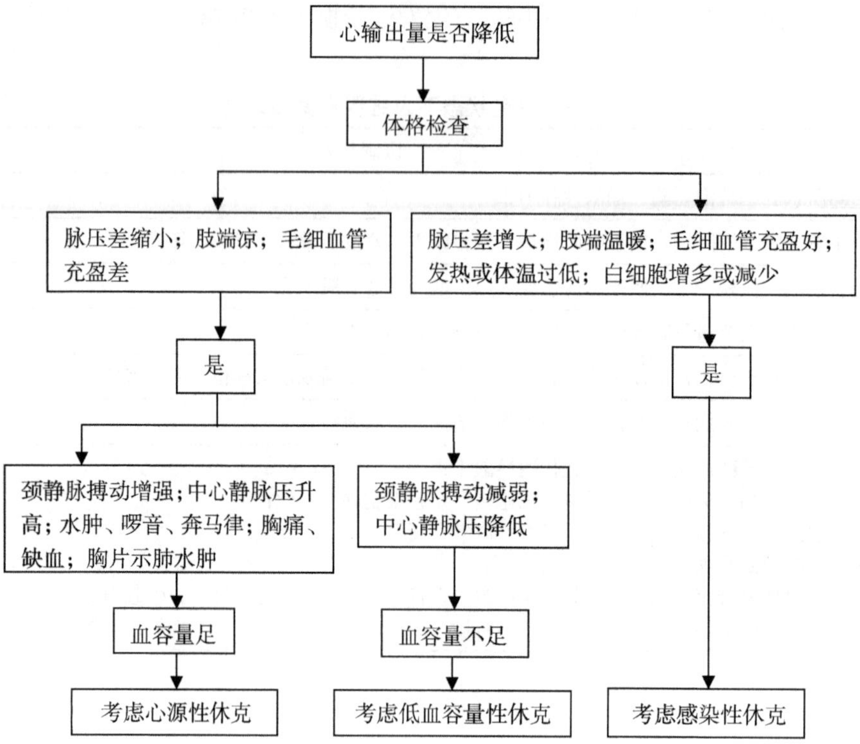

图 2-16　心源性、容量性及感染性低血压鉴别

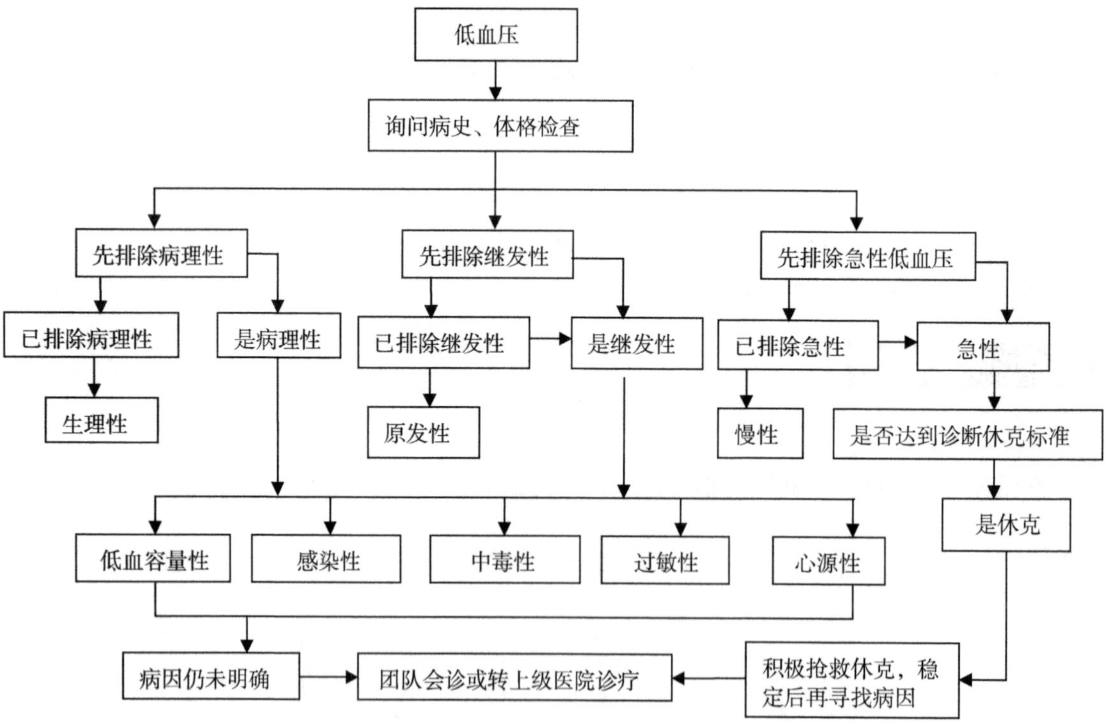

图 2-17　低血压的诊断程序

表 2–79　急性循环衰竭（休克）病因与临床特点

	病因	临床表现	辅助检查
分布性	严重感染	感染病史，发热、寒战、疲惫	外周血白细胞增高，C 反应蛋白增高
	过敏原接触	过敏原接触病史，皮疹及低血压	—
	神经源性	头晕、面色苍白、胸闷、心悸及呼吸困难	—
	中毒	毒物接触史，瞳孔改变，呼吸有特殊气味	毒理检查结果显示毒素水平增加
低血容量性	创面或出血	创面病史，面色苍白及活动性出血	有相应的创面体征，胸腹腔穿刺见出血
	热射病	头晕、恶心、呕吐、高热、抽搐及昏迷	—
	急性胃肠炎、肿瘤化疗、消化道梗阻	严重呕吐、腹泻	血电解质异常
心源性	急性心肌梗死	心前区压榨性疼痛、濒死感及心律失常等	心电图改变、心肌坏死标志物升高
	恶性心律失常	心悸、气促及胸闷等	心电图相应改变
	心肌病变	胸闷、气短及心悸等	心电图及心脏超声改变
	瓣膜病	活动后出现心悸、心率加快及心脏杂音	心脏超声相应改变
梗阻性	张力性气胸	极度呼吸困难、发绀，可有皮下气肿及气胸体征	胸部 X 线片异常
	肺栓塞	呼吸困难、咳嗽、胸痛、咯血及惊恐等	D- 二聚体升高，肺动脉 CTA 异常
	心包压塞	胸痛、呼吸困难、晕厥及奇脉等	心脏超声、心电图改变

② 垂体性低血压（垂体危象）：预后不良，多见于机体应激时，表现为顽固性低血压状态，严重时出现低血容量休克或肾前性少尿。垂体危象的各种诱因与表现见表 2–80。

表 2–80　垂体危象的各种诱因与表现

诱因	临床表现
饥饿、降糖药	缓慢发生：神志改变、嗜睡或烦躁不安、逐渐昏迷 快速发生：出汗、颤抖、心率增快、癫痫样大发作及短时间内昏迷
感染	高热、畏食、呕吐，合并低血糖时易昏迷
镇静安眠药	睡眠中可出现低血糖或原有低血糖加重，逐渐昏迷
输液过多	水中毒：呕吐、淡漠、嗜睡、谵妄、癫痫大发作及低血钠等
冬季或寒冷	皮肤干冷、低体温、心动过缓、呼吸浅慢、意识障碍及昏迷等

（2）低血压常见疾病。

① 体质性低血压：一般认为本病与遗传和体质瘦弱有关，多见于 20 ～ 50 岁的妇女和老年人，轻者可无任何症状，重者出现精神疲惫、头晕及头痛，甚至昏厥。夏季气温较高时较明显。

② 特发性体位性低血压（shy–drager syndrom，SDS）：是指在改变体位为直立位的 3min 内，收缩压下降＞ 20mmHg 或舒张压下降＞ 10mmHg。本病多见于中年以上，男多于女，起病缓慢，多在晨起、登高、行走、站立排尿时发生，于立位时出现血压下降，伴头晕眼花及乏力，甚至可出现晕厥。平卧后血压会上升，症状消失。其他表现包括尿频、排尿困难或尿失禁、阳痿、腹泻、便秘、少汗或无汗等自主神经功能失调症状，可有表情呆板、肌束震颤，动作迟钝或步态蹒跚。

③ 脊髓空洞症：本病发生于因肌肉萎缩而长期卧床者，轻者有头昏、头痛、食欲不振或消化不良等表现，重者出现直立性眩晕、四肢冷、呼吸困难、共济失调及发音含糊等。皮肤痛、温觉减退或丧失

是本病典型特征。

④ 血管迷走神经性晕厥：本病可表现短暂意识丧失或接近丧失，伴低血压、皮肤苍白、冷汗、恶心、心悸或心率增加，常因应激、疼痛引发上述症状。

⑤ 高渗性非酮症性昏迷：本病多见于2型糖尿病，除低血压外，因严重高血糖及渗透压引起利尿可导致口干、皮肤弹性降低、心动过速及昏迷等，偶可导致癫痫发作。

⑥ 肾上腺功能不全：直立性低血压是急性肾上腺功能不全的特征，典型表现是手指、指甲、乳头瘢痕和身体皱褶部位色素沉着。其他表现包括乏力、恶心、呕吐、腹部不适及体重下降，重者表现发热、心动过速、皮肤苍白湿冷、烦躁不安、尿量减少、昏迷等。

⑦ 酒精中毒：严重时可出现低血压、呼吸带有酒精气味、心动过速、呼吸减慢、低体温、意识水平降低、癫痫及步态蹒跚，其他表现包括恶心、呕吐、多尿和呼吸频率减慢等。

⑧ 低氧血症：本病初期血压可正常或轻度升高，当病情持续进展则发生低血压，其他表现包括心动过速、呼吸频率加快、呼吸困难、意识模糊及木僵，甚至出现昏迷。

⑨ 嗜铬细胞瘤：通常熟知嗜铬细胞瘤以血压升高为特点，然而嗜铬细胞瘤又可以发生低血压及休克，或高血压和低血压交替出现的现象（引起低血压和休克的原因可能为：a. 大量儿茶酚胺使血管强烈收缩、组织缺氧、毛细血管通透性增高、血容量减少。b. 由于肿瘤主要分泌肾上腺素，兴奋肾上腺素能 β 受体，促使周围血管扩张。c. 肿瘤突然发生出血、坏死，停止释放儿茶酚胺。d. 大量儿茶酚胺引起严重心律失常或心力衰竭，致心排血量锐减）。其他表现包括急性腹痛、心前区痛、高热等，易被误诊为急腹症、急性心肌梗死或感染性休克。

⑩ 颈椎病：本病既可导致血压降低又可引起血压升高，可能机制是当头部转到一个角度时，突出的椎间盘或增生物会压迫颈部血管、迷走神经，使椎动脉缺血，刺激颈动脉窦或血管壁上的化学、压力感受器，反射性地引起血压升高。而当头部转到另一个角度时，突出的椎间盘或增生物压迫部分解除，反射性地引起血压降低。

⑪ 血液透析后低血压：除血压下降外，常表现有恶心、呕吐、出汗、面色苍白、呼吸困难、打哈欠、有肛门刺激征、腰背部酸痛。常见原因有：a. 有效血容量减少：除水过多过快，超滤率>毛细血管再充盈、目标干体重设置过低、失血等。b. 血浆渗透压变化：尿素、肌酐清除形成渗透压梯度，水分移向组织间或细胞内等。

【相关检查】

（1）病史采集要点。

① 应询问患者基础血压是多少，是急性低血压还是慢性低血压。

② 与疾病诊断和鉴别诊断的相关伴随症状，如乏力、恶心、呕吐、腹泻、腹痛、黑便或柏油样便，有无视物模糊、姿势不稳、心悸、胸痛、呼吸困难及眩晕发作等。

③ 询问药物史，服药后低血压及体位的关系，降压药及血管扩张药可导致低血压。

④ 女性患者应详细询问其月经史及停经史。

⑤ 相关及既往病史包括有无创面、失血、服毒、糖尿病、严重感染病史及心血管疾病等。如是慢性低血压者，需询问有无慢性肾上腺皮质、脑腺垂体或甲状腺功能不全，以及结核病或其他慢性感染、消耗性疾病引起恶病质、严重营养不良、内分泌系统疾病、代谢性疾病及脊髓病变。询问长期卧床病史及外科手术史等。

（2）查体重点：观察有无休克的临床表现，即生命体征、神志意识改变及四肢末梢血循环状况，如全身皮肤湿冷、面色苍白、口唇及肢端发绀等，获取感染、过敏、脱水、出血、外伤、心力衰竭、脏器自发性破裂及内分泌疾病等临床体征。神经系统的检查注意患者的肢体感觉、运动及共济失调等。直肠指检（必要时做），除外直肠及其周围器质性病变。

（3）实验室检查。

① 获取感染、出血及低容量性疾病的实验室检查数据。

② 若为休克应提供脏器功能受损及并发症的实验室依据，如肝肾功能、凝血功能、电解质及血气分析等。

（4）辅助检查：心电图、心脏 B 超及外周血管多普勒超声检查、心导管检查及血管造影、胸部影像学检查及脊髓造影等。

（5）组织灌流量检查方法见表 2-81，这对准确判断是否有组织灌流量不足有着重要意义。

表 2-81　组织灌流量检查方法

检查项目	灌流量正常	灌流量异常（不好）	备注
口唇颜色	红	灰白	唇色有色素沉着观察牙龈
压唇试验	苍白区消失快	消失慢	—
尿量（mL/h）	≥ 30	< 20	多尿期尿比重< 1.015
皮肤温度	肢端皮肤温暖、干燥红润	肢端湿冷微紫	—
意识表情	清醒安静	淡漠、烦躁，甚至昏迷	—
血压（mmHg）	收缩压 80 ～ 120 舒张压 40	收缩压高于 120 或低于 80 舒张压低于 40	—
脉压（mmHg）	30 ～ 40	< 30	—
休克指数	脉率 / 收缩压 =5	脉率 / 收缩压≥ 1 脉率 / 收缩压≥ 1.5	血容量减少 10% ～ 30% 血容量减少 30% ～ 50%

（6）低血压选择性诊断检查及其意义（表 2-82）。

表 2-82　低血压选择性诊断检查及其意义

	检查项目	临床意义
血常规	红细胞及 Hb	· 大量出血后数小时，红细胞和血红蛋白即显著降低 · 失水患者则发生血液浓缩、红细胞计数增高、血细胞比容增加
	白细胞计数	· 白细胞计数增高，严重感染者大多有白细胞总数和中性粒细胞的显著增加，嗜酸性粒细胞可减少
	凝血检查	· 有出血倾向和弥散性血管内凝血者，血小板计数减少、血小板黏附能力和聚集能力障碍及血块回缩缺陷等 · 凝血因子 I 可减低，凝血因子 Ⅱ 时间可延长 · 血浆鱼精蛋白副凝试验（3P 试验）或乙醇胶试验阳性 · 凝血因子 Ⅰ、Ⅱ、Ⅴ、Ⅷ、Ⅹ 及 Ⅻ 均减少，纤维蛋白降解产物的测定正常参考值< 1∶8，当> 1∶16 时有诊断价值 · 鞣酸化红细胞凝集抑制免疫试验、乙醇凝胶试验等，DIC 者常呈阳性
血液生化	血糖及酸碱失衡	· 血糖增高，血丙酮酸和乳酸增高 · 休克早期可有代谢性酸中毒和呼吸性碱中毒之改变，晚期常为代谢性酸中毒并呼吸性酸中毒，血 pH 降低，氧分压和血氧饱和度降低，二氧化碳分压和二氧化碳含量增加 · 正常时血中乳酸含量为 0.599 ～ 1.78mmol/L，若升至 2 ～ 4mmol/L 提示为轻度缺氧，微循环基本良好，预后较佳；若血乳酸含量> 4mmol/L 说明微循环已有衰竭，多为中度缺氧；若> 9mmol/L 提示微循环衰竭，严重缺氧，预后不良

续表

	检查项目	临床意义
血液生化	肾功能及尿	肾功能减退时可有血尿素氮和肌酐等增高，尿中有蛋白、红细胞和管型等
	肝功能	肝功能减退时血转氨酶、乳酸脱氢酶等可增高，肝功能衰竭时血氨可增高
	肺功能	肺功能衰竭时动脉血氧分压显著降低，吸纯氧也不能恢复正常
	脂肪酸	严重休克时，血游离脂肪酸常明显增高
循环测定及心电图检查	尿量测定	留置导尿管连续观察排尿情况，要求每小时尿量多于 20 ～ 30mL。若小于此数提示肾血流量不足或肾功能衰竭
	微循环灌注检查	·皮肤与肛门温度测定：休克时皮肤血管收缩，故皮肤温度常较低。因皮肤血管收缩导致散热减少，肛温可增高。若体表温度与肛温之差在 1 ～ 3℃，则表示休克严重（正常在 0.5℃左右） ·当血细胞比容高出中心静脉血血细胞比容的 3Vol%时，提示有明显周围血管收缩，微循环灌注恶化 ·眼底和甲床检查可见小动脉痉挛与小静脉扩张，严重者有视网膜水肿 ·在指甲上升压后放松时可见毛细血管内血液充盈的时间延长
	中心静脉压测定	·有助于鉴别心功能不全或血容量不足引起的休克，因而对处理各类休克、决定输液的质和量、是否用强心药或利尿剂具有指导意义 ·影响中心静脉压的因素很多，如血管收缩剂和扩张剂的应用、肺部疾患、心脏疾病以及“0”点水平的不准确等，须加以注意
	肺楔嵌压	·有助于了解左心室功能，是估计血容量和监护输液速度、防止发生肺水肿的可靠指标
	心排血量测定	·多用途飘浮心导管，可同时测中心静脉压、肺楔嵌压、肺动脉压及心排血量（导管放置时间不能超过 72h）
	心电图	·有冠状动脉明显供血不足表现，如 ST 段下降、T 波低平或倒置或类似心肌梗死变化 ·原有心脏病者可有相应心电图改变

（7）选择性检查。

① 疑有感染，应做三大常规、炎性递质测定及细菌培养等。

② 疑有出血性休克和创面性休克，应检查红细胞、血红蛋白及血细胞比容。

③ 疑有低容量性，应做中心静脉压测定。

④ 疑有心肌梗死，应做心电图、心肌酶谱、肌钙蛋白、冠脉 CTA、冠脉造影等。

⑤ 疑有内分泌疾病，应做相关靶器官激素检测。

⑥ 疑有脊髓痨，应做血液和脑脊液的康华反应测定及脊髓造影等。

⑦ 疑为体位性低血压，分别测量立位与卧位的血压，测其卧位、坐位和站立的血压，并比较其数值（收缩压或舒张压降低 10 mmHg 以上和心率加快每分钟 15 次以上提示直立性低血压）。

第二篇

全身状态

第一章

性征异常

男女第二性特征，又称副性征，是人和动物性成熟所表现的与性别有关的外表性特征。为男女两性进入青春期后，受性腺分泌的性激素影响所致。性征异常是指女性具有男性化表现或男性呈女性化特点。

【常见病因】

（1）垂体病变。颅内肿瘤、脑炎、脑膜炎、颅脑外伤等（均可引致真性性早熟）。

（2）肾上腺病变。肾上腺增生或肿瘤（产生大量性激素或垂体组织分泌过多的促性腺激素或黄体生成素所致的假性性早熟）。

（3）遗传或获得性性腺疾病。睾丸病变、卵巢病变。

（4）其他。因摄入了富含性激素的药物或食物所致。

【诊断线索】

性征异常的诊断线索（表 2–83）。

表 2–83　性征异常的诊断线索

项目	临床线索	诊断提示
女性男性化伴随症状	·月经失调，不孕，多毛及痤疮等	多囊性卵巢综合征
	·高血压，满月脸，皮肤紫纹，水牛背	肾上腺皮质功能亢进症
	·上腹部包块	肾上腺性征异常征（常见于肾上腺肿瘤，少数为肾上腺增生）
	·症状发展迅速，阴道内可触及卵巢肿块	卵巢男性化肿瘤（如含睾丸细胞卵巢肿瘤）
	·体型巨大，头痛，视野缺损，X 线片显示蝶鞍扩大	垂体瘤

续表

项目	临床线索	诊断提示
男性女性化伴随症状	·肋腹部触及包块	女性化肾上腺肿瘤
	·病程长，发展缓慢，智能低下，睾丸明显缩小	先天性睾丸发育不全
	·体型矮小，嗅觉异常，X线片提示蝶鞍部异常	青春期性腺功能减退症

【诊断思维】

（1）性征异常诊断思维（表2-84）。

表2-84　性征异常诊断思维

项目	诊断思维
性征异常	·应熟知性征异常的临床表现：男性体内有少量雌性激素维持性激素的平衡，有助于身体健康，如果雌性激素超过男性的正常数值，会导致身体出现各种异常，包括外貌身材的女性化，如喉结不明显、乳房发育、身体肥胖、声音细润、胡须稀少、皮肤白嫩、体毛细少、性欲低弱及阴茎短小等。同样女性体内也有少量雄性激素维持性激素的平衡，如雄性激素超过女性的正常数值，则使女性变得男性化，如乳房扁平、体毛粗多、生出喉结、声音低沉、长出胡须、皮肤粗糙、脸上长痘、五官粗硬凶悍、性欲旺盛及阴蒂肥大等
	·女性男性化常有多种雄激素过多的临床表现，当女性仅表现男性化的某一症状且无进行性加重或其他任何症状时，常无特殊临床意义，并不提示有严重疾病存在，如多毛系家族性者，或女性青春期时发生皮肤痤疮等。女性多毛者，不要轻易就诊断女性男性化，若要明确该多毛症是男性化的一部分，其中比较容易识别的一个体征则是阴蒂肥大。若女性仅表现为阴蒂肥大者，常提示有两性真性畸形的可能性，其临床诊断较为困难，做两侧生殖腺活检方能明确诊断
	·肾上腺性男性化综合征与其他类型肾上腺皮质功能亢进相同，多为增生、腺瘤或癌所致，由先天性酶不足引起者则罕见。必须强调指出：肾上腺性男性化综合征可同时伴有其他肾上腺激素分泌过多或过少，可仅表现为“单纯的”男性化综合征，也可呈“混合的”伴糖皮质激素分泌过多的（肾上腺皮质功能亢进）临床表现。先天性肾上腺增生者，在男性化同时伴糖皮质激素减少，或盐皮质激素分泌过多或不足
	·在确定女性男性化与女性多毛病因时，首先明确病变在肾上腺还是位于卵巢。突然起病的男性化和进行性多毛，常提示肾上腺或卵巢肿瘤。病变位于卵巢者常见于卵巢男性细胞瘤及其他卵巢肿瘤，如卵巢门细胞瘤或卵巢纤维上皮瘤等，病变可伴有男性化。妇产科盆腔检查及腹腔镜直接窥检卵巢，有助于鉴别肾上腺和卵巢引起的男性化。肾上腺女性化极少见，几乎全部是由肾上腺肿瘤引起
	·男性乳房发育及腰窝部肿块则强烈提示肾上腺病变。男性女性化症状越多或越明显时，提示内分泌性疾病的可能性越大。如男性患者仅表现为乳房增大，则应注意肝硬化、支气管肺癌或睾丸肿瘤等疾病
	·有时判断婴幼儿外生殖器是否异常的确困难重重，如“正常女孩”的腹股沟存在包块、腹股沟病或伴轻度阴蒂肥大时，通常想不到这可能就是性发育异常的表现而被疏漏；反之，当男孩伴有隐睾、尿道下裂、外生殖器异常（或特别细小）时，又误判为性分化异常或性发育异常。故应谨慎判断
	·诊断依据性发育不全需与青春期延迟相区别，除临床表现外，促黄体生成激素释放激素（LHRH）试验有帮助。其次应鉴别继发性（病因在下丘脑垂体）还是原发性（病因在睾丸或卵巢），实验室检查尿或血中促性腺激素（Gn）含量在原发性者升高，继发性者降低。此外，须注意垂体分泌Gn功能降低所致，如消耗性疾病、严重营养不良及精神创面等，一旦病因消除，垂体及性腺功能可恢复
	·运动量大的女运动员和芭蕾舞演员容易出现青春期延迟，原发性和继发性闭经的发生率较高。但当停止运动数月后，即使是体重未发生明显变化，会出现青春期启动和月经初潮
	·性早熟可分为真性性早熟、假性性早熟和部分性早熟。a. 真性性早熟是指下丘脑－垂体－性腺活动提早，除过早出现第二性征外，女孩有规则的月经和排卵；男孩有正常的精液，使生殖能力提前出现，常由激素类药物或食物所致。b. 假性性早熟的女孩乳房发育，甚至阴道出血，但无排卵性月经；男孩无精子形成。c. 部分性早熟主要指单纯乳房或阴毛早发育，不伴其他性征发育及生长加速，有骨骼提前融合现象，成年后身材将比正常人矮小
	·颅内肿瘤引起的性早熟男孩远多于女孩，首先表现为性早熟，当病情进一步发展后才出现中枢占位性症状。肿瘤多位于第三脑室底或下丘脑后部，常表现为多饮、多尿、多食及肥胖等下丘脑功能紊乱的症状，常见有下丘脑错构瘤、胶质瘤、颅咽管瘤及松果体瘤等，预后一般较差

续表

项目	诊断思维
性征异常	·许多全身性疾病，如慢性肾功能衰竭的病情及治疗均可干扰青春期启动和发展，涉及的途径包括内分泌、代谢、神经心理学异常及药物影响；肾衰儿童在接受肾移植后，青春期启动也会平均推迟2年，其生长高度也不如健康儿童；血液性疾病如镰状细胞贫血、地中海贫血及骨髓移植等可引起下丘脑和（或）垂体损伤而导致GH分泌不足、性功能不全及甲状腺功能低下等，均可导致生长及性发育延迟
	·获得性促性腺激素缺乏：颅内许多疾病均可影响性腺功能减退，多见于颅咽管瘤、鞍区的异位松果体瘤及组织细胞增生症等，少见有下丘脑或视神经胶质瘤、星形细胞瘤和嫌色细胞瘤等，这组疾病均可伴腺垂体功能减退表现。创面、炎症和特异性感染（如结核等）引起青春期延迟者少见，若表现有性腺功能减退也常合并有其他垂体激素降低。蛛网膜囊肿患儿除出现全垂体功能低下外常伴有尿崩症表现。若合并有身材矮小、手足细小及智力较差者，提示中枢神经系统病变致垂体多种促激素缺乏
	·均须除外药物因素，如女性长期应用雄激素或男性长期应用雌激素所致。药物引起的性征变化，通常在停药后症状可减轻或消失。性征异常若发生于成年人，无论是女性抑或男性，其诊断都较困难
	·性征异常者常伴有毛发分布异常，参见第九章毛发异常章节

（2）医学上把具有男女两性特征的人称为两性畸形或双性人。可分为真性和假性两性畸形，真假之分，是根据体内主性腺来判断的（表2-85）。

表2-85　真性和假性两性畸形的各自表现

真性两性畸形	假性两性畸形
·染色体异常，即精子或卵子在成熟分裂过程中染色体不分离，出现性染色体嵌合现象所致。是指在同一个人身体上，既有男性睾丸，又有女性卵巢的畸形现象 ·体内的卵巢和睾丸皆有内分泌功能，即体内同时有雌激素和雄激素，但常以其中一种激素占优势。外生殖器多为性别不明，也可能表现为女性，也可能表现为男性，而第二性征的发育多随占优势的激素而定。如体内雌激素占优势，第二性征就倾向于女性，反之第二性征就倾向于男性 ·外阴的尿道上方有一较小的阴茎，下方又有两片分开的大阴唇，在两片大阴唇之间有一小的开口似乎是阴道口，而实际上是排尿的地方 ·同时出现男女两种特征，乳房丰满，阴茎可以勃起，有时会遗精，不长胡须 ·如果女性是真性两性畸形，常有阴道浅而小，子宫小等表现	·性腺为单性，外生殖器及第二性征与性腺有不同程度的不符合 ·可分为男性假性两性畸形和女性假性两性畸形 ·女性假性两性畸形是指患者体内的生殖腺是卵巢，但外阴部酷似男性生殖器。例如阴蒂特别肥大像男孩儿的阴茎，大阴唇左右连合，有的卵巢过度下降以至降入大阴唇而类似阴囊，但其中没有睾丸。外表有喉结，长胡须。此种畸形患者，生下来后因其外生殖器呈男性特征，容易被父母当成男孩来抚养教育，被周围人们误为男性 ·男性假性两性畸形，是指患者体内生殖腺是睾丸，但外生殖器却像女性的外阴。患有此种畸形的男性，其阴茎萎缩，犹如女性的阴蒂，尿道下裂，好似女性的阴道口，阴囊分开，形若女性的大阴唇。睾丸多为隐丸，隐匿于腹腔、腹股沟或者酷似女性大阴唇的阴囊内。身体具此种畸形的人，由于外生殖器呈女性特征，因而生下来以后，容易被父母当作女性来进行抚养教育

（3）性征异常诊断程序（图 2-18）。

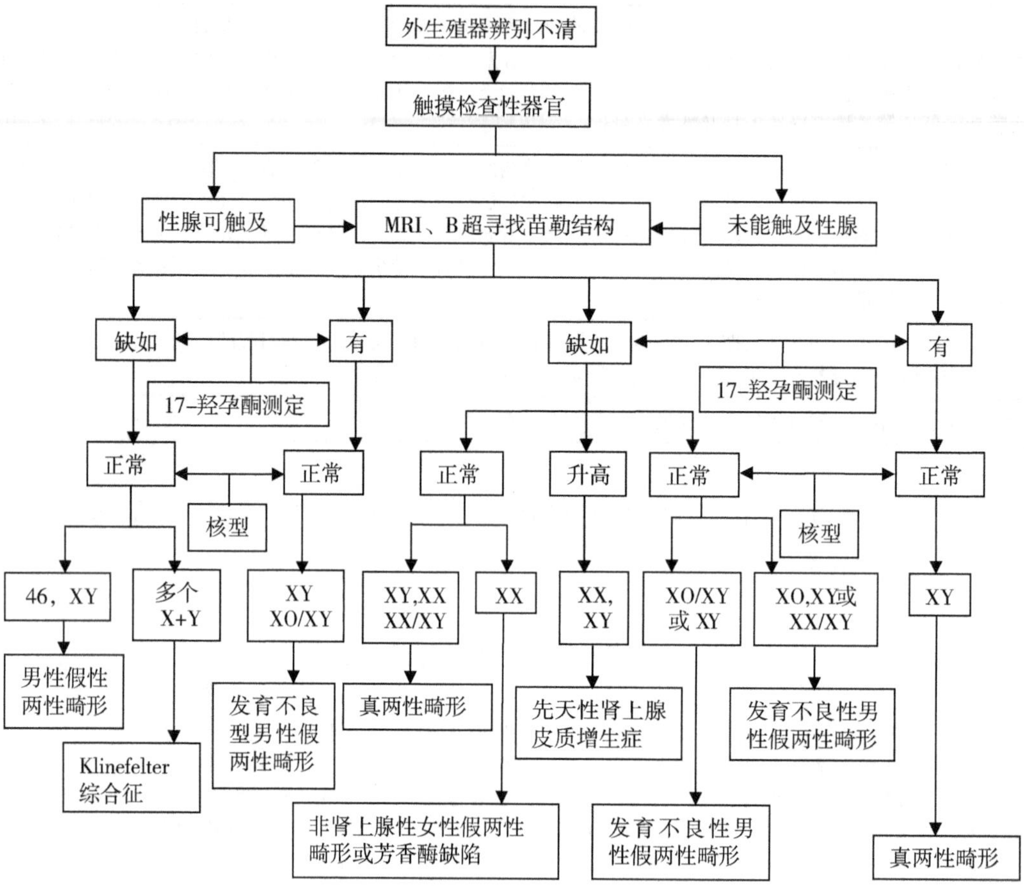

图 2-18　性征异常诊断程序

【疾病特点与表现】

（1）先天性促性腺激素缺乏。

① Kallmann 综合征：本病为单一性促性腺激素缺乏，儿童期身体发育不受影响，于青春期年龄不出现第二性征，即性腺发育不良或不发育。其他表现包括类似宦官体型，四肢长及嗅觉障碍。

② 先天性肾上腺皮质发育不全合并促性腺激素缺乏症：本病患儿多合并糖皮质激素和盐皮质激素缺乏，如不及时替代治疗很可能存活不到青春期年龄。

③ 单纯性促性腺激素缺乏：性幼稚系促性腺激素低下所致，无身材异常，用促性腺激素治疗可使性腺功能正常活动。

④ Prader-Willi 综合征：本病以明显肥胖、矮小、性幼稚和智力低下为主要表现，尚有婴儿期肌张力低、手脚小、双眼杏仁样面容等特征。几乎所有患者均有父亲来源的 15 号染色体缺失。

⑤ Laurence-Moon-Biedl 综合征：本病主要表现为肥胖、身材矮小、多指（趾）畸形、色素性视网膜炎、智力低下和低促性腺激素型性腺功能减退，为一种常染色体隐性遗传病。

（2）引起性征异常的其他疾病。

① 体质性（特发性）青春期延迟：男孩年龄超过 14 岁，女孩超过 13.5 岁，无任何青春期表现者为青春期延迟。男孩主要表现为睾丸体积不增大，女孩乳房不发育。正常人从第二性征出现到具有成人性

特征一般需 4 ～ 5 年，如青春期发动到生殖器发育完善超过 5 年，或停止发育 2 年者，称青春期延迟，常有阳性家族史。

② 特发性生长激素缺乏症：患儿出生时身长及体重可正常，数月后才开始生长发育延缓，常不被发觉，多在 2 ～ 3 岁后与同龄儿童的差别愈见显著，成年后身高一般不超过 130cm。骨龄幼稚，骨骺久不融合，牙成熟迟缓。至青春期，性器官不发育，第二性征缺如，男性生殖器小，与幼儿相似，睾丸细小，多伴有隐睾症，无胡须；女性表现为原发性闭经，乳房不发育。单一生长激素缺乏者性器官发育与第二性征常明显延迟。部分患者尚有 TSH 和促肾上腺皮质激素（ ACTH ）缺乏的表现。

③ 克莱恩费尔特综合征（Klinefelter syndrome，KS）：如果男子染色体核型中X增多，就会引起这种病，最常见的是 47，XXY，亦称 X 染色体增多症。睾丸很小，仅如蚕豆或花生米大小，半数乳房呈女性发育，男性第二性征发育异常。多数患者阴茎能勃起，有些能射精，但精液中无精子。患者血睾酮水平逐渐降低，而 FSH 则高，故需要做雄激素替代治疗，绝对无生育能力。实验室检查时可发现垂体促性腺激素，特别是促卵泡生成激素（ FSH ）在血浆和尿中的浓度均较高，血浆睾酮浓度则低于正常。

④ 先天性无阴道：青春前期常被忽视，若仔细检查可查出。有或无处女膜，处女膜口处有浅凹陷或短浅的阴道下段。伴或不伴子宫发育异常，若子宫发育异常，青春期后表现为原发性闭经，子宫幼小或畸形；若子宫发育正常，出现原发性闭经伴周期性腹痛、宫腔积血及子宫增大等。伴卵巢发育不全者，第二性征发育不全、身材矮小、蹼状颈、肘外翻等畸形及性生活有障碍。

⑤ 先天性卵巢发育不全综合征：是指卵巢发育不全或功能障碍影响正常生育。主要表现有月经不正常、阴毛、腋毛少及乳房不发育等。卵巢发育不全性不孕症是由内分泌失调所致，性染色质检查可明确诊断。

⑥ 特发性垂体性矮小症：常因下丘脑释放激素缺陷导致垂体功能低下，其特征表现为矮小，继而出现性幼稚。本病与单一性 GH 缺乏的患者不同，后者即使不用外源性类固醇类性激素治疗，也可在骨龄达到 11 ～ 13 岁时出现青春期发育。本病 GH 治疗后骨龄达到这一水平也不会出现青春期启动，经性激素替代治疗有效。

⑦ 功能性促性腺激素缺乏：全身代谢明显紊乱、营养不良或精神因素、剧烈运动均可导致促性腺激素分泌低下。通常由神经性畏食、糖尿病及坏死性肠炎等所致。

⑧ 血液透析：儿童经此治疗可干扰青春期启动和发展。

⑨ 镰状细胞贫血：出生半年后，临床表现逐渐出现。由于早年发病，多有生长和发育不良，也常伴有性征发育不全。

⑩ 地中海贫血：如能存活在性发育期，常因发育障碍而缺乏第二性征发育，其他内分泌功能障碍亦较常见。

⑪ 骨髓移植：其对男女儿童的性腺发育均有明显影响，常导致第二性征发育延迟。

⑫ 神经性畏食：患者的闭经主要是功能性 GnRH 缺乏，剧烈运动引起青春期延迟和闭经是由于抑制了下丘脑 GnRH 脉冲发生器，造成促性腺激素分泌不足。

⑬ 囊性纤维化：本病可出现营养不良和生长发育延迟。后者是由于营养不良致下丘脑 - 垂体 - 性腺轴成熟延迟结果。

【相关检查】

（1）病史采集要点。

① 对男女患者均应仔细询问发育的年龄，如阴毛及腋毛生长的年龄及每个年龄段的身高及体重。

男性应询问何时有勃起，女性则应询问月经初潮及乳房发育情况，若为原发性闭经，应了解患者身体、智力和精神发育情况。

② 询问是否有睾丸、卵巢疾病，有无外伤或慢性消耗性疾病史。

③ 应询问其母亲的妊娠史及家族中有无类似疾病。

④ 了解患者的就诊过程及药物治疗情况，是否使用过雌激素、雄激素及生长激素等药物。

（2）查体重点。

① 发育和营养状况、皮下脂肪、毛发的分布及多少，测量身高和体重，应听取男女的声音，男性注意检查喉结是否突出、肌肉是否有力，女性则应检查乳房大小、有无溢乳，测量骨盆的大小，必要时应行盆腔检查。

② 注意有无月经流出道畸形，会阴部检查注意阴毛分布的形状、男性阴茎长短的测量，触诊睾丸大小，女性则应观察阴蒂有无肥大或大、小阴唇的发育情况。腹股沟包块的扪诊，在腹股沟或阴囊（阴唇）能扪及的性腺包块，绝大多数是睾丸，是卵巢的可能性极小。

③ 肛门直肠指检了解有无宫颈、子宫或前列腺。

（3）实验室检查。

① 血液生化检查、血气分析。

② 获取相关激素的测定，如血浆 17- 羟黄体酮、雄烯二酮、脱氢表雄酮、睾酮和二氢睾酮及染色体检查等，必要时应同时测定血电解质和皮质醇。

③ 已确定为男性假两性畸形者，应进一步测定血浆 C19 和 C21 类固醇激素和 LH、FSH 水平。

④ 有些患者需做睾丸决定因子或其他基因检查。

（4）辅助检查。

头颅、垂体、甲状腺、肾上腺及睾丸等部位影像学检查，如 X 线片、B 超、CT、MRI 及放射线核素等。

（5）选择性检查。

① 性染色质：男性染色质阴性，或阳性率＜ 5%；女性染色质阳性＞ 5%；而真两性畸形者约 80% 的染色质为阳性。

② 染色体核型鉴定：本检查对两性畸形的鉴定有十分重要的作用。真两性畸形最常见的核型为 46，XX，但也不能排除女性假两性畸形；其次为嵌合体型。如 46，XX/46，XY 或 46，XX/47，XXY。如果核型为 XX/XY，那么，真两性畸形的可能性就很大。如为 46，XY，仍不能排除真两性畸形，但男性假两性畸形的可能性增加。

③ 尿 17- 酮类固醇：女性假两性畸形者明显增高，而真两性畸形者则正常。

④ 孕三酮：女性假两性畸形者增高。

⑤ 17- 羟黄体酮：对肾上腺皮质增生新生儿，其 17- 酮类固醇可能并不高，测定 17- 羟黄体酮则比较可靠。

⑥ 血浆黄体生成素（LH）和睾酮（T）检查：如两者都高，表明个体对男性激素不敏感；睾酮水平正常或稍有升高，而双氢睾酮低乃至不能测出，睾酮与双氢睾酮的比值，健康青春前期是 1 ： 2。经 HCG 刺激后，双氢睾酮的比值降至 8 ： 1 乃至 14 ： 1，即可诊断为 5-α 还原酶缺陷引起的男性假两性畸形。

⑦ 怀疑性腺肿瘤者，可做性腺的活组织检查。

⑧ 个别病例可考虑做阴道影像（尿生殖窦影像）检查或腹腔镜检查。

第二章

体型异常

体型异常是指某人身长与同种族、同年龄、同性别正常人的身长相比有显著性差异。正常情况下，人的生长发育有一定的规律。儿童及青少年正处于生长发育时期，婴幼儿期增长的百分比较高，于13、14岁时又有一次较快的增长，成年以后体格变化较小。

第一节　体型矮小

体型矮小是指身高低于同年龄的30%或成年人身高不足130cm者，又称侏儒症。

【常见病因】

（1）无特定病因性身材矮小。

① 家族性身材矮小。

② 体质性发育迟滞。

（2）内因性身材矮小（内因性身材矮小通常都与染色体异常突变有关，少数目前已经找到产生变异的基因，其他大多数仍未找到特定基因突变的综合征，仍以发现者姓氏命名）。

① 特定染色体异常：先天性卵巢功能发育不全（turner syndrome，TS），21-三体综合征（先天愚型或伸舌样痴呆）。

② 无特定染色体异常：努南综合征（noonan syndrome，NS），Prader-Willi综合征又称肌张力低下-智能障碍-性腺发育滞后-肥胖综合征、普拉德-威利综合征。

③ 子宫内生长迟滞。

④ 骨骼发育异常。

⑤ 代谢产物堆积。

（3）外因性身材矮小。

① 特定器官系统的疾病：过敏性鼻炎、气喘病、脑炎、先天性心脏病、肾炎、肝炎、寄生虫病、良性或恶性肿瘤等（这类型小孩的生长曲线可见到明显的偏离，通常可追溯自最初生病的年龄。设法找出病因，若是可以治愈的疾病，治疗后通常身高也会接近正常人）。

② 内分泌疾病：甲状腺功能不足、生长素缺乏、假性甲状旁腺机能低下、皮质醇增多症及精神社会身材矮小。

【诊断线索】

体型矮小的诊断线索（表2-86）。

表 2-86　体型矮小的诊断线索

临床线索	诊断提示
·儿童貌，第二性征缺乏，骨骺融合迟缓，可延至 30 ～ 40 岁	原发性侏儒症
·头大，唇厚，鼻梁平塌，舌大且常伸出口外、皮肤干燥等	呆小病
·两眼裂外侧上斜，枕部扁平，足拇指与第二趾明显分离	先天愚型
·头发多而粗，眼裂狭小，骨骼畸形，爪形手	黏多糖病 I 型（系先天性黏多糖代谢障碍）
·四肢弯曲，腰椎明显前凸，鸡胸，骨盆狭窄	佝偻病
·毛发早脱，皮肤松弛，面容衰老	早老症（患者很少能存活到成年）
·四肢粗短，马鞍鼻，男性常外生殖器增大	先天性软骨发育不全症
·耳聋，巩膜呈蓝色，骨质疏松，多发性骨折	先天性骨化发育不全症
·具有蹼状颈或指蹼，无月经或外生殖器不发育者	卵巢发育不全
·多指（趾），性发育不良，色素视网膜炎	性幼稚 - 色素视网膜炎 - 多指（趾）畸形症
·四肢关节对称性疼痛、肿胀及畸形	大骨关节病（多见于东北及西北等地区）
·皮肤色素沉着	肾上腺皮质功能减退症

【诊断思维】

（1）体型矮小诊断线索（表 2-87）。

表 2-87　体型矮小诊断线索

项目	诊断线索
体型矮小	·除上述提及的病因外，神经系统尤其下丘脑功能异常可引起生长发育障碍
	·凡遇体型矮小者都应积极寻找有无维生素 D 缺乏、慢性肾脏疾病、营养不良及寄生虫感染等有关临床依据。因为这类病的病因比较明确，如能早期发现并及时去除病因，将会有效地改善内分泌功能，可进一步促进患者今后的生长发育
	·了解有无家族史，可明确或除外家族性体型矮小症（尽管身材矮小，但性发育及内分泌功能检查均无异常）。如果青春期后体型依然明显矮小者，则可不考虑青春期发育迟缓
	若出生后即呈现生长过缓，多为原基型矮小症。如果生长迟缓发生在 1 ～ 4 岁后，多提示垂体型侏儒症。出生后若能将生长速率制作成图，常有助于早期诊断
	·全身营养或代谢紊乱性病变若发生在青春期后，通常不影响身高。若发生在青春期前则很容易导致体型矮小，年龄越小症状越明显
	·矮小症儿童心理障碍：a. 情绪方面：恐惧、焦虑、抑郁的情绪。b. 心理特点：内向、情绪不稳定的个性特征。c. 行为特点：交往不良及社交退缩现象。d. 社会能力方面：活动能力和社交能力较差

（2）体型矮小诊断程序（图 2-19）。

【疾病特点与表现】

（1）引起体型矮小的常见疾病。

① 家族性矮小体型：本病虽有体型矮小，但骨、牙的发育及性成熟均正常。无内分泌功能异常及其他任何疾病表现。

② 青春期延迟：本病特点是儿童期生长发育迟缓，体型矮小，但智力正常，无内分泌及其他疾病表现和证据，常于发育期后（23 岁左右）生长发育迅速而达正常人标准。

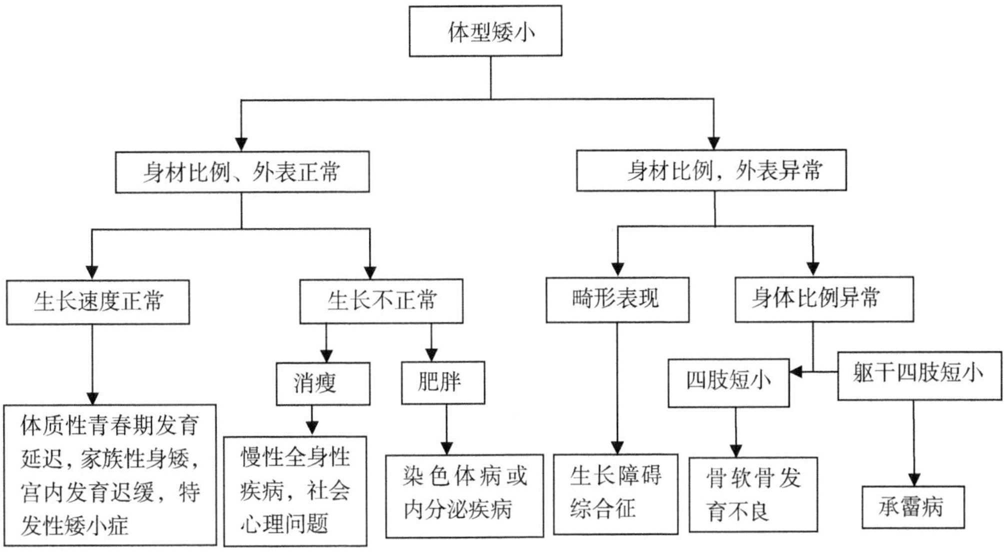

图 2-19 体型矮小诊断程序

③ 甲状腺功能减退症：本病有呆小症和幼年型黏液性水肿之分，体型矮小及临床特点与表现见表 2-88。

表 2-88 甲状腺功能减退症的临床特点与表现

呆小症	幼年型黏液性水肿
甲状腺功能减退发生在胎儿或新生儿时期，出生后不久出现嗜睡、反应缓慢、肤色灰白、喂饲困难、声音嘶哑、腹胀、便秘及脐疝等。随着年龄增长出现身材矮小、四肢粗短、上部量大于下部量。面容改变（头大、额低、鼻扁宽、鼻梁下陷、眼距宽、眼裂小、睑水肿、唇厚及舌大常伸出口外等）是本病重要特征，其他表现包括智力发育障碍、出牙迟、囟门闭合迟、皮肤干冷粗厚、甲状腺肿大或萎缩等	甲状腺功能减退发生于儿童期为幼年型黏液水肿，表现有体型矮小、骨骼发育延迟、不同程度的智力障碍及代谢低下等，但无呆小症面容

④ 垂体功能减退性侏儒症：本病腺垂体功能减退多为特发性，少数可由垂体及其邻近组织的肿瘤、感染、血管病变、外伤及射线等所致。本症特点为出生后 2 ～ 3 年内发育正常，以后逐渐出现生长发育迟缓、体型矮小，但骨骼仍成比例生长，智力发育正常，无性腺及第二性征发育。

⑤ 性早熟：6 岁前开始性发育者为性早熟。本病特点为初期生长发育迅速，以后由于骨骺提前融合，骨骼生长发育受限，可出现矮小体型，常以身长腿短为特点。

⑥ 黏多糖病 I 型（又称 Hurler 综合征或承霤病）：本病是少见的先天性遗传疾病。因面容丑陋，形似中国古建筑屋檐下天沟（承霤）上的怪物而得名。主要因降解黏多糖（现称糖氨聚糖）所需的溶酶体水解酶的缺陷，致使组织内有大量黏多糖蓄积，造成骨骼发育障碍、肝脾大、智力迟钝和尿中黏多糖类排出增多等表现。本病男性多于女性，面容丑陋，呈一字眉、眼距宽、角膜不清澈、鼻塌、唇厚、舌伸出口外及流涎等。其他表现包括头大、发密而多及颈短等。多于出生 1 年后发病，因酶缺陷的类型不同，预后不一。

⑦ 性幼稚 - 色素视网膜炎 - 多指（趾）畸形症：本病临床表现主要有五大特征，色素性视网膜退行性变、生殖腺发育不良、肥胖、智力发育迟缓、多指（趾）畸形。多见近亲血缘结婚的子女，以男性居多，为常染色体缺陷导致。

⑧ 生长激素（GH）缺乏症：临床上矮小患儿以匀称性最多见。由于垂体 GH 分泌缺乏或不足引起

的矮小称为垂体性矮小，又名垂体性侏儒，亦可伴有多垂体激素功能低下。

⑨ 宫内发育迟缓：通常将足月儿体重低于 2.5kg 者诊断为宫内发育迟缓，本病可分为普通型及不对称身材矮小型（Russell–Silver 综合征），临床特点见表 2–89。

表 2–89　宫内发育迟缓普通型及不对称身材矮小型的临床特点

普通型	不对称身材矮小型
·表现为匀称性矮小，无性别差异，除匀称性矮小外不伴有畸形。表现有消瘦、纤弱，腹部脂肪堆积；三角脸、小下颌、前额宽大、性发育异常及骨龄延迟等表现 ·患儿内分泌检查可有 GH 分泌不足或分泌异常	·除出生体重低和身材矮小外，常伴多种畸形或发育异常，如单侧肢体肥大，左右两侧不对称。颅面骨发育异常，可有第五指短小弯曲、并趾等 ·其他表现包括智力低下、智能低下、肾功能异常、尿道下裂或皮肤色素沉着等

⑩ 性腺发育不全综合征（Turner 综合征，又称为先天性卵巢发育不全）及 Noonan 综合征（假性 Turner 综合征）均系染色体异常所致，二者临床特点见表 2–90。

表 2–90　性腺发育不全综合征的临床特点与表现

Turner 综合征	Noonan 综合征
·无 Y 染色体 ·卵巢不发育或发育不全所致。患者外表呈女性，身材矮小，有颈蹼、肘外翻、原发性无月经。第二性征不发育 ·面貌呆板，智力可低下。部分有内脏畸形。青春期后尿中促性腺激素排量增多。染色体组型为 45，XO。口腔或阴道黏膜上皮细胞性染色质检查阴性对本病诊断有帮助	·家族性患者为常染色体显性遗传，基因定位于 12q–q，基因突变是基本病因 ·女性患者可有青春期延迟，卵巢功能和第二性征发育基本正常。男性患者约半数睾丸功能正常，其余可有隐睾、无精子、青春期延迟、第二性征发育不全、身材矮小、鸡胸、漏斗胸、肘外翻、骨龄落后及蹼状颈等 ·染色体核型正常，双侧隐睾或血浆睾酮水平降低，LH 和 FSH 水平增高，尿中促性腺激素不增多

⑪ 全身性营养或代谢紊乱所致身体矮小：儿童于青春期前患慢性疾病，并引起全身性严重营养及代谢紊乱，致生长发育障碍。常见于各种慢性感染性疾病，如结核病、血吸虫病、先天性或获得性心血管病、慢性肝病、慢性肾病、糖尿病等。

（2）原基性矮小体型。

① 原基性侏儒症：病因不明，从胚胎开始发育迟缓，出生时体格小，生长缓慢，身体各部比例适当。智力与外貌和年龄相符。青春期性腺发育正常，有生育能力。GH 及垂体其他激素正常，甲状腺及肾上腺皮质功能正常。少数患者伴有各种先天畸形、智力发育障碍、类早老症等。

② 早老症：本症很少见。出生时正常，周岁以内生长发育较缓，2 岁以后生长发育显著减慢甚至停止，3 岁左右呈现瘦弱老人外貌。可有全身性动脉粥样硬化，血脂可能升高，可有高血压。智力一般正常。骨骼比例及骨龄正常。病因不明，或与遗传有关。

（3）骨骼疾病所致矮小体型。

① 软骨发育不全：系先天性疾病，常有家族史，病因未明。主要为软骨骨化不全或缺乏，但骨膜骨化正常或增加，致四肢长骨不能向长生长，只能向横宽生长，使四肢短而粗，呈侏儒体型，骨端显著膨大，腰椎前凸，臀后凸，串珠肋且肋下缘外翻，可有呆小症面容，皮肤粗厚。智力和性功能正常。

② 先天性骨化不全症 ：主要表现是骨质发育不良，骨皮质薄、海绵质疏松，骨骼脆弱易骨折及肢体畸形。骨骼发育延缓，青春期后呈矮小体型。有先天性耳聋及巩膜呈蓝色。

③ 大骨节病：好发于儿童及青少年，主要病变为管状骨骨髓过早骨化、骨轴发育障碍及关节软骨

破坏。幼年发病者由于全身骨骼发育过早停止而形成矮小体型。手指关节对称性肿大、屈曲，晚期为短指畸形、关节增粗。双膝关节肿大、畸形呈“O”形腿或“X”形腿。

④ 佝偻病性矮小体型：可分为维生素 D 缺乏病及肾性佝偻病，二者临床特点见表 2-91。

表 2-91 佝偻病临床特点

维生素 D 缺乏病	肾性佝偻病
由于维生素 D 缺乏致钙、磷代谢失常，骨骼生长发育障碍。多见于婴幼儿，如疾病延续至青春期后可导致矮小体型，临床特点有颅骨软化、方颅畸形、囟门大且关闭延迟、出牙晚、串珠肋、鸡胸或漏斗胸、四肢骨髓端增大、下肢畸形、脊柱后弯或侧弯及骨盆变形等	见于各种慢性肾脏病（肾炎、肾盂肾炎、多囊肾等）导致肾衰竭时产生高血磷低血钙，引起肾脏佝偻病，如起病于儿童期可引起生长发育障碍致矮小体型；慢性肾小管功能障碍，如假性甲状旁腺功能减退症（为先天性疾病）其肾小管细胞对甲状旁腺激素无反应，使尿磷排量减少致高血磷低血钙，多见于 10 岁以下儿童

【相关检查】

（1）病史采集要点。

① 询问患儿出生时的胎龄、娩出方式、身高和体重，有无窒息、畸形等情况，询问母亲的胎次、产次、妊娠及生产史，孕期健康状况，接触风疹史、饮酒或吸烟史。询问分娩产程及经过、胎盘大小形状和组织状态、自然流产史等。

② 了解家族中父母的青春期发育及家庭所有成员的身高情况。患儿有无受歧视虐待或环境中存在影响患儿精神心理的不良因素。

③ 收集患儿以往测量的身高记录，绘制身高生长曲线。

④ 了解诊疗经过。

（2）查体重点。

① 除一般体格检查外，应测量身体，包括身高、体重、坐高、指距、头围及皮下脂肪厚度等。应记录当前身高和体重的测定值和百分位数；身高增长速率（至少观察 3 个月以上）；根据父母身高测算的靶身高；BMI 值；性发育分期。观察患儿发育是否匀称，头面部、躯干、四肢、肌肉发育及肌张力有无异常。

② 全身各器官检查，尤其性器官及第二性征的检查。

（3）实验室检查。

① 甲状腺功能和测定生长激素（各种刺激试验），测定血中生长激素、促黄体激素释放激素激发试验和人绒毛膜促性腺激素激发试验等。

② 疑有肾小管酸中毒者，应做血气分析、血电解质及尿 pH 测定。女孩体型矮小均应常规排除甲状腺功能减退。

③ 必要时应做生长激素 - 胰岛素样生长因子 -1 轴（GH-IGF-1）测定、胰岛素样生长因子 -1（IGF-1）和胰岛素样生长因子结合蛋白 -3（IGFEP-3）测定、IGF-1 生成试验等。

④ 疑有染色体畸变的患儿应做染色体核型分析。

⑤ 疑有黏多糖症者，可做尿液黏多糖筛查试验，确证需基因诊断。

（4）辅助检查。

① X 线片检查包括骨龄和头颅正、侧位片，下丘脑、垂体的 MRI 的检查。

② 女孩身材矮小或有轻度畸形时应做细胞染色体核型分析，以排除先天性卵巢发育不全。

第二节　体型高大

体型高大是指身高远超过相同年龄、性别及种族范围者，又称巨人症。

【常见病因】

（1）遗传因素（为高大体型的最常见原因）。
（2）内分泌功能障碍。
① 腺垂体分泌生长激素过多。
② 性腺功能减退。
③ 垂体促性腺激素缺乏。
④ 睾丸精曲管发育不全。
⑤ 睾丸发育不全等。
（3）其他。
① 下丘脑病变（如颅咽管瘤）。
② 神经胶质瘤及炎症等。

【诊断线索】

体型高大诊断线索（表 2–92）。

表 2–92　体型高大诊断线索

临床线索	诊断提示
·肌肉发达，臂力过人，性器官发育早，性欲强烈	垂体性巨人症（症状发育于青春期骨骼未愈合阶段）
·腰部前凸，下颌增大，唇舌肥厚，手足宽大	肢端肥大症（症状发生于青春期骨骼完全愈合后）
·第二性征不发育，阴毛及腋毛缺乏，如睾丸及阴茎细小，两手指尖间距大于身高	类无睾丸性巨人症（又称性腺功能减退性高大体型）
·四肢细长，手指和脚趾细长呈蛛足样，心脏异常	马方综合征（常有家族史）

【诊断思维】

（1）体型高大诊断思维（表 2–93）。

表 2–93　体型高大诊断思维

项目	诊断思维
体型高大	·应除外青春期提前，大多有家族史，但临床上尚无其他内分泌异常表现。如果青春期后继续生长过速，则可除外青春期提前。青春期提前与性早熟早期生长发育快速阶段的区别在于：a. 多不发生于 6 岁前。b. 无内分泌功能障碍及其他疾病表现
	·根据病情应做相关检查判定正常身材高大应从两个方面考虑：一是根据身高标准，按公式 [（年龄 ×5）+80]cm 考虑，但并不能说超过此值就是异常或超过多少为不正常，尚无具体数值，这种情况仅供参考；二是排除法，通过全面体格检查及实验室检查，未发现病态性身材高大依据，即为正常，且应随诊观察
	·病态性体型高大者常伴有其他发育方面的异常所见，包括智能情况，如语言表达能力差、活动呆板或动作不灵活等。另外，父母的身高可供诊断时参考，家族性体型高大则属于正常范畴

（2）肢端肥大症病因（表 2–94）。

表 2–94　肢端肥大症病因

分类	疾病
原发性垂体功能异常	垂体腺瘤、GH/PRL 多形性腺瘤、泌乳生长细胞腺瘤、嗜酸性干细胞腺瘤、多种垂体激素（GH、PRL、TSH 及其他糖蛋白激素）分泌腺瘤、GH 细胞增生、垂体癌及淋巴细胞性垂体炎
继发性垂体功能异常（下丘脑性或异源性 CHRH 分泌过多）	下丘脑神经元错构瘤、垂体神经元迷芽瘤、神经节细胞瘤、类癌（支气管、胃肠或胰腺）、小细胞型肺癌、肾上腺腺癌、嗜铬细胞癌及卵巢癌
其他疾病	体质性巨人症、青春期发育提前和性早熟、性腺功能减退症、肾上腺皮质增生症、Sotos 综合征（小儿巨脑畸形综合征）和 Weaver 综合征、泌乳素瘤、肌肉腺苷脱氨酶缺陷 – 心肌肥厚 – 巨人症及 Beckwith–Wiedemann 综合征

（3）肢端肥大症风险管理。

① 下述并发症需严格控制和接受长期监测。

② 行结肠镜检查筛查结肠肿瘤。

③ 有明显甲状腺结节者应行甲状腺超声检查。

④ 应评估垂体功能，若有垂体功能减退应予相应激素替代治疗。

（4）并发症。

① 高血压。

② 糖尿病。

③ 心血管疾病。

④ 骨关节炎。

⑤ 睡眠呼吸暂停综合征等。

（5）肢端肥大症诊断程序（图 2–20）。

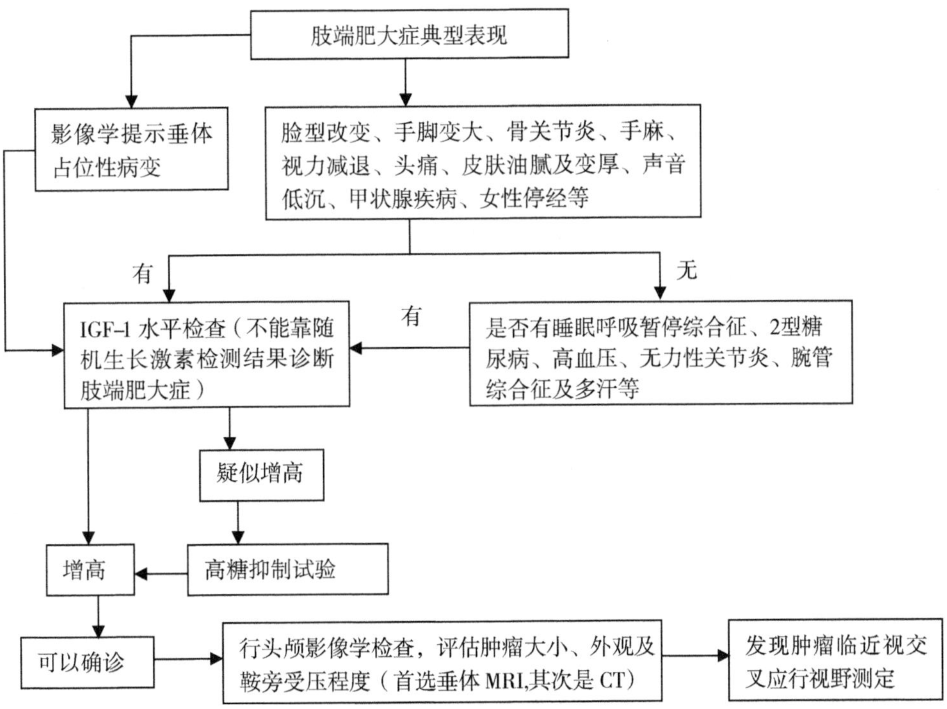

图 2–20　肢端肥大症诊断程序

【疾病特点与表现】

（1）非器质性体型高大。

① 体质性高大体型：多与遗传有关，为非病态。特点为体型高大，身体各部分生长发育匀称，体力良好，生育能力正常，无内分泌功能障碍及其他疾病。

② 青春期提前：正常情况下进入青春期的年龄女性为 8 ～ 12 岁，男性为 10 ～ 13 岁。一般认为女性在 7 岁前，男性在 10 岁前开始性发育为青春期提前。青春期提前以生理性多见（女性约 85%，男性约 35%）。临床特点为生长发育与第二性征发育提前，青春期可呈现高大体型，无内分泌及神经系统疾病表现。发育成熟后体型在正常人范围内，借此可与体质性高大体型相鉴别。

（2）器质性体型高大。

巨人症：腺垂体生长激素分泌过多发生在骨骼融合之前为巨人症，其特点是生长发育较快，至青春期更为迅速，身材高大似巨人。可伴有甲状腺功能和肾上腺皮质功能亢进及糖代谢失常等现象，后期出现体力下降、性功能减退、乏力、消瘦等表现。

（3）性早熟：可分为真性和假性，特发性和继发性。

① 真性性早熟：出现的性征和本人的性别一致，不仅有第二性征，同时有性腺的增生和性功能的出现，如女性排卵，男性射精。

② 假性性早熟：仅出现第二性征，而性腺不成熟，性征的表现可以是同性，也可以是异性，即男孩有女性的第二性征，女孩可见男性的性征。性的发育与下丘脑 – 垂体 – 性腺系统有关，性早熟是此环节出现过早活跃所致。下丘脑、松果体的肿瘤及脑炎后的瘢痕、结节性硬化病及脑积水等。

③ 特发性（体质性）性早熟：本病是由于某些因素使下丘脑对性腺发育的抑制失去控制，下丘脑的促性腺释放激素或垂体促性腺激素的过早分泌，女孩多为散发，男孩则有家族性。本病女孩多见，先有乳房发育，继而出现阴毛，外生殖器也同时发育，最后月经来潮，卵巢成熟，开始排卵，有妊娠可能。男孩阴茎和睾丸同时增大，出现阴毛，变声，精子成熟。性早熟的发育可快可慢，无规律性，身高体重快，明显高于年龄。但最后由于骨骺闭合早，身材反而较常人矮小。

④ 继发性性早熟：常继发于中枢神经系统病变，常见有肿瘤、浸润、炎症及结节等病变，多发生于下丘脑部位，颅内肿瘤男性多于女性。除第二性征和性器官发育症状外多有肿瘤压迫症状，如尿崩症、中枢性发热、肥胖或消瘦、智力发育迟缓及精神异常等。

⑤ 多发性骨纤维发育不良：本病可伴性早熟，主要有以下特点。a. 骨骼系统病变：表现为散在性纤维性骨炎，常为单侧，可伴骨的生成不足或生成过度，若肿瘤发生在颅底部可出现视神经萎缩及面部变形。b. 皮肤病变：褐色色素沉着区，分布于身体的一侧，出生后不久即可见。c. 内分泌功能障碍：主要表现为性早熟，女孩多见，与卵巢囊肿及终末器官自主性功能亢进有关。月经初潮平均年龄是 3 岁，可在生后 4 ～ 6 个月出现第二性征。性发育顺序与特发性不同，先有阴道流血，后有乳房发育等，偶有男性乳房发育或巨人症表现。

⑥ 脑性巨大畸形（Sotos 综合征）：本病原因尚不明确，出生时身高就超过正常标准，婴幼儿期生长迅速。5 岁后生长速度正常，头大而长，面容特殊：前额突出，眼距较宽，颚弓高，肢端肥大，性提前发育，骨龄超过年龄。蝶鞍正常或偏大，脑电图异常，生长激素分泌量及活性均正常，血 17– 酮类固醇增加。

⑦ 先天性睾丸发育不全（小睾丸症）：本病在青春期前不易被发现，青春期不出现第二性征，睾丸小而软，很少超过 2cm × 1.5cm × 1.5cm。身材常较高（因骨骺闭合晚），体型较胖，皮肤细腻，体毛

稀疏，腋毛及阴毛缺乏或稀少，音调细尖。阳痿、性欲减退，到中年则更明显。有时可出现女性乳房。

⑧ 肢体细长症（马方综合征）：本综合征为先天性结缔组织疾病，多有家族史。临床表现体格瘦长、手足指（趾）细长呈蜘蛛趾样，胸廓狭长呈鸡胸，常伴有先天性心血管病变，可有高度近视及晶状体脱位等。

⑨ 手足皮肤骨膜增厚症：本症以手足、脸颈皮肤肥厚而多皱纹为特征，脸部多皮脂溢出，多汗。胫骨及桡骨远端骨膜增厚，引起髁突关节肥大。蝶鞍照片正常。血浆 GH 水平正常。本症罕见，多为青年男性。

⑩ 下丘脑性性腺功能减退症：下丘脑可分泌多种激素（释放激素），下丘脑部位的任何病变如肿瘤、炎症等均可致下丘脑促性腺激素释放激素（GnRH）缺乏或不足。如早年发病，常表现性腺功能减退外及高大体型，其他表现包括尿崩症、情绪不稳、睡眠障碍、体温调节障碍、食欲改变、肥胖或消瘦等。如为肿瘤可出现局部压迫症状，如头痛、视野缺损、视力下降等。

⑪ 垂体促性腺激素缺乏性性功能减退症：患者除性腺功能减退外，其他垂体功能正常。男性发育期睾丸不发育，睾丸活检生殖细胞不成熟。尿促性腺激素含量减低。可能与遗传有关。

⑫ 性腺病变致性功能减退症（又称睾丸精曲管发育不全症，Klinefelter 综合征）：为遗传性疾病，由于性染色体畸变。发病于早年，可出现高大体型。本病的睾丸小易被误认为隐睾。

⑬ 高胱氨酸尿症：本病临床罕见，主要患者为儿童和婴儿。胱氨酸限局在细胞的溶酶体中，其结晶沉积在角膜、结膜、骨髓、淋巴结、白细胞及肾脏等脏器，常致肾小管和肾小球功能损伤，最后发展成尿毒症，多于青春期前死亡。

⑭ Camey 综合征：本病有家族性，主要表现高大体型、多毛、体重增加及进行性乏力等。

⑮ 脐膨出－巨舌－巨体（Beckwith–Wiedemann）综合征：体型较同龄人高大，常伴有舌肥大、畸形和异常，如内脏肥大、耳垂有斜行锯齿状裂隙、额眉部红斑、心脏及泌尿生殖系畸形等症状。

【相关检查】

（1）病史采集要点。

① 体型高大由何时开始，询问性腺功能状况，女性有无闭经、溢乳及不育，男性有无阳痿、性功能下降等。

② 与病因诊断和鉴别诊断相关的伴随症状，如头痛、视力下降及视野改变等。

③ 若患者有头痛，询问病史参见本书头痛章节。突眼或面部麻木者，应询问患者的饮食、精神、睡眠、性发育及体态改变等。

（2）查体重点。

① 观察患者的面容、皮肤、毛发、眼球突出、视力、视野、眼球运动及眼底等，检查甲状腺、测量身高及体重。

② 检查肤色及体态，全面检查神经系统，包括感觉、运动神经及反射等。

（3）实验室检查。

血尿便常规，肝、肾功能，电解质、血糖、血脂、性激素、GH、胰岛素样生长因子（IGF–1）、24h 尿量及脑脊液检查等。

（4）辅助检查。

肾上腺、性腺、甲状腺和心脏 B 超检查、心电图、头颅正侧位片、CT 或 MRI 等。

第三章

营养状况

第一节　肥胖 / 超重

肥胖 / 超重人体脂肪积聚过多，标准体重（kg）= [身高（cm）-100] × 0.9（仅适合亚洲人）。如果实际体重超过标准体重 20%，即可诊断为肥胖症。亦可采用肥胖指数（BMI）评定，BMI 指数 = 体重（kg）÷ 身高（m）的平方 。正常：BMI= 18 ～ 24kg/m^2 ；超重 ：BMI = 24 ～ 30 kg/m^2 为轻度肥胖 ；BMI ＞ 30 kg/m^2 为中度肥胖 ；BMI ＞ 35 kg/m^2 为重度肥胖；BMI ＞ 40 kg/m^2 发生的高峰年龄多在 50 岁左右，女性发病率为男性的一倍以上。过度肥胖者常可一望而知。

【常见病因】

（1）遗传因素。

性幼稚 - 色素视网膜 - 多指（趾）综合征，假性甲状旁腺功能减退症，21- 三体综合征，家族性肥胖。

（2）下丘脑 - 垂体病变。

下丘脑 - 垂体肿瘤或炎症性病灶，脑部肿瘤或手术损伤，脑假性肿瘤，空蝶鞍综合征（empty sella syndrome，ESS）。

（3）原发性内分泌功能的改变。

高胰岛素血症，糖皮质激素过多，原发性性腺功能降低，原发性甲状腺功能降低，多囊卵巢综合征。

（4）神经精神因素。

（5）生活、运动不足及饮食习惯。

（6）药物性肥胖。

激素分泌不正常或药物的使用，如肾上腺素、甲状腺素、胰岛素等，或使用类固醇药物。

【诊断线索】

肥胖 / 超重的诊断线索（表 2-95）。

表 2-95　肥胖 / 超重的诊断线索

项目	表现	诊断线索
肥胖形态	· 均匀性肥胖	单纯性肥胖、间脑性肥胖、胰岛 β 细胞瘤
	· 向心性肥胖	肥胖性生殖无能症者，皮质醇性肥胖、肥胖通气不良综合征
	· 脂肪主要在腰部以下、臀部与股等处	性腺功能低下性肥胖

续表

项目	表现	诊断线索
伴随症状	·伴高血压，满月面，皮肤紫纹	肾上腺皮质功能亢进症（本病肥胖特点呈向心型）
	·伴面部臃肿，皮肤干燥及肢冷等	甲状腺功能减退
	·伴发作性饥饿及低血糖症状	β－胰岛细胞瘤
	·女性多毛伴痤疮，黑棘皮征，不育，耻区包块	多囊卵巢综合征
	·伴头痛，视力改变，X线片显示蝶鞍扩大	垂体性肥胖
	·伴对称性及多发性皮下脂肪瘤，局部常有触痛	痛性肥胖
	·伴嗜睡，多尿，周期性瘫痪及脑电图异常	间脑性肥胖
	·伴多饮、多食及多尿，血糖升高	糖尿病
	·伴气促，发绀，杵状指（趾），继发性红细胞增多症	肥胖通气不良综合征
	·伴头痛，多毛，X线片显示颅骨内板增厚	颅骨内板增生症（又称颧骨内面骨肥厚）
	·伴智力迟钝，多指（趾）畸形及体型矮小等	性幼稚－色素视网膜炎－多指（趾）畸形症
	·伴月经紊乱、溢乳	垂体泌乳素瘤
	·伴低血糖发作	胰岛β细胞瘤
性器官发育异常	·生殖器官发育不良	肥胖性生殖无能症、生殖器不发育、性幼稚－色素性视网膜变性－多指（趾）畸形综合征等
	·双侧卵巢对称性肿大	双侧多囊卵巢综合征

【诊断思维】

（1）肥胖诊断标准（表2–96）。

表2–96 肥胖诊断标准

项目	诊断标准	
标准体重法	标准体重（kg）= 身高（cm）— 100	·＞10% 为超重 ·＞20% 为肥胖 ·＞20%～30% 为轻度肥胖 ·＞30%～50% 为中度肥胖
改良公式	标准体重（Kg）= 身高（cm）— 105	
体质指数（BMI）	体质指数 = 体重 / 身高^2（kg/m^2） ·正常值（BMI）19～24 ·超重24～30 ·严重超重30～39 ·极度超重＞40	
WHO建议 中国肥胖问题工作组建议	·男性腰围超过85cm ·女性腰围超过80cm为肥胖症 ·对中国成人来说，男性腰围等于或超过85cm，女性腰围等于或超过80cm为腹部脂肪蓄积的界限	

（2）肥胖分类（表 2–97）。

表 2–97　肥胖三种类型

类型	中心性（苹果形）肥胖	周围性（梨形）肥胖	混合性肥胖
临床表现	男性多见，又称腹型肥胖，多余的脂肪主要分布在腹内，尤其是腹部皮下、网膜和内脏器官	多见于女性，其多余脂肪主要分布于髋部、股和下部躯干的皮下	兼有中心性和周围性肥胖的特征

注：中心性肥胖发生代谢综合征、糖尿病、高血压、血脂异常、冠心病及脑血管病风险明显高于周围性和混合性肥胖。在肥胖程度相同的情况下，腹部肥胖者发生心肌梗死和卒中的危险性较外周型肥胖者增加 3～5 倍。腹部型肥胖的女性也比外周型肥胖的女性发生心血管病的危险性大。

（3）肥胖诊断思维（表 2–98）。

表 2–98　肥胖诊断思维

项目	诊断思维
肥胖	·判断是否为肥胖：肥胖是由于机体生理机能改变，导致脂肪组织过多，人体内脂肪贮存量显著超过正常人的平均量。人体脂肪量的判定，可通过视诊观察身体外形饱满程度。估量皮下脂肪厚度，常用指捏法估量面颊、肩胛骨下、胸廓下部、上臂、脐下及股等处的皮下脂肪。也可用整体比重计或用皮褶卡钳、超声及 X 线摄影对皮下脂肪厚度进行测定。
	·肥胖者脂肪分布可以是全身普遍性，也可以是某局部特别突出。肥胖者的肌肉组织并不增加或反而萎缩，故诊断肥胖时，一定要除外肌肉特别发达及水肿所致体重增加，此种情况不能称之为肥胖
	·肥胖另一种分类为遗传性肥胖（常有家族性肥胖倾向）；继发性肥胖（主要是指内分泌疾病而导致的肥胖）及单纯性肥胖
	·环境因素对促进肥胖有着重要影响，有下列几方面：a. 不良生活方式。包括膳食高热量、高脂肪饮食、进食次数过多；缺乏体力活动，工作和生活当中越来越广泛地应用节省体力的设备。b. 社会因素。城市化、移民及身心问题等。c. 药物因素。例如精神病治疗药、肾上腺糖皮质激素（激素）等均可使体重增加
	·大多数肥胖症无明确病因，称为单纯性肥胖，少部分肥胖是由某种病因引起的，称为继发性肥胖
	·大多数儿童的肥胖多由营养过度所致，脂肪分布均匀，少数可伴有高血压及皮肤条纹等
	·当摄入的热量多于机体所需的能量时，体重即会增加，脂肪组织亦会增多。当液体潴留，引起水肿时，体重也会增加。如果体重增加由进食过多所致，应考虑是否有情绪因素，如焦虑、罪恶感、压力及社会因素，更可能是内因
	·通常随着年龄的增加，肥胖症的发生率也增加。女性多发生于 30 ～ 50 岁，男性多发生于 40 ～ 60 岁
	·女性肥胖症患者较男性为多。20 岁左右时男女间差别不大，30 岁以后女性患者明显增多。在女性中，体重增加可见于孕期，而周期性的体重增加则见于月经期。应询问月经周期及经期情况，有无性功能减退，因妇女性腺功能丧失和在闭经期或绝经期后易发生肥胖
	·在老年人中，体重增加可能并不是由于进食增多所致，而是反映了基本代谢率的逐步降低
	·肥胖是多种内分泌疾病的基本表现，但也可发生于活动减少时，尤其是当患有心血管疾病或呼吸系统疾病时。药物也可引起体重增加，主要通过增加食欲或引起液体潴留。心血管、肝脏及肾脏等疾病所导致的水肿亦可造成体重增加
	·应关注肥胖出现的时间、患者的食欲及饮食。体质性肥胖者自童年起较肥胖；间脑损害所致的肥胖大多发生较晚；肥胖性生殖无能症（或称脑性肥胖）肥胖多发生于少年阶段。多数肥胖者食欲良好，有意或无意地进食过多，尤喜食甜食或肥腻食物。焦虑性肥胖往往是患者心情或精神处于低谷状态通过大量进食予以宣泄而导致体重在短时间内快速增加

（4）肥胖对机体的影响与危害（图 2–21）。

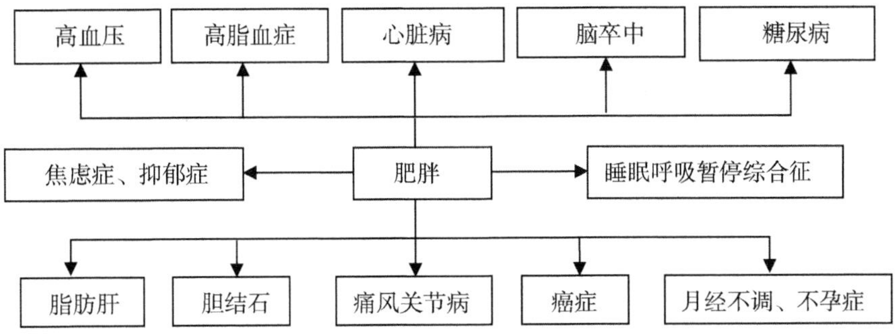

图 2–21　肥胖对机体的影响与危害

（5）肥胖常见并发症（表 2–99）。

表 2–99　肥胖常见并发症

并发症	机制与表现
糖代谢异常及胰岛素抵抗	肥胖可导致糖代谢异常并发生胰岛素抵抗，肥胖与 2 型糖尿病的发病率有密切关系。在 40 岁以上的糖尿病患者中，大多数人在患病之前就已有肥胖症
高脂血症	肥胖常合并高脂血症、高血压及糖耐量异常等，并成为动脉硬化的主要原因
高血压	肥胖是高血压的危险因子，高血压可致肥胖。肥胖者高血压的发生率高，肥胖者循环血量及心排出量增加，心率增快。由于持续性交感神经兴奋性增高及钠重吸收增加而引起高血压，进而引起末梢血管阻力增加导致发生高血压性心脏肥大
心脏肥大及缺血性心脏病	左心室舒张末压异常增加，有时会导致心脏肥大，发生心肌缺血及加剧舒张功能障碍
睡眠呼吸暂停综合征	肥胖者合并睡眠呼吸暂停综合征的可能性是非肥胖者的 3 倍，成年肥胖男性约 50% 以上有可能发生睡眠呼吸暂停综合征。本病与肥胖、高血压之间有着明显的互为因果关系，而且发生猝死率较高，值得重视
猝死	猝死发生前可无任何先兆，部分患者在猝死前有精神刺激或情绪波动，有些出现心前区闷痛，并可伴有呼吸困难、心悸、极度疲乏感，或表现为急性心肌梗死伴有室性心律失常。猝死发生时，心脏丧失有效收缩 4 ～ 15s 即可有昏厥和抽搐，呼吸迅速减慢、变浅，以至停止。心音消失，血压测不到，脉搏不能触及，皮肤出现发绀，瞳孔散大，对光反应消失
呼吸功能不全	肥胖 – 通氧不足综合征是一种特殊类型的肺心病，其临床特点为明显肥胖、嗜睡、抽搐、发绀、周期性呼吸急促、继发性红细胞增多、右心室肥大及心脏衰竭
内脏性肥胖	大部分胆汁在回肠末端被重新吸收，经过肝脏的门静脉回到肝脏，周而复始，每天循环 6 ～ 8 次。在这一过程中，如果毒素或脂肪摄入量超过胆汁的分解能力时，则会在体内累积下来，是内脏肥胖的成因。肝脏调节脂肪代谢的功能降低会导致体重增加。此外，肝脏功能受损还会减少 HDL（有益胆固醇）的合成，使 LDL（有害胆固醇）在体内沉积，从而导致动脉硬化、高血压及脑卒中等心血管系统疾病
妊娠期肥胖	流产率、妊娠毒血症危险及胎儿出生死亡率上升
胆石症	肥胖者血中胆固醇升高，故易发生此症
增大外科手术的危险性	肥胖者手术技术难度大，且由于腹肌运动受限，而增加了麻醉的危险性，切口愈合效果也差
身体反应慢	易遭各种外伤、车祸等意外，易发生骨折及严重肢体外伤

（6）肥胖相关性高血压诊断程序（图 2–22）。

（7）肥胖诊断程序（图 2–23）。

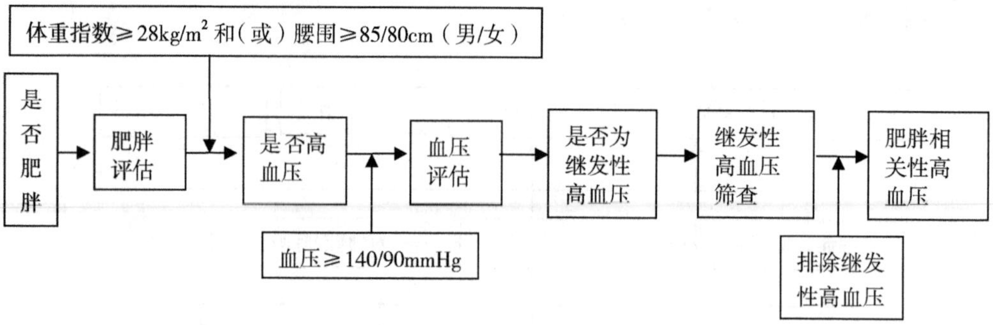

图 2-22　肥胖相关性高血压诊断程序

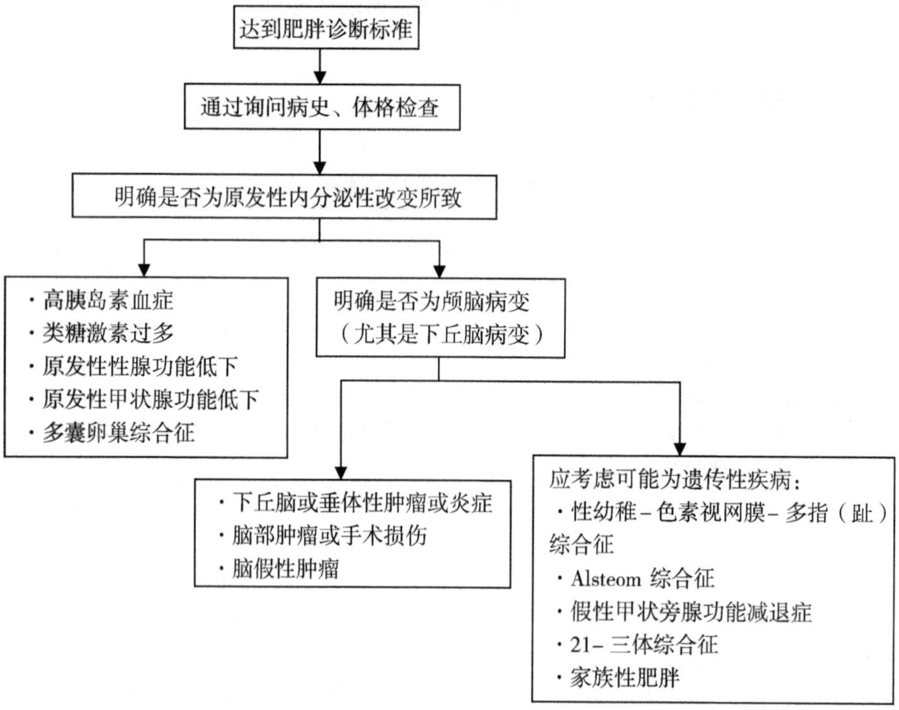

图 2-23　肥胖诊断程序

【疾病特点与表现】

(1)常见肥胖性疾病(表 2-100)。

表 2-100　常见肥胖性疾病

类型	临床特征
单纯性肥胖	多数肥胖者为此型。无明显内分泌及代谢性疾病，常有家族史。多缺少运动，喜食油腻食物及甜食。脂肪分布均匀，皮肤可出现条纹，24h 尿 17- 酮和 17- 羟皮质类固醇可增高，需与皮质醇增多症鉴别。单纯性肥胖患者血浆皮质醇浓度不高，小剂量地塞米松抑制试验大多能被抑制
营养性肥胖(又称获得性或外源性肥胖)	大多由于 20 ~ 25 岁以后营养过度，摄取热量超过机体各种新陈代谢活动过程的需要，或由于体力活动过少，或因某种原因需较长期卧床休息，热量消耗少所致。本类型肥胖主要是脂肪细胞肥大和脂肪细胞增生所致。体质性肥胖，也可再发生获得性肥胖而成为混合型
肥胖生殖无能综合征	常因下丘脑 - 垂体外伤、肿瘤及炎症等损伤所致，以肥胖及生殖器不发育为主要表现。其肥胖表现为脂肪多积聚在颈、胸、腹、臀和股部。乳房脂肪堆积而手臂及小腿细瘦，并常伴肘外翻或膝内翻畸形

续表

类型	临床特征
性腺性肥胖	多见于性腺功能减退症、少数多囊卵巢综合征及发生于性腺切除或放射线照射致性腺损毁后。性腺功能减退症包括女性绝经期后、男性性功能低下症、男性无睾症、男性类无睾症、男性去势后等，其主要表现为全身脂肪积聚较匀称，以胸腹、股、背部为明显，可伴高血压及皮肤紫纹。糖耐量曲线减低，24h 尿 17- 羟或 17- 酮皮质类固醇持续偏高，地塞米松抑制试验常为阳性及尿中促性腺激素增高等可明确诊断
颅骨内板增生综合征	又称颅骨纤维异常增生症或颅骨纤维结构不良，是一种由纤维组织代替骨质而引起颅骨增厚、变形的疾病。病变累及颅骨，也可同时累及身体其他部位的骨骼，如股骨、胫骨或脊椎骨等，少数伴有皮肤黄褐色素沉着和性早熟，称为 McCune-Albright 综合征，其表现有肥胖伴头痛、多毛及闭经等，X 线颅骨片示颅骨内板增厚
性幼稚多指(趾)畸形综合征	主要特点有体型肥胖多指（趾）畸形、视网膜色素变性、智力低下及性幼稚，其他表现包括发音模糊不清、计算力差，部分可有库欣综合征的表现，如满月脸、腹部膨满或有大量皮下脂肪，但无水牛背及紫纹
痛性肥胖	以多发性皮下脂肪瘤为主要临床特征，脂肪瘤呈对称性分布，有疼痛。多为绝经后妇女，除绝经较早、性功能减退较早外，并无其他特殊表现
皮质醇增多症	绝大多数病例有向心性肥胖，多数有高血压、皮肤紫纹，主要分布在下腹及股。女性常出现闭经及月经过少，男性可有阳痿
甲状腺功能减退症	有典型的臃肿面容，体重增加，黏液性水肿与肥胖并存。其他表现包括皮肤苍白、心率减慢等（原发性甲状腺功能减退者血清 TSH 明显升高，而下丘脑 - 垂体性甲状腺功能减退时血清 TSH 正常或低于正常）
胰岛 β 细胞瘤	产生症状的主要原因是血糖过低，因多食而肥胖。可根据以下三联征确诊：a. 空腹和运动促使低血糖症状发作。b. 发作时血糖低于 2.8mmol/L。c. 供糖后症状迅速缓解
多囊卵巢综合征	有月经异常、月经稀少或闭经，少数可表现为功能性子宫出血。多发生在青春期，为初潮后不规则月经的继续，有时伴痛经。其他表现包括多毛（上唇、下颌、胸、背、小腹正中部、股上部两侧及肛周的毳毛增粗及增多）、痤疮、面部皮脂分泌过多、声音低粗、阴蒂肥大及出现喉结等男性化征象。还可表现不孕、肥胖、卵巢增大及性腺功能减退
药物性肥胖	长期服用避孕药、糖皮质激素和氯丙嗪等药物可致肥胖。但停药一段时间会逐渐恢复
遗传性疾病	较罕见，如 Prader-Willi 综合征、Alstrom 综合征、Laurence-Moon-Biedl 综合征、Carpenter 综合征、Cohen 综合征及 Blount 病，除了肥胖外，有各自特征性体形改变和智力障碍等
睡眠呼吸暂停综合征	参见血压增高章节
高胰岛素血症	肥胖常与高胰岛素血症并存，高胰岛素血症性肥胖者的胰岛素释放量约为正常人的 3 倍，胰岛素有显著的促进脂肪蓄积作用。本病临床表现繁多，常需与癫痫、癔症、精神分裂症、直立性低血压、脑膜炎、脑炎、脑瘤和糖尿病酸中毒、高渗性昏迷、肝性脑病、垂体功能减退症、Addison 病、甲状腺功能减退症、自身免疫性低血糖症、药物性低血糖症、非胰岛素瘤性低血糖症等进行区别
精神因素性肥胖	精神因素常影响食欲，食饵中枢的功能受制于精神状态，当精神过度紧张而交感神经兴奋或肾上腺素能神经受刺激时（尤其是 α 受体占优势），食欲受抑制；当迷走神经兴奋而胰岛素分泌增多时，食欲常亢进。腹内侧核为交感神经中枢，腹中间核为副交感神经中枢，二者在本症发病机制中起重要作用

【相关检查】

（1）病史采集要点：应询问患者以前体重增加或减少的类型，是否有肥胖家族史、甲状腺疾病或糖尿病史，评估患者的进食及运动行为，食欲是否增加，是否规律运动及伴随症状，是否出现视觉异常、声音嘶哑、感觉异常、焦虑或抑郁、反应迟钝、记忆力减退、多尿或口渴，患者是否性功能下降，女性应询问是否月经不规律或在月经期出现体重增加。询问是否有在接受什么药物治疗。此外还应询问肥胖时是否伴有乏力、气短、活动困难。询问家族史肥胖症有无遗传倾向。

（2）体格检查：检查患者的生命体征，身高、体重、腹围、腰围、臀围及皮下脂肪厚度。注意脂肪分布情况呈均匀性、中心性还是向心性。通过测量皮肤皱襞厚度来估计脂肪储存量。注意局部或全身有无水肿以及总体营养状态。检查异常毛发分布、脱发或皮肤干燥等。注意有无满月脸、皮肤紫纹等。检查性器官发育情况。

（3）实验室检查：血脂检查包括胆固醇、三酰甘油、高密度脂蛋白胆固醇及转氨酶测定等。血糖检查包括葡萄糖耐量试验，血胰岛素水平、C－肽测定。相关激素测定：血浆皮质醇、血浆皮质醇节律。血浆 ACTH 测定：24h 尿 17－羟、17－酮、游离皮质醇测定、血管升压素测定、雌二醇、睾酮、FSH、LH 及 T_3、T_4、TSH 等。

（4）辅助检查：腹部 B 超、头颅 CT、心电图、心功能、眼底等检查。

（5）选择性检查。

① 向心性肥胖应做血、尿皮质醇及皮质醇代谢产物测定、地塞米松抑制试验（包括小剂量、大剂量地塞米松抑制试验）。

② 均匀性肥胖应测血浆皮质醇节律及小剂量地塞米松抑制试验。

③ 伴低血糖发作者测定空腹血糖、胰岛素水平，计算胰岛素血糖比值，做胰腺 CT 或选择性胰腺动脉造影。

④ 伴睡眠呼吸暂停者应做呼吸功能及夜间睡眠血氧分压测定。

⑤ 伴性功能障碍者测定性腺激素。

⑥ 疑为垂体病变可做垂体－下丘脑 CT 或 MRI 检查。

⑦ 疑及肾上腺皮质功能亢进者可做血浆皮质醇测定、地塞米松抑制试验、糖耐量试验、肾上腺 CT 等检查。

⑧ 疑为多卵巢综合征可做血浆睾酮、脱氢表雄酮、雌二醇、腹部 B 超、CT 及 HCG 激发试验。

⑨ 疑为胰岛素瘤者可测定血中胰岛素、判断胰岛素释放指数、CT 及动脉造影检查。

⑩ 疑为下丘脑性肥胖可做 GnRH 兴奋试验、头颅 CT 及 MRI 等检查。

⑪ 疑有皮质醇增多症：24h 尿 17－酮和 17－羟皮质类固醇测定两者均增高，尿 17－羟皮质类固醇在 55.2μmol/24h 以上，尤其在 69μmol/24h 以上时诊断意义更大；尿游离皮质醇多在 304nmol/24h 以上；早晨血浆皮质醇浓度高于 552nmol/L，且正常昼夜节律消失。小剂量地塞米松抑制试验不能被抑制。肾上腺皮质增生时血浆 ACTH 浓度增高，肾上腺腺瘤及腺癌则降低。CT 和 MRI 对诊断垂体微腺瘤和肾上腺肿瘤有帮助。

⑫ 影像学检查不仅可以了解有无垂体肿瘤，还可判断有无骨质疏松，有助于本病与单纯性肥胖的鉴别。

第二节　消瘦

恒定的体重在短时间内明显下降或体重较正常标准减少 20% 以上者，称为消瘦（或体重下降）。若消瘦在短期内呈进行性，除有体重下降前后测的体重数值对照外，患者还有明显的衣服变宽，腰带变松，鞋子变大及皮下脂肪减少，肌肉瘦弱，皮肤松弛，骨骼突出等旁证。严重消瘦状态又称恶病质。

【常见病因】

（1）体质性消瘦。

（2）神经、内分泌及代谢性疾病。

① 下丘脑综合征、垂体功能减退症及松果体瘤等。

② 甲状腺功能亢进症、慢性肾上腺皮质功能减退症、糖尿病及嗜铬细胞瘤等。

③ 神经麻痹、延髓性麻痹、重症肌无力症及多发性肌炎及系统性硬化症等。

（3）恶性肿瘤。

（4）慢性感染。

① 结核病、慢性化脓性感染。

② 血吸虫病、寄生虫病及艾滋病。

（5）食物需要增加或消耗过多。

① 生长发育。

② 妊娠、哺乳。

③ 甲状腺功能亢进、长期发热、创面及大手术后等。

（6）消化道疾病。

① 慢性胃肠病：常见于胃及十二指肠溃疡、慢性胃炎、胃肠道肿瘤、慢性结肠炎、慢性肠炎、肠结核及 Crohn 病等。

② 慢性肝、胆、胰腺疾病：如慢性肝炎、肝硬化、肝癌、慢性胆道感染、慢性胰腺炎、胆囊、胰腺炎及胰腺肿瘤等。

③ 慢性炎症性肠病：如慢性肠炎、慢性菌痢、溃疡性结肠炎、肠结核及 Crohn 病等。

④ 小肠大部切除术后、肠疾、盲袢综合征（小肠是食物消化和吸收的主要场所，小肠病变致营养物质吸收障碍而消瘦）等。

⑤ 消化吸收障碍：口腔炎症、溃疡或损伤牙痛、牙龈病变、舌炎、齿槽脓肿、下颌骨骨髓炎和咽、喉、食管肿瘤或结核等。

（7）精神性畏食（神经性畏食）。

（8）药物性消瘦（久服泻药或对胃肠有刺激的药物）。

【诊断线索】

消瘦诊断线索（表 2–101）。

表 2–101 消瘦诊断线索

项目	临床线索	诊断提示
伴随症状	· 伴热量利用增加	甲状腺功能亢进症、焦虑及药物（甲状腺素、苯丙胺）等
	· 伴吸收减少	肠运动亢进症（如类癌综合征）、口炎性腹泻（如胰液缺乏或肠道疾病）等
	· 伴异常丢失	糖尿病、瘘管、小肠寄生虫病等
	· 伴消瘦，但食欲亢进	甲状腺功能亢进症、糖尿病、嗜铬细胞瘤等
	· 青少年伴有发热、盗汗、淋巴结肿大及咳嗽等	结核病
	· 伴身材矮小、肝脾大，去过血吸虫病流行地区者	血吸虫病或其他寄生虫病
	· 伴食欲缺乏、恶心、呕吐、腹泻或吞咽困难等	消化道疾病
	· 伴闭经、产后大出血史	席汉综合征
	· 伴长期发热	结核病、慢性化脓性感染如肝脓肿、传染性疾病、结缔组织病及恶性肿瘤等

续表

项目	临床线索	诊断提示
伴随体征	·伴体重锐减	糖尿病、甲状腺功能亢进症及恶性肿瘤等
	·伴长期发热者	慢性感染、肿瘤、结缔组织病、甲状腺功能亢进及嗜铬细胞瘤等
	·伴高血压（阵发性或持续性）、向心性肥胖等	嗜铬细胞瘤
	·伴皮肤色素减少，毛发脱落以阴毛、腋毛更明显，皮肤苍白、干燥、无光泽且生殖器萎缩，女性乳房萎缩	腺垂体功能减退
	·伴皮肤色素沉着，以皮肤暴露部位、受压及摩擦部位、乳头及乳晕、会阴部、腹白线等处明显	肾上腺皮质功能不全
	·伴皮肤温暖、潮湿多汗，震颤，心率加快等	甲状腺功能亢进
	·伴发作性哮喘、皮肤潮红、三尖瓣杂音及肝大等	类癌综合征
	·伴皮肤紫斑、出血点淋巴结肿大等	血液病、恶性肿瘤等
	·伴局部淋巴结肿大	淋巴结核、恶性肿瘤等

【诊断思维】

（1）消瘦诊断思维（表2-102）。

表2-102　消瘦诊断思维

项目	诊断思维
消瘦	·由食物摄入不足引起的消瘦应注意：a. 是否由进食或吞咽困难引起的消瘦。b. 是否为畏食或食欲减退引起的消瘦。c. 是否有长期发热、运动过量、长期失眠等可因能量消耗过度而引起的消瘦
	·由食物消化、吸收、利用障碍及营养物质丢失所致的消瘦需注意以下方面。a. 糖尿病因大量葡萄糖经尿中排出而消瘦。慢性肾炎患者大量蛋白尿时致低蛋白血症，其消瘦常被水肿掩盖；大面积烧伤时皮肤大面积糜烂，创面有大量血浆渗出，致能量损失。b. 慢性感染：如结核病、血吸虫病、伤寒、慢性化脓性感染等引起食欲下降，发热增加了能量消耗。艾滋病患者首发症状是消瘦、乏力及发热。c. 癌性消瘦：消瘦常为恶性肿瘤的主要表现之一。引起消瘦的原因可能与食欲下降、肿瘤的迅速生长消耗能量（肿瘤继发感染、出血或渗出等可使中晚期恶性肿瘤患者更加消瘦）等有关。d. 药物性消瘦：如长期使用各种抗生素、磺胺药治疗各种感染性疾病时可导致消瘦；长期应用氨茶碱、对氨基水杨酸、氯化铵及雌激素等可致上腹部胀满及食欲减退；甲状腺素、苯丙胺等可使代谢率明显增加；长期应用泻药影响肠道吸收功能可致消瘦
	·消瘦反映了食物摄入减少、食物吸收减少或代谢需要量增加，或上述三者的结合；消瘦也可由以下阻止食物摄入因素引起，如口部的损伤性疼痛、不合适的假牙、牙齿缺失或过度运动等
	·体重减轻可能是一些慢性疾病如心力衰竭、肾脏疾病的晚期体征，通常起因于食欲减退
	·单纯性消瘦包括体质性消瘦和外源性消瘦。体质性消瘦主要为非渐进性消瘦，具有一定的遗传性。外源性消瘦通常受饮食、生活习惯和心理等各方面因素的影响。食物摄入量不足、偏食、畏食、漏餐、生活不规律和缺乏锻炼等饮食生活习惯及工作压力大、精神紧张和过度疲劳等心理因素都是导致外源性消瘦的原因。单纯性上半身消瘦型是进行性脂肪营养不良的一个表现类型。进行性脂肪营养不良是罕见的以脂肪组织代谢障碍为特征的自主神经系统疾病，临床及组织学特点为双侧分布基本对称的、边界清楚的、皮下脂肪组织缓慢进行性萎缩或消失，有时可合并局限性脂肪组织增生、肥大
	·除了正常人为了减轻体重强制自己限制热量摄入外，凡通过病史或体格检查发现的体重减轻，均应考虑可能是疾病或身体机能紊乱的一种主要表现，如果消瘦并非呈进行性，且生活状态正常、精力充沛而有力者，则多为体质性消瘦，本病常有家族史，无任何其他阳性发现
	·在诊断要注意：a. 患者提供的消瘦或体重减轻是否确切；b. 食欲或摄食是否有很大的变化；c. 有无胃肠道功能紊乱和大便习惯改变的证据；d. 是否有多尿、夜尿及口渴等临床表现；e. 体重下降的幅度可以反映原发病的严重性或病变存在的时间；f. 消瘦的中老年人是否有骨质疏松的症状；g. 消瘦的青年人是否有肠胃疾病；h. 消瘦的女性易出现月经紊乱和闭经；i. 消瘦的儿童则有营养不良和智力发育的问题

续表

项目	诊断思维
消瘦	・大多数慢性消化道疾病，尤其是伴有长期呕吐、腹泻或摄入不足者，均可出现程度不同的消瘦，若消瘦严重者，常提示是恶性肿瘤或慢性消耗性疾病的晚期；若伴有明显的消化道症状通常由系统性疾病所引起，故必须警惕那些表面看上去是原发性胃肠道功能紊乱，而实际上是反映了深部感染、肝肾或心肺病变的症状
	・重要脏器病变也常引起消瘦：a. 如各种原因的心力衰竭和呼吸系统疾病常因组织严重缺血、缺氧及细胞新陈代谢减退等因素，使患者常有明显畏食而导致体型骨瘦如柴。b. 晚期肝脏疾病，如肝硬化、慢性活动性肝炎等，参与消瘦因素有肝脏代谢失常或因门静脉高压引起胃肠道淤血水肿，导致明显摄入不足；肝脏内血浆蛋白、氨基酸等合成减少及如有腹水穿刺放液时，引起大量蛋白质丢失等引起显著消瘦；c. 尿毒症时，畏食、恶心、呕吐等极为常见，均可引起消瘦；d. 其他较长时间的恶心、呕吐，如妊娠中毒症或中枢神经系统病等均可引起消瘦
	・在任何时候，中年以上不明原因进行性消瘦者，应高度怀疑或除外肿瘤可能。对青年人而言，应更多考虑结核病或甲状腺功能亢进症等疾病。对已伴有多尿、夜尿、口渴、畏食和体重减轻者，除考虑糖尿病外，切勿忽略尿崩症、慢性肾脏疾病以及可引起高钙血症或低钾血症的疾病
	・如患者体重减轻已对其造成负面影响，应接受心理咨询。如患者患有慢性疾病，肠外营养或管饲有助于维持足够的营养以及预防水肿、愈合不良、肌萎缩。计算其每天热卡摄入量，并每周称体重，咨询营养学家为其制定一个合适的可提供足够热量的食谱
	・一些老年患者出现轻度的逐渐的体重减轻是由于身体成分改变（如身高减低、瘦体质）和基本代谢率下降导致的能量需要下降，但迅速体重减轻则提示是器质性病变，其他非病理的引起体重减轻的原因包括牙齿缺失、咀嚼困难及社会隔离等，酗酒等也是消瘦的常见原因
	・当下丘脑发生病变（如脑膜炎，脑炎后、创面及肿瘤等）时，如腹内侧核受到破坏，则腹中间核功能相对亢进而贪食无厌，引起肥胖；反之，当腹中间核遭破坏，则腹内侧核功能相对亢进而畏食，引起消瘦
	・我国南方水田较多，农民或渔民反复接触血吸虫尾蚴污染的疫水，感染血吸虫病；牧区接触牛羊、畜舍可能感染包猪囊尾蚴病、猪囊尾蚴病；钩虫病和蛔虫病以农村多见，严重感染时可引起腹泻、消化功能紊乱、营养不良；生食或食用未烧熟的鱼、虾、蟹等可感染华支睾吸虫病；生食溪蟹或蝲蛄易感染卫氏并殖吸虫病；生食或食用未烧熟的牛肉、猪肉易感染绦虫病等，均为消瘦的常见原因

（2）并发症。

① 营养不良或贫血（多为小细胞性或缺铁性）。

② 维生素及微量元素缺乏 。

③ 易合并感染。

④ 自发性低血糖等。

（3）消瘦诊断程序（图 2–24）。

【疾病特点与表现】

（1）内分泌疾病。

① 垂体功能减退症：产后大出血引起者称为席汉综合征。起病缓慢，常先有性腺萎缩，如产后无乳、闭经、毛发脱落（以腋毛和阴毛明显）、性欲减退或消失及生殖器萎缩等。继而发生甲状腺和肾上腺功能减退，表现为食欲减退、消瘦、乏力、怕冷、血压下降、脉搏减慢、皮肤薄而光滑和苍白、精神抑郁及淡漠等。严重者可发生低血糖、昏迷和休克等。垂体肿瘤所致者常伴头痛、偏盲等症状。

② 尿崩症：是指血管升压素（ADH）分泌不足（垂体性尿崩症）或肾脏对血管升压素反应缺陷（肾性尿崩症）而引起的症群。垂体性尿崩症原因中有不明性（称原发性）、遗传性（家族性）尿崩症及继发性（常见病因为肿瘤，如颅咽管瘤、垂体瘤及松果体瘤等）。

③ 原发性慢性肾上腺皮质功能减退症：由肾上腺萎缩（自身免疫）和结核引起，主要表现有皮肤和黏膜色素沉着、消瘦、乏力、食欲明显减退、恶心及血压低。

④ 甲状腺功能亢进症（简称甲亢）：典型甲状腺功能亢进症有突眼、甲状腺肿大伴血管杂音、多食、怕热、多汗、心悸，排便次数多及体重锐减等，诊断多无困难。淡漠型甲状腺功能亢进症无多食及神经、心血管兴奋表现，仅有恶病质、食欲缺乏或心房颤动、心力衰竭及低热等。本病需与表 2-103 列出的不同类型的甲亢进行鉴别。

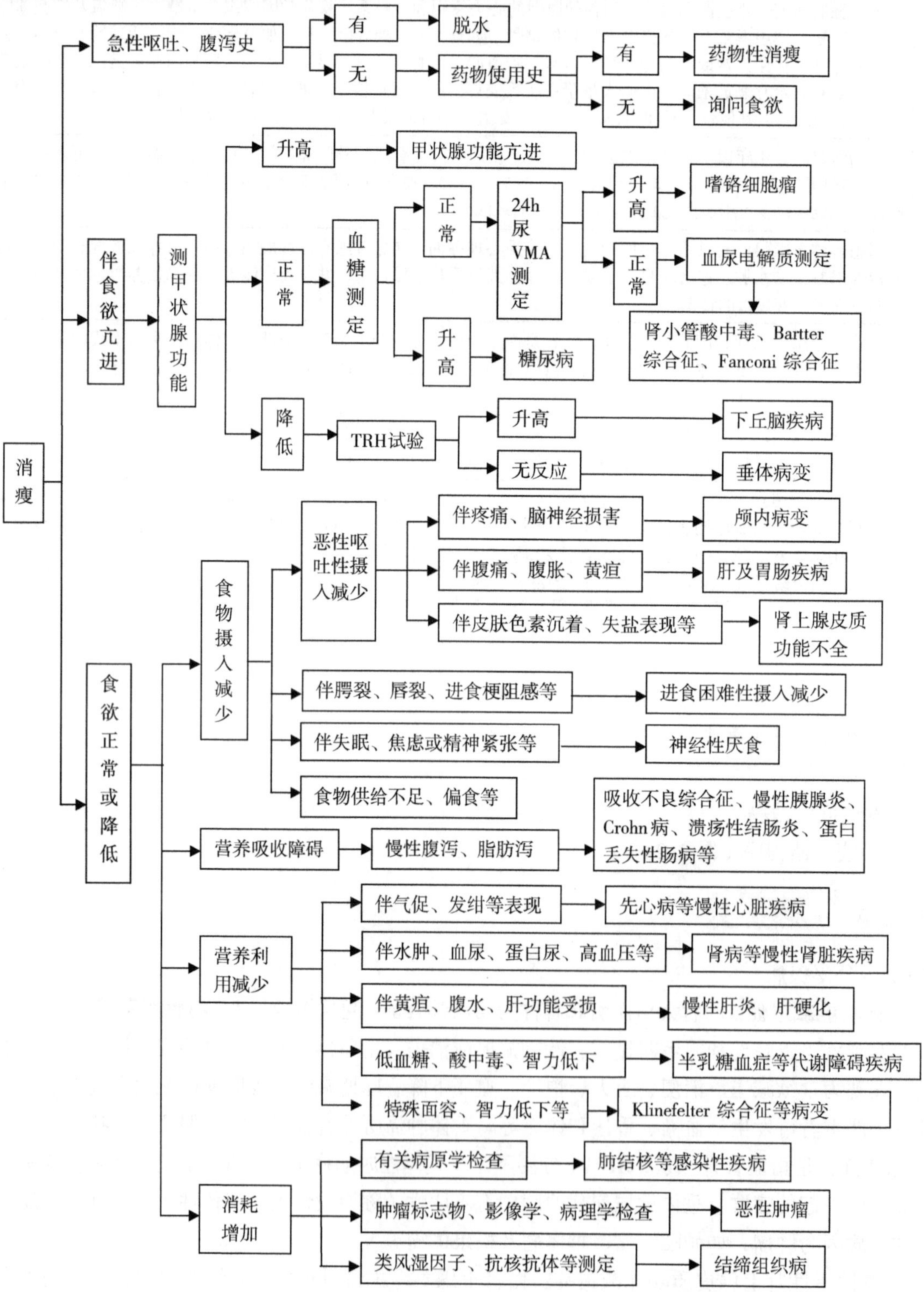

图 2-24　消瘦诊断程序

表 2-103　甲状腺功能亢进症的鉴别诊断

疾病	甲状腺肿	急性甲状腺炎	亚急性甲状腺炎	桥本病	甲状腺癌	甲状腺瘤
病因	缺碘	细菌感染	病毒感染	自身免疫	不明	不明
年龄	青壮年	任何年龄	多见于青壮年	中老年	20～60 岁	青壮年
性别	女＞男	无差别	女＞男	女性占 90%	女＞男	女＞男
主要症状	甲状腺肿大 + 压迫症状	与感染相关的症状	多发生于上感后，发热、咽喉及颈部疼痛	缓慢起病，甲状腺肿大 + 压迫症状 + 甲减	肿块迅速肿大 + 压迫症状 + 消瘦 + 转移	单发肿块
体征	结节状，无痛，无粘连	波动感，局部压痛	单侧或双侧肿大，光滑，压痛	肿块对称，质硬，压痛少见	肿块不规则，粘连，固定，无痛及淋巴结肿大	圆韧，光滑，可活动，无痛，无粘连

⑤ 嗜铬细胞瘤：发生于肾上腺髓质、交感神经节或其他部位嗜铬组织的肿瘤。由于本病阵发性或持续性分泌儿茶酚胺，引起阵发性或持续性高血压、头痛、出汗、代谢紊乱症群、基础代谢率增高（甲状腺功能亢进症群）及体重减轻等。

⑥ 糖尿病：尽管饮食量增加，但依然出现体重下降，包括多饮、多尿及夜尿、虚弱及疲劳等。

（2）引起消瘦的常见疾病。

① 体质性消瘦：为非进行性，常有家族史，无病因可查。

② 食管炎：因疼痛常导致暂时性避免进食，若长期影响可出现体重减轻。其他表现包括口腔及前胸剧痛伴随有唾液分泌亢进、吞咽困难及呕血。如发生狭窄，常发生吞咽困难，体重可迅速减轻。

③ 慢性胃肠炎：本病吸收不良和脱水可引起体重减轻。体重减轻可能快速发生在急性病毒感染或逐渐发生在寄生虫感染中。其他体征包括皮肤紧张度差、黏膜干燥、腹痛、肠鸣音亢进、恶心、呕吐、发热及全身乏力等。

④ 下丘脑综合征：多种因素致下丘脑损伤，腹中间核食饵中枢（嗜食中枢）损害，则腹内侧核饱觉中枢（畏食中枢）相对兴奋而拒食或畏食，导致消瘦。

⑤ 溃疡性结肠炎：体重减轻是本病晚期体征，以黏液脓血便为特征，其他表现包括虚弱、痉挛性下腹痛、肠鸣音亢进、里急后重、食欲减退及低热，少数可伴恶心及呕吐，晚期可发生便秘。暴发性肠炎可引起高热、心动过速、顽固腹痛和腹泻等。

⑥ 肺结核：体重逐渐减轻，常伴疲劳、食欲减退、盗汗及低热等结核中毒症状，其他临床表现包括咯血、咳痰、呼吸困难及胸痛等。

⑦ 肿瘤：体重减轻晚期肿瘤的共同表现，可表现为疲劳、疼痛、恶心、呕吐、食欲减退、异常出血及身体某部位可触及肿块。

⑧ Crohn 病：本病体重减轻常伴慢性痉挛性腹痛及食欲减退。其他表现包括腹泻、恶心、发热、心动过速、肠鸣音亢进、腹胀、压痛及腹壁紧张。左下腹或右下腹 1/4 处常可触及肿块。

⑨ 口腔炎：由于口腔黏膜炎症（通常为局部发红、肿胀及溃疡）引起进食减少可导致体重减轻。其他表现包括发热、流涎、全身乏力、口腔疼痛、食欲减退以及牙龈肿胀及出血等。

⑩ Whipple 病：本病可引起进行性体重减轻及腹痛、腹泻、脂肪泻、关节痛、发热、色素过度沉着、淋巴结病及脾肿大。

⑪ 隐孢子虫病：这种机会性原虫感染可引起大量水泻、腹部痉挛、肠胃胀气、食欲减退、恶心、呕吐、全身乏力、发热以及肌痛，从而导致体重减轻。

⑫ 神经性（精神性）畏食：多见于青年女性，有精神因素作为诱因，表现有情绪紊乱，恐惧肥胖而拒绝饮食。长期拒食可导致热量－蛋白质营养不足，体重迅速下降，甚至出现恶病质。其他表现包括心动过缓、体温降低。但无毛发脱落。第二性征发育正常，女性可有闭经，营养状态恢复后性腺功能可恢复正常。

⑬ 抑郁症：严重抑郁症可以引起体重减轻或体重增加，其他表现包括失眠或睡眠过度、食欲减退、情感淡漠、疲劳、无价值感及优柔寡断等，少数有自杀倾向，甚至付诸行动。

⑭ 营养不良性消瘦：多见于婴幼儿，缺乏能量或蛋白质。主要表现体重减轻、消瘦、皮下脂肪消失、生长迟缓、水肿及各系统器官功能减退等。同时伴有维生素缺乏、贫血及免疫力低下等表现。

⑮ 肝硬化及慢性肝病：常有黄疸、蜘蛛痣、肝掌、肝脏质地改变及脾大等表现，严重时可有腹水和下肢水肿等。

⑯ 艾滋病（AIDS）：本病为获得性免疫缺陷综合征的简称，是由人免疫缺陷病毒（HIV）引起的一种严重传染病。主要通过性接触、输血、应用血制品、不洁注射及母婴传播等。感染后无症状期平均为10年，短者仅1～2年后表现为艾滋病相关综合征（ARC）或直接进入艾滋病期。其他表现包括体重减轻、乏力、淋巴结肿大、发热和腹泻等。

⑰ 结节性多动脉炎：本病可以明显消瘦，其他表现包括高血压、网状青斑、肌无力及肝肾功能损害，男性常伴有睾丸疼痛。

【相关检查】

（1）病史采集要点。

① 询问消瘦开始的时间，是否与节食有关，若有，节食有多长时间，是依靠什么维持能量来源的，体重的降低是否由热量摄入不足所致。

② 与诊断和鉴别诊断相关的临床症状，如长期发热、心悸、恶心、呕吐、烦渴、腹泻及多尿等。

③ 询问现有及既往疾病包括慢性感染性疾病、消化道疾病、内分泌性疾病、肿瘤及腹部手术史等。是否离婚或与失恋，是否换了工作等。

④ 了解用药史，尤其是缓泻剂。

⑤ 精神状况是否良好，有无烟酒嗜好、性接触史等，男性同性恋者是否有吸毒或用麻醉药史。家族中有无体型消瘦者，是否有内分泌疾病或恶性肿瘤等疾病。

（2）体格检查。

① 仔细测量身高和体重，检查生命体征，并记录其全身状态。

② 收集是否有营养不良的临床体征，如衣服是否合身、肌肉消耗情况及皮肤湿度、紧张度、苍白、黄疸、异常色素沉着（特别是在关节周围）及皮肤紫纹等。口腔包括牙齿情况或义齿，寻找口腔顶部感染或刺激的体征。

③ 检查有无面容虚肿、精神萎靡、毛发稀疏、少动懒言、心动过缓、血压偏低、第二性征消失。检查眼睛是否有突眼、震颤及甲状腺肿大。有无浅表淋巴结及锁骨上淋巴结肿大，是否有颈部肿胀，听诊肺部是否有啰音，腹部视诊是否有消瘦体征，触诊是否有肿块、压痛及肝大。检查双下肢水肿及神经系统有无异常。

（3）实验室检查。

① 明确有无慢性感染的实验室依据，尤其注意常易被忽略的寄生虫感染。

② 寻找营养不良的实验室依据，如前清蛋白、清蛋白及血脂等。

③ 获取与脏器实质性病变及肿瘤相关的实验室检查。

④ 提供与内分泌疾病诊断的实验室依据，如糖尿病、肾上腺皮质功能不全及甲亢等。

（4）辅助检查。

头颅（蝶鞍）X 片、钡餐、钡灌肠等检查，B 超、内镜、放射性核素扫描、CT、MRI 及单光子发射计算机断层成像术等对结核病、恶性肿瘤等疾病具有重要意义。

（5）选择性检查。

① 疑有垂体病变者，应做甲状腺、肾上腺及性腺功能测定。

② 疑有败血症者，应做血、尿、粪细菌培养及血降钙素原。

③ 疑有血液系统肿瘤者，应做骨髓检查、淋巴结活检、肿瘤相关抗原检查。

④ 疑有结核病应检查血沉、胸片、结核菌及结核抗体等检查。

⑤ 疑有内分泌疾病应测定甲状腺、肾上腺皮质功能及儿茶酚胺类物质等。

⑥ 疑有糖尿病应检查空腹血糖、糖耐量试验及糖化血红蛋白等。

⑦ 贫血应注意恶性肿瘤、白血病、再生障碍性贫血、慢性感染性疾病。

⑧ 白细胞增多常提示各种细菌感染、白血病及类白血病反应等。

⑨ 白细胞减少应想到再生障碍性贫血、粒细胞缺乏症、伤寒、系统性红斑狼疮及肝硬化等。

⑩ 血小板减少应想到白血病、再生障碍性贫血等。

⑪ 血沉加快并无特异诊断意义，但有敏感性。特别注意寻找恶性肿瘤、肺结核或肺外结核及结缔组织病等。

第四章

面容与表情异常

面容表情是正常人表情自如，神态舒展，当某些疾病困扰或疾病发展到一定程度时可出现某些特征性面部表情，临床上有许多疾病可以影响患者的面容与表情，尤其当某些疾病使患者呈现一种具有特征性的面容与表情时，则有助于临床诊断。

【常见病因】

许多疾病都有自身特殊的面容表现，具体见下列诊断线索。

【诊断线索】

面容与表情异常（表 2-104）。

表 2-104　面容与表情异常

项目	表现	诊断提示
常见疾病面容	·急性病面容（潮红、呼吸急促、表情痛苦及烦躁不安等）	大叶性肺炎、疟疾等
	·慢性病面容（面容憔悴、面色苍白、目光暗淡及神疲力乏等）	恶性肿瘤、慢性肝炎、肝硬化、结核病等
	·贫血面容（面色苍白、唇舌色淡、神疲乏力、心慌气短等）	贫血
	·甲亢面容（眼球凸出、眼裂开大、目光惊恐及震颤等）	甲状腺功能亢进
	·甲减黏液性水肿面容（面色枯黄或苍白、目光呆滞、颜面水肿、唇厚舌大、头发稀疏干枯、眉毛外 1/3 脱落等）	去睾症、垂体功能减退症
	·二尖瓣面容（面部水肿、面颊暗红及口唇青紫）	风湿性心脏病
	·结核面容（颊红如胭脂及消瘦、儿童常有眼睫毛纤长）	肺结核活动期
	·满月脸（脸面红胖、圆似满月、双眉粗浓、毳毛增多及痤疮）	肾上腺皮质功能亢进、长期使用促肾上腺皮质激素
	·面具脸（面部肌肉僵硬、少眨眼、双眼转动减少及表情呆板等）	帕金森病、硬皮病
	·病危面容（面容枯槁、面色苍白或铅灰、表情淡漠及目态失神等）	大出血、严重休克及脱水等
	·麻疹面容（结膜充血、眼分泌物增多、鼻阻塞、发热及皮疹等）	麻疹
	·肝病面容（面色灰暗、黄疸、面部可见毛细血管扩张及蜘蛛痣等）	肝硬化、慢性肝炎
	·肾病性面容（面色苍白及水肿貌、球结膜水肿）	肾病综合征
	·脱水面容（眼窝下陷、鼻梁瘦削突出、颧弓隆起清晰可见）	失水
	·伤寒面容（表情淡漠、反应迟钝、少气懒言）	伤寒、脑脊髓膜炎及脑炎等
	·猩红热面容（面部充血潮红、口鼻周围肤色明显苍白）	猩红热
	·面神经麻痹面容（出现该侧鼻唇沟变浅、口角向下垂、示齿动作时口角歪向健侧）（除口角歪斜外，出现该侧额纹消失、上眼睑下垂及不能皱眉等）	中枢性面神经麻痹、周围性面瘫

续表

项目	表现	诊断提示
常见疾病面容	·脑瘫面容（两眼有不同程度的斜视、表情呆板、流涎）	新生儿缺氧缺血性脑病后遗症
	·酒醉貌（面、颈及胸部充血、抓痕样出血点、结膜充血及水肿等）	流行性出血热
	·肢端肥大症面容（下颌面前突、唇厚、颧部突出及耳鼻增大等）	肢端肥大症
少见特殊面容	·呆小症面容（面容愚笨、反应迟钝、头大、额短、鼻梁下陷、两眉间短宽、舌厚而大、常外伸及流涎）	克汀病
	·狮面（面部结节与斑块、毛发脱落、形似“狮面”）	瘤型麻风
	·肌病面容（双眼睁闭不能、不能皱额、唇厚突出及不能闭口等）	肌营养不良症、重症肌无力
	·先天愚型面容（眼外眦高、眼裂向外上方倾斜、目光呆滞及塌鼻）	21-三体综合征（Down 综合征）
	·苦（痉）笑面容（面目惊恐、牙关紧闭、面肌抽搐、呈苦笑状）	破伤风
	·地中海贫血面容（额部隆起、颧骨突出、鼻梁凹陷、唇厚及眼距宽等）	地中海贫血
	·早老症面容（童年表现老人面貌）	Hutchinson-Gilford 早老症
	·一侧痉挛面容（一侧面部肌肉抽搐、眨眼痉挛或口角抽搐等）	面神经瘫痪后遗症
	·腺样体面容（颌骨变长、腭骨高拱、牙列不齐、唇厚及痴呆面容等）	腺样体增生
	·假笑面容（焦虑神态嘴角在笑、眼睛毫无快乐光芒、像装出来假笑）	抑郁症
	·强笑面容（患者笑得勉强、但不由自主、不能克制）	弥漫性大脑动脉硬化症
	·眼球突出、巩膜呈蓝色、斜视、鼻梁宽、外耳畸形及腭高呈弓状等	Rubinstein-Taybi 综合征

【诊断思维】

（1）面容与表情异常诊断思维（表 2-105）。

表 2-105　面容与表情异常诊断思维

项目	诊断思维
面容与表情异常	·人的面部肌肉及血运十分丰富，十二对脑神经集中在此。健康人表情自然，神态安怡，各组织器官比例适中，分布合理。当机体患病时，则会因病痛困扰，当疾病发展到一定程度时，会出现一些特征性的面容与表情。面容与表情的异常对某些疾病诊断提供了重要线索
	·面容与表情是否在某个疾病中出现和许多因素有关，如年龄大小，性别差异，肤色深浅，病程始末，病情轻重及治疗迟早等。当某种疾病受上述一种或几种因素的影响，尚未表现出特有面容与表情时，切勿以此作为除外该病的主要依据
	·虽然有些面容改变对某种疾病诊断并不具有显著特异性，如慢性病容可见于各种慢性疾病，但呈现这种面容至少可以考虑疾病是处于慢性或迁延的状态中。如肾功衰竭患者就诊时，临床上必须要做出是急性或慢性肾衰鉴别。如患者呈现典型的慢性病容则常提示慢性肾衰的可能性较大，反之亦然
	·有时临床上借用表情的改变，判断意识障碍的轻重或存在与否，即给予适度疼痛刺激，观察患者是否产生痛苦表情作为判断的重要依据之一
	·对面容异常诊断思维主要建立在临床多看、多实践、多总结，有些可能是书本上未涉及

（2）面神经瘫痪分型及特点（表 2-106）。

表 2-106　面神经瘫痪分型及特点

分型及特点	周围性面瘫	中枢性面瘫
病变部位	下运动神经元	上运动神经元
面瘫范围	一侧全面瘫痪	眼裂以下面肌瘫痪
额纹	消失	存在
闭眼	不能	正常
味觉	可有障碍	正常
神经系统定位体征	无	常有
电变性反应	有	无

（3）面神经瘫痪分级标准（对预后判断具有重要意义，常采用 House-Brackmann 分级标准，见表 2-107）。

表 2-107　面神经瘫痪分级标准

分级	观察项目
正常	面部各部位运动功能均正常
轻度功能障碍	·检查见轻度无力，可能有轻度的连带运动 ·静止状态：面部对称，肌张力正常 ·运动状态：额部－中度至良好；眼部－用最小力量完全闭眼；口部－轻度不对称
中度功能障碍	·检查两侧明显差异，但不影响外观，明显可见但不严重的连带运动、痉挛和（或）一侧面肌抽搐 ·静止状态：面部－对称、肌张力正常 ·运动状态：额部－轻度至中度运动；眼部－用力能完全闭合眼睑；口部－用最大力量仍有轻度无力
中度严重功能障碍	·检查明显无力和（或）影响外观的不对称 ·静止：面部对称，肌张力正常 ·运动：额部－无运动；眼部－不能完全闭合；口部－用最大力量仍不对称
严重功能障碍	·检查可见微弱运动 ·静止状态：不对称 ·运动状态：额部－无运动；眼部－闭合不完全；口部－仅有轻微运动
完全麻痹	·无运动

（4）周围性面瘫诊断程序（图 2-25）。

【疾病特点与表现】

（1）下列面容异常，若能早发现、早治疗，其预后完全不同。

① 腺样体面容：是指由于腺样体肥大导致面骨发育发生障碍、颌骨变长、腭骨高拱、牙列不齐、上切牙突出、唇厚及缺乏表情等，也可成为“痴呆面容”，一旦形成，难以恢复。其他表现包括打呼噜、呛咳、胸闷及张口呼吸。常见原因多为炎症所致（如急慢性鼻炎、扁桃体炎、流行性感冒等反复发作、使腺样体发生病理性增生）。

② 克汀病（呆小症）面容：由于甲状腺功能减退症，面部五官发育落后，严重者呈胚胎期样面容。典型的面容包括有头大、额短、脸方、眼裂呈水平状、眼距宽。塌鼻梁、鼻翼肥厚、鼻孔朝前、唇厚舌方及流涎等。其他表现包括耳大、耳壳及鼻软骨软、头发稀疏、皮肤干燥、表情呆滞或呈愚相。

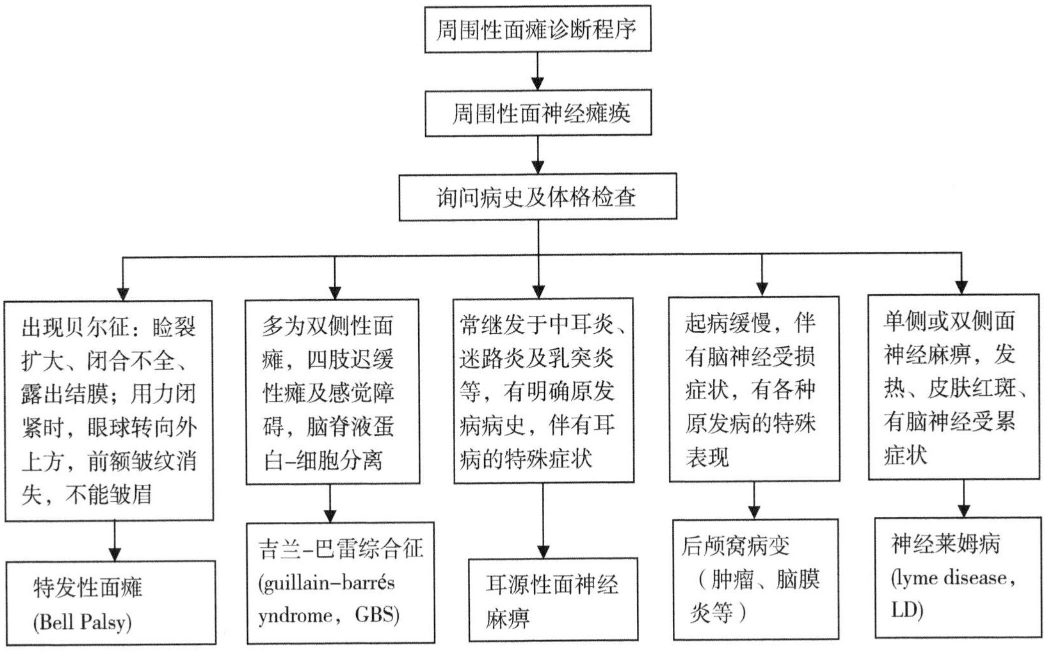

以上疾病均可导致的病变为：a. 感染性病变，如耳部带状疱疹、脑膜炎、腮腺炎、猩红热及疟疾。b. 外伤颅底骨折、面部外伤。c. 中毒，如酒精中毒。d. 代谢障碍，如糖尿病、维生素缺乏。e. 血管机能不全。f. 先天性面神经核发育不全等均可引起周围性面瘫。

图 2-25　周围性面瘫诊断治疗

（2）引起表情淡漠的疾病。

① 伤寒：临床上以表情淡漠、持续高热、相对脉缓、特征性中毒症状，脾大、玫瑰疹与白细胞减少等为特征。肠道病变多在回肠末段与回盲部，右下腹可有轻度压痛。

② 肠伤寒穿孔：本病多发于夏、秋季，呈表情淡漠、反应迟钝或无欲貌，多有耳鸣和听力下降。严重者可有谵妄、昏迷或出现脑膜刺激征。其他表现包括高热及腹膜炎等。

③ 单发脑梗死性痴呆：本病表现与梗死部位不同而各异（表 2-108）。

表 2-108　单发脑梗死性痴呆的临床表现

疾病	临床表现
单发脑梗死性痴呆	常有局灶性定位体征，如偏瘫、锥体束征、偏身感觉障碍、感觉过度、失读、失写、失认和失算；认知功能障碍，如反应迟钝、记忆力和计算力减退、表情淡漠及寡言少语 其他表现包括不能继续以往熟悉的工作和正常交往，不认家门、穿错衣裤和尿便失禁等，最终生活不能自理
大脑中动脉主干闭塞	大面积脑梗死、脑水肿，甚至脑疝形成
基底动脉主干闭塞	严重意识障碍和四肢瘫
角回梗死	出现失语、失读（可伴失写）、记忆障碍和运动障碍等
大脑后动脉丘脑穿通动脉闭塞	上中脑、丘脑旁中央部分（内侧核群及大部分背内侧核）损害，出现严重记忆丧失和痴呆、眼球垂直、注视困难及其他中脑和脑桥症状；丘脑性痴呆以精神症状为主，如遗忘症、情绪异常和嗜睡等

④ 多发脑梗死性痴呆：临床表现无特异性，常有多次缺血性脑卒中病史。表现中枢性面瘫、偏瘫、偏身感觉障碍、肌张力增高、锥体束征、假性延髓麻痹、感觉过度和尿便失禁等。其他表现包括认知功能障碍，如近期记忆力和计算力减退、表情淡漠、焦虑、少语、抑郁或欣快等。

⑤ 成人 T 细胞白血病：急性型主要是迅速进展的皮肤损害、高钙血症，或两者并存。常表现乏力、表情淡漠、精神错乱、多尿及烦渴等。皮肤损害多样性，如散在分布的瘤块、融合的小结节、斑块、丘

疹或非特异性红斑等。

⑥ 低钾血症：本病可以出现表情淡漠，典型表现是四肢麻木及肌肉无力，发作以晚间及劳累后较多，受累肌肉以四肢最常见，头颈部肌肉一般不受累。若累及呼吸肌可出现呼吸困难。

⑦ 淡漠型甲状腺功能亢进症：表现身体衰弱、乏力、倦怠、神情淡漠或抑郁等，本病多见于老年人。

⑧ 蛋白质 - 能量营养不良：常有表情淡漠、反应迟钝，还出现多种维生素缺乏及各种并发症，如口角炎、角膜软化及紫癜等。其他表现包括食欲不佳、外形消瘦或拒食等。

⑨ 额叶肿瘤：主要表现为智能障碍、表情淡漠、对周围事物漠不关心、不知整洁及生活懒散等。随着病情的逐渐发展，思维和综合能力明显丧失，远近记忆力均渐消失，丧失自知力和判断力，出现对时间和地点的定向力障碍。

⑩ 海绵窦血栓：本病出现表情淡漠，鼻根部及耳后乳突部水肿为海绵窦血栓的特有体征。其他表现包括高热、头痛、恶心、呕吐或昏迷，局部表现有眼球突出、球结膜及眼睑水肿、淤血或水肿及耳后乳突水肿等。由于窦内神经受压迫可引起瞳孔散大、直接和间接光反应消失、眼外肌麻痹、眼球固定、角膜知觉消失及三叉神经第一支分布区的疼痛等。

⑪ 低镁血症：早期表现有表情淡漠、畏食、恶心呕吐、神经衰弱及淡漠、记忆力减退、精神紧张、易激动、神志不清、烦躁不安及手足徐动症等，严重低镁血症可有癫痫样发作。

（3）周围性面瘫疾病的病因及特点（表 2-109）。

表 2-109　周围性面瘫的病因及特点

疾病			临床特点
周围性面瘫	急性起病	面神经炎	多表现为病侧面部表情肌瘫痪，前额皱纹消失、眼裂扩大、鼻唇沟平坦、口角下垂。在微笑或露齿动作时，口角下坠及面部歪斜更为明显。病侧不能做皱额、蹙眉、闭目、鼓气和噘嘴等动作。鼓腮和吹口哨时，因患侧口唇不能闭合而漏气。部分可有舌前 2/3 味觉障碍及听觉过敏等
		中耳炎	本病可并发面神经麻痹及迷路炎，其他表现包括耳痛、流脓。小儿全身症状比成人明显，可有发热、呕吐等。严重的并发症有颅内并发症，如脑膜炎、脑脓肿等
		乳突炎	常继发于中耳炎，多为上呼吸道病毒感染所致，儿童多见。常表现耳痛、乳突部皮肤肿胀、潮红、鼓窦外侧壁及乳突尖明显压痛、骨性外耳道后上壁红肿及塌陷等
		急性感染性多发性神经炎	又称吉兰 - 巴雷综合征。特点为迟缓性软瘫，伴手袜套感觉障碍。约半数患者有颅神经损害，多以舌咽、迷走和一侧或两侧面神经的周围性瘫痪，其次是动眼、滑车、展神经
		白喉	典型症状咽痛、扁桃体充血、可见假膜，伴发神经系统受累时可出现头痛、说话有鼻音、吞咽发呛、面瘫、斜视及睑下垂等
		莱姆病（Lyme病）	是感染蜱咬伤后发病，常多系统、多器官受累，临床表现复杂。其中面神经麻痹最为常见，多是单侧受累，少数为双侧受累，常导致暴露性角膜炎；Ⅲ、Ⅳ、Ⅵ脑神经麻痹可致复视等。其他表现包括 Horner 综合征、埃迪瞳孔、瞳孔开大、眼眶炎症、眼外肌肿等
		颅底脑膜炎	本病可合并有面神经瘫痪，其他表现包括头痛、张口困难、饮水呛咳及说话不清等
		颅底骨折	出现面瘫常提示颅底颅中窝骨折，常伴脑脊液鼻漏和（或）颅内积气；脑脊液耳漏；引起颈内动脉海绵窦瘘可出现搏动性突眼、结合膜淤血水肿，或颈内动脉假性动脉瘤而引起大量鼻出血或耳出血；以Ⅶ、Ⅷ脑神经损害引起听力障碍和周围性面瘫常见
	慢性起病	颅底肿瘤	常见有视神经和视交叉部胶质瘤、垂体腺瘤、颅咽管瘤、鞍上生殖细胞瘤、脑膜瘤、颞下窝肿瘤、蝶窦肿瘤、中耳癌及胆脂瘤等。常表现脑神经麻痹，如面神经痛、面部麻木、感觉减退及面瘫，其他表现包括视力减退、内分泌紊乱、低体温、嗜睡、尿崩及颅内压增高等
		颅底蛛网膜粘连	出现眩晕、眼球震颤、病灶侧耳聋、耳鸣、周围性面瘫、颜面感觉减退、角膜反射消失及肢体共济失调等。其他表现包括颅内压增高，如头痛、呕吐及视盘水肿等。蛛网膜炎是本病最常见的病因

续表

疾病		临床特点
中枢性面瘫	颅内肿瘤	包括脑实质发生的原发性脑瘤和由身体其他部位转移至颅内的继发性脑瘤。原发性脑瘤可以发生在脑、脑膜、脑垂体、脑神经、脑血管和胚胎残余组织；继发性脑瘤可以来源于呼吸系统、消化系统、泌尿系统和生殖系统的原发性肿瘤，转移途径多为血液循环；出现面瘫常提示颅内肿瘤压迫面神经所致，其他表现包括颅内压增高表现及神经系统定位体征
	高血压脑病	高血压严重者，由于动脉压突发急骤升高会出现脑小动脉痉挛或脑血管调节功能失控，产生严重脑水肿和脑体积增加，即高血压脑病。由于颅内出血和脑水肿，可压迫神经引起面瘫。其他表现包括头晕、视物模糊及眼底出血
	颈内动脉系统闭塞	颈内动脉系统闭塞后引起脑血管痉挛及面神经功能失调而导致面瘫。其他表现包括病灶同侧眼视力减退或失明，对侧肢体瘫痪、感觉障碍、偏盲，主侧半球受累时出现失语。患侧颈内动脉可闻血管收缩期杂音，并出现同侧霍纳综合征

注：颅底蛛网膜炎的常见病因有：a. 中枢神经系统感染，可继发于各种类型的脑膜炎、脑脊髓炎，特别是病毒等感染引起脑膜炎；中枢神经系统以外感染，全身感染，如感冒、流感、风湿、肺结核、败血症及盆腔感染等。b. 外伤、颅脑外伤及脊柱外伤均可发生，外伤可很轻微，颅肌或脊柱可无骨折等改变。c. 异物进入蛛网膜下隙，如蛛网膜下隙出血、抗生素、麻醉剂及造影剂等。d. 中枢神经系统原发病变，如肿瘤、脊髓空洞症、视神经炎及多发性硬化等。e. 颅骨及脊柱病变，如颅底凹陷症、脊柱骨质增生、椎间盘突出、椎管狭窄症等。f. 中毒，如铅中毒、酒精中毒等。g. 病因不明，有可能是临床征象不明显或病因未查明的非化脓性脑膜炎，特别是病毒感染所引起。

【相关检查】

面容与表情异常的诊断涉及的范围较广，牵涉的病种不一，故其病史的采集要点、查体重点、实验室检查及辅助检查等则各不相同，具体检查需根据诊断考虑疾病而定。但都应询问发病的具体时间，病情发展经过，是否接受过治疗，有无外伤史，家属中有无类似疾病等。体检也必须全面、仔细。

第五章

体位异常

正常人都为自主体位，身体活动自如，不受限制。当人体发生某种疾病时，即可出现体位的异常，大致可分为两类：一类是患者因某种疾病使自己无法调整或变换所欲体位，任凭他人的安置，称为被动体位；另一类患者是因不同的疾病和（或）疼痛所被迫采取某种特定体位，以求减轻痛苦，称为强迫体位。

【常见病因】

（1）能导致瘫痪的各种疾病。

各种中枢神经系统疾病、神经或肌源性疾病。

（2）各种能引起疼痛的疾病。

尤其是内脏性疾病导致的剧烈疼痛。

【诊断线索】

体位异常诊断线索（表 2–110）。

表 2–110　体位异常诊断线索

临床线索	诊断提示
·强迫患侧卧位（患侧卧位时可以减轻咳嗽和胸痛，同时便于健侧呼吸）	渗出性胸膜炎、肺化脓症、大叶性肺炎及支气管扩张等
·强迫健侧卧位（可减轻病侧部位的疼痛及心脏压迫）	肋骨骨折、侧胸壁的软组织感染及左心增大等
·强迫仰卧位（采取仰卧，双腿卷曲，以减轻腹肌紧张度及疼痛）	急性腹膜炎、宫外孕破裂出血
·强迫俯卧位（采取这一体位以减轻腰背部肌肉的紧张度）	脊柱炎、脊柱外伤等
·强迫端坐位（也称端坐呼吸，这种体位易于呼吸，因下肢位置低于心脏，使血液回流心脏减少，减轻心脏负担）	急性左心衰竭、哮喘持续状态、大量腹水或巨大卵巢囊肿等腹部膨隆性疾病
·强迫蹲位（患者在活动中，因感到心悸或呼吸困难，而采取蹲踞位或膝胸位来缓解症状）	先天性心脏病
·强迫站立体位或停立位（多出现于步行时，突然站立，并用手捂心前区，稍后继续前行）	心绞痛
·角弓反张体位（由于颈部及脊背肌肉强直，以致头向后仰，胸腹部向前凸，背过度伸张，躯干呈击弓样形状）	严重脑膜炎、破伤风
·辗转体位（又称多变体位，表现为在床上辗转反侧，不停地变换体位）	胆石症、胆道蛔虫、肠绞痛等

【诊断思维】

（1）体位异常诊断思维（表 2–111）。

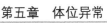

表 2-111　体位异常诊断思维

项目	诊断思维
体位异常	・被动体位发生缓慢者，多提示久病衰竭所致，大多都以渐进性加重为特点。若症状急骤出现者，则首先考虑可能系急性中枢神经系统疾病（如急性脑血管意外、脑实质炎症等）、离子紊乱（如低钾性周期麻痹）或急性中毒等疾病所致。凡是深昏迷者即可有被动体位的表现（可参阅第七章第一节意识障碍）
	・长期被动体位者，在诊断时应检查全身或局部有无肌肉萎缩，皮肤感觉有无异常，是否有压疮的存在。此外，应注意检查肺部啰音，警惕坠积性肺炎的发生
	・任何一个出现急性强迫体位的患者，必须注意观察生命体征及其他表现，如血压、脉搏。冷汗及皮肤苍白等，需尽快排除某些高危性疾病。如伴有生命体征异常，应做到先抢救，待病情平稳后再详细了解病史及完善各种检查，及时明确其病因
	・心力衰竭和哮喘可以出现强迫端坐位，大量腹水及其他导致腹部膨隆性疾病也可发生，前者有明显呼吸困难而后者多无，是两者的重要鉴别点
	・急性强迫体位常提示感染、外伤、出血、机械性梗阻及血管痉挛等因素所致。慢性或长期强迫体位常提示慢性炎症或肿瘤所致
	・角弓反张是一种保护性反射，它可以固定脊柱，从而达到减轻脑膜刺激征引起疼痛的目的，多见于新生儿或婴幼儿。这种体位虽不是脑膜刺激征必须具备的指征，但通常是由于脑膜炎引起。亦可见于蛛网膜下隙出血、基底压迹综合征、破伤风于软骨发育不全的侏儒症、小儿癫痫、迟发性运动障碍及小儿嗜血性流感等

（2）并发症。

① 长期被动体位可并发压疮、关节强直或畸形及肌肉萎缩等。

② 被动体位易合并肺部感染。

③ 辗转体位者易发生跌倒事件。

（3）体位异常诊断程序（图 2-26）。

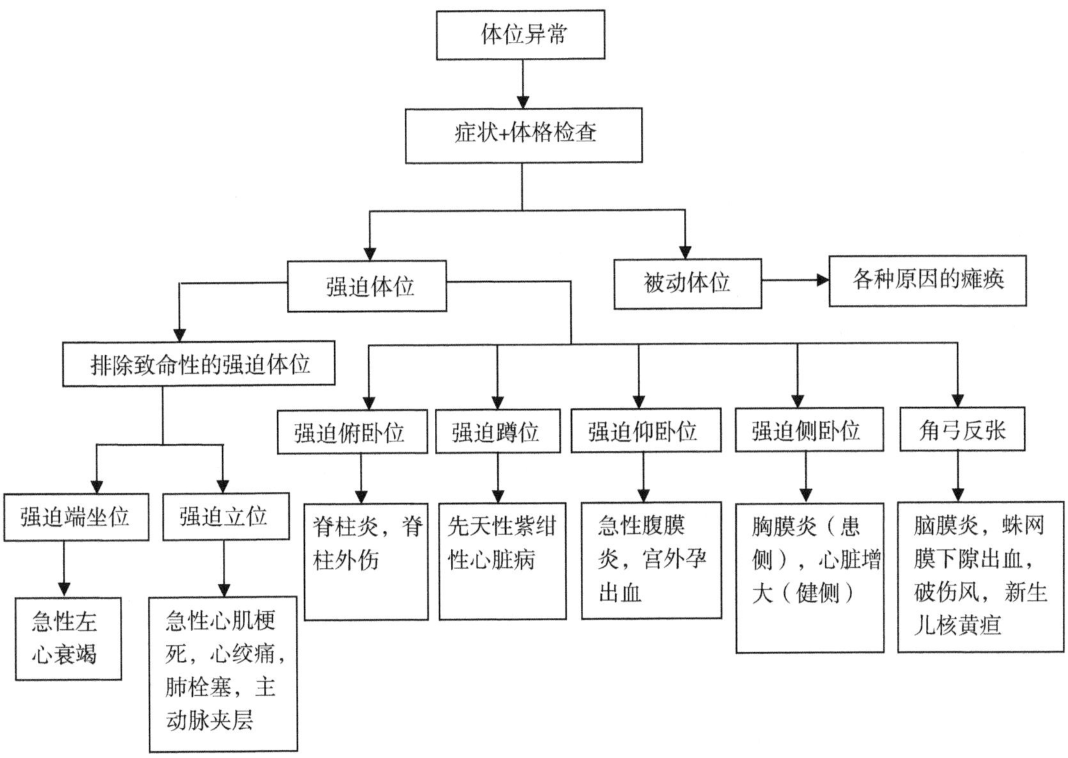

图 2-26　体位异常诊断程序

【疾病特点与表现】

（1）引起急性强迫体位的疾病。

① 异物吸入：常出现强迫前倾位，同时可伴有呛咳及明显的呼吸窘迫，表情异常痛苦，并不时抓挠喉部。

② 张力性气胸：表现为极度呼吸困难，强迫端坐呼吸。缺氧严重者出现发绀、烦躁不安及昏迷，甚至窒息。常见体征包括患侧胸部饱胀、肋间隙增宽、呼吸动度减低，叩诊呈鼓音及听诊呼吸音消失，可有皮下气肿。

③ 肺栓塞：呼吸困难是肺栓塞的主要症状，多表现为胸骨后疼痛，需与心绞痛相区别。其他表现包括咯血、晕厥等。

④ 急性心肌梗死：持续剧烈胸痛，休息和含服硝酸甘油不能缓解，常伴有烦躁不安、出汗、恐惧或濒死感，少数可一开始即表现为休克或急性心力衰竭，其他表现包括心慌、冷汗及全身乏力等。下壁心肌梗死常伴恶心、呕吐及腹胀等。

⑤ 主动脉夹层：突发剧烈胸背部撕裂样疼痛。可伴高血压及动脉分支闭塞所致脏器缺血表现，如少尿、腹痛、双腿苍白、无力及花斑等，甚至发生截瘫等。

⑥ 胆绞痛：突然发病，出现右上腹部痛或上腹疼痛，轻重不一，重者疼痛难忍，辗转体位，呻吟不止，面色苍白伴大汗，多为间歇性绞痛，也可为持续性痛，疼痛可向右肩或右上背部放射，常伴恶心和呕吐等。

⑦ 胆道蛔虫：突发的剑突下钻顶样剧烈绞痛，面色苍白、坐卧不安、大汗淋漓、弯腰捧腹、哭喊不止及表情极其痛苦，腹部绞痛时可向右肩背部放射，可突然缓解。腹痛多为阵发性、间歇发作，持续时间长短不一，其他表现包括恶心、呕吐（吐出物中可含胆汁或蛔虫）等。

⑧ 肾绞痛：突然发作剧烈疼痛，疼痛可从患侧腰部开始，沿输尿管向耻区、腹股沟、股内侧、睾丸或阴唇放射，常持续几分钟或数十分钟，甚至数小时不等。其他表现包括恶心、呕吐、大汗淋漓、面色苍白、辗转不安等，严重者可导致疼痛性休克。

（2）引起角弓反张的疾病。

① 小脑扁桃体下疝畸形（Arnold-Chiari malformation，ACM）：本病出现角弓反张提示有脑积水。特征表现为大头、头皮薄而有光泽伴有静脉扩张、颈部肌肉发育不全。婴儿还常表现为高尖的哭声、下肢肌张力异常、食欲减退、呕吐、颈项强直及易激惹等。

② 脑膜炎：常有角弓反张和脑膜刺激征（颈项强直、Brudzinski 征和 Kernig 征阳性及反射亢进等），有感染的临床表现，如发热、寒战和不适。当颅内压增高时出现头痛、呕吐及视盘水肿等表现 。

③ 蛛网膜下隙出血：多在情绪激动、体力劳动、咳嗽、用力排便、饮酒或性交等情况下发病，主要表现有突发剧烈头痛、呕吐、意识障碍及脑膜刺激征阳性。

④ 破伤风：角弓反张是本病的重要表现，病初出现牙关紧闭，最后因肌肉痉挛可以影响腹部产生板状样强直及脸部痉挛。痉挛可以影响呼吸肌，出现呼吸窘迫、心动过速、出汗、深部腱反射亢进，也可出现癫痫样发作。

⑤ 新生儿核黄疸：患儿可以出现角弓反张，通常出现在痉挛期。其他表现包括早期有嗜睡、拒乳、肌张力减退、拥抱反射减弱或消失等抑制。

⑥ 抗精神病药酚噻嗪类和其他抗精神病药可以导致角弓反张，通常表现为部分急性张力反射障碍（常可通过苯海拉明进行治疗），停药后症状可缓解。

【相关检查】

（1）病史采集要点。

① 询问发生体位异常的发生时间、表现形式、加重和缓解的因素等，病前是否有暴饮暴食史。重点询问是否伴有发热、疼痛、呕吐、血尿等症状。

② 既往是否有引起特殊体位的疾病，如心血管疾病、肝胆疾病及肾结石等。

③ 应注意询问患者是否接受过治疗，是否和用药有关。

④ 如判断是被动体位，应询问患者是否有外伤史及有关脑、脊柱等疾病，也包括是否有中毒史及被犬类咬伤史。

（2）体检重点。

检查生命体征，观察患者的面容，是否有痛苦表情，检查皮肤色泽，是否有苍白、黄染、潮红、发绀及皮肤温度、湿度等。心肺和腹部检查是重点。有角弓反张者，神经系统检查则是重点。

（3）实验室检查。

血、尿、便常规，血气分析及血淀粉酶等（胸痛性疾病引起强迫体位的检查可参见胸痛章节；腹腔脏器病变引起强迫体位的检查可参见腹痛章节）。角弓反张者应做脑脊液常规和生化检查。

（4）辅助检查。

根据病因诊断需要，可做心电图、头颅 CT、胸腹部 B 超及脑电图等。

第六章

步态异常

步态异常是指患者在行走时所表现出与正常完全不同的某种特殊步态。控制站立及行走的中枢神经系统结构有大脑皮质、基底核、中脑的“运动区”、小脑和脊髓，当上述结构任何部位有病损均可导致步态障碍。临床常见的有慌张步态、剪刀步态、痉挛步态、跨阈步态及蹒跚步态等。

【常见病因】

（1）步态异常病因。

① 慌张步态：帕金森病、CO 中毒、锰中毒及酚噻嗪类及抗精神病药（氟哌啶醇、替沃噻吨等）。

② 剪刀步态：脑瘫、脊髓型颈椎病多发性硬化、恶性贫血、脊髓损伤或脊髓肿瘤、脑卒中、梅毒性脊髓脊膜炎及脊髓空洞症等。

③ 痉挛步态：脑脓肿、脑肿瘤、脑外伤、脑卒中和多发性硬化等。

④ 跨阈步态：Guillain–Barre综合征、椎间盘突出、坐骨神经痛、多发性硬化症、腓肌萎缩、腓神经损伤、脊髓灰质炎、多发性神经病、结节性动脉炎、酒精性多发神经病及脊髓损伤等。

⑤ 蹒跚步态：先天性髋关节发育不良、肌营养不良及脊髓肌肉萎缩等。

（2）散发性共济失调的病因。

① 卒中性共济失调：动脉出血或缺血及静脉病变等。

② 中毒性：酒精、药物及溶剂中毒等。

③ 免疫性：多发性硬化、谷蛋白共济失调、系统性红斑狼疮及 Miller–Fisher 综合征（共济失调、眼肌麻痹、肌腱无反射）等。

④ 感染性：小脑脑炎及 Bickerstaff 脑干脑炎等。

⑤ 创面、肿瘤或副肿瘤综合征。

⑥ 内分泌失调：甲状腺炎、浅表铁质沉着症等。

⑦ 退行性共济失调：多系统萎缩。

（3）小脑共济失调常见病因（表 2–112）。

表 2–112　小脑共济失调常见病因

类别	疾病
缺血性疾病	多发性脑卒中、既往卒中复发、血管炎
自身免疫性疾病	脱髓鞘疾病、乳糜泻、Miller–Fisher 综合征、抗 GAD_{65} 相关性疾病
恶性肿瘤	副肿瘤综合征（抗 Hu/Yo 抗体）、室管膜瘤、转移瘤
神经退行性变	多系统萎缩、克雅氏病
遗传性疾病	脊髓小脑性共济失调、Wilson 病

续表

类别	疾病
感染性疾病	EBV 病毒感染、进行性多灶性白质脑病、Whipple 病、莱姆病
营养障碍	维生素 B_1/B_{12} 缺乏、长期酗酒
创面	脑震荡后遗症
药物 / 中毒	乙醇、重金属、甲苯、苯环利定、抗癫痫药物、锂、巴比妥类、胺碘酮

【诊断线索】

步态异常诊断线索（表 2-113）。

表 2-113　步态异常诊断线索

临床线索	诊断提示
· 慌张步态：表现为身体前屈，头向前探，肘、腕、膝关节屈曲，双臂略微内收于躯干前；行走时起步困难，第一步不能迅速迈出，开始行走后，步履缓慢，后逐渐速度加快，小碎步前进，双上肢自然摆臂减少，停步困难	帕金森病、脑动脉硬化、脑肿瘤及头部陈旧性外伤等
· 醉汉步态（又称小脑性共济失调步态）：因重心不易控制，步行时两腿间距增宽抬腿后身体向两侧摇摆不稳，上肢常向水平方向或前或后摇晃，有时不能站稳（转换体位时不稳更明显），不能走直线，躯干摇晃不定而呈酒醉状	小脑或前庭病变
· 踏地步态（又称感觉性共济失调步态）：两足过度分开，单足上抬过高，踏地过重，步伐大小不一，行走时双目注视地面	多发性神经炎、脊髓型颈椎病及脊髓痨等
· 交叉步态（又称剪刀式步态）：行走时每步都对称交叉到对侧	双下肢痉挛性瘫痪
· 跨阈步态（又称高抬腿步态或“鸡步”）：是由于胫前肌群病变或腓总神经损害导致足尖下垂足部不能背曲，行走时为避免上述因素造成的足尖拖地现象，向前迈步抬腿过高。脚悬起，落脚时总是足尖先着地。走动时患腿高抬、患足下垂、小跨步跛行，如同跨越门槛之状，又称跨步态	坐骨神经、腓总神经麻痹或外伤等
· 摇摆步态（又称鸭步）：走路时患者躯干两侧摇摆，使对侧骨盆抬高，来带动下肢提足前进。所以每往前走一步，躯干都要向对侧摆动一下，看上去好像鸭子在行走	小儿先天性髋关节双侧脱位、进行性肌营养不良、严重“O”形腿及臀上神经损害等
· 足跟步态：迈步时以足跟着地，步态不稳，表现为躯体轻轻左右晃动，足背伸、足弓高	胫神经麻痹、跟腱断裂及遗传性共济失调等
· 画圈步态（又称偏瘫步态）：走动时表现为患腿膝强直僵硬，足轻度内旋及下垂，足趾下钩。起步时，先向健侧转身，将患侧骨盆抬高以提起患肢，再以患侧髋关节为轴心，直腿蹭地并向外侧画一半圆前进一步	下肢痉挛性偏瘫
· 拖腿性跛行：行走时，健腿在前，患腿拖后，患肢前足着地，足跟提起表现为拖腿蹭地跛行	儿童急性髋关节扭伤、早期髋关节结核及髋关节骨膜炎等
· 保护性跛行：走路时患侧足刚一点地，则健侧足就赶快起步前移；健足触地时间长，患足点地时间短；患腿迈步小，健腿跨步大；患腿负重小，健腿负重大。这种保护性患足点地跛行	下肢受伤者
· 横跨步态：步态笨拙，步履向左右横跨，常缓慢前进	妊娠晚期、大量腹水及腹腔巨大肿瘤等
· 小步态：走路慢悠悠，两足擦地行走，表现为小步和拖曳，起步或转弯缓慢，步态不稳	额叶（皮质或白质）病变
· 怪异步态：· 老年人出现该步态	血管性痴呆
· 怪异步态：· 幼儿出现怪异步态伴下肢僵硬、步态不稳及马蹄内翻足等	肌张力障碍

【诊断思维】

（1）异常步态种类及特点（表 2–114）。

表 2–114　异常步态的种类及特点

分类		临床特点
常见异常步态	短腿步态	如一腿缩短超过 3.5cm 时，患腿支撑时可见同侧骨盆及肩下沉，故又称斜肩步，摆动时有代偿性足下垂
	强直步态	下肢各关节挛缩强直时步态，关节挛缩于畸形姿位时改变更显著。如髋关节屈曲挛缩时引起代偿性骨盆前倾，腰椎过伸，步幅缩短，膝屈曲挛缩 30° 以上时可出现短腿步态。膝伸直挛缩时，摆动时下肢外展或同侧骨盆上提出，以防止足趾拖地。踝跖屈挛缩时足跟不能着地，摆动时以增加髋及膝屈曲度来代偿，状如跨槛，故称跨槛步态
	不稳步态	如先天性髋脱位时，步行时左右摇晃如鸭步
	疼痛步态	当各种原因引起患难与共肢负重疼痛时，患者尽量缩短患肢的支撑期，使对侧摆动腿呈跳跃式快速前进，步幅缩短，又称短促步
	小脑性共济失调步态	步行摇晃不稳，状如醉汉，故称酩酊步态
	帕金森病步态	步态短而快，有阵发性加速，不能随意立停或转向，手臂摆动缩小或停止，称前冲步态或慌张步态
	奇异步态	不能用已知步态解释者应考虑是否为癔症性步态，特点是动作表现不一贯，有时用更慢更费力的方式完成动作，与肌力检查结果不一致，肌张力检查时，可有齿轮样反应等
肌痉挛步态	偏瘫步态	常有患足下垂、内翻、下肢外旋或内旋，膝不能放松屈曲，为了避免足部拖地，摆动时常使患肢沿弧线经外侧回旋向前，故又称回旋步。上臂常呈屈曲内收，摆动停止。临床所见的偏瘫步态可有较多的变异
	剪刀步态	又称交叉步，多见于脑瘫或高位截瘫患者。因内收肌痉挛，步行时两髋内收，两膝互相摩擦，步态雀跃不稳。内收肌严重痉挛使两腿交叉难分，步行成为不可能
肌肉软弱步态	胫前肌受损	胫前肌无力时足下垂，摆动期用增加髋及膝屈曲度以防足趾拖地，形成跨槛步
	三头肌受损	支撑后期患髋下垂，身体向前推进减慢
	股四头肌受损	在患腿支撑时不能主动维持稳定伸膝，故使身体前倾，让重力线在膝前方通过，从而使膝被动伸直，此时髋微屈可加强臀肌及股后肌群的张力，使股骨下端后摆，帮助被动伸膝。时有伸髋肌无力，则常须俯身用手按压股使膝伸直
	臀大肌受损	伸髋肌软弱时，患者常使躯干用力后仰，使重力线通过髋关节后方以维持被动伸髋，并控制躯干的惯性向前运动。形成仰胸凸肚的姿态
	臀中肌受损	髋外展肌软弱时不能维持髋的侧向稳定，故患者在支撑期使上体倾向患侧边，使重力线在髋关节外侧通过，以便依靠内收肌来维持稳定，同时防止对侧髋部下沉并带动对侧下肢提起及摆动。两侧髋外展肌损害时，步行时上体左右摇摆，状如鸭子，又称鸭步

（2）步态异常诊断思维（表 2–115）。

表 2–115　步态异常诊断思维

项目	诊断思维
步态异常	·有步态异常者首先要除外下肢软组织、神经或骨骼、关节等病变。这类病变通常起病较急，且单侧者多见，临床上多表现为跛行，去除病因后可好转或缓解。由皮质脊髓束病损所致一侧肢体无力则表现出一种特征性步态障碍，障碍的严重性取决于受累肢体无力及僵直的程度
	·在发现痉挛性偏瘫之后，须进一步确定病变的平面：a. 如与偏瘫同时出现同侧中枢性面、舌瘫，则表明病灶位于对侧内囊以上，最常见的病因为脑梗死；b. 若在偏瘫对侧的下部面部肌无力，则提示病灶在中脑以上；c. 如面部未受累，则应检查下位脑神经的功能，若有耸肩无力提示病灶位于枕骨大孔之上

续表

项目	诊断思维
步态异常	·鉴别老年人的步态是正常还是病态所致很重要：a.正常老年人的步速比年轻人缓慢，但其步行节律与正常年轻人相同；b.正常老年人的步行速度较慢，协同的上臂和躯干动作不如年轻人强而有力，所以给人以谨慎小心走路的印象；c.老年人步距缩短，行走时停顿多，又因为某些老年神经系统疾病而加重其步态异常
	·间歇性跛行是指患者从开始行走或行走一段后，出现单侧或双侧腰酸腿痛、下肢麻木无力，甚至跛行，蹲下或坐下休息片刻后，症状很快缓解或消失，仍能继续行走。但再行走一段时间后，上述症状重复出现。若为单侧提示下肢血管痉挛或栓塞性病变，查体时常以患侧下肢足趾缺血性改变为诊断佐证。若为双下肢间歇性跛行，提示并非下肢血管或关节病变，而是腰椎管狭窄症的可能
	·行走呈“鸭步”，可见于各种脊髓病及双侧大脑病变。病变性质及病变部位的不同，临床症候有所差异，可表现为痉挛性截瘫或痉挛性四肢瘫。多由大脑引起痉挛性截瘫，常见原因有大脑皮质及脑膜或脊髓出血、产钳分娩、新生儿长时间窒息、脑水肿、各种传染病和梅毒等疾病所致
	·脑性截瘫多见于老年人，步态多由双侧大脑多发性小软化灶引起，多发生于轻微脑卒中后，从两侧肢体相继出现一过性偏瘫，直至发展成脑性截瘫。特点为双下肢肌力下降、步行困难、呈痉挛性、腱反射亢进、无感觉障碍，一般不出现显著肢体挛缩。行走特点为小步前行，每一步都不能使足离开地面，擦地而行，甚至最终达到完全不能步行。常伴假性延髓性麻痹症状
	·卧位时两足轻度下垂，站立时基底增宽，有细微摇晃，与痉挛性截瘫不同之处是膝关节屈曲（膝反张）。步行时足下垂不能抬高，足尖稍离地，甚至走路时足尖碰地，称为弛缓性截瘫。见于多发性神经炎、神经根炎、马尾病变或脊髓病变等
	·选择性检查：醉汉步态，以小脑病变多见，临床上多选择脑CT或MRI，如果考虑为脑干受累应选择脑MRI，也可以辅以脑电图；感觉性共济失调步态，以脊髓病变的可能性较大应选择脊髓MRI、脑脊液检查、肌电图及体感诱发电位；痉挛性偏瘫步态，以脑血管病后遗症多见，可选择脑CT或MRI检查；痉挛性截瘫步态，根据情况可选择脊髓或脑CT或MRI检查；慌张步态，可选择脑CT或MRI、脑电图检查；跨阈步态，可做肌电图检查；摇摆步态，可做肌电图、髋关节X线片检查；舞蹈步态，可做脑CT或MRI、血沉、血常规、抗“O”抗体、自身抗体检查；倾倒步态，可做前庭功能检查；脊髓性间歇跛行，应做脊髓CT或MRI、脊髓血管造影及下肢动脉血流图
	·负荷试验：在诊断间歇性跛行病因时，对部分体征不十分明确的患者，可通过步行负荷实验加以诱发，不仅可使本不十分典型的体征变的典型，而且可使本没有的体征诱发出来，给临床的诊断提供更多的信息。这一试验对于神经源性及脊髓源性间歇性跛行的区分是十分有效的方法，也是相当简便的。 方法如下：嘱患者步行一段距离或一定的时间，诱发出肢体跛行或疼痛后即刻做体格检查，重点检查患者的锥体束体征、神经反射及可能出现压迫或病变的神经分布区域的感觉改变情况 ·在神经源性间歇性跛行中，常可出现下肢深反射减弱或消失，相应的神经节段分布区感觉减退 ·脊髓源性间歇性跛行的患者常可引出锥体束征阳性、深反射亢进及躯体出现感觉平面 ·血管源性间歇性跛行的患者，则可表现为下肢及足的疼痛加重，皮温降低，但无神经反射改变及感觉平面的出现

（3）各类共济失调临床特点与表现（表2-116）。

表2-116　各类共济失调临床特点与表现

分类		临床特点与表现
小脑性共济失调	随意运动协调障碍	小脑半球损害表现辨距不良和意向性震颤，上肢较重，动作越接近目标时震颤越明显。眼球向病灶侧注视可见粗大的眼震。上肢和手共济失调最重，不能完成协调精细动作，表现协同不能，快复及轮替运动异常，字迹越写越大（大写症）
	肌张力减低	主要表现有“钟摆样”腱反射，患者前臂抵抗阻力收缩时，如突然撤去外力不能立即停止收缩，可能打击自己的胸前（回弹现象）
	眼运动障碍	由眼球运动肌共济失调所致，出现粗大的共济失调性眼震，尤其与前庭联系受累时出现双眼来回摆动，偶可见下跳性眼震、反弹性眼震等
	言语障碍	是由发音器官唇、舌、喉等发音肌共济失调所致，使说话缓慢、含糊不清、声音呈断续、顿挫或爆发式，表现“吟诗样”或暴发性语言
	步态改变	出现姿势和步态改变，蚓部病变引起躯干共济失调，如站立不稳、步态蹒跚、行走时两脚远离分开及摇晃不定，严重者甚至难以坐稳；上蚓部受损向前倾倒；下蚓部受损向后倾倒，上肢共济失调不明显；小脑半球病变行走时向患侧偏斜或倾倒

续表

分类		临床特点与表现
脑性共济失调	额叶性	见于额叶或额桥小脑束病变。表现类似小脑性共济失调，如体位平衡障碍、步态不稳、向后或向一侧倾倒，对侧肢体共济失调，肌张力增高、腱反射亢进和病理征，伴额叶症状如精神症状、强握反射等
	顶叶性	对侧肢体出现不同程度共济失调，闭眼时明显，深感觉障碍不明显或呈一过性。两侧旁中央小叶后部受损出现双下肢感觉性共济失调和尿便障碍
	颞叶性	较轻，表现一过性平衡障碍，早期不易发现。额桥束和颞枕桥束是大脑额、颞、枕叶与小脑半球的联系纤维，病损可引起共济失调，症状轻，较少伴发眼震
前庭性共济失调		前庭病变使空间定向功能障碍，以平衡障碍为主，表现站立不稳；行走时向病侧倾倒，不能沿直线行走，改变头位症状加重；四肢共济运动正常，常伴严重眩晕、呕吐和眼震等。前庭功能检查内耳变温（冷、热水）试验或旋转试验反应减退或消失；病变越接近内耳迷路，共济失调越明显
脊髓后索后根型共济失调		后束病变各种原因损害脊髓后束者都可出现感觉性共济失调，如亚急性合并变性，脊髓后方肿瘤，脊髓型遗传性共济失调等。其特点是感觉分离，即触觉、温痛觉无损害，而位置觉、压觉及震动觉减低或消失。亚急性合并变性者常合并锥体束损害而有两下肢肌力减退、腱反射亢进和病理征阳性，也可有多发性神经炎表现和恶性贫血，胃液分析常有游离酸减低。脊髓后方肿瘤常先有神经根痛，以后逐渐发生感觉性共济失调症状，往往伴有传导束型浅感觉障碍和锥体束征，腰穿有椎管阻塞症状，脑脊液中蛋白质增多

（4）四种类型共济失调鉴别（表 2–117）。

表 2–117　四种类型共济失调鉴别

鉴别类型	大脑型	小脑型	前庭迷路型	脊髓后索后根型
四肢失调	精神运动障碍	轮替运动障碍	（–）	测定过大
躯干失调	躯干失调 Romberg 征	躯干失调 闭目无影响 醉酒步态	站立步行平衡失调 Romberg 征阳性 闭目倾倒	躯干失调 Romberg 征阳性 闭目难立 深感觉性共济失调步态
锥体束征	（+）	（–）	（–）	（–）
小脑症候	时有	意向性震颤 吟诗语言	（–）	（–）
迷路症候	（–）	（–）、（+）	（+）	（–）
深感觉障碍	（–）	（–）	（–）	（+）
疾病	大脑硬膜血管扩张	小脑共济失调	脑桥肿瘤	脊髓肿瘤

（5）共济失调诊断思维（表 2–118）。

表 2–118　共济失调诊断思维

项目	诊断思维
共济失调	·通过检查患者的言语、躯干或四肢运动、步态可发现共济失调。言语共济失调是一种构音困难，表现为言语缓慢，强调不应强调的词和音节，内容不受影响
	·躯干共济失调的患者在行走或坐位时易摔倒，会出现头颈部不自主的摇摆动作
	·肢体共济失调的患者不能测量运动的距离和速度，因随意运动不准确，常表现运动或快或慢，且易导致运动中断，出现木偶或机械动作，其他影响包括目的运动不规则、震颤和肌力下降
	·小脑性共济失调的患者行走蹒跚，转弯困难，双脚并拢时失去平衡
	·感觉性共济失调时患者运动急促，因其脚跟先着地，眼睛注视地面，若不注视则摇晃欲倒，双脚并拢时失去平衡

续表

项目	诊断思维
共济失调	·酒精中毒及维生素缺乏导致的共济失调在改善营养状况后可使共济失调改善。有缓解与复发的共济失调以多发性硬化多见
	·共济失调分为急性和慢性，急性者多见于脑卒中、出血、药物中毒及颅后窝较大肿瘤，若系小脑枕骨大孔疝和小脑幕切迹疝，则均为致命性的。慢性者常为进行性，常见于 Gaucher 病、Ref-sum 病、先天性代谢紊乱
	年龄与家族史 ·儿童可出现急性或慢性共济失调，常见于先天性或获得性疾病 ·儿童期以先天性小脑发育不全、遗传性疾病、儿童期急性小脑共济失调、脑炎等多见 ·青年期发病者可见于少年型脊髓型遗传性共济失调症、遗传性共济失调、多发性神经炎、肌萎缩型共济失调症、肥大型间质性神经病、脊髓空洞症等 ·青年与壮年发病者可见于齿状核红核萎缩症、橄榄脑桥小脑变性、亚急性联合变性、毛细血管扩张共济失调症等 ·中老年多见于小脑萎缩、椎 - 基底动脉供血不足、小脑出血、脑血管病等 ·共济失调部分有遗传因素，如先天性小脑发育不全、儿童期急性小脑共济失调、少年型脊髓型遗传性共济失调症 ·遗传性共济失调多发性神经炎、肌萎缩型共济失调症、肥大型间质性神经病、齿状核红核萎缩症、橄榄脑桥小脑变性、毛细血管扩张共济失调症等
	·共济失调者应检查其运动能力和情绪状态，应详细询问其家属有无运动活动改变，如活动不稳或跌倒

（6）并发症。

① 共济失调可累及四肢、躯干及咽喉肌，引起姿势、步态和语言障碍，引发脊髓型颈椎病、痉挛性脑瘫等并发症。

② 跌倒后引起各种外伤。

【疾病特点与表现】

（1）引起间歇性跛行的疾病。

① 血管源性间歇性跛行：周围血管性疾病是血管外科的常见病、多发病，临床上常见有血栓闭塞性脉管炎、动脉硬化性闭塞症及雷诺病等。该组疾病多以进行性、缓慢性、缺血性为特点，疾病中、早期以间歇性跛行为主要临床表现，主要原因是下肢供血不足、回流障碍及循环异常。本病需与腰椎管狭窄症鉴别（表 2-119）。

表 2-119　血管源性间歇性跛行与腰椎管狭窄症的鉴别

鉴别要点	血栓闭塞性脉管炎	腰椎管狭窄症
性质	血管性	神经性
足背动脉搏动	减弱或消失	良好
步行距离	随病程延长而逐渐缩短	不明显
下肢动脉血管造影	显示动脉腔狭窄区	动脉正常

② 神经源性间歇性跛行：本病常出现放射性神经根性疼痛，部位多于腰骶、臀后、股后外侧、小腿外侧及足背部。有较明显间歇性跛行表现，可为单侧或双侧。部分可有相应神经节段分布区域的感觉减退，或膝及跟腱反射减弱或消失；直腿抬高试验、股神经牵拉试验阴性，腰部过伸试验阳性是该病重要体征。若有马尾神经受压，呈现鞍区麻木、肛门括约肌松弛等表现，甚至伴大小便失禁。

③ 脊髓源性间歇性跛行：本病主要以双下肢无力、发紧或沉重感等为主要症状，上下楼梯时明显费力、易跪倒、足尖不能离地及步态拙笨等，可有胸部束带感。手持物易坠落，不能表述所累及区域，

无神经节段分布特点，症状多表现为双侧性。其他表现包括浅反射消失、躯体感觉平面障碍、四肢肌张力及肌力异常及锥体束征阳性等脊髓压迫症状，可伴排便排尿功能障碍。

（2）引起跨阈步态的常见疾病。

① 椎间盘突出：常表现单侧跨阈步态、足下垂常见，晚期腿部肌肉无力和肌萎缩等。有严重腰痛，常放射至臀、腿和足部，多为单侧性。其他表现包括坐骨神经疼痛、肌肉痉挛、感觉运动异常、患肢麻木及肌束震颤等。

② 多发性硬化：跨阈步态和足下垂呈周期性发作和缓解，其他表现包括乏力、共济失调、截瘫、面部疼痛、视力障碍、感觉异常、足趾感觉缺失、尿急及便秘等。

③ 腓肌萎缩：双侧跨阈步态和足下垂的表现较隐匿。其他表现包括腿和脚麻木、疼痛、局部冰凉、肿胀和发绀。足、腓侧及距小腿关节的背屈肌群最先受到影响，伴有肌力减退、肌肉萎缩、感觉缺失及腱反射消失，可逐渐蔓延至双手和双臂。

④ 腓神经损伤：可出现同侧下肢短暂的跨阈步态，可随腓神经压力减轻而缓解。其他表现包括足下垂、肌肉无力和感觉丧失。

⑤ 脊髓灰质炎：本病可遗留永久性和单侧的跨阈步态，多在急性期后出现。典型表现包括发热、不对称肌肉无力、粗大肌束震颤、麻木、活动减退、深反射消失、肌麻痹和萎缩等，可出现吞咽困难、尿潴留和呼吸困难等。

⑥ 多发性神经炎：糖尿病性多神经病变可导致跨阈步态，出现步态异常常提示糖尿病已进入晚期，且多为永久性损伤。随后出现足部烧灼样疼痛，并伴下肢无力、感觉缺失及皮肤溃疡等。

⑦ 结节性多动脉炎：当合并多发性神经病变时可出现单侧或双侧跨阈步态。其他表现包括腿部隐痛、腹痛、血尿、发热和血压升高。

⑧ 酒精性多发性神经病变：可出现双侧跨阈步态，提示酒精中毒较重或治疗不充分。其他表现包括四肢麻木、肌肉无力及感觉性共济失调等。

⑨ 脊髓损伤：长期卧床者在行走时可出现跨阈步态，根据受损程度不同表现单侧或双侧足下垂，颈、背疼痛和畸形、损伤，还表现出远端麻木、感觉缺失、深反射不对称或消失、肌肉无力、瘫痪及大小便失禁。

（3）引起蹒跚步态的疾病。

① 先天性髋关节发育不良：双侧髋关节脱位会导致蹒跚步态、脊柱前凸和疼痛。单侧脱位者早期有臀纹、股纹不对称，但特异性不强。一侧髋关节内收。双侧脱位者会阴部变宽，行走呈鸭步；单侧脱位者有下肢不等长，故行走呈跛行步态。

② 肌营养不良症：表现为不同程度和进行性加重的骨骼肌萎缩和无力，可累及心肌，其他表现包括腓肠肌假性肥大、行走困难、不能登楼、步态蹒跚及常跌倒等，少数只累及股四头肌。

③ 脊髓肌肉萎缩症：本病为遗传性家族肌萎缩，蹒跚步态常发生于早期（多在2岁后）且进展缓慢，最终将完全丧失行走能力。其他表现包括双下肢和骨盆肌肉萎缩、脊柱和腹部前凸、臀部和股肌肉无力（可累及肩膀）、眼肌麻痹及舌肌震颤等。

（4）引起慌张步态的常见疾病。

① 帕金森病：常见的病因有以下几种：中毒、感染、药物及脑血管病等，临床特点与表现见表2-120。

表2-120 帕金森病临床特点与表现

临床特点	临床表现
静止性震颤	常为首发症状，多始于一侧上肢远端，静止位时出现或明显，随意运动时减轻或停止，紧张或激动时加剧，入睡后消失。典型表现是拇指与食指呈“搓丸样”动作

续表

临床特点	临床表现
肌张力增强	典型为类似弯曲软铅管的感觉，故称“铅管样强直”；如同转动齿轮，称为“齿轮样强直”
运动迟缓	随意运动减少，动作缓慢、笨拙。早期表现为手指精细动作，如解或扣纽扣、系鞋带等动作缓慢，逐渐导致起床、翻身均有困难
面具脸	面容呆板，双眼凝视，瞬目减少，酷似“面具脸”
步态	前冲步态或慌张步态
其他	语速变慢，语音低调；书写字体越写越小，呈现“小字征”；做快速重复性动作，如拇指、食指对指时表现运动速度缓慢和幅度减小

② CO 中毒：通常在中毒后几周出现慌张步态，其他表现包括肌肉僵硬、手足徐动症、全身抽搐、肌阵挛抽搐、面具脸及老年痴呆症。

③ 药物：所有影响锥体外系的药物均可导致步态异常，包括酚噻嗪类及其他抗精神病药物（尤其是氟哌啶醇、替沃噻吨和洛沙平等），较少见的有甲氧氯普胺和甲基酪氨酸等。药物所致的步态异常通常是暂时的，停药几周后症状即可消失。

④ 锰中毒：电焊工、铁路工人、矿工、钢铁工人和接触农药者均是锰中毒的高危人群，慢性锰中毒会造成一种隐匿的、永久性的慌张步态。主要表现包括疲劳、肌肉无力和僵硬、肌张力障碍、静止震颤、手足徐动症、面具脸和性格变化等。

⑤ 梅毒性脊髓脊膜炎：于疾病晚期出现慌张步态，治疗后症状可改善。其他表现包括感觉性共济失调、本体感觉异常和振动觉、视神经萎缩和痴呆等。

⑥ 脊髓空洞症：出现慌张步态常提示疾病进入晚期，其他表现包括痛觉或温度觉缺失、肌肉萎缩和无力、指（趾）甲缺失、脊柱侧凸和畸形足，受损区域皮肤的典型表现是皮肤干燥及脱屑等。

（5）引起剪刀步态的疾病。

① 脑瘫：行走时脚趾着地为特点的剪刀步态，其他表现包括中枢性运动障碍、肌肉无力、肌张力异常、姿势及反射异常，患肢发育不良、挛缩，癫痫样发作、智力低下、语言障碍、视觉及听觉障碍等。

② 脊髓型颈椎病：晚期出现剪刀步态并逐渐恶化。典型表现为背痛，可放射至臀、腿及足部，其他表现包括肌肉痉挛、感觉运动减弱、肌肉无力及萎缩等。

③ 肝功能衰竭（肝昏迷）：可在肝功能衰竭数月前出现剪刀步态。其他症状包括扑翼样震颤、癫痫、黄疸、紫癜、痴呆和肝臭味等。

④ 多发性硬化症：剪刀步态呈周期性发作，进行性加重，下肢肌肉无力，疲劳、瘫痪、尿急及便秘等。其他表现包括面部疼痛、视力障碍、感觉异常、动作不协调、本体感觉丧失、距小腿关节和足趾震颤感等。

⑤ 恶性贫血：剪刀步态是恶性贫血的晚期症状，除此之外还包括典型的三联征：乏力、舌痛和四肢末端麻木刺痛感，其他表现包括皮肤、口唇、牙龈和舌黏膜苍白、轻度黄疸、本体感受异常、共济失调和视物模糊（复视）。

⑥ 脊髓损伤：部分脊髓受压恢复期可出现剪刀步态，尤其是 C_6 以下受损时，其他表现包括感觉丧失或麻木、肌肉无力或损伤远端瘫痪、膀胱和肠道功能障碍等。

⑦ 脊髓肿瘤：胸椎或腰椎肿瘤可出现剪刀步态，可出现神经根性疼痛，常见于肩脚下肩、腹股沟、腰及下肢疼痛，肌肉痉挛、肌束震颤及肌肉萎缩，其他表现包括感觉缺失、胸及腹部麻木或束带感、深反射亢进、双侧 Babinski 征阳性、神经源性膀胱和性功能障碍等。

⑧ 脑卒中：双侧大脑前动脉闭塞于恢复晚期可出现剪刀步态。其他表现包括下肢部肌肉瘫痪和萎缩、

动作不协调、麻木、尿失禁及性格改变等。

（6）引起痉挛步态的疾病。

① 脑脓肿：肌肉松弛多在发热后逐渐出现，早期表现为颅内压增高（头痛、恶心、呕吐及视盘水肿）。其他表现包括偏瘫、震颤、视力障碍、眼球震颤与瞳孔不等大，意识水平可以从昏睡至昏迷。

② 脑肿瘤：根据肿瘤生长的不同部位和类型，出现痉挛步态并逐渐加重。其他表现包括颅内压增高、患侧感觉丧失、构音障碍、眼延髓性麻痹、失语和性格改变。

③ 头部外伤：急性期常出现痉挛步态，其他表现包括抽搐、性格改变、头痛及局部神经系统异常等。

④ 多发性硬化症：渐进性痉挛步态，呈周期性缓解和加剧。在遇热时（夏季或者热水泡浴或淋浴后）痉挛步态可加重。主要表现为下肢无力，也可发生截瘫、尿急及便秘。其他表现包括视物模糊、面部疼痛、麻木、动作不协调及本体感觉异常。

⑤ 脑卒中：通常在患侧肌肉无力和张力减低一段时间后出现痉挛步态。其他表现包括一侧肌肉萎缩、感觉丧失、足下垂、失语、构音障碍、吞咽困难、视野缺损、复视和眼麻痹。

（7）引起蹒跚步态的疾病。

① 维生素 D 缺乏病：1 岁左右于站立与行走时，由于负重直接导致股骨、胫骨及腓骨弯曲，形成严重膝内翻（“O”形）或膝外翻（“X”形）畸形，出现行走步态蹒跚。

② 大骨关节病：疼痛、红肿、活动受限，患儿由于骨骺板提前骨化，表现为体型矮小、关节粗大、局部疼痛、肿胀、活动受限、肌萎缩和痉挛，以距小腿关节发病最早，依次为手指关节、膝、肘、腕、足趾关节和髋部，亦可出现膝内翻或膝外翻等。年龄越小，畸形越重。

③ 进行性肌营养不良：本病步态蹒跚是因腰椎过度前凸，步行时则挺腹和骨盆摆动呈“鸭步”所致。其他表现包括面部表情淡漠、闭眼、示齿力弱、不能蹙眉、皱额、鼓气及吹哨等。

（8）引起共济失调的常见疾病。

① 末梢神经炎：临床特点包括共济失调症状一般下肢重于上肢；闭眼重，睁眼轻；黑暗处步态障碍明显；腱反射迟钝或消失、肌张力低下及末梢型感觉障碍，指鼻及对指试验出现方向及幅度错误。常见于中毒性（如乙醇、砷、铅、铜等）或代谢性（如糖尿病、尿毒症、淀粉样病）末梢神经障碍。糖尿病周围神经病变致感觉性共济失调、四肢疼痛、肌无力、皮肤改变、胃肠及膀胱功能异常。

② 小脑脓肿：引起同侧肢体、躯干及步态共济失调。其他表现包括耳后或枕骨头痛、动眼神经麻痹、发热、呕吐、意识改变及昏迷等。

③ 小脑出血：是一种致命性疾病，出现急性短暂性共济失调，累及双侧躯干、肢体和步态，早期表现包括反复呕吐、枕部头痛、眩晕、动眼神经麻痹、吞咽困难及构音困难，晚期表现为意识改变、昏迷及脑疝等。

④ 脑外伤：较少引起共济失调，一旦发生常为单侧，若为双侧共济失调常提示外伤后合并出血，其他表现包括呕吐、头痛、意识改变、易怒及局灶性神经系统损伤。若累及大脑半球可出现局限性或全身性癫痫发作。

⑤ 克雅病：本病 40 ～ 65 岁多见，是一种快速进行性痴呆。其他表现包括肌阵挛、共济失调、失语、视觉障碍及瘫痪等。

⑥ 白喉：是一种致命性神经系统疾病，发病 4 ～ 8w 内可引起感觉性共济失调，其他表现包括伴发热、感觉异常、四肢及呼吸肌瘫痪。

⑦ 脑脊髓膜炎：是麻疹、天花、水痘或狂犬病疫苗致脑脊髓白质损伤的并发症。少数可出现小脑性共济失调，其他表现包括头痛、发热、呕吐、意识改变、瘫痪、抽搐、动眼神经麻痹及瞳孔改变等。

⑧ Friedreich 共济失调症：本病是一种家族性疾病，累及脊髓和小脑，引起步态共济失调，逐渐出现躯干、四肢、言语共济失调，其他表现包括高弓足、脊椎后凸侧弯、脑神经麻痹，运动和感觉受损等。该综合征因病毒感染所致，使外周神经受累，较少出现感觉性共济失调，可引起上行性麻痹和呼吸窘迫。

⑨ 肝昏迷：好转后可遗留神经系统损害，包括小脑性共济失调、步态不稳、意识改变、构音困难、节律性上肢震颤及面、颈、肩部舞蹈症或手足徐动症等。

⑩ 高热的急性期：可出现小脑性共济失调，其后出现痉挛性瘫痪、痴呆及意识改变等。

⑪ 小脑转移癌：可引起步态共济失调，其他表现包括头痛、眩晕、眼球震颤、意识改变、恶心及呕吐等。

⑫ 多发性硬化：可出现眼球震颤和小脑性共济失调，脊髓受累时可出现语言及感觉性共济失调，症状从周而复始最终变为永久性。其他表现包括视神经炎、视神经萎缩、麻木感、无力、复视、眩晕及膀胱功能障碍等。

⑬ 橄榄体脑桥小脑萎缩：可引起步态共济失调，晚期出现肢体、言语共济失调，较少出现震颤，常伴"舞蹈病样"运动、吞咽困难及括约肌张力消失等。

⑭ 急性或亚急性结节性多发性动脉炎：可引起感觉性共济失调，其他表现包括腹痛、肢痛、血尿、发热及血压增高等。

⑮ 原发性肿瘤：在肿瘤发现之前即可出现肿瘤性多神经病，表现包括共济失调、重度运动无力、肌肉萎缩、肢体感觉缺失、疼痛及皮肤改变等。

⑯ 脊髓病变：特点是共济失调症状闭眼时重，睁眼时轻，其他表现包括肌张力低下、腱反射迟钝或消失（下肢重于上肢）、震颤觉消失、痛觉存在、指鼻及跟膝胫试验表现为辨距不良，手指、足趾可有不随意动作，似手足徐动症。最具代表性疾病是梅毒所致的脊髓病变。

⑰ 结节性硬化症：癫痫发作及智力低下是本病的特征，亦有表现为人格和行为异常、情绪紊乱和精神异常者。偶有肢体瘫痪、共济失调及不自主动作等症状。皮肤损害是本病的另一特征（见第八章第五节皮肤色素减退 / 缺失章节）。

⑱ 遗传性共济失调性疾病临床特点与表现（表 2-121）。

表 2-121 遗传性共济失调性疾病临床特点与表现

少年脊髓型遗传性共济失调症	遗传性痉挛性共济失调	遗传性痉挛性截瘫	共济失调毛细血管扩张症
为遗传性共济失调，呈常染色体隐性遗传。多于青年期发病，缓慢发展，早期症状为步态不稳及步态蹒跚，站立时身体摇晃，似醉汉步态。闭目难立征阳性、肌张力低及膝踝反射消失。晚期双上肢动作不灵活而笨拙，意向性震颤，出现小脑性构音困难，说话含糊不清。下肢位置觉和震动觉消失。眼球水平震颤多见，垂直性、旋转性均可见到，通常向外侧凝视时最明显。下肢肌张力减低明显，当锥体束受损出现病理反射。感觉障碍不明显。少数可有原发性视神经萎缩等	又称遗传性小脑性共济失调。呈常染色体显性遗传，多在成年起病，肌张力增高、腱反射亢进、步态不稳，易跌倒、蹒跚步态或合并痉挛步态、双手笨拙及意向性震颤，以致不能完成精细动作，构音障碍，讲话可出现暴发性语言。下肢出现锥体束征，如肌张力增高，股反射亢进及病理反射。可伴视神经萎缩、视网膜变性、眼外肌活动障碍、眼睑下垂及眼球震颤	是遗传性共济失调，属常染色体显性遗传。最早为两腿僵硬，下肢肌强直和关节背曲肌无力而出现剪刀步态。因髋关节屈肌的无力和痉挛，双下肢肌张力高，肌力减弱，膝踝反射亢进，病理反射阳性，无感觉障碍。进展缓慢，最后累及上肢，出现锥体束征。累及延髓时出现痉挛性构音障碍，吞咽困难及强哭强笑。有括约肌功能障碍及原发性视神经萎缩和视网膜色素变性	本病是累及多系统的原发性免疫缺陷病。属常染色体隐性遗传。表现有步态摇晃继而上肢出现意向性震颤。无感觉障碍，闭目难立征阴性。多数伴手足徐动症，随年龄增大，锥体外系多动症可变的更为明显。常伴眨眼和头的摆动，运动终止时出现眼球震颤，有小脑构音障碍。至青春期后，多数出现脊髓受损症状，深感觉消失，病理征阳性。毛细血管扩张症发生于球结膜暴露部位，如结膜、眼睑、鼻梁和两颊、耳、颈项、肘窝和腋窝等。病儿几乎均有性功能发育障碍，通常不出现第二性征。绝大多数呈侏儒症表现

（9）引起共济失调的疾病很多，此处仅列举病名，供诊断和鉴别诊断时参考，如卟啉病、后颅窝肿瘤、

脊髓小脑共济失调、卒中、脊髓空洞症及急性出血性脑灰质炎等。

【相关检查】

（1）病史采集要点。

① 询问患者步态异常出现的时间和年龄，近来性质有无发生变化，发生的诱因，步态异常是持续性还是间歇性，爬楼梯，从椅子上站起或散步时是否有困难。

② 与诊断和鉴别诊断相关的伴随症状，如肢体疼痛、感染、炎症及肿瘤等。

③ 家庭成员中是否也有类似的步态，了解营养缺乏、肌肉无力、外伤、脑血管病及梅毒感染史等。

④ 询问有无慢性疾病及神经系统疾病病史，如糖尿病、结节性多动脉炎以及酗酒等。

⑤ 了解诊疗经过。

（2）查体重点。

① 检查患者的生命体征，尤其注意血压监测，观察其波动情况。检查是否有构音障碍、眼球运动障碍（眼震及复视）。

② 重点观察步态，首先嘱患者以其习惯的姿态及速度来回步行数次，观察其步行时全身姿势是否协调，各时期下肢各关节的姿位及动幅是否正常，速度及步幅是否匀称，上肢摆动是否自然等；其次嘱患者做快速及慢速步行，必要时做随意放松的步行及集中注意力的步行，分别进行观察；并再试行立停、拐弯、转身、上下楼梯或坡道、绕过障碍物、穿过门洞、坐下站起、缓慢地踏步或单足站立、闭眼站立等动作。有时令患者闭眼步行，也可使轻度的步态异常表现得更为明显。对用拐（杖）步行者应分别做用拐（杖）及不用拐（杖）的步态检查。

③ 神经系统检查重点是各肌群肌力、肌张力、关节活动度、下肢长度测定及脊柱与骨盆的形态检查。这些检查对确定异常步态的性质，原因及矫治方法有很大意义。检查时重点注意是否有姿势平衡障碍及步态异常，有无臀部、髋部、腿部或者膝盖的外伤，触诊小腿和足部肌肉有无萎缩，用针沿两侧下肢检查有无感觉缺失。视诊和触诊腿部肌肉，尤其是腓肠肌的容积和强度。应评估肩膀、手臂和手的运动强度和功能，注意有无肌肉无力或不对称运动，音叉振动觉和关节位置觉有无减退等。

④ 负荷试验：在诊断间歇性跛行病因时，对部分体征不十分明确的患者，可通过步行负荷试验加以诱发，不仅可使本不十分典型的体征变的典型，而且可使本没有的体征诱发出来，给临床的诊断提供更多的信息。方法如下：嘱患者步行一段距离或一定的时间，诱发出肢体跛行或疼痛后即刻做体格检查，重点检查患者的锥体束体征、神经反射及可能出现压迫或病变的神经分布区域的感觉改变情况。在神经源性间歇性跛行中，常可出现下肢深反射减弱或消失，相应的神经节段分布区感觉减退；脊髓源性间歇性跛行的患者则往往可引出锥体束征阳性、深反射亢进及躯体出现感觉平面；血管源性间歇性跛行的患者，则可表现为下肢及足的疼痛加重，皮温降低，但无神经反射改变及感觉平面的出现。

（3）实验室检查。

血常规、全血生化检查包括血电解质、血糖、肌酶及肝肾功等。

（4）辅助检查。

① 根据病因，选择性的辅助检查项目包括颅底部摄片、CT 及 MRI 等检查；脑脊液检查；胸透、心电图、超声波、脑电图、肌电图、肌诱发电位的测定（必要时在步行中做肌电图、电子量角器、多维摄像等检查）。

② 必要时应由多学科团队进行会诊。

（5）共济失调的相关检查。

① 指鼻试验：共济失调时则表现为动作轻重、快慢不一，误指或经过调整后才能指准目标。小脑半球病变时则表现为同侧越接近目标时共济失调越明显，因辨距不良可常超越目标。感觉性共济失调时，睁眼共济运动无障碍，但闭眼时则出现明显的共济失调。

② 跟膝胫试验：小脑损害举腿和触膝时因辨距不良和意向性震颤，下移时常摇摆不稳；感觉性共济失调时，患者的足跟时常寻不到膝盖，下移时摇摆不定。

③ 快速轮替试验：小脑损害时动作笨拙，节律不均。

④ 反跳试验：小脑病变时，患者常导致动作过度而捶击自己。

⑤ 过指试验：前庭性共济失调时，上肢下降时偏向迷路有病变的一侧；感觉性共济失调时，闭眼时常寻不到检查者的手指。

⑥ 趾－指试验：患者仰卧，上举大脚趾来触及伸出的手指。起坐试验小脑损害的患者髋部和躯干同时屈曲，双下肢抬起，称联合屈曲征。

⑦ 辅助检查包括：

a. 小脑性共济失调应检查脑 CT 或 MRI，以排除小脑肿瘤、转移瘤、结核球或脓肿及血管病及小脑变性及萎缩等。

b. 深感觉障碍性共济失调，如定位病变位于周围神经应检查肌电图、体感诱发电位；如考虑在后根病变或后索病变应检查肌电图、诱发电位、病变部位的 MRI，脑脊液检查，或脊髓造影检查。考虑在丘脑或顶叶时最好检查脑 CT 或 MRI。

c. 大脑性共济失调应检查脑 CT 或 MRI 及脑电图等。

d. 前庭性共济失调可检查电测听、听觉诱发电位及前庭功能检查等。

第七章

不自主运动

不自主运动（又称不随意运动）是一组无目的的异常动作，又称运动过度。不自主运动包括肌纤维和肌束颤动、痉挛、肌阵挛、手足徐动、扭转性痉挛、舞蹈（病）样运动及震颤等表现。大多数是随意运动肌的不自主收缩引起，表现形式多样，可以发生在身体的任何部位。一般在情绪激动时加重，睡眠时停止，是神经系统疾病常见的症状之一。

【常见病因】

（1）震颤。

戒酒综合征、碱中毒、良性原发性家族遗传性震颤、小脑肿瘤、全身麻痹性痴呆、Graves 病、高碳酸血症、低血糖症、恶性营养不良症、多发性硬化、帕金森病、血卟啉病、丘脑综合征、甲状腺毒症、肝豆状核变性、药物性（噻嗪类、甲氧氯普胺、麻黄类、锂中毒等）、锰中毒及汞中毒等。

（2）舞蹈病。

脑炎、脑梗死、亨廷顿综合征、肝豆状核变性、CO 中毒、锰中毒及汞中毒等。

（3）肌束颤动及肌纤维颤动。

① 良性肌束颤动：运动、急性病毒感染、焦虑及药物（利尿剂、皮质激素、雌激素以及过量的咖啡因等）。

② 神经系统病变：肌萎缩侧索硬化、进行性脊肌萎缩症、脊髓空洞症、急性脊髓前角灰质炎、肥大性间质性多发神经病、脊髓压迫症、急性播散性脑脊髓炎及橄榄脑桥小脑萎缩等。

③ 中毒：有机磷中毒、急性异烟肼中毒、丙烯酰胺中毒及铅中毒等。

④ 全身性疾病：肺性脑病、热痉挛、癌性神经病变、甲状腺功能亢进。

（4）手足徐动症。

脑肿瘤、基底神经节钙化、脑梗死、肝性脑病、肝豆状核变性、亨廷顿综合征、左旋多巴或苯妥英钠中毒等。

（5）成人舞蹈样动作的病因（表 2-122）。

表 2-122　成人舞蹈样动作的病因

分类	疾病
遗传性	亨廷顿病、骨髓小脑性共济失调、假性甲状旁腺功能减退、齿状核红核苍白球下丘脑萎缩、基底核钙化、神经铁蛋白病
自身免疫性	系统性红斑狼疮、结节性多动脉炎、白塞氏病、干燥综合征、风湿性小舞蹈病、抗磷脂综合征、多发性硬化、乳糜泻
肿瘤性	直接侵犯纹状体、副肿瘤综合征
血管性	梗死、动静脉畸形、硬膜下血肿

续表

分类	疾病
感染性	颅内各种感染所致
代谢性	高钠血症 / 低钠血症、低钙血症、高血糖 / 低血糖、甲状腺功能亢进、甲状腺功能低下、肝脑变性、肾功能衰竭、维生素 B_1 缺乏、烟酸缺乏、红细胞增多症、妊娠性舞蹈病
中毒性	酒精、CO、汞、锰、缺氧后
药物性	镇静药（迟发性）、抗癫痫药、类固醇药物、阿片制剂、苯异丙胺

【诊断线索】

不自主运动的诊断线索（表 2-123）。

表 2-123 不自主运动的诊断线索

项目	临床线索	诊断提示
不自主运动	· 若症状自幼发生	先天性因素或产伤所致
	· 老年起病者	退行性变、肿瘤或脑血管病变
	· 一侧齿轮样肌强直伴静止时震颤	帕金森综合征（黑质病变）
	· 偏身颤搐，偏身舞蹈症	对侧视丘下路易体被盖区病变
	· 亨廷顿（Huntington）型慢性舞蹈病	尾状核、壳核病损
	· 手足徐动症，肌张力异常	对侧壳核、视丘病变
	· 小脑共济失调（意向性震颤，变换随意运动的起动与停止缓慢，肌张力降低等）	同侧小脑半球，小脑中或下脚、小脑上脚（在交叉以下是同侧，交叉以上是对侧）病变
	· 去脑强直（角弓反张，四肢强直）	双侧被盖病变
	· 颚及面肌抽搐（节律性）	中央被盖束、下橄榄核、橄榄状齿核联系纤维病变
	· 弥漫性肌阵挛	小脑皮质、视丘病变
	· 肌纤维或肌束颤动	运动神经元病变。常同时伴有肌肉的萎缩
	· 偏身投掷运动	丘脑底核及与其联系的苍白球外侧部急性病变所致
	· 出现肌张力障碍	锥体外系病变（如肝豆状核变性）
	· 抽动 - 秽语综合征	是一种特殊的癫痫类型
	· 大多缓慢、隐匿或以进行性加重为特点	某些重金属中毒或酒精中毒
	· 有家族史者	遗传性疾病
痉挛性不自主运动	· 面肌抽搐	面神经病变、杰克森癫痫发作及原因不明的面肌抽搐
	· 持续性膈肌痉挛（又称呃逆）	膈神经或迷走神经受刺激所致（胃扩张、纵隔与胸腔肿瘤、膈下病变等）、中枢神经系统受损、肝及肾功能不全等
	· 手足搐搦（呈助产士手样发作）	低钙血症、碱中毒及代谢性酸中毒经大量补碱后
	· 全身性痉挛（严重时呈角弓反张位）	破伤风、脑炎及其他脑实质病变
	· 扭转性痉挛	低氧性脑损害、核黄疸、肝豆状核变性、亨廷顿综合征及服用过量酚噻嗪药物
	· 手足徐动	核黄疸、产伤、缺氧症及获得性肝脑变性
	· 肌阵挛	各种原因所致的癫痫

续表

项目	临床线索	诊断提示
痉挛性不自主运动	·舞蹈症	风湿热、下丘脑血管病变、甲状腺功能亢进症、亨廷顿综合征、汞中毒及妊娠期
	·静止性震颤	帕金森病、其他原因所致（脑炎后、CO 中毒后等）的帕金森综合征及肝脑变性（部分老年人亦可见到相似的震颤，但无肌强直或面具脸）
	·意向性震颤（持续运动或精细动作时发生）	小脑或小脑通路病变、多发性硬化
	·姿势性震颤（运动性震颤）	慢性酒精中毒、甲状腺功能亢进症、严重焦虑及各种原因所致的基底核病变
	·癔症性震颤	癔症。不影响姿势和随意运动
	·仅表现于某一个肢体	皮层或周围神经病变
	·表现于某一侧	对侧中枢神经系统病变
	·表现于全身或四肢	广泛性脑实质病变
	·表现为节段性	脊髓病变
年龄性别与舞蹈症	·儿童或青少年起病，伴大关节游走性疼痛，皮肤环形红斑，心肌炎体征	风湿性舞蹈病
	·成年起病，精神呈渐进性衰退或痴呆	慢性进行性舞蹈病
	·中老年起病，有高血压史，动脉壁弹性减弱	脑动脉硬化或脑梗死
	·发生在怀孕早期	妊娠性舞蹈病
肌束颤动伴随表现	·构音障碍，咀嚼困难，吞咽及呼吸障碍	脊髓侧索硬化
	·有机磷接触史，流涎，多汗	有机磷中毒
	·在高热环境中发生	热痉挛
	·脸面部及舌肌震颤，声音嘶哑	延髓麻痹
	·某一肢体肌肉无力及萎缩	急性脊髓灰质炎
	·震颤逐渐加重，并导致肌肉无力和瘫痪	脊髓肿瘤
	·反射消失，肌肉萎缩和肌肉酸痛	脊髓空洞症
	·突眼，多汗，心率增快	甲状腺功能亢进
	·皮肤干燥，瞳孔扩大，心率增快及尿潴留	阿托品过量（可表现摸空症）
扑翼样震颤	·伴肝掌，蜘蛛痣，腹水，脾大，腹壁静脉曲张	肝硬化
	·伴肝硬化表现，角膜周围可见褐色素环	肝豆状核变性（本病可表现多种不自主运动）
	·呼吸困难，发绀，球结膜充血及 CO_2 潴留	肺性脑病
	·伴少尿，水肿，呼吸有尿臭味，肾功损害等	尿毒症性脑病

【诊断思维】

（1）不自主运动诊断思维（表 2–124）。

表 2-124　不自主运动诊断思维

项目	不自主运动诊断思维
不自主运动的原因及表现特点	·不自主运动的病因大多发生于锥体外系，如大脑皮质运动区、脑干、小脑、脊髓及周围神经，肌肉病变时也可引起。其他相关病因有出血、梗死、变性、感染、肿瘤及免疫性疾病等
	·不自主运动的不同表现取决于病变部位和性质的不同，而不同部位病变也可表现出相同或类似的不自主运动，同一部位的不同病变也可产生不同的不自主运动
	·不要只认为各种不自主运动是一种单独表现，事实上可在同一个疾病中出现几种以上的不自主运动（即联合表现）。如肝豆状核变性就可表现有震颤、扭转性痉挛、手足徐动或肌阵挛等。因此，临床不能仅以不自主运动的某一表现类型作为疾病诊断的唯一证据，同其他任何阳性体征一样，尚需结合其他的临床资料进行综合判断和分析
	·并非所有的不自主运动都是由器质性疾病所致，如疲劳、紧张或惊恐状态下也可以出现短暂的不自主运动（例如饱餐后的膈肌痉挛、疲劳时的肌束震颤以及惊恐时的面肌抽搐等），但这种功能性不自主运动的特点多为短暂性且无其他阳性体征发现；反之则多为病理性的
	·不论什么原因（器质性或功能性）引起的不自主运动，几乎均可在情绪波动或精神紧张时加重，在睡眠后消失。所以不能将这一点作为鉴别器质性或功能性病变的依据
	·内科系统的全身性疾病也可引起的不自主运动，如不宁腿综合征（不宁肢），病因不明。主要表现为反复发作的小腿深部感觉异常，或自觉似在骨内、状如虫爬或奇痒灼热，难以名状，可伴有恶劣情绪扩延到股及足部，多为双腿对称性受侵或一侧偏重，上肢通常不受累。夜间休息时症状加重，活动时减轻，故患者常深夜不寐，辗转徘徊
	·强调指出由水、电解质紊乱所致的不自主运动（尤其在低渗综合征或水中毒时特别常见）有时易被忽视，应引起重视
	·手足搐搦：是以腕、距小腿关节剧烈屈曲、肌肉痉挛为特征，可伴喉痉挛及惊厥，常见于低钙血症。血镁过低、血钠过高及过度换气综合征患者均可出现手足搐搦
	·在诊断不自主运动时，需惯例除外药物因素，最常引起不自主运动的药物为吩噻嗪类（如氯丙嗪）和丙其苯基酮类（如氟哌啶醇）。在连续服药一年后，至少5%～10%的患者可产生运动障碍。主要表现为皱额、挤眉弄眼、咬牙，反复张口、努嘴、缩唇等，亦有扭转颈、肩、躯干，前后屈伸运动，下肢奇异动作；有的伴发四肢躯干的舞蹈样或手足徐动样运动；严重时出现颤搐、肌阵挛或肌张力增高所致的扭转性痉挛性运动障碍及痉挛性斜颈等症状。静坐不能是抗精神病药物常见的不良反应
震颤	在不自主运动中震颤可能是最为常见的，是身体某一部分循一定方向的节律性来往摆动且幅度大小不一的不随意运动，于手部最常见，其次为眼睑、头部和舌。在诊断中，其思维应先排除生理性或功能性，然后再考虑病理性的
	帕金森病的静止性震颤须与老年性震颤区别：老年性震颤也是一种静止性震颤，以头部、下颌及口唇为多见，呈点头状或头左、右侧向震颤，一般无肌张力增高，但常合并痴呆
	小脑弥漫性病变时可出现头部、躯干及四肢粗幅震颤，致使患者不能坐立，但卧床静止时震颤消失。遗传性震颤多属此类
	诊断震颤时应注意是否伴有其他神经系统阳性体征，若无，则为生理性或功能性震颤；若有，则为病理性震颤。若为后者应检查震颤肢体肌张力的高低，如肌张力增高，见于帕金森病及张力障碍性震颤（如痉挛性斜颈引起的震颤）；肌张力减低者见于小脑病变、老年性震颤及原发性震颤等
肌阵挛	·肌阵挛的临床表现特点：a. 鞠躬样痉挛。其表现为突然发作的短暂的全身肌肉痉挛，颈、躯干和腿弯曲、内收或外展，双臂向前向外急伸呈拥抱状。b. 点头样痉挛。出现点头样发作。c. 闪电样痉挛。持续时间非常短，平时若不注意则很难发现
	肌阵挛包括生理性肌阵挛和病理性肌阵挛，但并不是所有的肌阵挛都是癫痫发作，只有同时伴有脑电图癫痫样放电的肌阵挛才可被诊断为肌阵挛性癫痫
	癫痫所致肌阵挛表现为头、颈、肢体或躯干肌肉突然的单次抽动，有时仅为一块肌肉或某肌群的抽动。抽动后立即松弛，可以是一侧，也可以是两侧。轻度肌阵挛只影响头或手。上肢抽动时可使手中物体失落或掷出。严重时于站立中突然失去平衡而摔倒，坐位时可从坐的位置跳出，故常看见到患者头额、鼻尖、口唇等处伤痕累累。在将要入睡或将要醒来时最易发生，故常被误诊为癔症

续表

项目	不自主运动诊断思维
肌束及肌纤维颤动	肌束颤动是运动神经元兴奋性增高时所引起的肌纤维束不自主收缩，因而是细小、快速或蠕动样的颤动，它不足以引起肢体关节运动。但患者该处有跳动感，在疲劳、叩击或冷刺激后症状更明显，常发生于手肌、舌肌，为脊髓前角细胞及脑神经核进行性病变的特征性体征
	纤维颤动是指单个失神经损害的肌纤维电活动，仅在肌电图检查时被发现。无肌萎缩的肌束颤动并非为疾病的表现，正常人也可于疲劳或紧张后出现，但出现时间较短，称为良性肌束颤动
肌束及肌纤维颤动	正常人，特别是在随意肌疲劳或处于高张力状态时，可出现广泛而粗大的肌束颤动。其特征是颤动幅度较为粗大，大多反复影响同一肌束，多见于腓肠肌与手臂肌肉。若不伴有神经及肌病症状或肌电图检查无异常时，临床无重要意义，称良性肌束颤动。多见于疲劳、压力过大、喝茶或咖啡等。这种颤动大部分是间歇性的，但也有少数人可能是体质因素而容易常出现。许多人都曾经有过眼皮跳动的经历，其实这就是一种良性的肌束颤动
	良性肌束颤动可存在这样一个恶性循环，轻微的肉跳引起焦虑紧张，焦虑又加重了肉跳，加重了的肉跳进一步引起了患者的恐慌和焦虑
抽搐	抽搐是一组肌肉或一条肌肉的重复、刻板收缩，其振幅较大，可由一处向他处蔓延。频率不等，无节律性，表现为眨眼、耸肩、转颈等刻板动作，故被认为是习惯性痉挛。大多数是精神性的，儿童罹患较多，可受意志暂时控制。此种抽搐不同于痉挛，是在同一患者身上可以发生多处抽搐，而不限于一条或一群肌肉。详见抽搐章节
	全身性抽搐是以全身性骨骼肌痉挛为主要表现，多伴有意识丧失；局限性抽搐是以身体某一局部连续性肌肉收缩为主要表现，大多见于口角、眼睑、手足等。抽搐的伴随症状常有发热、血压增高、脑膜刺激征，伴瞳孔扩大和舌咬伤、剧烈头痛、意识丧失等
投掷动作	为一种肢体的不随意运动，表现为抛掷样舞蹈动作，以近端肌肉明显，可分单肢投掷运动、偏侧投掷运动及双侧投掷运动。病损在丘脑底核及与其有直接联系的结构，多由血管性损害所致，也可见于脑炎或脑瘤
	投掷动作又称颤搐，常需与下列疾病鉴别：a. 习惯性痉挛，多见于儿童，特点是动作刻板式重复，局限于同一个肌肉或肌群，无肌力、肌张力异常及共济失调等；b. 先天性舞蹈病，舞蹈样动作可作为脑瘫的一种表现形式，多在 2 岁前发病，常伴智能障碍、震颤和痉挛性瘫痪等；c. 抽动 – 秽语综合征，见于儿童，表现快速、刻板的反复不规则多发性肌肉抽动，常累及头面部、颈肌群和咽喉肌，还有发怪声或说脏话；d. 亨廷顿舞蹈病，多见于中年以上，除舞蹈动作，常有遗传史和痴呆，少数儿童期发病者多伴肌强直；e. 扭转痉挛，常见于儿童期，有时扭转痉挛动作较快速可误认为舞蹈样运动，儿童期扭转痉挛常持续存在，无自限性，肢体扭动时肌张力增高，停止时正常
痉挛	指肌肉或肌群的不随意收缩，从大脑皮质运动区至肌纤维这一运动通路中，任何一部分兴奋都可引起痉挛。痉挛的类型有： · 阵挛性痉挛，为断续的肌收缩，呈反复快速发作并有一定节律性的肌痉挛，如面肌抽搐、眼睑痉挛、膈肌痉挛以及癫痫发作时的肢体痉挛等 · 强直性痉挛，为持续的肌肉收缩，常导致持久的体位改变或运动限制，见于破伤风、手足搐搦症、士的宁中毒、狂犬病以及职业性（或功能性）肌痉挛等 · 痛性痉挛：是一种伴有疼痛的强直性肌痉挛，疼痛随痉挛缓解而缓解，其发病原理可能是过度活动的肌肉需要能量增加使相对缺血及代谢产物蓄积，可见于疲劳与电解质紊乱时。三叉神经痛时的肌痉挛也属此类型
手足徐动症	又称指划运动，其特点为肌张力障碍与手足发生缓慢和不规则的扭转动作，主要由壳核及苍白球损害所致。临床上常见以下两种类型 · 先天性手足徐动症：在出生后数周或数月发病，常有智力降低，肌张力时高时低，双侧性手足徐动，半数可伴有双下肢痉挛性轻瘫，当咽喉肌受累时，可出现言语及吞咽困难。其病理改变为纹状体大理石样变，常由脑缺氧所致 · 症状性手足徐动症：常见于脑炎、肝豆状核变性及胆红素脑病等
扭转痉挛	又称变形性肌张力不全、扭转性肌张力障碍、豆状核性肌张力障碍，表现为肢体或躯干顺纵轴畸形扭转的不随意动作，临床上以肌张力障碍和四肢、躯干甚至全身剧烈而不随意的扭转为特征。肌张力在扭转时增高，扭转停止时则正常，表现有： · 原发性扭转痉挛，原因不明，部分为遗传性 · 症状性扭转痉挛：可见于脑炎、CO 或吩噻类药物中毒、肝豆状核变性、胆红素脑病等 · 痉挛性斜颈：是由颈肌阵发性不自主收缩引起，头向一侧扭转，呈痉挛性倾斜，为扭转痉挛的一种症状。可能是影响与迷路功能有关的高级中枢所引起，局部病灶刺激也可导致痉挛性斜颈

（2）震颤的分类、临床表现及其病因（表 2-125）。

表 2-125 震颤的分类、临床表现及其病因

分类	静止性震颤	意向性震颤	体位性震颤	扑翼样震颤
临床表现	震颤见于静止时，起动后震颤减轻或消失，其频率为 4 ～ 6 次 /s。震颤先从手部开始，呈“搓丸样动作”，可扩展至下颌、口唇、舌及头部	系动作性震颤，当肢体动作接近目的物时，震颤频率增加，与静止性震颤相比则无节律性。嘱患者做指鼻试验及跟膝胫试验易被发觉，静止时震颤消失	当肢体维持一定体位时出现的震颤称体位性震颤，可分为生理性和功能性，特点是震颤幅度较小，肉眼不易看到，震颤常不规则，多变运动时明显	此种震颤粗大，节律较慢，通常呈对称性，常累及上、下肢，肌张力高低可变。当患者平伸手指及腕关节时，出现抖动腕关节的震颤，类似鸟翼扇动
常见病因	帕金森病及帕金森病综合征（脑动脉硬化，颅脑损伤，CO、氰化物、吩噻嗪等，也有病因不明者）	常见于小脑齿状核或与齿状核有关通路的病变，病因为多发性硬化、弥漫性轴周性脑炎、麻疹或水痘后播散性脑脊髓炎等	多与精神因素有关，如疲劳、焦虑等。甲状腺功能亢进也属于此类	多见于代谢性疾病，如肝昏迷、尿毒症、肝豆状核变性、肺性脑病等

（3）诱发舞蹈样动作常见药物（表 2-126）。

表 2-126 诱发舞蹈样动作常见药物

分类	药物名称
抗精神病药物	氟哌啶醇、氯丙嗪、氯氮平、奥氮平或锂剂（典型抗精神病药物较非典型抗精神病药物常见）等
抗癫痫药物	苯妥英钠、卡马西平、丙戊酸或加巴喷丁。
中枢神经系统兴奋剂	安非他命、可卡因或盐酸哌甲酯
其他	左旋多巴、苯二氮䓬类或口服避孕药

【疾病特点与表现】

（1）引起肌束震颤的高危性疾病。

① 有机磷中毒：急性起病，起初为长的波状肌肉震颤和肌肉无力，迅速进展为弛缓性麻痹。常表现恶心、呕吐、腹泻、肠道和膀胱功能失调、肠鸣音亢进和腹部绞痛等。其他表现症状包括心动过缓、呼吸困难或呼吸缓慢、苍白或发绀、抽搐、视力障碍（瞳孔收缩或视物模糊）及分泌物增加（如流泪、流涎、气道分泌物增加或大汗）等。

② 热痉挛：本病与中暑相关，可参见体温升高（发热）章节。

（2）引起扑翼样震颤的疾病。

① 肺性脑病：本病除呼吸系统症状外，其他表现包括早期有头痛、头昏、记忆力减退、精神不振及工作能力降低等症状，继之可出现扑翼样震颤、颅内压升高、视神经盘水肿、肌阵挛及全身强直 - 阵挛样发作等各种运动障碍和不同程度的意识障碍。轻者呈嗜睡，昏睡状态，重者可发生昏迷。精神症状还可表现为兴奋、不安、言语增多、幻觉或妄想等。

② 尿毒症性脑病：本病表现除全身其他系统症状外，神经症状可以出现癫痫样痉挛发作、神经炎、扑翼样震颤、面瘫、眼球震颤、听力减退、视力障碍及脑膜刺激征等。

③ 肝豆状核变性：本病系一种常染色体隐性遗传性疾病，主要表现为先天性铜代谢障碍性。临床

以肝损害、锥体外系症状与角膜色素环等为典型表现。震颤是常见首发症状，自一侧手部开始，先为细小震颤，逐渐变为粗大震颤，随意运动时加重。静止性、意向性或姿势性震颤可同时出现，随病情进展震颤可波及四肢、头部及下颌等。

④ 肝肾综合征：严重肝病后期的主要表现可出现扑翼样震颤及进行性少尿或无尿、血尿素氮及肌酐升高等，其他表现包括腹水、门脉高压、黄疸及低蛋白血症等。

（3）引起舞蹈动作的疾病（常见于纹状体病变，尤其累及尾状核）。

① 小舞蹈病：本病与风湿病有密切关系，故又称为风湿性舞蹈病或 Sydenham 舞蹈病。本病患者多为 5 ～ 15 岁儿童，需与习惯性痉挛相区别。后者的不自主动作是刻板式、重复、局限于同一肌群的收缩，无风湿病临床表现可以鉴之。

② 慢性进行性舞蹈病（亨廷顿病）：患者除舞蹈动作外，常合并痴呆，起病多为中年，是一种常染色体显性遗传性疾病，有家族性，其病变部位在尾状核及壳核。本病表现多样，但可归纳为三方面，即运动障碍、认知障碍和精神障碍，这些临床表现均可以作为首发症状出现（表 2–127）。

表 2–127　慢性进行性舞蹈病临床特点与表现

运动障碍	认知障碍	精神障碍
舞蹈样不自主运动是本病最突出特征，大多表现为短暂而不能控制的装鬼脸、点头和手指屈伸运动，较慢且非刻板式，随病情发展，不随意运动呈进行性加重，出现典型的抬眉毛和头屈曲，当注视物体时头部跟着转动，步态不稳，腾越步态，加上不断变换手的姿势，全身动作像舞蹈，在疾病后期不能站立和行走，但身体不停扭动。当病情发展时出现动作笨拙、迟缓、僵直、吞咽困难、构音障碍、眼球活动异常、角弓反张及癫痫等	早期即可出现认知障碍，开始表现为日常生活和工作中的记忆和计算能力下降，回忆有显著缺陷，由于视空间功能及对社会和人际关系的判断能力下降，可出现人格的改变。言语的改变包括口语不流利、找词困难和构音障碍。随病情发展，集中力和判断力进行性受损，缺乏解决问题的行为，对结构判断有困难	首先出现的精神状态变化为人格行为改变，包括焦虑、紧张、兴奋易怒或闷闷不乐，或不整洁以及兴趣减退，出现反社会行为、精神分裂症、偏执狂和幻觉，情感障碍是最多见的精神症状，且多出现在运动障碍发生之前。抑郁症状发生率很高，最后处于呆傻、缄默状态

③ 老年性舞蹈病：本病多见于 50 岁以上老人，可表现有舞蹈动作。本病起病迅速，有时伴有局部瘫痪、痴呆与精神异常，大脑有广泛散在性小软化灶。无家族史，故可与慢性进行性舞蹈病鉴别。

④ 半侧舞蹈病：本病表现为局限于一侧上下肢不自主的舞蹈样运动，常提示基底核血管性损害，多见于中老年。

⑤ 妊娠性舞蹈病：本病最多见于年轻初产妇，再次妊娠可能复发，初发于 30 岁以上的妇女极为少见。其临床症状与重型小舞蹈病类似，舞蹈样动作出现前数周常先有头痛和性格改变，全身衰竭症状可能比小舞蹈病更早出现。舞蹈症可于妊娠期中或分娩后 1 个月内自行停止，人工流产后舞蹈症可立即停止。

⑥ 先天性舞蹈病：本病见于出生 6 个月后的婴儿，常合并肌张力减弱及发育迟钝等。

⑦ 舞蹈动作还可见于其他颅内病变和全身病变，如脑炎、脑肿瘤和脑退行性病变等。

（4）引起手足徐动症的疾病。

① 脑肿瘤：脑肿瘤累及基底神经节引起对侧手足徐动症和张力障碍。伴随症状取决于肿瘤类型和损伤程度。

② 基底神经节钙化：本病为常染色体显性或隐性，多于幼年至青少年起病，表现为运动障碍和精神智能异常。运动系统障碍为运动不能、强直、震颤、舞蹈症及手足徐动症，也可有共济失调、辨距不良，极少数病例有锥体束征。另一组症状是精神异常、智能减退和痴呆。.

③ 脑梗死：本病可出现对侧手足徐动症，伴意识改变，对侧面部或肢体麻痹。

④ 肝性脑病：本病慢性阶段可出现阶段性或持续性手足徐动症，伴小脑性共济失调，面部和肢体肌痉挛、扑翼样震颤、构音困难及痴呆。

⑤ 亨廷顿病：见慢性进行性舞蹈病的症状。

⑥ 肝豆状核变性：本病是一种遗传性代谢紊乱，早期出现手指和手掌手足徐动症样运动，其他表现包括角膜周棕色环、上肢震颤、面部和肌肉强直、构音及吞咽困难、多涎、痴呆、肝脾大、黄疸、呕血及蜘蛛痣等。

⑦ 药物：a. 左旋多巴和苯妥英钠，在药物较大量应用后可引起手足徐动症和手足徐动症样运动；b. 哌嗪衍生物如美克洛嗪和丙氯拉嗪可引起手足徐动症，脂肪胺类酚噻嗪如氯丙嗪和哌啶酚、噻嗪类如硫利达嗪和羟哌氟丙嗪可引起手足徐动症；c. 其他抗精神病药如氟哌啶醇、替沃噻吨、洛沙平等药均可引起手足徐动症。

（5）肌阵挛癫痫。

① 良性婴儿期肌阵挛性癫痫：本病见于 1 ～ 2 岁健康婴幼儿，特征为短暂暴发性全身性肌阵挛，常有癫痫或惊厥家族史，脑电图在睡眠初期有短暂广泛的棘慢波。

② 青少年期肌阵挛性癫痫：本病多发生于青春期，表现为双侧臂部单次或反复不规则、无节律的阵挛跳动，部分可突然跌倒，无意识障碍。常发生在觉醒后不久。

③ 进行性肌阵挛性癫痫（如 Lafora 病）：本病多见于青少年，部分在患本病之前数年曾有过少数几次癫痫发作，其后有一段正常期。再发时即表现为频繁的肌阵挛，继而出现人格变化、行为异常、一过性黑矇及智能衰退。

【相关检查】

（1）病史采集要点。

① 不自主运动发生的时间、发作形式及频率，发作的诱因，加重与缓解因素等，有无不能控制的运动、精神衰退、语言障碍，休息、紧张或日常行为对其有无影响。

② 与诊断和鉴别诊断相关的伴随症状，如麻木、疼痛、说话困难、吞咽困难、呼吸困难、肠道或膀胱控制功能障碍等。

③ 还应询问其生活方式，包括家庭、工作或学习压力、饮食习惯及近期摄入的食物和液体。

④ 既往有无神经系统疾病、癌症以及近期感染的病史。

⑤ 询问母亲及儿童健康，分娩及损伤，了解家族史（因家族遗传性疾病可引起共济失调）及用药史（尤其是抗精神病药物的使用）。

（2）体格检查。

① 检查肌力、肌张力、关节活动度、肌肉运动、快速交替活动。注意随意运动时肢体肌肉收缩节律及收缩和舒张的持续时间。在受累肌肉放松状态寻找肌束震颤的证据。观察和检查运动及感觉异常，尤其是肌肉萎缩、肌无力及深部腱反射减弱。

② 如怀疑运动神经元疾病，应进行全面的神经系统检查。

（3）实验室检查。

血、尿、便常规检查；血糖及糖化血红蛋白；肝、肾功能测定；电解质及血气分析检查；必要时测定血浆渗透压等。

（4）辅助检查。

头颅 CT 及 MRI、脑电图、脑诱发电位、肌电图、脊椎放射学检查等。

第八章

皮肤异常

【皮肤疾病的相关检查】

（1）准确的病史采集、体格检查、实验室及辅助检查对皮肤病做出正确诊断具有非常重要的意义，因此接诊任何一种皮肤异常者均应按照下列检查程序进行。

① 病史：询问最初发现皮疹是什么时候，在何部位，是否有瘙痒，是否存在诱因，如药物、饮食、虫毒及中毒等过敏反应，如漆疮、药毒、粉花疮、食鱼蟹中毒、野屎风、水毒、沙虱病、恶虫叮咬等。如有斑块、结节、皮损及肿块等，应询问在何部位，有无出血及疼痛，其形状、大小和颜色是否发生改变，如皮肤色素增加、黄疸及苍白。是否伴有提示全身性疾病症状（如体重下降、关节痛等）。注意与严重皮肤病有关表现，如脱水、继发感染、淋巴结或其他器官的转移病灶等。询问完整的药物史，包括所有药物疗法、口服和外用药。既往有无皮肤疾病治疗史，是否用过或正在使用免疫抑制剂。在儿童时期是否有过敏（如哮喘、鼻炎）及皮肤疾病史。应了解系统性疾病史，特别是伴有皮肤改变的疾病，如自身免疫性疾病（系统性红斑狼疮及肌炎等）、内分泌疾病、感染性疾病、血液系统疾病、恶性肿瘤或肾移植等。询问烟酒嗜好、工作性质（电焊、种植或养殖等）、是否接触特殊化学物质（苯、甲醛等）、阳光暴露、接触过敏原和皮肤寄生虫等。有无更换洗涤剂及接触宠物等。近期是否到国外旅游，有无传染病接触史（如水痘等）及冶游史等。应了解直系亲属中是否有类似皮肤病或过敏反应的家族史。还应详细了解有无使用化妆品，以及化妆品的品牌、批号和既往是否使用过同种化妆品，有无类似皮肤损害等。

② 体格检查：检查生命体征，判断患者一般情况如何，有无皮肤苍白、休克、色素沉着和发热等（累及大面积皮肤的严重皮肤疾病可引起危及生命的脱水和继发感染）。皮肤有何异常，如皮疹、溃疡、毛细血管扩张、紫癜、肿块等；病变的范围（孤立的、局限性的、区域性的、全身性的还是广泛的）和分布特征（对称性还是非对称性的，是否在暴露区域、受压部位、皮肤皱褶或突起处）；是否与衣物、阳光曝晒和佩带珠宝有关；皮肤损害的颜色和形状（如圆形、卵圆形、多边形、环形、匐形和脐形），触诊病变皮肤温度、移动度、压痛和厚度。检查有无相关淋巴结肿大。进行全身体检，判断是否存在全身性疾病，皮肤病变是否为严重的全身疾病的表现之一（如恶性肿瘤、系统性红斑狼疮等）。准确记录皮肤异常非常重要，最好能辅以照片。如果皮肤异常是全身疾病的表现之一，则应按相应系统或疾病进行全身的体格检查。

③ 实验室检查：血常规、尿常规可作为必备检查；免疫生化实验检查，如过敏实验、致敏实验等。

微生物检查：皮肤真菌、麻风杆菌、疥虫检查有助于相应皮肤病的诊断。若有分泌物应做微生物涂片或培养。

④ 辅助检查：皮肤组织病理检查。部分皮肤病有其特有的病理改变，可依此确诊与鉴别诊断（下列各章节所叙述的皮肤异常，除特殊检查外，都应按皮肤疾病的相关检查方法进行检查）。

（2）皮肤检查的某些特点将有助于临床诊断（表 2–128）。

表 2–128　皮肤异常表现特点

项目	皮肤异常表现特点		
质地	质软：皮内痣	质地中等：皮肤纤维瘤	质硬：皮肤钙质沉着、皮肤肿瘤
温度	正常：红斑狼疮	皮温高：疖肿、丹毒	皮温凉：增高
凹陷性	凹陷：静脉湖	不凹陷：分叶状毛细血管瘤	
触痛	触痛：炎症表皮样囊肿、血管脂肪瘤、平滑肌瘤	无触痛：非炎症性表皮样囊肿、婴儿期血管瘤	
按压褪色	褪色：血管扩张性红斑	不褪色：紫癜	
粗糙度	粗糙：跖疣	光滑：胼胝	
移动度	可移动：淋巴结	固定：皮肤纤维瘤	
位置	真皮：表皮样囊肿	皮下：脂肪瘤	

（3）特殊物理检查方法：①玻片压诊法：将玻片用力压在皮肤损害上 10 ～ 20s，炎症性红斑及血管瘤颜色可消失。②皮肤划痕症：用钝器划皮肤，如在划过处产生风团，称为皮肤划痕症阳性。③感觉检查：包括温度觉、触觉及痛觉等。④滤过紫外线检查：如黄癣病头发呈暗绿色荧光，白癣呈亮绿色荧光。⑤棘层细胞松解现象检查法（尼氏征）：推移水疱向周围扩散，正常皮肤被推动及水疱间外观正常的皮肤被擦掉即为阳性。⑥皮肤试验：斑巾试验用于检查接触性过敏原。划痕试验用于测定某种物质是否具有过敏反应（Ⅰ型）；麻风菌素试验用于判断麻风患者免疫情况；癣菌素试验有助于癣菌疹诊断。

第一节　皮肤发红 / 红斑

皮肤发红是指皮肤广泛或局限性充血，是皮肤的浅层血管扩张所致，用手按压后可迅速暂时性变白。局限性皮肤发红又称为红斑。

【常见病因】

（1）皮肤发红物理性因素。

寒冷刺激、空气干燥、风沙气候、阳光曝晒或冷热温差过大等。

（2）化学物质接触。

如使用化妆品不当或美容方法不当。

（3）局部因素。

局部或全身疾病的皮肤并发症或毛细血管因缺氧而循环不畅，血管坏死。

（4）感染（全身和局部）。

① 病毒：纯疱疹病毒、柯萨奇病毒、麻疹病毒、埃可病毒及脊髓灰质炎病毒等。

② 细菌：溶血性链球菌、葡萄球菌、布鲁氏杆菌、白喉杆菌或类丹毒杆菌等。

③ 支原体感染。

（5）遗传因素。

表皮过薄。

（6）区域因素。

高原气候。

（7）职业因素。

如厨师、电焊工等火焰熏烤。

（8）个人习惯因素。

喜欢食辣、嗜好烟酒等。

（9）药物因素。

磺胺类、抗生素、巴比妥类、保泰松、退热药、代兰丁或卡马西平等。

（10）其他。

局部轻度烧伤。

【诊断线索】

皮肤发红、红斑诊断线索（表 2–129）。

表 2–129　皮肤发红、红斑诊断线索

项目	临床线索	诊断提示
诱因	・冬季呈现暴露部位或肢体末梢的红斑，灼热或奇痒	冻疮性红斑
	・青年女性面、颈部红斑，灼热或疼痛，有化妆品接触史	化妆品所致的过敏性皮炎
	・在热辐射中暴露后可产生带状红斑和毛细血管扩张	热激红斑
	・在蚊虫叮咬后出现红斑及丘疹	慢性游走性红斑
红斑部位与形状	・沿鼻翼两侧逐渐扩大的红斑（蝶形红斑）	系统性红斑狼疮（多见于青年女性）
	・双手掌大、小鱼际肌处皮肤显著发红（掌红斑或肝掌）	慢性肝病、妊娠妇女
	・四肢圆形或椭圆形红斑，中央明显色淡（环形红斑）	风湿病及溶血性链球菌感染后
	・指尖掌侧面或甲沟处呈现小斑块状皮肤发红	系统性红斑狼疮
	・眼睑部呈现淡紫色红斑	皮肌炎
	・仅表现于鼻尖或鼻翼部皮肤红斑，痤疮及局部明显毛细血管扩张	酒渣鼻
伴随症状	・高热者，在胸腹部呈现直径 2 ～ 3mm 的玫瑰色红斑，压之褪色（玫瑰疹）	伤寒
	・伴心悸、出汗、腹痛或腹泻、低血压、面部毛细血管扩张及皮肤阵发性发红	类癌综合征
	・全身皮肤暗红伴倦怠乏力、红细胞数明显增高	红细胞增多症
	・全身皮肤潮红伴干燥、两侧瞳孔散大	阿托品化、过量或中毒
	・伴心脏杂音、脾大、血尿和（或）栓塞征象	感染性心内膜炎
	・局部皮肤发红，伴明显肿胀或触痛、发热、畏寒	蜂窝组织炎或丹毒
	・高热后伴脸部、颈部和四肢红斑样皮损	急性发热性嗜中性皮肤病
	・产生“波浪式”带状红斑，伴发体匐行性回状红斑	恶性肿瘤
	・散发红斑，伴压痛、大片水疱和表皮剥脱	中毒性表皮坏死松解症

【诊断思维】

（1）皮肤发红 / 红斑诊断思维（表 2–130）。

表 2–130　皮肤发红 / 红斑诊断思维

诊断项目	诊断思维
皮肤发红 / 红斑	・患者突然发生红斑，并伴有心悸、呼吸困难、声音嘶哑和烦躁，尽快采集重要的生命体征，提示过敏性因素所致，需提供紧急呼吸、循环系统支持并给予肾上腺素

续表

诊断项目	诊断思维
皮肤发红 / 红斑	· 皮肤发红或红斑，是最常见的皮肤炎症或刺激的表现。红斑可以是局灶性也可是全身性；可以突然起病，也可逐渐起病。皮肤颜色可由急性的亮红色转为慢性的紫灰色或棕灰色。在皮肤上直接施升压力时，红斑会暂时褪色，而紫癜不会
	· 皮肤发红或红斑既可是皮肤病所特有的表现，也可是许多全身性病变在皮肤的表现。在诊断时应首先除外由饮酒、日光、发热及药物等所致。急性起病者，常提示有接触异物、药物或感染的可能性。在感染性原因中最常见的是溶血性链球菌感染，所以每遇皮肤发红或红斑者都应仔细检查扁桃体、咽部及皮肤等处有无感染灶，尤其是儿童和青少年。育龄女性与鼻峡部的红斑均应排除系统性红斑狼疮
	· 全身皮肤发红呈猩红色时，应考虑有无猩红热的可能，药物或葡萄球菌感染所致的皮肤发红（又称猩红热样皮疹）有时极易与猩红热相混淆，尤其是当化脓性扁桃体炎合并猩红热样皮疹与猩红热伴有口腔损害时很难鉴别，必须借助于其他临床资料进行综合判断
	· 若患者出现麻疹样红斑时，务必注意患者有无上呼吸道感染的卡他症状及口腔黏膜的麻疹斑。如果缺乏常提示可能系药物或其他原因所致的麻疹样红斑，而并非是麻疹
	· 皮肤发红显著，若局部有渗出、鳞屑及剥脱，则为红皮病之特征。此时临床诊断不要仅局限于皮肤表现，而是应注意检查肝、脾、淋巴结及周围血常规，甚至进行骨髓穿刺等，以除外这种皮肤表现是否由恶性淋巴瘤、急或慢性淋巴细胞白血病及金葡菌败血症等引起
	· 若红斑呈结节状则称结节性红斑，常出现在小腿或四肢伸侧部，多有明显触痛，但自始至终不发生破溃是最主要的临床待点，这是与硬红斑鉴别的主要依据。事实上结节性红斑是由各种因素所致的过敏反应的结果，若从病因诊断的角度出发，则应设法除外霍奇金病、转移癌、结核病及溃疡性结肠炎等疾病，因为这类疾病常以结节性红斑作为首诊症状。若为硬红斑，则是皮肤结核的特征性表现
	· 持续大面积红斑可能导致体液丢失，需密切监测并及时补充液体和电解质。尤其是烧伤和有广泛红斑的患者。红斑病因明确前停用一切药物，给予抗生素和局部或全身性的类固醇
	· 小儿和老年人出现皮肤发红或红斑时应考虑：a. 很多新生儿可发生淡红色丘疹（新生儿中毒性红斑），一般起病于出生后 4d，并且在第 10d 时自行消失；b. 婴幼儿也可因感染或其他疾患导致出现红斑，如念珠菌病可在口腔黏膜上形成稠蛋白样红斑基底部病损、尿布疹样牛肉色红斑；c. 玫瑰疹、风疹、猩红热、环形肉芽肿也是儿童红斑的常见原因；d. 很多老年人有界限清楚的斑丘疹，见于手背和前臂部，称之为光化性紫癜。血液通过较脆的血管渗漏出来。此病损可自行消失
药物性红斑	应注意药物性红斑，如患者持续使用一种药物 1w 以上，则怀疑是药物引起的红斑。红斑损害可在大小、形状、类型和数量上有所改变，但通常都是突然出现并且在躯体和胳膊内侧呈对称性分布。导致红斑性损害的常见药物有巴比妥酸盐类、激素类避孕药、非甾体类抗炎药、噻嗪类与磺酰脲利尿药、奎宁和奎尼丁、胺碘酮、水杨酸盐类和四环素等。药物引起的皮损可出现在身体任何部位，停药数天后可皮损可自愈，可残留色素沉着。复用药物可导致原发病灶复发或再发新病灶
	注射维生素 K 引起的药疹虽然少见，但应引起足够重视，通常表现为：a. 注射维生素 K 后 1 ～ 2w，在注射部位出现瘙痒的红色斑块，损害位置深在，累及真皮和皮下组织，可有水疱形成；b. 皮损可累及上臂、髋和臀部；c. 髋部斑块可逐渐向腰、股发展，形成“枪套样”皮损；d. 严重病例可在其他部位出现湿疹样小丘疹；e. 持续 1 ～ 3w 或更长，可自行复发；f. 患者大多数有肝脏疾病

（2）并发症。

破溃易并发感染。

【疾病特点与表现】

（1）常见的皮肤发红 / 红斑疾病。

① 过敏反应：食物、药物、化学制剂和其他过敏原可产生红斑，局灶性的变态反应也可产生荨麻疹和水肿。其他表现包括面部水肿、发汗、乏力、打喷嚏、呼吸急促、声音嘶哑、哮喘及喉头水肿等，严重可出现低血压和皮肤湿冷等休克症状。

② 烧伤：红斑和肿胀是热烧伤的首发症状，可伴有深或表浅的水疱。由紫外线导致烧伤（如暴晒后）可产生暴露部位皮肤的迟发型红斑和压痛。

③ 皮肤念珠菌病：若皮肤发生真菌感染，可在乳房下、腋窝、颈部、脐部和腹股沟产生红斑和鳞状丘疹，疹子周围多见有小脓疱（卫星脓疱病）。

④ 皮肤蜂窝组织炎：此种皮肤和皮下组织的细菌感染可直接导致红斑、压痛和水肿。

⑤ 皮炎：不同病因的皮肤炎症有特定的临床特点，见表 2–131。

表 2–131　常见红斑性皮炎临床特点

特应性皮炎	接触性皮炎	脂溢性皮炎
本病可分为婴儿期、儿童期和青少年成人期三个阶段，红斑和强烈的瘙痒在小丘疹出现之前即可出现，表现为皮肤发红、渗出、鳞状和苔藓样皮疹，多发于四肢皮肤皱褶处、颈部以及眼睑。发病过程中可以同时伴有其他过敏性疾病，像哮喘、过敏性鼻炎等	暴露皮肤处可迅速产生水疱和红斑。皮损一般仅局限于接触部位，以露出部位为多，境界边缘清楚，形态与接触物大体一致。自觉灼痒，重者感疼痛，少数者，尤其是皮疹泛发全身者有时可引起全身反应，如畏寒、发热、恶心及头痛等	红斑可呈暗红色或黄色损害，多呈环状，边界清晰，并被磷脂样物质覆盖，皮损常见于头皮、眉毛、耳朵、鼻唇、外阴和腹股沟等的皱褶处。初期表现为毛囊周围炎症性丘疹，轻度瘙痒。发生在躯干部的皮损常呈环状。严重者可泛发全身，发展为红皮病

⑥ 丹毒：由 A 组溶血性链球菌导致的此类皮肤感染，常突然起病，受损皮肤呈微红色、界限清楚、触痛、皮温高、压痛及隆起。多见于面部和颈部，有时也可出现在四肢。2 ～ 3 d 后可发生松弛的脓性大疱，扩散至更深组织的少见。其他的症状和体征包括发热、畏寒、颈部淋巴结炎、呕吐、头痛和喉咙痛等。

⑦ 擦烂：本病婴儿、妇女肥胖者多见，是一种浅表的真菌感染，常发生于皮肤皱褶处，如颈、腋、腹股沟、臀沟、乳房下、腹股沟等。常为对称性红斑，伴疼痛和瘙痒，鲜红或暗红色，表面潮湿，形成糜烂面，境界清楚，严重者皮肤可呈亮红色样腐烂。

⑧ 冻伤：I 度冻伤会使皮肤呈灰色，复温后皮肤出现潮红、水疱及感觉减退，接着出现组织坏死。

⑨ 多形日光疹：本病为在日光暴露部位产生的红斑、囊泡和多发的小丘疹，可导致迟发性湿疹、苔藓样疹和脱皮。

⑩ 银屑病：本病通常影响肘部、膝部、胸部、头皮和臂间皱褶，呈银白色蜡样红斑样基底。指甲可变得厚而有凹痕。

⑪ 坏死性筋膜炎：本病是链球菌性感染，损伤部位有轻型红斑，随后很快自红色演变为紫色再到蓝色，出现水疱常提示病情进展迅速。7 ～ 10d 左右，红斑周边死皮开始出现剥离，暴露大量坏死的皮下组织。其他表现包括发热、血容量不足以及晚期出现低血压、呼吸功能不全及败血症相关表现。

⑫ 雷诺病：本病为手和足部的皮肤在寒冷环境或按压后手指皮色突然变为苍白，继而发紫，发作常从指尖开始，逐渐扩展至整个手指甚至掌部，伴有局部发凉、麻木、针刺感和感觉减退，持续数分钟后逐渐转为潮红，皮肤转暖，烧灼感，最后皮肤颜色恢复正常。皮色由苍白、青紫、潮红阶段到恢复正常的时间大至为 15 ～ 30 min，少数开始即出现青紫而无苍白阶段，或是苍白后即转为潮红、并无青紫，发作时桡动脉搏动不减弱。

⑬ 酒渣鼻：颜面中心出现散乱红斑，伴浅表的毛细血管扩张、丘疹、水疱和小瘤。肥大性酒渣鼻可发生在鼻下半部的较低位。

⑭ 风疹：本病常为孤立的扁平状损害和斑点状淡红色皮疹，可迅速扩展至躯干和四肢。偶见小的粉色皮损，也可发生在软腭，4 ～ 5d 后皮疹消失。其他表现包括低热（最高可达 38.9℃）、头痛、全身乏力、咽喉痛、淋巴结病、关节疼痛和鼻炎等。

⑮ 血栓性静脉炎：本病通常无症状，当合并静脉炎时可产生红斑，常伴发热、畏寒及全身乏力等症状，严重者局部皮肤出现硬结，疼痛明显、皮温高及有霍曼斯征阳性。

⑯ 辐射：辐射治疗可在 24h 内产生钝性的皮肤红斑和水肿，当红斑退去，皮肤变为棕色并轻度脱屑。事实上任何可引起变态反应的治疗都能导致红斑的出现。

⑰ 中毒性表皮坏死松解症（toxic epidermal necrolysis，TEN）：本病是皮肤疾病中最严重类型之一。一旦发病即有进入危重阶段可能，不及时治疗病死率极高。本病多由药物所致，常见致敏药物有磺胺类、解热镇痛类、镇静安眠或抗癫痫药物等。TEN 典型发病开始为疼痛性局部红斑，很快蔓延，红斑上发生松弛性大泡或表皮剥离，轻度触碰或牵拉即可导致大面积剥离，可累及所有黏膜，如眼、口及外生殖器等。其他表现包括疲乏、寒战、肌痛和发热等。

⑱ Ⅰ度烧伤/烫伤：又称红斑性烧伤/烫伤，发生后受累皮肤可迅速出现红斑，无水疱发生，通常 3 ～ 5d 自愈，脱屑后可有短暂性的色素沉着。

（2）全身疾病引起的皮肤发红/红斑。

① 川崎病：一种不明原因的急性病变，主要影响 5 岁以内的儿童，多产生较轻的红斑。如不及时发现并且采取治疗，可导致严重的心脏损害并致死。其他表现包括发热、结膜充血及淋巴结肿大。本病诊断标准见表 2-132。

表 2-132　川崎病诊断标准

项目	诊断标准
川崎病	本病诊断必须符合下列至少五项诊断条件： · 超过五天以上的发热 · 双眼非化脓性结膜炎 · 嘴唇发红干裂、草莓舌、喉咙发红 · 颈部淋巴结肿大 · 皮疹 · 手掌与脚掌发红肿胀、由手指与脚趾尖端开始的脱皮 · 冠状动脉病变

② 慢性肝病：任何慢性肝病晚期均会引起局部血管舒张而导致红斑，大多数患者因有明显的色素沉着而掩盖了红斑观察，其他表现包括肝掌、黄疸、瘙痒及蜘蛛痣等。

③ 红斑狼疮：本病多见于育龄女性，盘状红斑狼疮和系统性红斑狼疮均可导致面部的典型蝶形红斑，范围可从稍红润的隆起到界限清楚的斑疹，可扩散至下颌、耳、前额、胸部和其他暴露于日光下的部位。急性起病者的红斑可伴有光敏性和黏膜溃疡，尤其是鼻和嘴唇。红斑可发生于手部、指甲周围，可引起眼睑紫癜、淤斑和荨麻疹等。本病诊断标准见表 2-133。

表 2-133　系统性红斑狼疮诊断标准

标准	定义
颧部红斑	遍及颧部的扁平或高出皮肤固定性红斑，常不累及鼻唇沟部位
盘状红斑	隆起的红斑上角质性鳞屑和毛囊栓塞，旧病灶可有皮肤萎缩性瘢痕
光敏感	日光照射引起的皮肤过敏
口腔溃疡	口腔或鼻咽部无痛性溃疡
关节炎	非侵蚀性关节炎，累及 2 个或 2 个以上的周围关节，体征为关节的肿、痛或渗液

续表

标准	定义
浆膜炎	·胸膜炎：胸痛、胸膜摩擦音或胸膜渗液 ·心包炎：心电图异常，心包摩擦音或心包渗液
肾脏病变	·蛋白尿＞0.5g/dL ·细胞管型：可为红细胞、血红蛋白、颗粒管型或混合管型
神经系统异常	·抽搐：非药物及代谢紊乱，如尿毒症、酮症酸中毒或电解质紊乱所致 ·精神病：非药物或代谢紊乱、酮症酸中毒或电解质紊乱所致
血液学异常	·溶血性贫血伴网织红细胞增多或白细胞减少＜ 10×10^9/L（除外药物影响）
免疫学异常	·狼疮细胞阳性 ·抗双链 DNA 抗体阳性 ·抗 Sm 抗体阳性 ·梅毒血清试验假阳性
抗核抗体	·免疫荧光抗核抗体滴度异常或相当于该法的其他试验滴度异常，排除药物性狼疮

注：表中列出的共有 11 项，有 4 项即可明确诊断。

④ 风湿性环形红斑（又称风湿性边缘性红斑）：本病多见于风湿性心脏病患儿，皮损初起为淡红色红斑，以后迅速向周围扩展，形成环状，有时呈弧形或半环形。环中央为正常皮色，环的边缘稍隆起，也可融合成多环形皮疹，于数小时至 2～3 天内消退，可在不同部位反复发作，好发于上腹部和四肢屈侧。

⑤ 葡萄球菌烧灼性皮肤综合征：此种内毒素（多为金黄色葡萄球菌感染）介导的表皮松解性疾病，常见于儿童和少年。本病典型特点是红斑和广泛的表皮剥脱，似皮肤烫伤，重者可导致死亡。

⑥ 中毒性休克综合征：本病多由感染性毒素引起，突然会出现皮肤散在红斑。其他表现包括突发高热、肌痛、呕吐及严重的腹泻，可导致休克。1～2 w 后可发生蜕皮，尤其是手掌和足底。本病还见于经期使用止血棉塞的年轻女性。

⑦ 痛风：本病多见于 40～60 岁的男性，以踇趾或跖趾关节的红、肿、热、痛为特点。

⑧ 皮肌炎：本病多见于年过 50 岁的女性，表现为面部、眼睑、躯干上部和甲床淡紫色暗淡皮疹，指关节处可有紫色、平顶样皮损。

⑨ 成人 Still 病：本病多发生于青壮年，女多于男，临床表现复杂。可表现为发热，咽痛，皮疹，皮肤可出现红色或桃红色丘疹，融合成片，比较典型的是靶形疹或麻疹样疹，多分布于前胸、躯干和四肢，面部少见，皮疹多为一过性，消退后不留痕迹。其他表现包括关节肌肉疼痛，淋巴结、肝脾大及肝功能异常等。

（3）皮肤红斑性疾病。

① 结节性红斑：本病为突发双侧性触痛性结节性红斑，皮损多成批地出现于胫部、膝部和距小腿关节处，也可发生于臀部、胳膊、小腿或躯干等。其他表现包括轻度发热、畏寒、全身乏力、肌肉和关节疼痛、足和距小腿关节肿胀。可伴发多种疾病，如炎症性肠病、肉瘤样病、肺结核、链球菌和真菌感染等。

② 慢性迁移性红斑：本病是一种虫咬（壁虱）后引起的皮肤环形红斑，多见于儿童及青年，皮疹（圆形红斑）常从小腿等叮咬处开始，多为单一损害，如多次叮咬也可发生多处损害。初起为浸润性红色斑片，渐向四周蔓延，呈 0.5～2cm 宽的浸润硬结环，逐渐向周围扩大，数周或数月后直径可达 20～30cm 以上。

③ 多形性红斑：本病常由感染、变态反应或妊娠导致，可分为轻型及重型，临床特点见表 2-134。

表 2-134 多形性红斑特点与表现

轻型多形红斑	重型多形性红斑
可产生淡红色虹膜状、荨麻疹状、局限性皮肤损害，大多数发生于四肢的屈面。烧灼感和瘙痒可发生在皮损前。皮损成批发生，可持续 2 ～ 3 w。1 w 以后，损害变扁平并出现色素沉着。早期表现包括轻度发热、咳嗽和咽喉疼痛	多见于药物反应，以广泛、对称性大疱状损害及并发黏膜糜烂为主要表现。红斑多在唇部、舌头及颊黏膜，可出现大水疱，易并发结膜炎、外阴炎和龟头炎。可并发肺炎、心肌炎、关节炎、消化道溃疡及肝、肾损害等

④ 离心性环状红斑：本病常以小的、粉红色浸润的丘疹出现于躯干、臀部和股内侧，逐渐在边界蔓延，最后发生脱皮和组织硬结。

⑤ 匐行性回状红斑：本病皮损为不断扩大的环形红斑，并伴中央新的皮损发生，由于旧皮损不断扩大及中央新皮损不断产生，构成水纹状的特殊改变。几乎所有的匐行性回状红斑均伴有内脏恶性肿瘤，如乳腺癌、鼻咽癌、生殖系统的肿瘤等。

⑥ 血管神经性环形红斑（单纯性回状红斑）：病因未明。损害初起为淡红色斑疹，远心性扩大形成环形，边缘狭细如线、不隆起，环中心为正常皮色。1 ～ 2d 内可自行消退，不留痕迹，无明显自觉症状，好发于四肢。病程迁延，可长达数月至数年。

⑦ 持久性图状红斑：本病多于婴儿及儿童期发病，皮损初起为暗红色斑疹，数日内扩大成直径数厘米的环状损害。环的内缘有领圈样灰白色糠状鳞屑，可出现水泡。皮疹消退后留有褐色斑，自觉剧烈瘙痒，好发于肩、臀和股部。病程长，易复发。

⑧ 持久性色素障碍性红斑：本病又称灰色皮肤病，是一种以灰色皮疹为特征的慢性红斑性皮肤病，病因未明，可能是色素性扁平苔藓的一种亚型。皮疹初发为暗红色斑疹，后呈紫色并逐渐扩大，中央呈灰色，偶见在同一斑疹中有褐色和淡白色斑点并存，损害大小不一，直径数毫米至数厘米，可融合成片状，有时呈带状分布不对称，好发于躯干和四肢。

⑨ 毒性红斑：本病是一种真皮血管对细菌、病毒感染的反应性疾病，表现为全身性红斑损害。进食腐败食物或鱼虾、蟹、蛤类及酒类等可诱发。本病青年人多见，发病急，皮损多，表现为猩红热样红斑和麻疹样红斑，有灼热和瘙痒感，好发于面颈部、躯干和四肢等处，黏膜也可受累及。重者有头痛、发热及关节痛等全身症状，血中嗜酸粒细胞增多，偶有肝功能异常。

⑩ 月经疹：本病是一种与月经生理有关的皮疹，发疹原因可能与女性性腺分泌异常、机体对其代谢产物（如黄体酮）过敏或月经期血液循环内出现纤溶有关，也可能是月经期血管运动神经反射性障碍所致。皮疹通常在月经周期开始前 2 ～ 3d 发生，月经开始或月经终了皮疹消退。常见皮疹类型有颜面单纯红斑、多形红斑样皮疹、荨麻疹及紫癜等。

⑪ 酒红斑：本病是由于摄入含酒精的饮料而引起的红斑性反应。饮酒后数分钟至数小时后，在面颊、颈项、耳部、上臂和股内侧发生猩红热样红斑，皮疹泛发全身，灼热和瘙痒，有时可引起结膜炎和鼻炎。皮疹常于 1 ～ 2d 后可自行消退。

⑫ 皮肌炎：皮肤上出现紫红色水肿斑，稍久后可见毛细血管扩张及灰白色糠状鳞屑。红斑消退后遗留褐色色素斑或淡白色斑。皮损好发于眼睑、颧部、前额及其他暴露部位。肌肉症状主要表现为肌无力、肌肉疼痛和压痛。肌力明显降低，以后可发生各种运动障碍。

⑬ 猩红热：本病多见于 15 岁以下，表现为发热、全身弥漫性红色皮疹及疹退后有皮肤脱屑，可有大小关节肿痛，外周血白细胞及中性粒细胞升高。

⑭ 亚急性皮肤型红斑狼疮（subacute cutaneous LE，SCLE）：本病又称浅表性播散性狼疮、亚急性播散性狼疮、牛皮癣型狼疮、播散性盏状狼疮等。本病皮损既与盘状红斑狼疮不同，又与泛发型瘢痕性

盘状狼疮不同。本病皮损具有对称性、浅表性、泛发性和无瘢痕形成的特征、分型及特点见表 2-135。

表 2-135 SCLE 的皮损分型及临床特点

环形红斑型	丘疹鳞屑型
损害初起为水肿性丘疹，逐渐向外扩大，皮损中央消退，外周为浸润性环形或弧形水肿性红斑，边缘隆起，无明显毛囊口角栓。愈后不留瘢痕，或有暂时性色素沉着，或有持久性毛细血管扩张及色素脱失。皮损主要分布于面、耳、上胸背、肩及手背处	初起为小丘疹，逐渐扩大成大小不等、形状不规则斑块，上覆菲薄鳞屑，呈银屑病样或糠疹样。皮损好发于暴露部位，如面、颈、躯干上部、上肢伸侧及手足及指背等，唇及颊黏膜偶可累及。皮损可反复出现

【相关检查】

（1）病史采集要点。

① 如红斑不伴有过敏反应，应询问患者红斑的起始部位和发生的时间。

② 询问与诊断和鉴别诊断相关的伴随症状，如疼痛或瘙痒、发热、上消化道感染或关节疼痛等。

③ 现有疾病与既往史包括是否有皮肤疾病、跌伤或外伤史、其他全身疾病病史。

④ 家族中是否有过变态反应、哮喘或湿疹的病史。是否有与相同疾病的人接触史。

⑤ 应获得完整的用药史，包括近期的免疫接种史，食物摄入和接触化学物质病史。

（2）查体重点。

① 首先辨别红斑的广度、分布和强度。检查水肿和其他皮肤损害，比如丘疹、紫癜、荨麻疹、鳞屑等。

② 检查受侵犯区域有无发热，轻轻按压检查有无压痛或捻发音。

③ 怀疑全身疾病所致者，应做全身体格检查。

（3）实验室检查。

血常规、血糖、糖化血红蛋白、血沉、抗溶血性链球菌“O”、肝功能、蛋白电泳、补体及自身抗体等。

（4）辅助检查。

皮肤涂片显微镜检查：可诊断链球菌、葡萄球菌、炭疽杆菌、麻风杆菌、结核杆菌、各种真菌感染、阿米巴病、黑热病、丝虫病、疥疮及螨虫等所致皮肤病。必要时应行皮肤活检。

第二节 皮肤苍白

人的皮肤颜色深浅受到多种因素影响。肤色不仅和血液里血红蛋白数量有关，而且与皮肤厚度、皮肤色素含量等也有密切关系。此外，环境因素也对肤色有很大影响，皮肤苍白除贫血外，多数是由皮肤毛细血管舒缩状态异常所致的皮肤颜色变白。前者通常是全身性的，在睑结膜、唇甲等处最为显著，而后者多为局限性，常发生在肢体远端或身体的末梢部位。临床上有皮肤苍白表现的患者常会同时伴有皮肤湿冷或出现花斑样皮肤，本章节将一并予以讨论。如果皮肤苍白是由血压过低引起，可参见本书血压下降章节。

【常见病因】

（1）血管因素。

周围动脉栓塞、腘动脉瘤、血管损伤、多发性大动脉炎及急性动脉栓塞等。

（2）感染。

白喉性心肌炎、肠结核及钩虫病等。

（3）皮肤病。

多发性肌炎、皮肌炎、冻僵、硬皮病及皮肤淋巴肉芽肿病等。

（4）血液病。

各种贫血、阵发性睡眠性血红蛋白尿、再生障碍性贫血、白血病及淋巴细胞减少症等。

（5）休克。

各种原因的休克。

（6）心血管疾病。

主动脉关闭不全、充血性心力衰竭、胸主动脉夹层动脉瘤、风湿性心脏病、感染性心内膜炎、心绞痛及急性心肌梗死等。

（7）急慢性出血。

大咯血、消化道出血及胸腹腔出血等。

（8）内分泌性疾病。

胰岛素瘤、嗜铬细胞瘤、甲状腺功能减退、席汉综合征及低血糖等。

（9）其他。

极度紧张或焦虑、各种原因的晕厥、晕车晕船及剧烈运动后、慢性疲劳综合征、铅中毒、小儿缺铁性贫血、酒精中毒、营养不良、小儿屏气发作及小儿脊髓损伤等。

【诊断线索】

皮肤苍白诊断线索（表 2-136）。

表 2-136 皮肤苍白诊断线索

项目	临床线索	诊断提示
病史	·饮食习惯和嗜好长期以素食为主	维生素 B_{12} 缺乏症
	·不爱吃新鲜绿色蔬菜或过度烹调	叶酸缺乏（巨幼细胞性贫血）
	·长期饮咖啡、浓茶	缺铁性贫血
	·在进食蚕豆后	葡萄糖 -6- 磷酸脱氢酶缺乏症
	·长期使用含铅的锡壶饮酒或泡茶	慢性铅中毒性贫血
	·长期接触 X 射线	再生障碍性贫血
	·长期接触苯	白血病
	·从事印刷、排字、蓄电池生产、油漆的工人	慢性铅中毒
	·服用对氨水杨酸、异烟肼、利福平及磺胺类等	再生障碍性贫血或药物性溶血性贫血
	·服用伯氨奎	葡萄糖 -6- 磷酸脱氢酶缺乏症
	·病毒性肝炎后	再生障碍性贫血
	·支原体肺炎、传染性单核细胞增多症、疟疾、产气荚膜杆菌或溶血性链球菌败血症后出现的贫血	溶血性贫血
	·幼年出现贫血，父母或兄弟姐妹中有同样病史者	遗传性球形细胞增多症、葡萄糖 -6- 磷酸脱氢酶缺乏症及海洋性贫血等

续表

项目	临床线索	诊断提示
病史	· 消化性溃疡、钩虫病、痔疮及月经过多等	缺铁性贫血
	· 慢性淋巴细胞性白血病、淋巴瘤或多发性骨髓瘤	骨髓病性贫血及自身免疫性溶血性贫血
	· 系统性红斑狼疮、类风湿性关节炎或溃疡性结肠炎	自身免疫性溶血性贫血
	· 慢性肾炎	肾性贫血
	· 胃大部切除，胃、空肠吻合史或上段空肠切除史	缺铁性贫血
	· 胃体部或回盲部切除	巨幼细胞性贫血
	· 分娩有大出血史、闭经及乳房萎缩	席汉综合征
	· 症状几乎都发生在排尿时，常伴有头昏及眩晕	排尿性晕厥
	· 皮肤苍白发生于卧位或蹲位后突然站起时	体位性（直立性）低血压
伴随症状	· 伴有易怒、兴奋、烦躁、吞咽困难及异食癖等	缺铁性贫血
	· 伴末梢神经炎、四肢麻木、共济失调及锥体束征	维生素 B_{12} 缺乏（巨幼细胞性贫血或恶性贫血）
	· 伴有黄疸、浓茶样尿	慢性溶血性贫血
	· 伴反复发作的不明原因的腹痛，若患者有铅接触史	慢性铅中毒
	· 伴发热及出血倾向，且短期内贫血进行性加重	急性再障、急性白血病或恶性组织细胞病
	· 伴发热、关节痛、脱发、口腔溃疡、鼻腔溃疡、光过敏及面部皮疹等	系统性红斑狼疮、类风湿性关节炎等
	· 老年人伴发热（高热或低热）、骨骼疼痛，无其他原因可以解释	恶性肿瘤骨髓转移（常见骨髓转移癌的原发肿瘤有甲状腺癌、乳腺癌、肺癌、胃肠癌及前列腺癌等）
	· 伴高血压、可凹陷性水肿	肾性贫血
	· 伴有肝掌、蜘蛛痣、男性乳房发育、腹水等	慢性肝病、肝硬化
	· 伴表情呆滞、反应迟钝及面部非凹陷性水肿等	甲状腺功能低下性贫血
	· 伴消瘦、低血压及皮肤黏膜色素沉着等	肾上腺皮质功能减退症
	· 伴皮肤、黏膜及巩膜轻度黄染多为柠檬色	溶血性贫血
	· 伴面颊蝶形红斑、甲周红斑及皮肤网状青斑等	系统性红斑狼疮
	· 伴皮肤干燥、萎缩，毛发易断、无光泽，匙形甲等	缺铁性贫血
	· 伴皮肤黏膜有散在的或密集的瘀点、紫癜、淤斑	再生障碍性贫血、急性白血病、恶性组织细胞病
	· 伴皮肤大片淤斑	微血管病性溶血性贫血（如弥散性血管内凝血）
	· 伴牙龈游离缘出现蓝灰色的点线	铅中毒
	· 伴肝和（或）脾大者	慢性溶血性贫血、脾功能亢进症、骨髓纤维化、恶性淋巴瘤、急性白血病、恶性组织细胞病、结缔组织病及传染性单核细胞增多症
	· 伴指间关节呈梭形肿胀、尺侧倾斜、天鹅颈样畸形	类风湿性关节炎
	· 伴杵状指（趾）	肺脓肿、支气管扩张症、感染性心内膜炎、慢性感染及肺癌骨髓转移
	· 伴直肠指诊有包块	直肠癌、前列腺癌
	· 伴四肢厥冷、皮肤潮湿、血压下降及尿量减少等	休克
	· 伴心脏杂音、脉压差增大及水冲脉阳性	主动脉瓣关闭不全
	· 伴肢冷，皮肤干燥，毛发稀疏及眉毛外 1/3 脱落等	黏液性水肿
	· 伴头痛、心悸、出汗及血压增高或降低	嗜铬细胞瘤

【诊断思维】

（1）皮肤苍白诊断思维（表 2-137）。

表 2-137 皮肤苍白诊断思维

诊断项目	诊断思维
皮肤苍白	·凡遇皮肤苍白者应除外如皮肤嫩薄、水肿、皮肤色素减少或长期不见阳光等情况。一过性皮肤苍白可因精神紧张、惊恐、饥饿或体位性低血压等所致，常伴心悸、脉率过速或过缓、出汗等表现。这类原因所致者，经相应处理或平卧休息后，大多可迅速缓解
	·渐进性加重的全身性皮肤苍白常见于各种慢性贫血，若皮肤苍白确系贫血所致则必须去寻找病因。a. 发生在育龄妇女时应注意了解有无月经过多。b. 发生在中老年应注意询问有无上腹部饱胀、疼痛或黑便(除外消化道恶性肿瘤)。c. 发生在青少年或儿童时均应除外有无钩虫病。d. 皮肤苍白要与色素脱失相鉴别，色素脱失是白癜风的症状，主要是脱色斑或白斑
	·若下肢在抬高时足趾部出现皮肤明显苍白，在下垂时苍白消失，常提示血栓性脉管炎或动脉硬化性血管闭塞症
	·对于有下肢疼痛，常在遇冷或遇热后加重或夜间自发性足趾疼痛及间歇性跛行者，都应仔细检查足趾部有无局限性苍白
	·当皮肤湿冷（是指皮肤潮湿、发冷）时多伴皮肤苍白，是交感神经对压力的反应，它可刺激肾上腺素及去甲肾上腺素释放，从而引起皮下血管收缩，通过外分泌腺分泌汗液，尤其是手掌、额头及足底。皮肤潮湿通常可能伴随休克、急性低血糖、焦虑、心律失常及中暑等。剧烈疼痛亦可引起皮肤苍白，常表现有呕吐、上腹部不适、过度通气、呼吸急促、乏力、意识模糊、心动过速或过缓，甚至可发生晕厥
	·部分患者出现皮肤苍白或皮肤湿冷时，可同时伴花斑样皮肤，皮肤呈斑片状颜色变浅（大理石样皮肤），是由浅表、中层或深部皮肤血管原发或继发性的病变所致，常见于血液病、免疫及结缔组织疾病、慢性闭塞性动脉疾病、异常蛋白血症，制动、暴露于寒冷或热环境中或休克等。花斑样皮肤亦可存在于正常反应中，如处于寒冷环境中。休克发生引起花斑样皮肤是由全身血管收缩所致
	·在鉴别诊断中应首先排除导致皮肤苍白 / 皮肤潮湿的高危性疾病，如是否除外了各种引起晕厥的原因（详见本书晕厥内容）、各种原因的休克、消化道出血及内脏出血、心源性的疾病、贫血或血液病、内分泌性疾病及慢性肾脏疾病（如慢性肾炎或尿毒症）等
	·指（趾）端苍白者还应注意了解有无皮肤发红或发绀等表现。雷诺病又称“肢端动脉痉挛症”，特点为两侧对称的手指或足趾出现间歇性苍白、发绀或潮红，即先以指（趾）端苍白（缺血），继之又呈紫色（发绀），最后又转为发红（为充血），如有此典型过程常提示为雷诺现象。这种现象常可因遇冷或精神紧张而诱发，常见于硬皮病、皮肌炎、系统性红斑狼疮、类风湿关节炎及白塞氏病，亦可见于真性红细胞增多症及阵发性血红蛋白尿等

（2）贫血诊断思维（皮肤苍白很大部分与贫血有关）见表 2-138。

表 2-138 贫血诊断思维

诊断项目	诊断思维
贫血	·成年男性 Hb ＜ 120g/L，成年女性（非妊娠）Hb ＜ 110g/L，孕妇 Hb ＜ 100g/L 即可诊断为贫血
	·基于不同临床特点，贫血有不同的分类，如按贫血进展速度分急、慢性贫血；按红细胞形态分大细胞性贫血、正常细胞性贫血和小细胞低色素性贫血；按血红蛋白浓度分轻度、中度、重度和极重度贫血；按骨髓红系增生情况分增生性贫血（如溶血性贫血、缺铁性贫血、巨幼细胞贫血等）和增生低下性贫血（如再生障碍性贫血）
	·贫血的病因、血液携氧能力下降的程度、血容量下降的程度及发生贫血的速度和血液、循环、呼吸等系统代偿和耐受能力均会影响贫血的临床表现。最早症状有头晕、乏力及困倦；最常见、最突出的体征是面色苍白
	·贫血时机体通过神经体液调节进行有效血容量重新分配，相对次要脏器如皮肤黏膜则供血减少，以及单位容积血液内红细胞和血红蛋白含量减少，除引起皮肤黏膜颜色变淡外，还可导致皮肤粗糙或缺少光泽，甚至可以在皮肤黏膜处形成溃疡。溶血性贫血，特别是血管外溶血性贫血可引起皮肤和黏膜的黄染
	·贫血不伴有肝、脾、淋巴结肿大者常提示再生障碍性贫血、缺铁性贫血及巨幼细胞性贫血
	·长期慢性感染是机体消耗过多，面色苍白大多与贫血有关，但均有原发病的临床表现
	·中老年出现皮肤苍白必须排除消化道肿瘤

（3）贫血分类（根据红细胞形态分类见表 2–139）。

表 2–139　根据红细胞形态进行贫血的分类

形态	MCV（fl）	MCH（pg）	MCHC	常见疾病
正常	80 ～ 90	28 ～ 32	0.32 ～ 0.38	—
大细胞性贫血	＞ 94	＞ 32	0.32 ～ 0.38	巨幼细胞贫血
正常细胞贫血	80 ～ 90	28 ～ 32	0.32 ～ 0.38	再生障碍性贫血 失血性贫血
小细胞贫血	＜ 80	＜ 28	0.32 ～ 0.38	慢性感染性贫血 肾脏疾病所致
小细胞低色素贫血	＜ 80	＜ 28	＜ 0.32	缺铁性贫血 地中海贫血

（4）贫血可影响机体各个系统，故表现繁多，着重了解对诊断至关重要（表 2–140）。

表 2–140　贫血的常见临床表现

系统	临床表现
皮肤黏膜	皮肤、黏膜苍白是贫血的主要表现，粗糙、缺少光泽，甚至形成溃疡是贫血另一类表现，可能还与贫血的原发病有关。溶血性贫血，特别是血管外溶血性贫血，可引起皮肤、黏膜黄染
神经系统	头昏、耳鸣、头痛、失眠、多梦、记忆减退、注意力不集中等，乃是贫血缺氧导致神经组织损害所致常见的症状。小儿贫血时可哭闹不安、躁动甚至影响智力发育
呼吸循环系统	贫血时使氧解离曲线右移，组织获得更多的氧。气促或呼吸困难，多由呼吸中枢低氧或高碳酸血症所致。故轻度贫血无明显表现，仅活动后引起呼吸加快加深并有心悸、心率加快。贫血愈重，活动量越大，症状越明显。重度贫血时，即使平静状态也可能有气短甚至端坐呼吸。长期贫血、心脏超负荷工作且供氧不足可导致贫血性心脏病，出现心率变化、心律失常和心功能不全
消化系统	贫血时消化腺分泌减少甚至腺体萎缩，进而导致消化功能减低、消化不良，出现腹部胀满、食欲减低、大便规律和性状改变等。长期慢性溶血可合并胆道结石和脾大。缺铁性贫血可有吞咽异物感或异嗜症。巨幼细胞贫血或恶性贫血可引起舌炎、舌萎缩、牛肉舌及镜面舌等
泌尿生殖及内分泌系统	血管外溶血出现无胆红素的高尿胆原尿；血管内溶血出现血红蛋白尿和含铁血黄素尿，重者可发生血红蛋白堵塞肾小管而引起少尿、无尿及急性肾衰竭。长期贫血影响睾酮的分泌，减弱男性特征；影响女性激素的分泌而导致月经异常，如闭经或月经过多。在男女两性中性欲减退均多见。长期贫血会影响各内分泌腺体的功能和红细胞生成素的分泌

（5）皮肤苍白（贫血）诊断程序（图 2–27）。

【疾病特点与表现】

（1）非贫血性疾病（大多系高危性疾病，除皮肤苍白外，常伴皮肤湿冷）

① 严重心律失常：严重心律失常可引起心排血量降低，从而引起急性皮肤苍白，其他表现包括眩晕、心悸、多汗、少尿、意识障碍及脉搏不规则、快或缓及低血压等。

② 各种原因引起的休克：休克（除暖休克外）的特点与表现见表 2–141。

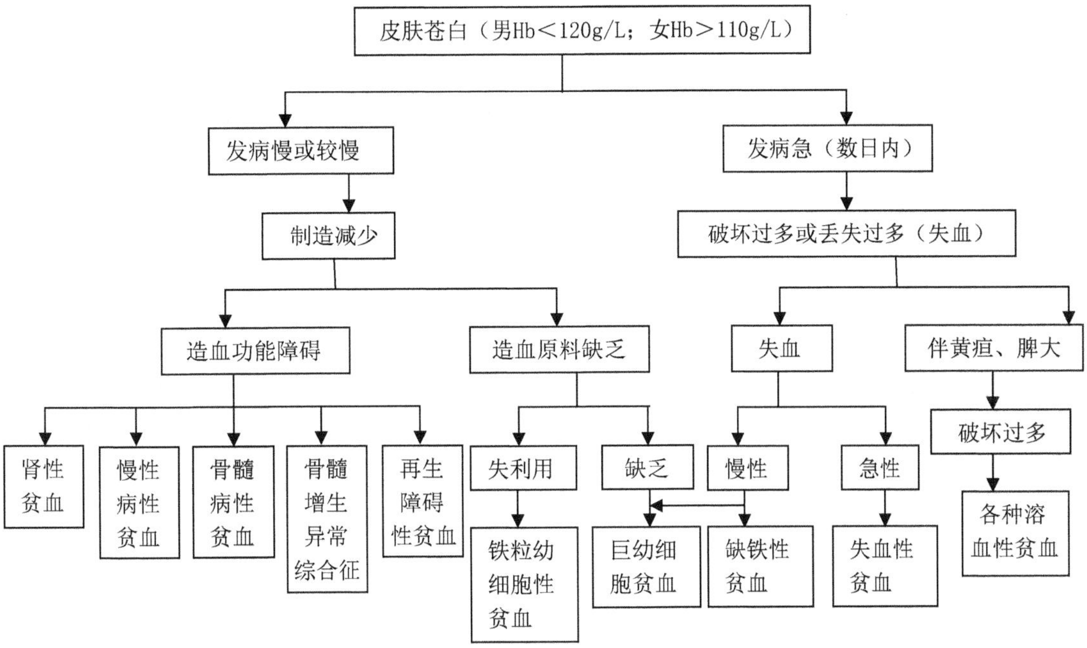

图 2-27　皮肤苍白（贫血）诊断程序

表 2-141　休克的临床表现

分期	程度	神志	口渴	皮肤	脉搏	血压 mmHg	尿量
休克代偿期	轻度	神志清楚表情痛苦	明显	开始苍白，皮肤温度正常或湿冷	< 100 次 / 分	基本正常	正常
休克抑制期	中度	神志清楚表情淡漠	很明显	苍白或发绀，冰凉	100 ～ 120 次 / 分	收缩压 90 ～ 70	尿少
休克不可逆期	重度	意识模糊神志不清昏迷	非常明显可能无主诉	显著苍白、肢端青紫、厥冷	速而细弱，甚至摸不清	收缩压 < 70 或测不到	尿少或无尿

③ 心肌梗死：常见有大汗淋漓、面色苍白、胸痛、烦躁不安、发热及恐惧等症状。当胸痛症状超过 20min 时，常提示为心肌梗死。

④ 主动脉夹层：发生疼痛时即可出现皮肤苍白，其他表现包括极为剧烈的疼痛，难以忍受，疼痛性质呈搏动、撕裂或刀割样，常伴血管迷走神经兴奋表现，如大汗淋漓，恶心呕吐和晕厥等。

⑤ 血管升压性晕厥：本病在晕厥前常有皮肤苍白，可因情绪激动或疼痛等诱发，持续数秒或数分，在意识丧失前有多汗、恶心、呕吐、乏力及心动过速，继之出现心动过缓、低血压、阵挛发作及瞳孔散大等表现。

⑥ 低血糖：本病开始即可表现有皮肤苍白及皮肤湿冷，早期症状以自主神经（尤其是交感神经）兴奋为主，如心悸、乏力、出汗、饥饿感、震颤、恶心及呕吐等。严重者可出现中枢神经系统症状，如抽搐、意识障碍及昏迷等。

⑦ 急性动脉阻塞：肢体动脉阻塞时，在阻塞部位以下可突然发生皮肤苍白，同时伴有局部皮温下降、发绀或血管呈网状，阻塞部位以上皮肤正常。其他表现包括患肢严重疼痛和麻痹，阻塞部位以下脉搏消失和毛细血管充盈时间延长。

⑧ 冻伤：皮肤苍白多局限于冻伤部位，如手、足、耳或鼻等处。典型表现是冻伤部位皮肤变冷或呈蜡样，当深部发生冻伤时皮肤可变硬，解冻后皮肤可呈青紫色。严重冻伤者可出现皮肤水泡和坏疽。

⑨ 直立性低血压：当卧位突然变成坐位或立位时，患者血压可以突然下降，常伴面色苍白，其他表现包括心率增快、短暂性意识障碍或晕厥等。

⑩ 焦虑：急性焦虑通常可致前额、手掌及脚掌皮肤湿冷，其他表现包括皮肤苍白、嘴唇发绀、心动过速或过缓、心悸、高血压或低血压，还可出现寒战、呼吸困难、头痛、肌张力增高、恶心呕吐、腹胀、腹泻、多尿及胸痛等。

⑪ 中暑：中暑急性阶段时可表现为全身皮肤湿冷及呈青灰色、头痛、意识模糊、晕厥，眩晕。轻、中度中暑可有脉搏细数、恶心、呕吐，呼吸急促、少尿、口渴、肌肉震颤及低血压等表现。重者有生命体征的严重异常。

⑫ 晕车：上腹不适、恶心、面色苍白、出冷汗、眩晕、精神抑郁、唾液分泌增多和呕吐，可有血压下降、呼吸深而慢、眼球震颤，严重呕吐引起失水和电解质紊乱。症状在车辆停止运行或减速后数十分钟和几小时内消失或减轻，亦有持续数天后才逐渐恢复。

⑬ 晕血：患者见血后可即刻发生头昏眼花、面色苍白、血压升高、心率增快、恶心及肢体无力等，甚至当即昏倒。

（2）血液系统疾病（皮肤苍白均由贫血所致）。

① 小细胞低色素性贫血疾病的特点见表 2–142。

表 2–142　小细胞低色素性贫血鉴别

鉴别要点	缺铁性贫血	铁粒幼细胞贫血	海洋性贫血	慢性感染性贫血
发病年龄	中青年女性	中老年	幼年	不定
病因	铁缺乏	铁失利用	珠蛋白异常	缺铁或铁失利用
网织红细胞	正常或增高	正常或增高	正常或略高	正常
血清铁蛋白	下降	增高	增高	正常或增高
血清铁	降低	增高	增高	降低
总铁结合力	增高	降低	正常	降低
未饱和结合力	增高	降低	降低	降低
转铁蛋白饱和度	降低	增高	增高	正常
骨髓外铁	降低	增高	增高	增高
铁粒幼细胞数	降低	＞ 15%	增高	降低

② 再生障碍性贫血（简称再障）：本病是指骨髓未能生产足够或新的细胞来补充血液细胞，临床主要表现为贫血、出血及感染。临床表现的轻重取决于血红蛋白、白细胞及血小板减少的程度，也与疾病的临床类型有关。本病有先天性和获得性之分，二者临床特点见表 2–143。

表 2–143　先天性和获得性再障的特点

项目	先天性（体质性）	获得性
发病年龄	男孩 4 ～ 7 岁，女孩 6 ～ 10 岁	任何年龄
性别	男略多于女性	男女相近
粒细胞	$0.25 \times 10^9/L$ ～ $0.95 \times 10^9/L$	常严重减少
骨髓细胞增生	低下	减低或严重减低

续表

项目	先天性（体质性）	获得性
红细胞系	常有巨核样变	常缺乏
网织红细胞	可高达 3%	常 < 1%
分型	慢性型多见	急性型多见
骨生长迟缓	存在	缺乏
先天畸形	常有	无
染色体检查	多有异常	正常

③ 巨幼细胞贫血：贫血起病隐伏，特别是维生素 B_{12} 缺乏者，常需数月。本病表现乏力、头晕、活动后心悸气短，严重者可有轻度黄疸。其他表现包括反复发作的舌炎、舌乳头消失而光滑、味觉消失、食欲不振、乏力、手足对称性麻木、感觉障碍、下肢步态不稳及行走困难等。部分患者的神经系统症状可于贫血前出现。

④ 骨髓增生异常综合征：本病最常见的为缓慢进行性面色苍白、乏力、活动后心悸气短及反复感染症状。严重者血小板降低可引起皮肤淤斑，鼻、牙龈及内脏出血。少数可有关节肿痛、发热及皮肤血管炎等表现。

⑤ 自身免疫溶血性贫血：本病起病急骤，常有寒战、高热、腰背痛及酱油样尿。多数表现为贫血、黄疸及肝脾大。继发者常伴原发疾病表现，如冷抗体型者在冷环境下出现手足发绀、麻木及疼痛，温暖后症状可完全消失等。

⑥ 阵发性睡眠性血红蛋白尿：本病常以面色苍白为主要特征，多为中、重度贫血，伴血红蛋白尿（呈酱油或浓茶色）、皮肤及牙龈出血。发作时通常持续 2 ～ 3d，不加处理自行消退，重者 1 ～ 2w，甚至更长时间。其他表现包括大量鼻、眼底出血及女性月经过多，部分患者有轻度黄疸和肝脾大 。

⑦ 葡萄糖 -6- 磷酸脱氢酶缺乏症：本病又称蚕豆病，摄入蚕豆可导致急性血管内溶血，引起黄疸、脸色苍白、呼吸困难、心跳加速、全身不适及脾和肝大等表现。奎宁或阿司匹林等药物也是诱发本病的重要原因。

（3）引起面色苍白的感染性疾病（大多为继发性贫血）。

① 钩虫病：本病主要表现有皮肤黏膜及指甲苍白，其他表现包括下肢水肿、皮肤干燥、无汗、活动后心悸气急、心脏轻度扩大及心脏收缩期杂音等。

② 感染性心内膜炎：本病除发热外，可有进行性贫血，程度很重，甚至可以贫血为最突出表现，如面色苍白、全身乏力，软弱和气急等。

（4）引起皮肤苍白＋花斑样皮肤的常见疾病。

① 肢端发绀症：本病可在焦虑或暴露于寒冷环境中发生小动脉收缩，引起持续性的手、足、鼻等对称性的青紫改变。

② 闭塞性动脉硬化：本病可引起动脉管腔狭窄，导致受损血管血流减少，导致四肢（下肢最常见）缺血表现，如苍白、发绀、斑点状红斑及网状青斑等。其他表现包括间歇性跛行、足背动脉消失或减弱、皮肤冰凉和感觉异常等。

③ 血栓闭塞性脉管炎：常产生单侧的或不对称的皮肤湿冷，沿四肢血管出现红斑，尤其是下肢网状青斑，可出现间歇性跛行。暴露于寒冷环境时，出现足部皮肤发冷、发绀及麻木，随后转变为发热、发红、刺痛、周围神经及周围血管搏动受损。该病可因吸烟加重。

④ 冷球蛋白血症：可引起皮肤网状青斑、淤点和淤斑，其他症状包括发热、寒战、荨麻疹、黑便、皮肤溃疡、鼻出血、雷诺现象、眼出血、血尿及坏疽等。

⑤ 低血容量性休克：休克时血管收缩，可引起皮肤花斑样改变，开始发生于肘部及膝部，当休克恶化时花斑样皮肤可遍及全身。

⑥ 特发性网状青斑：本病表现为对称弥漫性网状青斑。分布于手、足、手臂、腿部、臀部及躯干皮肤，最初间歇性发生于寒冷季节或受压时，最终即使在温暖环境中也持续存在。

⑦ 结节性动脉周围炎：本病皮肤改变包括不对称的网状青斑，沿中动脉分布的红斑、溃疡及坏疽，其他表现包括周围神经病变、发热、体重减轻及全身不适感。

⑧ 真性红细胞增多症：本病可引起网状青斑、紫癜、血管瘤、皮肤潮红、溃疡结节，硬皮病样改变，其他表现包括头痛、头晕、呼吸困难及皮肤瘙痒等。

⑨ 类风湿关节炎：本病可导致皮肤网状青斑或淤斑，早期症状为关节痛及晨僵，常伴有肘部的皮下结节。晚期表现包括掌指关节屈曲及尺偏畸形，外观可呈现爪状指（趾）畸形。

⑩ 系统性红斑狼疮：本病可导致网状青斑，最常见于外侧臂。其他表现包括蝶形红斑、不伴关节变形的关节疼痛及僵硬、光过敏、雷诺现象、片状脱发、癫痫样发作、发热、食欲减退、体重下降及淋巴结肿大等。

⑪ 慢性动脉阻塞性疾病：本病多累及一侧下肢或上肢，抬高肢体后可出现苍白或网状青斑，其他表现包括间歇性跛行、肌无力、皮温下降、下肢脉搏减弱及患肢皮肤溃疡或坏疽。

⑫ 肌病肾病性代谢综合征：本病急性缺血期常表现为患肢剧烈疼痛、皮温低，皮肤呈现苍白、网状青斑、发绀、感觉异常或消失。轻、中度者，肾功能损害可为暂时和可逆性的，表现为排尿量减少或无尿，继之出现血尿素氮和肌酐迅速升高。在重症病例中，除少尿 / 无尿症状持续外，还伴严重酸中毒及持续性肌红蛋白尿，如不立即透析，则引起不可逆的肾损害，甚至死亡。

【相关检查】

（1）病史重点询问。

① 询问皮肤苍白发生的时间、是持续性还是间歇性、加重及缓解因素是什么。

② 了解与诊断和鉴别诊断相关的伴随症状，如疼痛、胸闷、恶心、上腹部不适、乏力、口干、腹泻及多尿等。

③ 重点了解急性失血、急性血容量不足、心脏病、严重低血糖及各种原因的休克相关病史。

④ 询问患者的用药史，尤其是降糖药、抗心律失常药物等。

⑤ 重点了解饮食习惯和嗜好，是否有异食癖、是否长期喝咖啡、茶叶等饮料。询问患者职业史，有无长期接触 X 射线及苯等化学物质及服药史。

⑥ 既往史应包括有无病毒性肝炎、慢性感染、消化性溃疡、钩虫病、痔疮、子宫肌瘤、月经过多史、手术史或急性失血史等。

（2）体格检查。

① 检查生命体征、瞳孔反射，是否有特殊面容或面容臃肿、端坐呼吸、步态不稳及有无营养不良等体征。

② 观察皮肤、黏膜及巩膜有无黄染，皮肤是否苍白、粗糙、干燥，有无出血点、淤斑及其他皮损，毛发色泽及毛发是否易出现断裂，是否有反甲（匙形甲）、指甲苍白与发绀等。检查舌乳头是否消失，舌面是否光滑，牙龈有无肿胀、出血及色素沉着。有无心界扩大、杂音等。有无肝、脾及淋巴结肿大等。

如发现有皮肤黄染应注意检查溶血情况。精神欠佳应注意检查内分泌性系统疾病或肾脏疾病等体征。检查四肢、脊柱活动度及畸形、杵状指（趾）等。有无病理反射和深感觉障碍等，必要时应做直肠指诊检查等。

（3）实验室检查。

三大常规，血糖，肝、肾功能等生化检查。检查平均红细胞体积（MCV）、平均红细胞血红蛋白量（MCH）及平均红细胞血红蛋白浓度（MCHC）、葡萄糖-6-磷酸脱氢酶（G6PD）、抗人球蛋白试验（Coombs 试验）、蛋白电泳和补体，必要时应行骨髓检查等。

（4）辅助检查。

心电图、胸部 X 线片、腹部 B 超或 CT，若有淋巴结肿大或包块可行病理活检。

（5）选择性检查。

① 疑为缺铁性贫血，应做血清铁、总铁结合力、转铁蛋白饱和度、血清铁蛋白测定。在做骨髓涂片时，应做细胞铁染色检查，了解细胞外铁（含铁血黄素）及细胞内铁（铁粒幼细胞）的含量。

② 疑为巨幼细胞性贫血，除做骨髓涂片检查外，观察红系有无巨幼样变及其所占百分比，注意幼红系细胞核浆发育情况，以及有无巨杆状核、巨晚幼粒细胞。血清叶酸及维生素 B_{12} 水平测定有重要诊断价值。

③ 疑为再生障碍性贫血，应做骨髓涂片及骨髓活检。

④ 疑为溶血性贫血，应做网织红细胞计数、骨髓涂片、红细胞寿命测定、尿胆红素及尿胆原测定以确定有无溶血。为确定溶血的病因，可选做 Coombs 试验、Ham 试验、Rous 试验、红细胞渗透脆性试验、自体溶血试验及其纠正试验、热溶血试验、蔗糖水溶血试验、变性珠蛋白小体生成试验、高铁血红蛋白还原试验、冷溶血试验、酶活性测定以及血红蛋白电泳等检查疑为慢性疾病引起的贫血，包括慢性炎症、慢性感染、慢性肝肾功能不全、内分泌功能低下、恶性肿瘤及骨髓病性贫血等，应查肝、肾功能，脑垂体、甲状腺及肾上腺皮质功能，胃肠道钡餐摄片或内镜检查、纤维支气管镜检查以及骨髓穿刺涂片检查等。

⑤ 必要时进行甲状腺、肺、胃肠及骨髓的活组织检查。

⑥ 骨髓检查：骨髓细胞涂片反映骨髓细胞的增生程度，细胞成分、比例和形态变化。骨髓活检反映骨髓造血组织的结构、增生程度、细胞成分和形态变化。骨髓检查对某些贫血、白血病、骨髓坏死、骨髓纤维化或大理石变、髓外肿瘤细胞浸润等具有诊断价值。必须注意骨髓取样的局限性，骨髓检查与血常规有矛盾时，应做多部位骨髓检查。骨髓造血细胞的染色体、抗原表达、细胞周期、基因等以及 T 细胞亚群及其分泌的因子或骨髓细胞自身抗体检查等。

第三节　皮肤黄染

人的皮肤在正常的光线下呈黄色，常见有淡黄色、褐黄色、金黄色及绿黄色。本章重点讨论皮肤黄染是由胆红素在皮肤或黏膜上沉着所致。

【常见病因】

（1）阻塞性黄疸。

① 肝内阻塞性黄疸（肝内淤胆）：毛细胆管炎性病毒性肝炎、药物性黄疸、妊娠期特发性黄疸、原发性硬化性胆管炎（肝内型）、原发性胆汁性肝硬化、胆管细胞癌、醇肝综合征、充血性心力衰竭、淀粉样变、良性手术后黄疸、寄生虫感染及肝内胆管结石等。

② 肝外阻塞性黄疸：急性梗阻性化脓性胆管炎、硬化性胆管炎、胆总管结石、Mirizzi综合征、胰头癌、胆道口壶腹周围癌、胆总管或肝胆管癌、胆总管腺肌瘤病、原发性胆囊癌、十二指肠癌、先天性胆总管囊肿、急慢性胰腺炎、胰腺假性囊肿、胰腺囊性纤维变及十二指肠球后溃疡等。

（2）肝细胞性黄疸。

① 感染：

a. 病毒感染。常见的有甲、乙、丙、丁、戊型肝炎，传染性单核细胞增多症、全身性巨细胞性包涵体病等。

b. 细菌性感染。如细菌性肝脓肿、肝结核、化脓性胆管炎、内毒素血症等。

c. 螺旋体感染。钩端螺旋体病、梅毒、回归热等。

d. 原虫感染。阿米巴肝脓肿、疟疾等。

e. 蠕虫感染。血吸虫病、肝吸虫病。

② 化学品中毒：碱、砷及有机溶剂等。

③ 药物性：保泰松、避孕药及磺胺类等。

④ 代谢性疾病：甲状腺功能亢进、肝糖原累积症、淀粉样变性及肝豆状核变性等。

⑤ 其他：自身免疫性肝炎、急性酒精性肝炎、原发性妊娠急性脂肪肝、恶性营养不良症、原发性和继发性肝癌、白血病及淋巴瘤等。

（3）溶血性黄疸。

① 先天性溶血性黄疸：血红蛋白或红细胞膜异常引起，如遗传性球形红细胞增多症、葡萄糖-6-磷酸脱氢酶缺乏症、丙酮酸激酶缺乏症及地中海贫血等。

② 后天性溶血性黄疸：红细胞损伤、药物或免疫性因素（如阵发性睡眠性血红蛋白尿、微血管病性溶血性贫血、感染性溶血、药物性溶血、血型不同输血反应、冷凝集素综合征、阵发性寒冷性血红蛋白尿及动植物因素所致的溶血性贫血）等。

（4）假性黄染。

① 食物性皮肤黄染：胡萝卜、南瓜、橘子汁、空心菜、甘蓝菜、芹菜、香菜、杏仁或芒果等。

② 药物性皮肤黄染：长期服用带有黄色素的药物，如阿的平、呋喃类等（可使皮肤变黄，严重者可有巩膜黄染）。

【诊断线索】

皮肤黄染诊断线索（表2-144）。

表2-144　皮肤黄染诊断线索

项目	临床线索	诊断提示
年龄性别	·新生儿黄疸在2 w后不退或持续加深	先天性胆管闭锁
	·中老年	肝炎后肝硬化、恶性肿瘤
	·男性胆汁淤积性黄疸	肝炎后肝硬化、酒精性肝病及肝癌等
	·女性胆汁淤积性黄疸	胆道结石、胆囊癌及原发性胆汁性肝硬化等
	·肥胖女性，右上腹疼痛	胆石症或胆囊炎
	·诊断胆汁淤积性黄疸时，青年患者	病毒性肝炎

续表

项目		临床线索	诊断提示
黄疸色泽与出现特点		· 呈绿黄	梗阻性黄疸
		· 呈金黄	肝细胞性黄疸
		· 呈柠檬黄	溶血性黄疸
		· 黄疸出现缓慢	病毒性肝炎、肝癌
		· 黄疸多在退热时始出现	甲型肝炎
		· 黄疸常呈间歇性发作	胆石症
		· 黄疸常急骤加深	暴发性肝衰竭
		· 黄疸常呈进行性加深	胰头癌
		· 黄染呈间歇性减退或加深，右上腹疼痛后发热	壶腹癌
病史特点		· 黄疸发生在化脓性阑尾炎后	门静脉炎或肝脓肿
		· 长期酗酒者	酒精性肝病综合征
		· 有家族史而无其他症状或体征者	家族性良性反复性肝内胆汁郁积症
		· 暴饮暴食起病	胆囊炎、胰腺炎等
伴随症状与体征	伴发热	· 黄疸伴发热	急性胆管炎
		· 发热还伴有畏寒	肝脓肿、败血症、钩端螺旋体病
		· 常先有发热，而后才出现黄疸	急性病毒性肝炎或急性溶血
		· 寒战、高热、胆囊区触痛及胆囊进行性增大	胆管疾病合并感染
		· 发热、腓肠肌疼痛有接触水田或流行病史	钩端螺旋体病
		· 短期内高热、大汗、脾大及精神或意识障碍	恶性疟疾
		· 高热、口腔损害及淋巴结肿大等	传染性单核细胞增多症（血嗜异性凝集试验阳性）
	伴腹痛	· 伴上腹部剧烈绞痛或疼痛	胆道结石、胆道蛔虫症、肝脓肿及肝癌等
		· 右上腹持续性胀痛与钝痛	毒性肝炎
		· 上腹部或右上腹的隐痛或胀痛	肝脓肿或肝癌
		· 早期无痛性黄疸，上腹痛可向左腰背部放射	胰头癌
	皮肤改变	· 伴皮肤瘙痒	肝内、外胆管梗阻及部分肝细胞性黄疸
		· 皮肤色泽较苍白	溶血性黄疸
		· 面色灰暗、肝掌、蜘蛛痣及腹壁静脉曲张等	活动性肝炎、肝硬化或原发性肝癌
	伴消化道症状	· 黄疸出现前常伴有食欲减退、恶心及呕吐等	病毒性肝炎
		· 长期进食油腻食物后诱发右上腹疼痛	慢性胆囊病变
		· 黄疸伴食欲减退等消化不良症状	癌肿所致
		· 伴有消化道出血	肝硬化、肝癌、胆总管癌、壶腹癌或重症肝炎等
	肝脾大与腹水	· 肝脏肿大、质地软、表面光滑及压痛	病毒性肝炎、急性胆道感染
		· 肝脏轻度肿大、质地较硬及表面有小结节感	早期肝硬化（晚期肝脏多呈变硬缩小表现）
		· 肝脏明显肿大或呈进行性肿大，质地坚硬，表面凹凸不平、有结节感	原发性肝癌
		· 脾脏大	肝硬化、溶血性贫血、败血症、钩端螺旋体等
		· 伴腹水	重型病毒性肝炎、肝硬化晚期、肝癌，胰头癌及壶腹癌等发生腹膜转移等

续表

项目		临床线索	诊断提示
伴随症状与体征	肝脾大、腹水	·伴短期内肝脏明显缩小	急性重型肝炎
		·肝大、腹水、双下肢水肿及颈静脉充盈或怒张	右心衰竭
	其他	·伴胆囊肿大	胆总管下端梗阻
		·肿大的胆囊常表现为坚硬而不规则，有压痛	胆囊癌或胆囊内巨大结石
		·神经肌肉症状表现及角膜周围呈现褐色素环	肝豆状核变性
	尿色改变	·尿色深如浓茶，而粪便颜色变淡或呈陶土色	梗阻性黄疸
		·尿如酱油色，粪便颜色也加深	溶血性黄疸
		·尿色轻度加深，粪便色泽呈浅黄色	肝细胞性黄疸

【诊断思维】

（1）真性黄疸、假性黄疸及药物性黄疸区别（表2–145）。

表2–145 真性黄疸、假性黄疸及药物性黄疸区别

真性黄疸	假性黄疸（胡萝卜素增高）	药物性黄疸
·黄疸首先出现于巩膜、硬腭后部及软腭黏膜上，随着血中胆红素浓度的继续增高，皮肤黏膜黄染更明显 ·巩膜黄染是连续的，近角巩膜缘处黄染轻而淡，远角巩膜缘处黄染重而色深 ·黄疸引起皮肤黄染，是由于胆红素代谢障碍而引起血清内胆红素浓度升高所致	·蔬菜瓜果富含胡萝卜素，过多地摄入引起胡萝卜素血症，引起皮肤变黄，以手掌、足底最明显，其次是面部及耳后。严重者可累及全身皮肤，但一般不发生于巩膜和口腔黏膜 ·血中胆红不高；停止食用含胡萝卜素或果汁后，皮肤黄染逐渐消退	·黄染先出现于皮肤，重者可出现于巩膜 ·巩膜黄染特点是角巩膜缘处黄染重，黄色深，离角巩膜缘越远，黄染越轻，黄色越淡

（2）梗阻性黄疸、肝细胞性黄疸及溶血性黄疸鉴别（表2–146）。

表2–146 三种黄疸临床鉴别

项目	溶血性黄疸	肝细胞性黄疸	阻塞性黄疸
既往史	有或损肝药物或酗酒史	肝炎接触史或输血史	类似发作史或近日消瘦史
主要疾病	先天性溶血、疟疾等	各种肝炎	胆囊炎、胆石症、肿瘤
消化道症状	轻或无	明显	不明显
腹痛	一般无	肝区隐痛	有上腹绞痛或持续性痛
黄疸程度	一般较轻	轻重不一	较明显，波动或进行性加深
皮肤瘙痒及灰白大便	无	轻度瘙痒，无灰白色便	明显瘙痒及灰白色便
尿二胆检查	尿胆原增加、尿胆红素阴性	两者均阳性	尿胆红素增加、尿胆原阴性
血胆红素	间接胆红素升高、直接胆红素正常	两者均升高	间接胆红素升高、直接胆红素明显升高
丙氨酸转移酶（ALT）	正常	明显升高	可升高
碱性磷酸酶（ALP）	正常	正常或轻度升高	明显升高
血常规	有溶血现象	血细胞正常或稍低	胆道炎症时白细胞增高

（3）黄疸临床基本症状与体征（表 2–147）。

表 2–147　黄疸临床基本症状与体征

项目	黄疸
基本症状	· 皮肤、巩膜等组织的黄染，黄疸加深时，尿、痰、泪液及汗液可被染成黄色，唾液不变色
	· 尿和粪的色泽改变
	· 常有消化道症状，如腹胀、腹痛、食欲不振、恶心、呕吐、腹泻或便秘等
	· 胆盐血症的表现，如皮肤瘙痒、心动过缓、腹胀、脂肪泻、夜盲症、乏力、精神萎靡和头痛等
腹部体征	· 腹部外形：肝占位性病变、巨脾、腹膜后肿瘤和盆腔内肿瘤均有相应部位的局部膨隆，大量腹水时呈蛙腹状，脐部突出，也可发生腹壁疝和脐疝。腹壁静脉曲张见于门静脉高压、门静脉或下腔静脉阻塞等
	· 肝脏情况：患急性病毒性肝炎或中毒性肝炎时黄疸和肝大并存，肝脏质软，压痛和叩击痛较明显。急性和亚急性重型肝炎时，黄疸迅速加深，而肝大不著或反而缩小，慢性肝炎和肝硬化时，肝大不如急性肝炎明显且质地增加，也可无压痛；肝硬化时也可扪及边缘不齐和大小结节。肝癌时肝大较著，可失去正常形态，质坚，可扪及巨大包块或较小结节，压痛可不显著，但肝表面光滑的不能排除深部癌肿或亚临床型“小肝癌”。肝脓肿接近肝表面时，局部皮肤可有红肿、压痛等炎症征象，巨大肝脓肿、肝棘球蚴虫病、多囊肝和肝海绵状血管瘤等情况时，肝区或有囊样或波动感
	· 脾大：多见于各型肝硬化的失代偿期、慢性活动性肝炎，急性肝炎、溶血性黄疸、全身感染性疾病和浸润性疾病，癌肿侵及门静脉和脾静脉时，可引起脾大。脾梗死和脾脓肿等可有脾大，常有压痛等体征，但合并黄疸者少见
	胆囊肿大：黄疸而伴胆囊肿大者均属肝外梗阻，应考虑 · 癌性黄疸见于胆总管癌、胰头癌、胆道口壶腹癌和罕见的原发性十二指肠癌。胆囊光滑、无压痛，可移动，即所谓 Cour-voisier 胆囊。胆囊癌时质坚，常有压痛 · 原发性胆总管结石一旦出现梗阻，胆囊可肿大，多无压痛。胆囊结石和慢性胆囊炎时，胆囊萎缩而不能扪到 · 慢性梗阻性胆囊炎，因胆囊管存在结石，胆囊肿大的机会较急性胆囊炎为大，压痛不明显 · 慢性胰腺炎时，炎症纤维组织增生可压迫胆总管而使胆囊肿大，压痛也不显著 · 胆囊底部巨大结石、先天性胆管扩张或胆道蛔虫症也可引起胆囊肿大，压痛多不明显。肝内胆淤时胆囊多萎缩，胆囊是否肿大有助于黄疸的鉴别诊断
其他	· 有扑翼震颤、肝性脑病和其他神经精神异常、腋毛稀少、睾丸萎缩、杵状指（趾）、皮肤角化过度、多发性静脉栓塞和心动过缓等 · 晚期癌性黄疸患者尚可表现癌肿转移的有关征象 · 肝功能衰竭可表现脑病和颅内出血情况 · 血性腹水、胆汁性腹膜炎、胆汁性肾病和休克等也可见于癌性黄疸患者

（4）皮肤黄染诊断思维（表 2–148）。

表 2–148　皮肤黄染诊断思维

诊断项目	诊断思维
皮肤黄染	· 因巩膜含有较多的弹性硬蛋白，与胆红素有较强的亲和力，故首先察觉到的是巩膜黄染，而不是皮肤黏膜。正常血清总胆红素浓度为 1.7 ～ 17.1μmol/L，其中 1min 胆红素（结合胆红素）低于 6.8μmol/L。当血清总胆红素在 17.1 ～ 34.2μmol/L，肉眼看不出黄疸时，称隐性黄疸或亚临床黄疸；当血总胆红素浓度超过 34.2μmol/L 时，可察觉黄疸时称显性黄疸。确定黄疸类型主要靠实验室检查，但患者的临床表现也可作为诊断的参考依据
	· 每遇皮肤黄染者都必须除外药物或重金属中毒引起，药物如异烟肼、利福平、对氨基水杨酸钠、甲基多巴、保泰松、磺胺类、金霉素、苯巴比妥等；重金属如铅、汞、锰、有机磷、有机汞及四氯化碳等。如有明确的接触史，潜伏期较短，除黄染外常伴有肝大或肝功能异常（转氨酶增高者），常提示急性化学中毒所致（常为肝细胞性或溶血性黄疸）
	· 上腹部手术可导致术后黄疸，常见原因有手术操作、麻醉药物、休克、失血或输血等。外科降低门静脉高压症手术（如门腔静脉分流术后）也常可出现黄疸
	· 许多急性全身感染性疾病均可出现皮肤黄染，多为肝细胞性或溶血性黄疸，也可以二者兼而有之。常见于大叶性肺炎、感染性心内膜炎、疟疾、伤寒及急性粟粒性肺结核等。这类疾病一旦出现明显黄疸，常提示病情严重或预后较差

续表

诊断项目	诊断思维
皮肤黄染	·若皮肤黄染伴心前区闷痛或钝痛，且有心电图提示心肌缺血性改变（ST–T 改变）或心律失常时，应首先考虑是胆囊或胆道疾病所致的胆心综合征。若治疗后，心脏自觉症状和有关检查得到改善可确诊
	·中年以上男性呈进行性黄染时，应警惕肝胆系统肿瘤。若同时有肝和胆囊肿大，常提示胰头瘤。黄疸若发生在年龄＞60 岁者，常提示由肝外胆汁淤积造成的阻塞所致
	·由肝脏疾病引起的黄疸，应关注血转氨酶和胆红素的上升比例，若出现“酶胆分离”现象，即胆红素继续上升，转氨酶反而下降时，提示预后凶险，多见于急性重型肝炎
	·溶血性黄疸者，应防范肾功能衰竭、休克及心功能衰竭、溶血危象、电解质紊乱等并发症的发生
	·诊断溶血性黄疸时，患者是否出现黄疸只是诊断旁证，患者缺乏黄疸并不能作为否认的依据，因该病黄疸的发生率可能不足 1/2
	黄疸患者的血和尿液检查结果判断时应注意 ·输血反应和镰状细胞性贫血，均可造成大规模溶血，此时红细胞破裂速度大大超过了肝脏结合胆红素的能力，使大量的未结合胆红素进入血液，造成胆红素肠道循环增加，尿胆原可排泄于尿液和粪便中（未结合胆红素是不溶于水，因此它不能直接从尿中排出） ·肝性黄疸是由于肝脏不能结合和排泄胆红素，从而增加血液中的结合和非结合胆红素，这与肝炎、肝硬化、转移癌和长期使用肝脏代谢药物有关 ·肝后性黄疸发生于胆管或胰管疾病的患者，胆红素形式在正常水平，但当炎症、瘢痕组织、肿瘤或结石阻碍胆汁进入肠道时，则会导致积累的结合胆红素进入血液，水溶性结合胆红素由尿液中排出
	·诊断胆汁淤积性黄疸时，首先确定是否存在胆汁淤积；其次行超声检查了解有无胆管扩张判断是肝内胆汁淤积还是梗阻性胆汁淤积；若为梗阻性胆汁淤积，进一步检查明确梗阻部位（肝内还是肝外）以及病因（结石、炎症、寄生虫、肿瘤或先天性等）；若为肝内胆汁淤积，首先应考虑病毒感染、肝炎后肝硬化、药物性肝病、酒精性肝病等，当病毒学检查阴性且无饮酒用药中毒史时，则要考虑是否存在自身免疫性肝病的可能
	·新生儿生理性黄疸是出生后 3～5 天左右出现，黄疸不深，食欲良好，无吵闹，7～10 天黄疸自然消退 ·新生儿病理性黄疸则出现早，大多出生后 24h 内出现，程度重、发展快，伴嗜睡、拒吃奶，甚至出现高热及惊厥等 ·婴幼儿导致阻塞性黄疸常见原因有先天性胆道闭锁、胆管囊肿及先天性囊性扩张的胆总管 ·儿童黄疸原因常见有克里格勒－纳贾尔综合征（crigler–najjar syndrome，CNS）、吉尔伯特病、Rotor 综合征、地中海贫血、遗传性球形红细胞增多、红细胞增多症胎儿、霍奇金病、传染性单核细胞增多症、肝豆状核变性和淀粉样变性等

① 梗阻性黄疸可并发皮肤瘙痒、心动过缓等。

② 溶血性黄疸易并发急性肾功能衰竭。

③ 肝细胞性黄疸易并发肝性脑病。

④ 新生儿黄疸易并发核黄疸。

（5）婴儿胆汁淤积黄疸诊断程序（图 2–28）。

（6）三种病理性黄疸诊断程序（图 2–29）。

（7）黄疸实验室诊断程序（图 2–30）。

【疾病特点与表现】

（1）常见外科阻塞性黄疸疾病（首先鉴别引起阻塞性黄疸的常见外科疾病，见表 2–149）。

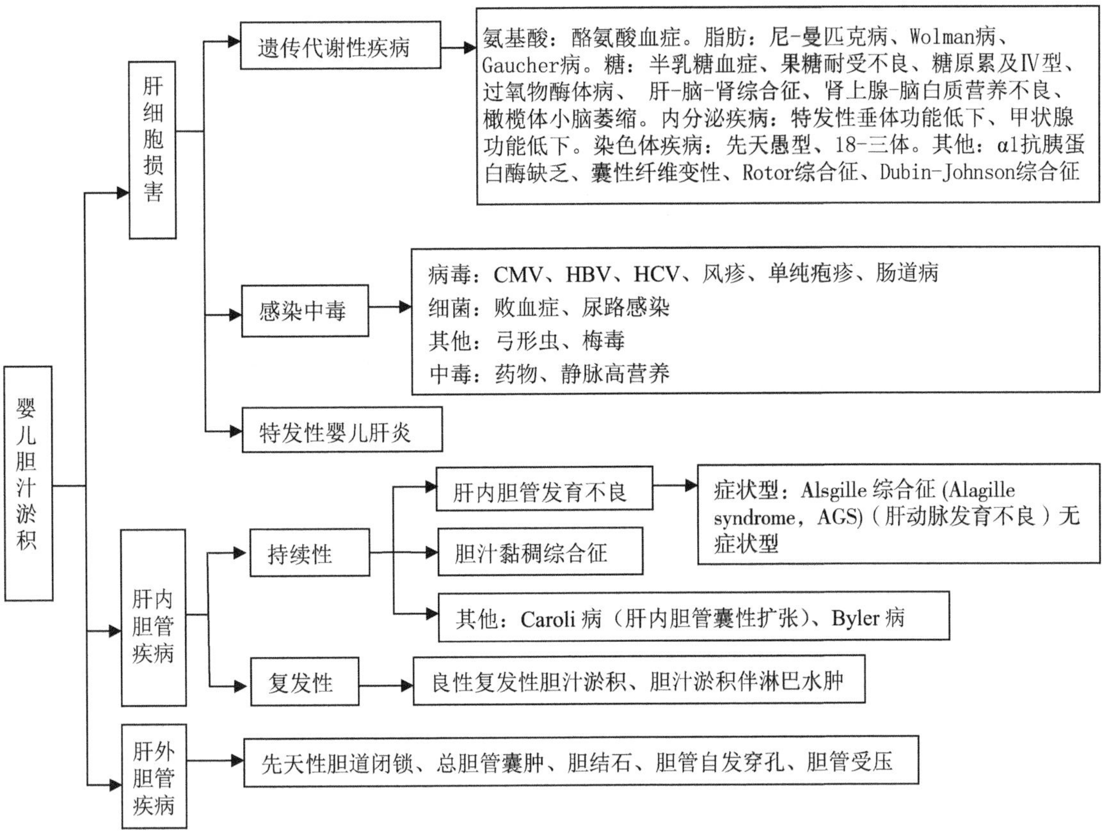

图 2-28　婴儿胆汁淤积性黄疸诊断程序

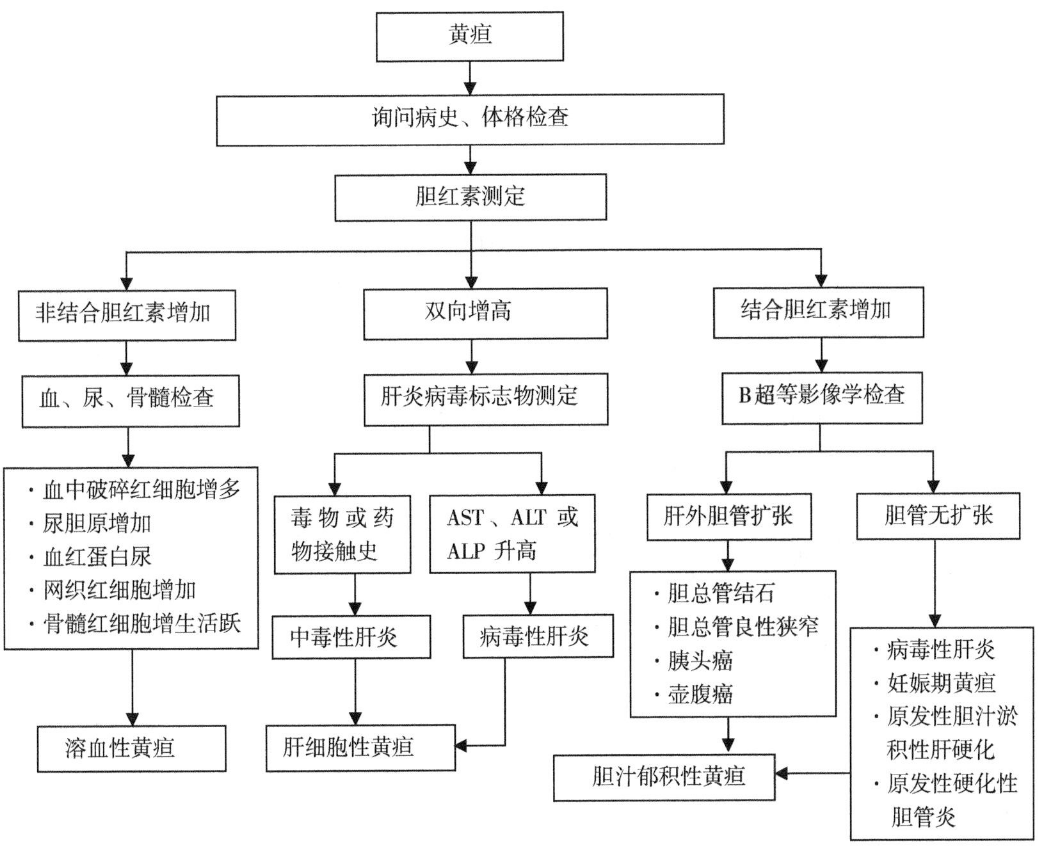

图 2-29　三种病理性黄疸诊断程序

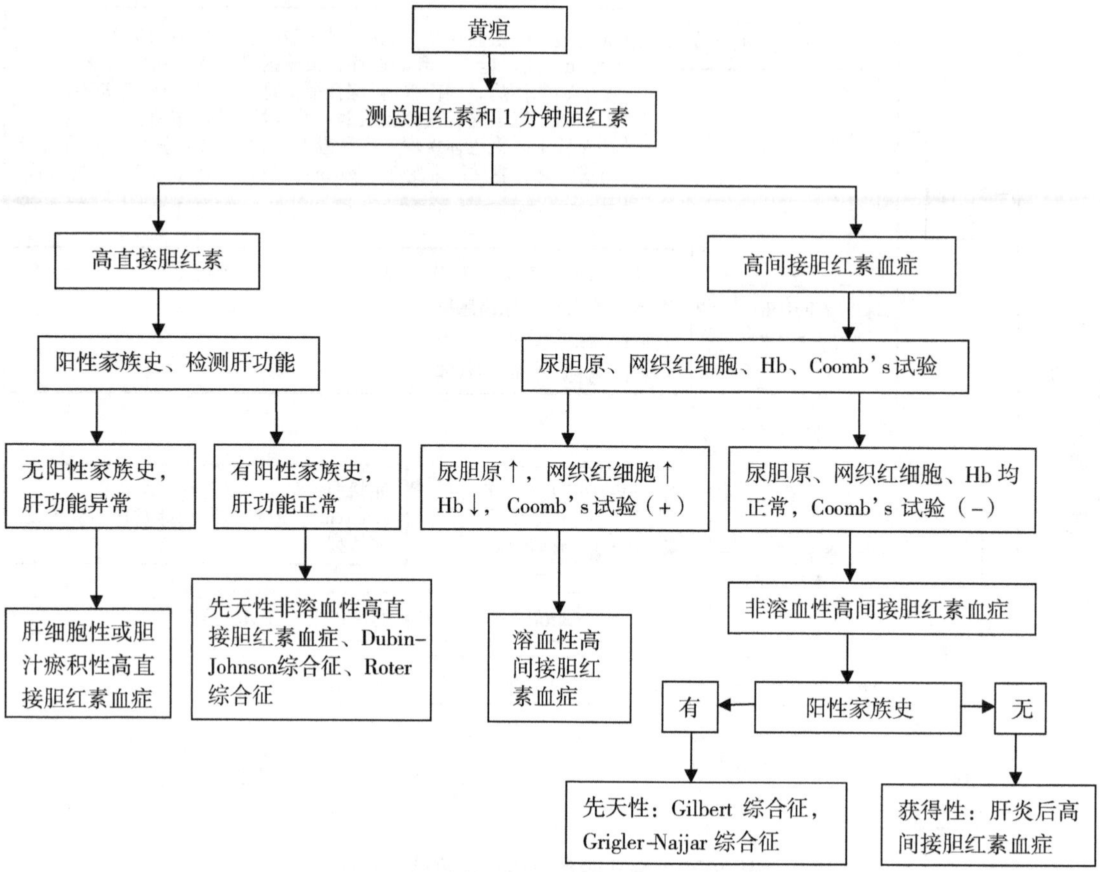

图 2-30 黄疸实验室诊断程序

表 2-149 常见外科阻塞性黄疸疾病

鉴别要点	硬化性胆管炎	肝门部胆管癌	胰头癌	壶腹癌	胆总管结石	肝门转移肿瘤	肝细胞癌
起病	慢性	亚急性	逐渐加重	逐渐加重	急性	慢性	逐渐加重
皮肤瘙痒	常见	常见	可能有	可能有	无	少	无
黄疸程度	浅	深	深	加深，波动	中度	逐渐加深	浅至中度
腹部压痛	无	无	无	无	右上腹	无	肝区
胆囊	不大	不大	增大、无痛	增大、无痛	稍大、压痛	增大、无痛	不大
大便颜色	浅黄	浅黄	浅黄或陶土色	浅黄、黑色	正常或浅黄	黄色	正常或浅黄
大便隐血	阴性	阴性	阴性	常呈阳性	阴性	阴性	阴性
总胆红素↑	轻度	中、重度	重度	重度	中度	轻、中度	轻、中度
ALT 升高	轻度	中度	中度	中度	中度	轻度	中度
HbsAg	阴性	阴性	阴性	阴性	阴性	阴性	阳性
肿瘤标志物阳性	无	CEA、CA199	CEA、CA199	CEA、CA199	无	无或 CEA	AFP
胆管扩张	不常见	肝内胆管	肝内外胆管	肝内外胆管	肝内外胆管	肝内外胆管	无
影像学肿物	无	不明显	常见	不明显	无	常见	常见
选择性检查	ERCPMRCP	PYCMRCP	CTMRI	内镜	BUSCT	CTMRI	CT/MRI

（2）胆石症、急性肝炎、胆汁淤积及急性胰腺炎鉴别（表 2-150）。

表 2-150 胆石症、急性肝炎、胆汁淤积及急性胰腺炎的鉴别

<table>
<tr><td colspan="4">现病史
重点体格检查：消化系统</td></tr>
<tr><td colspan="3">常见症状和体征：恶心和呕吐；深色尿液；陶土色大便；皮肤瘙痒</td><td rowspan="2">急性胰腺炎症状和体征</td></tr>
<tr><td>胆石症
其他的症状和体征</td><td>急性肝炎
其他的症状和体征</td><td>胆汁淤积
其他的症状和体征</td></tr>
<tr><td>· 胆绞痛
· 严重的、固定的右上腹或上腹疼痛，辐射右侧肩胛骨
· 墨菲征阳性
· 心动过速
· 躁动
· 脂肪餐后消化不良</td><td>· 乏力
· 全身不适
· 肌痛
· 头痛
· 畏食
· 畏光
· 肝脏和淋巴结肿大</td><td>· 长期黄疸发作
· 疲劳
· 体重减轻
· 畏食
· 右上腹疼痛</td><td>· 严重上腹疼痛放射至背部
· 恶心、持续呕吐及腹胀
· Turner 或 Cullen 症（可能出现）
· 发热、心动过速
· 肠鸣音亢进
· 腹部僵硬和压痛
· 休克（严重时）</td></tr>
<tr><td colspan="4">实验室诊断</td></tr>
<tr><td>实验室检查（血常规、肝功能检查、电解质），影像学检查（超声、CT 扫描、内镜逆行胰胆管造影、ERCP 检查）、胆囊造影及 HIDA 扫描</td><td>表面抗原或抗体的检查（甲、乙、丙、丁）</td><td>肝功能检测、影像学检查（CT 扫描，磁共振成像，胆囊造影，超声，逆行胰胆管造影）</td><td>血常规、淀粉酶、脂肪酶、电解质、清蛋白、肝功能测试）及影像学检查（CT 扫描，B 超）</td></tr>
<tr><td colspan="4">其他的鉴别诊断：a. 胆管炎、胆囊炎、肝硬化、Dubin-johnson 综合征、葡萄糖 -6- 磷酸脱氢酶缺乏、溶血性贫血（获得性）、肝脓肿、肝癌、钩端螺旋体病、髓组织转化、胰腺癌、镰状细胞性贫血及斯福综合征。b. 其他原因：雄激素类固醇、依托红霉素、戊二酰辅酶 A 还原酶抑制剂、激素避孕药、异烟肼、静脉用四环素、巯基嘌呤、烟酸、吩噻嗪、门静脉分流术、磺胺类、竹桃毒素及上腹部手术等</td></tr>
</table>

（3）常见肝细胞性黄疸疾病。

① 肝硬化：本病早期表现有腹水、虚弱、下肢水肿、恶心、呕吐、腹泻或便秘、食欲不振、体重减轻和右上腹痛，可出现大量呕血和其他出血倾向。其他表现包括精神改变、肝臭、蜘蛛痣和手掌红斑。男性可出现乳房发育，胸部及腋窝毛发稀少和睾丸萎缩，女性出现月经失调。杵状指（趾）及掌腱膜挛缩症较常见。

② 病毒性肝炎：本病早期全身症状和体征各不相同，包括疲倦、恶心、呕吐、关节痛、肌痛、头痛、畏食、畏光、咽炎、咳嗽、腹泻或便秘、低热与肝脏和淋巴结肿大。在黄疸消退后，全身症状也随之消失，但肝大依然存在。其他表现包括体重减轻、食欲减退和右上腹疼痛及压痛。

③ 急性重型肝炎：本病黄疸常较重且明显，常伴牙龈出血、鼻出血、皮下淤点、呕血及便血等出血征象。其他表现包括腹胀、腹水、水肿、烦躁不安、少尿或无尿、精神错乱、嗜睡或昏迷等。

④ 败血症：本病出现黄疸者常提示病情较重，典型表现为反复寒战及高热（多呈弛张型或间歇型），其他表现包括皮肤淤点、关节痛及肝脾大等。重者可合并昏迷、心肌炎、感染性休克、弥散性血管内凝血（DIC）及呼吸窘迫综合征等。

⑤ 肝脓肿：多发性肝脓肿可发生黄疸，但临床主要表现是持续发热、寒战与出汗。其他表现包括固定右上腹或中腹疼痛（可放射至肩膀）、恶心和呕吐、畏食、肝大、右侧膈膜提升和腹水等。

⑥ 钩端螺旋体病：本病主要表现骤起寒战、发热、全身无力、黄疸、出血、肝脾大及肾功能衰竭等。腓肠肌疼痛及压痛是本病典型的临床表现。

⑦ 心力衰竭：黄疸出现于肝功能不全并伴有严重右心衰竭患者中。其他临床表现包括：颈静脉怒张、发绀、双下肢和骶骨水肿、体重增加、精神错乱、恶心和呕吐、腹部不适和食欲下降。如果左心功能衰竭先发生，其他表现可能包括疲劳、呼吸困难、端坐呼吸、阵发性夜间呼吸困难、呼吸急促及心律增快等。

⑧ 斯福综合征：常由酗酒引起，可引起腹痛及急性重度黄疸，但无蜘蛛痣、腹水和其他肝病等表现。

⑨ 肝豆状核变性：多表现非特异性慢性肝病综合征，如倦怠、无力、食欲不振、肝区疼痛、肝大或缩小、脾大及脾功能亢进、黄疸、腹水、蜘蛛痣、食管静脉曲张破裂出血及肝昏迷等。其他症状包括震颤、构音障碍、苦笑面容及动作迟缓，角膜 K–F 角膜环是本病典型特征。

⑩ 传染性单核细胞增多症：部分可有黄疸，典型表现有发热、咽峡炎、淋巴结和肝脾大、神经系统症状及皮肤损害，如皮疹、丘疹、斑疹、出血点或猩红热样红斑疹及软腭出血点等。

（4）常见溶血性黄疸疾病。

① 海洋性贫血：有黄疸、肝脾大，其他症状包括恶心、呕吐、头痛、头胀、腹痛及腹泻，严重者有胸闷、面色苍白、心率加速、脉搏细弱、血压下降及呼吸短促等全身症状。

② 遗传性球形红细胞增多症：主要表现以贫血、多次发作性黄疸及脾大为典型特征，感染、劳累或情绪激动常可引发急性溶血，甚至溶血危象，表现为突然高热、恶心呕吐、腰背四肢肌肉酸痛、肝脾疼痛及贫血加重等。

③ 自身免疫性溶血性贫血：大多缓慢起病，部分有急性发作史，发作期间有畏寒、发热、黄疸、腰背酸痛及血红蛋白尿发作等。病程长者可出现贫血及贫血相关症状。

④ 新生儿溶血：临床特点与表现见表 2–151。

表 2–151　新生儿溶血临床特点与表现

表现	临床特点
胎儿水肿	严重者表现为胎儿水肿，主要发生在 Rh 溶血病，在胎儿期有大量红细胞破坏，患儿全身水肿、苍白、皮肤淤斑、胸腔积液、腹水、心音低、心率快、呼吸困难、肝脾大。胎盘也明显水肿，胎盘重量与新生儿体重之比可达 1 ∶ 3 ～ 1 ∶ 4，严重者可发生死胎。胎儿水肿原因与严重贫血所致的心力衰竭、肝功能障碍所致的低蛋白血症和继发于组织缺氧的毛细血管通透性增高等因素有关
黄疸	黄疸出现早，一般在生后 24h 内出现黄疸，并很快发展，血清胆红素以未结合胆红素为主。但也有少数可在病程恢复期结合胆红素明显升高，出现胆汁黏稠综合征。部分 ABO 溶血病黄疸较轻，与生理性黄疸相似
贫血	有不同程度的贫血，以 Rh 溶血病较为明显。如血型抗体持续存在可导致溶血继续发生，患儿在出生后 3 ～ 5w 可发生明显贫血（Hb ＜ 80g/L），称晚期贫血，多见于未换血者和已接受换血的早产儿
肝脾大	严重病例因髓外造血，出现肝脾大
胆红素脑病	足月儿胆红素超过 18mg/dL，早产儿胆红素超过 12 ～ 15mg/dL 应高度警惕发生胆红素脑病。最初表现为神志萎靡、吸吮反射和拥抱反射减弱、肌张力低下，历时 12 ～ 24h，如病情进展，出现发热、两眼凝视、肌张力增高、抽搐及角弓反张等，可因呼吸衰竭或肺出血死亡

⑤ 不同血型输血后的溶血：通常于开始输血 10 ～ 30 min 后出现寒战、发热（体温可达 40 ℃）、剧烈腰背疼痛、腹痛、荨麻疹、面色潮红、心动过速、胸闷、胸痛、呼吸困难、发绀、恶心呕吐、四肢湿冷、烦躁不安、血压下降或血压升高等，出现黄疸时常合并血红蛋白尿，严重者有少尿或尿闭，可合并休克或 DIC 等。

⑥ 蚕豆病：进食新鲜蚕豆后 1 ～ 2d 内发生溶血，巩膜轻度黄染，尿色如浓红茶或甚至如酱油。其他表现包括全身不适、乏力、头晕、血压下降、神志迟钝或烦躁不安、少尿或无尿等。

⑦ 阵发性睡眠性血红蛋白尿：本病不到一半的患者可表现黄疸，大多为轻度，其他症状包括贫血、

血红蛋白尿及皮肤黏膜的出血，如牙龈、鼻及眼底出血。女性患者常以月经过多为突出表现。

⑧ 溶血性尿毒症：患者可有黄疸，病初表现为腹泻、腹痛、呕吐及食欲不振，随后出现全身广泛出血倾向及急性肾功能衰竭，如少尿、无尿等。

⑨ 镰状细胞性贫血：本病可产生溶血性黄疸，除面色苍白外常有生长发育障碍、易感染及并发血栓形成，其他表现包括发热、寒战及溶血性血尿、下肢溃疡、关节肿胀、呼吸困难、心动过速、脾大、全身严重骨和肌肉疼痛及肌无力等。

（5）妊娠期黄疸疾病。

① 急性病毒性肝炎：是妊娠期黄疸最常见的一种，对母婴危害极大，常导致流产、早产、死胎及孕产妇死亡。通常有病毒型肝炎患者接触史，妊娠期间孕妇容易被感染。临床表现见上述。

② 妊娠期肝内胆汁淤积症（ICP，又称特发性妊娠黄疸）：本病常有家族性及复发性，多发生于妊娠中、晚期，以瘙痒和黄疸并存为特征的并发症，可引起早产、胎儿窘迫、死胎、新生儿死亡及产后出血。黄疸于分娩后迅速消失，再次妊娠常可复发。无消化道症状及肝脾大。

③ 妊娠期急性脂肪肝（AFLP）：本病是妊娠期特发性疾病，多发于妊娠晚期，起病急剧，病势凶险，病死率较高。临床常出现以恶心、呕吐、上腹部疼痛及厌油腻等为主的消化道症状，合并全身出血倾向及妊高征（高血压、蛋白尿及水肿，常伴不同程度意识障碍及肝肾综合征的症状）较常见。

④ HELLP 综合征：妊娠期或产后并发的溶血、肝细胞酶升高和血小板减少综合病征被简称为 HELLP 综合征，被视为重度妊高征的特殊类型，虽不常见，一旦发生，对母婴的预后有严重影响。在妊高征的基础上发病，且多为重度妊高征，表现为高血压、蛋白尿及抽搐。其他表现包括右上腹部疼痛、恶心呕吐、头痛、视物模糊、黄疸、出血、血尿、消化道出血，肝大及腹水等。严重者并发胎盘早剥、急性肾衰、心力衰竭、DIC 及胎死宫内。

⑤ 药物性肝损害：易引起妊娠期肝损害的药物有氯丙嗪、巴比妥类镇静药、红霉素、四环素、异烟肼、利福平及氟烷等麻醉药。用药后很快出现黄疸和肝损害，常伴皮疹、瘙痒、蛋白尿及关节痛，消化道症状较轻，血清转氨酶轻度升高，外周血嗜酸性粒细胞增多，停药后肝损害多可恢复。

⑥ 孕期重度厌氧菌感染：常表现阴道有脓液，呈恶臭味，盆腔局部有坏死组织或假膜形成，组织中有气体存在，常合并盆腔深部脓肿、盆腔血栓性静脉炎（产后、剖宫产术后高烧不退，用抗生素无效，盆腔内无阳性体征）及败血症。

（6）体质性黄疸。

① Gilbert 综合征：又称体质性肝功能不良性黄疸，属一种较常见的遗传性间接胆红素血症。临床可表现为长期间歇性轻度黄疸，肝脾大。青少年发病，随年龄增加，黄疸逐渐减退，常有家族史。

② Dubin–Johnson 综合征：系因肝细胞对直接胆红素及某些阴离子向毛细胆管排泌发生障碍，致血清直接胆红素增加而发生的黄疸。属常染色体隐性遗传性疾病，大多有家族史，常见于青年人。轻中度黄疸、尿色加深、乏力、食欲不振、恶心呕吐、右上腹不适或隐痛、肝脾轻度肿大或轻微压痛等。

③ Rotor 综合征：系因肝细胞对摄取间接胆红素和排泌直接胆红素存在先天性障碍致血中胆红素增高而出现黄疸。其血清中直接和间接胆红素浓度均增加，与遗传有关，半数患者有明显家族史。本病多无其他症状，有时易疲劳、食欲不振、腹痛、肝脏大小正常或轻度增大，预后良好。

④ Crigler–Najjar 综合征：系因肝细胞缺乏葡萄糖醛酸转移酶，使间接胆红素不能形成直接胆红素，导致血中间接胆红素增多而出现黄疸。本病可分为Ⅰ和Ⅱ型，临床表现见表 2–152。

表 2-152 Crigler-Najjar 综合征临床表现

Ⅰ型（罕见）	Ⅱ型
是致 Crigler-Najjar 型基因的纯合子。新生儿出生后迅速出现黄疸，多在出生后 1～4 天即有显著黄疸，胆红素浓度可高达 289～816μmol/L，为非结合胆红素，新生儿出生 2 周内常出现肌肉痉挛和强直、惊厥、角弓反张等胆红素脑病表现，无溶血现象，胆汁呈无色、无胆红素，胆囊造影正常	是致 Crigler-Najjar 型基因杂合子。出生后不久出现黄疸，也有在幼年或成年期发病。病情较Ⅰ型相对较轻，无神经系统症状，智力发育亦正常。黄疸程度较Ⅰ型轻，胆红素波动于 85～374μmol/L，胆红素脑病少见。粪便中有相当量的尿胆素。少数因血中非结合胆红素较高，从而引起锥体外系症状，其他肝功能检查皆正常

【相关检查】

（1）病史采集要点。

① 首先询问患者何时首次注意到黄疸，急起或缓起，病程长短，黄疸波及的范围，是否皮肤、巩膜均黄染，黄疸的颜色特点、持续时间及波动情况，是否有皮肤瘙痒、陶土色大便或深色尿液。

② 是否有诱因，加重及缓解的因素。

③ 与病因诊断和鉴别诊断相关的伴随症状，如体重下降、疲劳、发热或寒冷、食欲不振、皮肤瘙痒、腹痛、恶心、腰背部疼痛、体重减轻或呕吐、呼吸急促或心悸等。

④ 询问饮酒或吸毒史。女性应询问月经史及妊娠时有无黄疸发生。询问是否服药治疗及相关的药物名称、剂量、时间、疗效及过敏情况等。有无疫区及疫水接触史。

⑤ 既往史应包括肝炎接触史、寄生虫感染、癌症或肝胆、胰腺疾病、血液系统疾病及家族黄疸病史。

⑥ 询问诊疗经过，是否检查过血胆红素、尿胆红素及尿胆原、肝功能、腹部 B 超或 CT、ERCP、PTC、MRCP 等。

（2）查体重点。

① 查体在自然光线的房间进行，确保橘黄色表现是黄疸，而不是由于胡萝卜素过多，后者在手掌和脚掌比较突出，并不会影响巩膜。

② 检查皮肤干燥度、苍白、抓痕、色素沉着或黄色瘤等。察看肝掌、蜘蛛血管瘤、出血点、紫斑、毛细血管扩张及杵状指（趾）。

③ 检查淋巴结有无肿大、红肿及疼痛。男性是否有乳房发育。如有心力衰竭，听诊注意有否心律不齐、杂音和奔马律。腹部检查重点是肝脏大小、质地、触痛或压痛、表面结节或肿块；脾脏大小及触痛，胆囊有无增大、触痛及墨菲氏征等，腹部移动性浊音、液波震颤及腹壁静脉曲张。注意颈静脉怒张和肝-颈静脉回流征等。

（3）实验室检查。

① 提供与感染、贫血及肿瘤等相关的实验室依据。

② 提供溶血、肝细胞及梗阻性黄疸的实验室检查结果。

③ 原发病的诊断依据。

④ 必要时应检查抗人体球蛋白试验、血清蛋白测定与蛋白电泳、凝血因子Ⅱ时间、血清铁、铜含量测定。

（4）辅助检查。

① 腹部 B 超、CT 或 MRI、内镜逆行胰胆管造影、经皮经肝胆道造影、食管吞钡、胆囊或胆道造影术、放射性核素扫描作肝胆动态显像（ECT）、单光子发射计算机断层扫描（SPECT）、腹腔镜检查与肝穿刺活体组织等检查。

② 黄疸实验室及辅助检查的临床意义（表 2-153）。

表 2-153　黄疸实验室及辅助检查的临床意义

检查项目		临床意义
实验室检查	尿液检查	主要是检测尿中尿胆原与胆红素。溶血性黄疸时，尿胆原显著增加而尿胆红素阴性；肝细胞性黄疸时，尿胆原增加、正常或减少（视有无肝内胆汁淤积而定），而尿胆红素阳性；阻塞性黄疸时，尿胆原一般减少甚至缺乏（视梗阻程度而定），而尿胆红素则显著增加
	血液检查	溶血性黄疸时血红蛋白与红细胞均降低，末梢血中网织红细胞及晚幼红细胞增加，骨髓象中红细胞系统增生旺盛；地中海贫血时，红细胞脆性常降低；遗传性球形红细胞增多症时，红细胞脆性增加；自身免疫性溶血性贫血或新生儿溶血性贫血时，抗人体球蛋白试验（Coombs Test）呈阳性反应
	肝功能试验	血清胆红素测定：1min 胆红素（1’B）一般占总胆红素（TB）的 20%。溶血性黄疸时，1’B/TB 比值常＜20%；肝细胞性黄疸时，1’B/TB 比值常在 20% ～ 60%；梗阻性黄疸时，该比值常＞60%
		血清蛋白测定与蛋白电泳：在肝细胞性黄疸的中、晚期，血清总蛋白及清蛋白减少，球蛋白增高，清蛋白 / 球蛋白比值降低甚至倒置（正常时比值为 2 ：1）。少数情况下，如球蛋白显著增高时，则总蛋白可正常或超过正常。蛋白电泳测定在急性黄疸型肝炎者，其 β 及 γ 球蛋白轻度升高；肝硬化时 β 及 γ 球蛋白明显增高；梗阻性黄疸的中、晚期，α2 及 β 球蛋白升高；原发性胆汁性肝硬化时，α2、β 及 γ 球蛋白增高
		血清酶学检查：反映肝细胞损害的主要血清酶有丙氨酸氨基转移酶（ALT）、门冬氨酸氨基转移酶（AST）及 ADA。ALT 与 AST 活力升高是肝细胞损害最敏感的指标，常超过正常 5 ～ 10 倍。但在重症肝炎时，如转氨酶（ALT 及 AST）活力反而降低，而血清胆红素浓度值的明显升高，称“胆酶分离”现象，提示患者预后不良；ADA 对慢性肝病时的肝细胞损害更有诊断意义，尤其是其同工酶 ADA2；主要反映胆汁淤积的血清酶有碱性磷酸酶（ALP）、γ-谷氨酰转肽酶（γ-GT）、5’-核苷酸酶（5’-NT）及乳酸脱氢酶（LDH）等。ALP 在肝内、肝外阻塞性黄疸，肝内胆汁淤积时均显著升高，当升高值大于正常值 3 倍以上时，如无骨病存在则提示胆道梗阻的可能。肝细胞性黄疸时 ALP 大多正常或仅轻度升高，一般不会超过正常值的 2 ～ 3 倍。γ-GT 在急性肝炎者仅轻度或中度升高，而在梗阻性黄疸及原发性肝癌者可显著性升高，通常不超过正常值的 2 ～ 3 倍。γ-GT 的同工酶 γ-GT2 可作为原发性肝癌的标志物，其阳性率可达 90%。5’-NT 是 ALP 的一种同工酶，其诊断意义与 ALP 相同，但在骨病及妊娠期 5’-NT 不受影响，其酶的活力仍然正常。LDH 在多数急性肝炎者，其活力升高；在癌肿阻塞所致的黄疸时，LDH 可显著增高；良性胆汁淤积时，LDH 仅轻度升高
	凝血酶原时间测定	凝血因子Ⅱ在肝细胞内生成，当肝细胞损害及肠内缺乏胆汁时，可使维生素 K 的吸收发生障碍时导致凝血因子Ⅱ生成减少，故肝细胞性与胆汁淤积性黄疸时，凝血因子Ⅱ时间均延长。注射维生素 K_1 10mg 或维生素 K_3 8mg 后，24 ～ 48h 复查凝血因子Ⅱ时间，如较注射前显著缩短，表示肝功能正常，提示可能为阻塞性；如注射后凝血因子Ⅱ时间无变化，提示无胆汁淤积，而是肝细胞功能受损
	靛氰绿试验	静脉注射 ICG（按 0.5mg/kg 体重计算）后，15min 抽血检查。正常人 ICG 的平均潴留量为注射剂量的 10%，肝脏有实质性损害时 ICG 的潴留量增加。此法已基本上替代了传统的磺溴酞钠（BSP）排泄试验
	免疫学检查	甲、乙、丙、丁、戊、己、庚型病毒性肝炎的抗原 - 抗体系统（病原标志物）检测有助于各型肝炎病原学诊断。还需考虑其他疱疹类病毒的检测，如人巨细胞病毒（hCMV）和 EB 病毒。甲胎蛋白的检测对原发性肝细胞性肝癌的诊断有很高的敏感性和特异性。原发性胆汁性肝硬化 IgM 明显升高，血清内抗腺粒体抗体（AMA）及抗平滑肌抗体（SMA）大多呈阳性
	总胆固醇、胆固醇酯及脂蛋白 -X（LP-X）测定	在梗阻性黄疸，总胆固醇增高；肝细胞性黄疸，尤其是肝细胞有广泛坏死时，胆固醇酯降低。正常人血中无 LP-X，而在肝外阻塞性黄疸及肝内胆汁郁积时则 LP-X 呈阳性，其阳性率达 90% ～ 100%。单纯肝细胞性黄疸时，LP-X 极少阳性
	血清铁、铜含量测定	正常血清铁与血清铜的比值为 0.8 ～ 1.0，梗阻性黄疸或肝内胆汁郁积时，铁 / 铜比值＜0.5（系血清铜增高所致），而急性肝细胞性黄疸时，则铁 / 铜比值＞1
辅助检查	B 超检查：对鉴别肝细胞性黄疸与阻塞性黄疸颇有帮助。肝外胆道梗阻时，可见到胆总管及肝内胆管扩张，且可见到肿大而表面光滑的胆囊，同时对肝外胆道梗阻的原因、部位等可做出较准确的诊断	
	内镜逆行胰胆管造影：对诊断胆道、胆囊病变及诊断慢性胰腺炎、胰腺癌等病变有重要帮助。并能观察十二指肠乳头区域有无病变，且可取活组织检查	
	经皮经肝胆道造影：适宜于深度黄疸的肝外梗阻患者，可清楚显示肝内、肝外整个胆道系统，对胆管阻塞的部位、程度、引起阻塞的病变性质、范围等均有诊断价值	

续表

检查项目	临床意义
辅助检查	CT或磁共振成像（MRI）检查两者均可清晰显示肝脏、胆道、胰腺及这些脏器邻近部位的病变，MRI还可进行胆道成像，从而对黄疸的病因诊断提供重要的信息，进而可做出准确的诊断
	X线检查：食管吞钡发现食管静脉曲张时，有助于肝硬化或门静脉高压的诊断。钡剂检查发现十二指肠框增宽时，有助于胰头癌的诊断。十二指肠低张钡剂造影时，如发现降部有充盈铁损时，提示有Vater壶腹癌可能。如需了解胆囊及胆管情况还可进行胆囊或胆道造影术
	放射性核素扫描：常用有将标记^{99}mTc的吡哆醛氨基酸类化合物注入外周静脉，作肝胆动态显像（ECT）观察，可鉴别肝外胆管梗阻性黄疸与肝细胞性黄疸（核素经肝细胞摄取后经胆道排泄）。肠腔内无或很少核素进入时，证明系肝外胆管完全性或不完全性阻塞。单光子发射计算机断层扫描（SPECT），对肝脏占位性病变的部位、大小及形态均有较高的分辨力，故有一定的诊断价值
	腹腔镜检查与肝穿刺活体组织检查：在腹腔镜直视下作肝活组织检查对肝细胞性黄疸、肝炎、肝癌及肝内胆汁瘀积等诊断极有帮助。非直视下的肝活组织检查也可进行，但应小心谨慎，以避免发生大出血。急性肝炎时，在腹腔镜下肝脏呈红色（大红肝），胆囊松弛，脾大；肝外胆管梗阻时，肝脏呈绿色，胆囊肿大；肝内胆汁淤积时，肝脏呈绿色花斑状，胆囊松弛

第四节　皮肤色素沉着

皮肤颜色的深浅及色素量的多少是随种族、人体各部位及曝晒程度不同而异。正常情况下色素最多的部位是乳头、乳晕、会阴及肛周等处。皮肤色素沉着可使皮肤的颜色明显异常。

【常见病因】

（1）内分泌疾病。

肾上腺皮质功能不全、库欣病、Nelson综合征、卵巢瘤、恶性嗜铬细胞瘤及妊娠等。

（2）代谢疾病。

血色病、各型卟啉病、肝豆状核变性病、皮肤淀粉样变病及戈谢病等。

（3）营养性疾病。

维生素A、维生素B_{12}、维生素C、叶酸及烟酸等缺乏及吸收不良综合征等。

（4）慢性感染。

疟疾、黑热病及血吸虫病等。

（5）肿瘤。

肺癌、胰腺癌、恶性黑素瘤，癌瘤晚期恶病质、霍奇金病、淋巴肉瘤及慢性淋巴细胞白血病等。

（6）结缔组织疾病。

类风湿性关节炎、Still病、泛发性硬皮病、皮肌炎及系统性红斑狼疮。

（7）药源性。

长期用ACTH、雌激素及含雌激素避孕药、氯奎或羟氯奎、氯丙嗪、白消安、氮芥、环磷酰胺、砷、铋及铅等。

（8）皮肤病变。

皮肤急慢性感染、黑棘皮病、黑变病、焦油黑变病和网状色素性皮肤异色病等。

（9）其他。

慢性肝病、肝硬化、慢性肾功能不全、Whipple病及日光性色素沉着等。

【诊断线索】

皮肤色素沉着的诊断线索（表 2–154）。

表 2–154　皮肤色素沉着的诊断线索

项目	临床线索	诊断提示
年龄与性别	・出生时或幼年出现，特别是有家族史者	先天性、遗传性疾病
	・老年人日晒部位（面部、手背等）出现淡褐色或深褐色斑或斑块	老年斑、脂溢性角化
	・妊娠女性脸面部色素沉着	妊娠斑
部位	・多部位或弥漫性色素沉着	全身性疾病引起
	・唇周、口腔黏膜及指（趾）端掌面色素沉着，血便或肠梗阻等症状	黑色素沉着肠道息肉综合征
	・颧部及额部色素沉着（黄褐斑）	慢性肝病、慢性肾功不全、妊娠或绝经期妇女、女性生殖系统疾病（偶可见于正常人）
	・一侧面的上半部出现灰蓝色斑或黑褐色斑，甚至眼球巩膜也有灰蓝色斑，色素深至真皮层	太田痣
	・面部散在褐色点状色素沉着斑，尤以鼻和颊最为常见，与遗传有关，日晒可促发和加重	雀斑
	・黏膜、齿龈及瘢痕周围色素沉着	原发性肾上腺皮质功能减退症（Addison 病）
	・长期接触焦油者，暴露部位常呈弥漫性色素沉着伴痤疮样炎性反应	焦油黑变病
	・重金属金、银、铋、汞等因职业接触或作为药品长期应用	中毒性色素沉着（多为全身性，主要见于光暴露区，如面部、手部等）
	・慢性病容、面部灰褐色色素沉着、肝掌及蜘蛛痣	慢性肝病、肝硬化
	・消瘦、慢性腹泻、粪便色淡及恶臭，光暴露部位的皮肤出现边缘清楚鲜红斑，皮肤角化、粗糙及变黑等	小肠吸收不良
伴随症状	・伴消瘦，乏力，低血压	慢性肾上腺皮质功能减退症
	・伴皮肤呈古铜色	血色病、肾上腺增生、胆汁性肝硬化、慢性肾功能不全、血色病、营养不良、原发性肾上腺皮质机能减退及 Wilson 病等
	・伴多毛及其他男性化表现	肾上腺肿瘤
	・伴发作性或持续性高血压，汗多，心悸及头痛	嗜铬细胞瘤
	・伴头痛，视物模糊及 X 线颅片显示蝶鞍扩大	垂体肿瘤
	・伴间歇性腹绞痛，弛缓性瘫痪	血卟啉病
	・伴高血压、水肿、贫血及肾功损害	慢性肾功不全（透析治疗的患者更为多见或突出）
	・伴骨纤维化、多发性骨折及女性性早熟	纤维性骨营养不良
	・伴急躁易怒、消瘦、突眼及甲状腺肿大等	甲状腺功能亢进

【诊断思维】

（1）色素沉着诊断思维（表 2–155）。

表 2–155　色素沉着诊断思维

项目	诊断思维
色素沉着诊断	·人体的黑色素是由皮肤中黑色素细胞产生，黑色素所在部位深浅不同而表现出不同色调，在表皮层可呈黑色或褐色，在真皮浅层则呈灰蓝色，在真皮深层则呈青色等。内源性还有脂色素、胆色素等
	·外源性色素，如胡萝卜素血症、药物（如阿的平可致皮肤黄染等）和重金属（如砷、铋、银等沉着症）以及异物所致着色，如文身、泥沙、铁渣、煤渣及煤焦油等
	·色素沉着较常见，典型色素沉着为无症状和慢性过程，大多为良性病变，个别如黑棘皮病和胡萝卜素血症可伴机体功能紊乱。慢性营养不足可导致色素分布异常，在某些部位表现为色素增加或色素减少
	·各种皮炎、湿疹、体癣、扁平苔藓、银屑病、脓皮病、药疹、着色性荨麻疹及色痣等均可在病程中或愈后出现患部皮肤色素加深
	·色素沉着在临床上十分常见，可导致心理和社会影响。大多数色素沉着随着时间的推移会出现逐渐褪色，引起皮肤色素沉着的原因主要有人体内分泌失调，新陈代谢功能减弱，皮肤干燥、衰老，日晒、紫外线辐射，睡眠不足及身体劳累等，且随着年龄增长色斑增多
	·皮肤色素沉着按类型分有黄褐斑、妊娠斑、蝴蝶斑、老年斑、咖啡斑和雀斑，是常见多发的皮肤性疾病
	·肠道息肉可引起脸面部色素沉着；若皮肤色素沉着慢性或进行性加重应警惕体内有恶性肿瘤的可能
	·对于不太明显或难以明确的色素沉着，除了向患者了解过去的皮肤颜色情况外，应更好地做好随诊工作，尽量避免误诊或判断上错误
	·体内激素变化可引起黑色素在皮肤中沉积，从而导致皮肤色素沉着（例如艾迪生病、妊娠或口服避孕药）
	·全身性皮肤色素沉着可由内分泌－代谢性疾病或慢性全身性疾病所致，局限性皮肤色素沉着多为局部皮肤疾病（如黑痣、恶性黑色素瘤）及皮肤病变引起长期瘙痒所致
	·Ⅰ度烧伤在皮肤脱屑后可遗留短暂性的色素沉着；Ⅱ度烧伤则会遗留永久性色素沉着或色素缺失；Ⅲ度烧伤则是色素沉着加瘢痕形成
	·暴露部位的色素沉着，其诊断意义不如未暴露部位，前者可由阳光紫外线干扰，尤其是长期野外作业者（如渔民、农民或地质勘探者等）。如口腔黏膜或胸腹部瘢痕处有明显色素沉着几乎提示是病理性的。至于乳头、乳晕及会阴部的色素深浅与正常人有着很大差异，有时很难判断

（2）药物性皮肤色素沉着（易被临床医生所忽略，见表 2–156）。

表 2–156　引起色素沉着的常见药物

项目	引起色素沉着的常见药物及色末沉着的特点
常见药物	胺碘酮、四环素、美满环素、博莱霉素、环磷酰胺、抗疟药氯喹和奎宁、氯丙嗪、吩噻嗪类药物、白消安、异烟肼及促肾上腺皮质激素等药物
色素沉着特点	·发生部位多见于四肢（胫前）、额面部、口腔黏膜及光暴露部位 ·少数是炎症后色素沉着，多数与药物在皮肤内沉积有关 ·扁平苔藓和扁平苔藓样药疹常可导致色素沉着 ·固定型药疹可留下特征性环形色素沉着斑 ·使用含有银、金、汞和铋的药物时，由于重金属在皮肤组织中沉积，可致皮肤色素沉着 ·长期（数年）使用氢醌类药物偶尔也可引起褐黄病

（3）色素沉着诊断程序（图 2–31）。

【疾病特点与表现】

（1）引起面部色素沉着的常见疾病。

① 黄褐斑：本病是一种发生于面部，边界清楚的黄褐色的色素沉着斑（通常对称分布于前额、颊部和颧部）。主要发生在妊娠、妇科疾病、口服避孕药的妇女。若为妊娠斑，在分娩后色素可以缓慢消退。使用雌激素所致的皮肤色素沉着，在停止使用后可部分缓慢消退。

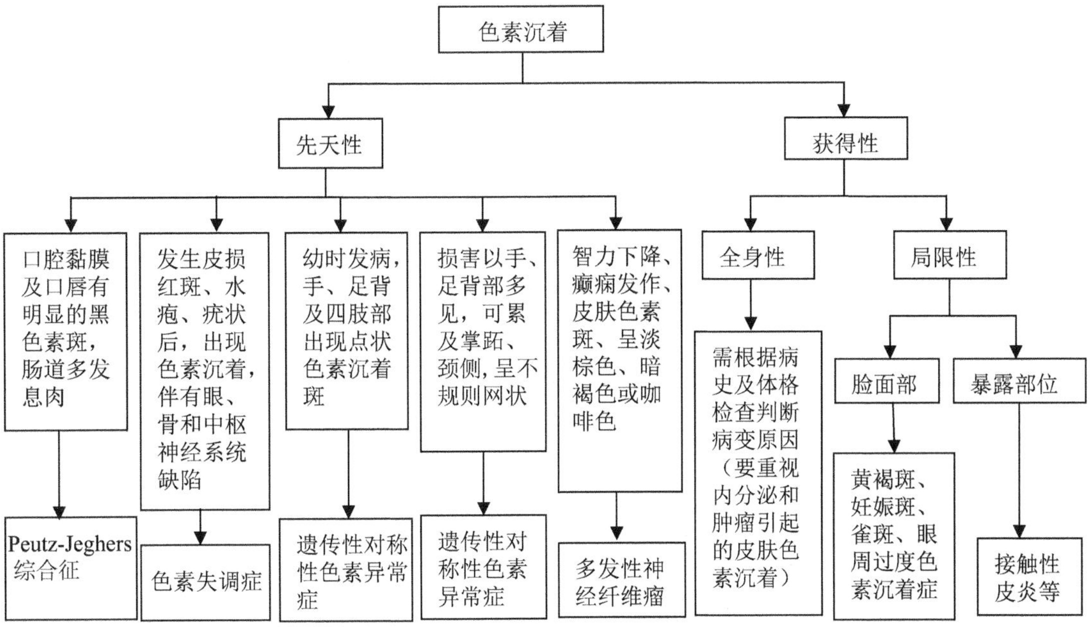

图 2-31　色素沉着诊断程序

② 黑变病：本病与长期接触煤焦油或沥青等有关，演员化妆用的油彩或使用某种化妆品等也能引起黑变病。其好发部位多在颜面、额部及颈部，呈黑色或黑褐色色素沉着斑块，多不对称。常见疾病见表 2-157。

表 2-157　黑变病临床特点与表现

利尔黑变病	席瓦特氏皮肤异色症	焦油性黑变病	妇女颜面黑变病
开始时斑块部位发红，以后逐渐变为暗褐色及青灰色，局部皮肤粗糙、脱屑，有时可伴有全身症状	多见于中年妇女，特点是皮肤黑变处伴毛细血管扩张及色素脱失的白斑，色斑形同网状，往往大片出现	初始出现红斑、瘙痒，继之出现弥漫性色素沉着。多伴明显的毛囊角化，可见表皮萎缩、痤疮及毛细血管扩张	初始出现皮肤瘙痒、潮红，随后逐渐出现黑色色素沉着斑

③ Civatte 氏黑变病（又称 Civatte 皮肤异色病）：本病表现为面和颈侧部片状网状色素沉着，为棕红色或青铜色斑点，密集成网状，网间有萎缩白斑点及毛细血管扩张。皮疹表面光滑，偶见细薄糠屑，无自觉症状，与季节、日光无关。

④ 黑变病：本病表现为面部边缘性片状色素沉着，并有轻度角化和稀薄鳞屑，色素斑边缘不清楚，偶尔可出现于腋下、脐、前臂、胸部、手背和头皮等部位。

⑤ 苔藓样中毒性黑皮炎：装卸或搬运沥青的工人易患本病，常发生在数小时内，面、颈、背部及四肢皆可发生皮肤红肿、疼痛、大疱，以及眼睑肿胀、结膜及角膜充血、畏光流泪及呼吸道刺激症状等。

⑥ 雀斑：女性发病较多。其数目随年龄增长而逐渐增加。好发于面部，特别是鼻部和两颊，可累及颈、肩及手背等暴露部位，非暴露部位无皮疹。夏季经日晒后皮疹颜色加深、数目增多，冬季则减轻或消失。

⑦ 色素沉着 - 息肉综合征：本病在口周、唇部（特别是下唇）口腔黏膜、手指、手掌及足趾有褐黑色斑点，边界清楚，较少发生于鼻孔、眼周围、硬软腭及舌部。息肉可发生于胃肠道任何部位，但多在小肠节段，多无自觉症状。

⑧ 色素性化妆品皮炎：发生于面部化妆部位，色素沉着主要在眼周、鼻两侧、颊部或额部，边界清楚，呈淡褐色，红褐色或淡黑色，以弥漫片状或网状分布，有轻度瘙痒。

⑨ 接触性皮炎：面部接触性皮炎反复发作可形成慢性炎症而造成色素沉着，如长期接触橡胶，可逐渐形成片状褐色色素沉着，称橡胶性黑变病；从事感光性树脂印刷业者对树脂类或硬化剂有过敏反应或从事园林工作及接触农药喷雾者也可引起面部色素沉着。

⑩ 眼周过度色素沉着症（眼周黑变病）：本病特点是两眼上下睑呈圆形状色素沉着。病初常在下睑部位出现灰褐色的色素斑，随之扩大到上下睑，使两眼周形成圆圈形色素沉着，对称分布，无自觉症状，色素沉着一旦形成则无自行消退趋向。其原因可能有眼睛过度疲劳、恶病质、肝胆疾病、某些内分泌性疾病、月经不调和痛经等。

（2）内分泌疾病。

① 慢性肾上腺皮质功能减退症（Addison 病）：本病主要临床表现有全身乏力、虚弱消瘦、心音低钝、直立性低血压、尿少、食欲减退、嗜咸食及体重减轻等，详尽表现见表 2-158。

表 2-158　慢性肾上腺皮质功能减退症临床特点与表现

症状	临床特点与表现
皮肤色素沉着	皮肤和黏膜色素沉着特点多为古铜色，多在皮肤皱褶及黏膜处，呈弥漫性，以暴露部位和经常摩擦部位、指（趾）甲根部、瘢痕、乳晕、外生殖器、肛门周围、牙龈及口腔黏膜处最为明显，部分可有片状色素脱失区
乏力	轻者仅劳动耐量差，重者卧床不起，系电解质紊乱，脱水，蛋白质和糖代谢紊乱所致
心血管症状	与缺钠、脱水和皮质激素不足有关，多有低血压（收缩压及舒张压均下降）和直立性低血压、心脏较小、心率慢及心音低钝等
消化道症状	常有食欲不振、恶心、呕吐、消瘦、腹痛、腹泻或便秘，多喜高钠饮食，多见于病程久、病情严重者
低血糖	由于体内胰岛素拮抗物质缺乏和胃肠功能紊乱，血糖常偏低，但因病情发展缓慢，多能耐受，症状不明显，仅有饥饿感、出汗、头痛、软弱及不安，严重者可出现震颤、视力模糊及复视，甚至可发生抽搐或昏迷。本病对胰岛素特别敏感，即使注射很小剂量也可以引起严重低血糖反应
精神症状	精神不振，表情淡漠，记忆力减退，头昏，嗜睡，部分患者有失眠，烦躁，甚至谵妄和精神失常
肾上腺危象	抵抗力低下，任何应激性负荷如感染、外伤、手术、麻醉等均可诱发急性肾上腺皮质功能减退性危象
其他	对麻醉剂、镇静剂甚为敏感，小剂量即可致昏睡或昏迷，性腺功能减退，如阳痿、月经紊乱等；原发病表现如结核病、各种自身免疫疾病及腺体功能衰竭的各种症状

② 肢端肥大症：本病多发生于青春期后，色素沉着多出现在面、颈及阴部、腋下、手掌及瘢痕处。其他表现包块皮肤多油腻、易出汗、皮肤可呈皮革样，舌体肥大伴裂纹、唇厚鼻大、体毛显著增多及铲形手等。

③ 肾上腺皮质功能亢进：本病常见于女性，临床表现除色素沉着外，常伴有糖尿病、高血压、左心室肥厚、毛细血管脆性增加、易感染、抗压力能力下降、男性化及女性闭经或月经量减少等。

④ 甲状腺功能亢进症：皮肤增厚、变粗，和正常皮肤分界清晰，一般无自觉症状，偶有瘙痒或色素沉着，呈暗红褐色或红棕色，表面稍发亮，皮薄而紧张，有时有脱屑。皮损好发于胫前，也可见于手背、足背及头面部。

⑤ 纳尔逊（Nelson）综合征：本病是治疗库欣综合征行双侧肾上腺切除术后出现的进行性的皮肤黑色素沉着，最早表现是皮肤黏膜的色素沉着，常见于颜面部、手背、乳晕、腋窝、嘴唇、齿龈、口腔、外阴、手术瘢痕等处，指甲上有时会有纵行黑色条纹。色素沉着多呈进行性加重且不会因补充皮质激素而消退。其次是颅内占位表现，如头痛、视力减退、视野缺损、视盘水肿及视神经萎缩等。

⑥ 异位促肾上腺皮质激素综合征（adrenocor-rtico-trophic-hormone，ACTH）：本病主要表现为明

显色素沉着、高血压、水肿及严重低血钾伴肌无力。可出现类似糖尿病症状，即烦渴、多饮、多尿及消瘦等。

⑦ 其他：女性在妊娠期、口服避孕药、卵巢及子宫疾患、性腺功能异常者均可导致脸面部的色素沉着。老年人的老年斑也是皮肤色素沉着的一种表现，但无临床意义。

（3）全身色素沉着性疾病。

① 硬皮病：本病为紫褐色的色素沉着，早期可表现有雷诺现象，皮肤呈皮革样表现，出现面具脸及关节挛缩，亦可累及全身各个系统。

② 花斑癣：本病为系良性真菌感染病变，产生鳞片或黄斑病变，其色素沉着通常在上躯干、颈部和胳膊处。

③ 系统性红斑狼疮：为皮肤萎缩和色素沉着常同时发生，皮疹常见，约半数患者有面部典型红斑称为蝶形红斑。其他常见症状包括发热（尤以低热常见）、全身不适、乏力、体重减轻及关节肿痛等。

④ 血卟啉病（又称血紫质病）：本病主要表现为皮肤暴露部位（额、鼻、耳、颈及手等）发生光敏感性皮炎，在阳光照射下易发生水疱、红斑及皮疹，可溃烂结痂形成瘢痕而导致色素沉着或减退。口腔黏膜可有红色斑点，牙龈呈棕红色。

⑤ 血色病：本病具有明显家族性。绝大多数具有皮肤色素沉着，皮肤损害为全身性，呈青铜色或灰褐色，于暴露部位、外阴部和瘢痕处色素沉着较为突出，少数于口腔黏膜及眼结膜处有色素沉着。皮肤光滑、柔软和干燥，胡须、腋毛和阴毛稀少，与去睾症者极为相似。

⑥ 原发性范可尼综合征（Fanconi syndrome，FS）：本病为皮肤色素沉着是最常见症状，呈棕色色素沉着，多为全身性，少数呈局限性，黏膜不受累。常合并有再生障碍性贫血，伴侏儒、小头畸形及生殖器官发育不全等。

⑦ 肝硬化：胆汁性肝硬化者色素沉着最为明显，其褐色色素多沉着于暴露部位，黏膜不受累。常伴有脾大、腹水、蜘蛛痣及肝掌等表现。

⑧ 肝豆状核变性（Wilson 病）：本病是一种遗传因素导致的铜代谢障碍疾病，以肝脏和脑损伤为主，临床以肝损害、锥体外系症状与角膜色素环等为主要表现。

⑨ 皮肤淀粉样变：本病部分有家族史，青壮年多见，慢性经过。色素沉着和皮损好发于小腿伸侧，其次为背部、耳后、臂外侧，瘙痒明显，皮损为粟粒样角化性圆顶丘疹，顶部有黑色角质栓。

⑩ 慢性肾功衰竭：本病可有全身皮肤色素沉着，其他表现包括水肿、呼吸有尿臭味、皮肤瘙痒及蛋白尿等。

⑪ Whipple 病：本病有皮肤色素沉着，典型表现是自发性周期性发作低血糖症状、昏迷及精神神经症状。

（4）常见色素性紫癜性皮疹的鉴别，见表 2–159。

表 2–159 常见色素性紫癜性皮疹的鉴别

鉴别要点	进行性色素性紫癜性皮病	毛细血管扩张性环形紫癜	色素性紫癜性苔藓样皮病	匐行血管瘤
性别	男＞女（5 ：1）	女＞男	男＞女	—
分布	多呈单侧性	双侧性	双侧性	单侧性
发病急缓	缓慢	缓慢	急性	较缓慢
皮肤原发损害	淤点	毛细血管扩张	红或棕红色丘疹	毛细血管扩张
紫癜	++	+	+	±

续表

鉴别要点	进行性色素性紫癜性皮病	毛细血管扩张性环形紫癜	色素性紫癜性苔藓样皮病	匐行血管瘤
色素沉着	+++	+	+	±
毛细血管扩张	–	++	±	±
静脉扩张	+	±	–	–
瘙痒	±	±	–-++	–
病程	慢性	慢性	亚急性	极慢性

（5）引起皮肤色素沉着的病因中还有恶性肿瘤和结缔组织病，在此只列举病名，供临床诊断和鉴别诊断参考：卵巢瘤、恶性嗜铬细胞瘤、肺癌、胰腺癌、恶性黑素瘤晚期、霍奇金病、淋巴肉瘤、慢性淋巴细胞白血病、类风湿性关节炎、Still 病、硬皮病及皮肌炎等。

【相关检查】

（1）病史采集要点。

① 色素沉着出现时间是出生时或幼年出现还是成年后，色素沉着部位是局限还是弥漫，是否有无其他皮肤损害，若有，是同时出现还是先于色素沉着出现。色素加重及缓解因素，如色素沉着是否与暴露于阳光或季节变化有关，是否与怀孕、服用处方或非处方药品有关。

② 与诊断和鉴别诊断相关的伴随症状，如疲劳、虚弱、肌肉疼痛、发冷、烦躁、头晕和瘙痒。是否有心肺疾病的表现（如咳嗽、气短、水肿等）、胃肠症状（如畏食、恶心、呕吐、体重减轻、腹痛、腹泻、便秘或腹胀等）及泌尿生殖系统症状（如尿色异常、尿频、月经不调以及性功能减退等）。

③ 家族人员中有无类似疾病。

④ 询问用药史（特别是内分泌激素类药物），有无接触或摄入化学品、金属、农作物、蔬菜、柑橘类水果或香水等。

⑤ 既往史包括慢性肝病、小肠吸收不良或肾上腺病史等。有无妊娠及妇科疾病史。

（2）查体重点。

① 检查时应注意色素沉着的部位、颜色、性状及分布区域，皮肤是否呈皮革样，有无紫纹及毛发的变化。皮肤和巩膜是否有黄染，有无蜘蛛痣、肝掌或紫癜。

② 注意有无发热、低血压或脉搏不整齐。观察是否有眼球突出或下颌、鼻子及手的增大。触诊甲状腺是否肿大，如甲状腺肿大，应听诊甲状腺有无杂音。触诊肌肉有无萎缩和关节有无肿胀和触痛。评估有无腹水和水肿，触诊及叩诊肝脏和脾脏大小。检查男性患者有无睾丸萎缩和乳房发育，其他检查应该根据诊断需要选择进行。

（3）实验室检查。

三大常规及肝、肾功能检查，血电解质测定及血液生化检查，怀疑内分泌系统疾病所致者应做内分泌疾病的相关检查。

（4）辅助检查。

根据需要，可做皮肤活组织检查予以确诊。

（5）选择性检查。

① 疑有慢性肝病者，应做肝炎病毒标志检测。

② 疑有肾上腺病变者，应做 24 h 尿 17- 羟、17- 酮及血、尿皮质醇、ACTH 测定，必要时还应做

垂体及肾上腺 CT 或 MRI 等检查。

③ 疑有血色病者，应做血清铁、尿含铁血黄素检查，必要时应做皮肤活检（可见铁染色阳性）。

④ 疑有卟啉病者，应做血、尿卟啉测定。

⑤ 疑为黑色素斑 – 胃肠多发息肉综合征者，应做胃肠钡餐及钡灌肠、胃镜及肠镜检查等。

⑥ 疑为妊娠或妇科疾患者，应做相应检查。

第五节　皮肤色素减退 / 缺失

色素脱失症是指皮肤颜色变浅，甚至无色素沉着，表现为皮肤苍白或白斑。是以其表征命名的一种皮肤病症。色素缺失症是指皮肤、黏膜处出现比正常肤色浅的斑片，主要是由于皮肤色素减退或色素脱失所致。白斑可分为先天性或后天性。色素的生成、转移与降解过程中，任何一个环节发生障碍均可导致皮肤颜色变化，常无自觉症状。

【常见病因】

（1）非全身性皮肤色素缺失。

白癜风、结节性硬化病、斑驳病及伊藤色素减退症等。

（2）全身性皮肤色素缺失。

眼 – 皮肤白化病综合征、苯丙酮尿症等。

（3）营养缺乏性皮肤色素缺失。

蛋白质缺乏症、微量元素缺乏症等。

（4）获得性皮肤色素缺失。

物理、化学性因素和炎症导致的色素减退症。

（5）特发性皮肤色素缺失。

特发性点状色素减少症、滴状硬斑病、Comfetti 斑点、Vagabond's 白变病及局限性头发色素减退等。

（6）其他原因皮肤色素缺失。

无色素痣、贫血痣、花斑癣、麻风白斑、老年色素缺失症等。

【诊断线索】

皮肤色素减退 / 缺失的诊断线索（表 2–160）。

表 2–160　皮肤色素减退 / 缺失的诊断线索

项目	临床线索	诊断提示
伴随症状	· 伴多饮、多食、多尿，体重下降，尿糖阳性，空腹血糖升高	糖尿病
	· 伴小关节红、肿、热、痛，晨僵，近端指间关节梭形样变	类风湿关节炎
	· 伴肌肉无力，运动后加重，眼睑下垂且呈朝轻暮重	重症肌无力
	· 伴皮肤光滑，发亮变硬，肢端发绀（雷诺现象）	硬皮病
特点	· 出生后有色素减淡性斑疹，边界清楚，终生不褪	贫血性痣
	· 发生时间与形态和贫血痣酷似，用力摩擦局部后皮肤可发红	无色素痣
	· 单发或多发性皮肤色素脱失斑，边界清楚，中央部色素痣	痣性白癜
	· 躯干或四肢呈线状或带状色素脱失斑，界线清楚，形态奇异	无色素性色素失禁症

续表

项目	临床线索	诊断提示
特点	·全身出现色素脱失斑，大小不等，患部毛发变白	局限性白化病
	·全身皮肤及毛发均变白，虹膜、脉络膜呈红色，畏光等	全身性白化病
	·色素脱失斑大小不一，好发于手足、踝、腕、面及胸腹部，常伴额部白发，头皮亦可发白	斑驳病
	·白斑界线清楚，表面无鳞屑，其上毛发可变白，周围皮肤色素增深，晒后患部皮肤发红，易出现水泡	白癜
	·中老年胸背及四肢呈现 0.1～1cm 大小瓷白色色素减退斑，界限清楚，周围无色素沉着	原发性点状白斑
	·皮肤白斑在夏季日光多次照射后出现，深秋后可自行消失	日光性白斑
	·下肢呈象牙白色光亮萎缩斑，有毛细血管扩张，易形成溃疡	白色萎缩
	·老年人手背与前臂伸侧呈现多数瘢痕状色素脱失斑	星形自发性假性瘢痕
部位	·分布于阳光照射的部位	日光性白斑
	·多位于颜面部	单纯糠疹
	·多位于躯干皮脂溢出较多的部位	花斑癣
	·多位于接触化学物质的部位	职业性白斑

【诊断思维】

（1）色素缺失诊断思维（表 2-161）。

表 2-161　色素缺失诊断思维

诊断项目	诊断思维
色素缺失	·色素缺失的发生范围可以是局限性的（如贫血痣、无色素痣及无色素性色素失禁症），也可以是泛发性的（如白化病、斑驳病等）
	·某些色素缺失白斑形成后，其范围不会有明显变化，有的则持续扩大或蔓延
	·获得性色素缺失根据其病因不同分布也不同
	·色素缺失可无症状，也可与原发病症状相伴随；多由遗传变异、营养不良、化学和药物因素、炎症、感染和外伤所致
	·色素缺失需与贫血、长期不接受阳光等引起的皮肤苍白鉴别，病史和血红蛋白等检查常有帮助。如色素减退发生在黏膜处（如口腔或外阴黏膜的白斑），应警惕有无癌前病变可能。若系白癜风者，应除外系自身免疫性疾病所致的继发性白癜风样白斑，如甲状腺病及结缔组织病等
	·许多皮肤疾病，如玫瑰糠疹、银屑病及带状疱疹等均可引起炎症性白斑，且常有相应的皮肤病特征
	·烧伤、冷冻、放射线或其他物理性损伤引起的慢性炎症，可造成黑素细胞破坏，从而导致局部色素减退另有一些化学物质也可以引起获得性色素减退斑，使用含有氢醌单苄醚的橡皮手套者，手部可发生白斑

（2）先天性与后天获得性白斑的特点（表 2-162）。

表 2-162　先天性与获得性皮肤白斑病特征

先天性白斑病	获得性白斑病
·由于胚胎发育期间的各种原因造成，如无色素痣、贫血痣、无色素性色素失禁症等 ·出生时或出生后不久皮肤即出现发白的斑片 ·白斑分布较局限，颜色也不会非常白。白斑在稳定后既不会消退也不会向周围明显扩大	·有内在的，也有外界因素，如日晒、化学物品、真菌感染等造成 ·破坏皮肤基底层黑素细胞，造成了皮肤色素脱失 ·许多皮肤疾病（尤其是炎症性）可以出现皮肤色素减退过色素脱失，如湿疹及银屑病

（3）并发症。

皮肤黏膜白斑易并发癌变。

（4）皮肤白斑诊断程序（图 2-32）。

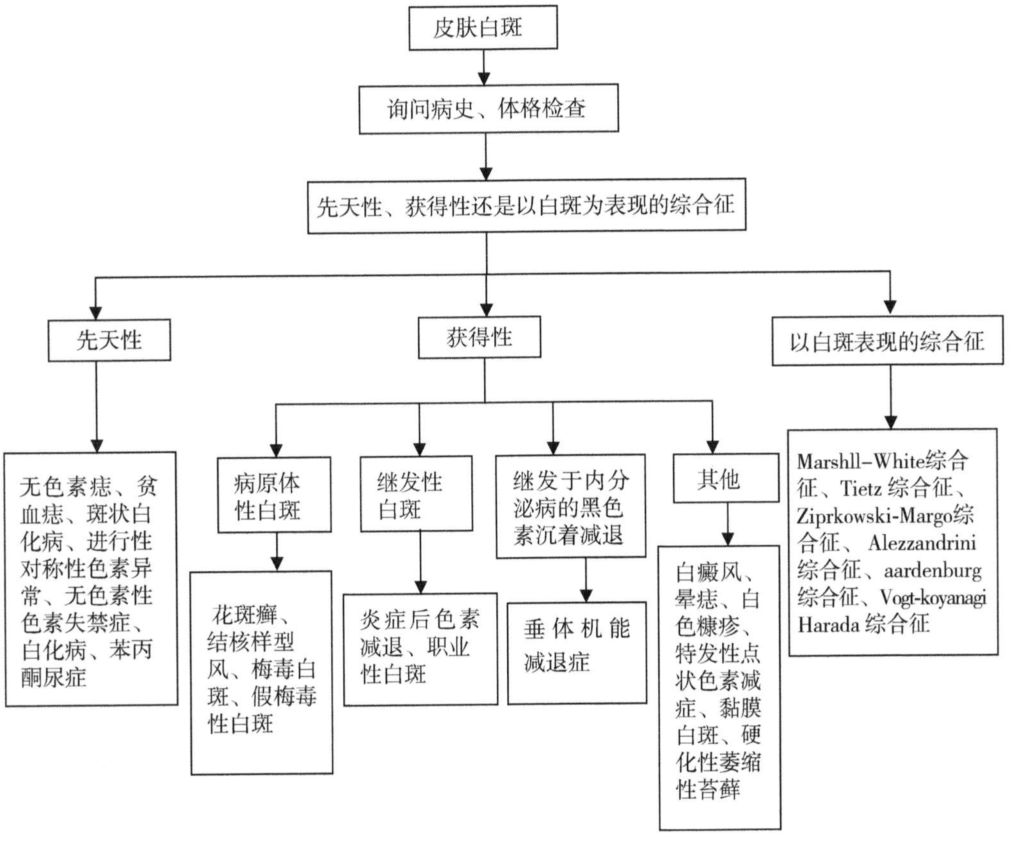

图 2-32　皮肤白斑诊断程序

【疾病特点与表现】

（1）先天、遗传及发育因素。

① 无色素痣（又称脱色素痣）：本病是一种少见、稳定、局限的先天性黑素减退性疾病，分为孤立型、节段型和系统型。本病特点有白斑出生时或出生后不久发生；白斑分布终生不变；皮损部位无组织学改变和感觉变化，白斑边缘无黑素沉着。

② 贫血痣：本病是先天性局限性血管发育缺陷，患区血管结构正常但功能异常，对儿茶酚胺敏感性增强而处于收缩状态，因此皮肤呈淡白色，常为单侧分布或局限于某一部位。贫血痣摩擦后不引起充血反应，拍打后不出现局部充血及皮损发红。

③ 斑状白化病：本病是少见常染色体显性遗传病。临床特点有额中线三角形或菱形白斑，因常合并白发，又称白色额发，胸腹及四肢中段对称性分布黑素脱失性白斑，中间夹杂黑素斑片，皮损稳定，边界无色素加深。

④ 进行性对称性色素异常（又称特发性点滴状黑素减少症）：本病为常染色体显性遗传病。临床特点为四肢伸侧，尤其是手足背有对称白斑。

⑤ 无色素性色素失禁症（又称伊藤色素减少症）：本病为常染色体显性遗传，系先天性神经皮肤病，出生时即有白斑存在，常伴智力发育障碍和癫痫。白斑多为单侧（偶尔双侧），形态奇异，无自觉症状，可伴有其他系统疾病，出生后不久发病，脉络膜黑素存在，有别于白癜风和白化病。

⑥ 白化病：本病是一组与黑素生物合成有关的遗传性疾病，可分为眼－皮肤白化病，眼白化病，Hermansky-pudlak 综合征、Chediak-Higashi 综合征、Usher 和 Griscelli 综合征。主要是由于酪氨酸酶缺乏或不足，不能将蛋白质代谢中介产物“多巴”转化为黑素。该病白斑广泛波及全身皮肤，毛发白色或淡黄色，眼部缺乏黑素，畏光。本病系家族遗传性疾病，为常染色体隐性遗传，多见于近亲结婚的人群中。

⑦ 苯丙酮尿症：本病为常染色体隐性遗传代谢疾病，因苯丙氨酸羟化酶缺陷导致苯丙氨酸代谢障碍所致。极少数是由四氢生物蝶呤缺乏引起。新生儿期可无任何临床表现，3 个月后出现智能发育迟缓，头发、皮肤颜色淡，尿液及汗液有鼠尿臭味，伴精神行为异常。

⑧ 遗传性对称性色素异常症：本病系少见的显性遗传性皮肤病，临床表现为四肢末端、手及足背部有对称针尖至绿豆大小的色素脱失斑，其中有岛状色素沉着斑，其边缘亦有色素增加，呈网状外观。本病可持续终身。

（2）获得性皮肤白斑性疾病。

① 白癜风：各年龄组均可发病，皮损为色素脱失斑，常为乳白色，也可为浅粉色，表面光滑无皮疹，白斑境界清楚，边缘色素较正常皮肤深，白斑内毛发正常或变白。好发于受阳光照射及摩擦损伤部位，多对称分布，亦可按神经节段分布呈带状排列，口唇、阴唇、龟头及包皮内侧黏膜也常受累。多无自觉症状，少数在发病前或同时有患处局部瘙痒感。本病常合并有自身免疫性疾病，如糖尿病、甲状腺疾病、肾上腺功能不全、硬皮病、异位性皮炎及斑秃等。

② 晕痣（又称离心性获得性白斑）：本病系指痣细胞周围出现色素脱晕，偶见炎症现象，如红斑或结痂，以后中央色素痣消退。多在 20 岁前发生，经数月后可自行消退，但也有不消退者，易复发。

③ 白色糠疹（又称单纯糠疹）：本病是儿童的一种常见皮肤病，亦可发生于青壮年。色素减退呈圆形或卵圆形，境界清楚，边缘略为高起，表面有少量小鳞屑，多无自觉症状，斑片大小不等，直径约 1 厘米至数厘米，早期为淡红色，不久可变为淡白色。若不注意辨认，易与白癜风混淆。但单纯糠疹的减色斑脱色不完全，表面较粗糙，附有鳞屑。

④ 特发性点状色素减少症（又称特发性点状白斑或老年性白斑）：本病好发于躯干和四肢，瓷白色白斑，直径不超过 1cm，边缘清楚、白斑不继续扩大有别于白癜风、花斑癣及继发性白斑。

⑤ 黏膜白斑（包括外阴白斑、男性生殖器黏膜白斑及肛门黏膜白斑）：外阴白斑是一种外阴营养不良和黑素改变的慢性疾病，以外阴瘙痒、黑素脱失为主要临床特征，常伴皮疹、瘙痒、表面粗糙及过度角化，触之韧硬感有别于阴部白癜风。本病发生与局部刺激、神经血管营养失调、代谢紊乱、感染、自身免疫、性激素、遗传、氧化与抗氧化等因素有关。男性生殖器白斑多见于包皮内侧、冠状沟或龟头部位，边界不清、形状不规则。肛门黏膜白斑者常伴瘙痒。

⑥ 硬化性萎缩性苔藓：本病是一种慢性炎症性皮肤病，中老年女性多见。常发生于大阴唇内外及肛周，部分可出现阴部以外，如躯干上部和上臂。阴部皮损常为边界清楚的白色斑片，周围有水肿性红斑，皮肤发硬及发亮，剧烈瘙痒。阴部以外皮损大多非对称性，呈粉红色、象牙白色的融合性斑疹或斑片，边界清楚，后期斑片上出现羊皮纸样萎缩。

⑦ 汗斑（又称花斑癣）：本病是一种浅部真菌病，皮肤损害以淡白色为主，呈圆形或卵圆形斑，边缘模糊，表面有许多微细鳞屑，有折光性，通过镜检找到真菌。好发于皮脂腺发达部位，如颈、上胸、背及上肢等。

⑧ 滴状硬斑病：本病皮损多呈斑点状，圆形，略有凹陷，黄豆至硬币大小，白色或象牙色，呈簇状或线状排列，质地柔软或有“羊皮纸”样感觉，好发于上胸、肩、颈、臀或股部。病变进展缓慢，可扩展融合或持续不变，亦可消退后留有轻度色素沉着。

⑨ 梅毒性白斑：白斑常与二期复发梅毒的其他表现（皮肤黏膜的玫瑰疹、丘疹、扁平湿疣、脱发等）同时发生，梅毒血清反应阳性。脱色斑常出现在颈部（维纳斯项圈），也可在躯干上部、肩和腋下部。因白斑发生在红斑之后，又称为炎症后白斑。

⑩ 麻风：皮肤感觉改变的脱色斑是其典型特征，早期感觉改变可能不明显，应注意和白癜风鉴别。本病皮损为多样性，可发生于一处或多处，可呈淡红色或铜色。主要以斑疹、丘疹、斑块、弥漫浸润、结节以及溃疡等表现最为常见。部分可表现有麻风结节性红斑、虹膜睫状体炎和神经炎等。

⑪ 结节性硬化症：本病通常于 2 ～ 5 岁发病，在出现血管纤维瘤、智力低下和癫痫发作之前，皮损多分布于双颊及下颌部、前额、眼睑、鼻部，对称散发，为淡红色或红褐色坚硬蜡状丘疹，按之可褪色，大小可由针尖至蚕豆大，多呈卵圆形或条状叶形白斑。

⑫ 烧伤：热辐射烧伤可造成暂时或永久性色素减少。

⑬ 盘状红斑狼疮：本病是炎症性皮损后产生色素减少。皮肤损害常为多样性，如分离或融合斑点、丘疹或牙菌斑，颜色可从粉色到紫色，外部会有黄色或棕色外壳或结痂，还可有毛囊的扩大。尽管皮损可发生于身体各个部位，但多见于脸颊和鼻部两翼。

⑭ 色素缺失症：白斑可发生于全身任何部位，但以面部、颈部、手背等暴露部位及外生殖器等皱褶处皮肤多见。多为局限性，也可呈对称分布，或沿神经呈带状分布，少数可泛发全身。

（3）以白斑表现的综合征。

① Alezzandrini 综合征：本病罕见，发生于青少年，特点是由视网膜变性引起的单侧视力缺陷，发生同侧面部白斑及白发，可有两侧耳聋。

② Bloch-Sulzberger 综合征，又称色素失禁症（incontinentia pigmenti，IP）：本病为 X- 染色体性联遗传疾病，影响到外胚层的发展，症状波及皮肤、神经系统、眼、骨骼、牙齿及其他器官。本病主要见于女婴，表现为皮肤红斑、大疱、线状疣样损害，色素沉着与脱失并存，皮肤萎缩，可伴有癫痫、智力迟钝、眼损害、骨骼异常及心脏病等。

③ Chediak-Higashi 综合征：本病为常染色体隐性遗传疾病，有白化病的特点，同时很多组织细胞内溶酶体异常，中性粒细胞减少及其功能异常，常易反复感染，多在儿童期死亡。

④ Tietze 综合征：出生后发病，类似白化病的表现，包括白化病皮损（皮肤及毛发缺乏色素），但双眼正常（不缺乏色素），常伴完全性聋哑及眉毛发育不良。可发生日光角化病，甚至癌变。

⑤ Waardenburg 综合征（Waardenburg syndrome，WS）：本病是一种罕见的常染色体显性遗传胚胎发育异常综合征。出生后即有阳性体征，如额部白发，单侧或双侧先天性耳聋、两眼内眦侧移位、两眉内侧增生，造成两眉融合、虹膜异色、瞳距增宽、眼球活动受限或眼球震颤及鼻根部增宽，还可能发生智力迟钝及共济失调等。

【相应检查】

（1）病史采集要点。

① 皮肤色素缺失的时间、部位及范围，是否出现在皮肤破损或皮疹后，皮肤损害是否加重等。

② 是否有其他皮肤改变症状，如红斑、皮肤分层剥脱、溃疡及色素沉着。

③ 有无药物过敏史或化学物质接触史等，是否在服用处方药或非处方药。

（2）查体重点。

皮肤有无红斑、皮肤剥脱、溃疡、色素沉着的区域和其他表现。

（3）实验室检查。

三大常规、血液生化、血沉、血液免疫检测、血清梅毒检查等。

（4）辅助检查。

皮肤色素缺失绝大部分属于皮肤专科性疾病，多数患者可能都要通过皮肤活检方能明确诊断。

第六节　丘疹

丘疹为高出皮肤的局限性突起，小如针头，大如黄豆，形状可呈多样性，可能高耸或平坦，平滑或疣状结构，或有色素与周围皮肤颜色相同（直径超过 1cm 称为斑块），境界清楚，其内缺乏液体。

【常见病因】

（1）炎症性丘疹。

① 感染性炎症性丘疹：

a. 病毒。麻疹、风疹、幼儿急疹、埃可病毒疹、婴儿丘疹性肢端皮炎、寻常疣、扁平疣、尖锐湿疣、疣状表皮发育不良、水痘及带状疱疹等。

b. 细菌。毛囊炎、须疮、疖、疣状皮肤结核、丘疹坏死性结核疹、腹股沟肉芽肿及软下疳等。

c. 螺旋体感染性丘疹。硬下疳、Ⅰ期梅毒疹及雅司病等。

d. 真菌。手癣、足癣、股癣、体癣、癣菌疹、着色真菌病等。

e. 寄生虫或昆虫：钩虫皮炎、毛囊虫皮炎、谷痒症、疥疮、虱病或臭虫、蚤及蚊子叮咬等。

② 非感染性炎症性丘疹：

a. 变态反应性。接触性皮炎、湿疹、异位性皮炎、药疹及丘疹性荨麻疹等。

b. 丘疹鳞屑性皮肤病。银屑病、副银屑病、扁平苔藓、硬化性萎缩性苔藓、毛发红糠疹、妊娠性丘疹性皮炎、金黄色苔藓、光泽苔藓及小棘苔藓等。

c. 神经功能障碍性皮肤病。神经性皮炎、痒疹、结节性痒疹及妊娠性痒疹等。

d. 血管炎性。过敏性紫癜、变应性皮肤血管炎、持久性隆起红斑及恶性萎缩性丘疹病等。

e. 物理性因素。红色粟粒疹、角化性血管瘤、多形性日光疹、光线性类网织增生症、鸡眼及摩擦性苔藓样疹等。

f. 皮脂腺分泌因素。脂溢性皮炎、寻常痤疮、新生儿痤疮、酒渣鼻及口周皮炎等。

（2）非炎症性丘疹。

① 代谢性因素：皮肤淀粉样变、黏液水肿性苔藓、类脂质渐进性坏死、黄瘤病及维生素 A 缺乏等。

② 遗传角化：毛囊角化病、毛发角化病、汗管角化病、点状掌两角皮症、疣状肢端角化症及结节性硬化等。

③ 皮肤肿瘤：色素病、血管瘤、汗管瘤、粟丘疹月溢性角化、毛皮上皮瘤、淋巴网状组织瘤及淋巴瘤样丘疹病等。

【诊断线索】

丘疹诊断线索（表 2-163）。

表 2–163　丘疹诊断线索

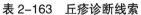

项目	临床线索	诊断提示
特点	·面部及肩背部丘疹，暗红色，质硬，顶部常有小脓疮	痤疮（本病多见于青春发育期的男性）
	·丘疹中心有毛发贯穿，周边有红晕	毛囊炎
	·丘疹如粟粒大小，质地坚硬，且多呈线状列排	扁平疣
	·丘疹表面光滑，中央有脐凹，好发于躯干或面部	传染性软疣
	·丘疹中央有坏死，散在对称性分布	丘疹坏死性结核菌疹
	·表面呈刺状，多为局限性分布者	毛发红糠疹
	·丘疹表面呈乳头状，好发于外生殖器及肛周处	尖锐湿疣
	·丘疹呈环形排列，界限清楚，好发于股部内侧、臀及腰部等处	体癣
	·丘疹色泽鲜红，集簇分布于四肢远端，有水田接触史	稻田性皮炎
	·丘疹呈针尖大小，好发于两侧指缝处	疥疮
	·丘疹呈黄色扁平状，常发生在两上睑内侧	黄色瘤
	·丘疹呈紫红色，为带状分布，表面呈多角形，粟粒至绿豆大小，对称发生于前臂屈侧及下肢等处	扁平苔藓
	·丘疹呈串珠样，粟粒大小，暗褐色，好发于小腿伸侧部	皮肤型淀粉样变性病（淀粉样变性苔藓）
	·丘疹表面呈棘状，褐色成群，对称性分布，好发于股外侧、臂伸侧及髋骨部	维生素 A 缺乏
	·为毛囊样丘疹，外观呈鸡皮样，好发于冬季	毛周角化症
	·丘疹好发于颈后及颈部两侧，日久后表面粗糙	神经性皮炎
	·丘疹表面呈棘状且粗糙不平，质地坚硬，好发于手、足部	寻常疣
	·丘疹好发于足底受压处，深压或行走后局部疼痛	鸡眼
	·起病急，全身棕红色尖锐性丘疹，可形成无数小溃疡	播散性粟粒性皮肤结核
	·丘疹为小的肉色到暗褐色针头大和较大的乳头状瘤，多发于颈部、腋窝或眼睑，常与小的脂溢性角化病伴发	软纤维瘤（皮赘）
部位	·头部丘疹	脂溢性皮炎、银屑病、头癣、毛囊炎、疖及疣等
	·面部丘疹	痤疮、扁平疣、脂溢性皮炎、湿疹、多形性红斑、结节性硬化、毛发上皮瘤、颜面粟粒性狼疮、汗管瘤、睑黄疣、胶样粟丘疹、基底细胞上皮瘤及脂溢性角化等
	·颈部丘疹	软纤维瘤、神经性皮炎、毛囊炎、疖、接触性皮炎、日光性苔藓及皮肤结核等
	·躯干丘疹	银屑病、玫瑰糠疹、药疹、病毒疹、痤疮、传染性软疣、糠秕孢子菌性毛囊炎、湿疹、疱疹样皮炎及带状疱疹等
	·四肢丘疹	痒疹、皮肤淀粉样变、经性皮炎、湿疹、丘疹坏死性结核疹、扁平苔藓、过敏性紫癜、毛周角化症、银屑病及毛发红糠疹等
	·手足部丘疹	湿疹、手足癣、癣菌疹、疥疮、多形性红斑、寻常疣及扁平苔藓等
	·生殖器肛周丘疹	银屑病、扁平苔藓、尖锐湿疣、梅毒、疥疮、阴虱、念珠菌感染、湿疹性皮炎及萎缩硬化性等

【诊断思维】

（1）炎症性丘疹性疾病分类与常见病因（表 2–164）。

表 2-164　炎症性丘疹性疾病分类及常见病因

分类	常见病因
毛囊性丘疹	结核性苔藓、脓皮病性苔藓、毛囊性梅毒疹及雅司性苔藓等
环状排列性丘疹	环状扁平苔藓、环状肉芽肿、多形性肉芽肿、光化性肉芽肿、脂质渐进性坏死及环状丘疹性梅毒疹等
集簇排列性丘疹	扁平苔藓、热带或亚热带性扁平苔藓、条状苔藓、金黄色苔藓、念珠状红苔藓及红色粟粒疹（又称红痱）等
散在排列性丘疹	疥疮、痒疹、痒疹性皮病、丘疹性肉样瘤病、丘疹性环状肉芽肿、恶性萎缩性丘疹病、淋巴瘤样丘疹病、丘疹坏死性结核疹及苔藓样结核疹等

（2）药疹分型和分类（表 2-165）。

表 2-165　药疹的分型和分类

分型	分类
非重度、重度药疹	· 固定性药疹 · 发疹性药疹 · 荨麻疹药疹 · 光敏皮炎性药疹 · 麻疹样或猩红热样药疹 · 紫癜型皮疹
重症药疹	· 重型多形性红斑（SJS） · 中毒性表皮坏死松解症（TEN） · 伴嗜酸性粒细胞增多和系统症状的药疹（DRESS） · 急性泛发性发疹性脓疱病（AGEP）

（3）皮肤丘疹诊断思维（表 2-166）。

表 2-166　皮肤丘疹诊断思维

项目	诊断思维
皮肤丘疹	· 丘疹可分为炎症性和非炎症性两大类，前者特点是皮损部位发红，而后者则无。许多皮肤病在病初的皮损均起自丘疹，故丘疹的病因诊断纷繁复杂，应高度重视
	· 观察丘疹的颜色将有助于诊断，如红色，常见于银屑病；紫红色多见于扁平苔藓；黄色为黄色瘤；白色提示萎缩性硬化性苔藓；褐色则多见于色素病等。丘疹可发生在全身各部位或毛囊、汗腺的部位，存在时间可长可短，数目可多可少，可柔软或坚硬，表面光滑或粗糙，可呈乳头状或表面覆以鳞屑，可散在分布亦可群集分布，可局限性或全身性或对称性。自觉症状轻重不同，可有瘙痒，也可无任何症状
	· 损害介于丘疹与斑疹之间表面扁平稍隆起则称为斑丘疹；丘疹顶端上有水疱或脓疱则称为丘疱疹或脓疱丘疹
	· 非炎症性丘疹性疾病（主要指非角化型）的诊断可以从发病部位着手，好发于面部者通常提示粟丘疹、胶样粟丘疹及黄色瘤；若位于躯干及四肢者，则常见于光泽苔藓、淀粉样变性病、黏液水肿性苔藓、类脂质蛋白沉积症、播散性黄色瘤、丘疹型色素性荨麻疹、弹力性假黄瘤及传染性软疣
	· 引起丘疹的病因大部分是皮肤本身疾病，接触异物及药物，甚至体内存在过敏原等所致的过敏反应表现，其皮损分布既可为全身性，也可为局限性，但共同特点是消除过敏原或停用药物后症状即可缓解或消失。儿童丘疹常见于感染性疾病，如触染性软疣、猩红热、疥疮、虫咬、过敏、药物反应及汗疹等
	· 急性荨麻疹应快速评估患者的呼吸状态及生命体征。如果发现患者有呼吸困难或过敏性休克的先兆体征，应尽快建立静脉通路。同时，应给予局部肾上腺素或对皮损部位进行冷敷，通过血管收缩减少对致敏物质的吸收。清理并保持气道通畅，必要时给予吸氧及心电监护。将抢救设备放置于床旁，并做好心肺复苏、插管及气管切开的准备
	在临床长期观察有关药疹的表现中可发现 · 部分患者经常服用同一种药物均无“药疹”，此次却发生“药疹”，以后再使用同一种药物仍无药疹 · 老年人细胞免疫功能降低，但“药疹”的发生率却高于中青年 · 由别嘌呤醇、卡马西平及氯丙嗪等引起重型药疹，在接受糖皮质激素治疗时病情常出现反复，特别在大剂量、长时间的糖皮质激素治疗过程中。这些不能用传统变态反应理论解释的现象，提示药疹可能有着更为复杂的机制，除与药物及个体易感因素外，还可能有其他因素参与

续表

项目	诊断思维
皮肤丘疹	·药疹诊断原则：明确用药史；潜伏期通常为 1 ～ 3w、数日或数小时；发病突然，进展较快，伴有瘙痒或疼痛；发热和全身症状，少数可伴脏器功能损害；皮疹呈多形性，多对称性分布；停用致敏药物后皮疹可逐渐消退；同一药物在不同个体中可发生不同类型的药疹，亦可同一类型的药疹可由不同药物引起

（4）并发症。

易合并皮肤感染。

【疾病特点与表现】

（1）常见疾病。

① 痤疮：较大的粉刺破裂后可引起感染，脸部出现疼痛、红疹、脓疱、结节及囊肿，有时可出现于肩部、胸背部。

② 口周皮炎：表现为口周分散及短暂性红斑疹或丘疹，好发于前额、颈及躯干部，指关节、背部及颈项部可出现脓疱，眶周组织脱色。部分可进展为对称性肌痛，骨盆、上肢及颈肩部肌无力等。

③ 游走性红斑：由节肢动物叮咬后形成对称性斑疹或斑丘疹，由一处（多为下肢）向外周蔓延。皮疹多出现于股、躯干及上肢，部分可无皮肤表现，其他表现包括发热、寒战、头痛、全身不适、恶心、呕吐、乏力及全身疼痛等症状。

④ 昆虫性皮炎：虫咬（如虱、苍蝇及蚊子等）时，虫子的唾液分泌物可引起过敏反应，伴丘疹、斑丘疹或淤斑。其他表现包括发热、肌痛、头痛、淋巴结肿大、恶心及呕吐等。

⑤ 猴痘：典型表现为发热 1 ～ 3d 后出疹，皮疹多为水疱，呈脐形，有结痂等。多始于面部，向躯干及肢体末端蔓延，皮疹早期可为局限性或广泛性分布。其他伴随症状包括淋巴结肿大、寒战、咽喉痛及肌痛，2 ～ 4w 后可痊愈。

⑥ 单核细胞增多症（感染性）：早期斑丘疹极似风疹，其他表现包括发热、头痛、全身不适、乏力、咽喉痛、颈部淋巴结及肝脾大等。

⑦ 酒渣鼻：其特征为前额，颊部、鼻部及下颌皮疹、持续性红斑及毛细血管扩张等，皮疹可破裂及红斑变深，重时可出现肥大性酒渣鼻。

⑧ 脂溢性角化病：本病属良性皮肤肿瘤，早期表现为胸背部或腹部小的黄棕色丘疹，逐渐变大，可留有色素沉着。

⑨ 汗腺瘤：呈微黄色或红色斑丘疹，多产生于面（尤其为眼睑部）、颈及上胸部，无其他任何临床表现。

⑩ 系统性红斑狼疮：本病多累及育龄女性，出现鼻部及颊部斑丘疹，小皮疹于多处可见，以暴露区域为著。其他表现包括光敏感性、无畸形性关节炎（以手足部及大关节处多见）、片状脱发、黏膜溃疡、发热、淋巴结肿大及血尿等。

⑪ 成人麻疹：虽然少见，但易被临床忽视，特点病情是较儿童麻疹更严重，高热，常达 40℃；并发症多，如肺炎、脑炎、心功能不全、肝损害、心肌损害、胃肠道症状（如恶心、呕吐、腹泻及腹痛）；骨骼肌病，包括关节和腰背部疼痛；孕妇患病易发生流产或死胎；麻疹黏膜斑存在时间长（可达 7d）；眼部疼痛多见，畏光少见；经过对症治疗，一般预后较好。

（2）儿童易患的丘疹性疾病。

① 手足口病：急性起病，手、足、臀、臂或腿部出现斑丘疹，后转为疱疹，疱疹周围有炎性红晕，疱内液体较少，口腔黏膜出现散在疱疹或溃疡，位于舌、颊黏膜及硬腭等处为多，也可波及软腭，牙龈、

扁桃体和咽部。其他表现包括发热、口痛及畏食等。

② 麻疹：接触过麻疹患儿的孩子常与 2 ～ 3w 后开始出现高热，伴有呼吸道卡他症状，3 ～ 4d 后于口腔两侧与第二臼齿相对的颊黏膜上出现针尖大小的白色斑疹，称口腔麻疹黏膜斑。之后全身出现皮疹，初为淡红色斑丘疹，后增多并融合呈暗红色，皮疹间能见到正常皮肤。皮疹从耳后颈部开始，渐头面部、全身，最后到手足心，出疹时体温达最高峰，3 ～ 4d 出齐，出齐后体温逐渐下降，皮疹慢慢消退，其他症状包括高热、惊厥、昏迷。本病需与其他出疹性疾病鉴别，见表 2-167。

表 2-167　麻疹与其他出疹性疾病的鉴别

项目	麻疹	风疹	幼儿急疹	猩红热	药疹	水痘	肠道病毒感染
发热与出疹关系	发热 3 ～ 4d 出疹，出疹时体温升高	发热 1 ～ 2d 内出疹	发热 3 ～ 4d 热退后出疹	发热 1 ～ 2d 出疹，出疹后体温升高	发热程度不一，出疹前或同时发热	发热 1d 出疹，出疹后无热或低热	发热 2 ～ 3d 出疹，出疹后依然发热
出疹顺序	耳后、颈、前额、面部、躯干、四肢；约 3d 出齐	面部、躯干、四肢；1d 出齐	颈、躯干、腰臀部较多；1d 出齐	颈、躯干、四肢；当日出齐	无规律	躯干、头面、四肢	面部、躯干、四肢
出疹特点及演变	红色斑丘疹、充血性疹间皮肤正常，手足心见疹，疹后有色素沉着及麦麸状脱屑	淡红色充血性小斑丘疹，脱屑细小或无	红色或暗红色斑丘疹或斑疹	皮肤普遍充血，上有鲜红斑丘疹，疹间无健康皮肤，疹退后大片脱屑	可呈各种类型皮疹	周围红晕，同一部位可有斑丘疹、水疱、结痂等各种皮疹	大小不等的斑丘疹或斑疹，可有水疱
全身症状及其他特点	全身症状及结膜炎症状较重，口腔可见麻疹黏膜斑	全身症状较轻，结膜炎症状轻微，耳后、枕后淋巴结肿大	轻微	重，咽部充血明显，扁桃体肿大，杨梅舌，口腔苍白圈	有服药史	很轻	常同时有疱疹性咽峡炎、脑膜炎、肌痛及腹泻等

③ 传染性红斑：主要症状为皮疹，最初发生在面部，表现为两颊部对称性玫瑰色红斑，无鳞屑，边界清楚。次日于四肢近端及躯干出现皮疹，掌、趾较少。先由面部开始，消退后不脱屑，也无色素变化。多在春季发病。

（3）婴幼儿易患的丘疹性疾病。

① 尿布性皮炎：几乎所有 2 岁以下婴幼儿于某一时间会发生轻重不一的尿布性皮炎，且与性别无关。多累及臀部、肛周、生殖器、小腹及腰线、股内侧等突起部位。

② 特应性皮炎：其诊断标准为除瘙痒以外，还需满足以下任意 3 条：a. 四肢屈侧曾经出现过湿疹（10 岁以下的儿童包括面部）；b. 全身皮肤干燥；c. 本人或家族有特应性病史（如哮喘、过敏性鼻炎或特应性皮炎）；d. 目前四肢屈侧有湿疹（4 岁以下儿童额 / 面部和四肢远端有湿疹）；e.2 岁以内发病（适合于 4 岁以上儿童）。

③ 脂溢性皮炎：婴幼儿受母体血清雄性激素残留所诱发，皮炎初发症状是以毛囊口为中心的皮肤炎症，多为小丘疹，并逐渐扩大，形成边界清楚、潮湿的油脂性鳞屑斑块，重者满头头皮均可覆盖有污秽的痂皮。另一种较干燥，满头有灰白色糠秕状鳞屑 - 头皮屑。

（4）面部丘疹性皮肤病（表 2-168）。

表 2-168　面部丘疹性皮肤病的诊断与鉴别诊断

疾病	临床特征
睑黄瘤	常见于上睑近内眦处，为黄色丘疹或斑块，对称分布，多见于中年以上妇女，常伴有高脂蛋白血症
扁平疣	见于青少年，多发生在面部，也可见于手背，丘疹表面光滑、质硬，呈粉红、淡黄、浅褐或正常肤色，如芝麻至黄豆大小。散在或成群分布，多无症状，偶有疼痛感
疣状痣	发生于身体任何部位，为淡黄色或棕黑色疣状丘疹，表面角化过度、粗糙，多呈线状分布
乳头状汗管囊腺瘤	多发于头皮，皮损为单个乳头瘤状结节斑块，表面有渗出、结痂
幼年黑素瘤	皮损为单发，呈粉红或红褐色结节，直径 1～2 厘米，表面光滑或疣状隆起，外伤后易出血
硬斑病型基底细胞上皮瘤	皮损为扁平或略凹陷硬化淡黄色斑、光滑，表面有光泽，边缘常不清楚
毛囊瘤	皮损为多发的小圆形坚实丘疹和小结节，面部多见，向中心性分布，少数为单个发丘疹
毛发上皮瘤	好发于鼻唇沟处，丘疹较大，常呈半球形，系常染色体显性遗传
发疹性汗管瘤	应与丘疹性环状肉芽肿和丘疹性梅毒疹鉴别，前者活检呈渐进性坏死，后者梅毒血清反应阳性，皮疹可自行消退

（5）引起丘疹的疾病很多，列出下列病名供诊断或鉴别诊断时参考：皮肤炭疽、毛囊皮脂腺黏蛋白累积病、福克斯－福代斯病、淋球菌血症、环形肉芽肿、人免疫缺陷病毒感染、卡波西肉瘤、麻风病、淀粉样苔藓、扁平苔藓、蕈样肉芽肿、坏死性脉管炎、类银屑病（慢性）、玫瑰糠疹、毛发红糠疹、多形日光疹、银屑病、鼠咬热、结节病、天花（重型天花）、梅毒、斑疹伤寒及药物因素（某些药物的使用可引起短暂性斑丘疹，躯干部多见。包括抗菌药，如四环素、氧苄西林、头孢菌素类、磺胺类、苯二氮䓬类，如地西泮、锂、别嘌醇，异烟肼和水杨酸盐类等）。

【相关检查】

（1）病史采集要点。

① 询问本次皮疹初发时间、诱因、部位、皮疹性质、特征（数目、大小、形态及类型等）、自觉症状（是否有瘙痒、灼痛或压痛）、演变情况（速度、程度、顺序）、诊疗经过、疗效、不良反应等；还应询问季节、气候、环境的影响、全身情况及伴随症状。

② 加重与缓解因素，如药物与运动等。

③ 询问过敏及接触史，近期是否使用了新的护肤品、蚊虫叮咬或与感染者接触、家中或工作时是否会暴露于化学物质；详细的药物史，包括处方及非处方的药物。

④ 询问现有疾病及既往史包括有无慢性疾病、寄生虫感染、皮肤疾病、胃肠道疾病及肿瘤病史。既往有无类似的疾病史和相关疾病，药物、食物过敏史及不洁性交史。

（2）查体要点。

全身检查＋皮肤专科检查。在检查丘疹时应注意其颜色、形态、部位、数量、分布、排列、大小、形状、颜色、性质、边界及表面内容物等。触诊应注意皮疹的深浅、硬度、弹性、波动、轮廓、压痛及活动度，检查淋巴结是否肿大。注意发热、精神状态，心肺的望、触、叩、听等检查。

（3）实验室检查。

病毒感染的丘疹，血液白细胞总数偏低或正常；细菌感染的丘疹伴有发热血液嗜中性粒细胞可升高；脓液培养细菌学阳性；真菌性丘疹直接镜检或培养真菌阳性；梅毒性丘疹可测梅毒试验阳性；结核性丘疹可做结核菌素试验或培养；可做病原微生物 DNA 基因检测。

（4）辅助检查。

各种丘疹必要时均可取活体组织病理检查可助诊断。

第七节　疱疹

疱疹是指含有不同性状液体的表面隆起，根据其大小及所含液体性质的各异，可分为水疱、大疱及脓疱等。

【常见病因】

（1）遗传因素。

大疱性表皮松解症单纯型（为显性遗传）及营养不良型（为隐性遗传）。

（2）病毒感染。

带状疱疹、单纯疱疹、水痘、天花及 Kaposi 水痘样疹等。

（3）真菌感染。

水疱型手足癣、湿疹、癣菌疹。

（4）自身过敏。

变态反应皮炎、天疱疮、大疱性类天疱疮、疱疹样皮炎、妊娠性痒疹、大疱性表皮坏死松解型药物性皮炎及重症多形红斑。

（5）出汗不良。

白痱、痱子及汗疱疹等。

（6）热损伤烫伤。

（7）其他。

营养不良、麻风病及糖尿病等。

【诊断线索】

疱疹的诊断线索（表 2-169）。

表 2-169　疱疹的诊断线索

项目	临床线索	诊断提示
病史	·婴儿期发病	先天性大疱性表皮松解症
	·成年后发病，家族中可能有同样患者	家族性良性慢性天疱疮
	·有同种疾病接触史	感染性疾病
	·患者有近期服药史	药物性皮炎
	·疱疹多发生于夏季或高热时	出汗不良性疱疹
	·发生于妊娠期	妊娠疱疹
部位	·口腔周围或外生殖器等处有多发成群小水疱	单纯疱疹
	·成群痛性水疱，且沿神经分布，常侵犯一侧	带状疱疹
	·躯干、面部呈现多形性泪滴样水疱	水痘（常见于儿童）

续表

项目	临床线索	诊断提示
部位	·面部疱疹，伴发热，肺炎、角膜破坏及关节炎等	天花
	·好发于皮肤黏膜或口腔周围	重症多形红斑
	·好发于肢体突出易受摩擦的部位	大疱性表皮松解症
	·手掌、足底部成群粟粒大小疱	汗疱疹
	·好发于鼻部、颊部或耳部，伴局限性红斑和结痂	红斑性天疱疮
	·局限于腹股沟、腋窝、前臂屈侧或鼻黏膜等处	大疱类天疱疮（本病常见于老年人）
	·沿神经分布，绝大多数为单侧性	带状疱疹
特征、伴随症状及体征	·疱疹周边有明显红晕	炎性疾病
	·水疱周边无红晕	非炎性疾病（天疱疮的棘层松解性）
	·水疱呈多房性	病毒类疾病
	·清亮大水疱伴腹绞痛及腹泻等	中毒性表皮坏死溶解（由药物或接种疫苗所致）
	·手足反复发生大疱，胫前色素沉着（有糖尿病）	糖尿病性大疱疹
	·伴发热、消瘦、淋巴结肿大	恶性肿瘤
	·疱疹呈对称性分布、急性起病，易复发，伴严重瘙痒	疱疹样皮炎
	·疱周常有明显红晕	炎性疾病
	·呈多房性分布特征	病毒类疾病水疱
	·非炎性疾病常无红晕	天疱疮的棘层松解性水疱
其他	·大疱性多形性红斑	白血病、腺癌、甲状腺癌及药疹的一种类型
	·坏疽性深部脓疱	急性白血病继发绿脓杆菌感染
	·疱疹样皮炎	盲肠腺癌、绒毛膜上皮癌、淋巴肉瘤、霍奇金病、白血病及黑素瘤等

【诊断思维】

（1）皮肤疱疹诊断思维（表2–170）。

表2–170　皮肤疱疹诊断思维

诊断项目	诊断思维
皮肤效益	·根据疱疹的大小，可大致判定为小疱型或大疱型疾病；根据疱疹紧张度及形态可分为球形或半球形。水疱可以直接由斑疹或丘疹演变而来，多在短时间内失去其本来的面目，也可直接发生疱疹，故在诊断中随诊观察十分重要
	·皮肤疱疹确实常见于皮肤的原发性疾病，但若为出血性大疱时则应考虑非皮肤病所致，即继发性损害
	·若系老年人发生大疱性类天疱疮，则应高度警惕体内有无潜在的恶性肿瘤，尤其应注意胃肠道恶性肿瘤。因此，无论什么时候对不明原因皮肤疱疹的诊断，都应尽可能除外继发性原因后才去考虑皮肤的原发疾病。了解用药史可能对诊断有帮助
	·某些脓疱疹性疾病，如天花、脓疱病等，在其早期阶段可表现为水疱，而水疱性疾病在晚期大都有疱液的混浊或因继发感染而形成脓疱。因此在考虑水疱性疾病的鉴别诊断时，务必将某些脓疱性疾病考虑在内
	·观察皮疹破损处的感染情况，可进行革兰氏染色、脓疱内容物培养或敏感试验确定感染的病原体。如已有感染，应避免接触未感染部位。指导患者将浴用品及其他用品与家里其他成员分开。关于疼痛、瘆痒、形象变化及隔离压力可能会导致患者失眠、焦虑、抑郁，可以给予药物缓解疼痛及瘆痒

续表

诊断项目	诊断思维
皮肤效益	·若系水疱性疾病，临床常可以将其排列方式作为鉴别诊断的基础：成簇性排列者常见于单纯疱疹、带状疱疹、疱疹性湿疹及妊娠疱疹；呈散在性排列则可能提示有水痘、口蹄病、接触性皮炎、湿疹、种痘样水疱病及急性痘疮样苔藓样糠疹
	·带状疱疹病毒感染虽具有终身免疫，对有多次发生者常提示为下列情况：a. 该患者存在有自身免疫性疾病；b. 可能是 HIV 感染者；c. 长期服用糖皮质激素者
	·部分生殖器疱疹有时容易被误诊，原因是疱疹表现不典型，尤其是疾病早期。患者在初次感染疱疹病毒，并不立即表现出症状，首先有一段潜伏期，可能仅在发病部位有灼热感，随后局部才出现丘疹、脓疱，一段时间脓疱后发生溃烂，这时期患者往往疼痛难忍，才引起重视。此外，生殖器疱疹的另一特点是反复发作，且发作部位固定
	·一旦确诊为大疱性疾病，其病程长短及发病诱因通常可作为诊断线索：a. 若急性起病者常提示感染，如大疱性丹毒、炭疽等；b. 慢性复发者常见于先天性疱疹性疾病，如各型天疱疮、类天疱疮、疱疹样皮炎与疱疹样天疱疮（多在婴幼儿期发病，病程长，且易于复发）；c. 与变态反应有关的应考虑接触性皮炎、药疹、重症多形红斑、大疱性荨麻疹及昆虫咬螫伤所致；d. 由物理因素引起的多为烧伤、光线性皮炎、冻疮及摩擦性大疱等
	对唇疱疹的诊断提示 ·口唇疱疹疾病多见于成年人，通过外观以及患者的自我感受诊断口唇疱疹性疾病不难。最初口唇会出现潮红现象，继之出现多个水疱聚集，有瘙痒及疼痛。部分患者有喉部疼痛及全身乏力等 ·口唇疱疹疾病也可见于婴幼儿，由于婴幼儿的抵抗力比较低下，患病之后造成的影响就会更加严重，甚至可合并有脑膜炎以及大脑炎等，故应引起高度重视 ·口唇疱疹是一种病毒感染的疾病，有很大的传染性，如果患者不注意还会有复发现象，可以在刷牙时，牙刷上存有口唇疱疹的病毒，很容易将病毒转移到其他部位，即口唇疱疹疾病的转移现象。因此，口唇疱疹者在病愈之后，应及时更换牙刷，以免疾病复发或转移

（2）并发症。

① 感染后易并发败血症。

② 其他并发症见表 2-171。

表 2-171　疱疹常见并发症

并发症	临床表现
角膜炎、角膜溃疡、结膜炎	眼部的带状疱疹可引起眼球各部的急性炎症，表现畏光、流泪、眼痛及视力减退，重者可因全眼球炎或瘢痕形成而致失明
面瘫	出现患侧眼睛不能闭合，患侧面部表情呆板，口角向健侧歪斜，不能做吹气动作等
脑炎、脑膜炎	表现为严重的头痛、喷射样呕吐、惊厥、四肢抽搐，以及意识模糊及昏迷
内耳功能障碍	耳廓、耳道的带状疱疹，可直接导致内耳功能障碍症状，如头晕、目眩、恶心、呕吐、听力障碍及眼球震颤等。
其他	当疱疹病毒由脊髓处的神经根向体内侵犯内脏神经纤维时，可引起急性胃肠炎、膀胱炎及前列腺炎等，可有腹部绞痛、排尿困难及尿潴留等表现

【疾病特点与表现】

（1）病毒性小疱疹性疾病（表 2-172）。

表 2-172　常见病毒性小疱疹性疾病临床特点

疾病	临床特点
单纯疱疹	损害为成群的针头大水疱，好发于口唇周围、外生殖器。每遇感冒或其他热病时，即可出现疱疹，有轻微痛感及痒感，数日后结痂而愈，常易复发

续表

疾病	临床特点
带状疱疹	为成群水疱，疱周红晕明显，沿周围神经呈带状分布，多见于三叉神经及肋间神经分布的部位，常为单侧性。其他表现通常有神经痛、低热及局部淋巴结肿大。年老体弱和恶性肿瘤者患疱疹可致出血、坏死，甚至会遗留持久性神经痛。本病一次发病可获终身免疫，极少复发
特殊类型带状疱疹	・眼部带状疱疹：发生于三叉神经之第一支（眼支），分布于头皮、前额与上睑皮肤；有时可侵犯第二支，病变分布在下眼睑、颊部及上唇。常合并角膜病变、虹膜睫状体炎、动眼神经麻痹 ・耳部带状疱疹：在面神经感觉支分布区域的耳廓及外耳道可见水泡，可表现眩晕、耳聋和面瘫。常累及其他脑神经，且合并脑膜炎症 ・身体一侧出现数量不等疱疹，如肩、胸、腹、腹股沟及腋下等皮肤受累，多见于年老体弱、术后、恶性肿瘤、人类免疫缺陷病毒（HIV）感染、长期应用皮质激素及免疫抑制剂者
水痘	米粒到黄豆大丘疹和水疱，疱液清澈，周边有炎性红晕，3～5d 内陆续发生，经 2～8d 相继结痂而愈。各期损害可以同时存在，散发于躯干、面部，常累及口腔黏膜。有轻度瘙痒及发热。多在冬季流行，多见于儿童，少数发生于成人，后者发热及全身症状较重
Kaposi 水痘样疹	表现为湿疹部位或其附近突然发生密集成群黄豆大小的扁平水疱，为乳白色，疱液多由清澈变为脓性，中央呈脐状凹陷，重者可以坏死。常伴有高热、恶心、呕吐、嗜睡及局部淋巴结肿大
生殖器疱疹	主要通过性交传染，是由单纯性疱疹病毒侵犯生殖器、皮肤黏膜引起炎症、水疱、糜烂、溃疡性病变的性传播疾病，男性好发于龟头、冠状沟、尿道口、阴茎、阴囊、股和臀部等处
疱疹性咽颊炎	本病见于 1～10 岁儿童，系粪－口或呼吸道传染。好发于夏秋季，病程 3～10d，多以突发高热，伴头痛、咽部不适、急性发热、咽痛、软腭后部、咽及扁桃体可见红色晕斑，周围有特征性的白色疱疹。一般病情较轻，不会致死
水痘	在发病 24h 内出现皮疹，皮疹先发于头皮、躯干受压部分，呈向心性分布。最开始为粉红色小斑疹，迅即变为米粒至豌豆大的圆形紧张水疱，周围明显红晕，有水疱的中央呈脐窝状。黏膜亦常受侵，见于口腔、咽部、眼结膜、外阴、肛门等处。其他表现包括发热、头痛、全身倦怠、恶心、呕吐、腹痛等前驱症状等
手足口病	口腔黏膜出现散在疱疹或溃疡，位于舌、颊黏膜及硬腭等处为多，也可波及软腭、牙龈、扁桃体和咽部。手、足、臀部、臂部、腿部出现斑丘疹，后转为疱疹，疱疹周围可有炎性红晕，疱内液体较少。重症者常合并心肌炎、肺水肿及神经系统症状

（2）水痘与手足口病的鉴别（表 2-173）。

表 2-173　水痘与手足口病鉴别

鉴别要点	水痘	手足口病
病原体	水痘－带状疱疹病毒	肠道病毒
发病季节	冬春季发病	4～7 月多见
皮疹特点	皮疹痒，疱疹皮薄易破	皮疹不痒，不易破溃
皮疹形态	同时可见斑疹、丘疹、皮疹及痂疹等多形性皮疹	皮肤、黏膜斑丘疹及疱疹样损害
皮疹部位	皮疹向心性分布，多见于躯干和头部，四肢较少	口腔、手、足或肛周皮肤黏膜

（3）真菌类感染。

① 水疱型手足癣：成群粟粒大小水疱多发生于指（趾）间、掌、跖部，瘙痒明显。水疱干瘪后形成小片鳞屑，每于夏季发生。取疱壁或鳞屑镜检常可找到真菌。

② 癣菌疹：为真菌产物引起的变态反应，常在手足癣活动时发生，以汗疱疹型为多见。多发生于手掌或手指两侧的成群水疱，与水疱型手足癣不同之处在于发病突然，水疱多而密集，疱壁和鳞屑找不到真菌。癣菌疹亦可表现为全身泛发性丘疱疹，其他表现包括发热、食欲减退及倦怠等全身症状。

（4）出汗不良。

① 痱子：临床分型与特点见表 2-174。

表 2–174　痱子临床分型与特点

分型与特点	晶形粟粒疹（白痱）	红色粟粒疹（红痱）	脓疱性粟粒疹（脓痱）	深部粟粒疹（深痱）
临床特点	由于汗液在角质层内或角质层下汗管溢出引起。常见于高热大量出汗、长期卧床、过度衰弱的患者。皮损为尖至针头大小的浅表性小水疱，壁薄，清亮，周围无红晕，轻擦易破，干涸后留有细小鳞屑。有自限性，一般无自觉症状	由于汗液在棘层处汗管溢出引起。急性发病，皮损为成批出现圆而尖形的针头大小的密集丘疹或丘疱疹，周围有轻度红晕。皮损消退后有轻度脱屑。自觉轻度烧灼、刺痒感	多由红色粟粒疹发展而来。皮损为密集的丘疹顶端有针头大小浅表脓疱。脓疱内容常为无菌性或非致病性球菌	由于汗液在真皮上层特别是在真皮－表皮交界处汗管溢出引起。常见于严重和反复发生红色粟粒疹的患者。皮损为密集的皮色小水疱，内容清亮，不易擦破，出汗时增大，不出汗时缩小。当皮疹泛发时，全身皮肤出汗减少或无汗，面部、腋窝、手足可有代偿性出汗增加，可造成热带性汗闭性衰竭或热衰竭，患者可出现无力、困倦、眩晕、头痛等全身症状

② 汗疱疹：手掌、手指或足底出现粟粒到米粒大小水疱，成群出现，疱壁较厚，不易破裂，瘙痒明显。常于夏天发生，手足多汗明显。

③ 汗疱疹型癣菌疹：癣菌疹是由真菌感染皮肤后，引发皮肤其他未感染真菌的部位出现损害的一种疾病。当出现在手足处并表现为水疱时，易与汗疱疹混淆。本病皮损瘙痒较为剧烈，常有活动性手足癣，手足癣治愈，癣菌疹亦随之消退。

（5）大疱疹性疾病。

① 大疱性表皮松解型药物性皮炎：是药物性皮炎最严重的一种类型。起病急骤，常伴高热达40℃。皮损初为全身弥漫性红斑，迅即发生全身性表皮松解，形成大疱，相当于全身Ⅱ度烧伤。口腔及眼结膜广泛糜烂，易出血，常伴有胃肠道、肝、肾、心、脑的病变，病情极为凶险。致敏药物用后数小时至数日内发生。

② 重症多形红斑：起病突然。病初有高热、头痛及无力等全身症状。口、眼、鼻、外阴、肛门周围、手、足或其他部位发生大疱，疱液呈血性。其他表现包括结膜充血、水肿、糜烂、分泌物增多及假膜形成、角膜溃疡，鼻腔充血、口腔、阴道及尿道糜烂和出血。病情常极为严重。

③ 天疱疮：起病缓慢，病初在正常皮肤或红斑的基底上发生大疱，疱周无或轻微红晕。病初疱液充盈，逐渐变为松弛。皮损不易愈合，可在周围不断发生新的大疱，逐步累及全身。口腔黏膜亦可受累，经久不愈。本病无全身症状，不累及内脏系统。

④ 大疱性类天疱疮：损害为表皮下大疱，疱腔充盈，疱壁紧张不易破裂，可自行愈合。口腔黏膜受累者极少。本病需与寻常性天疱疮、疱疹样皮炎及线状 IgA 大疱病鉴别（表 2–175）。

表 2–175　大疱性类天疱疮与寻常性天疱疮、疱疹样皮炎、线状 IgA 大疱病鉴别

病名	发病年龄	皮疹形态	尼氏征	黏膜损害	瘙痒	组织病理	免疫荧光
寻常性天疱疮	中年	松弛性大疱，糜烂不易愈合	+	+	–	表皮内疱	棘细胞间大多数患者可检测到抗 dsg3 抗体
大疱性类天疱疮	老年	厚壁张力性大疱	–	—	+	表皮下疱嗜酸性粒细胞浸润	抗基膜带抗体，主要自身抗体为 IgGA
疱疹样皮炎	中青年	皮疹多形性，有红斑丘疹、水疱及大疱	–	–	—	表皮下疱，嗜中性粒细胞浸润	真皮乳头颗粒状 IgA 荧光
线状 IgA 大疱病	儿童或中年	红斑、水疱，可呈环状或弧形排列	–	–	+	表皮下疱，嗜中性粒细胞浸润	基膜带线状 IgA 荧光

⑤ 家族性良性慢性天疱疮：本病与天疱疮基本相同，亦为棘层松解性大疱，但症状较轻，常局限于腋窝、腹股沟、乳房下、肛门及外阴等部位。疱疹对称分布，夏季加重或复发，冬天减轻或消失，家族中可有类似患者。

⑥ 大疱性表皮松解症：常于婴儿期发病，爬行或行走时开始在摩擦部位出现大疱，故多见于手足、踝及膝部突出部位。临床上分为两型：a. 单纯型属显性遗传，皮肤损害表浅，愈后不留痕迹，不累及黏膜及指甲；b. 营养不良型为隐性遗传，皮损位置较深，常有血性大疱，愈后遗留萎缩性瘢痕，口腔黏膜常受累，指甲萎缩变形，重者肢端残毁。

⑦ 妊娠性疱疹：常发生在妊娠后期及产褥期妇女，躯干、四肢发生大疱，并伴有红斑、丘疹，痒感明显，口腔亦可累及，产后可以痊愈。口服避孕剂可导致复发。

⑧ 糖尿病性大疱：可于手足部反复发生大疱，常于胫前出现色素性斑片，是由表皮营养性障碍所致。

⑨ Stevens–Johnson 综合征（Stevens–Johnson syndrome，SJS）和中毒性表皮松解坏死（TEN）的鉴别见表 2–176。

表 2–176　SJS 和 TEN 的鉴别

鉴别要点	SJS	TEN
表皮剥脱程度	＜ 10%	＞ 30%
初期皮损特点	初期为多形性红斑	初期弥漫性或麻疹样红斑
部位	躯干和面部	全身泛发
病因	多病因，50% 与药物有关	＞ 80% 与药物显著有关

⑩ 丹毒：发病急，常先有畏寒、发热、头痛、恶心等前驱症状。皮损好发于小腿或颜面，多为一侧性，为略高出皮面的水肿性鲜红色斑，表面紧张发亮，边界清楚，有时可发生水疱或大疱。自觉灼热疼痛，触痛明显，淋巴结肿大等。

（6）丘疹样疱疹性疾病。

① 昆虫咬伤：本病疱疹通常发生在红斑疹和红丘疹的基础上，可伴出血，丘疹酷似荨麻疹，中央有“角刺”，或有剥脱性损害。多发生于暴露部位，局部瘙痒。

② 立克次体痘：在螨虫咬伤部位出现红色丘疹，体积可迅速增大达 1 ～ 1.5cm，中心处出疱，周围有红晕。疱液起初呈透明，继而变浊，吸收后形成黑色焦痂。发疹时有寒战、持续性高热、多汗、剧烈头痛及全身疼痛。口腔黏膜也可发疹，皮疹约持续 1 周余，结痂干涸脱落后留下色素沉着。

③ 瘤疹祥皮炎：本病皮损呈簇发生，多在红斑、丘疹、荨麻疹后发生，并迅速出现疱疹（紧张型），周围有红晕，可迅速转成脓疱。病程较长者皮损处可呈斑驳状、结痂、脱屑、色素沉着或脱色等改变。多分布于头皮、下腹、股、背、膝、肘、腕及手等部位。成批出现，伴剧烈瘙痒。

④ 红斑型天疱疮：本病多于鼻和颊部，呈蝶形红斑，表面角化及脂溢性鳞屑，除去痂皮可见糜烂面，类似红斑性狼疮或脂溢性皮炎。好发于胸、背及四肢等处，皮损亦可呈松弛性薄壁小疱，破裂后形成结痂。口腔黏膜很少受累。

⑤ 肠源性肢皮炎：起病于 1 ～ 5 岁，多在停止母乳喂养时发病。皮损为红色斑片，斑片周围可有卫星状分布的疱疹、大疱及脓疱，日久后皮损可呈红斑鳞屑样，有点类似银屑病。好发于口腔黏膜、皮肤交界处以及四肢末端处。皮损消退后不留瘢痕或萎缩。常伴有甲沟炎、甲营养不良，头发、眉及睫毛脱落。除皮损外，另一特征是顽固腹泻。

⑥ 疥疮：是由疥螨侵染机体而形成的一种皮肤特征性损害疾病。受染处可有瘙痒性红斑、湿疹、荨麻疹，丘疹、结节、小疱、脓疱及脓痂疹等，好发于生殖股、下腹、股、臀，四肢远端（手、脚）等部位。继发感染后常呈脓疱病样改变，常掩盖疥疮固有的皮损特征。

⑦ 肥大细胞增生病：通常于出生后 3 ～ 9 个月即可发病，也可延迟至成年。皮损初发时为红色或色素沉着样斑疹及丘疹，摩擦时可出现风团与斑块、疱疹及大疱。其他表现包括全身潮红、低血压、头痛、心动过速，腹痛、呕吐及腹泻等病症。

⑧ 恙虫病：恙螨幼虫叮咬3～6h后，局部开始瘙痒（初似火烫，36h后出现奇痒），并发生红斑及水疱。水疱破裂后露出鲜红色溃疡面，再经 1 ～ 2d 可形成焦痂。

【相关检查】

（1）病史采集要点。

① 询问疱疹初发时间或季节、类型、形态及部位，病情进展还是稳定、是局部还是全身，皮损发生的次序，进展速度和演变情况。出现疱疹之前有无其他皮肤疾病。病情与季节、气候、饮食、环境、职业、精神状态等有无关系。

② 询问与感染、过敏及肿瘤相关疾病症状；近期服药及外用药物使用史。

③ 现有与既往有无皮肤病，药物过敏、其他变态反应性疾病、传染病史及不洁性交史。

④ 家族中是否有皮肤病及恶性肿瘤，了解父母是否近亲结婚；平时皮肤是潮湿或是油腻。

（2）查体重点。

记录皮肤病变的确切部位、颜色、形态及大小。检查皮肤是否完整，是干燥或者油性。应注意皮肤疹型，原发或继发，单型或多型；注意分布是局限或泛发，单侧或对称，何处病损较多，侵及伸侧或屈侧，皮肤黏膜交界处及皮肤皱折处有无病损，是否沿神经、血管或按毛囊分布；注意皮疹的排列，成群、散在、融合、孤立、弥漫性、线条性、环形、多弧形、蛇形或地图形；注意其数量、大小与形态；注意颜色及表面状态（湿润或干燥，有无鳞屑及结痂）；注意界限是否分明，周围皮肤色泽如何。触诊应注意病损硬度、肥厚及浸润程度，局部温度，有无压痛或波动，能否推动，必要时检查浅感觉有无障碍。检查病损部位及分泌物有无特殊臭味。

（3）实验室检查。

三大常规、血液生化、疱疹液的涂片、培养、有关病毒检查项目的测定。中老年应常规做血糖、糖化血红蛋白及肿瘤相关抗原的检测。细胞学检查、疱疹病毒的细胞学检查：取细胞做涂片，加荧光标记的 HSV-1 型及 HSV-2 型单克隆抗体。电镜检查：有确诊价值但不易普及。疱疹病毒的血清学检查。

（4）辅助检查。

皮肤病理活检。

第八节　皮下结节

皮下结节是一种与丘疹相似，与丘疹的主要不同点是其病变与真皮深层及皮下组织密切相连。因此系实体性结节，较硬、圆形或椭圆形的无痛性小结。直径为 0.2 ～ 10cm 大小，常位于受摩擦较多部分，如肘部伸侧、跟腱、头皮、坐骨结节或关节周围。少见部位有耳和鼻梁。常可持久不变，大小介于丘疹和肿瘤之间。

【常见病因】

（1）感染性皮下结节。

结核菌、放线菌、奴卡菌、分枝杆菌、青真菌及寄生虫等。

（2）风湿免疫性疾病。

风湿热、血管炎、幼年型慢性关节炎；结节红斑、系统性红斑狼疮及结节病等。

（3）肿瘤性皮下结节。

淋巴瘤、软组织肿瘤、转移性肿瘤及网状组织细胞增多症等。

（4）其他。

痛风石、CREST 综合征（皮下钙化）、脂膜炎及Ⅱ型高脂蛋白血症等。

【诊断线索】

皮下结节的诊断线索（表 2-177）。

表 2-177 皮下结节的诊断线索

项目	表现	诊断提示
部位	·结节位于甲床或指（趾）端的掌侧，亦可位于四肢	血管球瘤
	·结节位于骨质突出部位，如腕、膝、踝等关节伸面的皮下组织内	风湿结节
	·结节位于关节隆突部及经常受压处	类风湿结节
	·结节易发生在腰、腹、背和臀部	脂肪瘤、猪囊尾蚴病及肺吸虫皮下囊肿
	·结节沿着神经走行分布	神经纤维瘤和神经鞘瘤
	·结节好发于四肢	血管瘤
	·结节好发于面颊部，呈红棕色，柔软，内容物呈苹果酱色	寻常狼疮（系皮肤结核的一种表现）
	·皮下结节部位较深，多出现于小腿屈面下 1/3，局部有灼样感	硬红斑（系硬结性皮肤结核）
	·结节高出表面，好发于小腿伸侧，消退后酷似挫伤后淤斑	结节性红斑
	·痛性结节好发于小腿后侧，并沿血管排列分布	结节性血管炎（常见于中年女性）
	·沿血管分布的痛性结节，好发于膝以下、坏疽及全身系统损害	结节性多动脉炎
	·前臂、股和小腿呈现的触痛性结节，发展极其迅速	结节性筋膜炎
	·好发于耳廓、跖趾、掌指及指间关节等部位，呈黄白色大小不一的结节，破溃后排出白色粉末状结晶	痛风
	·结节好发于指尖、足趾肠面、大小鱼际肌或足跟处，米粒大小，呈蓝色或粉红色（称 Osier 小节）	感染性心内膜炎
形态、大小及数量	·大小如黄豆，呈圆形或椭圆形，数量较少	风湿结节
	·大小不等，从数毫米至数厘米，结节数量少，有时仅有一个	类风湿结节
	·为扁圆形、分叶、大小不一，单发也可多发	脂肪瘤
	·大小不等，呈蒂状，常多发	纤维瘤
	·浸润广泛、弥漫不规则，常为单发	海绵状血管瘤
	·与风湿结节大小相似，但其成群结串并多发	肺吸虫皮下囊肿
	·皮下肌肉表层呈现黄豆大小、椭圆形硬韧结节，可推动而无压痛	猪肉绦虫囊蚴结节
	·结节好发于关节附近长骨隆起处，呈圆形或椭圆形，绿豆大小	风湿小节

续表

项目	表现	诊断提示
质地及压痛	·结节质硬，可活动，触之不痛	风湿结节、类风湿结节
	·结节质地较纤维瘤软，亦无压痛	脂肪瘤
	·结节触之虽软，但有时可触及小结节硬块	血管瘤
	·结节触之较软，但压痛剧烈且敏感，向四周放散	血管球瘤
	·中年肥胖女性，在下半身出现痛性结节，破溃后可有油状黄色或棕色液体排出，且伴肝脾大	结节性脂膜炎

【诊断思维】

（1）皮下结节诊断思维见表 2-178。

表 2-178　皮下结节诊断思维

项目	诊断思维
结节概述	·炎症性结节表面发红，并有触痛，直径大小为 0.5 ~ 5cm，晚期常有破溃，如晚期梅毒结节性皮损、皮肤结核结节等。根据其病因不同，可为局限性，发病不对称，数目少；也可为全身性，对称性发病，数目也较少或稀疏。结节性皮肤病一般全身症状较轻，起病缓，病程相对较长，如皮肤结核、梅毒、结节性红斑等，大多呈慢性迁延性，临床上与斑疹、丘疹性皮肤疾病有所不同
	·许多患者常因皮下结节或误认为皮下“肿物”为主诉而就诊，因此通过检查需明确该皮下“肿物”是否为结节，然后再进一步明确病因。作为结节本身也和其他皮损一样，既可是皮肤本身病变所致，也可以是全身疾病引起皮肤异常的表现，如结节性红斑可以由某些链球菌、结核杆菌、真菌等感染所致；再如肉样瘤、急性干细胞性白血病或溃疡性结肠炎等疾病，也常同时伴有皮肤损害
	·结节在短期内出现者，常应首先考虑发病率较高的炎症性结节，如皮肤结核、真菌及寄生虫等感染，这类结节大多色红、疼痛或触痛。若结节缓慢发生者，且又缺乏一般炎症所具有的特点时，常提示系非感染性疾病所致，如痛风性结节、结节性黄色瘤、皮肤钙质沉着症等
不同部位结节特点	·如果皮肤结节患者伴有脏器损害症状时，应及时排除寄生虫所致，如裂头坳病、卫氏并殖吸虫病、棘球蚴虫病及皮肤猪囊尾蚴病，对可疑者做皮肤活组织检查可明确诊断
	·当患者小腿部出现炎症性结节时，应注意下列三者的区别：a. 若起病隐匿，结节呈散发性及无全身症状者，常提示脂膜炎；b. 若结节沿静脉方向排列呈条索状结节，不对称及常有色素加深或水肿者，应怀疑为静脉炎；c. 起病急速，结节对称分布，可有水疱、出血或坏死，且常伴有全身症状时，多为动脉炎
	·全身性疾病引起的皮下结节，常提示该疾病处于活动期或进展期；类风湿结节多见于类风湿高度活动，如血沉持续增快、类风湿因子阳性时，是确诊类风湿与判定病变活动度的标准之一，且表示预后不良；风湿病若出现皮下结节同样提示风湿病处在活动期
不同疾病结节表现	·中老年皮肤结节都应常规排除恶性肿瘤，尤其是肺部恶性肿瘤。肺癌可以皮肤结节为首发症状，这种皮下结节的病理活检证实是皮肤转移灶。皮下结节多位于腹部，可呈多发性，其形状多呈圆形或类圆形，皮肤表面无明显红肿热等炎症性改变，有轻度压痛。有的呈分叶状、实质性、较硬、活动度良好
	·风湿病主要侵犯全身结缔组织。当皮肤受累后，可表现为两种病变：一种是渗出为主的病变，临床上以出现环形红斑为特征；另一种是以增生为主的病变，其特点是形成具有特征性的风湿性肉芽肿（又称风湿小体或风湿结节）。风湿结节并非特异，易与其他很多疾病所形成的皮下结节相混淆

（2）并发症。

① 出现风湿结节的患者，常伴有严重的心肌或心瓣膜的病变。换而言之，当患有严重心肌或瓣膜病的患者出现皮下结节，即可诊断为风湿结节。

② 有类风湿结节者常伴有关节肿胀、畸形、活动受限。

③ 肥胖者出现皮下结节可能为脂肪瘤。

④ 神经纤维瘤的患者，局部触之有放散痛，常让患者感到焦虑。

⑤ 血管瘤可以引起肢体下垂时肿胀和不适。

⑥ 有些猪囊尾蚴病患者，常可合并脑囊虫（癫痫发作等）或眼部猪囊尾蚴病（视力障碍或失明）。

【疾病特点与表现】

（1）常见皮下结节性疾病。

① 囊蚴结节：躯干、四肢、皮下或肌肉内出现黄豆至核桃大小结节，多为猪肉绦虫囊蚴结节，呈圆形或椭圆形、表面平滑、无压痛、与皮肤无粘连、质地硬韧、似有弹性，数目多少不一（少则1～2个，多至数百个），好发于颈、乳房及会阴部等。

② 类风湿结节：关节与骨隆突处出现数目不多的结节，其特点为质硬如橡皮、多无压痛、大小为数毫米至2厘米不等，与皮肤粘连或不粘连，好发于肘的背侧、指关节、肩骨突、枕骨突及腓肠肌腱等处。

③ 痛风结节（又称为痛风石）：结节好发耳轮、对耳轮、跖趾、指（趾）关节及掌指关节等部位，结节大小不一（小至小米粒，大至1～2cm），多呈黄白色，少有疼痛。较大结节表面皮肤变薄、破溃后可排出白色粉末样物质，不易愈合，继发感染者少见。

④ 结节性红斑：多见于青壮年女性，好发于小腿伸侧，常为对称性、大小不一（直径1～5cm）、数目不等的疼痛性结节，发生较快、略高于皮面、皮肤紧张、周围水肿、表面热及有压痛。皮损由鲜红色变为紫红色，最后为黄色。持续数天至数周后逐渐消退，多不发生溃疡，不留瘢痕，但易复发。可见于溶血性链球菌等感染、结核、自身免疫病、某些药物（如溴剂、口服避孕药等）及麻风等。

⑤ 结节性多动脉炎：结节好发于面、颈及肩部。玻片按压时，显出淡黄色小点，可遗留色素斑、萎缩及瘢痕。诊断标准见表2–179。

表2–179 结节性多动脉炎诊断标准

项目	诊断标准
结节性多动脉炎	1990年美国风湿病协会结节性多动脉炎诊断标准，下列10项中符合3项或3项以上者，可诊断为结节性多动脉炎。 ·体重下降≥4kg ·网状青斑 ·睾丸疼痛或触痛 ·肌肉疼痛、无力或下肢触痛 ·单神经病变或多神经病变 ·高血压，舒张压>90mmHg ·血肌酐或尿素氮增高 ·乙型肝炎 ·血管造影见内脏有多发性动脉瘤或闭塞病灶，除外动脉粥样硬化，纤维肌肉增生异常症或其他非炎症因素 ·中或小动脉活检血管壁有粒细胞或单核细胞浸润

⑥ 丘疹性肉样瘤：损害为针头至豌豆大小结节，又称粟粒样肉样瘤，主要分布于面、颈及肩部。玻片按压时，显出类似狼疮结节的淡黄色小点，可遗留色素斑、萎缩及瘢痕。

⑦ 斑块型肉样瘤：为表面扁平而轻微高起的大的分叶状结节性斑块，常见于颊、鼻及臂等部位。

⑧ 银屑病样肉样瘤：斑块好发于躯干及四肢，边界清楚，表面有鳞屑。

⑨ 冻疮样狼疮型：易发生冻疮的部位，如耳、颊部、鼻尖、指（趾）处出现对称、浸润较浅的青红或紫红色斑块。

⑩ 皮下肉样瘤：躯干出现 1 ～ 2 厘米大小的坚实皮下结节，与皮肤粘连，面部少见，无自觉症状。

⑪ 瘢痕肉样瘤：损害发生于瘢痕部位，如烧伤、毛囊炎、带状疱疹后瘢痕上。使原有的瘢痕面积扩大，高度增加，酷似瘢痕疙瘩。

⑫ 红皮病型肉样瘤：弥漫性分布的浸润性红斑及鳞屑性斑片，边界不清。

⑬ 结节性红斑型肉样瘤：某些结节病患者以多发性关节痛伴发热、血沉增快，X 线检查肺门淋巴结肿大。面部、背部及四肢伸侧发生散在疼痛性皮下结节。表面皮肤发红，最常见于年轻女性。

⑭ 黏膜肉样瘤：口腔的硬腭、颊部、悬雍垂及扁桃体针头大丘疹，群集融合形成扁平的斑块，睑结膜及泪腺发生小结节。

⑮ 结节病：可合并有皮下钙质沉着、痒疹、多形性红斑及毛囊炎表现。皮肤萎缩、角化过度、色素增加或减退也可由本病引起。

⑯ 寒冷性脂膜炎：由于寒冷、血运不良直接作用致脂肪组织损伤，引起皮下脂膜炎，表现为皮下结节或斑块。受冷数小时或数天后暴露的四肢、颜面出现皮下结节，直径 2 ～ 3cm 大小或融合成斑块，质硬、触痛，颜色青紫或暗红，皮肤冰凉。有时致冷因素不去除，亦可出现皮肤破溃或臀部、股部、耻区斑块。

⑰ 骨神经纤维瘤：是生长在神经干处的以纤维细胞为主的良性肿瘤，是皮肤、深部软组织、神经和骨的一种复杂性肿瘤，皮肤结节为特征性表现。

⑱ 皮下脂质肉芽肿病：主要发生于儿童和青少年，皮下结节通常为 0.5 ～ 3cm 大小，但大者也可达 10 ～ 15cm，质较硬，表面皮色呈淡红色，具轻压痛，结节数目不等，散在分布于面部、躯干和四肢，其中以发生于股伸侧者更为常见，结节持续 6 个月至 1 年后逐渐隐退，且不留萎缩和凹陷，少数病例的结节可持续数年，无发热等全身症状。

⑲ 皮肌炎：皮肤上出现紫红色水肿斑，稍久后可见毛细血管扩张及灰白色糠状鳞屑，红斑消退后遗留褐色色素斑或淡白色斑。皮损好发于眼睑、颧部、前额及其他暴露部位。肌肉症状主要表现为肌无力、肌肉疼痛和压痛，肌力明显降低后可发生各种运动障碍。

（2）需与结节性脂膜炎鉴别的疾病见表 2–180。

表 2–180　与结节性脂膜炎鉴别的疾病

疾病	临床特点
结节性脂膜炎	皮肤结节好发于股部位的大小不等（直径为 0.5 ～ 10cm 及以上），中等硬度，边界清楚，压痛明显，与皮肤粘连（活动度小），持续数周以上可自行消退，消退后可留有皮肤凹陷和色素沉着，结节每隔数周或数月反复发作。其他表现包括发作时有发热，多为弛张热，高者可达 40℃，持续 1 ～ 2w 后逐渐下降。除发热，还可有乏力、食欲减退、肌肉和关节酸痛等
结节性红斑	对称性分布的皮下结节，但结节多局限于小腿伸侧，不破溃，3 ～ 4w 后自行消退，愈后无萎缩性瘢痕。全身症状轻微，无内脏损害。继发于其他系统性疾病（如白塞氏病等）者，则伴有相关疾病的症状。病理表现为间隔性脂膜炎伴有血管炎
硬红斑	主要发生于小腿屈侧中下部，疼痛较轻，但可破溃形成难以愈合的溃疡
组织细胞吞噬性脂膜炎	亦可出现皮下结节、反复发热、肝肾功能损害、全血细胞减少及出血倾向等，但一般病情危重，进行性加剧，最终死于出血。组织病理学变化可出现吞噬各种血细胞及其碎片的所谓"豆袋状"组织细胞，可与本病鉴别
结节性多动脉炎	常见皮肤损害位皮下结节，其中心可坏死形成溃疡，但结节沿动脉走向分布，内脏损害以肾脏与心脏最多见，外周神经受累十分常见。核周型中性粒细胞胞质抗体（P–ANCA）与乙肝表面抗原阳性具有诊断价值
皮下脂膜炎 T 细胞淋巴瘤	高热、肝脾大、全血细胞减少及出血倾向，与结节性脂膜炎极其相似。但脂肪组织中有肿瘤细胞浸润，均为中小多形 T 细胞，中扭核及脑回状细胞核具有重要诊断价值，常有反应性吞噬性组织细胞出现。免疫组化 $CD_{45}RO$ 和 CD_4 阳性，而 CD_{20} 阴性

续表

疾病	临床特点
恶性组织细胞病	与结节性脂膜炎相似，表现高热、肝脾大、全血细胞减少、红斑、皮下结节等，但组织细胞异形性明显，并可出现多核巨异常组织细胞，病情更为凶险，预后极差
皮下脂质肉芽肿病	皮肤损害结节或斑块，0.5～3cm，大者可达10～15cm，质较硬，表面皮肤呈淡红色或正常皮色，轻压痛，分布于面部、躯干和四肢，以股内侧常见，可持续1年后逐渐隐退，且不留萎缩和凹陷。本病好发于儿童，结节散在，消退后无萎缩和凹陷，无全身症状，有自愈倾向
类固醇激素后脂膜炎	风湿热、肾炎或白血病的儿童短期内大量应用了糖皮质激素，在糖皮质激素减量或停用后的1～13d内出现皮下结节，结节0.5～4cm大小不等，皮肤表面正常或充血，好发于皮下脂肪积聚最多部位，如面颊、下颌、上臂和臀部等处，数周或数月后可自行消退，无全身症状。激素加量或停用后再度应用可促使结节消退
冷性脂膜炎	本病是一种由寒冷直接损伤脂肪组织引起的物理性脂膜炎，表现为皮下结节性损害，多发生于婴幼儿，成人多见于冻疮或紧身衣裤所致的血循环不良者
其他	需与胰腺性脂膜炎（胰腺炎和胰腺癌）、麻风、外伤或异物所致的皮下脂肪坏死等相鉴别。此外尚须排除 a_1 抗胰蛋白酶缺乏脂膜炎、类固醇类激素后脂膜炎等

（3）下肢皮下结节性疾病。

① 硬红斑：见表2-180。

② 回归发热性结节性非化脓性脂膜炎：本病为结节性红斑皮损，主要位于胸、腹、股及臀部，成团出现，消失后留有局部萎缩和碟形凹陷，每次发作均有发热，病理改变为脂肪组织炎。

③ 亚急性结节性游走性脂膜炎：本病常在小腿处出现结节性红斑样皮疹，病程早期多为单侧、无痛，呈离心性扩大，边缘鲜红，中央变白，可逐渐变平而形成斑块，大小为10～20cm，持续时间两个月到两年不等，表现有色素沉着。

④ 胰腺相关性脂膜炎：见于急慢性胰腺炎或胰腺癌的患者，结节好发于小腿，质软有波动感，严重时可形成脓肿、破溃，排出油性物质，发病急性期可伴有关节痛、血嗜酸性粒细胞升高，组织病理上局灶性脂肪细胞凝固坏死，脂肪细胞形成无核的鬼影样细胞。

⑤ 人为性脂膜炎：本病并不少见，机械性、化学性损伤均可引起脂膜炎。病因不同，临床表现各异，形态怪异的结节均应考虑到人为性因素的可能。

⑥ 结节性血管炎：该病好发于中年女性。结节主要位于小腿外侧及后侧，经过缓慢，偶有破溃者。

⑦ 结节性动脉炎：见表2-180。

⑧ 淋巴细胞肿瘤：很多淋巴细胞肿瘤均可表现为下肢结节。遇到下肢结节表现时，需考虑淋巴瘤可能。常见有原发性皮肤间变大细胞淋巴瘤（C-ALCL）、皮下脂膜炎T细胞淋巴瘤（SPTCL）及结外NK-T细胞淋巴瘤。

【相关检查】

（1）病史采集要点。

① 询问皮下结节发生的时间，是否有消退过程、疼痛、红肿，结节的发生是否与气候有关等。

② 重点询问与病因诊断和鉴别诊断相关的伴随症状，如有无发热、心悸、气促、消瘦、乏力、关节疼痛等。

③ 既往疾病包括是否有扁桃体炎、自身免疫性疾病、麻风、胰腺炎、结核等疾病。

④ 烟酒嗜好，了解患者是否喜好吃半生不熟的食物或菜肴。

⑤ 家族中是否有类似疾病。居住环境中有无相同的疾病发生。

（2）查体重点。

① 了解患者体型，皮下结节检查时注意大小、硬度、部位、活动度、有无压痛。检查关节活动度及是否有肿胀、压痛等体征。

② 注意检查扁桃体，心脏听诊了解瓣膜是否有杂音及肝脾触诊是否肿大等。重点检查下肢皮肤和关节有无异常。

（3）实验室检查。

血常规检查：白细胞计数一般正常或轻度升高，但在初期，伴有高热、扁桃体炎或咽炎时，白细胞计数及嗜中性粒细胞计数可明显增高。血沉、抗“O”、类风湿因子测定、免疫学检查、结核菌素试验等。怀疑寄生虫病者可做特定寄生虫的皮肤试验及补体结合试验。

（4）辅助检查。

心电图、B 超及 X 线片检查，必要时做患处病理活组织检查。

（5）选择性检查。

① 对诊断不明的皮下结节可以做X线片或CT扫描。风湿结节患者心脏X线检查可发现心脏影扩大；X 线片发现关节间隙变窄或融合者为类风湿结节；结节内有点状或云雾状钙化影者为血管瘤；X 线片或颅内 CT 检查结节呈椭圆形钙化影者为猪囊尾蚴病；原发病为肺结核时，常可发现肺门淋巴结肿大；有结节性红斑，有双肺门淋巴结肿大者，称为 Buner 综合征

② 皮肤结节的病理活检：风湿结节在显微镜下见中央有大片的纤维素样坏死，周围有增生的纤维母细胞和风湿细胞呈放射状排列，外围有淋巴细胞和单核细胞，组成略带梭形的风湿小体；类风湿结节主要为肉芽组织浸润，脂肪瘤有较完整包膜，以脂肪细胞为主要结构，与成熟脂肪细胞相似，纤维瘤镜下见有纤维细胞、胶原纤维和弹力纤维；神经纤维瘤镜下可见梭形纤维细胞、雪旺氏细胞和胶原细胞；血管瘤则为小静脉和脂肪组织所构成；血管球瘤镜下可见毛细血管丰富，周围有球细胞和少量平滑肌细胞；肺吸虫皮下囊肿镜下可见肺吸虫成虫虫体；猪囊尾蚴病皮下结节活检可以发现囊虫头节。

第九节　紫癜

紫癜是皮肤或黏膜下的出血，且压之不褪色。若出血范围在 2mm 以下称为出血点，2 ～ 5mm 为紫癜，若＞ 5mm 以上则为淤斑，若呈片状出血并伴有局部隆起者谓之血肿。

【常见病因】

（1）血管性紫癜。

维生素 C 缺乏、过敏性、感染性、药物性、外伤性和体位性紫癜。

（2）血小板性紫癜。

血小板减少（原发性、肝硬化、再生障碍性贫血及白血病）或血小板功能障碍（骨髓瘤、白血病及原发性血小板功能障碍）等。

（3）凝血功能障碍性紫癜。

DTC、血友病、维生素 K 缺乏及新生儿暴发性紫癜等。

（4）细菌感染。

感染细菌（以 β 溶血性链球菌所致的上呼吸道感染最多见，此外尚有金黄色葡萄球菌、肺炎球菌及结核杆菌）、病毒（风疹、水痘、麻疹及流感）和肠道寄生虫。

（5）药物因素。

药物抗生素（青霉素、链霉素、红霉素及氯霉素等）、磺胺类、异烟肼及解热镇痛药（水杨酸类、保泰松及奎宁等）等。

（6）异性蛋白排异反应。

食物鱼、虾、蟹、蛋及乳制品等食物异性蛋白。

（7）其他因素。

如寒冷、花粉、虫咬及疫苗接种等。

【诊断线索】

紫癜诊断线索（表 2-181）。

表 2-181　紫癜诊断线索

项目	临床线索	诊断提示
年龄、性别和家族史	·自幼即有出血史	遗传性出血性疾病
	·自出生至 4 个月内发生紫癜	新生儿血小板减少性紫癜
	·发病较晚者	获得性出血性疾病
	·男性得病，母系家族中男性成员可有类似出血史	血友病
	·同一家族成员中有同样的疾病和出血倾向	遗传性出血性毛细血管扩张症
	·有家族史，常在青春期前发病，病程迁延，易复发	遗传性家族性紫癜、血管性假血友病
	·男性儿童紫癜伴肝脾大，皮肤湿疹	Wiskott-Aldrich 综合征
	·成人淤点或淤斑	挫伤、老年紫癜、静脉淤滞、凝血异常、库欣综合征、皮质类固醇副作用、慢性肾脏疾病、原发性淀粉样变及精神病性紫癜等
部位和形态	·好发于双下肢和臀部，大小不等，成批出现，对称分布	过敏性紫癜
	·呈点状出血，全身散在性分布	血小板减少性紫癜
	·面部、口腔、鼻咽部和上肢皮肤呈簇状的毛细血管扩张，多为聚合的红斑状、蜘蛛样或血管瘤样改变	遗传性出血性毛细血管扩张症
	·皮肤毛囊周围出血和牙龈肿胀	维生素 C 缺乏症
	·反复在固定部位点状出血	血管性血友病
病史与诱因	·病理产科、休克、严重感染和大手术等引起全身泛性出血	弥散性血管内凝血
	·手术中或创面后即时出血或渗血，持续时间一般不超过 48h，局部压迫等止血方法且止血较持久者	血管异常、血小板异常或凝血异常
	·手术中或创面后时出血不多，随后出血严重，可持续时间数小时至数天，甚至数周	凝血功能障碍
	·挫伤或自发性淤斑或瘀点，好发于双下肢	单纯性紫癜
	·骨折后 24 ～ 36h 内出现肩、胸及腋窝等处紫癜	脂肪栓塞性紫癜
	·在急性或重症感染性疾病的过程中发生紫癜	暴发性紫癜
	·严重感染、骨髓病变及脾大等伴明显血小板计数低下	继发性血小板减少性紫癜
	·自发性出血或穿刺部位出血或伤口渗血，紫癜发生急骤	弥散性血管内凝血
伴随症状和体征	·伴有周围血中全血细胞减少	再生障碍性贫血
	·伴有贫血、感染，肝脾淋巴结肿大	骨髓病性贫血
	·伴出血、黄疸及肝脾大	肝脏疾病或脾功能亢进症

续表

项目	临床线索	诊断提示
伴随症状和体征	·伴有关节疼痛、腹痛	过敏性血管性紫癜
	·伴患部先有皮肤刺痛或灼热感，随之出现痛性淤斑（或血肿），一周后逐渐消退	自体红细胞过敏（又称痛性挫伤综合征）
	·伴先有踝部水肿，局部起病的上行性紫癜，且瘙痒剧烈	瘙痒性紫癜（又称播散性瘙痒性血管皮炎）
	·伴有皮肤感觉过敏或血管性水肿，好发于中年	血管神经性紫癜
	·伴贫血，牙龈炎及皮肤毛囊角化，关节部位大量紫癜	维生素 C 缺乏
	·伴有皮下结节者	坏死性血管炎
	·伴雷诺现象或全身系统性损害者	结缔组织病
	·伴紫癜伴一个或多个部位出血倾向，发作期血小板显著减少	原发性血小板减少性紫癜
	·伴血小板计数$> 300 \times 10^9/L$，且有明显出血者	凝血机制缺陷性疾病
	·伴溶血性贫血及中枢神经系统症状、肝脾大	血栓性血小板减少性紫癜
	·伴血小板计数 $1000 \times 10^9/L$	血小板增多症（本病常伴有肝脾大）
	·伴关节或深部肌肉血肿	血友病
引起紫癜的常见药物	·阿托品、皮质类固醇激素、碘化物、青霉素、非那西丁、奎尼丁及磺胺等	血管因素异常
	·骨髓抑制药、保泰松及噻嗪类等	血小板生成减少
	·洋地黄毒苷、甲基多巴、奎尼丁、某些镇静剂及肝素等	免疫性血小板破坏
	·羧苄西林、青霉素、阿司匹林、氯贝丁酯、右旋糖酐、双嘧达莫及吲哚美辛等	血小板功能异常
	·肝素及其他抗凝药	凝血功能障碍

【诊断思维】

（1）紫癜诊断思维（表 2–182）。

表 2–182　紫癜诊断思维

诊断项目	诊断思维
紫癜	·引起紫癜病因甚多，故其诊断是一个复杂的过程。紫癜可分成两大类，即血管性和血小板异常性。凝血性疾病引起紫癜远较前两者少见，它们通常以肌肉或深部血肿或关节腔积血表现为多，且出血时间和束臂试验多为正常
	·药物所致的紫癜在临床也并不少见。紫癜多见于女性，好发于皮下脂肪较多的部位，如乳房、腹、臀、股及小腿等
	·紫癜常见原因为小血管内皮损伤、凝血障碍、毛细血管脆性增加或这些原因的联合出现；其他凝血疾病、侵入性检查或抗凝药的使用均可导致紫癜；紫癜也可以是人体衰老的表现，随着年龄的增加，胶原减少导致了血管周围结缔组织的减少；老年人或恶病质者由于皮肤萎缩、弹性减退和皮下脂肪减少及对外伤的易感性增加，可引起静脉走行部位如前臂、手、腿和足的紫癜；长期咳嗽或呕吐可以引起面部和颈部分批出现淤点；剧烈肌肉收缩如癫痫发作或举重时由于血管压力增加、血管破裂而引起淤斑；高热时由于毛细血管脆性增加也可引起紫癜
	·由血小板减少性紫癜应考虑到有下列 3 种可能性：血小板数量的减少；血小板数量正常，但血小板质量（功能）有缺陷及血小板数量的增加。其中以血小板减少所致的紫癜最为常见，由其所致的紫癜或出血，几乎见于骨髓增生性疾病。必须记住，紫癜患者若血小板计数正常，不应轻易排除由血小板异常所致，必须要有血小板功能检查的实验室依据
	·当已明确血小板减少时，尚需考虑是血小板产生减少还是血小板破坏增加抑或血小板消耗过多。若系血小板减少，则常见于原发性再生障碍性贫血、维生素 B 或叶酸缺乏或骨髓被肿瘤组织、白血病细胞、肉芽肿所取代，或骨髓受到电离辐射及药物抑制等。原发性血小板减少性紫斑、脾功能亢进、结缔组织病及某些感染性疾病等是导致血小板破坏增加的常见病因。由血小板消耗过多（如弥散性血管内凝血）所致的紫癜在临床较为少见

续表

诊断项目	诊断思维
紫癜	·如紫癜病程进展缓慢，有明显色素沉着，又能除外上述各种引起紫癜的病因时，应考虑色素性紫癜
	·在诊断过程中务必注意询问是否有全身其他部位的出血，如鼻出血、牙龈出血、呕血、便血及尿血等症状，应高度予以关注
	·诊断侵入性检查，如静脉穿刺和动脉导管插入术可以引起局部淤斑和血肿；肝素和华法林可以引起紫癜，其中华法林先引起疼痛性红斑，然后出现紫癜部位坏死及结痂，常在使用药物 3 ～ 10d 内出现。手术或其他可影响循环系统、凝血系统、血小板活性或生成的过程的因素，均可以引起紫癜，包括肺脏和心脏手术、放射治疗、化疗、血液透析、多次输注含血小板较少的血液、羧甲淀粉或右旋糖酐等
	·由凝血因子缺乏引起者多为皮下或肌间较深部位出血，局部先有明显疼痛，1 ～ 2d 后局部可见有淤斑，常伴其他部位黏膜和脏器出血等特点
	·血小板＞ 50×10^9/L，常构成损伤后出血；血小板在（10 ～ 50）$\times10^9$/L 之间可有不同程度自发性出血；血小板＜ 10×10^9/L 时可导致严重出血。了解这一数字变化对病情判断有指导意义
	·出血倾向常有下列特点：a. 自发性广泛性（全身各部）或局限性（皮肤、黏膜、关节及肌肉等）出血。b. 轻度外伤或手术后出血难止，如拔牙出血超过 24h 或 3 ～ 4d 后再发生新鲜出血者；手术或小割伤后超量出血或手术 3d 后再发生出血者；轻度挫伤后皮肤青紫＞ 6cm 直径者；多个注射部位发生血肿或皮肤青紫者。c. 出血反复发作，且持续时间较长。d. 一般止血措施疗效较差，但在输入新鲜全血、血浆或特殊血液制剂后可有显著疗效。e. 遗传性出血性疾病常自幼有易出血史，或同家族中有同样的出血患者
	·多发性骨髓瘤在出现紫癜时，容易与某些慢性疾病，如风湿性疾病、慢性结核感染、肾病、慢性肝病，以及 B 细胞恶性疾病，如淋巴瘤、淋巴细胞白血病等相混淆，因为这些疾病均可能检测到 M 蛋白，并且骨髓浆细胞比例可能升高。但应该特别注意的是，尽管此时出现 M 蛋白，但是正常的免疫球蛋白一般是正常的，而且这些疾病的 M 蛋白水平也不像多发性骨髓瘤（MM）那么高，且无溶骨性损害，此种 M 蛋白可随原发病治疗的好转而下降
	·确定出血的性质和病因：对疑有出血倾向的患者，应进步确定其性质和病因，病史和体征是判断出血性疾病病因的重要线索，多数患者能据此做出较为准确的初步诊断

（2）并发症。

① 特发性血小板减少性紫癜可引起出血，如鼻出血、牙龈出血等，甚至可全身出血，如颅内出血、胃肠道出血、视网膜出血及外伤后出血不止等。

② 过敏性紫癜可合并关节红肿及疼痛、腹痛、哮喘及紫癜性肾炎等。

（3）紫癜诊断程序（图 2-33）。

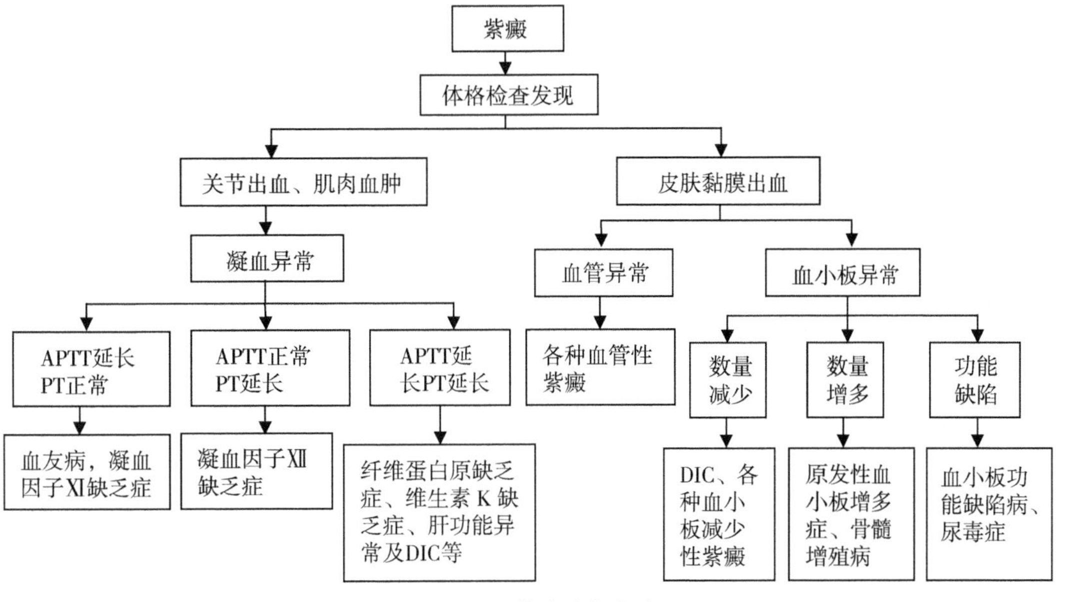

图 2-33　紫癜诊断程序

（4）紫癜病因诊断程序（图 2–34）。

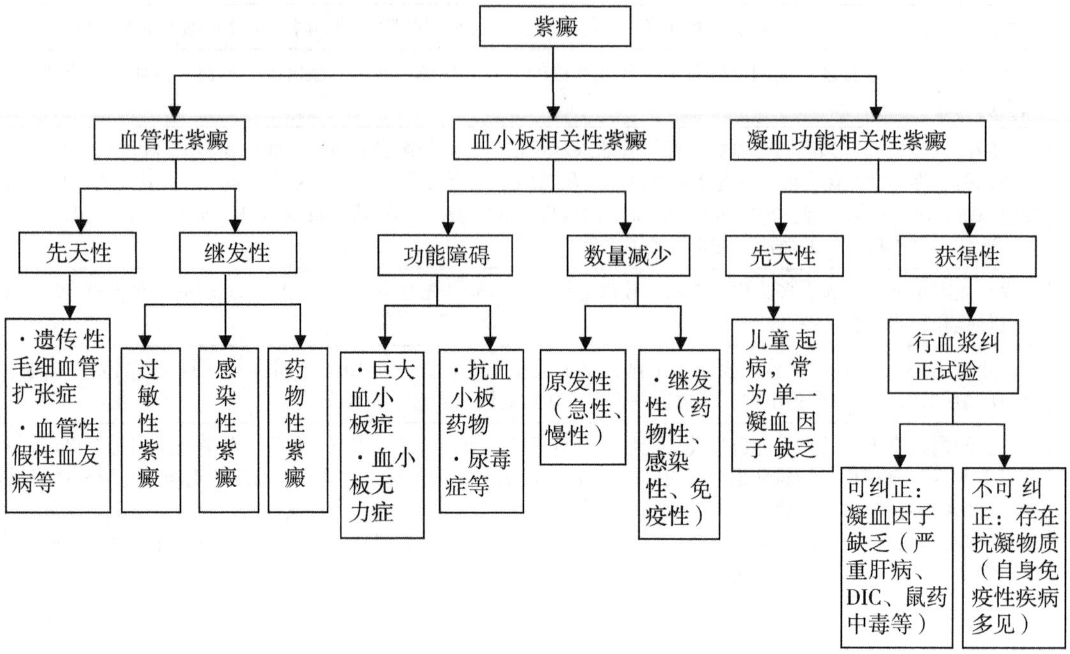

图 2–34　紫癜病因诊断程序

【疾病特点与表现】

（1）继发性血小板异常（表 2–183）。

表 2–183　继发性血小板异常

异常情况	疾病	临床特点
血小板生成减少	急性白血病	贫血、出血、发热、感染及白血病细胞浸润症状，如肝、脾、淋巴结肿大，胸骨压痛等
	再生障碍性贫血	皮肤黏膜出血广泛而严重，表现皮肤紫癜和淤斑，且不易控制。其他部位有消化道出血、血尿、眼底出血（常伴视力障碍）和颅内出血等
	急性放射病	皮肤紫癜，有疲劳、头昏、失眠、皮肤发红、溃疡、出血、脱发、白血病、呕吐及腹泻等
	溶血尿毒综合征	有微血管病性溶血性贫血的特点，伴急性肾衰竭和血小板减少性紫癜
	系统性红斑狼疮	女性多见，偶以血小板减少性紫癜为首发症状。常有面部蝶形红斑、多脏器受累及关节症状
血小板破坏过多	原发性血小板减少性紫癜	可分为急性和慢性，两者临床特征见表 2–184
	脾功能亢进	抵抗力下降，脸色苍白，头昏及心悸，易感染及发热，血小板减少时可有紫癜和出血倾向，脾脏可为轻度、中度及重度肿大
	Evans 综合征	有血小板减少性紫癜的临床表现，同时合并自身免疫性溶血性贫血，Coomb’s 试验阳性

续表

异常情况	疾病	临床特点
血小板消耗增加	弥散性血管内凝血	主要有出血、休克、栓塞及溶血四方面的表现
	血栓性血小板减少性紫癜	以皮肤黏膜为主，表现为淤点、淤斑或紫癜、鼻出血、视网膜出血、生殖泌尿道和胃肠出血，严重者有颅内出血，其程度视血小板减少程度而不一。其他表现包括贫血、发热、黄疸、肝脾大及肾损害等
	遗传性血小板减少症	自小发病，多半有血小板形态异常，有异常出血史及家族史，既往检查血小板数值较低，常规治疗无效，常规输注血小板治疗有效

（2）特发性血小板减少性紫癜（可分为两种类型，各自表现见表2–184）。

表2–184　急性与慢性特发性血小板减少性紫癜的临床表现

分型	急性型	慢性型
临床表现	可突然发生广泛而严重的皮肤黏膜紫癜，甚至大片淤斑和血肿，皮肤瘀点多为全身性，以下肢为多，分布均匀，出血多见于鼻、齿龈，口腔可有血泡，胃肠道及泌尿道出血并不少见，颅内出血少见，脾脏常不肿大	皮肤紫癜以下肢远端多见，可有出血多见于鼻、齿龈及口腔黏膜出血，女性月经过多有时是唯一症状，反复发作可引起贫血和轻度脾大，如有明显脾大，要除外继发性血小板可能性
年龄	2～8岁	年长儿及成年
性别	男女相等	男：女为1：3
前驱感染	1～3w前常有感染史	常无
季节倾向	春季多见	无
口腔黏膜出血	严重者有	常无
病程	<6个月	6个月至数年
血小板计数	常$<20\times10^9/L$	$30\times10^9\sim80\times10^9/L$
嗜酸和淋巴细胞	常增多	不增多
IgA水平	正常	较低
GP Ⅱb/GP Ⅲa	罕见	常见
预后	大多可缓解	少数可缓解

（3）血管壁异常。

①过敏性紫癜：本病多见于儿童及青少年，发病前多有上呼吸道感染症状。病初皮损为散在、略隆起于皮肤的紫癜，可大可小，一般在4～10mm之间。通常经3～4周会自行变成黄褐色，后逐渐消失，但可以再发新紫癜，分布多以下肢伸侧为主。重者可侵犯上肢及躯干。其他表现包括腹痛、呕吐及血便，甚至发生肠套叠或肠穿孔，此症称为Henoch氏型，若并发关节出血及肿痛，则为Schonlein氏型。

②异常蛋白血症：包括有冷球蛋白血症、巨球蛋白血症及高球蛋白血症3种病症。三者皮损均呈片状淤点，偶见淤斑。好发于下肢部位，耳、鼻处及手部并非少见。冷球蛋白血症除上述皮损外。还经常伴有冷性荨麻疹，晕眩、鼻出血及雷诺病症。巨球蛋白血症在淤点出现的同时，可伴有视网膜血管变细及出血、全身贫血、体重降低、肝脾及淋巴结肿大等。单克隆免疫球蛋白血症（MGUS）需与多发性骨髓瘤（MM）进行鉴别（表2–185）。

表 2-185 单克隆免疫球蛋白血症（MGUS）需与多发性骨髓瘤（MM）鉴别

鉴别要点	MGUS	MM
骨髓浆细胞	＜10%，形态正常	异常增生，占有核细胞数＞30%
M 成分	IgG＜35g/L，IgA＜20g/L（水平稳定）	根据不同类型而定，如为 IgG 型，IgG＞35g/L，且伴有免疫球蛋白轻链的增高；如为 IgA 型，IgA 常＞20g/L
正常免疫球蛋白	不减少	减少
骨质病变	无	有
MM 相关症状（贫血、肾功能不全、高钙血症、高黏滞综合征及感染）	无	有
浆细胞标记指数（PCL）	＜1.0%	＞1.0%

③ 皮质类固醇血管性紫癜：长期服用皮质醇类药物者，蛋白质分解代谢亢进，皮肤及血管壁周围结缔组织减少，血管通透性增强，导致紫癜和淤斑，下肢多见。其他表现包括满月脸、向心性肥胖及皮肤紫纹等。

④ 感染性紫癜：见于各种感染，紫癜既可由病原体本身引起，也可由细菌毒素损害毛细血管壁、小血管细菌栓塞、血小板减少和 DIC 等所致，故本病原因是综合性的。感染性紫癜一般较轻，重则可见淤斑。

⑤ 药物性紫癜：常在四肢出现淤点和淤斑，无其他出血症状。除束臂试验可以阳性外，余均正常。停药后紫癜很快消失，若再用此药，紫癜又复出现。引起血管性紫癜的药物有碘剂、阿托品、双氢克尿噻、利血平、奎尼丁、硝酸甘油、戊巴比妥、氯丙嗪、磺胺类、氨基比林、非那西汀及抗凝药物，如阿司匹林、双嘧达莫、吲哚美辛、肝素、双香豆素及尿激酶等。

⑥ 单纯性紫癜：多见于青年女性。自发性出现淤斑或淤点，多发生于下肢，偶见于上肢。淤斑数量少，出现淤斑前局部可有轻微疼痛，不经治疗可自行消退，本病常反复，多在经期发生，随年龄增长可自行痊愈。

⑦ 遗传性家族性单纯性紫癜：本病临床表现与单纯性紫癜相同，但常有家族史，属常染色体显性遗传性疾病。其主要见于女性。

⑧ 直立性（体位性）紫癜：多见于老年人、女性或有下肢静脉曲张者。站立过久，下肢毛细血管淤血、乏氧或血管脆性增加，血液外渗而发生紫癜。静脉曲张者淤斑常发生与扩张的小静脉血管丛一致，上肢下垂过久也可发生，但较少见。

⑨ 血管性血友病：本病为常染色体显性或隐性遗传性疾病，可出现紫癜，但以皮肤淤斑多见，有时于外伤和手术时发生异常出血才考虑是此病所致。

⑩ 色素性紫癜：病因尚未明了，可能与静脉回流障碍以及变态反应有关，可见三种类型，各型临床特点见表 2-186。

表 2-186 常见色素性紫癜临床特点

进行性色素性紫癜性皮病	毛细血管扩张性环状紫癜	色素性紫癜性苔藓样皮炎
初起为群集的针尖大红色淤点，后密集成片并逐渐向外扩展，中心部转变为棕褐色，但新淤点不断发生，散在于陈旧皮损内或其边缘，呈现辣椒样斑点。皮损数目不等，好发于胫前区，呈现对称性色素沉着性斑片，常无自觉症状，有时可轻度瘙痒。本病多见于成年男性，慢性病程，可长达数年至数十年	初起为紫红色环状斑疹，直径 1～3cm，边缘毛细血管扩张明显，出现点状、针头大红色淤点。损害中央部逐渐消退，周边扩大呈现环状、半环状或同心圆样外观。皮损颜色可为棕褐、紫褐或黄褐色。好发于小腿伸侧，女性多见。可自然消退，但其边缘可再发新疹，反复迁延一至数年	皮疹为细小铁锈色苔藓样丘疹，伴紫癜性损害，融合呈境界不清的斑片或斑块，有红斑、鳞屑及不同程度瘙痒，最常发生于小腿，亦可累及在腿、躯干及上肢。多见于 40～60 岁，尤以男性为多。病程可持续数月或数年，少数可自愈

（4）凝血因子异常。

① 血友病为先天性因子Ⅷ、Ⅸ及Ⅺ缺乏，分别称为血友病甲、乙、丙。患者常自幼即有自发地和创面后异常出血的历史，重则伴有持重关节反复出血，致大关节畸形和运动障碍。

② 敌鼠钠盐中毒：由于本药的分子结构近似维生素 K 影响了体内因子的生成，通常在服药 1 ～ 2 周后出现严重的皮肤、黏膜或浆膜腔出血。除淤斑外常有消化道出血、腹痛和尿血等。

（5）紫癜性疾病。

① 维生素C缺乏病：本病为长期性维生素C缺乏所致，主要表现为皮肤毛囊周围出血点或淤点/淤斑，常伴齿龈出血与口臭。皮损多发生于下肢，除口周及齿龈外，眼球结膜也是受损的常见部位。

② 进行性色素性皮病（又称 Schamberg 氏病）：是一种遗传性疾病，临床特点为无炎性点状红斑及淤点，可扩大成片，而后留有色素沉着。初期皮损为红辣椒籽样小点，逐渐融合成片，而后转成红褐色斑，境界清楚，与旧疹存在的同时，周围又可发生新的淤点。皮损部位无自觉症状，多发生在四肢伸侧如足踝部等。病程进展缓慢，常有家族史。

③ 流行性出血热：本病以全身性小血管和毛细血管的充血、出血、变性，甚至坏死变化为特点等，常累及心、肺、肾、垂体及皮肤。发病时出现畏寒、发热、头痛、眼眶痛、腰痛及乏力等，其他表现包括面部、颈部及上胸部皮肤潮红充血、两眼眶水肿、结膜充血与水肿，甚至有出血点，但随着病情发展可出现肾炎、腹膜炎和败血症相类似症状。

④ 病毒感染：大部分紫癜是从红色斑疹或斑丘疹转变而来，常见于麻疹、风疹、传染性肝炎、巨细胞病毒感染、登革热及小核糖核酸病毒感染（Coxsackie 病毒 A9 与 ECHO 病毒 4、7、9 型）等。小儿时期罹患组织细胞增生症 X（如 Letterer–Siwe 病及 Hand–Schuller–Christian 综合征）或 Wiskott–A1drich 综合征也常出现紫癜。

⑤ 流行性脑脊髓膜炎：本病是由脑膜炎双球菌感染所致的一种急性传染病，其主要临床表现是突发高热、剧烈头痛、频繁呕吐，皮肤黏膜淤点、淤斑及脑膜刺激征，严重者可有败血症休克和脑实质损害，常可危及生命。部分暴发起病，可迅速致死。本病可分 4 型，相应临床表现见表 2–187。

表 2–187 流行性脑脊髓膜炎各型临床特点与表现

普通型	暴发型	轻型	慢性型
· 前驱期：主要表现为上呼吸道感染症状 · 败血症期：表现高热、寒战、体温迅速升高达 40℃以上，伴明显全身中毒症状，皮肤黏膜出现淤点，初呈鲜红色，迅速增多，扩大，常见于四肢、软腭、眼结膜及臀等部位 · 脑膜炎期：除败血症期高热及中毒症状外，常伴有剧烈头痛、喷射性呕吐、烦躁不安以及脑膜刺激征 · 恢复期：以关节炎较明显，可同时出现发热，可伴心包炎	· 休克型：严重中毒症状，短时间内出现淤点、淤斑，可迅速增多融合成片。病情可急速恶化，周围循环衰竭症状加重，血压显著下降、尿量减少及昏迷等 · 脑膜脑炎型：主要表现为脑膜及脑实质损伤，常于 1 ～ 2d 内出现严重的神经系统症状，可迅速出现昏迷。颅内压增高，脑膜刺激征阳性， 锥体束征阳性，重者可发生脑疝 · 混合型：可先后或同时出现休克型和脑膜脑炎型的症状	多见于流脑流行后期，病变轻微，临床表现为低热，轻微头痛及咽痛等上呼吸道症状，可见少数出血点。脑脊液多无明显变化，咽拭子培养可有脑膜炎奈瑟菌生长	多见于成人，病程可迁延数周甚至数月。表现为间歇性发冷、发热，每次发热历时 12h 后缓解，相隔 1 ～ 4d 再次发作。每次发作后常成批出现皮疹及淤点。常伴关节痛、脾大、白细胞增多，血液培养可为阳性

⑥ 亚急性细菌性心内膜炎：本病皮损可有 3 种类型。a. 出血点，多分布在下肢，前胸及眼结膜等处，通常是于数日内成批出现（亦可少量发生），消散后可再重新发生。b. 欧氏节结：为本病的较特异之症候，结节为米粒至青豆样大小（5 ～ 15mm），略高出皮肤表面，呈紫红色并有压痛，多分布在四肢远端（包

括掌趾）部位，常可持续数日。c. 伴甲床处的条纹状出血征，且有压痛。

⑦ 消耗性凝血疾病（又称暴发性紫癜）：是由某些败血症、肿瘤或抗凝剂使用不当等致使凝血因子大量消耗而引起，发病常伴发热、休克或昏迷。皮损呈大块淤斑，或成地图样，略隆起于皮肤表面，颜色由鲜红至青蓝，可分布于身体任一部位，但多见于下肢及背部。

⑧ 流行性斑疹伤寒：本病前躯症状常有头痛、疲倦、食欲缺乏及胸痛等。发病骤急，有寒战、头痛及全身疼痛等，体温可达 40℃以上，持续 10 ～ 14d。常于发病第 4 ～ 7d 后出疹，先在胸及背部，尔后扩展至腹腰及四肢处。皮疹呈圆形或椭圆形，直径 1 ～ 4mm，不甚整齐，稍有隆起，呈粉红色丘疹。初起时压诊可褪色，不久则变成暗红色紫癜，严重者呈大块出血斑并融合成片。皮疹与发热持续时间常一致。

⑨ 老年性紫癜：老年人手足或前臂伸侧出现紫斑是由皮肤脂肪萎缩、血管硬化及毛细血管脆性增加所致。若老年人出现紫癜同时伴体重下降或不明原因贫血，应警惕是恶性肿瘤或骨髓功能障碍所致。

⑩ 淀粉样变性：本病紫癜常为自发性的，也可由轻微外伤或擦伤、咳嗽或紧张所致，紫癜好发部位眼睑及其黏膜。

⑪ 自体红细胞敏感性：本病紫癜常伴疼痛，可单独，也可成簇出现，伴局部瘙痒及烧灼感，其他临床表现包括鼻出血、血尿、呕血、月经过多、腹痛、腹泻、呕吐、晕厥、头痛及胸痛等。

⑫ 胆固醇栓子：紫癜常见于周围血管动脉粥样硬化者，多见于身体下垂部位，常发生于抗凝治疗或侵入性血管治疗时，如血管造影术等。其他皮损表现包括特发性白色萎缩、特发性网状青斑、发绀、坏疽、皮肤结节及溃疡等。

⑬ 皮肤色素沉着病：紫癜常由血液慢性淤滞所致，常发生于身体低垂部位。

⑭ 淤滞综合征：本病特征是胳膊、腿或躯干自发性或继发于轻微外伤的周期性出血，可伴疼痛，女性多于男性，尤其是月经期女性。

【相关检查】

（1）询问病史。

① 询问紫癜出现时间、诱因、出血类型、发展速度、就诊情况等。

② 询问与病因诊断和鉴别诊断相关的伴随症状，如发热、头痛、呕吐、其他部位的出血（鼻出血、牙龈出血、咯血或黑便）、关节疼痛、腹痛、荨麻疹及皮肤黏膜毛细血管扩张等。

③ 了解患者的职业，是否有长期接触苯或其他化学物质，有无烟酒嗜好及用药史。

④ 家族史和既往史应重点了解是否有先天性疾病的患者，如马方综合征、血友病及遗传性血小板功能异常等，平素有无特殊过敏史等。

（2）体格检查。

检查并记录生命体征，检查神志、瞳孔改变。是否有面色苍白，牙龈及球结膜是否有出血，观察皮肤紫癜出现的部位、形态、范围大小、性质及对称性及压痛等。相关系统的检查包括肝、脾大小与质地，常规检查束臂试验。

（3）实验室检查。

三大常规、血液生化检查、甲皱毛细血管镜检查、阿司匹林耐量试验、血小板黏附试验、毛细血管脆性（束臂）试验、血块退缩试验、血清维生素 C 定量测定、血小板凝集试验、活化的部分凝血活酶时间（APTT）及凝血因子Ⅱ时间（PT）、血小板第 3 因子活性测定、血小板抗体。骨髓检查很有必要。若考虑有 DIC 时，应做鱼精蛋白试验和 3P 试验等检查。

（4）辅助检查。

毛细血管镜检查。

（5）选择性检查。

① 过敏性紫癜：血小板计数、出凝血时间、凝血因子Ⅱ时间均在正常范围；早期嗜酸细胞增加；尿常规：有无血尿、蛋白尿和管型；免疫学检查：血清 IgA 可增高但无特异性；血清 C_3 和 CH_{50} 多数正常；活动期血循环免疫复合物多增高；可有肾小球滤过率下降和血尿素氮、肌酐升高；表现为肾病综合征者可有血清蛋白降低和胆固醇增高（必要时可行肾活检）。

② 特发性血小板减少性紫癜：急性出血时期或反复多次出血之后，红细胞及血红蛋白常减少，白细胞增高，网织红细胞于大出血后可增多；血小板减少至 $100 \times 10^9/L$ 以下，出血轻重与血小板高低成正比，血小板 $< 50 \times 10^9/L$ 时可见自发出血，$< 20 \times 10^9/L$ 时出血明显，$< 10 \times 10^9/L$ 时出血严重。慢性患者可见血小板形态大而松散，染色较浅；出血时间延长，凝时时间正常，血块收缩不良或不收缩；凝血因子Ⅱ消耗减少，凝血活酶生成不良。血小板极度减少时，由于缺乏血小板第 3 因子，可致凝血时间延长，血小板寿命很短；骨髓象：出血严重者可见反应性造血功能旺盛，急性患者巨核细胞总数正常或稍高；慢性患者巨核细胞多增高；血小板抗体检查主要是血小板表面 IgG（PA IgG）增高。应用核素 51Cr 或 111In 标记血小板输给特发性血小板减少性紫癜（ITP）患者进行测定，其血小板寿命明显缩短。

第十节　皮肤溃疡

组织坏死或外伤所致的深达真皮以下的皮肤破坏和缺损称为皮肤溃疡。

【常见病因】

（1）细菌性疾病：疖肿、痈、蜂窝织炎、汗腺炎、皮肤结核、疥疮、皮肤炭疽 、鼻疽、皮肤白喉、坏死性痤疮、麻风、热带溃疡、分枝杆菌性溃疡、肉芽肿及口腔结核性溃疡等。

（2）真菌性疾病：孢子丝菌病、皮肤隐球菌病、组织胞质菌病、球孢子菌病、曲菌病、放线菌病、奴卡菌病、黄癣、脓癣及皮肤毛真菌病等。

（3）病毒性疾病：手足口病、口蹄疫 。

（4）寄生虫病：皮肤阿米巴病、皮肤蝇蛆病 。

（5）性传播疾病：生殖器疱疹、梅毒、软下疳、腹股沟肉芽肿及性病性淋巴肉芽肿病。

（6）变应性皮肤病：固定性药疹。

（7）血管炎及血管性疾病：糖尿病、结节性多动脉炎、变应性血管炎、血栓闭塞性脉管炎、丘疹坏死性结核疹、硬红斑、坏疽性脓皮病、致死性中线肉芽肿、Wegener 肉芽肿、闭塞性动脉硬化症、淤滞性皮炎及雷诺综合征等。

（8）职业性皮肤病：铬、镍、钠、锌、钴、盐酸硫酸、氢氟酸、氢氧化钠及碳酸钠等。

（9）自身免疫疾病：白塞病等。

（10）肿瘤：湿疹样癌、基底细胞癌、鳞癌、恶性黑色素瘤、皮脂腺癌、恶性组织细胞增生症、毛鞘癌纤维肉瘤、增生性红斑、疣状癌及多发性浆细胞瘤等。

（11）其他：连续性肢端皮炎、结节性脂肪坏死、脂肪肉芽肿 、足穿通性溃疡、阿弗他口腔炎、坏疽性龟头炎及急性女阴溃疡。

【诊断线索】

皮肤溃疡诊断线索（表 2–188）。

表 2–188　皮肤溃疡诊断线索

项目	临床线索	诊断提示
病史、发生部位及特点	·下肢溃疡经久不愈，伴下肢静脉明显曲张	淤滞性溃疡
	·有电镀或某些化工物质接触史，溃疡好发于手指、手背或前臂	职业性溃疡
	·溃疡易发生于外踝部，伴高血压或动脉硬化史	缺血性溃疡（高血压性小腿溃疡）
	·溃疡好发于颈部，且经久不愈，伴低热、盗汗及血沉增快	颈淋巴结核
	·溃疡好发于肛周，伴发热，肝脾及淋巴结肿大，脚骨下端 1/3 交接处压痛	急性粒细胞白血病
	·肛周溃疡伴慢性腹泻（大便呈巧克力色）	阿米巴痢疾
	·小腿伸侧无痛性溃疡，伴“异食癖”	钩虫病性皮肤溃疡
	·手指部的溃疡伴镇痛，触觉存在	脊髓空洞症
	·单侧鼻翼的半月形溃疡伴面神经瘫痪	三叉神经痛手术治疗后
	·冬季手、足、耳及鼻等部红肿、水疱、溃疡，春天后可自行愈合	冻疮
	·女性外阴有多个溃疡、较小而浅，有冶游史	性病性溃疡
	·女性外阴溃疡数目少，破坏深，局部症状明显	急性女性坏疽型溃疡
	·长期卧床不起而发生受压部位或尾骶部溃疡	褥疮
	·溃疡呈穿凿状、蓝白色，底部有白色假膜，强行剥离易出血	皮肤白喉
	·顽固性溃疡经一般治疗无效者（确已除外肿瘤者）	深部真菌病
	·慢性感染性溃疡	慢性链球菌性溃疡、溃疡性皮肤结核病、坏死性红斑、皮肤白喉及深部真菌病等
	·有糖尿病病史，溃疡好发于足部	糖尿病足
急性感染性溃疡	·好发于颈后、头皮、腋窝、臀部及四肢	疖（为深部毛囊周围化脓性炎症）
	·好发于腋窝、腹股沟、脐周及乳晕周围	化脓性汗腺症（多见于青年女性）
	·好发于枕部、躯干、臀部及股部	多发性汗腺脓肿（好发于婴幼儿）
	·好发于小腿及股部，其次为臀部	深部脓疮病（系链球菌感染所致）
	·好发于手指、手背、颈部等处，局部淋巴结肿大，全身中毒症状重	发热
	·好发于外阴部，溃疡边缘不齐，呈锯齿状	软下疳
伴随其他皮肤损害	·伴有结节性皮损	皮肤结核病、麻风、慢性鼻疽、分枝杆菌性溃疡、梅毒、树胶肿、皮肤毛真菌病及组织胞质菌病等
	·伴有瘘管或窦道	放线菌病、皮肤阿米巴病、球孢子菌病、皮肤结核病及性病性淋巴肉芽肿等
	·伴有疣状增生的慢性感染性溃疡	疣状皮肤结核病、着色真菌病及慢性皮肤型芽生菌病等

【诊断思维】

（1）皮肤溃疡临床分型及特点（表 2–189）。

表 2-189　皮肤溃疡临床分型及特点

分型	临床特点
Ⅰ型	溃疡深度范围涉及皮肤，为单纯顽固性皮肤溃疡，简称片型
Ⅱ型	溃疡深度和范围累及肌肉、肌腱、韧带、神经、血管及骨骼等，为显露顽固性皮肤溃疡，简称碗型
Ⅲ型	溃疡涉及范围及深度同Ⅱ型，只是损伤范围的长度远远超过宽度，为盲管样深度皮肤溃疡，简称窦道型
静脉曲张性溃疡	呈圆形或不规则形，边缘坚硬呈斜坡状；腔浅，基底高低不平，有脓性分泌物
结构性溃疡	呈不规则的锯齿状，边缘潜行，底部肉芽苍白，有淡黄色稀薄脓性分泌物，少味
压白性溃疡	褥疮最常见，好发于骶尾部、髂骨及踝部。溃疡圆形，边缘硬及隆起，呈漏斗状，创面肉芽组织松弛，分泌物稀薄，有恶臭
恶性溃疡	不规则形，边缘隆起，外翻呈菜花状，基底不平，易出血，分泌物腥臭
慢性皮肤溃疡	·溃疡多位于结缔组织致密、血运相对较差的部位，如胫前、踝跟及足部 ·原因多为局部软组织损伤及局部瘢痕化严重或早期处理不当导致 ·患者多为老年人，多数因为合并有湿疹，可引起皮肤剧烈瘙痒 ·合并骨、关节、钢板、肌腱等外露，用换药等非手术治疗无法解决 ·邻近关节的皮肤溃疡，长期的慢性炎症，可致关节僵硬强直，甚至炎症波及关节，形成化脓性关节炎，增加治疗难度 ·病程较长、全身情况差或有其他并发症，严重影响溃疡的愈合或治疗效果

（2）皮肤溃疡诊断思维（表 2-190）。

表 2-190　皮肤溃疡诊断思维

诊断项目	诊断思维
皮肤溃疡	·皮肤溃疡的诊断应从下列六大类原因中逐一明确，即感染、外伤、血液循环障碍、营养障碍、肿瘤及其他原因。其中以感染或外伤性溃疡较为多见，多为急性起病，其他原因所致的溃疡大多为慢性过程。长期伴雷诺现象而导致的指（趾）端溃疡常经久不愈
	·中老年人发生经久不愈的皮肤溃疡，经一般治疗无效，应高度警惕皮肤恶性肿瘤的可能性。若条件允许应尽早做组织病理活检予以明确
	·先天性溶血、真性红细胞增多症、血小板减少性紫癜及巨球蛋白血症等血液系统疾病，其皮肤溃疡的临床表现可以早于血液系统疾病明朗化，这意味着皮肤溃疡可以是某些血液系统疾病诊断的早期线索
	·结缔组织病、脂质渐进性坏死、痛风、糖尿病、烟酸缺乏及淀粉样变等疾病，在其病程中都会有发生皮肤溃疡的可能，但通常不是疾病的主要症状。通过病史、体格检查及实验室检查一般都不难诊断。糖尿病引起的皮肤溃疡较为常见，而且部分患者可因此作为首诊症状，故在诊断皮肤溃疡时应常规排除糖尿病，尤其是皮肤的疖、痈及足部的皮肤溃疡
	·发生于上唇或鼻根部的疖肿，易引起静脉窦血栓及脑膜炎，痈常发生颈后或腰背部，易合并败血症或脓毒血症。此外，任何类型溃疡均易发生继发感染而导致全身扩散，在诊疗中必须加以考虑和防范
	·生殖器疱疹是引起生殖器溃疡的常见原因之一，当出现下列任何一项都应高度警惕是 HIV 合并生殖器疱疹：a. 病情严重，病程长，可表现为广泛性、多发性、慢性持续性溃疡及坏死，疼痛剧烈；b. 临床复发更频繁，排毒时间长，可持续一个月以上；c. 并发症多且严重，常合并细菌或白念珠菌感染，易发生疱疹性脑膜炎及播散性 HSV 感染；d. 治疗较困难，对阿昔洛韦易产生耐药性，常需进行病毒抑制治疗时
	·许多皮肤溃疡可由皮肤疱疹演变而来，在诊断时可参见本书疱疹章节
	·皮肤感染性疾病在未破溃形成溃疡前切忌用手挤压，特别是面部三角区（鼻部及唇上、下）的疖肿，以防感染扩展至颅内
	·丹毒和疏松结缔组织炎都是软组织的感染，但是致病的病菌不同，临床症状也不有所不同。丹毒有局部红肿、发热，而疏松结缔组织炎皮下时有水泡、红肿无边界、发展比较迅速及有疼痛感。丹毒是皮肤和网状淋巴管的急性炎症，而疏松结缔组织炎则是皮下、筋膜下和肌间隙的弥漫性化脓感染
	·选择性检查：若皮肤溃疡疑与血液病有关者，应做血液学检查；疑与糖尿病有关者，应做血糖和尿糖检查；疑与梅毒有关者，应做梅毒血清学检查；疑与感染有关或疑有继发感染者，应做溃疡分泌物或脓液的病原微生物学检查，如细菌培养、真菌检查、疱疹病毒 DNA 等有助于感染性疾病的诊断

（3）并发症。

① 继发感染导致败血症或脓毒血症。

② 经久不愈易形成窦道或瘘。

③ 形成瘢痕。

④ 深部溃疡易引起神经受损。

（4）皮肤溃疡诊断程序（图 2-35）。

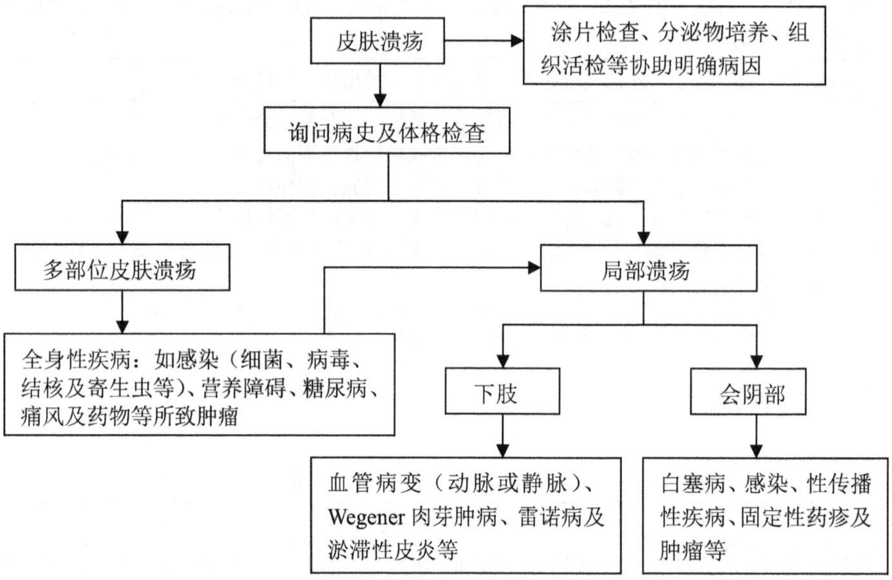

图 2-35　皮肤溃疡诊断程序

【疾病特点与表现】

（1）常见皮肤溃疡性疾病。

① 皮肤疖肿：金黄色葡萄球菌是最常见的致病菌。肛门生殖器部位的复发性疖可继发于厌氧菌感染。最初，局部出现红、肿、痛的小结节，以后逐渐肿大，呈锥形隆起。数日后，结节中央因组织坏死而变软，出现黄白色小脓栓；红、肿、痛范围扩大。再数日后，脓栓脱落，排出脓液，炎症便逐渐消失而愈。面部，特别是所谓“危险三角区”的上唇周围和鼻部疖，如被挤压或挑破，感染容易沿内眦静脉和眼静脉进入颅内的海绵状静脉窦，引起化脓性海绵状静脉窦炎，出现波及眼部及其周围组织的进行性红肿和硬结，伴疼痛和压痛，其他表现包括头痛、寒战、高热甚至昏迷等，病情十分严重，死亡率很高。

② 痈：是一种较严重皮肤和皮下组织的化脓性感染。当身体抵抗力降低时，皮肤上的金黄色葡萄球菌同时侵入几个邻近毛囊和皮脂腺所造成。好发于颈项和背部，起病初期局部皮肤肿胀、紫红、疼痛范围扩大，与周围组织界限不清，在中央部表面有多个黄白色的脓头（此为痈的特点），破溃后溃疡呈蜂窝状。随之中央部皮肤、皮下组织逐渐坏死、溶解、塌陷，像“火山口”，内有脓液及大量坏死组织。其他表现包括畏寒、发热、食欲不振等全身症状。

③ 蜂窝织炎：致病菌为溶血性链球菌和金黄色葡萄球菌，少数可由流感杆菌、大肠杆菌、肺炎链球菌和厌氧菌，局部呈现为红、肿、热、痛，红色较暗无明显界限，中央部颜色较周围深；中央部常因缺血发生坏死而形成溃疡。部位表浅者症状明显，部位深者常只有局部水肿及深压痛。由产气的厌氧菌

所引起的急性疏松结缔组织炎，局部可闻及捻发音。其他表现包括可伴有高热、寒战、头痛、全身无力、白细胞计数增加等。

④ 丹毒：是皮肤和网状淋巴管的急性炎症，多由乙型溶血性链球菌的感染引起，好发于面部和下肢，起病急，常有寒战、高热、头痛等全身症状，局部出现红疹，色呈玫瑰，形态不规则，与正常组织分界清楚，略隆起，时有水泡，压可褪色，有烧灼感，炎症向四周扩散，中心部逐渐褪色呈棕黄色，有落屑。可形成深部化脓和组织坏死而发生溃疡。常伴区域淋巴结肿大、疼痛及压痛等。

⑤ 汗腺炎：为发生于大汗腺部位的感染，女性多见，主要发生于腋窝、外生殖器腹股沟和肛门周围，炎性硬结破溃后，排脓形成溃疡，愈后结疤。

⑥ 寻常狼疮：为皮肤结核最常见的类型，儿童和青年多见。常见于面部，初为小结节、质软、苹果酱色，可自行破溃形成溃疡，愈后形成萎缩性瘢痕，其周可出现新的皮损，不痒不痛，病程为慢性。

⑦ 疼痛性皮肤结核：为皮肤下方的淋巴结、骨及关节的结核病灶，经淋巴蔓延至皮肤，发病常先有淋巴结结核，以颈部上胸多见，其次为腋下及腹股沟。初为皮肤结节，质硬，粘连融合成块，出现干酪样坏死，软化破溃后形成漏管或溃疡。

⑧ 麻风溃疡：系神经功能障碍所引起的营养性溃疡，好发于足底、足跟及四肢关节，溃疡呈穿凿状、无痛、基底暗红肉芽陈旧，不易出血，表面有腐败坏死组织，常伴周围浅神经粗大，其他表现包括皮肤干燥、无汗、脱发及感觉障碍等。

⑨ 孢子丝菌病：溃疡好发于四肢，在侵入处产生不红不痛的皮下结节，软化后破溃形成溃疡，愈后结痂。随后损害可沿淋巴管向上蔓延，呈条状且分布数目可多可少。

⑩ 皮肤隐球菌病：为新型隐球菌引起，开始为软疣样或粉刺样，丘疹结节脓肿不久中央溃破，边缘界限清楚，无红晕，数个皮损可融合成较大溃疡，好发于面部、颈部、胸部及四肢。真菌培养阳性。

⑪ 组织胞质菌病：临床可分为肺部组织胞质菌病与播散性组织胞质菌病，临床特点与表现见表 2–191（引起皮肤溃疡多见于播散性组织胞质菌病）。

表 2–191　组织胞质菌病分类及临床特点

肺部组织胞质菌病	播散性组织胞质菌病
吸入带菌的尘埃，可引起急性感染。绝大多数无症状，愈后只留下钙化点。少数可有轻度症状，如干咳、胸痛、呼吸困难、声音嘶哑，中度感染有发热、盗汗、体重减轻，稍有发绀，偶有咯血。在流行地区部分患者由于吸入大量孢子，突然发生较严重症状，如高热、剧烈胸痛，呼吸困难，类似急性肺炎。慢性患者以男性多见，表现为咳嗽、多痰、咯血、低热及逐渐衰弱等	多呈良性病程，在脾，肝和其他单核巨噬细胞系统内有许多粟粒性钙化灶，愈合后形成与结核相似的钙化灶。进行性或播散性多见于成人，肺部症状较轻，肝脾大，可有贫血及体重下降。暴发型大多见于儿童，特别是婴儿，可迅速导致死亡。少数病例可以转为慢性，表现为皮肤黏膜溃疡或肉芽肿，出现于口腔、舌、咽喉、胃肠、外生殖器或皮肤，累及骨和关节

⑫ 放线菌病：由皮肤直接接触病原菌而致病（称皮肤放线菌病），可位于躯体各部位。初起为皮下结节，软化后破溃成窦道，可向四周扩展，呈卫星状皮下结节。破后成瘘管，脓中有“硫磺颗粒”。病呈慢性。亦可侵入深部组织，局部因纤维化、瘢痕形成而变得很硬。本病可累及多器官，表现多样，见表 2–192。

表 2-192 放线菌病临床特点与表现

分类	特点与表现
面颈部放线菌病	最常见，可先于口内寄生而发病。病原菌可由龋齿或牙周脓肿、扁桃体病灶等处入侵，好发于面颈交界部，表面皮色暗红或棕红，以后形成脓肿，局部板样坚硬，脓肿穿破成许多排脓窦道，排出脓液中为“硫磺颗粒”。病变可扩展至颅、颈、肩和胸等处，累及咀嚼肌时可致牙关紧闭，后期可致其下方骨膜炎及骨髓炎
胸部放线菌病	病原菌经呼吸道进入肺而致病，亦可由相邻部放线菌病直接波及，常侵犯肺门或肺底，呈急性或慢性感染表现，如不规则发热、胸痛、咳嗽、咳痰带血、盗汗及消瘦等。累及胸膜可致胸膜炎、脓胸，可形成排脓瘘管，脓中有“硫磺颗粒”，可伴胸膜粘连和胸腔积液，致可心包炎
腹部放线菌病	病原菌由口腔吞食侵入肠黏膜而致病，也可由胸部病变直接波及。好发于回盲部，如急性、亚急性或慢性阑尾炎表现，局部肿块板样硬度，后则穿破腹壁成瘘，脓中可见“硫磺颗粒”，可伴发热、盗汗、乏力及消瘦等全身症状，也可累及腹部其他脏器，如胃、肝、肾等，或波及脊椎、卵巢、膀胱、胸腔，或血行播散侵及中枢神经系统
脑型放线菌病	·局限型：包括厚壁脓肿及肉芽肿等，多见于大脑，亦可累及第三脑室、颅后窝等处，引起颅压升高。颅脑受累可致头痛、恶心、呕吐、复视、视盘出血等 ·弥漫型：呈单纯脑膜炎或脑脓肿，也可呈硬膜外脓肿、颅骨骨髓炎等

⑬ 黄癣及脓癣：为头部真菌感染，可有浅溃疡发生。真菌镜检培养可确立诊断。

（2）血管性疾病。

① 糖尿病：a. 神经性溃疡，常见于反复受压的部位，如跖骨头的足底面、胼胝的中央，常伴有感觉的缺失或异常，而局部供血正常；b. 缺血性溃疡，多见于足背外侧、足趾尖部或足跟部，局部感觉正常，但皮肤温度低、足背动脉和（或）胫后动脉搏动明显减弱或不能触及。

② 结节性多动脉炎：本病皮损表现为多样性，可有红斑、结节、溃疡、坏疽、青紫、网状青斑及荨麻疹等。皮下结节是本病的典型特征，直径 1 ～ 2cm，沿血管壁成串或线状反复出现，急性期有触痛及红斑。多见于下肢，是由小动脉瘤栓塞或过度纤维化所致。

③ 血栓闭塞性脉管炎：由于患肢长期慢性缺血，组织发生营养障碍，表现为皮肤干燥、脱屑、皲裂、汗毛脱落、趾（指）甲增厚、变形和生长缓慢、小腿肌肉松弛、萎缩、周径变细。病情发展可导致肢端组织严重缺血，终至引起溃疡或坏疽，多为干性坏疽，最初出现于 1 个或 2 个趾的末端或趾甲旁，逐渐累及整个足趾。

④ 丘疹坏死性结核疹：初起为散在的淡红色或鲜红色米粒大的丘疹，渐增大至高粱粒或豌豆大，色呈褐红或暗红，不久中心坏死，覆盖褐色固着痂皮，除去后可见小溃疡。

⑤ 硬红斑：参见皮下结节章节。

⑥ 闭塞性动脉硬化症：是常见老年性动脉系统疾病，临床特点有肢体发凉，麻木及间歇性跛行，行走时运动肌肉疼痛、紧张无力，休息后可迅速缓解（5min 之内），疼痛呈挤压感多发生于腓肠肌；皮肤苍白，体表温度降低，动脉搏动减弱或消失。其他表现包括皮肤干燥、脱屑脱毛、趾甲增厚、肌肉萎缩等。严重缺血时可发生肢端干性坏疽，并发感染后组织溃烂坏死。

（3）下肢皮肤溃疡。

① 小腿溃疡：多见于 40 岁以上者，常见原因有长久站立或负重、跌扑、外伤及湿疹抓破等。好发于小腿下 1/3 的踝内侧。开始由于静脉曲张或静脉功能不全表现为局部淤血，继而发生浅溃疡，大小及形状不定，渐扩大加深，周围皮肤色素沉着，并见鳞屑及湿疹样改变。其他表现包括疮面暗红、秽臭、经久不愈、自觉疼痛，红肿、流脓、下肢酸沉及发热等。

② 雷诺病：多见于女性，好发于双手，由阵发性小动脉痉挛所致，双手末端皮肤苍白，继而发绀，然后变为红色，其他表现包括肿胀、麻木、发冷或刺痛，特点是反复发作后，使肢端发生点状坏死而引

起溃疡。

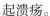

③ 下肢静脉曲张：本病多见于经常站立或下肢用力过多的成年人，于下肢静脉曲张后发生溃疡，患肢肿胀，局部皮肤湿疹样变，逐渐在下肢近深关节处形成慢性溃疡，周围常有色素沉着，多为慢性病程。

④ 变应性血管炎：轻者仅有皮损，数周可愈。严重者可有多脏器受损，甚至可危及生命。常有关节肌肉疼痛等症状，少数病例有不规则发热，皮损可为多形性、红斑、结节、紫癜、风团、血疱、丘疹、坏死及溃疡等，多见于两膝下。

⑤ 闭塞性血栓性脉管炎：本病好发于下肢，表现有下肢麻木、苍白、发作性疼痛、间歇破行、足背动脉搏动减弱或消失，严重者出现肢端溃疡及干性坏疽。多见于男性吸烟的青壮年。

⑥ 肉芽肿性血管炎：既往称韦格纳肉芽肿病，全身症状明显，鼻咽、气管可发生多个结节，鼻部结节通常溃破形成溃疡，可侵及肺实质。肉芽肿多发于下肢伸侧，其中央可发生坏死性溃疡，亦可有红斑、紫癜及出血性皮疹等。病变常累及小动脉、静脉及毛细血管，除有鼻咽和鼻窦炎外，常伴有肺病变和进行性肾衰竭的表现。本病需与肺出血－肾炎综合征（Goodpasture syndrome）进行鉴别，见表 2-193。

表 2-193　肉芽肿性血管炎与肺出血－肾炎综合征的鉴别

鉴别要点	肉芽肿性血管炎	肺出血－肾炎综合征
不同点	· 多器官受累 · 鼻、口腔受累，易发生肺空洞 · 血管周围多形细胞浸润（炎性肉芽肿）	· 很少累及其他器官 · 肺多为渗出性病变 · 基膜抗体阳性
共同点	肺、肾脏损害及尿检异常等	

⑦ 致死性中线肉芽肿：本病多发于 20 ～ 50 岁男性，病因不明。皮肤损害好发于面部，尤其是鼻中隔上出现进行性破坏性肉芽肿性溃疡，可波及至面部和颅底部，甚至出现毁容性破坏。

⑧ 坏疽性脓皮病：触痛性结节红斑，初为红色，以后中央呈蓝色，最终形成溃疡。皮损可累积全身，主要累及腿、臀、面、唇、口腔、眼睑及结膜等部位，可出现脓疱和侵蚀性水疱。急性期可出现毒血症状和发热。

⑨ 淤滞性皮炎：除由深部静脉血栓可呈急性发作外，常起病缓慢。先开始于小腿下 1/3 出现轻度水肿，休息后可消退，站立或行走时间长又复现。渐起红斑或褐红色斑片，也可呈紫癜样或圆形样斑片，边界较清楚，自觉瘙痒，其上轻度糜烂和结痂等，常反复发作或加重，以冬季为甚。

（4）生殖器溃疡。

① 白塞病：本病溃疡常见于龟头、阴道、大或小阴唇及尿道，亦可发生于子宫颈（累及小动脉会引起阴道出血），男性可引起睾丸炎或附睾炎，甚至可发生阴囊静脉坏死破裂，局部淋巴结常肿大。出现眼部病变时可伴视力下降等症状。口腔溃疡多位于口唇、舌、颊部黏膜等部位，反复发生是其特点。有利于本病诊断症状有：关节痛或关节炎、皮下栓塞性静脉炎、深部静脉栓塞、动脉栓塞和（或）动脉瘤、中枢神经系统病变、消化道溃疡和家族史。

② 梅毒性硬下疳：本病与软下疳十分相似，各自特点见表 2-194。

表 2-194　梅毒性硬下疳与软下疳的鉴别

鉴别要点	梅毒性硬下疳	软下疳
潜伏期	2 ～ 4w	2 ～ 5d
损害数目	单发者多见	多个

续表

鉴别要点	梅毒性硬下疳	软下疳
溃疡形状	圆形或椭圆形	不规则形
边缘	光滑隆起	穿凿凹陷
基底	光滑或苔藓样	不平坦，呈颗粒状
硬度	软骨样硬度	柔软
分泌物	浆液纤维素性	污秽
自觉疼痛	无	疼痛
附属淋巴结	肿大、硬韧，不化脓破溃	红、肿、热、痛，可化脓破溃
病原体	苍白螺旋体	Ducrey 杆菌
梅毒血清反应	阳性	阴性

③ 生殖器疱疹：外生殖器或肛门周围出现群簇或散在的小水疱，2 ~ 4d 后破溃形成糜烂或溃疡，自觉疼痛，原发皮损消退后皮疹反复发作，复发性生殖器疱疹较原发性全身症状及皮损轻，病程较短。其他表现包括发热、头痛及乏力等。

④ 急性女阴溃疡：主要发生于青年女性，发病前先有轻重不等的前驱症状，如全身不适、疲乏、体温升高及白带增多等，继之阴部灼热、瘙痒、迅速形成溃疡，并有剧痛。

⑤ 坏疽性龟头炎（又称崩溃性龟头炎）：病因有动脉栓塞、糖尿病、免疫缺陷病或年老体弱等，偶为硬下疳、软下疳的并发症。病初于龟头和包皮，逐渐向阴茎体扩散，可达阴茎根、阴囊和耻区。溃疡边缘高起，质稍硬，基底为肉芽组织，易出血，表面积聚较厚的一层分泌物，有时形成脓痂，四周皮肤暗红色，可伴水肿或附近淋巴结肿大。严重者引起阴茎溃疡、坏死和脱落等。

⑥ 生殖器念珠菌感染：临床特点与表现见表 2–195。

表 2–195　生殖器念珠菌感染的临床特点与表现

念珠菌性包皮龟头炎（男性）	念珠菌外阴道炎（女性）
病初龟头和包皮表面水肿、充血，尿道口周围发红并出现创面、糜烂，并可发展成浅表的溃疡，有脓性分泌物流出，患者自觉阴茎头处发痒或有灼热感，随后疼痛。溃烂后可流脓、味臭。严重者可波及阴茎体、阴囊、股内侧及腹股沟等处，常表现乏力、低热、腹股沟淋巴结肿大及压痛	外阴瘙痒，有臭味豆渣样白带是该病的主要症状。可伴外阴烧灼感，尿急、尿痛和性交痛。症状严重时坐卧不宁，痛苦异常。外阴肿胀，局部表皮可剥脱，抓痕。小阴唇内侧及阴道黏膜附有白色膜状物，擦除后可见阴道黏膜红肿或糜烂面及浅表溃疡

⑦ 固定性药疹：起病急，皮损为孤立性或数个境界清楚的圆形或椭圆形水肿性红斑， 1 ~ 4cm 直径大小，重者红斑上可出现大疱，有痒感，多无全身症状，皮损可发生在皮肤任何部位，多位于唇、口周、龟头及肛门等皮肤黏膜交界部位，因糜烂或继发感染而引起疼痛。部分皮损痊愈后可留有长时间色素沉着。

⑧ 尖锐湿疣：典型皮损为生殖器或肛周等潮湿部位出现丘疹，乳头状、菜花状或鸡冠状肉质赘生物，表面粗糙角化。男性多见于包皮、系带、冠状沟、龟头、尿道口、阴茎体、肛周、直肠内和阴囊；女性常发生于大小阴唇、后联合、前庭、阴蒂、宫颈和肛周等处。

（5）肿瘤性疾病。

① 鳞状细胞癌：本病生长较快，早期即形成溃疡。有的呈结节样或菜花状，向深部侵犯较小，基

底可移动；有的呈蝶状，向深部浸润较明显，破坏性大，常累及骨骼。合并化脓性感染时常伴恶臭、疼痛及转移性区域淋巴结肿大，头部巨大鳞状细胞癌者，脓性分泌物较多，易出血，常发生颈部淋巴结转移。

② 基底细胞癌：50 岁以上多发，好发于眼眶、内眦、鼻、颊、前额及手背部。起病时常无症状，初期多为基底较硬的斑块状丘疹或疣状隆起，而后破溃为溃疡，多不规则、边缘隆起、似火山口及底部凹凸不平。本病生长缓慢，转移者极少。

③ 鳞状细胞癌：30 ～ 50 岁年龄多发，发病快，常在短期内快速生长。好发于下唇、舌、鼻或外阴，多发于皮肤黏膜交界点，溃疡边缘隆起、红硬、呈环状或菜花样外观，周边炎性反应显著，多有区域淋巴结肿大。

【相关检查】

（1）病史采集要点。

① 询问皮肤溃疡发生的诱因，是否有局部皮肤颜色改变。

② 与疾病诊断和鉴别诊断相关的伴随症状，如发热、寒战及皮肤损害、心肺症状、恶心、呕吐、腹痛、腹泻、下肢活动障碍及间歇性跛行等。

③ 既往史重点询问糖尿病、甲状腺功能亢进或功能减退、动脉硬化、性病及特殊用药史。

（2）查体重点。

① 记录生命体征，全身有无水肿，重点检查皮肤溃疡的形态、表面附着物、周围红肿、触痛及气味等。

② 是否有淋巴结肿大，鼻腔及口腔黏膜是否有溃疡，注意肝脾大、腹部压痛、触及包块及下肢血运情况，有无指（趾）缺血坏死及四肢关节肿胀等，观察阴囊、会阴部有无皮损等。

（3）实验室检查。

三大常规、血液生化、局部皮损镜检及培养。

（4）辅助检查。

疑及肿瘤、慢性肉芽肿、结核病、麻风或真菌感染有关者应做病理组织活检。

第十一节　皮肤毛细血管扩张

皮肤毛细血管扩张是指皮肤血管（包括小静脉、毛细血管和小动脉）的扩张，是一种发生在面部或躯干部位的皮肤损害，大多数是后天性的，也有部分是先天性的，多发于女性，临床表现为面部的丝状、点状、星芒状或片状红斑。

【常见病因】

（1）先天性毛细血管扩张。

遗传性出血性毛细血管扩张（常染色体显性遗传）、共济失调毛细血管扩张症（常染色体隐性遗传）、Bloom 综合征（为常染色体隐性遗传）、Goltz 综合征（常染色体隐性遗传）、先天性毛细血管扩张性大理石皮肤病及蜘蛛痣（先天性，也可为获得性）。

（2）老年性毛细血管扩张症。

（3）继发性毛细血管扩张症。

① 先天性遗传性：先天性皮肤异色症、先天性角化不良症及着色性干皮病等。

② 血管性疾病：血管瘤、血管纤维瘤、血管萎缩性皮肤异色症、静脉曲张、结节性多动脉炎及肢端动脉痉挛症等。

③ 物理性：慢性放射性皮炎、日光性皮炎、炼钢工人及炊事员等长期高温作业者等。

④ 内分泌：糖尿病性类脂质渐进性坏死、酒渣鼻、孕妇及肝病雌激素异常等。

⑤ 免疫性：红斑狼疮、硬皮病、皮肌炎、化妆品或护肤品使用不当等。

⑥ 其他：系统性肥大细胞增多症、肉样瘤病、嗜酸性肉芽肿、乳腺癌及瘢痕疙瘩等。

【诊断线索】

皮肤毛细血管扩张（表 2–196）。

表 2–196　皮肤毛细血管扩张

临床线索	诊断提示
· 年轻女性，指甲皱襞处呈现毛细血管扩张，呈斑片状	系统性红斑狼疮
· 常发生在鼻翼或鼻尖，局部有痤疮发生	酒渣鼻
· 毛细血管发生在甲根部，且有杵状指（趾）及骨关节疼痛	肺癌
· 全身皮肤干燥、口干或泪少及肢端呈现雷诺现象	干燥综合征
· 好发于舌下及口底部，伴反复不明原因的消化道出血	遗传性毛细血管扩张症
· 眼与皮肤毛细血管扩张、小脑共济失调、复发性鼻窦炎或肺炎等	共济失调毛细血管扩张症
· 幼年发病，面部毛细血管扩张，伴色素增深和瘢痕，进行性耳聋等	Cockayne 综合征
· 面部毛细血管扩张，皮肤对光敏感性强，体型矮小，上外门齿缺如	Bloom 综合征（毛细血管扩张综合征
· 好发于女性的臀部、腋窝及股部等处，且有色素加深，伴有棕红色筛状皮肤萎缩斑及黏膜红褐色乳头状瘤	局限性真皮发育不良（Goltz 综合征）
· 面部与下肢毛细血管扩张，伴满月脸及向心性肥胖	皮质类固醇性毛细血管扩张
· 中年肥胖女性于躯干和四肢出现广泛的持久性红色斑疹，色素增生	持久性斑疹性毛细血管扩张症
· 糖尿病患者伴有毛细血管扩张	糖尿病性类脂质渐进性坏死

【诊断思维】

（1）毛细血管扩张诊断思维见表 2–197。

表 2–197　毛细血管扩张诊断思维

项目	诊断思维
毛细血管扩张	· 毛细血管扩张指皮肤或黏膜表面的这些血管呈丝状、星状或蛛网状改变，为鲜红色，玻璃片压迫后不褪色。蜘蛛痣也是一种特殊类型的毛细血管扩张，其特点是肉眼可见痣体周围的毛细血管扩张，呈放射状排列，用大头针的针柄压在毛细血管中央的痣点，周围毛细血管网消失，玻片压诊可见搏动
	· 毛细血管扩张可以单发或多发，缓慢发展，或发生后无明显增大，可限于某部位，也可范围广泛，既可呈局部改变，也可以是某些疾病的特殊表现形式。大多不能自行消退，良性经过，影响美容。毛细血管扩张可分为原发（如血管痣、遗传性良性毛细血管扩张等）和继发（如硬皮病、酒渣鼻等疾病）
	· 正常人的鼻翼两侧颧部因风吹日晒会有轻度毛细血管扩张属正常范围，毛细血管扩张者若无系统性疾病，常提示泛性特发性毛细血管扩张，无临床意义。若出现较大范围的扩张则属某些疾病的表现

续表

项目	诊断思维
毛细血管扩张	·某些皮肤疾病可伴有局限性毛细血管扩张，如小丘疹性结核疹、基底细胞癌、皮肤寻常狼疮皮脂腺瘤等。再如蜘蛛痣常见于肝脏病及妊娠，可能与雌激素有关；毛细血管扩张性红斑狼疮为红斑狼疮少见的类型，可能与光敏和自身免疫机制所致的血管功能紊乱有关；持久性斑疹性毛细血管扩张症为色素性等麻疹的特殊类型；干燥综合征可能与高 γ-球蛋白有关；毛细血管扩张性环状紫癜病因不明，属淋巴细胞围管性毛细血管炎。总之这类疾病通常都有相应皮损或自身表现，故只要仔细检查，通常不易被混淆
	·发现毛细血管扩张时，注意有无皮肤色素沉着，可使诊断进一步缩小范畴，从而提高诊断率。如在诊断先天性毛细血管扩张症这组疾病，若无皮肤色素沉着，提示遗传性毛细血管扩张症、共济失调毛细血管扩张症及 Bloom 综合征；若有皮肤色素沉着，常见于 Cockayne 综合征、Goltz 综合征及毛细血管扩张性环状紫斑。若系原发性毛细血管扩张，而无皮肤色素沉着者，应考虑泛性毛细血管扩张症、老年性毛细血管扩张症及蜘蛛状毛细血管扩张症
	·不典型的遗传性出血性毛细血管扩张症，皮损易发生于身体上部，分布广泛，对称，有出血倾向。伴系统性疾病的毛细血管扩张，有各系统性原发病表现
	·胃肠道出血是遗传性出血性毛细血管扩张临床上最常见的并发症，行纤维胃镜可见典型的毛细血管扩张，肺动静脉瘘者，有反复咯血、缺氧所致发绀、继发性红细胞增多症和杵状指（趾）等，出血可以为自发性出血或轻微损伤后出血不止，反复多次的出血，可造成继发性贫血，出现头晕、眼花、心悸及乏力等表现

（2）毛细血管扩张诊断程序（图 2-36）。

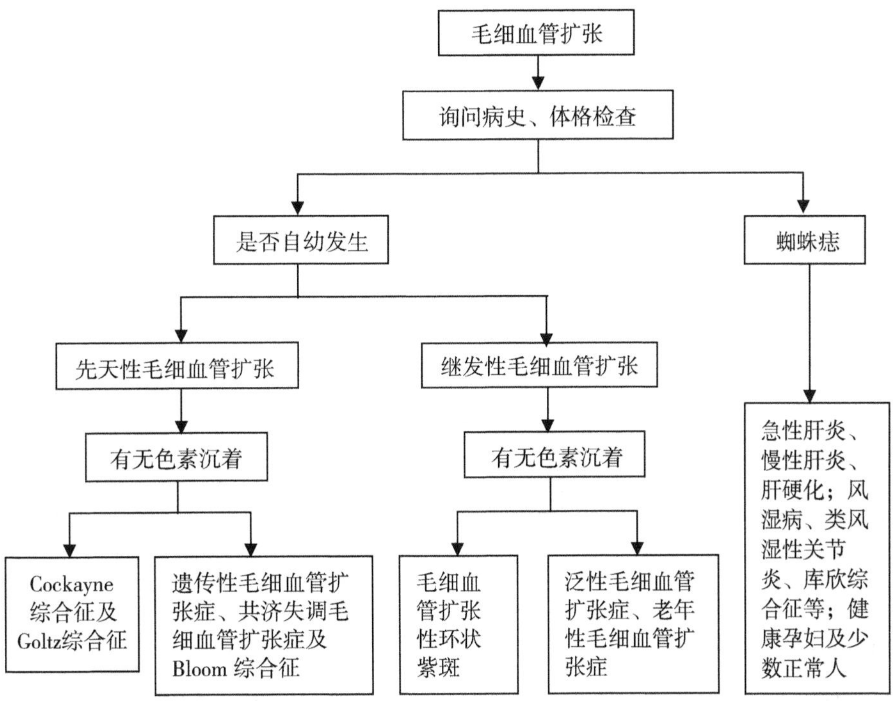

图 2-36　毛细血管扩张诊断程序

【疾病特点与表现】

（1）先天性毛细血管扩张性疾病。

① 毛细血管扩张症：本病是毛细血管先天性畸形，多自出生时或生后不久发生于面、颈、枕后及头皮部。可单侧，散发，多发，亦可双侧。最初皮肤或黏膜上有一个大小不一，呈淡红色、暗红或紫红色的皮损，自针尖大小至累及一个肢体或半侧躯干。哭闹后颜色加深，界限清楚，形状各异，不高出皮肤，压迫后部分或全部褪色，表面光滑，有压痛及可破溃。随年龄增长可有结节状损害，多数发生于小腿和足部。

② 蜘蛛状毛细血管扩张：多见于正常儿童、孕妇及肝病患者。病因不明，可能与雌激素有关。皮损形态似蜘蛛，肉眼可见放射状毛细血管扩张，似蜘蛛足。稍隆起，压后可见动脉性搏动。大小不等，大至直径 1 ～ 1.5cm。好发于面部、颈部、手部，亦可发生于躯干上部。多数为单发，常在一侧，如多发者，有必要除外肝病。如发生在鼻黏膜、唇部的蜘蛛状毛细血管扩张，难与遗传性出血性毛细血管扩张鉴别，如发生于儿童，多数持续存在，难以自然消退；如发生于孕妇，常在分娩后 6 个月左右消失，如再次妊娠，有在原处复发的可能。

③ 遗传性出血性毛细血管扩张：典型皮肤损害为点状鲜红、紫红色斑疹或斑丘疹。一般直径＜ 4mm，也可表现为线状或蜘蛛状毛细血管扩张，界限清楚，压迫后变白，松开很快可复原。此皮损多持续存在而不能自行消退。典型有诊断意义的皮肤损害为手背成簇、细小的毛细血管扩张及紫红或鲜红色小点。皮损好发于面部、耳部、躯干上部、甲床、唇、舌或鼻黏膜。亦可累及内脏器官如消化道、肝、脾脏、肺、脑膜及大脑等部位。

④ 共济失调毛细血管扩张症：为常染色体隐性遗传，2 ～ 3 岁发病，特点为小脑共济失调。眼与皮肤毛细血管扩张，初发于球结膜，以后扩展至眼睑、面颊、耳廓、颈及肘窝等部位，伴眼球震颤，常有皮肤咖啡斑、白发及早老症。

⑤ Goltz 综合征：本病出生后即有病变，多见于女性儿童，男性患病常可致死，无家族史。其主要特征为小头畸形，皮肤萎缩及皮肤脂肪疝形成，其皮损边界清楚、菲薄，为凹陷形斑块。本病眼部特征突出，如小眼球或无眼球畸形、斜视、虹膜及脉络膜缺损等。

⑥ Bloom 综合征（又称先天性毛细血管扩张性红斑）：婴儿期发病，为常染色体隐性遗传。有皮肤红斑和毛细血管扩张（面部蝶形分布）、光敏感及侏儒等表现。

⑦ 先天性大理石皮肤毛细血管扩张症：初生时表现为全身性广泛网状青斑，并发蜘蛛痣及血管角皮瘤，随着年龄的增长此现象可消退。

（2）继发性毛细血管扩张症。

① 长期服用皮质类固醇激素可发生毛细血管扩张，外用局部也可发生。

② 毛细血管扩张性红斑狼疮：属红斑狼疮少见类型，可能与日光敏感和自身免疫机制所致的血管改变有关。

③ 持久性斑疹性毛细血管扩张症：为色素型麻疹的特殊类型。

④ 干燥综合征：本病可有皮肤干燥且伴有毛细血管扩张、皮肤部分或完全性无汗，可出现外阴和阴道干燥，严重患者可有阴道灼热感或性交困难。生殖器干燥症常与严重的口腔干燥症同时发生。少数患者可出现毛细血管扩张及非血小板减少性紫癜，此乃高 γ 球蛋白血症所致。

⑤ 毛细血管扩张性环状紫癜：本病初为对称发生的各种形状的毛细血管扩张，往往排列成环状、半环状，亦可呈线状、纹状或匐行状，甚至片状的直径为 1 ～ 3cm 的斑。毛细血管扩张在斑的边缘显著，随后在其内部（中央）出现点状出血和淡褐色色素沉着，出血点的数目较毛细血管扩张的数目为少，对称发生于小腿伸侧面，也可发生于股、前臂、臀及躯干部。

⑥ Cockayne 综合征：本病除有皮肤毛细血管扩张外，主要是以早老为其特征。婴儿期正常，两岁后发病，出现面容苍老、眼球内陷、身材矮小、驼背、肢体屈曲、肌肉瘦削、皮肤对光敏感性增加、暴露部位常发生水泡。其他表现包括视网膜变性、视神经萎缩、传导性耳聋、脑组织及颅内血管有广泛钙化及精神发育迟滞等。

（3）其他。

泛发性特发性毛细血管扩张主要是指患有某种皮肤病（如酒渣鼻等）的人群，也有一些人原因不明确。有了这种皮肤病后，面部非常容易发红，而且在发热、情绪激动、剧烈运动或饮酒时，颜色不但会加深，整个面部还会潮红（红脸、关公脸），很难消退，非常影响美观。

【相关检查】

（1）病史采集要点。

① 询问毛细血管扩张发生的年龄、部位、是一处还是多处，是否有其他皮损或皮肤黏膜干燥，局部是否有瘙痒，牙龈、鼻、口腔等处的出血。

② 询问与疾病诊断和鉴别诊断相关的伴随症状，如发热、关节疼痛、全身不适、疲倦等。

③ 了解患者的饮食情况，是否有挑食或用减肥饮食。

④ 询问患者有无肝病、内分泌疾病史、烟酒史、家族史及用药史，女性患者应询问生育史等。

（2）查体重点。

皮肤毛细血管扩张的形态，是躯干还是分布在四肢或双下肢，皮肤是否有色素沉着。若为蜘蛛痣，应注意检查巩膜黄染、乳房发育、肝掌及肝脾触诊等，双下肢有无水肿，测量患者的身高与体重等。

（3）实验室检查。

三大常规、血液生化检查、细菌需氧和厌氧培养。如果患者有血管壁脆弱，应检查束臂试验，出凝血时间等。怀疑结缔组织病时应做血清免疫学检查。

（4）辅助检查。

腹部B超、MRI检查将有助于诊断。血管造影有确诊价值。

第十二节　皮下气肿

皮下气肿亦被称为组织气肿，指因空气或气体积存于皮下组织而形成的气肿。由于人体内的空气一般来自于胸腔，所以皮下气肿通常在胸腔附近的部位出现，如胸、颈或面部。空气通常沿着筋膜进入到其他组织。检查时可见局部或大范围的皮肤隆起，既无发红也无触痛，皮下气肿的质感像纸巾或米饼，按压时会发出微小噼啪的声音或有一种特殊的细小爆裂感（酷似握雪感），或用听诊器按压皮下气肿部位时，可听到类似捻动头发的声音，称为皮下捻发音。

【常见病因】

（1）气胸。

① 原发性（特发性）气胸。

② 继发性气胸：

a. 胸部外伤。胸部穿透伤、肋骨骨折等。

b. 慢性肺部疾病。慢性阻塞性肺气肿或炎症后纤维病灶（如硅沉着病、慢性肺结核、弥漫性肺间质纤维化及囊性肺纤维化等）。

c. 气管、支气管或食管破裂（空气可直接从破裂口进入纵隔，再经胸骨上凹扩散至颈、面和胸部皮下组织）。

d. 各种原因引起的气胸或纵隔气肿。

e. 肺部感染。金黄色葡萄球菌、厌氧菌、产气杆菌、革兰阴性杆菌感染、真菌或寄生虫感染。

f. 肺部其他疾病。肺癌、结节病、小儿郎格罕斯细胞性组织细胞增生症、肺淋巴管平滑肌瘤病及艾滋病等。

g. 医源性。腹腔镜、胸腔镜手术、不恰当的使用胸腔闭式引流及机械通气及手术或操作等。

（2）全身组织创面。

（3）其他。

气性坏疽、炭疽、食管破裂、气管异物、拔牙、喉刺伤及直结肠损伤等。

（4）下颈部皮下气肿。

咽部及颈部食管闭合性损伤、郎格罕细胞性组织细胞增生症、食管损伤及外伤性食管穿孔。

【诊断线索】

皮下气肿诊断线索（表 2–198）

表 2–198　皮下气肿诊断线索

项目	临床线索	诊断提示
部位	·眼睑皮下气肿伴视力障碍、眼痛、复视	外伤后眶骨骨折
	·若皮下气肿从脸的一侧开始	鼻窦壁骨折
	·胸部皮下气肿，胸壁触诊有骨擦声	肋骨骨折
伴随症状或体征	·皮下气肿逐渐加重，伴发热及全身严重中毒症状	产气杆菌感染
	·伤口周围有握雪感，伴局部皮肤呈紫黑色	气性坏疽
	·伴肝脾大、耳流脓、咳嗽、毒血症、畏食及发绀	小儿郎格罕斯细胞性组织细胞增生症
	·新生儿气促，伴烦躁不安、呼吸困难及呻吟	新生儿肺气漏
	·伴胸闷、胸骨后疼痛、呼吸困难及烦躁不安	纵隔气肿
	·伴呼吸衰竭、咳嗽、呼吸困难及呼吸窘迫综合征	气管闭合性损伤
	·伴声音嘶哑、喉鸣音、吞咽困难及吞咽痛及咳嗽等	颈部开放性损伤
	·伴咽痛、喉头发紧、吞咽困难，声门以上的损伤	咽喉部外伤
	·伴睁眼困难、胸闷及胸骨后疼痛	胸壁皮下气肿
	·伴吞咽困难、食管出血及胸痛	食管损伤
	·伴咳嗽、呼吸困难、失音及颈部疼痛	喉部创面
	·伴鼻黏膜肿胀、呼吸异常眶底骨折及脑脊液鼻漏	鼻窦创面

【诊断思维】

（1）皮下气肿诊断思维（表 2–199）。

表 2–199　皮下气肿诊断思维

项目	诊断思维
皮下气肿临床表现	·如发生在颈胸部，患者常出现颈部肿胀、颈或胸部疼痛、喉咙痛、吞咽困难、喘鸣及呼吸困难等。当肺泡破裂空气进入组织或厌氧菌感染时可直接危及生命
导致颈部与胸部皮下气肿的因素	下颈部皮下气肿多由食管损伤所致 ·腔内损伤：常见于食管腔内损伤，多见于器械在食管内操作所致，采用硬食管镜并发症要比纤维食管镜高，在有膈上憩室、贲门失弛缓症或食管狭窄的患者，如果不小心操作易发生食管损伤 ·腔外损伤：主要由于胸部或颈部挫伤、穿透性枪伤及刀伤，并多与胸部或颈部的其他损伤同时存在。食管穿孔后口腔含有的大量细菌随唾液咽下，酸度很强的胃液或胃内容物在胸腔负压的作用下，经过穿孔部位流入纵隔而导致纵隔感染，或在消化液的腐蚀下，穿破纵隔胸膜进入胸腔，引起胸腔内化脓性炎症

续表

项目	诊断思维
导致颈部与胸部皮下气肿的因素	胸部闭合性损伤和开放性损伤常伴皮下积气，空气通过受损部位进入皮下组织通常有三种途径 ·气胸同时伴有壁层胸膜受损时，胸腔内空气可通过受损部位进入胸壁皮下组织 ·气管、支气管或食管破裂时，空气直接从破裂口进入纵隔，再经胸骨上凹扩散至颈、面和胸部皮下组织 ·空气直接通过胸壁体表伤口进入皮下组织
皮下气肿常见症状	·皮下气肿是气胸（即空气在胸腔内但肺部外出现）常见症状，气胸可导致身体出现纵隔气肿及心包积气（即空气进入心包腔）。张力性气胸使空气不断在胸腔内积存，导致前胸附近的器官压力过大，空气通过已被肋骨刺穿胸膜直接进入附近脂肪组织而形成气肿。气胸所造成的皮下气肿多在面、颈、胸及腹部或腋下。气胸引起的皮下气肿常有哈曼征（Hamman 征），检查哈曼征的方法：患者左侧卧位休息，然后把听诊器放在心前区，如果听到与心跳同步的响亮声音称之哈曼征）
皮下气肿注意事项	·手术创口在缝合时难免会有空气留在切口中，因此可引起缝合口周围的局限性皮下气肿，通常在数天后可自行消失
	·组织感染，如气性坏疽可能会导致气体被困在皮下组织，同样会导致皮下气肿形成。皮下气肿在手术后偶尔亦会出现，主要是因为手术过程中肺泡中的压力高于其邻近组织，导致气体离开肺泡形成皮下气肿。在外科手术中形成的皮下气肿则称为手术气肿
	·当胸腔引流管被血块堵塞时，可导致皮下气肿形成，因肺部空气无法通过胸腔引流管离开胸腔，导致肺泡压力急升，最后肺泡因压力过大而破裂，使空气离开肺泡，并在皮下组织中集结形成皮下气肿
	·皮下气肿亦可是气压伤症状，使用呼吸机的患者引起自发性食管破裂后，可发生颈部，甚至头面部皮下气肿，且几乎均有液气胸。若病史能提供病前有剧烈呕吐症状，应高度怀疑本病。原因不明的皮下气肿统称为自发性皮下气肿
	·腹部、外阴手术或外伤后病变区除了有皮下气肿外，局部皮肤由红肿迅速转变为青紫坏死，或出现大小不一的散在性水泡或血泡，或表现为中毒性休克者，应警惕急性坏死性筋膜炎。本病容易误诊为蜂窝织炎
	·皮下气肿内的空气通常不会构成致命的威胁，因为身体有能力吸收体内少量的空气。当导致皮下气肿的病因被解决后，即使不治疗，身体仍有能力自行消除皮下气肿。但大量的皮下气肿有可能会危及性命，如由呼吸机所致的皮下气肿易触发呼吸衰竭
	·拔牙后发生皮下气肿，多出现在手术当天或数小时内，其原因多为拔除术后患者的咳嗽、吞咽、言语等口腔活动，均可使空气进入创口而引起，用翻瓣凿骨术，即使手术顺利，也可因患者未咬紧创口上棉球或闭唇言语，亦可致空气由创口进入皮下组织引起严重皮下气肿
	·出现皮下气肿也与剧烈咳嗽及用力屏气有关。突然剧烈咳嗽和用力屏气，可使肺内压力突然增高，导致肺泡破裂或肺门处侵袭部位的破裂，肺内气体则从破裂处进入支气管周围的肺间质、细支气管及血管鞘到达肺根部，然后经肺门进入纵隔，并沿间隙进入颈、面、胸或腹部等处疏松的皮下组织形成皮下气肿
	·弥漫性皮下气肿者由于情况突发，进展迅速、形象改变及不适，极易引发恐惧心理。情绪紧张可加快、加深呼吸，可进一步加重病情
	·患有哮喘或慢性支气管炎的患者，一旦出现颈、胸部皮下气肿应高度警惕可能并发有气胸，这是十分危险的并发症
	·凡是局部皮肤肿胀者均应除外有无皮下气肿，尤其是对有明确外伤史者。颈、胸部的皮下气肿除了外伤外，由支气管胸膜漏导致者也并非少见，此类患者常有慢性肺部疾病史
	·胸部皮下气肿多由于肺、气管或胸膜受损后，气体自病变部位逸出，积存于皮下所致。亦偶见于局部产气杆菌感染而发生
	·通过检查皮下气肿进入软组织的位置，务必找出导致皮下气肿的源头。并根据哪个器官破裂，准备进行气管插管、气管切开术或胸腔置管术

（2）并发症。

① 呼吸系统：

a. 皮下气肿首先导致 CO_2 的吸收急剧增加，造成高碳酸血症而引起的各种危害。

b. 皮下气肿造成胸廓外压增加，气道峰压增高，产生潜在气道压伤的风险。

② 心血管系统：

a. 皮下气肿首先致使 CO_2 吸收过多，高碳酸血症首先表现在兴奋交感神经系统，使儿茶酚胺释放大幅度增加，导致血压升高及心率增快。

b. 高碳酸血症可增加肺血管阻力，使右心负荷加重，可诱发右心衰竭。

③ 脑血管：高碳酸血症可引起脑血管扩张，$PaCO_2$ 由 40mmHg 增加至 80mmHg，从而造成脑血流量增加一倍，可使颅内高压不断增高，如同时合并颅内病变则具有致命风险。

（3）皮下气肿诊断程序（图 2-37）。

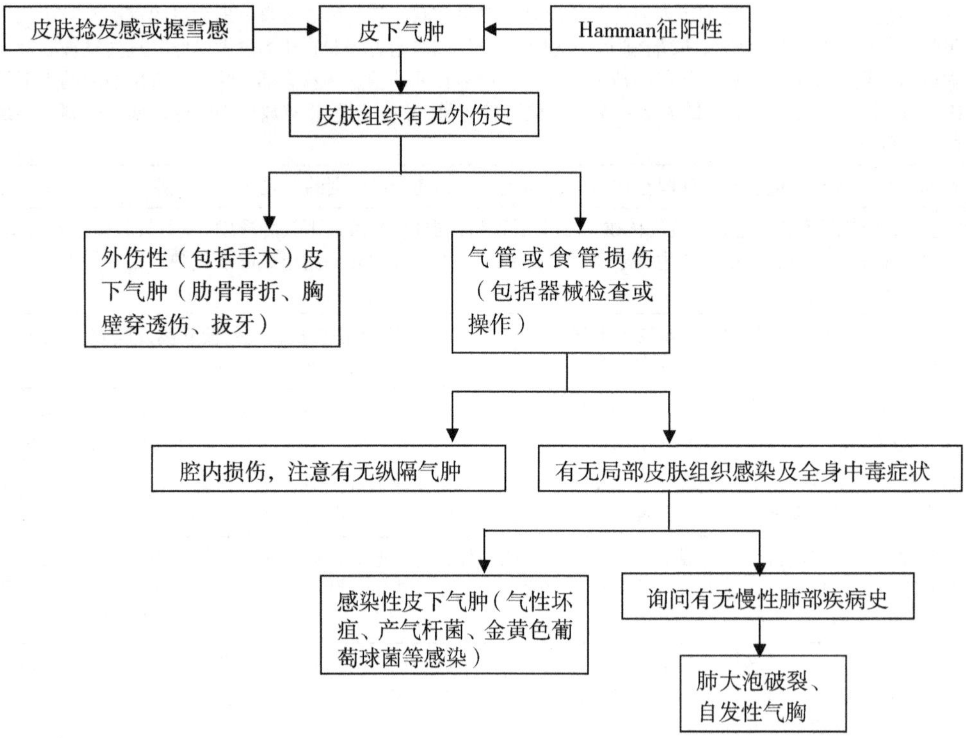

图 2-37　皮下气肿诊断程序

【疾病特点与表现】

（1）引起皮下气肿的常见疾病。

① 气性坏疽：本病由厌氧菌感染引起，一旦出现皮下气肿通常是致命的。其表现特点有局部疼痛、肿胀、变色以及大疱和坏死，伤口处皮肤可裂开，肌肉坏死呈暗红色或黑色，有显著恶臭味，并产生渗液或泡沫。其他表现包括心动过速、呼吸急促、低热、发绀和疲倦等。

② 眼眶骨折：骨折后空气可从鼻窦进入皮下组织，造成眼睑和眼眶皮下气肿。常见症状是眼眶周围出现淤斑，眼睑肿胀会影响视力，其他表现包括面部水肿、复视、出血、患侧瞳孔散大、对光反射消失及眼球活动受限等。

③ 气胸：严重者可在上胸部和颈部产生皮下气肿，多表现为单侧胸痛及干咳，最初症状很轻，且局限，逐渐出现呼气延长、呼吸困难、焦虑、不安、呼吸急促、发绀及心动过速。其他表现包括气管移位、患侧胸廓饱满、呼吸音减低或消失、叩诊为过清音或鼓音等。

④ 食管破裂：本病多在颈、胸或锁骨上窝出现皮下气肿。颈段食管破裂者，表现为颈和锁骨上区疼痛，颈部抵抗力增加、固定压痛、软组织肿胀、吞咽困难、咽痛和体位性眩晕。食管破裂可以导致纵隔气肿，可表现为严重胸骨后、上腹、颈和肩胛部疼痛肿胀。其他表现包括呼吸困难、呼吸急促、胸部不对称性

扩张、心动过速、低血压、吞咽困难和发热等。

⑤ 气管或主气管破裂：该病可危及生命，常突然导致颈和前胸壁的皮下气肿，其他表现包括严重呼吸困难，鼻翼扇动、心动过速、低血压、发绀、咯血及极度焦虑等。

⑥ 纵隔气肿：较气胸少见，多无症状，纵隔气体较多时可引起呼吸窘迫及心脏压塞症状，尤其合并心包积气时。当患者头、面、颈和胸部皮下充气致使极度肿胀，有皮下捻发音时常提示有纵隔气肿存在。

⑦ 气腹：气体可由纵隔进入腹腔则可引起气腹，表现为腹部胀气，叩诊鼓音，需与消化道穿孔鉴别，后者腹壁常有水肿，有指压迹，且有腹膜刺激体征，可与本病区分。

⑧ 哮喘持续状态：可能会出现多种并发症，如心律不齐、心衰、气胸、纵隔气肿、肺不张或肺部感染及电解质紊乱等，均可加重病情，甚至导致死亡。皮下及纵隔气肿是由哮喘持续状态、肺气肿、吸气性呼吸困难或肺内压增高使肺泡破裂所致。

⑨ 医源性：内镜检查导致的呼吸道或消化道器官的破裂或穿孔引起皮下气肿；机械通气和间歇升压呼吸亦可导致肺泡破裂引起皮下气肿。

（2）小儿皮下气肿。

① 小儿郎格罕斯细胞性组织细胞增生症：可并发气胸和皮下气肿。多于 1 岁以内发病，起病急而重，以内脏和皮肤受侵害为主。其他表现包括发热、皮疹、咳嗽、苍白、耳流脓、肝脾增大、肺部广泛浸润及淋巴结轻度肿大。呼吸道感染时可出现喘憋和发绀，但肺部体征多不明显（因系肺间质性病变）。

② 新生儿肺气漏：由多种病因所致肺泡内气体外漏至体内，称为肺气漏。漏出气体可积存在肺间质（间质性肺气肿）、胸膜腔（气胸）、纵隔（纵隔气肿）、心包（心包积气）或扩展至腹腔（气腹）。临床表现可随漏气的多少、速度的快慢及气体部位的不同有明显差异。

③ 金葡菌肺炎：由于致病细菌毒力强，使气管黏膜及肺组织损伤较重，加之痰液黏稠阻塞细支气管及剧烈咳嗽时肺内压增高，导致气管黏膜或肺泡破裂引起皮下及纵隔气肿，常出现局限性肺气肿及呼吸困难。

④ 急性喉气管炎：由于呼吸困难、肺内压增高及剧烈咳嗽，导致肺泡破裂出现皮下气肿，或由于气管切开时分离颈前两侧组织过多，特别是气管前筋膜过多，气管内气体进入筋膜下引起。

⑤ 气管异物：本病合并皮下及纵隔气肿常因异物阻塞导致肺气肿及肺内压突然增大所致，少数患者皮下及纵隔气肿可发生于异物呛入时，或手术过程中因气管镜异物钳造成气管或支气管损伤，或因患儿哭闹、巨大肺内压引起肺泡破裂所致。手术后残留异物阻塞小气管也是常见原因。

⑥ 吞食腐蚀性物质：导致食管破裂穿孔可出现颈部皮下气肿。

【相关检查】

（1）病史采集要点。

① 了解皮下气肿是在什么情况下发生的，是自发还是外伤，是安静时还是用力时，是否与剧烈咳嗽及用力解大便等。若患者是小儿应询问是否有异物吸入。

② 伴随症状包括发热、气促、感觉气不够用、呼吸困难、胸闷、胸痛及烦躁等。

③ 询问发病前是否接受过气管、食管的器械检查或有无误服腐蚀性物质等。

④ 既往史着重询问有无心血管疾病及慢性肺部疾病史，如慢性阻塞性肺气肿、哮喘等。

⑤ 家族中有无类似疾病等。

（2）查体重点。

① 仔细观察生命体征，观察瞳孔变化，评估意识状况。尤其是患者的呼吸与缺氧体征，如有无呼

吸频率的增加、鼻翼扇动、发绀、血压下降、脉搏频数及颈静脉怒张等。

② 检查体表有无外伤、伤口，若有伤口应观察开放性伤口处有无恶臭、局部肿胀及变色，局部有无压痛。

③ 应注意有无颈部皮下气肿（严重者皮下气肿可蔓延至面部、胸部、上肢，甚至蔓延至腹部和下肢）。是否有心尖冲动不能触及、心浊音界缩小或消失、心音遥远及心前区闻及与心搏一致的咔嗒声（Hamman征），以左侧卧位时较为清晰。检查是否有张力性气胸者的相应体征，如气管移位、患侧胸廓饱满、叩诊鼓音及呼吸音消失等。

（3）实验室检查。

三大常规、血液生化检查。

（4）辅助检查。

X线检查、超声检查，必要时行胸部CT或MRI检查。

第九章

毛发异常

第一节　毛发过多

毛发过多是指毛发过度地生长，又称多毛症。多毛症一般系指女性体毛生长过多，分布异常，是血循环中雄激素主要包括睾酮、双氢睾酮、雄烯二酮、脱氢表雄酮或硫酸脱氢表雄酮等生成增多导致毛发生长过盛，分布呈男性化倾向，主要表现于颜面、耳前、口周围、胸前、乳头周围、腋窝、背、下腹、下肢及股等前部位汗毛增多，阴毛多而密，向脐部延伸呈菱形分布。

【常见病因】

（1）先天性因素。

家属性多毛症、过早发育症、男性两性畸形和原发性多毛症（原发性多毛症是由于毛囊对内源性雄激素过敏或外周二氢睾酮增加所致）。

（2）药物因素。

女性使用外源性药物（如雄激素、苯妥因纳、合成孕激素及可的松等）。

（3）脑病变。

脑炎、多发性硬化症和颅骨内板增生等。

（4）内分泌因素。

① 肢端肥大症、糖尿病、嗜碱细胞瘤（继发性皮质醇增多症）。

② 青年型甲状腺功能减退。

③ 肾上腺性腺综合征、皮质醇增多症。

④ 绝经期、有多囊卵巢、卵泡膜增生症和患卵巢肿瘤等。

⑤ 其他：妊娠，有精神性畏食，精神紧张或受到局部刺激等。

【诊断线索】

毛发过多诊断线索（表 2-200）。

表 2-200　毛发过多诊断线索

临床线索	诊断提示
·颈椎部出现局限性多毛	先天性脊柱裂
·自幼起除掌、跖外，全身毳毛长而显著	先天性毳毛增多症
·眉向外延长，颈部和腮部多毛，伴发作性腹痛，皮肤呈暗红色，尿液曝晒后呈棕红色	血卟啉病
·女性糖尿病患者若有面部多毛、闭经及高血压	糖尿病妇女生须综合征
·面容奇特、眼距增宽、耳大低重，可有卵巢、胰腺或肝脏病变	丑妖病
·绝经后发病、头痛、肥胖、X 线检查显示颅骨内板增生	颅骨内板增生症（仅见于妇女）
·多毛、不育、可触及肿大卵巢	多囊性卵巢综合征
·满月脸、高血压、水牛背	皮质醇增多症（又称肾上腺皮质功能亢进）
·高雄激素血症者	黑棘皮病
·多毛伴男性化	肿瘤
·青春期后起病、进展缓慢，不伴有月经及生殖功能异常	特发性多毛（多有家族史）
·较早伴发月经紊乱，肥胖、不孕、月经少或闭经	卵巢疾病
·较晚出现月经紊乱者，男性化症状明显	肾上腺疾患（常见于肾上腺肿瘤）
·自幼即有第一性征异常，如阴蒂肥大，伴糖盐代谢异常	先天性肾上腺皮质增生症
·短时间内出现明显多毛及男性化且进展迅速者	肾上腺或卵巢肿瘤

【诊断思维】

（1）毛发过多诊断思维（表 2-201）。

表 2-201　毛发过多诊断思维

项目	诊断思维
毛发过多	·单纯性毛发过多大多数有家族史，但并无男性化的表现。因为无生理异常，故无须治疗。在诊断女性多毛症过程中尚需考虑下列因素：a. 有些毛发增多实际上属于个体种族上的原因，并无特殊临床意义；b. 家族性原发性多发症在临床上常无其他阳性发现；c. 自幼多毛者常提示由先天性所致；d. 遗传性多毛见于青春期，于 18 ～ 20 岁左右日渐增多
	·临床表现是诊断的重要线索，明确是否有多毛，可从下列部位观察：a. 患者上下肢及面部等部位出现毛发过量生长，并突然增多，呈进行性发展，分布呈男性化倾向；b. 多出现在上下肢、面部、下颌、嘴唇上方、耳前、前额、后颈部毛发增多；c. 在乳头周围及脐孔下正中线都发现有较长的毛或阴毛分布呈菱形，向上及向肛门周围发展
	·明确多毛的同时要注意患者是否伴有其他男性化的表现，对于判断多毛是生理性抑或病理性十分重要，男性化症状越明显，病理性可能性越大。男性化征象具体表现有喉结出现、声调低沉、痤疮、皮肤油腻、脱发、阴蒂肥大及性欲增强等。其他表现包括月经不调或闭经、泌乳、肢端肥大、继发性糖尿病或肥胖等
	·详细了解患者的服药史，以除外医源性多毛症，此种多毛常为全身性的。常见药物主要有雄激素、糖皮质激素、苯妥英钠、ACTH、环孢素、孕激素、美替拉酮，达那唑、睾酮、二氮嗪、链霉素、青霉胺、酚噻嗪类、补骨脂素等。除了可出现多毛现象外，亦可导致男性秃发。药物所致多毛表现只要停药，症状可逐渐好转
	·凡能引起女性男性化的疾病（如肾上腺肿瘤或增生、卵巢男性化肿瘤等）都可表现程度不同的多毛症。进行性加重的全身毛发过度生长常提示系内分泌性疾病所致，如肢端肥大症、肾上腺皮质功能亢进等。要强调指出：有时患者睾酮水平并不高，但有 5α-还原酶增高的证据，同样提示患者存在高雄激素水平。对少数疑难病例，经过实验室检查仍未能确诊，可重复一些检查，也可在一般对症治疗情况下进行随诊
	·少数女性毛发可呈男性样分布，如腋毛密集、阴毛浓密呈菱形分布等，若月经和生育均为正常，常提示特发性多毛。部分女性在青春期、妊娠期或绝经期可出现一过性的毛发过度生长，并不一定提示是病理性的。如果中老年出现不明原因的毛发过度生长，且发展迅速，应及时除外转移癌的可能

续表

项目	诊断思维
毛发过多	·局限性多毛症可分为先天性和获得性，前者常见于色素有毛痣和巨型色素痣等；后者是由局部皮肤遭受慢性刺激，如长期搔抓、摩擦或紫外线照射等引起。下肢多毛还可见于诸如血管炎、脂膜炎及淋巴水肿等疾病
	·月经期妇女于外周组织所转化的雌激素水平不够时，会出现多毛症状。妊娠时出现多毛常由黄素瘤所致，分娩后会消失，但很有可能导致女胎男性化
	·儿童时期多毛首先应排除药物因素，然后再考虑是否由先天性肾上腺增生所致，这种疾病除出现多毛症状外，常伴阴道不规则出血、闭经及男性化特征突显等。在青春期或在青春期后出现的多毛症经常由卵巢囊肿引起
	·医务人员在对青春期前孩子诊断时，应给予患儿和家长的情感支持，叮嘱家长避免在孩子面前表现出忧虑或担心

（2）多毛诊断程序（图 2–38）。

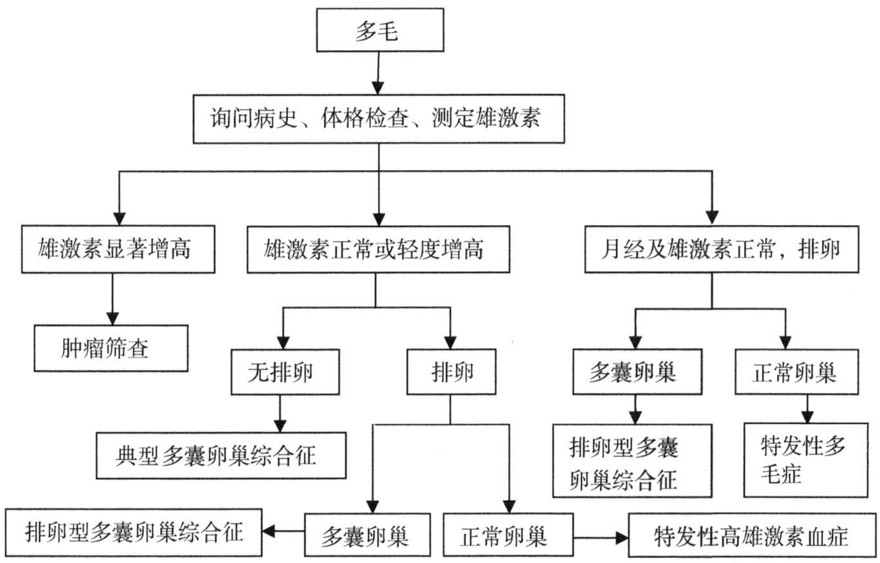

图 2–38　多毛诊断程序

【疾病特点与表现】

（1）引起多毛的常见疾病。

① 遗传性或家族性疾病：有家族遗传倾向，常见于地中海地区人群中。少数女性体毛比正常人略多，甚至为全身性多毛，特点是细而长，如同男性的毛发分布特征。如发生在儿童，其耻骨部和腋部生长毛发浓密，但无肾上腺疾病或其他早熟证据，称为假性性早熟。

② 大脑或下丘脑性疾病（表 2–202）。

表 2–202　大脑或下丘脑性疾病

疾病	临床特点与表现
垂体性多毛症	常由腺垂体肿瘤引起，可继发肾上腺皮质增生，由于分泌过多皮质醇和雄激素出现多毛症。泌乳素瘤的多毛是肾上腺雄激素未脱氢表雄酮（DHEA）分泌增加所致
大脑性多毛症	如脑炎、多发性脑硬化症、松果体肿瘤及颅骨内板增生症等，可导致部分患者雄激素分泌增多，而诱发多毛症

③ 肾上腺疾病：本病可分为先天性及获得性，共同表现有向心性肥胖、高血压、痤疮、闭经、多血质、皮肤紫纹、满月脸及骨质疏松等，其他不同见表 2-203。

表 2-203　肾上腺疾病

疾病	临床特点与表现
先天性肾上腺皮质增生	肾上腺 P_{450} C_{21}- 羟化酶缺乏，或 P_{450} C_{11}- 羟化酶缺乏及 3β-HSD 缺乏时，肾上腺皮质醇合成障碍与减少，可引起 ACTH 代偿性分泌增多，导致雄激素分泌过多和肾上腺皮质增生，引起女性有不同程度的多毛症与男性化表现，如闭经、出现喉结与声音低沉等
库欣综合征	ACTH 分泌增多引起双侧肾上腺皮质增生及体内皮质醇增多，ACTH 多来源于脑腺垂体嗜碱性细胞或嫌色细胞，较少来源于异位 ACTH 综合征（某些恶性肿瘤如肺癌等）。肾上腺皮质增生常分泌过多的肾上腺雄激素导致女性闭经、多毛与男性化表现等

④ 卵巢疾病：常见于卵巢组织增生即多囊卵巢综合征（polycystic ovary syndrome，PCOS）、卵巢肿瘤，共同表现有除多毛外，还可有肥胖、闭经、不孕、阴蒂肥大、痤疮及乳房发育不良等，其多毛症是以性毛为主，如阴毛的分布常延及肛周、腹股沟或上伸至腹中线，尚有前臂和小腿明显增多，上唇细须或乳晕周围有长毛出现等，其他各自表现见表 2-204。

表 2-204　卵巢疾病

疾病	临床特点与表现
PCOS	主要是产生过多的雄激素。正常人卵巢含有小量雄烯二酮，多囊卵巢时雄激素含量增加，且含有去氧异雄酮，可致毛发增多。其他表现为月经异常（月经稀少、闭经），少数可表现为功能性子宫出血及痛经、痤疮、面部皮脂分泌过多、声音低粗、阴蒂肥大、出现喉结等男性化征象。部分合并不孕症、偶发性排卵或流产及肥胖（本病鉴别见表 9-1-7）
卵巢肿瘤	如门细胞瘤、黄体瘤、肾上腺细胞残余瘤或多形性腺瘤等，尤其含睾丸细胞的卵巢瘤，均可以出现不同程度的多毛或男性化表现，其他表现包括可引起性早熟的症状。女性特征如体格、乳腺、外生殖器均发育迅速，并出现月经，但不排卵。下腹沉坠或牵痛感，部分可清楚触及腹部肿块，表面光滑，无压痛等

⑤ 其他（表 2-205）。

表 2-205　引起多毛症的其他疾病

疾病	临床表现
甲状腺功能减退症	见于幼年型甲状腺功能低下，降低体内性激素结合球蛋白（SH-BG），导致游离睾酮水平升高所致。多见于幼年患儿，多毛常为全身性分布，以背部较为明显
特发性多毛症	本病最为常见，可由 5α- 还原酶活性增强或皮肤对雄激素敏感性增加所致，但无器质性改变，部分有家族史。临床大多女性多毛属此类。特别是青春发育期，部分患者伴月经失调和闭经
绝经期多毛症	绝经期妇女由于垂体功能活动失调，对肾上腺皮质刺激增加，造成雌激素水平下降，雄激素水平相对增多而引起多毛
妊娠期多毛症	属产后多毛，是由于在怀孕期间，大量绒毛膜促性腺激素使卵巢和门细胞分泌雄激素所致
神经性多毛症	主要是长期处于高度紧张、忧郁、恐惧后，由于自主神经系统过度反应，使性激素失衡，可出现毛发异常生长
胰岛素抵抗综合征	遗传性胰岛素受体缺陷引起胰岛素抵抗综合征有 3 种类型，均可引起卵泡膜细胞增生而合成分泌雄激素过多，发生多毛症及男性化表现 ·胰岛素抵抗 A 型：其临床表现多有糖尿病、黑棘皮病及雄激素水平升高 ·脂肪萎缩性糖尿病：有糖尿病、脂肪萎缩、三酰甘油升高，黑棘皮病和雄激素水平升高 ·矮妖精症：表现为在宫内生长停滞、空腹低血糖、矮妖精貌及雄激素水平升高
泌乳素过多	泌乳素可刺激肾上腺素分泌雄激素，使部分患者出现多毛，其他表现包括痤疮、月经不调（闭经及月经稀少）、不孕及溢乳等，部分可出现视觉障碍、神经系统疾患，垂体功能减退、脑出血或脑脊液鼻溢等（引起泌乳素增高常见病因见乳房异常内容）

（2）类似 PCOS 临床表现疾病的鉴别（表 2-206）。

表 2-206　类似 PCOS 临床表现疾病的鉴别

疾病		临床特点	实验室与其他检查
肾上腺皮质激素增多症	库欣综合征	ACTH 分泌增多引起双侧肾上腺皮质增生及体内皮质醇增多，ACTH 多来源于脑腺垂体嗜碱性细胞或嫌色细胞，较少来源于异位 ACTH 综合征（某些恶性肿瘤如肺癌等）。肾上腺皮质增生分泌过多的肾上腺雄激素导致女性闭经、多毛与男性化表现等	血皮质醇增高，伴皮质醇节律消失，尿 17-OHCS 增高且不能被小剂量地塞米松抑制，黄体生成素（LH）在正常范围内，B 超、CT 肾上腺等检查有助确诊
	肾上腺肿瘤	较晚出现月经紊乱者，男性化症状明显，病情呈进行性加重，可有明显低钾血症和碱血症	血皮质醇、尿 17-OHCS 增高，17-KS 增高，DHEA-S 及雄烯二酮增高，不被大剂量地塞米松抑制，血 ACTH、B 超、CT 及 MRI 可协助诊断
先天性肾上腺皮质增生症	迟发性 21- 羟化酶缺陷	多于青春期发育后病，月经失调、闭经、多毛、痤疮、声音低沉、子宫萎缩及肌肉发达等	17-OHP 明显升高、尿 17-KS 增高及尿雌三醇升高，皮质醇与 17-OHCS 降低。ACTH 兴奋试验，17-OHP 明显升高（注射 ACTH 后，1 小时 17-OHP ＞ 30.3nmol/L 具有鉴别诊断价值）
	3β- 羟类固醇脱氢酶 - 异构酶缺陷症	部分缺乏者可至成年期，表现为月经失调、多毛及不孕等症状	Δ^5 途径雄激素（DHEA、^{5}A-dicl 增多），Δ^5 途径雄激素（雄稀二酮及睾酮）则在正常范围内，ACTH 兴奋试验示 DHEA-S ＞ 6μg/mL
	11- 羟化酶缺陷症	男性化症群伴高血压	皮质醇及皮质酮降低，ACTH 升高，雄激素升高，11- 去氧皮质酮（DOC）升高，ACTH 兴奋后进一步增加
卵巢疾病	卵泡膜细胞增殖症	与 PCOS 相似的男性化症状，较重，且肥胖	血 LH 及 FSH 较低，LH/FSH 正常或低于正常，雄激素和雌酮较高，17-KS 正常，克罗米酚治疗无效。卵巢活检为实心，无囊状卵泡，基质内散存明显黄素化细胞
	卵巢雄激素分泌瘤素，卵巢门细胞瘤或肾上腺残渣瘤等	男性化症状较重，病情呈进行性加重	卵巢雄激素水平较高，常单侧卵巢肿大，B 超、CT 及 MRI 等检查有相应发现
其他	高泌乳素血症	泌乳素可刺激肾上腺素分泌雄激素，使部分患者出现多毛，其他表现包括痤疮、月经不调（闭经及月经稀少）、不孕及溢乳等，部分可出现视觉障碍、神经系统疾患、垂体功能减退、脑出血或脑脊液鼻溢等	PRL、DHEA、DHEA-S 可轻度升高，溴隐亭治疗有效，单用外源性促性腺素无效
	甲亢或甲减	月经紊乱、无排卵征象，伴甲亢或甲减的临床表现	T_3、T_4 增高或降低

注：17-KS：17- 酮类固醇；17-OHCS：17- 羟皮质醇；17-OHP：17- 羟黄体酮；DHEA：脱氢异雄酮；SHBG：性激素结合球蛋白；PRL：泌乳素；DHEA-S：硫酸脱氢异雄酮；^{5}A-dicl：雄烯二醇。

【相关检查】

（1）病史采集要点。

① 询问患者第一次发现哪个部位的毛发过度生长。当时患者的年龄多大，多长时间以后其他部位的毛发也开始异常，都有哪些部位，患者是否进行过剃毛，如果有，多久进行一次，最后一次是什么时候。

② 询问与疾病诊断和鉴别诊断相关的伴随症状，如高血压、向心性肥胖、头痛及视力减退等。

③ 女性患者应采集月经史，首次月经时间、经期持续时间、一般月经量、月经周期及是否应用避

孕药物等。

④ 询问用药史，尤其是服用含有雄性激素或黄体酮复合物的药物，或其他可引起多毛症的药物，明确药物名称、剂量、服用时间及治疗目的。

（2）查体重点。

① 注意血压，测量身高、体重，观察皮肤有无痤疮，检查多毛的区域，局部多毛还是全身多毛。某些部位如经常摩擦、瘙痒刺激，也可引起局部多毛或毛发粗硬，检查时很易区分。在唇上部过度生长的毛发和身体其他部位过度生长的毛发是否一致，毛发是否色泽正常，或浓密而粗糙，阴毛是否呈男性分布。是否肥胖，观察是否有其他的男性特征，如喉结、声音及肌肉状况。有无色素沉着、有无性征异常（主要是女性男性化表现）。注意有无毳毛增多，伴痤疮。女性患者中是否口唇周围胡须增多，可能与雄激素增多或雌激素减少有关。

② 有无与疾病相关的体征，如肢端肥大、视力减退、视野缺损、血压增高、特殊面容（满月脸、肢端肥大面容）、水牛背及皮肤紫纹等表现。

（3）实验室检查。

血钾、钠浓度及血糖的测定。24h 尿 17-KS 和睾酮、LH、FSH、ACTH 及皮质醇等测定，必要时可试用地塞米松抑制试验。

（4）辅助检查。

影像学检查：肾上腺、卵巢及其他可疑部位的超声、X 线、CT、MRI 有助于肿瘤的定位诊断。CT 引导下从肾上腺或卵巢静脉采血测定雄激素水平也极有意义。必要时应行腹腔镜诊断。

第二节　毛发稀少

毛发稀少可分为全身性毛发稀少与脱发两类。前者包括头发稀少，而脱发仅限头发的稀少或脱落。

【常见病因】

（1）全身性疾病。

① 内分泌功能减退性疾病：腺垂体功能减退症、甲状腺功能减退症、甲状旁腺机能减退症和性机能减退症等。

② 某些重症传染病的恢复期（如伤寒等）与某些慢性病（如肾炎、肝硬化和营养不良等）。

③ 化学药物、放射线治疗：常见于抗肿瘤药物，如环磷酰胺、博莱霉素、5- 氟尿嘧啶及长春新碱等。

（2）局部性疾病。

① 头部皮肤疾病：脂溢性皮炎、螨虫寄生等。

② 局部神经营养障碍：如斑秃。

（3）瘢痕性毛发稀少病因。

① 发育缺损：皮肤发育不全 Conradi 病、萎缩性毛周角化症、鱼鳞病性红皮病、头发的毛囊角化病和汗管角化症等。

② 物理性损伤：如机械性损伤、放射性损伤及烧伤等。

③ 各种急性和慢性感染：如真菌感染、黄癣和脓癣；细菌感染的异常狼疮、麻风、三期梅毒、雅司及化脓菌感染、带状疱疹及黑热病等。

④ 肿瘤：许多良性和恶性肿瘤可引起秃发，但无瘢痕。

⑤ 原因不明的皮肤病：红斑狼疮、扁平苔藓、脂质渐进性坏死、肉样瘤病、良性黏膜类天疱疮和毛囊黏蛋白沉着病等。

【诊断线索】

毛发稀少诊断线索（表 2–207）。

表 2–207　毛发稀少诊断线索

项目	临床线索	诊断提示
病史及表现	· 无自觉症状，亦无明显内分泌功能紊乱的证据	原发性毛发稀少
	· 有产后出血史，伴肢冷、乏力、乳房萎缩、闭经、皮肤苍白及粗糙	席汉综合征
	· 脸面或下肢非凹陷性水肿，眉毛外 1/3 脱落，少语，基础代谢率低	黏液性水肿
	· 手足搐搦，喉部喘鸣，呼吸困难，甲板畸形变脆	甲状旁腺功能减退症
	· 性器官发育不全，基础代谢率降低	稀毛生殖器综合征（男性多见）
	· 多饮、多尿、多食及体重下降，尿糖阳性，空腹血糖增高	糖尿病
	· 面色黝黑，蜘蛛痣，肝掌，腹水，腹壁静脉曲张，脾大	肝硬化
	· 青春期后起病，进展缓慢，不伴有月经及生殖功能异常	特发性毛发稀少症
	· 阴毛缺失	腺垂体功能减退、甲状腺功能减退、睾丸女性化综合征等
	· 呈不规则脱发，以顶部为著	头癣、放射性皮炎、麻风、脓皮病及剥脱性皮炎等
瘢痕性脱发伴随症状	· 伴有皮损，关节疼痛，口腔溃疡及全身多脏器内损害	系统性红斑狼疮（多见于女性）
	· 伴一侧面部皮肤及皮下组织萎缩，呈条状，可累及额顶部	面偏侧萎缩症
	· 初期伴皮肤发硬，且光亮，后期皮肤萎缩变薄	局限性硬皮病
	· 伴皮肤改变酷似局限性硬皮病，但有小的活动性溃疡，表面可结疤	瘢痕性基底细胞上皮瘤
	· 伴头皮片状瘢痕性脱发，伴躯干、四肢与头皮毛囊角化性丘疹	小棘苔藓
非瘢痕性脱发伴随症状	· 病初先伴有胃肠道症状，继而发生普秃，皮肤出现各种形状的色素增深斑，甲板营养不良	普秃 – 甲板营养不良 – 皮肤色素沉着 – 胃肠息肉综合征
	· 伴甲板变薄，梨形鼻、宽鼻梁，指（趾）关节畸形	毛发 – 鼻 – 指骨综合征
	· 伴头发油腻，且有大量的鳞屑	脂溢性脱发
	· 伴头大畸形，皮肤萎缩，皮下脂肪少，面容衰老	早老症
	· 头发稀疏不均，且呈虫蛀状	梅毒性脱发
	· 伴起病急骤，脱发区呈圆形、椭圆形或不规则形，局部光滑发亮	斑秃
	· 婴幼儿枕后秃发，伴夜啼、方颅等	维生素 D 缺乏病
	· 中年男性，伴顶及额部头发脱落殆尽，而两颞和枕部头发完整	早年脱发

【诊断思维】

（1）毛发稀少诊断思维（表 2–208）。

表 2-208　毛发稀少诊断思维

项目	诊断思维
行发稀少	・在诊断时应着重了解有无用药史（如抗肿瘤药物、硫脲嘧啶、肝素及大剂量维生素 A 等）及放射线照射史，以明确或除外这类原因引起的毛发稀少或脱发
	・许多急性发热性疾病（尤其是某些急性传染病）在病程后期可有脱发的表现，然而随着病情的好转亦可再生。结缔组织病、营养不良、恶性淋巴瘤等均可影响毛囊的生理功能而导致弥漫性脱发，在诊断时不应忽视
	・由于毛发生长受垂体、甲状腺、性腺及肾上腺激素（主要是雄激素）的影响，故对全身毛发稀少者应多考虑有内分泌疾病的可能。能导致男性女性化的疾病均可表现有毛发稀少。如女性自青春期后始终表现为腋毛或阴毛稀少，甚至缺如者，若无其他内分泌功能紊乱，月经和生育保持正常，则不应视为病态。部分女性在哺乳期可有一过性脱发
	・自幼毛发稀少常提示先天性原因所致，通常是与外胚层发育不全的综合征和其他异常同时存在。若以全部或部分毛发缺乏单独存在，称之先天性毛发缺乏症，是一种常染色体显性遗传。先天性全身毛发稀少又可分为无汗性和有汗性两种类型，前者常伴有其他发育异常（如牙齿、甲缺如或甲板增厚），特殊面容（额嵴隆起、朝天鼻、低鼻梁、鼻孔大、眼斜唇厚及口角呈现放射形条纹），因无汗常可在夏季出现高热。后者除面容及出汗正常外，其他发育异常均同无汗型
	・头皮的局部皮肤病变亦是秃发和头发稀少的常见原因，如头癣、黄癣、脓癣、黑点癣（引起瘢痕性脱发）、白癣及麻风（引起非瘢痕性脱发）等。它们各自都有相应的皮损改变及其临床特征，故在诊断中应仔细鉴别
	・在诊断毛发稀少时，还特别注意一种称之休止期秃发（包括产后、生后、发热后及肝素性秃发），这种现象不属少见。正常年轻成人头皮至少 80% 的毛囊处于生长期。由于发热、产程延长和难产、外科休克、出血和精神因素等，刺激生长期毛发提前进入休止期，正常的毛发随之脱落。秃发的程度与下列因素有关：a. 刺激时间的长短；b. 刺激的强度；c. 个体差异性。婴儿休止期毛发的脱落属正常现象；头在床上摩擦枕部头发易脱落，是静止期毛发松动之故；产后脱落是因妊娠后期生长期到休止期的转换率明显延缓，以致产后进入休止期的毛发数量减少
	・女性毛发稀少者均应排除垂体功能减退症，并要了解该病的常见病因，便于拓宽临床诊断思路（表 9-2-3）

（2）垂体功能减退症病因（表 2-209）。

表 2-209　垂体功能减退症病因

分类	疾病
血管病变	・见于产后大出血、垂体缺血性坏死、产褥期严重感染、糖尿病微血管病变及垂体卒中 ・由胎盘滞留、前置胎盘及分娩时大出血所致（垂体门脉血管痉挛导致腺垂体坏死、萎缩） ・引起弥散性血管内凝血或细菌栓子造成垂体缺血梗死（称西蒙病）
垂体及其附近肿瘤压迫浸润	・伴激素高分泌状态：大的功能肿瘤，如 PRL 瘤、GH 瘤、纳尔逊综合征。肿瘤常＞ 10cm ・不伴激素高分泌状态：多见于无功能肿瘤及颅咽管肿瘤，转移瘤少见
炎症与感染	・一般感染：垂体脓肿、颅底脑膜炎、脑炎 ・淋巴细胞性垂体炎（垂体自身免疫性疾病）
手术、放射治疗等	・垂体瘤切除、放疗、颅底骨折
其他	・空泡蝶鞍症 ・全身性疾病：白血病、淋巴瘤、黄色瘤、结节病 ・先天性垂体功能减退：调节垂体发育的基因突变，如 *pit-1*、*prop-1* 等

（3）毛发稀少诊断程序（图 2-39）。

【疾病特点与表现】

（1）毛发稀少的常见疾病。

① 先天性全秃（先天性无毛症）：为常染色体隐性遗传，亦可为显性遗传。先天性无毛者极为罕见，较常见为头发稀疏而细小，或出生时头发正常，于 1 ～ 5 月时头发脱落殆尽不再生长，睫毛、眉毛及躯干等处毳毛缺乏或极少。出生后数月即出现永久性全秃，5 ～ 17 岁期间，面、颈、头皮、躯干及四肢

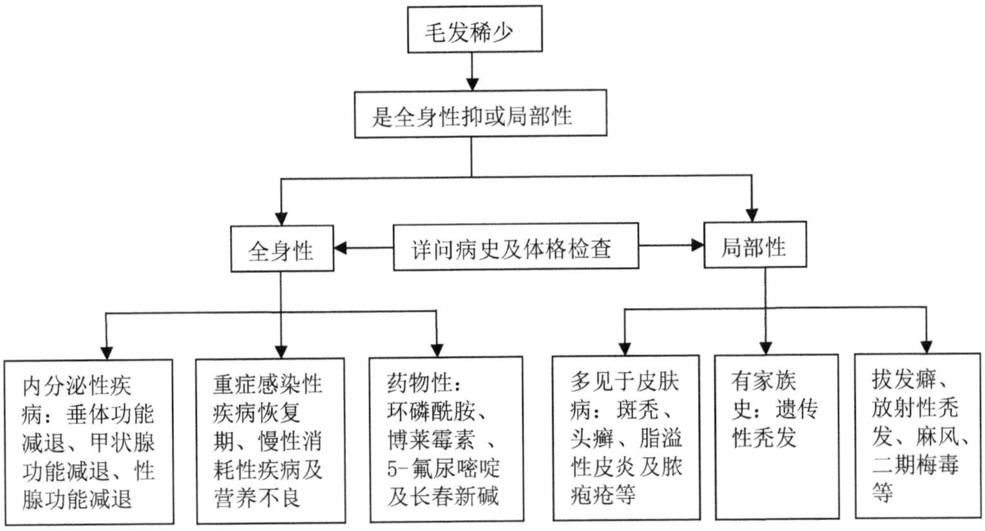

图 2-39　毛发稀少诊断程序

等处出现多数针尖样状角质丘疹。

② 后天性秃发：通常是由某些全身性疾病、局部疾病或精神因素等引起，其原因尚不十分清楚。早秃又称男性型秃发，多发生于 20 ～ 30 岁，秃发程度轻重不一。早期常两侧鬓角和前额发际处脱发，逐渐头顶部头发逐渐稀少，秃发区相互融合成片，仅枕及两鬓处保留剩余的头发，脱发处皮肤光滑无鳞屑，可见纤细毳毛。多无自觉症状，或仅有微痒，病程大多缓慢。家属中常有类似病史。女性较少见，其程度亦轻。

③ 斑秃：是一种局限性斑片状脱发，骤然发生，常自行缓解，但易复发。可发生在任何年龄，但以 5 ～ 40 岁之间为多，病因可能与神经精神因素有关，在神经精神性创面后发病或迅速加重。部分可合并有自身免疫性疾患，如慢性淋巴性甲状腺炎。

④ 全秃：严重者眉毛、睫毛、腋毛、阴毛和全身毳毛全部脱落，又称普秃。通常经 3 ～ 4 个月可停止发展，逐渐恢复，长出新发，以后又可复发。

⑤ 假性斑秃：初起在头皮发生 1 个或数个虫蚀状圆形、椭圆形或不规则形秃发斑片，可逐渐扩大和增多，散布各处，也可融合成大片，边界清楚。患处皮肤呈白色或略呈淡红色，表面萎缩略凹陷，平滑发亮如薄纸。多见于 30 ～ 50 岁女性。秃发区皮肤无脓疱、结痂及鳞屑。本病秃发斑数目多而小，不像斑秃那样大而少。

⑥ 中毒性和生理性秃发：是指外界物理、化学因素或正常内环境稳定改变而产生的弥漫性秃发。前者常由外源性毒性物质引起；后者常由体内生理状态改变所致，如产后或发热后秃发。两者预后均良好。

⑦ 拔发癖：少数儿童或成人有拔发习惯，通常是对某种精神刺激的应激反应，常在阅读、睡前或精神受刺激情况下，用手指牵扯头发，导致该处头发稀疏及易断，停止扯拔后可渐好转。

⑧ 中枢神经系统疾病：如脑干或间脑部神经胶质瘤、延脑及脊髓空洞症可以出现全秃。

⑨ 脱发性毛囊炎：是因皮脂溢出，加之金黄色葡萄球菌感染，导致毛囊部被破坏，而形成永久性脱发，表现有毛囊性红斑和丘疹，愈后易留瘢痕。

⑩ 营养及代谢障碍性疾病：常可引起毛发稀少，甚至表现周期秃发，如恶性贫血及缺铁性贫血均可引起头发稀疏及全秃。蛋氨酸代谢障碍可引起高脱氨酸尿症，使毛发纤细稀疏。

⑪ 黏蛋白性脱发：本病有急、慢性之分，见表 2-110。

表 2-110 黏蛋白性脱发特点与表现

急性	慢性
临床最多见，最早期表现为群集丘疹或斑块，斑块直径为 2 ～ 5cm 或更大，正常皮肤颜色或潮红，表面有鳞屑。好发于面部、头皮、颈部及肩部，数月后可自行恢复，但也可延迟 1 年以上	损害数目很多，分布也较广泛，皮损形态多种多样，可为高起的平顶或半球状斑块或结节，其中有的可形成溃疡。有时可从受侵犯的毛囊口挤出黏蛋白，容易和麻风病的皮损相混淆

⑫ 动脉供血不足：当动脉供血不足时可以发生脱发及脱毛症状，通常以下肢为甚，伴皮肤萎缩变薄，指甲变厚，常可出现下肢抬高时皮肤苍白，而承重后皮肤色泽变暗。

⑬ 皮肤 T 细胞淋巴瘤：属于结外非霍奇金淋巴瘤的一种，老年人多见，脱发可以持续存在。

⑭ 头癣（真菌感染）：本病较常见，多表现为不规则性斑秃、脱屑及红斑。若范围逐渐扩大，可形成指环样形状。

⑮ 脂溢性皮炎：表现为头皮多脂、油腻发亮、脱屑较多，在皮脂发达部位较易发生。开始为小片状白色糠秕状或油腻性鳞屑性斑片，以后扩展融合成边界清楚的大斑片，基底稍红，轻度瘙痒，脱发通常从头顶和前额开始，逐渐向其他区域蔓延。

（2）内分泌疾病。

① 甲状腺毒症：可出现两颞区广泛性头发脱落，且头发变细、变软、易脆及皮肤潮红增厚伴瘙痒。其他表现包括手足细颤、易怒、甲状腺肿大、多汗、怕热、心悸及体重减轻等。女性患者可出现闭经。

② 垂体功能减退症：引起垂体功能不全的病因见表 9-2-3。本病多见于女性，会阴部和腋窝毛发脱落或消失，伴不孕、停经及乳房萎缩。男性则表现为全身体毛脱落，伴性欲减退或性无能，阴茎及睾丸缩小等。

③ 甲状腺功能减退：患者面、头和生殖器处毛发变薄变暗，粗糙易脆，最典型是眉毛外 1/3 处脱落。脱发通常发生于乏力、便秘、畏寒及体重增加等表现之前。

【相关检查】

（1）病史采集。

①询问毛发稀疏从何时开始，是突然还是缓慢，是局部还是全身。平时皮肤性质，是油性还是干性，是湿润还是干燥，平素对环境状态是怕热还是怕冷，喜欢与同事交往还是喜欢独处等。

② 了解与疾病诊断和鉴别诊断相关的伴随症状，如皮肤瘙痒或红斑、体重减轻、食欲减退、恶心及呕吐、极度疲倦或应激、咳嗽、呼吸困难、关节疼痛、僵硬、冷热不耐受及手足抽搐等。

③ 有无化学物品接触、药物服用及放射线治疗史，是否存在精神因素，如压力过大和神经过敏表现，如用手指牵拉或旋转头发。需了解患者是否经常使用热吹风机或电卷发棒的习惯，若有，每月使用次数，还包括有无周期性烫染头发。

④ 询问有无营养不良史，如早产、喂养不当或慢性腹泻等肠功能异常。应详细询问有无秃发的家族史及年龄相关的秃发开始时间。

⑤ 女性患者还应询问是否有月经和孕产史，若有分娩史，应进一步询问分娩是难产还是顺产，分娩时或产后有无大出血。男性患者则应了解有无性功能障碍，如早泄、阳痿等。

（2）体格检查。

① 评估毛发的色泽有无干枯或油腻，脱发的范围和类型，即是斑片状或对称性；有无无发区；脱发区域的皮肤颜色有无异常；毛发稀少是全身性还是局部性。检查皮肤、毛囊，有无红斑、色素脱失、

脱皮、硬结、发干断裂及头发再生情况。

② 检查全身其他部位的皮肤，注意皮肤是否干燥及增厚，若有皮损，应记录其部位、形态、大小、颜色等；有无黄疸、水肿、色素沉着、苍白或暗淡；指甲有无凹陷、增厚、脆弱和发白；有无手颤、肌无力及上睑下垂。触诊淋巴结、甲状腺、颈部及腹部包块。小儿应注意有无方头颅、串珠肋、“维生素D缺乏病手镯征”及“O”形腿、“X”形腿等。

（3）实验室检查。

血、尿常规及血电解质测定（特别是血钙、磷测定），甲状腺激素、性腺激素、雄激素受体、雌激素受体测定及染色体检查等。

（4）辅助检查。

B超及皮肤活检等。

（5）选择性检查。

① 疑有头癣者，应做头屑真菌检查。

② 疑有甲状腺功能减退者，应做 T_3、T_4、FT_3、FT_4、TSH 测定。

③ 疑为性功能低下者，应做性激素测定及B超或CT检查，了解卵巢或睾丸大小。

④ 疑为腺垂体功能减退者，除了解甲状腺、性腺功能外，可测24 h尿17-羟类固醇及尿17-酮类固醇排量，并可做头颅X线或CT检查。

⑤ 疑有维生素D缺乏病者：除测血钙、血磷外，可测血碱性磷酸酶（ALP）。维生素D缺乏病者ALP常增高，并摄头颅、肋骨、腕部X线。

⑥ 疑有甲状旁腺功能减退者，应做血钙、磷及PTH测定。

⑦ 疑有麻风病者，应在病变部位切口刮取组织涂片，做病原菌检查。

第十章

淋巴结肿大

淋巴结肿大可根据望诊或触诊确定，但触诊更为准确。临床上通常将淋巴结肿大分为局限性和全身性两类。淋巴结按其位置可分为浅表淋巴结和深部淋巴结。临床实际工作中所检查的淋巴结主要是浅表淋巴结。深部淋巴结肿大早期多无表现，需经过一些特殊检查，如淋巴管造影、放射性核素扫描等才能发现。正常淋巴结直径多在 0.2 ～ 0.5cm，常呈组群分布，质地柔软，表面光滑，无压痛，与周围组织无粘连，除颌下、腹股沟或腋下等处偶能触及 1 ～ 2 个外，一般不易触及。引起淋巴结肿大的原因非常多见，有良性和恶性之分，可发生于任何年龄段人群。

【常见病因】

（1）感染性淋巴结肿大。

① 细菌性疾病：急性淋巴结炎、慢性淋巴结炎、淋巴结结核、猩红热、白喉、波状热、腺型土拉伦斯菌病、腺鼠疫及软下疳等。

② 病毒性疾病：传染性单核细胞增多症、麻疹、风疹、病毒性肝炎、幼儿急疹、水痘、猫抓病、性病及巨细胞病毒感染等。

③ 立克次体病：恙虫病。

④ 螺旋体病：钩端螺旋体病、鼠咬热及梅毒等。

⑤ 真菌病：组织胞质菌病、隐球菌病及球孢子菌病等。

⑥ 寄生虫病：丝虫病、黑热病、疟疾及弓形虫病等。

（2）全身性淋巴结肿大。

① 肿瘤：恶性淋巴瘤：霍奇金病、巨滤泡性淋巴瘤、淋巴肉瘤、白血肉瘤、网状细胞肉瘤及淋巴瘤等。

② 白血病：各型白血病、恶性组织细胞增多症、恶性组织细胞病、婴儿网状内皮细胞增多症、黄色瘤病及原发性骨髓纤维化等。

③ 恶性肿瘤转移：头颈部恶性肿瘤（鼻咽癌、喉癌）、肺癌、胃肠道癌、乳腺癌及肾癌等的淋巴结转移。

（3）局限性淋巴结肿大。

① 枕部：头皮感染、玫瑰疹、脂溢性皮炎、蜱叮咬及头癣等。

② 耳部：丹毒、眼带状疱疹、感染、风疹、鳞状细胞癌、睑腺炎、睑板腺囊肿及兔热病等。

③ 颈部：猫爪热、面部或口腔癌、感染、单核细胞增多症、皮肤单淋巴结综合征、风疹、麻疹、甲状腺毒症、扁桃体炎、肺结核及水痘等。

④ 颌下及颏：囊性纤维化、口腔感染、牙龈炎及舌炎等。

⑤ 锁骨上：感染、肿瘤疾病等。

⑥ 腋窝：乳腺癌、感染、淋巴瘤及乳腺炎等。

⑦ 腹股沟：癌、软下疳、感染、淋巴肉芽肿及梅毒等。

⑧ 腘窝：感染。

（4）其他。

① 过敏反应性（或变态反应性）疾病：药物过敏，药物热及异性蛋白过敏（血清病）等。

② 结缔组织疾病：系统性红斑狼疮、皮肌炎、成人斯蒂尔病（adult-onset still's disease，AOSD）及费尔蒂（Felty）综合征等。

③ 内分泌系统疾病：甲状腺功能亢进症及肾上腺皮质功能减退症等。

④ 结节病、低丙种球蛋白血症、免疫球蛋白 G 重链病、嗜酸粒细胞增生性淋巴肉芽肿、血管性免疫母细胞淋巴结病及毒蛇咬伤等。

【诊断线索】

淋巴结肿大的诊断线索（表 2-211）。

表 2-211　淋巴结肿大的诊断线索

项目	临床线索	诊断提示
年龄	·儿童或青少年出现局部淋巴结肿大	急性感染（沿淋巴结引流区域寻找感染灶）
	·青壮年多处淋巴结肿大，伴发热，抗生素治疗无效	坏死增生性淋巴结炎
	·中老年出现无痛性淋巴结肿大	恶性淋巴瘤或淋巴结转移癌
起病方式及部位	·急性起病的颌下淋巴结肿大	急性感染（急性扁桃体炎或急性咽峡炎）
	·急性腹股沟淋巴结肿大	腿部外伤或脚部感染所致
	·急性耳后、乳突或枕后淋巴肿大	头皮炎症
	·急性颏下淋巴结肿大	唇、舌的感染
	·急性颌下淋巴结肿大	口腔内有病变（咽、扁桃体及牙周炎等）
	·腋窝及滑车上淋巴结肿大	上肢、前臂或乳房疾患
	·腹股沟淋巴结肿大	下肢、外生殖器感染、子宫癌、睾丸癌、直肠癌
	·左锁骨上淋巴结肿大	腹腔内癌细胞沿胸导管上转移（如肝癌、胃癌等）
	·右锁骨上淋巴结肿大	胸腔内癌细胞沿右侧淋巴管向上转移（如肺癌、食道癌等）
	·局部淋巴结呈慢性进行性增大	淋巴瘤、转移瘤等
	·急性全身淋巴结肿大	急性白血病、传染性单核细胞增多症、组织细胞坏死性淋巴结炎、血管原始免疫母细胞性淋巴结病等
	·慢性全身淋巴结肿大	慢性感染（结核、梅毒、艾滋病等）、慢性淋巴细胞白血病、淋巴瘤及结缔组织病等
淋巴结肿大性质	·淋巴结质软或中等，表面红肿热痛，与周围组织无粘连，且肿大具有限制性	感染性（炎症性）淋巴结肿大
	·局限性淋巴结肿大，坚硬如石，无触痛	肿瘤转移性淋巴结肿大
	·淋巴结肿大质韧似橡皮感，多无压痛，早期活动，后期可粘连成巨块，肿大常无限制性	原发性肿瘤性淋巴结肿大（如霍奇金病、淋巴细胞或组织细胞淋巴瘤）
	·淋巴结质地中等或硬，常为多个相互粘连，可发生软化，局部皮肤发蓝，常可破溃形成瘘管	结核性淋巴结肿大
	·肿大的淋巴结疼痛轻微，质地中等及互相粘连等	慢性感染
	·若局部组织发生干酪样坏死，并可触到波动	淋巴结结核

续表

项目	临床线索	诊断提示
伴随症状和体征	·伴低热、盗汗、乏力、消瘦、两颧潮红	淋巴结结核
	·伴高热、黄疸或咯血，腓肠肌疼痛明显	钩端螺旋体病
	·耳后、枕后和（或）乳突部淋巴结肿大，伴皮肤散在性浅红色斑丘疹，常融合成片状，瘙痒明显	风疹
	·伴寒战、高热，口腔损害，全身淋巴结肿大，血清嗜异凝集试验阳性等	传染性单核细胞增多症
	·伴有皮肤焦痂	立克次体感染（如恙虫病）
	·伴全身皮肤显著瘙痒或周期性发热	霍奇金病
	·伴发热、贫血，胸骨下段压痛，血中大量幼稚细胞	急性白血病
	·伴腭垂及软腭肿胀及有红斑，贫血，脾大	γ－重链病
	·伴脱发、口腔溃疡、关节疼痛、皮疹及指尖掌面红斑，多脏器损害	系统性红斑狼疮
	·伴头痛、鼻塞及晨起口腔咯血	鼻咽癌
	·伴消瘦、易怒、突眼、脉率增快、甲状腺肿大	甲状腺功能亢进症
	·伴皮肤黏膜色素沉着、消瘦，易疲乏	肾上腺皮质功能减退症
	·伴四肢小关节对称性疼痛、晨僵及关节梭形样变	类风湿性关节炎
	·对抗生素无反应，痛性淋巴结肿大，白细胞减少	坏死性增生性淋巴结病
	·女性腹股沟淋巴结肿大，伴发热，剧烈下腹疼痛	淋病性盆腔炎
	·伴周期性发热者	恶性淋巴瘤
	·伴饮酒后 20min 左右出现病变部位的疼痛	部分霍奇金病
	·全身淋巴结肿大伴贫血、出血及发热	各种类型白血病、恶性组织细胞病、淋巴瘤晚期，偶见于系统性红斑狼疮
压痛	·有压痛者	急性炎症
	·无压痛者	肿瘤性疾病

【诊断思维】

（1）人体表浅淋巴组群收集淋巴液区域及检查顺序（表 2–212）。

表 2–212　人体表浅淋巴组群收集淋巴液区域及检查顺序

淋巴组群	收集范围
枕后淋巴结群	收集头皮的淋巴液
颈深部淋巴结上群（胸锁乳突肌上部）	收集鼻咽部淋巴液
颈深部淋巴结下群（胸锁乳突肌下部）	收集咽喉、气管及甲状腺等处的淋巴液
左侧锁骨上淋巴结群	有食管、胃等器官的淋巴液经胸导管左颈干的逆行反流
右侧锁骨上淋巴结群	有气管、胸膜及肺等处的淋巴液经右淋巴导管的逆行反流
颌下淋巴结群	收集口腔底部、颊黏膜及牙龈等处的淋巴液
颏下淋巴结群	收集颏下三角区内组织、唇及舌部的淋巴液

续表

淋巴组群	收集范围
腋窝部淋巴结群	收集躯干上部、乳腺及胸壁等处的淋巴液
腹股沟部淋巴结群	收集下肢、会阴部回流的淋巴液
淋巴结检查的顺序	枕后淋巴结、颈部淋巴结、颌下淋巴结、颏下淋巴结、锁骨上窝淋巴结、腋窝淋巴结、腹股沟淋巴结、腘窝淋巴结、滑车上淋巴结等。按此顺序进行检查一般不会遗漏

注：全面而详细的体格检查是发现浅表淋巴结肿大的关键，根据淋巴结分布的特点进行检查不致遗漏。浅表淋巴结按组群分布，一个组群的淋巴结收集一定区域的淋巴液。

（2）淋巴结肿大检查基本要求（图 2-40）。

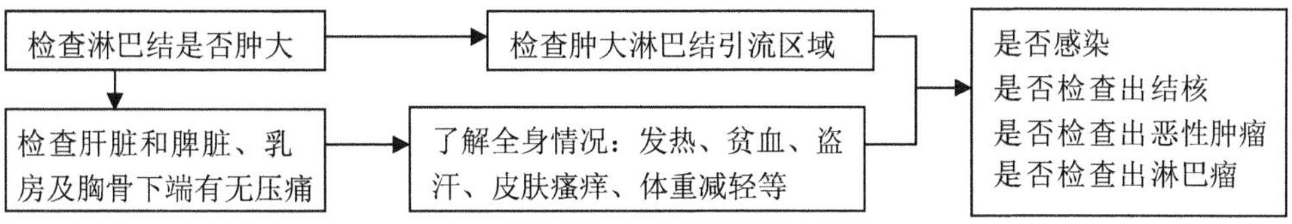

图 2-40　淋巴结肿大的检查基本要求

（3）炎性淋巴结、结核性淋巴结及肿瘤转移性淋巴结肿大特点（表 2-213）。

表 2-213　炎性淋巴结、结核性淋巴结及肿瘤转移性淋巴结肿大特点

特点	炎性淋巴结	结核性淋巴结	转移性淋巴结
触诊	局部红肿有压痛	硬而无压痛	质硬，无压痛或晚期有压痛
活动度	活动度好	初期活动度好，粘连后差	活动度最差
淋巴结穿刺	可见脓液	涂片可见结核菌	涂片可见肿瘤细胞

（4）淋巴结肿大诊断临床思维（表 2-214）。

表 2-214　淋巴结肿大诊断临床思维

项目	诊断临床思维
淋巴结肿大概述	·注意详细了解肿大淋巴结性质的检查，如发现淋巴结肿大应注意其大小、数目、质地、有无压痛、活动度、有无粘连，局部皮肤有无红肿、瘢痕及瘘管等情况，如急性炎症时其质地较软，常有明显触痛；慢性炎症时，质地中等，可与周围组织发生粘连；转移瘤可单个或成簇出现、质地硬、与周围组织粘连、无压痛；淋巴瘤质地硬、无压痛，淋巴结肿大明显等；如出现干酪样坏死，局部出现波动感，破溃后形成瘘管经久不愈，愈合后可形成瘢痕，则结核的可能性大
	·各种损伤和刺激常引起淋巴结内的淋巴细胞和组织细胞反应性增生，使淋巴结肿大，称为淋巴结反应性增生。其成因很多，细菌、病毒、毒物、代谢毒性产物、变性组织成分及异物等，均可成为抗原或致敏原刺激淋巴组织引起反应
	·一个区域淋巴结肿大称局限性淋巴结肿大，两个区域以上淋巴结肿大，要考虑为全身性淋巴结肿大
淋巴结肿大线索	·淋巴结肿大伴相应引流区域感染灶者，如颌下颏下淋巴结肿大伴扁桃体炎、牙龈炎；腋窝淋巴结肿大伴乳腺炎；耳后淋巴结肿大伴头皮感染者；左腹股沟淋巴结肿大伴左下肢丹毒；可诊断为非特异性淋巴结炎 ·淋巴结肿大伴疼痛，多为急性炎症引起，常有局部红、肿、热等炎症表现；而无痛性淋巴结肿大常见于恶性肿瘤转移及淋巴瘤等。局部淋巴结肿大伴低热、盗汗、消瘦者，提示为淋巴结结核、恶性淋巴瘤或其他恶性肿瘤等
全身淋巴结肿大特征	·全身性感染引起淋巴结肿大者，范围一般较广，疼痛或压痛可不明显，常伴发热、肝脾大等
	·全身性淋巴结肿大初期，常只表现为一个区域的淋巴结肿大，在病程发展过程中，其他区域淋巴结才相继出现肿大。因此对于病史短的淋巴结肿大者应注意随诊观察，切勿于疾病初期因一处淋巴结肿大而断然否定全身性淋巴结肿大，这样很容易导致诊断上的错误

续表

项目	诊断临床思维
全身淋巴结肿大特征	・急性痛性全身性淋巴结肿大者除了由药物或其他因素过敏所致外，大多数由感染性疾病所致。无痛性淋巴结肿大常见于恶性肿瘤转移或淋巴瘤等疾病。在诊断淋巴结肿大时，临床上尚无充分依据明确病因或诊断模棱两可的情况下要掌握下列诊断原则，即 ・优先考虑常见疾病，后考虑少见或罕见疾病（如感染性淋巴结肿大和肿瘤性淋巴结肿大，先考虑感染性） ・优先考虑良性的，后考虑恶性的（如结核和肿瘤，先考虑结核） ・优先考虑预后好的，后考虑预后不良的（如淋巴结结核和鼻咽癌，先考虑淋巴结结核） ・优先考虑可治的，后考虑不可治的（如急性坏死性淋巴结炎和淋巴瘤，先考虑前者） ・临床上采取试验性治疗对淋巴结肿大的诊断亦有一定的帮助
各部淋巴结肿大表现	・局部炎症或肿瘤转移，首先引起相应区域的淋巴结肿大，如腋窝淋巴结肿大常提示同侧的乳腺癌；颈部或锁骨上淋巴结肿大则常提示食管癌、胃癌、肺癌及鼻咽癌等；局限性淋巴结肿大确能除外无邻近组织活动性感染灶，则应考虑慢性非特异性淋巴结炎或淋巴结结核；两个区域以上淋巴结肿大要考虑为全身性淋巴结肿大，多见于急慢性淋巴结炎、传染性单核细胞增多症、传染性淋巴细胞增多症、白血病、淋巴瘤、钩端螺旋体病、恙虫病、布鲁菌病、血清病及结缔组织病等
	・若中老年者出现不明原因局限性淋巴结肿大，则应高度警惕是恶性肿瘤的转移性淋巴结肿大，务必应对该组淋巴结输纳的范围进行仔细体格检查及搜寻。如发生于颈部者多为鼻咽、口腔及甲状腺肿瘤的转移；锁骨上淋巴结肿大多为支气管、乳房、胃、食道、结肠、胰腺或生殖器肿瘤的转移；而生殖器或直肠癌肿常转移至腹股沟。高度怀疑者应尽早进行淋巴结活检，明确淋巴结肿大的确切病因
	・锁骨上淋巴结是指颈外侧深淋巴结中，位于锁骨下动脉和臂丛附近的淋巴结，这组淋巴结肿大极易被忽略，应注意 ・锁骨上淋巴结是胸导管和右淋巴结导管进入血流的门户。其输出与该两主干淋巴管间无瓣膜。因此，运行于淋巴内流的癌细胞可逆流至该群淋巴结而发生癌转移 ・锁骨上淋巴结是转移性癌的好发部位，左侧多于右侧。原发癌部位广泛，如肺、胃、鼻咽、乳腺、宫颈等，关于左右侧转移性癌原发病灶主要根据本地区癌的发病率不同而定。转移性癌中左侧以胃为主，乳腺次之；右侧以肺、鼻咽为主，甲状腺次之 ・锁骨上颈侧无痛肿块渐进性肿大数周及数月者，均应考虑转移性癌的可能（尽管淋巴结结核、炎症占大多数），尤其是中老年者
	・巨大淋巴结增生最常发生于纵隔淋巴结，也可见于肺门淋巴结及颈部、腋窝、肠系膜、阔韧带和腹膜后淋巴结。淋巴结明显肿大，大的直径 3 ～ 7cm，可达 16cm，常呈圆形
恶性淋巴瘤的临床早期信号	・无明确原因的无痛性、进行性淋巴结肿大，尤其是在部位、硬度、活动度方面符合恶性淋巴瘤特点的 ・“淋巴结结核”经正规疗程的抗结核治疗或“慢性淋巴结炎”经一般抗感染治疗无效者 ・淋巴结肿大和发热经治疗时好时坏，病情趋势为进展性 ・不明原因的长期发热或周期性发热，伴有皮肤瘙痒者
淋巴细胞肿大与白细胞总数与分类的关系	・外周血白细胞总数及分类对淋巴结肿大的原因判断有一定参考价值。淋巴结肿大伴白细胞总数及中性粒细胞增多常见于细菌感染；淋巴结肿大伴白细胞总数正常或减少而淋巴细胞增多者常考虑病毒感染；传染性单核细胞增多症患者可发现异型淋巴细胞（10% ～ 20% 或更多）；嗜酸性粒细胞增多提示寄生虫感染或嗜酸性粒细胞肉芽肿；淋巴结肿大伴有外周血幼稚细胞者多为白血病
转移性淋巴结肿大的原发灶的注意事项	・未分化癌在活检中需同淋巴瘤相鉴别，可通过特殊染色与免疫组织化学相鉴别 ・原发灶不明的转移性癌，在活检报告中应建议临床寻找转移性癌的原发灶，如果不能确定，应严密随访，以求找到转移性癌的原发灶为止

（5）淋巴结肿大分类提示（表 2–215）。

表 2–215　淋巴结肿大分类提示

良性肿大	恶性肿大	介于良性与恶性间的肿大
包括各种感染、结缔组织病和变态反应等引起的肿大。临床常呈良性经过，随着病因去除，在一定时间内可完全恢复	包括原发于淋巴结的恶性肿瘤如淋巴瘤、淋巴细胞性白血病和恶性组织细胞病等及其他恶性肿瘤的淋巴结转移如肺癌、胃癌和乳腺癌等。临床呈恶性经过，淋巴结呈进行性肿大，若不积极治疗，病情常会进行性恶化	如血管原始免疫细胞性淋巴结病和血管滤泡性淋巴结增生症等，疾病初期常为良性，随病情的演变可转变成恶性病变而致命

（6）常见深部淋巴结肿大引起的压迫症状（深部淋巴结肿大不易被触及，因此很难发现淋巴结肿大，但当深部淋巴结肿大到足以出现压迫症状时，常提示有深部淋巴结的肿大，见表2-216）。

表2-216　常见深部淋巴结肿大引起的压迫症状

压迫症状	深部淋巴结
·压迫上腔静脉引起上腔静脉区域血液回流受阻，表现为头面及上肢水肿、颈静脉怒张等上腔静脉压迫综合征	提示纵隔淋巴结肿大
·压迫输尿管引起肾盂积水；压迫脊神经丛可引起严重而顽固性腰背疼痛，且前倾坐位疼痛减轻，平卧位则疼痛加重	提示腹膜后淋巴结肿大
·压迫脊髓可致截瘫	提示脊椎旁淋巴结肿大
·压迫喉返神经导致声音嘶哑；压迫食管可致吞咽困难等	提示肺癌所致纵隔淋巴结肿大
·压迫支气管分叉处可出现类似百日咳样的痉挛性咳嗽；压迫支气管可出现喘鸣；如是完全阻塞和压迫肺动脉，没有气流流动，则无喘鸣，但有咳干酪样胶状物的表现	提示胸内淋巴结肿大
·压迫十二指肠水平部变狭窄而不能进食者	提示胰腺周围淋巴结肿大（胰腺癌晚期）
·压迫血管引起腹腔积液；压迫胃、小肠或结肠则可能有腹胀、便血、呕吐、腹痛等消化性溃疡或胃肠功能障碍之症状	提示腹腔淋巴结肿大

（7）发生肿大淋巴结部位与疾病的关系（表2-217）。

表2-217　发生肿大淋巴结部位与疾病的关系

疾病与部位	关系
淋巴结肿大	·急性炎症以颈部多见，颌下次之
	·传染性单核细胞增多症以全身淋巴结肿大为主
	·慢性炎症以颈部及耳后多见
	·结核及霍奇金病均以颈部多见
	·非霍奇金病起病以全身多见或先出现于颈部并逐渐波及全身，其次以咽淋巴环及扁桃体多见，其他少见部位也可累及
	·转移瘤以颈部及腋窝多见（与原发肿瘤部位有关）
	·白血病及MDS均以颈部、腹股沟或全身多见
	·介于良恶性间及恶性组织细胞病的肿大均以全身无痛性淋巴结肿大为主

（8）原发癌颈淋巴结转移规律对寻找原发灶有一定帮助（表2-218）。

表2-218　原发癌颈淋巴结转移规律

原发癌部位	常见淋巴结转移
口底	颌下组及颈静脉上组
磨牙后三角	颈静脉上、中组及颌下组
软腭	颈静脉上、中组
扁桃体	颈静脉上、中组及颌下组
口咽壁	颈静脉上、中组
舌根	颈静脉上、中组

续表

原发癌部位	常见淋巴结转移
鼻咽	颈静脉上组
下咽	颈静脉各组
声门上	颈静脉上、中组
声门下	气管旁淋巴结
胸腹部	锁骨上组和颈静脉下组

（9）临床常根据患者淋巴结肿大范围、数目及器官受累情况，作为淋巴瘤分期诊断的重要依据（表 2-219）。

表 2-219　恶性淋巴瘤分期

分期	标准
Ⅰ期	侵犯单个淋巴结区域（Ⅰ期）或单个淋巴系统外器官或部位（ⅠE 期）
Ⅱ期	侵犯横膈膜同一侧两个或多个淋巴区域（Ⅱ期），或一个淋巴系统外器官或部位受累（ⅡE 期）
Ⅲ期	横膈膜两侧淋巴结受累（Ⅲ期），或脾脏受累（ⅢS 期），或都受累（ⅢES 期）
Ⅳ期	出现一个或多个淋巴外器官（如肝脏、骨髓、肺）弥漫性或弥散性受累，伴或不伴相关淋巴结受累

（10）并发症。

① 腺源性蜂窝织炎。

② 破溃及合并感染。

③ 深部淋巴结肿大出现疼痛或压迫症状（表 2-216）。

（11）浅表淋巴结肿大诊断思维程序（图 2-41）。

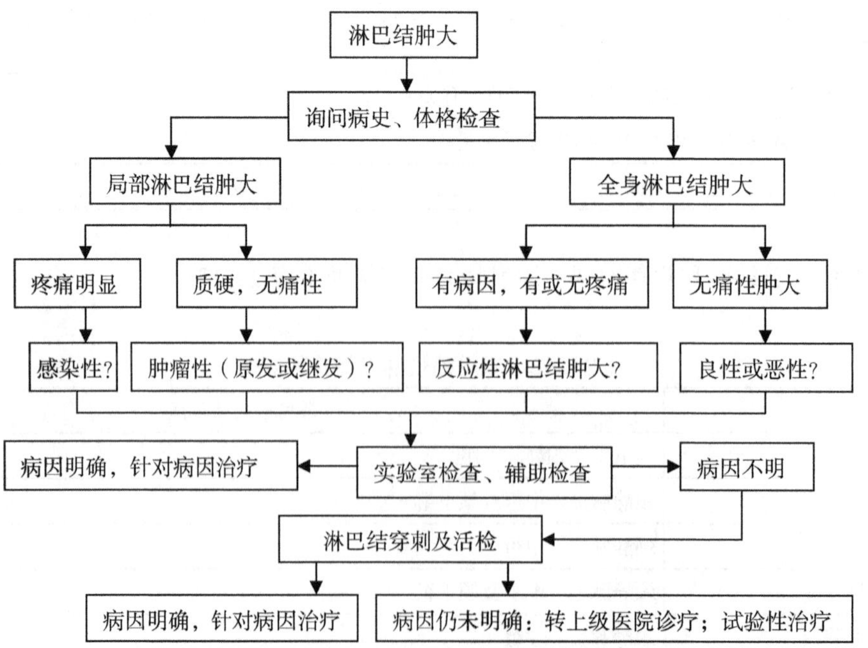

图 2-41　浅表淋巴结肿大诊断思维程序

【疾病特点与表现】

（1）局部组织的急、慢性感染（可分特异性和非特异性）引起相应引流区域淋巴结肿大的各自特点（表 2-220）。

表 2-220　局部组织的急、慢性淋巴结肿大特点

分类	疾病	临床特点
非特异性感染性	急性淋巴结炎	·肿大的淋巴结有疼痛及压痛，表面光滑，可见淋巴管炎所致的“红线”自原发病灶走向。局部皮肤可有红、肿、热、痛的炎症表现，常伴有发热及白细胞增高，经治疗后淋巴结常可缩小 ·急性非特异性淋巴结炎另一特点是局部感染和相应区域的淋巴结肿大并存，如面部、五官或头颅的急性感染常引起颈部、颌下、耳后及枕后等处的淋巴结肿大；躯干上部乳腺、胸壁的急性感染引起腋窝淋巴结肿大；下肢及会阴部感染引起腹股沟淋巴结肿大等
	慢性淋巴结炎	·常为相应区域的慢性炎症所致，肿大的淋巴结硬度多为中等度，无局部红、肿、热、痛的急性炎症表现 ·慢性非特异性淋巴结炎最常见的部位是颌下淋巴结，多由有鼻、咽、喉或口腔感染引起；其次是腹股沟淋巴结，多由下肢及生殖器官的慢性炎症所致
特异性感染性	淋巴结结核	·分为原发性和继发性两种，无其他原发结核病灶可寻者为原发性淋巴结结核，在胸、肺、腹或生殖器等病灶之后出现者为继发性淋巴结结核。 ·淋巴结结核最好发部位是颈淋巴结群，结核杆菌大多经扁桃体、龋齿侵入形成原发性淋巴结结核，少数继发于肺或支气管结核，颈部一侧或双侧多个淋巴结肿大，大小不等。初期肿硬无痛，进一步发展为淋巴结与皮肤及淋巴结之间相互粘连融合，形成不易移动的团块 ·晚期干酪样坏死液化形成寒性脓肿，进而破溃形成慢性溃疡瘘管，愈合后留有瘢痕。较严重病例可有全身结核毒性症状，如低热、盗汗及消瘦等
	丝虫病淋巴管炎和淋巴结炎	斑氏丝虫和马来丝虫感染可引起慢性淋巴管炎和淋巴结炎，临床症状根据病变部位而异，最常见于腹股沟淋巴结，若并发下肢淋巴管回流受阻，可引起下肢象皮肿。诊断依靠居住流行区域，局部症状、嗜酸性粒细胞增多，夜间检查外周血可找到微丝蚴
	性病淋巴结肿大	可见于软下疳、性病性淋巴肉芽肿、腹股沟肉芽肿、梅毒性淋巴结肿大、艾滋病（AIDS）性淋巴结肿大

（2）全身感染性疾病（多为全身性淋巴结肿大）。

① 传染性单核细胞增多症：本病由 EB 病毒引起，多见于青少年，病程呈自限性，一般 1 ～ 2w。主要表现为不规则发热、咽峡炎、淋巴结和肝脾大，血中淋巴细胞增多，并有异常淋巴细胞增多，血清嗜异性凝集试验阳性。

② 风疹：是风疹病毒引起的常见呼吸道传染病，多见于小儿，典型表现为发热、淋巴结肿大及皮疹，发病 1 ～ 2d 后皮疹迅速布满躯干及四肢，手掌及足底常无疹。淋巴结肿大最常见于耳后、枕骨下及颈后，皮疹一般持续 3d 后消退，肿大淋巴结需数周后才能完全消退。

③ 麻疹：本病多见于小儿，病初有发热、上呼吸道卡他症状及麻疹黏膜斑为本病早期特征。发热 3 ～ 5d，出疹时全身淋巴结和肝脾皆可增大。

④ 猫抓病：是猫抓咬所致的急性传染病，被抓处皮肤可见疱疹、脓疱结痂或小溃疡形成，可有数周的微热，抓伤后 1 ～ 2w，相应引流区域淋巴结肿大，有压痛，可合并化脓性淋巴结炎。

⑤ 恙虫病：传播媒介恙螨幼虫叮咬处出现丘疹，成水疱后破裂，中央坏死结褐色痂，称焦痂。焦痂附近淋巴结肿大、压痛，不化脓，全身浅表淋巴结轻度肿大，皮疹常于 5 ～ 7d 出现斑疹或斑丘疹，胸背腹部较多，部分病例可有肝脾大。

⑥ 布氏杆菌病：长期发热，多呈弛张热，最具特征性的表现是多个关节酸痛、睾丸炎及多汗，有病牛羊接触史。

⑦ 腺鼠疫：淋巴结肿大是本病最早表现，腹股沟淋巴结最先累及，依次为腋下、颈部，淋巴结肿痛、化脓破溃时常伴较重的全身症状。

⑧ 猩红热：多为颈及颌下淋巴结肿大，全身皮肤呈猩红色斑疹，并在消退后脱屑，常出现草莓舌及咽峡炎。

⑨ 钩端螺旋体病：本病常有发热、腓肠肌疼痛及压痛、咯血、黄疸及局部或全身淋巴结肿大，最常见为腹股沟淋巴结，其次为腋窝淋巴结。

⑩ 鼠咬热：由鼠类咬伤所致的急性传染病，病原为小螺菌。可出现高热、局部皮肤硬结性溃疡及局部淋巴结肿大，有压痛。

⑪ 弓形虫病：称弓形体病，病情轻重不一，以淋巴结炎为最多见，常累及颈或腋下，淋巴结大小不一，无压痛，常伴低热等全身症状。

⑫ 兔热病：是土拉杆菌所致的急性传染病，主要表现为发热、皮肤溃疡、局部淋巴结肿大、呼吸道症状及眼结膜充血等。有野兔接触史或昆虫叮咬史。

⑬ 黑热病：有高热、肝脾及淋巴结肿大、贫血及白细胞减少等表现（骨髓中可找到利什曼小体）。

（3）肿瘤性淋巴结肿大（全身性）。

① 白血病：常有淋巴结肿大，但其肿大程度对各型白血病的诊断并无鉴别意义。急性或慢性淋巴细胞性白血病者淋巴结肿大较明显；急性非淋巴细胞性白血病和慢性粒细胞性白血病的淋巴结肿大部位及数目，均不如淋巴细胞性白血病那样广泛和明显（血常规及骨髓象检查可资鉴别）。

② 恶性淋巴瘤：分为霍奇金病及非霍奇金淋巴瘤 2 类，二者特点见表 2-221。发生于消化道（常见于胃）的淋巴瘤，被称为黏膜相关组织（MALT）淋巴瘤，需与淋巴结边缘带淋巴瘤（MZL）、脾边缘区 MZL 相鉴别，见表 2-222。

表 2-221　霍奇金病和非霍奇金病的特点

项目	霍奇金病	非霍奇金病
发生部位	通常好发于淋巴结	好发于结外淋巴组织
发病规律	向邻近淋巴结延续性扩散	血运扩散，常见于非邻近淋巴结发病
病变范围	局部淋巴结病变常见	局部淋巴结病变少见
骨髓侵犯	少见	常见
肝脏侵犯	少见	常见
脾脏侵犯	常见	不常见
纵隔侵犯	常见，尤其是结节硬化性恶性淋巴瘤	除原淋巴细胞型等外，不常见
肠系膜病变	少见	常见
滑车上淋巴结	罕见	偶见
消化道侵犯	罕见	常见
中枢神经侵犯	罕见	偶见
腹部包块	少见	常见
皮肤侵犯	罕见	偶见，T 细胞型多见

表 2-222 MALT 淋巴瘤、淋巴结 MZL 及脾边缘区 MZL 的临床鉴别

ALT 淋巴瘤		淋巴结 MZL	脾边缘区 MZL
胃 MALT 淋巴瘤	非胃 MALT 淋巴瘤		
消化不良、反酸、腹痛和体重减轻等，90% 为 Hp 阳性	慢性进程，非胃部位包括唾液腺、肺、头颈部、眼附属器、皮肤、甲状腺及乳腺等	多发淋巴结肿大，呈无痛性，晚期病变多见	常累及脾脏、脾门淋巴结，表现为脾大，可伴有自身免疫性血小板减少、贫血、外周血可见毛细胞，必须做丙肝病毒检测

③ 浆细胞瘤：分类及临床表现见表 2-223

表 2-223 浆细胞瘤的分类及临床特点

分类	临床特点
多发性骨髓瘤	为浆细胞异常增生的恶性肿瘤，多见于 40 岁以上中老年。临床主要表现为骨痛、病理性骨折、贫血及免疫球蛋白异常
原发性巨球蛋白血症	为分泌大量 IgM 的浆细胞样淋巴细胞恶性增生性疾病，发病年龄多在 50 岁以上。临床表现为贫血，出血，肝、脾、淋巴结肿大，其他表现包括由于血黏度增高引起的神经症状，如视力障碍、雷诺现象、血管栓塞症状等。血清电泳出现 M 成分，免疫电泳证实为单克隆 IgG，骨髓中有典型浆细胞样淋巴细胞浸润可确诊
重链病	为一类浆细胞或异常淋巴细胞恶性增生并产生大量单克隆重链和重链片段的疾病，发病多在 40 岁以上。临床表现各异，但多有淋巴结肿大、持续蛋白尿，无骨骼损害。诊断主要靠血清免疫电泳及有关物理化学特性而定
组织细胞增多症	包括恶性组织细胞病（恶组）、组织细胞增生症 X（又称朗格汉斯组织细胞增多症，包括莱特勒 - 西韦病、汉 - 许 - 克病）及嗜酸性肉芽肿

（4）变态反应性淋巴结肿大（多为全身性）。

① 反应性淋巴结炎：是由某些药物或生物制品引起的机体淋巴结肿大，常伴有发热及皮疹等表现。常见药物有甲基多巴、异烟肼、苯妥英钠等。

② 变应性亚败血症：多见于儿童，主要表现为长期反复发热，其他表现包括反复发作的一过性多形性皮疹及关节症状、淋巴结及肝脾大、白细胞增高、血沉增快。临床表现酷似败血症，但血、骨髓培养阴性，抗生素治疗无效，而皮质激素治疗有效。诊断需排除败血症、风湿热及类风湿性关节炎。

③ 急性坏死增生性淋巴结病：青少年多见，主要表现为高热，颈、腋下及肺门等处淋巴结肿大，浅表淋巴结有压痛，一过性白细胞减少，抗生素治疗无效，皮质激素治疗有效，预后良好。

④ 系统性红斑狼疮（SLE）：多见于中青年女性，部分病例伴局部或全身淋巴结肿大，其他表现包括有长期不规则发热、典型皮疹、关节症状、多器官损害症状、白细胞降低及免疫学检查异常等。

⑤ 成人 Still 病：主要表现为寒战、高热、淋巴结及肝脾大，并有一过性红色斑丘疹，而肌肉及关节痛并不明显，少数可并发多发性浆膜炎（心包炎、胸膜炎等）。个别患者于数年后可发生关节畸形，易复发。

⑥ 血清病：患者使用血清制品（破伤风抗毒素、狂犬疫苗等）后发生的一种疾病，部分以淋巴结肿大为最早表现，好发于注射处及滑车处。根据注射史及发热、皮疹、嗜酸性粒细胞增多等可明确诊断。

（5）性病性淋巴结肿大。

① 软下疳：引起的生殖器疼痛性溃疡表面覆盖绿色坏死渗出物，一侧或双侧腹股沟淋巴结肿大，明显疼痛及压痛，易化脓破溃。溃疡基底部分泌物涂片或淋巴结穿刺液涂片中，可找到大量软下疳链杆菌。

② 性病性淋巴肉芽肿：在病初，外生殖器肛门直肠等处可出现无痛小丘疹或溃疡，数日后即可愈合。此后腹股沟淋巴结肿大，出现疼痛而破溃，可出现多发瘘管，女性的淋巴结病变多在直肠周围。

③ 腹股沟肉芽肿：是肉芽肿杜诺凡（Dono-vania）杆菌引起生殖器及附近部位的无痛性肉芽肿性溃疡，鉴别主要靠组织涂片找到 Dono-vania 小体。

④ 梅毒性淋巴结肿大：感染梅毒 3w 左右后，外生殖器可出现硬下疳，此后 1w 左右出现对称性腹股沟淋巴结肿大，质硬、不红、不痛、不融合及不粘连。

⑤ 艾滋病（AIDS）性淋巴结肿大：本病易出现致命性条件感染，如卡氏肺孢子虫肺炎。病程中可并发肿瘤，如 Kaposi 肉瘤。部分可发展为慢性淋巴结综合征，表现为全身以及腹股沟淋巴结肿大，诊断主要靠病史及血清学检查。

（6）其他原因引起的淋巴结肿大（多为全身性）。

① 脂肪沉积病：常见有尼曼 – 匹克病及 Gaucher 病。多发于婴儿及儿童，两种病临床很相似，均有原因不明的肝、脾、淋巴结肿大，骨损害，神经系统症状，全血细胞减少。诊断及鉴别诊断主要靠骨髓及脾穿刺物中找到特殊的泡沫细胞和葱皮样细胞。葱皮样细胞亦可在慢性粒细胞性白血病、霍奇金病及多发性骨髓瘤的骨髓片中找到，但均不缺乏葡萄糖脑苷脂酶，此点可资鉴别。

② 假性淋巴瘤：本病常发于淋巴结外的部位，如眼眶、胃的假性淋巴瘤及消化道的淋巴性息肉，可形成肿块，一般认为属反应性的增生，由炎症引起。

③ 蛇毒性淋巴结炎：被毒蛇咬伤除出现局部症状外，还可引起相应部位淋巴管及淋巴结的炎症反应，导致淋巴结肿大，诊断主要靠病史。

【相关检查】

（1）病史采集要点。

① 询问起病急缓及时间，淋巴结肿大的部位、大小、数目、疼痛等，是否还在继续增大。

② 询问与疾病诊断和鉴别诊断相关的伴随症状，包括发热，若有，是高热还是低热，有无盗汗、体重减轻、饮酒后引起疼痛、咳嗽、咽喉痛、皮疹、鼻塞、涕中带血或回吸涕咯出有血、关节疼痛及肿胀等。

③ 了解患者的全面用药史，尤其是在疾病期间是否接受过治疗，尤其要了解是否接受过糖皮质激素的诊疗，若有，进一步了解使用该药后病情、症状或淋巴结肿大有无好转。

④ 询问既往是否患有结核和性病，有无接触腺体热和结核患者，以及有无其他感染性疾病、个人烟酒嗜好等。家族中有无结核、恶性肿瘤疾病病史，当地区域范围内有无类似疾病等。有无旅行史或宠物接触史。

（2）查体重点。

① 了解患者一般情况，是否有发热。做好全面的体格检查。

② 重点应仔细触摸淋巴结，包括颈部、颌下、锁骨上窝、腋窝、肘窝、鹰嘴上方、腹股沟及腘窝处。淋巴结肿大区域有无皮肤色素沉着、溃烂、表面分泌物及结痂等。判断该处淋巴结引流的范围有哪些，进行相应的仔细检查(如腋窝淋巴结肿大应仔细检查乳腺,如颈部淋巴结肿大则要用喉镜全面检查咽部)。检查口腔和咽喉部（扁桃体）。注意有无淋巴性水肿、全身皮肤情况、黄染、皮损、颈静脉充盈或怒张等。常规心肺检查，重点关注是否有肝脾增大及腹部包块、腹部触痛等。是否有四肢关节肿胀、畸形及水肿等。

（3）实验室检查。

收集感染、变态反应及肿瘤的实验室依据，如三大常规、血液生化检查、血清学检查及肿瘤相关性抗原等，必要时行骨髓涂片细胞形态学检查。

（4）辅助检查。

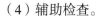

淋巴管造影、放射性核素扫描、X 线检查、CT 检查、B 超及纤维内镜等检查，淋巴结肿大实验室及辅助检查结果的临床意义（表 2-224）。

表 2-224　淋巴结肿大实验室及辅助检查结果的临床意义

检查	临床意义
血常规	白细胞总数及中性粒细胞增多，常见于细菌感染。但有些革兰阴性杆菌感染者白细胞总数亦可不高，但中性粒细胞常增多
	淋巴结肿大伴白细胞总数正常或减少，而淋巴细胞增多者，常考虑病毒感染
	患者第 2 周时白细胞常有升高，且在 3 周内常可发现异常淋巴细胞（10%～20%或更多），提示由 EB 病毒感染引起的传染性单核细胞增多症
	嗜酸性粒细胞增多提示寄生虫感染或嗜酸性粒细胞肉芽肿
	外周血出现大量幼稚细胞提示多为白血病或恶性组织细胞病（恶组），除发热，肝、脾、淋巴结肿大外常表现为全血细胞减少
血清学检查	疑为传染性单核细胞增多症时可做嗜异性凝集试验，效价在 1 ∶ 80 以上有临床价值，＞1 ∶ 200 可诊断为传染性单核细胞增多症
	疑有钩端螺旋体病者可做凝集溶解试验，超过 1 ∶ 400 效价为阳性
	疑有性传播疾病者可做 HIV 抗体、梅毒血清学检查
	疑有系统性红斑狼疮等自身免疫性疾病引起反应性淋巴结肿大，应做相应血清学检查
选择性检查	全身淋巴结肿大伴发热、外周血异型淋巴细胞明显增高者考虑传染性单核细胞增多症，应做嗜异性凝集试验
	考虑结核感染者应做 PPD 皮肤试验、血沉、T-spot 试验及淋巴结穿刺等
	考虑免疫性疾病者应做相关特异性抗体检测
	考虑性传播疾病所致者应做相关病原体、抗原、抗体检测
	考虑艾滋病者应做 T 淋巴细胞亚群及 HIV 抗体检测
骨髓检查	骨髓涂片细胞形态学检查：对白血病、浆细胞瘤、恶性组织细胞病、戈谢病及尼曼 – 匹克病的诊断有决定性意义，必要时应做骨髓病理学检查，对于转移性癌肿虽难以识别原发部位，但对识别转移性癌细胞有决定性意义
淋巴管造影	深部淋巴结如盆腔腹膜后、腹主动脉旁淋巴结不易被触及时，淋巴管造影是了解其是否肿大的一种特殊检查方法。在淋巴管炎时，常显示淋巴结增多、增大、边缘光滑；恶性淋巴瘤时，则表现为增大的淋巴结内部结构被破坏，呈泡沫状；淋巴结转移癌的淋巴结边缘不规则，呈虫蚀状，常有内部结构充盈缺损或淋巴管阻塞
放射性核素扫描	通过放射性核素扫描显像，对于判断深部淋巴结肿大及明确肿大性质有重要价值。如一处或多处淋巴结影像明显增大，放射性增高，多为淋巴瘤瘤体；如一处或多处淋巴结影像缺失，放射性明显减低或明显延迟，常提示淋巴结内有转移瘤存在
其他	X 线、CT、B 超及纤维内镜等检查，可协助明确原发病灶的部位及性质

第十一章

头颅异常

与正常或同龄人相比，其头颅过大或过小均称为头颅异常，当然也包括了头颅形态的特殊改变。若年龄在 3 岁以下，其头围不足 45cm 者或头显著小，头围较正常小儿低 2 个标准差以上，则可诊断为头小畸形。本章节还涉及囟门异常。

头围动态观察（用于儿童）。正常新生儿头围径（额、枕）为 33 ～ 35cm，出生后前 6 个月增长较快，每月增加 1.2 ～ 1.3cm，前半年可增加 8 ～ 10cm，后半年增加 2 ～ 4cm，1 岁时头围平均约 46cm，第 2 年增加 2cm，第 3 年增加 2cm，5 岁时达到 50cm，15 岁时接近成人头围为 54 ～ 58cm。

【常见病因】

（1）头颅增大。

① 颅内占位性病变：颅内肿瘤、血肿、脓肿、囊肿及肉芽肿等。

② 颅内感染性疾病：各种脑膜炎、脑炎、脑寄生虫病。

③ 颅脑损伤：颅内血肿及水肿。

④ 脑缺氧：各种原因造成的脑缺氧如窒息、麻醉意外、CO 中毒，以及某些全身性疾病如肺性脑病、癫痫持续状态及重度贫血等。

⑤ 中毒：某些药物中毒如四环素、维生素 A 过量等；自身中毒如尿毒症、肝性脑病等。重金属中毒如铅、锡或砷等。

⑥ 内分泌功能紊乱：肥胖、月经紊乱及妊娠时（易于发生良性颅内压增高）。

（2）小头畸形。

① 妊娠早期各种有害因素（感染、营养不良、中毒及放射线）、代谢异常、染色体畸变（如 21-三体综合征、18- 三体综合征、13- 三体综合征或其他异常）均可导致胎儿出生时小颅。

② 家族遗传性头小畸形。

③ 出生后某些原因（缺氧、感染、外伤）引起脑损伤和萎缩，致使头围变小。

【诊断线索】

头颅异常诊断线索（表 2-225）。

表 2-225　头颅异常诊断线索

项目	临床线索	诊断提示
颅小（小颅）	· 枕平，眼裂外侧上斜，鼻梁扁平，伸舌，通贯手	先天愚型
	· 皮肤苍白，不安，多动，肌张力增强及膝反射亢进	苯丙酮尿症

续表

项目	临床线索	诊断提示
颅小（小颅）	·出生时头围仅 30cm，最终增长也不足 45cm，智能严重低下，生活不能自理	小头畸形
	·尖头和短头畸形，伴颅缝闭合而且伴有颅内压增高征象	狭颅症
	·舟状头	狭颅头和黏多糖病
	·偏头畸形	狭颅症、一侧大脑发育不全
	·伴颅缝未闭或颅缝已闭，无颅内压增高征象	脑小畸形或脑发育障碍
头颅增大（大颅）	·头大面小，头皮静脉曲张，囟门隆起，眼酷似“日落西山”	脑积水
	·伴有运动障碍，语言发育倒退，视神经萎缩等	脑白质营养不良
	·身矮貌丑，结膜混浊，耳聋，舌与齿龈肥大	承霤病（又称骨软骨发育不良）
	·异样安静、皮肤粗糙，舌大且常伸出口外，鼻梁扁平，腹大，常有脐疝等	克汀病
	·合并有颅壁变薄、颅缝增宽或脑回压迹增深	婴儿脑积水
	·伴有颅壁增厚	畸形性骨炎、骨纤维异常增生症及肢端肥大症等
	·头顶尖耸如塔（称之尖颅）	先天性溶血性黄疸
	·颧及眶缘明显突出，容貌酷似“狮面”	变形性骨炎
	·马鞍鼻，下颊前凸，垂手不过髋关节，手指粗短，各指平齐	先天性软骨发育不良症
	·方颅，前额突出，触之呈乒乓球感，枕后脱发	维生素 D 缺乏病
	·囟门隆起	颅内高压、水过多
	·囟门凹陷	脱水

【诊断思维】

（1）头颅异常诊断思维（表 2–226）。

表 2–226　头颅异常诊断思维

诊断项目	诊断思维
小头颅	·头颅小有先天性和获得性之分。前者常有智力障碍及囟门早闭，其头颅小多为均匀性（如小颅畸形）；后者早期常无智力障碍，若病因长期不去除，晚期则可影响智力，颅小常以前额发育不全为主
	·头小畸形者其头顶部小而尖、前额狭窄、颅穹窿小、枕部平坦、面部及耳部相对较大，前囟及骨缝闭合过早，可有骨间嵴。体力发育和智力发育落后，但并非所有的头小畸形患儿均伴智力低下
	·部分小颅患儿可有惊厥、肌张力增高的表现，有时也可发生手足徐动样多动症状。另有些患儿呈不同程度的痉挛性两侧瘫痪。气脑造影可见有脑容积缩小，脑室和蜘蛛网膜下隙扩大
头颅过大（又可称巨颅）	·远较小颅多见，通常可伴有囟门迟闭。如头颅过大，确无智力障碍和其他异常表现，且生活正常者，不一定视为病态
	·因长期颅内压增高可引起头颅进行性增大（代偿性扩大），该大颅与全身发育不成比例，额部向前突出、眶顶受压向下，双眼球下视，眼球向下转，致巩膜上部露白。前囟扩大且张力增加时，可引起颅骨骨缝分离及头皮静脉扩张
	·头颅增大主要指因颅内压增高引起头颅进行性的异常增大。凡能引起颅腔内容物体积增加的病变均可引起颅内压增高
	·除与遗传因素有关外，由病毒（风疹病毒、巨细胞病毒、单纯疱疹病毒等）和弓形虫的宫内感染，已日益为人们所重视。感染对孕妇本身所致的症状虽较轻，但对胚胎的发育影响较大，可导致胎儿流产、死胎、死产和多种严重先天性畸形，其中弓形虫感染，可致胎儿产生脑积水畸胎

续表

诊断项目	诊断思维
囟门异常	·囟门隆起：隆起是指囟门增宽、突出及张力增高，并有明显搏动感，是颅内压增高的主要征象，颅内各种病变都有可能导致颅内压增高，但体内液体超负荷引起的颅内高压却常被忽略。此外，患儿长期咳嗽、啼哭或躺下也可引起短暂的生理性囟门膨胀。因此，检查有无病理性囟门膨隆应在婴儿直立且放松的状态下进行
	·囟门凹陷：是指前囟低于周围颅骨水平，是婴幼儿脱水的重要体征之一。可由于水分摄取不足或丢失过多引起。如果发现囟门有明显凹陷，应立即检查生命体征、体重，严密观察有无休克征象，如心动过速、呼吸急促及皮肤苍白发冷。一旦出现这些征象，应立即建立静脉通路，给予补液处理，保证呼吸道通畅。并准备适合患儿的急救设备、吸氧，并可通过称重湿尿布来测量尿量等。囟门凹陷程度与脱水的关系见表 2-227

（2）囟门凹陷程度与脱水之间的关系（表 2-227）。

表 2-227 囟门凹陷程度与脱水之间的关系

脱水分度	囟门与其他表现
轻度脱水（体重减轻 5%）	囟门出现轻微凹陷，其他症状包括面色苍白、皮肤和黏膜干燥、尿量减少、脉率正常或略有升高，并可能出现易激惹
中度脱水（体重减轻 10%）	出现更明显的囟门轻度凹陷，其他表现包括局部皮肤灰暗、张力下降，黏膜干燥，眼泪和尿量减少，血压正常或降低，脉率增加或嗜睡等
严重脱水（体重减轻 15%）	囟门明显凹陷，其他表现包括皮肤肿胀、皮肤黏膜干燥、明显少尿或无尿、嗜睡及休克表现，如脉搏增快但无力、严重低血压和反应迟钝等

（3）脑积水是导致头颅增大的主要原因，其临床分类见表 2-228。

表 2-228 脑积水分类

各种因素	脑积水类型
发病时间	胎儿脑积水、新生儿脑积水、婴儿脑积水、成人脑积水、胎内脑积水、出生后脑积水、先天性脑积水及获得性脑积水
原因	原发性脑积水、继发性脑积水、肿瘤性脑积水、非肿瘤性脑积水、发育不良性脑积水、脑损害性或破坏性脑积水、创面性脑积水、感染性脑积水、出血性脑积水、血管性脑积水及骨骼性脑积水
梗阻部位	梗阻性脑积水、高分泌性脑积水、交通性脑积水、非交通性脑积水、脑室内部梗阻性脑积水及脑室外部梗阻性脑积水
液体聚积位置	内部积水、外部积水、脑室内积水、蛛网膜下隙积水、脑实质内积水、脑实质外积水
发作方式	急性脑积水、慢性脑积水
进展方式	迅速进展型脑积水、慢性进展型脑积水、进展型脑积水、静止型脑积水、外科手术静止型脑积水、自发静止型脑积水
颅内应力	高压脑积水、正常压力脑积水、低压脑积水
与畸形关系	简单脑积水、复杂脑积水、种族退化性脑积水、发育异常脑积水、结构毁坏性脑积水
预后	可治性脑积水、不可治性脑积水、对分流有反应的脑积水、分流难治性脑积水

【疾病特点与表现】

（1）引起头颅过大的病因及其机制（表 2-229）。

表 2-229　引起头颅过大的病因及其机制

原因	机制
颅内肿瘤、血肿、脓肿、囊肿、肉芽肿等	·占据颅腔内一定的容积，又可阻塞脑脊液的循环通路，影响其循环及吸收 ·病变均可造成继发性脑水肿，导致颅内压增高
各种脑膜炎脑炎、脑寄生虫病等	·刺激脉络丛分泌过多的脑脊液，又可以造成脑脊液循环受阻（梗阻性及交通性脑积水）及吸收不良 ·各种细菌、真菌、病毒、寄生虫的毒素可以损伤脑细胞及脑血管，造成细胞毒性及血管源性脑水肿 ·炎症、寄生虫性肉芽肿可起到占位作用，占据颅腔内一定空间
颅脑损伤	·造成颅内血肿及水肿
脑缺氧	·如窒息、麻醉意外、CO 中毒及某些全身性疾病如肺性脑病、癫痫持续状态、重度贫血等，均可造成脑缺氧，引起血管源性及细胞毒性脑水肿
中毒	·促进脉络丛分泌脑脊液，损伤脑血管的自动调节作用，形成颅内高压及脑水肿
内分泌功能紊乱	·可能与雌激素过多、肾上腺皮质激素分泌过少而产生的脑水肿有关 ·肥胖者可能与部分类固醇溶于脂肪组织中不能发挥作用而造成相对性肾上腺皮质激素过少有关

（2）引起头颅增大的疾病。

① 脑积水：本病是婴幼儿头颅增大的常见疾病，但不同年龄段的表现也各不相同（表 2-230）。

表 2-230　婴幼儿、儿童、成年人脑积水（高压性）的临床特点

婴幼儿脑积水	儿童脑积水	成年人脑积水
·大头：为出生后数周或数月内出现头颅快速增大，少数出生时头颅就明显大于正常 ·前囟扩大、隆起及张力较高，患儿直立时仍不凹陷，严重时后囟甚至侧囟门均扩大 ·颅缝分开，头形变圆，颅骨薄、软，头部叩诊呈“破壶音” ·头发稀疏，头皮薄而亮，额部头皮静脉怒张 ·颅大而面颅较小，严重时因眶顶受压使眼球下移，巩膜外露，形成所谓“落日征” ·神经系统体征：眼球震颤、共济失调、四肢肌张力增高或轻瘫等 ·其他：严重时出现失明、分离性斜视、上视障碍、进食困难及高音调啼哭。精神萎靡、迟钝、易激惹、抬头困难、痉挛性瘫痪、智力障碍，甚至出现抽搐发作或嗜睡及惊厥，可因脑疝致死，常并发营养不良、全身衰竭及呼吸道感染	·见于幼儿及较大的儿童，一般为 2～10 岁 ·先天性者常自婴儿期发病，呈缓慢进展，后天性者继发于炎症、颅内占位病变 ·因为儿童期骨缝常已闭合，头颅增大不明显 ·颅内压增高三联征：头痛、呕吐、眼底水肿，严重者出现眼底视网膜出血 ·如头部叩诊出现“破壶音”，则表示颅骨缝又分开 ·神经系统检查可发现眼外肌麻痹、下肢肌张力增高、步态不稳 ·晚期可出现智力障碍 ·内分泌异常，如性早熟或生长发育迟缓	a. 急性脑积水： 由脑脊液通道突然堵塞、脑室在数小时内急性扩大所致 ·急性颅内压增高征，呈进行性加重 ·颈部疼痛，提示可能有小脑扁桃体疝入枕骨大孔 ·一过性黑矇，为大脑后动脉在小脑缘受压所致 ·进行性意识障碍 ·晚期呈去大脑或去皮层强直发作，出现脉缓、血压升高和呼吸深沉。如不及时治疗，常可致死 b. 慢性脑积水： ·慢性颅内压增高征，头痛、恶心及呕吐均较急性脑积水轻，有眼底水肿，常伴有继发性萎缩 ·双眼外展麻痹 ·精神和行为障碍或异常，记忆力丧失 ·痉挛性四肢瘫，下肢重、上肢轻 ·内分泌异常，如肥胖性生殖退化或性早熟等 ·少见有双侧颞侧偏盲和小脑征

② 颅内压增高：除囟门膨隆和头围增加外，其他颅内压增高的早期表现较为隐匿，难以察觉，可包括行为变化、易激惹、乏力和呕吐。由于颅内压增高，可出现瞳孔扩大和意识障碍、嗜睡直至昏迷，常出现癫痫。

③ 颅骨增生：颅骨增生多表现为颅骨和（或）厚度增加，分为弥漫性和局限性 2 种。a. 弥漫性颅骨增生常见于系统性疾病如畸形性骨炎、石骨症、肾性维生素 D 缺乏病、肢端肥大症和地中海贫血；b. 局限性颅骨增生多由局部骨质病变引起或继发于邻近病变的刺激，如脑膜瘤、骨瘤、骨肉瘤、骨纤维异常增生症、慢性骨髓炎和陈旧性骨折等。临床表现见表 2-231。

表 2-231　颅骨增生临床表现

项目	临床表现
颅骨增进	病变可只侵犯颅盖骨，造成颅骨局部的外突畸形；也可侵犯颅底骨，出现相应的临床表现 ・病变侵及颅前窝眼眶周围骨质，可导致眼眶缩小、眼球外突、眼球活动受限 ・病变侵及上颌骨，使上颌骨增生硬化，造成面部膨起，可出现“骨性狮面” ・病变侵及鞍区和蝶窦时，可致视神经孔狭窄，视神经受压萎缩，可出现进行性视力下降，甚至失明 ・病变侵犯垂体，可出现一些内分泌的症状，如性早熟现象等。发生在颞骨的病变，可造成外耳道狭窄，导致传导性耳聋

④ 高颅压综合征：本病是神经科常见的综合征，指颅腔内的压力增高，临床上以头痛、呕吐和视盘水肿为主要特征，2 岁以下小儿常有囟门膨隆。

⑤ 颞骨隆起症：为良性脑囊肿所致，囊肿位于脑表面，与蛛网膜下隙关系密切，但不侵入脑内。多为单发，少数多发，常位于脑裂及脑池部。体积逐渐增大可压迫脑组织及颅骨，产生神经症状及颅骨改变。

⑥ 头大畸形：是指出生时可达 1500g（正常 390g），或生后迅速增大。患儿前囟较大，闭合延迟，颅内压不增高，颅穹窿和面部均匀地增大。头虽大，无“落日征”，患儿身体和智力发育障碍、视力及听力障碍，甚至惊厥。

⑦ 婴儿硬膜下血肿或积液：虽然硬膜下血肿或积液的婴儿也有头颅增大、颅骨变薄，但常伴有视神经盘水肿，缺少“落日征”。

⑧ 慢性硬脑膜下血肿：头颅增大较慢，硬脑膜下穿刺多为红色或黄色液体，眼底常有出血。

⑨ 颅内占位性病变：如脓肿、肿瘤等，可凭临床表现及 CT 等检出。

⑩ 维生素 D 缺乏病：头颅增大多呈方形，并有其他维生素 D 缺乏病的典型特征，如胸部串珠、赫氏沟及骨干骺端损害等。其他表现见表 2-232。

表 2-232　维生素 D 缺乏病各期临床表现

时期		临床表现
初期（早期）		・神经兴奋性增高：易激惹、烦躁、睡眠不安、夜惊、多汗（与季节无关） ・出现枕秃（烦躁及头部多汗导致婴儿常摇头擦枕）
激期	＜1 岁	・颅骨软化（似乒乓球）：最典型，最早出现，3～6 个月 ・方颅（似机器人）：骨样组织增生所致，7～8 个月以上 ・手镯：方颅之后，6 个月以上
	＞1 岁	・前囟增大及闭合延迟（正常囟闭合是在 1～2 岁） ・出牙延迟 ・胸廓畸形：1 岁左右小儿，表现有肋骨串珠、肋膈沟（赫氏沟）、鸡胸或漏斗胸 ・下肢畸形：1 岁左右站立行走后小儿，如“O”形腿或“X”形腿
恢复期		・血钙、血磷逐渐恢复正常，治疗 2～3 周后骨骼 X 线改善
后遗症期		・临床症状消失，血液生化检查正常，无须治疗

（3）引起小颅畸形疾病。

① 小头症：是因原发性脑发育障碍，头颅未随之发育增大所致的小头畸形，并非颅缝早闭限制了脑组织发育，为继发性颅骨闭合症。患者常无颅内压增高表现，精神智力及发育障碍较明显。X 线检查骨缝密度可正常或无脑回压迹增多等颅内高压的征象。

② 尖头畸形：又称塔状颅，较常见，为全部颅缝过早闭合所致。因颅底受压下陷常引起眼眶变浅、

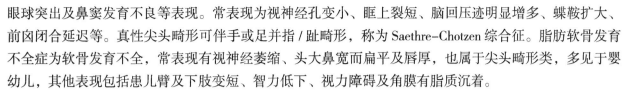

眼球突出及鼻窦发育不良等表现。常表现为视神经孔变小、眶上裂短、脑回压迹明显增多、蝶鞍扩大、前囟闭合延迟等。真性尖头畸形可伴手或足并指/趾畸形，称为 Saethre-Chotzen 综合征。脂肪软骨发育不全症为软骨发育不全，常表现有视神经萎缩、头大鼻宽而扁平及唇厚，也属于尖头畸形类，多见于婴幼儿，其他表现包括患儿臂及下肢变短、智力低下、视力障碍及角膜有脂质沉着。

③ 舟状头畸形：又称长头畸形，单独由矢状缝早期闭合引起，是颅缝早闭中最常见的头颅畸形之一。本病矢状缝过早闭合，颅穹窿呈前后拉长，左右狭窄，使头颅呈鞍状畸形，枕及额极过度膨出，额骨位置很高，因颞窝间狭窄而形成“梨状”前额，加之矢状缝早期闭合，出现舟状头畸形。

④ 三角头畸形：此型少见，是额缝早期闭合所致，少数额缝开放。其特征是在额缝部位的额骨部两侧边缘向前凸出，呈锐角，呈三角形，额骨短而窄，颅前窝变小变浅，两眼相距过近，额缝处有骨嵴样增厚，常与其他畸形并发。

⑤ 斜头畸形（又称偏头畸形）：病变侧额骨扁平后缩，眶上缘抬高后缩，病变侧影响脑组织发育，前囟仍存在，但偏向健侧。斜头畸形几乎均伴有面部不对称畸形，并随年龄的增长而加重，双眼间距变小，额部变狭窄，耳廓及外耳道不对称。多合并有智力低下、腭裂、眼裂畸形、泌尿系统畸形及全前脑畸形等。

⑥ 短头畸形（又称为扁头畸形或宽头畸形）：头颅两侧冠状缝骨化，造成颅骨前后径发育障碍，因代偿性横径增宽及颅顶抬高，故表现为头颅增宽、前额宽平、颅中窝扩大、眼眶变浅、眶嵴发育不良及眼球突出，如同“金鱼眼”。患儿常有反复上呼吸道感染，在骨化的冠状缝处可触及呈念珠状的骨性结节。

⑦ 遗传性高铁血红蛋白血症：本病出生后即有头颅过小，本病可分为 2 型，见表 2-233。

表 2-233　遗传性高铁血红蛋白血症Ⅰ型和Ⅱ型临床表现

Ⅰ型	Ⅱ型
自出生后即有发绀。由于高铁血红蛋白（MetHb）为棕褐色，其发绀比一般还原 Hb 缺氧时更为明显。MetHb 占 Hb 总量的 5% ～ 50%。一般病例无症状，而少数病例 MetHb 占到 Hb 总量 40% 或更高，此时患者可出现心悸、气短，甚至明显的呼吸困难，能胜任一般体力劳动	临床表现为有严重的智力及发育障碍，神经精神系统异常，如小头颅、角弓反张、手足颤动、全身肌张力减退等

⑧ 狭颅症：主要表现为各种不同形状的头颅畸形，因颅缝过早闭合，使颅骨生长受到限制，阻碍了脑的发育，从而产生了颅内压增高。其他表现有两眼突出、下视、眼球运动障碍、视盘水肿或萎缩、视力障碍或失明及智力低下等。晚期可出现头痛、恶心及呕吐等症状，部分可因大脑皮质萎缩而出现癫痫发作。

⑨ Crouzon 狭颅症（又称 Crouzon 颅骨面骨发育不良或 Crouzon 型颅面狭窄症）：本病主要特点为颅顶呈尖状隆起、假性凸颌畸形、鹰嘴鼻、眼球突出（Crouzon 病的青蛙眼）及眼球运动性麻痹，大多有遗传性和家族史。常有颅内压增高、视力丧失及智力迟钝等。

⑩ Apert 型颅面狭窄症：是一种遗传性疾病，表现为尖头畸形及并指（趾）的一种畸形综合征，出生时面部即有畸形，且尤为突出，上颌骨明显后缩，使鼻根深深地凹陷在眉弓下面，造成牙合张开、口嘴张开及上唇的中部似被牵向后方，眼球突出不明显，常有眼外斜视。

【相关检查】

（1）病史采集要点。

病史采集应根据病因不同，了解或采集不同的病史资料，如头颅增大应重点询问是否有颅内高压的症状；头颅缩小更多是关注患者有无特殊面容，是否系先天性，家族中有无类似疾病；囟门隆起首先询问患儿有无呕吐、哭闹及烦躁不安，甚至还要询问有无意识模糊及抽搐等；如发现囟门凹陷，则应询问患儿有无发热、汗多、呕吐及腹泻等。应询问母亲的分娩情况，是顺产、难产还是剖宫产，并着重了解当时胎儿有无宫内窒息等。了解是否有精神不振、嗜睡，或烦躁不安、易呕吐、抽搐、瘫痪、行走困难等。

（2）查体重点。

全面体格检查，重点关注生命体征及对患者神志和意识的判断，注意观察患者头颅发育情况，头围增大或增长迅速、是否有前囟门膨出或塌陷、颅骨缝分开、头皮血管扩张、眶内压升高、瞳孔变化、特殊面容、鼻发育情况等，应注意患者眼球下转时，有无向外突出，使上部白色巩膜暴露或双眼像“落日”样。全面心肺及腹部检查，神经系统的检查特别应关注脑膜刺激征及病理反射。不要忽略皮肤的温度、湿度及皮疹，应寻找体表及脏器的感染灶。

（3）实验室检查。

三大常规、肝肾功能、血电解质、血气分析等。若有营养问题可测体内微量元素的含量，根据病情需要应做腰椎穿刺、测脑压及脑脊液检查。如果和感染有关，应及时做血培养或骨髓穿刺涂片及骨髓培养。

（4）辅助检查。

头颅影像学检查，包括 CT、MRI 等。

（5）选择性检查。

① 大颅畸形：

a. 首先可化验一些常规项目，如血常规、凝血功能、肝肾功能等，可以检查体内微量元素的含量，另外需要注意检查头颅疾病的发生。颅骨 X 线平片可显示头颅增大，头面比例不对称，颅骨变薄，颅缝分离。头颅叩诊呈“破壶音”。根据婴幼儿头颅增大突出等临床典型症状，一般诊断无大困难。

b. 颅脑的 CT 检查：是通过 CT 对颅脑进行检查的一种方法。头颅 CT 是一种检查方便、迅速安全、无痛苦、无创面的检查方法，可以清楚地显示颅脑不同横断面的解剖关系和具体的脑组织结构。头颅 CT 检查对于颅内、颅骨、头皮的大部分疾病的诊断有重要意义（包括外伤、肿瘤、炎症、血管病变、中毒、变性和代谢性疾病等）。

② 小头畸形：

a. 尖头畸形：X 线颅骨前后位片上可见眼眶内侧壁变斜，颅前窝变狭窄，沿冠状缝骨质密度增高，钙质沉着，常常有颅骨指压切迹；侧位片上，额骨后旋，额骨后方的骨突无 X 线突起阴影表现，后方颅穹窿正常。

b. 舟状头畸形：颅骨平片可见头颅呈舟状畸形，沿矢状缝骨质密度增高，钙质沉着，严重者看不到骨缝，而冠状缝、人字缝、鳞状缝增宽，甚至分离，如有颅内压增高，可见脑回压迹增多。

c. 三角头畸形：X 线表现为额骨短而高度凸出，正位片可见典型的眼眶过短及眶内壁垂直。

d. 斜头畸形：X 线表现为斜头畸形，即眼眶后长轴向上、向外偏斜，颅骨像可见该侧冠状缝处，骨质密度增高，近翼点处更高，病侧颅前窝也变小，颅前窝底变陡峭，鼻锥体歪斜，鼻嵴偏向病变侧。

e. 短头畸形：可见两侧冠状缝处骨质密度增高，颅底改变为颅前窝缩短而竖起，蝶骨小翼高高抬起往上、往后偏斜，翼穴抬高而使颞窝加深，眼眶容积变小。

第十二章

眼部异常

第一节　眼睑异常

眼睑异常是指上睑下垂、睑内翻、睑外翻、倒睫及眼睑挛缩等。

【常见病因】

（1）上睑下垂。

① 先天性上睑下垂：提上睑肌及 Muller 平滑肌发育不良或功能障碍。

② 后天获得性上睑下垂：肌肉退行性病变、损伤、炎症、药物、系统性疾病、颅内病变及动脉瘤等。

（2）睑外翻。

瘢痕性睑外翻、老年性睑外翻、麻痹性睑外翻、痉挛性睑外翻及先天性睑外翻等。

（3）睑内翻。

① 先天性睑内翻（婴幼儿罹患，只发生在眼睑近内眦部）。

② 获得性睑内翻（痉挛性与瘢痕性）。

【诊断线索】

眼睑异常诊断线索（表 2-234）。

表 2-234　眼睑异常诊断线索

项目	临床线索	诊断提示
伴随症状和体征	· 两侧上睑下垂，朝轻暮重，伴全身肌肉无力，运动加重	重症肌无力
	· 瞳孔散大，单侧上睑下垂伴同侧眼球活动障碍	动眼神经麻痹
	· 单侧上睑下垂，伴瞳孔缩小、眼球下陷，同侧面部皮肤潮红及无汗	霍纳综合征
	· 发病急骤，双上睑下垂，声音嘶哑，抬头无力及呼吸困难	肉毒中毒
	· 伴颈部淋巴结肿大的睑下垂表现为霍纳综合征	淋巴结炎、淋巴瘤或肺癌
	· 伴眼球突出，眼眶区域软组织肿胀或眶周淤斑	白血病（绿色瘤）或神经母细胞瘤
	· 伴发热、头痛、呕吐及脑膜刺激征阳性	中枢神经系统感染或蛛网膜下隙出血
起病形式、部位	· 急性起病，伴身体一侧偏瘫或病理征阳性	脑干梗塞
	· 亚急性起病，伴身体一侧偏瘫或病理征阳性	脑干脑炎
	· 慢性起病且进行性加重，伴一侧偏瘫或病理征阳性	脑干肿瘤

续表

项目	临床线索	诊断提示
起病形式、部位	·单侧睑下垂	蛛网膜下隙出血、白喉、脑脓肿、脑炎及外伤等
	·双侧睑下垂	先天性睑下垂、重症肌无力等
其他	·睑内翻与倒睫	重症沙眼、老年性眼肌痉挛等
	·睑外翻	老年性皮肤松弛、面神经麻痹及局部外伤瘢痕形成等
	·上睑挛缩	甲状腺功能亢进症
	·上睑两侧对称性米黄色扁平状隆起斑块	黄色瘤

【诊断思维】

（1）眼睑异常诊断思维（表 2–235）。

表 2–235　眼睑异常诊断思维

项目	诊断思维
眼睑异常	·上睑下垂是指单侧或双侧睑过度下垂（平视时眼裂纵径两眼之差＞2mm 或睑缘遮盖角膜上缘 3mm 以上者为上睑下垂），可表现为经常变化（缓解和加重交替）、持续不变或呈间歇性，抑或单侧、双侧。当单侧发生下垂时，通过比较双眼很容易被发现。双侧睑下垂或不严重时，可能很难发现病变侧眼睑有不正常的下垂。其他表现包括病变侧额头皱纹或头部有倾斜变化（多呈仰视状）
	·正常人在极度困倦时可出现短暂性上睑下垂，一经休息后即可恢复。局部长期水肿消退后可使皮肤发生松弛而引起睑下垂，在诊断时应注意了解病史。若睑下垂系先天性疾病所致，其表现大多自幼发生。需注意，上睑下垂有时可以危及生命，如突然单侧睑下垂可能提示颅内动脉瘤
	·有时眼睑异常可能为全身病变的早期表现，如肾炎表现为双上睑非炎性水肿；感冒时眼睑可出现单纯疱疹；面神经麻痹时眼睑可闭合不全或痉挛性收缩等。多数病变是由其本身或邻近组织病变蔓延所致
	·眼睑本身病变常可扩散到眼球、眼眶和颅内，甚至全身。最多见为炎症，尤其是腺体炎症。故炎症区域切不可挤压，以免感染顺无瓣膜的静脉至海绵窦或顺血流至眼眶而致严重后果
	·眼睑皮肤细薄，皮下组织疏松，可因积水或出血而肿胀。皮肤疾病、感染性疾病、变态反应性疾病、自身免疫性疾病及药物等均可引起眼睑肿胀；Melkerson–Rosenthal 综合征、异物性肉芽肿、皮肤松弛症及发作性血管性水肿伴嗜酸性粒细胞增多症等也可累及眼睑。疾病虽不同，累及的部位完全相同，且临床症状相似，鉴别诊断较为困难
	·上睑下垂是由上睑提肌功能不全或消失，或其他原因所致上睑部分或全部不能提起，使上睑在下垂位置。可分为完全性及部分性，单眼性或双眼性，先天性与后天性，真性与假性等不同类型。先天性上睑下垂是提睑肌营养不良影响了收缩及舒张所致，闭合滞后于对侧眼睑是诊断的主要依据
	·上睑挛缩是指无法使上睑遵循眼球向下运动，如甲状腺功能亢进患者的上睑挛缩。检查上睑挛缩包括举起手指、笔形电筒或其他目标物，与眼部持平，然后将它向下移动和观测眼睑跟随目标物的运动。当眼睛向下看时，如果一只眼睑比另一只闭合更慢，或两只眼睑都闭合缓慢和闭合不全，并且回缩动作时巩膜环在上睑和虹膜之间出现，为上睑挛缩阳性。上睑挛缩应与双睑下垂鉴别，前者主要见于甲状腺功能亢进，后者见于重症肌无力
	·睑外翻是指睑缘离开眼球向外翻转的反常状态。轻者睑缘离开眼球，重者暴露睑结膜，甚至眼睑全部外翻。老年人因眼匝肌功能减弱，眼睑皮肤及外眦韧带松弛，可使眼睑不能紧贴眼球，并因下睑本身的重量使之下坠而引起
	·睑内翻是指睑缘向眼球方向内卷的眼科疾病，睑内翻使睫毛在角膜、结膜表面摩擦，轻者有异物感、疼痛及流泪等症状；重者特别是瘢痕性睑内翻可造成角膜炎性浸润和溃疡，最终导致角膜白斑，深、浅层产生大量新生血管而致失明。因此，要特别关注睑内翻主要并发症，可以并发角膜损害，诸如角膜薄翳、斑翳、白斑及角膜上皮损坏联合微生物感染可以引起角膜浸润

（2）睑下垂诊断程序（图 2–42）。

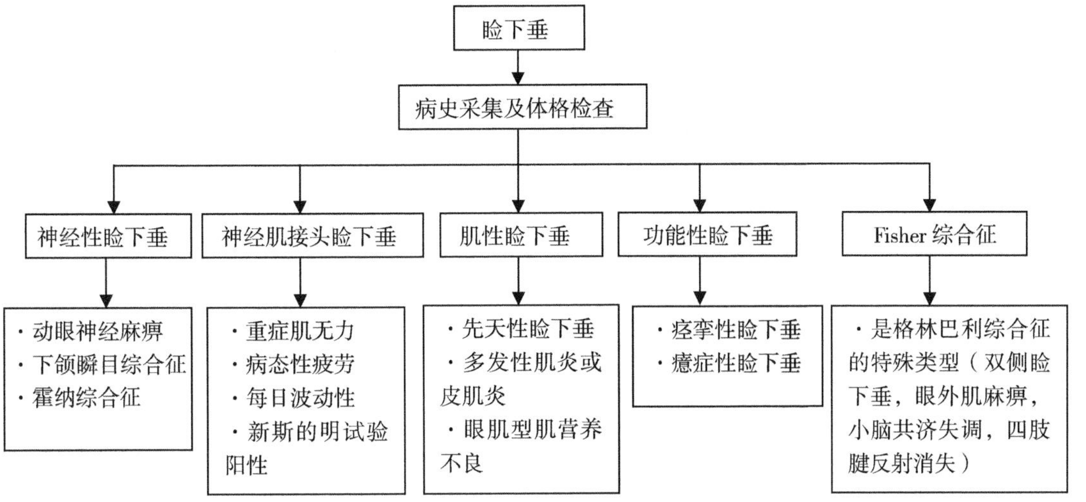

图 2-42　睑下垂诊断程序

【疾病特点与表现】

（1）引起上睑下垂的常见疾病。

① 酒精中毒：长期滥用酒精可导致上睑下垂，其他表现包括体重下降、黄疸、腹水及精神障碍等。

② 食物中毒：合并急性脑功能障碍可导致眼睑下垂、构音障碍、吞咽困难以及复视。其他表现包括口干、咽痛、乏力、呕吐、腹泻、反射低下及呼吸困难等。

③ 脑动脉瘤：动脉瘤压迫动眼神经早期表现为突发上睑下垂，伴复视、瞳孔扩大及眼球旋转无力等。动脉瘤破裂时可致剧烈头痛、恶心、呕吐以及意识障碍。其他表现包括颈项强直、背和腿疼痛、发热、烦躁不安及易怒等。偶尔出现视物模糊、轻度偏瘫、感觉缺失、吞咽困难以及视力丧失等。

④ 泪腺炎：本病可分急性与慢性，见表 2-236。

表 2-236　急、慢性泪腺炎临床特点与表现

项目	急性泪腺炎	慢性泪腺炎
病因及机制	多为病原体感染所致，最常见病原体为金黄色葡萄球菌或肺炎球菌，但也可见于某些病毒，真菌罕见。病原体可经泪腺外伤创口或邻近组织炎症蔓延而来，也可从远处化脓性病灶血行转移而来，或来自结膜的上行感染。儿童急性泪腺炎可伴有感染性单核细胞增多症、麻疹、流行性腮腺炎及流行性感冒等传染性疾病。此外，尚有一些原因不明者，称之为原发性泪腺炎	可由急性泪腺炎迁延而来，但多为原发性质，常见于良性的淋巴细胞浸润、淋巴瘤、白血病或者结核等，偶有硬化病患者发生双侧泪腺炎症。伴有腮腺肿大者，称之为 Mikulicz 综合征
临床特点	多单侧急性起病，表现为泪腺部疼痛、流泪及脓性分泌物。可感不适及发热。检查见眶外上方局部肿胀、触痛，上眼睑典型的 S 形弯曲，皮肤红肿，伴炎性上睑下垂。对应泪腺导管开口处的颞侧上穹窿球结膜充血、有分泌物，眼球向下、内方移位，运动受限。耳前淋巴结肿大，并可出现体温升高及头痛不适等全身表现	双侧发病，进展缓慢。眼睑外上侧出现分叶状无痛性包块，质软，轻度上睑下垂。眼球向外上方转动受限，产生复视。但眼球突出及流泪少见

⑤ 霍纳综合征：单侧上睑下垂是其重要表现之一，其他表现包括单侧瞳孔缩小，身体同侧脸和颈部无汗，可能扩展至整个身体。可出现结膜充血、病变侧血管性头痛以及头晕等。在交感神经径路上发生的炎症、肿瘤、创面、手术、血栓形成或动脉瘤等任何障碍均可引起本病。副交感神经受刺激而功能亢进时亦可导致。

⑥ 泪腺肿瘤：通常可以导致中到重度上睑下垂，与肿瘤大小以及部位有关。眶外上方发现肿块，与皮肤及眶缘不粘连，良性者发展缓慢且不伴疼痛。恶性者发展快且伴有疼痛，常可见眶骨骨质被破坏。

眶部泪腺肿瘤往往在肿块长大到一定程度即产生眼球移位及复视，严重者压迫眼球导致视力下降、网膜出血及脉络膜脱离。睑部泪腺肿瘤往往导致上睑功能位置改变，对眼球的影响较小，常有眼球突出及眼睛偏斜等表现。

⑦ 重症肌无力：本病早期表现是逐渐发展的双侧上睑下垂，朝轻暮重，伴复视及斜视。其他表现包括表情淡漠、苦笑面容、讲话大舌头、构音困难及伴鼻音，咀嚼无力、饮水呛咳、吞咽困难、颈软、抬头困难、转颈及耸肩无力，抬臂、梳头、上楼梯及下蹲困难等。本病易发生危象（是指重症肌无力者在病程中由于某种原因突然发生的病情急剧恶化、呼吸困难、危及生命的危重现象），通常分 3 种类型，临床表现见表 2-237。

表 2-237　重症肌无力危象临床表现

肌无力危象	胆碱能危象	反拗危象
大多是由于疾病本身的发展所致，也可因感染、过度疲劳、精神刺激、月经、分娩、手术及外伤而诱发。临床表现为肌无力症状突然加重，出现吞咽和咳痰无力，呼吸困难，常伴烦躁不安、大汗淋漓等症状	见于长期服用较大剂量的“溴吡斯的明”的患者，或一时服用过多，发生危象之前常先表现出恶心、呕吐、腹痛、腹泻、多汗、流泪、皮肤湿冷、口腔分泌物增多、肌束震颤以及情绪激动、焦虑等精神症状	“溴吡斯的明”的剂量未变，但突然对该药失效而出现了严重的呼吸困难。也可因感染、电解质紊乱或其他不明原因所致

⑧ 强直性肌营养不良：本病起病隐袭，进展缓慢，骨骼肌受累症状最突出，表现为肌无力、肌萎缩、肌强直。其中肌强直表现为受累的骨骼肌收缩后松弛显著延迟，导致明显的肌肉僵硬。本病可以导致中到重度双侧上睑下垂。其他表现包括瞳孔缩小、复视及听力下降等。

⑨ 眼部肌肉营养不良：导致双侧眼睑逐渐下垂至完全闭合，其他表现包括进展性眼外肌麻痹及肌无力、脸上部、颈部、躯干肌以及肢体萎缩。

⑩ 眼外伤：与受伤程度有关，常有中至重度的上睑下垂。其他表现包括眼部疼痛、眼睑肿胀程度、淤斑及视力下降等。

⑪ Parinaud 综合征：本病眼肌麻痹可以导致上睑下垂、眼球内陷、眼球震颤、眼睑萎缩、瞳孔扩大受限、对光反射减弱、视盘水肿及眼肌不能自由活动。

⑫ Parry-Romberg 综合征：可引起单侧眼睑下垂和面部单侧萎缩，其他表现包括瞳孔缩小、瞳孔对光反射迟缓、眼球内陷、虹膜不同色彩、眼肌麻痹、眼球震颤及颈、肩、躯干及手足萎缩。

⑬ 慢性硬膜下血肿：上睑下垂可能在疾病晚期出现，常伴单侧瞳孔扩大及呆滞，可出现头痛及行为改变。

⑭ 眼睑松弛综合征（又称眼睑松解症或萎缩性上睑下垂）：是一种少见的眼睑疾病，以青少年反复发作性眼睑水肿为特征，表现为眼睑皮肤变薄、弹性消失、皱纹增多及色泽改变，可并发泪腺脱垂、上睑下垂和睑裂横径缩短等临床表现。

⑮ Rubinstein-Taybi 综合征：高眉弓、睑裂低斜及上睑下垂，偶有内睑赘皮、巩膜呈蓝色、眼球突出、斜视及拇指（趾）短粗等，可合并有椎骨、胸骨和肋骨异常，先天性心脏畸形及泌尿系统异常等。

⑯ 其他原因：长春花生物碱类药物、铅中毒、外伤及手术，包括眼球摘除、眼眶手术、白内障手术、眼眶顶部骨折、眼眶下部异物及眼睑外伤撕裂等均可导致上睑下垂。

（2）引起睑外翻的常见疾病。

① 瘢痕性睑外翻：临床上最为常见，由睑皮肤瘢痕性收缩所致。睑部皮肤瘢痕可由创面、烧伤、

化学伤、眼睑溃疡（狼疮）或眶缘骨膜炎睑部手术引起，其中以面部大面积烧伤所致睑外翻最为严重，可直接引起眼球损伤，且治疗困难。

② 老年性睑外翻：仅限于下睑部，由于老年人的眼轮匝肌功能减弱、眼睑皮肤及外眦韧带的松弛，使睑缘不能紧贴眼球，并因下睑本身的重量使之下坠而引起下睑外翻。若同时有慢性结膜炎、沙眼、睑缘炎或泪道阻塞，可引起明显流泪现象，加剧和继发局部皮肤湿疹以及不断向下揩拭眼泪，并使睑外翻进一步加重。

③ 麻痹性睑外翻：本病与老年性睑外翻相似，仅限于下睑。因面神经麻痹、眼轮匝肌收缩功能丧失及下睑本身的重量而发生睑下垂与睑外翻。痉挛性睑外翻多见于儿童及青少年，一旦发生眼轮匝肌痉挛，角膜或结膜病变可因睑板上缘或下缘受到压力影响而引起外翻。若合并高度眼球突出、结膜水肿或肥厚变性亦可诱发睑外翻。

④ 先天性睑外翻：本病极为少见，可见于新生儿，常伴有眼部其他先天异常，睑外翻多见于单侧下睑，也可为双侧。常伴结膜水肿，甚至可脱垂于睑裂外。

（3）引起睑内翻的常见疾病。

① 瘢痕性睑内翻：本病常由睑结膜和睑板瘢痕性收缩弯曲所引起，常见于沙眼瘢痕期、结膜烧伤、结膜天疱疮及白喉性结膜炎等。

② 痉挛性内翻：本病主要发生在下睑，由于眼轮匝肌痉挛收缩所致，多见于老年人。因老年人皮肤松弛，以致失去牵制眼轮匝肌纤维的收缩作用，加上眶脂肪减少，使眼睑后面缺乏足够的支撑。此外，结膜炎、角膜炎的刺激，长期将眼包扎过紧，小眼球、无眼球等均可诱发痉挛性睑内翻。

③ 先天性睑内翻：本病主要见于婴幼儿下眼睑内翻，大多由于内眦赘皮牵拉、体质肥胖及鼻根部发育不够饱满所致。也有些是由于睑缘部眼轮匝肌发育过度或睑板发育不全引起。

（4）眼睑感染性疾病。

① 眼睑炎：是一种非接触传染性眼睑炎症，通常发生在下眼睑和睫毛处，常见特征是眼睑附近的睑板腺分泌出大量油性分泌物，形成易于细菌生长的适宜环境，导致反复发作睑腺炎（眼睑皮脂腺感染）和睑板腺囊肿（睑板腺堵塞导致的肿胀）。

② 眼睑蜂窝组织炎：本病常见原因有睑腺炎、睑外伤及感染等，亦可由眶蜂窝组织炎及颜面蜂窝组织炎蔓延所致，极少数是全身感染转移引起。临床表现为眼睑组织高度充血、水肿，并波及球结膜，表现为眼睑不能睁开、压痛明显、耳前淋巴结或颌下淋巴结肿大及高热，逐渐形成局限性脓肿，穿破皮肤可形成溃疡。

③ 睑单纯疱疹：是由单纯疱疹病毒感染引起，常继发于流行性感冒、肝炎及疟疾等高热性疾病。病变多发生在下睑，为半透明疱疹，呈簇状，周围皮肤充血、水肿及有刺痛感，1 周左右可干涸结痂，不留瘢痕。若发生在睑缘部可蔓延累及角膜。

④ 睑带状疱疹：是由水痘－带状疱疹病毒感染三叉神经的眼分支所致，好发于 50 岁以上者，患有恶性肿瘤或全身衰弱者更为易感。早期有头痛、乏力、发热及寒战等症状，1 ～ 2 日后在受累神经所支配的皮肤区域有疼痛和压痛、红肿及水疱。皮肤病变常局限在颜面部一侧，极少超越中线，常伴同侧耳前及颌下淋巴结肿大，疱疹愈合后可留瘢痕。严重者可导致瘢痕性睑外翻、内翻倒睫及睫毛脱落等并发症。

⑤ 睑过敏性皮炎：是因接触致敏物质，如抗生素、磺胺类、阿托品等药物或染料、化妆品及其他化学物品所引起。急性期表现为红斑、水肿及水疱，随后出现湿疹及结痂，常波及结膜表面引起结膜充血、水肿、水样分泌物、瘙痒及烧灼感，重者可导致点状角膜炎。

【相关检查】

（1）病史采集要点。

① 上睑挛缩患者一般不能够自己辨别出上睑挛缩，应询问朋友或家庭成员是否已经注意到了。如是，应询问何时首次发现上睑挛缩或不完全关闭的眼睑。若是上睑下垂者，应注意询问患者第一次发现上睑下垂的具体时间、是否恶化或有所改善。询问出现眼睑异常的原因是什么，持续时间有多长，是否带有隐形眼镜等。

② 询问与疾病诊断和鉴别诊断相关的伴随症状，如眼睛感觉异常，如异物感、眼痛、痒及畏光等，是否有头痛、流泪、视力降低、分泌物及瘙痒等。

③ 是否经过治疗，治疗手段和效果如何等。

④ 询问患者眼的外伤或化学物质烧伤史，有无甲状腺疾病、糖尿病、结核史，家族中是否有类似眼疾。

（2）查体要点。

① 重点检查是否有甲状腺毒症的表现，如甲状腺肿大、出汗、震颤和突眼等。

② 检查睑结膜有无充血、出血、分泌物、肿胀及新生物等，有无倒睫及睫毛脱落，注意有无瘢痕，若有，应描写大小及其色泽，注意眼睑有无水肿、沙眼、睑腺炎及睑板腺囊肿及瞳孔异常，观察眼睑有无内翻或外翻、球结膜有无充血、水肿或水疱形成，检查泪道有无堵塞，眼球有无突出、偏离以及结膜有无突出等。应重点评估眼睑下垂程度。检查第Ⅵ对脑神经支配的眼外肌功能。仔细检查瞳孔的大小、颜色、形态以及对光反射和视力。由于眼睑的活动是受神经的支配，与肌肉功能状态是否良好有关，故对上睑下垂者切勿忽略神经系统与肌肉方面的体格检查。眼睑检查包括单纯性上睑下垂（提上睑肌功能减弱或消失）；上睑下垂合并上直肌功能减弱；上睑下垂合并其他睑部畸形，如内眦赘皮等；上睑下垂合并（Marcus-Gunn）下颌瞬目联带运动现象。

（3）实验室检查。

三大常规、血液生化、血沉、甲状腺功能测定，根据病情可检查肿瘤标志物等。

（4）辅助检查。

对起病缓慢进行性加重的上睑下垂、新斯的明试验阴性者，应进一步检查心肌酶谱和肌电图，明确是否为肌病性上睑下垂，必要时应行肌肉活检明确诊断肌上睑提功能，若怀疑有重症肌无力应做 Tensilon 试验，头颅、眼眶 CT 检查。

（5）选择性检查。

① 疑为先天性，应检查：

a. 单纯性上睑下垂（提上睑肌功能减弱或消失）。

b. 上睑下垂合并上直肌功能减弱。

c. 上睑下垂合并其他睑部畸形，如内眦赘皮等。

d. 上睑下垂合并下颌瞬目联带运动（Marcus-Gunn）现象。

② 疑为后天性，应检查：

a. 外伤性合并眼眶或颅脑损伤，或合并颈部交感神经损伤，疑有交感神经性下垂时，可做羟基苯丙胺试验。

b. 疑有重症肌无力时，可做新斯的明试验。

c. 机械性如沙眼性睑板浸润或眼睑失去支撑力量，可做眼睑肌力检查。

③ 疑有重症肌无力应做 Tensilon 试验。

④ 疑有交感神经性下垂时，可做羟基苯丙胺试验。

第二节　眼球突出

眼球突出是指眼球突出度超过 14mm 以上，或两眼差别＞ 2mm。明显眼球突出只需通过望诊即可明确，但对轻度眼球突出往往需要用眼球突出计测定才能明确。

【常见病因】

（1）肿瘤性眼球突出：鼻窦相关肿瘤、颅脑相关肿瘤、眶内血管性肿瘤、海绵窦海绵状血管瘤、神经源性肿瘤、炎性假瘤、皮样囊肿、泪腺肿瘤、恶性淋巴瘤、嗜酸性肉芽肿及其他部位的转移性恶性肿瘤等。

（2）内分泌性眼球突出：甲状腺素性眼球突出和促甲状腺素性眼球突出。

（3）炎症性眼球突出：如眼球筋膜炎、眼眶蜂窝组织炎、海绵窦血栓静脉炎及慢性炎症如炎症细胞浸润及纤维组织增生等。

（4）外伤性眼球突出：外伤后眼眶内出血、眼眶内气肿或外伤性海绵窦瘘等。

（5）遗传及发育性疾病导致的眼球突出：Crouzon 综合征、眼眶脑膜脑膨出。

（6）其他疾病导致的眼球突出：颅骨纤维结构不良、Erdheim-Chester 病、结节性发热性非化脓性脂膜炎、骨纤维异常增生症、寄生虫导致眼球突出及自发性眶内血肿。

【诊断线索】

眼球突出诊断线索（表 2-238）。

表 2-238　眼球突出诊断线索

项目	临床线索	诊断提示
病史与年龄	· 外伤后迅速发生眼球突出	眼眶气肿或眶内出血
	· 发病缓慢，眼球突出向内下方移位，眼眶外上方常可触及肿块	泪腺肿瘤（本病好发于 45 岁以上患者）
	· 有食生蟹史，有皮肤结节，血中嗜酸性粒细胞升高及肺吸虫皮试呈阳性反应	卫氏并殖吸虫病
	· 有长期水肿、高血压、贫血及肾功损害史	慢性肾衰竭
	· 有血液、淋巴系统疾病者	血友病、淋巴细胞性白血病及霍奇金病
	· 自幼突眼	先天性青光眼、圆锥角膜等
	· 5 岁左右儿童	视神经胶质瘤
	· 4 ～ 12 岁儿童	横纹肌肉瘤
	· 中年以上者单侧性突眼或颅内压增高	原发或转移性肿瘤
伴随症状与体征	· 伴发热，眼球固定及眼睑水肿等	血栓性海绵窦静脉炎
	· 伴双眼慢性炎症，伴疼痛、复视及眼球运动障碍	炎症性假瘤
	· 伴有腹部包块	转移性神经母细胞瘤（本病常见于儿童）
	· 眼球突出于低头位时发生或加重，仰卧位减轻或消失	球后静脉曲张或球后血管瘤
	· 伴搏动性眼球突出，听诊器置于眼部可听到血管杂音	海绵窦动静脉瘤、眼动脉瘤

续表

项目	临床线索	诊断提示
伴随症状与体征	·伴眼球向正前方缓慢突出，眼底视盘水肿和（或）萎缩，眼底后极部有压痕	脑膜瘤（女性常见）
	·伴鼻出血，鼻有堵塞感，常流脓血涕	鼻窦肿瘤
	·伴上眼睑滞后，瞬目减少，双目炯炯有神，辐辏运动减弱或消失	甲状腺功能亢进症
	·伴发热，肝脾及淋巴结肿大及血中有大量幼稚细胞	白血病
	·伴结膜下出血，表面有血管性的块状物及颈部或它处淋巴结肿大	淋巴瘤
	·单侧眼球突出伴眼眶红肿，眼球运动受限	眶部急性炎症
	·伴单侧或双侧视力严重下降	高度近视
	·伴尿崩症和骨组织破坏等	慢性特发性黄色瘤病
	·伴局部明显感染征象	眼眶蜂窝组织炎、眼眶脓肿

注：占位性病变单侧者多见，眶内原发瘤及血管瘤居首位，继发性者来源于鼻及鼻窦最多，颅脑次之。间歇性突眼系眼眶静脉或面部静脉回流受阻、眶内静脉血液淤积所致。

【诊断思维】

（1）突眼性疾病分类及其特点（表 2-239）。

表 2-239　突眼性疾病分类及其特点

分类		特点
炎性突眼		是由眶内组织炎症或海绵窦感染引起，如眶疏松结缔组织炎、眶骨膜炎、眼球筋膜炎、炎性假瘤、痛性眼肌麻痹、海绵窦血栓等，常伴有眼前部炎症表现和眼球运动障碍
占位性突眼		主要由眶内原发或继发肿瘤引起，眼眶 B 超、CT 及 MRI 检查，可显示眶内占位性病变
外伤性突眼		主要由头面部外伤致眶骨骨折、眶内出血所致。有眼前段淤血、眼球运动障碍等。X 线片及 CT 检查可为临床提供证据
内分泌性突眼		常为双眼，眼睑肥厚，上睑退缩，睑裂增大，下视时上睑不能随同眼下降，瞬目运动减少，辐辏能力减弱，眼球运动有不同程度受限，甲状腺素性突眼者以手压眼球可使之重定，促甲状腺素性突眼不能使之恢复。T_3、T_4、FT_3、FT_4、TSH 等检查为临床提供依据。B 超、CT 检查显示眼眶内脂肪增加及眼肌肥厚
血管性突眼		由眼眶内静脉曲张所致，其特点是低头、屏气、颈向旁扭转或压迫颈静脉可出现突眼，直立或仰卧时突眼消失
特殊类型突眼	间歇性眼球突出	间歇性眼球突出较少见，绝大多数为眶内静脉曲张引起。静脉曲张所致的间歇性眼球突出症，发病取决于体位，低头时眼球突出，直立或仰卧时，则完全消失，甚至出现轻度内陷状态，眶内静脉造影显示静脉呈囊状迂曲扩张。间歇性眼球突出与眶内静脉异常发育有关，且多见于青少年。眼眶静脉造影对其诊断有很大意义。应与海绵窦动静脉瘘鉴别。本症属良性，尚缺乏特殊疗法
	搏动性眼球突出	眼球突出表现为搏动性，朝向前后方跳动，与脉搏速度一致，多见于海绵窦动静脉瘘。查体可于患侧颞部闻及杂音，触诊患侧颞部可有震颤感，压迫颈总动脉可改变突眼搏动程度，杂音消失，此点具有诊断意义。海绵窦动静脉瘘、眼脉瘤和眶顶骨质缺损可引起搏动性眼球突出，韩－薛－柯病（Hand-Schuller-Christian-disease）、Von Recklinghausen 病（又称多发性神经纤维瘤、囊状纤维性骨炎）和手术眶顶切除术等，亦可出现搏动性眼球突出

（2）眼球突出诊断思维（表 2–240）。

表 2–240　眼球突出诊断思维

项目	诊断思维
眼球突出	·引起眼球突出的原因很多，某些甲状腺病，特别是格雷夫斯病（突眼性甲状腺肿），可因眶内组织肿胀，异常组织沉积，推挤眼球前突；球后出血或眼眶炎症可引起急性眼球突出；眼眶内和眼球后发生的恶性或良性肿瘤可推挤眼球前突；眶内组织的异常增生（假性肿瘤）可在 2 ～ 3 个月内引起眼球突出；海绵窦血栓形成可引起眼静脉回流障碍而淤积引起眼球突出；眼球后异常的动、静脉交通（动静脉畸形）也可导致搏动性突眼，即眼球向前突出并可随心跳而出现搏动
	·眼球突出可分为单侧或双侧性。单侧性突眼多系局部因素所致，不过单侧眼球突出亦可是双侧眼球突出在发展过程中的早期表现，这一点不可忽视。出现双侧或单侧眼球突出通常伴睑裂扩大，向下俯视时出现上部巩膜暴露及瞬目运动减退（无法合眼）等症状
	·双侧性眼球突出的原因大部分是全身性因素，常与内科、神经科、耳鼻喉科及肿瘤科疾病等密切相关，所以在诊断时不应仅局限于眼部疾病
	·眼球突出临床较常见，由于病因众多，涉及多个学科，易发生误诊误治，甚至可造成严重后果。因此，临床医生应高度重视鉴别诊断，注重多学科协作诊疗，需尽量完善各项相关检查，尤其是 CT 和 MRI，必要时行全身检查明确。对于可能系颅内疾病引起者，眼科医生不可盲目手术，以免造成严重后果；对可能为鼻窦相关疾病引起者，应请相关科室会诊，能通过鼻内镜手术者，较之眼科开眶手术损伤小，可减少手术风险。总之，眼球突出的治疗首先要明确病因，根据病因选择最佳治疗方案，否则可能导致不必要的手术和治疗时机的延误，甚至造成医患纠纷和其他严重后果
	·突眼多由眼后部出血、水肿、发炎、眼外肌松弛、眶内占位或转移性肿瘤等所致。可突然发生，也可逐渐形成；突出程度可由轻到显著；受累眼偶尔也会发生搏动。成人突眼最常见的原因是甲状腺功能亢进性突眼，早期或不甚典型的甲状腺功能亢进症患者可缺乏这一体征，所以不能单凭眼球无突出而除外本病
	·突眼体征较易观察，睑肌的退缩可造成假性突眼；睑下垂也可使对侧眼酷似突眼，可通过眼突度测量以明确是否有突眼
	·解剖因素系指眼球的位置正常，由于眼球前后轴较长，如高度近视、圆锥角膜等可导致眼球突出（系假性眼突出）。外伤性眼球突出多因头部外伤波及眼眶，由于眼组织的离断、球后出血、眼外肌撕裂等常致眼球突出，因有外伤史诊断较易
	·部分晚期或严重的肺心病患者也可出现程度不同的眼球突出，这可能是由于长期缺氧和（或）高碳酸血症所致。常伴有球结膜显著充血（非炎症性）、呼吸困难及发绀等，临床上较易识别。进行急、慢性肾衰竭的鉴别时，患者有否眼球突出亦可作为临床的重要线索之一，有眼球突出者几乎是慢性肾衰竭
	·不同原因导致的眼球突出，还会有其相关的并发症，如内分泌疾病常伴甲状腺肿大；肿瘤导致者常可侵及颅内，引起颅内转移瘤的相关症状；炎症感染者有可能导致颅内感染，甚至脓毒血症、败血症等

（3）并发症。

① 因眼球运动受限可导致复视，当眼球突出严重时会导致无法闭眼、角膜混浊及严重视力障碍；②导致畏光及流泪、结膜充血、眼压升高、视力障碍及视野缺损；③可出现恶心与呕吐、视盘水肿及眼睑闭合障碍等。

（4）突眼诊断程序（图 2–43）。

【疾病特点与表现】

（1）单眼突出。

① 眼内异物：多由眼外伤时引起，常出现眼球穿通伤，即异物进入眼球必然先造成眼球穿通伤，眼球穿通伤是眼内异物诊断的重要依据和必有的表现。临床多表现有眼球突出、眼痛、发红及流泪等症状。前部玻璃体的异物易发生玻璃体出血、混浊、外伤性白内障、角膜混浊及虹膜粘连等。

② 海绵窦血栓形成：常引起突发单侧搏动性眼球突出，伴眼睑水肿、瞳孔反射减弱或消失、眼球运动受限及视敏度受损。其他表现包括高热、寒战、视盘水肿、头痛、恶性、呕吐及嗜睡，但很少出现抽搐。

③ 泪腺炎：泪腺炎的常见表现是缓慢进展，一侧眼球突出、眼球运动受限（以上提肌和外展肌为著）、上睑下垂、眼睑水肿、红斑、结膜充血、眼痛及复视等。

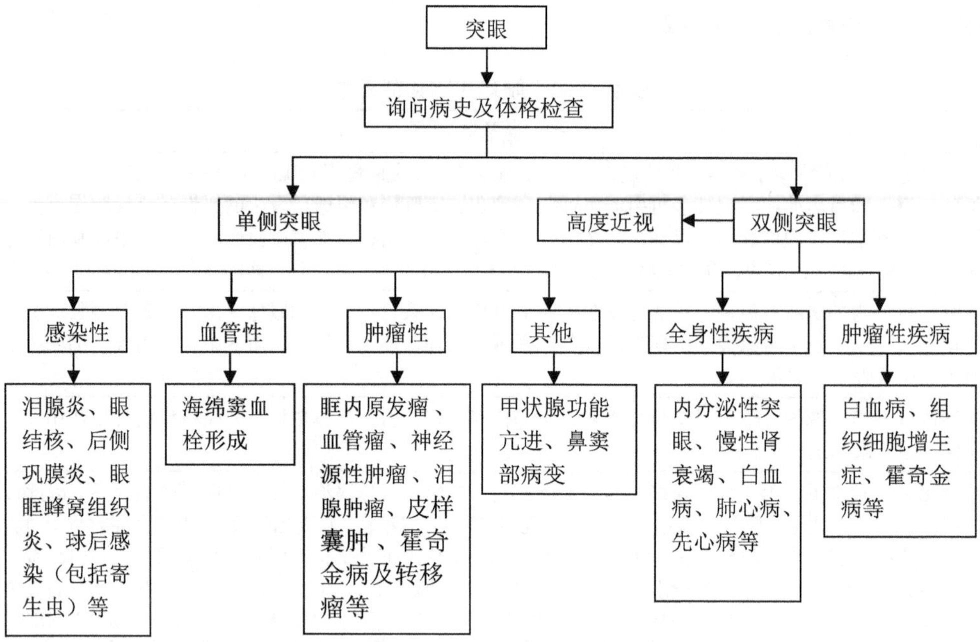

图 2-43　突眼诊断程序

④ 眼结核：本病是一种较少见的疾病，可引起进行性眼球突出，伴上睑下垂、无痛性眼睑水肿、红斑及泪腺肿大，检查常可发现角膜黄色、白色沉积物和虹膜白色结节。

⑤ 眼眶气肿：空气经窦进入眼眶，引起单侧眼球突出，触诊呈捻发音。

⑥ 巩膜炎(后侧)：本病最常见单侧进行性轻至重度眼球突出，其他表现包括眼痛、复视、视盘水肿、眼外肌运动受限及视敏度受损等。

⑦ 眼部寄生虫病：常引起进行性单侧疼痛性眼球突出，可向另一侧眼蔓延，其他表现包括眼球运动受限、复视、眼痛及视敏度受损等。

⑧ 眼眶蜂窝组织炎：表现为眼球突出、运动障碍、眼睑红肿及球结膜、视盘及视网膜充血和水肿。重者体温增高，白细胞增多，由于心 - 眼反射的出现，可引起相对的缓脉。眶内炎症可通过静脉眶上裂波及海绵窦可形成海绵窦栓塞，其眼部表现与蜂窝组织炎相似，但较蜂窝组织炎的中毒症状重，并迅速波及至对侧，出现头痛、烦躁不安、谵妄、惊厥及昏迷等症状。

（2）内分泌性突眼。

① 甲状腺毒性突眼：是由眼球突出、甲状腺弥漫性肿大及甲状腺功能亢进综合而成的疾病，好发于中年妇女。

② 促甲状腺素性突眼：又称恶性突眼或浸润性突眼，多为中年男性，双眼发病。

（3）肿瘤性突眼。

① 鼻窦肿瘤：早期可无任何眼部症状，当侵入眼眶后，可挤压眼球出现眼部症状及体征。来源于上颌窦的肿瘤多致眼球向外上突出，并伴球结膜水肿；来源于筛窦的肿瘤常使眼球向外下或外上移位；而来源于额窦的肿瘤多使眼球向外下移位。仔细观察眼球突出的方向有助于判断肿瘤的原发部位。

② 颅脑肿瘤：颅内病变侵犯眼眶可导致眼球突出，常见于脑膜瘤。其中蝶骨嵴脑膜瘤、鞍结节脑膜瘤及视神经鞘脑膜瘤相对多见。此外，颅中凹及颅前凹底部脑膜瘤、神经胶质瘤、蛛网膜囊肿、Galen 静脉瘤、转移癌、脊索瘤等均可导致眼球突出。

③ 霍奇金病：本病可引起单侧或双侧眼球突出，并进行性发展，伴眼睑水肿、复视，眼睑可触及肿块。

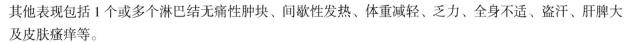

其他表现包括1个或多个淋巴结无痛性肿块、间歇性发热、体重减轻、乏力、全身不适、盗汗、肝脾大及皮肤瘙痒等。

④ 眼眶假瘤：本病特征是单侧进行性眼球突出、眼外肌运动受限、眼睑水肿、眼痛及复视等。

⑤ 眼眶血管瘤：最常见于年轻人，常引起进行性眼球突出，多为单侧，其他表现包括上睑下垂、眼球运动受限及视物模糊等。

⑥ 朗格汉斯细胞组织细胞增多症（又称组织细胞增生症）：本病突眼呈进行性加重，可累及皮肤、骨骼、肺、神经系统和其他器官。如果在1岁内发病，多为Letterer–Siwe病；如在幼年发病，常以多发性骨损害为主，而内脏损害轻者，即Hand–Schuller–Christian病；较大儿童和成人发病，则通常局限，常表现为1个或数个骨损害（即嗜酸性粒细胞肉芽肿）。

（4）其他肿瘤：海绵窦海绵状血管瘤、神经源性肿瘤、皮样囊肿、泪腺肿瘤、嗜酸性肉芽肿及其他部位的转移性恶性肿瘤等，均可引起眼球突出，列举这些病名供诊断和鉴别诊断时参考。

【相关检查】

（1）病史采集要点。

① 询问眼球突出的时间，是单眼还是双眼，是否伴随眼痛、眼周痛、视物模糊及复视等症状。

② 详细了解患者体重情况，下降多少，饮食每日多少，与平时相比增加多少，是否与体力活动增加或妊娠有关。是否有心悸，若有，其发生时间与活动的关系，脉率快慢和是否规整，睡眠时脉率如何。询问发病诱因及有无出汗怕热、心烦易怒、颈部变粗、手颤、多饮、腹泻、睡眠障碍及头痛等表现。

③ 了解近期有无病毒感染或视力问题。是否患过结核病、肿瘤病、糖尿病等疾病，了解月经史，婚育史。

（2）查体重点。

检查患者生命体征，有无发热、皮肤损害、淋巴结肿大等；是否伴眼部感染，若眼球明显突出，注意有无角膜混浊、角膜溃疡、眼分泌物增多及上睑下垂；注意视力及眼底的检查，视敏度、眼外肌运动检查。触诊甲状腺有无肿大或结节。

（3）实验室检查。

血常规、血液生化及眼睛分泌物检查，甲状腺功能检查。

（4）辅助检查。

甲状腺功能正常或眼球突出是突发的，则应做眼眶B超、CT扫描或MRI以寻找眶内原因。眼球突出的程度可用眼球突出计测量。

第三节　眼球内陷（陷没）

眼球内陷又称眼球陷没，是指眼球明显向内陷大于3mm，为眼球后退及眶内软组织与眶膜比例失调所致，还与手术、外伤等因素相关，它可引起眼睑与角膜不能保持接触造成角膜干燥等并发症。眼球内陷可分为单侧性和双侧性。

【常见病因】

（1）先天性：先天性小眼球。

（2）获得性：后天眼球萎缩、交感神经麻痹、眶周脂肪萎缩消失。

（3）外伤性：眶血肿、肿物摘除后眶腔变大、外伤后眶骨骨折、脂肪疝入上颌窦等。
（4）其他：直肌过度收缩均可发生眼球陷没。

【诊断线索】

眼球内陷（陷没）的诊断线索（表 2-241）。

表 2-241　眼球内陷（陷没）的诊断线索

项目	临床线索	诊断提示
一侧眼球陷没	·一侧手内侧部肌肉完全瘫痪，爪形手	第一胸神经在椎间孔出口附近损害（常由肩关节脱位或暴力牵引上臂所致）
	·上睑下垂，瞳孔缩小，患侧面部皮肤发红及无汗	霍纳综合征
	·眼睑皮下气肿，有捻发音及眼球内陷	眶骨骨折
两侧眼球陷没	·严重脱水（常有明确的液体丢失病史）	
	·慢性消耗性疾病	
	·重度营养不良	

【诊断思维】

（1）引起眼球内陷的常见疾病与机制（表 2-242）。

表 2-242　眼球内陷的常见疾病与机制

病因	损伤机制
外伤	外伤后眼内容物的脱出，房水分泌受抑制，发生睫状体脱离
眼部手术创面	白内障、青光眼手术引起暴发性脉络膜出血，手术引起脉络膜睫状体脱离及玻璃体切割后
视网膜脱离	发生视网膜脱离未及时治疗，长期低眼压导致眼球萎缩
炎症损害	久治不愈的虹膜睫状体炎、房水分泌功能破坏造成低眼压及眼内炎后

（2）眼球陷没诊断思维（表 2-243）。

表 2-243　眼球陷没诊断思维

项目	诊断思维
眼球陷多	·单侧性眼球下陷多为眼疾所致，如一侧眼球萎缩。也可见于眼部外伤或手术的患者，通常由损伤颈交感神经引起
	·部分老年人因眼眶周围的脂肪组织减少，可引起双侧眼球的陷没，这多无特殊临床意义。新生儿眼球内陷往往是由小眼（不正常的眼球过小）所致，更大些孩子的眼球内陷的病因和成人相同
	·对于不明原因的单侧眼球陷没者，应注意除外恶性肿瘤累及颈交感神经病变的可能
	·眼球萎缩可以直接导致眼球内陷，是由于眼病或全身疾病而使眼压持续性降低，引起眼球组织结构和功能的破坏、眼球变软及容积变小，一般眼压长期低于 8mmHg（正常值 10 ～ 21mmHg）时，就逐渐发生眼球变软、萎缩，房水生成量减少和流出过于通畅是低眼压的主要原因。若长时间低眼压，则引起不可逆的眼球萎缩，且预后不佳
	·主要是病因之间的鉴别，例如眶内容物减少、萎缩所致眼球内陷，交感神经麻痹所致眼球内陷，眼外肌缩短所致眼球内陷，眼眶炎症、外伤或眶内手术后所致眼球内陷等

续表

项目	诊断思维
眼球陷多	・区分眼球内陷和上睑下垂的方法：眼球内陷者其眼球是向眼窝后部移位而导致的上睑下垂，而单纯上睑下垂者多由肌无力或脑神经麻痹所致。使用眼球突出测量器来区分眼球内陷和上睑下垂，测量眶缘到角膜顶端的距离。让患者靠墙站立，并且看着你的眼睛。将测量器像眼睛一样放置在患者的脸上，调整其恰好适于眶缘，记录数值。接下来看放置角度为 45° 的反光镜，以测量角膜顶端距其的毫米数。正常情况下，角膜顶端距眶缘为 12 ～ 24 mm，两眼的差距不超过 2 mm。在眼球内陷的患者中，其单眼或双眼的测量值常＜ 1mm；而对于上睑下垂的患者，其数值常在正常范围内

（3）并发症。

① 神经麻痹性角膜炎。

② 葡萄膜炎。

③ 白内障。

④ 视神经盘水肿。

（4）眼球内陷诊断程序（图 2–44）。

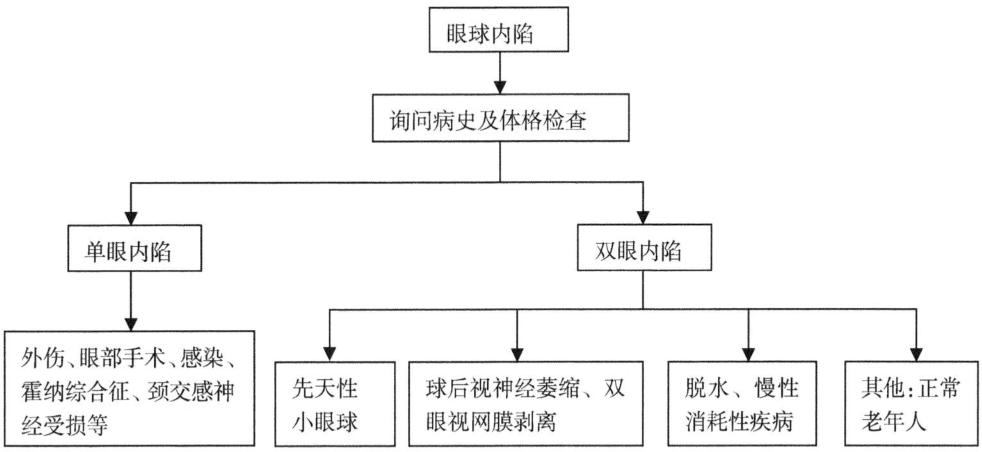

图 2–44　眼球内陷诊断程序

【疾病特点与表现】

引起眼球内陷的常见疾病（表 2–244）。

表 2–244　引起眼球内陷常见疾病

疾病	临床特点与表现
眼球过小	如先天性小眼球和后天性眼球萎缩
交感神经麻痹	又称霍纳综合征，是由眼眶 Miller 肌及眶内平滑肌弛缓性麻痹所致，使上睑轻度下垂、睑裂缩小及眼球内陷，又因开瞳肌麻痹，致使睡孔缩小
眼眶脂肪消失	常见于老年人及重病后发生进行性半侧面萎缩伴进行性脂肪消失、眶部肿瘤取出或出血吸收后所致
外伤	多因眶底骨折，使眶腔扩大，或部分内容物进入上颌窦内，而引起急性外伤性眼球内陷，此外，即使未引起骨外伤，也可由球后组织进行机化与收缩，造成慢性外伤性眼球内陷
直肌过度收缩	见于斜视手术后，由于某一条肌肉过度缩短发生眼球内陷

续表

疾病	临床特点与表现
眼眶骨膜炎	可引起麻痹性收缩而发生眼球内陷，其他表现包括局限性疼痛，尤以夜间为甚，触之疼痛加剧，伴头痛及白细胞增高等
眼球后退综合征	本病是一种水平直肌运动障碍性疾病，以眼球内转时伴眼球后退，同时向内上或内下偏斜、睑裂偏小为特征，并伴眼部或全身其他先天发育异常等。有3个主要体征，即患眼外转障碍、内转时眼球后退及睑裂缩小。眼球后退同时常伴有内转障碍、轻度外转障碍及内转时垂直偏斜者。主要表现为眼球偏斜、眼球运动障碍和并发症等几个方面。有视觉功能障碍，常较轻
进行性面偏侧萎缩症	又称 Parry–Romberg 综合征，本病的典型表现是单侧面部肌肉萎缩和眼部的异常表现，包括瞳孔缩小、瞳孔反射迟钝、眼球震颤、上睑下垂和虹膜颜色不同。部分病例可表现瞳孔变化、眼球内陷或突出、眼球炎症、继发性青光眼、面部疼痛或轻度病侧感觉减退及面肌抽搐，其他表现包括皮肤硬化、肢体变细变短、乳房变小、腋毛变稀少及脏器变小等，但肌力正常。可有对侧肢体萎缩，称为交叉偏侧萎缩
颅面骨发育不良	本病所致眼球内陷通常伴瞳距增宽，其他表现包括心理缺陷、散光、内眦赘皮及颅骨畸形，可偶发眼球偏斜
脱水	脱水可伴轻至重度的眼球内陷，其他表现包括皮肤弹性降低、黏膜干燥、多饮、体重减轻、疲劳、心动过速及低血压等，导致脱水的病因常可寻，如呕吐、腹泻及高热等
眼球后退综合征	又称 Duane 综合征，这是一种当患者侧视时出现一过性眼球内陷的先天性疾病，视力正常，但眼球水平方向运动常受损
眶骨骨折	除非骨折中水肿减退，否则眼球内陷的表现可不甚明显。受累眼球向内向下移位并被淤斑所包绕。受累眼表现还包括复视、眼痛或头痛、结膜下出血、瞳孔散大或迟钝
肺尖肿瘤综合征	又称 Pancoast 综合征，指因肺尖部的肿瘤浸润、压迫而引起上肢顽固性疼痛及同侧霍纳综合征，本病可引起眼球内陷、上睑下垂、瞳孔缩小、肩痛、同侧手部和肩部感觉异常等
上丘脑综合征	又称中脑顶盖综合征、上仰视性麻痹综合征或 Parinaud 综合征。特征为两眼同向上视不能、两侧瞳孔散大或不等大、光反应消失及调节反射存在。其他表现包括眩晕、共济失调、睑下垂、复视及双眼同向上视运动麻痹，但无会聚性麻痹
眼内炎	本病常由眼球穿通伤、内眼手术后、化脓性角膜炎、细菌或真菌感染引起的内因性（转移性）眼内炎症反应，可分为以下三种
眼内炎：细菌性眼内炎	感染的细菌种类较多，常见的有金黄色葡萄球菌、链球菌、表皮葡萄球菌、变形杆菌和绿脓杆菌等。眼穿通伤或内眼术后，大多是眼前段先受累，继而扩散为弥漫性眼内炎，炎性特点为化脓性，受累组织有多核白细胞及淋巴细胞浸润，不及时治疗，可发生瞳孔阻塞、并发性白内障、继发性青光眼，眼内可长期发炎，最终为眼球萎缩
眼内炎：真菌性眼内炎	可发生于眼外伤、手术后或内因性，内因性者常有诱发因素如体弱、接受免疫抑制药物治疗或静脉滥用药物等，引起眼内感染的真菌种类较多，包括白色念珠状菌、曲菌、新月菌属及毛真菌等
眼内炎：交感性眼炎	多发生于一侧眼球穿通伤后，伤口位于角膜缘、睫状区或为角膜横贯伤，特别是葡萄膜嵌顿者易发生。偶见内眼术后或角膜溃疡穿破发生葡萄膜炎，另眼常在伤后2周至2个月发病，少数多年后发生葡萄膜炎（称交感眼）

【相关检查】

（1）病史采集要点。

① 询问眼球凹陷有多久了，是否伴随眼痛或头痛。如果有，请其描述疼痛的严重程度和部位。

② 询问外伤史、肿瘤史或其他眼部疾患。

（2）查体重点。

① 疑有眶骨骨折则不要在患者的眼或在眼球上施加任何压力，在完成全面的检查前务必让患者戴上金属或塑料眼罩。

② 定期监测生命体征、瞳孔大小及对光反射。施行视敏度实验，使用或不使用矫正均可。检查瞳孔对光反射，并注意有无上睑下垂。评估患者有无脱水，比如干燥的黏膜、皮肤轻度肿胀和低血压。

（3）实验室检查。

血常规、血液生化、眼分泌物涂片或培养。

（4）辅助检查。

对于头颅外伤的患者，需行头颅 CT 和眼部检查。评估眼球运动，使用眼压计测定眼压。使用直接检眼镜检查有无视盘水肿和其他异常情况。眼球突出计的应用，是了解眼球是否内陷及内陷程度的可靠方法。

第四节　瞳孔异常

正常人双瞳等大，其大小为 2 ～ 5mm（室内光线下一般为 2.5 ～ 4mm），＜ 2mm 称瞳孔缩小，＞ 5mm 为瞳孔扩大，若两则瞳孔直径差距＞ 1mm 谓之两侧瞳孔不等。瞳孔的大小依光线强度而改变，当一侧瞳孔在亮光下收缩时（ 直接反射 ）另一侧未曝光的瞳孔也同时收缩（ 间接反射或同感性反射 ）。当用手电筒照射瞳孔时，其变化很小，而移去光源后瞳孔增大不明显，称为瞳孔对光反应迟钝；当瞳孔对光毫无反应时，称为对光反应消失。瞳孔大小、形态及颜色等异常均属本章讨论范畴。

【常见病因】

（1）一侧瞳孔散大。

动眼神经损伤、海马沟回疝或交感神经受刺激、眼外伤及视力下降等。

（2）双侧瞳孔散大。

中脑病变、中枢神经系统感染性疾病、脑血管病、脑缺氧、脑肿瘤、颅脑外伤、药物中毒（阿托品等）、疼痛、恐惧、甲状腺功能亢进及瞳孔先天性异常等。

（3）一侧瞳孔缩小。

动眼神经受刺激、颈交感神经破坏及角膜眼内异物等。

（4）两侧瞳孔缩小。

梅毒、脑桥病变、脑血管病、药物中毒（吗啡中毒）及有机磷中毒等（亦可见于正常婴儿或老年人）。

（5）瞳孔不等大。

一侧动眼神经麻痹、颅底病变、大脑或中脑病变及交感神经麻痹等。

（6）引起病态性瞳孔缩小的病因。

① 痉挛性缩瞳：a. 药物引起者，如毛果芸香碱、乙酰胆碱、吗啡、甲基醋酸胆碱以及组织病毒等直接刺激缩瞳肌。毒扁豆碱、异氟磷及新斯的明等抑制胆碱酯酶引起乙酰胆碱堆积而作用增强，可间接刺激瞳孔缩小。b. 眼病引起者，如虹膜炎或角膜炎时瞳孔括约肌受刺激而缩瞳。c. 神经痉挛引起者，较少见，见于流行性脑炎、桥脑出血或肿瘤，由于中枢的作用及交感神经破坏，可致针尖样瞳孔。其他脑炎、脑膜炎、破伤风、海绵窦炎、眶裂和眼眶病变等，都可引起瞳孔缩小。

② 麻痹性缩瞳：典型的为霍纳综合征，伴有同侧上睑下垂、眼球内陷，以及面颈部发汗停止等症状。

【诊断线索】

瞳孔异常诊断线索（表 2–245）。

表 2-245　瞳孔异常诊断线索

项目	临床线索	诊断提示
瞳孔大小与反射改变	·瞳孔散大至 4 ～ 5mm，且无对光反射	中脑病变（瞳孔将极度扩大且无反射）
	·双瞳孔缩小，仅对强光有轻微反应	丘脑或脑桥被盖病变
	·瞳孔对光反射存在	中脑结构功能完善
	·霍纳综合征	一侧脑干下部病变
	·瞳孔扩大，对光反射消失	脑疝形成
	·瞳孔针尖样大小，或瞳孔大小交替	脑干病变（多为脑干出血）
	·一侧瞳孔时大时小，或两侧交替进行及光反应消失	天幕疝
	·双侧瞳孔先缩小（交感神经受压），以后迅速散大，出现中枢性呼吸衰竭及循环衰竭	枕骨大孔疝
	·一侧瞳孔散大，对光反射消失，并出现眼球固定	中脑后天幕疝
	·一侧瞳孔进行性散大，对光反射迟钝或消失，伴意识障碍	颞叶沟回疝
两侧瞳孔缩小伴随表现	·伴皮肤潮湿、脉率缓慢，呼吸时可闻及大蒜味，肌纤维或肌束震颤，流涎，双肺湿啰音	有机磷中毒
	·发病急骤，伴严重意识障碍、尿便失禁	脑干病变
	·伴呼吸浅而不费力，意识障碍	安眠药及吗啡中毒
	·伴剧烈头痛、喷射性呕吐、视力模糊、视盘水肿、腰穿脑脊液压力明显增高	颅内高压
	·伴发热	海绵窦血栓、脑炎及脑膜炎等
两侧瞳孔扩大伴随表现	·伴多汗、易饥、消瘦、突眼、两眼炯炯有神及心动过速等	甲状腺功能亢进症
	·伴皮肤潮红及干燥、心率增快及尿潴留	阿托品中毒
	·伴四肢强直性抽搐，两眼常凝视一侧，口吐泡沫及尿便失禁	癫痫发作状态
	·伴急骤发病、上睑下垂、吞咽困难、声音嘶哑、呼吸困难及抬头无力等	肉毒中毒
一侧瞳孔缩小伴随表现	·伴上睑下垂、眼球内陷，同侧面部皮肤发红及无汗	霍纳综合征
	·伴呈现交叉性偏身感觉障碍	小脑疾患（常见于小脑后下动脉血栓形成）
	·伴瞳孔不规则、光反射消失、辐辏与调节反射存在	阿－罗瞳孔
	·伴眼球突出	海绵窦血栓、眶内肿瘤及颈动脉海绵窦瘘等
	·伴眼部有杂音	颈动脉海绵窦瘘
一侧瞳孔扩大伴随表现	·伴上睑下垂，外斜视，眼球轻度突出	动眼神经麻痹
	·伴颅内压增高及一侧瞳孔突然扩大	海马旁回疝
	·伴眼裂增宽、轻度突眼，同侧面部温度降低，出汗增加	交感神经刺激综合征（常由肺尖结核、肿瘤、咽后壁肿瘤、颈肋、支气管扩张及交感神经炎所致）
	·伴视力模糊，光反射和辐辏反射消失，四肢腱反射消失	埃迪瞳孔
瞳孔外形异常	·瓜子形或梨形瞳孔	虹膜粘连（多伴有粘连性角膜白斑）
	·长圆形瞳孔	急性青光眼（原发性闭角青光眼）
	·呈多边形	神经梅毒
	·花瓣状瞳孔	虹膜炎或眼外伤后
	·D 形瞳孔	外伤
	·钥匙状瞳孔	虹膜手术切除后、先天性虹膜缺损
	·瞳孔较大，瞳孔缘有细小的缺凹	瞳孔括约肌破裂等

续表

项目	临床线索	诊断提示
瞳孔颜色改变	·乳白色	白内障、增生性视网膜炎等
	·灰黄色	球内化脓性炎症、视神经母细胞瘤等
	·黄色：以电光或灯光照射瞳孔，眼底深处发出一种像夜间猫眼的黄光反射，称这类眼病为“黑矇猫眼”	视网膜母细胞瘤
	·瞳孔红色	眼外伤或某些眼内出血疾患
	·瞳孔青绿色	青光眼（又称绿内障）
对光反射异常	·对光反射迟钝，调节反应存在	脑炎、铅中毒
	·对光反射存在，调节反应消失	阿－罗瞳孔
	·对光反射迟钝	脑血管意外、脑膜炎及脑炎等
	·对光反射消失	埃迪瞳孔、深昏迷或临终前征兆等

【诊断思维】

（1）瞳孔异常诊断思维（表 2-246）。

表 2-246　瞳孔异常诊断思维

项目	诊断思维
瞳孔异常	·观察瞳孔时应注意患者自身条件和环境因素的影响，相对而言，成人瞳孔较大，儿童及老年人较小，女性>男性；近视眼者瞳孔较大，远视者较小；兴奋时较大，嗜睡时较小；吸气时较大，呼气时较小；光亮时较小，黑暗时较大
	·观察瞳孔的变化，有助于昏迷、惊厥、休克、中毒、呼吸衰竭及循环衰竭患者的病情判断，尤其是对颅脑损伤患者，可以判定颅内损伤部位。有效、及时、动态观察瞳孔变化不仅可发现疾病的先兆，抓住最佳更多的救治时机，同时可预防并发症的发生，是临床工作中的一项重要观察指标
	·若正常老年人或新生儿出现两侧瞳孔缩小，而缺乏其他临床异常表现时，可能是一种生理现象。正常人在紧张或惊恐时可发生两侧瞳孔的一过性扩大，多无临床意义
	·远视眼患者可出现瞳孔缩小，而近视眼者则可表现为瞳孔扩大。所以对神志清晰的患者，发现瞳孔大小有异常时，都应仔细询问患者是否有药物史，如缩瞳或扩瞳的药物，包括口服或肌注阿托品类等药物。并进一步做视力检查，可能对疾病诊断是有帮助的
	·如在一侧中脑病变所致的动眼神经和锥体束损伤，可出现同侧动眼神经麻痹症状，如上睑下垂，眼外斜视，眼不能向内、向上及向下运动，瞳孔散大，对光和调节反射消失及对侧偏瘫。压迫中脑网状结构可发生昏迷、生命体征改变及去脑僵直等
	·当两侧瞳孔不等大时，判断哪一侧是极为重要。在诊断中务必观察和检查是否有其他异常表现，进行综合判断。若一侧有上睑下垂，伴局限性感觉或运动障碍等，常提示是病变侧
	·改变眼眶内容物的疾病不仅能影响眼球的运动，也能影响瞳孔的收缩。如甲状腺功能亢进症、垂体肿瘤、眼眶肿瘤（皮样瘤、泪腺腺瘤、视神经胶质瘤、神经纤维瘤、脑膜瘤或转移癌等）、肉芽肿或海绵窦静脉血栓形成等。上述疾病的另一个重要特征是伴有两侧或一侧的眼球突出
	·瞳孔缩小指由虹膜括约肌收缩所引起的瞳孔收缩，通常是对疲劳、光亮增加或缩瞳药的反应。可出现于眼睛调节反射以及衰老过程（从青少年期至 60 岁左右瞳孔在稳定地缩小）。然而，瞳孔缩小也可由眼睛或神经系统病变、创面、全身性药物或隐形眼镜的过度使用引起
	·如瞳孔异常伴有意识障碍者，在病因分析时应逐一考虑或排除由脑血管意外、中毒、内分泌－代谢性疾病、感染及变性等原因所致的中枢神经系统的障碍。可以这样认为：任何原因引起的深昏迷，几乎都可呈现瞳孔的缩小或扩大。此外任何一个危重患者，后期均会发生昏迷和双侧瞳孔扩大固定及对光反应消失，这是因脑缺氧引起动眼神经麻痹所致
	·广泛性的严重脑挫裂伤、颅内血肿、脑肿瘤、颅内感染及广泛性脑梗死等占位性病变或脑水肿均可引起颅内高压导致脑缺血缺氧，除脑功能受损外，动眼神经也发生麻痹，出现双侧瞳孔散大固定及对光反应消失

续表

项目	诊断思维
瞳孔异常	·使瞳孔散大的中枢位于丘脑，经脑干达颈髓至颈交感神经节，再由交感神经达瞳孔括约肌。若一侧交感神经节受损麻痹，不能使瞳孔扩大；双侧交感神经受损麻痹，导致两侧瞳孔缩小
	·动眼神经损伤分为中枢性和周围性，穿出中脑后的动眼神经损伤为周围性；周围性动眼神经损伤常出现瞳孔扩大、光反应消失及眼球运动障碍，无神志和意识障碍改变，更无对侧肢体偏瘫，多见于颅底骨折及眶上裂骨折所致的动眼神经损伤。中枢性动眼神经损伤常出现昏迷、对侧肢体偏瘫，此时不应单纯地理解为动眼神经损伤，而应理解为脑受损的平面及其严重程度
	·双侧瞳孔大小不等常提示有颅内病变，如脑外伤、脑肿瘤、中枢神经梅毒、脑疝等。双侧瞳孔不等，且变化不定，可能是中枢神经和虹膜神经支配障碍；如双侧瞳孔不等且伴有对光反射减弱或消失以及神志不清，往往是中脑功能损害的表现。除此之外还需考虑：a. 是否为先天遗传导致的生理发育畸形；b. 是否是受伤导致的生长畸形；c. 是否是使用不良药物产生的药理性病变；d. 是否是眼体内生长异物压迫眼体所致
	·有机磷中毒患者在抢救治疗（应用阿托品）中，由缩小的瞳孔逐渐散大是阿托品化的重要判断指标之一。如果在大剂量阿托品治疗过程中，出现瞳孔固定（瞳孔不一定＞ 5mm）或不再扩大时，应警惕阿托品过量或中毒。所以在判断是否为阿托品化或中毒时不能仅以瞳孔的大小作为唯一证据，而是要根据皮肤、心率及神志改变等多项观察指标，进行综合判断
	·昏迷患者的瞳孔改变常见于头颅外伤、蛛网膜下腔出血、脑出血、脑脓肿、肿瘤迅速扩大、药物中毒及心脏停搏等原因。伴意识障碍者，检查瞳孔对诊断和预后估计有参考价值，又可协助决定有关的急症处理，但应先除外由局部用药所致
	·病态性瞳孔扩大是指正常瞳孔直径超过 5mm，病态性瞳孔又可分为麻痹性和痉挛性 2 种，前者为支配缩瞳肌的神经发生病变，后者为扩瞳肌兴奋所致。而病态性瞳孔缩小是指瞳孔直径＜ 2mm，或一侧瞳孔较对侧明显缩小，也可分为痉挛性和麻痹性 2 类，前者为副交感神经支配的瞳孔括约肌兴奋，后者为支配扩瞳肌的交感神经病变所致
	·瞳孔散大的原因较多，其治疗包括病因治疗及对症支持治疗，关键是找出瞳孔改变的病因，并对症下药。当双侧瞳孔散大持续 90min 以上，提示预后不佳。脑外伤患者若双瞳孔散大时间＜ 30min 者则应争分夺秒，尽可能行手术减低颅内压或清除血肿，尽快解除脑受压情况

（2）大脑各部位病变瞳孔变化（图 2–45）。

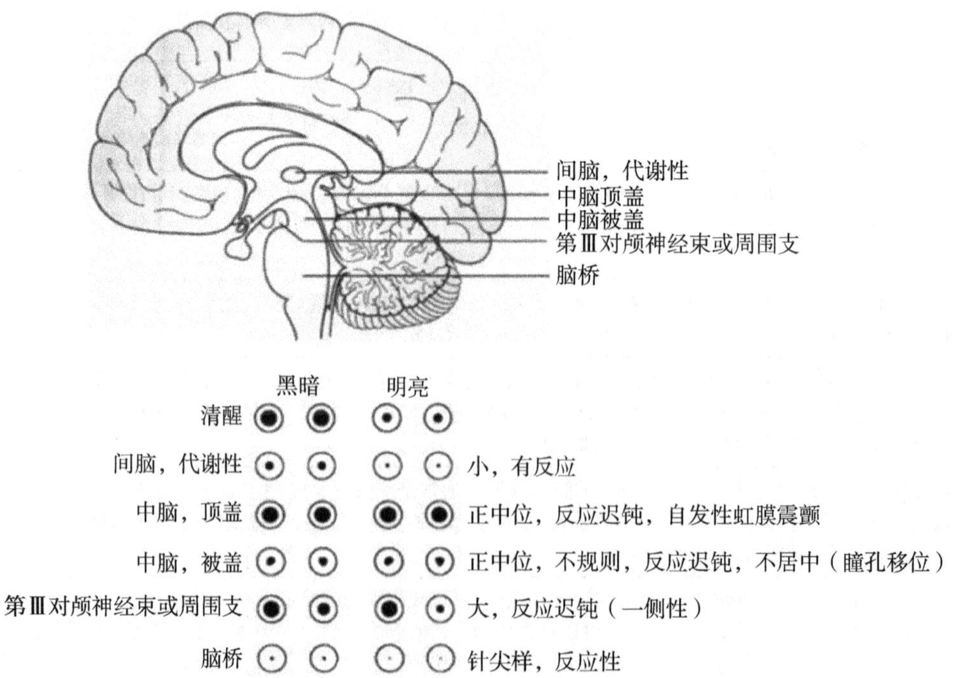

图 2–45　大脑各部位病变瞳孔变化

【疾病特点与表现】

（1）中枢神经系统疾病。

① 小脑幕切迹疝（又称天幕疝）：常见原因有外伤所致的颅内幕上血肿，如硬膜外血肿、硬膜下血肿及脑内血肿；感染，如颅内脓肿；颅内肿瘤尤其是颅后窝、中线部位及大脑半球的肿瘤；颅内寄生虫病及各种肉芽肿性病变。早期患侧瞳孔短时间缩小，继之逐渐散大，对光反射消失，对侧瞳孔亦逐渐散大，其他典型表现包括颅内压增高症状、生命体征异常、意识障碍及对侧肢体出现锥体束征或偏瘫，晚期出现去大脑强直。

② 枕骨大孔疝（又称小脑扁桃体疝）：当颅内高压或颅后窝有占位性病变时，早期由于压迫或刺激丘脑、双侧间脑，可出现一侧或双侧瞳孔缩小，但光反应存在，意识常清醒，可能是交感神经下行损伤的缘故，之后当天幕疝形成后则出现瞳孔散大，光反应消失，进入昏迷状态。其他表现包括枕下疼痛、项强或强迫头位、颅内压增高、后组脑神经受累，如眩晕、听力减退等症状。慢性疝出者生命体征变化不明显；急性疝出者生命体征改变显著，迅速发生呼吸和循环障碍，先呼吸减慢、脉搏细速、血压下降，很快出现潮式呼吸和呼吸停止，如不采取措施，不久心跳也停止。

③ 中脑病变：原发性中脑损伤、中脑肿瘤、血管疾病、出血及炎症等均可压迫或累及动眼神经和锥体束，出现瞳孔散大、对光反应消失及对侧偏瘫。

④ 脑桥损害：脑桥损害伴双侧交感神经下行通路受损时可出现典型的针尖样瞳孔、瞳孔固定及光反射消失，多见于桥脑出血。

⑤ 延髓病变：延髓病变时，交感神经功能下降，表现为同侧瞳孔轻至中度缩小，对光反射存在。

（2）其他常见疾病。

① 虹膜炎：瞳孔缩小，由于炎症引起的虹膜后粘连，对光无反应。其他表现包括睫状充血、结膜水肿、角膜后沉着物、房水混浊、虹膜纹理不清及玻璃体混浊等。

② 急性闭角型青光眼：可引起瞳孔强直表现，其他表现包括发作时视物模糊、虹视（在灯光外围看到光晕）、严重头痛、眼痛、恶心及呕吐等。

③ 眼内异物：异物存留可引起单侧性瞳孔散大，有相应的异物进入眼内史，通常不难诊断。

④ 当一侧眼视神经或视网膜有严重病变时，患眼直、间接对光反应均消失，但由对侧眼引起的间接对光反应存在。

⑤ 神经通路或中枢障碍：表现为麻痹性瞳孔扩大（绝对性瞳孔麻痹）是由副交感神经或中枢麻痹所引起；痉挛性瞳孔扩大是由交感神经或其中枢兴奋所引起。这类病变常需要有内科、外科和神经科等医生会诊，根据病史、临床检查的特征和患者全身情况等确定。

⑥ 阿－罗瞳孔：与反阿－罗瞳孔相反。

⑦ 反阿－罗瞳孔：仅调节和集合反应中枢障碍，光反应中枢良好，多见于流行性脑炎、多发性硬化、狂躁症、舞蹈病、甲状腺功能亢进、颈脊髓炎、急性风湿热、酒精中毒以及癔症等患者。

⑧ 埃迪瞳孔（Adie 瞳孔）：发病原因不明，多为单侧性瞳孔扩大及瞳孔运动迟缓，其他表现包括视物模糊、眼睛剧痛、腱反射消失，尤其是膝反射。多为青年或中年妇女，预后良好。

⑨ 动眼神经病变：表现为瞳孔散大、对光反射消失，伴上直肌、内直肌、下直肌、下斜肌活动障碍和眼睑下垂。倘若动眼神经受到刺激，则表现为瞳孔缩小。可见于脑出血或脑疝等。

（3）引起瞳孔缩小的疾病。

① 脑血管硬化：本病引起的瞳孔缩小通常是单侧的，取决于血管受损部位和范围，其他表现包括视物模糊、言语模糊、失语、肌肉紧张度消失、眩晕和头痛等。

② 丛集性头痛：严重丛集性头痛时同侧瞳孔缩小、流泪、结膜充血和上睑下垂，伴面部发红、出汗、心动过缓、烦躁不安及鼻塞或流涕等。

③ 霍纳综合征：瞳孔缩小十分常见，且发生在脊髓病变的同侧。相关的同侧表现还包括瞳孔反射迟钝、轻度的眼球内陷、中度的上睑下垂、颜面部无汗、暂时结膜充血和血管性头痛。若此综合征是先天性所致，受损侧的虹膜色泽会变浅。

④ 进行性面偏侧萎缩症（progressive facial hemiatrophy，PFH）：本病典型表现是单侧面部肌肉萎缩和眼部异常表现，包括瞳孔缩小、瞳孔反射迟钝、眼球内陷、眼球震颤、上睑下垂和虹膜颜色不同等。

⑤ 脑桥出血：典型表现是双侧瞳孔缩小，伴有迅速出现昏迷、完全瘫痪、去大脑体位、洋娃娃眼征消失和 Babinski 征阳性等。

⑥ 眼葡萄膜炎：本病受累眼睛常表现为瞳孔缩小，其他表现包括眼睛疼痛、畏光、视力下降、严重的结膜充血和前房积脓等。

⑦ 阿－罗瞳孔：特点是双侧瞳孔缩小，两侧大小不等，瞳孔边缘不整，直、间接对光反应消失，而调节和集合反应存在，瞳孔多不规则，多见于脊髓痨，临床上已极为少见。糖尿病、酒精性神经病变、脑炎及肿瘤等亦可出现非典型阿－罗瞳孔，即仅有对光反应消失，调节和集合反应存在，而瞳孔并不缩小。

（4）由虹膜异常导致瞳孔异常。

① 先天性虹膜异常：a. 先天性无虹膜，即出生后无虹膜，瞳孔大至角膜缘，常合并青光眼、白内障、眼颤等；b. 虹膜缺损，多在虹膜下部出现大小不等、形为瓜子尖端向外的缺损，常合并脉络膜缺损；c. 小瞳孔，直径 1mm 左右，用散瞳剂多无效；d. 多瞳症，除瞳孔外，虹膜上还有数个空洞，每个瞳孔又各有其括约肌。

② 后天性虹膜异常：a. 虹膜萎缩，虹膜局部色泽灰白色，正常纹理消失，见于带状疱疹、结核病等；b. 虹膜后粘连，因炎症致虹膜粘于晶状体，造成瞳孔形状不规则和虹膜萎缩。两种疱疹病毒引起前葡萄膜炎需加以鉴别（表 2–247）。

表 2–247　单纯疱疹病毒和带状疱疹病毒所致的前葡萄膜炎鉴别

鉴别要点	单纯疱疹病毒性葡萄膜炎	带状疱疹病毒性葡萄膜炎
发病年龄	儿童、青壮年多见	年长者多见
免疫状态	正常	可见于免疫功能低下
皮疹	呈簇状，伴弥漫性水肿，可见于身体任何部位	多在胸腰部、额部、眼睑皮肤，呈带状分布
全身表现	发热、不适、耳前淋巴结肿大、脑炎	发热、不适
结膜炎	滤泡状	乳头状或滤泡状
角膜炎	急性角膜上皮炎、树枝状角膜炎、盘状角膜炎、基质角膜炎、角膜溃疡	急性角膜上皮炎、慢性角膜上皮炎、钱币状角膜炎、神经营养性角膜溃疡
虹膜睫状体炎	多数较重	多数较轻
虹膜后粘连	较为少见	罕见
前房积脓	较为常见	罕见
前房积血	较为常见	少见
虹膜萎缩	呈弥漫性或片状	呈扇形
持续时间	长，可长达 12 个月	多在 4 个月内
并发症	眼压升高，并发白内障、角膜溃疡穿孔	眼压升高
视力预后	变异性大，有并发症，可影响视力预后	绝大多数预后较好

【相关检查】

（1）病史采集要点。

① 瞳孔异常患者自行发现较少，多由他人或照镜子时发现，应注意发现的时间，是持续性还是间歇性，是怎样发现，病情进展是快还是慢，是单眼还是双眼，是否有交替性等。

② 若瞳孔缩小者应注意询问有机磷中毒、颈交感神经麻痹及脑桥病变等相关病史。注意询问病前有无眼、颈部或脑部外伤史及神经系统情况，如头痛、恶心、呕吐、面部出汗、视物模糊及复视等。

③ 应了解患者是否患有全身疾病，如原发性高血压、动脉硬化、脑血管病、糖尿病、梅毒、甲状腺功能亢进及慢性酒精中毒史等。并注意颈部疾病、肺部疾病、咽部疾病、脑部外伤史及肿瘤史等。

④ 应注意有无眼科扩瞳或缩瞳检查或治疗史（如使瞳孔扩大的药物有阿托品、东莨菪碱、颠茄类、肾上腺素等）。

（2）查体重点。

① 注意生命体征的检查，判断意识及全身营养状态。

② 瞳孔是扩大或缩小，是一侧还是双侧，直接和间接对光反射如何，眼裂大小及眼球有无突出、充血，眼球活动功能是否受到影响，视力与视野如何，有无复视、眼球运动异常和辐辏异常等，同侧面部运动、感觉和出汗情况，眼底有无视盘水肿、充血和萎缩。

③ 检查颈部和咽部有无肿瘤、炎症及淋巴结肿大等。重点检查肺部及其他神经系统定位体征如肢体瘫痪、感觉异常及自主神经功能异常等。

（3）实验室检查。

血常规、血液生化检查。若怀疑颅内病变可行脑脊液检查。

（4）辅助检查。

脑或眼部 CT 或 MRI（检查有无脑部肿瘤、炎症、血栓、血管畸形、脑干病变、延髓空洞症及眶部肿瘤、炎症等）；眼底检查；脊髓 MRI（检查有无脊髓空洞症、肿瘤、炎症等）；甲状腺 B 超检查，颈部、肺部和咽部的 X 线检查和组织病理学检查等。

第五节 眼球震颤

眼球震颤是眼球的一种不自主而有节奏的往返运动。根据其表现形式可分为摆动性和跳动性 2 型。按照眼球震颤的病变部位又可分为眼性、耳性及中枢神经性。

【常见病因】

（1）眼性眼球震颤。

① 生理性注视性眼球震颤：斜性眼球震颤、视觉动力性眼球震颤和隐性眼球震颤等。

② 病理性注视性眼球震颤：盲性眼球震颤、弱视性眼球震颤，职业性眼球震颤等。

（2）前庭性眼球震颤。

① 周围性：梅尼埃病、中耳炎、迷路炎及急性前庭神经损伤等。

② 中枢性：肿瘤、炎症、血管性病变、外伤、脱鞘病和变性等。

（3）中枢性眼球震颤。

脑干、小脑及脊髓等处的病变。

（4）先天性特发性眼球震颤。

【诊断线索】

眼球震颤诊断线索（表 2-248）。

表 2-248　眼球震颤诊断线索

临床线索	诊断提示
·行走时躯干重心不稳，步履错乱不一，呈酒醉步态者	小脑病变（常因损害前庭与小脑间的联系所致）
·肌肉无力，运动后明显加重，上睑下垂，朝轻暮重	重症肌无力
·眼球震颤可呈不同方向性，即可呈水平性、垂直性、旋转性及斜性震颤	前庭中枢病变
·眼球向上凝视时，垂直性眼球震颤加剧，且波幅大	小脑蚓部病变
·垂直性眼球震颤者，在向上凝视时震颤减轻	延髓病变
·若向前注视时，出现向下跳动的垂直性眼球震颤	颅颈连接处病变
·两眼水平眼球震颤快相同时移向中线（称会聚性眼球震颤）	中脑导水管附近、第三脑室后壁或中脑顶盖区病变（最常见于松果体瘤）
·进行性弥漫性神经系统功能障碍，加重与缓解交替出现	多发性硬化（本病眼球震颤亦可呈间歇性）
·皮肤及毛发呈白色	白化病
·伴发热	感染性疾病如海绵窦血栓、脑炎、脑膜炎
·眼球突出	海绵窦血栓、眶内肿瘤、颈动脉海绵窦瘘

【诊断思维】

（1）眼球震颤判断方法（表 2-249）。

表 2-249　眼球震颤判断方法

项目	判断方法
眼球震颤的方向	·水平眼震：指眼球左右来回运动 ·垂直眼震：指眼球上下往返运动 ·旋转眼震：眼球沿其前后轴做反复旋转运动 ·斜向或混合眼震
眼球震颤形态	·摆动性眼震：眼球在两方向上来回动作的速度、幅度相等 ·冲动性眼震（跳动性）：指眼球来回动作在某一个方向上快而在另一个方向上慢，即有快慢之分 ·混合性眼震：前视时为摆动性眼震，侧视时为冲动性眼震 ·不规则性眼震：指方向、运动速度、幅度都不规律
眼球震颤的速度	·缓慢：每分钟 10 ～ 40 次 ·中等速度：每分钟 40 ～ 100 次 ·快速：每分钟 100 次以上
眼球震颤的幅度	·细小：眼球偏移在 5° 以内，幅度在 1mm 以内 ·中等：眼球偏移 5° ～ 15° ，幅度在 1 ～ 3mm ·粗大：眼球偏移 15° 以上，幅度在 3mm 以上

（2）眼球震颤的临床表现（在诊断眼球震颤时应关注患者是否有下列表现，这些常见表现切勿将其分割开来，见表 2–250）。

表 2–250　眼球震颤的临床表现

类型	临床表现
眼球跳动或摆动	双眼或单眼呈不自主的、持续的、比较有规律的眼球跳动或摆动
视力下降、弱视	眼球震颤患者因眼球无法稳定地注视外界物体，导致双眼视觉质量地下降，尤其是在儿童期，对视觉的正常发育带来不利影响，造成较严重的弱视
代偿头位	大多数患者有代偿头位，主要表现为面部的左、右偏转，仅有少数病例表现为下颌的上抬或内收，头的左、右倾斜。代偿头位的目的是在某一注视角度上获得比正前方更好的视力，尽可能使注视时间延长和减轻视力疲劳，但这给其外观带来影响，甚至引起面部发育的不对称
斜视	斜视为常见并发症之一。尽管先天性斜视患者的双眼在不停地运动，但没有晃视感（自觉周围物体向某方向移动）

注：随着年龄的增长，部分眼球震颤可以减轻，甚至消失。

（3）眼球震颤诊断思维（表 2–251）。

表 2–251　眼球震颤诊断思维

项目	诊断思维
眼球震颤	·眼球震颤是指单侧或双侧眼球不自主震动，双侧更多见。这种振动通常有节律性，且可为水平、垂直、旋转或混合方向。可以是暂时性的或持续性的，可自行发生，也可在眼球移动或固定时发生。在眼球极度凝视的情况下，出现轻微的眼球震颤可视为正常；若在稳定状态下或向前看时出现眼球震颤，常提示异常。先天性眼球震颤常无自觉症状，后天性在成年后多有
	·眼球震颤可分为急动性眼球震颤及钟摆样震颤，钟摆样震颤包括水平（如钟摆）或垂直（如跷跷板方向）方向振动，在两个方向上的速度相等，如同钟摆摆动的运动。急动性眼球震颤较钟摆样眼球震颤常见
	·先天性白内障、脉络膜炎、中心角膜有不透明点或屈光不正而造成幼年弱视时，虽仍保存部分视力，但因眼球无法固定注视，可引起摆摇性眼球震颤。长期处于光线不佳处，眼球定视发生障碍，也可出现摆摇震颤，称为“职业性或矿工性”眼球震颤，另可伴头部震颤及提睑肌痉挛
	眼球震颤被认为是核上性眼肌麻痹，是视觉感受区、前庭系统、小脑或脑干的器质性疾病的改变，而不是眼外肌或第Ⅲ～Ⅳ对脑神经受损所致
	·眼球震颤呈摆动性者（即眼球的等速往返运动无快慢之分）大多为眼性震颤。可由眼球发育不全、角膜白斑及先天性白内障等眼疾所致，这类疾病几乎都伴有严重的视力障碍
	·在诊断中应了解患者的职业情况，如矿工、列车检票员及排字工人等亦可引起职业性的眼性震颤，但无视力障碍。此外，还应常规排除有无药物引起的眼球震颤。长期眼球震颤带来的结果有难愈性弱视，导致或伴有斜视及偏头痛
	·多数情况下眼震为双侧眼球的协同震颤即对称如平行的，在脑干有病变时可出现单眼震颤，而另一眼震颤不明显，即称之分离性眼震
	·不少眩晕性疾病可发生眼球震颤，可参见头昏 / 头晕章节
	·直接观察患者注视正前方或令患者追随检查者手指向某方向移动时的眼震情况，有些需单眼遮盖进行检查，为此，检查时应注意：a. 是隐性或潜伏性还是显性眼球震颤；b. 眼震是联合性—两侧眼球的运动彼此一致，还是分离性；c. 眼震的类型、方向、程度、频率及幅度等；d. 有无休止眼位

（4）中枢疾病或前庭功能病变眼球震颤临床特点（表 2-252）。

表 2-252　中枢疾病或前庭功能病变眼球震颤临床特点

中枢神经系统疾病	耳源性疾病
·中枢性眼球震颤：中枢病变可引起水平、旋转或垂直震颤，称垂直震颤为脑干疾病的特征，但脑干受压扭曲变形或抗痉药物中毒亦可发生垂直震颤。以急跳性震颤为主。但也可为混合性（摆动性与跳动性兼而有之） ·若缺乏眩晕及听力障碍或身体倾倒与头位无关，发作时间较长，常提示为中枢性眼球震颤。当中枢神经系统受损时，常伴有比较明确的神经系统定位体征，其神经系统表现和体征较眼球震颤的判断更具有诊断价值	·如果眼球震颤呈跳动性（即眼球先向一侧产生一个较慢的运动，向反方向则出现一个较快的运动。前者称慢相，后者为快相）、水平性或旋转性，伴有眩晕、身体常可向震颤的慢相方向倾倒及听力下降，且发作时间较短（一般不超过 3w）者，常提示系耳性眼球震颤所致 ·耳性眼球震颤又可分为前庭性和迷路性病变 2 类，两者之间的鉴别主要是根据患者有无听力障碍表现，前庭性常有听力障碍，后者多无

（5）并发症

① 视力减退。

② 弱视。

③ 斜视。

（6）眼球震颤诊断程序（图 2-46）。

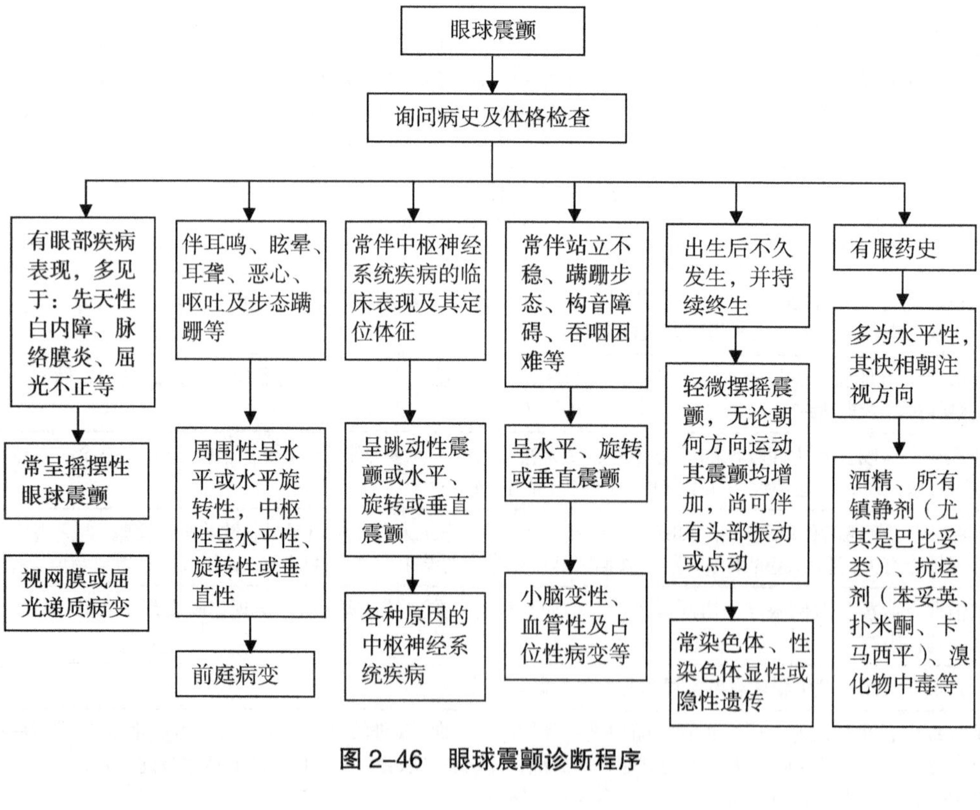

图 2-46　眼球震颤诊断程序

【疾病特点与表现】

（1）先天性眼球震颤（表 2-253）。

表 2-253　先天性眼球震颤临床特点及诊断标准

项目	先天性眼球震颤
临床特点	·最突出的临床特点为发病早，眼球不自主的持续跳动或摆动
	弱视：本病发生弱视十分普遍，而且多是双眼性的，比较严重，若无斜视或屈光不正等并发症时，其两眼弱视程度大多相近。先天性眼震患者的视觉功能，除视力表显示视力减低外，对于图形和运动的敏感性亦降低。但色觉一般都正常
	异常头位：先天性眼震有部分可出现异常头位，常表现为面部转向某一侧，下颌上抬或内收，或者头向某侧肩倾斜
	头部晃动：有些先天性眼震患者还会不自主的晃动头部
	少数可表现为频频眨眼，越注意观看目标，两眼眨得越频繁，既快又频，与精神紧张明显有关
诊断标准	·发病早，自幼即出现眼球震颤 ·无晃视感，即视物无晃动感，即使眼震相当严重，视物亦无晃动感 ·眼球转动无障碍，即运动无受限情况 ·无平衡失调和眩晕等中枢神经系统疾患和前庭功能障碍症状

（2）先天性眼球震颤诊断并不困难，但需与下列疾病鉴别。

① 锥细胞功能不全综合征：本综合征系视锥细胞功能先天发育不全所致，自幼双眼震颤、严重畏光、全色盲及视力严重障碍（0.1 或不足 0.1）等，可合并斜视。锥细胞功能不全综合征最容易与先天眼震混淆，稍不注意即可造成误诊。

② 后天眼震：凡发病较晚的眼球震颤，均可称为后天眼震，这是一个笼统的诊断名称或者说是一个综合诊断名词，实际上这里面包括了很多种眼球震颤，特别是发病较晚的各种病理性眼球震颤如中枢性眼球震颤、前庭性眼球震颤等，后天眼震突出的共同特点是发病较晚、发病时间明确、自觉症状和痛苦明显，如视物晃动（晃视感）、眩晕等，经过神经科检查或其他特殊检查（CT、MRI 等），多可发现原发病或病因。

③ 视障性眼震：此种眼震主要见于双眼较重的先天性白内障、先天性角膜白斑、先天性玻璃体混浊及双眼视力严重障碍的先天性眼底异常等。这些眼病的共同特点是双眼先天性严重视力障碍，眼球震颤也是生后很早即出现的。

（3）易被忽视的眼球震颤性疾病（由于下列疾病的其他临床表现比眼球震颤更具有诊断价值，故常忽略检查眼球震颤这一体征，这是不可取的）。

① 脑肿瘤：小脑及脑干肿瘤常表现为急动性眼震，其他表现包括耳聋、吞咽困难、恶心、呕吐、眩晕及共济失调。当肿瘤压迫脑干时可出现颅内压增高的表现，如意识障碍、心动过缓、脉压增大及收缩压升高等。

② 脑炎：引起急动性眼震，常伴随意识障碍，可由嗜睡至昏迷。发病前或病初常有突然发热、头痛及呕吐等症状。其他表现包括颈项强直、癫痫发作、共济失调、失语、畏光及脑神经麻痹（如吞咽困难、上睑下垂等）。

③ 脑外伤：脑干损伤可引起急动性眼震，通常为水平方向。其他表现包括瞳孔改变、呼吸模式改变、昏迷及去大脑强直等。

④ 急性迷路炎：可引起突发的急动性眼震，常伴眩晕、头晕、耳鸣、恶心及呕吐。眼震的快相通常朝向健侧耳部，可逐渐发生感觉神经性耳聋。

⑤ 梅尼埃病：多为突发急动性眼震，其他表现包括恶心、呕吐、眩晕，进行性听力丧失、耳鸣及出汗等。发作时间通常由数十分钟至几小时不等。

⑥ 多发性硬化：急动性眼震及摆动性眼震均可发生，通常可引起复视、视野缺损及感觉异常。其他表现包括肌无力或麻痹、痉挛状态、反射亢进、意向性震颤、共济失调步态、吞咽困难、构音障碍、

阳痿及性情改变，还可有便秘、尿频、尿急及尿失禁等。

⑦ 脑卒中：脑卒中影响小脑下后动脉可致突发的水平或垂直方向的急动性眼震。其他症状包括吞咽困难，构音障碍，同侧面部、对侧躯干及肢体痛温觉消失，单侧上睑下垂，瞳孔收缩和面部无汗以及小脑表现如共济失调及眩晕，常伴颅内压增高。

⑧ 癔症：可出现眼球震颤，但当患者处于非意识下眼球定视时震颤可消失。除其他癔症特征外，尚可有睑痉挛及聚视痉挛等表现。

【相关检查】

（1）病史采集要点。

① 注意询问患者眼球震颤的持续时间，是否间断发作，是否影响视力。

② 询问与疾病诊断和鉴别诊断的伴随症状，如发热、眩晕、头晕、耳鸣、恶心、呕吐、麻木感、乏力及膀胱功能障碍等。

③ 询问其近期内有无感染发生，尤其是耳及呼吸道的感染，有无脑外伤及肿瘤。了解患者有无高血压、糖尿病、高脂血症、长期饮酒史及药物应用情况，平时工作或其他压力及精神状况。

④ 患者及家属是否有脑卒中病史及类似疾病。

（2）查体重点。

① 检查意识水平及生命体征，注意颅内压升高的体征，观察嗜睡、收缩压升高及呼吸模式改变。

② 瞳孔是扩大或缩小，是一侧还是双侧，直接和间接对光反射如何。眼底有无视盘水肿、充血和萎缩。

③ 眼裂大小，眼球有无突出、充血，眼球活动功能是否受到影响，视力与视野如何，有无复视，眼球运动异常和辐辏异常等。

④ 同侧面部运动、感觉和出汗情况，其他神经系统定位体征如肢体瘫痪、感觉异常、自主神经功能异常等。

⑤ 其次检查眼外肌功能，使患者水平向前看，然后跟着你的手指上下运动，并且观察有无眼球震颤发生，并观察其速度及方向。有些需遮盖单眼进行检查，为此，检查时应注意下列各点：是隐性或潜伏性、还是显性眼球震颤；眼震是联合性——两侧眼球的运动彼此一致，还是分离性；眼震的类型、方向、程度、频率及幅度等。有无休止眼位，检查反射，感觉运动功能及脑神经，尤其是患者平衡障碍的检查。

⑥ 颈部和咽部有无肿瘤、炎症、肿大淋巴结等。

⑦ 必要时应由多科协作进行会诊（神经内、外科，耳鼻喉科，眼科及内分泌科等），以明确病因。

（3）实验室检查。

三大常规、血脂、血糖、糖化血红蛋白。

（4）辅助检查。

眼震电流图等器械检查。根据病情可做头颅、眼部的 CT 或 MRI 检查。

第六节　结膜异常

本节讨论的结膜异常表现包括结膜的充血、水肿、溃疡、翼状胬肉等。由于结膜有睑结膜、球结膜及穹窿结膜之分，故分别加以叙述。

【常见病因】

（1）感染性。

由病原微生物感染所致的结膜炎症，细菌性、病毒性、衣原体性、真菌性及变态反应性等。

（2）非感染性（由局部或全身的变态反应引起的过敏性炎症最常见）。

① 光、理化毒物及佩戴角膜接触镜等刺激。

② 过敏：花草、花粉、灰尘和动物皮毛等。

【诊断线索】

结膜异常诊断线索（表 2-254）。

表 2-254 结膜异常诊断线索

项目	临床线索	诊断提示
伴随症状	・伴分泌物呈脓性，量多而浓稠	细菌性感染
	・伴分泌物量少而稀	病毒感染
	・分泌物呈黏液性	过敏性结膜炎
	・无炎症性分泌物	旋毛虫病刺激的结果
	・伴广泛性充血，局部明显刺激症状	流行性出血性结膜炎
	・伴局限性充血，亦有局部刺激症状	倒睫、泪囊炎等
	・单侧球结膜水肿	急性感染性眼病
	・伴缺乏外伤史的球结膜溃疡	病毒性结膜炎及其他感染较重的结膜炎
	・伴双侧球结膜水肿	肾病综合征、流行性出血热等
	・伴结膜炎、尿道炎和多发性关节炎	眼 - 尿道 - 滑膜综合征（Reiter 病）
	・伴球结膜有灰色小结节，好发于睑裂部及角膜缘附近	泡性结膜炎、泡性角结膜炎等
睑结膜异常	・小型乳头	沙眼、慢性结膜炎（偶可见于正常人）
	・大型乳头	春季结膜炎
	・上眼睑呈现滤泡，其内含有黄色胶样物	沙眼
	・下眼睑呈现滤泡，但其内无内容物	结膜性滤泡增生
	・下眼睑充血明显重于上眼睑	感染性结膜炎
	・睑结膜局限性充血、红肿及灼痛，表面呈现黄色脓点	睑腺炎
	・睑板瘢痕呈银灰色	重症沙眼
	・睑结膜浅层呈现白色颗粒，多个或数个	睑板结石
	・若睑结膜深层呈现黄色颗粒	睑板腺梗死
	・广泛性结膜瘢痕	手术后、局部放疗、白喉及天疱疮等
	・睑结膜呈现淡棕色色素沉着	干眼症、重症沙眼及春季结膜炎
	・睑结膜为单个或数个散在粟粒形溃疡，体内有结核病灶	结膜结核病
	・靠近鼻侧部的睑裂处呈现黄褐色三角形隆起斑块	睑裂斑
	・睑裂部隆起斑块，内有血管分布，逐渐向瞳孔处蔓延	翼状胬肉

续表

项目	临床线索	诊断提示
结膜出血伴随表现	·伴全身发热，心脏杂音，脾大，发生栓塞征象	感染性心内膜炎
	·伴发热、头痛、腰痛、少尿及蛋白尿	流行性出血热
	·伴有明确高血压史	动脉硬化
	·伴有皮肤及内脏的出血	出血性疾病
	·伴结膜炎症状	肺炎球菌、柯－魏氏杆菌性结膜炎等
睑缘变化	·睑缘小溃疡性睑缘炎或曾患过睑腺炎	葡萄球菌感染
	合并有眦部睑缘炎的慢性结膜炎	摩－阿双杆菌感染
	睫毛粘着脂溢性鳞屑	睑缘分泌物过多性结膜炎
	睑缘附近的小疱疹	病毒性结膜炎
	泪小点扩张充血隆起	放线菌感染

【诊断思维】

（1）结膜异常诊断思维（表 2-255）。

表 2-255 结膜异常诊断思维

项目	诊断思维
结膜异常	·结膜异常大多数是由眼部疾病所致，如感染及外伤等。当结膜有出血点或出血斑时，常提示是否为全身出血性疾病的表现之一。有时血管脆性增加者亦可在用力或排便后引起球结膜自发性出血，故必要时可做血管脆性试验予以明确
	·皮肤苍白常可伴睑结膜的苍白，睑结膜苍白的临床意义主要限于贫血的诊断线索
	·结膜充血是眼部炎症常见体征，充血导致结膜不均匀地发红，可以是弥漫性的、局部的或周围性的或完全包围结膜。结膜充血通常由细菌性或病毒性结膜炎引起，但它也可能是严重眼部疾病的一个信号，如不加以治疗，可导致永久性失明
	·凡能导致皮肤广泛充血性疾病， 如高热、饮酒或应用阿托品等，均可引起程度不同的结膜充血，它们与眼部疾病引起充血的鉴别关键在于前者缺乏其他眼病体征，如局部刺激症状或分泌物增多等
	·结膜充血也可由于睡眠不足、过度使用隐形眼镜、环境刺激物和过度眼摩擦所致
	·在观察球结膜充血时，应注意充血的主要发生部位。若充血主要发生在穹窿部，且越近角膜缘充血越淡者，常提示球结膜充血
	·结膜下出血多呈鲜红色、平坦、边界清楚的点或片状，出血量多时呈黑红色，除急性结膜炎外，其他原因引起的结膜出血通常不伴炎症表现。在出血吸收时，由红色变为橙或黄色而逐渐消失，不留痕迹。中等量出血通常在 1 ～ 2w 内可完全吸收。 如结膜出血系小血管破裂所致，常见于外伤和手术后。自发出血者，多见于老年人在用力、剧烈咳嗽及用力排便时。血液系统疾病、动脉硬化、原发性高血压、糖尿病以及多种高热传染病亦可引起结膜出血，这些疾病常有各自的临床特点，一般不易误诊
	·当颅底骨折后，出血沿颅底向前扩延到下穹窿部、鼻下侧球结膜以及眼睑皮下，多于头颅外伤数日之后出现淤斑，是颅底骨折的重要体征之一
	·结膜水肿在临床上颇为常见，多发生在结膜充血或炎症时。水肿使睑结膜乳头增大、睑结膜不透明以致不能看出睑板腺外形。因睑结膜与睑板紧相粘连，故水肿通常不引起睑结膜隆起。而球结膜和穹窿结膜组织松弛、蓄积的渗出液使其与下面组织离开，球结膜水肿严重时可突出于睑裂之外，或将角膜周边部埋没。结膜水肿也和结膜充血一样，其重要性在于提示或明确眼部或全身存在某种疾病
	·凡能引起全身高度水肿的疾病均可导致球结膜水肿，应与眼疾所致的球结膜水肿相鉴别。前者多为两侧性，但如果患者喜偏一侧卧位时，那么位置低的一侧水肿较明显，另一侧会较轻，甚至缺如
	·结膜分泌物增多是结膜炎的另一特征，可发生于单侧或双侧眼睛，分泌物量的多少取决于泪囊、睑板腺及小管压力，压力越高量则越多。分泌物常为脓性、泡沫、黏液样、干酪样、浆液性、清亮、白色或黏液状等。眼分泌物虽然常见于结膜炎症，但也可见于系统性疾病

续表

项目	诊断思维
结膜异常	·春季卡他结膜炎在扁平的乳头表面可以形成假膜，膜薄而白，易消失；肺炎球菌、柯－魏氏杆菌性急性结膜炎也常形成假膜，特点是色灰白而不透明、易剥离及消失快；如假膜厚而污秽、灰白，且不易剥离常提示白喉杆菌性结膜炎
	·弥漫性结膜瘢痕见于膜性结膜炎（白喉杆菌性）、多型性红斑、严重化学损伤及热烧伤；沙眼瘢痕多发生在上睑结膜及穹窿部，呈线状、网状和片状

（2）结膜水肿（有炎性和非炎性之分，各临床特点见表2–256）。

表2–256 结膜炎症性水肿与非炎症性水肿特点

结膜炎性水肿	结膜非炎性水肿
为眼部本身或邻近组织发炎所致，如急性结膜炎、睑丹毒及眼眶疏松结缔组织炎及全眼球炎等。急性睑腺炎亦可引起球结膜水肿，尤其是外眦部更为严重者。药物或其他物质刺激损伤了毛细血管内皮细胞也可引起水肿，例如用乙基吗啡滴眼	为淋巴或血液循环发生障碍所致。局部原因见于眼眶内肿瘤，搏动性眼球突出，全身情况见于心力衰竭、慢性肾炎、严重贫血、妊娠中毒症、睡眠呼吸暂停综合征等。血管神经性水肿和荨麻疹性水肿，发病急促，消退迅速

（3）结膜充血和睫状充血临床特点（表2–257）。

表2–257 结膜充血和睫状充血临床特点

结膜充血	睫状充血
鲜红色	深红色
近穹窿明显	近角膜缘明显
可随结膜移动	不随结膜移动
滴0.1%肾上腺素消失	滴0.1%肾上腺素不消失

（4）并发症。

① 感染。

② 严重可导致失明。

（5）结膜充血的诊断程序（图2–47）。

【疾病特点与表现】

（1）引起结膜充血的常见疾病。

① 角膜炎：本病可引起结膜充血及睫状充血，因眼睑摩擦侵蚀区的角膜可产生严重的持续性疼痛和畏光。

② 角膜溃疡：细菌性、病毒性或真菌性易发生角膜溃疡和弥漫性结膜充血，角膜周围较重。其他表现包括畏光、眼部和眼周剧烈疼痛、视力明显下降、大量脓性分泌物和硬结。若合并虹膜炎时，可发现角膜混浊和瞳孔对光反射异常。

③ 泪腺炎：本病产生弥散性结膜充血、眼部暂时性疼痛、眼睑显著肿胀和脓性分泌物。

④ 巩膜外层炎：结膜充血多为局部和隆起的，呈紫色或粉红色略带紫色。其他表现包括巩膜发炎、轻度疼痛、畏光、泪液增多和结膜水肿。

⑤ 青光眼：急性闭角型青光眼多为混合充血，其他表现包括严重眼痛、恶心呕吐、高眼压、视物模糊、

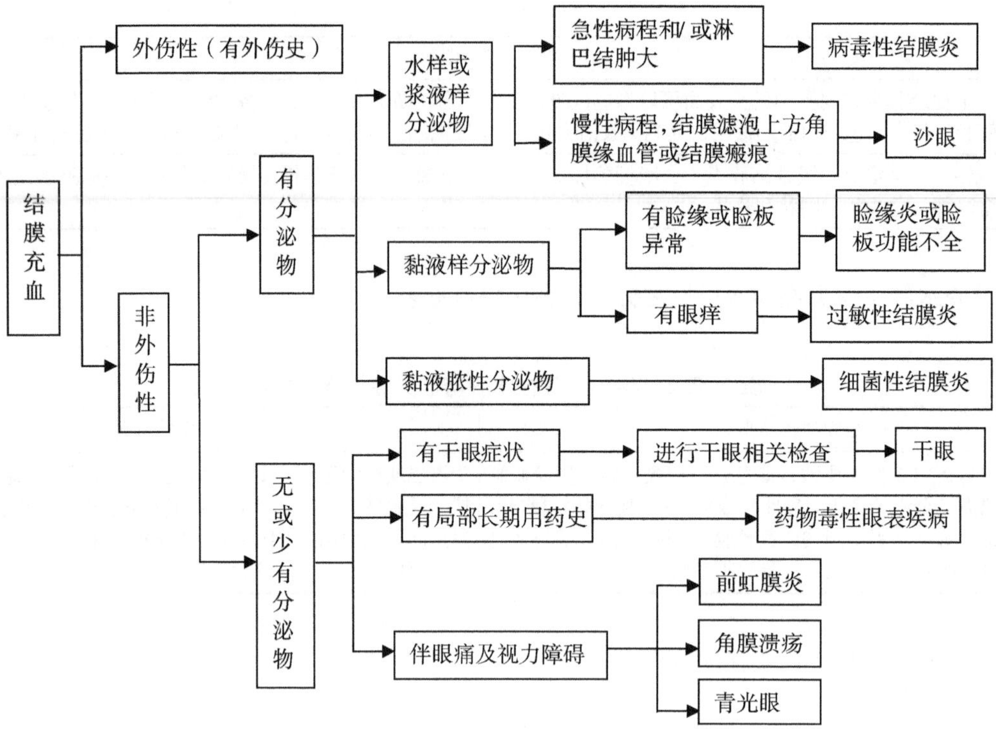

图 2-47　结膜充血的诊断程序

虹视及出现朦胧感。患侧瞳孔中度散大和对光反射完全消失。

⑥ 前葡萄膜炎：本病为弥散性角膜周边结膜充血，角膜周边区域结膜充血加重是该病特征性表现。其他表现包括瞳孔缩小、形状不规则，视物模糊，压痛，畏光及突发的眼部剧痛。

⑦ 川崎病：结膜充血、皮肤红斑、淋巴结肿大及肢端肿胀是川崎综合征的典型特征，常发生于两侧。多见于 5 岁以下的小儿。若早期发现，并及时治疗是可愈的，若延误诊断或治疗，则会导致冠状动脉扩张、动脉瘤及缺血性心脏病，甚至有可能发生猝死。

⑧ 干燥性角结膜炎：严重的弥漫性结膜充血，其他表现包括眼部广泛的疼痛伴烧灼感、奇痒、异物感、眼部黏液分泌过多、无泪和畏光等。

⑨ 屈光不正：一个未矫正的或很严重的屈光不正可导致结膜充血，其他表现包括头痛、眼痛和眼疲劳等。

（2）感染性结膜病变。

① 急性结膜炎 ：是常见的细菌感染性眼病。特点是明显结膜充血，脓性或黏液脓性分泌物，有自发痊愈趋势，异物感和分泌物于清晨较轻，由早至晚逐渐加重，晚间尤甚，常影响患者的睡眠。若伴畏光及疼痛，常提示角膜受累。本病需与其他眼病鉴别（表 2-258）。

表 2-258　急性结膜炎的鉴别

项目	急性细菌性结膜炎	急性流行性出血性结膜炎	流行性角膜结膜炎	咽 - 结膜热
病原	细菌	小 RNA 病毒	Ad8、9、37	Ad3、7、11
潜伏期	1～2d	1d 以内	5～10d	1～3d
视力	正常	轻度下降	下降	正常
分泌物	大量黏液脓性	黏性	水样	少量浆液性

续表

项目	急性细菌性结膜炎	急性流行性出血性结膜炎	流行性角膜结膜炎	咽－结膜热
滤泡	偶有或无	偶有	有	多
耳前淋巴结	不肿大	常有	有	必有
结膜	中等充血结膜下出血少	高度充血结膜下出血多	中等充血结膜下出血少	中等充血无
角膜	正常	出现表层上皮糜烂	7～10d 出现上皮下浸润	偶有上皮点状浸润
发热	无	轻	轻	高热

② 慢性卡他性结膜炎：自觉症状轻微，也可无任何不适。主要症状为痒、灼热、辣痛、异物感、干涩感、眼睑沉重及视力疲劳等，常于晚间加重。其他表现包括睑结膜轻度充血、表面平滑、穹窿部和泪阜处充血。慢性炎症可使睑结膜表面肥厚、乳头增生（呈天鹅绒状）、穹窿结膜血管清晰、无瘢痕及血管中断现象。

③ 睑腺性结膜炎：由于睑腺分泌物的分解产物（包括脂肪酸）不断刺激睑腺及结膜而引起结膜及睑板肿胀、结膜充血、肥厚及乳头增生肥大。

④ 眦部睑结膜炎：特点是靠近内外眦角附近睑缘、睑结膜及其附近的球结膜充血。内外眦部皮肤潮红，轻者仅有皮屑。严重者充血肿胀，分泌物很黏，聚集在眦部，痒感十分明显。本病为摩－阿氏双杆菌引起，可同时侵犯口角及鼻孔周围，有时伴未定型小球菌或葡萄球菌的混合感染。

⑤ 泪道阻塞性结膜炎：由于泪道阻塞或感染，细菌或其毒素不断释放刺激结膜，可发生继发性结膜的慢性炎症。常见细菌有肺炎双球菌、链球菌及放线菌等。常表现有溢泪、睑结膜充血、粗糙及乳头增生，靠近内眦部及泪阜处较明显。结膜分泌物较黏稠，常伴睑缘炎。

⑥ 眼睑－结膜炎：睑缘部的感染向皮肤及结膜扩展可引起慢性结膜炎，多为双眼发病。结膜炎的分泌物对睑缘直接产生刺激，导致睑缘反复感染而经久不愈。表现为睑缘充血肿胀、睑结膜充血及乳头增生肥大，常为葡萄球菌感染，多见于脂溢性皮炎或酒渣鼻的患者。

⑦ 白喉性（膜性）结膜炎：为白喉杆菌所致，特点是急性化脓性结膜炎，结膜表面覆盖灰白色不易剥脱的厚膜。本病多见于儿童，酷似淋病性结膜炎，常双眼发病。其他表现包括体弱不安、体温升高或昏迷等中毒症状，多合并有鼻、咽部的白喉。

⑧ 假膜性结膜炎：本病于睑结膜和穹窿结膜表面形成灰白色不透明假膜，假膜由渗出的纤维蛋白、黏液和炎性细胞等组成，易与结膜分离，去除后结膜可有少量出血，但迅速又形成薄假膜。其表现与急性卡他性结膜炎相似，包括眼睑肿痛、沉重、异物感、烧灼感、充血和大量分泌物等。

⑨ 牛痘疫苗性结膜炎：本病为减毒牛痘疫苗引起，故称为牛痘疫苗性结膜炎。在牛痘接种过程中，由于疫苗直接溅入眼部或通过他人或通过被接种者自己的手指带到眼部而发病。潜伏期约为 3d 左右。由于血管内皮细胞对毒素的反应，引起眼睑肿胀充血，且逐渐加重，以致不能睁眼。睑结膜表面可形成多个溃疡，甚至可扩延至球结膜，溃疡表面覆盖灰白色坏死性假膜，边缘绕以增生之肉芽组织。其他表现包括耳前、耳后淋巴结肿大及全身不适等。

（3）变态反应性（过敏性）结膜炎（表 2–259）。

表 2–259　变态反应性（过敏性）结膜炎

项目	变态反应性（过敏性）结膜炎
分型	可分 5 型：季节性过敏性结膜炎，常年性过敏性结膜炎，巨乳头性结膜炎，春季角结膜炎及异位性角结膜炎。前 3 种类型预后良好，后 2 种常合并角膜改变对视力造成威胁。在临床上，这几种类型的过敏性结膜炎并不是总是截然分离的，可同时或先后患有几种不同类型的过敏性结膜炎

续表

项目	变态反应性（过敏性）结膜炎
临床表现	・最常见症状是眼痒，几乎都有，但眼痒并非有特异性。不同亚型的过敏性结膜炎眼痒程度不同，其中春季角结膜炎最为明显 ・其他表现包括流泪、灼热感、畏光及分泌物增多，分泌物多为黏液性、黏稠、呈丝状。重者可出现视力下降 ・最常见的体征为结膜充血，其程度与病情严重程度及病程长短相关 ・结膜乳头增生是另一个常见体征，乳头好发于上睑结膜。巨乳头性结膜炎和乳头增生有其特异的形态特征，季节性过敏性结膜炎常形成结膜瘢痕，季节性过敏性结膜炎易发生结膜水肿，在儿童尤为多见 ・角膜损害的发生概率在不同亚型病例中也不尽相同，以春季角结膜炎及异位角结膜炎最常见，其他相对少见
并发症	角膜损害、角膜溃疡、角膜白斑、角膜瘢痕及睑球粘连等

（4）性传播性结膜炎。

① 成人淋病性脓漏眼：本病多见于男性，起病急骤，大多通过手或衣物将含淋球菌分泌物直接传染至眼部，也可由污染的毛巾等物品作为媒介间接传染。潜伏期 2 ～ 3d，可有轻度结膜充血水肿，继而迅速加重，眼睑高度肿胀及痉挛，球结膜充血可持续数月之久，有小出血点及薄层假膜，高度水肿的球结膜可掩盖角膜周边部。病初分泌物为血水样，3 ～ 4d 后眼睑肿胀可渐消，分泌物剧增，呈黄色脓性。病后睑结膜逐渐肥厚，表面粗糙不平，呈天鹅绒状。

② 新生儿淋病性脓漏眼：原因是胎儿出生时被患淋菌性阴道炎的母体分泌物污染，也可由污染淋菌纱布、棉花等所传染。 潜伏期一般少于 48h，双眼发病，轻重程度不一，症状与成人的淋病眼相同，但相对较轻，角膜并发症发生也较迟，因多发生在角膜中央，常可严重影响视力。

③ 转移性淋病性脓漏眼：患淋病性尿道炎数月后，双眼突然出现睑结膜球结膜充血水肿，分泌物增多，为黏液脓性或脓性，常提示淋球菌通过血行转移到眼部，常伴淋病性关节炎。无并发症时 1 ～ 2w 可痊愈。

（5）滤泡性结膜病变。

① 急性滤泡性结膜炎：为急性卡他性结膜炎的一种，除具有特殊滤泡外，其他表现与急性卡他结膜炎相同。起病急，多侵犯双眼，有时可先后发病。有眼灼热感、异物感、眼睑沉重和大量黏液脓性分泌物。其他表现包括耳前腺肿大、压痛不明显、分泌物多、充血、水肿及结膜有滤泡形成。

② Beal 氏综合征（又称 Beal 型急性滤泡型结膜炎）：本病多侵犯成年人，先单眼发病，2 ～ 5d 内另眼发病。常有眼睑充血及水肿，下睑较显著。球结膜轻度周边充血，穹窿部充血较重。有滤泡形成，下穹窿较上穹窿部数量多而大，睑结膜滤泡较小而少，泪阜部也有滤泡形成。分泌物少，为浆液纤维索性，常在睑结膜表面形成假膜。病变 3 ～ 6d 达最高峰，2 ～ 3w 内完全吸收，不留瘢痕。

③ Parinaud 氏眼－腺综合征：本病甚为少见，特点是单眼发病，特点有急性滤泡性结膜炎、耳前淋巴结和腮腺肿大。 主要症状为眼睑肿胀而硬，睑结膜和球结膜有粗大密集的滤泡，初为半透明，继之混浊，形成浅灰色溃疡，分泌物为黏液纤维素性。病初就有耳前淋巴结和腮腺红肿，可延及颈部，有不规则体温升高。睑结膜病变在 4 ～ 5w 自行消退，若淋巴结肿大发展成为化脓性炎症，可迁延达数月之久。

④ 慢性滤泡性结膜炎：为慢性卡他性感染性炎症。特点是穹窿部发生滤泡，病程缓慢，愈后不留瘢痕。多见于小儿和年轻人，尤易发生于腺病体质的小儿。自觉症状轻微、分泌物少、结膜轻度充血及小圆形或椭圆形滤泡，多位于下睑结膜和下穹窿部。无角膜并发症和耳前淋巴结肿大。病程缓慢，数月后滤泡变小，1 ～ 2 年后结膜恢复正常，不留瘢痕。

⑤ 结膜滤泡症：特点是在下穹窿部有滤泡形成，不融合，病程漫长及结膜无炎症反应。本病常见

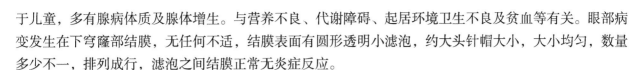

于儿童，多有腺病体质及腺体增生。与营养不良、代谢障碍、起居环境卫生不良及贫血等有关。眼部病变发生在下穹窿部结膜，无任何不适，结膜表面有圆形透明小滤泡，约大头针帽大小，大小均匀，数量多少不一，排列成行，滤泡之间结膜正常无炎症反应。

⑥ 沙眼：沙眼病常演变为慢性结膜炎症，急性者少见。病变侵犯结膜角膜，结膜有乳头增生和滤泡形成。这两种病变逐渐消失或形成瘢痕而自愈。可引起各种并发症和后遗症，造成视力减退，甚至失明。少数病例有痒感、异物感、烧灼感和干燥感等症状。当合并有睑内翻、倒睫及角膜溃疡时，可出现明显刺激症状，视力也可同时减退。

（6）引起眼分泌物增多的眼部疾病（绝大多数由各种结膜炎所致，不再叙述，重点提及下列疾病）

① 重症多形性红斑（史蒂文斯－约翰逊综合征）：本病累及眼部时，可出现脓性分泌物，并伴重度眼痛、睑内翻、倒睫、畏光及泪少。其他表现包括红斑、皮肤突发荨麻疹样损害等。

② 寻常性银屑病：本病常引起双眼黏液性分泌物，伴红肿。其他表现包括眼睑缺损，向结膜蔓延，流泪增多及异物感等。

③ 天疱疮：可引起厚黏液性分泌物，伴眼痛、烧灼感、易刺激及视物模糊，晚期易合并睑内翻和角膜溃疡。

（7）其他结膜病变（这组疾病发生结膜异常多为局部刺激与继发感染有关）。

① 结膜结石（又名结膜凝集物）：多见于中老年人患有慢性结膜炎症者，睑结膜内出现境界清楚、硬韧的黄白色小点状结膜凝结物质，周围轻度充血，结石可单发或密集成群。当凝集物突出于结膜表面时，可产生异物感，甚至引起角膜擦伤。

② 结膜玻璃淀粉样变性：本病的原因迄今不明。常见于青年人。多为双眼发病。常见于瘢痕性沙眼和长期春季卡他结膜炎患者。病变开始于穹窿部，逐渐扩展到睑及球结膜。结膜呈黄色蜡样隆起，透明无血管。上睑板如果受累，形成不规则肿瘤状。

③ 结膜干燥症：并不是因为缺乏泪液，而是由于结膜本身退行性变性所致。临床上可分为两类，即实质性结膜干燥症和上皮性结膜干燥症。当结膜上皮细胞层及结膜下组织因病变被破坏，如严重沙眼瘢痕、白喉性结膜炎、化学或热烧伤、类天疱疮及X线照射后而引起广泛瘢痕组织形成后，导致结膜干燥。

④ 结膜血管瘤：为先天性。单纯发生于结膜者较少。多与眼睑、巩膜、眼肌或眼眶部血管瘤共存。

⑤ 结膜恶性上皮癌：角膜缘及睑缘处为结膜上皮癌最易发生的部位。其中以睑裂部角膜颞侧缘处发生率为最高。本病多为老年人，男性多于女性。

⑥ 睑结膜上皮癌：少见，多继发于眼睑之基底细胞癌、鳞状上皮癌，多开始于内眦部附近。发生于角膜缘的上皮癌，初起为灰色小粒，类似结膜泡性损害，迅速增大，色杏红，呈一富有血管之赘瘤，继而向前侵入角膜，向后侵入巩膜。肿瘤增大可呈菜花状，突于睑裂之外，表面破溃呈棕黑色，溃疡处有少量分泌物及结痂。肿瘤可沿角膜缘附近血管神经的周围和淋巴组织侵入眼球内部，偶转移到耳前或颌下淋巴结处。

⑦外伤性结膜炎的常见原因及临床表现见表 2-260。

表 2-260 外伤性结膜炎的常见原因及临床表现

原因	临床表现
化学性烧伤	该急性眼部病变导致弥漫性的结膜充血，但是剧烈疼痛是该病主要的症状。表现为畏光、眼睑痉挛、患眼视力降低。可能有角膜出现灰色、单侧瞳孔缩小
结膜异物和擦伤	共同特点是局限性结膜充血，呈突发性、剧烈的眼痛。患者可能出现流泪和畏光，但是视力通常不受损

续表

原因	临床表现
角膜擦伤	弥散性角膜充血出现在该病时极其痛，特别是当眼睑移动到擦伤处时。患者也可以出现畏光、大量流泪、视物模糊和异物感
前房积血	眼前房积血可能产生弥漫性结膜充血，还可能伴有眼睑和眶周水肿，其程度决定于眼外伤的类型和程度。患者可能诉眼部和眼周疼痛。视力障碍的程度取决于前房积血的多少和位置
眼撕裂伤和眼内异物	弥漫性结膜充血可能会在受伤部位重。患者视力受损程度随受伤的类型和程度而出现中度至重度疼痛，也可表现为眼睑水肿、畏光、大量流泪和瞳孔对光反射异常

（8）翼状胬肉。

① 初发胬肉：裂隙灯下睑裂部结膜肥厚，充血水肿，血管扩张，其尾部与半月皱襞粘连，移动球结膜则造成一横向条索。二碘曙红或荧光素染色冲洗后用钴蓝光观察，可见结膜上皮点状脱落，而其邻近受上下睑覆盖的结膜则不着色，此为结膜期胬肉。肥厚结膜形成的三角状充血皱襞，头部跨越角膜缘，底成扇状，越过半月皱襞向泪阜两侧伸展，在角膜缘前区，为胬肉的颈。胬肉头在角膜缘上隆起，越过角膜缘向内约 2mm，表面有细微血管。在头的尽端有一灰白色小泡状微粒堆集成的小岛侵入角膜浅层，是为 Fuchs 小岛。靠体侧亦有微粒组成的灰白色条纹，沿角膜缘扩张的血管分布。头和颈在此浸润充血区与角巩膜粘连。荧光素着色，呈现出上皮点状脱落。

② 进展胬肉：头部呈灰白色胶样隆起，其尽端形成竖向锯齿状白缘，颈部血管充盈，组织肥厚。由于胬肉对角膜的牵拉作用，可致角膜散光，视力锐减。胬肉头部锯齿状进展缘已越过瞳孔中央，表面微隆起，邻近有散在性钙化点，进展缘深至角膜前弹力膜，其上之上皮隆起，明显混浊。

③ 真性与假性胬肉的鉴别（表 2–261）。

表 2–261　真性和假性翼状胬肉鉴别

分类鉴别	真性翼状胬肉	假性翼状胬肉
特点	·生长在黑眼珠边缘的任何一个部位，一般比较小，亦无发展趋势，为球结膜与角膜上皮粘连所致 ·可见一索条或三角形结膜皱襞固定在角膜混浊部位 ·由于结膜只在头部与角膜粘连，故可用探针在其颈部下可顺利通过	·位于睑裂部球结膜，伸入到角膜表面。单侧者多见于鼻侧，双侧者分别位于角膜的鼻颞两侧 ·初起时角膜缘发生灰色混浊，结膜向角膜生长，伸入角膜内的尖端名头部，位于角膜缘处者为颈部，位于球结膜的宽大部分为体部，体部不充血，表面平滑，呈薄膜状，但永不消失，可引起散光 ·与周围组织完全粘连，探针在其颈部下顺利通过
病因	多见于角膜溃疡、烧伤或化学腐蚀伤后等	结膜及结膜下组织的慢性炎症

【相关检查】

（1）病史采集要点。

① 询问病史时应了解是否有局部疼痛，如有，最初疼痛时间、部位、性质是持续的还是间断、局部有无发痒、烧灼感、畏光、视物模糊、幻视、流泪或眼内异物感等。

② 了解是否有眼科疾病史或外伤史。询问职业，是否在野外或接触强光的工作（如电焊工）。

③ 询问高血压、糖尿病及免疫系统疾病史等。

（2）查体重点。

检查受伤的眼睛，结膜充血的部位和严重程度，是周围性还是固定性，局限性或弥散性。注意有无结膜或眼睑水肿、视力偏缺、结膜滤泡及眼球突出等。观察分泌物的类型和数量，检查视力，评估视力基础水平，是否有视力改变、视物模糊或视力明显下降等，检查瞳孔对光反射。

（3）实验室检查。

三大常规、血液生化检查。进行还需要做结膜细胞学和细菌学检查。结膜炎细胞学检查有分泌物涂片、结膜刮片及滤泡挤压物涂片等。

（4）辅助检查。

眼压测量、眼眶 X 线片、眼 B 超和荧光素染色等。

（5）细胞学对结膜病变诊断的临床意义。

① 多形核白细胞：见于各种急性细菌性感染。亚急性期则数量相对减少，同时出现单核细胞，分泌物中黏液增多，纤维素减少。

② 单核细胞：病毒性感染疾患的刮片中，以出现大量单核细胞为特点。

③ 在慢性感染性炎症和慢性刺激性炎症，结膜刮片中淋巴细胞增多。

④ 嗜酸性粒细胞：变态反应性结膜炎，如春季卡他性结膜炎，多出现大量嗜酸性粒细胞。但在细菌性过敏和泡性眼炎时则不见。

⑤ 浆细胞：除了在沙眼刮片中可见到较多的浆细胞外，其他类型结膜炎中很少见到。

⑥ 上皮细胞的变化。角化：在维生素 A 缺乏的结膜干燥症刮片中，上皮细胞角化明显。上皮细胞胞质染为淡红色，含有角蛋白颗粒、胞核变性或消失。长期暴露的结膜干燥症刮片中，也能见到上皮细胞角化、变性：上皮细胞扁平，形状不规则，细胞核染色不良，见于沙眼和一些慢性结膜炎。

⑦ 多核上皮细胞：是病毒性感染的表现，疱疹病毒感染时尤为显著，而细菌性感染中则见不到这种变化。

⑧ 滤泡挤出物涂片临床意义：滤泡挤出的内容物涂片，对鉴别沙眼和滤泡性结膜炎很有价值。沙眼滤泡中多为未成熟的原淋巴细胞、少量淋巴细胞、浆细胞和巨噬细胞，细胞有变性和坏死的变化。结膜炎的滤泡中为淋巴细胞，没有巨噬细胞，也没有细胞变性和坏死。

⑨ 成人淋病性脓漏眼者，在分泌物涂片和结膜刮片中可见到上皮细胞内外聚集成对的革兰阴性（红色）的奈瑟氏淋病双球菌。

⑩ 新生儿淋病性脓漏眼，结膜刮片细菌检查可确诊。

第七节　角膜异常

角膜异常包括角膜混浊、瘢痕（又可分云翳、斑翳及白斑）、溃疡及色素改变等。

【常见病因】

（1）先天性。

先天性角膜混浊、小角膜及大角膜等。

（2）感染性。

包括细菌、真菌、病毒所致的角膜炎及角膜溃疡。

（3）外伤性。

角膜穿孔伤、挫伤、爆炸伤、化学烧伤及热烫伤等。

（4）变态反应性。

泡性角膜炎。

（5）变性或营养不良性。

角膜老人环。角膜带状变性、格子状营养不良及角膜软化等。

（6）瘢痕性。

角膜薄翳、斑翳白斑、粘连性血斑及角膜葡萄肿等。

（7）角膜肿瘤。

原发者少见，绝大多数起源于结膜或角膜缘。

（8）其他。

角膜水肿、角膜后沉着物、角膜新生血管、角膜血染、凯－佛（Kayser–Fleischer 简称 K–F 环）色素环及翼状胬肉等。

【诊断线索】

角膜异常诊断线索（表 2–262）。

表 2–262　角膜异常诊断线索

项目	临床线索	诊断提示
角膜异常	·角膜呈呵气样混浊，且伴虹视现象	角膜水肿
	·角膜上皮下白色带状沉着（带状角膜病）	甲状旁腺功能亢进、维生素 D 中毒及继发于类肉瘤病的高钙血症等
	·角膜老年环	高胆固醇血症、正常老年人(若发生于年轻人又称“青年环”)
	·角膜瘢痕	外伤、炎症及手术后等
	·缓慢发生的两侧角膜对称性混浊，伴有营养不良表现	角膜变性
	·能除外其他原因所致的角膜混浊	角膜弹性层皱褶（本病需裂隙灯检查确诊）
	·角膜周围出现棕褐色环	肝豆状变性
	·角膜上呈现白色结晶	用氯喹治疗红斑狼疮时
	·角膜干燥	维生素 A 缺乏、干燥综合征等
角膜混浊伴随表现	·角膜混浊以周围密度最高，伴嘴较宽大、关节僵硬及全身毛发过多	黏多糖病Ⅴ型（又称 Scheie 综合征）
	·体型短小、脊柱后凸畸形，可呈现鸡胸及肝脾大	黏多糖病Ⅳ型（又称 Morquio 综合征或遗传性软骨营养障碍）
	·面容奇特、耳位置低、颅大及眼裂细小	黏多糖病Ⅰ型

【诊断思维】

（1）常见角膜异常（表 2–263）。

表 2–263　常见角膜异常

类型	临床表现
角膜薄翳	浅层的瘢痕性混浊薄如云雾状，透过混浊部分仍能看清后面的虹膜纹理
角膜斑翳	混浊较厚，略呈白色，但仍可透见虹膜
角膜白斑	混浊很厚，呈瓷白色，不能透见虹膜

续表

类型	临床表现
粘连性角膜白斑	角膜白斑的瘢痕组织中嵌有虹膜组织
角膜葡萄肿	在高眼压的作用下，混杂有虹膜组织的角膜瘢痕膨出，形成紫黑色隆起，称角膜葡萄肿

（2）角膜混浊的常见病因（表 2-264）。

表 2-264　角膜混浊的常见病因

分类	病因
先天性	先天性角膜混浊（可发生于单眼或双眼）
感染性	细菌、真菌、病毒所致的角膜炎或角膜溃疡
外伤性	角膜穿孔伤、挫伤、爆炸伤、化学烧伤、热烫伤等
变态反应性	泡性角结膜炎
变性或营养不良	角膜老人环、角膜带状变性、格子状营养不良、角膜软化等
瘢痕性	角膜薄翳、斑翳、白斑、粘连性白斑、角膜葡萄肿等
角膜肿瘤	原发者少见，绝大多数起源于结膜或角膜缘
其他	角膜混浊属其他眼病的体征之一。如角膜水肿、角膜后沉着物、角膜新生血管、角膜血染、K-F 色素环及翼状胬肉等

（3）带状角膜病变的常见病因及并发症（表 2-265）。

表 2-265　带状角膜病变的常见病因及并发症

病因	常见疾病
继发于眼部病变	多见于重症眼病后期，如虹膜睫状体炎、绝对期青光眼、角膜基质炎及眼球萎缩等
继发于外伤	见于长期暴露在外，受汞等化学物质刺激所引起。也可能与长期接触兔毛、蒸气和烟雾等有关。非典型的角膜带状病变可见于长期使用缩瞳剂的青光眼患者，这类缩瞳剂中含有硝酸苯汞防腐剂
继发于全身病变	多见于血钙增高、甲状旁腺功能亢进、维生素 D 中毒、结节病、肾病及麻风病等
原发性	多与双侧弥漫性脂肪沉着有关
并发症	可并发角膜沉着物、虹膜萎缩及眼压升高等

（4）角膜异常诊断思维（表 2-266）。

表 2-266　角膜异常诊断思维

项目	诊断思维
角膜异常诊断思维	·角膜异常改变大多数由眼部疾病所致。角膜混浊事实上可由许多角膜本身的炎症而引起，如带状疱疹、白塞氏病、雷特病、梅毒等。少数角膜炎也可能是一种较为良性的状况，例如见于昏迷时眼球干燥所致
	·角膜混浊是一种十分复杂的疾病，其症状有眼痛、异物感、畏光、流泪和视力下降，患眼眼睑肿胀，球结膜混合充血，严重者可出现球结膜水肿，角膜有溃疡面，呈“苔垢”样粗糙不平，表面干燥，边缘清楚而规则，有白色条纹向四周呈放射状散开，或出现灰白色环形或半环形浸润。起病多缓慢进展，症状轻而体征重
	·若角膜混浊系自幼发生，又缺乏其他眼疾的体征，则应怀疑全身性疾病所致，如黏多糖病。本病患者除了有相应的特殊表现外，几乎都可表现心脏的异常体征，其中最常见的是主动脉瓣关闭不全的征象

续表

项目	诊断思维
角膜异常诊断思维	·角膜瘢痕是角膜受到各种原因损伤后修复结果的总称，瘢痕的大小和厚薄按损伤轻重有所不同，薄者混浊浅在，又称角膜薄翳；稍厚者累及角膜深基质层称角膜斑翳；最厚累及角膜全层者名角膜白斑。只要病变侵犯角膜的基质层，都可能会留下轻重不一的角膜瘢痕
	·角膜病变几乎表现有眼痛、畏光、流泪、眼睑痉挛、不同性状的脓性分泌物及视力下降，可见睫状充血、角膜上皮缺损（荧光素染色使缺损区清晰）、角膜浸润、角膜溃疡及前房积脓等

（5）并发症。

① 影响视力（导致视力下降）。

② 角膜薄翳。

③ 青光眼。

④ 白内障。

⑤ 角膜溃疡穿孔（导致失明）。

（6）角结膜干燥症诊断程序（图 2–48）。

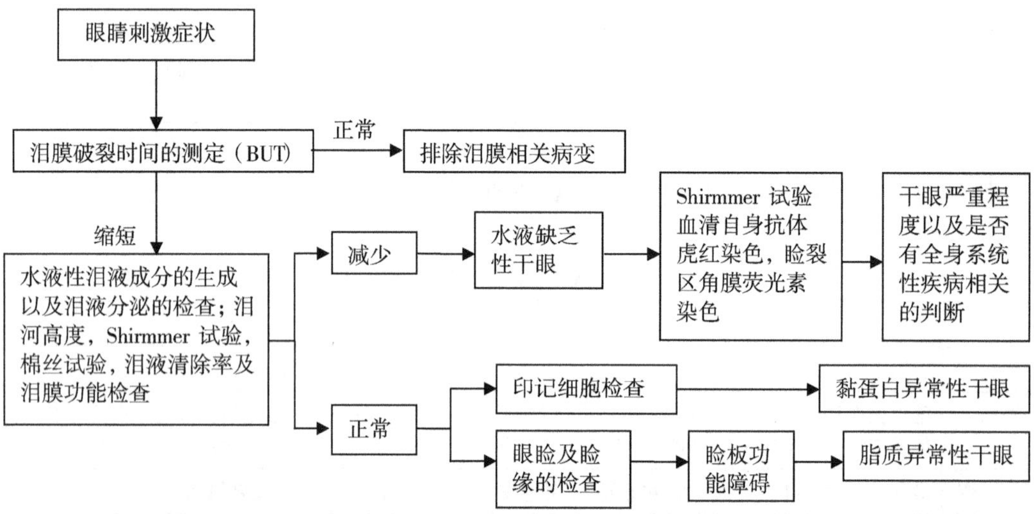

图 2–48　角结膜干燥症诊断程序

（7）结膜病变引起眼红的诊断程序（图 2–49）。

【疾病特点与表现】

（1）由感染、过敏及自身免疫性疾病引起角膜病变。

① 泡性角结膜炎：本病主要发生于春夏季节，特点为结节位于角膜缘，为灰白色圆形浸润，边界清楚，易形成溃疡，愈合后角膜遗留不透明瘢痕。若角膜缘及其附近球结膜上出现多数粟粒样细小结节，沿角膜缘排列，称粟粒性泡性角结膜炎，易复发。当病变位于角膜中央部时，可导致视力损害。

② 细菌性角膜溃疡：是角膜上皮在受到损伤之后遭受肺炎链球菌、葡萄球菌、绿脓假单胞菌、淋病奈瑟菌及摩拉克菌等病原菌引起角膜化脓感染，均有畏光、剧烈眼痛、视力障碍、眼睑痉挛及流泪等刺激症状。其他表现包括高度睫状充血、角膜中央部脓肿、结构模糊不清及前房内有不同程度积脓及溃疡形成。各种细菌感染之间的差异见表 2–267。

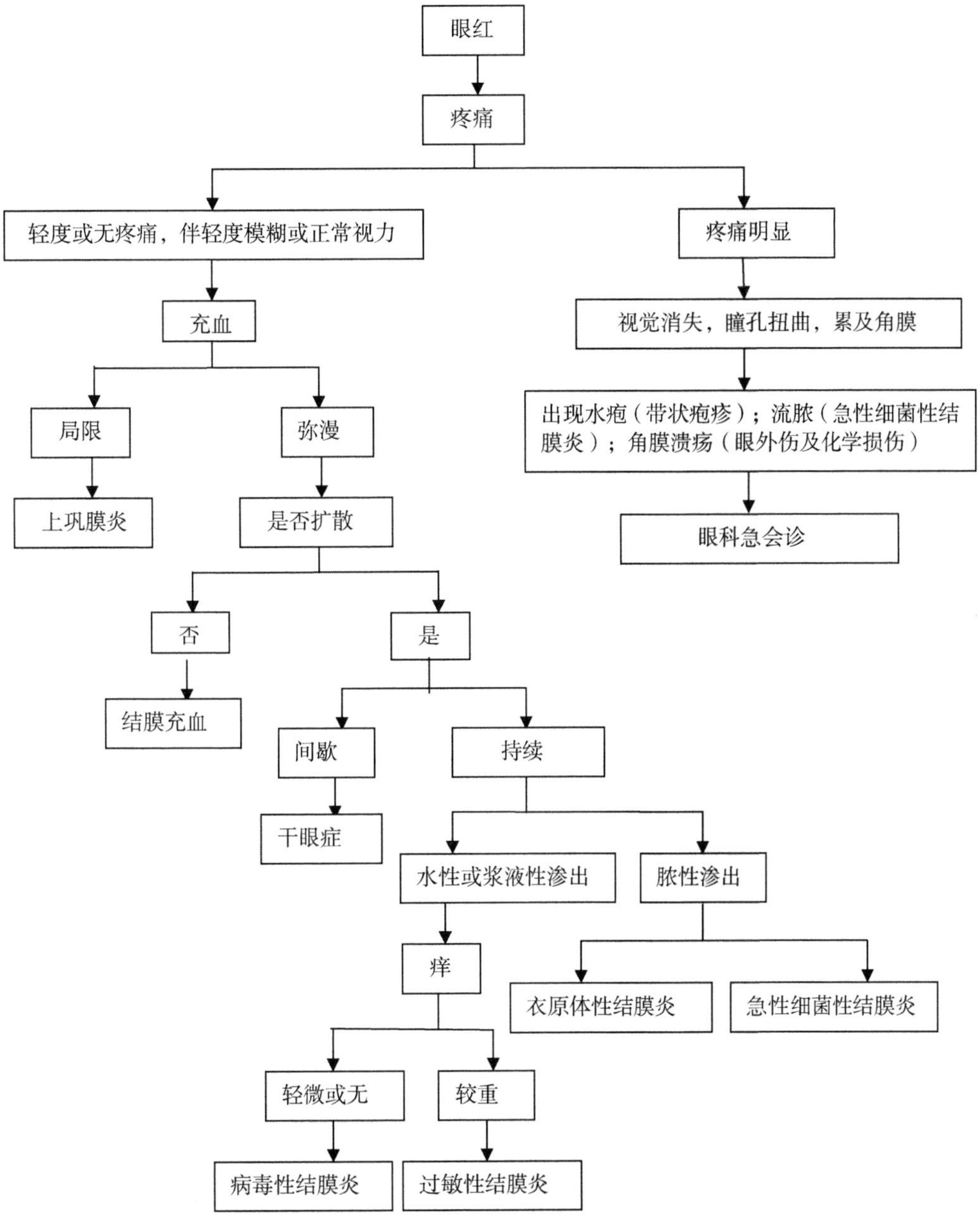

眼睑炎、睑腺炎也会出现局部眼红及睑部不适等症状，但其他眼内症状罕见。

图 2-49　结膜病变引起眼红的诊断程序

表 2-267　常见细菌性角膜溃疡鉴别诊断

病因	病情特征	诊断要点
葡萄球菌	有结膜炎史，病情发展慢	先有周围边部浅层溃疡，而后中央呈多形性溃疡，前房积脓少
肺炎链球菌	起病急、可能有角膜外伤史，溃疡发展很快	位于角膜中央部呈匐行性，有潜掘行状进展缘，呈灰黄色，前房积脓
绿脓假单胞菌	有外伤异物史，溃疡发展迅速，剧痛，刺激症状重	溃疡位于中央呈环形，角膜呈毛玻璃样水肿，溃疡面有黄绿色脓，前房积脓多，2～3d 后溃疡穿孔
淋病奈瑟菌	多见于新生儿	结膜水孔，角膜周边浸渍，上皮崩解，波及角膜中央，有时有前房积脓

③ 细菌、病毒及真菌性角膜炎临床特点见表 2-268。

表 2-268 细菌、病毒及真菌性角膜炎的临床特点

临床特点	细菌性	病毒性	真菌性
起病	急骤	慢，单眼反复	缓慢
诱因	外伤、异物	感冒、抵抗力差	植物性外伤
症状与体征	疼痛，睑痉挛，充血水肿严重	中等刺激，可睁眼，结膜反应轻	睁眼自如，但病灶严重
溃疡形态特征	圆形，表面污秽不光滑，边缘模糊	树枝或地图状，表面干净	不规则，表面粗糙，牙膏状，边缘清楚
前房积脓	多为黄绿色	稀、少，灰白色，随头尾移动	黏稠，正中高，两侧低
病原体检查	刮片可见细菌	分离可检测病毒	刮片可见菌丝
治疗反应	抗生素有效	抗病毒有效	抗真菌有效

④ 单纯疱疹病毒性角膜炎：是最严重的常见角膜病，多发生于幼儿时期，成人较少见。主要表现为疱疹性水泡，急性滤泡性结膜炎及点状角膜炎。愈后不留瘢痕，偶见树枝状角膜炎。

⑤ 带状角膜病变：最常见于慢性葡萄膜炎，早期可无症状。上皮隆起或破损，有刺激症状和异物感。病变外侧与角膜缘之间有透明的角膜分隔，内侧呈火焰状逐渐向中央发展，汇合成一条带状混浊，横过角膜的睑裂区。沉着的钙盐最终变成白色斑片状，常高出于上皮表面，引起角膜上皮缺损。

⑥ 蚕蚀性角膜溃疡（Mooren's 角膜溃疡）：病因不清，可能包括外伤、手术或感染等，特点是自发性、慢性、边缘性、进行性及疼痛性角膜溃疡，多发于成年人。表现为严重主观症状、剧烈疼痛、畏光、流泪、疼痛常沿三叉神经眼支分布区域放射。一般不伴有前房积脓，通常无房水闪光及虹膜炎症反应。病变可直至波及整个角膜，部分可发生角膜穿孔。

⑦ Stevens-johnson 综合征：本病与药物过敏、病毒感染有关。早期可有发热，上呼吸道感染症状，突然出现皮肤及黏膜损害，皮肤红斑或丘疹、水泡为对称性。黏膜损害包括眼结膜、口腔、生殖器黏膜水泡、假膜，最终瘢痕形成。急性期双侧结膜卡他性炎症，伴脓性分泌物、出血及假膜，最终结膜瘢痕。慢性期睑球粘连、睑内翻、倒睫，泪液分泌不足、泪膜异常、角膜上皮结膜化及角膜新生血管翳。

⑧ Sjogren 综合征：原发性 Sjogren 综合征包括口腔和眼部干燥，多见于绝经期女性。本病可累及多系统，见表 2-269。

表 2-269 Sjogren 综合征的临床表现

部位	临床表现
眼部	呈干燥性角膜结膜炎，常表现为眼异物感、灼热感、干燥及易疲劳感。反复发生眼红、眼痒、眼痛、畏光、视力模糊，内眦有丝状黏液性分泌物（尤其在睡醒时）及泪液少，角膜可有许多散在浸润小点、糜烂或溃疡，甚至穿孔合并虹膜脉络膜炎
黏膜	干燥性口腔炎为主要表现，唾液分泌少、自觉口干、口渴、味觉异常及咀嚼困难，由于唾液减少，易生龋齿。部分可发生腮腺肿大、颌下及舌下腺肿大。除泪腺及唾液腺外，鼻腔、咽喉、气管、支气管及胃等黏膜腺体分泌受累，导致鼻出血、声音嘶哑和反复发作性中耳炎、支气管炎或肺炎，甚至汗腺分泌减少表现为少汗或无汗，阴道分泌物减少导致干燥性阴道炎
皮肤	约有半数病例表现皮肤干燥，表面附有鳞屑。可产生全身性或肛门、外生殖器皮肤瘙痒及继发苔藓样变。毛发干燥、稀疏、易脆及脱落，下肢皮肤可有非血小板减少性紫癜，还可有与亚急性皮肤红斑狼疮难以区别的光感性红斑，部分可出现雷诺现象
关节	多数病例有关节痛或关节炎，可合并类风湿性关节炎

续表

部位	临床表现
系统症状	可并发慢性支气管炎、胸膜炎、间质性肺炎及肺纤维化，亦可有颈或全身淋巴结肿大、肝脾大、间质性肾炎或Ⅰ型肾小管酸中毒、心肌炎及心包炎等。本病可有假性淋巴瘤表现，有的病例转变为恶性淋巴瘤

⑨ 麻风性角膜病：发病早期结节性病变少见，如发生，偶尔见于外侧角膜缘附近的上巩膜，这种病变多发生于晚期患者（20年或20年以上），结节可多发，甚至环绕角膜缘发生，结节多在外侧部角膜缘发生，结节若侵及全层角膜时，可发生硬化性角膜炎，角膜变性或各种慢性角膜病变。

⑩ 角结膜干燥症（又称干眼）：常见症状包括眼睛干涩、易疲倦、眼痒、有异物感、痛灼热感、畏光、眼干及泪液不足，遇刺激可反射性泪液分泌，而造成流泪。较严重者眼睛会红肿、充血、角质化、角膜上皮破皮而有丝状物黏附。损伤日久可造成角结膜病变，并直接影响视力。

（2）角膜变性类疾病。

① 角膜老年环：角膜周边部基质内的类脂质沉着。双眼发病，早期混浊位于上下方，逐渐发展为环形。呈白色，宽1mm，外侧边界清楚，内侧边界稍模糊，与角膜缘之间有透明的角膜带相隔。

② 带状角膜变性：多为单眼，亦可双眼发病。病变缓慢发展，混浊明显时可见其位于睑裂部暴露区角膜，分别在鼻、颞侧近周边处，陆续出现钙质性灰白色或白色混浊斑。其他表现包括畏光、流泪及眼痛及视力减退等。

③ 边缘性角膜变性：边缘性角膜变性，又称Terrien边缘变性，病因未明，可能与免疫性炎症有关。一般无疼痛、畏光。视力缓慢逐渐下降。角膜周边部变薄扩张引起不规则近视散光，视力减退且无法矫正。

④ 大泡性角膜病变：患眼雾视，轻症者晨起最重，午后可改善。重者刺激症状明显，疼痛流泪，难以睁眼，特别是在角膜上皮水泡破裂时最为明显。其他表现包括疼痛、畏光、流泪等严重刺激症状。破裂的大泡形成上皮缺损或卷丝，可反复出现，反复破裂，最终以形成血管翳而告终。

⑤ 脂质变性：病因未明，可能与角膜缘血管通透性增加有关。引起继发性脂质变性的疾病通常有角膜基质炎、外伤、角膜水肿及角膜溃疡。常表现为突然发生的视力急剧下降，角膜病灶为灰色或黄白色，脂质变性形状像扇形，有羽毛状边缘，病灶边缘可见胆固醇结晶。急性炎症的区域则多为致密的圆盘状病灶。

⑥ 家族性角膜营养不良：是一组侵犯角膜基质的遗传性角膜病变或角膜变性，其分型见表2-270。

表2-270　家族性角膜营养不良分型

颗粒状营养不良（Groenouw Ⅰ型）	斑状营养不良（Groenouw Ⅱ型）	格子状变性
系常染色体显性遗传，双眼对称，角膜中央区浅层基质内，呈现白色点状混浊，形态各异的变性改变；混浊病变间的角膜基质透明。本病多开始于20岁以前，青春期明显加重，呈进行性，偶尔病变可侵犯到基质深层	系常染色体隐性遗传，双眼发病。全基质层内出现多样性混浊斑点，混浊区角膜轻度隆起，病变可扩展到角膜周边，混浊点可逐年增多，有刺激症状。晚期角膜上皮和前弹力层可受侵犯。青春期发病，进行缓慢，视力可明显减退	常染色体显性遗传。双眼受累。病变多位于角膜基质浅层，呈斑点状混浊或微丝状混浊，错综交叉成格子状或蜘蛛网状。幼年发病、病程缓慢。病变可侵犯上皮层，可形成溃疡，晚期可伴有新生血管。多在中年后视力显著减退

⑦ 角膜滴状变性：本病有家族倾向，为常染色体显性遗传病。常见于50岁以上妇女，多侵犯双眼。病程进展缓慢，可长达10～20年。主要由于内皮功能自发性代偿失调，或角膜外伤、不适当的角膜放射状切开，白内障、青光眼等内眼手术后所造成的角膜内皮损伤、功能失调所致。病初表现为角膜滴状变性，最后导致角膜基质层及上皮层水肿、混浊。上皮下出现水泡，形成所谓大泡性角膜病变。当水泡

破裂后，出现眼疼、怕光、流泪、异物感等症状，视力明显减退或丧失。

⑧ Terrien 角膜边缘变性：病因不明，比较少见。通常为双侧性，见于中年或老年人。表现为角膜鼻上侧周边部发生混浊及血管新生，然后角膜基质层发生进行性的变性与变薄，在角膜边缘部出现半月形陷沟，在眼压的影响下逐渐变薄，沟底部向外膨隆，而出现高度散光，最后亦可导致角膜穿孔，使视力大为减退。

（3）角膜瘢痕疾病临床特点与表现（表 2–271）。

表 2–271　角膜瘢痕疾病临床特点与表现

原因	机制
外伤与感染	是引起角膜炎最常见的原因。当角膜上皮层受到机械性、物理性和化学性等因素的损伤时，细菌、病毒和真菌等就趁机而入，发生感染。侵入的致病微生物既可来源于外界的致伤物上，也可来自隐藏在眼睑或结膜囊内的各种致病菌，尤其慢性泪囊炎，是造成角膜感染的危险因素
全身性疾病	是一种内在性的因素。例如结核、风湿、梅毒等引起的变态反应性角膜炎。全身营养不良，特别是婴幼儿维生素 A 缺乏引起的角膜软化症，以及三叉神经麻痹所致的神经麻痹性角膜炎等。此外尚有原因不清楚的蚕蚀性角膜溃疡等自身免疫性疾病
角膜邻近组织疾病的影响	如急性结膜炎可引起浅层点状角膜炎，巩膜炎可导致硬化性角膜炎，葡萄膜炎也可引起角膜炎。眼睑缺损合并睑裂闭合不全时，可发生暴露性角膜炎等

（4）先天性角膜病变。

① 先天性角膜混浊：为常染色体隐性或显性遗传，可能与妊娠早期母体子宫内膜炎有关。角膜混浊与生俱来，多位于中央或旁中央区域。角膜周围形成的环形灰色混浊，称青年环。可见于单眼或双眼。

② 小角膜：为先天性角膜病，是指角膜直径小于正常，在 10mm 以下，或一眼直径比另一眼小 1mm 的角膜。眼前段亦较小，角膜弯曲度大，故折光率相对增大，常有高度屈光不正或弱视，亦可因眼球小、眼轴短而保持正视，甚至有可远视。如整个眼球小，则称小眼球。

③ 大角膜：和小角膜对应的，大角膜是指角膜直径大于正常，超过 12mm。大角膜多双眼对称，角膜透明，边界清楚，眼压正常，前房较深，非进行性。有屈光不正，亦可正常视力。常并发青光眼和白内障。其为家族遗传病，不应与先天性青光眼的“牛眼”或“水眼”相混淆。

④ 扁平角膜：为染色体隐性遗传，其原因为角膜发育中止所致，是一种角膜弯曲度特别小的先天异常。临床表现为角膜呈平面，巩膜前部也较扁平，有时角巩缘分界不清，角膜基质可有弥漫性浑浊，其中央有一个致密白斑；常伴有屈光不正，或合并有前青年环、虹膜缺损、先天性白内障、晶状体异位及视网膜及脉络膜缺损等症。

⑤ 圆锥角膜：为常染色体隐性遗传性病，由中胚叶组织自角膜周围移向中央部过程中发生障碍所致。在裂隙灯光学切面下，可见角膜锥形顶端变薄，前弹力层皱褶，有时后弹力层发生破裂，房水入侵，角膜基质肿胀混浊，有圆锥角膜线和 Fleischer 氏环。

（5）引起角膜混浊的常见疾病。

① 原发性病变可为病毒所致，如腺病毒Ⅶ型引起的流行性角结膜炎、肠道病毒引起的流行性出血性结膜炎。均可在角膜上皮和上皮下引起炎症浸润。荧光素染色呈粗细不等的点状着色。若为单纯疱疹性上皮感染则呈点状、星芒状或线状，逐渐发展为树枝状或地图状混浊。

② 继发于邻近组织的炎症，如较重的急性结膜炎，侵犯角膜周边部，发生浅表性角膜组织浸润、水肿、上皮剥脱，多呈点状局限混浊。荧光素染色阳性。若角膜下 1/3 有密集的点状上皮炎和糜烂，常为葡萄球菌性眼睑炎伴发。

（6）引起角膜混浊的常见疾病特点（表 2–272）。

表 2–272　角膜混浊的常见疾病特点

类型	常见疾病特点
浅层角膜炎	・原发性病变可为病毒所致。如腺病毒Ⅶ型引起的流行性角结膜炎、肠道病毒引起的流行性出血性结膜炎，均可在角膜上皮和上皮下引起炎症浸润 ・继发于邻近组织的炎症，如较重的急性结膜炎，侵犯角膜周边部，发生浅表性角膜组织浸润、水肿、上皮剥脱，多呈点状局限混浊。若角膜下 1/3 有密集的点状上皮炎和糜烂，常为葡萄球菌性眼睑炎伴发
角膜基质炎	大多属免疫反应，也可由致病微生物直接侵犯所致。先天梅毒是最常见的原因，结核、单纯疱疹及带状疱疹等也可引起，为一种深层角膜炎，病变位于角膜基质深层，呈雾状浸润混浊及水肿。病变角膜增厚，伴有后弹力层皱褶，外观呈毛玻璃样。视力减退，睫状充血，可伴虹膜睫状体炎。晚期可见新生血管由周围伸入角膜基质层，呈毛刷状，很少有分支。轻者炎症消退后角膜仍可恢复透明。如基质板层坏死，将遗留厚薄不等的深层瘢痕
角膜溃疡	角膜有灰白色浸润，境界欠清，表面失去光泽，继之组织缺损形成溃疡，荧光素染色阳性。重者刺激症状明显，睫状充血显著，溃疡较大而深，伴前房积脓，可以穿孔

【相关检查】

（1）病史采集要点。

① 询问本次发病的时间，有无异物感、眼痒、烧灼感、疼痛、分泌物、流泪及畏光等，若有分泌物，应进一步了解是何种性质，是黏液、脓性或黏液脓性。

② 询问诊疗经过及既往有无类似情况发生，若有，应了解发生的季节。

③ 询问角膜刺激症状及外伤史，局部和全身是否用过皮质类固醇，有无过敏史，慢性泪囊炎、内翻倒睫、青光眼、白内障等眼病及有关的全身疾病（尤其是糖尿病、自身免疫性疾病等）。

④ 了解家族中有无类似眼疾发生。

（2）查体重点。

检查眼睑有无水肿、结膜充血程度、有无分泌物、有无结膜滤泡、结膜出血（是点状还是片状）等。刺激症状严重者，特别是小儿，可先滴表面麻醉剂后用眼睑拉钩拉开眼睑后再行检查，对有穿孔危险者，检查时切忌压迫眼球。

（3）实验室检查。

对细菌性或真菌性角膜溃疡，做刮片检查常能得到线索，微生物的培养及药物敏感实验。根据病情可选择血液内钙、镁、磷等元素检测，肾功能检测及有关类风湿性关节炎的检查。

（4）辅助检查。

① 病理学检查应用于对角膜表层损伤，利用荧光素染色法很容易检出，利用放大镜或裂隙灯更易查出角膜病变部位和形态。

② 必要时做角膜知觉检查和泪液分泌功能检查等。

第八节　巩膜异常

巩膜即眼球外围的白色部分，是眼睛最外层的纤维膜，也是个软组织，占眼球纤维膜的后 5/6，约总面积的 30%。当正常透明无色的巩膜被染成其他色泽时，称之巩膜色泽异常。临床上最常见的是巩膜黄染。由于巩膜黄染的临床意义几乎与皮肤黄染（黄疸）相同，所以本部分不再赘述（参见皮肤黄染内容）。

【常见病因】

（1）巩膜色素异常。

巩膜色素斑、褐黄病、蓝色巩膜及巩膜黄染等。

（2）巩膜病变。

① 外源性感染。细菌、病毒、真菌等通过结膜感染灶、外伤及手术创面等所致。

② 内原性感染：a. 化脓性转移性（化脓菌）；b. 非化脓性肉芽肿性（结核、梅毒及麻风等）。

③ 结缔组织疾病：多继发于风湿及其他免疫性疾病或全身性疾病等。

【诊断线索】

巩膜色素异常诊断线索（表 2–273）。

表 2–273　巩膜色素异常诊断线索

特点	临床线索	诊断提示
色素异常	· 巩膜呈淡紫色，并压痛性结节	巩膜炎（本病好发于女性，常易复发）
	· 巩膜呈蓝色	先天性骨化发育不全
	· 巩膜呈紫色，并有局部隆起	巩膜葡萄肿
	· 巩膜呈现灰黄色斑块	巩膜褐黄斑（常见于长期接触石碳酸者）
	· 巩膜上呈现蓝色斑块	外伤后瘢痕或睫状前血管经巩膜处留下的＜ 2mm 大小蓝黑色
巩膜病变	· 结核中毒症状	结核性巩膜炎
	· 关节疼痛、晨僵、梭形样变	类风湿性巩膜炎
	· 有明确外伤史	巩膜穿孔
	· 起病急，伴发热、眼红剧痛	急性细菌性巩膜炎
	· 老年女性，巩膜呈灰白色	巩膜软化症

【诊断思维】

（1）巩膜异常诊断思维（表 2–274）。

表 2–274　巩膜异常诊断思维

项目	诊断思维
巩膜色素异常	· 由于巩膜色泽异常对某些疾病的诊断具有十分重要的参考价值，故检查必须在光线十分充足的条件下进行。检查的粗疏，常是误诊的重要原因
	· 正常巩膜颜色为瓷白色。少年时代的巩膜呈蓝白色调，随着年龄增长巩膜可逐渐变为黄白色。黄色巩膜是黄疸的主要体征
	· 出生后即出现的巩膜色泽异常，对某些先天性疾病的诊断极有帮助。巩膜色素斑是在巩膜前部表面、睫状前静脉通过处出现的一些棕色或蓝紫色、黑色的色素斑。偶尔前巩膜表面有边界清楚、无一定形状、不隆起、形似地图状黑色大理石的色素斑，称巩膜黑变病。这种色调可以是进行性的，也可以是静止不变。有些患者具有遗传性。临床上无特殊意义，一般无视功能障碍

续表

项目	诊断思维
巩膜色素异常	·结膜下脂肪沉着因呈黄色，常易被误认是巩膜黄染。脂肪沉着的特点是黄色越近角膜处越明显，仔细观察还可发现这种黄色多呈块状小凸起，使球结膜凹凸不平。真正黄疸是黄色在眼的穹窿部最深，且表面不呈现凸起物。长期服用阿的平或体内胡萝卜素蓄积所致的巩膜黄染也易与黄疸相混淆，但前者巩膜黄染以睑裂部或角膜缘最深，这与黄疸所致者恰好相反
	·巩膜黄疸的诊断思维可参见皮肤黄染章节
巩膜病变	·巩膜的基本成分的胶原性质，决定了其病理过程缓慢及所致的胶原紊乱难于修复。眼球是胶原的“窗口”，因此巩膜炎常为全身结缔组织疾病的眼部表现
	·深层巩膜炎，较巩膜外层炎少见，但发病急，且常伴发角膜及葡萄膜炎，故较巩膜外层炎更为严重，预后不佳
	·一般巩膜外层炎极少侵犯巩膜组织，巩膜炎则侵犯巩膜本身，巩膜炎多好发于血管穿过巩膜的前部巩膜，而伴于赤道后部的巩膜炎，因不能直接见到及血管少，发病亦少，容易被忽略
	·炎症直接侵犯胶原本身或巩膜基质(氨基葡聚糖)，原发性坏死性前巩膜炎患者对巩膜特异性抗原的耐受性可能有改变，并对巩膜可溶性抗原呈迟发型超敏反应，在类风湿关节炎中发现免疫复合物就是对这种理论的支持，但多数巩膜炎却难查到原因
	·巩膜炎应与眼眶蜂窝项目组织炎鉴别，后者表现是眼球诊治突出明显球结膜水肿比后巩膜炎轻。本病与眼球筋膜囊炎鉴别较为困难，两者均可发生称为巩膜筋膜囊炎，但眼球筋膜囊炎早期即出现眼外肌麻痹
	·巩膜炎的发病并不像角膜炎和结膜炎那样多，巩膜外层炎与慢性结膜炎的表现很相似，应注意鉴别
	·弥漫性前巩膜炎是巩膜炎中最良性的，很少合并严重的全身性疾病
	·对原因不明的闭角型青光眼、脉络膜皱褶、视盘水肿、界限清楚的眼底肿块、脉络膜脱离和渗性视网膜脱离等，均应想到巩膜炎的可能
	·巩膜病变的活组织检查有较大危险，应进行严格的评估，通常仅能在摘出眼球时或对手术中切下的病损组织进行病理学改变的研究

（2）并发症。

① 硬化性角膜炎：又称进行性巩角膜周围炎，是指病变角膜组织变为“陶瓷样”外观。本病多见于大龄女性，双眼受累，反复发作，致使全角膜被波及，易并发虹膜睫状体炎或闭角型青光眼。

② 角膜溶解（称角质层分离）：本病特点为在有严重的坏死性巩膜炎或穿孔性巩膜软化时，原来透明的角膜表层，发生角质层组织分离而溶解脱落。重症者，后弹力层膨出菲薄，可一触即破。

③ 巩膜缺损：见于最严重巩膜坏死病例，如坏死性巩膜炎合并有感染时，则上巩膜血管消失，其下的巩膜组织变为无灌注区，最终变为坏死组织。发生穿孔性巩膜软化时，可在无任何先兆的情况下发生组织坏死。

④ 葡萄膜炎：部分巩膜病可并发葡萄膜炎和视网膜炎，对发生前或后部葡萄膜炎，均应高度警惕可能并存有巩膜炎。后巩膜炎易并发葡萄膜炎，则症状凶猛，且时常合并视网膜脱离。

⑤ 青光眼：青光眼前期症状轻微，患者可有轻度眼痛，视力下降，虹视并伴有轻度同侧偏头痛、鼻根和眼眶部酸疼和恶心。

⑥ 后巩膜炎眼底并发症及临床特点（表 2–275）。

表 2–275　后巩膜炎眼底并发症及临床特点

并发症	临床特点
界限清楚眼底肿块	局限性巩膜肿胀区可引起脉络膜隆起，通常围以同心的脉络膜皱褶或视网膜条纹，这类炎症结节常伴有眶周围疼痛，但也可以患病而无明显症状在常规检查中才发现

续表

并发症	临床特点
脉络膜皱襞，视网膜条纹和视盘水肿	这是巩膜炎的主要眼底表现，患者常伴有轻度疼痛或穹窿部眼球表层血管充血，邻近视乳头之巩膜炎症，偶可致视盘水肿
环形脉络膜脱离	有些病例邻近巩膜炎病灶处可见略呈球形的脉络膜脱离，但环形睫状体脉络膜脱离更常见
渗出性黄斑水肿	青年女性后巩膜炎可致后极血－视网膜脱离，这种脱离只限于后极部，眼底荧光血管造影可见多处针尖大小的渗漏区，超声扫描显示眼后极部各层变厚和眼球筋膜水肿

（3）巩膜病变性“红眼”诊断程序（图 2–50）。

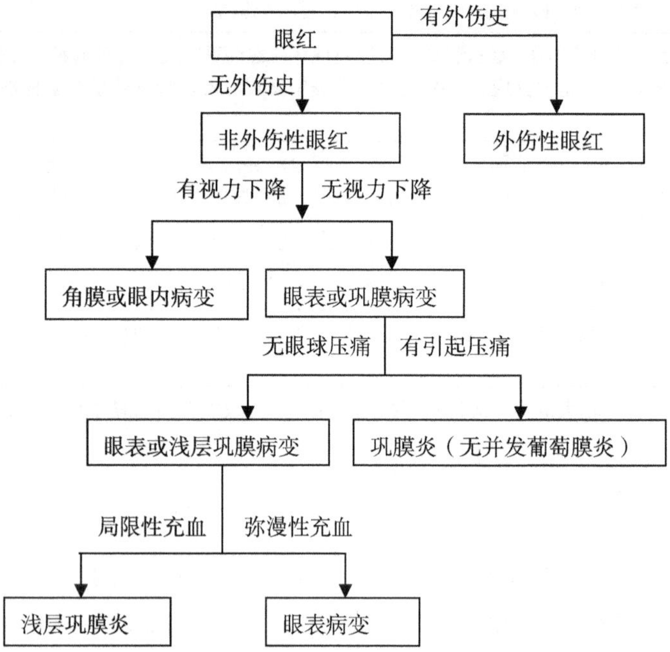

图 2–50　巩膜病变性“红眼”诊断程序

【疾病特点与表现】

（1）常见巩膜色素异常性疾病。

① 巩膜褐黄病：在巩膜上可出现棕灰色的圆形斑点，在巩膜暴露区特别明显。早期表现是在睑裂区有色素沉着，随年龄增至 30 ～ 40 岁时，色素沉着变得肉眼可以看见。色素斑可散布在角膜、巩膜和结膜上。

② 蓝色巩膜（又称 Rubinstein–Taybi 综合征）：系由于巩膜变薄而透见下面的葡萄膜的颜色所致。全部或部分巩膜呈青蓝色调，故称蓝色巩膜。视功能多无障碍，伴有先天性异常，如短粗拇指、精神发育障碍、高口盖等特异面貌。若本病由结缔组织特别是胶原纤维紊乱所致者，常并发有骨发育异常，如关节松弛容易脱臼、细长指等。

③ 巩膜色素斑：巩膜色素斑是在巩膜前部表面、睫状前静脉通过处出现的一些棕色或蓝紫色、黑色的色素斑。偶尔前巩膜表面有边界清楚、无一定形状、不隆起、形似地图状黑色大理石的色素斑，称

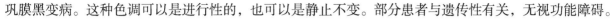

巩膜黑变病。这种色调可以是进行性的，也可以是静止不变。部分患者与遗传性有关，无视功能障碍。

（2）巩膜病变。

① 巩膜炎：本病多累及中老年女性。常伴有全身性疾病如风湿样关节炎、系统性红斑狼疮等。巩膜炎分前巩膜炎及后巩膜炎，二者临床特点见表 2–276。

表 2–276 前巩膜炎及后巩膜炎的临床特点

巩膜炎	
前巩膜炎	后巩膜炎
·症状与巩膜外层炎相同，只是更严重。巩膜呈暗紫色充血并隆起，或局限于某区域或波及整个前部巩膜后，病变区巩膜有显著压痛因发炎部位在深层巩膜 ·用 1 ∶ 1 000 肾上腺素滴眼后，浅表的结膜与表层巩膜血管收缩而褪色，深层巩膜血管仍呈暗紫色充血，借此可用来与巩膜外层炎相鉴别	·因位置深，在赤道区后，前面巩膜充血不显著，因此甚难诊断 ·症状有显著的眼球疼痛与压痛。主要向眼内发展的可引起渗出性视网膜脱离、脉络膜皱聚或视盘水肿。向外扩展累及眼球筋膜与眼外肌时有眼球突出与运动障碍

② 巩膜软化症（又名非炎性坏死性巩膜炎）：多为老年女性，约半数病例患有风湿样关节炎或血清呈相应的阳性反应。患眼轻度不适感，眼球无充血或仅有轻微充血，巩膜上出现灰白色坏死病灶，坏死组织逐步脱落，使巩膜变薄，可透见其下的色素膜。如伴有眼压增高，可使病变区膨出形成葡萄肿，在轻微外力作用下易发生破裂而造成眼内容物脱出和眼球萎缩。

③ 巩膜穿孔：较小的巩膜伤口不易被察觉，若损伤处可见结膜下出血常提示有穿孔存在。大的伤口常伴脉络膜、玻璃体和视网膜损伤及玻璃体积血。损伤黄斑部会造成永久性失明。引起巩膜穿孔的常见疾病及临床特点见表 2–277。

表 2–277 巩膜穿孔的常见疾病及临床特点

疾病	临床特点
穿透性角膜移植术术后	继发青光眼是常见的严重并发症。患者表现有眼胀、眼痛、水肿、头痛、视力障碍及巩膜穿孔。本病还可造成视神经的不可逆性损害，最终导致视功能的丧失
巩膜炎	本病多累及中老年女性，常伴有全身性疾病如风湿样关节炎、系统性红斑狼疮等
眼球穿孔伤	巩膜穿孔、眼痛、流泪及混浊等表现
结节性多动脉炎	最常见的类型是坏死前巩膜炎，常伴发边缘溃疡性角膜炎，其他表现包括发热、体重减轻、食欲下降及皮肤、关节及神经系统损害
韦格纳肉芽肿性巩膜炎	坏死性前巩膜炎和边缘溃疡性角膜炎是本病严重的眼部病变，可引起眼球穿孔、失明，甚至摘除眼球。与结节性多动脉炎性巩膜炎的角膜溃疡很相似，溃疡向周围和中央逐渐进展，向中央侵蚀的溃疡面常形成角膜唇形突起边缘，外形似 Mooren 溃疡

④ 结节性巩膜外层炎：病因尚不明，常与类风湿关节炎或结节性红斑等结缔组织病并发，病程较慢，常有复发倾向。多为急性发病，常伴眼红、疼痛、畏光、触疼及流泪等症状。

⑤ 结核性巩膜炎：本病类型较大，临床表现不一，诊断困难复杂，见表 2–278。

表 2-278　结核性巩膜炎的分类及临床表现

分类	临床表现
结节性前巩膜炎	早期为结节性前巩膜炎，症状有：几乎全部患者都有眼红、流泪、畏光、结膜囊分泌物，多数有剧烈眼痛，疼痛沿三叉神经分支放射，有不同程度的视力下降，深层巩膜局限性炎性结节，紫红色，不能推动，而且疼痛拒按
坏死性前巩膜炎	眼痛加剧，大多数患者都有明显的视力下降，最具有特征性的表现是巩膜表面局限性片状无血管区，病灶可局限亦可进一步发展成大面积坏死，可损及全部前巩膜，病周缘巩膜水肿，表层巩膜血管迂曲、扩张及移位。除非较长时间高眼压，一般不形成葡萄肿
后巩膜炎	易漏诊的可治疾病之一，多见于女性。最常见的症状有眼红、疼痛及视力减退，疼痛涉及眉部，颞部及颧骨部。重症病例有眼球突出，上睑下垂和眼睑水肿，炎症常扩散到眼外肌和眼眶，可产生眼球转动疼痛，眼球运动受限及复视
巩膜外层炎	起病突然，眼红，有较轻的疼痛，偶有畏光、流泪，视力不受影响。表层巩膜浅层组织充血明显，表层巩膜浅层血管虽迂曲扩张，仍保持为放射状，充血颜色从淡红色到火红色，但不呈紫红色，水肿的深度及血管丛的变化
免疫介导性巩膜炎	基质性角膜炎：表层和中层基质组织，表现为有表层新生血管的结节浸润，临床经过时间久，遗留有角膜的瘢痕泡性角膜炎：可发展成角膜缘球结膜和角膜的小泡，演变为结节，产生变性而愈合，角膜小泡向中心扩展，生成瘢痕和新生血管，不受其特征性网状结构的限制，从中央至边缘逐步愈合，结膜小泡愈合后不产生瘢痕

【相关检查】

（1）病史采集要点。

① 询问巩膜异常发生的时间，是单侧还是双侧，是否伴有发热、头痛及视力障碍等

② 注意询问患者是否患有风湿、结核、梅毒、钩端螺旋体病、重症菌痢、性传播性疾病以及其他免疫性疾病或全身性疾病等。是否有眼部的手术或外伤史。

③ 询问诊疗经过。

（2）查体重点。

注意皮肤黏膜、毛发、骨骼、关节、淋巴结及胸腹各部器官、神经系统及代谢等有无病变，注意有无 Behcet 病及葡萄膜大脑炎等征象。注意虹膜的颜色（双眼比较）、纹理，有无新生血管、结节形成、前后粘连及虹膜膨隆。注意瞳孔大小、形状和对光反应，并于散瞳后检查眼底。晶状体表面有无色素点及渗出物，有无并发性白内障。测量眼压，做三面镜或间接检眼镜检查，观察眼底周边部及玻璃体病变。

（3）实验室检查。

查血常规、血沉、肝功能、血清尿酸测定、梅毒血清学试验及结核菌素皮内试验等，免疫指标检查包括抗链球菌溶血素“O”测定、类风湿因子、外周血 T 淋巴细胞亚群（分化抗原检测）、外周血免疫球蛋白、免疫复合物测定、抗核抗体及补体 C_3 等。血涂片查寄生虫，脑脊液检查及淋巴结活检等；尿、粪常规检查，注意有无寄生虫卵及尿糖；必要时做包囊虫等寄生虫皮内试验。

（4）辅助检查。

① 胸部、骶髂关节和颅骨 CT 检查。

② 裂隙灯检查有无角膜及虹膜睫状体并发症，并检查眼底。巩膜炎者可做前节荧光血管造影及眼底荧光血管造影等。

③ B 超和 CT 扫描显示后部巩膜增厚有助于后巩膜炎的诊断。

第十三章

耳部异常

本章节所要讨论的是包括耳廓外形的异常、局部肿胀、疼痛或触痛、外耳道异常分泌物及听力下降等。

【常见病因】

（1）外耳道疾病。

① 外耳道炎及外耳道病变：急慢性外耳道炎、外耳道疖肿及外耳道真菌感染等。

② 外耳道肿瘤：a. 良性肿瘤。外耳道乳头状瘤、外耳道胆脂瘤、外耳道骨疣、血管瘤、纤维瘤及耵聍腺瘤等。b. 恶性肿瘤。腺癌、肉瘤及恶性黑色素瘤等。

③ 耵聍栓塞、外耳道异物、外耳道狭窄、外耳道新生物及外耳道红肿溃烂等。

（2）耳廓病变。

① 耳廓异常：先天性、外伤或感染。

② 耳廓肿瘤：血管瘤、恶性肿瘤。

（3）听力下降的病因。

① 按性质分类：a. 先天性。家族遗传、父母近亲结婚、妊娠感染、发育畸形、产伤及窒息等。b. 后天性。药物中毒及烧伤后耳聋、老年性聋、职业（噪声性）耳聋及化学中毒（CO、矽粉尘、苯中毒）耳聋等。

② 按学龄分类：a. 学语前聋。3 岁以前耳聋，如未获早期干预，多成为聋（哑）人。b. 学语后聋。8、9 岁后耳聋，多能保留语言，少数成为聋（哑）人。

③ 按传导部位分类：a. 传导聋。外耳畸形、中耳畸形、中耳炎及耵聍等（耳聋较轻，不超过 50 ～ 60dB）。b. 感音神经性聋。内耳及听神经疾患耳聋程度不一，聋（哑）者程度不一（在 70 ～ 80dB 左右，直至全聋）。c. 混合性聋。外耳、中耳以及内耳听神经及听觉中枢均受损。d. 中枢性聋。少见，大脑听中枢病损，可合并其他障碍。

④ 按病因性质分类：a. 器质性聋。听觉系统各器官存在真实病损。b. 非器质性聋。功能性、癔症性及伪聋。

⑤ 具体病因引起的耳聋，多为药物性耳聋、老年性聋、先天性耳聋及噪声性耳聋等。

【诊断线索】

耳部异常诊断线索（表 2-279）。

表 2–279 耳部异常诊断线索

项目	临床线索	诊断提示
耳部异常	· 耳廓红肿、灼痛，局部可扪及波动感，有脓液溢出	化脓性软骨膜炎
	· 耳廓外侧呈现囊性肿胀，但局部皮肤正常	浆液性耳廓软骨膜炎
	· 好发于耳垂部的肿物，发展缓慢，且触之有囊性感	皮脂腺囊肿
	· 耳廓肿物呈紫红色，可蔓及外耳某部或全部，触诊有搏动感	耳廓血管瘤
	· 耳廓肿物若发生在 40 岁后，易形成溃疡，触之极易出血者	耳廓恶性肿瘤
	· 冬季耳廓红肿、灼热、局部奇痒，春季又常可自行缓解	耳廓冻疮
	· 自幼耳轮脚前方有皮肤瘘口	先天性耳前瘘管
	· 耳屏触痛显著，且伴外耳道红肿	外耳道疖肿
	· 耳痛、外耳道有脓性分泌物流出，伴发热、头痛及全身中毒症状	急性中耳炎
	· 外耳道有血性分泌物或流血、流清水样分泌物	肿瘤、外伤、颅骨骨折
	· 外耳道长期有脓性分泌物，恶臭，且伴胆脂瘤形成	慢性化脓性中耳炎、中耳胆脂瘤等
	· 外耳道分泌物呈浆液性，无臭味	浆液性中耳炎
	· 耳廓上结节，破溃后可排出白色粉末状结晶	痛风结节
	· 乳突压痛	乳突炎、急性化脓性中耳炎等
	· 耳廓牵扯痛	外耳道炎、外耳道疖肿等
听力测定	· 音叉试验骨导＞气导，偏向患侧，骨导对比延长	传导性耳聋
	· 音叉试验气导＞骨导，偏向健侧，骨导对比缩短	神经性耳聋
	· 电测听，气导低音损失较高音为甚，骨导正常或接近正常	传导性耳聋
	· 电测听，气导高音损失较低音为甚，骨导损失和气导相同或较重	感音性耳聋
	· 电测听，气导低音和高音损失约在同一水平，骨导损失较气导轻	混合性耳聋
耳痛	· 耳内疼痛，有中耳炎病史	中耳炎
	· 耳根部疼痛	中耳炎及口腔肿瘤等
	· 耳后或耳后乳突部位疼痛	面瘫症状之前
	· 患耳长期流脓史，近期耳内出血，伴耳痛，张口困难及等面瘫	中耳癌
	· 长期流脓，鼓室中有较多肉芽	慢性中耳炎
	· 起病隐匿，低热盗汗、耳内脓液稀薄，听力损害明显，早期发生面瘫	结核性中耳炎

【诊断思维】

耳部异常诊断思维（表 2–280）。

表 13-280　耳部异常诊断思维

项目	诊断思维
外耳异常	・耳廓的外形变异较多，但在临床上有特殊临床意义的则不多，如“招风耳”多为婴儿期长期卧在软枕上所致
	・耳痛是指耳部原因引起的疼痛，牵涉性耳痛不是由耳部本身引起的疼痛，是非耳源性耳痛。耳痛通常是外耳道或乳突的急性、慢性感染或中耳急性感染的症状。这些感染灶通过仔细检查容易被识别
	・如外耳道的脓性分泌物确系中耳炎所致，应仔细检查有无中耳炎的并发症，如骨膜下脓肿、面神经麻痹及颅内感染（化脓性脑膜炎）。查看外耳道有无影响听力的异常体征，如异物、分泌物、积脓及外耳道狭窄等 ・若患者出现下列症状常提示是外耳道疾病，外耳道灼热、发痒、疼痛、呈弥漫性充血、肿胀及皮肤糜烂等，或起先会流出浆液性分泌物，继而转变为脓性分泌物，或皮肤肿、遮蔽鼓膜，产生传导性耳聋及耳鸣（重者耳周淋巴结肿大，伴全身发热、不适等表现）
	・在诊断鼻咽癌时要注意外耳道的检查，因外耳道的恶性肿瘤可导致转移性鼻咽癌，以鼻咽部表现作为首发症状
	・慢性化脓性中耳炎可导致鼓室内有息肉生长，息肉从鼓膜穿孔处脱出形成外耳道赘生物，易误诊为肿瘤
听力下降	・在诊断听力下降时应注意询问病史及体格检查，逐一排除下列原因：a. 洁耳过度破坏鼓膜；b. 五官疾病如中耳炎鼻炎等；c. 心脑血管疾病所致，如高血压等；d. 工作压力过大、疲劳过度或休息不好等；e. 工作或生活周边噪声较大所致；f. 药物不良反应；g. 血脂类、血氨及血糖升高等；h. 其他疾病如贫血、维生素缺乏等
	・如偶尔出现短暂的耳鸣，但很快就会恢复正常，这很可能是耳朵突然遭受噪声的刺激，或工作紧张、压力大或失眠等多种原因造成的，注意日常的生活和用耳习惯就会缓解；倘若持续 1 ～ 2d 出现耳鸣的情况，应引起临床重视
	・大气压力迅速降低，是由于大气压的改变使中耳鼓室腔内气压异常，造成耳咽管受压阻塞，使中耳鼓室腔呈负压状态，人体即会出现耳道堵塞、疼痛、耳鸣、耳胀及听力下降等症状，如坐飞机、潜水等，听力减退原因示意见图 2-51
	・应鉴别是感音神经性（病变在内耳各神经结构或通过脑干的神经通道处），还是传导性（病变在外耳或中耳的传音机构，使音波不能传至内耳所致）或混合性听力障碍（病变包括前后两者）
	・长期患慢性化脓性中耳炎合并有鼓膜穿孔或听小骨损坏所致的传音性耳聋，又可因长期的细菌毒素吸收，伤害内耳听器而引起感音性耳聋
	・患者若表现为波动性听力减退常提示梅尼埃综合征，为内耳膜迷路积水，常表现有发作性眩晕及耳鸣等
	・有下列表现者常提示鼓室硬化症：有长期慢性化脓性中耳炎病史的患者发生缓慢进行性传导性聋；鼓膜中央性干穿孔；残余鼓膜混浊；贴补试验听力不能提高；鼓膜穿孔后瘢痕愈合，气导听力损失超过 30dB；鼓膜上有钙化斑；耳镜所见与纯音听力图不相符合
	・粘连与耳硬化症的鉴别要点：都是传导聋；起病年龄多在儿童时期；但是粘连性中耳炎常有慢性中耳炎病史，耳硬化症则无；粘连性中耳炎没有韦氏误听，耳硬化症常有；粘连性中耳炎鼓膜内陷活动减弱，耳硬化症者正常，并会有 Schwartz 征；鼓室图，粘连性中耳炎为 B 型，耳硬化症为 As 型；CT 显示粘连性中耳炎鼓室内有软组织密度，耳硬化症鼓室则正常
	・外耳道机械性阻塞多见于异物、耵聍、胆脂瘤和肿瘤等。所引起的听力损伤程度视病变程度、大小而定，经对症处理后听力可恢复如前。严重的外耳道胆脂瘤或肿瘤需行手术处理
	・一般耳廓外伤不影响听力，若同时存在鼓膜、听小骨或者内耳的损伤则可导致不同程度的听力损伤。常见的鼓膜外伤多与直接或间接外力作用于鼓膜有关，穿孔对为裂隙状或不规则形；伤者有耳痛、耳鸣、听力减退和眩晕表现等
	・先天性小儿和外耳道闭锁畸形与鳃沟在胚胎期发育障碍有关，多同时发生，常合并鼓室、听小骨、咽鼓管和乳突的畸形改变。外耳畸形合并外耳道和鼓室、听小骨等畸形会引起听力障碍，多表现为传导性聋，治疗同传导性聋；同时内耳畸形时，通常表现为混合性耳聋
	・通常耳蜗和（或）听神经病变所致的听力下降为感音性耳聋；脑干或皮质病变引起的听力下降提示感音性中枢性耳聋。在临床上前者远较后者常见。在寻找听力下降的原因中应经常注意除外药物性耳聋。若能除外上述种种原因，而且又不能检查出器质性病变者，这种听力下降则可能为功能性的。在诊断神经性耳聋时，应注意询问家族史
	・听力下降者可引起社会活动反应能力下降；影响中枢神经系统整体平衡发展；听神经萎缩，语言辨别和表达能力极度下降，易出现痴呆症状；对儿童而言，听力损失将延误他们的智力及语言的正常发育
耳痛	・外耳炎多发生于成年人，尤其是老年糖尿病、脂溢性皮炎或患有头皮银屑病的患者。“游泳耳”多见经常游泳的人群，但也见于用棉签、纸签、耳勺等清洁耳朵者
	・耳深部逐渐加重的疼痛感，并可向头侧部或咽喉部放射，早期仅表现为耳鸣、耳闷，渐出现听力下降，伴有全身症状者常提示急性中耳炎（一旦形成脓液并穿破鼓膜后则疼痛可立刻改善）

续表

项目	诊断思维
耳痛	·中耳炎多发生于儿童，尤其是8岁以下的患儿。使用呼吸机的未成年人及患有腭裂和21- 三体综合征患儿更易发生中耳炎。浆液性中耳炎也多见于儿童，通常疼痛并不剧烈，除了急性感染外并无症状，常在学龄儿童的常规听力检查中发现有听力障碍
	·成年人耳痛若伴持久性单侧分泌性中耳炎，应警惕鼻咽癌之可能
	·耳痛可由颈椎损害、颞下颌关节功能障碍或牙齿疾病引起。颞下颌关节功能障碍通常为疼痛间歇性发作，是继发于压力引发的夜磨牙症的疼痛，晨起疼痛加剧
	·如耳科检查不能找到疼痛根源，常提示由其他区域的病变引起的牵涉性耳痛，因为耳部区域是受迷走神经感觉支、舌咽神经、三叉神经、面神经、第二脑神经及第三脑神经支配，病理情况下如上呼吸道、消化道感染性或恶性疾病（喉癌、舌癌，口咽癌、舌底癌）、咽鼓管炎、乳突炎、急性耳气压伤、外伤性鼓膜穿孔、异物和牵涉性疼痛、颞下颌关节功能障碍、阻生的第三磨牙、牙周脓肿和近期牙齿过度使用等。约有半数以上的牵涉性耳痛是由牙齿病变所致
	·耳气压伤的疼痛是严重且持续存在的，偶尔还伴随中耳炎发生。疼痛最常发生于飞机降落过程中，尤其是当患者合并上呼吸道感染咽鼓管功能障碍时导致剧烈疼痛
	·嵌塞大量耵聍的患者也会有耳痛的主诉，或者仅仅隐约有不适感，有时伴有听力下降
	·由于小儿的岩鳞缝尚未闭合，且中耳黏膜与硬脑膜之间有丰富的血管及淋巴管联系，故中耳的急性化脓性炎症可影响邻近的硬脑膜而出现脑膜刺激征，但此时的脑脊液无典型的化脓性改变，称之为假性脑膜炎
	·急性中耳炎通常发生于急性乳突炎前10～14d；颈部屈曲使耳痛加剧，通常与第2、第3脊神经有关。吞咽引起耳痛加剧常提示为伊格尔氏综合征（Eagle’s综合征，又称茎突过长综合征）
	·如在急性化脓性中耳炎的恢复期中，在疾病的第3～4w，各种症状不继续减轻，反而加重时，应常提示合并有急性乳突炎。常出现鼓膜穿孔后耳痛不减轻，或一度减轻后又逐日加重（鼓膜穿孔后听力不提高反而下降；耳流脓不渐减少却渐增加；脓液引流受阻时可突然减少）；同时全身症状加重，体温再度升高，重者可达40℃以上。儿童可有速脉、嗜睡，甚至惊厥。通常有恶心、呕吐、腹泻等消化道症状

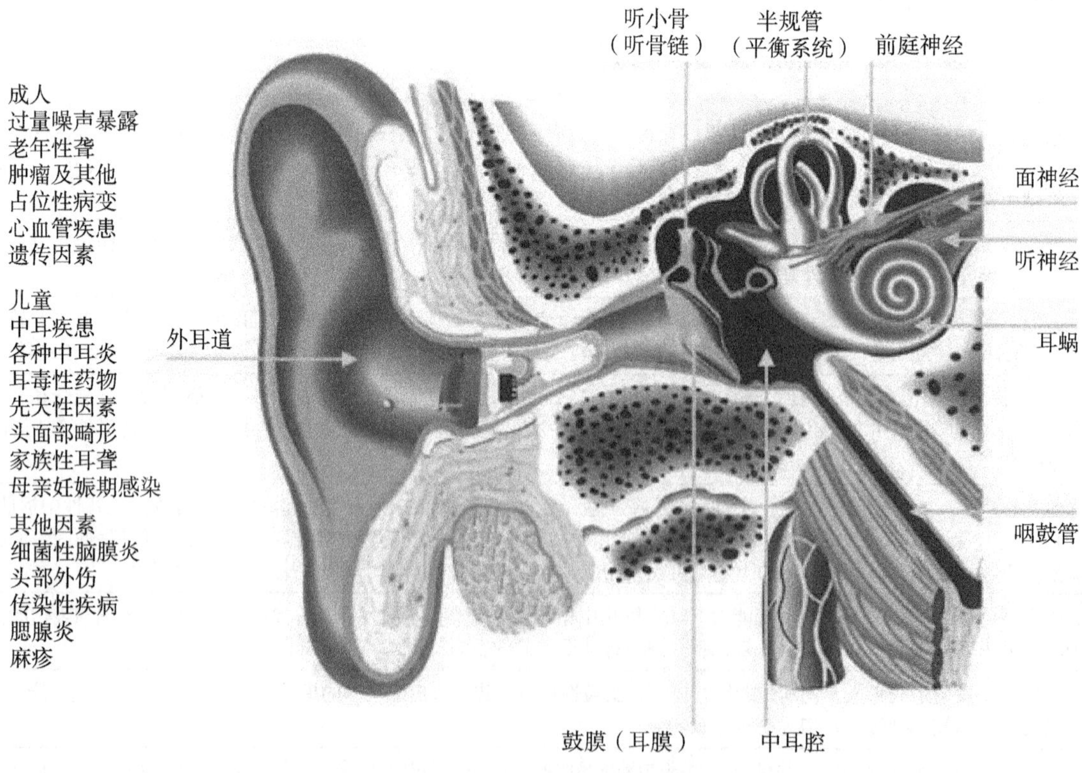

图2-51　听力减退原因示意

【疾病特点与表现】

（1）先天性外耳道疾病

① 先天性耳前瘘管：常无症状。局部挤压时可有少许黏液或皮脂样物从瘘口溢出。感染时局部可肿痛或化脓，反复化脓者局部可形成脓瘘或裂痕。

② 第一鳃裂瘘管：其外瘘口多位于下颌角的后下方，靠近胸锁乳突肌上端的前缘、舌骨以上平面的颈侧皮肤上，内瘘口位于外耳道的软骨部或耳廓的前方或后方、鼓室及咽鼓管。瘘管在咽鼓管的下面、腭帆张肌的后面、颈动脉或茎突咽肌的前面走行，有的靠近面神经干走行主要表现为耳内流脓，下颌角后下方有包块，压之耳内分泌物增多，继发感染可出现疼痛、发热等症状。

③ 先天性内耳畸形：临床分型与特点见表 2–281。

表 2–281　先天性内耳畸形临床分型与特点

分型	中度膜迷路畸形（Bing–Alexander 型）	膜迷路畸形（Scheibe 型）	骨及膜迷路的各种畸形（Mondini 型）	发育不全畸形（Michel 型）
临床特点	即蜗管型，主要表现为蜗管发育不良。可以只侵及耳蜗基底回，表现为高频听力损失，亦可侵及蜗管全长，表现为全聋，而前庭功能可能正常	即耳蜗球囊型，此型病变较轻，骨性耳蜗及椭圆囊膜性半规管发育正常，畸形局限于蜗管及球囊，内耳部分功能存在，可单耳或双耳发病	为耳蜗发育畸形，骨性耳蜗扁平，蜗管只有一周半或两周，螺旋器及螺旋神经节发育不全，前庭亦有不同程度障碍	为全内耳未发育型，常有镫骨及镫骨肌缺如，此种病例，听功能及前庭功能全无

（2）外耳道疾病。

① 慢性中耳炎者：主要表现有耳部不适和痒感、少量分泌物及听力不同程度的减退，其他表现包括外耳道皮肤充血或增厚及或覆有痂皮，有时揭去痂皮可致出血，伴鼓膜浑浊、增厚及鼓膜表面有少量肉芽形成。

② 外耳道疖：局限性红肿，疼痛明显，可见突起脓点，无听力下降。本病需与腮腺炎、急性乳突炎、慢性化脓性中耳炎及耳后骨膜下脓肿鉴别。

③ 耵聍栓塞：外耳道炎会造成耵聍分泌过多或排出受阻，逐渐积结成团形成耵聍栓塞，导致听力减退，其他表现包括耳痛及耳鸣等。检查时可见外耳道内有黑色或棕褐色耵聍块，质软如蜡或坚硬如石。

④ 外耳道积脓：由于中耳病变脓液自鼓膜穿孔处流出积留于外耳道内，外耳道会出现积脓现象。

⑤ 外耳道异物：多见于小儿，成人也可发生。多因挖耳或外伤遗留及虫类侵入而造成。异物可分为非生物类、植物类和动物类。若异物小而无刺激者，可久存而无症状；异物大者可阻塞耳道引起听力下降及发胀感，其他表现包括眩晕、耳鸣、耳痛或皮肤破损。

⑥ 弥漫性外耳道炎：是外耳道软骨部和骨部皮肤及皮下组织的广泛性炎症，耳痛剧烈。其他表现包括外耳道充血、肿胀、脓性分泌物及听力减退。本病需与化脓性中耳炎、急慢性外耳道湿疹、急性药物性皮炎及外耳道疖肿鉴别。

⑦ 单纯性外耳道炎：早期、轻型外耳道炎，患者仅有耳内不适、闷胀和轻微疼痛；重型者常伴有剧烈疼痛、发热及全身不适等症状。其原因见表 2–282。

表 2-282 单纯性外耳道炎的常见原因

分类	常见原因
外耳道皮肤受伤或免疫力降低	·有挖耳朵、游泳时进水、化脓性中耳炎长期脓液刺激等，其中糖尿病患者容易反复发作 ·外耳道炎的常见致病菌有金黄色葡萄球菌、链球菌和绿脓杆菌
季节变化	·在气温升高的时候，雨水增多，机体的腺体分泌会受到影响，降低了耳部的防御能力
外耳道局部环境的改变	·如游泳、洗澡或洗头时水进入外耳道，浸泡皮肤，角质层就会被破坏，微生物侵入引发炎症 ·外耳道是略偏酸性的，当某种因素改变了这种酸性环境的时候，都会使外耳道的免疫力下降
耳道的外伤	·手指、发夹、小木棒等物挠挖造成外耳道的皮肤损伤，引起外耳道感染
局部因素	·中耳炎脓性分泌物的持续刺激也是造成外耳道皮肤损伤和感染的原因之一
全身性疾病	·如糖尿病、贫血、内分泌功能紊乱等也容易诱发外耳道炎。外耳道炎的发生很大部分原因是因为生活中的一些细节没做好，从而对耳朵造成伤害

⑧ 坏死性外耳道炎：常发生于糖尿病患者中，外耳道皮肤重度广泛炎症，耳痛剧烈。本病需与弥漫性外耳道炎、外耳道疖肿、外耳道恶性肿瘤及中耳恶性肿瘤鉴别。

⑨ 外耳道真菌病：耳部发痒为主要症状，并有闷塞感、耳鸣及听力减退，外耳道内有黑色或黄色膜状物，亦有呈黄白色的粉末状霉点。

⑩ 外耳道狭窄：除先天性原因外，常由于弥漫性外耳道炎和外耳湿疹之慢性者，导致外耳道皮肤增厚而发生狭窄，最终影响听力。导致狭窄的原因常见于外耳道胆脂瘤或慢性化脓性中耳乳突炎。

⑪ 外耳道湿疹临床特点见表 2-283。

表 2-283 外耳道湿疹临床特点

分类	外耳道急性湿疹	外耳道亚急性湿疹	外耳道慢性湿疹
临床特点	患处奇痒，多伴有烧灼感，挖耳后流出黄色水样分泌物，凝固后形成黄痂。有时分泌物流经之处可导致该处病变	多有急性湿疹未经治疗、治疗不当或久治不愈迁延所致。局部瘙痒，渗液比急性湿疹少，但有结痂和脱屑	急性和亚急性湿疹反复发作或久治不愈演变成为慢性湿疹，常表现外耳道内剧痒、皮肤增厚及脱屑等

⑫ 外耳道胆脂瘤：在疾病初期若无感染，并无特殊不适症状。随着胆脂瘤体积不断增加，会出现一系列临床症状如耳部闷堵感、听力下降、耳痛及耳漏等。其他表现包括并发胆脂瘤型中耳乳突炎；侵犯面神经乳突段引起周围性面瘫及侵犯鼓索神经引起味觉障碍等。若瘤体进一步增大可出现患侧颈部脓肿、瘘管及眩晕，可并发脑膜炎及脑脓肿等。

⑬ 耳廓假性囊肿：多见于成年男性，常为单侧。无明显诱因，自发生长。也见于耳廓受机械刺激，影响局部循环者。为偶尔发现耳廓局限性无痛性隆起，逐渐增大，可有胀、痒、灼感。检查可见半球形囊性隆起，常在单侧耳廓前部，尤其是前上部，以三角窝耳甲腔或舟状窝多见。触之无压痛，皮肤色泽正常，有弹性或波动感，周围境界清楚。

⑭ 耳廓化脓性软骨膜炎：主要表现为耳廓红、肿、热、痛伴体温升高，全身不适。脓肿形成时表面呈淡黄色，有波动感。脓肿破溃后形成瘘管、软骨蚕蚀性坏死，融化后形成耳廓萎缩畸形（菜花耳）。

⑮ 复发性多软骨炎：表现为耳朵的软骨炎和关节炎，特征是突然发生的局限于耳软骨发红、发热、肿胀和触痛。通常先累及一侧耳软骨，耳垂不受累是一个显著特征。1 ～ 2w 后炎症自发消退。经过一段长短不定的间歇，再次复发。也可发生鼻软骨炎。

⑯ 耳廓血肿：常由外伤所致，视诊即可明确诊断，重点应注意鉴别是否存在耳廓软骨炎。

（3）外耳道肿瘤。

① 耳廓鳞状细胞癌：耳廓鳞癌早期表现为屑状斑丘疹，有痒感，搔抓易引起出血，逐步发展为硬结，之后表面糜烂、溃烂或形成菜花样肿物。初期无疼痛，晚期侵及软骨膜时疼痛较明显，常有血性耳漏，可累及面神经。外耳道鳞癌早期常被误诊为慢性外耳道炎或外耳道胆脂瘤，患者本病发生转移亦较晚，最常发生转移的部位为腮腺淋巴结，其次为颈静脉二腹肌淋巴结及颈后上淋巴结。

② 耳廓基底细胞癌：初起常为一灰色小结节或稍隆起的皮肤硬斑，无任何不适。有时出现瘙痒感，抓破后易出血或水样物溢出。硬结逐渐增大，中央溃烂形成溃疡，边缘高起，似火山口状。肿瘤呈浸润性扩展，生长缓慢。转移主要途径是局部淋巴结转移，亦可发生远处转移（多见于肺脏和骨等部位）。

③ 外耳道腺样囊性癌：生长非常缓慢，病史可长达数年。肿块多位于外耳道前下壁，基底广，质地硬，可有触痛。若肿瘤呈环状硬结状时可导致外耳道狭窄，引起耳鸣和听力下降（传导性）。肿瘤生长穿破皮肤则呈红色肉芽状，外耳道内可见血脓性渗出物。其他表现包括病程继发感染（如外耳道炎、中耳炎）耳漏及耳痛（早期多为间歇性，晚期为持续性剧痛，并向颞部及耳周扩散）。

④ 耳廓黑色素瘤：多见于中老年。肿瘤常发生于耳轮、外耳道及耳后区。早期病变扁平、光滑，有灰黑色的色素沉着，晚期形成肿块，并出现溃疡及坏死。耳部良性色素痣如出现生长加快，有灼热感、疼痛，表面糜烂或出血，常提示有恶变的可能。

⑤ 外耳道腺样囊性癌：本病常易误诊，对中年以上患者，病程长的外耳道痛性肿物，特别是外耳道肿块在发病早期即有明显耳痛，而局部又无急性炎症表现者，应高度警惕。

⑥ 外耳道乳头状瘤： 本病早期多无症状，当瘤体充满外耳道时，有阻塞感、瘙痒感及听力减退，常有挖耳出血或挖出“肉块” 样物。伴继发感染时，可有耳痛及流出脓性分泌物，检查可见外耳道有大小不等的单发或多发，表面粗糙不平，带蒂或无蒂的棕黄色肿物，触之较硬。有感染者局部充血肿胀呈肉芽状；有血循环障碍者可呈黑色，能部分自然脱落；增生迅速者可侵犯中耳和乳突，偶在耳廓后下形成瘘管。本病有恶变倾向，应注意检查耳周围有无肿大淋巴结。

（4）耳痛性疾病的临床特点（表 2-284）。

表 2-284 耳痛性疾病的临床特点

疾病	患者特点	症状特点	伴随症状	查体和辅助检查
中耳炎	儿童，特别＜ 8 岁	单侧深部，剧痛	易激惹，坐立不安，发热，食欲缺乏，耳部满塞感	鼓膜炎症和膨出；光反射减弱
分泌性中耳炎或咽鼓管炎	儿童成成年人	通常无疼痛，单侧	听力下降，噼啪声和咕噜声	鼓膜后积液；鼓膜活动度下降
外耳炎	成年人	常为双侧	耳痒，耳痛，耳闷塞感及耳流液	耳部按压痛
耳气压伤	多为成年人，儿童少见	可剧烈疼痛	鼻塞	鼓膜收缩
乳突炎	多为成年人	耳或耳后部疼痛	发热，中耳渗液＞ 10d	按压乳突部位疼痛，耳后肿胀，乳突 X 线片及 MRI
大疱性鼓膜炎	一般为成年人	单侧或双侧	咳嗽，肺炎	鼓膜大疱

（5）引起听力下降的疾病（表 2-285）。

表 2-285　引起听力下降疾病的临床特点与表现

	疾病	临床特点与表现
传导性耳聋	耵聍栓塞	耵聍阻塞外耳道后妨碍了声音的传导，引起听力下降
	鼓膜穿孔	鼓膜发生穿孔后，声波传入外耳道深部使声波能量的泄漏，从而导致听力下降
	鼓膜内陷	多是咽鼓管功能异常所致，鼓膜内陷使鼓膜的张力增高，与声波的共振频率发生改变，影响了声音的传导
	分泌性中耳炎	是中耳腔一种非化脓性炎症疾病，由于鼓室内有积液，影响声音传导，使听力下降
	化脓性中耳炎	不论是急性和慢性化脓性中耳炎均可影响听力，主要原因是鼓室分泌物阻塞或造成鼓膜穿孔所致
	粘连性中耳炎	主要症状为听力减退、耳鸣，既往多有中耳炎病史，可见鼓膜内陷或萎缩、增厚、浑浊、表面凹凸不平、光锥消失、动度受限
	听骨链中断	中耳外伤震荡造成关节脱位、中耳炎腐蚀听骨链或中耳炎后鼓室听骨链粘连固定，造成声音放大效应降低，影响听力
	鼓室硬化症	可由各种炎症性疾病造成鼓室腔内结构钙质沉积，功能受限，从而影响声音传导
感音神经性耳聋	耳硬化症	与鼓室硬化症不同，耳硬化症是一种至今原因未明的疾病。无诱因双耳同时或先后出现缓慢进行性听力减退及低音性耳鸣，部分病例可有眩晕，女性患者在妊娠、分娩期病程进展加快。患者自语声小，咬字吐词清晰，为自听增强现象
	梅尼埃病	是一种以发作性眩晕、波动性耳聋和耳鸣、耳内胀满感为主要症状的疾病，原因是内耳膜迷路水肿所致，一般为单侧耳发病，青壮年多见
	先天性聋	多由遗传因素引起，也可因为母亲在怀孕期间受到病毒感染或其他损伤，使胎儿生出后发生听力丧失
	老年性耳聋	是人体老化过程中听觉器官发生退行性变所致
	传染性疾病	各种急慢性传染病均可引起感音神经性聋，如小儿麻痹症、白喉及伤寒等
	全身性疾病	以高血压和动脉硬化为最多见，是内耳的营养供血发生障碍所致。其他如糖尿病、甲状腺功能低下等亦可引起听力下降
	药物中毒性聋	现已明确下列药物易致中毒性耳聋：a. 大部分氨基甙类抗生素，如链霉素、庆大霉素及阿米卡星等；b. 利尿酸钠、呋塞米；c. 水杨酸、奎宁；d. 酒精、砷、铅、磷、汞剂及 CO 中毒等
	创面性聋	颅脑外伤导致迷路震荡或颅底骨折等，均可损伤内耳导致听力下降
	突发性耳聋	是指突然发生的、原因不明的感音神经性听力损失。临床主要表现为单侧听力下降，可伴耳鸣、耳堵塞感、眩晕、恶心及呕吐等。病因不明，很多致病因素都可能导致突发性聋
	大前庭水管综合征	儿童时期开始发生的、不明原因的、进行性听力下降，诱发突聋的原因可以是头部轻微的外伤，或周围环境压力的急剧变化，如乘坐飞行器、潜水、用力吹奏乐器、屏气（如举重、大便）等
混合性耳聋	交感神经型颈椎病	如常表现头晕或眩晕、头痛或偏头痛、耳鸣、耳堵及听力下降，其他表现包括头沉、枕部痛、眼胀、干涩或多泪、视力变化、视物不清及眼前雾朦等。部分可鼻塞、咽部异物感、口干、声带疲劳及味觉改变等
	Wegner 肉芽肿	疾病早期，常表现鼻窦区疼痛、脓性鼻涕、鼻塞、鼻出血及听力下降等，检查可发现慢性鼻炎、鼻窦炎、鼻溃疡、浆液性中耳炎、化脓性中耳炎及乳突炎等相关体征
	噪声病	长期噪声环境中导致听力下降，其他表现包括心情烦躁，注意力不易集中，反应迟钝，工作效率下降。接触噪声后，主诉头晕、头痛、耳鸣、心悸及睡眠不良等神经衰弱综合征等
	内耳畸形 - 大前庭导水管综合征	本病与遗传有关，是一种内耳发育畸形，即联系前庭和颅腔的管道变得异常扩大，犹如阻隔一个微型池塘和巨型水库之间的坚固堤坝，出现一个三角形缺损。只要颅腔内微小的压力变化，即可在内耳腔内转化为猛烈的冲击，破坏内耳结构而引起听力下降
	听神经瘤	常表现耳鸣或发作性眩晕，一侧听力进行性减退至失聪。其他表现包括进食呛咳、声嘶、咽反射消失或减退、同侧角膜反射减退或消失、面瘫、头痛、呕吐及视盘水肿等。部分可出现走路不稳、眼球水平震颤及肢体运动共济功能失调
	Hunt 综合征	可伴轻度听力障碍、眩晕及耳鸣，耳廓或其周围皮肤的带状疱疹及周围性面瘫有助于鉴别
	Cogan 综合征	除耳聋外，常伴眩晕及双侧耳鸣，非梅毒性角膜实质炎与脉管炎为其特点，糖皮质激素治疗效果显著，可资区别

注：传导性耳聋通常不会导致听力全失，如果做纯音听力测试可以发现，气导听力损失不超过 60dB，属中度耳聋，而骨导听力基本属正常范围；感应神经性耳聋指病变位于耳螺旋器的毛细胞、听神经及各级听觉中枢，使对声音感受与神经冲动传导等发生障碍，引起感音神经性耳聋。

（6）中耳炎不同时期的典型表现（表 2–286）。

表 2–286　中耳炎不同时期的典型表现

各期	临床表现
早期	咽鼓管阻塞期：耳鸣、内耳不适、精神不振及食欲减退等
进展期	化脓前期：发热、听力下降及耳痛，常伴恶心、腹泻等症状
高峰期	化脓期：高热、拒食及听力下降，耳痛向四周放射等
后期	病情持续发作：高峰期 4 ～ 5d 后热退，耳痛缓解，但鼓膜穿孔，有脓液流出
晚期	耳朵溃烂及耳聋：未经治疗者常出现此症状，听力丧失为不可逆

（7）慢性中耳炎静止期、活动期及中耳胆脂瘤各自临床特点（表 2–287）。

表 2–287　慢性中耳炎静止期、活动期及中耳胆脂瘤各自临床特点

临床特点	慢性中耳炎静止期	慢性中耳炎活动期	胆脂瘤型
流脓性质	黄色，黏液或脓性，不稠，无臭味	色白，不稠，色黄，有时呈血性，可有臭味	完全脓性，量少，很稠，有痂皮，色黄，特殊臭味
流脓过程	反复发作，间歇性	持续性	持续或间歇
鼓膜穿孔	多为中央性小穿孔	中央性大穿孔或边缘性穿孔	松弛部或边缘性穿孔
听骨链	多正常，鼓室黏膜水肿	听骨有破坏，鼓室有肉芽及息肉	听骨破坏，鼓室肉芽及胆脂瘤
耳聋	轻度传导性耳聋	中度传导性耳聋	传导性或混合性耳聋，听力下降可轻可重
胆脂瘤	无	很少有	常见
乳头 X 线	小房密度增加，无骨质破坏	间质性乳头骨髓炎伴骨质破坏	硬化乳突，边缘整齐，圆形骨质破坏

（8）迷路炎（可分局限性、浆液性及化脓性，三者其临床特点见表 2–288）。

表 2–288　各型迷路炎的临床特点

项目	局限性迷路炎	浆液性迷路炎	化脓性迷路炎
病因	胆脂瘤或骨炎破坏迷路骨壁，形成瘘管，瘘管多位于水平半规管	感染或细菌毒素经瘘管或蜗窗、前庭窗侵入或刺激迷路	化脓菌经瘘管或两窗侵入迷路
前庭症状	阵发性或激发性眩晕，恶心，症状一般较轻	眩晕较重，恶心，呕吐，平衡失调	严重的眩晕，恶心，呕吐及平衡失调
听力	听力减退与中耳炎病变程度一致	听力明显减退，但非全聋	全聋
自发性眼震	一般无。发作时可见，水平 – 旋转性，快相向患侧	有。水平 – 旋转性，快相向患侧	有。水平 – 旋转性，快相向健侧
前庭功能检查	反应正常	反应减退	反应消失
瘘管试验结果	多为（+），可（–）	可为（+）	（–）

【相关检查】

（1）病史采集要点。

① 询问耳痛的性质，如跳痛、压迫性胀痛、针刺样痛、刀割样痛、撕裂痛、牵拉痛等。疼痛有轻有重，持续的时间有长有短。有自发性痛，也有咀嚼吞咽时痛；有耳内深部痛，也有向同侧头颈部放射等。

② 询问与疾病诊断和鉴别诊断相关的伴随症状，如发热、耳鸣、眩晕、头晕及听力下降等。若有听力下降，应了解持续时间，是单耳还是双耳，听力下降是听不到还是听不清，是否有重振现象，安静与嘈杂环境听敏度的区别，言语分辨能力。

③ 了解有无外伤史，对听力下降者应询问听力下降是突发性还是波动性，是低音调还是高音调，是隐匿发病还是渐进性进展。

④ 了解患者是否合并与听力损失有关的慢性疾病，如高血压、冠心病、糖尿病、动脉硬化、高脂血症及自身免疫病等。是否有头部外伤史、耳部疾病手术治疗史。

⑤ 曾经及目前所从事的职业，是否有职业性及娱乐性噪声暴露史。患病以来的睡眠、情绪及精神状态等。

⑥ 了解诊疗经过询问用药史，尤其是耳毒性药物，患病以来是否曾到医院就诊，做过哪些检查，结果如何，接受过何种治疗，是否佩戴过助听器，佩戴效果怎样，是否对听力康复有特殊需求。

（2）查体重点。

外耳检查的目的是要检查外耳道是否有异物堵塞、损伤及细菌感染。由于外耳道并非一直线，而是略呈 S 形弯曲，故检查外耳道时需要牵拉耳廓及耳屏，使外耳道变直，以便看清外耳道深部及鼓膜。听力下降者不仅要注意耳部及其周围的改变，也要注意鼻腔、鼻咽腔、鼻窦、咽喉、口腔和头颈部的情况。

（3）实验室检查。

血常规、血糖、血电解质、血脂、肝肾功能、外耳道分泌物涂片及培养等，必要时做脑脊液检查。

（4）辅助检查。

① 颅底部摄片，头颅 CT 及 MRI 检查。

② 耳鼻喉科检查及听觉检查。

③ 影像学及心电图检查。

（5）听力检查。

① 通过观察声刺激引起的非条件反射来了解听力（如瞬目、转头、肢体活动等）。

② 通过建立条件反射或习惯反应来检查听力（如皮肤电阻测听、纯音听力计检查法测听等）。

③ 利用生物物理学方法检查听力（如声阻抗－导纳测听）。

④ 利用神经生物学方法检查听力（如耳蜗电图、听性脑干反应）等。

第十四章

鼻部异常

本章内容是指鼻的外形、鼻翼扇动、分泌物及鼻腔黏膜异常等表现。还包括了各鼻窦压痛和嗅觉障碍等。

【常见病因】

（1）鼻塞的常见病因（凡是影响到鼻腔的呼吸通道的宽狭的病变都能引起鼻塞）。

① 最常见的慢性鼻炎、鼻窦炎、鼻中隔偏曲等疾病引起的鼻腔阻塞。

② 鼻腔肿瘤及息肉阻塞鼻腔的呼吸通道。

③ 鼻咽部肿瘤以及增生体肥大。

④ 鼻腔的特异性感染的分泌物阻塞，如鼻梅毒、鼻白喉、鼻结核及鼻硬结症等。

（2）嗅觉丧失常见病因。

① 外伤：外伤后嗅觉障碍。

② 病毒：主要有流感病毒、腺病毒、鼻病毒、副流感病毒及呼吸道合胞病毒等。

③ 炎症性：慢性鼻窦炎、过敏性或非过敏性鼻炎及鼻息肉等。

④ 药物性：抗癌药（顺铂、呋氟尿嘧啶等）、抗抑郁药、抗生素类药（强力霉素、链霉素、硫酸卡那霉素等）、抗高血压药物及麻醉剂等。

⑤ 先天性：Kallmann's 综合征、聋哑 – 视网膜色素变性综合征、尖头并指（趾）畸形、先天性鼻咽闭锁及先天性嗅觉丧失。

⑥ 中枢性嗅觉障碍：多发性硬化、帕金森病、阿尔茨海默症、21- 三体综合征及亨廷顿病等。

⑦ 其他：包括内分泌疾病（如甲状腺功能减退、肾上腺增生等）、肿瘤（额叶肿瘤等）、心理性（幻嗅）、医源性（鼻腔检查导入细菌或病毒、医疗用品残留、手术损伤、不适当用药等）、肥胖、神经退行性变、放疗、毒物暴露（多种化学原料、农药等）及年龄相关性等因素。

（3）引起鼻出血的常见病因。

① 鼻腔自身疾病：a. 外伤。鼻外伤、气压性损伤、鼻中隔偏曲及鼻中隔穿孔。b. 炎症。非特异性炎症（干燥性鼻炎、萎缩性鼻炎、急性鼻炎及急性鼻窦炎等）及特异性感染（鼻结核、鼻白喉、鼻梅毒等）。c. 肿瘤。d. 其他。鼻腔异物、鼻腔水蛭及居住高原地区（因相对湿度过低，而多患干燥性鼻炎）等。e. 遗传性出血性毛细血管扩张症。

② 全身疾病：a. 急性传染病。流行性出血热、麻疹、疟疾及伤寒等。b. 全身性疾病。高血压、动脉硬化症、子痫等，二尖瓣狭窄、胸腔或纵隔、颈部巨大肿块、肺气肿、肺水肿、支气管肺炎（静脉压增高所致）、肝病、肝硬化及长期酗酒、急慢性肾炎、尿毒症及风湿热等。

③ 维生素缺乏：维生素 C、维生素 K、维生素 P 及微量元素钙等缺乏。

④ 血液系统疾病：血小板量或质的异常及凝血机制的异常，如各型白血病、再生障碍性贫血、血小板减少性紫癜及血友病、药物性免疫性血小板减少症、其他免疫性血小板减少症（如 Evans 综合征）、

淋巴瘤、系统性红斑狼疮、类风湿性关节炎及甲状腺功能亢进等。

⑤ 化学药品及药物中毒：磷、汞、砷及苯中毒等。

⑥ 内分泌失调：子宫内膜异位症。

（4）引起鼻翼扇动的病因。

呼吸窘迫综合征、气道阻塞、过敏反应、急性哮喘、慢性阻塞性肺气肿、肺炎、气胸、肺水肿及肺栓塞等。

【诊断线索】

鼻部异常诊断线索（表 2-289）。

表 2-289　鼻部异常诊断线索

项目		临床线索	诊断提示
鼻腔阻塞		·儿童单侧鼻腔阻塞，伴血性臭脓涕	鼻腔异物
		·40 岁以上出现单侧鼻腔恶臭，带血性分泌物	鼻窦或鼻腔恶性肿瘤
鼻的外形与皮肤异常		·外鼻异常增大	肢端肥大症、黏液性水肿
		·鼻头肥大，呈红色，细血管扩张和（或）痤疮	酒渣鼻
		·鼻梁增宽，鼻翼明显扩大（似蛙鼻）及阻塞感	巨大鼻息肉
		·鼻梁下陷呈鞍鼻，大鼻孔，体型明显矮小	多发性骨发育障碍（又称承雷病）、梅毒及鼻外伤等
		·鼻部皮肤红肿，灼痛	鼻部疖肿
		·鼻部红斑，可向面颊两侧部扩展	系统性红斑狼疮
		·鼻翼肥厚，眉睫及头发脱，呈狮面	麻风病
分泌物		·呈现水样分泌物	急性鼻炎早期、过敏性鼻炎发作期等
		·黏液性分泌物	慢性鼻炎、局部理化因素刺激等
		·长期脓性分泌物，伴头痛（朝轻暮重）	慢性鼻窦炎
		·鼻腔分泌物呈黄色干痂，且恶臭	慢性萎缩性鼻炎
		·不明原因的鼻塞，回吸涕带血	鼻咽癌
鼻出血	年龄	·小儿一侧鼻孔流脓血涕，且有恶臭	鼻腔异物
		·青春期女性周期性鼻出血	子宫内膜异位症
		·青年期大量鼻出血	鼻咽纤维瘤
		·中年以上鼻出血	高血压、鼻咽癌
		·老年鼻出血	动脉硬化及高血压等
	部位	·单侧鼻出血（一侧鼻孔出血）	外伤、鼻腔感染、血管损伤、鼻咽癌及鼻中隔偏曲等
		·双侧鼻出血	发热性传染病、血液系统疾病等
	伴随表现	·伴皮肤黏膜广泛性出血者	出血性疾病
		·伴发热，关节游走性疼痛，心肌炎及环形红斑	风湿热
		·伴肝掌，蜘蛛痣，脾大，腹水及腹壁静脉曲张	肝硬化
		·伴水肿，少尿，高血压及肾功损害者	肾功不全
		·与月经周期密切有关者	子宫内膜异位症

续表

项目		临床线索	诊断提示
鼻出血	伴随表现	・伴鼻腔或它处皮肤黏膜见有成簇的毛细血管，常伴有不明原因的消化道出血，常有家族倾向	遗传性毛细血管扩张症
		・伴高热	各种急性热病
		・伴颈静脉怒张	二尖瓣狭窄、肺心病、胸腔动脉瘤及纵隔肿瘤等
	病史	・既往或现有高血压史（好发于40岁以上者）	动脉硬化
		・有服用抗凝药、阿司匹林或非甾体类抗感染药物	药物性鼻出血
	嗅觉障碍	・暂时性嗅觉障碍，伴有鼻腔分泌物	急性鼻腔炎症
		・长期嗅觉障碍	鼻息肉、鼻中隔偏曲、慢性肥厚性鼻炎及慢性鼻窦炎等
		・头痛，复视，喷射性呕吐等	颅内占位性病变（常系肿瘤压迫嗅神经所致）
		・发作性嗅觉过敏，持续时间极短（数秒至数分）	嗅觉性癫痫（有异常脑电图表现可确诊）
		・鼻腔有脓性分泌物，常感恶臭	鼻窦炎、萎缩性鼻炎等
		・自觉有臭味，但鼻腔和脑电图检查均无异常	癔症性嗅觉障碍（本病常见于年轻女性）

【诊断思维】

（1）鼻部异常诊断思维（表2-290）。

表2-290　鼻部异常诊断思维

项目	诊断思维
鼻部外形异常	・鼻的外形异常除了外伤或手术外，大多数系先天性疾病所致，常见于唇裂者。如仅是鼻的外形与普通人略有差异，而不伴有任何症状或不适时，并非是疾病所致。肢端肥大症的鼻部异常增大有其特征性
	・鞍鼻俗称为塌鼻梁，是鼻梁比正常高度低，鼻背呈不同程度凹陷的畸形，多由外伤、感染及先天畸形引起，属鼻畸形中鼻梁低平或凹陷的种类。梅毒及麻风病均可导致的鼻骨破坏形成鞍鼻
	・鼻尖上有红丝缠绕，且高低不平。如不及时治疗，丘疹增大，皮肤变厚及鼻尖呈球形紫红色常提示系酒渣鼻
	能引起鼻翼扇动的疾病常提示为极度呼吸困难或呼吸衰竭，常可在短时间内发生致死，因此临床发现有鼻翼煽动者，应做到立即实施积极抢救措施
鼻塞及嗅觉障碍	任何损伤鼻黏膜或嗅神经的病变都可致嗅觉丧失，有的甚至是永久性的。鼻部或鼻窦手术嗅神经或鼻黏膜受损致短暂性嗅觉丧失。永久性气管造口术中断鼻通气致永久性嗅觉丧失。此外要提及外伤性嗅觉减退，外伤部位多为额部或枕部，可能源于以下三种机制：a.头部受到撞击时，由于大脑和颅骨的相对运动，筛板处嗅神经纤维被切断，这种情况下多伴有大脑钝挫伤。b.外伤后局部骨质发生骨折、错位，经过一段时间恢复后，骨质发生畸形愈合，引起鼻腔机械性阻塞。c.外伤引起中枢神经系统广泛性的损伤
	・鼻腔黏膜充血常为感染或过敏所致，常伴局部分泌物增多。鼻腔黏膜糜烂和（或）溃疡是局部病变的特征性表现，也可以是某些全身性疾病的局部表现之一（如维生素B族类的缺乏、系统性红斑狼疮或白塞氏病等）。因此，在诊断时应注意仔细地询问病史及系统的体格检查
	・事实上嗅觉障碍包括嗅觉减退、嗅觉丧失、嗅觉过敏、嗅觉倒错和幻嗅，临床上以前两者多见
	・鼻腔呈现脓性分泌物者，常提示局部有细菌的感染，此时应注意鼻窦有无压痛及局部皮肤有无红肿，如两者皆有常提示急性鼻窦炎；急性上颌窦炎时，常有患侧面颊部红肿；筛窦炎多在患侧内眦部呈现红肿；而慢性鼻窦炎者无鼻窦压痛及局部皮肤红肿
	・初期有鼻腔干燥、鼻腔黏膜糜烂有结痂，且易发生鼻出血，若同时伴有发热、呼吸道症状或体征，尿检查异常（酷似肾炎时的尿改变）时，应高度怀疑韦格肉芽肿，本病鼻部体征极易误诊为“萎缩性鼻炎”

续表

项目	诊断思维
鼻塞及嗅觉障碍	·重点要提及是鼻塞或嗅觉障碍并发症，常易被临床忽略。事实上该病中部分患者引起的严重后果是不可低估的，如鼻炎发病的临床症状各异，危害极大，当影响鼻腔的生理功能时，会出现呼吸障碍，引发血氧浓度降低，影响其他组织和器官的功能与代谢，而出现如头痛、头晕、记忆力下降，胸痛、胸闷、精神萎靡等症状，甚至有并发肺气肿、肺心病或哮喘等可能。当鼻炎未得到及时治疗影响嗅觉黏膜时，会出现嗅觉障碍，导致嗅觉完全丧失
	·如果鼻塞或嗅觉减退发生在中老年，应高度警惕鼻咽部的肿瘤。此外表现有眼、耳、口、鼻异常的患者务必注意排除鼻咽癌，特别当患者在视物出现重影时，应警惕是鼻咽癌早期症状之一，可能会伴有耳闷堵塞感、耳聋耳鸣、鼻塞、鼻血、头痛、面部麻木、复视及视物模糊等。若颅底受侵犯时引起相应的脑神经麻痹综合征。相当部分患者因病灶较小而无任何症状，反而以颈部淋巴结肿大为初诊时的主诉
	·引起嗅觉丧失的疾病很多，有时鉴别也相对复杂或困难。短暂性嗅觉丧失常见于应激，大脑嗅区黏膜肿胀梗阻，如重度吸烟、鼻炎及鼻窦炎等。持续性嗅觉丧失见于嗅觉神经上皮或嗅神经受损，如吸入麻痹鼻毛的刺激剂如可卡因、酸性物质均可引起持续性或短暂性嗅觉丧失。嗅觉丧失也可见于无器质性病变的患者如癔症、抑郁及精神分裂症等。嗅觉丧失多为双侧，单侧较少见，且患者不易觉察。因嗅神经同时也刺激味蕾产生味觉，故嗅觉丧失者常可伴有味觉丧失
	·若因鼻充血致嗅觉丧失，应用局部减充血剂或抗组胺药，提供喷雾剂或湿化器避免鼻黏膜干燥和稀释脓性鼻涕。建议不要过度应用局部减充血剂，因其可产生反跳性鼻充血。若嗅觉丧失不是因为单纯鼻充血引起时，应行诊断性检查，如鼻窦及颅骨 X 线片或 CT
	·因气流梗阻而出现短暂性嗅觉丧失，鼻中隔修复后嗅觉恢复。检查可发现鼻中隔偏曲、鼻黏膜充血肿胀及鼻甲肥大等。鼻黏膜受损或血肿吸收可致短暂性嗅觉丧失、鼻出血、头痛及用口呼吸等
鼻衄	·在诊断鼻出血时应进行出血量的评估，对在活动性出血的患者尤为重要。对于老年患者和出血较多的患者要注意有无失血性贫血、休克及心脏损害等情况，并及时处理。出血量较大者，应同时检测血型并备血。若老年患者血压偏低，应注意血栓形成的并发症
	·在病因诊断时应考虑下列特点：a. 鼻出血多由鼻本身病变（鼻腔及鼻窦）引起，少数由全身疾病引起；b. 多为单侧鼻腔出血，少数为双侧鼻腔；c. 多为间歇性少量出血，少数为持续性大量出血；d. 多数为 Little 's 区出血，少数为后鼻孔出血
	·儿童、青少年或青年人出血首先考虑 Little's 区（该区位于鼻中隔的前下方）的出血；其次在逐一排除鼻腔顶部如筛前、筛后及蝶腭动脉出血；考虑鼻中隔后部或下鼻道后外侧血管破裂出血（吴氏鼻－鼻咽静脉丛出血），常见于中老年

（2）鼻炎引起鼻阻塞的临床特点（表 2-291）。

表 2-291　慢性单纯性鼻炎和慢性肥厚性鼻炎临床特点

症状与体征	慢性单纯性鼻炎	慢性肥厚性鼻炎
鼻塞	间歇性、交替性	持续性
鼻涕	多、黏液性	不多，黏液性或脓性，不易擤出
嗅觉	减退不明显	可有
闭塞性鼻音	无	有
头痛、头昏	可有	常有
咽干、咽痛	可有	常有
耳鸣、耳闭塞感	无	可有
下鼻甲形态	黏膜肿胀，暗红色，表面光滑	黏膜肥厚，暗红色，表面不平，呈结节状或桑葚样，鼻甲骨大
下鼻甲弹性	柔软，有弹性	硬实，无弹性
对麻黄碱反应	有明显反应	反应小或无反应
治疗	非手术	以手术为主

（3）嗅觉障碍的分类及临床表现（表 2-292）。

表 2-292　嗅觉障碍的分类及临床表现

分类	鼻腔的阻塞性病变	头部外伤	病毒感染	老年性嗅觉改变
临床表现	由于鼻腔内出现异常的组织，鼻腔内气流方向的改变，或者鼻腔嗅区黏膜炎症性病变，使外界的气味不能到达嗅区黏膜或不能刺激嗅觉感觉细胞发生反应，则不能感觉到气味的存在。相关疾病包括鼻窦炎、鼻息肉、鼻腔内良恶性肿瘤、严重鼻中隔偏曲或鼻中隔穿孔等	在头部外伤的情况下，大脑和头颅底部骨质之间的相对运动会阻断嗅觉神经，由于其经再生能力很差，从而导致丧失嗅觉。这与头部外伤的严重程度之间没有必然的关系，可能很轻微的损伤也可引起嗅觉丧失	多数人都会在感冒期间出现嗅觉功能的减退或者丧失，大部分人可恢复，但少数患者会丧失嗅觉，是由于病毒损伤嗅觉神经所致。流行病学调查提示，副流感病毒 3 型可能是造成嗅觉障碍的病原体	由于嗅觉神经细胞的退化，老年人的嗅觉功能都会有不同程度的减退或下降。目前还发现，两种可在疾病早期即可出现嗅觉的下降，即阿尔茨海默症和帕金森病。值得引起临床重视起

（4）并发症。

① 鼻疖并发症：海绵窦血栓，鼻翼或鼻尖部软骨炎，颊部及上唇蜂窝组织炎及眼窝蜂窝组织炎等。

② 鼻窦炎的并发症：眶骨壁骨炎和骨膜炎，眶壁骨膜下脓肿，眶内蜂窝组织炎，眶内脓肿及球后视神经炎等。

（5）鼻塞诊断程序（图 2-52）。

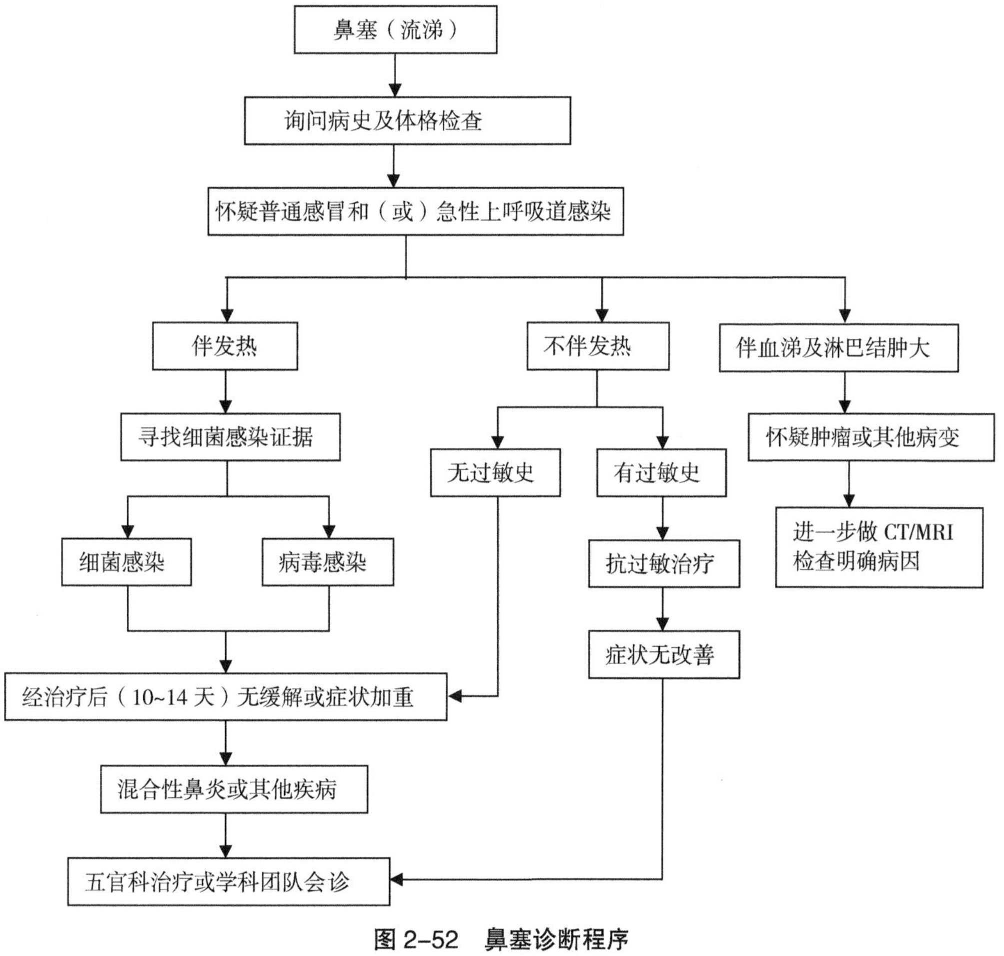

图 2-52　鼻塞诊断程序

【疾病特点与表现】

（1）鼻出血性疾病。

① 白血病：多数以皮肤黏膜、鼻腔等部位的出血为首发症状，源于制造血小板的巨核细胞减少，使血小板缺乏所致。其他表现还包括发热、骨痛或关节痛、牙龈肿胀、骨痛、肝脾及淋巴结肿大等。

② 特发性血小板减少性紫癜：本病可分急性和慢性，二者临床表现可见本书紫癜章节

③ 血管纤维瘤：本病通常发生于青春期男性，以严重的反复鼻出血和鼻塞为特征。

④ 尿毒症：本病因造血系的影响常表现不同程度贫血，晚期尚可有出血症状，常以皮肤黏膜、鼻腔、消化道等部位的出血。其他表现包括呼吸有氨臭味、尿量多减少、尿检及肾功能异常等。

⑤ 动脉硬化症：高血压动脉硬化鼻出血的发生率并不少见，凡50岁以上者出现鼻出血都应排除本病。其鼻出血发生部位多在鼻腔血管的急骤转弯处，如鼻腔后部蝶腭动脉转向鼻中隔处（该处动脉收缩力较差），一旦发生出血，常不易停止。

⑥ 子宫内膜异位症：可参见咯血章节内容。

⑦ 再生障碍性贫血：通常隐匿性发展，最终导致鼻出血，以及伴随淤斑、瘀点、视网膜出血、月经量过多、牙龈出血及消化道出血等症状。

⑧ 气压伤：多见于乘坐飞机和从事水下工作者，当存在上呼吸道感染时，气压伤可导致严重痛性鼻出血。

⑨ 胆道梗阻：本病有包括鼻出血在内的出血倾向，其典型表现为进食脂肪食物后右上腹疼痛、恶心、呕吐、发热及胃肠胀气，可并发黄疸。

⑩ 肝硬化：参见呕血章节内容。

⑪ 遗传性出血性毛细血管扩张症：此病鼻出血发作较频繁，有时每天都可发生，其他表现包括咯血、消化道出血及口、唇、舌、鼻等处出血，偶发于躯干和指尖黏膜的毛细血管扩张（极细小的斑片状、蜘蛛状皮损）。

⑫ 高血压：严重高血压可导致严重的鼻出血，通常在鼻后部、中鼻甲上方可触及搏动。

⑬ 传染性单核细胞增多症：本病可表现有鼻腔出血，典型特征有咽喉痛、颈部淋巴结肿大及傍晚体温可达顶峰的波状热。

⑭ 流感：若流感累及毛细血管则可导致鼻出血，其他表现包括干咳、畏寒、发热、肌痛、咽喉痛、声音嘶哑、头痛及流涕等。

⑮ 急性鼻窦炎：本病的鼻腔分泌物可有最初的微带血性或血性，演变为 24 ～ 48h 后的大量脓性。其他相关表现包括鼻充血、疼痛、压痛、全身乏力、头痛、低度发热及鼻黏膜红肿等。

⑯ 梅毒：三期梅毒患者常因鼻中隔溃疡形成而导致恶臭性的、血性鼻涕，可伴疼痛和鼻畸形。一期梅毒除典型硬下疳外，偶伴鼻部结痂和出血。

⑰ 伤寒：鼻出血是伤寒的常见症状，其他表现包括突发畏寒、高热、呕吐、腹胀、便秘、腹泻、肝脾大、黄疸、畏食、体重减轻及极度疲惫等。

⑱ 结节病：本病除鼻出血外还可伴干咳、胸骨后疼痛、全身乏力及体重减轻，其他表现包括心动过速、心律失常、腮腺肿大、颈部淋巴结病、皮肤损害、肝脾大，踝、膝及腕关节炎等症状。

（2）鼻塞性疾病。

① 感冒：普通感冒发作的典型症状是水样涕伴随喷嚏和鼻塞。鼻腔黏膜水肿可能导致鼻窦炎及味觉、嗅觉丧失。其他表现包括咽喉痛、周身乏力、肌痛、关节痛及头痛等。

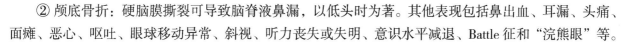

② 颅底骨折：硬脑膜撕裂可导致脑脊液鼻漏，以低头时为著。其他表现包括鼻出血、耳漏、头痛、面瘫、恶心、呕吐、眼球移动异常、斜视、听力丧失或失明、意识水平减退、Battle 征和“浣熊眼”等。

③ 甲状腺功能减退：可导致全身功能减退，常有鼻黏膜血管扩张、引发鼻塞等症状。其他表现包括全身乏力、食欲减退、体重增加、畏寒、颜面水肿、记忆衰退，毛发焦枯、舌体变厚、心动过缓及声音嘶哑等。

④ 鼻畸形：鼻中隔偏曲可能导致单侧或双侧鼻塞、打鼾及后鼻漏。由于鼻腔中气流变化，鼻中隔穿孔可导致鼻塞感。

⑤ 鼻骨骨折：鼻塞可由外伤发展而致，鼻部外伤可能导致鼻黏膜水肿、鼻出血、脓肿、鼻中隔移位。其他表现包括眶周淤斑、水肿、鼻部畸形及疼痛等。

⑥ 鼻息肉：鼻塞、嗅觉丧失是本病最常见症状，可伴清水状分泌物。部分可能有过敏、慢性鼻窦炎、鼻外伤、囊性纤维化病或哮喘病史。

⑦ 鼻肿瘤：各种良恶性鼻肿瘤均可能导致单侧或双侧鼻塞、鼻漏、鼻出血、局部疼痛、分泌物恶臭及面颊肿胀等。

⑧ 鼻咽部肿瘤：良恶性鼻咽肿瘤可出现鼻塞、鼻漏、鼻出血、中耳炎及说话有闭塞性鼻音等症状，常提示肿瘤的体积已经达到较大程度。鼻咽癌是较为常见的鼻咽部恶性病，多以颈部肿块或传导性听力丧失为早期表现。

⑨ 怀孕：孕期的高水平雌性激素也可导致鼻黏膜血管充血而鼻塞。其他表现包括清亮或微带血性的分泌物、打喷嚏、水肿和浅蓝色鼻甲。

⑩ 结节病：该系统性肉芽肿病偶尔会影响鼻部组织。鼻黏膜呈坚硬木质红斑状，表面覆盖带有恶臭的痂状分泌物，可伴干咳、胸骨下局部疼痛、体重减轻等。其他表现包括心动过速、腮腺肿大、颈淋巴结病、皮疹、肝脾大及多关节炎等。

⑪ 鼻窦炎：a. 急性鼻窦炎，常见症状包括发热、鼻塞、脓性分泌物、受累鼻窦面部区域疼痛及压痛等；b. 慢性鼻窦炎，鼻塞可长期或反复发生，间断性出现黏稠脓涕，受累鼻窦处轻度不适。慢性真菌性鼻窦炎与慢性细菌性鼻窦炎临床症状相似，如果在免疫功能缺失的基础上合并真菌性鼻窦炎时，可快速发展为眼球突出、失明以至死亡。

⑫ 韦格纳肉芽肿：除鼻塞外，其他表现包括结痂、鼻出血、脓性黏液分泌物、鼻中隔和鼻梁软骨坏死等。

⑬ 阿尔茨海默症、帕金森病及其他退行性中枢神经系统病变均可产生嗅觉丧失。其他表现包括痴呆、震颤，肌强直及步态改变。

⑭ 铅中毒：嗅觉丧失可为永久性或短暂性，取决于鼻黏膜受损的程度，其他表现包括腹痛、头痛、恶心、呕吐、便秘、腕下垂或足下垂、齿龈铅线、金属味、癫痫发作、谵妄及昏迷等。

⑮ 致死性中线肉芽肿：是一种缓慢进展性疾病，可导致永久性嗅觉丧失，检查可发现鼻部、鼻窦及上颚溃疡性肉芽组织，广泛痂皮形成和组织坏死，中隔软骨破损，可出现脓性鼻漏、浆液性中耳炎、眼睑和泪囊炎等。

⑯ 恶性贫血嗅觉丧失：可为永久性或暂时性，伴体力虚弱、舌苍白溃疡、四肢麻木及针刺感，其他表现包括味觉受损、苍白、头痛、易激、眩晕、恶心、呕吐、腹泻及气短等。

⑰ 血管舒缩性鼻炎：表现为短暂性嗅觉丧失伴慢性鼻充血、黏液性鼻涕、后鼻漏、打喷嚏及鼻黏膜苍白等。

⑱ 药物性嗅觉障碍：长期应用如萘甲唑啉、利血平、苯丙胺类、酚噻嗪类及雌激素等药物均可致

鼻黏膜充血水肿而致嗅觉减退，也可能是引起反跳性鼻充血而致嗅觉丧失。

（3）引起鼻翼扇动的疾病（部分内容可参见呼吸异常章节内容）。

① 呼吸窘迫综合征：本病一旦出现鼻翼扇动常提示病情危重，其他表现包括进行性呼吸困难（吸氧治疗难以缓解）、烦躁不安、发绀和心率增速，早期肺部体征不明显，或可闻及肺泡呼吸音减低和干湿啰音，后期出现肺实变体征，严重者常伴多脏器功能障碍（衰竭）的表现。

② 气道阻塞：本病是由多种原因所致的上气道气流严重受阻的临床急症，可表现为呼吸困难（吸气困难为主）、鼻翼扇动，其他表现包括刺激性干咳、气喘等。

③ 过敏反应：由过敏原致突发喉头水肿、气管和支气管痉挛，导致急性呼吸道阻塞症状，表现为胸闷、心悸、喉头有堵塞感、呼吸困难及鼻翼扇动等，伴有濒危感。大部分有过敏史。

④ 急性哮喘：在哮喘急性发作时，烦躁不安、呼吸困难（以呼气为显著）、不能平卧、呈端坐呼吸及双肺喘鸣音。其他表现包括面色苍白、鼻翼扇动、口唇及指（趾）发绀，甚至冷汗淋漓，吸气时可出现三凹征及颈静脉怒张等。

⑤ 小儿肺炎：呼吸表浅增快，鼻翼扇动，部分患儿口周、指甲轻度发绀。肺部体征早期不明显，尔后可闻及中小水泡音，合并胸腔积液时可有叩诊实音和（或）呼吸音消失。其他表现包括发热、拒食、烦躁、喘憋、精神萎靡、烦躁不安、食欲不振及腹泻等症状。

⑥ 张力性气胸：本病常表现为极度呼吸困难，端坐呼吸。缺氧严重者出现发绀、烦躁不安、昏迷，甚至窒息。查体可见患侧胸部饱胀、肋间隙增宽、呼吸幅度减低、皮下捻发音、叩诊呈鼓音及呼吸音消失。

⑦ 急性肺水肿：主要表现为突然出现严重呼吸困难，呈端坐呼吸、鼻翼扇动、咳嗽及咳粉红色泡沫样痰、烦躁不安、口唇发绀、大汗淋漓、心率增快、两肺布满湿啰音及哮鸣音，严重者可引起晕厥及心脏骤停。

⑧ 肺栓塞：呼吸困难和胸痛是本病最常见临床表现，当膈胸膜受累时疼痛可向肩或腹部放射，如有胸骨后疼痛颇似心肌梗死。慢性肺梗死有咯血、胸痛及低氧血症等表现。晕厥是肺梗死的常见征兆。

【相关检查】

（1）病史采集要点。

① 应详问患者嗅觉丧失是何时开始，持续时间，鼻塞为突发或缓慢发病的间歇性或持续性的，是单侧或双侧，是否有分泌物及其性状，清水状、脓状或血性状。

② 询问与诊断和鉴别诊断相关的临床症状，如发热、鼻出血、后鼻漏、打喷嚏、舌咽部干燥、味觉消失或食欲减退、多泪、面、眼及鼻、鼻窦或头部疼痛等。如鼻出血者应询问有无血液病病史。

③ 询问患者最近是否曾旅行，是否使用过药物、酒精饮料，之前是否有外伤或手术。是否有重度吸烟史或应用处方或非处方滴鼻剂和鼻喷雾剂。注意排除应用可卡因。

④ 鼻翼煽动者应注意询问心肺疾病史，了解有无鼻部疾病及过敏等，鼻出血应明确有无鼻外伤史，确认出血源于鼻腔或相邻组织，排除咯血和呕血。

（2）查体重点。

① 鼻翼煽动者注意观察生命体征、神志和意识改变、皮肤发绀、苍白及出血，仔细做好心肺检查。

② 检查患者的鼻部有无外伤、炎症、畸形、鼻中隔偏曲或穿孔。注意鼻黏膜形态和颜色，鼻甲的大小和颜色。检查有无鼻息肉，为中鼻道半透明肿块。注意鼻涕的特征。评估鼻甲、鼻中隔的状况及鼻通气的情况。检查眼眶是否异位，是否有视力下降、大量流泪和眼睛外观异常。触诊上颌窦及额窦是否有压痛。叩诊鼻窦区及边界。用拇指捏紧一侧鼻孔，让患者平静呼吸，检查有无鼻梗阻，听诊呼吸音和

黏液声音，让患者分辨气味检查嗅神经功能。检查耳部是否有中耳炎的迹象。应注意检查口腔、咽部、鼻部、喉部是否有炎症、溃疡或黏膜极度干燥，神经功能缺失。触诊颈部淋巴结。

（3）实验室检查。

① 通过与感染、过敏及肿瘤等相关疾病的实验室依据。

② 鼻腔若有分泌物应作涂片及培养。

（4）辅助检查。

头颅、鼻窦的 CT 及 MRI 检查。鼻内镜检查，根据病情诊断需要可取活组织病理检查。

（5）鼻镜检查。

① 鼻内镜检查可以发现鼻腔深部出血部位及早期肿瘤，确定颅底骨折及脑脊液鼻漏的瘘孔部位，还可以在直视下取活组织检查，行电凝固止血等。

② 后鼻镜检查。

③ 鼻窦内镜检查。经下鼻道前端行上颌窦钻孔，将各种角度的内镜依次经套管插入上颌窦内进行观察。

④ 嗅觉功能检查。

⑤ 纤毛功能检查等。

⑥ 嗅觉诱发电位。是由气味剂或电脉冲刺激嗅黏膜，在头皮特定部位记录到的特异性脑电位。该检查已在临床用于嗅觉障碍的诊断、嗅觉水平的检测和评估。

第十五章

口腔及舌异常

口腔是消化管的起始部分。前借口裂与外界相通，后经咽峡与咽相续。口腔内有牙、舌等器官。口腔前壁为唇、侧壁为颊、顶为腭、口腔底为黏膜和肌等结构。口腔借上、下牙弓分为前外侧部的口腔前庭和后内侧部的固有口腔，当上、下颌牙咬合时，口腔前庭与固有口腔之间可借第三磨牙后方的间隙相通。口腔（唇、舌、齿限、软腭及咽等处）黏膜的糜烂、出血、溃疡、色素沉着，舌的外形、运动及舌苔等异常改变均属本章叙述内容。

【常见病因】

（1）口唇病变。

慢性唇炎、腺型唇炎、良性淋巴组织增生性唇炎、浆细胞性唇炎、肉芽肿性唇炎、光化性唇炎及口角炎等。

（2）舌病变。

地图舌、沟纹舌、舌乳头炎、毛舌、萎缩性舌炎及灼口综合征等。

（3）口腔黏膜病变。

口腔单纯性疱疹、口腔念珠菌病、坏死性龈口炎、口腔结核、药物过敏性口炎、血管神经性水肿、多形红斑、复发性阿弗他溃疡、白塞病、创面性溃疡、天疱疮、类天疱疮、口腔白斑病、口腔扁平苔藓及盘状红斑狼疮等。

（4）牙周、牙龈病变：牙周萎缩、青少年牙周炎、单纯性牙周炎、药物性牙龈增生、肥大性龈炎、边缘性龈炎、牙周病及智齿冠周炎等。

（5）齿龈病变。

牙髓炎、急慢性牙体尖周炎、牙周炎、颌骨炎症、冠周炎、龋齿、牙本质过敏、釉质发育不全、牙折、牙隐裂、遗传性乳光牙及氟牙症等。

（6）溃疡。

外源性因素（病毒、细菌或外伤）和内源性诱导因素（激素的变化、精神心理因素、营养缺乏、系统性疾病及免疫功能紊乱）相互作用而致病，如创面性溃疡、复发性阿弗他溃疡、腺周口疮、癌性溃疡等。

【诊断线索】

口腔及舌异常（表 2–293）。

表 2–293　口腔及舌异常诊断线索

项目	临床线索	诊断提示
唇部异常	· 唇红干燥，结痂皲裂，脱痂后表面光亮，反复发作	剥脱性唇炎（又称单纯性唇炎）
	· 唇部水泡，糜烂，结痂及溃疡，且与强烈阳光照射有关	光化性唇炎
	· 下唇弥漫性肿胀，局部可触及数个 2 ～ 3cm 坚硬的黏液腺，晨起张口时有粘连感	腺性唇炎或脓性腺性唇炎
	· 唇部呈现红色斑块，表面光滑，无自觉症状	浆细胞性唇炎（好发于下唇）
	· 口角区局部充血、水肿、糜烂、皲裂	口角炎
	· 口唇局限性水肿骤然发生，数日后可自行消退，不留痕迹	血管神经性水肿
	· 上唇一侧或两侧裂缝，形似兔唇	唇裂（部分患者可同时伴有腭裂）
	· 下唇外缘表面有凸凹不平，形似弹坑状肿块，表面易出血	唇癌
	· 下唇黏膜呈现黄豆大小呈淡蓝色透明性囊肿	唇黏液腺囊肿
	· 唇部出现压之褪色的毛斑点	遗传性毛细血管扩张症
	· 唇色苍白	贫血
	· 唇色发绀	发绀性疾病（详见皮肤发绀章节）
	· 唇部呈现界限清楚的鳞屑性斑片，表面粗糙，易发生皲裂	银屑病（常同时伴有全身的皮损）
	· 若用玻片轻压下唇内侧，即出现红白交替的搏动	主动脉关闭不全、重症贫血等
舌部异常	· 一过性舌肥大	舌炎、口腔炎、血管神经性水肿
	· 舌轮廓乳头前方中线处呈现菱形红斑，光亮发红，轻度隆起	菱形舌（为一种先天性局限性舌畸形）
	· 舌体肥大，且有许多沟纹，由舌中线向外呈放射状排列	沟状舌（先天性或全身性脓疱性疾病）
	· 长期舌体过度肥大	甲状腺功能低下、肢端肥大症、多发性骨髓瘤、系统性淀粉样变性及晚期梅毒等
	· 舌面上有黄色上皮细胞堆积，且隆起，状如地图（地图舌）	核黄素缺乏
	· 舌面上出现横向裂纹（裂纹舌）	21- 三体综合征与核黄素缺乏（后者有舌痛）
	· 舌面上纵向裂纹	梅毒性舌炎
	· 舌头萎缩，舌体小，舌面光滑呈粉红色或红色（称镜面舌）	缺铁性贫血、恶性贫血及慢性萎缩性胃炎
	· 舌面或舌的两则呈现褐色色素斑	肾上腺皮质功能减退症
	· 舌面呈现溃疡，其边缘隆起，呈菜花状且易于出血	舌癌
	· 舌面光滑如镜面，全舌色泽红或呈现苍白	贫血、维生素 B_2 缺乏、干燥综合征、念珠菌感染等引起的萎缩性舌炎
	· 舌面呈鲜红色的天鹅绒样（称草莓舌）	猩红热
	· 舌根及中心部苔黄、厚腻，舌尖及舌缘呈红色	伤寒及长期高热性疾病
	· 舌面丝状乳头消失或稀少，草状乳头肥头，常有舌痛	巨幼红细胞性贫血
	· 舌呈现浅表性溃疡病灶，有假膜，且反复发作，自觉疼痛	嗜酸性粒细胞性舌溃疡
	· 舌光滑无苔，无乳头萎缩，且呈绛红色（呈鲜牛肉样）	维生素 B 族缺乏
	· 舌丝状乳头过度生长，细丝状，灰褐色或黑褐色（称黑毛舌）	口服广谱抗生素
	· 舌苔干燥，呈暗褐色，舌有皲裂，卷动困难	尿毒症、重症感染
	· 干燥舌见舌体缩小，并有纵沟	严重脱水
	· 舌震颤	甲状腺功能亢进症
	· 伸舌偏斜	舌下神经麻痹

续表

项目	临床线索	诊断提示
口腔黏膜异常	·口腔内集簇样水泡，粟粒大小的溃疡表面覆有白色薄膜	疱疹性口炎
	·口腔黏膜充血，牙龈呈现灰白色薄膜，局部疼痛	葡萄球菌性口炎
	·整个口腔黏膜均有灰白色假膜，伴糜烂，疼痛显著	链球菌性口炎
	·好发于颊黏膜和（或）齿龈，表面有苔膜，口臭显著	奋森口炎
	·颊黏膜大片溃疡，呈紫黑色	坏疽性口炎（又称走马疮）
	·口腔黏膜呈现针头大小隆起的小白点，拭去后易出血	鹅口疮（又称口腔白色念珠菌病）
	·口腔黏膜溃疡，伴发热，关节疼痛及周期性白细胞减少	周期性白细胞减少症
	·口腔呈现黄豆大小或更大水疱，数个破裂形成糜烂和溃疡	天疱疮
	·口腔黏膜散在多数性水疱，迅速形成溃疡，且常易复发	阿弗他口炎
	·第Ⅳ、Ⅴ磨牙对侧颊黏膜呈现针头大小灰白色斑点及皮疹	麻疹黏膜斑（又称 Koplik 斑）
	·口腔黏膜呈现白色斑块，触之表面有粗涩感	口腔黏膜白斑（可能系一种癌前病变）
	·颊黏膜的腮腺开口红肿，挤压后有脓性分泌物溢出	急性化脓性腮腺炎
	·口腔无痛性溃疡伴有全身系统性损害	系统性红斑狼疮（本病常见于年轻女性）
	·口腔溃疡伴有阴部黏膜溃疡及眼部症状	白塞氏病（称眼－口－生殖器三联综合征）
咽部和扁桃腺异常	·咽部明显充血水肿，黏液腺分泌增多	急性咽炎
	·咽部黏膜充血，咽后壁滤泡增生	慢性咽炎
	·咽后壁向前膨隆	咽后壁脓肿
	·扁桃体肿大未超过咽腭弓	扁桃体Ⅰ度肿大
	·扁桃体肿大超过咽腭弓	扁桃体Ⅱ肿大
	·扁桃体肿大达咽后壁中线	扁桃体Ⅲ度肿大
	·扁桃体陷窝内呈现脓性分泌物	化脓性扁桃体炎
	·咽峡部表面白色假膜状物，不易拭去，强行剥离易于出血	白喉
	·腭垂偏向一侧，患侧软腭上抬受限	多发性神经炎、进行性延髓性麻痹
牙龈和牙齿异常	·牙龈呈现灰蓝色线沉着，有长期接触史	铅中毒
	·牙龈缘出血	牙龈炎、牙龈结石、出血性疾病等
	·牙龈溢脓	慢性牙周炎
	·牙龈萎缩	慢性牙龈炎、老年人、长期刷牙方法不当者
	·牙龈肥厚	白血病、长期服用苯妥英钠、妊娠性牙龈炎
	·牙龈疏松肿胀，呈海绵状，牙限分离部分渗血	维生素 C 缺乏病
	·牙龈糜烂，牙齿疼痛或松动，伴蒜味样口臭	磷中毒性口腔病变
	·牙龈分离部糜烂，牙间隙增宽，伴呼吸有烂苹果味者	糖尿病性口腔病变
	·单牙间隙变宽	邻近牙齿拔除后的牙齿移动、肢端肥大症、糖尿病、甲状旁腺功能亢进症
	·牙齿咬合面的窝沟、邻面或牙颈部粗糙，且失去光泽	龋齿的早期征象
	·牙齿有龋洞	龋齿
	·牙面呈现黄褐斑	氟斑牙
	·牙面失去光泽，呈灰暗色	四环素牙
	·上中切牙间隙增宽，其切缘中央呈半月形凹陷	先天性梅毒
	·牙齿叩痛显著	牙齿槽深部脓肿

续表

项目	临床线索	诊断提示
口腔疾病	・主诉咀嚼食物困难	牙病、颞颌关节病及咀嚼肌群功能紊乱
	・刷牙后轻度出血	轻度牙龈炎
	・经常的、自发的、大量牙龈出血	血液病
	・反复出现的口腔感染	糖尿病、粒细胞缺乏症、白血病、免疫球蛋白缺乏病或白细胞功能紊乱
	・口腔单纯疱疹、口腔溃疡	免疫抑制者

【诊断思维】

（1）口腔异常诊断线索（表 2-294）。

表 2-294　口腔异常诊断线索

项目	诊断线索
口腔黏膜	・口腔异常表现不仅是各种口腔疾病的特征，而且也可作为反映机体是否健全的标志之一。因为许多疾病和口腔损害之间有着前因后果的关系，如口腔复发性无痛性溃疡可能是诊断系统性红斑狼疮的重要线索之一；中老年的龋齿常提示糖尿病；败血症者亦可直接来源于牙周炎拔牙后
	・一过性或短暂的口腔干燥可能无特殊临床意义，但经常或突然严重的口腔干燥常提示脱水、血容量减少，亦有可能是尿崩症、尿毒症或干燥综合征的临床表现，也可能是某些药物（如锑剂、阿托品等）的副作用
	・凡遇到因长期疾病引起衰竭者、应用大剂量或多种抗生素者、使用糖皮质激素者及免疫功能明显低下者（如糖尿病），应特别注意口腔的检查，因为这些患者极易合并口腔的炎症、溃疡等，尤其常见的是口腔的真菌感染
	・在考虑口腔黏膜出血的诊断，首先去除外有无出血性疾病的可能性，如特发性血小板减少性紫癜及白血病等
口腔溃疡	・舌溃疡的发生是多种因素综合作用的结果。免疫、遗传和环境可能是口腔溃疡发病的“三联因素”，遗传背景与环境因素包括精神神经体质、心理行为状态、生活工作和社会环境等，均可引发异常的免疫反应而导致口腔黏膜溃疡
	・舌溃疡发生常见原因有维生素或微量元素缺乏、感染、体内超氧自由基的生成和清除率不平衡（血栓素 B_2 和 6- 酮前列腺素比例失调及总体水平下降均可引发口腔溃疡）、微循环障碍、消化系统疾病及功能紊乱、内分泌变化、精神因素及遗传因素等
	・有系统性疾病的患者易发生口腔溃疡，主要是通过影响免疫系统而致病。口腔溃疡与胃溃疡、十二指肠溃疡、溃疡性结肠炎、克罗恩病及肝炎等有关
	・部分女性常可在月经期发生口腔溃疡，疼痛难忍，常伴口干、心烦及易怒等症状。主要是由于体内黄体酮水平增高而雌激素（黄体酮等）的水平降低所致
	・口腔反复发作的疱疹常预示患者有艾滋病的可能，绝大多数艾滋病患者在发病前常有念珠菌病、口腔疱疹和口腔溃疡等口腔病史，并且口腔毛状黏膜白斑可以作为诊断艾滋病感染的早期指征
齿龈	・以齿龈病变为首发表现的患者常可作为诊断的重要提示，其主要表现是病损局限于游离龈和龈乳头，牙龈色泽变为深红或暗红色、龈乳头圆钝肥大、牙龈松软脆及弱缺乏弹性。龈沟可加深达 3mm 以上，形成假性牙周袋，上皮附着（龈沟底）仍位于正常的釉牙骨质界处，这是区别牙龈炎和牙周炎的重要指征。牙龈轻触即出血，龈沟液渗出增多。慢性牙龈炎的始动因子是牙菌斑、牙石、食物嵌塞、不良修复体等，可促使菌斑和服聚，引发或加重牙龈的炎症。在刷牙或咬硬物时出现齿龈常提示牙龈病变

（2）虽然临床熟知咽痛、扁桃体肿大或化脓是扁桃体炎的特征性症状，却很少了解该病所致的其他临床表现，见表 2-295。

表 2-295　扁桃体炎（除咽痛）的其他临床表现

项目	临床表现
耳部	由于扁桃体肥大及鼻咽部炎性分泌物积聚，使咽鼓管咽口受阻，可并发非化脓性或化脓性中耳炎，导致听力减退和耳鸣、耳闷
鼻部	扁桃体肥大常并发鼻炎、鼻窦炎，故患者常有鼻塞、流涕、张口呼吸、流涎、讲话时带闭鼻音及睡眠打鼾等症状
呼吸道感染	由于炎症和分泌物刺激呼吸道黏膜，常引起咽喉、气管及支气管炎，故患者可出现咽部不适、声音改变、咳嗽、咳痰、气喘及低热等症状
腺样体面容	由于长期张口呼吸，影响小儿面骨发育，上颌骨狭长，硬腭高拱变窄。牙齿外突，牙列不整，咬肌不良，下颌下垂，唇厚，上唇上翘，下唇悬挂，外眦下拉，鼻唇沟浅平。加有精神萎靡，面部表情呆板、愚钝，即形成所谓“腺样体面容”

（3）并发症。

① 菌血症或败血症：由口腔细菌直接入血扩散形成。

② 感染性心内膜炎：由细菌黏附于心脏瓣膜后形成菌栓和赘生物所致，菌栓脱落可导致体内栓塞现象，如脑梗死等。

③ 脑脓肿：由败血症所致。

（4）慢性扁桃体炎诊断程序（图 2-53）。

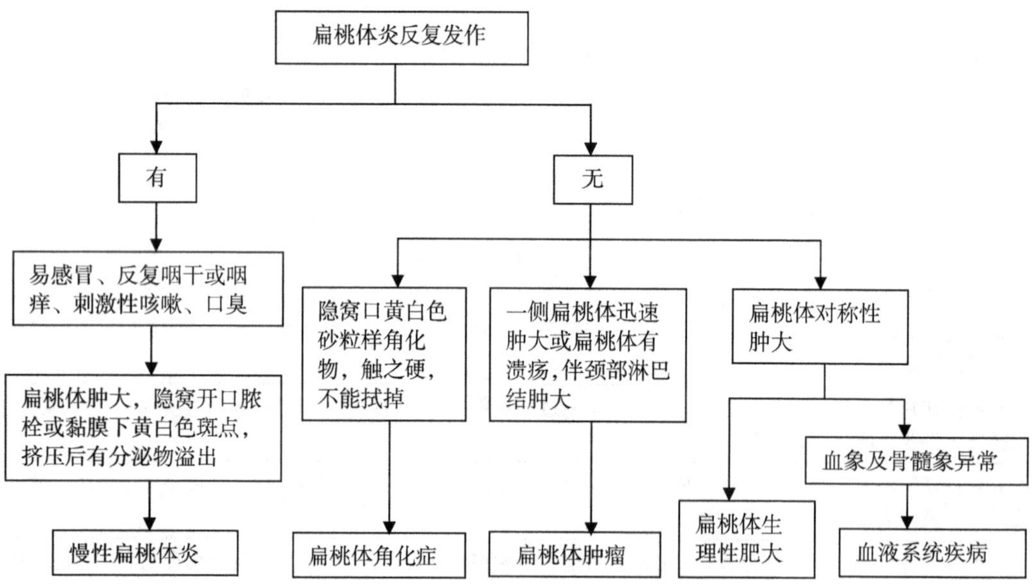

图 2-53　慢性扁桃体炎诊断程序

【疾病特点与表现】

（1）口唇炎症性疾病。

① 干燥脱屑型唇炎：主要表现为口唇干燥、皲裂、有纵沟纹或裂沟、脱屑、出血及疼痛等，以口唇鳞屑剥脱为主，症状可久治不愈。合并真菌感染时可有假膜形成且不易拭去，表现红肿、糜烂等。

② 湿疹糜烂型唇炎：表现唇部充血、水肿、糜烂、渗出直至结痂，本病常有日光照射病史等。

③ 腺型唇炎：男性略多于女性。长期不愈者可形成巨唇，部分可变为鳞状上皮癌，临床表现见表 2–296。

表 2–296　腺型唇炎临床分类及特点

单纯型	化脓型
以唇黏液腺增生为主，最常见，唇部肿胀增厚，自觉有紧胀感，唇红缘及唇内黏膜可见散在针头大小紫色斑点，中心有凹陷的黏液腺导管口，边缘清晰，黏膜下有多个粟粒大小结节，为肿大唇腺，挤压或轻轻向外牵拉患唇，可见露珠样黏液由导管口流出。由于黏液不断分泌，唇部常形成胶性薄膜，睡眠时，唇部运动减少，唾液分泌降低，常使上下唇互相粘连。表面可有干燥脱屑、糜烂、结痂	是由单纯型继发感染而成，又称脓肿性腺性唇炎，炎症轻重和病变部位深浅使之出现不同的临床表现。感染表浅时局部形成浅溃疡，表面结痂，痂下有脓液，疼痛明显。感染较深时，可有脓肿和窦道形成。挤压唇部有脓性分泌物从导管口排出。病程持久时可形成巨唇

④ 肉芽肿性唇炎：唇肿大可单独发生，且为渐进性的肿大、增厚，时轻时重，直至持续性肿大。

⑤ 唇皲裂：口唇皲裂多由维生素 B2 缺乏所致，可见嘴唇有若干裂缝，严重时可渗血。发生细菌感染时常伴脓肿、发热及黏膜充血等。

⑥ 唇疱疹：初起局部先有灼热、瘙痒及潮红，继而出现密集成群或数群针头大小水疱，较原发型的水疱小，且簇集，破裂后而糜烂、渗液，逐渐干燥结痂。

（2）口腔溃疡病诊断程序（图 2–54）。

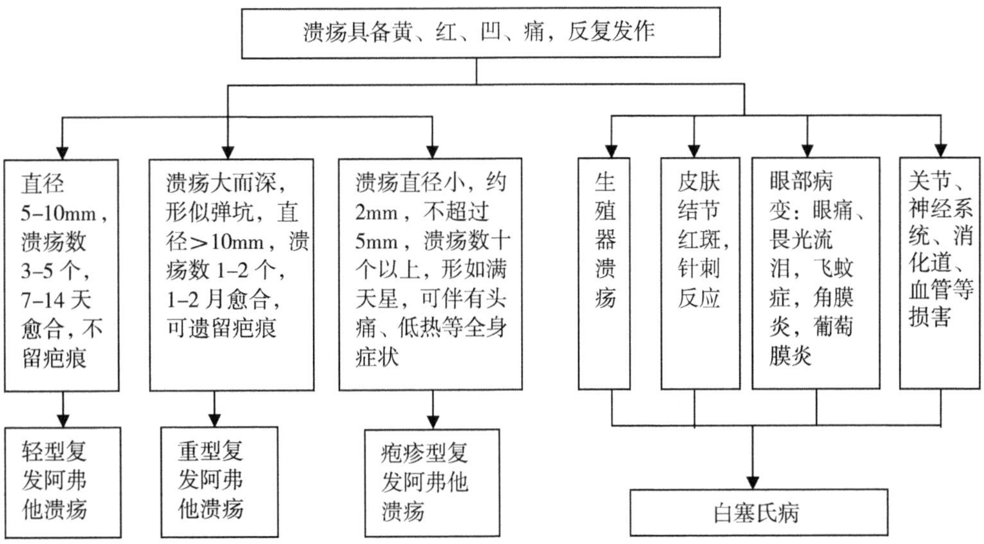

图 2–54　口腔溃疡病诊断程序

（3）常见复发性溃疡疾病的特点（表 2–297）。

表 2–297　常见复发性溃疡疾病的特点

鉴别要点	复发性溃疡	创面性溃疡	结核性溃疡	坏死性涎腺组织转化	癌性溃疡	白塞氏病
年龄性别	中青年	青少年	中青年	男性	老年	青壮年
溃疡特征	深、充血、边缘齐、有假膜	深浅不一、边缘可隆起，形态与损伤因素契合	深，周围受浸润，呈鼠噬状，底部肉芽组织	深及骨面，充血，边缘隆起，底部肉芽组织	深浅不一，周围硬，有浸润，边缘不齐，底部菜花状	于口唇、颊部黏膜及舌面。红色边缘，表面有白色或黄白色假膜覆盖

续表

鉴别要点	复发性溃疡	创面性溃疡	结核性溃疡	坏死性涎腺组织转化	癌性溃疡	白塞氏病
好发部位	口腔后部	唇、舌及颊黏膜	唇、前庭沟及牙槽黏膜	硬腭，软硬腭交界处	舌腹，舌缘，口角区、软腭	口腔、生殖器
全身情况	较好	好	结核症状	弱或较好	弱或恶病质	累及多器官
自限性	有	无	无	有	无	无

（4）急性扁桃体炎的诊断并不困难，但需与下列疾病鉴别（表 2–298）。

表 2–298　急性扁桃体炎的鉴别

疾病	咽痛	咽部所见	淋巴结	全身情况
急性扁桃体炎	咽痛剧烈、吞咽困难	扁桃体表面覆盖白色或黄色点状渗出物，呈膜状，可拭去	下颌淋巴结肿大，伴压痛	急性病容、高热、寒战
咽白喉	咽部轻微痛	灰白色假膜超出扁桃体范围如腭弓、软腭及咽后壁等。假膜坚韧，不易拭去，剥离易出血	颈部淋巴结可肿大，呈“牛颈状”	精神萎靡、低热、面色苍白、脉搏微弱等
猩红热	咽痛程度不一	咽部充血，灰黄色假膜易拭去	颌下淋巴结肿大	高热、皮疹、杨梅舌
急性咽峡炎	单侧咽痛	一侧扁桃体覆有灰色或黄色假膜，擦去后可见溃疡	患侧颈部淋巴结肿大	全身症状较轻
单核细胞增多症咽峡炎	咽痛较轻	扁桃体红肿，有时覆盖有白色假膜，易拭去	全身淋巴结肿大	高热、头痛、皮疹及肝脾大等
粒细胞缺乏性咽颊炎	咽痛程度不一	坏死性溃疡，被覆褐色假膜，周围组织苍白、缺血。软腭及牙龈有同样病变	无肿大	弛张热、全身情况迅速衰竭
白血病性咽峡炎	一般无咽痛	早期为一侧扁桃体浸润肿大，继而表面坏死	全身淋巴结肿大	高热、全身性出血及衰竭等
咽旁脓肿	疼痛放射至耳部，吞咽困难	扁桃体及咽侧壁被推向咽腔，腭咽弓水肿	颈部、颌下淋巴结肿大	畏寒、高热、头痛、颈部肿胀、下颌区触痛明显
扁桃体恶性肿瘤	一侧咽痛，吞咽时明显	单侧扁桃体肿大，质硬，表面光滑或溃疡，或呈菜花状	颈部淋巴结肿大	晚期咽痛加剧，同侧反射性耳痛，伴吞咽困难及呼吸困难，直至全身衰竭

（5）牙龈出血性疾病。

① 慢性单纯性龈炎：a. 轻度慢性单纯性牙龈炎所侵犯的是游离龈和龈乳头，尤以下颌前牙龈炎症明显，咬水果或刷牙时常出现牙龈出血；b. 严重者附着龈可因组织水肿，点彩消失，表面光亮，龈缘有糜烂或肉芽增生，龈袋溢脓；c. 病程较长者，可导致牙龈纤维增生，牙龈增生突起，此时牙龈颜色轻度发红或接近正常，质地较硬，出血较少。

② 妊娠期牙龈炎：部分妇女在妊娠期，出现牙龈充血肿大，尤其是牙间明显乳头肿胀、色暗红及发亮，严重者可有溃疡和假膜形成，可伴疼痛发生。常在怀孕后第 2 或 3 个月时发生，分娩后可消退。

③ 药物性牙龈纤维增生：牙龈增生常开始于服药后第 1 年内，始于唇颊侧或舌侧的牙间乳头或边缘齿龈，牙龈表面呈桑葚状或呈分叶状、坚实有弹性、呈淡粉红色、不易出血及无痛。见于长期服用苯妥英钠、免疫抑制剂环孢素及硝苯地平（硝苯地平）等。本病应与牙龈纤维瘤病进行鉴别，见表 2–299。

表 2-299　药物性牙龈纤维增生与牙龈纤维瘤病的鉴别

项目	药物性牙龈纤维增生	牙龈纤维瘤病
病史	有家族史	有服药史
表现	主要累及牙间乳头和龈缘	可波及附着龈
增生面	增生牙龈一般覆盖牙冠 1/3 左右	常覆盖牙冠的 2/3 以上
病理	组织学观察与纤维型牙龈肥大	偶见炎症细胞

（6）牙龈肿胀性疾病。

① 妊娠性牙龈肿胀：在妊娠的前 3 个月和妊娠中期，会因为激素水平变化使牙龈血管增生而导致生理性牙龈肿胀，肿胀的牙龈可因轻微刺激而感染，牙龈乳头呈特征性的草莓色（妊娠性牙龈瘤）。

② 克罗恩病：表现为牙龈颗粒或鹅卵石样肿胀，急性者表现包括发热、心动过速、腹胀、腹部压痛、反跳痛及肠鸣音亢进等。慢性者常有食欲不振、体重减轻、耻区包块、皮肤损害（结节性红斑）及关节炎等症状。

③ 纤维增生症（特发性）：本病牙龈呈弥漫性增大，甚至可覆盖住牙齿。牙齿表面包裹大块、质硬、无痛的纤维增生组织，会影响牙齿萌出，造成唇突和咀嚼困难等。

④ 白血病：牙龈肿胀是白血病常见表现，尤其是在急性单核细胞、淋巴细胞或粒细胞白血病。常表现为局部肿胀或伴坏死，牙龈变为蓝色，富有光泽，且易出血。

⑤ 维生素 C 缺乏：呈海绵状且易出血。

（7）引起牙龈出血的全身性疾病。

① 粒细胞缺乏症：自发性牙龈出血和其他全身性出血，其他表现包括疲劳、乏力、发热及寒战。检查可发现口腔和肛周病变，通常出现粗糙的灰色或黑色假膜。

② 再生障碍性贫血：牙龈损伤后可出现出血，常有其他部位出血，如皮肤、鼻等处的出血。其他表现有进行性乏力和疲劳、呼吸急促、头痛及脸色苍白等。

③ 肝硬化：牙龈出血常提示肝硬化已处于晚期，其他表现包括晚期腹水、肝大、皮肤瘙痒和黄疸等。

④ 血友病：轻度血友病即可导致血肿及鼻、牙龈或术中出血延长。重度血友病于轻微损伤后即出现严重出血，如皮下、肌肉及关节腔内血肿。

⑤ 遗传性出血性毛细血管扩张症：特点是牙龈红色或紫色的蜘蛛样出血，压迫后可变白，伴自发性出血，常发生于嘴唇、口腔黏膜、上腭、脸、耳朵、头皮、手、胳膊、脚及指甲下，鼻出血通常发生早，且难以控制。本病可出现咯血和消化道出血。

⑥ 白血病：牙龈出血是急性单核细胞、淋巴细胞或粒细胞白血病的早期临床表现，常表现为频繁牙龈出血伴有牙龈肿胀、坏死及淤斑。牙龈触痛，出现蓝色光泽。其他表现包括高热、骨痛、发热、畏寒、皮疹、脾大、扁桃体和淋巴结肿大，贫血表现有疲劳及脸色苍白等。

⑦ 真性红细胞增多症：本病牙龈肿胀，即使轻微创面都会导致牙龈渗血。本病常侵袭口腔黏膜，尤其是牙龈和舌，呈深紫红色。其他症状包括头痛、呼吸困难、头晕、疲劳、感觉异常、耳鸣、复视或视物模糊、上腹不适、体重减轻、血压上升、淤斑及肝脾大等。

⑧ 血小板无力症（家族性）：这种遗传性疾病导致自发性口腔出血，尤其是牙龈出血。也常出现紫癜、鼻出血、关节积血及呕血、黑便等消化道出血的表现。

⑨ 血小板减少症：患病时常出现牙龈出血，即使轻微损伤也会发生较大量出血。其他临床表现包括口腔内血疱，皮肤淤点及淤斑，鼻出血及血尿等。

⑩ 血小板减少性紫癜(特发性):本病常表现牙龈出血,其他典型表现小到皮肤淤点,大至大量出血,并合并黑便、鼻出血或血尿等。

⑪ 维生素 C 缺乏症:牙龈呈红色或紫色。牙齿松动,牙周可充满血细胞凝结块。其他表现包括肌肉和关节疼痛、淤点、淤斑、甲下线状出血及眼底出血。

⑫ 维生素 K 缺乏症:刷牙时牙龈出血常为首发症状。还可出现淤斑、鼻出血以及血尿,消化道出血出现呕血和黑便,颅内出血可导致意识障碍和局灶性神经功能异常。

(8)舌病变。

① 舌炎:泛指舌部的慢性非特异性炎症,以舌面成片地发红及光滑为特征,表现为流涎、进食及咀嚼困难、口内恶臭、吞咽异常、舌黏膜红肿、疼痛及溃疡,可伴舌麻痹症状。

② 巨舌:即舌的体积增大,可有舌部发作性肿胀和疼痛。由多种原因引起,如先天发育异常、血管瘤、淋巴管瘤、神经纤维瘤、甲状腺功能低下或淀粉样变等。

③ 舌痛症:常见于中年或老年妇女,可局部疼痛、烧灼感或局部发热,性质和程度不同,以舌尖部最敏感。疲劳、饮酒或刺激性食物均可使上述症状加重,口腔检查无任何异常发现。本病多与精神因素有关,也可伴有全身性疾病,如恶性贫血、烟酸缺乏等。

④ 舌溃疡:是一种以周期性反复发作为特点的口腔黏膜局限性溃疡损伤,可自愈,常发生于口腔黏膜的任何部位。以唇、颊、软腭或齿龈等处多见,为单个或多个大小不等的圆形或椭圆形溃疡,表面覆盖灰白或黄色假膜,中央凹陷,边界清楚,周围黏膜红而微肿,溃疡局部灼痛明显。具有周期性、复发性及自限性特征。

(9)常见的牙齿疾病。

① 龋齿:表现为颜色发黑、牙上有洞,伴或不伴有疼痛。早期没有任何症状,仅有牙面上颜色发黄或者发黑。如累及牙神经则会引起剧烈的疼痛。龋齿的好发部位有后牙牙合面窝沟龋、磨牙颊面沟龋、牙颈部龋及后牙邻面龋等。

② 牙髓炎:以疼痛为主要症状,常为难以忍受的剧痛,坐卧不安及饮食难进。本病可分为急性和慢性,急性者常出现自发性阵发痛、冷热痛、夜间痛及放射痛,患者常不能定位患牙。慢性者没有明显地自发痛,但常有长期冷、热刺激痛病史。患牙对温度测验反应异常,叩诊不适是很重要的定位线索。本病需与急性上颌窦炎鉴别,见表 2-300。

表 2-300　急性牙髓炎与急性上颌窦炎的鉴别

项目	急性牙髓炎	急性上颌窦炎
疼痛性质	尖锐,程度剧烈,阵发性的自发性疼痛	持续性胀痛
疼痛部位	各牙位均可发生,不定位,向一侧头面部放射	仅累及上颌前磨牙及第一磨牙区疼痛,可放射至头面部
夜间疼痛	加重	无
其他表现	无	头痛、鼻塞及鼻腔脓性分泌物
检查所见	有致牙髓炎原因(龋、非龋、牙周病等)	相应处上颌窦前壁压痛,耳鼻喉科检查异常
治疗诊断	治疗患牙有效	消炎止痛药有效

③ 急慢性根尖周炎:a. 有龋洞外伤及牙体手术史,牙髓大多无活力;b. 有剧烈的持续性自发痛能明确定位,牙松动、有伸长感、触痛、叩击痛及咬合痛;c. 根尖区软组织红肿,重者形成脓肿颌面部蜂窝织炎,颌下淋巴结肿大、压痛、恶寒及发热等全身症状。

④ 牙周炎：早期症状是牙龈变红、出血和口臭。可用细的牙周探针测得牙周袋的深度。当牙槽骨的损坏越来越多时，牙齿发生松动和移位，前牙常向外倾斜。牙周炎一般不引起疼痛，可因咀嚼或脓肿形成时才会出现疼痛症状。

⑤ 冠周炎：早期常无明显全身反应，可觉患区胀痛不适、咀嚼及吞咽困难、张口活动时疼痛加剧。检查可见阻生牙和磨牙后区肿胀、冠周袋内有脓性分泌物。

⑥ 牙本质过敏：主要表现为刺激痛，当刷牙、吃硬物、酸、甜、冷、热等刺激时均引起酸痛，尤其对机械刺激最敏感。

⑦ 釉质发育不全：a. 轻症，釉质形态基本完整，仅有色泽和透明度改变，形成白垩状釉质，这是由于矿化不良、折光率改变而形成的，一般无自觉症状；b. 重症，牙面有实质性缺损，即于釉质表面出现带状或窝状棕色的凹陷。

⑧ 牙折：牙是指牙齿受到急剧的机械外力作用造成牙齿折断。多见于上前牙，常伴有牙髓和牙周组织损伤，重者常伴有牙槽突骨折。临床上常根据其折断的位置而分为冠折、根折及冠根折。

⑨ 牙隐裂：指牙冠表面的非生理性细小裂纹，不易被发现。牙隐裂的裂纹常深入至牙本质结构，是引起牙痛的原因之一。表浅的隐裂常无明显症状，较深时遇冷热刺激敏感，或有咬合不适感。深的隐裂因已达牙本质深层时，多有慢性牙髓炎症状，有时也可急性发作，并出现定点性咀嚼剧痛。凡出现上述症状而未能发现患牙有深的龋洞或深的牙周袋，牙面上探不到过敏点时，常提示牙隐裂的可能。

⑩ 遗传性乳光牙：牙冠呈半透明乳光色、浅黄色或棕黄色，釉质很易折失，特别是切牙切缘和磨牙的合面。牙本质暴露后极易被磨损，表现为重度磨耗后牙本质平面的出现。

⑪ 氟牙症：又称氟斑牙或斑釉牙，属地方病，是在牙齿发育形成时期从饮水、食物、空气中摄入过量的氟所致的牙釉质发育不全。受累的牙齿表现为牙釉质颜色改变，摄入氟越多，颜色改变越明显，牙釉质呈棕色或黑色，有点窝状缺损，使整个牙齿形态发生改变。

【相关检查】

（1）病史采集要点。

① 口腔异常中无论牙还是舌，无论是唇还是扁桃体，每一个症状都应仔细询问，如疼痛，则应询问疼痛的部位，疼痛发展的方式、疼痛的程度、疼痛伴随症状、使疼痛加重或减轻的因素等。

② 详细询问病史，包括饮食情况，口腔卫生状况，是否有高血压、糖尿病等病史。牙病者应询问有无烟酒及甜食嗜好。有牙龈出血是否新发或曾经出现过，何时开始出血，是否连续性或间歇性，自发的还是刷牙时或剔牙时出现等。

③ 应询问患者或其任何家庭成员有无出血倾向，如是否容易擦伤和经常流鼻血，拔牙后是否容易出血、是否有肝脏疾病史及药物史等。

④ 了解诊疗经过。

（2）查体重点。

① 注意唇部黏膜损害的颜色、性状及其范围，应注意检查颈部、颌下及颏下淋巴结的检查。口腔炎症性疾病发病时间与病程缓急，张口、吞咽、咀嚼功能障碍的程度，肿痛的中心部位。

② 询问全身反应及伴随症状。

③ 如是牙病，应仔细检查牙齿、牙周及咬合：牙齿的数目（缺失或增多）及排列情况；有无龋齿、牙冠变色（必要时做活力测验）、牙折、叩痛，咬合关系；牙周有无红肿、增生、肥大、萎缩、溢脓及牙周袋、牙结石。检查牙龈，以确定出血部位和出血量，检查是否有炎症，牙龈周围是否有肿胀、回缩、

肥厚、变色与牙龈增生。注意有无牙龈腐烂、变色、色素沉着、牙齿异物（如食物）及有无牙齿缺失等。

④ 固有口腔的检查包括：

a. 腭。硬、软腭有无红肿、溃疡、畸形及新生物（大小、硬度、活动度），软腭运动情况，有无发音、吞咽等功能障碍。

b. 舌。观察舌质及形态，舌系带附着位置及长度是否正常，活动度是否受限或偏斜；舌背黏膜及乳头：有无皲裂、溃疡、肿块（记录大小、范围、硬度、活动性，有无触压痛及浸润）；舌感觉有无异常；口底黏膜有无充血、肿胀、溃疡及新生物等。

⑤ 颌下腺导管开口处有无红肿、溢脓，扪诊有无导管结石。

⑥ 扁桃体：扁桃体是否充血、肿大、表面可有黄白色脓性分泌物，若有，该渗出物是否融合成膜状。同时还应注意颈部淋巴结的检查，特别是下颌角处的淋巴结。

⑦ 咽：检查是否有充血、分泌物及滤泡增生等。

（3）实验室检查。

血尿便常规、血糖、肝肾功能检查。若口腔有分泌物者应做涂片及细菌培养。口腔黏膜病者，则根据病情需要做组织活检。

（4）辅助检查。

牙片、口腔曲面断层片及口腔 CT。

第十六章

声音嘶哑

声音嘶哑（又称声嘶）是喉部，特别是声带病变的主要症状，多由喉部病变所致，也可因全身性疾病所引起。声音嘶哑程度可因病变轻重而异，轻者仅见音调变低、变粗，重者发声嘶哑，甚至只能发出耳语声或失音。

【常见病因】

（1）急慢性咽喉部病变。

急性喉炎、慢性喉炎、喉结核、喉梅毒及变态反应等。

（2）声带疾病。

声带息肉、声带小结。

（3）声带麻痹。

喉返神经受损、喉上神经受损、迷走神经受损、神经肌肉瘫痪、脑肿瘤、脑卒中、脱髓鞘疾病、颈静脉球栓塞性静脉炎、白喉、麻风、结核、带状疱疹、伤寒及猩红热等。

（4）喉部肿瘤。

① 良性肿瘤：如乳头状瘤、纤维瘤、血管瘤等。

② 恶性肿瘤：鼻咽癌、甲状腺肿瘤、恶性淋巴瘤、颈动脉瘤、脑膜瘤、神经鞘膜瘤、下咽癌、食管癌、胸腺瘤、肺和支气管转移癌等。

（5）外伤。

环杓关节脱位、喉部物理化学损伤、急性颈部创面、钝挫伤、刺伤、锁骨骨折、肋骨骨折、颅底骨折；手术创面如甲状腺手术、颈淋巴结切除术、肺叶切除术、心脏手术、动脉导管手术等。

（6）先天畸形。

喉膨出、喉蹼等。

【诊断线索】

（1）声音嘶哑诊断线索（表 2-301）。

表 2-301　声音嘶哑诊断线索

项目	表现	诊断提示
症状体征及伴随表现	・咳嗽，鼻塞，显著咽痛	急性喉炎
	・突然发作，伴有轻、中度呼吸困难	喉部血管，神经性水肿
	・长期声音嘶哑，且无明显进行性加重者	慢性喉炎
	・平时发音过多	职业性声音嘶哑、声带小结或息肉

续表

项目	表现	诊断提示
症状体征及伴随表现	· 伴有软腭上抬受限及声带活动受限	延髓麻痹（又称延髓性麻痹）
	· 随运动或体位改变的声音嘶哑	带蒂的声带息肉
	· 心脏明显增大	心包积液、二尖瓣狭窄及心肌病等
	· 出现眼睑下垂，朝轻暮重，肌肉无力，运动后无力更为显著	重症肌无力
	· 伴肢体对称性末梢感觉障碍，脑脊液检查呈现蛋白细胞分离现象	急性感染性多发性神经炎
	· 声音嘶哑发生在颈部手术之后	喉返神经损伤
	· 伴颈部淋巴结肿大，质硬且不活动	颈部或喉部恶性肿瘤转移
	· 发病急骤，甲状腺肿大，局部胀痛	急性甲状腺炎
	· 发音变粗，且低沉或嘶哑，伴面部水肿肢冷，皮肤苍白及粗糙等	黏液性水肿
	· 尖锐的响声及喉鸣	双侧的声带麻痹
年龄	· 儿童时期声音嘶哑	先天畸形（喉膨出、喉蹼）
	· 婴儿和幼儿时期声音嘶哑	急性喉气管支气管炎
	· 青春期前的男孩声音嘶哑	上呼吸道乳头状瘤、声带息肉
	· 中老年声音嘶哑	良恶性喉部肿瘤

（2）声音嘶哑诊断程序（图 2–55）。

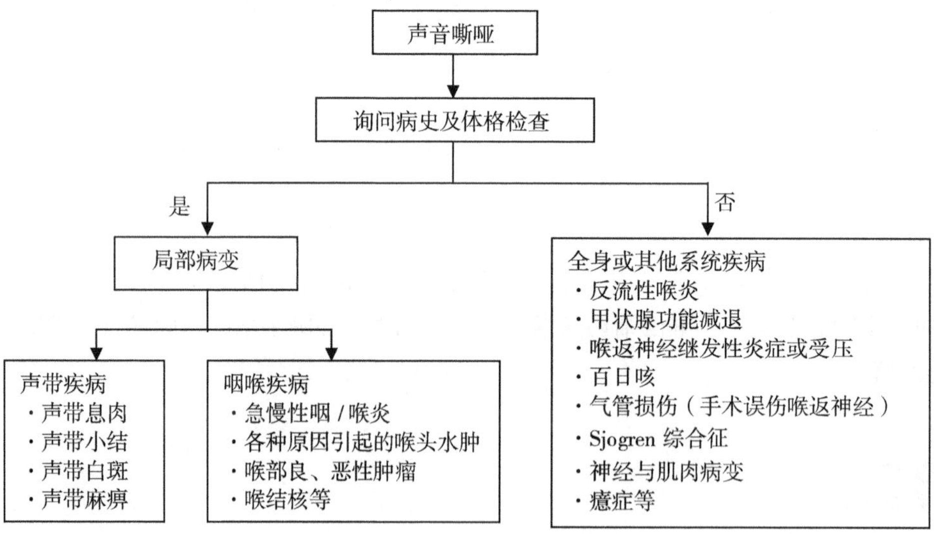

图 2–55　声音嘶哑诊断程序

【诊断思维】

（1）声音嘶哑诊断思维（表 2–302）。

表 2-302　声音嘶哑诊断思维

项目	诊断思维
声音嘶哑	·声带本身的病变或其邻近周围组织以及支配声带运动神经的器质性或功能性疾病均可引起不同程度的声嘶。如声带的炎症、甲状腺肿大等。当进食液体、吸入异物及胃内容物对喉部造成刺激后，可出现短暂性的嘶哑
	·临床上表现有程度不同的音质变化，最轻的称为“毛”，即在发高音时有某种程度的音质改变，声音变粗糙；“沙”指几乎所有音调的音质都有改变；中度的音质改变称为“嘶”，此时除音质变得粗糙和不纯外，尚有漏气，提示双侧声带在发音时有明显间隙。重度音质改变称“哑”，即发声时声门间隙很大，声带无法振动，只能发耳语声
	·声带息肉、声带小结，或喉肿瘤、急慢性咽喉炎、外伤、水肿、肿瘤及局部肌肉瘫痪时，引起声带的形状、弹性或紧张度变化致使声带振动既不对称又不均匀，便产生声嘶
	·声带麻痹也称喉麻痹，是一种临床表现，而并非是一个独立疾病。当喉的运动神经（喉返神经）受到损害时，即可出现声带外展、内收或肌张力松弛三种类型的麻痹
	·发生声带麻痹首先应排除胸部的恶性肿瘤，侵犯喉返神经所致，气管插管可导致声带损伤，留置胃管导致声音嘶哑原因有胃管质地较硬时在下插过程中损伤喉返神经，置管过程中患者咳嗽、说话导致胃管移动或机械性刺激引起喉头水肿，压迫喉返神经造成声带麻痹
	·在诊断声带麻痹时应排除功能性失音，其特点多为一侧性，两侧性少见；而功能性失音为两侧声带内收性麻痹均能找到发病的诱因，如生气，悲痛过度等；间接喉镜下检查声带活动正常；功能性失音暗示疗法有效
	·声带麻痹可影响说话、呼吸和吞咽。麻痹可致食物误吸入气管和肺部。若一侧声带麻痹，有声嘶、气促。通常对侧声带外展使声门开放足够大，不至于产生呼吸困难。双侧声带麻痹时声音强度下降，声门裂狭窄，发生呼吸急促、呼吸困难及高音调喉鸣
	声带麻痹可分为中枢性及周围性 ·中枢性病因有大脑皮质损害，但因传出神经相互交叉，所以单侧皮层损害不会引起症状，只有两侧均受累才出现症状。如脑震荡、脑血管疾患、脑脓肿、脑动脉硬化及脑炎等大脑脊髓束受累如基－底动脉供血不全，延髓受累如延髓性麻痹、脊髓空洞症、颅脑外伤、难产、狂犬病、脊髓灰质炎及延髓肿瘤等 ·周围性是指病变主要发生在喉返神经或迷走神经离开颈静脉孔以至分出喉返神经之前任何部位，所引起喉麻痹，均属周围性。颅底骨折、甲状腺手术、颈部及喉部各种外伤、喉部、颈部或颅底良、恶性肿瘤压迫、纵隔或食管转移性肿瘤、鼻咽癌侵犯颅底、肺尖部结核性粘连、心包炎及周围神经炎等
	·声嘶亦可是胸腔某些疾病的临床表现之一，如肺尖部的结核及肿瘤、食管癌、纵隔肿瘤或心脏增大。因此，体格检查切勿仅局限于咽喉部。饮酒过量、抽烟、吸入有毒气体、说话过多及叫喊均可使声音嘶哑加重
	·声带肿瘤的最早症状可能就是声嘶，所以对中老年者出现不明原因的声嘶，应高度警惕肿瘤的可能。长期声音发哑，甚至刺耳，伴有喉部阻塞感、咳嗽或痰中带血，伴有颈部包块，常提示喉癌的可能
	·在感冒发热后出现的喉痛或吞咽痛常提示为急性咽喉炎，某些女性可在月经前后出现短暂性声嘶，数日后即可自行好转
	·声嘶是随高热及全身感染中毒症状较重后出现者，常提示可能系白喉或麻疹后喉炎所致。仔细地检查口腔黏膜有无损害则可明确或排除之
	·迅速或急骤发生的声嘶应注意除外化学烧伤或过敏因素等所致，前者通常有明确的化学物品接触史，而后者多有过敏史（少数可缺乏）
	·声嘶虽然常见于喉部疾病，但在诊断时首先是除外全身性疾病所致，然后再考虑喉的局部病变，如声带息肉、声带小结、慢性喉炎患者，最后考虑是否有过度发音，如长时间讲话，高声喊叫，长时间啼哭的病史，或者有用声不当，则会出现短暂性声音嘶哑。声带小结和声带息肉多表现为持续性声嘶
	·长期有咽部异物感，伴有咳嗽、声音易发沙或有睡前喜食或经常出现反酸及嗳气，提示反流性喉炎，即胃食管反流至喉部也是造成慢性声嘶的重要原因

（2）声带麻痹喉镜检查所示分类（表 2–303）。

表 2–303　声带麻痹喉镜检查所示分类

单侧不完全	单侧完全性	双侧不完全性	双侧完全性	双侧声带内收性
声带外展障碍，症状多不显著。间接喉镜见一侧声带居近中线位，吸气时不能外展，发音时声带可闭合	患侧声带外展及内收功能均消失。声带固定于旁中位，杓状软骨前倾，患侧声带较健侧低，发音时声带不能闭合，发音嘶哑无力	少见，多因甲状腺手术或喉外伤所致。两侧声带均不能外展而相互近于中线，声门呈小裂隙状，患者平静时可无症状，但在体力活动时常感呼吸困难。有上呼吸道感染，出现严重呼吸困难	两侧声带居旁中位，既不能闭合，也不能外展，发音嘶哑无力，一般呼吸正常，但食物、唾液易误吸入下呼吸道，引起呛咳	多见于功能性失音，发音时声带不能内收，但咳嗽有声

（3）并发症。

① 易迁延为慢性喉炎、咽喉炎、声带小结、息肉等。

② 病情易反复发作增加治疗难度。

③ 声带麻痹可引起声嘶、误咽及呛咳等症状。

④ 双侧严重声带麻痹可造成呼吸困难，甚至发生喉梗阻。

【疾病特点与表现】

（1）局部病变。

① 急性喉炎：最为常见，声音嘶哑为主要症状。小儿急性喉炎较成人重，除声音嘶哑外，并有发热、咳嗽等症状。喉镜检查可见喉黏膜急性充血，声带水肿并附有脓性分泌物，声带运动有不同程度的受限。本病应与咽白喉和呼吸道异物鉴别。

② 急慢性扁桃体炎：本病多见于儿童，当扁桃体肿大到一定程度时可影响正常吞咽和发音。其他表现包括发热、咽痛等。

③ 慢性喉炎：常诉咽喉干燥不适、晨起频咳、黏稠分泌物及声调低沉，声质粗糙到沙及嘶哑。

④ 咽白喉：多继发于咽白喉，声音嘶哑和干咳常为咽白喉的首发症状，多见于儿童。病初发音粗糙，逐渐加重（从声音嘶哑至完全失音），多有明显的全身症状。

⑤ 喉结核：原发者少，多继发于开放性肺结核。早期感喉内干燥不适或微痛，用声易疲劳或轻度声嘶。检查可见喉黏膜苍白或一侧声带充血。晚期声嘶显著，检查喉黏膜有溃疡，常位于一侧声带或杓间区。溃疡表浅、边缘不整齐及有假膜覆盖。

⑥ 喉纤维瘤：症状视发生部位及大小而定。瘤体大小不一，小者仅如米粒，大者可阻塞呼吸道，多发生于声带前中部，也可见于声门下区、室带或会厌部，瘤体多呈圆形或椭圆形、表面光滑、有蒂或基底宽、色灰白或淡红，质较硬。

⑦ 声带小结：是慢性喉炎的一种类型，亦称结节性声带炎。声嘶是本病唯一表现，多见于高音演员、小学教师或在噪声环境中的工作人员。早期结节较软，后期变硬，小结多对称，大小相等及呈现局限性隆起，但也有一侧较大，一侧较小，甚至仅一侧者。

⑧ 声带息肉：多发生用声过度或发声不当或始于一次强烈发声之后，局部损伤是主要因素。早期声带息肉局限一侧声带前中 1/3 交界处，呈水肿变性；后期呈现小黏液囊肿、玻璃样变性或纤维增生等。息肉基底多有蒂，但也有广泛基底者。声带息肉通常仅引起声嘶，其程度与息肉的位置和大小有关。

⑨ 喉黏膜白斑病：声嘶是本病的常见症状，尤其是吸烟者，常有中度或重度吞咽困难。通过喉镜检查可见白斑，长期不愈者应警惕癌前病变。

⑩ 声带乳头状瘤：本病多认为与病毒感染或与性激素有关。儿童乳头状瘤有多发性倾向，随着年龄增长，肿瘤有自限趋势。特征性表现是声嘶、干咳、喉鸣及呼吸困难。成人乳头状瘤易发生癌变。

⑪ 喉癌：喉的恶性肿瘤以鳞状细胞癌多见。按其发生的部位不同，临床上分为声门上、声门、声门下 3 型。声门型常位于声带的中段或前段，故常在早期即有声嘶症状。中老年发生声嘶能排除其他疾病，常提示有本病的可能。

⑫ 化学液体吸入：在吸入后可迅速出现声嘶，因有吸入病史通常不难诊断，其他常见表现包括鼻塞、便秘、喘息、恶心、发绀、腹痛、黑便及呼吸困难等。

⑬ 声带结节或囊肿：刺耳的声嘶为主要症状，常伴慢性咳嗽及爆破音。

⑭ 声带麻痹：单侧声带麻痹可造成嘶哑及声音减弱，其他表现包括局部疼痛、水肿、头痛及颈部疼痛等症状。

⑮ 胸骨后甲状腺肿：出现声嘶或失声常提示是肿块的压迫症状，其他表现包括呼吸困难、喘鸣或上腔静脉阻塞综合征等。

⑯ 鳃裂囊肿：可发生低热及声嘶，其他表现包括颈部或咽部常有间歇性肿痛或胀痛，尤其是吞咽时更为明显，颈部瘘口有分泌物、颈部包块及反复感染等。

（2）全身其他系统疾病。

① 胃食管反流（反流性喉炎）：胃液反流进食管时刺激下咽部引起嘶哑、咽痛、咳嗽及异物感。可见杓状软骨及声带红肿。

② 甲状腺功能减退：嘶哑是本病的早期症状，其他表现包括疲劳、畏寒，性功能障碍及女性常伴月经失调等。尽管饮食不佳，体重却仍在增加是本病诊断的重要线索。

③ 风湿性关节炎：声嘶是喉部受累的表现。其他表现包括咽喉疼痛、吞咽困难、咽部紧张及胀感、呼吸困难及有喘息声等。

④ Sjogren 综合征：本病可引起声嘶，但最主要症状是眼、鼻、嘴部干燥。初期自觉眼周及嘴唇下干燥及烧灼痛、眼部干涩、眼红、光敏感、视野受损、瘙痒及眼部疲劳感。查体可见泪腺的扩大及角膜溃疡。

⑤ 胸主动脉瘤：根据主动脉瘤的大小及具体位置，患者可表现为无症状，但当瘤体对周围组织造成挤压到相关神经时，可出现嘶哑症状，其他表现包括金属音的咳嗽、呼吸困难及喘息、胸骨下、肩、下背及腹部不适及疼痛、平卧位加重，面部及颈部的水肿、颈静脉怒张、吞咽困难及胸部静脉曲张。

⑥ 气管外伤：气管黏膜撕裂会引起嘶哑、咯血、吞咽困难、颈部疼痛、气道受阻及呼吸困难等。

⑦ 肺癌：侵犯同侧喉返神经，引起声嘶哑，同侧声带麻痹并固定在正中位。

⑧ 神经与肌肉病变：临床特点与表现见表 2-304。

表 2-304　引起声嘶的神经与肌肉病变临床表现

疾病	临床表现
喉上神经瘫痪	由于喉上神经司理喉部膜的感觉，并支配环甲肌运动。因此一侧喉上神经瘫痪时，声带缺乏张力，发声时声弱易疲劳，声质粗糙。检查时患侧声带呈波纹状，随呼吸气流上下扑动
单侧喉返神经瘫痪	发音嘶哑，易疲劳，常呈现破裂声，说话、咳嗽有漏气感，后期出现代偿，健侧出现内收超过中线靠拢患侧，发声好转
双侧喉返神经瘫痪	突然发生两侧声带外展瘫痪则可引起急性喉阻塞。逐渐发病者可能适应而无呼吸困难，对发声的影响也不大。如内收、外展均有瘫痪，则发声嘶哑无力，说话费力且不能持久。双侧声带居旁中位，松弛，边缘尚规则。易发生误吸，咳嗽排痰困难
甲杓肌瘫痪	多属肌病性瘫痪，系由于甲杓肌过度疲劳所致。喉肌无力症的晚期出现神经末梢的萎缩，亦可列入此内。发音低沉而粗，易疲劳。声带运动内收及外展运动正常。发声时声门闭合正常，但膜间部出现棱形裂隙
杓间肌瘫痪	杓间肌单独受损者很少见，常为两侧神经损害引起。见于喉的急慢性炎症或妄用噪声之后。发音时，两侧声带闭合后，其后端有三角形裂隙
单侧环杓后肌瘫痪	是一种最常见的声带瘫痪，主要是喉返神经末梢支的后支受损所致。自觉症状不明显，开始有暂时性的声音嘶哑，代偿后症状全部消失。患侧声带固定正中位。随后，瘫痪肌肉失去肌张力，致使杓状软骨隆起

（3）其他原因。

① 吸入性损伤由火灾或爆炸引起的吸入性损伤可引起声嘶，其他表现包括咳嗽、头面部烧伤及烟灰色痰。随后表现包括干、湿啰音及喘鸣，可快速导致呼吸困难。

② 外科手术会对喉神经造成损伤从而引起短暂性或永久性单侧声带麻痹，而导致声嘶，长时间插管可能会造成短暂性声嘶。

【相关检查】

（1）病史采集要点。

① 首先评估患者的年龄及性别因素，明确嘶哑开始时的情况，加重的原因是什么，是否过度用嗓或饮用冷冻饮料等而诱发，是否有饮酒及吸烟史。

② 询问与疾病诊断和鉴别诊断相关的临床症状，如气短、咽喉痛、口干、咳嗽或难以咽下干性食物的病史。

③ 询问患者在过去 48h 内是否接近过火源及吸入性损伤。

④ 询问相关病史包括肿瘤、风湿性关节炎及主动脉瘤等。

（2）体格检查。

① 重点检查口腔及咽部是否有感染、肿瘤等体征，如红肿、分泌物或新生物等。

② 触诊包括喉外形及颈部是否有肿块及淋巴结（对颈淋巴结触诊，应按颈部淋巴结的分布规律，从上到下，从前向后，明确肿大淋巴结的部位及大小）、甲状腺的肿大。触诊气管是否居中。患者的伸舌及其他脑神经检查，观察眼睛是否有角膜溃疡及泪管扩张、颈部及胸部静脉扩张等。

③ 了解患者的一般状况，注意有无发热、心动过缓，是否有胸廓不对称扩张或呼吸困难的体征，如鼻翼扇动、喘鸣及肋间凹陷。听诊是否有干湿啰音及喘鸣音、管型呼吸音，叩诊是否有浊音。腹部检查注意肝脾是否肿大及双下肢水肿等。

（3）实验室检查。

三大常规、血糖、肝肾功能、肿瘤标志物测定。

（4）辅助检查。

喉镜、CT 及喉肌电图等。

（5）选择性检查。

① 光学检查：用支撑喉镜与手术显微镜结合应用于喉部病变或进行手术。

② 动态喉镜检查：适用于鉴别器质性和功能性病变；判断器质性病变的范围与程度；确定声带麻痹的类型或轻重，并与环杓关节固定、声带炎、外伤等鉴别；初步判断声带肿物的性质；对声音工作者进行各种测试及指导发音训练。

③ 影像学检查：

a. 侧位 X 线：观察会厌前隙、会厌喉室及颏下部软组织，并可进行声带测量及观察声带麻痹。

b. 喉部 X 线断层：用于观察声带发声及有无占位等改变，包括喉前庭、室带、喉室、声带及声门下区有无占位改变，同时还可观察声门闭合及声门张开的双向改变。

c. 喉部 CT 检查：适用于了解喉部及周围的组织解剖关系。

d.B 型超声检查：可以显示声带的活动度，明确肿块的大小、形状、位置及病变是否破坏甲状软骨板等，从而对手术提供重要信息。

④ 喉肌电图检查：对判断喉肌无力或麻痹及发音生理研究有重要意义及鉴别作用。

⑤ 气体动力学检查。

⑥ 声门图及声谱检查：反映声带开启与关闭的速度和闭合的动态改变。

⑦ 病理学检查：确定喉部特别是喉腔有新生肿物或新生组织，必须在喉镜下以活检钳钳取活组织送病理检查，以明确诊断。

⑧ 听觉心理检查：对声音嘶哑特别是哑音的程度及性质评定，可通过听觉的印象分类记述表示，但本检查主观性强，缺乏稳定性。

第十七章 颈部异常

第一节 颈部活动受限

颈部活动受限是指颈部不能向一个或多个方向运动。部分颈部活动受限是由于在颈部活动后引起头昏或眩晕而被迫停止做转颈活动，不属于本章讨论内容。

【常见病因】

（1）颈部肌肉劳损及退变：长期使头颈部处于单一姿势位置，如长时间低头工作，易发生颈椎病。退行性改变多见于颈部骨质增生，通常以 C_5 增生最多，其次为 C_6、C_4、C_7、C_3。

（2）头颈部损伤：颈椎骨关节炎、增生性颈椎炎、颈神经根综合征、颈椎间盘脱出症、椎管内软组织病变及颈部急慢性损伤（直接损伤包括颈肌痉挛、甩鞭伤、颈部椎骨骨折和脱位等，间接损伤可导致颈部血管、神经根和脊髓损害）。

（3）不良姿势：如躺在床上看电视、看书、高枕或坐位睡觉等；卧车上睡觉，突然刹车时易出现颈部损伤。

（4）慢性感染：主要是咽喉炎，其次为龋齿、牙周炎及中耳炎等。

（5）颈椎结构的发育不良：主要为胚胎发育所致椎管狭窄、先天性小椎管、椎间盘退变。

【诊断线索】

颈部活动受限的诊断线索（表 2-305）。

表 2-305 颈部活动受限的诊断线索

临床线索	诊断提示
· 颈部皮肤红肿，灼痛，局部明显触痛	颈部软组织炎
· 颈部向各个方向运动受限，长期不能仰视，且伴低热、盗汗	颈椎结核
· 伴有上肢感觉异常，疼痛或转颈动作时常发生头晕者	颈椎病
· 头痛，发热，脑膜刺激征阳性	脑膜炎、蛛网膜下隙出血
· 移动头部或抬头困难，伴眼睑下垂及全身肌肉无力	重症肌无力
· 伴全身极度消瘦及衰竭者	重症消耗性疾病、晚期肿瘤
· 头部偏向患侧，脸面斜向健侧的外上方	先天性斜颈
· 头偏向一侧，皮肤有较大的外伤瘢痕	颈部外伤及瘢痕挛缩
· 突发颈部活动障碍，且伴局部疼痛，但缺乏皮肤红肿	颈肌纤维炎、颈部肌肉的扭伤

【诊断思维】

（1）颈椎活动障碍诊断思维（表 2-306）。

表 2-306　颈椎活动障碍诊断思维

项目	诊断思维
颈椎活动障碍诊断	·颈部活动障碍的发病时间若较为短暂，应注意观察颈部软组织有无损伤和炎症表现。由于颈部活动较多，最常见原因是颈椎间盘、关节损伤及骨质增生而引起颈椎关节活动障碍。除询问病史和体格检查外，颈椎影像学检查对获得明确诊断是十分有帮助的。正常 40 岁以上的男性或 45 岁以上的女性大多数存在颈椎椎体的骨刺，可有 X 线片改变，不一定有临床症状
	·如果不能转颈应警惕是否有闭锁综合征的临床表现，即传出状态，系脑桥基底部病变所致。主要见于脑干的血管病变，多为基底动脉脑桥分支双侧闭塞，导致脑桥基底部双侧梗死
	·当患者主诉是颈部活动以僵直状态为主时，首先考虑颈型颈椎病，年长者颈部活动受限应考虑颈椎炎，原因是此病在 50 岁以后发生率较高
	·颈椎病的临床症状较为复杂，其表现有颈背疼痛、上肢无力、手指发麻、下肢乏力、行走困难、头晕、恶心、呕吐，甚至出现视物模糊、心动过速及吞咽困难等。颈椎病的临床症状与病变部位、组织受累程度及个体差异有关联

（2）颈椎受损节段与临床表现（表 2-307）。

表 2-307　颈椎受损节段与临床表现

疼痛部位	感觉异常区	无力的肌肉	受累反射	提示受累部位
上臂外侧	上臂外侧三角肌区	冈上肌、冈下肌、三角肌、肱二头肌、菱形肌	肱二头肌肌腱	颈$_{4\sim5}$，颈$_5$
上臂外侧、前臂桡侧	拇指、食指	肱二头肌、肱桡肌、腕伸肌	肱二头肌肌腱、桡骨膜	颈$_{5\sim6}$，颈$_6$
上臂外侧、前臂桡侧	食指、中指、腕桡侧	肱三头肌、腕屈肌、指伸肌	肱三头肌肌腱	颈$_{6\sim7}$，颈$_7$
上臂及前臂尺侧	小指、无名指	指屈肌	肱三头肌腱反射	颈$_7$～胸$_1$，颈$_8$
上臂内侧	上臂内侧	骨间肌	—	胸$_{1\sim2}$，胸$_1$

（3）颈椎病常见并发症（表 2-308）。

表 2-308　颈椎病常见并发症

并发症	临床表现
吞咽障碍	吞咽时有梗阻感，食管内有异物感，少数患者有恶心、呕吐、声嘶、干咳及胸闷等症状，这是由于颈椎前缘直接压迫食管后壁而引起食管狭窄，也可能是因骨刺形成过速使食道周围软组织发生刺激反应所引起
视力障碍	表现为视力下降、眼胀痛、怕光、流泪及瞳孔大小不等，甚至出现视野缩小和视力锐减，个别还可发生失明，这与颈椎病造成自主神经紊乱及椎 - 基底动脉供血不足而引发的大脑枕叶视觉中枢缺血性病损有关
颈心综合征	表现为心前区疼痛、胸闷、心律失常及心电图 ST 段改变，易被误诊为冠心病，这是颈背神经根受颈椎骨刺的刺激和压迫所致
高血压	颈椎病可引起血压升高或降低，其中以血压升高为多，称为“颈性高血压”，由于颈椎病和高血压病皆为中老年人的常见病，故两者常并存
胸部疼痛	表现为起病缓慢的顽固性单侧胸大肌和乳房疼痛，检查时有胸大肌压痛，这与 C_6 和 C_7 神经根受颈椎骨刺压迫有关
下肢瘫痪	早期表现为下肢麻木、疼痛及跛行，有的在走路时有如踏棉花的感觉，个别还可伴有排便、排尿障碍，如尿频、尿急、排尿不畅或大小便失禁等，这是因为椎体侧束受到颈骨刺的刺激或压迫，导致下肢运动和感觉障碍所致
猝倒	常在站立或走路时因突然扭头出现身体失去支持力而猝倒，倒地后能很快清醒，不伴有意识障碍，无后遗症，其他表现包括头晕、恶心、呕吐及出汗等症状，是由于颈椎增生性改变压迫椎动脉引起基底动脉供血障碍，导致一时性脑供血不足所致

（4）颈部活动受限诊断程序（图 2–56）。

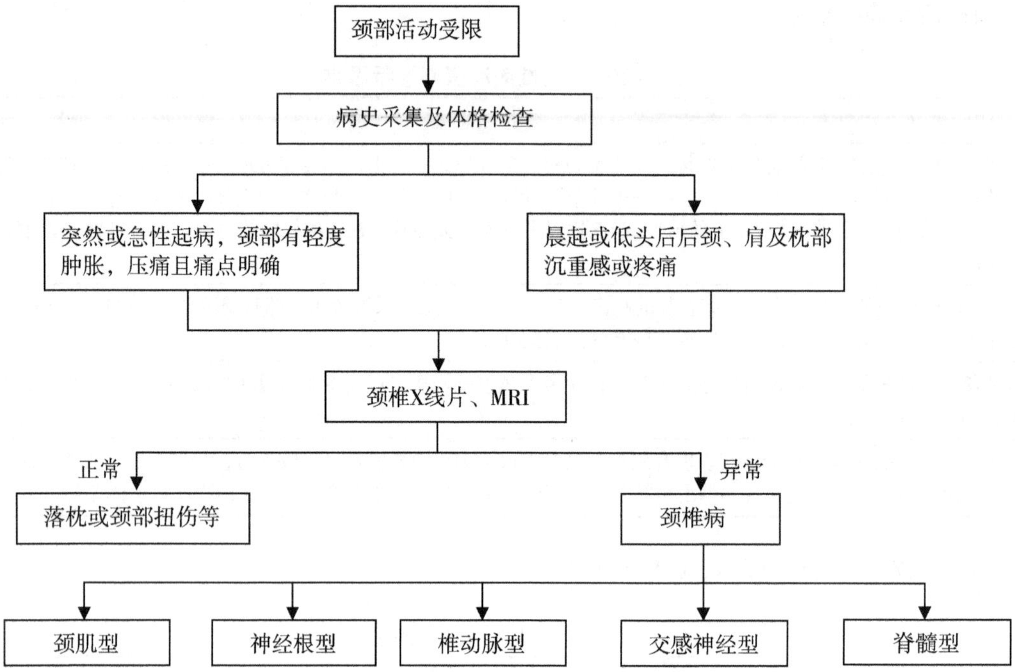

图 2–56　颈部活动受限诊断程序

【疾病特点与表现】

（1）颈椎病：本病可分为多种类型，表 2–309。

表 2–309　颈椎病的临床分型及临床表现

分型表现	颈肌型（颈型）	神经根型	椎动脉型	交感神经型	脊髓型
年龄	青少年开始	中青年开始	多见于中年	中年	中老年
病因	姿势性劳损、伏案工作及劳累	骨质增生、软组织变性及外伤	椎动脉受压、椎基动脉系供血紊乱	神经紧张、思虑过度	椎间盘突出、脊髓受压，多见于急性损伤
病变	颈肩肌群	椎间孔变窄	椎 – 基动脉	颈交感神经	椎管狭窄
部位	软组织损伤	颈脊神经受压	供血不足	颈部受损	脊髓受压、炎症、水肿及供血障碍
主要症状	颈肩肌群沉重感、疼痛、上肢麻木、无力或伴头痛及眩晕	头颈、肩及上肢疼痛、麻木、不可持物、灼热或针刺样疼痛，可有肌萎缩	头痛、眩晕、记忆力减退、头转向一侧时头晕加重，可伴恶心、呕吐	烦躁、口干、头痛、眩晕、多汗、潮红、心律失常或血压不稳	下肢跛行、无力、瘫痪，上肢麻木、无力或瘫痪

注：颈椎病可引起食道压迫症状。

（2）下列疾病易误诊为颈段椎间盘综合征，需予鉴别，见表 2–310。

表 2-310　易与颈段椎间盘综合征混淆的相关疾病

项目	易与颈段椎间盘综合征混淆的相关疾病
枕寰关节和寰枢关节扭伤或半脱位	常可引起与上颈段椎间盘综合征相同的临床表现。年龄较小，或有或无损伤史，常诉严重颈痛，向一侧头皮放射，可至额部。颈项僵硬，椎旁肌痉挛，不能点头转颈，常呈斜颈畸形。椎旁肌和“风池穴”处有压痛，但无上肢疼痛和体征
根型颈椎病	由于根型颈椎病多见于下颈段，表现为臂丛神经痛，故须与胸廓出口处、肩、肘部的病症，以及神经根炎等鉴别
前斜角肌综合征或“胸廓出口综合征”	臂丛的远侧几根神经根，尤其 T_1 神经根，可在胸廓出口处被挤压在前斜角肌和中斜角肌与第一肋之间。如有颈肋或纤维束带从颈椎发出，则胸神经根和锁骨下动脉将被提起而遭压迫。患者有前臂内侧疼痛和感觉消失（C_8 或 T_1 皮区），手部发凉、发白或发紫，桡动脉搏动减弱或消失等。从 X 线正位片可以见到颈横突较长，或有颈肋
锁骨上肿物或 Pancoast 肿瘤	多起源于锁骨上窝肺尖部肺癌。患者一侧上肢有根性痛，以及 $T_{5\sim6}$ 神经分布区的感觉异常或消失。C_8、T_1 有时也累及，引起手的肌肉萎缩和霍纳综合征
下颈段椎间盘综合征	常有肩痛、肩部肌肉痉挛、肩的外展活动受限等征象，因此须与肩部疾患鉴别，如肩锁关节炎、肩峰下滑囊炎、肩周炎及冈上肌撕裂等。但肩部疾患并无颈痛和阳性 X 线征象。如仍难于鉴别，可做颈交感神经节阻滞。如“凝肩”由颈椎病引起，则神经节阻滞后，肩即可活动自如
神经根炎	在病毒性神经根炎，疼痛沿神经根的分布放射，发病后肌肉迅速萎缩，沿着肌肉和神经有严重压痛。另一种情况为神经痛性肌萎缩症（Spillian 病），上肢严重疼痛而无力，但在数月内即逐渐恢复。仔细检查常是某一特殊神经受累，尤其支配前锯肌的神经
心绞痛	颈椎病有左侧上肢尺侧疼痛和胸大肌区疼痛者，常可误认为心绞痛，在压痛区注射普鲁卡因后，疼痛即消失。心绞痛者胸廓无压痛点，心电图有改变及服用硝酸甘油脂可缓解
风湿病	常可有颈肩痛、颈部活动受限等症状，但为多发，无放射性疼痛，应用肾上腺皮质激素有明显疗效

（3）颈部疾病。

① 囊状水瘤（囊状淋巴管瘤）：本病多在出生时即可见到颈部肿物，多数发生于胸锁乳突肌后缘的锁骨上窝处，颈外侧区为好发部位，左侧多于右侧，向下可延伸至锁骨后、腋下甚至纵隔。肿物呈多房性，表面皮肤正常或因皮下积液而呈淡蓝色，触之有囊状感，穿刺可抽出草黄色液体。水瘤过大时可使头颈部活动受限；压迫喉部及气管，引起呼吸困难。位于颈前区的水瘤向上突入口腔底部，可以影响咀嚼和吞咽运动。

② 急性颈部软组织损伤：由于某种原因突然头颈扭闪所致，大多表现为单侧，男性略多于女性。主要症状为颈部疼痛及活动受限，轻者为针刺痛，重者如刀割样或撕裂样疼痛。查体可在斜方肌等受损肌肉处有明显压痛，范围广泛，有时压痛部位可多个，局部轻度肿胀，头常偏于一侧，故又称“外伤性斜颈”。

③ 颈椎过伸性损伤：本病的病因最常见是当高速行驶的车辆紧急刹车时，额、面部撞击到前方阻挡而致伤。临床表现为颈后部疼痛及脊髓受损症状，如肢体的感觉障碍（为温觉与镇痛，而位置觉及深感觉存在，这种现象称为感觉分离）、肢体瘫痪或尿便功能障碍等。

④ 颈椎结核：a. 颈部轻微持续性钝痛，后伸则加剧，劳累后加重，卧床休息可减轻，夜间痛不明显，多能较好地睡眠，这与恶性肿瘤不同，病变加重刺激或压迫神经根后疼痛可向肩部、上肢或枕后放射，患部棘突有压痛和叩击痛。b. 颈部僵硬，各方向的运动都受限制，低头视物连同躯干一同转动，多由于疼痛后病椎周围肌群的保护性痉挛所致。部分患者可有斜颈畸形，亦可有头前倾，颈短缩，喜用双手托住下颌部以免在行动中加剧疼痛，此亦称拉斯特（Rust）征。寰枢椎关节负责头部旋转活动，该关节受累后头部旋转功能大部分消失，后凸畸形多不明显，多为生理曲度变平。

⑤ 痉挛性斜颈：是一种累及颈部区域的局限性肌张力障碍，表现为颈肌阵发性的不自主收缩，引起头向一侧扭转或阵性倾斜。本病可分型见表 2-311。

表 2-311　痉挛性斜颈的临床分型及临床表现

分型	临床表现
旋转型	表现为头绕身体纵轴向一侧作痉挛性或阵挛性旋转
后仰型	头向背部做痉挛或阵挛性后仰，颏、面仰天，颈椎呈弓状前突
前屈型	头向胸部做痉挛或阵挛性前屈
侧挛型	头偏离身体纵轴向左或向右做痉挛或阵挛性侧屈，重症患者其耳、颞部与肩部逼近或贴紧，并常伴随同侧肩膀向上抬举现象，缩短了耳与肩膀的距离

⑥ 强直性脊柱炎：僵硬伴随严重的活动受限是该病的主要特征。在晨起和长时间保持不动时加重，间断发作的中到重度的颈部疼痛，而活动以后症状可缓解。其他症状包括低热、胸廓扩张受限、全身不适、食欲减退及乏力等，可出现虹膜炎症状。

⑦ 颈部纤维组织炎：可致颈前部疼痛感，常放射至一侧或两侧肩部，疼痛间断发作，通常随天气变化而改变。其他症状多为非特异性，如受累肌肉的点状触痛等。

⑧ 急性颈椎感染：感染可导致颈部疼痛伴随活动受限，其他症状包括发热、肌肉阵挛、局部压痛、吞咽困难、感觉异常及肌无力等。

⑨ 食管损伤：食管黏膜撕裂及压迫性憩室形成，可导致轻微的颈部疼痛和活动受限，亦可有胸部疼痛、水肿及咯血等。

⑩ 颈椎椎间盘脱出：本病的典型表现是颈部疼痛程度不一、活动受限及活动后疼痛加重，且特定的皮肤区域出现牵涉痛、感觉障碍和手臂无力等。

⑪ 喉癌：晚期可出现颈部疼痛和活动受限，疼痛可放射至耳部，其他表现包括吞咽困难、呼吸困难、咯血、喉鸣、声音嘶哑及淋巴结肿大等。

⑫ 骨质疏松：颈部疼痛较少见，通常影响胸椎及颈部不同程度的活动障碍，颈椎有压痛或畸形。

⑬ Paget 病：常缓慢进展，早期无明显症状，当疾病进展出现颈椎畸形时，可引起严重的持续性颈部疼痛及活动障碍，常伴有感觉异常、手臂无力和麻痹等表现。

⑭ 蛛网膜下隙出血：可引起颈部中度至重度疼痛，同时伴颈强直、头痛、意识水平减退及脑膜刺激征阳性，患者描述疼痛的性质可能“为一生中最剧烈的头痛”。

⑮ 甲状腺外伤：除了轻到中度的颈部疼痛外，甲状腺损伤还可导致局部肿胀和淤斑。如果有血肿形成可引起呼吸困难。

⑯ 斜颈：可致严重的颈部疼痛，伴有反复出现的单侧僵硬和肌肉痉挛，可导致特征性的头部倾斜。

（4）其他疾病。

① 气管损伤：气管软骨骨折可危及生命，常引起中到重度的颈部疼痛及呼吸困难。被撕裂的气管黏膜可导致倾倒中度的疼痛、气道阻塞、咯血、声嘶和吞咽困难等。

② 内耳病变：多由内听动脉栓塞所致，常表现突发耳鸣、耳聋及眩晕，其他表现包括有头痛、恶心、呕吐、脉率减慢及血压下降等。

③ 眼源性眩晕：由屈光不正等原因所致。特点有闭目时眩晕消失，有屈光不正及眼源性眼震阳性等。

④ 胸骨后甲状腺肿：临床表现复杂，见表 2-312。

表 2-312　胸骨后甲状腺肿临床表现

项目	临床表现
合并症状	· 有些患者常伴有不同程度的驼背、颈部粗短、肥胖，部分患者往往有甲状腺手术史
压迫部位及症状	大多数出现压迫症状 · 压迫气管引起呼吸困难及喘鸣等（仰卧或头移向患侧时加重） · 压迫上腔静脉引起上胸部及颈部表浅静脉怒张、上肢水肿等上腔静脉综合征 · 压迫食管引起吞咽困难 · 压迫喉返神经导致声嘶及失声（提示该肿块是恶性的可能性大） · 压迫交感神经出现霍纳综合征甲状腺功能亢进的症状 · 心慌、气急、盗汗及高血压等

注：体检时必须注意颈部甲状腺与胸内甲状腺关系、肿物与吞咽活动的关系、下界扪及情况、甲状腺肿瘤向胸内延伸的情况。

【相关检查】

（1）病史采集要点。

① 首先注意患者有无外伤史，询问颈部疼痛的严重程度和发病的时间，疼痛的部位，引起疼痛加重或减轻的因素，是否有特殊的因素引起疼痛。

② 重点了解疾病诊断与鉴别诊断相关的临床症状，如发热、头痛及头晕等。

③ 应注意其现病史、既往史，饮食和用药史及家族史。

（2）查体重点。

① 要重点检查患者颈部、肩部及颈椎部位有无肿胀、肿块、红斑和淤斑。让患者弯曲、伸展或转动头部，并向外侧弯曲，观察其颈部的运动幅度，注意运动时疼痛的程度，检查患者的双侧肌肉强度，手背感觉、握力反射。

② 如患者颈部没有外伤史，应注意检查脑膜刺激征及颈部淋巴结有无肿大。

（3）实验室检查。

提供感染、肿瘤的实验室检查依据。

（4）辅助检查。

提供明确病因的依据，如颈椎 X 线片检查、CT、MRI 及骨密度等检查。

（5）专科体格检查。

① 压痛点椎旁或棘突压痛，压痛位置一般与受累节段相一致。

② 颈椎活动范围即进行前屈、后伸、侧屈及旋转活动的检查。神经根型颈椎病者颈部活动受限比较明显，而椎动脉型颈椎病者在某一方向活动时可出现眩晕。

③ 椎间孔挤压试验：让患者头向患侧倾斜，检查者左手掌平放于头顶部，右手握掌轻叩击左手臂背侧，如出现根性痛或麻木则为阳性。在神经根症状较重者则双手轻压头部即可出现疼痛、麻木表现或加剧。

④ 椎间孔分离试验：对疑有根性症状者，坐位，双手托住头部并向上牵引，如出现上肢疼痛麻木减轻者则为阳性。

⑤ 神经根牵拉试验：又称臂丛牵拉试验，坐位，头转向健侧，检查者一手抵住耳后部，一手握住手腕向相反方向牵拉，如出现肢体麻木或放射痛即为阳性。

⑥ 霍夫曼征：检查右手轻托患者前臂，一手中食指夹住其中指，用拇指叩击中指指甲部，若出现阳性即四指屈曲反射，则说明颈部脊髓、神经损伤。

⑦ 旋颈试验又称椎动脉扭曲试验：患者坐位，做主动旋转颈部活动，反复几次。若出现呕吐或突然跌倒，即为试验阳性，提示为椎动脉型颈椎病。

⑧ 感觉障碍检查对颈椎患者做皮肤感觉检查有助于了解病变的程度。不同部位出现的感觉障碍可确定病变颈椎的节段，疼痛一般在早期出现，出现麻木时已进入中期，感觉完全消失已处在病变的后期。

⑨ 肌力检查：颈椎病损伤神经根或脊髓者，肌力均下降，若失去神经支配则肌力可为零。根据各肌肉支配的神经不同可判断神经损伤的部位及节段。

（6）选择性检查。

① X 线片检查。a. 正位：观察有无枢环关节脱位、齿状突骨折或缺失。第 7 颈椎横突有无过长，有无颈肋。钩椎关节及椎间隙有无增宽或变窄。b. 侧位：曲度的改变颈椎发直、生理前突消失或反弯曲；异常活动度在颈椎过伸过屈侧位 X 线片中，可以见到椎间盘的弹性有改变。c. 骨赘椎体前后接近椎间盘的部位均可产生骨赘及韧带钙化；椎间隙变窄椎间盘可以因为髓核突出，椎间盘含水量减少发生纤维变性而变薄，表现在 X 线片上为椎间隙变窄；半脱位及椎间孔变小椎间盘变性以后，椎体间的稳定性低下，椎体往往发生半脱位，或者称之为滑椎；项韧带钙化是颈椎病的典型病变之一。d. 斜位摄脊椎左右斜位片。主要用来观察椎间孔的大小及钩椎关节骨质增生的情况。

② 肌电图检查：颈椎病及颈椎间盘突出症的肌电图检查都可提示神经根长期受压而发生变性，从而失去对所支配肌肉的抑制作用。

③ CT 检查：CT 已用于诊断后纵韧带骨化、椎管狭窄、脊髓肿瘤等所致的椎管扩大或骨质破坏，测量骨质密度以估计骨质疏松的程度。此外，由于横断层图像可以清晰地见到硬膜鞘内外的软组织和蛛网膜下隙。故能正确地诊断椎间盘突出症、神经纤维瘤、脊髓或延髓的空洞症，对于颈椎病的诊断及鉴别诊断具有一定的价值。

第二节　颈部包块

大的颈部包块可引起颈部外形的明显异常，但较小的颈部包块则往往需要通过局部的触诊才能明确。

【常见病因】

（1）先天性包块：甲状舌管囊肿、鳃裂囊肿、囊性淋巴管瘤、皮样囊肿 / 上皮样囊肿、胸腺囊肿、气管囊肿及喉气囊肿等。

（2）炎症性包块：急性淋巴结炎、慢性淋巴结炎、各种自身免疫原因甲状腺炎、淋巴结核及脓肿等。

（3）原发肿瘤：良性肿瘤有甲状腺瘤、血管瘤、舌下囊肿等。恶性肿瘤有甲状腺癌、甲状旁腺瘤、恶性淋巴瘤（包括霍奇金病、非霍奇金淋巴瘤）、白血病、喉癌、食道癌及唾液腺癌等。

（4）转移性肿瘤：多以鼻咽部、甲状腺、肺部、乳腺、纵隔、口腔、胃肠道及胰腺等原发灶转移至颈部。

【诊断线索】

颈部包块的诊断线索（表 2–313）。

表 2-313　颈部包块的诊断线索

项目	临床线索	诊断线索
临床特点	·起病急骤，包块可移动，表面发红，局部明显触痛	颈部炎症性包块（多见于口腔及咽喉感染灶）
	·病程长，破溃后易形成瘘管，低热、盗汗及血沉增快	颈淋巴结核
	·伴肝脾大，胸骨下端 1/3 连接处压痛，发热，贫血	急性白血病
	·颈部一侧或两侧包块，质韧似橡皮感，不规则发热，汗多或皮肤瘙痒	淋巴瘤
	·颌下反复出现包块，按压时有脓性分泌物自口底腺管口溢出	慢性颌下腺炎
	·囊性肿块位于前正中线，伸舌时可内缩	甲状舌骨囊肿（多自幼发病）
	·颈前区呈半圆形囊性肿块，穿刺液呈混浊脓性或棕色混浊液体	腮腺囊肿
	·包块表面呈紫红或暗红色，升压后包块缩小，降压后包块又可立即复原	血管瘤
	·囊性包块呈弥漫不规则或呈分叶状，强光照射可见透光	先天性囊性水瘤
	·舌骨下颏下三角区呈现单个圆形包块（多为直径 1 ～ 2cm），触诊呈泥样感，内容物中含有毛发	先天性皮样及表皮样囊肿
	·颈前区或锁骨上窝包块，上下活动受限，但左右活动度较大	神经纤维瘤或神经鞘瘤
	·中老年者若在耳垂与下颌角之间出现单个包块，坚硬如石，不活动，常伴有面神经瘫痪	腮腺瘤
	·全身骨骼的疼痛，呈结节状，凹凸不平及弯曲畸形， 伴随严重骨质疏松、泌尿系反复多发结石及透析患者	甲状旁腺腺瘤
包块发生区域	·颌下、颏下单发性肿块，多发性肿块	颌下腺炎、皮样囊肿急慢性淋巴结炎
	·颈前正中区：单发肿块	甲状舌管囊肿、各种甲状腺疾病
	·颈侧区：单发肿块　多发肿块	囊状淋巴管瘤、颈动脉体瘤、血管瘤及神经源性肿瘤急慢性淋巴结炎、淋巴结结核
	·锁骨上窝：多发肿块	淋巴结结核、转移癌
	·颈后区：单发肿块　多发肿块	纤维瘤、脂肪瘤及皮脂腺囊肿急慢性淋巴结炎
	·腮腺区：单发肿块	腮腺炎、腮腺多形性腺瘤
包块发生时间	·7 天的包块	炎症性、肿瘤伴炎症或出血的可能性大
	·7 个月的包块	恶性肿瘤的可能性大
	·7 年的包块	先天性的可能性大
其他	·起病急骤，畏寒，发热，甲状腺明显疼痛	急性甲状腺炎
	·起病缓慢，甲状腺常肿大，触痛，伴发热	亚急性甲状腺炎
	·甲状腺肿大，包块质硬、光滑及无触痛	慢性淋巴细胞性甲状腺炎
	·甲状腺肿大时可触及震颤，听诊可闻血管杂音，伴消瘦及突眼、心动过速等	甲状腺功能亢进症（Graves 病）
	·甲状腺明显肿大，呈弥漫或结节性，无明显触痛	单纯性甲状腺肿
	·肿大的甲状腺触之有囊性感	甲状腺囊肿
	·甲状腺或原有的多年甲状腺结节在短期内迅速增大，质硬、表面不光滑且固定	甲状腺癌
	·青春期甲状腺轻度肿大，多无渐进性加重，无甲亢表现	青春期甲状腺肿
	·中年女性甲状腺肿大，进行性迅速增大，短期内出现呼吸困难	甲状腺腺瘤出血

【诊断思维】

（1）颈部包块诊断思维（表2–314）。

表2–314　颈部包块诊断思维

项目	诊断思维
颈部包块	· 甲状腺肿大的分度：甲状腺看不出肿大，但能触及者为甲状腺Ⅰ度肿大；能看到又能触及到甲状腺肿大，其范围在胸锁乳突肌以内为甲状腺Ⅱ度肿大；肿大的甲状腺超过胸锁乳突肌以外为甲状腺Ⅲ度肿大
	· 颈部包块可以是单侧或双侧性。尽管较大的颈部包块可因颈部外形的异常而被望诊所发现，但要了解包块性质及其活动度等，须做局部的触诊检查以进一步明确，对较小的包块更应仔细检查
	· 在判断颈部包块时，应注意甲状腺肿大，能否做出正确的鉴别对诊断和治疗都具有重要临床意义。有时颈前正中线的包块很难与甲状腺肿大相鉴别，甲状腺肿大可随吞咽动作而上下移动，而颈部包块大多无此现象。此外，不论颈部包块还是甲状腺肿大，当其肿大到足以能产生压迫症状时，均可引起声嘶及吞咽困难，甚至出现呼吸困难等
	· 对中老年者迅速发生的无痛性颈部包块，必须警惕转移性恶性肿瘤。颈部的转移性恶性肿瘤中，绝大多数是来自锁骨以上的头颈原发灶，其中最常见的是鼻咽癌、扁桃体癌及舌癌。必须指出的是：有时其原发灶可极其隐蔽，而颈部的转移性包块常是唯一的表现，故对怀疑者或条件允许者应尽早做局部的活组织检查证实
	· 若下颌部包块确系腮腺肿大，除了考虑急慢性腮腺炎外，还常提示有酒精性肝硬化、营养不良、糖尿病等疾病的可能，这些疾病所伴发的腮腺肿大尽管不是主要临床体征，但仍然可作为一条不易引人注目的诊断线索
	· 一旦触及胸骨上窝有搏动性肿物时，应注意患者有无主动脉瓣关闭不全的体征及两侧颈动脉、桡动脉或股动脉脉搏是否一致，并要了解近期内有无剧烈的胸腹痛，若有，提示主动脉夹层动脉瘤
	· 有经验的B超医师能判断结节的良恶性。甲状腺包块出现下列情况时与甲状腺癌高度相关：a. 低回声结节；b. 边界不清；c. 纵横比大于1；d. 钙化；e. 突破腺体包膜；f. 颈部周围出现异常肿大淋巴结

（2）甲状腺包块常见病因（图2–57）。

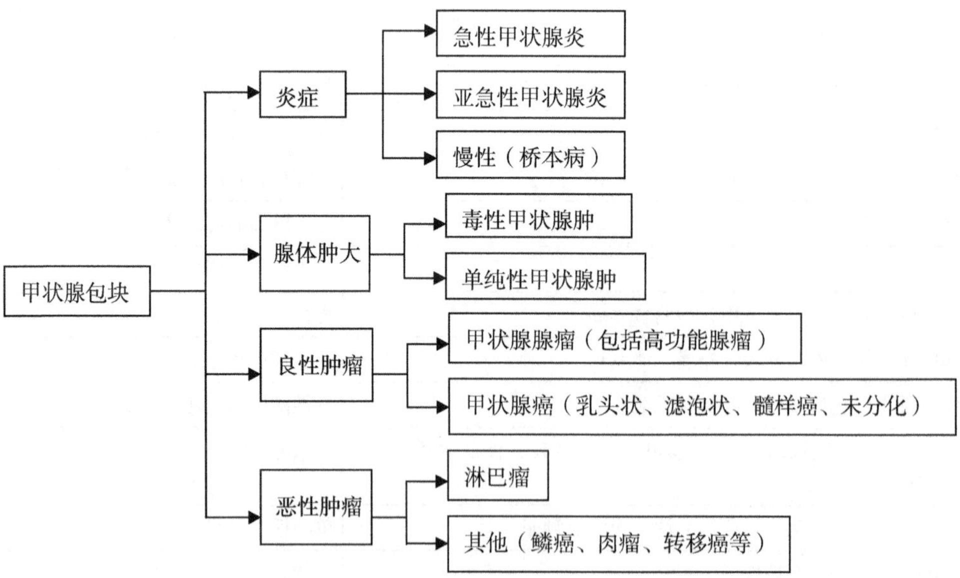

图2–57　甲状腺包块常见病因

（3）Srandalakis 对颈部肿物特征有下列规律（图 2–58）。

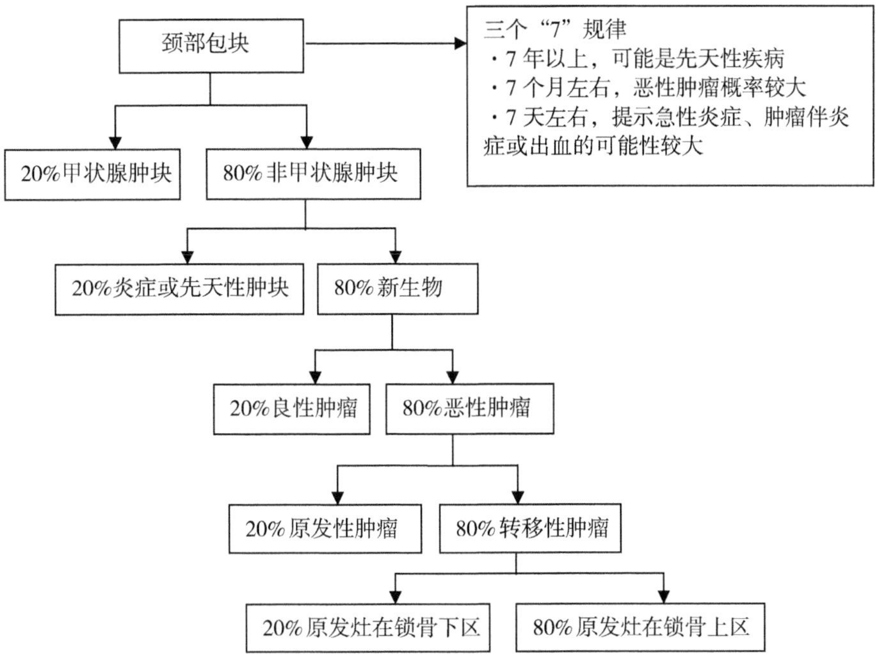

图 2–58　颈部包块诊断规律

（4）颈部区域性包块与疾病的关联（表 2–315、图 2–59）。

表 2–315　颈部区域性包块与疾病的关联

部位	单发性肿块	多发性肿块
颌下颏下区	颌下腺炎、皮样囊肿、颌下腺瘤	急性淋巴结炎
颈前正中区	甲状舌骨囊肿、各种甲状腺疾病	—
颈侧区	囊状淋巴管瘤、颈动脉体瘤、血管瘤神经源性肿瘤	急慢性淋巴结炎、淋巴结结核、淋巴瘤
锁骨上窝	纤维瘤、脂肪瘤	淋巴结结核、转移癌（常见乳腺、肺、胃肠）
颈后区	纤维瘤、脂肪瘤	急慢性淋巴结炎、皮脂腺瘤
腮腺区	腮腺炎、腮腺多形性腺瘤	腮腺肿瘤

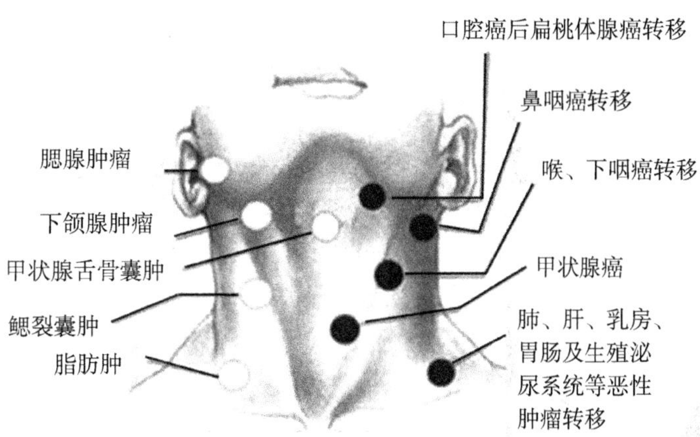

图 2–59　常见颈部包块位置

（5）并发症。

① 压迫气管可导致呼吸困难。

② 吞咽困难。

③ 合并包块出血、坏死或感染。

④ 迷走、舌下神经麻痹或受损及喉头水肿。

（6）颈部包块的诊断与鉴别诊断程序（图 2–60）。

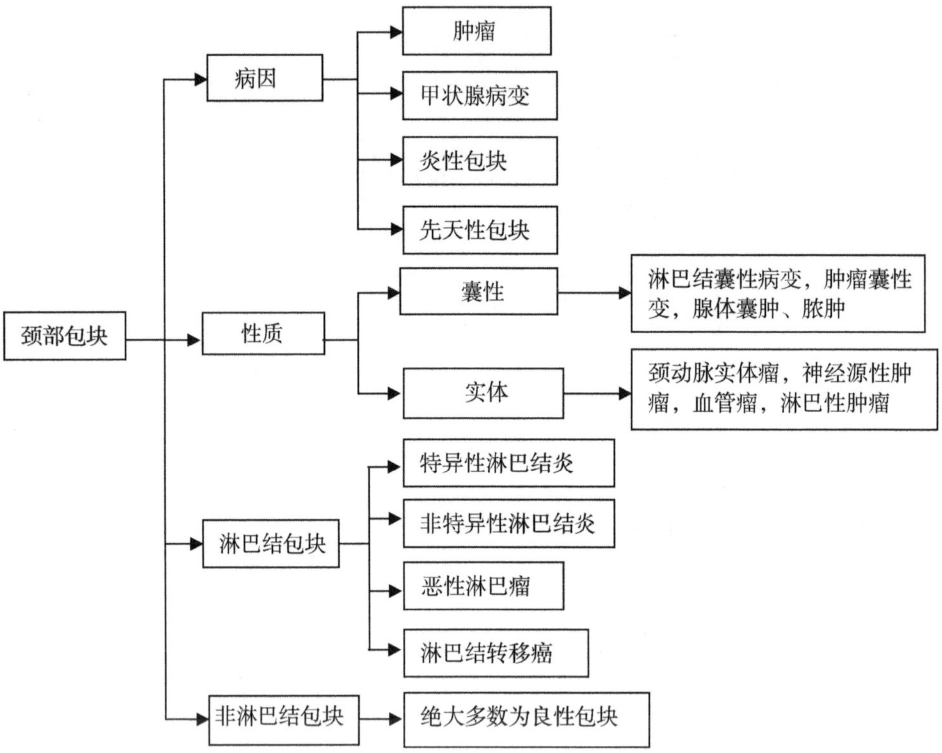

图 2–60　颈部包块的诊断与鉴别诊断程序

【诊断与鉴别诊断】

（1）先天性包块。

① 甲状舌管囊肿：本病属先天性疾病，多见于 1 ～ 10 岁儿童，囊肿多在颈正中线舌骨上下部，尤以舌骨下区为多，一般无自觉症状。肿块质软、边界清楚及无粘连，可随吞咽活动，伸舌试验阳性。穿刺液为黄色，透明微混浊或黏稠。易继发感染，感染后内容物即为脓性液体。

② 鳃裂囊肿：颈部或咽部常有间歇性肿痛或胀痛，吞咽时更为明显，发病前多有上感病史。颈部有压迫感、咽部牵拉感等。偶有低热及声嘶。检查可见局部突起或饱满，颈部窦道分泌物溢出。本病最常见的 3 个症状为颈部瘘口分泌物、包块及反复感染。

③ 淋巴水瘤（囊性淋巴管瘤）：多于 2 岁前发病，成人少见。小儿多发生于颈后间隙和口腔，成人常见于舌下腺、颌下腺和腮腺间隙，其他部位有腋下、纵隔和腹腔。本病生长缓慢，不超过筋膜间隙，病变向下经颈外侧区向腋下和纵隔或向前向口底生长。肿块无痛性、柔软或呈半实性、大小变化大，巨大肿块可压迫气管。若肿块短时间突然肿大，常提示并发出血、感染或外伤。

④ 囊性水瘤：多在出生时即可见到颈部肿物，多数发生于胸锁乳突肌后缘的锁骨上窝处及颈外侧区，少数也可以发生在颈前区，肿物突出皮肤，直径一般为 4 ～ 6cm，光滑而柔软，波动感明显，无触痛，边缘多不清楚，透光试验呈阳性。其他表现包括水瘤向内扩展可压迫喉部及气管，引起呼吸困难。位于颈前区的水瘤若向上突入口腔底部可以影响咀嚼和吞咽运动。在上呼吸道感染时水瘤可以突然增长。

⑤ 皮样、表皮样囊肿 ：好发于儿童或青年，以颏下区多见。肿块生长缓慢，无自觉症状。 肿块质地中等、界清和表面皮肤无粘连，触诊坚韧，有弹性，似面团样感觉。穿刺物呈乳白色豆渣样物质。

（2）炎症性包块。

① 颈部淋巴结炎：a. 常由各种五官科感染性疾病所致，一侧或双侧颈部淋巴结肿大、压痛、质地中等、表面光滑、可活动，肿大淋巴结数目及大小不一，多为蚕豆到拇指大小。急性淋巴结炎局部常有红、肿、热、痛，其他表现包括有畏寒、发热、乏力、全身不适及食欲减退等。慢性淋巴结炎急性发作时症状同急性淋巴结炎，经抗感染治疗后淋巴结缩小，但仍可摸到、可活动及无压痛。b. 常由自身免疫原因所致，如亚急性甲状腺炎，常常在感冒后 1 ～ 2 周发生，疼痛常明显可向耳根部放射，早期常常合并甲亢症状体征，后期多自愈。桥本氏甲状腺炎（慢性淋巴细胞性甲状腺炎），病史迁延，甲状腺肿大，质地硬，表面凹凸不平，检测甲状腺球蛋白抗体（TGAb）和过氧化酶抗体（TPOAb）增高有助于诊断。

② 淋巴结结核：多于颈部一侧或双侧、逐渐增大、可移动及无压痛，在身体免疫力下降时可逐渐增大，皮肤呈紫色，最终发生破溃，流出黄浊样干酪样脓液。其他表现包括低热、盗汗、食欲不振及消瘦等全身中毒症状。

③ 颈部脓肿：病程进展快，伴疼痛、高热及全身中毒症状重，常由感染、扁桃体炎及咽喉炎所致。脓肿常厚壁强化时可呈分叶状，沿筋膜间隙蔓延。

（3）新生物性包块。

① 颈动脉体瘤：常见由动脉硬化、创面、细菌感染、梅毒或先天性动脉囊性中层坏死所引起的动脉壁损害变薄，在血流压力作用下逐渐膨大扩张，形成动脉瘤。在颈动脉分叉处出现无痛性单个肿块，生长缓慢，常有数年病史。肿块位置较深，质地较硬，可左右移动，但不能上下移动，在肿块上可扪及传导性搏动，听诊时可闻及杂音。

② 神经源性肿瘤：多为神经鞘膜瘤，起源于神经鞘膜上的神经膜细胞，常发生于颈部皮神经、交感神经及迷走神经等处，神经鞘瘤易囊变坏死，严重时可影响呼吸。偶可恶变，表现为短期内肿瘤迅速增大，或伴迷走、舌下神经麻痹等。

③ 血管瘤：由血管内皮细胞构成，属先天性良性肿瘤。血管瘤可分为毛细血管瘤、海绵状血管瘤、肉芽组织血管瘤、大血管血管瘤及肌肉内血管瘤。如肿瘤侵及深层组织，即出现相应症状，如吞咽障碍、呼吸道阻塞、吐血及大出血等。

④ 脂肪瘤：多见于颈后区，临床上多表现为无痛性、生长缓慢的圆形肿块。触诊表现呈分叶状，质软、基底大、活动度小、界限不清、有假波动感。 穿刺偶尔可吸得淡黄色油脂样物质。

⑤ 纤维瘤：常见于颈后区，为无痛性、生长缓慢的圆形肿块。触诊表面光滑、质地较硬、活动度大、界清，和周围组织无粘连。

（4）颈部转移性包块。

① 鼻咽癌：易出现颈部淋巴结转移，早期可出现同侧颈深上淋巴结肿大、单个或多个、质硬、不活动及无压痛。晚期可转移至同侧颈深下淋巴结或对侧颈深上淋巴结，肿块逐渐增大可压迫第Ⅸ、Ⅹ、Ⅺ、Ⅻ脑神经，而出现相应受压症状。本病常以颈部肿块为首发症状。

② 扁桃体恶性肿瘤：扁桃体肉瘤及淋巴源性恶性肿瘤易出现早期淋巴结转移，与鼻咽癌相似，常

以颈部肿块为首发症状就诊。肿块质硬、固定不活动及生长迅速，除继发感染外，常无压痛。

③ 下咽癌：多为分化程度较差的肿瘤，下咽部淋巴组织丰富，较易发生淋巴结转移，早期常转移至同侧颈动脉三角区颈深部淋巴结，少数转移至气管旁及锁骨上淋巴结。

④ 喉癌：声带癌很少发生颈淋巴结转移，而声门上及声门下癌易发生颈淋巴结转移，常转移至舌骨下、喉前、气管前及颈动脉三角区淋巴结。早期为一侧，晚期可出现双侧颈淋巴结转移。

⑤ 甲状腺癌：髓样癌及乳头癌易发生颈淋巴结转移，滤泡状癌较少发生转移，甲状腺癌常转移至喉、气管前、颈外静脉及颈内静脉周围淋巴结，晚期转移颌下及锁骨上淋巴结。

⑥ 鼻腔鼻窦恶性肿瘤：早期较少出现颈淋巴结转移，晚期常转移至颌下及颈深上淋巴结。

⑦ 颌面及口腔恶性肿瘤：舌癌、口底癌及软腭癌易出现颈淋巴结转移，常转移至颌下、颏下及颈深上淋巴结。唇癌、颊癌及腮腺恶性肿瘤发生颈淋巴结转移较晚。

（5）颈部原发性恶性肿瘤。

① 恶性淋巴瘤：好发于青壮年男性。可发生于全身各组织器官的淋巴组织，但多发生在于腋窝、腹股沟、纵隔及腹部淋巴结，尤以浅表淋巴结肿大为显著。根据病理学特点分为霍奇金淋巴瘤和非霍奇金淋巴瘤两大类型。本病约有 2/3 有颈部淋巴结肿大，少数仅有深部淋巴结受累，有些病例淋巴结肿大可一过性缩小（极易误诊），切记：表浅淋巴结肿大与发热的高低不一定成正比。

② 神经源性恶性肿瘤：发生于颈部神经源性恶性肿瘤很少见，主要包括神经纤维肉瘤和神经纤维瘤恶变，前者常与丛状神经纤维瘤或神经纤维瘤同时发生，后者多由丛状神经纤维瘤和神经纤维瘤病发生。共同临床特点是肿块迅速生长，常向周围组织侵犯，可出现局部疼痛、触之肿块质硬、不活动或活动受限、有压痛，可向远处转移。

（6）甲状腺包块的鉴别诊断（表 2-316）。

表 2-316　甲状腺包块的鉴别诊断

疾病	甲状腺肿	急性甲状腺炎	亚急性甲状腺炎	桥本病	甲状腺癌	甲状腺瘤
病因	缺碘	细菌	病毒	自身免疫	不明	不明
年龄	青壮年多见	任何年龄	青壮年多见	中老年	20 ～ 60 岁	青壮年
性别	女＞男	无差别	女＞男	女性占 90%	女＞男	女＞男
症状	甲状腺肿 + 压迫症	急性感染	上感后	起病慢，甲状腺肿、压迫症状及甲减表现	肿块迅速增大，压迫及衰竭症状	单发肿块
体征	结节性、无粘连及无痛	波动感，局部炎症及疼痛	单或双侧肿大，光滑、压痛	肿块硬，压痛少见，对称性	不规则肿大，粘连、固定、无痛及淋巴结肿大	圆韧、光滑活动、无痛及无粘连

【相关检查】

（1）病史采集要点。

① 询问颈部包块发生的时间、发展速度、有无疼痛。包块是有消有长还是持续增大（甲状腺突然肿大者，可能有出血；生长突然加速者，可能为良性病变转变为恶性）。

② 询问包括是否影响或累及身体其他脏器或功能，如呼吸、进食哽噎及睡眠等。有无鼻、咽、喉及口腔等器官受累的临床表现，如发热、消瘦、震颤、多汗及腹泻等全身症状。

③ 了解与疾病诊断与鉴别诊断的相关临床症状，如情绪低落、懒言少动、畏寒、便秘、体重增加

及嗜睡等。

④ 了解是否来自碘缺乏地区，询问有无甲状腺疾病的家族史及家族中有无结核及肿瘤病史，特别是鼻咽癌。

⑤ 是否经过治疗。

（2）体检重点。

① 观察颈部肿块部位、数目、大小、形状、表面皮肤颜色，肿块质地、边界、有无压痛、活动度、波动与搏动及有无血管杂音。观察两侧颈部是否对称，有无局部肿胀、瘘管形成等现象。然后进行颈部扪诊。检查时受检者头略低，并倾向病侧，使颈部肌肉松弛，便于肿块的触诊，并应两侧对照比较。

② 明确是否为甲状腺肿大。若系甲状腺，要了解甲状腺肿大的程度、质地、性质，有无压痛及结节。如有结节，应了解是单个还是多个，实质性还是囊性，有无血管震颤及血管杂音，甲状腺与周围淋巴结的关系如何，是否存在 Graves 病时的各种眼征，是否有双手细微震颤。

③ 注意患者的体态，是否消瘦、皮肤干燥还是潮湿多汗。注意语言多寡、音调高低。面部及胫前有无黏液性水肿。有无肌肉萎缩、肌肉压痛、面色晄白及似“贫血”貌的表现。

（3）实验室检查。

① 提供引起颈部包块的三大常见的病因，如感染、出血及肿瘤等实验室依据，如血液生化、结核抗体、肿瘤标志物及 HIV 病毒检测等。

② 疑有甲亢者，应检查 T_3、T_4、FT_3、FT_4、TSH 及相关抗体等。

（4）辅助检查。

颈部包块 B 超、CT、包块穿刺涂片及包块病理活检等。若考虑是转移性包块，尚需做相应器官的检查。

（5）应选择做的检查。

① 免疫学检查：抗甲状腺球蛋白抗体（TGAb）、抗微粒体抗体（MCA）、TRAb（TSH 受体抗体）以及其他自身抗体测定、hTG（人类甲状腺球蛋白）测定。

② 核素检查：甲状腺吸碘率测定，核素甲状腺扫描。

③ 甲状腺 B 超或 CT：了解甲状腺大小、形态，有无结节、囊肿等。

④ 甲状腺穿刺：如结节明显，应在结节处穿刺更有意义。可疑甲状腺癌的 B 超、FNAB（细针穿刺抽吸活检）、增强 CT 检测淋巴结转移和定位对诊断及手术有重要意义。

（6）辅助检查对颈部包块诊断的临床意义。

① 影像学检查：颈部 CT 扫描除可了解肿瘤部位、范围外，并有助于明确肿块与颈动脉、颈内静脉等重要结构的关系，为手术治疗提供重要参考依据，但较小之肿块，常不能显影。为查找原发病灶，可酌情做鼻窦、鼻咽和喉侧位等 X 线片检查。对于颈部鳃裂瘘管和甲状舌管瘘管，可行碘油造影 X 线片检查，以了解瘘管走向和范围。必要时可做鼻内镜或纤维鼻咽喉镜检查。

② 病理学检查：穿刺活检法。以细针刺入肿块，将用力抽吸后取得的组织，进行细胞病理学检查。适用于多数颈部肿块者，唯其取得之组织较少，检查阴性时，应结合临床做进一步检查；切开活检法。应慎用，一般仅限于经多次检查仍未能明确诊断时。手术时应将单个淋巴结完整取出，以防病变扩散。

第三节　颈部血管异常

颈部血管异常是指颈动脉或颈静脉的异常搏动、颈静脉的充盈或塌陷及血管杂音等。

【常见病因】

（1）颈动脉异常搏动病因。

① 搏动增强：主动脉瓣关闭不全、主动脉瘤、主动脉狭窄、动脉硬化、动脉导管未闭等。

② 两侧颈动脉搏动强度不等：颈动脉血栓形成、主动脉弓动脉瘤、夹层动脉瘤及多发性大动脉炎等。

（2）颈静脉异常搏动病因。

① 三尖瓣关闭不全。

② 完全性房室阻滞（并可听到“炮击音”）。

③ 心房颤动（则可见强度不一，毫无规律的颈静脉充盈波）。

（3）颈静脉充盈病因。

① 右心衰竭。

② 缩窄性心包炎。

③ 三尖瓣狭窄。

④ 上腔静脉阻塞综合征等。

（4）颈静脉塌陷病因。

① 血容量不足。

② 休克等。

（5）颈动脉三角搏动性包块：颈动脉体瘤。

【诊断线索】

颈部血管异常诊断线索（表 2–317）。

表 2–317　颈部血管异常诊断线索

项目	临床线索	诊断提示
颈静脉怒张伴随体征	·肝大，双下肢水肿，剑突下可触及收缩期搏动	右心功能不全（最常见于慢性肺源性心脏病）
	·腹水，肝大，脉压差缩小，奇脉及心脏体征	缩窄性心包炎、心包积液（前者心脏可缩小，后者卧位时心界呈球形，坐位时呈烧瓶状。两者都可有心音减弱）
	·若伴有胸壁静脉曲张（血流方向自上而下）	上腔静脉阻塞综合征（支气管癌、原发性纵隔肿瘤、淋巴瘤、转移性肿瘤或纵隔肉芽肿等。真菌感染、结核、主动脉瘤及特发性纵隔纤维化等均可引起上腔静脉阻塞综合征）
	·慢性咳嗽史，桶状胸，呼气延长	慢性阻塞性肺气肿
	·颈静脉充盈发生在大量输液后	血容量过多
颈动脉异常搏动	·胸骨右缘第二肋间可闻及舒张期哈气样杂音	主动脉瓣关闭不全（可参阅心脏杂音章节）
	·消瘦，易怒，汗多，突眼，甲状腺肿大，心动过速	甲状腺功能亢进症
	·面色无华，唇及甲床苍白，红细胞与血红蛋白值下降	重度贫血
血管杂音	·颈部血管杂音在收缩期明显者	颈动脉或椎动脉狭窄
	·右锁骨上窝的杂音呈“嗡嗡声”，转向左侧明显，压迫右侧颈静脉时杂音消失	贫血、部分青少年正常

注：颈动脉异常搏动均可伴有周围血管体征。

【诊断思维】

颈部血管异常诊断思维（表 2–318）。

表 2–318　颈部血管异常诊断思维

项目	诊断思维
颈部血管异常诊断	・颈部血管异常的病因大多数是由心血管疾病所致。若中老年者短期内不明原因地出现颈静脉充盈，且呈进行性加重都应仔细地除外有无胸腔内恶性肿瘤
	・患者半坐位呈 45°，见颈静脉充盈，常提示静脉压轻度至中度升高；若坐位时颈静脉仍有明显充盈则称为颈静脉怒张，提示静脉回流受阻而使其压力明显升高。此外，颈静脉的充盈程度作为估计静脉压的参考指标时，通常以观察右侧颈静脉的充盈为准（因为左侧无名静脉容易受压而常可影响判断结果）。如果以胸骨处为 0，正常人在坐位时充盈上限为胸骨角上 2.0cm，半坐位呈 45° 角时为胸骨角上 4.5cm，若颈静脉充盈超过上述高度者，均提示静脉压升高
	・颈静脉充盈和怒张只是反映了血管的压力或容量的大小与多少，临床上以颈静脉的充盈程度来判定是否需要进一步补充液体的重要标志。对病因诊断无特异性，肺气肿时颈静脉充盈也十分多见，若出现颈静脉怒张，常提示右心功能不全
	・当患者在取坐位时发现有颈静脉充盈可视为是一种病理现象：a. 吸气性颈静脉充盈见于右心衰竭、心包炎、心脏压塞、严重肺动脉瓣狭窄、三尖瓣狭窄、肺动脉高压、胸腔积液及气胸等；b. 心室型颈静脉搏动见于右心衰竭、三尖瓣关闭不全及房间隔缺损并二尖瓣关闭不全；c. 肝 – 颈静脉回流征见于右心衰竭者
	・儿童或孕妇若出现锁骨上舒张期声音最响，其性质为低频或高调音，粗糙常伴细微震颤，且直立坐位于右侧锁骨上中间部位易听到或患者取站立位，将听诊器放在第 2 肋或第 3 肋间隙可听到静脉杂音，提示多无临床意义
	・贫血和甲状腺功能亢进者在剧烈运动后也可听到颈静脉杂音。此杂音易被误认为心脏杂音和甲状腺血管杂音，若挤压颈静脉后或转动头时杂音消失提示颈静脉杂音，不消失提示心脏内和甲状腺内的血管杂音
	・在安静状态下能看到明显颈动脉搏动者，提示颈动脉内压力已显著增高，但应注意不要将颈静脉搏动误认为颈动脉搏动。通常颈静脉搏动范围弥散，无搏动感，且轻压后便可使搏动消失，而颈动脉搏动则不然
	・如发现颈静脉怒张患者皮肤苍白、潮湿或突然出现焦虑和呼吸困难，应关注生命体征。如有低血压和奇脉，提示心脏压塞
	・正常人在颈部听不到血管杂音，颈部血管杂音多由血管狭窄引起，狭窄有两种原因，一是血管本身动脉硬化，动脉斑块形成；二是外部肿物的压迫，如外部没有肿物，可行血管造影及血管超声检查明确原因
	・颈部血管局限性杂音常可提示有血管性危险因素，如动脉硬化。无症状性血管杂音的病例中，脑卒中、冠心病及闭塞性动脉硬化症的发病率较无杂音者明显增高，尤其是心肌梗死。在脑卒中和短暂性脑缺血发作者，听到颈动脉杂音时，应对颈部或头部行影像学检查，这对并发症的预防及治疗具有重要价值

【疾病特点与表现】

（1）引起颈静脉充盈或怒张的疾病。

① 心脏填压：这是一种威胁生命的疾病，除了表现有颈静脉怒张外，常伴心动过速、心音低钝、心包摩擦音、脉搏减弱或消失、奇脉及肝大等。其他表现包括焦虑不安、胸痛、发绀、呼吸困难、低血压及皮肤湿冷等，患者常会采取端坐位或前倾体位，以改善呼吸困难。

② 心力衰竭：突发或渐进性的右心衰竭常可引起颈静脉怒张，伴疲倦、发绀、腰骶部及双下肢水肿、肝脏肿大及体重增加，其他表现包括恶心、呕吐、腹胀及腹水等。

③ 血容量增加：由血容量增加引起的颈静脉怒张常伴有体重迅速增加、血压增高、脉搏增快及全身组织水肿等表现，严重者可发生呼吸困难及肺部湿啰音。球结膜水肿也常提示血容量增加。

④ 慢性缩窄性心包炎：突出体征是颈静脉怒张，在心脏冲动时更为明显，常伴有进行性水肿、肝脏肿大、腹水及心包摩擦音，部分可诉胸痛症状。

⑤ 肺源性心脏病：因肺气肿使胸膜腔内压升高，阻碍腔静脉回流，可见颈静脉充盈。其他表现包括慢性咳嗽、咳痰、活动后心悸、呼吸困难及劳动耐力下降。体检可有明显肺气肿征，听诊多有呼吸音减弱，偶有干、湿啰音，下肢轻微水肿，心浊音界常因肺气肿而不易叩出。心音遥远，但肺动脉瓣区可有第二心音亢进，提示有肺动脉高压。三尖瓣区出现收缩期杂音或剑突下可触及心尖冲动。

⑥ 上腔静脉阻塞综合征：是一组由于通过上腔静脉回流到右心房的血流部分或完全受阻相互影响所致的综合征，肿瘤是最常见病因，少数可由血栓引起。常出现急性或亚急性呼吸困难和面、颈部肿胀。检查可见面颈部、上肢水肿及颈静脉怒张，进而可有缺氧和颅内压增高表现。

（2）引起颈静脉杂音的疾病。

① 重度贫血：严重贫血（血红蛋白＜70g/L）时，常能听到颈静脉杂音。其他表现包括皮肤黏膜苍白、气短、心动过速、心脏收缩期杂音、疲乏及无力等。

② 甲状腺毒症：本病可以引起响亮的静脉杂音，不论患者处于坐位或仰卧位均可闻及，同时可以听到心房或心室的奔马律。其他表现包括心悸、多食、体重减轻、腹泻、甲状腺肿大、气短、精神紧张、注意力分散、震颤、出汗、怕热及突眼等。妇女可能月经过少或闭经，男性可有乳房发育及性功能障碍。

【相关检查】

（1）病史采集要点：如果患者病情不严重，获得个人病史。患者最近体重是否增加，是否有穿鞋困难，是否脚踝部有水肿，询问是否有胸痛、呼吸急促、阵发性夜间呼吸困难、畏食、恶心或呕吐，有无癌症、心脏病、肺病、肝或肾脏疾病史及药物使用史，注意到利尿药物的使用和剂量。询问患者日常饮食模式，注意高钠摄入。

（2）查体重点：应从生命体征开始，患者出现心动过速、呼吸急促及血压上升，都表明体液超负荷对心脏造成压力。检查患者的四肢、脸面部的水肿，注意每日的体重变化，听诊肺部的湿啰音和心脏奔马律、心包摩擦音和心音低钝，检查腹部是否存在腹胀、移动性浊音及肝脏肿大，监测尿量并注意是否减少。

（3）实验室检查：三大常规、血液生化检查，有呼吸困难的患者应监测血气分析。

（4）辅助检查：心电图、心脏 B 超、胸部 X 线片和 CT 检查、颈部血管超声等检查。颈静脉充盈明显者及时做中心静脉压测定。

第四节　气管移位及气管牵引

气管偏离中线或移向一侧称气管移位，明显的气管移位通过触诊常能明确，但极其轻微的气管移位常需通过 X 线片检查才能定。气管牵引是指与心脏收缩同时发生的喉头和气管明显回缩，主动脉弓附近的动脉瘤或肿瘤所引起的，提示大气道阻塞或受到压迫。通常表现为颈部过伸的气管牵张感，反映了大动脉搏动不正常传导，通常是由于心脏、食管、大血管、气道及神经的压迫和扭曲引起的。

【常见病因】

（1）气管向健侧移位。

① 一侧胸腔积液。

② 一侧胸腔积气（气胸）。

③ 一侧胸腔内占位性病变（纵隔肿瘤、肺癌等）。

（2）气管向患侧移位。

① 患侧肺不张或肺纤维化。

② 患侧胸膜增厚及粘连。

（3）气管牵引。

① 主动脉弓附近的动脉瘤或肿瘤。

② 霍奇金病、恶性淋巴瘤。

③ 胸腺瘤等。

（4）引起阻塞性肺不张的病因。

① 大气道阻塞。a. 内源性阻塞：支气管肺癌、支气管类癌、腺样囊性瘤、转移癌及支气管良性肿瘤。b. 炎症：结核、真菌感染（支气管内肉芽肿、结石及支气管狭窄）及结节病。c. 其他：吸入异物、食物或胃内容物、气管导管移位、黏液栓、支气管扭曲、气管切开、淀粉样变、Wegener 肉芽肿。

② 小气道阻塞。a. 黏液纤毛清除功能受损、胸腔或腹腔疼痛或创面及手术等、中枢神经抑制、使用呼吸抑制药、抗胆碱能药、全身麻醉、气管插管、机械通气未湿化、吸入高浓度氧及吸烟等。b. 慢性阻塞性肺疾病、哮喘、慢性支气管炎、鼻塞性细支气管炎、囊性纤维化。c. 急性感染：急性支气管炎与细支气管炎、肺炎等。

③ 外源性阻塞。支气管肺癌压迫或侵犯、肺门淋巴结肿大、纵隔纤维化、主动脉瘤、心脏增大。

【诊断线索】

气管移位及气管牵引诊断线索（表 2-319）。

表 2-319　气管移位及气管牵引诊断线索

项目	临床线索	诊断提示
气管移位	·一侧胸廓饱满，呼吸运动减弱，叩诊呈鼓音	气胸或液气胸（气管向健侧移位）
	·一侧胸廓饱满，但叩诊呈实音（或浊音）	大量胸腔积液（气管向健侧移位）
	·患侧胸廓（多为上胸部）呈局限性叩浊，且局限性呼吸音减弱或消失	肺部肿瘤（气管向健侧移位）
	·一侧胸廓塌陷，呼吸运动减弱，语音传导减弱或消失	胸膜粘连、大面积肺不张、一侧肺纤维化（气管向患侧移位）
气管牵引	·在第 1、第 2 肋间和颈静脉切迹看到搏动性肿物，动脉收缩期杂音和震颤	主动脉瘤
	·发热（稽留热和弛张热）、疲乏不适、瘙痒、盗汗和体重减轻	霍奇金病
	·发热、疲乏、盗汗、呼吸困难、喘鸣、吞咽困难及颈静脉怒张	恶性淋巴瘤
	·咳嗽、胸痛、吞咽困难、颈部可触及肿物、颈静脉怒张和面部、颈部、上臂的水肿	胸腺瘤

【诊断思维】

气管移位及牵引诊断思维（表 2-320）。

表 2-320 气管移位及牵引诊断思维

项目	诊断思维
气管移位及牵引诊断	·让患者头居中位、用右手中指沿胸骨切迹向后触摸气管，食指与无名指分别在左、右两侧胸锁关节处，目测中指是否与其他两指等距离，或将中指触摸气管，观察中指与两侧胸锁乳突肌所构成间隙的大小，以判断气管是否移位。气管移位对诊断胸部疾病有重要意义
	·当确定有气管移位时，应注意颈部或甲状腺有无肿块。因有时一侧颈部或甲状腺肿块引起的气管移位易被误认为是胸部疾患
	·气管移位实际上直接涉及许多胸腔或肺部疾病的诊断问题。胸腔或肺部病变能否导致气管移位和移位程度的轻重，关键取决于病程长短、病变位置及其范围大小。决不能因缺乏气管移位而排除胸腔或肺部疾病
	·大多数能够引起纵隔移位的疾病均可使气管发生程度不同的移位，如纵隔气肿或肿瘤等。在缺乏慢性肺部疾病的中老年患者，若有气管移位，常提示肺或胸腔的肿瘤。部分老年人群中，气管若偏向右侧，且找不到其他疾病依据，可能是主动脉弓的粥样硬化所致，无特殊临床意义
	·正常情况下，气管直至其分叉处位于胸腔的正中线上，分出陡直的右支气管。甲状腺包块引起的气管移位一般与甲状腺包块的大小有密切关系，包块大则气管移位明显，包块小则移位不明显或不出现移位。异常结果颈部的肿瘤、炎症、血肿、畸形及甲状腺功能亢进所致颈部肿物较大时，可压迫气管而产生症状，如气管受压移位使之弯曲狭窄而影响呼吸，出现气管受压及呼吸困难。严重的气管偏移或受压而引起窒息，可以危害肺功能，张力性气胸严重时可以迅速威胁生命。此外，气管偏移造成了纵隔的移位，继而引起胸腔容量和压力的不对称，因此，临床必须予以重视
	因为气管偏移常显示是一种严重的潜在疾病，可能会引起呼吸困难或窘迫，连续监测患者的呼吸和循环，确保紧急设备可用，准备用于诊断的检查，如胸部 X 线片检查、支气管镜、心电图和动脉血气分析等
	·如观察有气管牵引现象，应观察有无呼吸困难的症状，如呼吸急促、喘鸣、辅助呼吸肌参与呼吸、发绀及烦躁。如果患者有呼吸困难，先检查气道是否通畅，吸氧和必要时准备气管插管，建立液体和药物通路，进行生命体征的监测
	·少数肿瘤患者在出现胸腔积液时并无症状，胸腔积液量从几毫升到几升不等，大量胸腔积液可将纵隔移向对侧。如果一侧大量胸腔积液而纵隔无移位时，提示可能有支气管肺癌合并主支气管阻塞、肿瘤累及纵隔使其固定，或是恶性胸膜间皮瘤所致

【疾病特点与表现】

（1）引起气管移位的疾病。

① 肺不张：肺脏过度塌陷可使气管向患侧移位。其他表现包括呼吸困难、呼吸急促、胸痛、干咳、叩诊浊音、语音震颤和呼吸音降低、吸气相延长、胸骨下凹和肋间隙凹陷等。

② 食管裂孔疝：腹腔脏器进入胸腔可造成气管向健侧移位，对呼吸功能影响的程度取决于疝的大小。其他症状包括胃灼热感、反胃或呕吐、胸痛或腹痛等。

③ 脊柱后凸侧弯：本病可以引起肋骨和纵隔偏移，引起气管向被压侧移位，其他表现包括干咳、背痛、乏力、呼吸困难、非对称性肺扩张和呼吸音不对称等。

④ 胸膜腔积液：大量胸膜腔积液可以使纵隔及气管向对侧移位，其他表现包括干咳、发热、消瘦、呼吸困难、胸痛、胸膜摩擦音、呼吸急促、呼吸动度降低、呼吸音减弱或消失、羊鸣音、叩诊实音及语音震颤降低等。

⑤ 肺纤维化：肺纤维化可以引起纵隔和气管偏向患侧，其他表现包括呼吸困难、咳嗽、杵状指（趾）及发热等。

⑥ 肺结核：肺结核巨大空洞使气管偏向健侧，触觉语颤增强，叩诊呈鼓音，肺部听诊有空洞音及湿啰音。其他表现包括疲乏、畏食、体重减轻、发热及盗汗等，当病情继续进展可出现咳嗽、咯血、胸痛及进行性呼吸困难等。

⑦ 胸骨后甲状腺肿：是解剖位置异常导致的气管移位，感觉如同在颈静脉切迹有可移动肿块。其他表现包括吞咽困难、咳嗽、声音嘶哑、喘鸣及甲状腺毒症症状。

⑧ 张力性气胸：急性起病，使气管偏向健侧。典型症状为突发的呼吸窘迫、尖锐的胸痛、干咳、呼吸困难、心动过速、喘息、发绀、呼吸肌疲劳、鼻翼扇动和不对称的胸廓运动。颈部和上胸部皮下有捻发感。其他表现包括患侧呼吸音减弱或消失、颈静脉充盈及血压增高等。

⑨ 纵隔肿瘤：肿瘤较小时可无任何症状，当肿瘤较大时可压迫气管和周围的器官，引起气管移位和吞咽困难。晚期表现有喘鸣、呼吸困难、金属音咳嗽、声音嘶哑、鼾样呼吸和胸骨上窝凹陷。其他表现包括肩、臂及脚痛和颜面部、颈部及手臂水肿、颈和胸部静脉曲张等。

⑩ 胸主动脉瘤。

（2）引起气管牵引现象的疾病。

① 胸主动脉瘤：气管常受到牵引，多数使气管移向右侧，临床表现可多种多样，包括喘鸣音、呼吸困难、喘息、声嘶、咳嗽和吞咽困难。面部、颈部和手臂水肿、胸壁饱满和颈静脉充盈。其他表现包括神经疼痛及麻木，颈部、肩部和下背部疼痛不适等。

② 霍奇金病：肿瘤发展累及主动脉弓时，可引起支气管牵引，最初表现是无痛性颈部淋巴结肿大及发热，多为稽留热或弛张热，其他表现包括疲乏不适、皮肤瘙痒、盗汗、体重减轻、脾大、色素沉着、苍白及神经痛等。

③ 恶性淋巴瘤：气管牵引感提示前纵隔淋巴瘤或肿瘤累及主动脉弓，外围淋巴结肿大常缺乏疼痛，其他表现包括发热、疲乏、倦怠、盗汗、呼吸困难、喘鸣、吞咽困难及颈静脉怒张等。晚期可出现呼吸困难，颜面、颈部及上臂水肿及肝脾大等。

④ 胸腺瘤：是一种罕见的肿瘤，当累及前纵隔时，可引起气管牵引，常表现有咳嗽、胸痛、吞咽困难、颈部可触及肿物及颈静脉怒张，常伴面、颈及上臂水肿等。

【相关检查】

（1）病史采集要点。

① 如没有发现呼吸困难的表现，应详细询问病史有无心、肺疾病史、手术、外伤和感染等，如患者有吸烟史，需要询问每天的吸烟量，并询问相关的症状如呼吸困难、疼痛和咳嗽等。

② 应询问相关的症状和病史，特别是胸痛、心脏病病史、肿瘤、胸部手术史和外伤史等。

（2）查体重点。

检查生命体征，评估呼吸状况，观察皮肤黏膜有无发绀，检查气管移位（让患者头居中位、用右手中指沿胸骨切迹向后触摸气管，食指与无名指分别在左、右两侧胸锁关节处，看中指是否与其他两指等距离，或将中指触摸气管，观察中指与两侧胸乳突肌所构成间隙的大小，以判断气管是否移位）。若为气管牵引：应检查患者的颈部和胸部有无异常，触诊有无肿块、颈静脉异常搏动和气管偏移，叩诊和听诊，肺是否有异常的呼吸音、是否有心脏杂音等。

（3）实验室检查。

三大常规、血液生化及血气分析等。

（4）辅助检查。

纤维支气管镜检查、颈部 B 超、心电图、胸部 CT、MRI 及支气管造影等检查。颈静脉充盈或怒张者，应测定中心静脉压。

第十八章

胸部异常

第一节　胸壁静脉曲张

胸壁静脉曲张是指胸壁皮下的浅静脉扩张或迂曲，大多数由上腔静脉阻塞所致，故其血流方向是自上而下，曲张的范围较大。

【常见病因】

（1）血管阻塞性病变：血管先天性异常、静脉血管内膜增生、静脉血栓形成等。

（2）炎症：结核、组织胞质菌病、放线菌、梅毒等。

（3）肿瘤。

【诊断线索】

胸壁静脉曲张诊断线索（表 2-321）。

表 2-321　胸壁静脉曲张诊断线索

表现	诊断提示
·咯血，胸痛，反复发生的一侧性肺炎或经抗感染治疗无好转的肺不张，杵状指（趾）	肺癌
·发热，颈部淋巴结肿大，质韧似橡皮，肝和（或）脾大	淋巴瘤
·有长期肺部感染性疾病或曾有严重胸部外伤史	慢性纤维性纵隔炎
·有动脉硬化史，胸骨右缘第二肋间隆起，可触及搏动感，心底部浊音界扩大	主动脉瘤（常见于老年人）
·眼睑下垂及肌肉无力等重症肌无力的临床表现	胸腺瘤
·消瘦，乏力，低热，血沉增快，结核菌素皮试阳性	胸内结核

【诊断思维】

（1）胸壁静脉曲张诊断思维（表 2–322）。

表 2–322　胸壁静脉曲张诊断思维

项目	诊断思维
胸壁静脉曲张诊断	·正常胸壁静脉不易显现，当上腔静脉（或下腔静脉）阻塞时，可见胸壁静脉充盈或曲张，其中最常见病因是恶性肿瘤所致。胸壁静脉曲张发生在中老年时，应注意是否系肺或胸腔内肿瘤所致

续表

项目	诊断思维
胸壁静脉曲张诊断	·胸壁静脉曲张或充盈明显为病态，胸壁静脉曲张有两种形式：a. 小静脉丛或静脉网怒张，呈紫色花纹状；b. 较大的静脉行走明显可见；胸壁静脉曲张见于上腔静脉阻塞或下腔静脉阻塞；由于上腔静脉被阻塞的部位不同，其静脉曲张的分布也各异
	·上腔静脉阻塞可引起呼吸困难，其相关因素有：a. 焦虑、烦躁及恐惧；b. 上腔静脉压力增高导致喉头淤血或水肿；c. 呼吸道分泌物多而黏稠；d. 肿瘤阻塞或压迫气管及支气管；e. 气管、支气管壁软化、塌陷或肿瘤脱落；f. 气管或支气管感染；g. 肺部感染
	·上腔静脉阻塞在奇静脉汇入上方阻塞，人体耐受性较奇静脉下方阻塞强
	·多次妊娠、哺乳期妇女的乳房上静脉隐约可见，并可延伸到胸壁，但所见到的静脉无曲张或充盈不明显。乳房静脉曲张几乎仅见于女性，两侧乳房静脉曲张常见于女性哺乳期时的乳房及胸骨后甲状腺肿；单侧乳房静脉明显曲张，应考虑乳腺的恶性肿瘤，如乳癌或肉瘤等

（2）上、下腔静脉阻塞的临床特点（表 2-323）。

表 2-323　上、下腔静脉阻塞临床特点

	临床特点
上腔静脉阻塞	·曲张的静脉自锁骨附近开始，向下延伸，其血流方向自上而下，曲张的静脉仅局限于胸壁，上腔静脉阻塞的部位在奇静脉入上腔静脉的远（上）端，受阻的上腔静脉血流可由肋间静脉、内乳静脉经奇静脉再次流入上腔静脉，表现为肋间静脉及内乳静脉等胸部浅静脉的曲张 ·如曲张的胸壁静脉延伸到上腹壁，甚至达到脐部，上腔静脉阻塞部位可能在奇静脉入上腔静脉（下）段。由于受阻的上腔静脉血流不能再经奇静脉流入上腔静脉，需经其他侧支静脉进入下腔静脉再返回右心所致。表现为胸部及上腹部浅静脉的曲张 ·若左侧无名静脉受阻，则出现左侧手臂肿胀和颈外静脉的显著充盈或怒张，如果仅表现有手背的肿胀，多为锁骨下静脉阻塞 ·上腔静脉受压综合征的症状和体征与受压时间、受压程度及受压部位有关。时间短、受阻程度重，病情常严重；反之，病情较缓和。其他表现包括咳嗽、头痛、恶心、视力改变、声音嘶哑、下咽困难及抽搐等 ·导致上腔静脉阻塞的原因很多，包括纵隔的原发或转移性肿瘤、炎症或上腔静脉血管栓塞，其中以支气管肺癌及其淋巴结转移压迫引起的最常见。尤其是小细胞肺癌，其次是淋巴瘤，其他肿瘤少见。再次是慢性纤维素性纵隔炎，上腔静脉血栓形成较少见（主要见于各种导管插入引起的血栓形成）
下腔静脉阻塞	·出现胸腹部静脉曲张，其血流方向自下而上 ·本病以腹水和肝大是最常见的临床征象。临床表现与阻塞部位有关，肝静脉阻塞者主要表现为腹痛、肝大、压痛及腹水；下腔静脉阻塞者在肝静脉阻塞临床表现的基础上，常伴下肢水肿、下肢溃疡、色素沉着，甚至下肢静脉曲张 ·病变波及肾静脉时可出现蛋白尿，甚至表现为肾病综合征 ·急性期有不同程度的肝脏功能损害，重症患者呈现休克或肝功能衰竭迅速死亡。亚急性者可出现黄疸和脾大。慢性期病期甚长者，有脾大和食管静脉曲张，甚至呕血和黑便。重症患者有下肢静脉曲张，甚至足踝部发生营养性溃疡，双侧下肢静脉压升高

【疾病特点与表现】

引起胸壁静脉曲张的疾病特点与表现（表 2-324）。

表 2-324　引起胸壁静脉曲张的疾病特点与表现

项目	特点与表现
引起胸壁静脉曲张的疾病特点与表现	·肺或胸腔结核：常有低热、咳嗽、盗汗、消瘦及乏力等结核中毒症状
	·良性胸腺瘤：本病常无症状，偶在 X 线片检查时发现。若肿瘤体积较小，密度较低，紧贴于胸骨后，X 线片检查也难以发现。胸腺瘤多接升主动脉，可有明显的传导性搏动
	·原发性上腔静脉血栓：本病最常见症状为呼吸困难、面颈部水肿，胸壁静脉曲张、躯干和上肢水肿、胸痛、咳嗽、声嘶及下咽困难等

续表

项目	特点与表现
引起胸壁静脉曲张的疾病特点与表现	・胸骨后甲状腺肿：临床症状主要是肿块压迫周围器官引起，压迫气管引起呼吸困难、喘鸣；压迫上腔静脉引起上胸部及颈部表浅静脉怒张、上肢水肿等上腔静脉综合征；压迫食管引起吞咽困难等
	・支气管囊肿：好发于颈和邻近支气管树的胸廓部，亦可发生在背、肩、腹或面部，为单发或多发，小可数毫米、大可至数十厘米。纵隔囊肿可压迫大气道引起呼吸困难、哮鸣或持续性咳嗽，运动时明显加重，血管受压可出现胸壁静脉曲张
	・特发性硬化性纵隔炎：可发生于任何年龄，以中老年常见，胸部X线片检查显示右上纵隔上腔静脉影增宽，有时可见奇静脉及淋巴结肿大
	・特发性硬化性纵隔炎：本病早期通常无症状，可逐渐出现纵隔器官粘连或受压的症状，主要为上腔静脉阻塞综合征，静脉压增高，头面部、颈部及上肢水肿，颈静脉充盈，胸壁上侧支循环静脉扩张。其他症状包括头痛、头昏、呼吸困难及发绀等
	・其他：心脏先天性疾病及手术后、中心静脉插管或起搏器引起栓塞时，也可发生上腔静脉阻塞综合征

【相关检查】

（1）病史采集要点。

① 询问与疾病诊断和鉴别诊断相关的伴随症状，如咳嗽及咳痰、喘息、呼吸困难、胸痛、吞咽困难及声音嘶哑等。

② 询问是否有心肺疾病、肝病、饮酒及吸烟史。

③ 家族史中有无患肿瘤史。

（2）查体重点。

检查生命体征，观察皮肤黏膜发绀，球结膜充血水肿，观察头面部、颈部及四肢是否有水肿，颈静脉是否有怒张。触诊全身淋巴结，心肺检查，肝、脾及腹水检查等。

（3）实验室检查。

血常规、血液生化、血沉及肿瘤标志物等检查。

（4）辅助检查。

胸部X线片检查可发现肺部原发病灶、纵隔增宽或肺门淋巴结增大。胸部CT或MRI检查有助于明确上腔静脉阻塞的原因。其他超声显像可见到阻塞的部位及病变形态。血管造影及放射性核素静脉造影可显示静脉阻塞部位。

第二节　胸廓外形异常

胸廓外形异常是指胸廓呈现非正常时的形态或一侧局部塌陷与隆起等，一般通过仔细的望诊即可做出明确的判断。常见的胸廓畸形有桶状胸、漏斗胸、鸡胸和胸骨裂等。

【常见病因】

（1）胸廓畸形常见病因。

① 胸廓疾患。a.肋骨、肋软骨、脊柱及胸壁的急、慢性炎症或肿瘤。b.胸壁结核、胸椎结核、肋软骨炎、纤维肉瘤、神经纤维肉瘤、血管肉瘤及横纹肌肉瘤等。c.胸壁骨及软骨肿瘤：恶性肿瘤如骨肉瘤、软骨

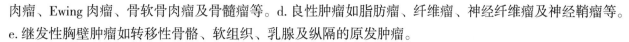

肉瘤、Ewing 肉瘤、骨软骨肉瘤及骨髓瘤等。d. 良性肿瘤如脂肪瘤、纤维瘤、神经纤维瘤及神经鞘瘤等。e. 继发性胸壁肿瘤如转移性骨骼、软组织、乳腺及纵隔的原发肿瘤。

② 胸膜疾患：a. 胸腔积液（包括纤维素性胸膜炎，脓胸、脓气胸、血胸等）及气胸；b. 广泛胸膜肥厚、粘连或钙化；c. 胸膜间皮瘤。

③ 呼吸系统疾病：a. 肺广泛纤维化（肺结核、肺尘埃沉着病等所致）、肺不张或肺气肿等；b. 支气管癌、肺尖癌等。

④ 循环系统疾患：心脏扩大、心包积液、主动脉瘤及缩窄性心包炎等。

⑤ 营养缺乏：如维生素 D 缺乏病。

⑥ 其他：职业性操作姿势或胸部某一部位长期受压（如手工鞋匠、挑担等）、手术及外伤等。

（2）引起胸壁塌陷的常见病因。

① 急性脓胸治疗不及时或处理不适当。

② 胸腔内异物残留：外伤后有异物残留在胸腔内，如金属碎片、骨片、衣服碎条等，或手术后异物等残留。

③ 引起脓胸的原发疾病未能治愈：脓胸继发于肺脓肿、支气管瘘、食管瘘、肝脓肿、膈下脓肿及脊椎骨髓炎等疾病。

④ 特异性感染：结核性感染、真菌性感染及阿米巴性脓胸等。

（3）引起桶状胸的常见病因。

① 各种原因引起的慢性肺部疾病。

② 慢性阻塞性肺疾病。

③ 支气管哮喘。

④ 老年性肺气肿。

（4）引起漏斗胸的病因。

① 发育不良。

② 呼吸道梗阻。

③ 遗传因素。

④ 其他：骨碱性磷酸酶降低、微量元素缺乏（特别是钙、磷、维生素 D 等）。

【诊断线索】

胸廓外形异常诊断线索（表 2–325）。

表 2–325　胸廓外形异常诊断线索

项目	临床线索	诊断提示
胸廓外形异常	・胸廓横径近似或大于前后径（称之桶状胸）	慢性阻塞性肺气肿、老年性肺气肿
	・胸廓横径明显大于前后径（称之扁平胸）	慢性消耗性疾病、长期营养不良及偶见于正常瘦长体型者
	・胸骨下 2/3 向前明显突出（称鸡胸）	维生素 D 缺乏病
	・剑突下明显向内塌陷（称漏斗胸或鞋匠胸）	维生素 D 缺乏病、长期久坐的职业人员
伴随症状体征	・局限性隆起，局部皮肤发红、灼痛、发热等	胸壁炎症性包块
	・有胸部外伤史，局部隆起处触诊有骨擦声	肋骨骨折
	・胸骨右缘第二肋间处隆起，局部门及收缩期搏动	主动脉或升主动脉瘤

续表

项目	临床线索	诊断提示
伴随症状体征	·胸廓局限性隆起性包块，伴消瘦、低热及盗汗等	结核性冷脓肿
	·胸廓局限性塌陷	肺结核病灶纤维化、局限性胸膜粘连及肺不张
	·一侧胸廓塌陷，对侧呈现代偿性肺气肿体征，气管向患侧移位	一侧胸膜广泛粘连增厚，一侧大面积肺不张、肺纤维化或肺叶切除等
	·一侧胸廓隆起或饱满，气管向健侧移位	一侧大量胸腔积液、气胸及液气胸
	·局部或一侧胸廓隆起，但胸壁可触及握雪感	皮下气肿（亦可呈现两侧胸廓的饱满或隆起）
	·心前区隆起伴有心脏体征	先天性心脏病、大量心包积液等
	·胸大肌外侧缘处如花生米大小的肿块	副乳乳腺癌
胸廓结构或外形异常	·胸廓变形	先天性胸廓畸形，长期卧床的患者，维生素 D 缺乏病及肥大性腺样体增生症等
	·胸廓变大者，称桶状胸	慢性支气管炎、支气管哮喘、肺气肿、老年人和肥胖体型者
	·局部肋骨破坏，出现"冷脓肿"或慢性窦道	胸壁结核
	·脊柱成角畸形	胸椎结核
	·表现为第 2、第 3 肋软骨肿大、压痛	肋软骨炎（常见于青春期患者）
	·恶性肿瘤来源于胸壁软组织	纤维肉瘤、血管肉瘤及横纹肌肉瘤等
	·恶性肿瘤来源于胸壁骨及软骨	骨肉瘤、软骨肉瘤、Ewing 肉瘤、骨髓瘤等
	·良性肿瘤来源于胸壁软组织	脂肪瘤、纤维瘤、神经纤维瘤及神经鞘瘤等
	·良性肿瘤来源于胸壁骨及软骨	骨纤维瘤、软骨瘤、骨囊肿及骨纤维结构不良等
	·继发性胸壁肿瘤	转移性骨骼、软组织肿瘤，邻近的乳腺、膈及纵隔的原发肿瘤直接侵犯胸壁

【诊断思维】

（1）胸廓外形异常诊断思维（表 2-326）。

表 2-326　胸廓外形异常诊断思维

项目	诊断思维
胸廓外形异常	·胸部各组织与器官的某些疾病，常可引起程度不同的胸廓外形异常。a. 如果胸廓的外形异常用肺或胸腔等疾病不能解释，提示脊柱畸形所致。b. 任何一种明显的胸椎前凸、后凸或侧凸均可引起胸廓外形的异常。c. 胸廓畸形多为先天性因素所致，后天性外伤等原因较少见
	·明显的一侧胸廓隆起和塌陷通过望诊便可明确，但一侧仅轻微隆起，有时往往会将正常一侧误判为塌陷，反之一侧轻度凹陷与正常侧相比时，又常错认为正常侧隆起。在这种情况下必须结合其他检查资料进行综合判断。一侧的胸膜广泛粘连增厚或大面积肺不张等病变时，健侧常可出现代偿性肺气肿体征。此时切勿将代偿侧认为是病变侧
鸡胸及漏斗胸	·鸡胸是指胸骨向前隆起畸形，状如鸡、鸽子之胸脯故称之为鸡胸，是一种常见的胸廓畸形，是维生素 D 缺乏病及某些先天性心脏病（扩大的心脏压迫胸壁，形成鸡胸畸形）的常见表现。维生素 D 缺乏病引起的胸廓畸形还包括胸骨两侧肋骨呈念珠状隆起（称维生素 D 缺乏病串珠）和胸部前面肋缘向外突出，而自胸骨剑突沿隔附着的部位，向内凹陷形成深沟（称肋膈沟）。维生素 D 缺乏病串珠样表现应与维生素 C 缺乏引起软骨成熟障碍所致的肋软骨凸起相鉴别，后者凸起较前者尖锐，且两侧常不对称。这种畸形容易使呼吸运动受限，易发生肺部感染和哮喘

续表

项目	诊断思维
鸡胸及漏斗胸	・多数鸡胸不像漏斗胸那样在出生后即能被发现，常在 5 ～ 6 岁以后才逐渐被注意到。鸡胸很少发生压迫心肺的症状，重症鸡胸可出现反复上呼吸道感染、喘息、活动耐力较差、易疲劳及脊柱侧弯
	・鸡胸可分两种类型，一种是具有龙骨状突起的胸廓，即胸骨下部向前移较上部明显。常是剑突附着部突出最明显，胸肌的纵剖面呈弓形，两侧的 4 至 8 肋软骨呈与胸骨平行的深凹陷沟状，使突出的部分更加明显。另一种是胸骨柄、胸骨体上部及上胸部的肋软骨向前上方突出，而胸骨体中部向后弯曲，胸肌下部又突向前方，胸骨的矢状面呈“Z”字形，两侧肋软骨也向内凹陷，似漏斗样畸形，故被称为漏斗胸
	・漏斗胸可压迫心脏，影响心功能；压迫食管可致食物反流；压迫气管易导致呼吸道感染等。维生素 D 缺乏病是引起漏斗胸的常见病因
	・极少数鸡胸和漏斗胸与遗传有关，在诊断时应注意询问相关病史
桶状胸	・桶状胸的典型表现有：a. 胸廓前后径增加，胸廓呈圆桶形，前后径增大，或与左右径大致相等；b. 肋弓的前部上抬，肋骨呈水平位，肋间隙增宽饱满，胸骨下角增大呈钝角；c. 叩诊胸廓回响增加，心浊音界缩小或消失，肝浊音界下降；d. 呼吸音和语音均减弱，呼气延长，有时两肺底可闻及干湿啰音及心音低远等
	・桶状胸是一种较为常见的胸廓外形异常，尽管其病因为慢性阻塞性肺气肿和老年性肺气肿，但二者有时鉴别困难。除了病史可作为诊断时的参考外，有下列不同可供参考：a. 肺气肿体征前者较后者明显；b. 上胸段脊柱的后凸程度后者较前者重；有些老年者常两者兼而有之
	・桶状胸可由于胸内或全身性疾病引起，个别肺气肿也可由于先天性原因所致。老年性驼背很容易被误判为肺气肿，但其缺乏肺部疾病的体征
	・慢性支气管炎、支气管哮喘和阻塞性肺气肿最终都有桶状胸表现，均属慢性阻塞性肺疾病，且慢性支气管炎和支气管哮喘均可并发阻塞性肺气肿，但三者既有联系，又有区别，不可等同。慢性支气管炎在并发肺气肿前，病变主要限于支气管，可有阻塞性通气障碍，但程度较轻，弥散功能一般正常，支气管哮喘发作期表现为阻塞性通气障碍和肺过度充气，气体分布可严重不匀，但上述变化可逆性较大，对吸入支气管扩张剂反应较好，弥散功能障碍也不明显，而且支气管哮喘气道反应性明显增高，肺功能昼夜波动也大
	・桶状胸是阻塞性肺疾病的典型体征，但在诊断时应考虑几个关键点：a. 呼吸困难的特点是进行性加重（逐渐恶化），通常在活动时加重及持续存在；b. 慢性咳嗽呈间歇性，不伴咳痰，可以是任何类型；c. 危险因素指吸烟；d. 接触史指家庭烹调或取暖燃料产生的烟雾、职业粉尘和化学物质；e. 有慢性阻塞性肺疾病的家族史，年龄＞ 40 岁人群，如果存在以上指标，应考虑此病，并行肺功能检查。上述指标本身并不具有诊断性，但符合越多，慢性阻塞性肺疾病的可能性越大。确诊有赖于肺功能检查
	尽管在慢性阻塞性肺气肿中气短及呼吸困难是十分常见的症状，但部分患者可能没有将其与疾病相联系，而是抱怨上了年龄引起气短。这应引起临床重视
其他外形异常	・扁平胸是指胸廓前后径不及左右径的一半，呈扁平状，另外还可出现锁骨突出、上下窝明显、肋骨下垂、肋间隙小、肋间肌萎缩及腹上角呈锐角。扁平胸者常伴无力体征，内脏下垂，胸廓扩张度差。见于瘦长体形者，亦可见于慢性消耗性疾病，如肺结核等。肺叶切除也会导致局部的胸廓扁平，肺部的慢性炎症、肺不张、肺萎缩、肺脓肿及肺实变都会导致扁平胸
	胸廓局部异常包括以下类型。a. 局部隆起，见于心脏扩大、心包积液、主动脉瘤、胸内或胸壁肿瘤等。循环系统疾病引起者，可有心脏听诊异常改变及心电图变化。胸壁病变主要有结核、炎症、肿瘤、肋骨骨折等。b. 局部下陷，胸膜粘连可使胸廓局部塌陷；锁骨上下窝下陷可能由肺炎、结核病灶纤维化及肺不张等引起；维生素 D 缺乏病的肋膈沟则为沿膈肌附着处下陷。临床表现随原发病不同而不同，气管移向患侧，患侧胸廓变小，脊柱健侧侧凸等

（2）在诊断肺气肿时务必做出是肺气肿型还是支气管炎型的判断，对评估预后有着重要意义（表 2–327）。

（3）并发症。

① 呼吸功能受限，重者出现呼吸功能不全。

② 脊柱畸形。

③ 肺部感染等。

表 2-327 阻塞性肺气肿分型与表现

肺气肿型（红喘型）	支气管炎型（紫肿型）
・肺气肿较严重，但支气管病变相对较轻 ・多见于老年、体质消瘦的患者，呼吸困难严重而发绀不明显 ・患者两肩高耸、双手扶床、呼气时双颊高鼓并缩唇 ・胸片见双肺透光度增加。通气功能障碍不如支气管炎型严重，气体分布相对均匀，残气量与肺总量比值增大，肺泡通气量正常或有通气过度，故 PaO_2 降低不明显，$PaCO_2$ 正常或降低	・支气管病变较重，黏膜肿胀和黏液腺增生明显，而肺气肿相对较轻 ・患者常有多年咳嗽、咳痰史。体质肥胖、发绀、颈静脉怒张、下肢水肿，两肺底闻及湿啰音 ・胸片见肺纹理增粗，肺气肿征不明显。通气功能明显损害，气体分布不匀，功能残气量与肺总量增加，弥散功能正常，PaO_2 降低，$PaCO_2$ 升高。血细胞比容增高，易发展为右心衰竭

【疾病特点与表现】

（1）引起胸廓畸形的疾病。

① 少年性椎体骨软骨病：本病以胸廓狭窄而扁、驼背为主要症状，伴脊柱强直，颈常屈曲、肩下垂及肩胛骨突出等。

② 胸廓发育不良综合征：本病是指胸廓不能支持正常的呼吸和肺脏生长，大部分是先天性疾病所致，可存在多系统畸形，最多见是先天性脊柱侧凸和先天性侧后凸畸形，还常合并肋及肋骨缺如等。本病可以分为四型：Ⅰ型为肋骨缺如和脊柱侧凸；Ⅱ型为肋骨融合和脊柱侧凸；Ⅲ a 型为全小胸廓；Ⅲ b 型为狭窄胸廓。

③ 儿童胸廓变形：睡觉时打鼾使呼吸阻力增加，用力吸气使劲牵拉胸廓，长此以往易导致胸廓变形。

④ 胸骨裂：本病在胚胎发育期间，胸部两侧形成胸骨的软骨结构，后向中线靠拢融合成一整体，若不能向中线靠拢和融合，便形成胸骨裂。严重者合并腹直肌分离、脐膨出及心脏先天畸形，可并发肺疝。

（2）引起桶状胸的疾病。

① 支气管哮喘：本病可引起反复发作的喘息、气促、胸闷和（或）咳嗽等症状，多在夜间和（或）凌晨发生，气道对多种刺激因子反应性增高。但症状可自行或经治疗缓解。发作时出现两肺散在、弥漫分布的呼气相哮鸣音，呼气相延长，有时吸气、呼气相均有干啰音。严重发作时可出现呼吸音低下、哮鸣音消失，临床上称为“静止肺”，预示着病情危重，随时会出现呼吸骤停。

② 慢性支气管炎：本病是由感染或非感染因素引起气管、支气管黏膜及其周围组织的慢性非特异性炎症。其病理特点是支气管腺体增生、黏液分泌增多。临床出现有连续两年以上，每持续三个月以上的咳嗽、咳痰或气喘等症状。早期症状轻微，多在冬季发作，春暖后缓解；晚期炎症加重，症状长年存在，不分季节。疾病进展最终结果必然并发阻塞性肺气肿和肺心病。

（3）引起漏斗胸的常见疾病有维生素 D 缺乏、低钙血症、肺心病及营养不良等，这些疾病诊断并不困难，但需要与下列疾病进行鉴别。

① 鸡胸：鸡胸亦称鸽胸，即胸骨向前突起，两侧肋软骨下陷的胸壁畸形，可分为对称性和不对称性鸡胸，部分合并脊柱侧弯，是一种进行性畸形，常在青春期突然加重。此畸形远较漏斗胸少见。

② 胸壁结核：胸壁结核为最常见的胸壁疾病，指胸壁软组织、肋骨、肋软骨或胸骨因结核杆菌感染而形成的脓肿或者慢性窦道。多继发于肺结核、纵隔淋巴结核和胸膜结核，直接由原发肋骨或胸骨结核性骨髓炎形成的非常少见。病变多见于胸前壁，胸侧壁次之，脊柱旁更少。常见于 20 ～ 40 岁，年老体弱者亦可发生。有时胸壁结核和原发灶可同时存在。虽然不是致命的疾病，但病程长，脓肿溃破形成窦道不易愈合，如长期不愈及反复发作，极易致残。

③ 胸壁肿瘤：胸壁肿瘤是指除皮肤、皮下组织及乳腺以外，发生在胸壁骨骼及软组织的肿瘤。胸壁肿瘤分为原发性和继发性两类，约各占一半。原发性胸壁肿瘤，可分为良性和恶性两类。

【相关检查】

（1）病史采集要点。

① 询问肺部疾病史及胸廓畸形的发生或发现时间、部位、范围、程度及是否对称，随年龄增长发生的进展情况。

② 了解与疾病诊断和鉴别诊断的相关临床症状，如咳嗽性质、持续时间及是否伴有咳痰及发热等，肺活量的变化及循环系统的症状，如活动后心悸、气促，甚至心前区疼痛。如有痰，应注意痰的颜色、性状及量的多少。

③ 应询问吸烟史。

④ 重点了解既往有无慢性接触或暴露于环境中的刺激物（如石棉等）、心肺疾病、外伤、维生素 D 缺乏病、营养不良及缺钙等。

⑤ 家族中有无类似疾病。

（2）查体重点。

① 一般情况患儿发育及营养情况、体重、精神、生命体征。是否有平背及圆背，是否有肩部前倾、脊柱侧弯。女性双侧乳腺发育情况。气管是否有移位，有无呼吸及循环系统的体征，如肺部的啰音、胸骨左缘收缩期杂音。对胸骨、肋软骨及部分肋骨向脊柱凹陷的部位、程度进行评估。

② 观察胸廓畸形是否导致有心肺功能异常的体征，如呼吸困难，发绀（颊部、鼻及唇黏膜中心性发绀，甲床周围型发绀）等。

（3）实验室检查。

三大常规、血液生化检查、血沉、炎性反应指标、肿瘤标志物测定、检查心肌酶谱、碱性磷酸酶、微量元素测定，特别是钙、磷及维生素 D 等。

（4）辅助检查。

① 胸部 X 线片、CT 及 MRI 等检查、肺功能检查、 呼吸系统疾病引起的胸廓异常者，痰细菌和脱落细胞检查、胸腔积液检验及活体组织检查等。

② 心电图、心脏 B 超检查，体表波纹分域图、心导管检查、心血管造影等检查。

第三节　胸部触痛

胸部触痛（ 或压痛 ）可以仅局限于某一点，也可以是某一范围（如一侧）的触痛。常以触诊时患者对疼痛的应答和（或）其痛苦表情的反应作为判断依据。

【常见病因】

（1）胸壁软组织损伤。

① 闭合性损伤：挤压伤、钝器打击伤、爆震伤等。

② 开放性损伤：胸壁擦伤、挫裂伤、刺伤、切伤及火器伤等。

（2）肋软骨炎、肋骨骨折、肋骨骨质疏松、带状疱疹等。

（3）胸壁、肋骨原发或继发性恶性肿瘤等。

【诊断线索】

胸部触痛诊断线索（表 2–328）。

表 2–328　胸部触痛诊断线索

临床线索	诊断提示
·肋骨局部增粗隆起而缺乏局部皮肤发红	肋软骨炎（本病多见于女性）
·胸骨柄与胸骨体交界处明显触痛，心电图正常，又无血液系统疾病的表现	胸骨柄综合征
·发热，贫血，淋巴结肿大，胸骨下端（下 1/3 连接处）触痛显著，血中见有大量幼稚细胞	白血病、多发性骨髓瘤、溶血性贫血等骨髓明显增生性疾病
·胸骨旁、腋中线或脊柱旁肋缘下触痛，疼痛沿肋缘放射	肋间神经痛
·局部呈现实质性肿块，触痛显著	胸壁肿瘤
·胸背部某块或多块肌肉触痛，呈牵扯样疼痛，常伴有活动受限，易复发	肌纤维炎或肌筋膜炎
·外伤后局部隆起，触诊时可闻及骨擦声	肋骨骨折
·若伴有胸壁局部皮肤红、肿、热、痛	皮肤或软组织急性炎症，肌纤维炎

【诊断思维】

（1）胸部触痛诊断思维（表 2–329）。

表 2–329　胸部触痛诊断思维

项目	诊断思维
胸部触痛诊断	·触诊时手法的轻重与患者对疼痛反应的敏感性差异等，都可能会造成判断上的误差，所以在检查时务须耐心细致
	·若触诊时可闻及骨擦声是提示肋骨骨折的重要临床体征，如果患者缺乏明确的外伤史，这种骨折应高度怀疑肋骨转移瘤、多发性骨髓瘤、肾小管酸中毒等引起的所谓病理性骨折。这类患者往往可在剧烈咳嗽或打喷嚏时发生预料不到的骨折
	·胸壁病变在胸部压痛中是最常见的一种，如胸壁的外伤、细菌感染、病毒感染、肿瘤等引起的局部皮肤、肌肉、骨骼及神经病变。常见的急性皮炎、皮下蜂窝组织炎、带状疱疹、痛性肥胖症、肌炎及皮肌炎、流行性肌痛、颈椎痛、肋软骨炎、骨肿瘤、肋间神经炎及神经根痛等
	·胸部损伤有显而易见的伤口，通常不易被误诊，而闭合性或钝挫性伤易被忽视，轻者可致胸壁软组织挫伤，重者造成胸壁肌纤维断裂和血管损伤，诊断一旦疏漏，后果极其严重，故应注意病史采集和仔细地病情观察，尤其是不能忽略全身体格检查，胸部皮肤的皮疹、淤斑、血肿或伤口等常是诊断的重要依据。如有受伤史，应评估受伤范围，实际损伤常较胸壁表面所显示的更为严重

（2）胸壁软组织损伤的类型及临床特点（表 2–330）。

表 2–330　胸壁软组织损伤的类型及临床特点

类型	临床特点
共同特点	局限性疼痛，深呼吸、咳嗽时加剧
闭合性损伤	可见胸壁皮肤淤斑或局部血肿
开放性损伤	可见胸壁伤口，伤口的类型由于致伤物不同而表现各异 ·擦伤的伤口皮肤表面有擦痕，同时伴有组织液渗出，点状出血；挫裂伤的伤口边缘不整齐，周围组织挫伤较重 ·刺伤的伤口小而深，有时可见伤口内遗留的致伤物；切伤的伤口多呈直线状，边缘整齐，周围组织损伤较轻，出血较多 ·火器伤的伤口周围组织损伤较大，污染较重，致伤物可遗留在胸壁组织内

续表

类型	临床特点
胸部钝挫伤	・由减速性、挤压性、撞击性或冲击性暴力所致，多有肋骨或胸骨骨折 ・常合并其他部位损伤，伤后早期容易误诊或漏诊 ・器官组织损伤以钝挫伤与挫裂伤为多见，心肺组织广泛钝挫伤后继发的组织水肿常导致急性呼吸窘迫综合征、心力衰竭和心律失常，钝挫伤患者多数不需要开胸手术治疗
胸部穿透伤	・由火器、刃器或锐器致伤，损伤范围直接与伤道有关，早期诊断较容易 ・器官组织裂伤所致的进行性血胸伤情进展快，是导致患者死亡的主要原因，相当部分穿透性胸部损伤患者需开胸手术治疗

（3）胸壁外伤并发症。

① 心脏挫伤。

② 膈疝。

③ 肺挫伤。

④ 呼吸窘迫综合征。

（4）胸壁外伤诊断程序（图 2-61）。

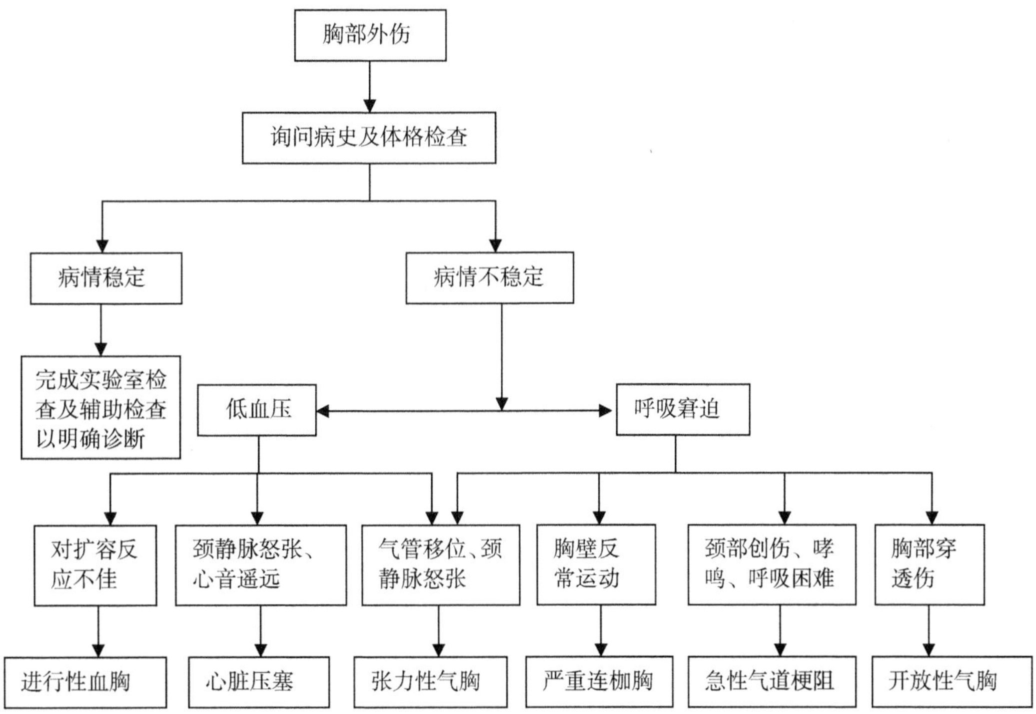

图 2-61　胸壁外伤诊断程序

【疾病特点与表现】

（1）引起胸壁压痛性疾病。

① 胸肌下脓肿：本病常由上肢、前肋或乳腺等感染所致，致病菌多为溶血性链球菌或金黄色葡萄球菌，有全身发热不适等症状，锁骨下和胸部明显饱满，伴红肿、疼痛及肩部活动时疼痛加剧。

② 肩胛下脓肿：肩胛骨下或前锯肌止处的脓肿，多由肩胛骨骨髓炎、肩胛下滑囊炎及胸部手术后等所致。肩胛活动受限，肩胛骨内侧饱满。

③ 胸骨肋骨感染：本病常见于胸骨骨髓炎、肋骨骨髓炎、肋软骨和剑突感染等。骨髓炎多为外伤及术后感染，血行性骨髓炎常累及肋骨前端。

④ 胸壁结核：胸壁被结核菌感染后，可形成寒性脓肿、窦道或溃疡，其他表现包括低热、盗汗、消瘦及乏力等。

⑤ 胸壁放线菌病：放线菌由呼吸道吸入肺部，侵蚀气管、胸膜后形成支气管胸膜瘘，肋骨也可受侵犯。脓液和痰中可发现黄色硫磺样颗粒。

⑥ 带状疱疹：常累及神经和皮肤，由带状疱疹病毒所致。其特点为骤然发生，常在胸壁一侧皮肤出现簇集水疱群，多沿肋间神经径路分布，一侧性疼痛，极少复发。

⑦ 肿瘤：胸壁转移瘤最多见于肋骨，常造成局部破坏或病理性骨折。原发胸壁肿瘤多来源于肋骨，少部分来自胸骨。良性肿瘤多见于纤维瘤、骨瘤、软骨瘤及骨巨细胞瘤等；恶性多为骨肉瘤、软骨肉瘤、恶性骨巨细胞瘤和骨淋巴肉瘤等；小部分胸壁肿瘤源于胸壁深层软组织，如神经纤维瘤及肉瘤等。胸壁肿瘤早期可无症状，后期有局部疼痛及压痛，尤其是恶性肿瘤。

⑧ 肋软骨炎（Tietze's 综合征）：原因不明，多见于成人，发病前常有呼吸道感染或局部轻度损伤史，多发生于胸骨旁第 2 ～第 4 肋软骨，表现为局限性肿胀和疼痛，故又称为肋软骨痛性非化脓性肿胀。症状常在 3 ～ 4 周内消失，有复发倾向。

⑨ 胸腹壁血栓性静脉炎：本病多见于女性，在前、侧胸壁和上腹壁皮下出现纵向走行、有压痛的索条，很少有其他症状。本病有自限倾向，无血栓脱落的危险。

⑩ 剑突综合征（又称过敏性剑突、剑突疼痛综合征）：本病是关节病少见的一种良性综合征， 常有突发外伤史或慢性劳损史。剑突周围酸胀、疼痛，在剑突部有压痛，疼痛可向整个胸部、剑突下、肩及背中间部位放射。

⑪ 肋间神经痛：疼痛为发作性，沿某一肋间神经走向的刺痛或灼痛，咳嗽、喷嚏及深呼吸时疼痛加剧，以单侧单支为最多。固定痛点，呈阵发性加剧，并沿肋间神经分布区域及相应皮肤部位有压痛点，特别是其外侧皮神经的起点处。脊柱旁、腋中线及胸骨旁均可有压痛点。

⑫ 胸廓出口综合征：本病多见于中年女性，多数为一侧性。表现为锁骨上窝压痛，常可触到锁骨下动脉的狭窄后扩张膨胀。臂丛神经受压表现占临床绝大多数，常有患侧颈、肩和臂疼痛及尺神经分布区的感觉异常和麻木感。

（2）引起胸壁闭合伤的疾病。

① 肋骨骨折：有胸部外伤史，胸壁有局部疼痛和压痛，胸廓挤压试验阳性，常提示胸廓骨折可能。单根肋骨骨折是指仅有 1 根肋骨骨折；多发性肋骨骨折是指 2 根或 2 根以上肋骨骨折；单处骨折是指肋骨骨折同时发生在双侧胸部，每肋仅一处折断者；双处或多处骨折是指有两处以上折断者；胸壁浮动伤，又称为连枷胸，是指序列性多根多处肋骨骨折或多根肋骨骨折合并多根肋软骨骨骺脱离或双侧多根肋软骨骨折或骨骺脱离，造成胸壁软化。

② 血胸：临床表现不尽相同，与出血量和出血速度有关。小量血胸（500mL 以下）、出血速度缓慢者可无明显症状。大量血胸（1000mL 以上）、出血速度较快者可出现面色苍白、出冷汗、脉细数且弱、呼吸急促、血压下降等内出血和心肺受压征象。查体可发现肋间隙饱满、气管向健侧移位、叩诊呈浊音、心界移向健侧、听诊呼吸音减弱或消失。血气胸者上胸叩诊呈鼓音，下胸叩诊呈浊音。由肺裂伤而引起的血胸者常伴有咯血表现。

③ 气胸：典型症状为突发性胸痛，继之有胸闷、呼吸困难及刺激性咳嗽。胸痛常为针刺样或刀割样，持续时间很短暂。大多数起病急骤，气胸量大，伴肺部原有病变者气促明显。剧烈咳嗽、用力屏气、大

便或提重物等常是本病的诱因，也可在正常活动或安静休息时发病。年轻健康人的中等量气胸很少有不适感，仅在体格检查或常规胸部透视时才被发现。有肺气肿的老年人，即使肺压缩不到10%，亦可产生明显的呼吸困难症状。

【相关检查】

（1）病史采集要点。

① 注意询问是否感觉有胸部疼痛，如有，需要进一步询问疼痛发生时的活动方式、持续时间、诱发因素及缓解方式等。

② 询问诱因、加重与缓解因素，如病前是否存在有感冒、精神紧张及压力过大等。

③ 病后是否伴有发热、盗汗、咳嗽、咳痰、胸闷、气促、呼吸困难及颈肩部疼痛等。

④ 既往是否多次发生类似的情况，是否有外伤史，家族中有无肿瘤史等。

（2）查体重点。

观察生命体征及体位变化，注意有无呼吸困难、皮肤黏膜发绀、气管移位等。胸壁触痛的范围、疼痛的性质、压痛部位表面是否有红肿、溃烂、皮疹及疱疹等。常规做心肺检查。

（3）辅助检查。

心电图、胸部X线片、CT及胸腔镜等检查。

第四节　乳房异常

本章节内容涉及乳头、乳晕、乳房皮肤改变、乳房包块及男性乳房发育等。由于儿童和成年的男性乳房不发育，故乳房异常表现多见于女性患者。

【常见病因】

（1）感染：急性乳腺炎、乳房脓肿、非哺乳期乳腺炎、腺泡脓肿、结核、感染性皮下囊肿及乳房白色念珠菌感染。

（2）肿瘤：乳腺纤维瘤、乳腺癌、导管乳头状瘤、乳头腺瘤及Paget病等。

（3）外伤：脂肪坏死、乳腺挤压伤、乳房手术及放疗烧伤等。

（4）其他：乳腺囊肿（单纯囊肿、复杂囊肿、簇状囊肿）、乳腺纤维囊性病及乳腺导管扩张症等。

【诊断线索】

乳房异常的诊断线索（表2-331）。

表2-331　乳房异常的诊断线索

项目	表现	诊断提示
年龄	· 青年妇女乳房肿块	炎症、纤维脉瘤或结核
	· 中年妇女乳房肿块	慢性囊性乳腺病
	· 老年妇女乳房肿块	乳癌
	· 青少年乳房肿块	纤维腺瘤

续表

项目	表现	诊断提示
病程	·病程短，进展快，短期内即可化脓	乳腺急性炎症
	·病程长，进展慢，肿块常时大时小，最后干酪化，形成冷脓肿	乳腺结核
	·起病急，包块可以迅速增大，但病程迁延可数月至数年，反复长期破溃流脓	非哺乳期乳腺炎
	·病程长，进展慢，肿块逐渐长大，多无局部及全身症状	乳房良性肿瘤
	·进展快，肿块迅速长大，并伴有局部或全身症状	乳房恶性肿瘤
	·乳房肿块在月经前常增大或疼痛加重	纤维囊性乳腺病
	·绝经后女性一侧乳房疼痛	恶性肿瘤
	·乳痛症	多见于正常人，乳头状瘤、硬化性腺病、导管扩张、产后乳腺炎、乳房脂肪瘤、创面性脂肪坏死及乳腺囊肿
	·双侧乳头溢液泌乳或单侧单孔乳头溢液	哺乳期、脑催乳素瘤或怀孕乳腺导管扩张、乳管内乳头状瘤、早期乳腺癌
伴随症状	·乳房肿块伴有局部剧痛，畏寒发热者	急性乳腺炎
	·乳房肿块伴轻微疼痛，时轻时重，并有结核中毒症状或结核史	乳房结核
	·非哺乳期乳腺包块，常常伴有疼痛，常常合并乳头畸形或凹陷	非哺乳期乳腺炎
	·双侧乳房肿块，月经期疼痛加剧或月经后消失恢复正常	慢性囊性乳腺病、乳痛症
	·乳房肿块疼痛，并有局部外伤史者	外伤性脂肪坏死
	·乳房肿块无疼痛者	肿瘤
局部体征	·乳房肿块光滑、硬韧、活动性佳	乳房良性肿瘤
	·乳房肿块坚硬、不光滑，与周围或基底部粘连，活动性差，乳头内陷	恶性肿瘤、非哺乳期乳腺炎
	·乳房肿块为大小不等硬结，轻压痛，无粘连，活动性佳	慢性囊性乳腺病、乳腺囊肿
	·乳房肿块压痛剧烈，局部皮肤有红热或局部有波动感	急性炎症、非哺乳期乳腺炎
	·乳头附近柔软小肿物，压之有分泌物者	为乳管内乳头状瘤、早期乳腺癌
	·乳房肿物局部有瘘孔或有冷脓肿者	乳腺结核、非哺乳期乳腺炎（浆细胞性乳腺炎、肉芽肿性乳腺炎）
	·乳头或乳晕部位皮肤糜烂，覆盖褐色鳞屑状痂皮	Paget 病
	·呈条索状结节，常在月经期有胀痛感	乳腺囊性病
	·哺乳期妇女一侧乳腺囊性肿块，局部皮肤缺乏炎症表现	乳汁潴留性囊肿
	·早期乳房肿块较大，常突然迅速增大，呈分叶状	乳腺叶状囊肉瘤
	·乳头包块呈樱桃大小，质软，有移动性，轻压后乳头可溢出血性液体	乳管内乳头癌、早期乳腺癌
	·两侧乳房缺乏柔韧感，呈结节状，伴发热、贫血、淋巴结或肝脾大	白血病乳房浸润、炎性乳腺癌
	·乳房外上方单发性包块，表面光滑，移动度大，不受月经周期的影响	乳腺纤维瘤
溢乳	·黏稠状溢液，如胶水状，脓性分泌物，常伴乳房红肿有硬结	乳腺导管扩张症
	·脓样溢液、呈微黄色，伴乳房急性炎症表现	急性乳腺炎、乳腺脓肿、乳腺管扩张及非哺乳期乳腺炎
	·水样溢液，无色，稀薄如水	导管内乳头状瘤、囊性增生病、乳腺导管扩张症、早期乳腺癌
	·浆液或血性溢液	乳管内乳头状瘤或乳癌
	·乳头溢液为两侧多孔	药物、肝炎、垂体瘤及哺乳期前后
	·如溢液为单侧，非奶样，或伴有肿块	癌症

续表

项目	表现	诊断提示
腋窝淋巴结	·有腋窝淋巴结肿大且有压痛者	乳房急性炎症
	·伴有腋窝淋巴结肿大，但无压痛	乳癌转移
	·无腋窝淋巴结肿大	良性肿瘤，慢性囊性乳腺病
乳房异常伴随症状体征	·两侧乳头位置明显高低不一，局部未们及包块	胸廓畸形、一侧乳房增大或萎缩
	·乳头皲裂，且感疼痛	吸吮性外伤、乳房深部脓肿
	·乳头表面呈湿疹样改变	乳头乳晕湿疹样癌（Paget 病）
	·乳晕色素沉着明显，且伴全身皮肤黏膜色素沉着、乏力、消瘦	肾上腺皮质功能减退症
	·产后乳房皮肤红肿、灼痛	急性乳腺炎
	·乳房皮肤呈橘皮样	乳腺癌
	·两侧乳房超过正常数倍时，个别乳房可下垂达脐水平	巨乳症
	·两侧乳房萎缩、闭经、乏力等	席汉综合征
男性乳房发育或增大伴随症状与体征	·单侧乳房增大	脂肪瘤、乳腺癌及神经纤维瘤
	·消瘦、突眼、甲状腺肿大、脉率或心率过速	甲状腺功能亢进症
	·中老年不明原因的咯血、胸痛、杵状指（趾）	支气管癌
	·唇厚舌宽，耳鼻肥大，手足宽大，颅骨 X 线片显示蝶鞍异常	肢端肥大症
	·面色黝黑，肝掌及蜘蛛痣，脾大，腹水	肝硬化
	·肢体痛、温觉丧失，其他感觉存在，脊髓受累水平的肌肉无力，反射减弱或消失	脊髓空洞症
	·贫血，尿少，高血压，肾功严重损害	尿毒症或接受透析治疗者
	·消瘦，低蛋白血症	营养不良
	·服用异烟肼、利血平、氨体舒通、洋地黄、氯丙嗪、西咪替丁、雌激素等，停药后症状常可缓解或消失	药物性乳腺增生

【诊断思维】

（1）乳房异常诊断思维（表 2-332）。

表 2-332　乳房异常诊断思维

项目		诊断思维
乳房异常诊断	乳房异常	·若两侧乳房的位置和大小略有差异可能并非疾病所致，在正常情况下，有时左乳房较右侧略低。若在哺乳期常用一侧乳房哺乳者，哺乳侧乳房就可明显大于未哺乳侧。如果在短期内乳房位置或大小迅速改变，则应引起临床重视
		·乳房皮肤因皮下组织异常粘连导致凹陷或回缩，提示皮肤炎症或恶性肿块，是乳腺癌的晚期体征，良性肿瘤无此表现。正常乳头方向略朝下并向外，当发现乳头有退缩或内陷时，应注意了解其发生时间的长短，若在短时间内发生者，提示肿瘤性纤维性变（炎症性少见）。若单侧较长期的乳头内陷应警惕肿瘤或乳管阻塞后所致的慢性脓肿
		·尽管乳房肿块与皮肤发生粘连是诊断乳癌的旁证之一，但事实上不论肿块性质如何，都可能与周围皮肤粘连，即使良性肿块，也会被一部分或全部的乳腺管（共 15 ～ 20 个）所穿过。所以单凭肿块是否与皮肤粘连判断良性或恶性是不可靠的，应综合其他临床表现。乳腺癌多发生在乳房的外上 1/4 处

续表

项目		诊断思维
乳房异常诊断	乳房异常	·乳房癌肿在早期除了有局部肿块外，可无其他任何特殊表现或体征。故对高度怀疑者，应及时做局部穿刺液或活组织检查，以便早期诊断
		·凡能够引起男性女性化的疾病或能够使雄激素分泌减少、雌激素产生过多或灭活减少的全身性疾病，均能发生乳房发育异常，还伴有其他女性化表现特征
		·乳房肿块在女性比较常见，典型的乳房肿块诊断比较容易，不典型者诊断则较为困难，常需依赖组织学检查而最后确诊。临床发现乳房肿块，一般应按如下思路加以考虑：肿块是否在乳房内，前胸壁的肿块极易与乳房肿块相混淆。因此，必须明确肿块是在乳房内或在胸壁
		·乳房肿块者应区别是生理性抑或病理性。有下列几种情况，切勿判断为病理性包块。a. 正常乳房是由许多乳腺小叶构成，如检查乳房的方法有错误，用手指捏或用手抓，即可把正常乳腺错认为肿块，这种错误在临床十分常见。b. 乳房外上侧部（即尾部），夹紧腋窝部便可隆起，乳房大者更为明显。该隆起为正常乳房的一部分，有时可被误诊为肿块。c. 副乳是多余乳房或乳头，为先天性遗传畸形。其分布有一定规律，即从腋窝经乳头直至股三角内侧的联线上，如副乳位于乳房区，则可被误认为肿块。副乳多为对称性分布，部位不离分布的规律性。d. 青春期开始后，卵巢开始分泌雌激素，乳腺的导管系统因此增长，在乳头下出现扁平状肿物，此即乳核，是正常生理现象。乳核最初出现在一侧，以后不久转为双侧。有时乳核出现较早，如八九岁的女孩，甚至男孩也可出现类似肿物，易被误诊为病理性肿块
		·病理性肿块性质：除外乳房生理性肿块后，要进一步对该肿块进行定性，即是炎症（急性、慢性）还是肿瘤（良性、恶性），是（如慢性囊性乳腺病）腺病还是脂肪坏死。乳房病变定性诊断必须依赖试验穿刺、X 线片或活体组织学检查
	男性乳房发育	·男性乳房发育实际上是乳房内乳腺管的增生。在诊断时应首先除外生理性或过度肥胖时的乳房增大。生理性所致是睾丸细胞产生内源性激素的结果，常发生在男性青春发育期，常可自行缓解。若系肥胖所致，乳房触诊缺乏条索状结节。男性一生中除了 3 种情况（新生儿的一过性乳腺增生症，青春期乳腺增大和偶尔发生在老年男性的乳腺增生）外，可触摸到乳腺组织即视为异常
		男性乳头溢液应首先考虑为导管乳头状瘤，并高度警惕恶性的可能；如果年龄在 45 岁以上的乳头溢血性液伴有乳房肿块，常提示导管乳头状瘤恶变
		·详尽了解患者的服药史有助于确定药物引起的男子乳腺发育症。仔细的体检，包括第二性征、睾丸和体型，加上性激素和促性腺激素测定有助于诊断原发性或继发性睾丸功能减退症。诊断时还应排除全身性疾病引起的乳腺增生，如肝肾疾病、甲状腺功能亢进及营养不良等（表 2–333）

（2）导致男性乳房发育有关的情况（表 2–333）。

几乎 2/3 的患者为：a. 青春期男性乳腺发育（约 25%）；b. 药物诱发的男性乳腺发育（10% ～ 20%）；c. 特发性乳腺发育（不明原因约 25%）。剩余的 1/3 大多数为肝硬化或营养不良（约 8%）；原发性性腺功能减退（约 8%）；睾丸肿瘤（约 3%）；继发性性腺功能减退（约 2%）；甲状腺功能亢进（1.5%）或肾脏疾病（1%）。

表 2–333　与男性乳房发育有关的情况

生理性		新生儿、青春期、老年期		雌激素置换	螺内酯、酮康唑
病理性	特发性	药物诱导	病理性	正位的 HCG 产生	绒毛膜癌
		血浆雌激素增加		异位的 HCG 产生	肺癌
		芳香作用增强（周围和腺体的）			胃癌
		滋养细胞肿瘤			肝癌
		睾丸生殖细胞肿瘤			肾癌
		莱迪希细胞肿瘤		睾酮合成减少	原发性性腺衰竭（先天性）
		肾上腺皮质肿瘤			无睾畸形
		两性畸形			Klinefelter 综合征
		肥胖			两性畸形

续表

生理性		新生儿、青春期、老年期		雌激素置换	螺内酯、酮康唑
病理性	特发性	甲状腺功能亢进	病理性	原发性性腺衰竭（获得性）	病毒性睾丸炎
		肝脏疾病			肉芽肿性性病
		睾丸女性化		雌激素代谢减少	肝硬化
病理性	特发性	饥饿后再进食	病理性	其他	慢性肾功能衰竭
		原发性芳香化酶过多			慢性疾病
	外源性	局部应用雌激素乳油			脊索损伤
		摄入雌激素			人类免疫缺陷病毒
		茶叶、薰衣草			乳腺组织敏感性增强

（3）外源性药物对乳房的影响（表 2–334）。

表 2–334　外源性药物对乳房的影响

类别	机制
雌激素及其类似物	可因某些疾病（如前列腺癌等）应用雌激素或在工业生产中接触雌激素、食用含雌激素的食物，甚至使用含雌激素的化妆品均可导致本症。洋地黄也有轻微雌激素的作用
绒毛膜促性腺激素	HCG 能使睾丸增加雌二醇和睾酮的分泌，长期使用可致乳房发育
雄激素拮抗剂	如环丙黄体酮、氟化胺能抑制睾酮与受体结合。此外，西咪替丁、螺内酯等也可引起乳房发育
长期使用雄激素	可经芳香化酶转化成雌激素，故长期用雄激素也能使乳腺发育
其他药物	如异烟肼、利血平、白消安、钙拮抗剂、ACE 抑制剂、苯妥英钠、三环类抗抑郁剂、青霉胺、地西泮（安定）、大麻、海洛因等
放疗与化疗	可能损害睾丸功能，引起睾酮分泌减少，也能引起男性乳腺发育

（4）异常溢乳常与泌乳素增高有关，其常见病因见表 2–335。

表 2–335　泌乳素增高常见原因

相关病因	发病机制
药物因素	作用于中枢神经系统的镇静剂，如氯丙嗪、吗啡等，可以使下丘脑儿茶酚胺的含量降低，从而减少下丘脑产生的泌乳素释放因子的活性；降压药甲基多巴、利血平等可抑制泌乳素抑制因子的释放；甲氧氯普胺可刺激垂体泌乳素的过量分泌
垂体障碍	主要是垂体部位的各种肿瘤。部分空泡蝶鞍综合征、垂体功能亢进，也可引起溢乳、闭经
下丘脑性障碍	下丘脑及邻近部位的病变，如脑炎、颅咽瘤、松果体瘤、下丘脑部分性梗死、假性脑瘤、垂体柄切断等，均可造成下丘脑产生的泌乳素抑制因子减少或泌乳素释放因子及促甲状腺激素释放因子增加。前者能使泌乳素由于失去抑制而盲目生产，后两者则直接促使泌乳素增多
原发性甲状腺功能减退	甲状腺功能减退时，甲状腺分泌不足的信息反馈地传入下丘脑，使下丘脑产生大量的促甲状腺激素释放因子，这种因子在刺激垂体分泌促甲状腺激素的同时，也能刺激垂体泌乳素的过量分泌而造成溢乳
神经刺激	某些部位特别是胸部的皮肤受刺激，包括周围神经损伤引起的剧痛，都可通过神经传递到下丘脑而引起泌乳素增高。如胸部手术、烧伤及胸背部带状疱疹等

（5）乳房肿块评估（图 2–62）。

（6）乳房包块鉴别诊断程序（图 2–63）。

（7）男性乳房包块诊断程序（图 2–64）。

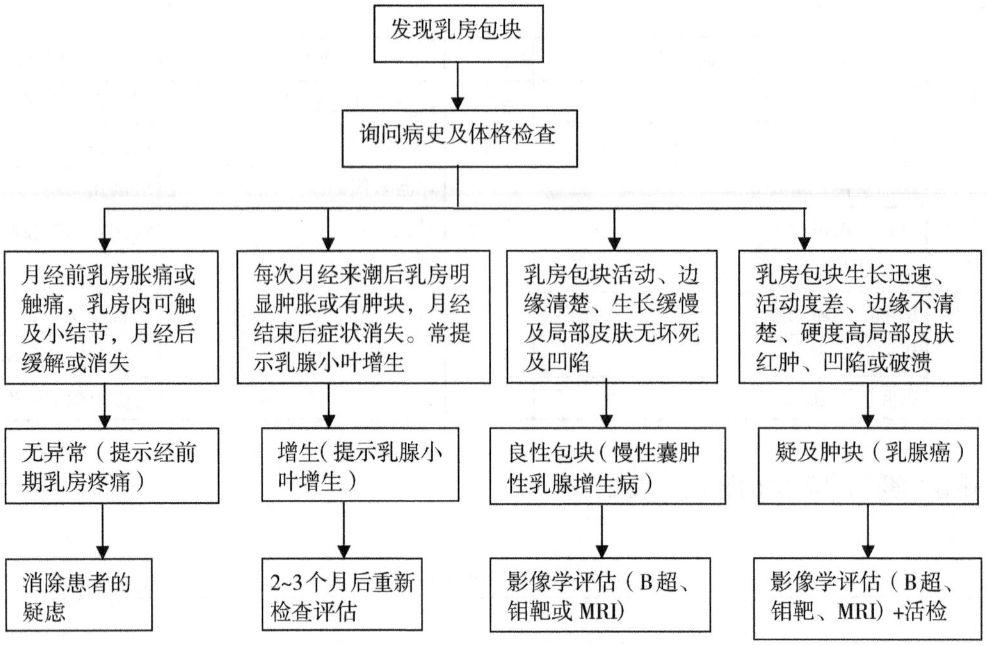

图 2-62　乳房包块评估

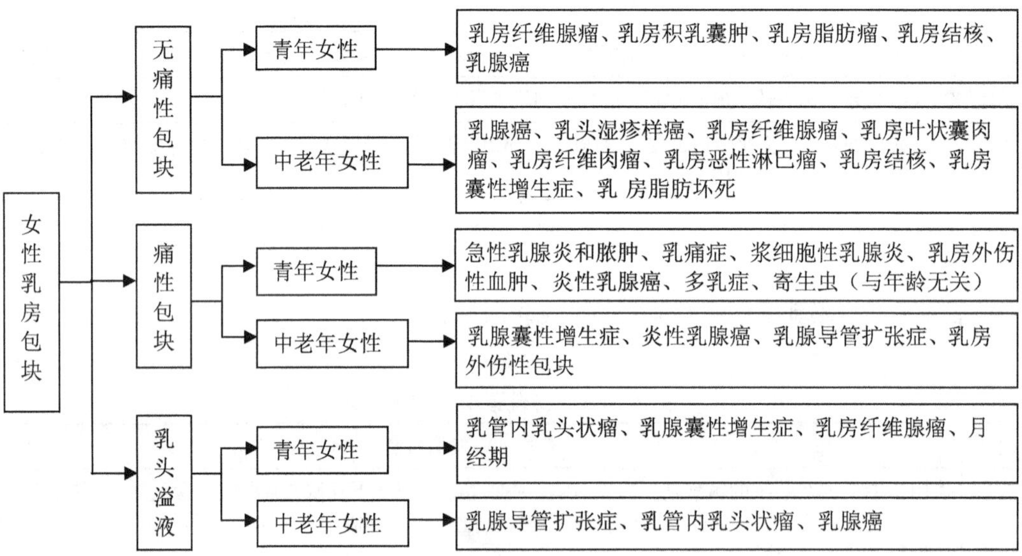

图 2-63　乳房包块鉴别诊断程序

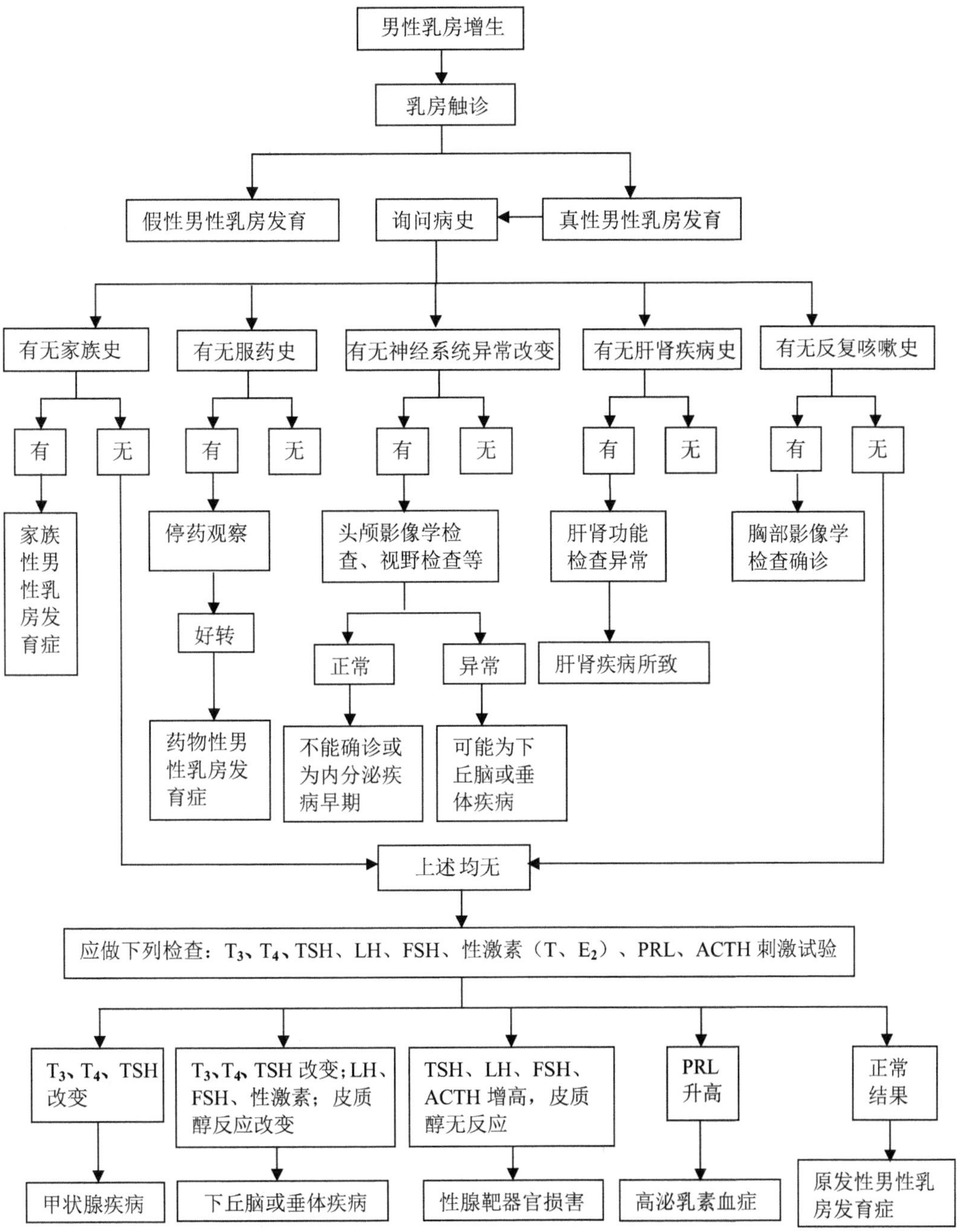

图 2-64　男性乳房发育诊断程序

【疾病特点与表现】

（1）乳房生理性肿块常见原因（表 2-336）。

表 2-336　乳房生理性肿块伴疼痛的常见原因

常见情况	机制与特临床点
青春期乳房胀痛	女性出现最早的乳房疼痛。一般 9 ～ 13 岁发生，先于月经初潮 2 ～ 3 年。这时乳房开始发育，首先是乳头隆起，乳头下的乳房组织发现约豌豆到蚕豆大的圆丘形硬结，有轻微胀痛。初潮随青春期乳房发育成熟而自行消退
月经来潮前乳房胀痛	有些妇女在月经来潮前 4 ～ 5 天常感到双侧乳房胀痛不适，有时疼痛可牵扯到双腋下，不敢触。体态消瘦的妇女甚至可摸到结节状的肿块。这种情况是由于乳腺受到卵巢分泌的雌性激素的作用。出现组织充血水肿的缘故，随着月经的来潮该现象均会渐渐消失
孕期乳房胀痛	当怀孕后 40 天左右，由于胎盘、绒毛分泌大量雌激素、孕激素、催乳素，使乳腺增生、乳房增大而发生乳房胀痛不适。重者可持续整个孕期
产后乳房疼痛	产后 3 ～ 7 天常可现双乳胀满、疼痛和有硬结的现象。这主要是乳腺淋巴潴留、静脉充盈和间质水肿及乳腺导管不畅所致。一般在乳汁畅流后，痛感多能消失
人工流产后乳房胀痛	人工流产后，有些妇女主诉乳房胀痛并可触及肿块，这是由于妊娠突然中断，激素水平急骤下降，刚刚发育的乳腺突然停止生长，因而造成乳腺肿块及乳房疼痛。多在一两个月后逐渐好转

注：需与胸壁肿块性疾病鉴别，如肋软骨炎、胸壁结核、胸壁肿瘤、流注脓肿及胸壁放线菌病等鉴别。

（2）引起乳房结节的疾病。

① 常见乳房肿块性疾病的特点与表现（表 2-337）。

表 2-337　常见乳房肿块性疾病的特点与表现

鉴别要点	乳腺纤维腺瘤	大导管内乳头状瘤	乳腺癌	乳腺增生病
好发年龄	20 ～ 30 岁多见	40 ～ 50 岁多见	40 ～ 60 岁多见	30 ～ 45 岁多见
肿块特点	大多为单个，也可多个，圆形或卵圆形，边缘清楚，表面光滑，质地坚实，生长比较缓慢	多在乳头附近，单个绿豆大小，圆形肿块，边缘清楚，质地软	多为单个，形状不规则，边缘不清楚，质地硬或不均匀，生长速度较快	常为多个，形状多样，可为片状、结节、条索、边缘清或不清，质地软韧或有囊性感
疼痛	无	可有压痛	少数有疼痛	明显胀痛，多有周围性或与情绪变化有关
皮肤及周围组织粘连	无粘连	无粘连	易粘连，皮肤呈“酒窝”征或橘皮样变	无粘连
活动度	好，用手推动时有滑脱感	可活动	早期活动度可，中期及晚期肿块固定	可活动

② 腺泡脓肿：孟氏腺体感染可引起腺泡脓肿，触痛明显，常伴有发热症状。

③ 乳腺脓肿：深部脓肿除缓慢向外破溃外，也可向深部穿至乳房与胸肌间的疏松组织中，形成乳房后脓肿。乳房脓肿可以是单房性的，也可因未及时引流而扩展为多房性的；或自外穿破皮肤，或脓肿破溃入乳管形成乳头溢脓；同一乳房也可同时存在数个病灶而形成多个脓肿。急性脓肿者常表现局部疼痛，肿块有波动感，伴感染全身中毒症状，如发热、寒战等。慢性脓肿者局部少有触痛，脓肿包块不规则且固定，常伴有局部皮肤凹陷，亦可见乳头回缩，部分可触及腋窝淋巴结肿大，须与乳腺癌鉴别。

④ 乳腺大导管周围炎：局部皮肤多无炎性表现，仅能触及边界较清楚的无痛性肿块。大部分病例有乳头内陷，多偏向患侧，又称“偏向性内陷”。脓肿形成穿破或切开之后易引起复发性瘘管，可有皮脂样分泌物排出，破溃口经久不愈，常形成局部反复切开引流→愈合→破溃→再愈合→再破溃的典型特征。

⑤ 乳房错构瘤：肿瘤生长较缓慢。多位于乳房内上象限及乳房内下象限，也可位于乳房皮下。瘤体常单个，大小不一，呈圆形或扁圆形，界限清楚及移动良好，多无触痛。位于乳房皮下者，质软，酷似乳房脂肪瘤。位于腺体内者质较坚实，似乳腺增生症或乳腺纤维腺瘤，术前不易区别。

⑥ 乳腺纤维囊性变：本病表现特点乳房结节表面光滑，呈圆形，有弹性；双侧或广泛发生，结节大小不等；周围组织触诊变厚，结节可移动，无乳头回缩。

⑦ 乳腺癌。

⑧ 导管乳头状瘤：特点是乳头溢液，为自溢性，呈血性或浆液性。少数有局部疼痛、压痛及乳房肿块（多位于乳头处、乳晕区或乳房中心处，直径多在 1 ～ 2cm，亦有＜ 1cm，或＞ 7cm 或更大者）。

⑨ 急性乳腺炎：乳房胀痛、皮温高及压痛，乳房局部出现边界不清的硬结。如伴有寒战、高热、头痛、脉速等全身中毒症状时，提示常急性化脓性乳腺炎。

⑩ Paget 病：又名乳头乳晕湿疹样癌，是一种特殊类型的癌性疾病，多发生于女性乳房，也可发生于男性乳房。主要为乳腺癌扩展至乳头及其周围表皮的损害，表现乳头变红，甚至溃疡，伴乳头浆液性或血性溢液及乳头瘙痒等。本病多为单侧发生。

⑪ 乳腺导管扩张症：病情常反复发作，可出现 1 个或多个边界不清的硬结，多位于乳晕范围内，扪之质地坚实，与周围组织粘连，局部皮肤呈橘皮样改变，乳头回缩，重者乳腺变形。乳头有黄色或澄清无色液体，或浆液性，或血性溢液，腋窝淋巴结可扪及。易与乳癌相混淆。

（3）引起乳房溃疡的疾病。

① 乳腺癌。

② 白色念珠菌感染：本病系严重的真菌感染，其原因有：a. 母体自身免疫力下降合并真菌感染。b. 婴幼儿口腔有真菌感染，通过吸吮引起乳房的感染。临床表现为乳房溃疡，界限清楚。局部发红及乳头裂纹，婴儿吸吮时胸壁瘙痒疼痛。

③ 乳腺大导管肉芽肿。

④ Paget 病。

⑤ 乳房结核：可表现有乳房肿块，常为就诊的主要原因。表现为乳房内孤立的结节，无疼痛，边界不明显，乳房本身一般不增大。经过一段稳定时间，结节逐渐增大，软硬不一，边界不规则。此时周围和表面皮肤因浸润粘连可有轻度疼痛、水肿和暗红色改变等慢性炎症反应。部分乳房有橘皮样变，如肿块靠近乳晕或向乳晕部浸润，则常有乳头内陷或乳轴不正现象，颇似乳腺癌表现。其他表现包括瘘管形成、乳头溢液及乳房变形（当肿块不软化而发生纤维组织增生，则肿块变硬，可使乳房严重变形，乳头内陷，有的乳房皮肤可出现“酒窝征”，易被误诊为乳腺癌）。

（4）男性乳腺增生症（又称男性乳房发育）主要见于睾酮生成不足或其作用减弱，或雌激素产生过多的疾病或某些药物（表 2-338）。

表 2-338　男性乳腺增生的分类及病因

分类	疾病	机制与临床表现
雄激素分泌过少或受体对雄激素不敏感	（Klinefelter 综合征）	又称先天性睾丸发育不全，本病在儿童期无异常，常于青春期或成年期时方出现异常。患者体型较高，下肢细长，皮肤细白，阴毛及胡须稀少，腋毛常缺如。呈类阉体型。约半数患者两侧乳房肥大。外生殖器常呈正常男性样，但阴茎较正常男性短小，两侧睾丸显著缩小，多＜ 3cm，质地坚硬，性功能较差，精液中无精子，患者常因不育或性功能低下求治。智力发育正常或略低
	无睾症	本病典型表现是单侧睾丸缺如者，其阴茎、阴囊发育正常，由于健侧睾丸代偿性增生，血中睾酮水平正常，青春期第二性征正常。无生育能力，呈宦官型发育，表现为皮下脂肪丰满、皮肤细腻、语调高尖。体格检查发现阴囊发育不良，阴囊内空虚无睾丸。阴茎小，无阴毛生长
	雄激素不敏感综合征	成年后临床表现较为一致：原发闭经，女性体态，青春期乳房发育，但乳头发育差，阴毛、腋毛无或稀少，女性外阴、大小阴唇发育较差，阴道呈盲端，无宫颈和子宫，人工周期无月经。性腺可位于大阴唇、腹股沟或腹腔内

续表

分类	疾病	机制与临床表现
雌雄激素平衡失调	肝硬化	肝功能减退，雌激素降解减弱，同时雄激素的芳香化作用增强，使雌激素相对增多。临床表现包括食欲下降、面色灰暗、黄疸、蜘蛛痣、脾大及腹水等
	酒精中毒	最常见的早期症状为四肢与躯干的急性震颤，常见恶心、呕吐和出汗，进一步发展，可有短暂错觉幻觉，视物变形，发音不清或狂叫，随后可出现癫痫发作，48h 后可产生震颤谵妄
	甲状腺功能亢进	少数男性甲状腺功能亢进患者有乳腺发育，是由于甲状腺激素可引起 TeBG 增加和对外周芳香化酶也有促进作用，使睾酮转化 E_2 增多。临床表现体重减少、怕热、出汗，个别患者出现低热、心悸、心动过速、失眠及情绪易激动，甚至焦虑等
	慢性肾功能衰竭	有毒物质堆积抑制睾丸功能，睾酮水平降低，同时 LH、FSH 升高伴泌乳素升高。临床表现恶性、呕吐、少尿、水肿、皮肤瘙痒及肾功能检查明显异常
	营养不良	可致雄激素合成下降，垂体促性腺激素合成和分泌受抑制。当营养改善后，这种抑制作用消失
雌激素产生增加	睾丸肿瘤	有些睾丸肿瘤（如绒癌、畸胎瘤及少数精原细胞瘤）能产生 HCG，可使睾丸残存组织合成睾酮和雌二醇增加
	肾上腺肿瘤	如某些肾上腺癌能产生大量的雌激素或其前体雄烯二酮等物质。同时，因垂体促性腺激素分泌被抑制，睾酮分泌减低
	甲状腺功能减退症	甲状腺功能亢进患者偶伴有男性乳腺发育，原因未明，经抗甲状腺功能亢进药物治疗后消失，甲减伴男性乳腺发育可能与 PRL 分泌过多，雌激素不足等有关
	Poems 综合征	又称多神经病 - 组织肥大症 - 内分泌病 -M 蛋白病 - 皮肤损害综合征，本病乳腺发育主要与甲状腺功能减退有关

【相关检查】

（1）病史采集要点

① 询问患者何时发现乳房增大的，当时多大年龄，从那时起乳房是逐渐增大、变小，还是保持不变；有无乳房触痛和分泌物，如有，应详细描述分泌物的情况；是否存在乳头穿孔，如是，有无并发症等。

② 了解月经史、婚姻和生育史、哺乳情况、自然绝经及人工停经史。

③ 了解既往乳腺疾病史、乳腺癌家族史、接触电离辐射史等。

④ 男性乳房肿块者，需了解肝脏、甲状腺、肾脏、垂体、肾上腺、睾丸等疾病史。

⑤ 需详细询问患者无长期饮酒史和近期有用药史，包括处方药和非处方药及中草药等。

⑥ 分析乳房疾病病史组成部分（表 2-339）。

表 2-339　乳房疾病病史组成部分

对象	病史构成
所有女性	初潮年龄；怀孕次数；生产次数；初产年龄；乳腺癌家族史，包括患病的亲属；初发年龄和是否为双侧乳腺疾病；乳腺活检史（包括组织学诊断）
绝经前女性	末次月经日期；月经周期规律性及时间；是否有口服避孕药的应用
绝经后女性	绝经时间；是否有激素替代的应用

（2）查体重点。

① 乳房包块正确检查方法见表 2-340。

表 2-340　乳房包块正确检查方法

检查项目		具体内容
视诊	乳房形状	・双侧乳房是否对称，乳房外形的自然轮廓是否有异常表现，如隆起、下陷、溃烂及挛缩等
	乳房皮肤	・炎性乳腺癌除有乳房明显增大外，还有较大范围的皮肤充血、局部水肿，甚至橘皮样变 ・双侧乳房表浅静脉充盈、曲张，可见于妊娠、哺乳及上腔静脉回流受阻（如纵隔肿瘤等）；单侧乳房表浅静脉充盈，往往是恶性肿瘤的征象
	慢性窦道	・多见于非哺乳期乳腺炎、乳房脓肿引流不畅、乳房结核或其他特殊感染
	“酒窝”征	・中、晚期乳腺癌可见“酒窝”征、“盔甲”样变，甚至溃烂
	乳头情况	・乳头偏移：当乳头附近有癌肿存在时，乳头常被牵向患侧；乳晕下有急性炎症或脓肿时，乳头明显突出或偏向健侧 ・乳头内陷：继发性乳头内陷多见于炎症或恶性肿瘤 ・糜烂及湿疹样改变：长期不愈的乳头、乳晕区糜烂或湿疹样改变提示乳头、乳晕湿疹样癌的可能
	乳头溢液	・双侧多孔溢液多为全身性疾病引起，单侧单孔溢液多为乳腺疾病本身导致 ・乳白色溢液可见于哺乳终止后 ・浆液性溢液可见于正常月经期、早期妊娠或乳腺增生症 ・双侧棕黄色溢液多为乳腺增生症或导管扩张症 ・血性溢液伴乳房肿块，则以乳管内乳头状瘤和乳腺癌的可能性大 ・激素类、镇静类药物也可导致乳头溢液
触诊	肿块的位置	・合理的触诊应该是用手掌平摸，并应按序分区进行，勿忘乳腺外上方的尾叶检查 ・正常乳房在胸前第 2～第 6 肋骨间，这一范围内的肿块也并非完全来自乳房，应除外非特异性肋软骨炎和胸壁结核、肋骨肿瘤等
	肿块数量及大小	・乳腺囊性增生可呈多发性结节；多发性纤维腺瘤也可有多个肿块 ・乳腺癌则以单发性肿块居多 ・肿块巨大者也可能是巨纤维腺瘤、叶状囊肉瘤或乳房淋巴肉瘤
	肿块质地和性状	・良性肿瘤多为圆形光滑、边界清楚、活动度大、无明显触痛 ・乳腺囊性增生病常呈扁平而边界不清的柔韧块物，伴有多发小结节及触痛 ・肿块质地硬、边界欠清、活动度小、触痛不明显者多为乳腺癌
	肿块与皮肤及深部组织关系	・肿块与皮肤有粘连，提示为乳腺癌的征象 ・嘱患者用患侧手叉腰使同侧胸大肌松弛，然后推动肿块了解其与深部有无粘连，若肿块推动受限，表示肿块侵及深部组织（如胸肌、胸壁等）
	乳头、乳晕	・触摸乳头、乳晕下有无结节或肿块，有时需要轻提乳头，使乳晕下结节更清晰；挤压乳头有无溢液
	腋窝淋巴结	・需面对坐位的患者，用左手检查患者右腋，右手检查患者的左腋；接着检查胸壁组淋巴结，检查者手于胸大肌深面向前触摸，很容易触及位于胸大肌与胸小肌之间的淋巴结；最后检查者站在患者身后，触摸背阔肌前内面、皱襞的底部，可触及肩胛下组淋巴结

② 全身淋巴结检查，尤其是腋窝、锁骨上。男、女性都应仔细检查生殖器。对乳腺癌患者应检查四肢及脊柱的骨骼、肝脏、盆腔等有无转移灶；怀疑乳房结核时，应检查颈淋巴结和肺内是否有结核病灶存在。

（3）实验室检查。

① 提供感染、肿瘤或其他原因的实验室检查依据，血常规、部分血液生化项目，如肝功能、血肌酐、尿素氮及肿瘤等相关抗原。

② 根据病情需要应测定血清激素测定，如皮质醇及 ACTH、17-OHP、17- 酮类固醇和 17- 生酮类固酮测定可评价先天性肾上腺皮质增生等。

（4）辅助检查。

常用的有乳房 B 超、钼靶或 MRI。乳腺导管纤维内镜对于乳头溢液而无肿块的乳管内微小病变，尤其是原位癌的诊断，乳腺导管纤维内镜远优于溢液细胞检查和导管造影。但乳腺细小分支导管和末梢导管检查困难，可使用粗针穿刺或手术活检病理检查等。此外还有乳腺影像学检查等。

① B 超图像（一般以 BI-RADS 分类）：对乳腺实性或囊性占位病变有较好的区别，采用 7. 5 ～ 10 MHz 高频探头二维超声显像，有条件的可用到 10.0 ～ 15.0MHz，但对于乳腺组织过厚或有假体时可适当降低探头频率。超声探头和选用频率的原则是在保证足够深度的前提下，尽量提高频率，从而保证超声图像的分辨率。检查内容包括：病灶位置、大小或范围，边界、边缘、形状、内部及后方回声、钙化及周围组织（如皮肤、胸肌及韧带等结构的变化等）。

肿块形态不规则、饱满或纵横比＞ 1；边界不清晰、分叶状、成角或毛刺；包块内部回声不均匀、后方回声有声影；病灶周围皮肤或皮下脂肪层水肿增厚、皮肤凹陷高低不平；病灶周围组织水肿增厚、结构扭曲；Cooper 韧带牵拉或增厚；腺体内导管内径异常扩张或走向扭曲；病灶内成堆、簇状钙化；病灶血流信号增强等等都提示有乳腺癌可能。根据可能性多少，BI-RADS 分类一般分为：0 类、1 类、2 类、3 类、4 类、（4A 类、4B 类、4C 类）、5 类、6 类。0 类需要其他检查再评估；1 类为正常乳腺影像；2 类为良性病灶；3 类可能良性病灶，恶性可能＜ 2%；4 类可以再分 4A（恶性可能 3 ～ 10%）、4B（恶性可能 11 ～ 50%）、4C（恶性可能 51 ～ 94%）、5 类高度可疑乳腺癌，其恶性可能性大于等于 95%。6 类为活检也证实为恶性。

② X 线片（一般以 BI-RADS 分类）：一般常规投照体位为双侧内外斜位（MLO）和上下头足位（CC）；通过此类 X 乳腺影表达对乳腺微小钙化的高度敏感性是目前早期发现乳腺癌最理想的检查手段。通常对肿块的描述包括边缘、形态和密度 3 个方面，其中边缘征象对判断肿块的性质最为重要。肿块边缘模糊、分叶状、星芒状；肿块不规则；乳腺腺体内出现不规则钙化、呈段样、线状及成簇状分布的钙化灶；成局灶性的不对称致密等都提示乳腺癌可能性。根据恶性危险性大小也与 B 超 BI-RADS 同样分为：0 类、1 类、2 类、3 类、4 类（4A 类、4B 类、4C 类）、5 类、6 类。其意义与 B 超分类相似。

③ 乳腺 MRI 检查：当 B 超、乳腺 X 线片不能确定病灶性质，高危乳腺癌人群筛查、评估乳腺癌新辅助化疗效果评估或诊断乳腺癌为手术提供保乳手术切除范围时，常常考虑进一步乳腺 MRI 检查。MRI 以其对乳腺癌诊断的高敏感性而进一步减少乳腺癌筛查漏诊率，但假阳性率较高是其弊端。

④ 核素扫描（ECT）：ECT 属功能和代谢显像，目前应用于乳腺癌的示踪剂在鉴别良、恶性方面优于 X 线片，特别是对于青壮年致密型乳腺和 X 线片难以与乳腺癌鉴别的乳腺囊性增生病，更能显示其优点。但 ECT 在诊断小于 1 cm 乳腺癌的准确性不如钼靶摄片。对乳腺癌最常见的骨转移常常先行 ECT 检查诊断。

⑤ 放射免疫显像（RIS）：是近年核医学和免疫学相结合的成果，利用单光子发射电子计算机断层扫描（SPECT）成像设备，采用 ^{99}Tcm 标记的抗 CEA 单抗 BW431 /26 进行乳腺显像，灵敏性为 8300，最小肿瘤直径达 0.7cm。

⑥ 乳腺导管造影：针对有可疑乳头溢液患者常采用此项检查。大导管呈缺损或梗死者以导管内乳头状瘤或乳腺癌可能性大；小导管扩张或梗死者可系囊性增生性病变。

第十九章

肺部异常

第一节　呼吸运动异常

胸廓呼吸运动异常通过视诊和触诊检查可确诊，通常是通过比较两侧前胸和锁骨下区随呼吸起伏的幅度大小进行判断，可分为减弱、增强及两侧不对称。呼吸运动异常者大多伴有不同程度的呼吸异常或呼吸困难，如出现，其诊断思维可参见胸痛章节。

【常见病因】

（1）根据病因分类。

① 胸廓疾病：肋骨骨折、肋软骨炎、胸椎结核、胸壁的良恶性肿瘤及胸廓外伤等。

② 胸膜疾病：胸腔积液，气胸，广泛胸膜粘连、增厚胸膜间皮瘤等。

③ 呼吸系统疾病：肺广泛纤维化、肺不张、肺气肿及肺癌等。

④ 循环系统疾病：心脏扩大、心包积液、主动脉瘤及缩窄性心包炎等。

⑤ 营养缺乏：维生素 D 缺乏、维生素 D 缺乏病、先天性维生素 D 缺乏病及钙、磷缺乏等。

（2）根据胸廓活动度分类。

① 一侧胸廓扩张度增强：对侧肺扩张受限，如对侧膈肌麻痹、肺不张或肋骨骨折。

② 一侧胸廓扩张度减弱：a. 肺部疾病，肺炎、肺不张、慢性纤维空洞型肺结核、肺部肿瘤、肺纤维化和肺大疱等。b. 胸膜病变，各种胸膜炎、胸腔积液、胸腔积气、胸膜肥厚粘连和胸膜肿瘤等。c. 肋骨病变，肋骨骨折、肋骨骨髓炎、肋骨结核、肋骨肿瘤、肋骨关节炎及肋软骨钙化。d. 胸壁软组织病变。e. 膈肌病变，膈肌麻痹。

（3）两侧胸廓扩张度均增强。

腹水、肝脾大、腹内巨大肿瘤、急性腹膜炎及膈下脓肿等。

（4）两侧胸廓扩张度均减弱。

中枢神经系统病变、周围神经病变、呼吸肌无力及广泛肺部病变。

【诊断线索】

呼吸运动异常诊断线索（表 2-341）。

表 2-341 呼吸运动异常诊断线索

项目	临床线索	诊断提示
两侧呼吸运动减弱	·胸廓前后径明显增大，叩诊呈过清音，心界缩小，有长期或慢性肺部病变的病史	慢性阻塞性肺气肿
	·由隐匿性气促，呈渐进性加重的呼吸困难，咳嗽时双肺底可闻及响亮的捻发音	双肺纤维化
	·胸廓饱满，叩诊呈实音或浊音，双肺呼吸音明显减弱或消失	双侧胸腔积液（双侧胸腔积液常见于肾病综合征，偶见于结核、心力衰竭及肝硬化）
	·伴有双下肢瘫痪	急性脊髓炎（病变在胸段以上）
	·四肢软瘫，肢端感觉障碍呈手、袜套样，脑脊液蛋白-细胞呈分离现象	急性感染性多发性神经炎（呼吸运动减弱系呼吸肌麻痹所致）
一侧呼吸运动减弱	·气管向健侧移位，胸廓饱满	一侧胸腔积液、一侧气胸或液气胸
	·气管向患侧移位，患侧胸廓塌陷	一侧胸膜粘连增厚及肺不张
	·伴有局部疼痛，触诊时可有骨擦声	肋骨骨折（一侧肺或胸膜有病变时，对侧往往可出现代偿性的呼吸运动增强）
两侧呼吸运动增强	·深大呼吸	代谢性酸中毒（常见于尿毒症、糖尿病酮症酸中毒）
	·耻区膨隆显著	大量腹水、巨大卵巢肿瘤及妊娠晚期
	·发热	感染性疾病

【诊断思维】

胸廓呼吸运动异常诊断思维（表 2-342）。

表 2-342 胸廓呼吸运动异常诊断思维

项目	诊断思维
胸廓呼吸运动异常诊断	·胸廓呼吸运动的改变不仅仅是胸廓或胸内脏器病变的常见体征，某些腹腔内疾病和神经系统疾病亦可表现胸廓呼吸运动异常。故在体格检查时不能仅局限于胸部
	·单侧胸廓呼吸运动减弱多为胸廓或肺部疾病所致，双侧呼吸运动减弱除了在诊断线索提到的疾病外，任何疾病晚期、器官衰竭者及呼吸中枢的衰竭均可出现这一体征，这类病变常有明确的病史，故诊断一般不易混淆
	·如果胸廓的呼吸运动减弱系呼吸肌麻痹所致，常提示预后不良。应注意患者是否出现有腹式反常呼吸（正常人在吸气时胸廓抬起，呼气时胸壁下降，反常呼吸运动正好相反，在吸气时胸廓下降，呼气时胸壁抬起），若有，常是胸部外伤后致胸部多发肋骨骨折引起
	·胸廓畸形是指胸廓大小、形态发生明显改变，造成胸廓对称性或非对称性形态改变，即为胸廓异常。多为先天性因素所致，因后天性外伤等原因而导致的胸廓畸形者较少见。引起胸廓畸形的疾病几乎都会影响胸廓一侧或两侧的呼吸运动受限
	·部分患者在呼吸过程中可以发现胸壁膨胀部分不规则，称之为不对称的胸廓扩张，可以突然发生，也可以逐渐发生；可影响单侧或双侧胸壁；可导致呼吸延迟、呼吸时异常运动（肋间收缩凹陷、矛盾运动，胸腹协调障碍）及单侧的运动缺损。多见于胸膜病变引起，如血胸及张力性气胸等，也可以有骨骼肌肉、泌尿系统异常、气道阻塞、疼痛等引起。无论原因如何，不对称胸部扩张均会引起呼吸频率及深浅的改变，从而导致机体缺氧等一系列改变，应引起临床重视
	·肋骨和胸骨凹陷是指在呼吸困难的患者中，尤其是婴儿及儿童发生呼吸窘迫时，常可发现这一体征。仔细观察可发现在胸壁表面软组织覆盖处表面有胸骨上（指上方紧挨胸骨处及锁骨）、肋间（指肋骨间）、肋下（指胸腔最低肋骨边缘下方）或胸骨下（指剑突下）凹陷，这种凹陷发生在吸气时，可以是轻微的，也可是严重的。

续表

项目	诊断思维
胸廓呼吸运动异常诊断	胸式呼吸运动异常，常提示胸部或胸廓的疾病，但易被忽略的有脊椎或腹腔疾病。 ・胸式呼吸减弱：强直性脊柱炎，当胸椎关节受累时，患者有上背部疼痛、胸痛及胸廓扩张运动受限感。胸廓扩张受限可致呼吸困难，尤其在运动时更易出现。随着病情发展，可出现明显脊柱后凸、胸廓活动受限 ・胸式呼吸增强：a. 急性腹膜炎，腹痛是最主要最常见的症状，多数突然发生，持续存在，迅速扩展，其性质取决于腹膜炎的种类（化学性抑或细菌性），炎症的范围和患者的反应，胃十二指肠及胆囊等器官急性穿破引起弥漫性腹膜炎，因消化液刺激腹膜可骤然产生强烈的全腹疼痛，甚至产生腹膜休克，导致腹式呼吸明显减弱，而胸式呼吸却显著增强。b. 大量腹水、腹腔巨大肿瘤或妊娠等，均可导致胸式呼吸增强。这些疾病均有相关病史和相应体征，通常不易误诊

【疾病特点与表现】

（1）引起两侧胸廓呼吸不对称的常见疾病。

① 支气管堵塞：在支气管堵塞中，气道开放的丧失可逐渐发生或突然发生，如失去正常的胸部运动，提示气道完全阻塞。如气体存在胸部，则会发现呼气时肋间隙膨隆和叩诊过清音。若以吸气性呼吸困难为主，有喘鸣、喉鸣伴有颈胸部软组织吸气性下陷，则多见于上气道阻塞。若患者出现呼气性呼吸困难、则提示支气管管腔狭窄、痉挛及水肿。若呼气性和吸气性困难兼而有之，提示存在肺部疾病，如肺炎、肺梗死、肺水肿及胸腔积液等。

② 连枷胸：严重的闭合性胸部损伤导致多根多处肋骨骨折时，可使局部胸壁失去肋骨支撑而软化，并出现反常呼吸，即吸气时软化区胸壁内陷，呼气时外突，这一现象被称之连枷胸，常提示有肺挫伤，是诱发急性呼吸窘迫综合征的重要因素，应引起临床高度重视。

③ 血胸：本病临床表现不尽相同，主要与出血量和出血速度有关。小量血胸（500mL 以下），如患者体质较好、出血速度不快，可无明显症状。大量血胸（1000mL 以上）且出血速度较快者，可出现面色苍白、出冷汗、脉细速且弱、呼吸急促及血压下降等内出血征象和心肺受压征象。查体可发现肋间隙饱满、气管向健侧移位、叩诊呈浊音、心界移向健侧、听诊呼吸音减弱或消失。出现上胸部叩诊呈鼓音、下胸部叩诊呈浊音常提示为血气胸。

④ 脊柱后侧凸：多数侧凸发生在胸椎上部，多凸向右侧，其次好发于胸腰段，凸向左侧较多。脊柱侧凸常可造成继发性胸廓畸形，严重时可引起胸腔和腹腔容量减缩而导致内脏功能障碍。

⑤ 重症肌无力：本病是呼吸肌肉功能进行性丧失，导致呼吸时胸腹部协调功能障碍，发生腹部矛盾运动，可导致急性呼吸衰竭，典型者呈浅呼吸和逐渐加重的肌肉无力。

⑥ 膈神经功能障碍：本病是一侧膈神经麻痹引起膈肌运动无力，致使在呼吸时膈肌不能向下收缩，引起肺部和上腹部的协调障碍。创面后膈神经功能障碍常突然发生，逐渐发生者见于感染或脊髓病变。如患者有潜在的肺脏功能障碍性疾病、无力深呼吸和咳嗽极易引起患肺的肺不张。

⑦ 胸腔积液：少量胸腔积液可无临床症状或仅有胸痛，积液达 300～500mL 时，可感胸闷或轻度气急，大量胸腔积液时气促和心悸可十分突出，而胸痛症状则可缓解或消失。

⑧ 气胸：起病通常突然，胸部呈刺痛，可放射至手臂、脸部及背部，甚至可达腹部，伴有与胸痛程度无关的呼吸困难。张力性气胸者，若得不到及时抢救，常可有生命危险。

⑨ 脊髓灰质炎：见上。

⑩ 肺栓塞：肺栓塞可引起胸部运动延迟，常突然发作胸部刺痛和心动过速，其他表现包括严重的呼吸困难、痰中带血及急性焦虑或恐惧等。

⑪ 肺炎：取决于肺脏实变是单侧还是双侧，如发生了非对称性的胸部扩张，提示由胸部运动延迟和胸腹部协调障碍所致。其他临床表现包括发热、寒战、咳嗽、胸痛、气促、心动过速、肺部湿啰音及喘鸣音。

（2）引起肋骨和胸骨凹陷的疾病（小儿常见）。

① 哮喘发作：本病常伴肋间及胸骨上凹陷，早期有呼吸困难、喘鸣及干湿啰音，其他表现包括发绀、脸色潮红、多汗、心动过速、呼吸急促、鼻翼扇动、情绪焦虑及恐惧等。

② 细支气管炎：本病多见于2岁以下儿童，常出现肋间及肋骨下凹陷、鼻翼扇动、呼吸急促、呼吸困难、咳嗽及烦躁不安等，小于6个月的患儿还可出现周期性呼吸暂停。

③ 痉挛性喉炎：当出现呼吸窘迫时，会出现胸骨上、胸骨下及肋间凹陷，其他表现包括犬吠样咳嗽、声音嘶哑、鼻翼扇动、心动过速、呼吸困难及烦躁不安等。本病常可在数小时内缓解，但易复发。

④ 会厌炎：本病可发生突发性严重呼吸窘迫，伴有胸骨上、胸骨下及肋间凹陷。患儿早期突然出现犬吠样咳嗽、高热、喉痛、声音嘶哑及吞咽困难，随病情发展则有鼻翼扇动、发绀、心率增快、流涎、呼吸困难及烦躁不安，当喉头水肿造成呼吸困难时患儿会出现恐惧状。

⑤ 心力衰竭：本病通常与患儿的先天性心脏缺陷有关，本病可引起肋间、胸骨下凹陷，伴鼻翼扇动和进行性呼吸急促，严重呼吸窘迫时还可有呼噜音。

⑥ 急性喉支气管炎：本病为病毒感染，可出现典型的胸骨下及肋间的凹陷，伴低至中度的发热、流涕、食欲差、犬吠样咳嗽、声音嘶哑及吸气相喘鸣等。

⑦ 细菌性肺炎：临床可表现有高热及昏迷，常伴肋间和肋骨下凹陷、鼻翼扇动、呼吸急促、呼噜音、发绀及咳痰等。亦可出现明显的消化道症状，如呕吐、腹泻及腹胀等。

⑧ 呼吸窘迫综合征：胸骨下及肋骨下凹陷是本病的早期体征，早期体征包括呼吸急促、心动过速、呼气相的呼噜音。当呼吸窘迫加重时，可出现典型的肋间及胸骨上凹陷，可出现呼吸暂停及不规则呼吸，其他表现包括鼻翼扇动、发绀、昏睡及心动过速及低血压。

【相关检查】

（1）病史重点。

① 询问呼吸运动异常发生的时间、方式、发生的诱因等。

② 询问与疾病诊断和鉴别诊断相关的伴随症状，如发热、流涕、咳嗽及发热等。

③ 了解有无心肺疾病史（特别是慢性心肺疾病）及吸烟史等，包括有无粉尘接触史、胸和脊柱的外伤史。

④ 如是患儿，应询问家长患儿的药物史，是否为早产儿，是否为低出生体重儿，是否难产，近期是否有上呼吸道感染的表现。过去几年患儿多久会出现一次呼吸系统疾病，患儿是否接触过感冒流感及其他呼吸道不适症状的人，患儿是否有过合胞病毒感染史，是否吸入了食物、液体或异物，询问家长是否有过敏及哮喘的病史。

（2）体格检查。

① 检查生命体征，判断有无呼吸困难及发绀，尤其应仔细观察有无呼吸肌参与呼吸运动、“三凹征”及是否出现常见的呼吸困难的表现类型，包括有无“点头样”呼吸及鼻翼扇动等。

② 检查患者的意识状态、对周围环境的判断能力，瞳孔是否有变化，是否有球结膜水肿、巩膜黄染。有无淋巴结增大、颈静脉怒张、气管移位等。

③ 重点是胸廓外形及其运动的检查，前胸廓扩张度的测定，检查者两手置于胸廓下面的前侧部，

左右两拇指分别沿两侧肋缘指向剑突，拇指尖在前正中线两侧对称部位，而手掌和伸展的手指置于前侧胸壁；后胸廓扩张度的测定，则将两手平置于患者背部，约于第 10 肋骨水平，拇指与中线平行，并将两侧皮肤向中线轻推。嘱患者做深呼吸运动，观察比较两手的动度是否一致。

（3）实验室检查。

血常规及必要的血液生化检查、血气分析等。

（4）辅助检查。

疑为心脏病者应做心电图、心脏超声检查。肺部病变者则应做影像学检查。胸廓呼吸运动增强者，应做腹部 B 超和 CT 等检查。

第二节　触觉语颤异常

凡是气管、支气管、肺泡及胸壁等疾病都可以引起触觉语颤的异常，通常分为语颤增强和减弱（或消失）。

【常见病因】

（1）触觉语颤增强。

① 肺组织炎性实变：肺炎、肺梗死及重症肺结核等。

② 压迫性肺不张。

③ 其他：结核空洞、肺脓肿等。

（2）触觉语颤减弱。

渗出性胸膜炎、胸腔积液、气胸、肺气肿、肺大疱、阻塞性肺不张及严重胸膜增厚粘连等。

【诊断线索】

触觉语颤异常诊断线索（表 2–343）。

表 2–343　触觉语颤异常诊断线索

项目	临床线索	诊断提示
语颤增强	· 寒战，高热，胸痛，咳嗽，咳铁锈色痰	大叶性肺炎（实变期）
	· 突发性胸骨后疼痛，呼吸困难，发热及咯血	肺梗死
	· 一侧胸廓饱满，局部叩诊呈实音或浊音（语颤增强仅在实音上方出现）	胸腔积液
	· 叩诊呈局限性过清音	肺内大空洞（常为引流较好的空洞）
语颤减弱或消失	· 双侧语颤减弱，桶状胸	慢性阻塞性肺气肿、老年性肺气肿
	· 双侧语颤减弱，双肺水泡音	肺水肿、支气管肺炎
	· 单侧语颤减弱或消失，气管向患侧移位，叩诊呈实音	一侧胸膜粘连增厚、阻塞性肺不张
	· 若气管向健侧移位，胸廓饱满，叩诊呈实音	一侧胸腔积液
	· 胸壁触诊呈握雪感	皮下气肿
	· 呼吸频率呼吸加快，＞ 24 次 / 分	发热、气管异物等
	· 呼吸深度的改变呼吸浅快	肺气肿、肺炎、胸腔积液、气胸等

续表

项目	临床线索	诊断提示
语颤减弱或消失	·桶状胸	肺气肿
	·胸廓一侧膨隆	大量胸腔积液、气胸、一侧严重的代偿性肺气肿及肿瘤等
	·胸廓一侧平坦或下陷	肺不张、广泛胸膜增厚和粘连等

【诊断思维】

（1）触觉语颤异常诊断思维（表 2-344）。

表 2-344　触觉语颤异常诊断思维

项目	诊断思维
触觉语颤异常诊断	·在明确触觉语颤是否异常之前，首先要除外正常情况下的生理变异。如女性触觉语颤较男性弱；儿童较成年弱；体胖者较体瘦者弱，前胸下部较上部弱；背部上段较下段弱；左侧较右侧弱。切勿将这种变异误认为是病理性的。病理性触觉语颤异常，常会发现其他胸部异常体征，如肺实变、肺气肿、肺不张、胸腔积液及气胸等
	·一侧触觉语颤增强或减弱常比两侧异常改变更具有临床意义。一侧肺和胸膜病变可使患侧语颤减弱或消失，健侧语颤常可发生代偿性增强
	·当一侧病理性语颤减弱引起对侧语颤代偿性增强时，常会给判断哪一侧是病变侧带来困难，需结合其他体格检查资料和临床经验做出准确判断
	·凡是气道阻塞足以影响声音传导的病变均可导致触觉语颤减弱或消失，任何炎症导致肺实变时会导致触觉语颤增强
	·触觉语颤异常直接取决于病变部位的深浅、范围的大小及损害程度的轻重。如大叶性肺炎肺实变轻或未进入实变期时，不一定呈现触觉语颤增强；当肺内空洞部位较深或空腔并未与支气管直接相遇抑或引流不充分时，局部也可能不出现语颤增强，甚至还可能表现语颤减弱。因此对触觉语颤的改变应做具体分析
	·当气道受阻时，病情的进展取决于原发病灶性质和位置，如气管内异物突然堵塞气管时症状就较急，而胸内甲状腺瘤的生长往往较慢，病初气管阻塞症状较轻，以后逐渐加重
	·气道阻塞的功能表现为通气合氧和功能降低，小气道阻塞常因通气气流轻微受限而无症状，当呼吸道存在感染时，也可能会因病变的水肿或分泌物增多促使症状突然加重。当阻塞达到临界点之前时，易被误诊为哮喘发作或慢性阻塞性肺疾病急性加重。气道阻塞被误诊为肺炎的也并不少见
	·当气流受限达到临界点之后患者就会出现明显的症状和体征，如触觉语颤的减弱或消失，此时若出现持续性单调哮鸣音提示声门下或主气管阻塞，随之而来的呼吸困难则预示呼吸衰竭的发生
	·对急性呼吸道阻塞病例应依据其发作情况及呼吸困难的性质，迅速判明疾病的部位和病因，这至关重要
	·异物吸入通常易进入右侧支气管，异物进入气管及支气管后，引起黏膜水肿、管腔狭窄、肺泡内气体不能排出，导致继发性肺气肿。较大异物可完全阻塞气管后造成该侧的肺不张
	·一侧语颤消失，气管向健侧移位，患侧胸廓饱满，但叩诊呈鼓音，提示为气胸，临床分型见表 19-2-3。气胸可分为两种类型：a. 原发型，多见于瘦高体型的男性青壮年，肺部无明显疾病。气胸的发生常由肺尖脏层胸膜下肺泡先天性发育缺陷或炎症瘢痕形成的肺大疱破裂所致。b. 继发型，多见于有基础肺部病变者，以慢性阻塞性肺疾病最常见，其次是肺结核、肺尘埃沉着病及肺癌等。主要由肺气肿、肺大疱破裂所致，也可见于肺组织坏死波及脏层胸膜等
	·一侧语颤消失并伴有气管向健侧移位及患侧胸廓饱满、叩诊实音，提示为胸腔积液

（2）气胸的临床特点与表现（表 2-345）。

表 2-345　气胸的分类及临床表现

临床表现	闭合性气胸	开放性气胸	张力性气胸
气体流向	裂口闭合，气胸稳定	气体自由进出胸膜腔	有活瓣，气体只进不出
胸腔内压	低于大气压	等于大气压	高于大气压
纵隔位置	健侧移位	健侧移位，纵隔扑动	明显健侧移位，腔静脉受压，纵隔及皮下气肿
症状	无症状或呼吸困难	明显呼吸困难	极度呼吸困难，伴大汗淋漓
体征	气管向健侧移位，患侧鼓音，呼吸音降低	气管向健侧移位，患侧鼓音，呼吸音消失	气管明显向健侧移位，患侧鼓音，呼吸音消失
循环影响	无	无	有

（3）自发性气胸的病因见表 2-346。

表 2-346　自发性气胸的病因

自发性气胸的病因			
气管疾病	肺大疱	感染	厌氧菌肺炎
	慢性阻塞性肺气肿		葡萄球菌肺炎
	哮喘		革兰阴性杆菌肺炎
	先天性肺囊肿		肺脓肿
	囊性肺纤维化		放线菌病
肺间质疾病	特发性肺间质纤维化		奴卡菌病
	嗜酸性粒细胞性肉芽肿		结核病
	结节性硬化症		非典型结核杆菌病
	胶原血管病		卡氏肺囊肿肺炎
肿瘤	原发性肿瘤	其他	子宫内膜异位症
	转移性肿瘤		肺栓塞、马方综合征

（4）胸腔积液（单侧）诊断程序（图 2-65）。

【疾病特点与表现】

（1）语颤增强的疾病。

① 肺炎球菌肺炎：好发于冬春季。多见于青壮年，起病急，以突然高热、寒战、胸痛、咳嗽及咳铁锈色痰为临床特征。

② 肺动脉栓塞并梗死：是由于肺外的栓子脱落引起肺动脉栓塞，继之引起肺组织出血及坏死，主要症状为突发剧烈胸痛，之后出现胸闷、呼吸困难及咯血等。

③ 空洞性肺结核：多有支气管播散病变，常有发热、咳嗽、咳痰和咯血等。胸片显示一侧或两侧单个或多个厚壁空洞，多伴有支气管播散病灶及明显的胸膜增厚。因肺组织纤维收缩，肺门被牵拉向上，肺纹呈垂柳状阴影，纵隔牵向病侧。

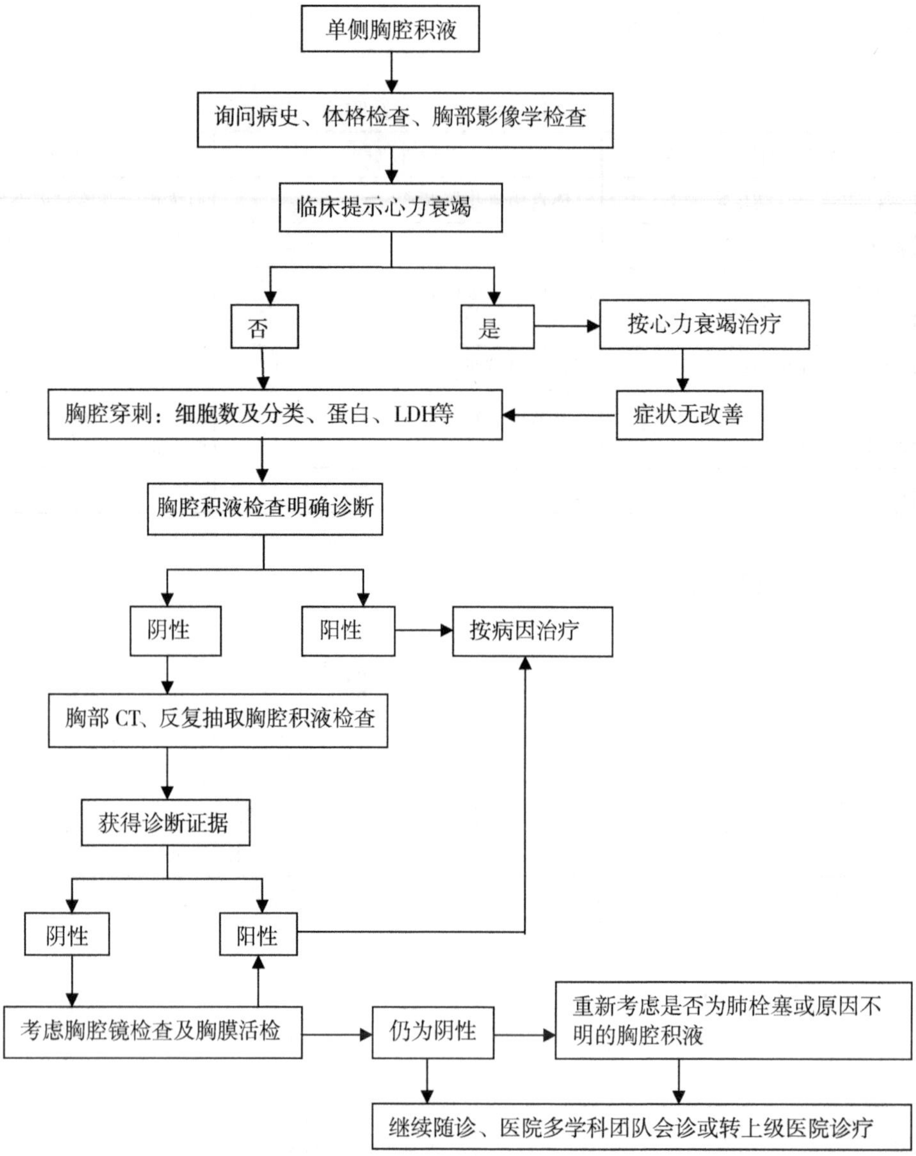

图 2-65　胸腔积液（单侧）诊断

④ 肺脓肿：是由多种病因引起的肺组织化脓性病变。早期为化脓性炎症，继而坏死形成脓肿。典型表现为高热、咳嗽和咳大量脓臭痰。多发生于壮年，男多于女。

（2）语颤减弱的疾病。

① 肺气肿：多见于老年人，多数有长期接触有害气体和有害颗粒等病史，如香烟、烟雾、粉尘及刺激性气体（二氧化硫、二氧化氮、氯气、臭氧等）等。以咳嗽、咳痰或喘息为主要症状。缓慢起病，病程长，常因反复急性发作而病情加重。

② 气道阻塞：如阻塞性肺不张，常由异物、支气管内分泌物梗阻等导致呼吸困难、胸痛及心悸等。其他表现包括患侧胸廓较扁平、呼吸运动受限制、气管偏向病侧、叩诊时浊音、呼吸音微弱或消失。

③ 大量胸腔积液或积气：大量胸腔积液时呼吸困难是最常见的症状，多伴有胸痛和咳嗽。病因不同其症状有所差别。

④ 胸膜增厚粘连：由于纤维蛋白沉着于胸膜上，或有肉芽组织增生，可导致胸膜增厚，若有相对两层胸膜粘着称胸膜粘连。增厚的胸膜可导致语颤减弱。

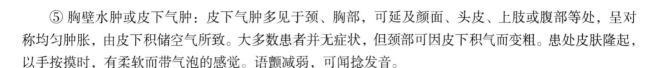

⑤ 胸壁水肿或皮下气肿：皮下气肿多见于颈、胸部，可延及颜面、头皮、上肢或腹部等处，呈对称均匀肿胀，由皮下积储空气所致。大多数患者并无症状，但颈部可因皮下积气而变粗。患处皮肤隆起，以手按摸时，有柔软而带气泡的感觉。语颤减弱，可闻捻发音。

【相关检查】

（1）病史采集要点。

① 询问本次发病的主要症状，根据首发症状不同询问不同问题，以咳嗽为例，应询问咳嗽的性质、发生的时间，是白天重还是入睡后重，是否伴随有咳痰、咳痰的性状如何，是否伴有发热、盗汗、胸痛、呼吸困难，是否有消瘦及食欲下降。

② 询问是否有心肺疾病的既往史，家族中是否有结核及肿瘤史。

（2）查体重点。

记录生命体征，观察有无呼吸困难的临床表现，如患者的呼吸形式、鼻翼扇动、三凹征等，皮肤黏膜有无发绀，全身淋巴结有无肿大，颈静脉有无充盈和怒张，以及有无肝颈静脉回流征、杵状指（趾）、关节活动及畸形、全身水肿等情况。心肺的体格检查尤为重要，应予详细记录。腹部着重关注肝脾是否肿大，有无、压痛腹水等。

（3）实验室检查。

血常规、电解质、PPD、血沉、肝肾功能、血气分析痰培养及药敏试验，痰找结核杆菌及痰液脱落细胞等检查。胸腔积液常规和生化检测，胸腔积液检测结核 DNA。

（4）辅助检查。

胸部 X 线片、胸部 CT 、肺功能、纤维支气管镜及淋巴结活检。

（5）选择性检查。

① 血液检查：包括血常规及血气分析等检查。如肺炎患者血中白细胞总数及中性粒细胞增加，二氧化碳潴留提示肺气肿等。

② 肺功能检查：特征性的流速 – 容量环改变对气道阻塞的诊断有重要的参考价值。

③ 胸部X线片和CT检查：是语颤改变病因诊断的主要方法。胸腔积液、自发性气胸、肺不张、肺结核、肺气肿都具有典型的 X 线表现。胸部 CT 对肺癌、肺梗死、气道异物的诊断价值较高。如果怀疑气道阻塞并且时间允许，最好行高分辨 CT 检查并进行三维重建以分辨阻塞程度。

④ 气管镜或胸腔镜检查：是诊断气管阻塞的重要手段，也是最精确的诊断指标。通常情况下，外压性的气道阻塞只能通过气管镜检查明确诊断。

⑤ 超声波检查：对胸腔积液的诊断及穿刺抽液治疗前定位不可缺少。

⑥ 其他：选择性肺动脉造影能够明确肺梗死诊断。

第三节 胸膜摩擦感

胸膜摩擦感是一种在胸壁上能触及的类似两层皮革摩擦的感觉。最容易触及的部位是在两侧的侧胸壁，在呼气末与吸气初最为明显。胸膜摩擦感是胸膜炎症时渗出的纤维蛋白于脏、壁层胸膜沉积，使胸膜表面粗糙，呼吸时两层胸膜相互摩擦，触诊时可感觉到如皮革摩擦的感觉。该体征在患侧的腋中线、腋下部最为清晰。当出现胸腔积液时，两层胸膜分离，胸膜摩擦感消失。在积液吸收过程中摩擦感可再次出现。

【常见病因】

（1）胸膜感染。

细菌性胸膜炎、结核性胸膜炎等。

（2）肺部炎症波及胸膜。

（3）肺或胸膜的原发或继发肿瘤。

（4）其他疾病。

尿毒症、结缔组织病等。

（5）漏出液的病因。

① 充血性心力衰竭。

② 肝硬化。

③ 肾病综合征等。

④ 低蛋白血症（营养不良）。

（6）渗出液的病因。

① 恶性胸腔积液：原发性胸膜肿瘤（胸膜间皮瘤）和转移性癌性胸膜炎。

② 感染：结核、细菌、真菌、病毒；胃肠道疾病：胰腺炎、食管破裂、腹部手术。

③ 结缔组织病：红斑狼疮、类风湿性关节炎及 Wegener's 肉芽肿。

④ 淋巴疾病：乳糜胸、淋巴管肌瘤病。

⑤ 其他：药物（如胺碘酮）、肺栓塞、石棉沉着病、放射治疗及 Meigs 综合征等。

【诊断线索】

胸膜摩擦感诊断线索（表 2-347）。

表 2-347 胸膜摩擦感诊断线索

项目	临床线索	诊断提示
年龄与性别	· 中青年	结核性
	· 老年	癌性胸膜炎
	· 男性	多见于肺癌
	· 女性	见于乳腺癌
起病急缓	· 急性起病	多结核、肺炎、肺脓肿和肺栓塞等
	· 慢性者	肺癌、乳腺癌、类风湿性关节炎等
胸液消长	· 经常抽液和抗结核治疗可好转	结核性胸膜炎
	· 抽液后胸液又迅速增加	恶性胸液
个人史与既往史	· 吸烟者	肺癌
	· 有生食螃蟹、蝲蛄史	肺吸虫
	· 外伤和手术	导致血胸、血气胸或乳糜胸
	· 服用胺碘酮、博莱霉素等药物	药物性胸腔积液
伴随症状	· 伴高热或中等度发热	脓胸
	· 中低发热	结核性胸膜炎

续表

项目	临床线索	诊断提示
伴随症状	·咳嗽，咳黄痰	肺炎
	·痰中带血	肺结核、肺癌
	·胸痛，气胸	结核性胸膜炎、肺癌、乳腺癌
	·剧烈胸痛	胸膜间皮瘤
	·突发胸痛	肺栓塞
	·咯血	肺癌、肺结核和肺梗死
伴随体征	·患侧胸部饱满、叩诊鼓音、呼吸音低等	合并气胸
	·有颈部淋巴结肿大、上腔静脉阻塞征和肺不张等体征	肺癌
	·有心浊音界扩大、心尖区奔马律、颈静脉怒张和双下肢水肿	心力衰竭
	·肝掌、蜘蛛痣、黄疸、肝脾大、腹水、全身水肿	肝硬化
	·并发胸膜炎常有皮肤与黏膜、关节与肌肉、心、肺、肾、消化道和神经系统等全身多系统改变	结缔组织疾病
	·寒战，发热，咳嗽，胸痛，咳铁锈色痰	大叶性肺炎
	·中年以上不明原因的消瘦，咯血，胸痛，杵状指（趾）	肺癌
	·急骤发生的呼吸困难，胸骨后疼痛，发热，咯血	肺梗死
	·不规则发热，皮肤损害，口腔溃疡，脱发及关节疼痛等多脏器损害	系统性红斑狼疮（常见于青年女性）
	·发热，大关节游走性疼痛，皮肤环形红斑，舞蹈样运动，心肌炎体征	风湿热（常见于青少年）
	·女性耻区包块，腹部膨隆，移动性浊音阳性	卵巢瘤胸腹腔积液综合征，又谓 Meigs 综合征（多在右侧）
	·左上腹疼痛且向腰背部放射，伴发热，全身中毒症状重	急性胰腺炎（多在左侧）
	·尿少，水肿，高血压，肾功严重损害	尿毒症
	·有石棉接触史，呈刺激性呛咳，消瘦	胸膜间皮瘤（亦可见于肺部恶性肿瘤）
	·全身淋巴结肿大，以颈部为甚，淋巴结坚韧，肝脾大等	霍奇金病
	·乳房包块，局部皮肤呈橘皮样改变	乳腺癌
	·腹腔感染或阑尾炎术后伴持续高热，上腹部持续性钝痛等	膈下脓肿

【诊断思维】

胸膜摩擦感诊断思维（表 2-348）。

表 2-348 胸膜摩擦感诊断思维

项目	诊断思维
胸膜摩擦感	·触到胸膜摩擦感是胸膜炎的特异性体征之一，被认为是胸膜炎渗出早期抑或消散期的重要临床表现。但不是所有胸膜炎的患者都能触及胸膜摩擦感，一旦当胸膜腔渗出液增多或两层胸膜间已发生粘连时，可缺乏这一体征或仅维持很短时间。各种原因导致的胸膜腔渗出或胸膜炎都有可能触及胸膜摩擦感
	·有胸膜摩擦感可有或无胸痛（胸痛者较常见），有胸痛者提示病变累及了壁层胸膜，而缺乏疼痛者多为病变只局限或侵犯脏层胸膜。因此当患者缺乏胸痛时不应忽略该项检查
	·胸膜摩擦感发生于青年者多为结核性胸膜炎，若发生于中老年者应警惕有恶性肿瘤的可能

续表

项目	诊断思维
胸膜摩擦感	·有胸膜摩擦感者，经治疗后该体征迅速消失时，并不一定提示病情缓解，大多数情况是提示为胸腔积液增多，故当该体征短时间内消失者，应更多地注意有否胸腔积液的体征
	·所有细胞类型的肺癌均可引起胸腔积液，但最常见者为腺癌。肺癌患者的胸腔积液多与原发肿瘤同侧，也有双侧者
	·若有胸腔积液，应及早抽取检查，可通过下列检查初步知晓是漏出液还是渗出液：a. 胸液蛋白与血清蛋白的比值大于 0.5；b. 胸液 LDH 与血清 LDH 的比值大于 0.6；c. 胸液 LDH 大于 200 IU/ L。符合以上 3 项或其中任何 1 项为渗出液，否则为漏出液（二者具体鉴别项目及病因可参见肺部叩诊章节）

【疾病特点与表现】

引起胸膜摩擦感疾病特点与表现（表 2–349）。

表 2–349　引起胸膜摩擦感疾病特点与表现

疾病	特点与表现
结核性胸膜炎	有全身中毒症状，如发热、盗汗、乏力及纳差等，其他表现包括胸痛、咳嗽及胸痛（深呼吸时加重，浅吸气、平卧或向患侧卧位时胸痛可减轻）
尿毒症	酸中毒时患者呼吸慢而深（Kussmaul 呼吸），其他表现包括纤维素性胸膜炎导致胸膜疼痛、胸膜摩擦感（音）、渗出性胸腔积液及皮肤瘙痒等
化脓性胸膜炎	脓性液体积聚于胸腔，多系全身、肺或腹腔感染的并发症。常见病因有肺部急性炎症，结核性胸膜炎继发感染、腹腔感染（膈下脓肿）、纵隔感染、胸部创面及败血症。本病常可出现胸膜摩擦感（音），其他表现包括畏寒、高热、剧烈胸痛、胸闷、气促及咳嗽等症状
胸膜间皮瘤	局限型者可无明显不适或仅有胸痛、活动后气促及消瘦等。弥漫型者有较剧烈胸痛及胸膜摩擦感（音）。其他表现包括患侧胸廓活动受限、饱满、叩诊浊音、呼吸音减低或消失及锁骨上窝及腋下淋巴结肿大等
乳糜胸	胸导管、淋巴管和淋巴结等破裂、阻塞和受压致乳糜溢入胸腔，可为先天性或为创面性，胸腔积液体征包括外观呈乳状、总蛋白含量增高及甘油三酯明显高于血浆含量，常可出现胸膜摩擦感（音）
肺梗死	部分肺梗死可出现胸膜摩擦感（音）及胸腔积液，多为血性渗出液，本病极易被误诊或漏诊。常有心、肺及血管病变，老年、肥胖和长期卧床为诱发因素。典型表现为急起胸痛、咳嗽、咯血、发热及呼吸困难等
结缔组织病	类风湿性关节炎、系统性红斑性狼疮常有胸膜摩擦感（音）及胸腔积液，硬皮病及结节性动脉炎也常有一过性胸膜摩擦感（音），通常为少量或一过性渗出性积液，随着病情好转而吸收或残留胸膜增厚。诊断依据原发病的症状和实验室检查
胰腺炎	本病可出现胸膜摩擦感（音）及胸腔积液，但不是其主要特征，主要临床表现为发作前多有暴饮暴食或胆道疾病史，常出现中上腹部疼痛，恶心、呕吐及发热等，重症可出现休克症状，如皮肤苍白、湿冷、心动过速、呼吸急促及少尿等

【相关检查】

（1）病史采集要点。

① 对首发症状进行询问，包括发生的时间、性质、缓解或加重的方式、是否经过特殊治疗和检查。

② 询问与疾病诊断和鉴别诊断相关的临床症状，如胸痛、咳嗽、胸闷、气急、水肿、发热、恶寒及呼吸困难等。

③ 如伴有胸痛及呼吸困难，应获取结核中毒症状，如午后低热、盗汗、疲乏、消瘦、纳差等。有无与痰结核菌阳性患者密切接触史（结核性胸膜炎是胸腔积液最常见的病因）。

④ 现有及既往史主要包括心力衰竭、肝硬化、肾病综合征、肾功能衰竭、严重营养不良、肺炎、气胸、膈下脓肿、胰腺炎、外伤、心肺疾病史及药物过敏史。

⑤ 家族中有无结核、结缔组织病及肿瘤史等。

⑥ 有无生食蟹、虾和蝲蛄史等，应询问相关的伴随症状，如高热、咳嗽、咳痰及胸痛等。

（2）查体重点。

记录生命体征，有无皮损、黄疸、淋巴结肿大、颈静脉充盈及奇脉等。注意胸腔积液的多少，少量胸腔积液体征不明显，有时可听到胸膜摩擦音。中等量积液可见患侧胸廓饱满、呼吸运动减弱、肋间隙增宽，触诊语颤减弱或消失，叩诊浊音或实音，听诊呼吸音减弱或消失，语音传导减弱。大量胸腔积液时，气管和心脏浊音界向健侧移位。注意胸腔积液是否引起心肺功能障碍，大量胸腔积液或血胸等可引起心率增快、呼吸急促、发绀或血压下降等。

（3）实验室检查。

血常规检查、血沉，胸腔积液常规、生化及培养。结核菌素试验及结核杆菌抗体检查或结核 γ－干扰素释放试验等。

（4）辅助检查。

胸部 B 超、X 线及 CT 等检查。病因不清时，可考虑做胸膜活检及胸腔镜检查。

（5）选择性检查。

① 疑有叶间胸膜积液者，应摄侧位胸片。

② 疑有肺底积液，应摄患侧卧位胸片或 B 超检查。

③ 疑有多浆膜腔积液，应做心包和腹腔超声检查。

④ 疑有肝硬化肝功能失代偿者，应检查肝炎病毒标志物和肝功能，如血清蛋白。

⑤ 疑有肾功能衰竭者，应查血清肌酐和尿素氮以及尿蛋白。

⑥ 疑有系统性红斑狼疮者，应查抗核抗体、类风湿因子及抗 RNP、SM、SS-A、SS-B、dsDNA、狼疮带试验等。

⑦ 疑有右心衰竭者，应查静脉压。

⑧ 疑有癌性胸腔积液者，应做胸腔积液脱落细胞检查、胸膜活检或胸腔镜检查。

⑨ 疑有 Meigs 综合征者，应做盆腔 B 超或 CT。

⑩ 疑有支气管胸膜瘘者，应在胸腔中注入 1% 亚甲蓝溶液 lmL，观察咳出痰是否为蓝色。

（6）针刺胸膜活检。

是诊断结核性胸膜炎的重要手段。活检的胸膜组织除可行病理检查外，还可行结核菌的培养。如壁层胸膜肉芽肿改变提示结核性胸膜炎的诊断，虽然其他的疾病如真菌性疾病、结节病、土拉菌病（tularaemia）和风湿性胸膜炎均可有肉芽肿病变，但绝大多数的胸膜肉芽肿病变系结核性胸膜炎。增加活检次数可提高阳性率。

第四节　肺部叩诊异常

肺部叩诊异常包括了正常肺部所呈现的清音部位叩出其他音调如浊音、实音、过清音或鼓音以及肺界改变。

【常见病因】

（1）叩诊过清音。

肺气肿。

（2）浊音或实音。

① 肺大面积含气量减少的病变：肺炎、肺结核、未液化的肺脓肿、肺梗死、肺不张、肺水肿及肺硬化等。

② 肺内不含气的占位病变：肺肿瘤、肺棘球蚴病等。

③ 胸膜增厚、胸腔积液等（但直径＜3cm，且距胸部表面＞5cm的深部病变，难以叩出浊音）。

（3）鼓音。

① 肺内空腔病变，如空洞型肺结核、肺囊肿和肺脓肿空洞形成等（其直径＞4cm且靠近胸壁。若空腔巨大、浅表，且腔壁光滑张力大，则鼓音具金属调，称空瓮音）。

② 气胸。

（4）浊鼓音。

肺不张、肺炎充血期或消散期及肺水肿等。

（5）肺上界缩小。

肺尖部结核、肿瘤及胸膜增厚等。

（6）肺上界扩大。

慢性阻塞性肺气肿、气胸等。

（7）肺下界上移。

肺不张、肺纤维化、膈肌麻痹、大量腹腔积液及腹腔巨大肿瘤等。

（8）肺下界下移。

慢性阻塞性肺气肿、腹腔内脏下垂。

（9）肺下界移动度减弱（＜4cm）。

① 肺组织萎缩：肺纤维化及肺不张等。

② 肺组织弹性降低：慢性阻塞性肺气肿。

③ 肺组织炎症或水肿。

④ 局部胸膜粘连。

【诊断线索】

肺部叩诊诊断线索（表2-350）。

表2-350 肺部叩诊诊断线索

项目	临床线索	诊断提示
部位	·肺尖浊音	浸润性肺结核、肺尖纤维化
	·一侧肺底或某一肺叶的体表投影区叩诊呈浊音	大叶性肺炎
	·一侧肺部浊音或实音	大量胸腔积液、广泛胸膜粘连增厚
	·局限性浊音或实音	肺不张、肺或胸膜肿瘤
	·双肺底叩诊浊音	肺水肿，两肺肺炎等
	·一侧过清音	代偿性肺气肿（另一侧常存在有严重的肺或胸膜等疾患）
	·局限性过清音或鼓音	肺空洞（该空洞必须距胸壁＜4cm，直径＞3cm及空洞引流保持通畅者）

续表

项目	临床线索	诊断提示
部位	· 下肺过清音或鼓音	严重支气管扩张、肺大泡
	· 一侧鼓音	气胸、皮下气肿（若含气量较少或胸壁较厚者叩诊可呈过清音）
	· 前胸部（胸骨体两侧）呈鼓音者	膈疝、腹内压增高
肺部叩诊音响	· 兼有金属性回响的鼓音（称空瓮音）	张力性气胸、肺内巨大空洞（直径至少为 6cm）
	· 破壶音（系由气体突然由肺空洞的狭小裂孔被排挤到支气管内所致）	开口较小的巨大空洞
	· 兼有不同程度的浊音与轻度鼓音的混合音（称鼓浊音）	肺炎初期或消散期、局限性肺不张及胸腔积液面上方的肺组织
肺界改变	· 一侧肺下界上移	下叶肺炎、少量胸腔积液及肺不张
	· 一侧肺下界消失	大量胸腔积液、胸膜广泛性粘连增厚
	· 两侧肺下界上移	肺水肿、腹内压增高及膈肌麻痹
	· 右侧肺下界上移（除了肺和胸膜疾病所致）	肝脓肿、肝脏肿瘤及肝脏巨大囊肿
	· 两侧肺下界下移	慢性阻塞性肺气肿、腹腔内脏下垂
	· 肺上界缩小	肺尖结核、肺尖部肿瘤及其纤维化
	· 肺上界增宽	肺气肿
	· 肺下界移动度缩小	下叶肺炎、肺不张、肺气肿、胸腔积液、胸膜粘连增厚、膈神经麻痹、膈下脓肿及腹内高压等
	· 肺前界间区缩小	肺气肿
	· 肺前界间区扩大	心包积液、心脏增大等

【诊断思维】

（1）肺部叩诊异常诊断思维（表 2-351）。

表 2-351　肺部叩诊异常诊断思维

项目	诊断思维
肺部叩诊异常	· 在明确肺部叩诊音异常时，应首先除外生理性变异，如胸大肌发达、肥胖或乳房较大等均可使叩诊音稍浊，右侧肺尖部的叩诊音可较左肺尖部略浊
	· 在检查过程中须按顺序、全面及两侧对比地进行叩诊，且手法应适中，这是能否检查出叩诊音异常的关键。叩诊音异常、病期始末及病情轻重与病变范围大小有关。绝大部分肺内和（或）胸膜（腔）病变均可出现叩诊音的异常改变
	· 正常肺下界分别位于锁骨中线、腋中线及肩胛下角线第 6、8 肋间及第 10 肋骨。由于左侧肺下界在锁骨中线受到心脏浊音界的影响，腋中线又可受到其外下方胃泡鼓音区的干扰，故左侧肺下界仅有肩胛下角线才具有判断价值。肺下界移动度检查需要患者做憋气动作予以配合，严重心肺疾病者常不能予以配合，故要准确叩出肺下界移动度会有很大难度。由此肺下界移动度改变的临床重要性会受到降低或限制
	· 浊鼓音为兼有浊音与鼓音特点的混合性叩诊音，见于肺泡壁松弛或肺内含气减少病变，如肺不张、肺水肿等
	· 常见感染性空洞如结核性空洞、肺脓肿、肿瘤性空洞、肺梗死及结缔组织病等。肺空腔是肺内腔隙的病理性扩大，如先天性支气管肺囊肿导致肺囊肿性空腔；获得性肺囊肿多继发于肺部感染，如寄生虫性囊肿等；气肿性肺大泡常见于支气管不全梗阻或肺组织营养、发育不良及组织和肺泡隔破坏所致，如肺大泡及囊性支气管扩张等
	· 结核性空洞具有继发型肺结核的普遍特点和共同特性。钙化和低灌注是结核性空洞另外的特异征象。癌性空洞的影像学表现中，壁结节、厚壁大空洞具有相对特异性。急性肺脓肿形成的空洞往往单发，体积较大，内壁多不规则；而慢性肺脓肿内壁清楚，但形态欠规则，易形成多腔，体积也较小

续表

项目	诊断思维
肺部叩诊异常	·肺外空腔常见于手术、创面或自发因素导致气体通于胸膜、纵隔及心包造成气胸、纵隔积气及心包积气等。单侧闭合性气胸发生在年轻及呼吸功能正常的患者，可无明显的呼吸困难，即使肺被压缩超过 80%，亦仅能在活动时稍感胸闷。在患有慢性阻塞性肺疾病的老年患者，肺轻度压缩就可出现明显的呼吸困难
	·当一侧叩诊为实音时，应注意触诊气管是否向健侧移位，若有，提示一侧为胸腔积液。少量胸腔积液是指胸腔积液量为 300 ～ 500mL，中量胸腔积液为 500 ～ 800mL，大量胸腔积液则为＞ 800mL。生理性积液量通常不超过 250mL

（2）胸腔积液可分为漏出液和渗出液，特点见表 2-352。

表 2-352　胸腔积液漏出液和渗出液特点

鉴别项目	漏出液	渗出液
病因	非炎症性	炎症或肿瘤、化学或物理刺激
颜色	淡黄色	黄色、血性、脓性或乳糜性
透明度	清澈透明或微混	混浊
比重	＜ 1.015	＞ 1.018
凝固性	不易凝固	易凝固
pH	＞ 7.4	＜ 7.4
蛋白质定量（g/L）	＜ 25	＞ 30
积液 / 血清蛋白比值	＜ 0.5	＞ 0.5
葡萄糖（mmol/L）	与血糖接近	低于血糖水平
LD（U/L）	＜ 200	＞ 200
积液 / 血清 LD 比值	＜ 0.6	＞ 0.6
细胞总数（$\times 10^6$）	＜ 100	＞ 500
有核细胞分类	以淋巴细胞为主，偶见间皮细胞单核细胞＞ 50%	炎症早期以中性粒细胞为主，慢性期以淋巴细胞为主；恶性积液以淋巴细胞为主
肿瘤细胞	无	可有
细菌	无	可有

（3）在考虑胸腔积液的诊断时，其诊断思维在任何时候都应掌握先考虑常见病因，少见次之，罕见放在最后（事实上任何一个疾病诊断都是这个原则），见表 2-353。

表 2-353　漏出液与渗出液的病因

胸腔积液分类	常见原因	少见原因	罕见原因
漏出液	左心衰竭肝硬化	低蛋白血症，腹膜透析，甲状腺功能低下，肾病综合征	缩窄性心包炎，尿毒症性心包炎，Meigs 综合征
渗出液	恶性肿瘤，肺炎性胸腔积液，结核性胸膜炎	肺栓塞，自身免疫性疾病所致的胸膜炎，良性石棉性胸腔积液，胰腺炎，心肌梗死后冠状动脉旁路移植术后	黄甲综合征，淋巴异常性疾病（淋巴管平滑肌瘤病），药物：甲氨蝶呤、胺碘酮、苯妥英钠、硫喷妥钠真菌感染

（4）结核性胸膜炎与恶性胸腔积液的特点（表 2-354）。

（5）胸腔积液的性质与疾病见表 2-355。

表 2-354　结核性胸膜炎与恶性胸腔积液的特点

鉴别项目	结核性胸膜炎	恶性胸腔积液
年龄	中青年	中老年
发热	多有	多无
PPD 试验	阳性	阴性
脱落细胞	阴性	可找到肿瘤细胞
胸腔积液量	多为少中量	多为大量，抽吸后生长
胸腔积液外观	草黄色	多为血性
pH 值	＜ 7.3	＞ 7.4
糖	＜ 3.3mmol/ L	≥ 3.3mmol/ L
ADA	＞ 40 U/ L	＜ 40 U/ L
LDH	LDH_4、LDH_5 升高	LDH_2 升高
溶菌酶	＞ 30 mg/L	＜ 30mg/ L
CEA	＜ 5μg/L	＞ 5μg / L
间皮细胞	＜ 0.05	＞ 0.10
染色体	整倍体	非整倍体

表 2-355　胸腔积液的性质与疾病

漏出液	渗出液			
淡黄色	浆液性	脓性	血性	乳糜性
充血性心力衰竭（右心或全心衰竭）、上腔静脉阻塞、缩窄性心包炎、肝硬化、肾病综合征、急性肾炎、腹膜透析、Mejigs 综合征及黏液性水肿等	肺炎（包括膈下感染）、结核性胸膜炎、恶性肿瘤（原发胸膜间皮瘤或肿瘤累及胸膜）、肺梗死、结缔组织病（系统性红斑狼疮、类风湿关节）、气胸、胸穿术后及外科手术等	肺部感染、肺结核、外伤（食管瘘）、气胸或胸穿继发感染等	恶性肿瘤、外伤、气胸、粘连带断裂、肺结核、肺梗死、胸主动脉瘤破裂等	胸导管外伤或损伤及癌细胞或丝虫阻塞胸及导管等

（6）胸腔积液诊断程序（图 2-66）。

【疾病特点与表现】

（1）引起叩诊音异常的疾病。

① 张力性气胸：本病叩诊呈鼓音，典型特征为呼吸困难、胸痛呈刺痛或刀割样，伴刺激性咳嗽。迅速大量气胸可导致肺部极度受压，出现发绀、血压下降，甚至窒息及休克。前胸、颜面部肿胀常提示合并皮下气肿；气管向健侧移位并出现体循环淤滞表现等提示纵隔移位；合并血气胸时，如出血量多，可出现心悸、血压低及四肢发凉等。

② 胸腔积液：本病常见病因有结核性、恶性（肿瘤）及化脓性等，少量胸腔积液可无症状或仅有胸痛，可无明显体征，或患侧胸部呼吸运动受限、胸式呼吸减弱及胸膜摩擦感；积液达 300 ～ 500mL 以上时，常出现胸闷或轻度气促；大量胸腔积液时叩诊浊音或实音，气促及心悸加重，但胸痛缓解或消失，气管和纵隔向健侧移位，呼吸音减弱或消失，患侧叩诊浊音，触觉语颤减弱或消失。

③ 膈神经麻痹（肺下界移动度缩小）：a. 单侧完全性膈肌麻痹时，可使膈肌升高和出现矛盾运动（吸气时患侧膈肌上升而健侧下降），左侧膈肌麻痹因胃底升高可出现嗳气、腹胀及腹痛等消化道症状。b. 双侧完全性膈肌麻痹时，于静息状态下通气受到明显影响，导致严重的呼吸困难而引起呼吸衰竭。由于肺脏膨胀受限，易出现肺不张和反复肺部感染。

④ 肺不张：本病症状和体征取决于支气管阻塞发生的速度、受累的范围及是否合并感染等。短期内形成阻塞伴大面积肺脏萎陷，特别是合并感染时，患侧可有明显疼痛、呼吸困难及发绀，甚至出现血

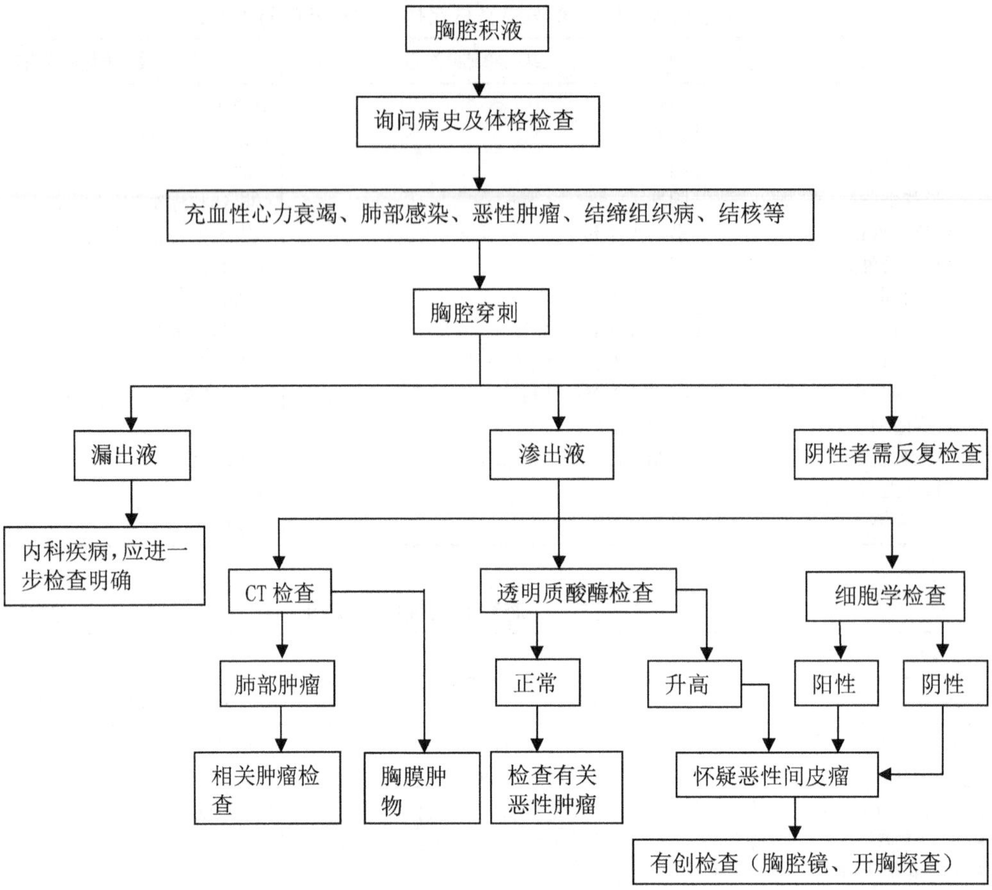

图 2-66　胸腔积液诊断程序

压下降、心动过速及发热，偶可引起休克。典型体征有触觉语颤减弱、肺下界移动度减弱、气管移位、语音震颤阳性、呼吸音减弱或消失。如有少量的气体进入萎陷的区域，可闻及湿啰音。缓慢形成的肺不张可无或只有轻微症状。

⑤ 血胸：本病出血可来自肋间、肺裂伤、心脏和胸内大血管创面。血胸的数量取决于血管破口大小、血压高低及出血持续时间。肺组织出血大多数由于肋骨骨折断端刺破胸膜和（或）肺脏所致。若破裂血管小，肺循环血压低，出血处常能被血块封闭而自行停止，故出血量不多。当肋间动脉或胸廓内动脉破裂时，由于体循环动脉血压高，出血不易自行停止，出血量则较多。如心脏或胸内大血管如主动脉及其分支破裂（上、下腔静脉和肺动静脉破裂）时，可导致大量出血，常在短时间内因大量失血死于休克。

（2）当叩诊怀疑肺空洞时，应考虑下列疾病。

① 肺结核：好发于青壮年，有较密切的结核病接触史，起病可急可缓，大多有咳嗽、咳痰、咯血、胸痛、胸闷或呼吸困难。早期、小范围的结核不易查到阳性体征，即使有胸膜摩擦感（音）也易被忽视，当有积液形成时，胸膜摩擦感（音）可迅速消失；病变范围较广者叩诊呈浊音，语颤增强，肺泡呼吸音低和湿啰音；晚期可出现胸膜塌陷和纵隔移位。大量胸腔积液时，胸壁饱满，叩诊浊实，语颤和呼吸音减低或消失。其他表现包括低热（午后为著）、盗汗、乏力、食欲缺乏、消瘦及女性月经失调等。结核分期及分型见表 2-356。

表 2-356　肺结核的临床分期及分型

分期与分型		临床特点
分期	进展期	新发现的活动性肺结核，随访中病灶增多增大，出现空洞或空洞扩大，痰菌检查转阳性，发热等临床症状加重
	好转期	随访中病灶吸收好转，空洞缩小或消失，痰菌转阴，临床症状改善
	稳定期	空洞消失，病灶稳定，痰菌持续转阴性（1 个月 1 次）达 6 个月以上；或空洞仍然存在，痰菌连续转阴 1 年以上
分型	原发型肺结核（Ⅰ型）	肺内渗出病变、淋巴管炎和肺门淋巴结肿大的哑铃状改变的原发复合征，儿童多见，或仅表现为肺门和纵隔淋巴结肿大
	血行播散型肺结核（Ⅱ型）	包括急性粟粒性肺结核和慢性或亚急性血行播散型肺结核两型。急性粟粒型肺结核：两肺散在的粟粒大小的阴影，大小一致密度相等，分布均匀的粟粒状阴影，随病期进展，可互相融合；慢性或亚急性血行播散型肺结核：两肺出现大小不一、新旧病变不同，分布不均匀，边缘模糊或锐利的结节和索条阴影
	继发型肺结核（Ⅲ型）	本型包括病变以增生、浸润及干酪病变为主或空洞为主的多种改变。浸润型肺结核：X 线常为云絮状或小片状浸润阴影，边缘模糊（渗出性）或结节、条索状（增生性）病变，大片实变或球形病变（干酪性可见空洞）或钙化；慢性纤维空洞型肺结核：多在两肺上部，亦为单侧，大量纤维增生，其中空洞形成，呈破棉絮状，肺组织收缩，肺门上提，肺门影呈“垂柳样”改变，胸膜肥厚，胸廓塌陷，局部代偿性肺气肿
	结核性胸膜炎（Ⅳ型）	病侧胸腔积液，少量为肋膈角变浅，中等量以上积液为致密阴影，上缘呈弧形。

② 癌性空洞：多发于中年以上的男性，有长期吸烟史，早期表现为慢性咳嗽，尤其是刺激性呛咳、痰中带血及胸痛等。咯血提示由肿瘤局部坏死或血管炎引起，特征为间断性或持续性、反复少量的痰中带血丝或少量咯血。偶因较大血管破裂、大空洞形成或肿瘤破溃入支气管和肺血管时，可导致难以控制的大咯血。

③ 肺脓肿：大多起病急，多有寒战、高热、咳嗽及大量脓痰等，其他表现包括胸痛、呼吸困难及发绀等。本病临床可分为三种类型及其表现，见表 2-357。

表 2-357　肺脓肿临床分型及其表现

急性吸入性肺脓肿	慢性肺脓肿	血源性肺脓肿
起病急骤，患者畏寒及高热，伴咳嗽、咳痰（黏液脓痰）、胸痛及发绀。病变范围较大时可出现气急。脓肿破溃于支气管，咳出大量脓臭痰，因有厌氧菌感染，痰有臭味，静置后分为 3 层，由上而下为泡沫、黏液及脓渣，脓排出后，全身症状好转，体温下降。有空洞形成	慢性咳嗽，咳脓痰，反复咯血，继发感染和不规则发热等，常呈贫血，消瘦慢性消耗病态。常有空洞形成	多先有原发病灶引起的畏寒，高热等全身脓毒血症的症状，经数日至两周才出现肺部症状，如咳嗽，咳痰等，通常痰量不多，极少咯血

④ 肺真菌病：肺真菌病包括曲菌病、隐球菌病和球孢子菌病等感染，均可导致空洞形成。常见于高龄、糖尿病、肿瘤、慢性消耗性疾病、免疫功能低下者及长期使用广谱抗生素或大量激素者。临床多表现为长期不规则发热、咳嗽、丝状黏痰及原发病症状。

⑤ 肺梗死：患者多有下肢静脉曲张、血栓性静脉炎、慢性心肺疾病、长期卧床、外伤、手术及肿瘤等病史，肺内空洞的大小与梗死面积相关，临床突发不明原因的呼吸困难、胸痛、咯血、咳嗽及休克等常提示有本病的可能。

⑥ 结缔组织病：类风湿性关节炎、结节性多动脉炎等均可导致肺内空洞形成，这组疾病共同特点是病程长、消耗大，常表现为长期低热、关节、皮肤、肾脏及肺等多脏器损害表现。

⑦ 韦格纳肉芽肿：为全身性疾病，多有发热、咽痛及鼻咽部及鼻部症状，累及肺部时可形成空洞，其他症状包括呼吸困难和呼吸衰竭，查体可有叩浊、呼吸音减低以及湿啰音等体征。本病另一特点可侵犯全身多系统，如肾脏、眼、皮肤黏膜、神经系统及关节等，一旦受累可出现相应器官受损的临床表现。

⑧ 肺囊肿：囊肿可为单个或多个，气体或液体含量的多少可致 X 线胸片上呈现不同表现。发病多在 30 岁前，病程长，常有反复发热、咳嗽及咳痰等感染史。囊肿破裂可形成气胸。

⑨ 先天性支气管囊性变：可发生于任何年龄段，但以 10 岁以下最为常见，主要表现为压迫症状和感染症状。压迫支气管可出现干咳、气急及呼吸困难等，甚至可出现类似张力性气胸的症状；压迫食管可致哽噎；压迫循环系统可造成极度呼吸困难和发绀；囊肿感染及囊内出血可使囊肿短期内迅速增大，常伴明显疼痛症状。囊肿感染多因其与支气管相通所致，可出现咳嗽、咳痰、咯血、发热及肺内可形成空洞，严重者可出现高热、寒战及排大量脓痰。

⑩ 肺大疱：多发生于支气管阻塞性疾病，如慢性阻塞性肺疾病或肺弹力组织先天性发育不良者。胸部叩诊有过度回响、呼吸音减弱甚至消失，肺大泡常合并有慢性支气管炎、支气管哮喘及肺气肿，临床症状也主要由这些疾病引起，如合并感染是可出现寒战、发热、咳嗽和咳痰，甚至发绀等。

⑪ 包裹性气胸：常发生于脏胸膜结核、慢性阻塞性肺疾病、胸膜疾病、胸部外伤、手术或自发因素等，常在剧烈咳嗽后突发胸痛、呼吸困难及咯血等。

【相关检查】

（1）病史采集要点。

① 重点询问有无呼吸困难、咳嗽、咯血、胸痛等症状，包括起病的急缓、症状的持续时间及伴有其他症状。

② 既往史包括结核、肿瘤及肾脏病史等。

（2）查体重点。

体格检查重点在淋巴结、气管及肺部的检查（包括望、触、叩、听），但也要注意腹部的体格检查，特别是腹部外观已出现膨隆者。

（3）实验室检查。

血常规检查、血沉，胸腔积液常规、生化及培养。结核菌素试验及结核杆菌抗体检查或结核 γ－干扰素释放试验等。

（4）辅助检查。

胸部的影像学检查、腹部 B 超；疑有胸膜病变可行胸腔镜或胸膜活检；如有胸腔积液应穿刺取液做病原学的检测等。

第五节　呼吸音异常

肺部呼吸音异常是指在各种肺部和（或）胸壁等疾病时所能发现的异常呼吸音，本章节内容主要包括肺泡呼吸音的强弱改变及病理性支气管肺泡呼吸音与支气管呼吸音（肺部干湿性啰音将在肺部啰音章节详细叙述）。

【常见病因】

（1）引起管型呼吸音的病因。

① 损伤因子所致。a. 肺炎：包括 细菌性肺炎、病毒性肺炎、支原体肺炎、肺部真菌感染、衣原体肺炎及结核杆菌引起的干酪性肺炎。b. 肺寄生虫病如卫氏并殖吸虫病、血吸虫病及卡氏肺孢子虫等。c. 理化因素所致者如放射性肺炎和氧中毒等。

② 免疫反应异常：变态反应性肺浸润（过敏性肺炎、肺出血－肾炎综合征等）。

③ 肺循环功能障碍：如心源性肺水肿、肺栓塞等。

④ 其他：如急性呼吸窘迫综合征、肺泡蛋白沉积症等。

（2）引起双肺呼吸音减弱的常见病因。

① 胸廓活动受限：胸痛、肋骨骨软化、肋骨切除及胸膜肥厚等。

② 呼吸肌疾病：重症肌无力、膈瘫痪及膈膨出等。

③ 气道阻塞：慢性支气管炎、支气管哮喘等。

④ 压迫性肺不张：胸腔积液、气胸，腹部大量腹水或巨大肿瘤。

【诊断线索】

呼吸音异常的诊断线索（表 2-358）。

表 2-358　呼吸音异常的诊断线索

临床线索	诊断提示
双肺肺泡呼吸音减弱	肺气肿（肺组织弹性减弱所致，可伴桶状胸及肺部叩诊呈过清音等）
肺的某一部位肺泡呼吸音减弱	大叶性肺炎、节段性肺炎、支气管扩张合并感染、肺脓肿、肺结核、肺肿瘤等（肺组织通气受限所致，常伴有局限性叩浊）
双肺底肺泡呼吸音减弱（除外肺和胸膜病变）	大量腹水、腹腔巨大卵巢肿瘤等（系膈肌上升与运动减弱所致，伴有明显的腹部膨隆）
一侧肺泡呼吸音消失	大量胸腔积液、气胸、胸膜广泛粘连增厚（音响传导障碍所致，常伴有胸廓外形异常及叩诊音的改变）
肺部可闻及病理性支气管肺泡呼吸音	支气管肺炎、肺结核及其他较深部位的肺实变（是由于肺内小的实变区与正常肺组织掺杂存在或深部的病灶由正常肺组织遮盖而产生，常可伴有局部轻度叩浊）
肺部可闻及病理性支气管呼吸音（又称管性呼吸音）	肺炎实变期、肺结核、肺梗死等（实变组织对声音传导性增强所致，常伴有病变区的叩浊）；亦可见于肺内大空洞［系空洞和支气管相通和（或）空洞周围组织的实变引起，局部叩诊多为过清音或鼓音］
空瓮音（又称空洞性呼吸音）	肺内大空洞及与支气管相通的气胸（系呼吸音在空腔内产生共鸣所致，亦可呈现病变区叩诊过清音或鼓音）
金属音	水气胸、血气胸（有气体由肺内瘘管随呼吸从水或血液脓液中逸出所致，可有病侧胸廓饱满、气管向健侧移位等）
粗糙性呼吸音（又称呼吸音粗糙）	肺炎早期、支气管周围炎等（炎症时空气吸入受阻及肺泡不能均匀扩张所致）
局限性断续性呼吸音	局部支气管炎、肺结核等（系小气管狭窄或肺泡发炎时，吸气过程中空气断断续续进入肺泡内而引起）
广泛性断续性呼吸音	神经官能症、精神紧张、寒冷等（可能和呼吸肌断续不均的收缩有关）
变调性呼吸音	肺空洞（是呼吸往返的气流使与病灶相连的支气管内分泌物移动，引起管腔时开时闭所致）

【诊断思维】

（1）呼吸音异常诊断思维（表 2-359）。

表 2-359　呼吸音异常诊断思维

项目	诊断思维
呼吸音异常	· 当肺泡呼吸音的强度有改变时，应首先除外下列正常生理状况下可能发生的变异：a. 肥胖者较瘦长者弱；b. 儿童胸壁较薄，支气管较窄，肺泡又富有弹性，故呼吸音较强；c. 老年人肺泡弹性较差，加之呼吸运动较浅，出现呼吸音较弱；d. 女性较男性弱。其强弱还受部位的影响，依次分别为乳房以下＞肩胛下角下方＞腋窝下部＞肺下缘。凡能使声音传导障碍（如气道阻塞、肺组织受压）、胸廓活动受限（如胸痛、肋骨骨折及呼吸肌麻痹等）及腹内压增高（如腹水、妊娠晚期等）均可使肺呼吸音减弱，熟悉各自发生的机制对疾病诊断颇有帮助
	· 肺泡呼吸音的增强在病理情况下可见于发热、缺氧、酸中毒及一侧肺组织病变，而另一侧可发生代偿性呼吸增强。由于这类疾病其肺泡呼吸音增强不是主要临床体征，故其诊断价值远不如其他呼吸音异常
	· 如听到喘鸣，应立即检查患者的生命体征包括血氧饱和度，若出现呼吸急促、呼吸困难、浅呼吸、肋间隙凹陷、鼻翼扩张、心动过速、发绀及出汗等表现时，应注意喘鸣突然中断是完全梗阻的信号，常无呼吸音、不能说话，并很快出现昏睡及意识丧失等
	· 不同的疾病可以出现相同的病理性呼吸音，如肺实变和肺空洞都可以出现支气管呼吸音。有时同一种疾病也可在病程中出现几种异常呼吸音，如大叶性肺炎在病程早期可能仅有呼吸音粗糙或肺泡呼吸音的减弱，随着实变期的发生则可呈支气管呼吸音。故对呼吸音异常者，在诊断时必须结合临床其他体检资料及病史等进行综合判断

（2）常见呼吸音异常的发生机制与疾病（表 2-360）。

表 2-360　常见呼吸音异常的发生机制与疾病

类别	机制	疾病
肺泡呼吸音减弱或消失	出入肺泡空气量减少，流速减慢等声音导致传导障碍	· 胸廓活动受限：胸痛、肋骨骨折、胸膜增厚等呼吸肌疾病、重症肌无力、膈瘫痪、膈膨出等 · 气道阻塞：慢性支气管炎、支气管哮喘 · 压迫性肺不张：胸腔积液、气胸、腹部疾病（大量腹水、腹腔巨大肿瘤等）
肺泡呼吸音增强	进入肺泡空气流量增多，流速加快	· 机体需氧量增加：发热、代谢亢进、运动等 · 缺氧兴奋呼吸中枢：贫血 · 血液酸度增高刺激呼吸中枢：糖尿病酮症、肾功衰竭及水杨酸过量等
呼气音延长	下气道部分堵塞，痉挛或狭窄；肺组织弹性减退，导致呼气驱动力降低	支气管炎、支气管哮喘及慢性阻塞性肺气肿
断续性呼吸音	肺内局部炎症或支气管狭窄，导致空气不能均匀进入肺泡	寒冷、疼痛及精神紧张等
粗糙呼吸音	支气管黏膜轻度水肿或炎症导致表面不光滑或狭窄，使气流进入不畅	见于支气管炎或肺炎早期
喘鸣音	由于气管或喉部梗阻而引起	异物吸入、分泌物增加、管腔内的肿瘤、局限性水肿或肌肉痉肿瘤或动脉瘤从外部压迫

【疾病特点与表现】

（1）引起管型呼吸音疾病。

① 大叶性肺炎：由肺炎双球菌引起的急性肺实质炎症。好发于青壮年男性和冬春季节。主要病理

改变为肺泡的渗出性炎症和实变，在实变期常可闻及管型呼吸音，其他表现包括突然寒战、高热、咳嗽、胸痛及咳铁锈色痰。

② 干酪性肺炎：以干酪性病变为主的浸润型肺结核称为干酪性肺炎，在未形成空洞前可听到管型呼吸音。有高热、盗汗、乏力、咳嗽、咯脓痰或咯出干酪样物质，也有少数可无明显临床症状。

③ 急性呼吸窘迫综合征（ARDS）：起病急剧，呼吸道症状多在基础疾病（例如脓毒症、创面和胃容物吸入后）发生后 12 ～ 24h 内出现，大多数可在 72h 内出现 ARDS，典型症状为呼吸急促和窘迫、进行性呼吸困难，吸氧治疗难以缓解、烦躁不安、发绀和心率增速，早期肺部体征不明显，或肺泡呼吸音减低和干湿啰音，后期出现肺实变体征，即可闻及管型呼吸音。

④ 肺栓塞：突然出现呼吸困难、剧烈胸痛、咯血，甚至晕厥等症状。常出现呼吸和心律增快，可闻及管型呼吸音、肺部啰音及肺动脉瓣第二心音亢进等。

（2）引起喘鸣常见疾病。

① 气道创面：上呼吸道创面常可导致急性梗阻而出现突发性喘鸣，其他表现包括发音困难、吞咽困难、咯血、发绀、肋间隙凹陷、鼻翼扩张、呼吸急促、进行性呼吸困难和浅呼吸，常可触及颈部或上胸部皮下捻发音。

② 过敏性反应：因变态反应导致呼吸道水肿和喉痉挛，从而引起喘鸣和呼吸窘迫，常表现流涕、鼻翼扩张、喘鸣、肋间隙凹陷和呼吸困难，其他表现包括恐惧、衰弱、出汗、喷嚏、鼻瘙痒、荨麻疹、红斑和血管性水肿等，严重者可出现低血压、心动过速和皮肤湿冷等表现。

③ 炭疽：初期症状和体征像流感，包括发热、寒战、衰弱、咳嗽和胸痛。这一疾病通常有两个阶段，第一阶段为初始症状后有一个恢复时期；第二阶段发展突然、迅速恶化，典型表现是喘鸣、发热、呼吸困难和低血压，常在 24h 内死亡。

④ 异物吸入：突然出现喘鸣常提示是异物吸入，其他表现包括突发的阵发性干咳（作呕或窒息）、声音嘶哑、心动过速、喘鸣、呼吸急促、肋间隙凹陷、呼吸音减弱及发绀等，常有焦虑和痛苦等表现。

⑤ 会厌炎：起病急骤，咽喉突感剧痛或呼吸困难。病情进展迅速，典型表现是呼吸困难及吞咽困难。因吞咽剧痛，唾液不能咽下而常出现流涎症状。会厌高度水肿可出现喘鸣、语音模糊，发音时如口内含物。幼儿病情可进展迅速，出现精神萎靡常提示病情危重。

⑥ 低钙血症：只有低钙足以导致喉痉挛时才可出现喘鸣，常提示本病进入危重期。其他检查发现包括感觉异常、手足痉挛、Chvostek 征和 Trousseau 征阳性等。年幼者常可出现精神异常，如烦躁、易怒、焦虑、失眠、抑郁以至精神错乱等症状。

⑦ 吸入性损伤：吸入有毒烟雾后 48h，可出现喉头水肿和支气管痉挛导致喘鸣。相关表现包括鼻毛或面部烧伤、咳嗽、声音嘶哑、咳痰、干湿啰音、喘鸣、呼吸困难、明显的辅助呼吸肌运动、肋间隙凹陷及鼻翼扩张等。

⑧ 急性喉炎：本病可引起严重的喉头水肿而导致喘鸣和呼吸困难，其他表现包括声嘶、喉痛、干咳、不适和发热等，可出现暂时性失音。

⑨ 纵隔肿瘤：疾病初期通常无症状，后期肿瘤压迫气管或支气管时出现喘鸣。其他表现包括声嘶、咳痰、气管移位、颈静脉怒张、颜面及颈部水肿、打鼾及吸气相胸骨上凹陷。部分可有呼吸困难、吞咽困难及胸、肩及手臂部的疼痛等。

⑩ 胸骨后甲状腺：系解剖学异常可引起喘鸣、吞咽困难、咳嗽、声嘶及气管移位。常伴甲状腺功能亢进的症状和体征。

⑪ 胸主动脉瘤：当动脉瘤压迫气管后可出现喘鸣，伴呼吸困难、哮鸣及咳痰。其他表现包括声嘶

或失声、吞咽困难、颈静脉怒张、胸部静脉曲张、气管移位、感觉异常或神经痛、颜面及颈和手臂的水肿。胸骨下、下背、腹及肩部疼痛也是本病的重要特征。

⑫ 其他原因：诊断性检查支气管镜或喉镜检查可引起喉痉挛及喘鸣；长时间置管撤出时部分患者可出现喉部水肿及喘鸣。

【相关检查】

（1）病史采集要点。

① 如患者情况允许，首先询问喘鸣第一次发生的时间，是间断还是持续，以后病情的演变过程及发作的诱因、加重及缓解因素。

② 询问与疾病诊断和鉴别诊断相关的临床伴随症状，如发热、呼吸困难、胸闷、胸痛、咳嗽及烦躁不安等。

③ 询问诊疗经过及其疗效。

④ 询问有否吸烟、吸入有毒的烟雾或气体，过敏史及用药史。

⑤ 是否有过上呼吸道感染，既往有无变态反应、肿瘤、呼吸和血管疾病的病史。

（2）查体重点。

检查口腔有无大量分泌物、异物、炎症和隆起等。检查其颈部有无隆起、包块，检查有无皮下捻发音及胸部扩张程度。听诊喘鸣、干啰音、湿啰音、摩擦音和异常呼吸音。叩诊是否有浊音、鼓音或实音。注意任何烧伤或创面的体征，如淤斑和裂伤等。

（3）实验室检查。

血常规、血液生化、血气分析、血沉及肿瘤标志物检查和测定。若怀疑是结缔组织病，需查血清相关免疫学指标；若患者有咳嗽咳痰，取痰做痰培养及脱落细胞检查；若进行支气管镜检查，可取灌洗液行脱落细胞学检查、病原培养及病原 DNA 检测。

（4）辅助检查。

胸部影像学检查包括 X 线、CT 及 MRI 等。根据诊断需要，可行支气管镜检查。

第六节　肺部啰音

啰音是由呼吸道或肺泡病变引起而附加于呼吸音之中的杂音，可分为干啰音（包括鼾音、哨笛音）及湿啰音（有粗大、中等及细小湿啰音之分）。捻发音也是啰音的一种，但更多地认为是一种微小水泡音。

【常见病因】

（1）湿啰音。

① 充血性心力衰竭。

② 急慢性支气管炎、支气管扩张（简称支扩）、支气管哮喘及支气管肺癌等。

③ 局限性湿啰音：肺炎、肺结核、支扩、支气管炎、肺结核、支气管肺癌及肺梗死等。

（2）干啰音。

① 支气管平滑肌痉挛。

② 腔内异物。

③ 肿瘤阻塞及肿大淋巴结或纵隔物压迫气道。

【诊断线索】

肺部啰音诊断线索（表 2-361）。

表 2-361　肺部啰音诊断线索

项目	临床线索	诊断提示
啰音发生部位	・锁骨上或下的干或湿啰音	肺结核
	・在肺部呈现局限恒定的哮鸣音	支气管癌、支气管内膜结核
	・双肺散在或布满哮鸣音	支气管哮喘、左心衰竭
	・双肺底湿啰音	肺淤血、慢性支气管炎、支气管肺炎等
	・经常局限于某一侧肺底的湿性啰音	支气管扩张
	・若哮鸣音与体位改变密切有关者	气管内带蒂肿瘤
啰音性质	・粗大湿啰音（又称大水泡音，多发生于吸气初期）	肺炎消散期、支气管扩张、肺结核及昏迷等
	・中等湿啰音（又称中等水泡音，多发生于吸气中期）	肺炎、肺梗死、肺结核等
	・细小湿啰音（又称小水泡音，多发生于吸气终末期）	肺炎、支气管炎、纤维性肺泡炎等
	・捻发音（ 又称微小水泡音，仅在吸气末阶段出现，咳嗽后声音多无变化）	肺炎初期、肺淤血、肺结核、细支气管炎、弥漫性间质性肺炎等
	・鼾音	大支气管或气管内有黏稠分泌物
	・哨笛音（又称哮鸣音）	支气管哮喘及其感染性疾病

【诊断思维】

（1）肺部两种啰音特点（表 2-262）。

表 2-262　肺部常见两种啰音特点

特点	干啰音	湿啰音
产生机制	气流通过狭窄或部分的气道时，发生湍流所产生的声音	气流通过气道内稀薄分泌物时所形成的水泡破裂而产生的声音，或气道因分泌物的黏着而陷闭，当吸气时突然张开重新充气而产生的爆破音
啰音音调	音调较高、持续时间较长	音调可高可低、断续而短暂
听诊时相	吸气和呼气均可听到，但以呼气时明显	吸气时或吸气末较明显，有时也可出现在呼气早期
部位和性质	部位易变换，在瞬间内数量可明显增减	较恒定，性质不易变化，中小湿啰音可同时存在
咳嗽	与咳嗽关系不明显	咳嗽后可减轻或消失
分类	高调为哮鸣音（发生在较小的支气管或细支气管）及低调为鼾音（发生在气管或主支气管）	响亮性湿啰音、粗、中、细湿啰音和捻发音
临床意义	气管或支气管病变	肺和支气管病变

（2）肺部啰音诊断思维（表 2-363）。

表 2-363　肺部啰音诊断思维

项目	诊断思维
肺部啰音	·几乎所有肺部炎症性或渗出性病变均可导致肺部出现湿性和（或）干性啰音。若气管内分泌物稀薄，呈现为湿性啰音，分泌物黏稠者则出现干性啰音，亦可两者皆有。湿性啰音的大小与病变部位密切相关，与病情严重程度不一定成比例。在肺部闻及粗大湿性啰音常提示病变部位在气管或大支气管；中等湿性啰音则常为小气管和支气管病变；细小湿性啰音提示病变部位在终末细支气管以下；捻发音提示病变在肺泡
	·以肺炎为例，初期可闻及捻发音；随着病情发展出现的是细小或中等湿性啰音；当进入消散期时出现粗大湿性啰音。湿性啰音的大小变化对病情判断具有一定的指导意义
	·双肺底的湿性啰音均可见于慢性支气管炎及肺水肿，前者啰音常发生在吸气初，不受体位改变影响且音调较低；后者的啰音往往发生在吸气末，前倾位时可减少且音调较高
	·当心脏病患者发生呼吸困难，体检发现湿性啰音时，需迅速判断呼吸困难究竟是左心衰引起还是肺部感染所致，此鉴别可能十分重要
	·痰鸣音为气管内的大水泡音，不用听诊器也可听到，多见于昏迷患者；有响性水泡音，犹如近在耳边，多见于肺组织实变及空洞
	·啰音出现或消失固然是判断病情好转与否的一个较好指标，尤其是肺水肿者。但要强调指出，部分严重的慢性肺部病变，如慢性支气管炎或长期哮喘患者，即使病情处于相对稳定状态时，肺部仍可有干湿性啰音
	·若大咯血者在治疗中肺部啰音突然消失者，常提示有窒息的发生；反之当钩端螺旋体者在肺部闻及细小湿性啰音时，提示即将发生大咯血
	·慢性肺部疾病者在治疗过程中局部啰音始终未见减轻或消失者，提示可能合并有支气管扩张；老年人肺部呈现局限性恒定的啰音常提示肺部恶性肿瘤的可能
	·当体格检查发现肺部啰音，而X线检查提示肺部阴性时，不应受X线检查结果的干扰，因X线检查常不如肺部听诊敏感，尤其是肺部病变处于早期阶段时。肺部湿性啰音必须与胸膜摩擦音相鉴别（详见胸膜摩擦音章节）
	·双肺吸气爆裂音：见于肺泡－毛细血管阻滞综合征，是肺泡－毛细血管的间壁发生了病变，引起氧弥散能力减低。典型体征主要有双肺的吸气爆裂音和杵状指（趾）。除原发病的临床表现外，具有共同特点：a. 发病较隐匿进展缓慢，咳嗽，少量咳痰，发热及体重减轻等；b. 进行性呼吸困难、发绀及呼吸浅而快；c. 久病后发生杵状指（趾）；d. 晚期发生右心衰竭
	·由于儿童的小气道易被阻塞，故特别容易产生哮鸣音。常见于支气管痉挛、黏膜水肿或大量分泌物，多见于囊性纤维化、异物吸入、急性支气管炎及肺含铁血黄素沉着症等

（3）肺部啰音诊断程序（图 2-67）。

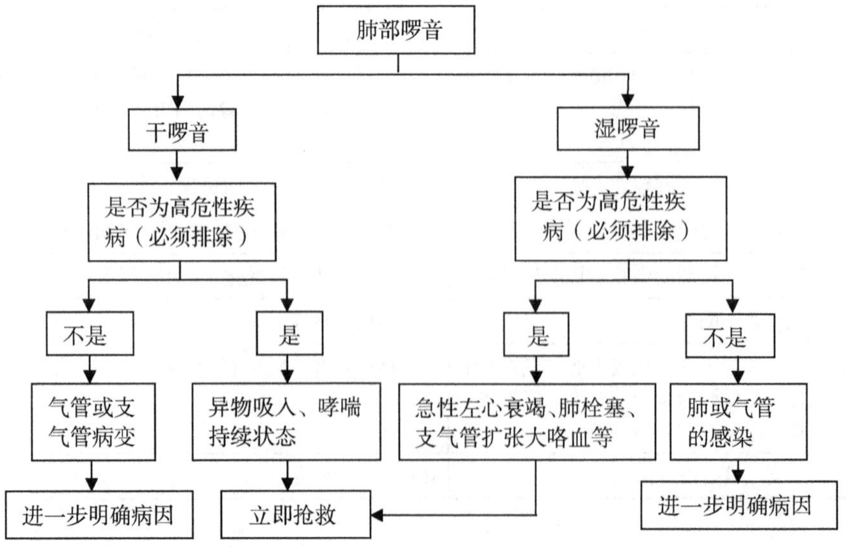

图 2-67　肺部啰音诊断程序

【疾病特点与表现】

（1）引起布满双肺湿啰音的疾病。

① 急性肺水肿：本病主要表现为突然出现的呼吸困难、端坐呼吸、伴咳嗽及常咳粉红色泡沫样痰，其他表现包括患者烦躁不安、口唇发绀、大汗淋漓、心率增快、两肺布满湿啰音及哮鸣音，严重者可引起晕厥及心脏骤停。

② 钩端螺旋体病：本病临床表现纷繁，通常出现“三症状”（发热、酸痛及乏力）、“三体征”（眼红、腿部肌肉压痛及淋巴结肿大）等。本病可分为流感伤寒型、肺出血和弥漫出血型、黄疸出血型、肾型及脑膜脑炎型。出现赫氏反应是本病的重要特征，即注射青霉素后出现症状突然加重，可发生低血压或休克。

③ 流行性出血热：本病突出表现是“三痛”（头痛、眼眶痛及腰痛）“三红”（脸红、颈红及上胸红），不应与钩端螺旋体病的表现相混淆。本病极易发展为急性肾功衰竭（典型表现有“五期”，即发热期、低血压休克期、少尿期、多尿期及恢复期），肺部发生出血时可出现肺部湿啰音、痰中带血及不同程度的咯血。

④ 支气管肺炎：本病小儿常见，肺部中粗湿啰音，叩诊轻度浊音；数天后可闻及细湿啰音或捻发音；病灶融合扩大时可听到管型呼吸音，有明显叩诊浊音；如一侧肺有叩诊实音或（和）呼吸音消失，常提示合并胸腔积液或脓胸。其他表现包括发热、拒食或呕吐、嗜睡、烦躁及喘憋等症状。

⑤ 支气管扩张（双肺）：本病典型症状为慢性咳嗽、咯大量脓痰和咯血，咳痰在晨起、傍晚或就寝时最多。肺部听诊有固定持久不变的湿啰音，常见有杵状指（趾）。

（2）引起局限性经常性湿啰音。

① 肺部炎症：多为肺部某一叶或某一段的炎症，湿啰音常固定，随感染轻重而变化。其他临床表现包括发热、胸闷、咳嗽及咳痰等。

② 肺结核合并感染：肺结核合并感染时，常可出现病灶区域的湿啰音，热型可能会有改变。其他表现主要包括感染和全身的结核中毒症状并存。结核合并感染除考虑细菌感染外，更多的是应考虑合并真菌感染的可能性，原因是患结核病后机体免疫力下降容易发生真菌感染。

③ 肺栓塞：可出现局限性湿啰音，但对诊断则缺乏特异性，若患者在突然剧烈胸痛伴呼吸困难及咯血时，出现肺部局限性啰音则具有重要的诊断意义。呼吸和心律增快、肺部啰音及肺动脉瓣第二心音亢进也是本病重要的临床体征。

④ 支气管扩张症：局部可持久存在湿啰音，咳嗽排痰后可暂时消失，如双肺有广泛干性啰音，提示支扩合并支气管炎。其他表现包括慢性咳嗽、咳大量脓痰和反复咯血等。

⑤ 慢性肺脓肿：本病部位常可有肺部湿啰音，临床常以慢性咳嗽、咯脓血痰及体质消耗等为主要表现，可见杵状指（趾）。

⑥ 肺癌继发感染：感染越重湿啰音越明显，常伴有发热、消瘦或恶病质，咳嗽、咳痰或咯血等也是本病的常见表现。

（3）布满双肺干啰音的疾病。

① 支气管哮喘：突然发作的胸闷、气喘、呼吸困难及咳嗽等症状。发作时双肺可闻及散在或弥漫性哮鸣音，以呼气相为主。

② 慢性支气管炎：本病缓慢起病，病程长，可因反复急性发作而病情加重。主要症状为咳嗽、咳痰或喘息。急性加重指上述症状突然加重，可在背部或双肺底听到干、湿啰音，咳嗽后可减少或消失。如合并哮喘可闻及广泛哮鸣音，并伴呼气相延长。

③ 心源性哮喘：阵发性夜间呼吸困难是本病突出的临床表现，典型发作多发生在夜间熟睡 1 ～ 2 小时后，早期多为双肺布满哮鸣音，逐渐出现大量湿啰音。当有胸腔积液（特别是右侧胸腔积液）时，啰音可减弱或消失。

④ 花粉病：本病主要影响呼吸道和眼部，表现为鼻炎或哮喘或结膜炎，当影响呼吸系统引起发作时，肺部体征和支气管哮喘发作类似。其他表现包括阵发性鼻痒、连续性喷嚏、大量流清涕及鼻塞，耳、眼、咽喉部痒感、头痛及喘、憋、咳嗽等症状，严重者可因窒息死亡。

⑤ 棉肺尘埃沉着病：本病表现为接触棉尘数小时后出现寒战、肌肉关节痛、干咳、乏力及发热，类似流感早期的症状。本病早期多无肺部阳性体征，晚期肺部可有干啰音、呼吸音减弱及肺气肿体征等。

⑥ 误吸异物：异物引起的部分阻塞气道可导致突然发作的吸气性哮鸣、阵发性干咳、干呕及声音嘶哑等。常以双手呈“V”字形掐住颈部，表情异常恐惧为主要症状。其他表现包括心动过速、呼吸困难、呼吸音减弱及发绀。

（4）局限性经常性干啰音。

① 支气管内膜结核：局限性喘鸣音，并非所有患者都出现这一体征。伴有咳嗽、咳痰、低热及盗汗等表现者，若有此体征，则常提示有本病的可能。

② 早期肺癌：可有局限性哮鸣音，虽然特异性不强，但中老年患者发现这一体征都要高度警惕本病。其他临床表现包括咯血、消瘦及淋巴结肿大等。

③ 气胸（张力性）：本病可引起呼吸窘迫，常伴哮鸣、呼吸困难、心动过速、呼吸急促和突发严重的胸部剧痛（通常为单侧）。其他表现包括干咳、发绀、辅助肌参与呼吸、胸壁不对称活动、焦虑及不安。病变侧过清音或鼓音、呼吸音减弱或消失、皮下捻发音、语音震颤减弱及气管偏移等。

④ 肺结核（晚期）：本病常由纤维化引起干鸣音，可发现叩诊浊音，触觉语颤增强和空瓮音等。其他表现状包括轻到中度排痰性咳嗽，胸痛、盗汗、食欲减退、体重减轻、发热、全身乏力、呼吸困难及疲乏等。

⑤ Wegener 肉芽肿病：这种疾病若压迫到主要气道可引起轻到中度哮鸣。其他症状包括咳嗽（可能带血）、呼吸困难、胸膜炎性胸痛、咯血、皮肤受损及进行性肾功能衰竭，并发鼻出血和鼻窦炎也并非常见。

【相关检查】

（1）病史采集要点。

① 询问发病主要症状及病情整个演变过程。

② 询问与疾病诊断和鉴别诊断相关的伴随症状，如发热、寒战、咳嗽、咳痰、咯血、胸闷、胸痛、气促及呼吸困难等。

③ 是否经过检查和治疗，病程中饮食、睡眠及二便情况。

④ 询问有无肺部和心血管系统疾病，尤其是哮喘病史。

⑤ 家族中是否有肺结核及肿瘤等疾病。

（2）查体重点。

记录生命体征，围绕心肺系统疾病进行体格检查，同时注意观察患者是否存在明显的缺氧体征，如球结膜充血、水肿，发绀、呼吸模式的改变、鼻翼扇动等。要注意全身淋巴结是否肿大，颈静脉是否有充盈及怒张，腹部肝脾触诊，双下肢水肿及杵状指（趾）等。

（3）实验室检查。

三大常规、血液生化、PCT、SAA、痰涂片、特异性病原抗原抗体检测、细菌培养及脱落细胞学检查。若进行支气管镜检查，可取灌洗液行脱落细胞学检查、病原培养及病原 DNA 检测。

（4）辅助检查。

明确诊断除了结合临床表现外，可先查胸片、肺部 CT，有必要可进一步检查纤维支气管镜、肺动脉造影和支气管造影等。

第七节　胸膜摩擦音

当胸膜有炎症或渗出时，其脏层与壁层胸膜表面粗糙，在呼吸时相互摩擦，而借助听诊器听到则为胸膜摩擦音。若触诊时所能感到的皮革样摩擦则为胸膜摩擦感。

【常见病因】

参见胸膜摩擦感。

【诊断线索】

参见胸膜摩擦感。

【临床思维】

（1）胸腔积液常见原因及发生机制（表 2-364）。

表 2-364　引起胸腔积液的原因及发生机制

原因	发生机制
低蛋白血症	血浆胶体渗透压降低，促使壁层胸膜血管溢出增加，而脏层胸膜再吸收减少，液体聚积于胸腔，为漏出液
心力衰竭	产生机制主要是与体静脉压和肺静脉压同时升高及胸膜毛细血管通透性增加有关。一般以双侧胸腔积液多见，右侧胸腔积液量较多。如为单侧，多见于右侧。胸腔积液为漏出液
炎症性	促使胸膜毛细血管通透性增加，蛋白分子细胞成分等逸入胸膜腔，提高了胸腔积液胶体渗透压，胸腔积液为含蛋白高的渗出液
淋巴管性	淋巴液溢入胸腔或回吸收障碍，为蛋白、脂质含量增高的乳糜胸腔积液
血管性（破裂）	血性积液

注：以上五种为胸腔积液形成的基本条件，并由此可将胸腔积液的性质分为渗出、漏出、乳糜、血性及脓性等，但首先要区别是渗出还是漏出液。

（2）胸膜摩擦音诊断思维（表 2-365）。

表 2-365　胸膜摩擦音诊断思维

项目	诊断思维
胸部摩擦音	· 胸膜摩擦音有时易与肺部啰音相混淆，应注意加以鉴别。若声音仅发生在腋部附近且在吸气或呼气时均能听到，受压时（用听诊器按压）其声音可增强或消失，咳嗽又不能使声音改变者则提示为胸膜摩擦音，若触诊有胸膜摩擦感则可以明确

续表

项目	诊断思维
胸部摩擦音	·胸膜摩擦音是胸膜面由于炎症、纤维素渗出变得粗糙，随呼吸发出声音。胸膜摩擦音在吸气和呼气均可听到，以吸气末或呼气初最清楚，屏气时消失。深呼吸或用听诊器体检升压时，摩擦音强度可增加。前下侧胸壁区域在呼吸时动度最大，是胸膜摩擦音最易听到的部位，可随体位的变动消失或重现，很少能在肺尖部听及。多见于纤维素性胸膜炎、肺梗死、胸膜肿瘤及尿毒症等
	·胸膜摩擦音有时易与心包摩擦音相混淆，须加以鉴别。前者在吸气和呼气时皆可听到，一般在吸气末或呼气初时较明显，屏住呼吸时消失，听诊最清楚的部位是前下侧胸壁。后者在屏住呼吸时则无变化，在胸骨左缘 3、4 肋间最响，坐位前倾或呼气末更明显
	·胸膜摩擦音的出现和消失不能作为判断病情轻重的判断指标，听到胸膜摩擦音只能提示胸膜有病变，其变弱或消失可能与病情的变化和发展有关，如一个曾被听到胸膜摩擦音的患者，在观察中此音突然消失，常提示胸膜腔渗出可能在增多，应及时进行胸腔积液 B 超定位，及早发现，及早穿刺
	·尿毒症患者一旦听到胸膜摩擦音常提示尿毒症已进入晚期
	·胸膜摩擦音的敏感度要高于胸膜摩擦感
	·自身免疫性疾病的患者务必仔细听诊胸膜摩擦音，这类疾病常为全身多系统损害，胸膜是极易受累的部位，若能听到胸膜摩擦音，提示该疾病处在活动期
	·发现胸膜摩擦音提示病变累及或侵犯了胸膜，应按胸腔积液的诊断思维去考虑。伴发胸腔积液的疾病多达百种以上，涉及多系统、多脏器病变，因此对胸腔积液诊断应全面评估
	·渗出液与漏出液的确定有助于诊断 ·漏出液胸腔积液的病因相对较少，多属于全身性疾病，通过病史采集及全面体格检查多能获得出初步诊断，如肝、肾病变、其他病所致低蛋白血症和心力衰竭等均有各自的典型病史和体征，故诊断一般不易混淆 ·渗出液胸腔积液的病因则很多，且多属于胸膜本身病变，或邻近器官病变累及胸膜，以炎症和恶性肿瘤常见。年轻人常提示结核性胸膜炎；中老年出现血性胸腔积液者常提示肿瘤侵犯胸膜所致 ·胸腔积液性质的确定需依赖胸腔积液常规与生化检查，也有少数出现交叉重叠现象，如细胞计数、比重等测定值介于渗、漏液之间。两者鉴别见表 19-4-6。 ·胸腔积液易误诊或漏诊的有妇科卵巢纤维瘤并胸腔积液（Meigs 综合征）、胰腺炎、胰腺假囊肿并发胸腔积液、肠下脓肿及食道破裂等。细致的病史采集、体格检查及严谨的诊断思维，才是保证明确诊断的重要前提

【诊断与鉴别诊断】

参见胸痛、胸膜摩擦感节。

【相关检查】

相关检查同胸膜摩擦感。

第八节　语音传导异常

正常肺组织对语音有一定的传导性，当肺组织和（或）胸膜有病变时，则可引起语音传导的减弱或增强，甚至会出现语音传导质的改变，如呈现支气管语音、胸耳语音及羊鸣音等。

【常见病因】

（1）急性纤维素性胸膜炎：肺炎、肺梗死。

（2）胸膜肿瘤。

（3）尿毒症。

（4）胸膜高度干燥（如严重脱水）。

【诊断线索】

语音传导异常诊断线索（表 2-366）。

表 2-366　语音传导异常诊断线索

临床线索	诊断提示
语音传导减弱	过度衰竭、支气管阻塞、肺气肿、胸腔积液、气胸、胸膜粘连增厚等
语音传导增强	肺实变、肺空洞、非阻塞性肺不张等
羊鸣音	胸腔积液上方肺组织受压部位可听到、肺实变或同时伴有少量胸腔积液
胸语音（为高度增强的语音）	广泛性肺实变
支气管语音	肺实变范围较广

【诊断思维】

语音传导异常的发生机制及其临床意义实际上与触觉语颤几乎相同，但对肺实变的早期诊断中，支气管语音较触觉语颤增强、肺部叩诊浊音和支气管呼吸音出现得更要早些，所以敏感性较强。

【相关检查】

参见触觉语颤异常章节。

第二十章

心脏异常

第一节　心尖冲动异常

心尖冲动不在正常范围内，正常成年人心尖冲动位于左侧第五肋间锁骨中线内 0.5 ～ 1cm 处，其搏动范围直径 2 ～ 2. 5cm，其强弱改变等都属于心尖冲动异常。

【常见病因】

（1）生理性心尖冲动增强：剧烈运动或精神过度紧张时，饮酒、喝浓茶或咖啡后。胸壁薄或肋间隙增宽时心尖冲动相应增强，范围也较大。

（2）生理性心尖冲动减弱：胸壁肥厚、乳房悬垂及肋间隙狭窄时心尖冲动较弱，搏动范围也缩小。

（3）器质性心尖冲动增强：高热、严重贫血、甲状腺功能亢进或左心室肥厚心功能代偿期。

（4）器质性心尖冲动减弱：扩张型心肌病、急性心肌梗死、心包积液、缩窄性心包炎，肺气肿、左侧大量胸腔积液或气胸等。

（5）抬举性心尖冲动：左心室肥大或左心室容量增加的疾病（如中重度主动脉瓣反流、分流量较大的室间隔缺损）。

【诊断线索】

心尖冲动动异常的诊断线索（表 2–367）。

表 2–367　心尖冲动异常的诊断线索

项目	表现	诊断提示
年龄性别	· 年幼者	先天性心血管疾病
	· 儿童	先天性心脏病、风湿性心肌炎、病毒性心肌炎、中毒性心肌炎
	· 中青年	风湿性心脏病、心肌病有关
	· 老年者	冠心病、高血压性心脏病、退行性心脏瓣膜病、肺源性心脏病有关
	· 女性（除垂悬乳房可影响心尖冲动外）	贫血、甲状腺功能亢进、不适当服用减肥药物等
	· 男性	剧烈运动、酗酒或吸烟等
部位	· 心尖冲动位于左锁骨中线外第 6 肋间处（向左下侧移位）	左室增大（常见于高血压心脏病、主动脉瓣病变、二尖瓣关闭不全等）
	· 心尖冲动位于左锁骨中线外第 5 肋间处（向左侧移位）	右室增大（常见于慢性肺源性心脏病、某些先天性心脏病等，亦可见于右侧大量胸腔积液及气胸、左侧肺不张等）

续表

项目	表现	诊断提示
部位	・心尖冲动位于左侧锁骨中线第4肋间（向上移位）	大量腹水、腹腔内巨大肿瘤、心脏横位（肥胖者）
	・心尖冲动明显向左锁骨中线内移位	右侧胸膜粘连及肺不张
	・心尖冲动位于右胸第5肋间锁骨中线处	右位心
	・侧卧位时心尖冲动无移位者	心包纵隔胸膜粘连
心尖冲动改变	・心尖冲动呈抬举性	左室明显肥大，常同时伴有心尖冲动范围的扩大
	・心尖冲动增强	发热、甲状腺功能亢进症、贫血等
	・心尖冲动减弱或消失者	肥胖、心肌炎、心包积液、左侧胸腔积液及气胸、左侧胸膜粘连增厚、阻塞性肺气肿、严重心力衰竭等
	・心脏收缩时心尖呈内陷者（负性心尖冲动）	粘连性心包炎、心肌室壁瘤、右室明显肥大
伴随症状	・伴心前区痛	冠状动脉粥样硬化性心脏病（如心绞痛、心肌梗死）、心肌炎、心包炎，风湿性心脏病（主动脉瓣狭窄或关闭不全）、肥厚梗阻性心肌病等
	・伴发热	急性感染性疾病、风湿热、心肌炎、心包炎、感染性心内膜炎等
	・伴晕厥或抽搐	高度房室阻滞、心室颤动或阵发性室性心动过速、病态窦房结综合征等
	・伴贫血	各种原因引起的急性失血（此时常有虚汗、脉搏微弱、血压下降或休克，慢性贫血者多在劳累后出现心尖冲动增强）
	・伴呼吸困难	急性心肌梗死、心包炎、心肌炎、肺源性心脏病、心力衰竭、重症贫血等
	・伴消瘦及出汗	甲状腺功能亢进
	・伴发绀	先天性心脏病、右心功能不全、休克等

【诊断思维】

（1）影响心尖冲动强弱及范围变化的因素（表2-368）。

表2-368　影响心尖冲动强弱及范围变化的因素

项目	因素
影响心尖冲动强弱范围变化	・心尖冲动强弱与胸壁的厚薄有关：肥胖者胸壁厚，搏动较弱；瘦弱者胸壁薄，搏动较强，范围亦较大
	・卧位时心尖冲动较坐位时稍上移；左侧卧位时心尖冲动则可向左侧移位，右侧卧位时可略向右移位
	・剧烈运动，精神紧张，饮酒、喝浓茶或咖啡，发热或甲状腺功能亢进时心尖冲动常增强
	・左心室肥大时心尖冲动增强有力而明显。心肌炎、重度心力衰竭时心尖冲动可减弱并减弱弥散
	・心包积液左侧气胸、胸腔积液或肺气肿时，心脏与前胸壁的距离增加，心尖冲动常减弱甚至消失
	・粘连性心包炎与其周围组织有广泛粘连，或右心室明显增大者心脏收缩时心尖部可出现内陷称为凹缩性搏动或负性搏动
	・某些药物，如洋地黄类、肾上腺素、麻黄碱、咖啡因、阿托品、甲状腺片、氨茶碱、凝血因子Ⅳ拮抗剂（如硝苯地平、维拉帕米）及β受体阻滞剂等

（2）心尖冲动异常诊断思维（表 2–369）。

表 2–369 心尖冲动异常诊断思维

项目	诊断思维
心尖冲动异常	・心前区搏动：触诊法检查心尖冲动可进一步准确地证实视诊所发现的心尖冲动及其他搏动情况。心尖冲动冲击手指的时间标志着心室收缩期的开始，因此临床上常用以确定心动周围的收缩期或舒张期，以判断心音、心脏杂音及细震颤出现于心动周围的时期
	・了解心尖冲动强弱、范围和位置的变化及有无抬举性搏动，对初步判定有无心脏病，了解其病因、性质、部位及程度等均有一定帮助。引起心尖冲动强弱改变的病因，应根据病史、体格检查、实验室及其他辅助检查的资料，进行综合分析，首先是排除器质性心脏病之后才考虑生理性因素
	・心尖部抬举性搏动：是一种徐缓、强有力的局限性心尖冲动，将手指尖端稍用力地置于心尖处，心脏收缩时，将手指端抬起片刻的现象。是左心室肥厚的一个特征性体征
	・若系病理因素致心尖冲动移位者，常提示心脏、胸部、腹部、胸廓与脊柱畸形等疾病，需逐一进行明确或除外，其中最常见原因是心脏疾患
	・抬举性搏动应与高动力状态的冲动相鉴别。高动力状态的冲动振幅虽大，但持续时间较短，抬举力不大，与抬举性搏动不同。见于左向右分流的先天性心脏病右心室容量负荷过度、重度贫血、甲状腺功能亢进等。如闻及二尖瓣狭窄杂音的同时触到抬举性搏动，提示除二尖瓣狭窄外还合并有二尖瓣反流或主动脉瓣反流
	・原有高动力状态抬举性搏动者，如伴有二尖瓣狭窄或左心室充盈受损时，可导致心尖冲动正常甚至减弱。若二尖瓣狭窄的杂音与抬举性搏动并存，提示二尖瓣狭窄合并二尖瓣反流或主动脉瓣反流
	・负性心尖冲动是指心脏收缩时，心尖冲动内陷，称负性心尖冲动。见于粘连性心包炎或心包与周围组织广泛粘连。另外，由于重度右室肥大所致心脏顺钟向转位，而使左心室向后移位也可引起负性心尖冲动

【疾病特点与表现】

（1）引起心尖冲动增强的疾病。

① 高血压性心脏病：本病引起左心室稍肥厚或左心室扩大，可有心尖冲动增强，心界向左下稍扩大，主动脉瓣区第二心音亢进，如合并主动脉扩张可有主动脉瓣区收缩期杂音，心尖部可有 1 ～ 2 级收缩期杂音等。其他表现包括头昏、胸闷等。若病情进一步发展则出现左心衰竭的症状，如劳力性呼吸困难、端坐呼吸，严重时可在睡梦中惊醒、咳嗽及咳粉红色泡沫状痰等。

② 心脏瓣膜病：主要是风湿性瓣膜病、退行性二尖瓣疾病、先天性或继发性结缔组织疾病等，常有心尖冲动增强，心界左下扩大、S_1 减弱、二尖瓣区可闻及收缩期杂音或触及震颤。其他表现包括心悸、气促及咳嗽，严重者可出现心绞痛、头晕或晕厥、咯血及心功能不全等症状。

③ 先天性心脏病：本病可分为无发绀型和发绀型两大类，均可导致左心室增大，表现有心尖冲动增强、心界左下扩大、心音分裂、心前区可闻及病理性杂音。临床表现取决于畸形病变的部位和程度，轻者可无明显症状，严重者可导致死亡。除心悸外，常有胸闷、乏力、活动后呼吸困难、咳嗽、咯血及肺部感染，少数可有胸痛、晕厥、发绀及生长发育迟缓，晚期可出现心力衰竭。

④ 甲状腺功能亢进：本病常表现有心率加快及心搏增强，有时可有期前收缩或心房颤动，其他表现包括由基础代谢与交感神经兴奋性增高的症状，如食欲增加或亢进、便次增多或腹泻、体重减少或消瘦、怕热或出汗（可出现低热）、心悸、心动过速、失眠、对周围事物敏感及情绪波动等。

⑤ 贫血：各种原因导致的贫血均可出现心尖冲动增强，以急性失血更为明显，慢性贫血者多在劳累后出现。其他表现包括头晕、乏力、困倦、面色苍白及活动后呼吸加快加深、心悸及心率加快。贫血越重，活动量越大，症状则越明显。

⑥ 发热：发热时因基础代谢率增高，可表现心率加快、心排血量增加及心尖冲动增强。随着体温的下降，增强的心尖冲动可逐渐恢复正常。

⑦ 嗜铬细胞瘤：心尖冲动增强与长期血压增高密切有关，主要表现为阵发性或持续性血压升高，发作时患者收缩压常高达200mmHg以上，间歇期血压可恢复正常。其他表现包括心动过速、心音亢进、头痛、恶心、呕吐、大汗、四肢厥冷及恐惧感等，严重病例可发生脑血管意外或急性左心衰竭。

⑧ β受体亢进症：本征多见于年轻女性，常有一定精神因素作为诱因，主诉多易变，而客观体征较少，无发热、血沉增快等炎症证据，主要表现为心电图ST段、T波改变及窦性心动过速，口服普萘洛尔20～30mg后半小时即可使ST段、T波改变恢复正常。其他表现包括心悸、胸闷、头晕、掌心多汗、手颤及失眠等。

（2）引起心脏冲动减弱的疾病。

① 冠心病：当心肌明显缺血或梗死时，心肌收缩力减弱，导致心尖冲动减弱，可出现心音减弱及心包摩擦音。并发室间隔穿孔或乳头肌功能不全者可于相应部位听到杂音，心律失常时听诊心律不规则。本病多见于40岁以上人群，常伴多种心血管危险因素，如高血脂、高血压、吸烟、糖尿病或糖耐量异常等。临床表现错综复杂，症状轻重不一，主要表现有胸闷或因体力活动、情绪激动等诱发心绞痛。心绞痛的临床分级见表2-370。

表2-370　心绞痛的临床分级（CCSC加拿大心血管协会分级法）

分级	临床表现
Ⅰ级	日常活动，如步行，爬梯，无心绞痛发作
Ⅱ级	日常活动因心绞痛而轻度受限
Ⅲ级	日常活动因心绞痛发作而明显受限
Ⅳ级	任何体力活动均可导致心绞痛发作

② 心肌梗死：一旦发生心肌梗死，心尖冲动减弱、心界扩大、心率快及心尖部S_1减弱，可出现S_4或奔马律，多在2～3d后有心包摩擦音。心尖区可出现粗糙的收缩期杂音或收缩中晚期喀喇音，为二尖瓣乳头肌功能失调或断裂所致，可有各种心律失常。胸痛剧烈，持续时间长（常超过30min），硝酸甘油不能缓解，其他表现包括恶心、呕吐、出汗、发热、发绀、血压下降、休克及心力衰竭等。

③ 风湿性心脏病：本病在出现心尖冲动减弱，常提示疾病已进入晚期，常出现劳力性呼吸困难、咳嗽、咯血、心房颤动、心绞痛、头晕或晕厥，甚至猝死。

④ 高血压性心脏病：出现心力衰竭时，因心肌收缩力下降，可出现心尖冲动减弱且范围弥散。

⑤ 心肌病：以心脏扩大、心力衰竭、心律失常为主要表现的一组疾病，视病程不同及临床表现不一可分为扩张型（充血型）、肥厚型及限制型心肌病，各自临床表现见表2-371。

表2-371　心肌病分型及其临床表现

项目	扩张型（充血型）心肌病	肥厚型心肌病	限制型心肌病
全身	疲乏无力	多数无明显全身症状，少数可有运动性晕厥或猝死	疲乏无力
头部	头晕或头痛，甚或晕厥	晕厥与头晕，多在劳累时发生	头晕或头痛
呼吸	端坐呼吸、劳力性呼吸困难	劳力性呼吸困难，严重呈端坐呼吸或阵发性夜间呼吸困难	劳力性呼吸困难及阵发性夜间呼吸困难，咳嗽
心脏	胸痛，心慌，气短，不能平卧，各种类型的心律失常、心力衰竭表现	心悸和心绞痛，劳力后发作，硝酸甘油含化不仅无效还反可加重，查体心尖收缩期搏动、收缩期细震颤及心尖部收缩期杂音	心悸气短；心尖部吹风样收缩期杂音，心尖部有收缩期细震颤；颈静脉怒张

续表

项目	扩张型（充血型）心肌病	肥厚型心肌病	限制型心肌病
病因	特发性、病毒性心肌炎，变态反应，高血压，营养不良	病因未明，可能因素有遗传、内分泌紊乱	病因不明，有人认为系嗜酸细胞增多、变性而引起的自身免疫性疾病

⑥ 心肌炎：常见为风湿性心肌炎和病毒性心肌炎，因心肌炎症导致心肌收缩力下降而出现心尖冲动减弱。二者临床特点见表 2-372。新生儿心肌炎需与心内膜下弹力纤维增生症相鉴别（表 2-373）。

表 2-372 风湿性与病毒性心肌炎的临床特点与表现

分类	风湿性心肌炎	病毒性心肌炎
临床特点与表现	由于心肌受损，心尖冲动减弱，心动过速，常有奔马律。多见于儿童和青少年，起病前常有扁桃体炎病史。典型表现有发热、多发性关节炎、皮下结节或环形红斑等风湿热表现。多数诉心前区不适、隐痛和心悸，有与体温不相称的心动过速，心率常达 100 ～ 140 次 / 分。如合并瓣膜炎时常伴充血性心力衰竭的症状和体征，如心脏普遍增大，心尖冲动弥散，心尖部第一心音明显减弱，可闻及杂音、肺底啰音，并有颈静脉怒张、肝大有压痛及下肢水肿等	心脏受累症状常在病毒感染前驱症状 1 ～ 3w 后逐渐出现由于心肌损害，表现为心肌收缩力减弱，心尖冲动减弱，心音也减弱。本病临床表现多样，症状轻重常取决于心肌病变的广泛程度。发病时发热、倦怠、全身肌肉酸痛、流涕等症状。继之出现心尖冲动弥散、心悸、窦房结病变及心排血量增多表现。晚期症状则有心脏扩大、心功能不全、严重心律失常、休克等，甚至猝死

表 2-373 新生儿心肌炎与心内膜下弹力纤维增生症的临床特点

特点	新生儿心肌炎	新生儿心内膜下弹力纤维增生症
心率	＞ 160 ～ 180 次 / 分	多见 140 ～ 150 次 / 分
心律失常	多见	少见
心力衰竭	较易控制	难治，常反复发作
超声心动图	心脏房室内径扩大	左室壁及室间隔肥厚
血清酶	多升高	多无变化

⑦ 心包积液：根据积液量的多少可分为：微量 20 ～ 50mL；少量 50 ～ 100mL；中等量 100 ～ 500mL；大量＞ 500mL。少量积液时临床可无任何症状；中等和大量积液时表现有呼吸困难、心浊音界扩大、心音遥远及心尖冲动减弱等。此类心尖冲动减弱与前面几种由于心肌受损而产生的心尖冲动减弱有本质上差别。临床上应加以鉴别。

⑧ 肺源性心脏病：本病多见于中老年人，有慢性胸肺疾病史，常表现为慢性咳嗽、咳痰、活动后心悸、气促、呼吸困难及发绀。严重者出现呼吸功能或（和）心功能衰竭表现。体检可见明显肺气肿体征，双肺呼吸音减弱，肺部干湿啰音，肺动脉瓣区第二心音亢进，三尖瓣区可闻及收缩期杂音及心尖冲动减弱等。

⑨ 气胸：当左侧气胸时心尖冲动减弱，甚至消失。其他表现包括突发患侧胸痛、呼吸困难，严重的张力性气胸可呈现进行性呼吸困难、发绀及休克。查体发现患侧胸廓饱满、呼吸运动减弱、语音减弱或消失、叩诊呈鼓音、听诊肺泡呼吸音减弱或消失，气管、心脏与纵隔向健侧移位。

⑩ 胸腔积液：大量胸腔积液时，由于气管、心脏与纵隔向健侧移位，心尖冲动强度和位置也随之改变。常表现心搏加快、气促、患侧胸廓饱满、呼吸运动减弱、语音震颤减弱或消失、叩诊呈浊音或实音、积液上方可闻及支气管呼吸音。左侧胸腔积液时心界叩不出（心尖冲动可减弱甚至消失）。

⑪ 药物性：应用某些药物可引起心脏冲动减弱，如 β 受体阻滞剂及凝血因子Ⅳ拮抗剂（维拉帕米）等。停用药物后，减弱的心尖冲动可恢复正常。

（3）引起抬举性心尖冲动常见疾病。

① 高血压心脏病：高血压心脏病主要表现为左心室肥厚、心脏扩大、心力衰竭以及各种心律失常。当左心室明显肥厚或心脏明显扩大时，心尖冲动可呈抬举性。

② 心脏瓣膜病。

③ 肥厚型心肌病。

④ 先天性心血管病：本病可导致心室增大及肥厚，常出现心前区和剑突下抬举样搏动，多见于肺动脉狭窄、室间隔缺损、法洛四联症及原发性肺动脉高压等。

【相关检查】

（1）病史采集要点。

① 病史采集应包括年龄、性别、影响心尖冲动的因素、伴随症状、有无器质性心脏病病史等。

② 有心脏病史者，应进一步询问有无心功能不全的情况，如咳嗽、咳痰、咯血（如粉红色泡沫样痰）、劳力性呼吸困难、夜间阵发性呼吸困难、心源性哮喘，有无少尿、无尿和双下肢水肿史等。

③ 进一步了解有无心血管危险因素（如高血压、高血脂、糖尿病、吸烟等）、药物使用及其疗效情况等。

④ 询问家族成员有否患类似疾病史，有无高血压、冠心病、糖尿病、马方综合征、二尖瓣脱垂综合征等家族史。

（2）查体重点。

① 应仔细检查患者的全身情况，如体型、发育、体重、营养、体位（端坐体位、向前弯坐体位或蹲伏体位等）、精神状态、体温、呼吸情况。

② 注意皮肤黏膜状况，如有无缺氧或发绀、苍白或贫血、黄疸、红斑、淤点或皮下结节、多汗等。注意有无杵状指（趾）、眼底病变、甲状腺肿大、气管移位及颈静脉怒张等。

③ 心血管检查时应注意有无血压增高、脉压增大，有无水冲脉、重搏脉、交替脉、奇脉或脉搏短绌，有无心前区隆起，心尖冲动的位置、强弱、范围、有无抬举性搏动，有无震颤、心包摩擦感，有无心界扩大、心率及心律的改变、心音有无异常、有无心脏杂音，有无颈静脉怒张、肝大、肝－颈静脉反流征等。肺部检查时应注意有无胸廓畸形、肺气肿征、三凹征、肺部干湿啰音或哮鸣音、胸腔积液或气胸的体征等。四肢关节有无肿胀或畸形，双下肢水肿等。

（3）实验室检查。

血、尿、便三大常规，血液生化检查、血沉、抗链球菌溶血素“O”试验、心肌酶、肌钙蛋白及C反应蛋白等。

（4）辅助检查。

心电图、胸部影像学检查、心脏超声，必要时可行心导管检查、放射性核素检查等。

（5）选择性检查。

① 对怀疑贫血者，可检查血常规，必要时行骨髓涂片检查。

② 怀疑甲状腺功能亢进者，可作血清 T_3、T_4、rT_3、fT3、fT4、TSH、甲状腺吸碘率等检查。

③ 怀疑嗜铬细胞瘤者，可查血尿儿茶酚胺、24h 尿香草基苦杏仁酸（VMA）测定、肾上腺超声或CT 扫描等。

④ 对心脏病患者，除检查血液生化和肝肾功能外，还需进一步行相关的实验室检查。

⑤ 风湿性心脏病者需行 ESR、ASO。

⑥ 冠心病需行心肌酶学或肌钙蛋白、血脂、血糖和 C 反应蛋白等检查。

⑦ 心电图检查：心电图检查可提示有无心律失常及其类型，也有助于判定心脏疾病的性质。若静息心电图未发现异常，必要时可进一步做 24h 动态心电图（Holter）监测、心电图运动试验等。

⑧ 胸部 X 线片检查：对了解心肺情况、确定诊断和鉴别诊断甚为重要。通过正、侧位或斜位胸片可观察心脏形态的改变，通过胸透可了解心脏冲动情况，对判断心脏病的性质也能提供重要信息。

⑨ 超声心动图检查：特别是多普勒超声彩色血流图像扫描，可清晰显示心脏的形态结构、血流方向，也可了解心脏功能情况，对心脏和大血管先天性畸形或瓣膜病变的诊断具有重要意义。

⑩ 心导管检查和选择性心血管造影：为有创性检查，具有一定风险，但可精确确定心血管畸形的解剖和功能状态，为进行外科手术或介入手术治疗提供确切的资料。

⑪ 放射性核素检查：可显示心肌缺血或梗死的部位或范围，放射性核素心腔造影，可观察心室壁的运动和左心室的射血分数，有助于判断心室功能、诊断梗死后造成的室壁运动失调和心室壁瘤。正电子发射体层显像（PET）可观察心肌的代谢变化，判断心肌细胞的死活情况。

⑫ 胸部 CT/MR 检查：可无创、快速和比较清晰地提供心肺病变部位图像，对确诊心肺疾病有重要作用。

第二节　心前区隆起及异常搏动

心脏在体表投影区域的凸出为心前区隆起（ 轻者又可称之心前区饱满 ），除了心尖部以外的心前区范围的搏动均称为异常搏动。通常以视诊和触诊检查方法可明确。

【常见病因】

（1）心脏增大：先天性心脏病、风湿性心瓣膜病、心肌炎及心肌病等。

（2）鸡胸和漏斗胸畸形。

（3）心前区隆起：先天性心脏病、主动脉瘤、大量心包积液，马方综合征及部分二尖瓣脱垂等。

【诊断线索】

心前区隆起及其异常搏动的诊断线索（表 2–374）。

表 2–374　心前区隆起及其异常搏动的诊断线索

项目	临床线索	诊断提示
隆起饱满部位	· 心前区隆起	先天性心脏病伴有右室肥厚（如法洛四联症、肺动脉口狭窄）、慢性风湿性心脏病、大量心包积液
	· 心前区饱满	心包积液、心肌病等
	· 胸骨右缘第 2 肋间隆起	主动脉瘤
异常搏动部位	· 胸骨右缘第 2 肋间及胸骨上窝搏动	升主动脉扩张、主动脉弓动脉瘤、主动脉瓣关闭不全、甲状腺功能亢进症、严重贫血等
	· 胸骨左缘第 4 肋间呈现收缩期搏动	右室增大
	· 胸骨左缘第 2、第 3 肋间呈现明显搏动	肺动脉扩张、动脉导管未闭、肺动脉瘤
	· 剑突下收缩期搏动	右室显著肥大（提示心脏有顺钟向转位）

【诊断思维】

心前区隆起诊断思维（表 2-375）。

表 2-375　心前区隆起诊断思维

项目	诊断思维
心前区隆起	·检查心前区其他区域的异常搏动，必须在光线充足的环境中进行，否则不易察觉
	·心脏增大引起心前区局部隆起的征象，正常人胸部两侧大致是对称的。心前区隆起多见于儿童期即已患心脏病且心脏显著增大者（常为右心室肥厚），如先天性心脏病或风湿性心脏病由于此时胸壁骨骼尚在发育阶段，受增大心脏的影响，可使心前区隆起
	·成人有大量心包积液时，心前区可显饱满。然而成年人即使患有心脏明显增大的心脏疾病，通常也只表现心前区的饱满，其原因是成年人胸部骨骼较硬，难以发生局部的隆起。如果成年人心前区隆起确系增大的心脏所致，提示儿童或青少年时就患有心脏疾病
	·尽管心前区隆起大都由心血管疾病所致，但也必须除外胸廓畸形、肋骨骨折及局部胸壁肿瘤等。前者常有心脏增大及杂音等体征，后者则常缺如，故一般不易混淆
	·心前区隆起或饱满者，应及时明确或除外心包积液，这将涉及为抢救治疗而赢得一个较好预后的关键问题。心包积液者常伴有奇脉、颈静脉怒张、肝大及腹水等症状，心脏本身体征常有心音减弱或消失及心界扩大，坐、卧位心界随体位改变有显著变化等。因此只要在临床工作中对本病具有高度警惕性，一般不易漏诊或误诊
	·明显的心前区隆起一望便知，对较轻者应需观察两侧乳头是否在一条水平线上，若左侧乳头向上向外移位，除了胸廓畸形外，常是心前区隆起的间接征象
	·胸骨上凹搏动多由主动脉扩张和延长所致，见于主动脉狭窄、动脉导管未闭、主动脉瓣关闭不全等
	·在心尖内上方触到异常的收缩期反向搏动常提示心室壁瘤，通常在心肌梗死后形成，是心肌梗死较常见的并发症，常可出现动脉栓塞、反复发作的室性心律失常或充血性心力衰竭，且常为难治性
	·其他由心脏增大使其位置移动的诊断提示参见心尖冲动异常及心界浊音界异常章节
	·剑突下收缩期搏动在触诊时冲击指尖部且深吸气时最明显；若剑突下搏动在触诊时冲击手指掌面且深吸气搏动减弱或消失者，提示系腹主动脉搏动

【疾病特点与表现】

引起心前区隆起疾病的特点与表现（表 2-376）。

表 2-376　引起心前区隆起疾病的特点与表现

疾病	临床特点与表现
法洛氏四联症	主要表现为发绀，常见于唇、指（趾）甲床及球结膜等。因血氧含量下降，活动耐力差，稍活动如啼哭、情绪激动或寒冷等，即可出现气促及发绀加重。患儿多有蹲踞症状，每于行走或游戏时，常主动下蹲片刻。蹲踞时下肢屈曲，使静脉回心血量减少，减轻了心脏负荷，同时下肢动脉受压，体循环阻力增加，使右向左分流量减少，从而缺氧症状暂时得以缓解。由于长期缺氧，致使指、趾端毛细血管扩张增生，局部软组织和骨组织也增生肥大，随后指（趾）端膨大如杵状或鼓槌状
肺动脉瓣狭窄	轻度狭窄可无症状，只在重体力劳动时出现心悸、气促等症状；狭窄程度较重者在日常体力劳动即可引起呼吸困难、心悸、乏力、胸闷及咳嗽，可出现胸痛或晕厥。后期出现腹胀、食欲下降及双下肢水肿等，心界向左、向上扩大，胸骨左缘第二肋间可触及收缩期震颤，胸骨左缘第二肋间有Ⅱ～Ⅳ级粗糙收缩期杂音，呈喷射性，向左锁骨下区传导，肺动脉瓣区第二心音减轻并分裂
大量心包积液	见心尖冲动异常章节

注：各种原因的胸廓畸形均有可能导致心前区隆起，参见胸廓外形异常章节。心前区异常搏动的诊断与鉴别诊断参见心尖冲动异常章节。

【相关检查】

（1）病史采集要点。

① 询问患者杂音是新出现的，还是出生时或儿童时就已存在。

② 了解平素的体力活动情况及身体素质是否良好。

③ 询问与疾病诊断和鉴别诊断相关的临床症状，如心悸、蹲踞现象、头晕、晕厥、胸痛、呼吸困难和乏力等。

④ 仔细了解有无风湿热病史、最近的牙齿状况，有无心脏病或心脏手术，尤其是人工瓣膜置换术等。

⑤ 了解诊疗经过及其疗效。

（2）查体重点。

应进行全身体格检查，特别注意有无心律失常、颈静脉怒张、肺部症状和体征如呼吸困难、端坐呼吸、湿啰音，检查肝区是否有触痛或可被触及，是否有外周性水肿。

（3）实验室检查。

三大常规、血液生化、血沉、抗链球菌溶血素“O”试验。

（4）辅助检查。

胸部 X 线片、心脏超声、血管造影术及心导管检查等。

（5）胸部 X 线检查临床意义：胸骨下段与胸骨左缘及肋间隙隆起。心脏各房室增大时，心脏形状亦发生改变，在后前位胸片上呈三种心型。

① 二尖瓣型：常见于二尖瓣病变、慢性肺源性心脏病、心间隔缺损、肺动脉狭窄等，表现为右心缘膨隆，左心缘下段圆钝，心腰丰满或弧形突出，主动脉结小，心影呈梨形。

② 主动脉型：常见于高血压和主动脉瓣病变，表现为左心尖向左下延伸，心腰凹陷，主动脉结突出，心影呈靴型。

③ 普大型：常见于心肌炎、全心衰竭、心包积液等。表现为心影向两侧增大，较对称。

注：其他检查可参考心尖冲动异常章节。

第三节　心脏震颤 / 震荡

在心前区触诊时能够在掌面下感到一种细小的震动（似猫喘感）谓之心脏震颤。而心脏震荡是指在触诊时能够感到一种短暂的拍击感。

【常见病因】

（1）收缩期震颤：主动脉瓣狭窄，肺动脉瓣狭窄，室间隔缺损，法洛三联症，永存房室共道。

（2）舒张期震颤：二尖瓣狭窄，三尖瓣狭窄。

（3）连续性震颤：主动脉导管未闭，主肺动脉间隔缺损。

【诊断线索】

心脏震颤 / 震荡的诊断线索（表 2-377）。

表 2-377　心脏震颤 / 震荡的诊断线索

项目	临床线索	诊断提示
病史	・早年出现的心悸、气急等症状	先天性心脏病
	・主动脉瓣狭窄和二尖瓣狭窄	风湿性
	・若老年人发现震颤，既往无明确的心脏病史	主动脉瓣钙化所致的狭窄
震颤部位	・胸骨右缘第 2 肋间的收缩期震颤	主动脉瓣狭窄
	・胸骨左缘第 2 肋间的收缩期震颤	肺动脉瓣狭窄
	・胸骨左缘第 3、第 4 肋间呈现收缩期震颤	室间隔缺损
	・胸骨第 2 肋间及其附近区域呈现连续性震颤	动脉导管未闭
	・心尖部呈现舒张期震颤	二尖瓣狭窄
震荡部位	・左侧第 2 肋间的舒张期震荡	肺动脉瓣区第一心音亢进
	・右侧第 2 肋间的舒张期震荡	主动脉瓣区第二心音亢进
	・心尖部收缩期震荡	第一心音亢进
	・心尖部舒张期震荡	二尖瓣开瓣音、舒张期奔马律、第三心音亢进
其他体征	・发育不良、身材短小、杵状指（趾）等表现	先天性心脏病
	・关节红肿、变形	风湿性心瓣膜病
	・有水冲脉、毛细血管搏动等周围血管征	动脉导管未闭

【诊断思维】

（1）心脏震颤 / 震荡诊断思维（表 2-378）。

表 2-378　心脏震颤 / 震荡诊断思维

项目	诊断思维
震颤	・心脏震颤也称猫喘。是可以触知的一种微细的颤动感，为器质性心血管疾病的特征性体征之一
	・能扪及心脏震颤是提示器质性心血管疾病的重要依据，需进一步明确震颤是发生在收缩期抑或舒张期。通常瓣膜关闭不全所引起的震颤远较瓣膜狭窄少见
	・如明确有心脏震颤的患者，在病程中震颤减弱或消失时常提示存在心率过快、心衰加重或瓣膜赘生物突然脱落，故临床上动态观察心脏震颤是极其重要的
心脏震颤发生机制	・当血液流经一个口径狭窄的部位如瓣膜口或缺损口至较宽广的部位时，发生了湍流，使瓣膜、心壁或血管壁产生振动而传至胸壁。细震颤的强弱与血流速度、狭窄程度及两室腔间的压力差大小有关。血流速度越快，瓣膜狭窄程度越重；压力差越大则震颤越强。当狭窄极其严重时，血流通过极少时，震颤可消失 ・胸壁越薄，则震颤越易触及 ・触诊所发现的震颤，相当于听诊时发现的杂音。临床上能触及震颤者听不见杂音时应怀疑是否触及细震颤，有杂音者不一定都能触及震颤，因听觉对频率较高的声波较敏感、触觉对低频率者较敏感 ・如发生声波频率较高超过触诊可能触及的上限时，则可能听到杂音而不能触及震颤。按震颤出现的时期，可分为收缩期、舒张期及连续性三种（表 20-3-3）
震荡	・舒张期震荡位于胸骨左缘第二肋间者，提示主动脉瓣区第二心音亢进；位于胸骨左缘第二肋间者，则提示肺动脉瓣区第二心音亢进；心尖部收缩期震荡提示第一心音亢进；心尖部或其内侧舒张期震荡提示舒张期奔马律、第三心音亢进或二尖瓣开放拍击音。因此，能触及心脏震荡均意味是心音亢进

（2）心脏各种震颤的临床意义（表2–379）。

表2–379 心脏各种震颤的临床意义

时间	部位	疾病
收缩期	胸骨右缘第2肋间	主动脉瓣狭窄
	胸骨左缘第2肋间	肺动脉狭窄
	胸骨左缘第3、第4肋间	室间隔缺损
舒张期	心尖部	二尖瓣狭窄
连续性	胸骨左缘第2肋间及其附近	动脉导管未闭

【疾病特点与表现】

疾病特点与表现（表2–380）。

表2–380 疾病特点与表现

疾病	临床特点与表现
主动脉瓣狭窄	本病主要表现有劳动力呼吸困难、心绞痛、劳力性晕厥、胃肠道出血及血栓栓塞。其他包括晚期可出现心排血量降低的各种表现，如疲乏、周围性发绀、端坐呼吸、阵发性夜间呼吸困难、体静脉高压、肝脏肿大、心房颤动及三尖瓣反流等右心衰竭的症状
肺动脉瓣狭窄	本病在胸骨左缘第2肋间可闻及粗糙收缩期喷射样杂音，伴震颤，肺动脉瓣第二音减弱或消失。其他表现包括劳累后有心悸、气促、胸痛或晕厥，严重可有发绀和右心衰竭。轻度狭窄患者可无症状
室间隔缺损	在胸骨左缘第3、第4肋间（依缺损所处位置的高低而异）可闻及Ⅲ～Ⅳ级全收缩期喷射性杂音，同一部位可扪及震颤。缺损口径较大、分流量较大的患者，可见心前区搏动增强，该处胸壁前隆，叩诊时心浊音界扩大。其他表现包括发育较差、瘦小及唇、指发绀，严重时可有杵状指（趾）、肝大及下肢水肿等右心衰竭表现
二尖瓣狭窄	典型者其特点是常局限于心尖区，呈舒张中晚期低调、递增型，隆隆样杂音，并可在心尖部触及舒张期震颤。其他临床表现包括呼吸困难、咯血（大咯血、淤血性咯血或肺梗死性咯血）、咳嗽、心悸、胸痛、声嘶、乏力及吞咽困难等，可引起动脉（脑及内脏）栓塞症状。当右心受累致右心衰竭时可致食欲减退、肝区疼痛、肝大、腹胀、下肢水肿及消瘦等表现
动脉导管未闭	最突出的体征是在胸骨左缘第2肋间有响亮的连续性机器声样杂音，占据几乎整个收缩期与舒张期，在收缩末期最响，并伴有震颤，向左上胸及背部传播。个别患者杂音最响位置可能在第1肋间或第3肋间。症状随病变严重程度而不同。轻型者无症状，重者常表现有乏力、劳累后心悸、气喘、胸闷、咳嗽及咯血等。部分可发生感染性动脉内膜炎，未经治疗的患者晚期可出现心力衰竭及肺动脉高压等症状

【相关检查】

（1）病史询问要点。

应详细询问患者的病史如首次发现震颤的年龄及伴随症状等。

（2）查体重点。

记录生命体征，包括是否有发绀、呼吸困难、颈静脉充盈或怒张；尤其是心脏的视、触、叩、听及肺部干、湿啰音的检查；注意是否有肝脏肿大，肝颈静脉回流征及全身水肿等。

（3）实验室检查。

风湿性心瓣膜病在风湿活动期可有血沉增快、C反应蛋白阳性、抗链球菌溶血素“O”阳性等改变。

（4）辅助检查。

超声心动图诊断最具价值，可发现心瓣膜病变的性质及先天性心脏病病变的部位、病变类型及严重程度，结合 X 线及心电图检查，诊断不难确立。

第四节 心脏浊音界异常

心浊音界异常包括心脏大小、形态及位置等异常改变。确切地说心浊音界是指心脏的相对浊音界，又可称心界。而心脏绝对浊音界又被称为肺前界。心浊音界可以受许多因素影响。

【常见病因】

（1）靴型心：主动脉瓣狭窄、主动脉瓣关闭不全、高血压及法洛四联症等。

（2）梨形心：二尖瓣病变、房间隔缺损、肺动脉瓣狭窄、肺动脉高压和肺心病等。

（3）烧瓶状心。

① 感染性：结核、病毒（柯萨奇及流感等病毒）、细菌（金黄色葡萄球菌、肺炎球菌、革兰阴性杆菌及真菌等）及原虫（阿米巴）等感染。

② 非感染性：肿瘤（尤其肺癌、乳腺癌、淋巴瘤及纵隔肿瘤等）、风湿病（类风湿性关节炎、系统性红斑狼疮及硬皮病等）、心脏损伤或大血管破裂、内分泌代谢性疾病（如甲状腺功能减退、尿毒症及痛风等）、放射损伤及心肌梗死后积液等。

【诊断线索】

心脏浊音界异常的诊断线索（表 2–381）。

表 2–381 心脏浊音界异常的诊断线索

项目	临床线索	诊断提示
年龄	· 小儿发现心脏增大时	先天性心脏病的可能
	· 老年人	冠状动脉粥样硬化性心脏病
症状体征	· 发病前有感冒病史	病毒性心肌炎
	· 以往或近期有酸痛、关节炎病史	风湿性心脏病
	· 有慢性咳嗽、咳痰病史	肺源性心脏病
	· 妇女发生于妊娠期的心脏增大	风湿性、贫血性、先天性心脏病
	· 特别是维生素 B_1 缺乏	脚气性心脏病

【诊断思维】

（1）正常心脏浊音界（表 2–382）。

表 2-382　正常心脏浊音界

右侧（cm）	肋间	左侧（cm）
2～3	Ⅱ	2～3
2～3	Ⅲ	3.5～4.5
3～4	Ⅳ	5～6
3～4	Ⅴ	7～9

（2）心脏浊音界异常诊断思维（表 2-383）。

表 2-383　心脏浊音界异常诊断思维

项目		诊断思维
心脏浊音界异常概述		·确定心脏浊音界是否异常的关键是要掌握正确的叩诊方法，心脏相对浊音界的叩诊力量要适当，避免过重叩诊，否则叩出的是心脏绝对浊音界，易造成判断上的错误
		·左侧胸腔积液、气胸及肺气肿时，可直接影响左侧心浊音界叩不出或范围缩小。在有上述病因存在时，不能因心脏浊音界不大而否定心脏增大
		·如心浊音界增大同时伴有腹部明显膨隆者，应随时考虑心脏浊音界的增大可能由腹水、巨大卵巢肿瘤或妊娠晚期等引起横膈上抬所致
		·若心脏浊音界普遍增大而不能用心包积液解释时，常提示心肌病所致。如果心脏浊音界在短时间内迅速扩大，提示有心脏压塞的可能
		·若心浊音界向左或右增大，都应仔细检查气管有否移位，以明确或除外纵隔移位使心界发生移位
		·心界扩大者出现全身动脉压降低、周围静脉压升高及小而安静的心脏，同时伴心动过速、极度烦躁、大汗淋漓、面色苍白或青紫、奇脉，甚至出现抽搐，提示有心脏压塞
		·先天性心脏病可有发育迟缓、杵状指（趾）及发绀等表现，可根据心界扩大、心脏杂音或震颤的部位、性质及传导等判断疾病的种类。左心增大时心界向左下侧扩大，右心增大时心界向右扩大，而全心增大时心界则向两侧扩大
		·局限性心界增大还可见于心室壁瘤和心脏肿瘤
	影响心界大小的心外因素	胸壁较厚或肺气肿时，心浊音界变小；重度肺气肿时可能叩不出心浊音界
		心脏邻近器官病变，如胸腔积液、肺浸润或实变、肺部肿块或纵隔淋巴结肿大，心脏浊音区与胸部病变浊音区可重叠在一起，使心脏本身的浊音区无法辨别
		大量胸腔积液、积气时患侧的心界叩不出，健侧心浊音界外移
		大量腹腔积液或腹腔巨大肿瘤时可使膈抬高，心脏呈横位，叩诊时心界向左扩大
		胃内含气量增多时，Traube 鼓音区增大，可影响心脏左界下部叩诊的准确性
	心脏绝对浊音界	绝对浊音即是实音，又称重浊音。按照音调低至高来分，依次是鼓音、过清音、清音、浊音及实音。从肺区向下叩，当清音开始改变时表示肝上界被含气的肺覆盖，表现为浊音，或称相对浊音。继续向下叩，音调再次发生改变，变得沉实，此处肝直接贴近胸壁，为实音，也称绝对浊音。继续往下叩，在肋弓下缘处转为和腹部叩击一样的鼓音，此为肝下界。在锁骨中线上，肝上界大概在第五肋间，下界在肋下缘，明显的偏差提示有病变。心脏的浊音界，正常右界几乎和胸骨右缘重合，左界叩诊从第六肋间隙外的清音区开始由外向内小挪动叩诊，直至第 2 肋间隙，浊音区形状稍比实际心脏大

（3）心脏增大的类型及病因（心脏增大可分为心肌肥厚、心脏扩大、心室肥厚或扩大及心包积液，其原因很多，见表 2-384）。

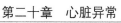

表 2-384　心脏增大的分类及原因

类型	病因
心脏扩大	是指心脏各房室增大，使心脏形状发生了改变，在后前位胸片上可呈三种心型 ·二尖瓣型：常见于二尖瓣病变、慢性肺源性心脏病、心间隔缺损及肺动脉狭窄等，表现为右心缘膨隆，左心缘下段圆钝，心腰丰满或弧形突出，主动脉结小及心影呈梨形 ·主动脉型：常见于高血压和主动脉瓣病变，表现为左心尖向左下延伸，心腰凹陷，主动脉结突出，心影呈靴型 ·普大型：常见于心肌炎、扩张性心肌病变、全心衰竭及心包积液等，表现为心影向两侧增大，较对称
心室肥大及扩大	·心室肥大：包括肥厚及扩大，压力负荷过重者以肥厚为主，容量负荷过重者以扩大为主。负荷时间长久后，肥厚与扩大常兼而有之 ·心房壁较薄，无论哪种负荷过度一般都表现为扩大。心房或心室肥大是器质性心脏病的常见表现 ·肥大的心肌需氧增加，而冠状动脉的供血量常不能予以满足，造成心肌缺血，最后导致心肌收缩力的减退 ·病因包括高血压性左心室肥大、淤血性心力衰竭、前壁心肌梗死、二尖瓣关闭不全、主动脉瓣狭窄、肥厚性心肌病、肺动脉高压、肺心病、扩张性心肌病变、心内膜炎、左心室壁瘤及二尖瓣狭窄等 ·肥厚型心肌病是以心肌肥厚为特征，表现为心室肌肥厚，典型者在左心室，以室间隔为甚，偶尔可呈同心性肥厚
心包积液	·心界向两侧扩大常提示心包积液 ·常见病因有心包炎、结核病、医源性心包积液（侵入性操作、心脏外科手术）、外伤及恶性肿瘤等 ·罕见病因有胶原血管疾病（系统性红斑狼疮、类风湿关节炎、硬皮病）、放射线引起、心肌梗死后心包积液、尿毒症、主动脉夹层及心包积气

（4）心包积液的诊断程序：是否为心包积液→若是心包积液，有无心脏压塞症状→最终病因是什么。

（5）心包积液的常见病因（表 2-385）。

表 2-385　心包积液的常见病因

常见病因	罕见病因
·心包炎 ·结核病 ·医源性心包积液（侵入性操作、心脏外科手术） ·外伤 ·恶性肿瘤	·胶原血管疾病（系统性红斑狼疮、类风湿关节炎、硬皮病） ·放射线引起 ·心肌梗死后心包积液 ·尿毒症 ·主动脉夹层 ·心包积气

（6）心脏浊音界增大的诊断程序（图 2-68）。

【诊断与鉴别诊断】

（1）引起心脏浊音界普遍增大的疾病。

① 全心衰竭：左、右心都发生衰竭称为全心衰竭，其病理变化是既有肺循环淤血又有体循环淤血。全心衰竭，大多数是左心衰竭发展所致，当左心衰竭引起肺充血与肺动脉高压后，导致了右心衰竭，临床上产生了全心衰竭的表现，心界向左右两侧扩大。

② 扩张型心肌病：心界向两侧扩大，主要表现为充血性心力衰竭症状，如劳力性呼吸困难、端坐呼吸以及阵发性夜间呼吸困难等；病变晚期可出现右心衰的症状，如肝脏大、上腹部不适以及周围性水肿。其他表现包括心律失常及栓塞（多见于心、脑、肾或肺栓塞）等。

③ 大量心包积液：心界呈烧瓶状，心包腔内液体增长的速度过快或积液量过大时，压迫心脏而限制心室舒张及血液充盈的现象。心脏压塞的表现见表 2-386。

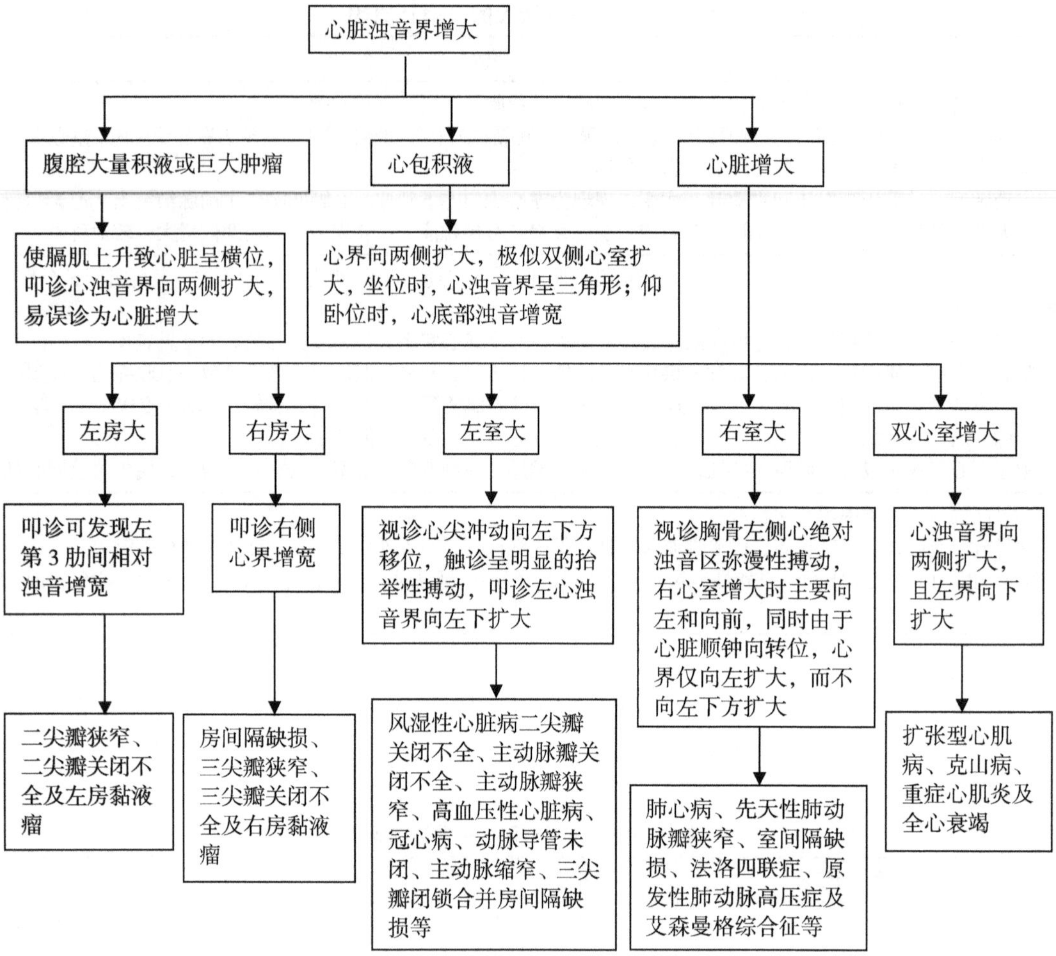

图 2-68　心脏浊音界增大的诊断程序

表 2-386　心包压塞的临床表现

项目	临床表现
全身表现	先为躁动、呼吸困难、迟钝，迅速转为昏迷
静脉系统	颈静脉怒张，静脉压显著升高
动脉系统	动脉压下降，脉压变小，伴明显心动过速；严重时心排血量降低，可发生休克
脉搏	奇脉：奇脉是指大量心包积液患者在触诊时桡动脉搏动呈吸气性显著减弱或消失，呼气时复原的现象
血压	血压下降或休克。心脏压塞系心包腔内大量或急骤积液造成急性循环衰竭，表现为动脉压下降甚至休克，收缩压降低，舒张压不变，所以脉压变小，故不可能出现脉压加大现象
心音	心音弱且遥远

④ 升主动脉瘤：心界普遍扩大。多见于青、中年，常伴有主动脉瓣窦和瓣环扩大，早期可无临床症状。晚期病例动脉瘤向前胸壁长大，侵蚀胸骨则产生剧烈疼痛，呈现搏动性肿块。合并主动脉瓣关闭不全者，可出现充血性心力衰竭的症状。

⑤ 肥厚性心肌病：心浊音界向两侧扩大，且左界向下扩大，也称普大型心。起病多缓慢，约 1/3 有家族史。症状大多开始于 30 岁以前，主要症状为呼吸困难及胸痛，多在劳累后出现，似心绞痛。其他表现包括乏力、心悸及活动后易发生头晕或昏厥。

⑥ 心肌炎：心肌炎病因不同，表现有很大差异，但重症心肌炎的共同临床表现有：心尖冲动弥散

与移位；心脏普遍性扩大；心率增快（高度房室传导阻滞时心率可显著减慢）、心音减弱、奔马律、心律失常、心尖部杂音及心界向左或两侧扩大。

⑦ 心肌病：心肌病是发生于心脏肌肉的病变，主要表现为心脏增大、心律失常及心力衰竭。临床分为原发性和继发性两种。原发性心肌病可有家族史，病程长，进展缓慢，扩张型心肌病心脏常明显扩大，可有动脉栓塞现象。部分病毒性心肌炎可演变为扩张型心肌病，某些原发性心肌病可能是慢性病毒性心肌炎或心肌炎的晚期表现，以致两者难以鉴别。原发性心肌病有扩张型心肌病、肥厚型心肌病、限制型心肌病、围生期心肌病（也称围生期心肌病）等，继发性心肌病继发于全身其他疾病。继发性心肌病有克山病、贫血性心脏病、乙醇性心肌病及甲状腺功能亢进性心脏病等。

（2）引起心界向左下扩大的疾病。

① 冠心病及高血压心脏病：参见心前区隆起及异常搏动章节。

② 二尖瓣关闭不全：可出现心悸、咳嗽、劳力性呼吸困难、疲乏无力等症状，心尖区可闻及响亮粗糙、音调较高的 3/6 级以上全收缩期吹风样杂音，向左腋下和左肩胛下区传导。

③ 主动脉瓣关闭不全：主动脉瓣区舒张期杂音，特点是高调递减型哈气样杂音，坐位前倾呼气末时明显，伴周围血管征，左心室扩大。

④ 主动脉瓣狭窄：心底部主动脉瓣区或心尖区可闻及响亮粗糙的收缩期杂音，向颈部传导，伴有收缩期震颤，可闻及收缩期喀喇音，心尖冲动呈抬举性。

⑤ 主动脉缩窄：主动脉缩窄是主动脉局限性或长段狭窄的先天性血管畸形，体征主要有上肢血压高，颈动脉、桡动脉搏动弱。而下肢血压低，股动脉、足背动脉搏动弱。心底部沿胸骨左缘至心前区可有收缩后期吹风样杂音，此杂音传导比较广泛，可在背部、中上腹部等处可听到。其临床症状主要有三组：a. 由于颈部及上肢血压升高产生的症状，如头痛、头昏、失眠等；b. 由于下肢无力、麻木或可有间歇跛行等；c. 由于侧支循环增粗的动脉压迫附近器官产生的症状，如压迫脊髓而下肢瘫痪等。

⑥ 动脉导管未闭：本病在胸骨左缘第 2 肋间有响亮的连续性机器声样杂音，占据几乎整个收缩期与舒张期，在收缩末期最响并伴有震颤，向左上胸及背部传播。X 线多半可见“漏斗”征。左心室肥大，左右心室合并肥大和右心室肥大。二者均伴有肺动脉高压。

⑦ 三尖瓣闭锁合并房间隔缺损：本病为较罕见先天性心脏血管畸形，由于三尖瓣闭锁，周围静脉血通过房间缺损进入左心系统而达体循环，右心室与肺循环的血流则从右心室或主动脉通过心室间隔缺损、未闭的动脉导管或支气管动脉侧支循环获得，故血流量少。常有重度发绀、杵状指（趾）与蹲踞位和昏厥发作等。

（3）引起心界向右侧扩大的疾病。

① 急性肺源性心脏病：本病为急性肺栓塞所致肺动脉突然被阻塞、右心排出量降低，引起右心室急性扩张和急性右心衰竭。临床表现呼吸困难、胸痛、咯血、有窒息感。颈静脉充盈怒张，肝脏淤血肿大。

② 慢性肺源性心脏病：由慢性阻塞性肺疾病引起肺动脉压增加，继而出现右心室肥厚。表现为呼吸困难、肺气肿体征。

③ 先天性心脏病：常见先天性肺动脉瓣狭窄、室间隔缺损、法洛氏四联症及艾森曼格综合征。在相应的部位可闻及相应的杂音。

【相关检查】

（1）病史询问要点。

① 对于心脏增大者应详细询问有无风湿性心脏病病史，常有链球菌感染史、游走性关节炎史、环

形红斑及皮下小结史；有无先天性心脏病病史及发绀史；有无高血压性心脏病病史及高血压史；有无肺源性心脏病病史及慢性支气管炎史、肺气肿或胸廓、脊柱畸形史；有无冠状动脉硬化性心脏病病史及心绞痛、心肌梗死史；有无心肌病病史及全身性疾病。

② 最后要询问有无心外因素影响心界大小，如大量胸腔积液、气胸、肺实变、肺肿瘤或纵隔淋巴肿大，可造成心脏增大假象。

（2）查体重点。

口唇及眼结膜有无发绀、二尖瓣面容、颈静脉充盈、有无颈动脉异常搏动，颈部大血管区是否有血管性杂音， 有无甲状腺肿大及发育迟缓及杵状指（趾）。心脏检查是重点，心前区有无隆起、心尖冲动位置改变、心尖冲动强弱及范围改变、心尖冲动以外有无异常搏动、心尖区震颤、心音有无增强或减弱，有无心音分裂及额外心音、有无瓣膜区杂音。肝脏肿大、肝颈静脉回流征，毛细血管搏动征是否阳性，脉搏强度、节律有无改变。另外，各类疾病均有其原发病体征，不可忽略。

（3）实验室检查。

病毒性心肌炎患者病毒抗体阳性，风湿性心脏病患者血沉增快、抗链球菌溶血素“O”阳性、C 反应蛋白阳性。冠心病者可有血胆固醇增高、血黏滞度增高等表现。这些表现均有辅助诊断价值。若怀疑心包疾病，应抽取心包积液检查或心包取活组织检查等。

（4）辅助检查。

心电图、心脏超声、X 线及心脏 CT 等检查。心电图检查的临床意义是能够较客观地反映心脏增大的病理变化，但对于病因的诊断缺乏特异性。

① 左室增大：心电轴中度左偏 a 角在 29° ～ 30° ；QRS 波群电压增加； 或两者同时出现，加之Ⅰ、aVL、V4 ～ V6 导联 ST 段下移和 T 波倒置，或 V6 导联类本位曲折延缓（ > 0.045s ）； 在婴幼儿中，心电轴左偏伴右心导联 rS 型和左心导联 R 波电压增加。

② 左房增大：在心电图上有下列两种变化：P 波增宽伴电轴左移至 0° 或近于 0° ；V1 导联 P 波呈双向，并且出现明显加深的负向成分。

③ 右室增大：心电轴右偏伴有下列两种改变：II、III、aVF 以及 V_1 ~ V_3 导联 S–T 段下移和 T 波倒置； V1 导联出现高大 R 波伴曲折延长（ > 0.025s ）。

④ 右房增大：Ⅱ、Ⅲ、aVF 导联 P 波高大，但时间小于 0.12s；P 电轴大于 +60° ，而且 V1 导联双向 P 波的初始正向量成分高大。

第五节 心音异常

正常人心音有四个（S_1、S_2、S_3 及 S_4）。在大多数情况下仅能听到第一心音（称 S_1）和第二心音（称 S_2），在某些健康儿童或青少年亦可听到第三心音（称 S_3），极少数 40 岁以上的健康人有可能在听诊时发现第四心音（称 S_4）。在疾病等因素的影响下可以出现心音的强度改变，病理性的 S_3 或 S_4 及心音分裂等，对临床诊断都具有十分重要的意义。

【常见病因】

（1）心音强度改变的病因。

① S_1 增强：二尖瓣狭窄、发热、贫血及甲状腺功能亢进等。

② S_1 减弱：二尖瓣关闭不全、P–R 延长、主动脉瓣关闭不全、心肌炎、心肌病及心肌梗死。

③ S_1 强弱不等：心房颤动、心房扑动、三度房室阻滞、室性心动过速及干扰性房室脱节等

④ S_2 增强：A_2 增强，高血压、动脉粥样硬化；P_2 增强，肺心病、左向右分流的先心病。

⑤ S_2 减弱：A_2 减弱，低血压或主动脉瓣狭窄；P_2 减弱，肺动脉瓣狭窄。

（2）心音分裂的常见病因。

① S_1 分裂：完全性右束支阻滞、右束支阻滞型的室性自主性心律、来自左室的期前收缩、左室人工起搏、二尖瓣狭窄、左房黏液瘤、Ebstein 畸形及单侧心衰等。

② S_2 宽分裂：a. 生理性分裂，常见于正常儿童和青少年；b. 通常分裂，见于完全性右束支阻滞、肺动脉瓣狭窄、二尖瓣狭窄或关闭不全、室间隔缺损；c. 固定分裂，见于房间隔缺损；d. 反常分裂，见于完全性左束支阻滞、主动脉瓣狭窄、重度高血压。

【诊断线索】

心音异常诊断线索（表 2-387）。

表 2-387　心音异常诊断线索

临床线索	诊断提示
S_1 增强	甲状腺功能亢进症、重症贫血、发热、高血压、情绪激动、二尖瓣狭窄、三尖瓣狭窄、房间隔缺损、心动过速、心房黏液瘤，P-R 间期缩短及房室脱节等
S_1 减弱	二尖瓣关闭不全、重症主动脉瓣狭窄、心肌炎、心肌病、P-R 间期延长、左心衰竭、主动脉瓣关闭不全、心包积液、心包缩窄、左侧胸腔积液及气胸及肺气肿等
S_1 和 S_2 同时增强	甲状腺功能亢进症、剧烈运动等
S_1 和 S_2 同时减弱	甲状腺功能减退症、心肌炎、心肌病、心肌梗死、休克及心力衰竭等
S_1 和 S_2 强度相似（称钟摆律、常伴有心率增快）	心肌炎、心肌梗死及周围循环衰竭等（是提示心肌严重受损的体征之一，常提示预后不良）
S_1 强弱不等（伴有心律的绝对不齐）	心房颤动。其听诊特点："三个不一致"心率快慢不一致（心律绝对不齐）；第一心音强弱不一致（第一心音强弱不等）；心率与脉率不一致。心率>脉率，称脉搏短绌。常见于二尖瓣狭窄、高血压心脏病、甲状腺功能亢进性心脏病等
拍击样 S_1	二尖瓣狭窄
主动脉瓣区第二音（A_2）增强	高血压、甲状腺功能亢进症、轻或中度主动脉瓣关闭不全、法洛四联症、主动脉硬化及梅毒性主动脉扩张等
A_2 减弱	主动脉瓣狭窄或关闭不全、主动脉瓣瓣上或瓣下狭窄、休克及肺梗死等
肺动脉瓣区第二音（P_2）增强	原发性肺动脉高压症、房间隔或室间隔缺损、肺动脉瓣关闭不全、二尖瓣狭窄或关闭不全、动脉导管未闭及心力衰竭等
P_2 减弱	肺动脉瓣病变、肺循环压力低下、瓣膜粘连的肺动脉血栓、法洛四联症及大血管转位等
舒张期奔马律	二尖瓣关闭不全、大量左向右分流的先天性心脏病及心功能不全
房性奔马律（收缩期前奔马律或第四心音奔马律）	心室肥厚、心肌硬化及心肌缺血等
四音心律（指同时存在 S_1、S_2、S_3 及 S_4）	心脏严重病变
重叠性奔马律	严重心脏病变
心音遥远	各种病因引起的心包积液（结核性、癌性、化脓性、风湿性及某些结缔组织病）

【诊断思维】

（1）心音产生的机制与听诊特点（表2–388）。

表2–388　心音产生机制与听诊

心音	产生机制	听诊特点
第一心音（S_1）	心室收缩开始，二尖瓣和三尖瓣突然关闭，瓣叶突然紧张引起振动而产生；半月瓣开放及心肌收缩产生震动；血流冲击心室壁和血管壁产生震动，标志着心室收缩（收缩期）的开始	音调较低钝；强度较响；历时较长（持续约0.1s）；与心尖冲动同时出现；心尖部听诊最清晰
第二心音（S_2）	主要是由于心室舒张时，半月瓣突然关闭引起瓣膜振动所产生标志着心室（舒张期）开始	音调较高而脆；强度较S_1弱；历时较短（0.08s）；在心尖冲动之后出现；心底部听诊最清楚
第三心音（S_3）	心室快速充盈时，血流冲击心室壁引起室壁、乳头肌和腱索突然紧张、振动所致	音调低，似为S_2之回声；强度弱；持续时间短（0.04s）；心尖部及其内上方，仰卧位时听诊较清晰；坐位或立位时减弱或消失
第四心音（S_4）	由于心房肌在克服心室舒张末压用力收缩的振动产生	发生在舒张晚期，于第一心音开始前0.07～0.10s。此音很弱，在正常情况下，一般听不到；心尖部及其内侧较明显

（2）常见异常心音及临床意义（表2–389）。

表2–389　常见异常心音及临床意义

心音异常	临床意义
钟摆律	又称单音律，常见于大面积急性心肌梗死、重症心肌炎等
心音遥远	用听诊器进行心脏听诊时，若S_1和S_2均微弱、重浊及模糊，并有遥远感，谓之心音遥远。此音为心包积液的特征性体征，见于各种病因（结核性、癌性、化脓性、风湿性以及某些结缔组织疾病）的心包积液。平卧时心音遥远更明显
心音分裂	当S_1或S_2的两个主要成分之间的间距延长，导致听诊心音分裂为两个声音。当发现有心音分裂时，应考虑： · S_1分裂。生理情况下，只有少数儿童和青年可以听及；在病理情况下，主要是电或机械活动延迟，使三尖瓣关闭明显迟于二尖瓣，一般在心尖部听得最清楚。电活动延迟见于完全性右束支传导阻滞，右心室激动和开始收缩时间均迟于左心室，三尖瓣关闭明显延迟。机械活动延迟见于肺动脉高压、肺动脉瓣狭窄等，右心室充盈时间延长，三尖瓣关闭延迟，引起S_1分裂 · S_2分裂。a.生理性分裂：吸气时，右心回心血量增加，肺动脉瓣关闭延迟，出现分裂。多见于青少年。b.通常分裂：右心室排血时间延长，肺动脉瓣关闭晚于主动脉瓣，吸气时分裂较呼气时明显，见于肺动脉瓣关闭延迟（右束支阻滞、二尖瓣狭窄及肺动脉瓣狭窄）、主动脉瓣关闭提前（二尖瓣关闭不全、室间隔缺损）。c.固定分裂：S_2分裂不受呼吸影响。见于房间隔缺损。d.反常分裂：主动脉瓣关闭延迟，呼气时分裂较吸气时明显，见于左束支阻滞、主动脉瓣狭窄及重度高血压
喀喇音	是指收缩中、晚期的额外心音。喀喇音的意义应结合临床情况做具体分析和综合判断，不能仅凭喀喇音而认为有病或无病，因喀喇音可以出现于无任何心脏病证据的青年人。如果确系病理性，则可能提示腱索、乳头肌或瓣膜有功能或解剖的异常或存在某种程度的二尖瓣关闭不全
喷射音	当轻度半月瓣狭窄者，其瓣膜增厚并不明显，但又存在狭窄后的扩张、瓣环扩大时易产生喷射音。若狭窄严重或瓣膜弹性差，喷射音反而减弱或消失。故当听到喷射音常提示瓣膜狭窄程度较轻。如主动脉瓣狭窄严重或有较大的钙化时，喷射音可减弱或消失。漏斗部狭窄通常不产生喷射音
	主动脉喷射音可见于健康儿童和青少年，若发生在成年人则多为病理性。主动脉瓣上或瓣下狭窄并不产生喷射音。由高血压、动脉粥样硬化等引起主动脉扩张时，其喷射音出现的时间比主动脉狭窄早

续表

心音异常	临床意义
喷射音	肺动脉高压引起的喷射音听诊部位较低，常在胸骨左缘第3～4肋间听到，缺少呼吸变化，且出现时间较晚，不向心尖部传导。房间隔缺损者能证明响亮的声音不是三尖瓣关闭音而是喷射音时，则提示可能合并肺动脉高压或肺动脉狭窄
开放性拍击音	多见于二尖瓣狭窄，是估计狭窄程度的一个重要体征，常提示二尖瓣狭窄处于轻、中度，瓣膜弹性和活动性能相对较好。如果瓣膜狭窄程度十分严重或有钙化，瓣膜已丧失活动性，开放性拍击音常消失。此外在二尖瓣狭窄若合并主动脉瓣病变时通常也不出现开放性拍击音
心包叩击音	提示心包已发生粘连缩窄，而大量心包积液或心脏压塞时常无心包叩击音。心包叩击音应与开放性拍击音和室性奔马音（即S_3）相鉴别
房性奔马律	·舒张早期奔马律最为常见，它出现在S_2后0.12～0.18s内；舒张早期奔马律是由于心室舒张期负荷过重，心肌张力减低与顺应性减退，以致心室舒张时，血液充盈引起室壁震动。故奔马律的出现是心肌严重受损的重要体征
	·舒张晚期奔马律发生较晚，出现在收缩期开始之前，即S_1前0.1s，故也称收缩期奔马律；其产生机制是舒张末期左心室压力增高和顺应性降低，左心房为克服增大的心室充盈阻力而加强收缩所致，因而也称为房性奔马律。反映心室收缩期后负荷过重，室壁顺应性降低，多见于后负荷过重引起心室肥厚的心脏病，如高血压性心脏病、肥厚型心肌病、主动脉瓣狭窄及肺动脉瓣狭窄等
室性奔马律	可能为心室衰竭的最早迹象之一。这可能是由两个机制之一所致：血液进入顺应性较差的心室流速突然减慢，或血液进入心室时流速迅速加快。即使给予治疗，持续性奔马律预后仍差。对于有心肌病或心力衰竭者，室性奔马律可能和房性奔马律并存，称之为重叠奔马律（两种奔马律并存）

（3）S_1分裂与S_2分裂的鉴别（表2-390）。

表2-390　S_1分裂与S_2分裂的鉴别

鉴别	S_1分裂	S_2分裂
形成机制	二尖瓣、三尖瓣关闭明显不同步，三尖瓣关闭延迟，两音相距0.03s以上	主动脉瓣肺动脉瓣关闭明显不同步，两音相距0.035s以上
听诊部位	心尖区	肺动脉瓣区
时期	收缩早期分裂	舒张早期分裂
心音特点	音调低而短促，两音相同	音调高而短促，两音相同
受呼吸影响	一般不因呼吸而有变异	吸气末明显
临床意义	常见于右束支阻滞、肺动脉高压症，少数儿童及青少年	常见于健康儿童及青少年，右束支阻滞、肺动脉高压、房间隔缺损

（4）心脏额外心音的鉴别（表2-391）。

表2-391　心脏额外心音的鉴别

额外心音	机制	听诊部位	性质	临床意义
舒张早期奔马律	即S_3奔马律。心室舒张期负荷过重、心肌张力减低而顺应性下降，心房血液快速注入心室时导致原已充盈的心室壁振动	左室：心尖内侧，呼气时响亮；右室：剑突下，吸气时响亮	音调低、强度弱	严重器质性心脏病
舒张晚期奔马律	为增强的S_4：心房为克服舒张末期心室压力增高或顺应性减退所致的充盈阻力，而加强收缩产生的异常心房音	心尖部稍内侧	音调较低，强度较弱	阻力负荷过重所致的心室肥厚或心肌损伤
开瓣音	弹性尚好的二尖瓣瓣叶迅速开放后又突然停止所致	心尖部稍内侧	音调高响亮而清脆短促呈拍击样	二尖瓣狭窄且瓣膜弹性及活动尚好

续表

额外心音	机制	听诊部位	性质	临床意义
心包叩击音	心包增厚阻碍心室舒张过程中被骤然停止所致的室壁振动	胸骨左侧	较强而短促	缩窄性心包炎
肿瘤扑落音	黏液瘤在舒张期随血液进入左室，碰撞瘤体柄突然紧张	心尖部稍内侧	音调较低，可随体位改变	心房黏液瘤

（5）心脏额外心音与杂音的鉴别（表 2–392）。

表 2–392　心脏额外心音与杂音的鉴别

鉴别项目	额外心音	心脏杂音
产生机制	器质性解剖结构突然紧张或受冲击力大而产生振动	血流从层流转变为湍流 / 漩涡所致；可分为功能性和器质性杂音
最响部位	异常器质性解剖结构部位	血流流出口的病变部位
传导部位	无明确传导方向	随血流方向传导，逐步减弱
声音性质	独立于 S_1、S_2，在此基础上有音调、强度和时程的改变，偶可伴有心脏杂音	功能性杂音：声音柔和呈吹风样，传导能力有限；器质性杂音：高调粗糙，传导远且较广
强度	与病变机制有关，可呈拍击样或高调爆破样声音	功能性杂音：强度弱，不伴有震颤；器质性杂音：强度强，可伴有震颤
时相	历时较短	呈递增、递减或一贯性，与心动周期密切相关
影响因素	受呼吸因素影响小（除外舒张早期奔马律，因呼气相和吸气相的血液回流量的差异，可使舒张早期奔马律受呼吸影响）	体位、呼吸、运动均可使之增强或减弱

（6）心音异常诊断思维（表 2–393）。

表 2–393　心音异常诊断思维

项目	诊断思维
心音异常	·在原有两个心音外，出现一个额外的附加心音，称为额外心音。该音对心脏病的诊断及估计病情都有重要意义。其中，收缩期额外心音又称收缩期三音心律、收缩期滴答音。舒张期额外心音包括奔马律、二尖开放拍击音、心包叩击音等
	·在确定 S_1 和 S_2 时，切勿以桡动脉或其他表浅动脉的搏动作为判断标志，较为准确的是选用颈动脉的搏动与心尖冲动 S_1 与其搏动同时发生，而 S_2 在搏动之后发生。S_2 强度的改变受大血管（主动脉和肺动脉）根部压力及半月瓣（主动脉瓣和肺动脉瓣）完整性和弹性的影响。血管内舒张压越高，S_2 则越强。S_2 中含有主动脉瓣关闭音（称 A_2）和肺动脉瓣关闭音（称 P_2）两种成分，由于年龄的不同 A_2 和 P_2 强度也有各异，在儿童与青少年中 P_2 常大于 A_2；中年人 P_2 常等于 A_2；而老年人中 A_2 通常大于 P_2。了解这一点对判断 S_2 强度改变是否真正具有临床意义是十分有帮助的
	·生理性的 S_3 有时可见于健康的青少年，但随着年龄的增长 S_3 逐渐减弱或消失。若在 40 岁以上者听到 S_3 常提示系病理性所致。病理性 S_3 通常反映心肌功能低下、左室充盈压、左房压和肺动脉压明显升高，或心脏指数、心搏量及左室射血分数下降。故病理性 S_3 是提示心力衰竭的重要异常体征。当听到 S_4 时，青年人或压迫颈动脉窦后 S_4 强度不变时，若缺乏心脏病临床表现，可认为是生理性的 S_4，反之应多考虑病理性 S_4，常提示或反映心肌肥厚和结构异常，是诊断心肌病变的重要体征之一
	·心音强弱不等常提示心房颤动，听诊特点还包括"三个不一致"：心率快慢不一致（心律绝对不齐）；S_1 强弱不一致；心率与脉率不一致。心率>脉率，称脉搏短绌
	·判断心音是否异常在临床上算是一个难点，确切地说在很大程度上是与听诊技巧、熟娴程度和丰富的临床经验有密切关系的，只有通过长期的临床实践，才能达到较高准确率。部分心音异常者需要通过心音图检查才能明确

【疾病特点与表现】

（1）引起 S_1 增强时的疾病。

① 二尖瓣狭窄：由于心室舒张期，血液自左心房流经狭窄的二尖瓣口时受阻，左室充盈度减少，致使心室收缩前二尖瓣处于最大限度展开状态，瓣叶的游离缘尚远离瓣口，还有左心室血容量减少，收缩期相应缩短，于是左心室内压力迅速上升，故左心室收缩时，致使低位的二尖瓣突然紧张关闭产生较大的振动所致。在心尖部可见高调而清脆的 S_1，呈迫击音，通常称为“迫击性” S_1。

② 三度房室阻滞及干扰性房室脱节：因心房心室的搏动各不相关各自保持自己的节律，形成房室分离现象，当心房与心室耦合的同时收缩，即心房和心室收缩同时发生，则 S_1 极响亮，通常称为“大炮音”。

③ 心室预激：因房室之间有旁道传导，故传导加速，心电图 P–R 间期缩短，致使 S_1 增强。

④ 窦性心动过速：如高热、甲状腺功能亢进或精神受刺激时。

⑤ 某些心律失常：如阵发性心动过速或心房扑动时。

⑥ 药物影响：如异丙基肾上腺素、肾上腺素、麻黄素或阿托品等。

⑦ 生理性：多见于儿童及胸壁较薄者，因传导好，故 S_1 增强。

（2）引起 S_1 减弱的疾病。

① 二尖瓣关闭不全：由于二尖瓣反流，左心房贮血增多，自左心房流入左心室的血量增加，左心室舒张时过度充盈，心室收缩前二尖瓣叶已靠近房室瓣口，加之瓣叶纤维化或钙化且又关闭不全，因而关闭时振动减小，则 S_1 减弱。

② 主动脉瓣关闭不全：由于血液自主动脉反流入左心室，致使舒张期左室过度充盈，心脏收缩时房室瓣关闭缓慢，引起 S_1 减弱。

③ 心肌炎、心肌病、心肌梗死、心力衰竭及左束支阻滞时，因心室肌收缩力减弱，使心室肌收缩时压力上升迟缓，则 S_1 减弱。

④ 一度房室阻滞：因房室收缩间隔时间延长，即心室收缩在心房收缩后较长时间才发生，心室舒张期也延长，在心室收缩前，房室瓣的瓣叶已接近房室瓣口，因而在心室收缩时瓣膜关闭振动减弱，致使 S_1 减弱。

⑤ 重度主动脉瓣狭窄：由于左室扩大、僵硬、顺应性下降，致使左房收缩期增强，左室舒张晚期压力增高，接近心房压力的水平，房室间压差缩小，致使二尖瓣趋向关闭，则 S_1 减弱。

⑥ 心包积液：因心包积液致使胸壁与心脏的距离增大；在两种递质临界面增加了新的反射；心包积液限制了心室的充盈并减小了心肌的收缩幅度，致使 S_1 减弱。

⑦ 胸壁肥厚、肺气肿及休克等均可引起第一心音减弱。

（3）引起 S_2 增强（主动脉瓣区 S_2 增强是由主动脉内压力增高及主动脉瓣关闭有力所致）的疾病。

① 高血压：由于主动脉舒张压升高，在心室舒张期主动脉瓣关闭有力，引起较大的振动，而致主动脉瓣区 S_2 增强。

② 主动脉硬化：由主动脉硬化而失去弹性或因舒张压升高所致。

③ 主动脉炎伴有主动脉瓣关闭不全：当病变尚未累及瓣膜时，瓣膜可受到较大的回流血液冲击而产生较强的振动，引起 S_2 增强。

（4）引起肺动脉瓣区 S_2 增强（由于肺动脉高压，肺动脉瓣关闭有力所致）的疾病。

① 肺动脉高压症：原发性和继发性肺动脉高压症（由二尖瓣狭窄、肺气肿、肺心病及肺纤维化等所致）均可使肺动脉瓣关闭有力，产生较大的振动而致肺动脉瓣区 S_2 增强。

② 房间隔缺损、室间隔缺损、动脉导管未闭、主肺 – 动脉隔缺损等左向右分流时，肺循环血流增多，

致使肺动脉瓣关闭有力，肺动脉瓣区 S_2 增强。

③ 儿童和青少年：肺动脉瓣区 S_2 亢进，属生理性。

（5）引起主动脉瓣区和肺动脉瓣区 S_2 同时增强（可在体循环和肺循环的压力均增高时出现）的疾病。

① 高血压伴心力衰竭。

② 亦可见于胸壁薄或心脏活动增强时，如劳动、情绪激动及贫血等。

（6）引起 S_2 减弱的疾病。

主动脉瓣区 S_2 减弱：由于主动脉瓣区压力降低所致，常见原因见表 2–394。

表 2–394　引起第二心音减弱的疾病

区域	临床意义
主动脉瓣区 S_2 减弱	任何原因使左心室进入主动脉的血流量减少或速度减慢者，如主动脉瓣狭窄、重度二尖瓣狭窄、左心衰竭、末梢循环衰竭等，均可使主动脉瓣区 S_2 减弱
	心律失常如期前收缩、心房颤动，其搏动过于微弱时，可致主动脉瓣或肺动脉瓣不能开放，故 S_2 可以完全消失
	低血压、重度贫血或各种衰弱性疾病
	重者主动脉瓣关闭不全可使 S_2 完全消失
主动脉瓣区和肺动脉瓣区 S_2 同时减弱	见于胸壁较厚如肥胖、胸壁水肿；或在胸壁与心脏距离增加时，如左侧胸腔大量积液或积气、肺气肿、心包积液；在心肌严重损害时，如心肌炎、心肌梗死、心力衰竭及休克等

（7）引起房性奔马律的疾病。

① 贫血性心脏病：房性奔马律可伴随心排血量增加而出现，其他表现包括乏力、面色苍白、呼吸困难、心动过速、洪脉、湿啰音以及颈动脉收缩期杂音。

② 心绞痛：心绞痛发作时可出现特有的间歇性房性奔马律，并随着心绞痛缓解而消失。可能伴随反常的 S_2 或新出现的心脏杂音。其他表现包括觉得胸部压迫感、窒息感或烧灼痛，从胸骨后向颈、下颌、左肩膀和左臂放射。其他表现包括呼吸困难、心动过速、心悸、血压升高、头晕、大汗、嗳气、恶心和呕吐等。

③ 急性主动脉瓣关闭不全：本病可导致房性奔马律和胸骨左缘柔和、短暂的舒张期杂音。可能没有或者有微弱的 S_2，有时可在右侧第二肋间闻及柔和、短暂的舒张中期杂音。其他表现包括心动过速、室性奔马律、呼吸困难、颈静脉怒张及湿啰音，亦可出现心绞痛。

④ 主动脉瓣狭窄：本病通常会导致房性奔马律，尤其是瓣膜严重狭窄时。可听到粗糙的逐渐增强和逐渐减弱的收缩期喷射样杂音，在胸骨右缘第二肋间最明显。其他表现包括呼吸困难、心绞痛、晕厥、湿啰音、心悸、乏力及颈动脉搏动减弱。

⑤ 房室阻滞：一度房室阻滞可能导致房性奔马律伴 S_1 减弱，常无症状；二度房室阻滞，易听到房性奔马律，若有心动过缓，患者可能会出现低血压、轻度头晕、眩晕和乏力等。三度房室阻滞易出现房性奔马律，它的强度与 S_1 不同，在心房收缩心室快速充盈早期重叠时最响亮，轻者可以没有任何症状，重者有低血压、头晕、心绞痛、呼吸困难或晕厥。

⑥ 心肌病：所有类型的心肌病均可能出现房性奔马律，如扩张型心肌病、肥厚性心肌病或限制性心肌病。其他表现包括呼吸困难、端坐呼吸、湿啰音、乏力、晕厥、胸痛、心悸、水肿及颈静脉怒张。

⑦ 高血压：房性奔马律是高血压最早体征之一。患者可无症状，也可能出现头痛、乏力、鼻出血、

耳鸣、头晕和乏力。

⑧ 二尖瓣关闭不全：急性二尖瓣关闭不全，可闻及伴有 S_3 的房性奔马律，S_3 在心尖部和心前区最响亮。杂音向腋下、背部和胸骨左缘传导。其他临床表现包括乏力、呼吸困难、呼吸急促、端坐呼吸、心动过速、湿啰音和颈静脉怒张。

⑨ 心肌梗死：当患者诉说胸骨下压榨性疼痛，向背部、颈部、下颌、肩膀及左臂放射时，出现房性奔马律常提示已发生心肌梗死。

⑩ 肺栓塞：本病会出现房性奔马律，常可沿胸骨下左缘闻及明显的肺动脉瓣关闭的声音。其他临床表现包括咳嗽、咯血、心动过速、呼吸急促、发热、胸痛、呼吸困难、呼吸音减低、湿啰音、胸膜摩擦音、焦虑、出汗、晕厥和发绀等。

⑪ 甲状腺毒症：本病可能会出现房性或室性奔马律。其他表现包括甲状腺肿大、心动过速、洪脉、脉压增大、心悸、无力食欲增加但体重减轻、腹泻、震颤、呼吸困难、紧张、注意力不集中、出汗、怕热、眼球疲劳和肌肉萎缩等。

（8）引起室性奔马律的疾病。

① 主动脉瓣关闭不全：急性主动脉瓣关闭不全可引起心房奔马律和胸骨左缘柔和、短促的舒张期杂音，S_2 可能很低或没有。其他表现包括心动过速、呼吸困难、颈静脉怒张和湿啰音。慢性主动脉瓣关闭不全产生室性奔马律和高调吹风样逐渐减弱的舒张期杂音，在第二、三肋间或胸骨左缘最易听到，可在心尖部闻及舒张中晚期隆隆样的 Austin Flint 杂音。

② 心肌病：可出现典型的房性或室性奔马律，若伴交替脉，由 S_1 和 S_2 改变的室性奔马律，常提示心肌病加重。其他表现包括疲劳、呼吸困难、端坐呼吸、胸痛、心悸、晕厥、湿啰音、周围性水肿及颈静脉怒张等。

③ 心力衰竭：室性奔马律是诊断心力衰竭的重要表现之一。其他表现包括乏力、干咳、劳力性呼吸困难、夜间阵发性呼吸困难及端坐呼吸。当患者出现右心功能不全时，则表现为颈静脉怒张、呼吸急促、胸闷、心悸、畏食、恶心、坠积性水肿、体重增加、反应迟钝、出汗、低血压、面色苍白、脉压缩小及少尿等。还可出现吸气时湿啰音、杵状指（趾）、肝大及压痛等。

④ 二尖瓣关闭不全：急性和慢性二尖瓣关闭不全均可产生室性奔马律。急性二尖瓣关闭不全时，可在心尖部闻及逐渐减弱的收缩早期或全收缩期杂音、房性奔马律及广泛的 S_2 分裂，常表现有窦性心动过速、呼吸急促、端坐呼吸、呼吸困难、湿啰音、颈静脉怒张和乏力。慢性二尖瓣关闭不全可表现为典型的逐渐加重的室性奔马律，可在心尖部闻及全收缩期吹风样高调杂音，患者可能有乏力、劳力性呼吸困难和心悸，但也可能没有症状。

⑤ 甲状腺毒症：本病可能会导致房性或室性奔马律。

【相关检查】

（1）病史采集要点。

① 询问主要症状特点，若为心悸，要询问是否与活动有关，是白天明显还是夜间加重等。

② 询问与疾病诊断和鉴别诊断相关的临床症状，如胸痛、发热、消瘦及易激动等。

③ 如有可能，请其描述心绞痛发作的频率及严重程度、诊疗经过及其疗效。

④ 既往史重点包括是否患有甲状腺功能亢进症、重症贫血及高血压等，特别了解患者有无先天性心脏病、心绞痛、心肌病、风湿性心脏病及梅毒病史。

⑤ 如为心包疾病，应询问有无结核、肿瘤及自身免疫性疾病（参见心包摩擦音及心包摩擦感章节）。

（2）查体重点。

关注生命体征注意脉搏搏动，体检围绕高血压、甲状腺功能亢进、贫血、先心病的疾病体征逐一进行全面检查，特别应仔细做好心脏的望、触、叩、听检查，如仔细听诊第一心音和第二心音，注意有无心脏杂音或异常。然后听诊有无湿啰音。其次，评估周围血管，注意有无交替脉、水冲脉。最后，触诊肝脏有无增大或压痛，并评估有无颈静脉怒张及外周性水肿。

（3）实验室检查。

三大常规、血液生化、肌酸激酶同工酶、风湿活动指标及免疫指标检测，年龄较大者应进行有关肿瘤相关性抗原的测定。若有心包积液，应尽早穿刺取液进行定性检查及细胞学检查。拟排除肺栓塞可考虑 D-Dimer 检测。考虑甲状腺疾病时，可考虑甲状腺功能和甲状腺抗体检测。

（4）辅助检查。

① 主要是通过心音图检查证实心音是否正常、是否有分裂等。

② 心电图、心脏超声及心导管检查。应常规做胸部 X 线片等检查，如怀疑冠心病，应选择做冠脉 CT 或冠脉造影等检查。

注：心音异常的诊断思维及诊断检查与本章节的许多内容有部分重叠，可相互参阅。

第六节　心包摩擦音 / 心包摩擦感

心包脏层与壁层因浆液纤维素渗出及纤维蛋白沉着而变得粗糙，当心脏冲动时两个粗糙面相互摩擦而产生震动传至胸壁。在心前区（胸骨左缘 3 ～ 4 肋间最明显）可被触及的这种摩擦为心包摩擦感，用听诊器听到的则为心包摩擦音。前者不如后者敏感。

【常见病因】

（1）感染性心包积液。

① 细菌：结核菌、肺炎双球菌、链球菌、脑膜炎球菌及淋球菌等。

② 病毒：柯萨奇病毒、Echo 病毒、流感病毒及传染性单核细胞增多症等。

③ 真菌：荚膜组织胞质菌、放线菌、球真菌、曲菌及囊球菌等。

④ 寄生虫：阿米巴、丝虫及包虫等。

⑤ 立克次体。

（2）全身性疾病。

① 结缔组织病：系统性红斑狼疮。硬皮病、风湿热、结节性多动脉炎、类风湿性关节炎、Takayasu 综合征、Wegener 肉芽肿、皮肌炎及白塞氏病。

② 变态反应：血清病、Dressler 综合征、心包切开术后综合征、心脏损伤后综合征及射线照射损伤。

③ 代谢病：尿毒症、痛风、Addison 病危象、黏液性水肿及胆固醇性心包炎。

④ 邻近器官病变：急性心肌梗死、胸膜炎、壁间动脉瘤、肺栓塞及食管疾病。

⑤ 其他：急性胰腺炎、地中海贫血、BoanWight 综合征、Whipple 综合征、非淋巴性关节炎、Relier 综合征、肾病综合征、淀粉样变性及家族性心包炎等。

（3）肿瘤性心包积液。

① 原发性间皮细胞瘤、肉瘤。

② 继发性肺癌、支气管癌腺癌、胸腺癌、黑色素癌及淋巴瘤及白血病。

（4）药物诱发。

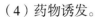

心包积液普鲁卡因胺、青霉素、异烟肼、保泰松、甲硫氧嘧啶、环磷酰胺及抗凝剂等。

（5）外伤性心包积液。

贯通性胸部外伤、胸腔手术后、心导管或起搏器植入后、心脏或大血管破裂、主动脉夹层剥离、大血管破裂及心包切开术后综合征等。

【诊断线索】

心包摩擦音 / 心包摩擦感的诊断线索（表 2-395）。

表 2-395 心包摩擦音的诊断线索

临床线索	诊断提示
· 长期不规则发热，胸痛较轻，血沉增快，皮肤结核菌素试验阳性	结核性心包炎
· 若心包摩擦感（音）发生在败血症过程中	化脓性心包炎
· 不规则发热，游走性的大关节疼痛，皮肤环形红斑、心动过速	风湿性心包炎
· 面部蝶形红斑，脱发，口腔溃疡，关节疼痛，肾脏损害	红斑狼疮性心包炎
· 若体征发生在心肌梗死后一周内	心肌梗死综合征
· 少尿，高血压，肾功损害，呼吸有尿臭味等	尿毒症性心包炎
· 若发生于经放射治疗后	放射性心包炎
· 中老年者，发病缓慢隐匿，常无胸痛，消瘦明显	心包转移癌

【诊断思维】

（1）心包摩擦音构成及其临床特征（表 2-396）。

表 2-396 心包摩擦音构成及其临床特征

项目		构成及临床特征
心包摩擦音的构成		心包摩擦音在每个心动周期中可多达三个成分，即收缩期前、收缩期和舒张早期性刮擦音。若仅为收缩期的摩擦音，常可与心脏杂音相混淆，特别容易错判为心脏二尖瓣关闭不全的收缩期杂音。如令患者直立，上身前倾，心包摩擦音清楚，吸气时摩擦音更明显。另一特点它不是出现在心音之后，而是盖过心音
心包积液的胸痛特点		· 发生时间：常突然开始，并在一定时间内持续存在 · 发生部位：常局限在胸骨下及心前区 · 疼痛性质：锐或钝痛，难以忍受 · 放射：疼痛向左肩、左臂、颈、背及上腹部放射 · 加重因素：吸气、咳嗽、左侧位或扭转身体对疼痛明显加重
心影扩大		· 心包积液量> 300mL 以上时可引起心影扩大，心脏浊音界左缘向左移位，超过锁骨中线提示心界扩大，多呈球形
心包摩擦音		· 心脏收缩及舒张双期杂音，且杂音多变，常在几小时内杂音就有明显改变 · 最佳听诊方法是将膜型听诊器紧压在胸骨左下缘的心前区，是一种表浅的刮擦音 · 与呼吸有关，深呼吸时最清楚；与体位变化有关，患者前倾位时摩擦音最易听到 · 为了避免漏掉此体征，必须反复多次听诊及多种体位听诊
其他表现	奇脉	· 又称吸停脉，表现为吸气时脉搏搏动幅度明显下降，是心包炎的重要体征 · 桡动脉搏动较难扪及，可改为股动脉或颈动脉触诊
	疼痛	· 急性者可导致剧烈心前区或胸骨后疼痛，向左肩、颈和背部放射，深呼吸、咳嗽或平躺，甚至吞咽时可使疼痛加重。坐起和前倾位可以减轻疼痛。其他表现包括发热、呼吸困难、心动过速和心律失常 · 慢性缩窄性心包炎的临床表现常为外周性水肿、腹水、颈内静脉怒张、肝大及端坐呼吸等

（2）心包摩擦音诊断思维（表 2–397）。

表 2–397　心包摩擦音诊断思维

项目	诊断思维
心包摩擦音	· 心包脏层和壁层内表面无痛觉神经，仅在第五至六肋间水平以下的壁层外表面疼痛刺激敏感，故疼痛部位多数位于胸骨下部。心包炎及心包积液时，也可累及邻近胸膜，常可在深吸气、咳嗽、体位转动时疼痛加剧。结核性心包炎或积液常无疼痛表现，尿毒症性心包炎罕见有疼痛
	· 心包摩擦感（音）可能是心包炎整个病程中最早或唯一出现的体征，尤其在某些急性感染性和免疫反应所致的心包炎中更为常见。疼痛并不是一个不变的症状，况且还有许多发展缓慢的结核性、放射性或肿瘤性心包炎，常可缺乏胸痛。因此，如果患者的心包炎出现胸痛才引起临床警惕是远远不够的，只有做常规的心脏检查才不至于漏掉或误诊那些缺乏胸痛的心包炎
	· 出现心包摩擦音是急性心包炎的标志，提示急性心包炎、心包积液和缩窄性心包炎。三者也可以为同一疾病的不同阶段。慢性心包积液多由急性心包炎发展而来，多见于结核性心包炎、肿瘤转移心包及黏液性水肿等，常伴大量心包积液
	· 心包疾病的治疗与预后视病因及治疗的早晚而不同，及早明确病因并采取恰当的治疗措施是预后优劣的关键。部分心包疾病是全身疾病表现的一部分，全身病因的去除与治疗极为重要
	· 无论是急性还是慢性肾功衰竭，只要肾功能损害达到尿毒症阶段，均可出现心包摩擦音。常提示病情较重或预后不良
	· 渗出性和漏出性心包积液的早期均可听到心包摩擦音或触及到心包摩擦感，但这一体征在临床上易变而且常呈一过性，有时这种响亮往返性的皮革样（或拉锯样）摩擦音可在数小时内消失，翌日又可能再现。当心包积液量增加时心包摩擦感（音）也可随之减弱或消失。临床上听到心包摩擦音只说明心包腔渗出液或漏出液的量较少，不能因为缺乏这一体征而除外心包病变
	· 由于心包摩擦音是诊断心包病变很重要的体征，故对在心前区、一侧或双侧肩部、斜方肌群部述有疼痛，并随咳嗽、吞咽、吸气或躯干转动加剧，或随坐起或躯体前倾而缓解者，应仔细听诊有无心包摩擦音。嘱患者用力呼气（取前倾位）或用听诊器紧压胸壁，可能会增加发现该体征的机会
	· 一旦临床发现有心包摩擦感（音）时，都应积极寻找病因。遗憾的是少数心包穿刺液的检查也无法明确病因时临床诊断会变得模糊不清。所以详细询问病史和全面体格检查才是明确病因最重要的途径
	· 在心包炎的诊断中临床常会重视结核和细菌感染，肿瘤性心包积液也不易被遗漏，最易被忽略的是寄生虫感染性心包腔积液。寄生虫性心肌或心包病变是寄生虫感染最为严重的并发症之一，是由寄生虫虫体、幼虫或虫卵寄生于心肌或心包内所致，可表现为心肌炎或心包炎症状和体征。能引起循环系统损害的寄生虫主要有原虫类的弓形虫、锥虫、溶组织阿米巴和蠕虫类的钩虫、旋毛虫、丝虫、血吸虫、肺吸虫、猪囊虫和棘球蚴（包虫）等。儿童胸腔积液务必要排除寄生虫性心包炎
	· 应持续监测患者的心血管状态，如心包摩擦音消失，应警惕有无心脏压塞的体征，如苍白、皮温下降、皮肤湿冷、低血压、心动过速、呼吸急促、奇脉和颈静脉怒张加重等。一经发现应准备给患者进行心包穿刺，预防心源性休克
	· 急性心包炎的临床特征包括胸痛、心包摩擦音和一系列异常心电图变化，但发病隐袭者极易误诊或漏诊。临床上以结核性、非特异性、肿瘤性为多见，全身性疾病如系统性红斑狼疮、尿毒症等病变均可引起心包炎
	· 病毒性心肌炎有时亦可累及心包，甚至心包积液，称病毒性心肌心包炎，此时应与其他原因所致心包炎做鉴别。风湿性心包炎常是风湿性心肌炎的一部分，常有风湿热的其他表现，两者鉴别多无困难
	· 化脓性心包炎常有化脓性感染灶，全身中毒症状重，血培养或心包液培养易获阳性，抗生素治疗有效。结核性心包炎多有结核病史和结核中毒症状，较少累及心肌，也很少引起心律失常，心包液糖含量低，有时可呈血性，抗结核治疗有效，若治疗不当可演变为缩窄性心包炎，而病毒性心肌心包炎一般积液量不多，很少发生心脏压塞征象，心包液细菌培养阴性，仅少数有可能形成缩窄性心包炎。至于肿瘤性、尿毒性心包炎，各有其临床特点，易与病毒性心肌炎做鉴别

【疾病特点与表现】

（1）引起心包炎的常见疾病。

① 结核性心包炎：体征主要有心动过速、心界扩大及心音遥远、偶有心包摩擦音，常有胸腔积液，

大量者可致心脏压塞。常有颈静脉怒张、奇脉、肝大、端坐呼吸、下肢水肿等。其他表现包括发热、胸痛、心悸、咳嗽、呼吸困难、食欲减退、消瘦乏力及盗汗等，晚期为缩窄性心包炎的临床表现。

② 狼疮性心包炎：心包炎是本病最常见的心血管病变，多发生在发病后数月到2年，可反复发作，故可反复出现胸痛、发热、心动过速和出现心包摩擦音等。本病大多表现为少量心包积液。

③ 化脓性心包炎：细菌性心包炎常急性起病，常有高热、寒战、全身中毒症状及呼吸困难，多数可缺乏典型的胸痛症状，常表现心动过速及心包摩擦音，突出的临床表现是感染中毒症状。出现颈静脉怒张及奇脉常提示合并有心包积液。化脓性心包积液可发展为心脏压塞和心包缩窄。

④ 肺吸虫性心包炎：本病主要特点是有流行病史，常表现气促、发热、咳嗽及胸腹疼痛（腹痛所占比例较高，应引起重视），其他临床表现包括心界扩大、心音遥远或低钝、颈静脉充盈或怒张，发生肝大和腹水者并不少见，但胸膜摩擦音及脾大者少见。

⑤ 风湿性心包炎：是风湿性全心炎的一部分，多见于青少年。病变主要累及心包脏层，呈浆液性或浆液纤维素性炎症。胸痛呈刺痛或钝痛，差异很大，可随呼吸、咳嗽、吞咽、体位改变而加重，多位于心前区或胸骨。其他表现包括发热、多关节游走性疼痛、皮肤环形红斑、心脏杂音及心包摩擦音等。大量心包积液少见，可发展为缩窄性心包炎。

⑥ 急性心肌梗死后心包炎：a. 急性心肌梗死早期心包炎，多于梗死后1w内发生，常为前壁和广泛前壁心肌梗死，扩展到心包脏层引起局限性心包炎。急性心肌梗死前48h即可听到心包摩擦音，持续2～3d，超过3d提示预后不良。b. 心肌梗死延展或再梗死（Dressler综合征），具有特征性胸痛，与呼吸、体位有关，对硝酸甘油治疗无反应，少数有咯血症状。

⑦ 尿毒症性心包炎：由尿毒刺激引起，多见于尿毒症晚期。

⑧ 心包转移癌：常表现为顽固性大量血性心包积液。

（2）四种常见心包炎的临床特点（表2–398）。

表2–398　四种常见心包炎的临床特点

鉴别项目		风湿性心包炎	结核性心包炎	化脓性心包炎	非特异性心包炎
病史		起病前1～23w常有上呼吸道感染，伴其他风湿病表现	常伴有原发性结核病灶，或与其他浆膜腔结核并存	常有原发的感染病灶，伴有明显的毒血症表现	起病前1～2w常有上呼吸道感染，起病多急骤，可复发
发热		多为不规则的轻度或中度发热	低热或常不显著	高热	持续发热，常为稽留热或弛张热
胸痛		常有	常无	常有	常剧烈
心包摩擦音		常有	少有	常有	明显，且出现早
心脏杂音		常伴有显著杂音	无	无	无
抗链球菌溶血素“O”		常增高	正常	正常或增高	正常或增高
白细胞计数		中度增高	正常或轻度增高	明显增高	正常或增高
血培养		阴性	阴性	阳性	阴性
心包渗液	量	较少	常大量	较多	较少或中等量
	性质	多为草黄色	多为血性	脓性	草黄色或血性
	ADA活性	＜30μ/L	≥30μ/L	＜30μ/L	＜30μ/L
	细胞分类	中性粒细胞占多数	淋巴细胞占多数	中性粒细胞占多数	淋巴细胞占多数
	细菌	无	可找到结核杆菌	找到化脓性细菌	无

（3）急性心包炎引起的胸痛应与急性心肌缺血的疾病进行鉴别，见表 2–399。

表 2–399　急性心包炎与急性心肌缺血（心绞痛、心肌梗死）的鉴别

鉴别项目	急性心包炎	心肌缺血
发作方式	突发	渐进性
部位	胸骨后或心前区	可仅有放射性疼痛
疼痛放射	可放射至左斜方肌	不放射至左斜方肌
疼痛性质与呼吸关系	刺痛、钝痛或压迫性	压榨性或烧灼痛
持续时间与体位关系	吸气时加重，持续性卧位加重，前倾位减	通常为间歇性，通常无关
肺淤血体征	轻	可有
硝酸甘油疗效	无	可缓解
心肌酶谱	无效	心肌梗死时显著升高
	正常或升高	

【相关检查】

（1）病史采集要点。

① 询问发病症状的起始时间、发生频率及演变过程等，若有胸痛，应描述其特征和位置、缓解和加重疼痛的因素。

② 特别注意询问有无心脏压塞表现，如气急、呼吸困难、发绀、心动过速及不能平卧等表现。

③ 近期有无感染病史，包括有无发热、寒战或夜间盗汗等。

④ 既往史包括有无肺部或纵隔肿瘤史，慢性肾炎或肾功能不全病史，心肌梗死、心脏手术或胸部外伤史，结核、风湿性疾病、类风湿关节炎及系统性红斑狼疮等。

⑤ 是否接受肺部放射治疗及有无食河蟹及蝲蛄史等。

⑥ 家族中有无类似疾病。

（2）查体重点。

① 检查生命体征，尤其要注意有无低血压、奇脉、心动过速、脉搏不规律、呼吸急促、发热及浅表淋巴结肿大。体位前倾、呼吸困难、颈静脉怒张、肝大及肝颈静脉回流征阳性。

② 心率是否快、心音遥远、心浊音界向两侧扩大，相对浊音界与绝对浊音界几乎一致，并随体位改变而变化。有无 Ewart 征（表现为左肩胛下角处触诊语颤增强，叩诊浊音，听诊有支气管呼吸音）及肺部干湿性啰音等，下肢有无水肿等。

（3）实验室检查。

① 提供细菌、病毒、结核及寄生虫等感染的实验室依据，提供自身免疫性疾病及肿瘤等的检查结果，如血常规、结核菌素试验、痰涂片找结核菌或结核菌培养、血沉、抗“O”、肝功能、肾功能、病毒中和抗体、肠道病毒 RNA、病毒培养、类风湿因子检测等。血中可测抗心肌抗体或结核抗体等。

② 怀疑急性心肌梗死者应检查血清酶学和心肌坏死标志物。心包有积液时应及时抽取液体进行检查或心包活检。

（4）辅助检查。

① X 线心影扩大，单侧（常为左侧）或双侧胸腔积液，有时可见肺内渗出阴影。

② 超声心动图心包积液，心梗后约 1/4 患者出现少量心包积液。

③ 心电图有心梗 ST–T 改变，部分患者有急性心包炎典型 ST–T 改变。急性心肌梗死性心包炎常无广泛的 ST 段抬高，除非炎症是弥散的。对病因不明的可行心包活检。

④ 放射性核素血池扫描对诊断也有帮助。

第七节 心脏杂音

心脏杂音是心音以外的一组持续时间较长的杂乱的机械振动音，它可与心音分开或相连续，甚至完全遮盖心音。心脏杂音对心脏疾病的诊断极为重要。心脏杂音可见于健康人，更多发生于心血管疾病患者。

【常见病因】

（1）心尖区收缩期杂音的病因。

① 非病理性心尖区收缩期杂音。

a. 功能性：常见于运动、贫血、高热、妊娠与甲状腺功能亢进等。

b. 生理性。

② 病理性心尖区收缩期杂音：风湿性二尖瓣炎、风湿性二尖瓣关闭不全、感染性心内膜炎、类风湿性心脏病、系统性红斑狼疮、硬皮病。乳头肌功能不全或腱索断裂、冠心病（心肌梗死型）、特发性腱索断裂、瓣膜松弛、二尖瓣脱垂综合征、马方综合征、肥厚梗阻性心肌病、扩张型心肌病、房间隔缺损、动脉导管未闭、心内膜垫缺损、妊娠、甲状腺功能亢进性心脏病、贫血性心脏病、脚气性心脏病、运动员心脏综合征、高原性心脏病、三度房室阻滞、类癌综合征、左心衰竭、主动脉瓣关闭不全及相对性二尖瓣关闭不全。

（2）心尖区舒张期杂音的病因。

风湿性二尖瓣炎、风湿性二尖瓣狭窄、感染性心内膜炎、类风湿性心脏病、系统性红斑狼疮、主动脉瓣关闭不全的 Austin-Flint 杂音、左房黏液瘤、二尖瓣较大赘生物或血栓、缩窄性心包炎、Hurler综合征、动脉导管未闭、Lutembacher 综合征、重度二尖瓣关闭不全、重度主动脉瓣关闭不全、分流量大的室间隔缺损、高血压性心脏病、主动脉缩窄、扩张型心肌病、贫血性心脏病、甲状腺功能亢进性心脏病及三度房室阻滞。

（3）主动脉瓣区收缩期杂音的病因。

风湿性主动脉瓣炎、风湿性主动脉瓣狭窄、主动脉粥样硬化、高血压性心脏病、主动脉瓣上狭窄综合征、先天性二叶主动脉瓣、主动脉缩窄、梅毒性主动脉炎、主动脉瘤、Ebstein 畸形、重度主动脉瓣关闭不全、三度房室阻滞、甲状腺功能亢进性心脏病及贫血性心脏病等。

（4）主动脉瓣区舒张期杂音的病因。

风湿性主动脉瓣炎、风湿性主动脉瓣关闭不全、梅毒性主动脉瓣关闭不全、感染性动脉内膜炎、类风湿性心脏病、系统性红斑狼疮、马方综合征、主动脉粥样硬化、高血压致主动脉瓣环扩大、主动脉窦动脉瘤破裂及高位室间隔缺损致主动脉瓣脱垂。

（5）胸骨左缘第三、四肋间收缩期杂音的病因。

室间隔缺损、婴幼儿非病理性收缩期杂音、肺动脉瓣狭窄或漏斗部狭窄、二尖瓣关闭不全、主动脉瓣狭窄、主动脉缩窄、房间隔缺损、梗阻型原发性心肌病、三尖瓣关闭不全、动脉导管未闭及右室－右房通道。

（6）肺动脉瓣区收缩期杂音的病因。

① 非病理性肺动脉瓣收缩期杂音。

② 风湿性肺动脉瓣炎、风湿性肺动脉瓣狭窄、感染性心内膜炎、先天性肺动脉口狭窄、肺动脉与分支狭窄。法洛四联症、Lutembacher 综合征、特发性肺动脉扩张症、原发性肺动脉高压症、继发性肺动脉高压症、风湿性二尖瓣狭窄、慢性肺源性心脏病、高原性心脏病、直背综合征、房间隔缺损、动脉

导管未闭肺静脉畸形引流、妊娠、甲状腺功能亢进性心脏病、贫血性心脏病及脚气性心脏病及颈动脉杂音。

（7）肺动脉瓣区舒张期杂音的病因。

风湿性肺动脉炎、风湿性肺动脉瓣关闭不全、感染性心内膜炎、肺动脉狭窄手术后、相对性肺动脉瓣关闭不全所致 Graham–Steell 杂音、原发性肺动脉高压症（风湿性二尖瓣狭窄、先天性心脏病左 – 右分流）、先天性肺动脉瘤、贫血性心脏病、甲状腺功能亢进性心脏病及类癌综合征。

（8）三尖瓣区收缩期杂音的病因。

风湿性三尖瓣炎、风湿性三尖瓣关闭不全、感染性心内膜炎、乳头肌功能不全、瓣膜松弛、电高辐射损伤、Ebstein 畸形、肺源性心脏病、风湿性心脏病二尖瓣病变并肺动脉高压引起右室明显扩大、先天性心脏病大量左 – 右分流（房间隔缺损、肺静脉畸形引流）及原发性肺动脉高压症。

（9）三尖瓣区舒张期杂音的病因。

风湿性三尖瓣炎、风湿性三尖瓣狭窄、真菌感染性。动脉内膜炎、先天性三尖瓣狭窄、右房黏液瘤、二尖瓣狭窄致右室扩大、三尖瓣关闭不全、房间隔缺损大量左向右分流、贫血性心脏病、甲状腺功能亢进性心脏病及类癌综合征。

（10）心底部连续性杂音的病因。

动脉导管未闭、主 – 肺动脉隔缺损、肺动静脉瘘及动脉瘤破入右心室（房）、先天性冠状动静脉瘘、完全性肺静脉畸形引起三尖瓣闭锁、胸腔内动脉吻合术后、室间隔缺损合并主动脉瓣关闭不全、二尖瓣关闭不全合并主动脉瓣关闭不全及主动脉瓣关闭不全合并狭窄。

（11）其他部位杂音。

① 头部听诊：良性头部杂音、眼球杂音。

② 颈部听诊：颈静脉营营音、锁骨下动脉杂音、甲状腺杂音、锁骨上动脉杂音。

③ 胸背部杂音：胸膜粘连性杂音、乳房杂音。

④ 腹部血管性杂音：肝区动脉杂音、肝区静脉杂音、肾动脉狭窄产生的杂音、腹主动脉及其分支受压产生的杂音、来源于腹主动脉及其分支的杂音、妊娠杂音、脊肋角血管杂音。

⑤ 四肢听诊：动静脉瘘、动脉瘤、血管瘤及主动脉瓣关闭不全。

【诊断线索】

心脏杂音诊断线索（表 2–400）。

表 2–400　心脏杂音诊断线索

项目	临床线索	诊断提示
杂音部位性质	· 心尖部和胸骨下缘左侧收缩期杂音	二尖瓣关闭不全、三尖瓣关闭不全、二尖瓣脱垂、室间隔缺损、主动脉瓣狭窄、特发性肥厚性主动脉瓣下狭窄及乳头肌功能紊乱
	· 胸骨右缘第二肋间收缩期杂音	主动脉瓣狭窄、主动脉瓣硬化、老年人升主动脉粥样硬化、二叶式主动脉瓣、主动脉瘤或主动脉扩张
	· 胸骨左缘第二肋间收缩期杂音	房间隔缺损、肺动脉瓣狭窄、部分肺静脉畸形分流、特发性肺动脉扩张、二尖瓣关闭不全、良性及生理性肺动脉瓣收缩期杂音
	· 心尖部舒张期杂音	二尖瓣狭窄、二尖瓣关闭不全（舒张期血流杂音）、继发于肺动脉血流增多的病变（房间隔缺损、室间隔缺损、动脉导管未闭）、三尖瓣狭窄、左房黏液瘤、球瓣血栓、主动脉瓣关闭不全（传导的）及主动脉瓣关闭不全（Austin–Flint 杂音）
	· 胸骨右缘和左缘第二肋间舒张期杂音	主动脉瓣关闭不全、肺动脉瓣关闭不全、Graham–Steell 杂音及连续性杂音的舒张部分（传导的）

续表

项目		临床线索	诊断提示
杂音部位性质		·心脏连续性杂音	动脉导管未闭、静脉嗡嗡音、动脉杂音、妊娠晚期的乳房杂音（上述情况常见）、主肺动脉瘘、冠状动脉瘘、主肺动脉瘘、梅毒性主动脉瘤破裂、乏氏窦动脉瘤破入右心、动静脉瘤、法洛四联症合并大小循环吻合支、主肺动脉缩窄伴侧支循环、室间隔缺损合并主动脉脱垂及肺动脉栓塞（上述少见或罕见）
各瓣膜损害的可能病因		·二尖瓣狭窄	大多数为风湿性，极少数是先天性
		·二尖瓣关闭不全	半数系风湿性所致，部分为先天性或乳头肌功能失常，少数为系统性红斑狼疮，类风湿关节炎、强直性脊椎炎、二尖瓣脱垂及感染性心内膜炎等
		·主动脉瓣狭窄	风湿性、先天性及不明原因的主动脉瓣尖钙化（若为风湿性几乎都伴有二尖瓣的受累）
		·主动脉瓣关闭不全	大多数为风湿性，其他有感染性心内膜炎、梅毒性心脏病、主动脉扩张或变形（包括主动脉窦瘤、马方综合征、Takayasu' s 动脉炎、复发性多软骨炎、巨细胞性主动脉炎、高血压等）、先天性、创面、结缔组织病及黏多糖病等
		·三尖瓣狭窄	多为风湿性（常合并二尖瓣狭窄或同时合并二尖瓣和主动脉瓣狭窄），少数见于类癌性心脏病，弹力纤维增生症和心内膜心肌纤维变性等
		·三尖瓣关闭不全	多为功能性（任何原因引起的右心衰竭），少数由先天性、风湿性、感染性心内膜炎、外伤及右室乳头肌功能不全等
		·肺动脉瓣狭窄	绝大多数系先天性所致
		·肺动脉瓣关闭不全	最常见的原因是肺动脉高压使肺动脉瓣环扩大引起，除了原发性肺动脉高压外，肺源性心脏病、风湿性心脏病（二尖瓣狭窄）、先天性心脏病（爱森曼格综合征）等均是肺动脉高压的常见病因（由二尖瓣病变及严重肺动脉高压引起肺动脉瓣关闭不全的杂音称之 Graham-Steell 杂音）
瓣膜病变伴随表现	二尖瓣狭窄	·听诊有第一心音增强和收缩期前杂音	未合并有严重的二尖瓣关闭不全
		·听诊第一心音柔和（或）无开瓣音	有明显的二尖瓣关闭不全或二尖瓣叶严重钙化
		·心尖部可闻及第三心音	二尖瓣关闭不全较严重
		·伴左室肥厚或增大	合并有二尖瓣关闭不全、主动脉瓣病变或高血压等附加病变
		·伴有颈静脉搏动	三尖瓣关闭不全、肺动脉高压
		·在胸骨左缘第 2 肋间听到高音调、递减型的舒张期杂音	肺动脉高压
		·二尖瓣狭窄的杂音减弱或消失	充血性心力衰竭、严重肺动脉高压、心动过速
		·二尖瓣狭窄的杂音随体位明显改变	左房黏液瘤、球瓣血栓
		·沿胸骨左缘可听到响亮的全收缩期杂音（吸气时增强，用力呼气或作屏气动作时减轻）	三尖瓣关闭不全
		·若伴有房间隔缺损体征	Letumbacher 综合征
	二尖瓣关闭不全	·杂音突然出现，伴胸痛及收缩期喀喇音	二尖瓣脱垂（影响二尖瓣结构，如瓣叶、瓣环、腱索、乳头肌或左心室等都可形成二尖瓣脱垂）
		·左房、左室大小正常，窦性心律，肺淤血，早、中期收缩期杂音	急性病程

续表

项目		临床线索	诊断提示
瓣膜病变伴随表现	二尖瓣关闭不全	·二尖瓣关闭音增强	不是严重的二尖瓣关闭不全
		·伴有“海鸥鸣”样杂音	腱索断裂
		·二尖瓣关闭不全的杂音在心力衰竭时较响，而在心力衰竭控制后杂音减轻或消失	原发性心肌病、相对性二尖瓣关闭不全（常见于高血压心脏病、贫血性心脏病、主动脉瓣病变、反复心肌梗死及急性风湿性心肌炎等）
		·第二心音分裂明显加宽	严重的二尖瓣关闭不全
		·出现开瓣音	合并二尖瓣狭窄（但不排除以关闭不全为主）
		·二尖瓣关闭不全者可听到第三心音	重度二尖瓣关闭不全
	主动脉瓣狭窄	·伴心房颤动或左房扩大	伴有二尖瓣病变
		·主动脉瓣狭窄缺乏其他瓣膜损害体征	非风湿性主动脉瓣病变（如二叶主动脉瓣、主动脉瓣尖钙化等）
		·发生于老年人	主动脉硬化
		·右上肢血压较左上肢高（> 25mmHg）	主动脉瓣上狭窄
		·心脏普大，主动脉瓣第二音不减弱，缺乏收缩期杂音	梗阻性心肌病
		·主动脉瓣狭窄和二尖瓣狭窄并存时	主动脉瓣狭窄临床表现减轻或被掩盖
	主动脉瓣关闭不全	·主动脉瓣关闭音减弱或消失	严重的主动脉瓣关闭不全
		·单纯或孤立性主动脉瓣关闭不全	非风湿性病因
		·迅速发生的主动脉瓣关闭不全，心尖部第一心音明显减弱或消失（回流的血液使二尖瓣过早关闭所致）	感染性心内膜炎、瓣叶破裂或主动脉瓣手术等
		·关闭不全伴有乐音性	感染性心内膜炎、创面性或自发性撕裂及梅毒性瓣膜病
		·缺乏周围血管体征	高血压所致的相对性主动脉瓣关闭不全
		·关闭不全杂音在胸骨右缘听诊较胸骨左缘清楚	主动脉瓣环扩张、主动脉根部动脉瘤
		·关闭不全杂音在胸骨左缘听诊较胸骨右缘清楚	瓣膜性病变为主
		·在窦性心律时听不到心尖部的开瓣音或收缩期前杂音增强	不存在二尖瓣狭窄
伴随症状		·伴有杵状指（趾）	先天性心脏病、感染性心内膜炎
		·发热，多汗，关节疼痛等	风湿活动、类风湿关节炎、感染性心内膜炎
		·面部蝶形红斑，全身多系统或多器官损害	系统性红斑狼疮

续表

项目	临床线索	诊断提示
伴随症状	・骶髂关节疼痛	关节强直性脊椎炎
	・蜘蛛足样指，体型瘦高	马方（Marfan 's）综合征
体位和（或）动作杂音改变	・站位时增强	肥厚性主动脉瓣下狭窄及二尖瓣脱垂的杂音
	・站位时减弱	风湿性二尖瓣关闭不全、主动脉瓣狭窄、右侧心脏的杂音
	・蹲位时增强	二尖瓣关闭不全、主动脉瓣狭窄、主动脉瓣关闭不全和起源于右侧的收缩期杂音
	・蹲位时减弱	肥厚性主动脉瓣下狭窄及二尖瓣脱垂的杂音
	・吸气时增强	起源于右侧心腔或肺动脉的杂音
	・呼气时增强	心脏左侧腔室或主动脉的杂音
	・Valsalva 动作增强	肥厚性主动脉瓣下狭窄及二尖瓣脱垂的杂音
	・Valsalva 动作减弱	大多数杂音
	・不断握拳时减弱	主动脉瓣狭窄和主动脉瓣下狭窄的杂音
	・不断握拳时增强	二尖瓣关闭不全、主动脉瓣关闭不全和二尖瓣狭窄的杂音

【诊断思维】

（1）杂音形成机制及临床意义（表 2–401）。

表 2–401　杂音形成机制及临床意义

机制	临床意义
血流加速	血流速度越快，越易产生漩涡，杂音也越响。见于剧烈运动、严重贫血、高热及甲亢等
瓣膜或大血管通道狭窄	血流通过狭窄处会产生湍流而形成杂音，是形成杂音的常见原因，如二尖瓣狭窄、主动脉瓣狭窄、肺动脉瓣狭窄、先天性主动脉缩窄和肾动脉狭窄等
瓣膜关闭不全	血流通过关闭不全的部位会产生漩涡而出现杂音，也是形成杂音的常见原因，见于主动脉瓣关闭不全及高血压性心脏病等
异常血流通道	血流通过异常通道会产生漩涡而产生杂音，如室间隔缺损、房间隔缺损、动脉导管未闭或动静脉瘘等
心腔异物或异常结构	心室内假腱索或乳头肌、腱索断裂的残端漂浮，均可扰乱血液层流而出现杂音
大血管瘤样扩张	血液在流经血管瘤时会形成湍流而产生杂音

（2）心脏杂音的影响因素（表 2–402）。

表 2–402　心脏杂音的影响因素

因素	临床结果
呼吸	・深吸气时胸腔负压增加，回心血量增多及肺循环血容量增加，右心排血量增加，使右心相关的杂音增强，如三尖瓣与肺动脉瓣狭窄与关闭不全。深呼气时则相反，胸腔压力增高，肺血管床阻力增加，肺循环血容量减少，流入左心血量增加，结果使二尖瓣和主动脉瓣狭窄与关闭不全的左心杂音增强。当深吸气后紧闭声门，用力做呼气动作（Valsalva）时胸腔压力增高，回心血量减少，经瓣膜产生的杂音一般都减轻，而肥厚型梗阻性心肌病的杂音增强 ・生理性收缩期杂音可于吸气时消失

续表

因素	临床结果
体位	·一般卧位时较坐位、站位清晰，运动后因血流加快杂音强度增大。 ·有时二尖瓣狭窄的杂音在一般体位不易听到，转向左侧卧位，尤其是刚转体位出现 6 ～ 10 次心跳后才能听到 ·平卧使三尖瓣反流，半月瓣狭窄的杂音增强，主动脉瓣下肥厚狭窄的杂音减弱 ·左侧卧位时尤其在最初 6 ～ 10 次心动周期，二尖瓣狭窄的杂音增强 ·迅速下蹲可增加静脉回流、升高血压，可使主动脉瓣下肥厚狭窄及二尖瓣脱垂的杂音减弱或消失而使法洛四联症右到左分流减少，经漏斗部狭窄的血流增多，杂音增响延长
心动周期长度	·在心房颤动长周期或期前收缩代偿间歇后，左右流出道阻塞的收缩期喷射性杂音增强，而来自二尖瓣及室间隔的全收缩期反流性杂音则无变化
持续 Valsalva 动作	·声门紧闭强行呼气以增加胸膜腔内压，心室容量减少，使主动脉瓣下肥厚狭窄的杂音增强，二尖瓣脱垂的收缩晚期杂音变为全收缩期杂音，其他杂音多减弱
运动	·常使器质性心脏杂音明显增强，功能性杂音的响度改变不大。平均动脉压升高及心率增快可使主动脉瓣狭窄及瓣下肥厚性狭窄的杂音减弱，使二尖瓣反流或室间隔缺损的杂音增强
药物	·常用扩血管药亚硝酸异戊酯及升压药去氧肾上腺素、甲氧明等。硝酸甘油使体循环血管扩张降压，可出现反射性心动过速并增加右心静脉回流。因此，使室间隔缺损、二尖瓣反流、主动脉瓣反流及 Austin–Flint 杂音（主动脉瓣关闭不全时心尖部听到的舒张中期隆隆样杂音，是逆流的血液将二尖瓣前侧叶推起造成二尖瓣相对狭窄所致）减弱。相反，使左右流出道阻塞、三尖瓣狭窄及关闭不全，以及二尖瓣狭窄的杂音增强。去氧肾上腺素或甲氧明的作用与等长握力相似，与亚硝酸异戊酯作用效应相反

（3）心脏杂音出现时间、部位及其临床意义（表 2–403）。

表 2–403　心脏杂音出现时间、部位及其临床意义

出现时间	出现部位	提示疾病
收缩期	胸骨右缘第 2 肋间 胸骨左缘第 2 肋间 胸骨左缘第 3、4 肋间	主动脉瓣狭窄 肺动脉瓣狭窄 室间隔缺损
舒张期	心尖部	二尖瓣狭窄
连续性	胸骨左缘第 2 肋间及其附近	动脉导管未闭

（4）收缩期生理性与器质性杂音的区别（表 2–404）。

表 2–404　收缩期生理性与器质性杂音的区别

区别	生理性	器质性
年龄	儿童、青少年多见	不定
部位	肺动脉瓣区和（或）心尖区	不定
性质	柔和，吹风样	粗糙，吹风样，常呈高调
持续时间	短促	较长，常为全收缩期
强度	常为 3/6 级以下	常在 3/6 级以上
震颤	无	3/6 级以上常伴有
传导	局限，传导不远	沿血流方向传导至较远而广
心脏大小	正常	常伴房室增大

（5）二尖瓣舒张期杂音鉴别（表 2–405）。

表 2–405　二尖瓣舒张期杂音鉴别

鉴别	器质性	相对性
杂音特点	粗糙，递增型，舒张中晚期	柔和，递减型，舒张早期
震颤	常有	无
拍击性 S_1	常有	无
开瓣音	常有	无
心房纤颤	常有	无
X 线心影	二尖瓣型，左房、右室大	主动脉型，左室增大

（6）血管活性药物对心脏杂音的影响（表 2–406）。

表 2–406　血管活性药物对心脏杂音的影响

分类及影响		亚硝酸异戊酯	血管升压药
收缩期杂音	良性杂音	增强	减弱或无变化
	肺动脉瓣狭窄无室间隔缺损	增强	无改变（去甲肾上腺素可增强）
	肺动脉瓣狭窄合并室间隔缺损	减弱	增强
	房间隔缺损	增强	增强或无改变
	三尖瓣关闭不全	增强	无改变（去甲肾上腺素可增强）
	瓣口固定的主动脉狭窄（瓣膜，瓣上、瓣下）	增强	无改变
	非对称性室间隔肥厚	增强	减弱
	二尖瓣关闭不全	减弱	增强
	二尖瓣脱垂	收缩晚期杂音减弱，出现收缩期或全收缩期	不一定增强
舒张期杂音	Graham–Steell 杂音	增强	无改变或增强
	先天性肺动脉瓣关闭不全	增强	无改变或增强
	三尖瓣狭窄	增强	无改变
	三尖瓣血流性杂音	增强	无改变
	主动脉瓣关闭不全	减弱	增强
	Austin–Flint 杂音	减弱	增强
	二尖瓣狭窄	增强	减弱
	二尖瓣血流性杂音	减弱	增强
	室间隔缺损	减弱	增强
连续性杂音	动脉导管未闭	减弱	增强
	静脉营营音	增强	减弱
	脉动静脉瘘	增强	减弱
	体循环动静脉瘘	减弱	增强

（7）风湿性心脏病与先天性心脏病的杂音鉴别（表 2–407）。

表 2–407　风湿性心脏病与先天性心脏病的杂音鉴别

鉴别要点	风湿性心脏病	先天性心脏病
部位	心尖部	胸骨左缘第 2 ～ 4 肋间

鉴别要点	风湿性心脏病	先天性心脏病
时期	收缩期和（或）舒张期	收缩期为主，较长
性质	吹风样或隆隆样	粗糙，响亮
强度	Ⅱ级以上	Ⅱ级以上
传导向	向腋下或背部传导	向颈部、心尖或背部传导

（8）心脏杂音诊断思维（表 2-408）。

表 2-408　心脏杂音诊断思维

项目	诊断思维
心脏杂音	·杂音是心室或主动脉的听诊声音，可根据其在心动周期出现的时限、持续时间、听诊部位、响度、结构、音调和音质而分类。时限可分为收缩期（S_1 到 S_2 之间）、全收缩期（持续整个收缩期）、舒张期（S_2 到 S_1 之间）或持续整个收缩期和舒张期。收缩期和舒张期杂音可进一步分为早期、中期、晚期。
	·当心脏听诊发现有杂音时，应注意杂音发生的时间、性质、强度、部位和有无传导。心尖部的杂音在左侧卧位时可更为清晰，而主动脉瓣区的杂音往往在前倾坐位时更为明显。可受呼吸、体位、Valsalva 动作（紧闭声门后用力呼气）、运动、心动周期长度改变及某些影响血流动力学的药物的影响（表 20-7-3、表 20-7-7）
	·杂音的分期：为了判断收缩期杂音的强度，收缩期杂音分级方法有 2 种，即 6 级分法和 4 级分法，前者应用较普遍。6 级分法：1 级杂音很微弱，需仔细听诊才能听到；2 级杂音是柔和的、明显的杂音；3 级杂音响度中等；4 级杂音响亮，可能有间断的震颤；5 级杂音响亮且伴有心前区可触及的震颤；6 级杂音响亮，甚至在听诊器抬离胸壁时也能听到，伴震颤
	·发生在舒张期的杂音几乎是病理性的，而收缩期的杂音既可以是病理性的，也可以是非病理性的（包括生理性和功能性）。后者的杂音强度通常小于 3/6 级，大于 3/6 级或全收缩期杂音则多为病理性的。在描述杂音特征时，应如实具体地写出其强度。比如 1 级就是 1/6 级，2 级就应写为 2/6 级，切勿轻易冠以“病理性杂音”或“功能性杂音”的字样来形容。因某些冠心病、高血压心脏病、心肌炎和心肌病可能已处于相当严重程度，但杂音可能很轻，甚至缺如，若把一个可能很轻的杂音描写成功能性杂音不一定很恰当
	·当血流迅速通过正常或异常（狭窄、不规则等）瓣膜，或进入扩大的血管，或瓣膜关闭不全时血液反流，以及间隔缺损、动脉导管未闭或血液黏滞度降低等均可产生杂音
	·根据杂音的强度和性质可分递增型（杂音逐渐增强）、递减型（杂音逐渐减弱）、递增递减型（先强后弱）、递减递增型（先弱后强）、一贯型（杂音强度一致）、可变型（杂音强度不一致）。杂音的音调可高或低。性质可以是粗糙的、隆隆样、吹风样、摩擦样、蜂鸣样、乐音样或滑音样，在听诊时应仔细鉴别，并加以确切描述
	·杂音最响部位常代表病变瓣膜的部位。一般认为杂音在某瓣膜听诊区最响则提示该瓣膜有病变。如杂音在心尖部最响，提示二尖瓣病变
	·器质性杂音常沿血流方向远处传导或借周围组织向远处扩散。一般而言器质性杂音多向远处传导，而功能性杂音多较局限，传的愈远，声音愈弱，但性质不会改变。杂音的传导方向都有一定规律，如二尖瓣关闭不全的杂音向左腋下传导，主动脉瓣狭窄的杂音向颈部传导，而二尖瓣狭窄的隆隆样杂音则较局限而不向他处传导
	·一般认为舒张期杂音和连续性杂音均为病理性器质性杂音
	·杂音性质和特征在某种程度上可反映心脏病理解剖和血流动力学的改变。粗糙的喷射性杂音常反映收缩期血流前向受阻或通过瓣口血流速率增强；吹风样或哈气样的回流性杂音则提示收缩期或舒张期瓣膜关闭不全；隆隆样或滚筒性杂音常说明舒张期血流充盈受阻；乐音性杂音几乎是器质性心脏病；收缩期和舒张期的连续性机器样杂音是大血管的狭窄或扩张重要体征
	·当听诊提示或怀疑有瓣膜杂音或病变时，应注意有无相应瓣膜损害的临床表现及其体征，如二尖瓣狭窄者，除心尖部隆隆样舒张期杂音伴收缩期前增强外，常可伴 S_1 增强、开放性拍击音或房性心律失常；体循环栓塞或肺栓塞常伴有左房增大的体征；二尖瓣关闭不全者心尖部收缩期杂音向腋部传导的同时，亦可有心尖部 S_1 减弱、左房及左室扩大的体征；主动脉瓣狭窄除了听诊在右侧第二肋间响亮粗糙的喷射性杂音，可向颈部传导外，S_2 中主动脉成分常减低或缺如，并易发生心绞痛或劳累性晕厥；主动脉瓣关闭不全者常有脉压差增大、水冲脉及大动脉的枪击音等周围血管体征

续表

项目	诊断思维
心脏杂音	・由于杂音通常是器质性心脏病所引起，杂音有时表明急症，如急性心肌梗死响亮的全收缩期杂音表明乳头肌断裂或室间隔缺损，杂音也可能是植入人工瓣膜所引起；有些杂音则是无害的或功能性的，如收缩期的功能性杂音通常是柔和的、中等音调的，在胸骨左缘第 2 或第 3 肋间最明显。这些杂音在活动、兴奋、发热、妊娠、贫血或甲状腺功能亢进时加重。再如人工瓣膜置换术可因置换部位、瓣膜组成和手术方法不同而引起各种杂音
	・如听诊发现有心脏瓣膜杂音，应认真辨别是一个瓣膜的病变还是多个瓣膜病变，是只有瓣膜关闭不全还是合并有狭窄，杂音是局部产生还是由远距离传导而来，这对病因诊断和预后判断均有十分重要。如当二尖瓣关闭不全时收缩期杂音有时可放射到心底部，易于主动脉狭窄的杂音相混淆（容易误诊为主动脉瓣狭窄或二尖瓣与主动脉瓣同时受累）；又如主动脉瓣关闭不全时，在心尖部可听到 Austin–Flint 杂音而误诊为二尖瓣狭窄（前者在窦性心律听不到开瓣音或收缩期前杂音增强时，可不考虑二尖瓣狭窄）；再如肺动脉瓣反流的 Graham–Steell 杂音与轻度主动脉瓣反流性杂音难以区别，常容易将因肺动脉瓣环的扩张而误诊为主动脉瓣病变（Graham–Steell 杂音很少在右侧第二肋间听到）。若能掌握心脏听诊的基本方法和原则，结合患者其他表现，至少可将误诊降低至最低水平
	・明确心脏杂音的性质后，应进一步做出病因诊断，尤其是不要忽略那些像感染性心内膜炎、系统性红斑狼疮等疾病。如果心脏的杂音发生在无瓣膜病变的患者身上，也应该解释该杂音与其他疾病之间的关系。心尖部的收缩期杂音几乎可以出现在各种类型心力衰竭的患者身上，因此当没有明确的依据时，不要草率地下瓣膜器质性损害的定论
	・及时随诊心脏杂音的改变，其临床的重要性不亚于仅仅发现了心脏杂音。心脏杂音的改变（包括增强、减弱及消失，甚至突发的杂音音调的改变）和病情的转归有着密切关系。如心肌病引起充血性心力衰竭时可出现明显的二尖瓣关闭不全的杂音，当心功能改善之后，杂音即可减弱或消失；风心病二尖瓣狭窄的舒张期隆隆样杂音突然夹有乐音样音调，提示腱索断裂。若在心尖部听到响亮的递减型全收缩期杂音，并向腋窝和胸骨左缘或整个胸部传导的杂音，甚至伴广泛的 S_2 分裂和房性奔马律时。常提示腱索断裂所致的急性二尖瓣关闭不全
	・要明确心脏杂音是否系心脏器质性病变所致，心电图、X 线、心导管和心血管造影术、心脏 B 超及彩色多普勒等检查是不可少的手段，但是忽略心脏杂音的听诊，而一味追求这些特殊检查作为诊断依据是不可取的
	・尽管杂音一般不是急症的指征，但新出现的杂音可能会提示患者病情较重，细菌性心内膜炎或近期急性心肌梗死严重并发症。当怀疑有细菌性心内膜炎时，新近发现杂音变成乐音样或“海鸥鸣”样杂音，往往提示预后不良
	・注意瓣膜杂音的性质比过分注意杂音的部位更具有临床意义；了解杂音的长短可能要比强度更为重要（虽然杂音越强，临床意义越大，但杂音的强度并非是判断疾病程度轻重的确切指标，因瓣膜当狭窄到一定程度时，可无杂音发生）

（9）对心脏杂音的分析步骤（图 2–69）。

（10）心脏杂音若出现在小儿或青少年时，首先应考虑或排除是否系先天性心脏病所致，其诊断程序见图 2–70。

（11）心脏听诊时出现异常变化的疾病，见表 2–409。

表 2–409　心脏听诊时出现异常变化疾病的鉴别

鉴别	主要症状												
		心脏杂音	胸壁震颤	脉搏异常	心音混浊	呼吸困难	黏膜发绀	运动耐力下降	失神	消瘦	多尿	呕吐	发育迟缓
动脉导管未闭	●	○			●		○		○			●	
肺动脉狭窄	●	○			●		●		○				
室间隔缺损	●				●	○	○		○			○	
心内膜炎	○						○						
主动脉狭窄	○	○	●				○	●	○			●	
法洛四联症	○				●	●	●						
房室总管存留	○				●		●		○			●	
心包膈疝				●	○						●		
甲状腺功能亢进									○		●		
心包积液			●	●	●								

●必发症状　○常发症状

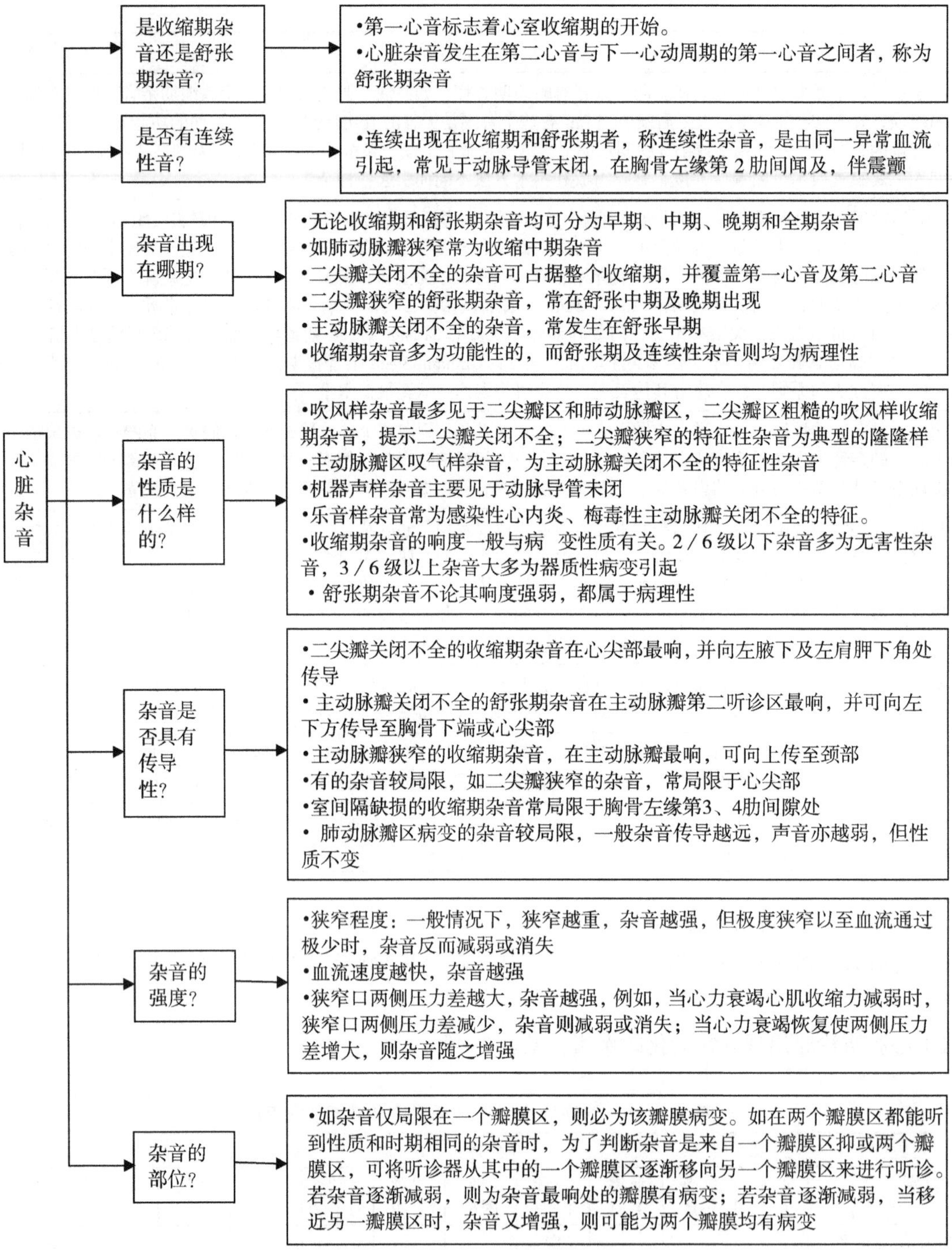

图 2-69　心脏杂音的分析步骤

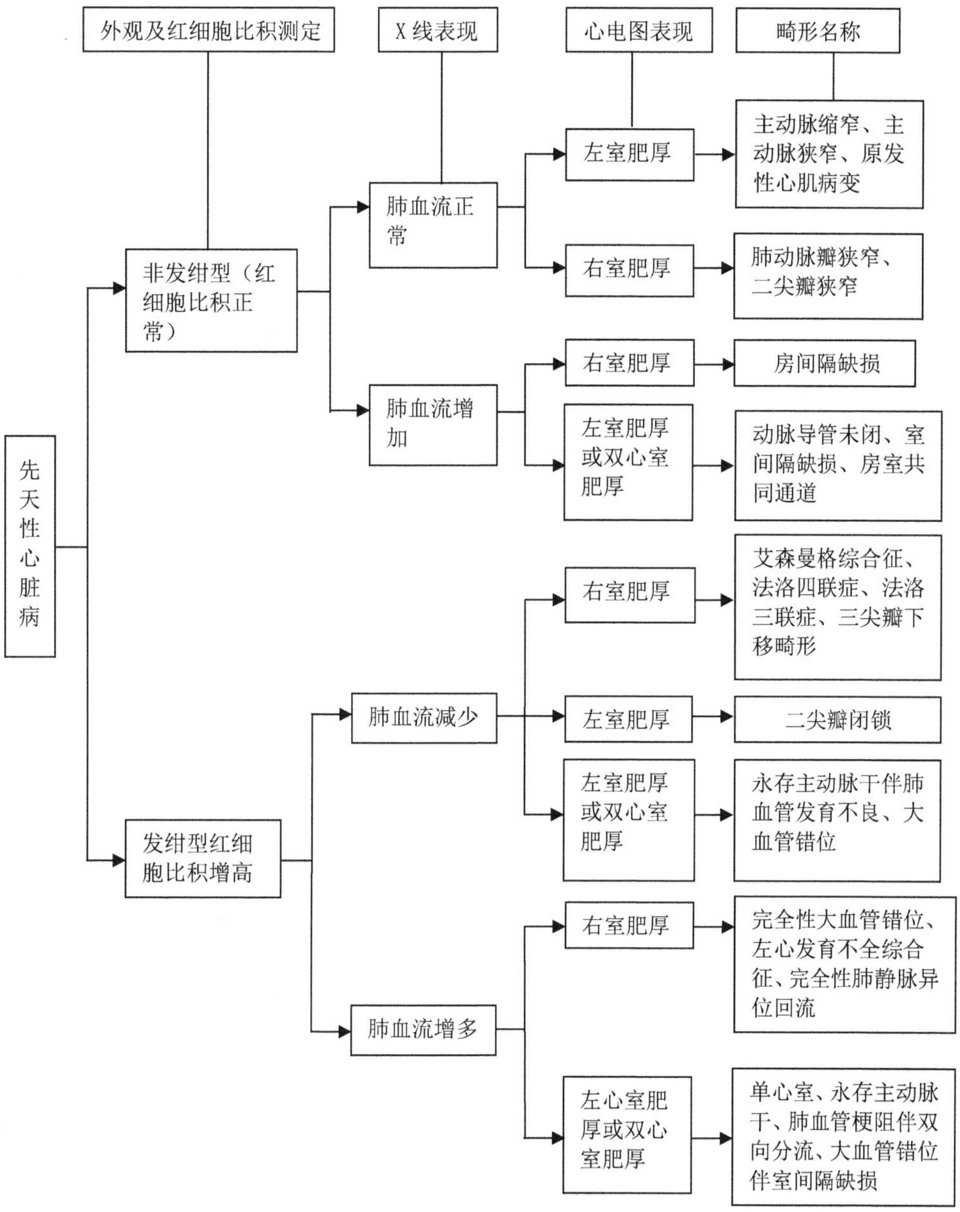

图 2–70　先天性心脏病的诊断程序

【诊断与鉴别诊断】

引起心脏杂音常见的疾病。

① 主动脉关闭不全：急性者心尖冲动弥散有力，向左下移位。听诊特点为胸骨左缘闻及高音调、吹风样递减型舒张早期或全舒张期杂音，呈叹气样或泼水样。坐位、前倾、深吸气时最清楚。重度反流时，在心尖部常可闻及隆隆样舒张期杂音（Austin–Flint 杂音）。慢性主动脉关闭不全可在第 2 或第 3 肋间或胸骨左缘闻及高音调、吹风样递减型杂音，患者于前倾坐位，深呼气后屏住呼吸时最易听见。也可闻及心尖区舒张中、晚期隆隆样杂音，即 Austin –Flint 杂音。40 ～ 50 岁之前不会出现并发症，周围血管征包括动脉收缩压升高、舒张压降低、脉压增加、随心脏冲动地点头征（De Musset 征）、颈动脉和桡动脉扪及水冲脉、股动脉枪击音（Traube 征）、Duroziez 双期杂音及毛细血管搏动征等。二者临床特点归纳见表 2–410。主动脉瓣关闭不全在临床上又可分为器质性和相对性，前者常见于风湿性及梅毒性心

脏病，后者见于高血压及主动脉硬化，二者临床特点见表 2-411。

表 2-410　急性与慢性主动脉瓣关闭不全的临床特点

特点	急性主动脉瓣关闭不全	慢性主动脉瓣关闭不全
病因	感染性心内膜炎、主动脉夹层动脉瘤、主动脉窦瘤破裂、人工瓣膜机械障碍	风湿热、高血压、动脉粥样硬化、结缔组织病、梅毒及先天性心脏病等
病理生理	急性左心室容量负荷和压力负荷过度	慢性容量负荷过度，致左心室扩张和肥厚
肺水肿	出现早，突然发病	出现慢而隐匿
左心室扩大	无或不明显	有
收缩压	无或不明显	增高
舒张压	不变或略有下降	下降明显
脉压差	显著增大	大致正常
主动脉瓣区舒张期杂音	粗糙的、时限较短的乐音样或海鸥鸣样杂音	音调高，时限较长的舒张早期杂音
主动脉瓣收缩期杂音	常≤ 3/4 级	常≥ 3/4 级
心尖区 S_1	S_1 减弱或消失	大致正常
周围血管征	无	有
心电图	无左心室肥厚，但有缺血性 ST-T 改变	左心室肥厚、劳损

表 2-411　器质性与相对性主动脉瓣关闭不全的临床特点

特点	风湿性主动脉瓣关闭不全	梅毒性主动脉瓣关闭不全	高血压及主动脉硬化（相对性主动脉瓣关闭不全）
病史	常有风湿热史	冶游史、梅毒史	高血压、高脂血症、糖尿病、吸烟及冠心病早发家族史
年龄	多在 25 岁以下	多在 40 岁以上	多在 60 岁以上
杂音部位	主动脉瓣第二听诊区	主动脉瓣第二听诊区	主动脉瓣第一听诊区
杂音传导	多沿胸骨左缘向下及心尖传导	多沿胸骨右缘向下传导，亦可向胸骨左缘及心尖传导	多沿胸骨右缘向下传导
合并其他	常合并二尖瓣病变	无，可在心尖区听到 Austin-Flint 杂音	无，如伴左心室肥厚，心尖区可听到相对性二尖瓣关闭不全杂音

② 主动脉瓣狭窄：可在胸骨右缘第二肋间闻及 S_1 之后到主动脉关闭或关闭前的中等强度收缩期杂音，粗糙、喷射性、递增或递减型。患者于坐位前倾时杂音最易闻及，也可在心尖部、颈静脉切迹和颈动脉上方闻及。疾病早期 S_2 听诊仍为一个声音，并不能闻及主动脉瓣关闭声音。典型杂音是心尖部收缩早期喷射性喀喇音，但当瓣膜严重钙化时此杂音消失。其他表现包括头晕、晕厥、劳力性呼吸困难、夜间阵发性呼吸困难、乏力和心绞痛等。

③ 肥厚型心肌病：可在胸骨左缘和心尖部闻及收缩晚期、S_2 之前的粗糙杂音，通常伴有可闻及的 S_3 或 S_4，蹲下时杂音减轻，坐位时杂音增强。其他表现包括呼吸困难、胸痛、心悸，头晕及晕厥等。

④ 二尖瓣关闭不全：急性二尖瓣关闭不全的典型杂音可在心尖部闻及中调的收缩早期或全收缩期的吹风样递减型杂音，伴有 S_2 的宽分裂，通常有 S_4。当合并三尖瓣关闭不全时，此杂音在吸气时并不增强。其他表现包括心动过速和肺水肿的体征。慢性二尖瓣关闭不全可闻及高调的全收缩期吹风样杂音，在心尖部最强，常向腋窝或背部传导。乏力、呼吸困难和心悸也可发生。

⑤ 二尖瓣脱垂：本病可闻及收缩中、晚期喀喇音，伴有收缩晚期高调的递增型杂音，心尖部最强。偶尔可闻及多重喀喇音，伴或不伴收缩期杂音。其他表现包括心脏觉察、偏头痛、头晕、无力、晕厥、心悸、胸痛、呼吸困难、严重的间断性乏力、情绪波动和焦虑。

⑥ 二尖瓣狭窄：可闻及柔和的、低调的、舒张期隆隆样递增递减型杂音，伴有 S_1 亢进或开瓣音，这是二尖瓣狭窄最主要的体征。患者于左侧卧位时在心尖部最明显。轻微活动有助于闻及该杂音。严重狭窄时，二尖瓣关闭不全的杂音也可听见。其他表现包括咯血、劳力性呼吸困难、乏力及急性肺水肿的体征。

⑦黏液瘤：临床表现见表 2–412。

表 2–412　心房黏液瘤的临床表现

临床特点			
左房黏液瘤	右房黏液瘤	左室黏液瘤（罕见）	右室黏液瘤
心尖部舒张中期杂音和全收缩期杂音，伴有肿瘤扑落音和响亮的 S_1 宽分裂。其他表现包括呼吸困难、端坐呼吸、胸痛、乏力、体重减轻和晕厥等	可闻及胸骨左缘下端舒张晚期隆隆样杂音、全收缩期递增型杂音和肿瘤扑落音。其他表现包括乏力、外周性水肿、腹水和肝大	表现有胸骨左缘下端的收缩期杂音、心律失常、呼吸困难和晕厥	常表现为胸骨左缘收缩期喷射性杂音，伴有 S_2 延长和肿瘤扑落音，常伴有外周性水肿、肝大、腹水、呼吸困难和晕厥

⑧ 乳头肌断裂：是急性心梗严重的并发症，表现为心尖部响亮的全收缩期杂音。其他表现包括呼吸困难、胸痛、晕厥、咯血、心动过速和低血压等。

⑨ 风湿性心包炎：患者于前倾屈膝、用力呼气时可闻及心包摩擦音、杂音和奔马律。最常听见的杂音是二尖瓣关闭不全的收缩期杂音、因二尖瓣瓣叶肿胀所致的收缩中期杂音和主动脉瓣关闭不全的舒张期杂音。其他表现包括发热、关节和胸骨痛、水肿和呼吸急促等。

⑩ 三尖瓣关闭不全：这种瓣膜病变特征性表现为柔和的高调的全收缩期吹风样杂音，吸气时加重，呼气和做 Valsalva 动作时减轻，在胸骨左缘下端和剑突处最明显。经过较长的无症状期后，可能会出现劳力性呼吸困难和端坐呼吸，伴颈静脉怒张、腹水、外周性发绀、水肿、肌肉萎缩、乏力、无力和晕厥等。

⑪ 三尖瓣狭窄：本病表现为舒张期杂音，类似于二尖瓣狭窄，于吸气时加重，呼气和做 Valsalva 动作时减轻，S_1 亢进。其他表现包括乏力、晕厥、外周性水肿、颈静脉怒张、腹水、肝大和呼吸困难等。

【相关检查】

（1）病史采集要点。

① 询问患者的杂音是否是新出现的，或者是否是出生时或儿童时就有。

② 了解患者是否还有其他症状，尤其是心悸、头晕、晕厥、胸痛、呼吸困难和乏力。仔细了解有无风湿热、最近的牙齿状况、有无心脏病或心脏手术，尤其是人工瓣膜置换术。

（2）查体重点。

进行全身体格检查，如果发现杂音，应仔细听诊确定杂音类型。钟形体件适合听低音调杂音，鼓形体件适合听高音调杂音。特别注意有无心律失常、颈静脉怒张和肺部症状和体征如呼吸困难、端坐呼吸、湿啰音，检查肝区是否有触痛或可被触及，是否有外周性水肿等。

（3）实验室检查。

三大常规、心肌酶、血沉及 C 反应蛋白等。疑似心内膜或瓣膜感染时需多次血培养等。

（4）辅助检查。

心电图、动态心电图、心脏超声、心脏 X 线，疑有冠心病时可做冠脉 CT 或冠脉造影等。

第八节　心率 / 心律异常

心率> 100 次 / 分或< 60 次 / 分或心脏跳动失去正常规则的节律，即为心率或节律异常。心率< 60 次 / 分者为心动过缓，> 100 次 / 分者称为心动过速。临床又可将心率和（或）节律异常称之心律失常。

【常见病因】

（1）心率增快和减慢的病因参见脉搏异常。

（2）心律失常的病因。

① 器质性心脏病：如冠心病、肺心病、高血压心脏病、心肌疾病、风湿性心脏病等。

② 各种不良刺激：如情绪激动、疲劳、饮酒、喝浓茶和咖啡等。

③ 药物因素：如使用洋地黄、奎尼丁，及某些抗肿瘤药物等。

④ 严重电解质和酸碱平衡紊乱。

⑤ 代谢性疾病，如甲状腺功能亢进。

【诊断线索】

心率 / 心律异常诊断线索（表 2–413）。

表 2–413　心率 / 心律异常诊断线索

项目	临床线索	诊断提示
持续性心动过速	· 心率> 170 次 / 分者	异位节律
	· 突然发生或停止	阵发性室上性心动过速、心房扑动、阵发性心房颤动、阵发性心动过速
	· 第一心音响度不变	窦性心动过速、阵发性室上性心动过速
	· 第一心音响度不一	房室阻滞、室性心动过速、心房扑动、心房颤动、伴有阻滞的阵发性房性心动过速
	· 在基本节律的基础上有不规则节律	各种期前收缩
	· 完全或绝对不规则的心律	心房颤动（常有脉搏短细）
	· 发作后出现多尿	阵发性房性心动过速
	· 心率经常在 140 ～ 160 次 / 分	心房扑动
	· 心率在 150 ～ 210 次 / 分，伴血压改变，以往常无经常发作史	室性心动过速
心动过速者在按摩颈动脉窦	· 心率无改变	室性心动过速
	· 心率突然持续减慢	室上性心动过速
	· 仅在按摩后暂时减慢，但又逐渐返回到原来水平	窦性心动过速
	· 按摩后暂时减慢，但突然恢复到原有水平	心房扑动、心房颤动
	· 颈动脉窦按摩后可能无效	阵发性室上性心动过速、紊乱性房性节律、心房颤动、心房扑动
心律失常者轻微活动	· 心律不齐消失	期前收缩
	· 心律不齐加重	心房颤动
	· 心率减慢	二度房室阻滞
	· 心率逐渐加快	窦性心动过速
	· 大幅度成倍数的心率突然减慢	心房扑动

续表

项目	临床线索	诊断提示
心动过缓	·规则的心动过缓	窦性心动过缓、病态窦房结综合征、交界处心律、阻滞程度不变的严重部分阻滞等
	·有心跳暂停感，心跳暂停时颈静脉搏动消失	窦性停搏（又称窦性静止）
	·颈静脉搏动率>心室率（或心音）	二度Ⅰ型房室阻滞、心房扑动
	·第一心音逐渐减弱，到最后心跳脱漏一次为止	二度Ⅰ型（又称文氏现象）房室阻滞
	·心脏听诊呈现大炮音	三度房室阻滞。注射阿托品或运动后心率和心律均无变化
	·有巨大颈静脉收缩期搏动	房室交界区心律
	·心律不规则	窦性停搏、二度Ⅰ型房室阻滞（呈3∶2传导或3∶2与2∶1交替等）
	·第一心音减弱，运动或注射阿托品可使心率增快	窦性心动过缓
心律失常	·心率> 200次/分，从年轻时起就经常发生者	预激综合征
	·在发热或心力衰竭时出现窦性心动过缓者	病态窦房结综合征、三度房室阻滞
	·当第一心音响度突然减弱或消失，而临床无其他任何改变者	一度房室阻滞
	·应用洋地黄心室率仍不减慢者	甲状腺毒症、发热、新近发生无症状的心肌梗死、多发性肺梗死、急性风湿性心肌炎、电解质紊乱等
	·心率增快与体温升高不成比例	心肌炎（心率增快明显，但体温升高不明显）、伤寒（心率增加不明显，但体温增高显著）

【诊断思维】

（1）心律失常诊断思维（表2-414）。

表2-414　心律失常诊断思维

项目	诊断思维
心动过速	·心率快、慢的诊断思维参见脉搏异常章节
	·心动过速可谓是高危性疾病，必须熟悉这类疾病的临床表现及其预后。a. 症状：即大多数阵发性心动过速者在发作时出现心慌、头晕、心前区压迫感或疼痛，也可能感到恶心、呕吐、尿频，严重者甚至昏倒或晕厥。b. 体征：在发作时多呈面色苍白、神态紧张，听诊心率快而律规则或比较规则。室上性心率一般为160～240次/分，室性心率> 100次/分。室上性者，第一心音增强且强度固定不变，脉搏细小，心脏原有杂音可能减轻或消失
	·交界性心动过速者，由于房室几乎同时收缩，颈静脉可能出现有规律的“大炮波”，用刺激迷走神经方法，可能使发作突然停止；室性心动过速者，第一心音可能增强，也可能时强时弱，这与心房、心室收缩时间（即P-R的间距）有关。若颈静脉有间歇性的“大炮波”（提示房室分离），是阵发性室速的重要体征之一，应用兴奋迷走神经方法，心率不能减慢
心律失常	·心律失常是由于窦房结激动异常或激动产生于窦房结以外，激动的传导缓慢、阻滞或经异常通道传导，即心脏活动的起源和（或）传导障碍导致心脏冲动的频率和（或）节律异常。心律失常是心血管疾病中重要的一组疾病。它可单独发病亦可与心血管病伴发。可突然发作而致猝死，亦可持续累及心脏而衰竭。心率和节律正常者不能轻易除外心脏疾病和心律失常。如房性心动过速伴有房室为2∶1或3∶1传导或心房扑动呈4∶1传导者在听诊上心率和节律可完全正常。因此怀疑有心律失常者都应通过心电图检查最后确诊
	·由于引起心率和节律异常的病因甚多，故在发现心率和节律异常时应进一步寻找病因，而不能停留在单纯的心律失常的诊断上，如不明原因的心律失常应经常想到有乌头碱中毒的可能；任何一个不明原因的心动过速或心房颤动都应除外甲状腺功能亢进症。因为上述的心脏表现可能是甲状腺功能亢进症最初的临床表现；若在服用洋地黄甙、奎尼丁等药后发生的心律失常都应怀疑有药物中毒的可能性；对于不明原因的期前收缩或其他心律失常，亦应排除有电解质紊乱的可能性，尤其是钾离子的紊乱。若发生在中年肥胖妇女中，尚需除外胆心综合征

续表

项目	诊断思维
心律失常	・心律失常的发生率随年龄增高而增加，老年人易发生心律失常。冠心病会导致心律失常，但心律失常不全是冠心病导致的。除高血压、心肌病、心力衰竭、心肌纤维老化、窦房结功能低下等器质性因素以外，一些非器质性因素，如情绪变化、感染、贫血等，也可导致心律失常的发生。因此，对于老年心律失常患者而言，首先应仔细寻找导致心律失常的病因和诱因，切忌轻率应用抗心律失常药物。若必须用药，也要掌握合理使用，严密观察，安全第一，因为老年人对药物耐受性差，易发生不良反应。此外，老年人心律失常发病率极高的原因也可能是由于电解质紊乱（长期利尿剂和洋地黄治疗）及心动过缓伴房室阻滞。因此，任何一位老年患者就诊时，应特别注意心脏的体格检查及心电图检查
	・儿童或青少年则应怀疑病毒或风湿性心肌炎、猩红热等，若有意识改变或神经系统定位体征则多为颅内病变所致（如蛛网膜下隙出血、脑出血和脑病、脑肿瘤等）。若心率和节律异常多为短暂性，应除外是精神刺激、过多饮酒或饮茶及吸烟等可能性。如果心律失常伴有晕厥、动脉血压下降或皮肤苍白常提示可能为危险性心律失常，必须采取相应的检查与治疗
	・属于心律失常的可逆因素有缺氧、酸中毒、碱中毒、低血钾、低血镁、高血钙及心肌缺血等。故在诊断和治疗中应注意寻找引起或促使心律失常的可逆性因素，一旦明确，并进行有的放矢的治疗，几乎可达到药到病除的效果
心房颤动	・大多数情况下仅根据临床体征即可明确心房颤动，阵发性心房颤动常见于正常人、急性感染（如肺炎）、急性心肌梗死、甲状腺功能亢进症、二尖瓣狭窄及患缺血性心脏病的老年人。若心房颤动为持续者，则多见于缺血性心脏病、二尖瓣病变、高血压心脏病、甲状腺毒症及缩窄性心包炎。由于上述疾病各自有相应的临床表现，通常可明确诊断
	・心房颤动者在经药物复律后心律转为规则时，除了提示复律成功（转为窦性心律）外，还提示规则的心率不是窦性心律，而是房室传导比例固定的心房扑动
	・房颤临床特点与表现・男性患者多见：常无器质性心脏病・阵发性心房颤动可频繁发作，动态心电图可见发作持续数秒到几个小时不等・常伴有频发房性期前收缩，房性期前收缩可诱发心房颤动・房性期前收缩的联律间期多数＜500ms，常有 PonT 现象，并诱发短阵性心房颤动・激动、运动等交感神经兴奋时可诱发心房颤动发作・年龄较轻的局灶起源性心房颤动患者心房颤动发作次数相对少。心房常不大，多数为一支肺静脉受累・阵发性心房颤动发作时，如频率不快，可无明显症状。如心率快，患者诉心悸、心慌、胸闷、气短、心脏乱跳、烦躁及乏力等。如心室率过快可引起血压降低，甚至晕厥・听诊心律不齐、心音强弱不等、快慢不一、脉搏短绌及多尿等

（2）持续性及慢性心房颤动的临床表现特点（表 2–415）。

表 2–415　持续性及慢性心房颤动的临床表现特点

临床表现	
因素	持续性（或慢性）心房颤动的症状与基础心脏病有关，也与心室率快慢有关。可有心悸、气短、胸闷、乏力，尤其在体力活动后心室率明显增加，并可出现晕厥，尤其是老年患者，由于脑缺氧及迷走神经亢进所致
心律不齐	心律不规则：S_1 强弱不均、间隔不一。未经治疗的心房颤动心室率一般在 80～150 次 / 分，很少超过 170 次 / 分。心率＞100 次 / 分，称快速性心房颤动；＞180 次 / 分称极速性心房颤动。有脉搏短绌
诱发心力衰竭	可诱发心力衰竭或使原有心力衰竭或基础心脏病加重，当心室率超过 150 次 / 分时可加重心肌缺血症状或诱发心绞痛
血栓形成易感性增强	心房颤动持续 3 天以上者，心房内可有血栓形成。年龄大、有器质性心脏病、左心房内径增大、血浆纤维蛋白增加等均是发生血栓栓塞的危险因素

（3）并发症。

① 心律失常并发症（表 2–416）。

表 2-416 心律失常并发症

冠状动脉供血不足	脑动脉供血不足	肾动脉供血不足	肠系膜动脉供血不足	心功能不全
各种心律失常均可引起冠状动脉血流量降低，在心室颤动时冠状动脉血流量可为零。冠状动脉正常者，心律失常虽可引起冠状动脉血流降低，但较少引起心肌缺血。然而，对有冠心病者，心律失常则可诱发或加重心肌缺血。表现为心绞痛、气短、周围血管衰竭、心力衰竭及急性心肌梗死等	不同心律失常对脑血流量影响也有各异，在快速室性心动过速时，脑血流量可下降一半以上。脑血管正常者，上述血流动力学的障碍不致造成严重后果。倘若脑血管发生病变时，则足以导致脑供血不足，其表现为头晕、乏力、视物模糊、暂时性全盲。当心房颤动合并脑栓塞时可出现于失语、瘫痪、抽搐、昏迷等一过性或永久性脑损害	心律失常发生后，肾血流量也发生不同的减少，临床表现有少尿、蛋白尿、氮质血症等	快速心律失常时，肠系膜血流量可明显降低，致使系膜动脉痉挛，可产生胃肠道缺血的临床表现，如腹胀、腹痛及腹泻，甚至发生出血、溃疡或麻痹等	主要为咳嗽、呼吸困难、倦怠及乏力等

② 心房颤动的心电图表现及其并发症（2-417）。

表 2-417 心房颤动的心电图表现及其并发症

心房颤动的并发症及表现特点					心房颤动的心电图
脑动脉栓塞	周围动脉栓塞	肺栓塞	心功能不全	心源性猝死	表现
是心房颤动的最常见并发症。脑栓塞的栓子主要来自左心房和心耳部，多数栓子来自左心房内附壁血栓，少数来自动脉粥样硬化斑块的脱落	周围动脉栓塞的患者大多有心房颤动。心房颤动患者的心脏附壁血栓脱落后，随动脉血流向体循环远端造成急性动脉栓塞	心房颤动患者右心的血栓脱落造成肺动脉及其分支的栓塞发生肺栓塞	当心房颤动并快速心室率时，尤其心脏功能基础较差时，可引起心排血量显著地急剧降低，导致组织器官灌注不足，可并发急性心力衰竭。临床上以急性左心衰竭较常见	快速心房颤动时，心室率加快，有效心输出量减少，冠状动脉灌注量减少，可导致心脏骤停。主要原因有：心房颤动伴有预激综合征；肺动脉栓塞；急性心功能不全；神经、精神因素等	·P 波消失，代之以一系列大小不等、间距不均、形态各异的心房颤动波（f 波），频率 350 ~ 600 次 / 分 ·R-R 间距绝对不匀齐，即心室律完全不规则 ·QRS 波群形态一般与正常窦性者相同

（4）异位心动过速诊断程序（图 2-71）。

【疾病特点与表现】

（1）引起心动过速的常见疾病（发热性疾病、器质性心脏病及各种休克等均可引起，在此不予一一赘述）。

① 急性呼吸窘迫综合征：除心动过速外，常表现有呼吸频数和窘迫、进行性呼吸困难，吸氧治疗难以缓解，患者烦躁不安，发绀和心率增速，早期肺部体征不明显，或可闻肺泡呼吸音减低和干湿啰音，后期出现肺突变体征，病情严重者可伴有多脏器功能障碍的表现等。

② 肾上腺皮质功能减退症：本病心动过速经常伴随有脉搏无力及进行性虚弱和乏力，以至于必须卧床休息。其他表现包括腹痛、恶心、呕吐、排便习惯改变、体重下降、直立性低血压、肤色变暗、性欲减低和晕厥。少数还可伴有味觉、听觉及嗅觉增强等表现。

③ 戒断综合征：是指在戒烟、戒毒、戒酒等情况下出现的一系列瘾癖综合征，共同特点常表现有心动过速、呼吸急促、多汗、发热、失眠、畏食、焦虑、易怒及幻觉等。戒烟、戒毒、戒酒综合征的分别表现见表 2-418。

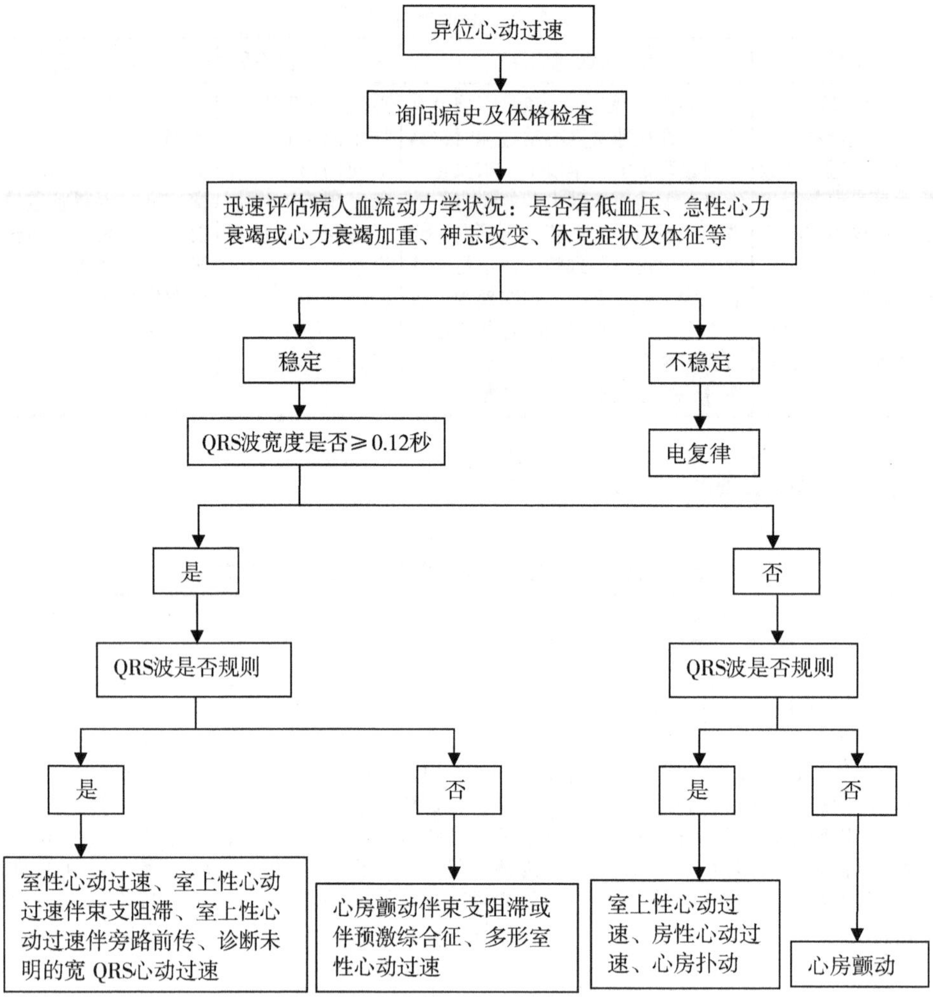

图 2–71 异位心动过速诊断程序

表 2–418 戒烟、戒毒、戒酒综合征的临床表现

戒烟综合征	戒毒综合征	戒酒综合征
是指因吸烟者长期吸入含有尼古丁的烟叶制品，当中断吸烟后所出现的全身软弱无力、烦躁不安、呵欠连作、口舌无味，甚至心情不畅、胸闷、焦虑、感觉迟钝等一系列瘾综合征	是指吸毒者因长期吸食毒品成瘾，戒断时出现的渴求使用阿片、恶心或呕吐、肌肉疼痛、流泪流涕、瞳孔扩大、毛发竖立或出汗、腹泻、呵欠、发热、失眠等瘾综合征	而突然停止饮酒或明显减量时，患者随即产生一系列症状与体征，如有震颤、谵妄、抽搐、意识混乱、精神运动和自主神经过度兴奋瘾综合征

④ 贫血：心动过速是贫血的典型体征。最早出现的症状有头晕、乏力、困倦；而最常见、最突出的体征是面色苍白。症状的轻重取决于贫血的速度、贫血的程度和机体的代偿能力。

⑤ 焦虑：应激反应可引起心动过速、呼吸急促、胸痛、恶心、失眠及头晕等。当焦虑缓解时症状通常也随之消失。

⑥ 慢性阻塞性肺疾病：该病的临床表现非常多，但心动过速却是其常见的体征。其他表现包括咳嗽、呼吸急促、呼吸困难、点头样呼吸、主动吸气、发绀及喘鸣等，杵状指（趾）和桶状胸是其晚期表现。

⑦ 糖尿病酮症酸中毒：本病会引起心动过速和脉搏细弱。特征性临床表现是 Kussmaul 呼吸（呼吸加深、加快）。其他表现包括呼吸带有烂苹果气味、直立性低血压、全身无力、畏食、恶心、呕吐及

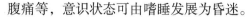

腹痛等，意识状态可由嗜睡发展为昏迷。

⑧ 高渗性昏迷：本病发生后迅速出现意识障碍，同时伴心动过速、血压下降、呼吸困难、少尿及癫痫样发作，常伴严重脱水症状，如皮肤弹性下降及黏膜干燥等。

⑨ 低血糖症：心动过速是低血糖症的常见体征，常伴有体温过低、紧张、颤抖、疲乏、衰弱、头痛、不适、饥饿感、恶心、出汗、皮肤湿冷。中枢神经系统表现包括视物模糊及复视、运动减弱、抽搐、偏瘫以及意识障碍。

⑩ 低钠血症：出现心动过速常提示本病较严重，其他表现包括直立性低血压、头痛、肌肉抽搐、疲乏、无力、少尿、无尿、皮肤弹性减退、口渴、易怒、抽搐、恶心及呕吐等。重者可出现意识障碍，甚至昏迷。

⑪ 低氧血症：低氧血症时心动过速常伴有呼吸急促、呼吸困难、发绀、意识错乱、晕厥及运动功能失调等表现。

⑫ 嗜铬细胞瘤：本病特征性表现为持续性或阵发性高血压。也可引起心动过速和心悸。其他表现包括头痛、胸痛、腹痛、大汗、感觉异常、震颤、恶心、呕吐、失眠、极度烦躁（甚至恐惧）及皮肤苍白、发红及干燥等。

⑬ 甲状腺功能亢进：心动过速是本病的典型特征，其他临床表现包括甲状腺增大、突眼、焦虑、怕热、食欲增加但体重下降、出汗、腹泻、震颤及心悸等。

（2）引起心动过缓的常见疾病。

① 心律失常：临床表现的轻重与心律失常类型和患者耐受性不同，症状可短暂或持续，可良性或危及生命。常见的临床表现包括低血压、心悸、眩晕、无力及晕厥等。

② 心肌病：本病是具有潜在的可危及生命的疾病，常引起短暂性或持续的心动过缓、眩晕、晕厥、水肿、颈静脉充盈、乏力、端坐呼吸、周围性发绀的症状。

③ 颈椎外伤：颈椎外伤可引起短暂性或持续的心动过缓，取决于外伤的严重性，临床表现包括低血压、体温降低、肠蠕动减弱、下肢瘫痪、呼吸肌麻痹。

④ 低体温：体内温度＜ 32℃时有心动过缓，伴有寒战、周围性发绀、肌强直、呼吸频率减慢、意识模糊及定向力丧失。

（3）需鉴别下列引起持续性心房颤动的常见疾病。

① 冠心病：本病引起心房颤动的发生率相对较低。大多以心前区疼痛为典型特征。

② 风湿性心脏病：约占心房颤动病因的 1/3，以二尖瓣狭窄及闭锁不全多见。典型症状为心慌气短、乏力、咳嗽、水肿及咳粉红色泡沫痰等。

③ 高血压心脏病：其心房肌的很多小动脉管腔可因内膜增厚而狭窄或完全闭塞，使局部心肌发生缺血性变化及纤维化。多见于中老年。

④ 甲状腺毒症：多见于 40 ～ 45 岁患者，青年者较少见，常伴突眼、多汗、易饥、消瘦等症状。

⑤ 心肌病：各类型的心肌病，常因伴有局灶性的心房肌炎症、变性或纤维化、心房扩大易导致心房颤动的发生，其中酒精性心肌病患者心房颤动常是该病的首发表现，发生率高。

⑥ 病态窦房结综合征：当窦房结动脉局灶性肌纤维结构发育不良，胶原结构异常及窦房结周围的变性，特别是窦房结周围变性以及窦性冲动的异常，可促使心房颤动的发生。

⑦ 预激综合征：可能是由于预激综合征患者的旁道不应期很短，一旦建立了折返条件，经旁路的冲动增加，这种冲动又折返进入左心房应激期即能诱发心房颤动。预激综合征并发心房颤动被认为情况严重，因为旁路没有像房室结那样生理性传导延搁的保护作用，所以经旁道下传的心室率多在 180 次 / 分以上，严重影响心脏的排血量。

⑧ 缩窄性心包炎：约有 1/3 患者可发生心房颤动，其他表现包括如黄疸、肺底湿啰音、肝大渐进性疲乏无力、腹胀、下肢水肿、血压低、脉搏快、出现奇脉及静脉压升高等。

【相关检查】

（1）病史采集要点。

① 详细追问发作时心率、节律（规则与否、漏搏感等），发作起止与持续时间。

② 询问与疾病诊断和鉴别诊断相关的临床症状，如发作时有无头晕或气短；是否感到疲乏无力、低血压、昏厥或近乎昏厥、抽搐、心绞痛或心力衰竭等。

③ 既往发作的诱因、频率和治疗经过，有助于判断心律失常。是否曾经有过心悸的症状，如有，是如何处理的。

④ 既往史重点包括外伤史、糖尿病、心脏病、呼吸系统疾病及甲状腺疾病。

⑤ 有无饮酒史及药物使用史（包括处方药、非处方药及违禁药物）。

（2）查体重点。

① 应着重于检查生命体征，务必了解脉率和脉律，判断心律失常的性质及心律失常对血流动力状态的影响。检查患者的皮肤有无苍白或发绀，观察有无水肿。

② 心肺检查是重点，包括望、触、叩、听。

③ 腹部检查注意肝脾是否肿大及移动性浊音等。下肢有无水肿等。

（3）实验室检查。

视引发心律失常的病因不同而不同，应常规检查电解质和酸碱平衡情况；检查甲状腺功能、肾功能情况；检查血沉、抗“O”、免疫功能和心肌酶谱等。

（4）辅助检查。

心电图、运动心电图和倾斜试验都有助于复杂或某些特殊心律失常的诊断。此外，超声心动图、心脏 X 线、ECT、CT 和 MRI 等检查；心室晚电位、信号平均心电图、心电图频谱分析、心室率变异分析等。

（5）选择性检查。

① 心电图：a. 临床上采用 12 导联心电图。可以从心脏的立体结构方面判断心律失常的性质和部位。然而 12 导联心电图由于记录时间短，不容易描记到短暂心律失常的图形。所以临床上常常采用 P 波清楚地导联（Ⅱ、Ⅲ、aVF 和 V1 导联）较长时间描记，便于捕捉心律失常。b. 食管心电图可以清晰描记 P 波，对 12 导联心电图 P 波记录不清楚的患者，很容易获得 P 波信息，有助于正确诊断。c. 心电图监测：床边有线心电图监测适用于危重患者；无线心电图监测便于捕捉患者活动后心律失常；动态心电图（连续记录 24h 或更长时间的心电图）的出现解决了只靠普通心电图无法诊断的心律失常问题；电话心电图将心电图经过电话的途径传输到医院或监控中心，有助于了解患者工作和生活时的心律失常情况；体表 His 电图采用心电的滤波和叠加等方法，记录到的 His 电图，能帮助分析心房、His 束和心室电图的相互关系和顺序，辅助复杂心律失常的诊断，另外体表心电图标测采用数十个体表电极同时记录心脏不同部位的心电图，便于分析心律失常的起源点及传导顺序和速度的异常，尤其对异常通道的诊断有价值。

② 心脏电生理：临床电生理研究是采用心脏导管记录心脏内各部位心电图，并且用脉冲电刺激不同部位心肌组织的一种心律失常研究方法。目的是为了更好地了解正常和异常心脏电活动的情况，对复杂心律失常做出诊断，并且判断心律失常的危险程度和预后，以及协助选择治疗方法和制定治疗方案。这种方法可以十分准确地反应心脏电活动的起源和激动的传导顺序，对于临床诊断困难或用其他方法无法发现的心律失常有着非常重要的诊断和鉴别诊断价值。

第二十一章

腹部异常

第一节　腹部外形异常

腹部外形异常包括腹部膨隆和凹陷，临床又可分为弥漫性和局限性。前者是指从侧面观腹部高出于肋缘至耻骨的水平面，局限性膨隆是指局部某个区域或范围的隆起。蛙腹是指平卧时腹壁松弛，液体下沉于腹腔两侧，致侧腹部明显膨出扁而宽。尖腹是指腹膜有炎症或浸润时，腹部常呈尖凸型。仰卧时前腹壁明显低于肋缘至耻骨的水平面，腹壁明显下陷，以致前腹壁与脊柱贴近，肋弓、髂嵴和耻骨联合明显外露，状如木舟（称之舟状腹）。本章还将涉及有关腹胀的内容进行一并叙述。

【常见病因】

（1）腹部弥漫性膨隆。

① 肥胖、腹腔胀气及妊娠等。

② 大量腹水：

a. 肝病。肝脏疾病肝硬化、暴发性肝衰竭、原发性肝癌。

b. 心源性。心血管疾病慢性充血性右心衰竭、心包炎（渗出性、缩窄性）、心肌疾病（充血性、限制性）、痨型克山病、Budd-Chiari 综合征（肝静脉、下腔静脉阻塞）、肝小静脉闭塞病、门静脉阻塞（门静脉海绵样变性、门静脉血栓形成、门静脉外压性阻塞）。

c. 肿瘤。原发：间皮瘤；继发：腹膜转移瘤。

d. 感染。结核性腹膜炎、Fitz-Hugh-Curtis 综合征、淋病奈瑟菌或沙眼衣原体感染所致肝周围炎伴肝周纤维素性渗出、HIV 感染患者之感染性腹膜炎。

e. 肾脏疾病。肾性慢性肾炎肾病型及肾病综合征等。

f. 营养不良性（低蛋白血症）。

g. 内分泌性疾病。黏液性水肿、Meigs 综合征、甲状腺肿样卵巢瘤及卵巢刺激综合征等。

h. 结缔组织病。系统性红斑狼疮等。

i. 胰性、胆汁性及尿性（膀胱破裂）等。

j. 混合性。

（2）局限性腹部膨隆。

大多由局部脏器肿大、腹腔肿瘤、炎性包块、局部积液、局部肠胀气、腹壁肿物和疝导致。

（3）腹部凹陷的常见病因。

① 全腹凹陷：且卧位呈舟状腹：严重脱水、慢性消耗性疾病及晚期恶性肿瘤等。亦可见于急性弥漫性腹膜炎的初期。

② 局部凹陷：主要见于手术后腹壁瘢痕收缩，患者由卧位改为立位或加大腹压时，凹陷变得更明显。

③ 立位时上腹部凹陷（耻区膨隆显著）：胃下垂。

④ 吸气时上腹部凹陷：横膈麻痹。

⑤ 右下腹显著低凹：肠套叠（当回盲部套登达升结肠远端时可出现右下腹下凹）。

⑥ 仰卧位时腹中线处或局部凹陷（站立或增加腹压时凹陷处向外膨出）：腹白线疝或腹壁疝。

⑦ 右上腹部凹陷：早期消化性溃疡穿孔。

（4）腹部疝形成的病因。

① 婴儿脐疝多属先天性，系出生时脐环未闭所致。

② 腹内压增高，在小儿以啼哭为量多见，在成人则以过于肥胖、妊娠为多。

③ 脐部手术，近年经脐部做腹腔镜增多，脐部伤口薄弱，形成脐孔疝。

【诊断线索】

腹部外形异常的诊断线索（表 2–419）。

表 2–419　腹部外形异常的诊断线索

项目	临床线索	诊断提示
年龄与性别	· 婴幼儿	先天性疾病、肠套叠
	· 青少年	肠梗阻、肠结核等
	· 中老年	肿瘤
	· 女性	妇科疾病、妊娠等
腹部隆起速度	· 较快	恶性肿瘤
	· 较慢	腹腔囊肿（胰腺或肠系膜囊肿）
体检获得线索	· 全腹膨隆	大量腹腔积液、腹内积气、腹腔巨大囊肿或肿瘤等
	· 局限性隆起	脏器肿大、肿瘤及粘连等
	· 质地软、无压痛的包块	囊肿性病变
	· 质地硬、边界不清、无明显压痛	恶性肿瘤
	· 有明显压痛	脓肿
	· 叩诊呈鼓音，肠鸣音减弱	胃肠胀气
	· 脐明显突出，站立时下腹突出明显，卧位呈蛙形腹、叩诊呈浊音	腹腔积液（大量腹水）
	· 仰卧位时叩诊浊音在腹部脐区，两侧呈鼓音	巨大卵巢肿瘤
	· 脐明显下陷者	肥胖
	· 胃或肠蠕动波	幽门梗阻或肠梗阻
腹部隆起部位	· 右季肋部隆起	肝肿瘤、肝脓肿、淤血性肝大及胆囊肿大等
	· 上腹部隆起	左叶肝大、胃癌、胃扩张、幽门梗阻、胃癌及胰腺囊肿等
	· 左季肋部隆起	脾大、胰腺囊肿等
	· 肋腰部隆起	多囊肾、肾盂积水、脓肾、肾肿瘤及巨大肾上腺瘤等
	· 右髂窝部隆起	阑尾周围脓肿、回盲部结核或肿瘤（女性常为卵巢肿瘤）等
	· 耻区隆起	妊娠子宫、子宫肌瘤、卵巢囊肿或尿潴留（后者经导尿后隆起即可消失）等

续表

项目	临床线索	诊断提示
腹部隆起部位	· 左下腹隆起	降结肠或乙状结肠肿瘤、高度肿大并下垂的肾脏
	· 腹股沟局限性隆起	腹股沟疝
腹部隆起形状特点	· 呈圆形隆起	囊肿、肿瘤及炎性肿块等
	· 隆起呈长形或条索状	肠道病变（肠梗阻、巨结肠症及肠套叠等）
	· 隆起可随体位明显改变者	游走肾、游走脾、带蒂肿物、大网膜肿物、肠系膜边缘部的肿物及各种疝等
	· 隆起可随呼吸移动者	膈下脏器的肿大、膈下脓肿等
腹部皮肤	· 系腰带部位有褐色素沉着	肾上腺皮质功能减退症
	· 左腰部呈蓝色	急性出血性胰腺炎
	· 脐周发蓝	腹腔内大出血（见于急性出血坏死型胰腺炎、异位妊娠破裂）及脐部子宫内膜异位症等
	· 脐与耻骨之间的中线上出现褐色线	妊娠后期
	· 耻区银灰色条纹	分娩后、肥胖者体重明显减轻或长期大量腹水消退后
	· 腹部紫红色条纹	肾上腺皮质功能亢进
	· 腹部和腰部呈现色素沉着斑	多发性神经纤维瘤
	· 腹部瘢痕	手术、感染及外伤等
	· 腹部皮肤呈现红色斑疹，2 ～ 3mm 大小，压之褪色	玫瑰疹
全腹膨隆伴随症状体征	· 伴寒战、发热，且腹部有压痛	炎症
	· 伴腹痛、呕吐、停止排气、排便	肠梗阻、肿瘤
	· 伴消瘦、食欲缺乏及低热	恶性肿瘤
	· 伴进行性黄疸	肝胆、胰腺或胰腺壶腹部病变
	· 伴尿路刺激征、血尿	泌尿系肿瘤、肾盂积水
	· 伴黑便、呕血或便血或大便性状改变	消化道肿瘤
	· 伴腹水	原发性或继发性肝癌、腹膜转移瘤及盆腔肿瘤等
脐异常	· 脐深陷	腹壁肥胖者
	· 脐稍突出	少年和腹壁菲薄者
	· 脐明显突出	大量腹水
	· 脐至剑突的距离增大	上腹膨隆者
	· 脐至耻骨联合的距离增大	下腹有包块者
	· 患侧的髂前上棘至脐的距离增大	一侧耻区有包块者
	· 腹部压力增加时，脐部向外膨出	脐疝
	· 脐部发炎、溃烂	化脓性或结核性感染
	· 脐部溃疡使局部坚硬、固定而突出者	癌肿

【诊断思维】

（1）腹部外形异常诊断思维（表 2-420）。

表 2-420　腹部外形异常诊断思维

项目	诊断思维
腹部外形	・肥胖和腹水均可引起腹部膨隆，观察脐的形态对两者的鉴别则有很大的帮助，脐凹陷者常提示肥胖，而脐凸出者则为腹腔积液。全腹膨隆除了妊娠或肥胖外，几乎都是病理性的。如果全腹膨隆呈球形，转动体位时形状不变多为胃肠胀气；若在站立位时腹部隆起明显下垂，仰卧时腹部两侧膨隆明显（蛙形腹）提示腹腔积液；仰卧位时腹部中央膨隆，立位时膨隆以脐为中心，但无脐凸出征象，则多为卵巢囊肿
	・腹部局限性隆起可以是腹壁病变所致，也可以由腹腔内病变引起。如让患者取仰卧位作屈颈抬肩动作时，发现隆起更为明显，提示病变来自于腹壁；若原有隆起变得不清楚，甚至消失者则说明病变在腹腔内
	・正常脐位于第 4 腰椎平面与腹壁相平或稍凹陷。脐至剑突及耻骨联合的距离和脐至左右髂前上棘的距离大致相等
	・观察腹部外形应将患者的腹部裸露充分，否则会遗漏掉明显病变，如下腹裸露不充分，可能就会遗漏腹股沟疝的诊断。发生于腹股沟区的腹外疝统称为腹股沟疝，是各种疝中最常见的类型
腹水	・若已明确全腹膨隆是由大量腹腔积液所致[正常状态下，人体腹腔内有少量液体（一般少于 200mL），对肠道蠕动起润滑作用。任何病理状态下导致腹腔内液体量增加，超过 200mL 时，称为腹水]，应在检查中测量腹围。虽然测量腹围的大小对病因诊断可能毫无帮助，但对疗效的判断或评价病情轻重是十分有帮助的。对腹部隆起的性质判断仅凭望诊是不能明确的，必须借以腹部的其他物理检查，其中以触诊最为重要。并应及时进行腹腔穿刺取液检查，予以鉴别
	・腹水典型的体征是：a. 两侧腹部膨隆为主，而腹水液积到大量时，均会形成蛙形腹；b. 脐部突出；c. 腹部两翼叩诊浊音；d. 侧卧位时浊音范围可移动（移动性浊音阳性）
	・难治性腹水亦称顽固性腹水，即应用严格钠、水控制及充分使用利尿剂后，经过一定时间无明显疗效，称难治性腹水。其诊断标准为：a. 较大剂量利尿药物（螺内酯 160mg/d、呋塞米 80mg/d）治疗至少 1 周或间断治疗性放腹水（4000 ～ 5000mL/ 次）联合清蛋白 20 ～ 40g/d，治疗 2w 腹水无治疗应答反应；b. 出现难以控制的利尿药物相关并发症或不良反应
蠕动波	・当小肠梗阻时，蠕动波在强度和频率上增加以便于肠道收缩将内容物运送过梗阻部位。结果，全腹部可能见到蠕动波。典型者该波突然出现，迅速消失，因为增强的蠕动波克服了梗阻或消化道失去了张力。观察蠕动波最好蹲在仰卧位患者的侧方，以观察腹部轮廓。在体型较瘦者或是营养不良者，因腹部肌肉萎缩，也可见到蠕动波，视为正常的胃和小肠收缩波形
	・因为明显的蠕动波系早期肠梗阻表现，注意观察患者的一般状况，让其进行诊断性检查及治疗。禁饮食及禁水，向其解释腹部 X 线检查的目的和步骤。如果检查确诊梗阻发生，可能需要鼻饲及胃肠降压。注意口腔卫生及观察有无舌体肿大变厚和口腔黏膜干燥，这提示脱水。需频繁监测生命体征和记录出入量

（2）腹水分类与病因（图 2-72）。

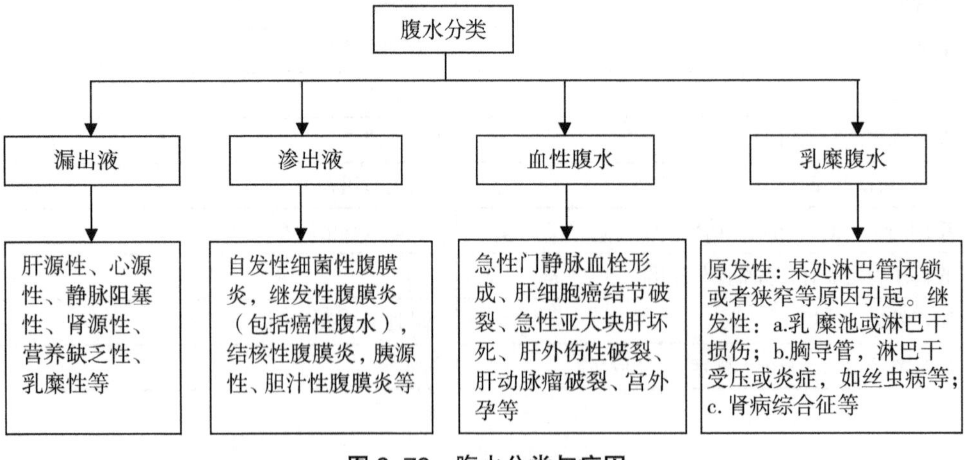

图 2-72　腹水分类与病因

（3）腹水漏出液与渗出液的鉴别见表 2-421。

表 2-421　腹水漏出液与渗出液的鉴别

鉴别要点	漏出液	渗出液
外观	淡黄色，稀薄透明	渗出液可呈不同颜色或混浊，不同病因的腹水可呈现不同的外观，如化脓性感染呈黄色脓性或脓血性；铜绿假单胞菌感染腹水呈绿色；黄疸时呈黄色；急性结核性腹膜炎及恶性肿瘤常为血性腹水；乳糜性腹水呈乳白色可自凝，因为属非炎性产物故仍属漏出液
凝块	无	常有
黏蛋白定性及定量	阴性，＜ 0.25g/L	阳性，＞ 0.25g/L
白细胞计数	＜ 100×10^6/L	＞ 500×10^6/L
血清腹水清蛋白梯度	＞ 11g/L	＜ 11g/L
病原菌	阴性	阳性

（4）并发症。

① 腹水并发症：

a. 营养不良。

b. 易并发腹膜炎。

② 腹部包块并发症：

a. 包块压迫腹腔脏器、血管、神经等并发症。

b. 包块破溃引起感染、出血等并发症。

【疾病特点与表现】

（1）引起腹水的常见疾病。

① 腹腔恶性肿瘤：是一组极易引起腹腔积液的疾病，腹腔积液多为血性。其包括腹腔原发性肿瘤及其他部位的肿瘤腹膜转移、腹腔恶性淋巴瘤及腹膜间皮瘤等，其共同表现是发热、腹痛、消瘦、食欲不振及腹部包块等。

② 肝硬化：腹腔积液是肝硬化失代偿期的表现，腹腔积液为漏出液。当大量腹水形成时，腹胀加重，可自行观察到腹部逐渐膨隆，腹壁绷紧发亮，状如蛙腹，增大的腹腔可影响患者的生活起居及行走困难，大量腹水可抬高膈肌，使胸腔容积减少，肺部受压致呼吸频率增加，呼吸浅表甚至憋气，出现端坐呼吸和脐疝。典型体征为移动性浊音阳性，大量腹水时全腹叩浊。

③ 结核性腹膜炎：腹腔积液为渗出液，起病缓慢，症状较轻，常有低热、盗汗等结核中毒症状，渐出现轻度腹痛腹胀。少数亦可以急性腹痛、高热起病。腹壁柔韧感是较典型的体征。本病可分 3 型，各型表现特点见表 2-422。

表 2-422　结核性腹膜炎的分型及其表现特点

分型	表现特点
渗出型（腹水型）	主要表现为腹膜炎和腹水征，但其腹膜刺激症状较化脓性腹膜炎轻，腹部持续隐痛或胀痛，可阵发加剧，腹壁有柔韧感。腹水量多少不一，少数可呈包裹性肿物（多见于脐部及耻区）
粘连型	病期较长，呈慢性消耗体质，腹腔渗液量少或无。腹腔内脏器广泛粘连，固定于腹后壁或腹前壁，常出现不同程度肠梗阻症状。腹部压痛及肌紧张可不明显。叩诊腹部有较固定的实音区，部分病例可在不同部位扪及大小不等的包块
干酪溃疡型	高热，甚至出现恶病质，常有不同程度肠梗阻表现，腹部不对称胀满或呈扁平状，可见肠型。其他表现包括腹壁呈板状、有柔韧感、触痛及压痛较明显，可伴有轻度反跳痛，并可扪及大小不等、不规则包块伴压痛。结核脓肿溃破后可出现肠穿孔、腹壁瘘、粪瘘及阴道瘘等表现

④ 自发性腹膜炎：常在肝硬化、肝癌腹腔积液基础上并发，腹腔积液在渗出和漏出之间，通常有腹痛、恶心、呕吐和腹泻等，还可出现膀胱和直肠症状。其他表现包括体温升高、脉速、腹肌紧张（但不呈板状腹）、压痛及反跳痛。

⑤ 肝静脉阻塞综合征（Budd-Chiari 综合征）：是因肝静脉及其入口附近的肝段下腔静脉梗阻致使肝血流出道受阻，引起门静脉高压和下腔静脉高压的一组临床表现。常见病因是先天性下腔静脉隔膜形成、下腔静脉血栓形成、原发性肝静脉闭塞、真性红细胞增多症、口服避孕药、夜间阵发性血红蛋白尿及外伤等。本病分急、慢性两型。最终可因淤血性肝硬化发生肝功能衰竭和消化道出血而死亡，预后不良。

⑥ 转移性腹水：癌性胸、腹水往往是血性的，内含大量红白细胞。其他表现包括消瘦、乏力、发热及淋巴结肿大等。

⑦ 甲状腺功能减退症：本病可有腹腔积液，但通常于心包腔及胸腔积液并存，单独腹水者少见。其他临床表现包括低血压、衰弱、嗜睡、呼吸徐缓、心动过缓、腹部胀满、四肢肌肉松弛、反射减弱或消失，甚至出现休克、昏迷、低血糖，心、肾功能不全而危及生命。临床常伴有皮肤蜡黄、发凉及粗糙、声音嘶哑、唇厚舌大、面部水肿、呆钝等。

⑧ 缩窄性心包炎：本病腹水比下肢水肿更明显，其他临床表现有症状为腹胀、下肢水肿。虽有呼吸困难或端坐呼吸，其并非由心功能不全所致，而是由于腹水或胸腔积液压迫所致。其他表现包括疲乏、食欲不振、上腹部饱胀、血压低、脉搏快、奇脉及心房颤动等。本病静脉压明显升高，即使利尿后静脉压仍保持较高水平。颈静脉怒张，吸气时更明显（Kussmaul 征），扩张的颈静脉舒张早期突然塌陷（Freidreich 征），Kussmaul 征和 Freidreich 征均属非特异性体征，在心脏压塞和任何原因的严重右心衰竭时皆可见到。

⑨ 其他疾病导致的腹腔积液如结缔组织病、Meigs 综合征、低蛋白血症等情况导致的腹腔积液，往往原发疾病的表现比较明显，但有时诊断也比较困难，需要结合患者全身情况，并需要结合复杂的辅助检查方能确诊。

（2）腹部胀气性疾病所致的腹部膨隆。

① 吞气症：常有精神紧张、情绪不稳定或有忧郁的表现，消化道主要症状是嗳气或呃逆（在医生面前嗳气更加频繁），自感嗳气后舒服，实际上是在嗳气的同时吞咽了大量的空气，使上腹部有膨胀或饱胀感。

② 慢性萎缩性胃炎：多见于中年以上患者，主要症状为上腹隐痛、腹胀、食欲减退、消瘦及贫血等症状。

③ 胃下垂：好发于瘦长、无力体型者、腹壁松弛老年人、经产妇或慢性消耗性疾病者，腹胀一般于清晨起床时较轻，站立过久至下午、晚上时症状加重，其他表现包括食欲减退、恶心、嗳气及四肢无力等症状。

④ 胃癌：多见于 40 岁以上的男性患者，近年来青年人胃癌并不少见，主要症状为畏食、上腹部疼痛、腹胀、恶心、呕吐、消瘦及贫血等，少数上腹部可扪及包块。

⑤ 肝硬化：腹胀可以是早期肝硬化的唯一症状，其他表现包括食欲减退、蜘蛛症、肝掌、皮肤色素沉着、脾大、黄疸、腹水及下肢水肿等。

⑥ 慢性胰腺炎：常表现为腹胀，其他表现包括食欲减退、上腹部隐痛、腹泻（尤脂肪泻）及消瘦等症状。

⑦ 肠梗阻：梗阻部位越低，腹胀越明显，麻痹性肠梗阻时，表现为全腹膨胀、恶心、呕吐、排便排气停止，肠鸣音减弱或消失。机械性肠梗阻时，肠鸣音亢进或呈金属调。

⑧ 功能性消化不良：主要症状为腹胀、早饱、食欲减退、恶心、上腹部隐痛或烧灼感，其他表现包括反酸症状、精神紧张、焦虑或忧郁等表现。

⑨ 肠易激综合征：可分为腹泻型、便秘型、混合型及未定型，主要表现为腹胀、腹痛、腹泻或便秘，腹痛多在便后缓解。本病与精神因素有关。

⑩ 糖类消化不良：见于进食大量的糖类（淀粉）食物后，主要症状为腹胀、嗳气及肛门排出大量无臭味的气体，排出大量气体或大便后，症状可缓解或减轻，如再次进食过量含糖类食物后症状又可加重，其他表现包括轻微腹痛，腹泻（大便多呈糊状，有泡沫和酸臭味）及大便含有不消化的食物残渣。

（3）腹壁疝是腹部局限性隆起较常见的病变，是指腹腔内容物易经腹壁或骨盆壁的间隙或薄弱部分向体表突出而形成，常见的有：

① 脐疝：婴儿脐疝多为易复性疝，常于哭闹、咳嗽、排便或排尿困难时于脐部出现圆形肿块，安静、平卧时可消失，很少发生嵌顿，用手指可清楚地扪及脐环的边缘，并有咳嗽冲击感。成人脐疝多为难复性疝，疝内容物常为大网膜，易与疝囊壁发生粘连，且因疝环狭小，易发生嵌顿或绞窄。本病需与腹股沟斜疝，直疝以及股疝等相鉴别。

② 腹股沟疝：腹股沟疝有直疝和斜疝之分，前者从直疝三角突出；后者是从腹股沟管突出，两者鉴别见表 2-423。

表 2-423　直疝与斜疝的鉴别

鉴别点	直疝	斜疝
发病年龄	多见老年	多见儿童、青壮年
突出途径	经直疝三角，不进阴囊	经腹股沟管，可进阴囊
疝块外形	呈半球形，底宽	呈椭圆或梨形，上部呈蒂柄状
压迫深环试验	压深环疝块仍突出	疝回纳后压深环疝块不再突出
精索与疝囊关系	精索在疝囊前外方	精索在疝囊后方
疝囊颈与腹壁下动脉关系	疝囊颈在腹壁下动脉内侧	疝囊颈在腹壁下动脉外侧
嵌顿机会	无或极少	较多

（4）引起蠕动波的疾病。

① 结肠梗阻：梗阻早期上腹部可见明显的蠕动波，顽固性便秘可能是最早的表现，其他表现较小肠梗阻发展缓慢，包括恶心、腹胀及肠鸣音亢进等。

② 幽门梗阻：上腹部可见胃蠕动波，可发生于上腹部或左上腹，通常是起于左肋缘，然后由左向右进行蠕动，其他表现包括上腹不适或餐后绞痛、恶心、呕吐（吐隔宿食为特征）、畏食及体重减低。听诊有振水音。

③ 小肠梗阻：早期机械性小肠梗阻常可见腹部蠕动波，横跨上腹部及间歇性的脐周绞痛，其他表现包括恶心、便秘、呕吐胆汁或粪样物质，在部分梗阻中可有腹泻、肠鸣音亢进。

（5）引起腹部凹陷的疾病。

① 胃下垂：上腹部有凹陷者，提示胃下垂的程度已较重，下垂明显者会出现腹胀及上腹不适、腹痛、恶心、呕吐、便秘等。其他表现包括失眠、头痛、头昏、迟钝、抑郁等神经精神症状。还可有低血压、心悸以及站立性昏厥等表现。

② 横膈麻痹：部分患者主诉剧烈运动时有呼吸困难。左侧膈肌麻痹因胃底升高可能有嗳气、腹胀、腹痛等消化道症状。双侧完全性膈肌麻痹时，常表现为严重的呼吸困难、呼吸费力和辅助呼吸肌动用、发绀及腹部反常呼吸（吸气时腹部凹陷）。

③ 肠套叠：腹痛发作时，可听到亢进的肠鸣音。发作间歇期可见右上腹凹陷，触诊可有右下腹平坦空虚感，这是由于盲肠和回盲部套入横结肠移至右上腹所致。本病三大典型症状为腹痛、呕吐和血便。

腹痛为肠套叠早期出现的症状，起病不久即出现反射性呕吐，发病后 6 ～ 12h 出现血便。

【相关检查】

（1）病史询问要点。

① 询问发病有何症状，如恶心、呕吐、发热、腹膨隆或腹胀、腹痛、黑便或血便等。

② 询问需与疾病诊断和鉴别诊断的相关临床症状。

③ 除外科性疾病外，亦需询问可导致腹部膨隆的全身性疾病及妇产科疾病，如淋巴瘤、肝硬化及巨大卵巢囊肿等。

（2）查体重点。

做详细的体格检查，特别是腹部的体格检查（腹部外形应注意腹部是否对称、有无局部肿胀、隆起或凹陷、有腹水或腹部包块时应测量腹围的大小）。心脏视诊注意有无收缩期心尖回缩，舒张早期心尖冲动。触诊有无舒张期搏动撞击感。叩诊心浊音界，胸骨左缘第 3 ～ 4 肋间是否能听到心包叩击音等。注意检查黄疸、颈静脉怒张、奇脉、肺底湿啰音、肝大、双下肢水肿等。

（3）实验室检查。

血、尿、便三大常规、血液生化检查，必要时应进行胃液分析检查。若怀疑有腹腔积液则应抽取腹水检查。

（4）辅助检查。

胃镜、结肠镜、腹部透视或平片、钡餐（上、下消化道）检查、B 超，CT 或 MRI 检查等。有腹腔积液者，参见移动性浊音与液波震颤章节。

（5）选择性检查。

① 大便检查：黏液脓血便，镜下见红细胞、白细胞时，多为肠道炎症性病变；大便中含较多不消化食物，镜下见到肌纤维、脂肪球时，多提示为消化吸收不良。

② 胃液分析：慢性萎缩性胃炎、胃癌时，胃酸分泌常降低。

③ 肝功能及血清酶学检查：对肝及胆道病变的诊断有帮助。

④ 如果疑及或明确腹部膨隆由腹水所致，应做常规腹腔穿刺，抽取腹水做实验室检查可确定其为渗出液或漏出液，并可做涂片或培养以明确病原体；肉眼检查可确定其为浆液性、血性、脓性或乳糜性。

⑤ 乳糜性腹水：乳糜性腹水特点现在仍然适用，包括：牛奶样外观、静置后有乳酪膜，没有沉渣，碱性，比密＞ 1.012，TP ＞ 30g/L，清蛋白＞球蛋白，加入乙醚后腹水变清，苏丹Ⅲ染色有脂肪球，脂肪含量 0.4%～ 4%，总固体量＞ 4%；其中三酰甘油浓度是血浆的 2 ～ 8 倍，这是诊断的主要指标。

⑥ 假性乳糜性腹水：比重＜ 1.012，静置后无乳酪膜，有沉渣，磷脂酰胆碱含量高、脂肪微量，总固体量＜ 2%，蛋白含量 0.1%～ 3%，球蛋白＞清蛋白，加入乙醚后无变化。

⑦ 多项指标联合检测鉴别腹水，不同性质腹水的单项指标检测结果常有交叉，难于鉴别。可进一步做：

a. 联合检验指标。LDH、ADA、FDP、FER（铁蛋白）和 CRP 共 5 项同时测定可提高鉴别诊断准确性，这 5 项指标均值按先高后低排列，引起这些指标升高的疾病顺序依次是结核性腹膜炎、非结核性炎症、非肝源性恶性肿瘤、肝癌、肝炎和肝硬化。当各被检测物浓度较高或更高时，结核性腹膜炎、恶性肿瘤、非结核性炎症的可能性较大；如果这几个指标含量较低，则肝炎、肝硬化和肝癌的可能性较大。

b. 结核性腹膜炎时 5 项结果一致性升高，肝炎和肝硬化全部指标低于前述 4 种疾病；相比 FDP、FER（铁蛋白）和 CRP，LDH 和 ADA 在结核性腹膜炎时升高比肝炎、肝硬化及肝癌更为显著，因此只做 ADA 和 LDH 即可鉴别诊断。

c. 在炎症时 CRP 结果较高，CRP 测定对炎症性腹水与其他原因引起的腹水有一定鉴别诊断价值。

⑧ 结核性腹水联合检测指标：结核性腹水 ADA、LDH、溶菌酶均高于临界值，而癌性腹水该值均低于临界值。ADA、抗结核菌素纯蛋白衍化物（抗 PPD-IgG）联合测定对结核性腹水诊断敏感性有很高的特异性。为明确肿瘤性腹水，推荐以 ADA、CEA 和 CA50 作为诊断组合。

⑨ 癌性腹水联合检测指标：以抗 PPD-IgG、β_2-MG 高于界值，CEA、FER 低于界值诊断为结核性腹膜液，相反则诊断为癌性腹水。建议以抗 PPD-IgG、CEA 为主，再加上 β_2-MG 或 FER 进行组合为优。

⑩ 在恶性腹水中 LSA 浓度显著增高，在癌性胸、腹水中酸溶性蛋白（acid-soluble protein，ASP）明显增高。LSA 和 ASP 可作为辅助鉴别恶性胸腹水的指标。

第二节　腹部压痛及反跳痛

正常腹部触压时不引起疼痛，重按压时仅有一种压迫感，无反跳痛。在腹部按压时患者感受到不同程度的疼痛或表现有明显的痛苦表情为腹部压痛，在按压过程中，突然将按压的手迅速离开腹壁的一刹那所感到疼痛或疼痛加剧者，称反跳痛。有压痛者不一定伴有反跳痛，但具有反跳痛者往往伴有压痛。反跳痛的诊断意义较压痛更有价值。

【常见病因】

参见本书腹痛章节。

【诊断线索】

腹部压痛及反跳痛的诊断线索（表 2-424）。

表 2-424　腹部压痛及反跳痛的诊断线索

项目	临床线索	诊断提示
性别	·女性有停经史伴妇科检查有宫颈牵痛，后穹窿部饱满（穿刺见血）	宫外孕破裂（体征以下腹显著）
	·女性白带多，肛门指检陷窝两侧触痛	急性盆腔炎（耻区体征突出，淋病性盆腔炎体征更为明显）
	·女性、耻区可触及肿块	卵巢囊肿蒂扭转
	·肥胖女性，右上腹疼痛	胆囊结石
疼痛性质	·转移性右下腹疼痛，腰大肌及闭孔肌试验阳性	急性阑尾炎（体征在右下腹最为突出）
	·发作性绞痛，尿中有红细胞或肉眼血尿	肾或输尿管结石(压痛沿输尿管走行部位或季肋点处最明显）
压痛部位	·右上腹疼痛，可向右肩胛区放射	急性胆道感染、胆石症（右上腹压痛明显）
	·右季肋部压痛	肝、胆及右肾及结肠肝曲病变
	·左季肋部压痛	脾、胰尾及左肾和结肠脾曲病变
	·上腹部压痛	肝、胃十二指肠、胰及横结肠病变
	·右腰部压痛	右肾、升结肠病变
	·左腰部压痛	左肾、降结肠病变
	·脐部	小肠、肠系膜及横结肠病变

续表

项目	临床线索	诊断提示
压痛部位	・右髂部压痛	阑尾、回盲部及右输卵管病变
	・左髂部压痛	乙状结肠、左输尿管病变
	・耻区压痛	膀胱、子宫及盆腔病变
压痛点压痛	・腹直肌外缘与肋弓交界处（胆囊压痛点又称墨菲征）压痛	胆囊炎
	・右髂前上棘与脐连线的中 1/3 和外 1/3 交界处（阑尾压痛点，又称麦氏点）压痛	阑尾炎、阑尾脓肿
	・第 10 肋骨前端（称季肋点）压痛	肾周脓肿、急性肾盂肾炎
	・脐水平线与腹直肌外缘的交点（上输尿管压痛点）和（或）两髂前上棘连线通过耻骨做垂直线的交点（中输尿管压痛点）压痛	输尿管结石、结核及其化脓性炎症
体征	・肝浊音界消失，全腹呈鼓音	胃肠穿孔（上腹部体征最为明显）
	・左腰部皮肤呈蓝色	急性出血坏死型胰腺炎（上腹部偏左体征最为突出）
	・上腹部可见胃型和（或）胃蠕动波	幽门梗阻（体征在上腹部）
	・腹部见有肠型和（或）肠蠕动波	肠梗阻、肠套叠、乙状结肠扭转
	・腹壁张力增加	腹腔内容物增加
	・板状腹	急性腹膜炎
	・揉面感	结核性腹膜炎、癌性腹膜炎
	・局部腹壁紧张	局部脏器炎症
	・舟状腹	胃十二指肠穿孔的早期表现
	・全腹膨隆	肠梗阻、肠麻痹或急性内脏出血
	・移动性浊音	内脏出血或腹膜炎（有大量的炎性液体渗出也可有）

【诊断思维】

（1）腹部压痛 / 反跳痛诊断思维（表 2-425）。

表 2-425　腹部压痛 / 反跳痛诊断思维

项目	诊断思维
腹部压痛	・腹部压痛的检查首先应从病史中获取疼痛的确切或最为明显的部位，然后触诊从远距离逐渐触压至疼痛部位，称为向心性触诊。切勿首先按压疼痛部后再按压远离疼痛部位（称离心性触诊），这样极易使患者做出全腹疼痛回答的假象，结果会造成判断上的错误
	・对每一个腹部压痛者，都应仔细鉴别压痛是由腹壁还是腹腔内病变所致。通常可让患者取仰卧位将两腿伸直，并嘱患者做屈颈抬肩动作再进行触压或将腹壁抓起，若此时疼痛依然显著者，则说明病变来自于腹壁。若疼痛反而减轻或消失者，多提示病变位于腹腔内
	・触诊手法的轻重将直接影响结果的判断，故应保持手法的适中。要强调指出的是：明确而有固定的压痛通常都具有其一定临床意义，然而对缺乏压痛者不要草率地除外或否认病变的存在，因许多腹腔内慢性病变常常可以缺乏压痛；而某些腹痛性疾病，却是腹腔外脏器或全身性疾病的表现，如大叶性肺炎、急性心包炎、急性心肌梗死、糖尿病酮症酸中毒等。故应结合其他临床资料进行综合判断
	・凡是腹部（包括腹腔内）的炎症、淤血、肿瘤、外伤、血管的堵塞等都可引起腹部的触痛，而当病变累及腹膜时则可产生肌紧张、压痛及反跳痛（即所谓腹膜刺激征）。由此可见腹部压痛这一体征对病因诊断虽有帮助，但缺乏其特异性，因此临床上应更多地了解其起病的形式及伴随症状等进行综合分析和判断。腹膜刺激征患者的共同表现是：腹部难以忍受的剧烈疼痛、大汗淋漓、高热、全身虚弱无力、不适等症状。急性腹膜炎时腹痛严重、腹壁紧张、弓腰收腹、腹部触诊抗拒感、精神沉郁、胸式呼吸、体温升高、食欲减少，有时有呕吐症状

续表

项目	诊断思维
腹部压痛	·如患者伴有明显呼吸困难或气促者，务必要除外心肺疾病；如是中老年患者，仅有腹部压痛而缺乏其他体征者应常规做心电图检查，以除外心肌梗死；女性耻区压痛，均应先除外妇科疾患；若腹部压痛者伴有移动性浊音阳性时，腹腔穿刺取液体检查可对诊断提供极为重要的线索
	·由于老年人解剖和生理上的变化及对各种致炎因子反应迟钝，决定了老年人的急性腹膜炎的临床表现不典型。许多患者已有早期腹膜炎的存在而没有严重的腹痛表现，腹部检查时有时体征也较轻微，部位亦不明确。因为腹肌萎缩或者腹壁脂肪过多，腹肌紧张现象也多不明显
	·女性患者应重视妇科检查。正确详细地询问年龄、月经史、婚育史、性生活史、人工流产史。妇科检查窥器观察阴道、子宫颈有无出血或异常排出物，并注意量、颜色、性质、气味。双合诊检查子宫是否增大、有无压痛、附件区有无包块及压痛，子宫是否有推举痛，后穹窿是否饱满，必要时请妇科会诊
	·由于患儿幼稚，对病症不能自述或表达不清，家长有时也未能准确掌握病情及经过，容易误诊。小儿从出生到成年，处于不断生长发育的过程中，无论在形体、生理、病理等方面都与成人有所不同，主要表现为脏腑娇嫩、容易发病、转变迅速、易趋康复，年龄越小越显著。因此不能简单地把小儿看成是成人的缩影。此时医生应结合扎实的理论和丰富的临床经验，敏锐观察，根据患者的表现，以主要症状为核心，结合伴随症状和实验室检查结果做出相应的诊断
	·一般而言出现压痛的部位常是病变所在之处，但也不能忽略某些疾病可通过牵涉痛的原理而出现病变部位的远处有显著压痛点或压痛区域，相反病变处体征可能相对较轻。如阑尾炎早期可仅有上腹部压痛，而右下腹压痛则很轻或缺如，极易被误诊为上腹部病变。再者许多非腹腔疾病也是通过上述原理而引起腹部有触（压）痛，如肺炎、胸膜炎及急性心肌梗死等。因此对腹部有压痛者进行全面细致的体格检查是十分重要的
	·应询问能够导致腹部压痛/反跳痛的内科疾病病史：内科某些全身性疾病，如尿毒症、糖尿病危象、急性白血病及结缔组织病等一些神经系统疾病如脊髓结核危象等有时可出现急性腹痛，应注意鉴别。有些内科急腹症如腹型紫癜，因肠管浆膜面有广泛点状出血，严重者有少量血性渗出，又如急性肠系膜淋巴结炎也可有炎性渗出，实际上有急性腹膜炎存在，但无手术指征，不属于外科治疗范围，应结合病史、临床表现及其他辅助检查全面考虑，予以鉴别
	·有些内科肠道疾病，如肠伤寒、肠结核、溃疡性结肠炎及非特异性小肠炎等，在治疗时服用有糖皮质激素史，可诱发穿孔并发症。此类患者，久病卧床，体质衰弱，穿孔前可能已有全身症状及不规则的腹痛，一旦发生穿孔，因反应差，可无突发症状，判断是否穿孔可能十分困难，应严密观察病情的发展，特别注意肠蠕动音有无消失，并可借助腹腔穿刺以明确诊断

（2）腹部常见压痛点或区域的临床意义（表 2–426）。

表 2–426　腹部压痛征及各压痛点的临床意义

特点	检查方法	临床意义
板状腹	腹肌反射性痉挛，腹壁明显紧张，甚至强直硬如木板	见于急性胃肠穿孔或实质性脏器破裂所致的急性弥漫性腹膜炎
揉面感	全腹紧张，触之犹如揉面的柔韧之感，不易压陷，如面团感	见于结核性腹膜炎、其他原因引起的慢性病变腹膜
压痛点	压痛局限于某一个部位	某些病变特征性表现
反跳痛	检查到压痛后，手指稍停片刻，使压痛趋于稳定，然后将手突然抬起，此时患者感觉腹痛骤然加剧，并有痛苦表情	提示炎症波及腹膜壁层
麦氏点	位于右髂前上棘与脐连线外 1/3 与中 1/3 交界处	麦氏点压痛见于阑尾病变
胆囊点	位于右侧腹直肌外缘与肋弓交界处	胆囊病变
季肋点	第 10 肋骨前端，右侧位置稍低，相当于肾盂位置	季肋点压痛提示肾脏病变、
上输尿管点 中输尿管点	在脐水平线上腹直肌外缘；在髂前上棘水平腹直肌外缘，相当于输尿管第二狭窄处	两者有压痛均提示输尿管结石、结核或化脓性炎症
肋脊点肋腰点	背部第 12 肋骨与脊柱的交角（肋脊角）的顶点第 12 肋骨与腰肌外缘的交角（肋腰角）顶点	两者压痛均提示是肾脏一些炎症性病变，如肾盂肾炎、肾脓肿和肾结核等

（3）腹部压痛诊断程序（图 2-73）。

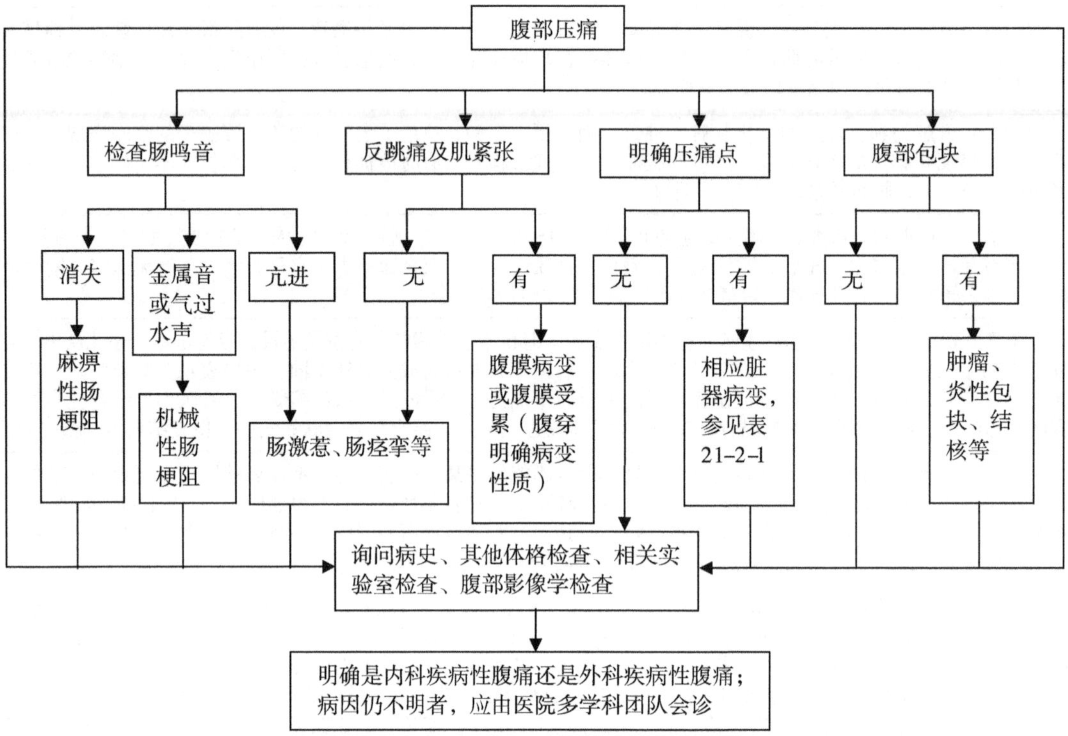

图 2-73 腹部压痛诊断程序

【疾病特点与表现】

（1）腹部压痛者易被忽略或误诊的疾病。

① 铅中毒：本病可分急性和慢性（表 2-427）。

表 2-427 铅中毒临床特点与表现

分型	临床特点与表现
急性铅中毒	服含铅化合物 4 ～ 6h 后，个别长至 1 周出现口内有金属味、流涎、恶心、呕吐、低体温、瞳孔散大、腹胀、腹绞痛和血压升高。少数患者发生消化道出血和麻痹性肠梗阻。严重中毒数日后出现贫血、中毒性肝炎、中毒性肾炎、多发性周围神经病变和铅毒性脑病
慢性铅中毒	包括神经衰弱综合征、铅毒性麻痹及铅毒性脑病。神经衰弱是早期和较常见症状。贫血、腹绞痛、周围神经病变及腕下垂等临床表现

② 血卟啉病：本病表现繁多，受累主要是皮肤、消化道及神经系统（表 2-428）。

表 2-428 血卟啉病临床特点与表现

分类	皮肤	腹痛	神经系统症状
特点与表现	多在婴儿期也可在成人出现（迟发性皮肤血卟啉病）。为光照后，在皮肤暴露部出现红斑、疱疹，甚至溃烂。结痂后遗留瘢痕，引起畸形和色素沉着	是最主要和突出的症状，发作性的绞痛有时虽极轻，但大多较严重，甚至难以忍受。疼痛部位可以是局限的，也可波及整个腹部，或放射至背部或腰部，可伴有恶心、呕吐。常有顽固性便秘	表现可多种多样，如四肢神经痛、痛觉减退或麻木，镇痛的较少见。可有单肢肌无力直至四肢松弛性瘫痪，在瘫痪出现前或同时可有肌肉剧痛，特别是小腿

③ 肠系膜淋巴结炎：病前常先有上呼吸道感染、肠道感染、颈部淋巴结炎等病史。与急性阑尾炎相似，腹痛以右下腹为重，偶尔表现为转移性右下腹痛，性质为隐痛或痉挛性痛，程度较轻，多可耐受。病初有发热，体温通常不超过39℃，易反复性发作，但多为自限性。其他表现包括面部潮红、口唇苍白、咽部充血及右下腹压痛，少有肌紧张与反跳痛。偶尔在右下腹可触及小结节样淋巴结。

④ 急性肠系膜动脉缺血：剧烈腹痛常是最主要症状，在发病早期多数有“症状重、体征轻”这一明显特征。发生肠管缺血坏死后，均会出现局部或广泛的腹膜炎体征。本病常见于肠系膜上动脉栓塞和非闭塞性肠系膜缺血，见表2-429。

表2-429　肠系膜上动脉栓塞和非闭塞性肠系膜缺血的临床特点

急性肠系膜动脉缺血	
肠系膜上动脉栓塞	非闭塞性肠系膜缺血
可表现为典型的Bergan三联征：剧烈腹痛而无相应体征；患有器质性心脏病或心房颤动、动脉瘤等心血管疾病；胃肠道排空症状（恶心、呕吐、腹泻等）。肠系膜上动脉血栓形成如病变累及血管主干则缺血肠管更广泛，一旦发生肠坏死则死亡率高	发生于心力衰竭的老年人或严重创面者易造成低血容量休克，如果不能积极纠正全身情况，一旦出现肠坏死则预后不佳。肠系膜上静脉血栓形成患者病情进展相对缓慢，可有腹痛、呕血、血便等表现

⑤ 门静脉血栓形成：首发症状常是食管下端曲张静脉出血（食管静脉曲张），便血或呕血，脾脏增大，有触痛。急性者起病急骤，剧烈腹痛、腹胀和呕吐，系肠系膜淤血所致。如栓塞形成延及肠系膜静脉，可有腹泻、血便和腹膜炎、麻痹性肠梗阻症状。肝外门静脉阻塞的首发症状是突然上消化道出血。慢性者多表现为门脉高压的征象，如脾大、食管及腹壁静脉曲张和脾功能亢进，门静脉完全阻塞可出现腹水。

⑥ 过敏性腹痛：青壮年男性好发，常突发起病，腹痛剧烈，多以脐周围为著，触痛为弥漫性。患者伴有腹泻及恶心、呕吐，腹泻及呕吐后腹痛不缓解为特点。本病易误诊为外科急腹症、胆道蛔虫、急性胰腺炎或急性胃肠炎等。

⑦ 腹痛型癫痫：多见于儿童，发作时腹部可有压痛，常缺乏固定的压痛点。患者常突然发作性腹痛，呈刀割样痛或绞痛，疼痛剧烈，多在脐周或上腹部，也有放射至耻区或腹侧面，持续时间一般为数分钟，也可达数小时以上，常伴有恶心、呕吐、腹泻等肠胃系统变化。

⑧ 大叶性肺炎：虽然不多见，但很容易误诊为急腹症。腹痛特点常于行走及平卧时加剧，坐位或膝胸位减轻。严重时全身大汗。其他临床表现有高热、咳嗽及胸痛等。

（2）引起压痛、反跳痛及肌紧张（腹膜刺激征）的疾病。

① 腹腔感染：a. 轻度感染，腹膜炎较局限，发病在12 h内；b. 中度感染，弥漫性腹膜炎，发病12～48h，有一般的脓毒症状；c. 重度感染，弥漫性腹膜炎，发病＞48h，有明显脓毒症状和（或）合并有器官功能障碍。本病在早期以发热、寒战为突出症状，随着病情的进展易发生感染性休克。

② 腹腔脏器穿孔：消化道穿孔时，消化液和血液进入腹腔，刺激腹膜继发性化脓性感染。其中急性阑尾炎合并穿孔最多见，其次为胃十二指肠溃疡急性穿孔，蛔虫肠穿孔、坏疽性胆囊炎、小肠和结肠憩室等的穿孔少见，胃癌及结肠癌穿孔亦可致继发性腹膜炎。

注：上述疾病导致的穿孔性腹膜炎几乎都有原发疾病，仔细询问病史可能是减少误诊的重要环节。

③ 腹腔脏器梗阻：如肠扭转、闭襻型肠梗阻等，肠黏膜因缺血通透性增强，肠管内的细菌通过肠壁渗出至腹腔内引起感染。这些疾病在体格检查时常能触及肠管或包块，再如多数急性肠梗阻患者具有明显的阵发性腹部绞痛、腹胀及肠鸣音亢进，而无肯定的压痛和肌紧张。

④ 内脏损伤出血：常见于自发性脾破裂、脾动脉瘤破裂、肝癌破裂、腹腔转移性恶性肿瘤（如精

原细胞瘤）破裂、宫外孕破裂、卵巢滤泡破裂等。这些疾病如果出血量较大时，患者常会出现面色苍白、脉搏细速、冷汗、尿量减少，最终导致出血性休克。定时跟踪患者的红细胞及血红蛋白，是提示诊断的重要手段。

⑤ 急性胰腺炎：轻型急性胰腺炎很少出现腹膜刺激症状，如遇重症胰腺炎则可根据腹腔穿刺液是否带血性、淀粉酶是否增高、CT 评分等综合考虑才能加以区别，但重症胰腺炎可发展为腹膜炎。

⑥ 腹膜后血肿或感染：脊柱或骨盆骨折、肾创面等可并发腹膜后血肿，腹膜后感染如肾周围感染、腹膜后阑尾炎，化脓性淋巴结炎及血肿继发感染等均可产生腹痛、腹膜刺激征及肠淤张等。

⑦ 克罗恩病：本病临床表现易与溃疡性结肠炎相混淆，各自临床特点见表 2-430。

表 2-430 克罗恩病与溃疡性结肠炎的临床特点

特点	克罗恩病	溃疡性结肠炎
发热	常见	较少见
腹痛	较重，常在右下腹	较轻，常在左下或下腹
腹块	常见	罕见
里急后重	少有	常有
中毒性巨结肠	少见	常见
粪便	多无黏液脓血	常有黏液脓血
受累肠段	以回肠末段和邻近结肠为主，呈节段性受累	以直肠、乙状结肠为主，病变呈连续性，可向上扩展
肠腔狭窄	多见	较少见
瘘管形成	少见	多见
癌变	少见	多见

（3）女性耻区压痛疾病的临床特点（表 2-431）。

表 2-431 女性耻区压痛疾病的临床特点

项目	输卵管妊娠	流产	急性输卵管炎	黄体破裂	卵巢囊肿蒂扭转	急性阑尾炎
停经	多有	有	无	多无	无	无
腹痛	突然撕裂样剧痛，自下腹一侧开始向全腹扩散	下腹中央阵发性坠痛	两侧下腹持续疼痛性	下腹一侧突发性疼痛	下腹一侧突发性疼痛	持续性疼痛，从上腹开始，经脐周转至右下腹
阴道流血	量少，暗红色，可有蜕膜管型排出	开始量少，后增多，鲜红色，小血块或绒毛排出	无	无或有（月经量）	无	无
休克	程度与外出血不成比例	程度与外出血不成比例	无	无或有轻度休克	无	无
体温	正常或有低热	正常	升高	正常或稍高	稍高	升高
盆腔检查	宫颈举痛，直肠子宫凹陷有肿块	宫口稍开，子宫增大变软	举宫颈时两侧下腹疼痛	无肿块触及，一侧附件压痛	宫颈举痛，卵巢肿块边缘清晰，蒂部触痛明显	直肠指检右侧高位压痛
阴道后穹窿穿刺	可抽出不凝血	阴性	可抽出渗出液或脓液	可抽出血液	阴性	阴性

【相关检查】

（1）病史采集要点。

① 注意生命体征及其变化。

② 询问患者主要症状，症状的发生时间、部位、缓解和加重因素。

③ 如患者是以腹痛 / 腹胀为主诉，询问内容参见本书腹痛 / 腹胀章节。

④ 与疾病诊断和鉴别诊断相关的伴随症状，如发热、寒战，是否有呕吐、腹泻、血便或黑便，是否有血尿。若有呕吐，询问重点参见恶心 / 呕吐章节。

⑤ 是否接受过检查或治疗，若有，检查结果提示什么。

⑥ 应询问是否有烟酒嗜好，既往有无心肺疾病、胃肠道疾病、肾脏病、糖尿病、肾结石及代谢性疾病，是否有腹部手术及外伤史等。

⑦ 如是儿童应询问是否有蛔虫病，如是生育年龄的女性应详细地询问月经史、末次月经及停经史。

（2）查体重点。

必须做到全面的体格检查，注意生命体征，尤其是患者有无脱水或低血容量表现。患者是否有痛苦表情、强迫体位、观察皮肤弹性，舌黏膜是否干燥等。常规进行心肺检查，腹部望、触、叩、听是检查的重点，视诊腹部是否有膨隆、蠕动波、瘢痕及肠袢形状。触诊是仅有压痛还是反跳痛或两者并有，有无振水音、腹部包块、肠型及疝，肝大、腹肌强直。叩诊腹部，注意有无鼓音及移动性浊音等。肠鸣音至少要听 1min，听诊肠鸣音以明确肠蠕动情况。是减弱还是增强、有无气过水声和金属音。直肠指检等。

（3）实验室检查。

三大常规检查，白细胞计数、血液生化及炎性递质的检查，必要时应做血、尿淀粉酶酶检查。若有腹水，腹腔穿刺取液涂片、细菌培养、免疫学及肿瘤相关标志物检查十分重要。

（4）辅助检查：腹部 X 线透视（或平片）、腹部 CT 扫描、腹部 B 超、腹腔镜检查，必要时做后穹隆穿刺检查。

第三节　肝大

若肝上界在第 5 肋间以上，或右肋缘下可触及肝脏，或剑突下肝脏超过 3cm 以上，并能除外肝外因素的上压下推，即称为肝大。

【常见病因】

（1）感染性肝大。

① 病毒性感染：病毒性肝炎（甲型、乙型、丙型、丁型和戊型）、传染性单核细胞增多症、黄热病、风疹、巨细胞病毒、单纯疱疹病毒、柯萨奇病毒、腺病毒、带状疟疾病毒及麻疹病毒等感染。

② 衣原体性感染：如鹦鹉热等。

③ 立克次性感染：斑疹伤寒等。

④ 细菌性感染：急性梗阻性化脓性胆管炎、慢性胆管炎、原发性硬化性胆管炎、细菌性肝脓肿及肝结核等。

⑤ 螺旋体性感染：钩端螺旋体病、回归热及肝梅毒等。

⑥ 真菌性感染：放线菌病、芽生菌病、球梅子菌病、隐球菌病、组织浆菌病、念珠菌病、曲菌病及毛真菌内等。

⑦ 原虫性感染：阿米巴性肝脓肿、黑热病、疟疾、弓形体病、锥虫病及梨形鞭毛虫病等。

（2）非感染性肝大。

① 中毒性：四氯化碳、氯仿、乙醇、酚、素、苯、对乙酰唑胺、丙戊酸钠、重金属、磷、砷、异硫氰基化合物、三硝基甲苯、单胺氧化酶抑制剂、对氨基水杨酸盐、硫唑膘呤、甲氨蝶呤、胺碘酮、氨酚烷胺、氧化锌、聚氯乙烯、黄曲霉素、异烟肼、辛可芬、保泰松、利福平、四环素、双醋酚、甲基睾酮、口服避孕药、酮康唑、甲基多巴、苯妥英钠、苯巴比妥、磺胺及苯乙双胍等。

② 淤血性：充血性心力衰竭、三尖瓣狭窄或关闭不全、心肌炎或心肌病、先天性心脏病、缩窄性心包炎、心脏压塞及肝静脉阻塞等。

③ 胆汁淤滞性：肝内胆汁淤积、肝外胆汁淤积、胆总管结石、胆管癌、胰头癌、壶腹癌等。

④ 代谢障碍性：肝淀粉样变性、肝豆状核变性、血色病、卟啉病、肝糖原过多症、类脂组织细胞增多症、家族性脾性贫血、胆固醇酯贮积病、黏多糖沉着症、半乳糖血症、遗传性果糖不耐症、抗胰蛋白酶缺乏症及酪氨酸代谢紊乱症等。

⑤ 肝硬化：门脉性、血吸虫性、坏死后性、原发性胆汁性、继发性胆汁性及心源性肝硬化等。

⑥ 肿瘤和囊肿：原发性肝癌、继发性肝癌、肝母细胞瘤、类癌、肝多形性腺瘤、肝腺瘤、囊腺瘤、肝血管肉瘤、肝血管内皮瘤、肝海绵状血管瘤、多囊肝及寄生虫性肝囊肿等。

⑦ 其他：如肉芽肿性肝病、结节病、自身免疫性肝炎、肝血肿、各种血液病、多发性骨髓瘤、骨髓纤维化及艾滋病等。

【诊断线索】

肝脏肿大诊断线索（表 2-432）。

表 2-432　肝脏肿大诊断线索

项目	临床线索	诊断提示
肝大特点	· 质韧	肝炎、淤血肝
	· 质硬	肝硬化、肝癌
	· 质地呈囊性感	表浅的肝囊肿或肝脓肿
	· 表面呈粗大不均的结节状	肝癌、多囊肝（常边缘不整、厚薄不一）
	· 表面均匀小结节状，边缘不光滑且较锐者	肝硬化
	· 表面大块隆起者	巨块型肝癌、肝脓肿、肝囊肿、肝棘球蚴虫病
	· 局限性压痛	表浅肝脓肿、肝癌
	· 弥漫性压痛	急性肝炎、肝淤血、弥漫性肝癌、脂肪肝
	· 肝脏扩张性搏动	三尖瓣关闭不全、肝巨大海绵状血管瘤
	· 肝区有摩擦感	肝周围炎
	· 肝脏震颤	肝棘球蚴虫病

续表

项目	临床线索	诊断提示
肝大伴随症状和体征	·皮肤有浸润性病变，舌肥大	肝脏淀粉样变
	·掌红斑、蜘蛛痣、腹壁静脉曲张	肝硬化（晚期肝硬化者肝脏大都缩小）
	·颈静脉怒张、奇脉、心浊音界异常、腹水	缩窄性心包炎、心包积液
肝大伴随症状和体征	·双下肢水肿，浅静脉（皮下、下腹或侧腹壁）扩张，血流方向向上	下腔静脉阻塞综合征
	·皮肤黄染明显，皮肤瘙痒，右上腹触痛和或胆囊肿大	胆道或胆囊病变
	·肥胖、糖尿病、慢性酒精中毒或长期营养不良等	脂肪肝
	·贫血、出血倾向、发热、胸骨下端 1/3 连接处压痛	白血病
	·寒战、高热，肝区有明显固定的压痛点或叩击痛	肝脓肿
	·不规则发热，颈部或全身淋巴结肿大，脾大	恶性淋巴瘤
	·伴有嗜酸性粒细胞明显增高	肝脏寄生虫感染（如血吸虫病、卫氏并殖吸虫病）
	·间歇性发热，脾大显著，出汗后热退	疟疾
	·关节疼痛，皮肤损害，脱发、口腔溃疡及肾脏损害	系统性红斑狼疮
	·起病急，消化道症状突出，肝功能异常	急性肝炎
	·乏力，体重减轻，低热盗汗及血沉增快等	肝结核
	·皮肤环形红斑，四肢大关节游走性疼痛，心肌炎等	风湿热
	·寒战、高热、血中性粒细胞显著增高	败血症（可有或无明确的感染灶）
	·短时间内体重显著下降，肝区疼痛，皮肤黄染	肝脏恶性肿瘤
	·有慢性心脏病病史、呼吸困难、心悸、夜间不能平卧、颈静脉怒张	心力衰竭（常由风湿性心脏病，心肌病及慢性肺源性心脏病等所致）
肝脏局部体征	·肝下移常见于内脏下移	肺气肿、右侧胸腔积液
	·弥漫性肝大	肝炎、肝淤血、脂肪肝及白血病等
	·局限性肝大	肝脓肿、肝肿瘤及肝囊肿等
	·肝缩小	急性和亚急性重型肝炎、晚期肝硬化
	·肝脏质韧（如触鼻尖）	急慢性肝炎、脂肪肝及肝淤血
	·肝脏质硬（如触前额）	肝硬化、肝癌
	·囊性感	肝囊肿
	·表面光滑，边缘钝圆	肝淤血、脂肪肝
	·表面不光滑，呈较均匀的小结节，边缘不齐且较薄	肝硬化
	·表面粗大不均匀结节，边缘厚薄也不一致	肝癌
	·表面呈大块状隆起	巨块型肝癌、肝脓肿
	·弥漫性压痛	肝炎、肝淤血
	·局限性压痛、叩击痛	肝脓肿
	·肝－颈静脉回流征阳性	右心功能不全
	·肝脏扩张性搏动	三尖瓣关闭不全
	·传导性搏动	肿大肝脏压迫腹主动脉
	·肝区摩擦感	肝周围炎
	·肝震颤	肝棘球蚴虫病

【诊断思维】

（1）肝大诊断思维（表 2–433）。

表 2–433　肝大诊断思维

项目	诊断思维
肝大	·影响肝脏触诊结果的因素颇多，如年龄、体型的肥瘦、膈肌位置高低、生理活动及邻近组织器官病变等。在腹壁松弛、体型瘦长的人中，肝下缘可在肋下触到 1～2cm，7 岁以前儿童也可触到边缘。在肺气肿、胸腔大量积液、肝下垂、膈下脓肿等情况中，肝脏下移。另外，胆囊肿大、横结肠肿瘤、右肾肿瘤、右肾积水、肾囊肿、胰腺囊肿、胃癌等情况，也可被误认为肝大，必须加以鉴别
	·肝大即扩大的肝脏，提示潜在的可逆的原发性或继发性的肝脏疾病。此症状可由多种病理生理机制引起，包括肝窦状隙变宽（心衰时）、持续的高静脉压导致的肝充血（慢性缩窄性心包炎）、肝细胞功能障碍及充血（肝炎）、组织细胞脂肪浸润引起的纤维化（肝硬化）、肝细胞糖原过多引起的积累（糖尿病）、淀粉样浸润（淀粉样变）
	·当体格检查发现右上腹或上腹部有块状物时，切勿急于做出肝大的结论。该块状物可能是胃、横结肠或肾肿瘤，也可能是慢性结核性腹膜炎时增厚粘连的大网膜，可因隔膜下降（呼吸系统疾病）、腹部肿瘤、脊柱畸形（如脊柱后凸）、横结肠内的粪块、肿大的胆囊、右肾下垂及肾积水等，常被误认为肝大。肝大可通过触诊、叩诊及放射线检查确诊
	·在下列情况中触及肝脏，可能并不意味肝脏真正肿大，如肺气肿、右侧胸腔积液或气胸、膈下脓肿及严重胸廓畸形等，这些病变可将肝脏下压而被误认为是肝大。故切勿忽略胸部的体格检查。此外，肝大者也并非所有都能在肋缘下被触到，如果肝脏肿瘤或脓及囊肿是发生在肝的上界时，即使肝脏已明显肿大，也可能未被触及。此时肝大常向上发展，故确定肝上界的位置对肝大判断有着极其重要的意义。但对于肝上界上移者也应除外有否腹内压增高或其他因素将肝脏推向上方所致
	·小儿或腹壁甚薄的成年人，在嘱深吸气时亦可在肋缘下触及肝脏，其边缘常较锐利，且质地较软，这并不一定意味病态所致。此外在饮水、饭后或运动后也可增加肝脏的触及率。在触及肝脏时都应考虑或除外这些因素，不应与病理性肝大相混淆。触诊时通常应从平脐部位开始逐渐向上移动，如果触诊开始就在肋缘下进行，那么许多明显肝大者就触不到肝脏的边缘（实际上容易造成在肝脏上触摸肝脏）而否认肝大，应予避免
	·如肝大伴有明显皮肤黄疸者，那么黄疸往往是考虑鉴别诊断的关键（详见皮肤黄染章节），而不是肝大。任何一种重症感染性疾病都有可能引起不同程度的肝（脾）大，这是单核吞噬细胞系统增生反应的结果，此时鉴别则主要依赖其他有关感染的资料
	·肝脾大者伴有下列任何一种情况都应考虑到有多发性骨髓瘤的可能性：多部位骨痛（胸腰椎或四肢骨骼等）；难治性贫血；伴有骨痛的肾病综合征；伴有重度贫血的病理性骨折或脊髓压迫症；伴有肾功不全、贫血而血压正常者；蛋白电泳示某区带球蛋白异常增高者

（2）并发症。

① 出血。

② 肝功受损。

③ 黄疸。

④ 疼痛。

⑤ 消化道功能障碍。

⑥ 压迫症状。

肝大的诊断程序：是否为病理性肝大→是弥漫性还是局限性肝大→是感染性肝大还是非感染性肝大→肝大的原因是什么？

（3）肝大病因诊断程序（图 2–74）。

【疾病特点与表现】

（1）肝脏疾病。

① 病毒性肝炎：病毒性肝炎导致肝大常与病毒性肝炎患者密切接触，不洁饮食、输血或药物注射

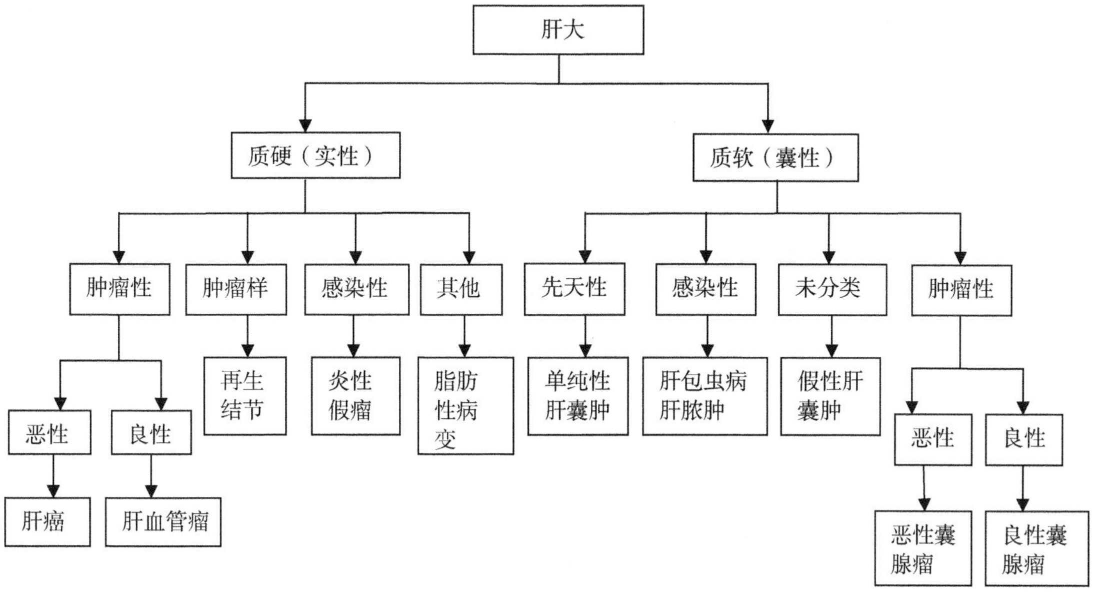

图 2-74　肝大病因诊断程序

史有关。临床表现包括乏力、食欲减退、恶心、腹胀、肝区疼痛等，体征有肝大、肝区疼痛及黄疸等。

② 中毒性肝炎：发病前常有药物或毒物接触史，而后出现肝大、发热、皮疹、肝区疼痛、黄疸及其他脏器功能损害表现。停用药物或停止接触有关毒物后可恢复正常，但再次接触该药物或毒物时又出现相同症状。

③ 肝脓肿：常有畏寒、发热、肝区疼痛及肝大，肝脏表面光滑、有压痛及叩击痛。其他表现包括消瘦、乏力及食欲不振等。

④ 肝癌：原发性肝癌年龄多在 40 岁以上，男性多见，起病缓慢，临床表现有消瘦、食欲减退、肝区疼痛、发热、黄疸、肝大、质地坚韧、可扪及结节等。

⑤ 肝硬化：早期常有肝大，晚期肝脏萎缩而缩小。部分晚期肝硬化的肝脏呈结节样肿大，质硬，常出现肝性脑病表现，如昏睡、语言含糊、扑翼样震颤、外周神经炎、妄想、幻觉、异常迟缓及昏迷。易出现鼻出血、淤斑及牙龈出血。睾丸萎缩、男性乳房发育、胸部及腋下体毛的脱失及月经失调、皮肤色素沉着、黄染、瘙痒及干燥、脱皮、蜘蛛痣及肝掌也是本病常见表现。

⑥ 肝癌：有肝区疼痛、腹胀、食欲缺乏、乏力、消瘦、进行性肝大及上腹部包块等，部分有低热、黄疸、腹泻及上消化道出血。肝癌破裂后出现急腹症表现等。

⑦ 肝脏血管瘤：小的病变多无症状，较大病变可造成上腹不适及触及包块，巨大血管瘤可使肝脏显著增大，其他表现包括腹部不适、肝大、食欲不振及消化不良等症状。

⑧ 先天性多囊肝：多见于女性，肝大生长极慢，肝脏中度硬、有结节、多无压痛。本病可同时并有多囊肾或胰腺多发性囊肿。

⑨ 肝结核：本病系全身性结核播散的一部分，临床上主要表现肝脏结核病灶，肝大、触痛、表面呈结节，其他表现包括发热、盗汗、食欲不振、乏力等结核中毒症状。同时可有其他脏器结核病灶。

⑩ 急性梗阻性化脓性胆管炎：该病可因肝充血与胆汁郁滞引起肝大，常发生在胆道结石、胆道蛔虫症及胆道狭窄感染基础上。典型表现包括发热、寒战、黄疸及右上腹疼痛，可合并感染性休克。

⑪ 肝棘球蚴虫病：本病多见于北方牧区，有病犬、羊、牛接触史。肝大为肝棘球蚴虫病必有特征。可在肋缘下触及半圆形的突起物，表面平滑，较硬，有弹性囊样感。

⑫ 阿米巴性肝脓肿：病原体是溶组织阿米巴原虫感染肠道致阿米巴肠炎（痢疾），经门静脉侵入肝脏内。起病缓慢，常无高热，肝大明显，特点是表面平滑、质地中等度及触痛，其他表现包括腹泻、消瘦及贫血等。

⑬ 胆道出血：几乎有半数患者可表现肝和胆囊肿大，伴疼痛或触痛，严重程度与胆道、胆囊的积血量及感染程度有关。出血停止后，血块被溶解或排出，或炎症消退后，肿大的肝脏和胆囊可随之缩小。若出血量少，速度慢，仅表现为上腹部不适或隐胀痛，伴有右肩背部酸痛及肝区叩击痛。

（2）全身疾病引起肝大的鉴别。

① 淀粉样变：此病较少见，可引起肝大、黄疸及其他肾脏、心脏及胃肠道系统改变。

② 糖尿病：本病通常可引起肝细胞的脂肪浸润、肝大及右上腹的压痛，并伴有多饮、多食、多尿的症状。此症状于 2 型糖尿病中多见。慢性的扩大的脂肪肝通常无症状或有轻微的压痛。

③ 肉芽肿疾病：肉瘤病、组织胞质菌病及其他肉芽肿疾病通常可引起轻度的扩大、质韧的肝脏。

④ 心力衰竭：本病可出现肝大，伴有颈静脉怒张、发绀、夜尿症、腿部及底部的水肿、稳定的体重增加、意识模糊及恶心、呕吐、上腹不适、由内脏水肿引起的畏食。晚期可出现腹水。重度的右心衰可引起全身性水肿、少尿、重度无力及焦虑。如果右心衰后继发了左心衰，则可出现呼吸困难、夜间阵发性呼吸困难、端坐呼吸、呼吸急促、心律失常、心动过速及乏力。

⑤ 血色沉着病：此种铁代谢异常疾病比较少见，可引起肝大、皮肤色素沉着的改变，还可能引起心衰。

⑥ 白血病及淋巴瘤：这种血细胞增生性疾病通常会引起中度至重度的肝、脾大并伴有腹部不适。全身的症状及体征有萎靡不振、低热、疲劳、无力、心动过速、畏食、体重减轻及异常的出血。

⑦ 单核细胞增多症：此病有时可引起肝大。此病的前驱症状有头痛、萎靡不振及疲劳。3 ～ 5d 后，患者会出现典型的咽痛、颈部淋巴结肿大及体温的波动。还可出现口腔炎、上愕癖点、眼周水肿、脾大、渗出性扁桃体炎、咽炎及斑丘疹等。

⑧ 肥胖：肥胖者的肝细胞脂肪浸润可引起肝大，体重减轻后肝脏体积即可缩小。

⑨ 胰腺炎：本病可有肝大，还伴有典型的畏食、体重减轻、腹部或背部疼痛及黄疸的症状。其他的相关症状有恶心、呕吐、发热、无力、皮肤瘆痒及皮肤损害（通常在腿部）。

⑩ 心包炎：在慢性缩窄性心包炎时，全身静脉压的升高可引起显著的肝脏充血性肿大。颈静脉怒张（吸气相时更明显）为常见症状，但无心脏疾病的其他常见症状出现。其他的表现有外周水肿、腹水、疲劳及肌肉萎缩。

⑪ 药物：药物引起的肝大较少见，但进行 HIV 阳性肝炎治疗时，肝大是严重的不良反应。

【相关检查】

（1）病史采集要点。

① 询问发病的时间、主要症状是什么。

② 询问与疾病诊断和鉴别诊断相关的临床症状，如消化和营养失调（胃肠道症状，如食欲不振、厌油腻、恶心、呕吐、胁肋胀痛、大便溏稀等）、水肿或腹水、黄疸、腹胀及腹痛、发热、消瘦及乏力等。

③ 了解有无传染病的接触史、使用血液制品史、旅居流行病地区史，有无药物或毒物接触史，有无慢性酗酒史。

（2）查体重点。

① 注意检查患者的意识状态、回答问题是否准确，检查全身淋巴结、黄疸、皮肤黏膜出血、淤点或淤斑。

② 上腹压痛、肝脾大、腹壁静脉曲张、移动性浊音、测量腹围、蜘蛛痣、肝掌及下肢水肿等。若有肝大，注意是否有结节状、质硬及触痛。神经系统检查注意震颤、肌张力、生理反射及病理反射。

（3）实验室检查。

三大常规、凝血功能测定及血液生化（关注肝功能检查、白 / 球蛋白比值）等。

（4）辅助检查。

腹部 B 超、CT、MRI、腹部 X 线检查、十二指肠引流及放射性核素扫描等。

（5）选择性检查。

① 十二指肠引流：对胆道感染所致肝大的诊断有帮助，引流液中可发现致病菌。

② 超声检查：超声在肝胆疾病的诊断上可用于测量肝脾及胆囊位置、大小、形态及观察肝静脉，门静脉及其分支的变化；确定肝胆疾病的性质、部位和范围，证实临床印象诊断和解决特殊问题；可在超声探查的指引下进行经、皮经肝穿刺胆道造影和引流，肝穿刺活体组织检查；对已确诊的肝胆疾病进行治疗随诊观察，进一步验证核素检查的结果，确定病变性质和深度，肝胆疾病与周邻脏器的关系，B 超检查对肝内占位性病变的诊断意义较大，直径超过 1 厘米的占位性病变可以被检出。

③ X 线检查：胸透可确定右膈的位置、形状及运动；胃肠钡餐能发现食管静脉曲张，并且对发现胰头癌或壶腹癌所引起的胆道梗阻有帮助；胆囊或胆管造影对胆囊病变或胆道梗阻有诊断价值，但不适于黄疸患者，此时需做经皮、经肝穿刺胆管造影术以明确有无结石或肿瘤性梗阻，其对胆管病变影像的清晰度较内镜逆行胰胆管造影术为好，较排泄造影更好，但凝血因子Ⅱ时间明显延长时禁忌。

④ 十二指肠纤维内镜进行逆行胆管造影的效果和经皮穿刺者相似。

⑤ CT 与 MRI 对肝硬化、脂肪肝、肝腺瘤的诊断，MRI 不如 CT，但对肝囊肿、肝血管瘤的诊断 MRI 优于 CT。

⑥ 放射性核素扫描可以动态观察在肝、胆管及胆囊中放射性浓集和通过情况，可显示肝脏的大小、位置及形态等，主要用于诊断肝内占位性病变，血池填充对血管瘤有确诊意义，还可协助鉴别肝内胆汁淤积还是肝外梗阻性黄疸，较 X 线肝胆造影为优。

⑦ 腹腔镜检查：对各种肝病的诊断与鉴别诊断有一定的帮助，用于确诊肝炎、肝炎病期及肝炎并发症；肝硬化的原因、性质及程度；肿瘤的性质、部位及程度；决定是否需剖腹探查及肿瘤能否切除；对鉴别肝外梗阻和肝内胆汁淤积均有一定帮助。

⑧ 肝血管造影：有脾门静脉造影、肝静脉造影、肝动脉造影、经脐静脉门脉造影等方法，脾门静脉造影可了解门静脉系统梗阻情况和测定门静脉压力，肝静脉造影可了解肝静脉的梗阻情况，肝动脉造影对肝脏肿瘤手术切除的可能性和切除范围的估计有一定的帮助，MRI 可取代部分侵入性的血管造影检查。

⑨ 肝血流图：是通过测定肝区组织对高频电流的阻抗变化，以反映肝脏的血液循环状态，并借以判断肝脏功能及病理变化，诊断和了解疾病的演变、预后和转归。对慢性肝炎、肝硬化、早期门脉高压、心源性肝淤血的判断及肝癌的诊断和定位都有一定的诊断价值。

⑩ 肝穿刺活体组织检查：其适应证是原因未明的肝大，对明确诊断、判断疗效和预后、了解各种肝病的演变过程，提供了可靠的科学依据，在重度黄疸、腹水或凝血障碍时则为禁忌。

（6）实验室检查临床意义。

① 细菌感染或阿米巴肝脓肿时白细胞增多，病毒性感染或脾功能亢进时白细胞减少，食管静脉破裂后，脾功能亢进或叶酸缺乏红细胞和血红蛋白减少。

② 肝硬化、重症肝炎、长期阻塞性黄疸时肝脏蛋白合成障碍或弥散性血管内凝血引起凝血机制异常。

③ 病毒性疾病可通过血清抗体效价增高或病毒分离阳性而获诊断，钩端螺旋体病、梅毒、真菌病及吸虫病等均可检测血清中特异抗体，棘球蚴病、吸虫病、结核等可做皮内试验。粪便中可找到虫卵或滋养体。

（7）肝功能试验。

① 蛋白质代谢试验：

a. 血浆蛋白：清蛋白及前清蛋白可作为判断慢性肝病预后的一个指标；若 α_1 球蛋白增加反映病情较轻，减少常提示病情较重，肝癌则显著升高；β 球蛋白增多常伴有脂类及脂蛋白的增多；γ 球蛋白在急性肝炎时正常或稍高，在肝硬化时明显升高；肝病中甲胎蛋白升高，反映肝细胞再生，与病情活动性有关，甲胎蛋白阳性不是肝癌所独有，病毒性肝炎、肝硬化、畸胎瘤、胃癌、胰腺癌、结肠癌及妊娠等血清甲胎蛋白亦可增高。

b. 氨耐量试验：此试验对判断肝硬化患者有无侧支循环形成有一定诊断价值，但有引起肝性脑病的危险。

② 糖类试验。胰岛素抵抗试验是慢性肝病时糖代谢障碍的特征之一，肝细胞缺氧可阻断肝中半乳糖的代谢，这是肝病的特殊因素。

③ 脂类代谢试验。血清磷脂测定对肝细胞性及梗阻性黄疸的鉴别有意义。

④ 酶学试验。转氨酶类主要有谷草氨基转移酶、谷丙氨基转移酶和谷草氨基转移酶同工酶；腺苷脱氨酶，其优点为急性肝炎恢复期的诊断，协助诊断慢性肝病，区别肝细胞性黄疸和阻塞性黄疸；谷氨酸脱氢酶，可反映肝病活动性和严重程度；淀粉酶，肝细胞急性坏死时血清淀粉酶升高，常与氨基转移酶升高相平行。

⑤ 胆汁淤积的酶类：

a. 碱性磷酸酶，用于黄疸的鉴别，诊断肝内占位性病变和无黄疸的胆系病变。

b. γ－谷氨酰转移酶，可筛选肝胆疾病，辅助诊断肝癌，鉴别阻塞性黄疸和肝细胞性黄疸，急性肝炎恢复期的诊断，慢性肝病活动性和预后的判断，诊断酒精性肝损害。

⑥ 肝纤维化的标志物，目前尚缺乏特异的临床标志物，现常用的指标有：

a. PCIII（III 型前胶原），血清含量与肝纤维程度一致，但无特异性。

b. IV–C（IV 型胶原），肝纤维化早期标志之一。

c. LN（层粘连蛋白），为基膜中特有的非胶原结构蛋白，与肝纤维化活动程度呈正相关。

d. HA（透明质酸酶），是肝纤维化敏感指标。

⑦ 诊断肝肿瘤的标志物：

a. AFP，是目前应用最广泛的 HCC 肿瘤标志物。

b. AFP–L3，是 AFP 异质体的一种，常与 AFP 的百分比作为 HCC 早期诊断的标志物。

c. AFU（α–L– 岩藻糖苷酶），常与其他标志物联合检测用于 HCC 的诊断。

d. 5’－核苷酸磷酸二酯酶，此结合 AFP 和临床为诊断肝癌的有效方法之一。

e. α_1 抗糜蛋白酶（ACT），可作为肝硬化尤其是肝癌的诊断手段之一。

f. 异常凝血因子Ⅱ（DCP/PIVKA–II），DCP 对 AFP 阴性的 HCC 患者的早期筛查有一定的作用。

（8）胆红素和胆汁酸代谢试验：血清胆红素测定可了解有无黄疸、黄疸的程度和演变过程，反映肝细胞损害程度和判断预后，尿液胆红素定性试验可早期发现肝损害，早期肝外胆道阻塞的识别和黄疸的鉴别，血清胆汁酸可灵敏的早期发现轻度肝损害，可将肝炎、肝硬化与肝内或肝外胆汁淤积而肝细胞功能正常者进行鉴别。

（9）色素排泄试验：磺溴酞钠（BSP）排泄试验可反映肝血流量的多少及肝细胞功能的状态，此试验作为发现及判断肝病程度的一个灵敏指标，靛氰绿 ICG 排泄试验是检验肝功能最好的、最有实用价值的染料，较 BSP 安全，在慢性肝病应用时优于 BSP 试验。

（10）激素代谢试验：在除外内分泌疾患或其他有关因素的情况下，测定血清、尿中激素或其他代谢产物，可以反映肝脏的功能状态，肝病时血清中 T_3 降低，反 T_3 相应升高。

（11）维生素代谢试验：肝病时维生素代谢及与其相联系的一系列体内生化反应均可发生异常，检测体内的维生素代谢状态，不仅对肝病患者的营养治疗具有指导意义，且有助于理解和认识肝病时各种临床表现的发生机制，在少数情况下，也可用于判断肝功能，协助诊断，肝病和阻塞性黄疸时维生素 E 吸收减少，血浆内浓度降低，但与肝病严重度不成比例，血转醇酮酶测定可反映体内维生素 B_1 代谢状态。

（12）药物转化功能试验：药物转化功能和肝合成功能变化相一致，凡血浆清蛋白降低，凝血因子Ⅱ时间延长注射维生素 K 无效者，其药物转化功能亦见减低，其敏感度高于血浆蛋白，胆红素和凝血因子Ⅱ时间测定，与磺溴酞钠排泄，半乳糖清除试验相仿，但不如 GPT 和吲哚氰绿排泄试验，轻度肝损害者，药物转化功能试验仍在正常范围，中度以上或重度肝损害则呈减低，此时对判断肝病预后有帮助。

第四节　脾大

左侧肋缘下只要能触及脾缘即可认为脾大。脾大可分为轻度（脾在肋缘下不超过 2 ～ 3cm）、中度（肋缘下 3cm 至脐水平）及重度（超过脐水平以下，又称巨脾）。正常脾浊音区在左腋中线第 9 ～ 11 肋，其宽度为 4 ～ 7cm，一前方不超过腋前线。有时脾大仅有脾浊音区的扩大。

【常见疾病】

（1）感染性。

① 急性感染：病毒感染、立克次体感染、细菌感染、螺旋体感染及寄生虫感染。

② 慢性感染：慢性病毒性肝炎、慢性血吸虫病、慢性疟疾、黑热病及梅毒等。

（2）非感染性。

① 淤血：肝硬化、慢性充血性右心衰竭、慢性缩窄性心包炎、大量心包积液、Budd-Chiari 综合征及特发性非硬化性门脉高压症。

② 血液病：见于各种类型的急慢性白血病、红白血病、红血病、恶性淋巴瘤、恶性组织细胞病、特发性血小板减少性紫癜、溶血性贫血、真性红细胞增多症、骨髓纤维化、多发性骨髓瘤、系统性组织肥大细胞病及脾功能亢进症。

③ 结缔组织病：如系统性红斑狼疮、皮肌炎、结节性多动脉炎、幼年类风湿性关节炎（Still 病）及 Felty 病等。

④ 组织细胞增生症：如莱特勒 - 西韦（Letterer-Siwe）病、黄脂瘤病（汉 - 许 - 克病）综合征及嗜酸性肉芽肿。

⑤ 脂质沉积症：如戈谢病、尼曼 - 匹克病。

⑥ 脾脏肿瘤与脾囊肿：脾脏恶性肿瘤（原发或继发）者少见，脾脏囊肿分真性和假性囊肿，真性囊肿分为表皮囊肿、内皮囊肿（如淋巴管囊肿）和寄生虫性囊肿（如棘球蚴病）；假性囊肿分为出血性、血清性或炎症性等。

【诊断线索】

脾大诊断线索（表 2–434）。

表 2–434　脾大诊断线索

项目	表现	诊断提示
年龄与性别	·好发于青少年	传染性单核细胞增多症、全身巨细胞病毒感染等
	·中年以上	慢性淋巴细胞性白血病
	·好发于青年女性	系统性红斑狼疮、原发性血小板减少性紫癜
家族史与生活史	·家族史	遗传性球形红细胞增多症、血红蛋白病等
	·生活于流行区	血吸虫病、疟疾、黑热病及病毒性肝炎等
既往史	·有风湿性心脏瓣膜病史及心衰史	感染性心内膜炎
	·有无慢性肝炎或其他肝病史	早期肝炎、慢性肝炎及肝硬化并发门静脉高压
伴随表现	·皮肤、唇甲苍白，巩膜黄染，网织红细胞增高，血中间接胆红素增高	各种溶血性贫血
	·消瘦、突眼、脉率或心率增快、甲状腺肿大	甲状腺功能亢进症
	·皮肤损害、脱发、口腔溃疡、多关节疼痛、尿检异常	系统性红斑狼疮
	·肝区不适或隐痛，厌油或食欲不振及其他消化道表现，乏力	病毒性（慢性）肝炎
	·不规则高热，经抗生素治疗无效，且伴淋巴结或肝大、皮肤瘙痒等	恶性淋巴瘤
	·出血倾向	血栓性血小板减少性紫癜、恶性组织细胞增多症及急性白血病
脾大特点	·轻度脾大	病毒感染、早期血吸虫病、原发性血小板减少性紫癜、系统性红斑狼疮及充血性心力衰竭等
	·中度脾大	白血病、溶血性贫血、传染性单核细胞增多症、恶性淋巴瘤及尼曼–匹克病等
	·高度脾大	慢性粒细胞白血病、慢性疟疾、晚期血吸虫病、真性红细胞增多症、地中海贫血及骨髓纤维化等
	·脾脏表面不光滑	恶性肿瘤（少见）
	·触诊时表面有囊性感	脾囊肿
	·脾脏质地柔软	急性粟粒性肺结核、败血症及伤寒等其他急性传染病
	·脾脏质地坚韧	疟疾、血吸虫病、黑热病、脾淤血、慢性白血病及淋巴瘤等
	·脾脏表面有摩擦感	脾梗死、脾周围炎
	·脾区有显著压痛	脾脓肿、脾周围炎及脾梗死
	·脾包膜下出血形成肿块	传染性单核细胞增多症、外伤后
伴随体征	·发热，皮肤出血点，心脏杂音，杵状指（趾）等	感染性心内膜炎
	·伴全身浅表淋巴结肿大者	传染性单核细胞增多症、淋巴细胞白血病及恶性淋巴瘤
	·伴皮肤色素沉着	肝硬化或血色病

续表

项目	表现	诊断提示
伴随体征	・毛细血管扩张或蜘蛛痣	肝硬化
	・皮肤淤点	败血症或感染性心内膜炎
	・有无贫血表现	血液系统疾病，如溶血性贫血、白血病、原发性血小板减少紫癜及恶性组织细胞病等
	・心脏杂音强弱性质有改变者	感染性心内膜炎

【诊断思维】

（1）脾大诊断思维（表2-435）。

表2-435 脾大诊断思维

项目	诊断思维
脾大	・由于脾大可以出现在各种疾病和少数正常成人，所以脾大就其自身来说不是一个诊断。然而它通常是感染、创面，或肝脏、自身免疫、肿瘤或血液系统疾病的特征。由于脾脏是体内最大的淋巴结，任何触发淋巴结病的病变可以引起脾大。例如，它可表现为反应性增生（对感染或炎症的反应）、增生或肿瘤细胞浸润、髓外造血、吞噬细胞的增生、血细胞破坏增加或门脉高压导致的血管充血。通过左肋缘下的轻触诊可探及肿大的脾脏，然而由于这种触诊不总是可取或有效的，CT或放射性核素扫描可证实脾大
	・由于触及脾大几乎都具有临床意义，故在判断上应极其慎重。左上腹可触及块状物有巨大的左肾、胰腺囊肿、结肠左曲或胃的肿瘤、结核性腹膜炎引起的大网膜包块、肠系膜囊肿、腹膜后肿瘤及左肾上腺肿瘤等，它们都易于被误认为是脾大。如果脾大能触及脾切迹时则有助于脾的鉴定，必要时可通过B超检查确定
	・当腹部触诊要确定脾大小时，嘱患者放松腹壁很重要，否则像伤寒那样的软脾边缘则可被遗漏或触及不到。如脾很大时，其边缘可向下延伸达左下腹或低于髂骨嵴，那么在触诊时务必从腹下部开始，逐渐向上移动直至左肋腹部进行检查，尽量避免在脾脏上触摸“脾脏”的错误
	・一旦左上腹块状物确系为脾脏时，应在其边缘下划线并记录其确切的大小。一则其大小对疾病诊断具有重要指导意义，再者可随诊脾脏大小增减的情况。通常巨脾者多为慢性粒细胞性白血病、慢性疟疾及淋巴瘤等。由各种感染所致的急性脾大往往不超过中度肿大。如果脾脏仅为中度肿大时，则对鉴别诊断带来一定的困难，此时应更多地重视脾大时所伴随的临床表现和其他体征
	・当脾脏成为髓外造血的场所时，脾脏都会有程度不同的肿大（大多为轻、中度），例如，进行性骨髓纤维化的病例出现脾大就是典型例子。此外，脾脏实际上是属于单核吞噬细胞系统的一个组分，许多疾病只要能累及单核吞噬细胞系统的就必然会有脾大的可能性。有时脾大可以作为临床唯一可发现的客观体征，所以对这些病例来说脾大仅能作为分析诊断的线索
	・因某些疾病引起所谓的充血性脾大或脾功能亢进时，很多病例可有白细胞减少。所以当临床上遇到周围血中细胞数减少者都应仔细检查脾脏，一般让患者取右侧卧位则比平卧位触到脾脏的概率更多些，更准确些。在某些脾大者也可伴有白细胞计数的增多，若遇这种情况常提示感染、白血病、骨髓增生性疾病（包括红细胞增多症）或溶血性疾病
	・脾脏在某些疾病中虽然发挥着重要作用却可无脾大，以血细胞减少（血小板减少、中性粒细胞减少或全血细胞减少）为特征的某些综合征便是如此，如原发性血小板减少性紫斑在临床上往往是触不到脾脏的
	・原发性结核性脾大罕见，但在播散性结核病可有脾脏轻度肿大。如果患者有多血质表现则必须考虑到真性红细胞增多症，要想区分原发和继发性红细胞增多症时，脾大只见于原发性
	・如果患者有腹部或胸部外伤史，不要触诊腹部，因为它可能加重内出血。可以查问患者是否有左上腹疼痛及休克的体征，如心动过速、呼吸急促。如果发现了这些体征，要怀疑脾破裂。建立静脉通路有助于紧急输注液体和血液、氧气吸入、导尿及心电监护，可能需要准备手术
	・儿童除了上述提及的脾大的原因，儿童还可以出现于组织细胞病、遗传性溶血性贫血、Gaucher病、尼曼－皮克病、遗传性球形红细胞增多症、地中海贫血。对于免疫低下的儿童，脾脏脓肿是脾大的常见原因

（2）继发性脾功能亢进的病因（表 2–436）。

表 2–436 继发性脾功亢进的病因分析

类型	临床病因提示
细胞浸润	·炎性细胞浸润多见于急性感染性疾病，常伴有脾脏明显充血
	·嗜酸性粒细胞浸润见于嗜酸性粒细胞增多症和部分脂质沉积症
	·各种白血病细胞浸润引起的脾大，以慢性粒细胞性白血病最明显，其次是慢性淋巴细胞性白血病；急性白血病中以淋巴细胞型较明显，其次是急性粒细胞性白血病和急性单核细胞性白血病
	·各种肿瘤细胞浸润，脾脏本身的恶性肿瘤少见，原发于淋巴系统、骨髓和肠道的恶性肿瘤可侵及脾脏，如恶性淋巴瘤的淋巴瘤细胞发生脾浸润，其中以霍奇金病脾脏受累较多，偶有单纯脾型霍奇金病（表现巨脾为特征）。肠道恶性肿瘤转移至脾脏，均可因肿瘤细胞浸润而发生脾大
	·多发性骨髓瘤的骨髓癌细胞浸润；恶性组织细胞病的恶性组织细胞浸润
脾脏淤血	·脾脏是体内最大的贮血器官，各种原因造成的脾脏血液回流受阻，均可造成脾脏淤血性肿大，如肝硬化门脉高压症、门脉及下腔静脉血栓形成、肿瘤栓子、先天或后天的血管畸形、各种原因引起的右心衰竭、缩窄性心包炎或心包大量积液均可导致脾脏淤血性肿大
髓外造血	·脾脏是造血器官，在骨髓增生性疾病时，脾脏又恢复其造血功能，出现不同程度的髓外造血而导致脾大，尤以骨髓纤维化时髓外造血最明显，脾大也明显
组织细胞增生	·组织细胞增生症是由组织细胞异常增生，累及全身多个脏器，尤以肝脾、淋巴结、骨髓、皮肤及胸腺等处最突出，可表现明显的脾大，如莱特勒—西韦症、韩–薛–柯症、慢性感染性疾病、黑热病、结缔组织病、Felty 综合征、Still 病及类风湿性关节炎等可致脾脏组织细胞增生而发生脾大
纤维组织增生	·由于长期慢性淤血、慢性感染及细胞浸润等病因的长期刺激，组织细胞异常增生致脾脏纤维组织大量增生而使脾脏肿大而变硬
脂质代谢障碍	·由于脂类代谢酶缺乏或功能障碍，引起脂质代谢障碍，脂类在组织中沉积造成脾大，如戈谢病为常染色体隐性遗传的类脂质代谢障碍病，是由于 β–葡萄糖脑苷酶不能把葡萄糖脑苷脂转变成半乳糖脑苷脂，导致组织细胞内大量脑苷脂贮积，其中的慢性型表现巨脾。尼曼–匹克病为脂质代谢障碍累及内脏器官的单核巨噬细胞组织，这种病可能是由于神经磷脂酶缺乏，以致使神经磷脂贮积于肝脾及神经系统的巨噬细胞内，致脾脏明显增大

（3）脾大并发症。

① 贫血、出血倾向。

② 粒细胞减少。

③ 感染。

④ 疼痛。

⑤ 消化道功能障碍。

⑥ 压迫症状。

（4）脾大的诊断程序：是否为脾大→若是，是轻度、中度还是重度→是感染性还是非感染性→脾大原因是什么。

（5）脾大诊断程序（图 2–75）。

【疾病特点与表现】

（1）血液系统疾病和淋巴系统疾病。

① 白血病：中到重度的脾大是急性和慢性白血病的早期体征。在慢性粒细胞白血病中，脾大有时是痛性的。与其伴随的可能有肝大、淋巴结肿大、疲乏、不适、苍白、发热、牙龈肿胀、出血倾向、体重下降、食欲减退及腹部、骨和关节疼痛。有时候，急性白血病也可以引起呼吸困难、心动过速和心悸。

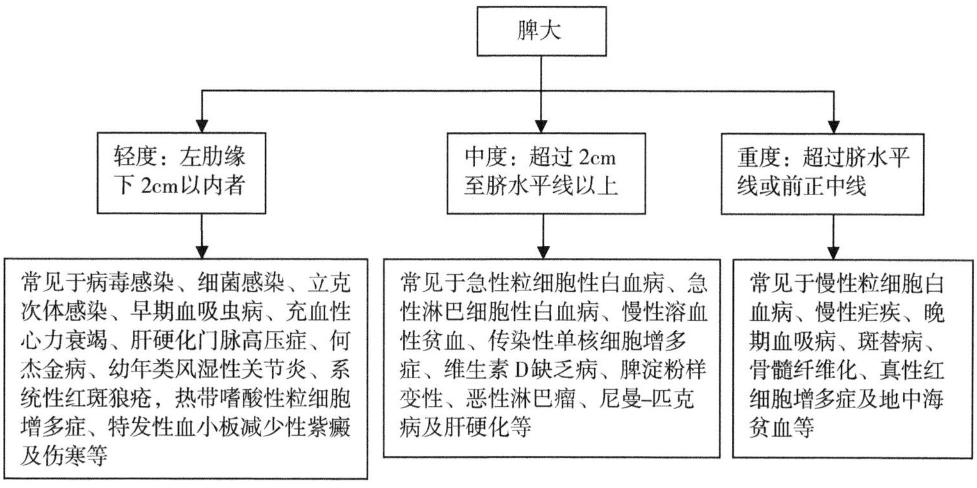

图 2–75　脾脏肿大诊断程序

对于进展期的病例，患者可以呈现意识错乱、头痛、呕吐、癫痫发作、视盘水肿和颈项强直等。

② 真性红细胞增多症：本病的晚期，脾脏可以显著肿大，导致易饱、腹部胀满及左上腹痛和胸膜炎性胸痛。与脾大相伴随的症状和体征是多而广泛的。患者可具有深紫红色的口腔黏膜、头痛、呼吸困难、头晕、眩晕、虚弱及疲乏。还可以进展为手指和脚趾感觉异常、精神损伤、耳鸣、视物模糊或复视、暗点、血压升高、间歇性跛行。其他症状和体征包括瘙痒、荨麻疹、红紫、上腹部疼痛、体重下降、肝大、出血倾向。

③ 血栓性血小板减少性紫癜：此病可出现脾大和肝大。伴随有发热、全身性紫癜、黄疸、苍白、阴道出血、血尿。其他的表现包括疲乏、衰弱、头痛、苍白、腹痛、关节痛。最终为神经系统衰退和（或）肾衰竭。

④ 急性坏死性淋巴结炎：本病临床上呈亚急性经过，半数患者亦可呈一过性脾大，发热消退后即可恢复正常，主要症状为持续高热，淋巴结肿大，常随发热高低而增大或缩小。伴白细胞不升高或轻度下降，抗生素治疗无效，发病前常有病毒感染。

⑤ 组织胞质菌病：急性播散性组织胞质菌病通常可以引起脾大和肝大，也可引起淋巴结病、黄疸、发热、食欲减退、消瘦及贫血的症状和体征（如虚弱、疲乏、苍白和不适）。偶尔患者的舌、上腭、会厌和喉部形成溃疡，导致疼痛、声音嘶哑、吞咽困难。

⑥ 淋巴瘤：中到重度的肿大是晚期的体征，可以伴随肝大、无痛性的淋巴结肿大、鳞状皮炎，有瘙痒、发热、疲乏、体重下降和不适。

⑦ 原发性血小板增多症：本病脾大常为轻中度，需与继发性血小板增多症相鉴别，见表 2–437。

表 2–437　原发性血小板增多症与继发性相鉴别

鉴别要点	原发性血小板增多症	继发性血小板增多症	相对性血小板增多症
病因	无	有	严重失水、休克等
出血或栓塞	常见	不常见	无
脾大	80% 有	视原发病而定	无
血小板计数	常$>800\times10^9$/L	常$<800\times10^9$/L	常$<400\times10^9$/L
血小板形态和功能	常异常	正常	正常

续表

鉴别要点	原发性血小板增多症	继发性血小板增多症	相对性血小板增多症
出血时间	常延长	正常	正常
白细胞计数	增多	增多	相对增多
巨核细胞	增多	增多	正常
巨核细胞体积	增加	减少	正常
血小板寿命	正常或轻度缩短	正常	正常

（2）感染性疾病和自身免疫性疾病。

① 亚急性感染性心内膜炎：本病往往引起增大但无触痛的脾脏，然而它典型的体征是突然改变的杂音或在发热过程中出现新的杂音。其他特征包括食欲减退、苍白、虚弱、盗汗、疲乏、心动过速、体重下降、关节痛、淤点及血尿，在慢性病例中可有杵状指（趾）。如有栓塞形成，患者可以发展为胸部、腹部或肢体疼痛、麻痹，血尿和失明。心内膜炎可以产生 Osler 结节（在手指或脚趾出现的有触痛隆起的皮下损伤）、Roth 斑点（视网膜中心出现的出血性斑点）、Janeway 损害（手掌或足底的紫色斑点）。

② 败血症：本病在感染较重的患者可以出现轻度脾大，很少会出现巨脾。其他表现包括发热、寒战、全身衰竭等。皮肤可能会出现出血点、淤斑。

③ 疟疾：脾大是疟疾通常的体征。疟疾发作性的寒战，紧接着的高热和随后出汗，这些表现早于脾大。相关的反应包括头痛、肌痛和肝大。对于可治愈性疟疾，疾病发作与正常反复交替出现。然而对于严重的疟疾，患者可以发展成持续高热、直立性低血压、癫痫发作、瞻望、昏迷、咳嗽（可能咯血）、呕吐、腹痛、腹泻、不适、少尿或无尿及可能出现的偏瘫。

④ 传染性单核细胞增多症：脾大是本病常见的体征，通常在疾病发生后的 2 ～ 3w 更加明显。特征性的表现在于它伴有三联征：咽喉痛、颈部淋巴结肿大及波状热，傍晚体温高峰在 38.3 ～ 38.9℃，偶尔可出现肝大、黄疸，也可出现皮肤斑丘疹。

⑤ Felty 综合征：在此综合征中脾大与慢性类风湿关节炎同时出现。相关的发现有关节痛和畸形、感觉和运动丧失、类风湿结节、掌红斑、淋巴结病和小腿溃疡。

⑥ 系统性红斑狼疮：本病多为女性患者，常表现发热、皮疹、白细胞减少、淋巴结肿大、肝大、尿蛋白及抗核抗体等。其他典型特征，如光过敏、面颊蝶形、盘状红斑及关节炎等。

⑦ 淀粉样变性：本病由于过度的蛋白质沉积引起显著的脾大。受累器官不同，其相关的症状和体征也不同。患者可表现为肾功能不全，如少尿、无尿及心功能不全的体征；呼吸困难、湿啰音和心动过速；胃肠道反应包括便秘或腹泻；巨舌，最终出现发音困难。

⑧ 结节病：该肉芽肿疾病可以引起脾大和肝大，可伴随不明确的腹部不适。由于受累的系统不同，其他的症状和体征也不同，但是可能包括干咳、呼吸困难、不适、疲乏、关节痛、肌痛、体重下降、皮肤损伤、淋巴结肿大、不规则脉、视觉损伤、吞咽困难、癫痫发作。

（3）鉴别肝、脾、胰腺疾病。

① 肝硬化：大约 1/3 进展期肝硬化患者发展为中至重度脾大。其他晚期表现包括黄疸、下肢水肿、呕血和腹水。

② 肝炎：此病可以出现脾大，其他特征包括肝大、呕吐、黄疸和疲乏。

③ 原发性脾功能亢进：本病典型表现是脾大伴随全血细胞减少，即贫血、中性粒细胞减少或血小

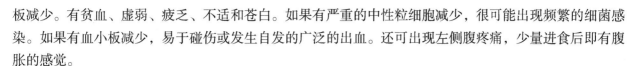

板减少。有贫血、虚弱、疲乏、不适和苍白。如果有严重的中性粒细胞减少，很可能出现频繁的细菌感染。如果有血小板减少，易于碰伤或发生自发的广泛的出血。还可出现左侧腹疼痛，少量进食后即有腹胀的感觉。

④ 胰腺癌：如果肿瘤生长压迫了脾静脉，可引起中到重度的脾大。其他特征包括腹部或背痛、食欲减退、恶心和呕吐、体重下降、胃肠道出血、黄疸、瘙痒及皮肤损伤等。触诊可以发现一个有触痛的腹部包块和肝大，听诊在脐周围和左上腹可发现杂音。

【相关检查】

（1）病史采集要点。

① 脾大是自己发现的还是由医师检查后得知的，如果是自己发现的，应进一步询问发生的时间及病情的演变过程。若在常规体格检查的过程中发现脾大，需要寻找与其相关的症状和体征。

② 询问与疾病诊断和鉴别诊断相关的临床症状，如近来是否经常感到疲乏，是否时常有感冒、咽痛或其他感染，是否有皮肤黏膜出血倾向等。了解脾大的伴随症状有无左上腹疼痛、胀满和早期饱腹感。

③ 了解吸烟与饮酒史，诊疗情况如何等。

④ 是否患有脾大性疾病，如伤寒、血液系统疾病等。

⑤ 是否有疫区生活史，家族中有无类似疾病。

（2）查体重点。

有无浅表淋巴结肿大、色素沉着、毛细血管扩张或蜘蛛痣、皮肤淤点及贫血等，有无心瓣膜杂音特别是杂音强弱性质有改变者，有无肝大。脾大的检查包括脾脏大小、质地、触叩痛、切迹、表面是否光滑及有无摩擦音等。触诊腋下、腹股沟和颈部有无淋巴结肿大。应检查皮肤有无苍白和淤斑。

（3）实验室检查。

包括血常规检查，血小板计数、网织红细胞计数、嗜酸性粒细胞计数，仔细行血细胞分类检查有利于发现病理性血细胞和其他异常细胞，血红蛋白电泳、红细胞脆性实验、酸溶血（Ham）、直接抗人球蛋白（Coombs）试验、血液寄生虫及原虫、肝功能、骨髓检查或骨髓活检，血清学抗原抗体检查，淋巴结穿刺或活检，脾穿刺或活检及腹水常规检查等。

（4）辅助检查。

B 型超声检查、超声心动图检查、X 线检查、CT 检查、磁共振检查、内镜检查、下腔静脉造影术等，必要时可行脾穿刺活检明确病因。

（5）选择性检查。

① 疑有溶血性疾病者，应做网织红细胞计数、直接抗人球蛋白试验（Coombs 试验）、酸溶血试验（Ham 试验）、游离血红蛋白测定及查尿含铁血黄素等。

② 疑有白血病者，除骨髓涂片形态观察外，应加做组织化学染色。

③ 疑有慢性肝炎、肝硬化者，应做肝功能、病毒性肝炎标志检测。

④ 疑有伤寒者，应做血、尿、粪、骨髓细菌培养及肥达试验和嗜酸细胞绝对计数。

⑤ 疑有传染性单核细胞增多症者，应做嗜异凝集试验。

⑥ 疑为血吸虫病者，应做血吸虫抗原皮内试验和粪便孵化毛蚴检查。

⑦ 疑为结缔组织病者，应做 ANA、RF（anti-CCP）、抗 ENA 抗体（抗 RNP 抗体、抗 Sm 抗体、抗 SS-A 抗体、抗 SS-B 抗体等），必要时查狼疮细胞、抗 ds-DNA 抗体。

（6）实验室检查临床意义。

① 白细胞总数增多或正常，但出现异形淋巴细胞常提示传染性单核细胞增多症、全身巨细胞病毒感染，也见于急性病毒性肝炎。

② 白细胞总数减少提示病毒性肝炎、伤寒、疟疾、黑热病及白细胞不增多性白血病等。

③ 血小板减少，见于原发或继发性血小板减少性紫癜、脾功能亢进。

④ 红细胞及血红蛋白减少考虑由各种病因引起的贫血。

⑤ 红细胞和血红蛋白明显增高考虑真性红细胞增多症。

⑥ 全血细胞减少提示疟疾、血吸虫病、黑热病、肝硬化、急性白血病、恶性组织细胞病、阵发性睡眠性血红蛋白尿、系统性红斑狼疮、脾功能亢进等。

⑦ 血涂片发现疟原虫可诊断疟疾。

第五节　腹部包块

腹部的肿瘤、炎性肿块、血肿、囊肿或积液（脓）均可表现为腹部肿块。表浅或巨大的肿块可能会表现有腹部的隆起（详见腹部外形异常及其皮肤改变章节），但深部的或较小的肿块常需通过触诊或需借助于超声波、CT 等仪器检查方能明确。本章节内容不涉及肝、脾大。

【常见病因】

（1）按病因分类。

① 炎症性：肠结核、结核性腹膜炎、阑尾脓肿、肾周脓肿、盆腔脓肿、克隆氏病、胰腺假性囊肿及胰腺周围脓肿等。

② 肿瘤性：胃癌、肝癌、胰腺癌、结肠癌、肾癌、卵巢癌、子宫肌瘤、腹膜后肿瘤及淋巴瘤等。

③ 梗阻性：肠扭转、肠套叠、肠梗阻及尿潴留等。

④ 先天性：先天性肾囊肿、肾下垂、异位肾、游走肾及肠系膜囊肿等。

（2）按部位分类。

① 右上腹部肿块。a. 肝脏肿大：肝炎、肝脓肿、肝脏肿瘤及肝囊肿等。b. 胆囊肿大：急性胆囊炎、胆囊积水、胆囊积血、淤胆性胆囊肿大、先天性胆总管囊肿、原发性胆囊癌及胆囊扭转等。c. 肝曲部结肠癌。

② 中上腹部肿块。a. 胃部肿块：溃疡病、胃癌及胃部其他良恶性肿瘤、胃黏膜脱垂症及胃石症等。b. 胰腺肿块：急性胰腺炎、胰腺囊肿、胰腺囊性腺瘤及胰腺癌等。c. 肝左叶肿大。d. 肠系膜与网膜肿块：肠系膜淋巴结结核、肠系膜囊肿等。e. 小肠肿瘤：小肠恶性淋巴瘤、小肠癌及其他少见的小肠肿瘤等。f. 腹主动脉瘤。

③ 左上腹部肿块。a. 脾大：肝硬化、游走脾及副脾等。b. 胰腺肿瘤与胰腺囊肿。c. 脾曲部结肠癌。

④ 左右腰部肿块。a. 肾脏疾病引起的肿块：如肾下垂与游走肾、先天性肾囊肿、肾积水、肾积脓、蹄铁形肾、肾包虫囊肿及肾脏肿瘤等。b. 嗜铬细胞瘤及肾上腺其他肿瘤。c. 原发性腹膜后肿瘤。

⑤ 右耻区肿块。a. 阑尾疾病：如阑尾周围脓肿、阑尾类癌及阑尾黏液囊肿等。b. 回盲部肿块：多见于回盲部结核、Crohn 病、盲肠癌、回盲部阿米巴性肉芽肿及回盲部放线菌病。c. 大网膜扭转。d. 右侧卵巢肿瘤。

⑥ 中耻区肿块：膀胱肿瘤、膀胱憩室及子宫肿瘤。

⑦ 左耻区肿块：溃疡性结肠炎、直肠癌、乙状结肠癌、乙状结肠血吸虫病性肉芽肿及左侧卵巢囊肿等。

⑧ 广泛性与不定位性肿块：结核性腹膜炎、腹型卫氏并殖吸虫病、腹部包虫囊肿、腹膜转移癌、肠套叠、蛔虫性肠梗阻及肠扭转等。

【诊断线索】

腹部包块诊断线索（表 2-438）。

表 2-438　腹部包块诊断线索

项目	临床线索	诊断提示
年龄与性别	・婴儿	先天性疾病，如肾胚胎瘤或肠套叠等
	・青少年	蛔虫性肠梗阻或增生性肠结核
	・中老年	恶性肿瘤
	・女性	妇科疾病、妊娠、巨大卵巢囊肿等
包块形成速度与性质	・腹块生长较快，又有进行性消瘦者	恶性肿瘤
	・腹部外伤后迅速出现的包块	可能为血肿
	・时隔较久后才出现的包块	胰腺或肠系膜囊肿
	・腹块时而增大，时而缩小且伴有疼痛者	空腔脏器的间歇性、部分性梗阻
	・巨大的腹部包块如能除外某种囊肿或血肿	实质性的肉瘤或肝癌
	・部位浅且能推动的腹部包块	肠襻或肠系膜包块
	・能随呼吸上下移动的包块	肝或脾大
	・部位深而又不能推动的包块	腹膜后或肠系膜根部肿瘤
	・耻区包块上界清楚触及，而下界不清	卵巢或回盲部包块
	・做抬头试验或改变体位时包块更加明显	腹壁包块
	・腹痛每发作一次，肿块就加大范围而推进一步	肠套叠
	・右上腹梨形包块并有弹性者	胆囊
	・两上腹部肿块表面平滑，质硬有弹性，下极呈半圆形	肾脏
	・肿块呈香肠形	肠套叠、蛔虫性肠梗阻
包块形成速度与性质	・肿块表面平滑呈囊样感	胰腺、胆总管、肠系膜、网膜及卵巢等囊性肿物，或腹部棘球蚴虫病、肾盂及胆囊积水
	・肿块外形不规则，表面呈结节状而坚实	腹腔内恶性肿瘤
	・肿块上缘境界清楚，而下缘模糊不清	卵巢肿瘤
	・肿块如未与周围组织粘连或未蔓延至附近组织时，能随呼吸上下移动	肾、横结肠、肝、脾、肾等器官
	・包块不随呼吸移动	胰、腹膜后淋巴结及耻区脏器的肿块、腹主动脉瘤
	・肿块随大量排尿而迅速缩小，尿量减少时则增大	巨大肾盂积水
	・肿块有膨胀性搏动	腹主动脉瘤或三尖瓣关闭不全所致肝脏搏动
	・包块有血管杂音	腹主动脉瘤

续表

项目	临床线索	诊断提示
伴随症状及体征	·随着包块的增大逐渐出现黄疸	肝胆系统或胰头等肝脏邻近器官
	·腹部包块伴有肠蠕动亢进或便血	胃肠道包块
	·伴黑便者	上消化道包块
	·伴大便有鲜血	结肠或直肠
	·腹部多发而不规则的肿块同时伴有全身多处淋巴结不规则肿大	淋巴瘤
	·腹部无痛性包块伴有锁骨上淋巴结肿大或直肠窝结节	胃肠道恶性肿瘤
	·伴长期低热、体重下降、乏力、腹痛、大便次数或性状变，腹部触诊呈揉面感等	结核性肿块（肿块多位于回盲部）
	·伴便血、排便习惯改变，粪便变细条状	结肠下段肿块（多发生在左下腹）
	·若女性有月经改变，不规则阴道流血	盆腔肿块（肿块在耻区可被触及）
	·血尿、脓尿、膀胱刺激征或排尿困难等	泌尿系肿块（若系肾脏肿块则在两腰部，若耻区可触及肿块则提示膀胱肿瘤）
	·高热、寒战、腹痛	腹腔内脓肿（肿块可发生在腹部的任一部位，若伴呃逆者常提示膈下脓肿）
	·发作性高血压、多汗等	嗜铬细肿瘤（可在肋腰部触及肿块，但少见）
	·无痛性黄疸，且无发热者	梗阻性胆道肿块
	·伴有明显的腰部胀痛或钝痛	多囊肾、肾盂积水、胰腺肿瘤等
	·伴血性腹水	恶性肿瘤（如在腹水中发现癌细胞，提示癌肿已发生转移）
	·伴有颈部和腋窝等处淋巴结肿大，且有不规则发热	恶性淋巴瘤（肿块可发生在腹部的任一部位）
	·若触及肿块在排尿后迅速缩小，尿量减少时则增大	肾盂积水、膀胱尿潴留（可在腰部或膀胱区触及囊样肿块）
	·伴有皮肤或巩膜黄染	胆囊肿大、胰腺肿块（常在右上腹或剑突下偏左触及肿块）
	·伴腹水者	结核性腹膜炎、腹膜转移癌、卵巢肿瘤
	·增加腹内压或咳嗽时包块可增大，局部有膨胀性冲击感	腹壁疝（多位于腹中线或腹股沟等处）
	·腹痛剧烈、呕吐、便秘，腹壁可见肠型	肠梗阻
	·平卧位时腹部肿块上移，站立时可下垂	肾下垂、游走脾
	·肿块伴有膨胀性搏动感	腹主动脉瘤、三尖瓣关闭不全所致的肝搏动
	·包块移动度大，范围广泛	腹腔内带蒂的肿瘤、大网膜肿物等
	·肿块不与周围组织粘连，并能随呼吸上下移动	肾、横结肠、肝、脾等器官
	·肿块有明显压痛	炎性肿块（如阑尾周围脓肿等）
	·肿块被按压或某种体位受挤压时，心悸、大汗、头痛伴血压增高	嗜铬细胞瘤
实验室检查	·肿块明显压痛，白细胞升高	炎性肿块
	·巨大脾脏，伴有白细胞显著增高达数万至数十万，并有幼稚细胞	慢性粒细胞性白血病（化验骨髓象可明确诊断）
	·上腹部肿块，如果便隐血试验持续阳性	胃癌
	·肝大，常伴有肝功能异常。肝大伴甲胎蛋白升高	原发性肝癌
	·肝大伴有漏出性腹水	肝硬化或循环障碍引起的肝淤血

续表

【诊断思维】

（1）腹部包块可分为六大类（大多数是肿大的腹腔脏器、肠管及网膜的粘连或肿瘤所致，故对下列情况应逐一鉴别，见表 2-439）。

表 2-439　腹部包块分类及其特点

分类	表现特点
生理性“包块”	并非疾病所致，有时被误认为病理性包块。如子宫、膀胱、粪块、发达的腹直肌腱划间的肌肉、消瘦者的脊柱或骶骨岬和自发性痉挛的肠管等，甚至腹壁松软或薄弱者的腹主动脉，也会被误认为是“搏动性包块”
炎症性包块	此类包块多伴有发热、局部疼痛及白细胞计数升高等炎症征象。如肿大的胆囊、阑尾周围炎包块、肠系膜淋巴结结核及肾周围脓肿等
肿瘤性包块	多为实质性包块，恶性肿瘤占多数，特点为发展快，晚期伴有贫血、消瘦和恶病质；良性肿瘤则病史长，肿瘤较大、光滑，有一定活动度
囊性包块	多呈圆形或椭圆形，表面光滑，有波动感。常见的有先天性的多囊肝、多囊肾、脐尿管囊肿；滞留性的胰腺囊肿、肾盂积水；肿瘤性的卵巢囊肿；炎症性的胆囊积液、输卵管积水、包裹性积液；寄生虫性的包虫囊肿等
梗阻性包块	胃肠道的梗阻性包块可引起腹痛、腹胀、呕吐或便秘不排气等；梗阻胆道的包块引起无痛性黄疸，一般不发热；梗阻尿路系的包块常引起腰部胀痛
外伤性包块	如左上腹部的脾破裂血肿，上腹部的假性胰腺囊肿，下腹或盆腔的腹膜后血肿等

（2）腹部包块诊断思维（表 2-440）。

表 2-440　腹部包块诊断思维

项目	诊断思维
腹部包块	·据腹内脏器所在 9 个分区中的解剖位置，可初步推断包块来源于何脏器
	·正常腹部可触及的包块：a. 腹直肌肌腹及腱划（运动员）；b.4 ～ 5 腰椎及骶骨岬（瘦弱者）；c. 乙状结肠、横结肠、盲肠；d. 搏动：正常瘦弱者可触到腹主动脉搏动，腹中线附近触到明显的膨胀性搏动提示腹主动脉及分支动脉瘤；e. 移动度：肝、脾、肾、胃或其肿物、胆囊、横结肠随呼吸移动
	·当腹部触及肿块时，首先需区别肿块是来自于腹壁、腹腔抑或腹膜后。若让患者取仰卧位，在屈颈抬肩后肿块更为明显者提示为腹壁肿块，反之则为腹腔内肿块。此外若让患者取肘膝位俯卧检查，肿块触及反而不如仰卧俯位时明显，则说明肿块可能是来自腹膜后，若肿块触及更清楚，且活动度增强伴有下垂感，则可认为腹腔内肿块
	·充盈尿液的膀胱、妊娠子宫、结肠内的粪块或肠襻自发性痉挛等都可误认为是病理性腹部肿块，应尽量予以避免。此外，耻区肿块除做腹部触诊检查外，必要时做直肠指检与阴道检查可对直肠、盆腔肿物或阑尾脓肿的诊断提供较有价值的诊断线索
	·触及肿块的部位大都是所在部位器官的病变。如果肿块出现时间短，肿块部位压痛明显，且伴有全身感染症状，常提示炎性包块；若肿块发生在外伤后的数天内，则为外伤性包块；肿块发生时间较长，且生长缓慢者，应多考虑可能是良性肿瘤；肿块在短期内迅速生长，伴有体重明显下降者应警惕恶性肿瘤；若肿块出现后又逐渐缩小，大多为血肿或炎症性肿块
	注意腹部肿块与呼吸运动之间的关系。若肿块可随呼吸上下移动者，多为胃、横结肠、肝、脾及肾脏的肿块，其中肝脾受呼吸动度的影响最大。横结肠的肿物也可随呼吸上下移动。胰腺、腹膜后及耻区肿块或腹主动脉瘤等一般不受呼吸运动的影响。如果包块能用手推动者，可能来自胃、肠或肠系膜。移动范围广、距离大的肿物，多为带蒂的肿物，游走脾、游走肾等。凡腹膜的肿瘤及局部的炎性肿块一般不移动
	·若腹部肿块表面呈囊样感，且平滑，常提示胰腺、胆总管、肠系膜、网膜、胆囊、肾盂积水及卵巢囊肿。此外腰椎结核引起的椎旁脓肿破溃注入腹腔也可引起囊性包块，此病极易被误诊。如果腹部肿块性质不详者，必要时可行腹腔探测查明确病因

（3）并发症。

① 压迫症状。

② 坏死、出血及感染。

③ 包块扭转等。

（4）腹部包块的诊断程序：是腹壁肿块还是腹腔内肿块→是腹腔内脏器还是病理性包块→是哪个脏器的包块→确切病因是什么。

【疾病特点与表现】

（1）胃及肠管疾病。

①胃癌：多见于中年以上男性患者，临床表现为消瘦、上腹部疼痛不适及上消化道出血等，出现腹部肿块时，多提示病变已属晚期，包块多位于上腹部或脐上方，质地坚硬，表面不规则，边界不清，晚期可并发幽门梗阻。

② 幽门梗阻：上腹部触及囊性包块，“包块”具有蠕动性。其他表现包括上腹部疼痛在进食后加重，食欲减退、恶心、嗳气及反胃等症状。最具有特征性的表现是呕吐为“隔宿食”。

③ 胃石症：部分病例可触及上腹部滑行性包块，有上腹部疼痛胀满、恶心及呕吐，一般呕吐量不多，可有呕咖啡色或血性物，而大量呕血少见。食生柿后最易形成。

④ 肠梗阻：既往多有腹部手术、损伤或炎症病史，表现为腹痛、呕吐、腹胀、停止排气与排便等，因肠管膨胀而出现腹部肿块，可有固定压痛或腹膜刺激征。机械性肠梗阻时可见逆蠕动波，听诊可闻及气过水音或金属音。

⑤ 肠结核：本病多见于青壮年，常继发于肠外结核（肺、卵巢、输卵管或腹膜结核等）。增生性肠结核可在回盲部形成炎性肿块，位置较固定，质地中等硬，轻压痛。其他表现包括腹痛、腹泻与便秘交替、发热、盗汗等。

⑥ 肠系膜淋巴结结核：本病多见于青壮年，可表现为肠系膜的包块，病变涉及多个淋巴结，包块较大，外形不规则，质地偏硬，活动度小，其他表现包括慢性腹痛、消瘦、低热、乏力及贫血等症状。

⑦ 阑尾脓肿：急性化脓性阑尾炎穿孔后，可在右下腹麦氏点附近形成急性炎性肿块，肿块边界常不清楚，伴局部压痛及腹肌紧张、高热、外周血白细胞总数及中性粒细胞增高。若阑尾脓肿未完全吸收，可在右下腹遗留边界不清的包块。

⑧ 克罗恩病：多见于青壮年，有慢性反复发作性右下腹痛、腹泻、发热等症状。由于肠粘连、肠系膜淋巴结肿大、内瘘或脓肿形成，故常在右下腹扪及包块，包块边缘不清，质地中等，有压痛。多伴有关节炎等肠外表现（本病易与溃疡性结肠炎相混淆，可参见腹部压痛及反跳痛章节）。

⑨ 结肠癌：本病好发于中年以上的男性患者，表现为血便、腹痛及腹泻等症状，结肠各段癌肿可在相应部位出现包块，包块为轮廓不规则，质地坚硬，大小不等，表现呈结节状，一般可以推动。发现包块时，多提示癌肿已发展到中、晚期。

⑩ 阿米巴或血吸虫性肉芽肿：阿米巴或血吸虫性肉芽肿可形成腹部炎性包块，包块可发生于回肠、结肠、直肠等部位。常有相应病原体感染史，脓血便常见。

⑪ 肠伤寒：部分在右下腹可触及包块，其他表现包括发热、困倦、头痛、全身不适及恶心、呕吐及腹泻等。当肠道局部坏死时可形成溃疡，溃疡达到一定深度可以引起出血和穿孔。

（2）肾脏疾病。

① 多囊肾：通常为先天性，常为双侧多发，囊肿长大形成包块，表面多呈结节状，质地较硬，可压迫正常肾组织而产生腰痛、血尿及泌尿系感染等症状。本病常合并有其他脏器的囊性病变，如多囊肝。

② 肾盂积水或积脓：在侧腹部常可触及包块，有触痛。前者常有肾结石、肾结核病史；后者有高热、寒战等脓毒血症的表现。

③ 肾肿瘤：侧腹部可触及肿块，质硬、呈结节或分叶状，其他表现包括腰痛、血尿、高血压、高血糖、贫血、发热、腹腔内大出血、休克及急性腹痛等。

④ 肾下垂：深吸气时能触及 1/2 以上的肾。腰痛呈钝痛或牵扯痛，久坐、久立或活动后加重，平卧后减轻或消失。继发感染后可有尿频、尿急、尿痛及不同程度的血尿。

⑤ 游走肾：肾下垂明显并能在腹腔向各处移动者，一般多见于右侧。主要症状为腰痛，因输尿管弯曲可导致肾积水或上尿路感染。

（3）胰腺疾病。

① 慢性胰腺炎：上腹部触及质硬而无移动性横行条索状肿物。饮酒、高脂或高蛋白饮食可诱发疼痛，严重时伴恶心、呕吐。腹痛常与体位有关，即喜蜷曲卧位、坐位或前倾位，平卧位或直立时腹痛加重。

② 胰腺假性囊肿：多继发于胰腺炎或胰腺外伤之后。腹部肿块多位于中上腹，大小不一，呈圆形或椭圆形，表面光滑。假性囊肿若压迫胆总管下段，可出现持续或缓慢加深的黄疸。

③ 胰腺癌：胰腺癌所致腹部肿块常深而固定，质地较硬，边缘不清，胰头癌位于右中上腹部，胰体尾癌则位于左上腹，主要临床症状为上腹部持续性胀痛，少数为剧烈腹痛，疼痛常与体位有关，身体前倾位时，疼痛减轻，平卧位时则疼痛加重。其他表现包括恶心、呕吐及腹胀等。胰头癌常发生梗阻性黄疸，且黄疸呈进行性加深，可扪及肿大的胆囊而无压痛。

④ 胰腺囊性肿瘤：常表现上腹胀痛或隐痛，上腹部肿块是本病的主要临床特征。其他表现包括黄疸、消化道出血（原因是少数位于胰头部的囊性肿瘤，因囊肿压迫胆总管而发生黄疸；当肿瘤压迫脾静脉或侵及脾静脉时可使其发生栓塞，表现为脾脏增大，并且可引起胃底和食管下段静脉曲张，甚至发生呕血；个别可侵犯胃、十二指肠及横结肠，破溃进入消化道引起消化道出血）等。

⑤ 胰腺脓肿：胰腺脓肿可呈隐匿性或暴发性经过。可表现为持续性心动过速、呼吸加快、肠麻痹、腹痛加剧及伴腰背部疼痛，体温可逐步上升、少数出现糖尿病症状。常显示上腹部或全腹压痛，可触及包块。但少数可无发热，仅表现为持续性心动过速、食欲减退、肺不张和轻度的肝功能异常。凡是在急性胰腺炎的病程中，出现高热、外周血白细胞明显升高和左移、腹痛加剧、腹部包块和全身毒性症状时，均应怀疑胰腺脓肿的可能。

（4）胆囊病变。

① 急性胆囊炎：因胆囊黏膜充血水肿、血管扩张及渗出增加可造成胆囊积脓，故发生肿大。肿大的胆囊一般呈椭圆形，表面光滑，可随呼吸上下活动。若胆囊内压继续升高，可引起组织坏死，囊壁穿孔与周围粘连时则形成胆囊周围脓肿，此时胆囊表现为较大的炎性包块，边缘不清，有明显压痛和腹肌紧张、黄疸和全身症状。

② 胆囊结石：本病右上腹可有隐痛、钝痛及叩击痛，主要表现为向右肩胛部或背部的放射痛，情绪刺激，高脂饮食、剧烈活动及颠簸可使症状加重。胆绞痛常是胆道结石的特征性症状之一，发作时疼痛剧烈，抱腹蜷卧或辗转不安，常屏气或不愿讲话，以期减轻疼痛，可伴恶心、呕吐，且常在呕吐后缓解；可反复发作多次，也可骤然终止不再发作。绞痛的持续时间可长可短，长者可持续数小时，短暂者仅两三秒钟即止。

③ 急性化脓性胆管炎：一般起病急骤，突然发作剑突下和（或）右上腹部持续性疼痛，伴恶心及呕吐，

继而出现寒战和发热，半数以上者有黄疸。腹痛、寒战及发热、黄疸，称查科三联征。其他表现包括神志淡漠、烦躁不安、意识障碍及血压下降等征象。少数可出现感染性休克。值得一提的是：肝脏－叶内胆管结石所致的化脓性胆管炎可仅有发热，而腹痛和黄疸可以很轻，甚至完全不出现。在诊断时不能因为缺乏查科三联征而放弃化脓性胆管炎的诊断。

④ 胆囊良性肿瘤：多无特殊临床表现。最常见的症状为右上腹疼痛或不适，一般症状不重，可耐受。如病变位于胆囊颈部，可影响胆囊的排空，常于餐后发生右上腹的疼痛或绞痛，尤其在脂餐后。其他表现包括消化不良、恶心及呕吐等，均缺乏特异性。部分患者可无症状，在健康检查或人群普查时才被发现；部分可有右上腹深压痛，如存在胆囊管梗阻时，可扪及肿大胆囊。常见于胆囊腺瘤及胆囊假瘤。

⑤ 胆管癌：黄疸逐渐加深，大便灰白，可伴有畏食、乏力、贫血。半数可伴皮肤瘙痒和体重减轻。少数无黄疸者主要有上腹部疼痛，晚期可触及腹部肿块。病变在中、下段可触及肿大胆囊，Murphy 征可能阴性，上段胆管癌胆囊不可触及。肋缘下可触及肝脏，黄疸时间较长可出现腹水或双下肢水肿。肿瘤侵犯或压迫门静脉，可造成门静脉高压致上消化道出血；晚期可并发肝肾综合征，出现尿少、无尿。当合并胆道感染时则出现典型的胆管炎表现，如右上腹疼痛、寒战高热、黄疸，甚至出现休克。

⑥ 胆囊癌：早期无特异性临床表现，或只有慢性胆囊炎的症状，早期诊断很困难，原因是右上腹疼痛、消化不良、厌油腻、嗳气、食欲减少、恶心及呕吐等症状缺乏特异性。少数可以黄疸为首发症状，多数黄疸出现在疼痛之后，呈持续性，进行性加重，少数为间歇性黄疸，皮肤瘙痒十分明显。本病出现黄疸常提示病程已达晚期，消瘦、乏力及恶病质则接踵而来。

（5）妇产科疾病。

① 卵巢囊肿：多见于青中年妇女，初期囊肿小，多无症状，仅在妇科检查时发现。较大囊肿可在中、下腹触及，呈圆形或卵圆形，活动度大，有囊性感。巨大卵巢囊肿可占据整个腹部，体检时可发现两侧腹部叩诊为鼓音，中央为浊音，与腹水不难区别。

② 卵巢肿瘤：可清楚触及腹部肿块，表面光滑，无压痛，有囊性感。多数良性肿瘤以输卵管形成一较长的柄蒂，因肿瘤与周围组织多无粘连，故移动性较大，常可将肿块自下腹一侧推移至上腹部。恶性肿瘤生长迅速，肿块多不规则，无移动性，可伴腹水，短期内出现全身症状，如衰弱、发热及食欲不振等。

③ 子宫肌瘤：当肌瘤使子宫增大超过 3 个月妊娠子宫大小或为位于宫底部的较大浆膜下肌瘤时，常可触及腹部包块。子宫前壁肌瘤贴近膀胱者可产生尿频、尿急；巨大宫颈肌瘤压迫膀胱可引起排尿不畅甚至尿潴留等。其他表现包括腹痛及阴道出血，其中以周期性出血为多，可表现为月经量增多、经期延长或周期缩短及不具有月经周期性的不规则阴道流血。

【相关检查】

（1）病史采集要点。

① 依据病史和体检推断包块的来源：询问包块初始情况，如初始发现包块时位于腹腔什么部位，大小及活动度，有无压痛及生长速度等。

② 询问与疾病诊断和鉴别诊断相关的伴随症状，如发热、疼痛等，若有疼痛，进一步询问缓解与加重原因，是否有腹胀、消瘦、食欲下降、便秘或腹泻、黑便、血尿及月经紊乱等。

③ 既往史包括外伤和手术史，肝胆、胃肠道及胰腺疾病等。

④ 是否经过检查和治疗。了解患者的生活习惯，尤其是烟酒嗜好。

⑤ 家族中有无肿瘤患者。

（2）查体重点。

① 应注意检查皮肤、巩膜的黄染，皮肤瘙痒、蜘蛛痣、出血点及淤斑等。仔细触摸全身淋巴结。

② 检查腹部外形、腹壁静脉曲张、有无腹水体征、腹膜刺激征及双下肢水肿等。

③ 腹部包块主要依靠触诊检查。触诊如果发现肿块应注意肿块的位置、大小、形态、质度、有无压痛及移动度。借此来鉴别肿块的来源和性质。

④ 直肠指检对直肠、直肠旁陷凹转移性肿瘤、盆腔脓肿、阑尾脓肿及女性内生殖器病变可提供重要线索。

⑤ 女性患者在必要时应行妇科检查，注意子宫、卵巢大小、形态、压痛、盆腔内有无肿块等。

（3）实验室检查。

三大常规、血液生化、关注胆红素、肝肾功损害。若有腹水应穿刺取液做常规、生化、免疫、肿瘤相关抗原及病理分子学的检查。

（4）辅助检查：腹部超声、CT 对腹部膨隆诊断很有帮助，亦可进行腹块的穿刺活检等。

（5）选择性检查。

① 疑有肝胆疾病者，应加做肝功能、病毒性肝炎标志、AFP 。

② 疑有胃肠道肿瘤者，应查粪隐血（FOB）、CEA、CA199、CA724、PGI 及 PGI/PGII 比值、CA50、胃肠钡餐造影或钡剂灌肠造影。

③ 疑有胰腺病变者，应做 CA199、胰功定试验、胰淀粉酶检查，腹部 CT 或 MRI 检查，必要时还要做内镜逆行胰胆管造影术。

④ 疑有胃肠平滑肌瘤或平滑肌肉瘤，X 线钡餐造影和钡灌肠阴性者，应选择性腹腔动脉造影。

⑤ 疑有肾脏肿瘤、肾盂积水者，应行肾功能测定、静脉肾盂造影检查。

⑥ 疑有盆腔疾病，应做盆腔 B 超、CT 或 MRI 检查。

⑦ 如有腹水，应做常规、生化及病理细胞学检查。

⑧ 腹块穿刺活检：适用于肝、胰等脏器的肿块，可在 B 超或 CT 引导下进行细针穿刺，将穿刺液涂片做病理学检查。

⑨ 腹腔镜检查不仅可直接观察腹腔内脏的病变，还可在直视条件下对可以部位进行活组织检查，但腹腔内广泛粘连时应视为禁忌。

第六节　移动性浊音与液波震颤

正常人腹腔存在有少量液体，一般不超过 200mL。当检查发现腹部移动性浊音阳性时，说明腹腔内有游离性液体至少有 1000mL 液体的积聚，称之腹水。少量腹水往往不易叩出移动性浊音，患者取肘膝位叩诊脐周浊音可检出 200mL 的腹水，称为水坑症。亦可通过超声波检查予以明确。大量腹水时其腹部常呈膨隆似“青蛙肚”，故被称之蛙形腹。有液波震颤者也提示有大量腹水。

【常见病因】

（1）漏出性腹腔积液。

① 肝源性：重症病毒性肝炎、中毒性肝炎、各型肝硬化及原发性肝癌等。

② 营养不良性：长期营养不良者、慢性消耗性疾病等。

③ 肾源性：急慢性肾炎、肾病综合征、肾衰竭及系统性红斑狼疮等结缔组织病引起的继发性肾损害。

④ 心源性：慢性右心功能不全或缩窄性心包炎等。

⑤ 胃肠源性：各种胃肠道疾病导致的蛋白质从胃肠道丢失，如肠结核、胃肠克罗恩（Crohn）病、恶性淋巴瘤、小肠淋巴管扩张症、先天性肠淋巴管发育不良、儿童及成人乳糜泻等。

⑥ 静脉阻塞性：常见于肝静脉阻塞（Budd-Chiari）综合征、下腔静脉阻塞或受压、门静脉炎、门静脉阻塞、血栓形成或受压等。

⑦ 黏液水肿性：甲状腺功能减退、垂体功能减退症等。

（2）渗出性腹腔积液。

① 腹膜炎症：结核性腹膜炎、自发性细菌性腹膜炎、腹腔脏器穿孔导致的急性感染性腹膜炎、癌性腹膜炎（包括腹腔或盆腔内恶性肿瘤腹膜转移）、真菌性腹膜炎及嗜酸性细胞浸润性腹膜炎等。

② 胰源性：急性坏死性胰腺炎、胰腺假性囊肿、慢性胰腺炎、胰腺癌及胰管发育不良等。

③ 胆汁性：胆囊穿孔、胆管破裂，胆囊、胆管手术或胆管穿刺损伤等。

④ 乳糜性：腹腔内或腹膜感染（结核、丝虫病）、恶性肿瘤（如淋巴瘤、胃癌、肝癌）、先天性腹腔内或肠淋巴管发育异常、淋巴管扩张或局部性受压、腹部外伤或腹腔内医源性损伤、少数肝硬化、门静脉血栓形成及肾病综合征等。

（3）血性腹腔积液。

① 肝脏疾病：重症肝炎、暴发性肝衰竭、坏死后性肝硬化、肝癌晚期（主要是凝血机制障碍、血液从肝包膜表面渗出）、肝细胞癌癌结节破裂、妊娠期自发性肝破裂、肝动脉瘤破裂、巨大肝血管瘤破裂及肝外伤性破裂等。

② 腹膜疾病：结核性腹膜炎、腹腔或盆腔内恶性肿瘤腹膜转移、原发性腹膜间皮瘤、腹膜或网膜血供障碍等。

③ 腹腔内其他病变：如腹主动脉瘤破裂、急性出血性坏死性胰腺炎、外伤性或创面性脾破裂、腹腔内其他脏器损伤、肠系膜动脉或静脉栓塞或血栓形成、门静脉高压伴空及回肠静脉曲张破裂、腹腔内淋巴瘤、脾原发性淋巴瘤、胃癌与结肠癌浆膜受累。

④ 盆腔内病变：宫外孕、黄体破裂、子宫内膜异位、卵巢癌或卵巢黏液囊性癌。

【诊断线索】

移动性浊音与液波震颤的诊断线索（表 2-441）。

表 2-441　移动性浊音与液波震颤的诊断线索

项目	临床线索	诊断提示
腹水发生急缓	· 腹水常缓慢出现	心、肝、肾脏疾病及营养不良导致
	· 迅速出现的腹水	腹腔感染、门静脉或肠系膜静脉血栓及肿瘤腹膜转移等
腹水与水肿的关系	· 先有眼睑水肿，然后出现腹水及下肢水肿	肾性腹水
	· 先有下肢水肿，再出现腹水	心源性腹水
	· 先出现腹水以后才出现下肢水肿	肝性腹水
伴随症	· 伴发热及腹痛等	各种原因所致的腹膜炎
	· 伴呕血、黑便或其他出血倾向者	门脉性肝硬化、肝癌、胃癌、胰腺癌、胆总管癌、壶腹癌及尿毒症等
	· 伴脾大	肝硬化、门静脉血栓形成、Budd-Chiari 综合征及恶性淋巴瘤

续表

项目	临床线索	诊断提示
伴随症	・伴腹壁静脉曲张	肝硬化、肝静脉或下腔静脉阻塞（前二者腹壁静脉血流方向是下腹壁向下，后者下腹壁静脉血流方向向上）
	・伴肝大	原发性肝癌、充血性心力衰竭、缩窄性心包炎、心包积液、肝静脉阻塞、下腔静脉阻塞、肝硬化、重症肝炎等
	・伴蜘蛛痣、肝掌及乳房发育等	肝硬化、慢性活动性肝炎及其他严重肝病
	・伴腹部包块	结核性腹膜炎、腹腔肿瘤、淋巴瘤、胰腺假性囊肿、腹膜假性黏液瘤及卵巢纤维瘤
	・伴颈静脉怒张、奇脉、心浊音界异常及心音减弱等	心包积液及缩窄性心包炎
	・伴胸腔积液	右心衰竭、小结节性肝硬化、慢性胰腺炎、胰腺假性囊肿胰管破裂、结缔组织病、Meigs 综合征及肾病综合征
	・伴恶病质	结核病、营养不良及恶性肿瘤
	・若腹水出现于下肢水肿之后或下肢水肿程度明显重于腹水者	充血性心力衰竭、心包积液、肾病综合征、营养不良及下腔静脉阻塞综合征等
	・若下肢水肿出现于腹水之后	肝硬化、腹膜肿瘤（如腹膜间皮瘤）、结核性腹膜炎及恶性淋巴瘤等
	・伴皮下结节	卫氏并殖吸虫病及结核性腹膜炎等
	・伴少尿、肾功能下降	尿毒症及肝肾综合征等

【诊断思维】

（1）腹部移动性浊音诊断思维（表 2-442）。

表 2-442　腹部移动性浊音诊断思维

项目	诊断思维
移动性浊音	・腹水诊断一般较容易，腹腔内积液超出 1000mL，叩诊可检出腹部移动性浊音，大量腹水时可有液波震颤；少于 500mL 的腹水可借超声和腹腔穿刺检出，超声示肝肾交界部位有暗区，CT 的灵敏度不如超声。腹水通常分为漏出性腹水和渗出性腹水（包括乳糜性腹水，血性腹水）两大类
	・肠腔内有大量液体潴留时，也可以出现移动性浊音，这种情况通常发生于肠梗阻（常伴有肠梗阻的临床表现，如恶心、呕吐、腹部可见肠形等，故与腹水不难鉴别）。如果卵巢囊肿增大到惊人的程度时常可误为腹水，典型者则在平卧位时脐区为浊音，侧腹部为鼓音，但不出现移动性浊音
	・羊水过多虽然可以出现许多类似腹水的体征，但从病史及盆腔检查可获诊断。有时当急性胃扩张偶可充满整个腹部时，极易被误诊为腹水。其他容易被误为腹水的情况有：妊娠、胰腺囊肿及肠系膜囊肿等，在临床上应仔细鉴别
	・引起腹水原因繁多，在青年人中多考虑有无结核性腹膜炎及恶性淋巴瘤；女性首先应明确或排除卵巢及子宫肿瘤或宫外孕、黄体破裂等妇科疾病所引起的腹水，中、老年则应警惕恶性肿瘤的可能
	・腹水的体格检查是相对不敏感的，尤其是患者腹水量很少或过于肥胖时。腹水可导致腹胀，但此体征特异性不强，因肥胖、积气、肿瘤和妊娠等均可导致腹胀。患者肝硬化中应用乳果糖也可能导致积气腹胀
	・当腹水量较少时可以通过双肋膨出来识别。有腹直肌分离和（或）脐疝者，常提示既往或现在有大量腹水。液波震颤征在诊断腹腔积液时敏感度最差，原因是少量腹水该检查几乎检测不出，只有当腹水很多时，液波震颤征才出现阳性
	・临床仅以腹水为最突出表现时，应多考虑结核性腹膜炎、肝硬化、腹膜表面肿瘤转移。慢性腹膜炎，常有某脏器穿孔病史以资鉴别。某些完全被包裹及低溢漏性的脏器穿孔，如阑尾炎、消化性溃疡、梅克尔憩室或肠伤寒等，可出现移动性浊音，缺乏明显腹膜炎体征，常见于老年患者

续表

项目	诊断思维
移动性浊音	·对腹腔积液的体格检查除有移动性浊音外，还应注意其他部位的体格检查，尽可能地去发现引起腹水原发病的体征：a.心脏疾病，常表现有发绀、周围水肿、颈静脉怒张、心脏扩大、心前区震颤、肝脾大、心律失常及心瓣膜杂音等体征；b.肝脏疾病，常有面色晦暗或萎黄无光泽，皮肤巩膜黄染，面部、颈部或胸部可有蜘蛛痣或有肝掌、腹壁静脉曲张及肝脾大等体征。c.肾脏疾病，常有面色苍白、周围水肿等，d.结核性腹膜炎，多有面色潮红、发热、腹部压痛及腹壁有柔韧感等，e.恶性肿瘤，常以消瘦、恶病质、淋巴结肿大或腹部肿块为特征
	·有时大量腹水会掩盖某些体征，可能会给诊断和鉴别诊断带来一定的困难，必要时可引流腹水，一来可摸清脏器的病变，二则可行腹水检查为诊断提供线索。若腹水作为全身水肿一部分时，常提示有低蛋白血症的可能。在某种疾病基础上合并有低蛋白血症时，腹水的治疗效果常较差
	女性腹水者应与下列疾病鉴别 ·巨大卵巢囊肿：卵巢囊肿在仰卧位时腹部向前膨隆较明显，略向上移位，腹两侧多呈鼓音；卵巢囊肿的浊音不呈移动性。尺压试验：若为卵巢囊肿，腹主动脉的搏动可经囊肿传至硬尺，呈节奏性跳动；如为腹腔积液，则硬尺无此跳动。女性腹腔肿瘤除了可能来自卵巢外，偶尔还见于乳腺癌的转移。故应仔细检查这些脏器，切勿掉以轻心 ·Meigs综合征：是卵巢原发性肿瘤（多为实性纤维瘤）合并胸腹水，切除肿瘤后胸腹水消失而不再复发的一组综合征 ·Krukenberg瘤：是来自胃肠道的卵巢转移瘤，常为种植性转移，双侧卵巢肿瘤
	·假性Meigs综合征是非实体性良性卵巢肿瘤引起良性腹水和（或）胸腔积液的一种病症。消化系统恶性肿瘤伴卵巢转移和胸腹水者，反复胸腹水检查找不到肿瘤细胞时，不能排除假性Meigs综合征的可能
	·当出现腹水同时又伴门静脉高压时，应注意考虑非肝病性门静脉阻塞，可由淋巴瘤或肿瘤转移累及门静脉周围淋巴结所致，也可由腹腔淋巴结增大压迫引起。若同时阻塞胆总管可导致进行性黄疸
	·若已经明确腹水是由肿瘤腹膜转移引起时，其原发肿瘤大多来自胃肠道、胰体部或尾部
	·腹水由门静脉原发性血栓形成引起者十分罕见，常继发于恶性肿瘤压迫或侵蚀门静脉。急性阑尾炎或其他炎症可形成炎症性栓子脱落入门静脉。当门静脉发生阻塞时，脾大常是较重要的体征之一
	·肝静脉出肝处以上的下腔静脉阻塞常由某些纵隔感染所致，若有胸腔内感染的证据，常提示本病
	·腹腔积液和腹膜刺激征共存的同时，见腹部擦斑或脐周发蓝，常提示移动性浊音可能为血性腹水或宫外孕破裂所致。若能排除外伤或宫外孕破裂，恶性肿瘤的诊断可能性极大
	·当有下列情况出现移动性浊音时，应考虑自发性腹腔内出血所致：高血压或动脉硬化者，发生原因不明的腹痛；妊娠或产褥期出现腹痛；近期内有全身感染者（如亚急性感染性心内膜炎）出现急性腹痛
	·虽然引起血性腹水的原因很多，但一定要有血管或毛细血管的破裂，或血管渗透压增高，或有凝血机制障碍等因素存在，血液才能渗入或漏入腹腔
	·震水音：胃内气体与液体相撞击而发出的声音称震水音。检查方法：患者取仰卧位，医生用两手摇晃患者上腹部，不用听诊器即可听到震水时。正常人在进食多量的液体后可出现震水音，但若在空腹或饭后6～8h以上仍有震水音，则表示胃内有液体潴留，见于幽门梗阻或胃扩张

（2）腹部移动性浊音（腹水）的常见症状（表2-443）。

表2-443　腹部移动性浊音（腹水）的常见症状

分类	临床症状
腹水症状	腹胀是最早、最基本症状
	腹痛：漏出液多为全腹胀痛；渗出液多为全腹或局部钝痛；癌性腹水多为隐痛，并呈进行性加重；脏器破裂出血为局部剧痛，后累及全腹疼痛
原发病症状	见诊断线索

（3）腹水漏出液与渗出液的特点（表 2–444）。

表 2–444　腹水漏出液与渗出液的特点

分类特点	漏出液	渗出液
原因	非炎症所致	炎症、肿瘤、化学或物理性刺激
外观	淡黄、浆液性	不定，可为血性、脓性或乳糜性
透明度	透明或微浊	多混浊
比重	＜ 1.015	＞ 1.018
凝固	不自凝	常自凝
黏蛋白定性	阴性	阳性
蛋白定量	＜ 25g/L	＞ 30g/L
葡萄糖定量	与血糖相近	常低于血糖水平
细胞计数	常＜ 100×10^9/L	常＞ 500×10^9/L
细胞分类	以淋巴细胞及间皮细胞为主	根据不同病因分别以中性粒细胞或淋巴细胞为主
细菌学检测	阴性	可找到病原菌

（4）乳糜性腹水与乳糜样腹水的区别（表 2–445）。

表 2–445　乳糜性腹水与乳糜样腹水的区别

分类特点	乳糜性腹水	乳糜样腹水
病因	腹腔淋巴管阻塞（包括肿瘤、肝硬化、结核、外伤及手术）	腹腔慢性化脓性感染
颜色	白色乳状	黄色混浊
静置后液层	分三层：上层乳状，中层水样，下层白色沉淀	分两层：上层水样，下层黄色沉淀
蛋白含量	＞ 40g/L，清蛋白为主	＜ 40g/L，球蛋白为主
脂肪含量	高，胆固醇为主	微量，磷脂为主
三酰甘油	＞血浆水平	＜血浆水平
苏丹Ⅲ染色	阳性	阴性
镜检	脂肪颗粒	炎症细胞
加乙醚	震荡后变清	变化不大
腹水积聚速度	快	慢

（5）血清－腹水清蛋白梯度（SAAG）对腹水常见疾病分类（表 2–446）。

表 2–446　SAAG 对腹水常见疾病分类

高梯度腹水（≥ 11g/L）	低梯度腹水（＜ 11g/L）
肝硬化	腹膜转移癌
酒精性肝炎	结核性腹膜炎
心源性腹水	胰源性腹膜炎
“混合性”腹水	肠梗阻或肠梗死

续表

高梯度腹水（≥ 11g/L）	低梯度腹水（＜ 11g/L）
肝癌（原发或转移）	胆汁性腹水
Budd–Chiari 综合征	肾病综合征
门静脉血栓形成	术后淋巴管瘘
黏液性水肿	结缔组织病
暴发性肝衰竭	—
肝小静脉闭锁症	—
妊娠脂肪肝	—

注：血清 – 腹水清蛋白梯度（g/L）= 血清蛋白含量（g/L）– 腹水清蛋白（g/L）；≥ 11g/L 为门脉高压性腹水（漏出液），＜ 11g/L 为非门脉高压性腹水（渗出液）。

（6）腹水并发症。

① 营养不良。

② 贫血。

③ 易合并感染。

（7）腹水诊断程序：是否为腹水→是腹水，是漏出液还是渗出液→最后病因（图 2–76）。

【疾病特点与表现】

（1）漏出液性的常见疾病见表 2–447。

（2）引起渗出性腹水的疾病见表 2–448。

【相关检查】

（1）病史采集要点。

① 询问腹水产生的时间、速度，是否伴有全身其他部位的水肿，如眼睑、面部及四肢等。

② 询问与疾病诊断和疾病诊断相关的伴随症状，如发热、心悸、腹痛、腹泻、消化道出血、发绀及关节疼痛等。

③ 既往史着重了解有无心、肝、肾、胰腺及内分泌疾病（尤其是甲状腺功能减退症）。女性患者重点询问有无结缔组织病。

④ 了解平素进食情况及有无慢性消耗性疾病，询问有无饮酒史。

⑤ 询问诊疗经过，详细了解具体用药。

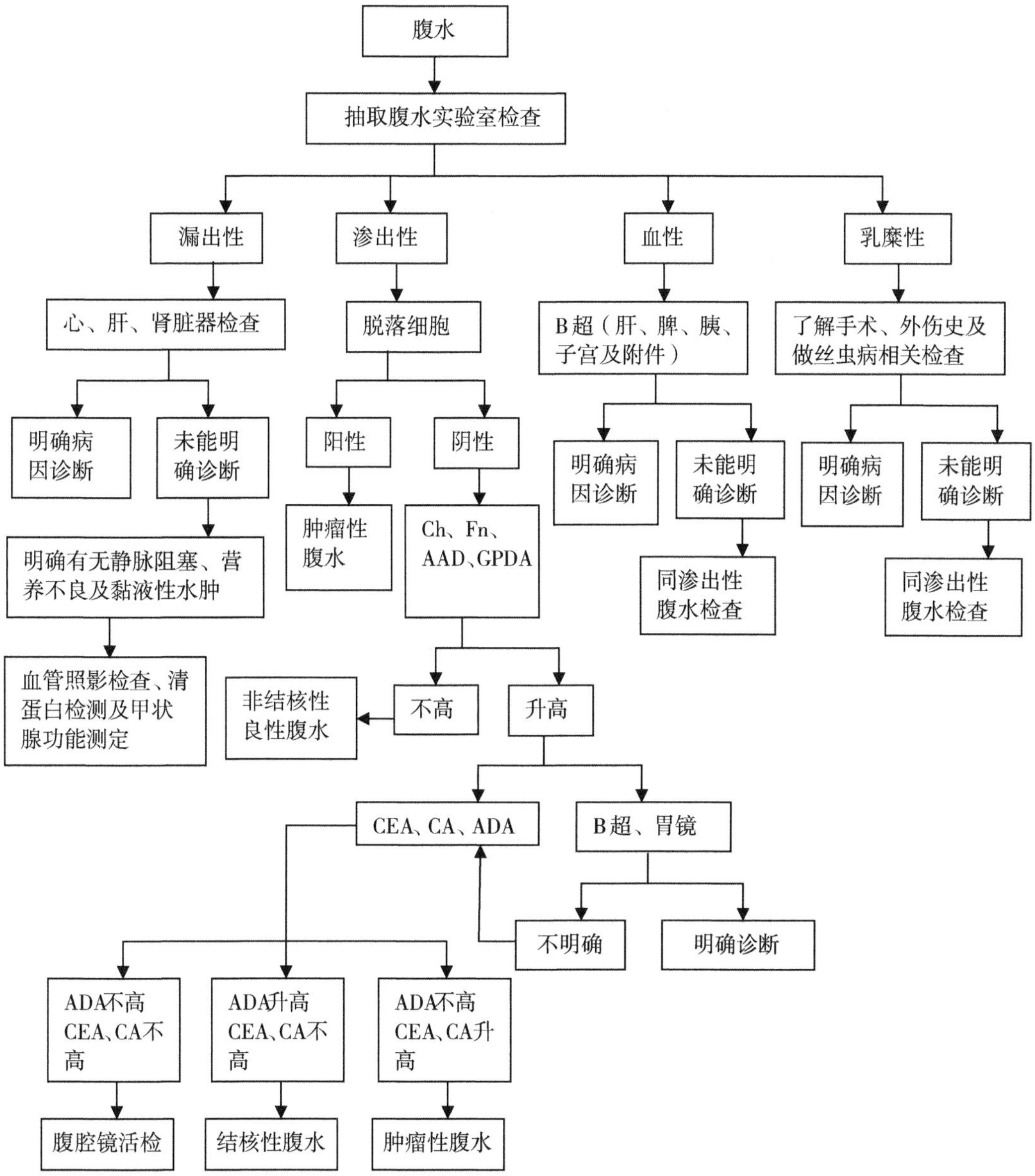

Ch：胆固醇；Fn：纤维连接蛋白；AAD：芳香基酰胺酶；GPDA：甘氨酰脯氨酸二肽氨基肽酶；ADA：腺苷脱氨酶；CEA：癌胚抗原；CA：糖类抗原。

图 2-76　腹水诊断程序

表 2-447　漏出液性腹水常见疾病的特点与表现

类型	常见疾病与临床表现
肝源性	・重症病毒性肝炎：骤起高热，来势凶险，黄疸出现后迅速加深，肝脏缩小，伴有明显肝臭，肝功能迅速减退，其他表现包括出血或出血倾向、腹水、下肢水肿、蛋白尿或管型尿、烦躁不安、谵妄及狂躁等精神症状。晚期进入肝昏迷状态
	・肝硬化：出现腹水是肝硬化失代偿期表现，腹水为漏出液，结合肝脏疾病的相应表现通常不难诊断
	・原发性肝癌：本病出现腹水提示为疾病晚期，常伴有消瘦、食欲减退、肝区疼痛及局部肿块等症状。其他表现包括乏力、腹胀、发热及腹泻等
营养不良性	常见于慢性消耗性疾病及恶性肿瘤的晚期，因长期营养不良导致血浆清蛋白常降低，可引起水肿及漏出性腹水。其他表现包括消瘦、皮下脂肪消失、皮肤弹性差、头发干燥易脱落、指甲脆弱有横沟、无食欲、肝大、体弱、乏力、萎靡不振及全身水肿等
肾源性	・肾病综合征：由于低清蛋白血症、血浆胶体渗透压下降，使水分从血管腔内进入组织间隙，是造成本病水肿的基本原因。其他表现包括尿蛋白大于 3.5g/d；血浆清蛋白低于 30g/L；水肿及高脂血症 ・肾衰竭：本病可以出现腹水，但往往伴有全身水肿，孤立性腹水很少见，其他表现包括恶心、呕吐、皮肤瘙痒和疲劳等
心源性	・慢性右心功能不全：有腹水的同时常伴有下肢的水肿及胸腔积液。其他表现包括如长期消化道淤血引起食欲不振、恶心、呕吐等；肾脏淤血引起尿量减少、夜尿多、蛋白尿和肾功能减退；肝淤血引起上腹饱胀甚至剧烈腹痛；长期肝淤血可引起黄疸及肝硬化
	・缩窄性心包炎：本病的腹水比下肢水肿更明显，其他表现包括为疲乏、食欲不振、腹胀及下肢水肿，与静脉压增高有关，可出现呼吸困难或端坐呼吸，多由腹水或胸腔积液压迫所致
胃肠源性	・克罗恩病：本病可以出现腹水，其他表现包括发热、腹痛、腹泻、血便及腹部肿块等
	・小肠淋巴管扩张症：原发性小肠淋巴管扩张症的特征是小肠黏膜淋巴管结构缺陷，从而导致淋巴管扩张和功能性阻塞，不能正常地接受乳糜微粒和淋巴回流，原发性很少见，大多数见于继发性（如广泛的腹部肿瘤、腹膜后淋巴瘤、腹膜后纤维化、慢性胰腺炎、肠系膜结核或结节病及 Crohn 病，甚至缩窄性心包炎和慢性充血性心力衰竭）
	・乳糜泻：本病的腹水属于营养不良性，典型者呈脂肪泻，粪便色淡、量多、油脂状或泡沫样，常飘浮于水面，多具恶臭，每日大便次数从数次至十余次
静脉阻塞性	・肝静脉阻塞综合征：急性起病者大多有腹痛、肝大压痛和腹水三联征，慢性者有肝大、门脉侧支循环和腹水三联征。其他表现包括下肢水肿、下肢溃疡、色素沉着及下肢静脉曲张。病变波及肾静脉可出现蛋白尿
	・下腔静脉阻塞或受压：本病可分为急性、亚急性及慢性，这 3 型均表现为腹水，胸、腹侧壁静脉怒张十分明显，血流方向自下向上。双侧下肢水肿，小腿皮肤有棕褐色色素斑点，重症者有下肢静脉曲张，甚至足踝部发生营养性溃疡
	・门静脉阻塞：本病可以引起腹水，其病因甚多，因病因不同，临床表现则各异，常见病因有寄生虫及门静脉血栓形成等
黏液水肿性	・甲状腺功能减退：本病出现腹水大多在 40 岁以上，常合并有全身水肿、胸腔或心包积液，其他表现包括表情淡漠、反应迟钝、怕冷、健忘、面色䏲白、眉毛头发稀少、心率慢、皮肤粗糙及声音嘶哑等 ・垂体功能减退症：主要是由于各种原因导致的垂体或周边相关组织和器官缺血或坏死，从而使腺垂体激素分泌减少，主要累及的腺体为性腺、甲状腺和肾上腺。若甲状腺受累严重可出现腹水，其他表现可同甲状腺功能减退症

表 2-448　渗出性腹水疾病的特点与表现

疾病	特点与表现
感染性腹膜炎	・自发性腹膜炎：常于肝硬化、肝癌腹腔积液者基础上并发，腹腔积液细胞数增多，介于渗出和漏出液之间。多数起病隐匿，病情相对较轻，最常见的症状是腹痛及发热，其他表现包括发热、消瘦、乏力及原发病的表现，重者有胃肠道出血、休克及体温下降。部分最初表现为神志改变、进行性肾功不全及利尿剂效果不佳
	・结核性腹膜炎：腹腔积液为渗出液，腹腔积液中的细胞以淋巴细胞为主，PPD 常呈强阳性，一般细菌培养阴性。其他表现包括发热、盗汗及腹壁柔韧感
	・细菌性腹膜炎：典型者有发热、腹痛、腹部压痛及反跳痛等。发热多在 38.5℃以上，腹痛多无定位，腹膜刺激征不如急腹症时腹膜炎那样明确。多有肝硬化或肾病性腹水，少数感染症状并不典型，而是以腹水骤增、利尿治疗失效等为主要表现

续表

疾病	特点与表现
感染性腹膜炎	·癌性腹膜炎（包括腹腔或盆腔内恶性肿瘤腹膜转移）：是癌肿晚期并发症。因腹部脏器或其他部位癌肿转移至腹腔而累及腹膜所致。以肝、胰、卵巢癌转移多见，腹水多呈血性，蛋白含量高，乳酸脱氢酶增高，腹水 / 血液比值大于 1
	·真菌性腹膜炎：本病多见于腹膜透析者，常表现发热、腹胀、腹痛，恶心、呕吐及便秘等症状
	·嗜酸性细胞浸润性腹膜炎：外周血和腹腔积液中嗜酸粒细胞计数可明显增高，胃肠黏膜组织中嗜酸性粒细胞浸润
胰源性腹膜炎	·急性坏死性胰腺炎：腹水多呈血性，其他表现包括上腹部剧烈疼痛、恶心、呕吐、腹膜刺激征、血性腹水及麻痹性肠梗阻等，脐周或两侧腰部有蓝色淤斑，早期常出现重要脏器功能衰竭、休克、少尿、呼吸困难；后期可出现消化道出血、腹腔出血、重症感染及弥散性血管内凝血等
	·胰腺假性囊肿：本病可以出现腹水，腹痛可向背部放射，有恶心、呕吐、食欲及体重下降，多为低热，腹泻和黄疸较少见。主要临床表现与囊肿位置及压迫范围有关，如：a. 压迫幽门可导致幽门梗阻；b. 压迫十二指肠可引起十二指肠郁积及高位肠梗阻；c. 压迫胆总管可引起阻塞性黄疸；d. 压迫下腔静脉引起下腔静脉梗阻症状及下肢水肿；e. 压迫输尿管可引起肾盂积水等；f. 纵隔内胰腺假性囊肿可有心、肺和食道压迫症状，如胸痛、背痛、吞咽困难及颈静脉怒张等；g. 如假性囊肿伸展至左腹股沟、阴囊或直肠子宫隐窝等处，可出现直肠及子宫受压症状
胆汁性腹膜炎	·胆囊穿孔：胆囊穿孔的因素和胆囊本身病变有关，最典型特征是腹痛，尤其是右上腹疼痛、腹肌紧张、压痛及反跳痛、发热及黄疸等。严重者可出现休克、脉搏细速及血压下降。老年者常可缺乏典型症状
	·胆管破裂：本病出现腹水是胆汁漏出所致，多为手术并发症，常于手术操作损伤等引起
乳糜性腹水	·常见于腹腔内或腹膜感染，如结核及丝虫病等，结核感染所致见上述感染性腹膜炎。丝虫病特点是淋巴管栓塞引起阻塞部位远端的淋巴管内压力增高，形成淋巴管曲张甚至破裂，淋巴液流入周期组织所致，因阻塞部位不同所产生的临床表现也因之而异。但大多有象皮肿、睾丸鞘膜积液及乳糜尿等
	·恶性肿瘤：如淋巴瘤、胃癌及肝癌等，多为血性腹水及原发病表现
	·先天性腹腔内或肠淋巴管发育异常：本病特点为自幼出现水肿，早期可不对称，其他表现有脂肪泻和吸收不良综合征，常伴发育迟缓及黄甲等。严重者可发生低钙样抽搐
	·淋巴管扩张、局部性受压、腹部外伤、腹腔内医源性损伤及少数肝硬化，常引起门静脉血栓形成及肾病综合征等表现
血性腹水	·肝脏疾病：肝硬化、肝癌结节破裂、肝外伤性破裂及急性门静脉血栓形成等
	·肝外疾病：宫外孕、黄体破裂、自发性或创面性脾破裂、急性出血坏死性胰腺炎、肿瘤性腹水、结核性腹膜炎及 Megis 综合征等

（2）查体重点。

① 是否有全身其他部位的水肿，如眼睑水肿、下肢水肿等。有无心力衰竭体征，特别是右心衰竭，如发绀、颈静脉怒张、肝颈静脉回流征阳性、心尖冲动弥散、心界扩大、瓣膜杂音等。有无黄疸、肝掌、蜘蛛痣、肝脾大、腹壁静脉曲张等肝病及门脉高压体征。注意腹壁静脉曲张血流方向：门脉高压时，脐以上血流方向向上，脐以下血流方向向下。平卧位两侧为鼓音，脐周为浊音，而且不随移动而改变，则不是腹腔积液，应与卵巢巨大肿瘤相鉴别。有无腹壁柔韧感、腹膜刺激征（压痛、肌紧张、反跳痛）及腹块。有无脊肋角压痛及肾区叩击痛。必要时可行直肠指检。

② 有无其他浆膜腔积液：如胸腔积液、心包积液、关节腔积液等（多浆膜腔积液可能为结缔组织病或低清蛋白血症。女性患者考虑行妇科检查以除外盆腔占位）。

（3）实验室检查。

常为发现病因的重要手段。肝功能受损、低蛋白血症可提示有肝硬化，大量蛋白尿、血尿素氮及肌酐升高提示肾功能受损，免疫学检查对肝脏和肾脏疾病的诊断也有重要意义。可测定血沉、肿瘤抗原等。

（4）辅助检查。

常规腹腔穿刺，抽取腹水做实验室检查可确定其为渗出液或漏出液，肉眼检查可确定其为浆液性、血性、脓性或乳糜性；超声检查可提示少量腹水或腹内包块；X 线、核素扫描、血管造影、CT、MRI、腹腔镜及胃镜检查等。

（5）选择性检查。

① 疑为心源性腹水者：胸部正侧位片（注意心影大小）、心电图、超声心动图。

② 疑有肝源性腹水者：食管吞钡造影、AFP、腹部 B 超或 CT 检查。

③ 疑为肾源性腹水者：血脂、肌酐清除率，肾脏 B 超或 CT 检查。

④ 疑为腹腔血管病变者：门静脉或肝静脉造影。

⑤ 乳糜腹水者：血丝虫病原体检查（夜间采血，厚血膜涂片找微丝蚴），必要时做淋巴管造影。

⑥ 疑腹水与胰腺病变有关者，需测腹水淀粉酶及腹部 CT 检查，必要时做螺旋 CT 检查。

⑦ 疑为盆腔病变者，应做盆腔 B 超或 CT 检查，请妇科会诊。

⑧ 经上述各种检查仍不能确诊者，可行腹腔镜检查及腹膜活检。

（6）确定腹腔积液的性质和鉴别腹腔积液的原因。

① 外观：漏出液多为淡黄色，稀薄透明，渗出液可呈不同颜色或混浊。不同病因的腹腔积液可呈现不同的外观，如化脓性感染呈黄色脓性或脓血性；铜绿假单胞菌感染腹腔积液呈绿色；黄疸时呈黄色；血性腹腔积液见于急性结核性腹膜炎、恶性肿瘤；乳糜性腹腔积液呈乳白色可自凝，因为属非炎性产物故仍属漏出液。

② 相对密度：漏出液相对密度多在 1.015 以下；渗出液相对密度多在 1.018 以上。

③ 凝块形成：渗出液内含有凝血因子 I 及组织、细胞破坏释放的凝血活素，故易凝结成块或絮状物。

④ 生化检查。a. 黏蛋白定性试验：漏出液为阴性；渗出液为阳性。b. 胰性腹腔积液淀粉酶升高。

⑤ 细菌学及组织细胞学检查：腹腔积液离心后涂片染色可查到细菌，抗酸染色可查到结核杆菌，必要时可进行细菌培养或动物接种。可在腹腔积液中查瘤细胞，对腹腔肿瘤的诊断非常必要，其敏感度和特异性可达 90%。

⑥ 腹水肿瘤标志物检查：对鉴别良、恶性腹腔积液有重要意义。常用的标志物见表 2-449。

表 2-449　腹水肿瘤标志物

项目	内容
癌胚抗原	癌胚抗原是第一个胃肠道腺癌的特征性标志物，结肠癌、胃癌、原发性肝癌、宫颈癌、卵巢癌、乳腺癌、胰腺癌、肺癌、胆管细胞癌及肝转移性腺癌等
甲胎蛋白	原发性肝癌、转移性肝癌、胃癌、生殖腺胚胎瘤。原发性肝癌者 70% ～ 80% 的 AFP 显著增高
前列腺癌相关抗原	PSA、fPSA，
乳腺癌特异性相关抗原	CA153 或 BR
卵巢癌特异性相关抗原	CA125 或 OV
消化道肿瘤多种特异性相关抗原	CA199、CA242、CA50。联合检测多种肿瘤标志物可提高诊断阳性率
内皮素（ET）	ET 产生于血管内皮细胞，具有强烈而持续的血管收缩作用，近年来研究发现它具有许多血管外功能：它是细胞促有丝分裂剂，参与细胞生长代谢，对细胞 DNA 合成、原始基因表达及细胞增生都有一定的影响。国外已将 ET-1 引入肿瘤学研究领域，放射免疫证实：肺癌、肾癌、乳腺癌、胰腺癌等肿瘤细胞中均存在 ET-1。一般认为，在结核性及恶性腹腔积液中，内皮素水平会显著升高
钙黏附素（Cad）	现已发现有 4 种 Cad 的同种异型因子 E、N、P 及 L 型。而突变型 E-Cad 主要在弥漫型胃癌中表达，且与癌细胞的淋巴转移、肝脏和腹膜转移、血行播散及肿瘤的预后等显著相关

续表

项目	内容
端粒酶	端粒酶的激活是恶性肿瘤一个显著的生物学特征，是肿瘤细胞区别于正常细胞之根本所在。癌性腹腔积液中的端粒酶阳性率，可出现假阳性
血管内皮生长因子（VEGF）	许多肿瘤组织中都有 VEGF 的较高表达，如乳腺癌、脑肿瘤、肾癌及卵巢癌等，与肿瘤的血管形成、发展及转移密切相关。血清中可检测到 VEGF 的升高
β-绒毛膜促性腺激素（β-HCG）	绒毛膜促性腺激素是胎盘滋养层细胞分泌的一种糖蛋白类激素，有 α 和 β 两个亚基。由于 β 亚基决定了免疫学的激素的特异性，故大多数检测 β 亚基。许多恶性肿瘤的 β-HCG 值均可升高
多胺检测	多胺中精胺（SPD）、尸胺（CA）及总多胺（TPA）的联合检测可较好地鉴别良恶性腹腔积液。多胺与细胞生长及增生有关，对调节细胞内 DNA、RNA 和蛋白质的生物合成起重要作用，正常人体内含量极少，患有恶性肿瘤时，肿瘤组织及体液中多胺水平明显增多
IL-6、IL-2（SIL-2R）、TNF-α 联合检测	这 3 种肿瘤标志物在多种恶性腹腔积液中可有增高，三者的联合检测对肝硬化腹腔积液伴自发性腹膜炎也有诊断价值，故可用于鉴别癌性腹腔积液

第七节　腹壁静脉曲张

腹壁静脉的充盈、迂曲称为腹壁静脉曲张，常提示血管受阻而使其内压力过高。如该压力过高还不足于导致静脉的迂曲，则可明显易见，又可称之腹壁静脉的显露，两者临床意义基本相同。

【常见病因】

（1）肝前性（均为窦前）血液回流受阻。

特发性、肿瘤压迫、门静脉血栓形成。门静脉血栓形成常见病因有真性红细胞增多症、阵发性睡眠性血红蛋白尿、创面及特发性。

（2）肝性（窦前）血液回流受阻。

先天性纤维化、骨髓增生性疾病、结节病、血吸虫病及肝豆状核变性。

（3）肝性（窦性和窦后）血液回流受阻。

肝硬化（门脉性、坏死后性、血色病、胆汁性）、肝炎、小静脉闭塞性疾病。肝炎与肝硬化可能同时存在有窦前及窦后门脉高压。

（4）肝后性（窦后）血液回流受阻。

充血性心力衰竭、缩窄性心包炎及肝静脉阻塞综合征。

（5）肝静脉阻塞综合征（Budd-Chiari 综合征），常见病因如下：真性红细胞增多症、腹腔结核、纵隔炎、白血病、镰状细胞贫血、血小板增多症、游走性血栓性静脉炎、妇女口服避孕药、风湿或梅毒性静脉炎、肝癌、缩窄性心包炎、肝或膈下脓肿、包猪囊尾蚴病及特发性等。

【诊断线索】

腹壁静脉曲张的诊断线索（表 2-450）。

表 2-450 腹壁静脉曲张的诊断线索

项目	表现	诊断提示
门静脉曲张	·伴明确肝病史	肝硬化
	·伴长期饮酒史	酒精性肝损害
	·自幼逐渐发生，并日趋加重	门静脉血管畸形
	·伴突然出现剧烈腹痛	门静脉血栓形成等
	·消瘦右上腹疼痛、肝脏可触及包块	肝癌、肝脏转移性肿瘤等
上腔静脉阻塞	·伴发热、胸痛	纵隔炎
	·伴咳嗽、咯血、消瘦及锁骨淋巴结肿大	肺癌（多见于小细胞肺癌）
	·伴低热、盗汗及乏力	纵隔结核
	·颈静脉怒张、奇脉及心脏浊音界增大	缩窄性心包炎
下腔静脉阻塞	·伴发热、腹痛及腹膜刺激征炎性	腹腔内感染
	·腹部手术后出现症状	手术误扎
	·伴皮肤发绀、球结膜充血及匙形甲等	红细胞增多症
	·有肿瘤晚期、肿瘤放化疗期间或下腔静脉血栓滤器植入史	下腔静脉血栓形成
	·伴无痛性血尿、蛋白尿	下腔静脉原发性平滑肌瘤
	·自幼出现症状	下腔静脉内隔膜样阻塞
	·双下肢肿胀、腹壁或双下肢色素沉着，双下肢皮肤溃疡形成，精索静脉曲张	下部（肾静脉以下）的下腔静脉阻塞
	·全身水肿、蛋白尿、低蛋白血症等	中部（肾静脉流入处）的下腔静脉阻塞
	·肝大、肝功能障碍、腹水、脾大等	上部（肝部）的下腔静脉阻塞

【诊断思维】

（1）腹壁静脉曲张诊断思维（表 2-451）。

表 2-451 腹壁静脉曲张诊断思维

项目	诊断思维
腹壁静脉	·腹壁静脉在正常情况下腹壁静脉一般不显露，在较瘦或皮肤白皙者才隐约可见，明显消瘦和腹壁松弛的老年人可见静脉暴露于皮肤，但较直，并不迂曲、怒张。腹压增加的情况如腹水、腹腔巨大肿物及妊娠等也可见静脉显露
	检查过程 ·选择一段没有分支的腹壁静脉，检查者将手食指和中指并拢压在静脉上，然后示指固定原位阻断血流，中指挤出该段静脉内血液至一定距离，不超过静脉分支点 ·中指放开，若此段静脉迅速又被充盈，说明此静脉血流流向为从中指向示指方向；如不充盈，则血流方向相反 ·中指仍压原处，为阻断血流，以示指挤出一段静脉血后放开，若此段静脉迅速又被充盈，说明静脉血流方向为从示指向中指方向
	·作为腹壁静脉曲张最常见的原因还是门静脉阻塞，其次为下腔静脉阻塞，极少数是由上腔静脉阻塞所致（因上腔静脉阻塞时大部分血液都经胸壁浅静脉分流入浅静脉，腹壁浅静脉的负荷并不太重，故一般无明显扩张）。如果腹壁静脉仅隐约可见，不应断然做出门脉高压或下腔静脉受阻的诊断。事实上任何使腹内压明显增加的情况，如腹水、腹腔巨大肿瘤及妊娠晚期等都可使腹壁静脉显露或隐约可见，但通常不引起静脉的明显扩张或迂曲

续表

项目	诊断思维
腹壁静脉	腹壁静脉明显曲张现象者，表示已有侧支循环建立，多见于门静脉、上腔静脉及下腔静脉三大静脉阻塞引起 ・肝门静脉阻塞：门脉高压时，腹壁曲张静脉常以脐为中心向四周伸展。典型的可呈“海蜇头”样扩张现象，但罕见。静脉血流方向与正常人相同，即脐以上者向上流，脐以下者向下流 ・下腔静脉阻塞：腹部两侧浅静脉皆见扩张或曲张，有时延及胸壁两侧，脐上下的静脉血流方向皆向上 ・上腔静脉阻塞：上腹壁或胸壁的浅静脉曲张，血流均转向下方
	门静脉曲张的表现 ・脾大、脾功能亢进、呕血或便血及腹水，其他表现包括肝大、黄疸、腹壁静脉曲张及蜘蛛痣等 ・食管吞钡 X 线检查或胃镜检查，可发现食管及胃底静脉曲张；超声波检查可提示肝硬化、脾大、腹水及门静脉和脾静脉直径增粗

（2）门静脉高压并发症。

① 胃底、食管曲张静脉破裂出血：是门静脉高压最常见也是最凶险的并发症。少数可并发痔静脉出血。

② 肝性脑病：肝硬化患者发生上消化道出血后不论是曲张的静脉破裂出血，还是胃黏膜或溃疡出血，均易诱发肝性脑病，是最严重的并发症之一。

③ 胃肠道出血：出血主要来自食管、胃底静脉曲张，急性胃黏膜糜烂及十二指肠或胃溃疡，主要是门脉高压所引起，属于门脉性胃病和门脉性肠病范畴，是慢性肝病最常见严重并发症。

④ 肝肾综合征：门脉性肝硬化患者在上消化道出血后，可导致肝功能及全身衰竭，易引起肝肾综合征。

【诊断与鉴别诊断】

（1）窦前性门脉高压。

① 肝外门静脉梗阻：病因不同（先天性、炎症性、肿瘤性及外科手术后），其临床表现也各异，但除门脉高压表现外，大多数均伴有明显的消化道症状，如腹部不适或腹胀、腹痛及大便习惯改变等。

② 门静脉血栓形成：腹痛是最早出现的症状。腹痛多为局限性，少数为全腹弥漫性。腹痛呈间歇性绞痛，但不剧烈，可持续较长时间，其他表现包括恶心、呕吐、腹泻或便血。如病情进一步发展可出现肠坏死的表现，如持续性腹痛、腹胀、便血、呕血、休克及腹膜刺激征等。腹穿可抽出血性腹水。

③ 脾静脉血栓形成：脾静脉血栓为脾切术后较常见并发症，多表现为持久的低或中度发热，其他表现包括腹痛、发热、白细胞增高及黄疸等。

④ 肠系膜上动脉血栓形成：多存在慢性肠功能不全或伴有动脉粥样硬化性疾病，如腹主动脉粥样硬化、冠状动脉粥样硬化等。常表现有腹痛、进食后胀满不适或钝痛、恶心及呕吐，时有剧烈绞痛，肠道供血不足可有慢性腹泻、粪便量多呈泡沫状及消瘦等。若进一步发展可出现肠坏死、腹膜炎及休克等征象。

⑤ 门静脉发育不良：本病男性多于女性，出生后即可有临床表现，如腹壁出现“海蜇头”样静脉曲张，向四周放射，伴脾大、腹水及下肢水肿等，典型特征是腹部静脉性杂音为连续嗡鸣声或营营声，常出现在脐周或上腹部。腹壁静脉曲张严重时，常提示门静脉高压伴侧支循环形成，称克鲍综合征（Cruveilhier-Baumgarten's syndrome）。

⑥ 肝内门静脉梗阻：多为血栓所致，常表现突然腹痛、腹胀，继之出现门脉高压的症状，可合并消化道出血。

⑦ 先天性肝纤维化：是一种罕见的遗传性先天性畸形，多数患者在 5 ～ 20 岁出现症状，但小部分

在出生时出现。主要表现为呕血、便血（消化道曲张静脉破裂出血）、腹部包块（肝脾大）、肝脾区不适或胀痛、贫血（脾亢所致）及反复发热（并发胆管感染所致），部分可合并多囊肾。

⑧ 原发性胆管硬化（早期）：本病系一种胆管弥漫性炎症、广泛纤维化增厚和狭窄为特征的疾病，可逐渐发展为胆汁性肝硬化、门脉高压及肝衰竭而死亡。其他表现包括间歇性右上腹疼痛、恶心、呕吐、乏力及皮肤瘙痒，偶有畏寒、发热等胆管炎表现。

⑨ 硬化性胆管炎（早期）：症状常以皮肤瘙痒起病，起初不伴有黄疸，黄疸发生多在6个月至2年之后，表现为慢性间歇性或进行性阻塞性黄疸、右上腹阵发性疼痛、食欲缺乏、恶心及呕吐等。其他表现包括乏力、嗜睡、体重下降及间歇性发热等，常可触及肝、脾及胆囊肿大。

⑩ 血吸虫病：晚期患者可出现极度消瘦、腹水、巨脾及腹壁静脉怒张等症状，其他表现包括发热、痢疾样大便、肝脾大、咳嗽、胸痛及血痰等症状。

（2）窦性门静脉高压。

① 酒精性肝硬化（表2-452）。

表 2-452 酒精性肝硬化的临床表现

代偿期	失代偿期
・有肝炎临床表现，亦可隐匿起病 ・可有轻度乏力、腹胀、肝脾轻度肿大、轻度黄疸，肝掌、蜘蛛痣 ・影像学、生化学或血液检查有肝细胞合成功能障碍或门静脉高压症（如脾功能亢进及食管、胃底静脉曲张）证据，或组织学符合肝硬化诊断 ・无食管、胃底静脉曲张破裂出血、腹水或肝性脑病等严重并发症	・肝功损害及门脉高压综合征 ・乏力、消瘦、面色晦暗，尿少及下肢水肿 ・消化道症状：食欲缺乏、腹胀、胃肠功能紊乱等 ・出血倾向及贫血：齿龈出血、鼻出血、紫癜、贫血 ・内分泌障碍：蜘蛛痣、肝掌、皮肤色素沉着，女性月经失调、男性乳房发育、腮腺肿大 ・低蛋白血症：双下肢水肿、尿少、腹水及胸腔积液 ・门脉高压：腹水、胸腔积液、脾大、脾功能亢进、食管胃底静脉曲张及腹壁静脉曲张

② 原发性胆管硬化（晚期）。

③ 继发性硬化性胆管炎（晚期）：最常见病因是长期胆道梗阻、手术创面和肝移植所致的缺血性损伤所致。临床表现与原发性硬化性胆管炎相似。

④ 血色病：特征是某些器官或组织的实质细胞内铁过多地沉积，造成较重要的器官损害，产生纤维化病变和功能障碍。临床表现包括皮肤色素沉着、糖尿病、心力衰竭、肝硬化及性功能不全（睾丸萎缩、阳痿和体毛稀疏等症状，是由于腺垂体促性腺激素分泌减少所致）。

⑤ 肝豆状核变性：儿童期起病者，病情发展快，可表现为情绪不稳，随后出现假性延髓病（假性延髓性麻痹）和锥体外系症状如肌痉挛和肌强直。青少年期和成人期起病者，病程迁延，可出现震颤、强直和运动减少，极少数可出现抽搐，随后可伴情绪高涨，可出现幻觉 - 妄想综合征，亦可出现敌对和其他反社会人格改变，不久可发展为痴呆。

（3）窦后门脉高压。

① Budd-Chiari's综合征：常发生在20～45岁的青壮年，腹水和肝大是最常见的临床征象，临床表现与阻塞部位有关，肝静脉阻塞者主要表现为腹痛、肝大、压痛及腹水；下腔静脉阻塞者在肝静脉阻塞临床表现的基础上，常伴下肢水肿、溃疡及色素沉着，甚至下肢静脉曲张。若病变波及肾静脉者，可出现蛋白尿，甚至表现为肾病综合征。

② 缩窄性心包炎：最常见原因是结核和化脓性感染，其次为真菌或病毒感染等。普遍增厚的心包束缚心脏，全身各脏器淤血，出现颈静脉怒张、肝大、腹水及胸腔积液等征象。其他表现包括疲乏、气

短、尿少、腹胀、食欲减退、腹水、肝大、全身水肿及呼吸困难等。

③ 右心衰竭：本病典型特征是以体循环淤血为主，表现为颈静脉怒张、肝大、周围性水肿和缺氧临床综合征。其他表现包括上腹胀满、食欲不振、恶心、呕吐、尿少、夜尿、失眠、健忘、嗜睡、肝区胀痛或黄疸等。

【相关检查】

（1）病史询问要点。

① 询问主要症状的发生时间，是否是进行性加重。

② 询问与疾病诊断和鉴别诊断相关的伴随症状，如腹胀、腹痛及是否影响食欲，是否有发热、消瘦，皮肤瘙痒、睡眠及大小便是否正常。

③ 既往史包括肝胆系统、心肺及内分泌性疾病，是否有高血压、糖尿病及消化道出血等疾病。

④ 有无烟酒嗜好，家族中有无患肿瘤疾病。

（2）查体重点。

注意生命体征、淋巴结、黄疸和皮肤苍白及出血点；注意心肺检查、颈静脉怒张；腹部是否膨隆、腹壁静脉曲张、脐凸起；触诊肝脾、腹部包块、压痛及反跳痛；移动性浊音；肠鸣音减弱或亢进；有无外周性水肿。

（3）实验室检查。

血常规、尿液、粪便、肝功能、免疫学检查及其肝纤维化的血清标志物检查等。若有腹水，应行腹腔穿刺吸取腹水，行常规、生化、培养及细胞学检查。

（4）辅助检查。

腹部B型实时超声、脉冲超声多普勒和彩色超声多普勒、X线钡餐造影、CT扫描及MRI、核素扫描、血管造影、内镜检查（胃镜、腹腔镜）、门静脉压力测定、肝组织活检等都有助于进一步明确诊断。

第八节　腹部听诊异常

腹部听诊异常主要是指肠鸣音的异常改变和闻及血管杂音等，从而可了解胃肠蠕动的情况，有助于胃肠和（或）血管疾病等的诊断。

【常见病因】

（1）肠鸣音异常的常见病因。

① 肠鸣音减弱或消失：急性腹膜炎（腹部压痛、反跳痛及肌紧张，严重者可呈现板状腹）、各种原因所致的低血钾（常伴有四肢无力及腹胀等）、严重脓毒血症（寒战、持续高热，体内可发现一处或多处化脓性病灶）。

② 肠鸣音增强或亢进：急性肠炎（有腹痛、腹泻及水样便）、胃肠道大出血 [有呕血和（或）黑便症状]、泻药效应（有服泻药史，如口服果导片、甘露醇或中药导泻药等）。

③ 肠鸣音呈高亢的金属音或呈气过水声：机械性肠梗阻（腹痛、频繁呕吐、便秘、肛门不排气及腹壁可见肠型等）。

（2）腹部血管杂音常见病因：肾动脉狭窄、腹主动脉瘤及门脉性肝硬化等。

【诊断线索】

腹部听诊异常的诊断线索（表 2-453）。

表 2-453　腹部听诊异常的诊断线索

项目	临床线索	诊断提示
血管杂音性质	·脐上部正中线稍外侧可听到强弱不等的吹风样杂音	肾动脉狭窄（伴有血压增高及高血压的临床表现）
	·腹主动脉的体表投影区域内听到响亮的收缩期杂音	腹主动脉瘤（局部可触及膨胀性搏动性肿块）、腹主动脉狭窄（通常下肢血压低于上肢，严重者足背动脉消失）
	·上腹部或胸下部闻及连续性血管嗡嗡音，压迫皮下静脉时杂音消失	胎儿出生后（系脐静脉残存，出现静脉分流而产生的杂音）及门脉性肝硬化（腹壁静脉曲张、脾大及腹水等）
腹部异常音响	·肝区可闻及摩擦音	肝周围炎、胆囊炎累及局部腹膜时
	·脾区可闻及摩擦音	脾梗死、脾周围炎
	·上腹部可闻及振水音	正常人大量饮水后、幽门梗阻、胃扩张及胃液分泌过多
	·搔弹音（可以查出少至约 120mL 的游离腹水）	少量腹腔积液

【诊断思维】

腹部听诊异常诊断思维（表 2-454）。

表 2-454　腹部听诊异常诊断思维

项目	胸部异常诊断思维
肠鸣音异常	·肠鸣音的判断：正常肠鸣音每分钟 4 ～ 5 次，若每分钟＞ 10 次以上称肠鸣音增强，连续 3 ～ 5min 以上才听到 1 次谓之肠鸣音减弱，5min 仍未有任何肠鸣音称肠鸣音消失（称静腹）。在正常情况下，若有饥饿或饮水后等均可出现肠鸣音的增强。如正常人毫无症状者即使出现肠鸣音增强，也不一定是病态所致
	·肠鸣音响亮或增强时可见于急性肠炎、服泻药后或胃肠道大出血等，发现肠鸣音亢进时立即检测生命体征和伴随的症状比如腹痛、呕吐及腹泻。如患者腹部有绞痛及呕吐，应继续听诊肠鸣音，如突然停止，考虑完全性肠梗阻
	·肠鸣音减弱指肠鸣音在频率、声调以及音量上减弱，正常睡眠时肠鸣音减弱。若患者有消化道症状伴肠鸣音减弱或消失则多为病理性，见于急性腹膜炎、电解质紊乱或麻痹性肠梗阻等
	·肠梗阻当出现肠鸣音消失，气体以及肠内液体聚集引起肠腔扩张，导致危及生命的并发症发生，如穿孔、腹膜炎、败血症或低血容量性休克
	判断肠鸣音是否具有临床意义，应注意 ·确定肠鸣音是否真的消失了 ·是否用膜型听诊器听诊肠鸣音，膜型用于听诊高频音，如肠鸣音；钟型用于听诊低频音，如血管杂音或静脉音 ·是否同一点听诊＞ 5min，一般听诊肠鸣音每 5 ～ 15s 一次，但每次间隔至少 1s ·肠鸣音突然停止伴有腹痛、腹肌强直及腹胀，需要立即干预；肠鸣音亢进后消失常提示机械性肠梗阻，预后不良 ·如发现肠鸣音消失，同时伴有严重腹痛、腹胀，准备留置鼻胃管或肠管引流腔内容物、肠道降压、静脉补充水及电解质。因患者有可能需要手术减除梗阻，故要禁食，检测患者生命体征，警惕休克的发生，如低血压、心动过速及皮肤湿冷等表现

续表

项目	胸部异常诊断思维
腹部病理性血管杂音	·腹部血管杂音可分为肝区动脉杂音、肝区静脉杂音、肾动脉狭窄产生的杂音、腹主动脉及其分支受压产生的杂音、来源于腹主动脉及其分支的杂音和脊肋角血管杂音等，正常腹部无血管杂音
	·肾动脉狭窄：青年人或老年人高血压经系统降压治疗效果不佳者，若上腹部听到肾血管杂音常提示肾动脉狭窄。但要强调是肾动脉仅有轻微狭窄或过度狭窄时，有可能听不到肾血管杂音，此时若就此除外本病常常是不可取的（临床上腹部未闻及肾血管杂音的肾动脉狭窄并不少见）。所以临床上对原因不明的高血压，尤其伴有红细胞或血红蛋白增高者，都应高度怀疑本病，肾动脉造影和分侧肾静脉血浆肾素活性测定是确诊本病的主要依据
	·门静脉高压：可在脐附近或胸骨剑突下部听到连续性静脉营营音，此音可能产生于脐静脉重新开放与腹壁静脉形成侧支循环
	·肝血管瘤或左叶肝癌：压迫肝动脉或腹主动脉，在肿大的肝表面听到连续性血管杂音
	·妊娠后期：由于子宫发育增大的同时血管亦呈扩张状态，且血运丰富，血流速度相对增快，而产生连续性的血管嗡嗡音时，则易与腹部其他血管杂音混淆。妊娠子宫血管嗡嗡音在分娩后即可自行消失
	·在嘈杂的环境下常可影响血管杂音的检出率，应尽量在安静的情况下听诊腹部血管杂音。此外，当上腹部未闻肾血管杂音时，可让患者取俯卧位，仔细听取后背肋脊角处，若此处可闻及局限性杂音者，也同样提示肾动脉狭窄
	·肝脾区摩擦音是指患者做深吸气时，在肝、脾区听到类似胸膜摩擦音的声音，此因肝脾包膜因纤维素渗出与腹膜摩擦所致，见于脾栓塞、脾周围炎、肝穿刺后或胆囊炎累及腹膜等

【疾病特点与表现】

（1）引起肠鸣音亢进的疾病。

① 克罗恩病：本病有肠鸣音亢进及腹泻，腹部绞痛可在排便后缓解，其他表现包括畏食、低热、腹胀及触痛，部分有右下腹固定包块。疾病进展时常有肌疲劳、体重降低及脱水等症状。

② 食物过敏：吸收不良（典型的乳糖不耐受）可引起肠鸣音亢进，常伴有腹泻、恶心、呕吐、血管水肿及荨麻疹。

③ 胃肠炎：肠鸣音亢进伴突然恶心、呕吐及腹泻，腹部绞痛常见，还有因不同微生物感染引起的发热及全身不适等症状。

④ 消化道出血：肠鸣音亢进提示上消化道仍有出血，其他表现包括腹胀、血便或黑便、腹痛、尿量减少、心动过速及低血压等。

⑤ 机械性肠梗阻：肠鸣音亢进伴数分钟后出现腹部绞痛，随后肠鸣音减弱、消失。小肠梗阻比结肠梗阻更早出现恶心、呕吐。完全性肠梗阻，肠鸣音活跃伴腹胀及便秘等。

⑥ 甲状腺功能亢进：本病易出现肠鸣音亢进，其他临床表现包括消瘦、多汗、易饥及突眼等。

（2）引起肠鸣音减弱的疾病。

① 机械性肠梗阻：肠鸣音亢进后减弱，伴有梗阻部位绞痛，放射到腰骶部、恶心、呕吐（梗阻越高，呕吐更严重）、便秘、腹胀，如发生完全性肠梗阻可出现休克。

② 肠系膜动脉阻塞：短暂的肠鸣音亢进后消失提示危及生命的急症，可能伴有发热、腹部绞痛导致突发严重的上腹部及脐周疼痛，之后腹胀、血管杂音、呕吐、便秘及休克，后期可有腹肌强直。

③ 麻痹性肠梗阻：麻痹性肠梗阻时肠鸣音减弱，也可能消失，伴有腹胀、全身不适、便秘或大便变稀细（如系急性腹腔感染引起），也可有发热和腹痛。

④ 药物：某些药物可引起肠运动降低，肠鸣音减弱，如阿片类药物可待因、抗胆碱类药物溴丙胺、甲基类药物如氯丙嗪、长春碱、全麻及脊麻药等均可导致肠鸣音减弱。

⑤ 放疗后可出现腹痛、肠鸣音减弱。

⑥ 手术：肠手术后可发生肠鸣音减弱，小肠蠕动 24h 内降低，结肠 3 ～ 5d 内蠕动降低。

（3）引起肠鸣音消失的疾病。

① 机械性完全性肠梗阻：其肠鸣音先亢进后消失，梗阻部位可出现腹痛，放射到腰部，伴有腹胀、便秘、恶心、呕吐（高位梗阻呕吐出现更早更严重），晚期可能有休克，伴有发热、反跳痛以及腹肌强直。

② 肠系膜动脉栓塞：一阵肠鸣音亢进后消失，接着腹中部及脐周剧痛、腹胀、有血管杂音、呕吐、便秘及休克，发热也较常见，随后可有腹肌强直。

③ 麻痹性肠梗阻：典型体征为肠鸣音消失、腹胀、全身不适、便秘或大便变细，如继发于急性腹腔感染，可有发热和腹痛等表现。

④ 腹部手术：腹部手术后肠鸣音消失，常由麻醉药及外科手术操作所致。

【相关检查】

（1）病史询问要点。

① 肠鸣音异常应首先围绕排除高危性疾病进行问诊，如肠梗阻、肠套叠及肠穿孔等。包括应询问疼痛的部位、性质、起因、持续时间、频率和严重程度等。

② 询问与疾病诊断和鉴别诊断相关的伴随症状，如发热、呕吐、血便或黑便、四肢无力等。

③ 近期有无旅游，有无地方病史、食物过敏史及近期有无进不净的食物和液体摄入。

④ 既往史包括手术、外伤、炎性肠病、腹部肿瘤、胰腺炎、生殖系统炎症及尿毒症等，近期有无放疗、应用阿片类药物等。

（2）查体重点。

检查有无感染性发热，如已听诊，进行轻柔的视、叩、触诊。视诊有无腹膨隆，观察有无手术切口及明显的腹部肿块，触诊肿块、气体、液体，有无腹部触痛及腹肌强直。测量腹围观察有无引起腹围增加。检查皮肤弹性，有无低血压、脉压降低、脱水及电解质紊乱征象。腹部听诊至少应在 1min 以上，并注意有无气过水声、金属音等。

（3）实验室检查。

三大常规、血液生化检查，关注肝肾功能、血糖、电解质及血气分析等检查。

（4）辅助检查。

腹部血管超声检查、腹部 B 超及腹部 CT 检查。根据病情选择腹腔镜检查。

第二十二章

肛门与直肠检查异常

许多肛门与直肠疾患通过望诊和（或）触诊的检查方法发现具有异常改变。此外，某些盆腔、前列腺等疾病也可通过直肠指诊获得重要的诊断线索。

【常见病因】

（1）先天性畸形。

先天性肛管狭窄、肛门膜状闭锁、肛门闭锁合并肛管会阴或阴道瘘等。

（2）损伤。

肛门和外界接触，可直接受到外伤，外伤后易造成肛门失禁或狭窄。

（3）感染性疾病。

隐窝炎、肛乳头炎、肛裂、肛门周围脓肿和肛瘘等。

（4）肿瘤。

① 良性或恶性肿瘤：良性肿瘤有乳头状瘤、腺瘤、脂肪瘤、肌瘤、纤维瘤及神经纤维瘤等。

② 恶性肿瘤：鳞状上皮癌、基底细胞癌和腺癌等。

【诊断线索】

肛门与直肠检查异常的诊断线索（表 2–455）。

表 2–455　肛门与直肠检查异常的诊断线索

项目	临床线索	诊断提示
肛门检查异常	· 肛周皮肤发红、肿胀、触痛	肛周炎症（若局部红肿处有明确波动感者则提示肛周脓肿）
	· 肛周突起淡红色肉芽组织表面，可触及与之相连的索条，挤压时有分泌物自肉芽面中间的小孔逸出	肛瘘
	· 肛周暗紫色的小肿物，表面为皮肤	外痔
	· 牵拉肛门皮肤，在肛口有小而浅的裂口，底部呈灰白色，方向与皱褶一致	肛裂（好发于肛后缘正中）
	· 肛口不规则隆起，有溃疡形成及腐臭血性分泌物	肛管癌侵犯肛周
	· 肛口有红色黏膜的圆形或椭圆形小肿物脱出	带蒂的直肠息肉
	· 有整圈淡红色黏膜脱出，其皱纹呈放射形	直肠黏膜脱垂
	· 黏膜的紫色软肿物凸出于肛缘外，且可被压瘪	内痔脱出
	· 肛裂外端若有皮赘	前哨痔

续表

项目	临床线索	诊断提示
肛门检查异常	·肛门闭锁	先天性肛门闭锁
	·肛门附近靠坐骨结节处局部隆起，触诊呈囊状	坐骨结节囊肿
直肠指诊检查异常	·肛门括约肌痉挛	肛裂、肛周炎
	·肛门括约肌松弛	直肠脱垂、盆腔脓肿、昏迷、恶病质、截瘫
	·直肠壁表面凹凸不平，质地坚硬的肿物	直肠癌
	·触及表面光滑，且有弹性的小肿物，可推向各个方向，甚至可脱出肛门外	带蒂的直肠息肉
	·直肠前壁触及压痛明显而有波动的肿物	膀胱直肠窝或子宫直肠窝的脓肿
	·触诊时可感到一层隔膜，中部有一非常光滑的孔	单纯性直肠狭窄
	·触诊时局部疼痛	肛裂、肛周炎、肛周恶性肿瘤
	·直肠前壁触及包块，中央沟消失，触痛明显，质地中等	前列腺增生或前列腺炎（如果质地坚硬，表面凹凸不平呈结节状，且固定不移动者，常提示前列腺癌）
	·直肠右前方有明显压痛	阑尾炎（其阑尾指向盆腔或阑尾炎症波及盆腔）
	·在前列腺两叶外上方触及肿物和压痛	精囊炎（若精囊表面不平，且质地较硬者应怀疑精囊结核）
肛门出血方式	·便血常见是鲜红的，不与粪便相混而附于粪块表面；大便前后的滴血，多在大便秘结时发生	痔疮
	·便血量较少，多数在便纸上发现；大便时可伴有肛门剧痛，以至不敢大便	肛裂
	·大便时无不适感，粪质正常，血常附于粪块表面	息肉
	·便血表现为持续性、慢性带黏液血便，与粪便混在一起，便意频频	大肠癌

【诊断思维】

肛门和直肠诊断异常思维（表 2–456）。

表 2–456　肛门和直肠异常诊断思维

异常	诊断思维
肛门及直肠异常	·肛门和直肠的检查在一般检查工作中特别重要，但常易被疏忽。要求：凡患者在就诊时陈述肛门瘙痒、排便疼痛、鲜血便或大便形状呈细条状及肛门有分泌物等，都强调指出应仔细做局部检查
	·进行直肠检查时，除非有特殊明显的病征，最好自己先拟好一套常规，依次检查。并要做到手脑合一，也就是说手指触摸到某一部位时，就应即刻想到某一部位有哪些组织，以及它们可能发生的疾病。这样做法才不会疏忽某些病因重要病征。当触及前列腺肿大时，应做前列腺按摩，直接留取前列腺按摩液送检或培养，以进一步诊断
	关于肛门及直肠痛 ·对于肛门瘙痒者要观察局部皮肤有无湿疹、苔藓等表现。对肛周脓肿者务必要注意其有无糖尿病症状，更要警惕单核细胞白血病的可能，这两种疾病极易合并肛周脓肿 ·直肠疼痛指肛门直肠区域的不适感，是肛门直肠疾病的常见症状。尽管内括约肌将肛管与直肠下段分开，但患者仍认为肛门区域的疼痛为直肠痛。因为肛管的皮肤、黏膜边界及肛周的皮肤含有神经纤维，故此区域的损伤疼痛比较强烈 ·当腹泻、便秘或大便干燥时疼痛会加剧。当有剧烈瘙痒感觉或排泄物为黏液、血液并伴有持续瘙痒时疼痛会加重，排除物质刺痛皮肤及神经末梢所致

【疾病特点与表现】

（1）肛门疾病。

① 隐窝炎（肛窦炎）：又称肛隐窝炎，常是肛管直肠部位感染性疾病的发源病灶，因症状不重，易被忽视。常见表现有疼痛 ，肛门处不适感和隐痛，排便时加重，粪便中常带有黏液和血。肛乳头肥大时可脱出肛门外，肛门指诊检查括约肌紧张、肛窦及乳头硬结和触痛。

② 肛乳头炎：排便时创面或肛窦炎症都可引起肛乳头的急性炎症。常见表现为肛门不适和隐痛、肛门瘙痒和易潮湿，出血少见。排便时肥大的乳头可脱出肛门外，为色白质硬的结节，肛指检查可触到变硬的乳头，肛门镜检查可见齿线处充血水肿。

③ 肛裂：排便时或排便后肛门有剧烈的刀割样痛，常持续数分钟。由于疼痛剧烈而使患者惧怕排便，因而加重便秘，造成恶性循环。每次排便时加重肛裂创面，创面常有少量出血，量很少，色鲜红，为肛裂的特点。肛裂溃疡面和皮下瘘的分泌物，可刺激肛缘皮肤引起肛门湿疹和肛门瘙痒，并污染内裤。检查时用双手牵开肛门，可见肛管下缘有一梭形裂口，下端轻触即明显疼痛。

④ 肛门周围脓肿：常先感到肛门周围出现了一个小硬块或肿块，继而疼痛加剧、红肿发热、坠胀不适、坐卧不宁、夜不能眠、大便秘结及排尿不畅。随之出现全身不适，一般在 1w 左右可形成脓肿。在肛门周围或直肠内指诊可摸到柔软、压痛、有波动的肿物，用注射器穿刺可抽出脓汁。

⑤ 肛瘘：自瘘管外口反复流出少量脓液，污染内裤。有时脓液刺激肛周皮肤时可有瘙痒感，局部有胀痛、红肿，可见多个外口，互相沟通。如瘘管引流通畅，则局部无疼痛。可见肛门外口呈乳头状突起或肉芽组织的隆起，压之有少量脓液流出。低位肛瘘常只有一个外口，若瘘管位置较浅，可在皮下摸到一硬索条，自外口通向肛管；高位肛瘘位置常较深，不易摸到瘘管，外口常有多个。

⑥ 痔疮：无痛性、间歇性、便后有鲜红色血是其特点，轻者多为大便或便纸上带血，继而滴血，重者为喷射状出血，便血数日后常可自行停止。痔块脱垂常是晚期症状，多先有便血后有脱垂。单纯性内痔无疼痛，少数有坠胀感，当内痔或混合痔脱出嵌顿时可出现水肿、感染或坏死，使疼痛、瘙痒加剧。直肠指诊可扪出较大内痔，可在齿状线上方摸到纵形皱褶和隆起的痔结节，血栓外痔在痔体中心可触及卵圆的血栓，质硬、可活动、有压痛。

⑦ 肛门湿疣：由人类乳头瘤病毒引起，男性较多发，发生于肛门及肛周皮肤黏膜交界处的疣状赘生物。肛门湿疣颜色多呈污灰色或淡红色，呈现菜花状； 扁平疣为扁平丘疹，由于搔抓自身接种而呈串珠状，界线明显，表面光滑；发病部位的增生物为菜花状、鸡冠状、刺状、乳头状外观表面凹凸不平，有压迫感或恶臭味。其他表现包括会有阴部痛痒、不适感、尿血、排尿困难、直肠部位疼痛、便血及便急等症状。

（2）引起肛门疼痛疾病。

① 直肠脓肿：直肠脓肿可发生于直肠或肛门的任何区域，并引起肛周疼痛。浅表脓肿可引起典型的持续性局部抽痛，并于坐位或行走时加重。深部脓肿引起的疼痛通常不明显，位于直肠上端或近耻区，有时可伴有坚硬的肛门肿块。患者还可能出现发热、乏力、肛门水肿及炎症、脓便、局部压痛等相关症状及体征。

② 前列腺脓肿：本病有时会引起直肠疼痛。通常症状有尿不尽及尿频、排尿困难、发热。肛门指诊可触及前列腺压痛。

③ 肛裂：沿着肛线的细长裂口可于排便时引起直肠锐痛。典型症状为排便时烧灼感及剧烈疼痛，

可持续至排便后 4h。对排便时疼痛的惧怕可引起急性便秘，常出现肛门瘙痒及压痛。

④ 肛门直肠瘘：当肛管与皮肤之间的腔道被暂时性覆盖时可引起疼痛，可持续至排泄物清空。其他表现包括瘙痒感，排泄物中含脓性、血性或黏液性分泌物等。

⑤ 隐窝炎：此病为少量粪便残存于肛门皱褶处腐烂引起感染造成的，会出现肛门钝痛、不适感及瘙痒。

⑥ 痔疮：见上。

⑦ 痉挛性肛痛：本病是直肠与骨盆底的肌肉痉挛造成突然的严重直肠疼痛，持续数分钟后可消失。患者通常自诉被疼痛惊醒，并伴有压力感或焦虑，进食或饮水可缓解。

⑧ 直肠癌：直肠疼痛、出血、里急后重感及质硬的无压痛肿块为直肠癌的典型表现，此种癌变较少见。

⑨ 肛交：肛门性交可引起炎症、黏膜层撕裂及不适感。

【相关检查】

（1）病史采集要点。

① 包括肛门出血、疼痛、突出、溢液、肿胀、异常感觉、排便活动、粪便的性质、泻剂和灌肠的应用，以及腹部和泌尿系统症状等详细情况。若患者以疼痛为主，则要求患者形容疼痛，是锐痛还是钝痛，是烧灼痛还是刀割样疼痛，多久出现一次。排便中或排便结束瞬间疼痛是否加重。是否有因害怕疼痛而故意避免排便的情况。什么情况下疼痛可减轻等。

② 询问与疾病诊断和鉴别诊断相关的伴随症状，如发热、腹痛、腹泻、黏液便及血便等。

③ 既往史包括有无肛门性交的情况和肛门插入损伤史等。

④ 若症状以血便为主，可参见血便章节。

⑤ 询问饮食、睡眠等情况。

（2）查体重点。

肛门视诊、指诊和肛门镜检查均有助于确诊各种疾病。在临床上做肛门检查，多让患者取膝胸卧位，常采用时钟定位法，标明病变位于时钟的位置。

（3）实验室检查。

三大常规、血液生化、关注血糖、肝肾功能等，分泌物多者可做涂片及培养检查。

（4）辅助检查。

乙状结肠镜、肛门镜及取活体组织做病理检查等。

第二十三章

生殖器、外阴部异常

第一节　男性生殖器异常

本章节内容主要包括阴茎、尿道口及阴囊异常表现。

【常见病因】

（1）男性外生殖器。

阴茎完全缺失、隐匿性阴茎、先天性阴茎扭转、双阴茎、阴茎过大或过小、包茎、尿道上裂和下裂等。

（2）小阴茎。

无脑畸形、先天性垂体缺失，如肌张力低下－智能障碍－性腺发育滞后－肥胖综合征（又称 Prader–Willi 综合征）及家族性嗅神经－性发育不全综合征（又称 Kallman 综合征）等。

（3）睾丸异常。

① 睾丸肿大：附睾炎、睾丸及附睾结核、肿瘤等。

② 睾丸缩小或无睾：睾丸发育不全及隐睾症等。

（4）阴囊异常。

① 阴囊壁病变：如阴囊壁水肿、阴囊壁血肿、丝虫病后阴囊壁象皮肿、丹毒皮肤坏疽、疏松结缔组织炎、尿外渗、阴囊壁良性肿瘤、皮脂瘤、血管瘤及阴囊壁恶性肿瘤。

② 阴囊内含物的病变。

a. 鞘膜积液、鞘膜积血、鞘膜积脓及鞘膜积乳糜等。

b. 急慢性附睾炎、附睾结核、附睾血丝虫、绝育术后附睾淤滞及精液囊肿等。

c. 睾丸炎症、睾丸结核、睾丸梅毒及睾丸肿瘤等。

d. 精索炎、精索鞘膜积液、精索静脉曲张、精索扭转、精索鞘膜囊肿、精索血丝虫结节、精索血肿、绝育术后输精管痛性结节及绝育术后精子肉芽肿。

③ 腹腔内容物进入阴囊：如腹水或腹股沟斜疝疝内容物（小肠、膀胱、大网膜等）进入阴囊。阴囊湿疹、阴囊癣病、阴囊疥疮结节及核黄素缺乏症等。

（5）龟头病变。

珍珠状阴茎丘疹病、白斑、增生性红斑、皮角、龟头包皮血管性水肿、固定药疹、股癣、结核疹、尖锐湿疣、真菌性龟头炎、牛皮癣、绒毛状乳头状瘤、龟头包皮炎等。

【诊断线索】

男性生殖器异常的诊断线索（表 2–457）。

表 2-457 男性生殖器异常的诊断线索

项目	表现	诊断提示
阴茎过小	· 阴茎细小似婴幼儿伴第二性征缺乏、骨骼发育不全，体型矮小	垂体性侏儒症
	· 骨髓愈合延迟，以致使长骨继续增长，身高多超过正常人，睾丸细小	类无睾丸巨人症（又称促性腺激素低下性类无睾症）
	· 第二性征缺乏，阴囊内无睾丸	无睾症
阴茎粗大	· 阴茎发育较早，且明显大于同年龄正常人，性欲强烈，身材高大	巨人症（垂体性）
	· 2 ～ 3 岁时阴茎粗大如成人，睾丸细小不发育	肾上腺性变态综合征
	· 四肢粗短、马鞍鼻、体型矮小，脊柱长度接近正常	先天性软骨发育不全症
阴茎异常	· 可发现两个阴茎，仅有一个阴茎有功能并有尿道	双阴茎
	· 阴茎位于阴囊后，可伴有尿道异常	阴囊后阴茎
	· 阴茎包皮不能上翻外露阴茎头	包茎（见于先天性包皮口过小、包皮与阴茎前端有粘连）
	· 包皮覆盖于全部阴茎头和尿道口上，但仍可上翻	包皮过长
	· 龟头冠状沟处触及无痛性结节，可如黄豆或绿豆大小，与深部组织无粘连	皮脂腺瘤
	· 阴茎头可触及硬节，龟头部糜烂，呈菜花状	阴茎癌
	· 阴茎头溃疡	药疹、软下疳、白塞氏病
	· 龟头肿胀，呈现数目不等的乳头状突起	尖锐湿疣（常有冶游史）
尿道异常	· 尿道外口狭窄	先天性畸形、炎症引起的粘连
	· 阴茎腹面有尿道开口	尿道下裂
	· 尿道开口于阴茎背侧的表面	尿道上裂（较为少见）
	· 尿道某段可触及硬物，常伴尿潴留	尿道结石
	· 尿道外口有脓性分泌物	尿道炎（最常见为淋球菌所致）
	· 尿道外口、龟头及系带处呈现乳白色小脓疱，继之形成溃疡，腹股沟淋巴结常肿大	阴茎结核
阴囊异常	· 阴囊皮肤肿胀发亮，无局部发红	阴囊水肿（常见于肾病综合征、心力衰竭及下腹肿瘤压迫所致等）
	· 阴囊局部皮肤青紫及增厚，皱褶变浅或消失	阴囊皮下出血或血肿
	· 阴囊皮肤粗糙增厚，且肿大、明显下垂，呈硬性水肿	阴囊象皮肿
	· 阴囊壁可触及圆形囊肿，与皮肤粘连，但不与深部组织相粘连	阴囊皮脂腺囊肿
	· 阴囊皮肤潮湿发红，皱褶变粗，瘙痒显著	阴囊湿疹
	· 阴囊皮肤起水疱，表皮剥脱后形成溃疡	药疹、白塞氏病等
	· 阴囊皮肤变硬，色泽暗黑，病变发展迅速	急性阴囊坏疽
	· 沿精索触及类似蚯蚓缠绕的条索状，可捏瘪	精索静脉曲张
	· 阴囊呈现圆形或椭圆形囊性肿物，表面光滑，无咳嗽冲动，且透光阳性	鞘膜积液（若包块有咳嗽冲动，透光试验阴性则为腹股沟斜疝）
睾丸异常	· 附睾上触到压痛性硬节，且与周围组织粘连	附睾结核（常伴有全身结核中毒症状，若急性起病则酷似急性附睾炎，应注意鉴别）
	· 患侧阴囊肿大、疼痛，附睾肿胀，触痛明显，体温升高，白细胞增多	急性附睾炎

续表

项目	表现	诊断提示
睾丸异常	·双侧附睾肿大发生在输精管结扎后	附睾郁积
	·位于睾丸与附睾头连接处可触及光滑圆形囊性肿块，无触痛	精液囊肿
	·睾丸迅速增大，阴囊红肿，疼痛显著	急性睾丸炎（常见于右侧）
	·单侧睾丸肿大，质地坚硬，表面光滑，用手试托起有沉重感	睾丸肿瘤
	·阴囊内未能触及睾丸	隐睾、提睾肌收缩所致（后者经按摩或热敷后睾丸可降入阴囊，前者则不能下降）。若双侧均未触及，应考虑先天性双侧无睾症）

【诊断思维】

（1）小阴茎病因与发病机制（表 2–458）。

表 2–458　小阴茎病因及发病机制

病因	发病机制	
促性腺激素分泌不足的性腺功能减退	脑组织结构异常	无脑畸形患儿无下丘脑分泌功能，即使脑垂体发育正常，由于无促性腺激素释放激素，致使睾酮分泌少，造成小阴茎
	无脑组织异常的先天性促性腺激素释放激素缺乏	此类原因引起的小阴茎比前者多见，具体病因不清，多为各种综合征，如 Kallmann 综合征、帕德维利综合征（Prader–Willi）、Lawrence–Moon–Beidle 综合征等，常伴有多发畸形。内分泌、生化代谢异常导致的促性腺激素释放激素、黄体生成激素等缺乏症
促性腺激素分泌过多的性腺功能减退	下丘脑、垂体分泌功能均正常	在妊娠后期胎儿睾丸出现退行性变而致睾酮分泌减少，通过负反馈途径而致促性腺激素分泌过多。引起小阴茎的原因主要在睾丸本身，如先天性睾丸缺如、睾丸下降不全等。有的患者睾丸正常，但其黄体生成激素受体异常，以至不能分泌足量睾酮。此外需注意有无性别异常
下丘脑－垂体－睾丸轴激素分泌正常	原发性小阴茎	少部分患者有小阴茎畸形，到了青春期又多能增长。病因不清楚，推测有可能是胚胎后期促性腺激素刺激延迟、一过性睾酮分泌下降等原因。也有少部分可能为雄激素受体异常

（2）男性生殖器异常诊断思维（表 2–459）。

表 2–459　男性生殖器异常诊断思维

异常分类	诊断思维
阴茎异常	·成人阴茎勃起后长 11 ～ 16cm，周长 10.8cm；自然状态下长 7 ～ 9cm，周长 6.9 ～ 9.4cm。测量方式是从龟头到阴茎背侧（即和腹部连接处）根部的长度；成人一般以阴茎松弛长度不足 3cm 为小阴茎
	·男性主诉有排尿困难、阴茎短小、阴囊疼痛或尿道口有分泌物溢出等都应做男性生殖器的检查
	·虽然许多父母对自己孩子的阴茎大小或患者自身对阴茎的大小都很关心，但实际上小阴茎并不常见。严格地说小阴茎是胚胎中形成的，它主要表现为大小的异常，而并非形状的异常
	·许多阴茎病变与梅毒的表现相似，故患有阴茎疾病者均应常规排除性传播疾病，若合并有局部糜烂或溃疡，应行病理活检以证实或排除阴茎癌
	·接触每位患者前后都应洗手以避免交叉污染。接触尿液或导尿时应戴手套。谨慎处理针头，所有含有患者的分泌物都应用两层塑料袋进行包装

续表

异常分类	诊断思维
睾丸和阴囊异常	·由于青春期正常的睾酮分泌能促进阴茎的生长，若在成年期仍然表现小阴茎，则提示患者体内有潜在的性激素紊乱。肥胖或阴囊肿胀可使阴茎显得很小，此种情况并非属于小阴茎范围，应注意鉴别
	·隐睾可表现为单侧，也可表现为双侧。隐睾通常是单独存在，但亦可伴有尿道及其他先天性异常，如 Prader- Willi 综合征及男性特纳综合征（male Turner’s syndrome）
	·任何感染的血行播散均可引起睾丸的急性炎症，常见有结核性睾丸炎，但其中以流行性腮腺炎并睾丸炎最为常见。青春期后患腮腺炎者易并发睾丸炎，甚至可以是双侧的。故患睾丸炎者均应仔细检查其腮腺有否肿胀，这对诊断有很重要作用。牙齿感染或全身感染（肺炎、感冒等）进入血流导致附睾炎，如免疫能力下降，可发生睾丸炎
	·睾丸肿瘤者的临床表现多样，大多数因睾丸肿块而就诊。部分因出现睾丸癌转移灶症状如不育或只是体检时才被发现；约有半数有睾丸疼痛症状。中老年出现睾丸肿大或肿块时，应高度警惕睾丸癌
	·当睾丸、附睾或阴囊皮肤出现水肿或肿块时可出现阴囊肿胀。阴囊肿胀可发生于任何年龄阶段的男性，可以是双侧或单侧，疼痛或不伴疼痛
	·阴囊肿大是指阴囊壁或鞘膜睾丸、附睾和精索等阴囊内含物，因急慢性炎症、寄生虫侵入、本身器质性改变、肿瘤等使阴囊出现病理性肿胀，或炎性渗出增加，出现水肿积液。若出生后腹膜鞘状突不闭合或未完全闭合，则腹腔内容物可至阴囊
	·如突发疼痛的阴囊肿胀，常提示睾丸或其附属物扭转，尤其是青春期前儿童。应询问何时开始出现肿胀。使用多普勒超声检查睾丸的血流情况，如血流减少或消失可诊断睾丸扭转
	·会阴部皮肤的疣、丘疹、溃疡、鳞屑和脓疱等各种不同损害，均可影响男性外生殖器，可能有疼痛或者无痛，单一或多种；可仅累及生殖器或全身。生殖器病变可能是由感染、肿瘤、寄生虫病、过敏或药物引起的
	·尿道口有分泌物流出是尿道炎症表现之一，可分为淋球菌性和非淋球菌性两类。如有分泌物的同时表现有排尿淋沥不尽，常提示淋球菌性尿道炎。非淋球菌性尿道炎常无此症状

【疾病特点与表现】

（1）龟头病变。

① 珍珠状阴茎丘疹病：表现为皮疹小米粒大小，与周围皮肤颜色相似，不痛不痒，虽然对排尿、性生活均无影响，但心理压力却非常大。

② 龟头白斑：龟头处可出现形状不一的白斑，有的全白，有的较白，不痛不痒，表面光滑不伴有其他皮疹，其周围的色素常较正常肤色加深。本病无特效疗法，但常可不治自愈。白斑又有恶变的可能，因此有包茎或包皮过长的龟头生白斑者均应尽早环切包皮。

③ 龟头增生性红斑：龟头处出现单个或数个红斑，可为圆形、环形或不规则形，边界清晰，略高而硬，表面光亮。有时可有糜烂、结痂或乳头样增生。该病可多年无变化，也可能癌变。

④ 皮角：龟头上长出火柴棒或筷子粗细的牛角状凸起，呈褐色或棕灰色，质地坚硬，被认为是一种癌前病变。

⑤ 龟头包皮血管性水肿：与荨麻疹一样，是龟头对食物、药物或昆虫叮咬引起的急性过敏反应。可仅发生在龟头，也可与荨麻疹同时发生。表现为龟头处包皮高度水肿、发亮，如同大水泡。但不影响排尿。本病常于夜间发生，无明显痒感及全身不适，可于数日后自行消退。

⑥ 固定药疹：常因口服磺胺类、巴比妥类、解热止痛药后，于服药后数小时，甚至数分钟突然发病。龟头处出现一个圆形或椭圆形斑块，大小不定，中央呈紫红色肿胀，周围色红，局部瘙痒或灼热感。重者中央迅速发展为水疱，破溃后形成湿烂面，经数日或数周才能愈合，且多遗有色素沉着，需经数月至一年才能逐渐消退。以后每服该致敏药物后，患处皮疹就会复发，而且受损面积会越来越大。

⑦ 股癣：常可侵犯阴茎。初起为小丘疹（小疙瘩），奇痒，然后扩大形成边缘呈环状凸起、中央平坦的圆形或多形性皮损，常见脱屑。

⑧ 结核疹：龟头见淡红色小疙瘩（丘疹），不痛不痒，进展很慢。有时破溃，形成小的圆形溃疡，无脓液，可逐渐结疤而愈；有时可合并皮肤结核疹，表现为四肢、背部、头颈出现多处皮疹，易误诊为粉刺、毛囊炎或囊肿。皮疹此起彼落，可自行吸收，但每个皮疹一般 20 ～ 30d 才能自愈。

⑨ 尖锐湿疣：常在性接触后 3 周～ 8 个月发病，病变位于阴茎头、冠状沟、包皮系带、尿道口等处出现柔软乳头状肉赘，呈灰白、淡黄或粉红色，触之易出血。

⑩ 真菌性龟头炎：由念珠菌引起，常发生于切除包皮者，其龟头红色发亮，表面有小脓疱或小丘疹。

⑪ 牛皮癣：可仅发生在阴茎，而其他部位没有，所以不易识别，表现为在阴茎头部有边缘清楚的红斑丘疹，缺乏牛皮癣所特有的银白色鳞屑，若长在阴茎干上可见有鳞屑。

⑫ 绒毛状乳头状瘤：在冠状沟边缘有粟粒样肿物，呈粉红色乳头状突起，排列成行、阴茎勃起时突起尤为明显、较硬。平时无疼痛等不适。

⑬ 龟头包皮炎：几乎都有包茎或包皮过长；龟头包皮炎发病初期可见龟头和包皮表面水肿、充血，尿道口周围发红并出现创面、糜烂，并可发展成浅表的溃疡，有脓性分泌物流出，患者自觉阴茎头处发痒或有灼热感，随后疼痛。溃烂后可流脓、味臭；重者有乏力、低热、腹股沟淋巴结肿大及压痛等表现。

⑭ 软下疳：临床表现见表 2-460。本病需与腹股沟淋巴结肉芽肿（LGV）相鉴别，见表 2-461。

表 2-460　软下疳的临床表现

要点	表现
性别	男性多见，女性发病较少的原因可能是阴道或宫颈损害多见，症状不明显，或不易发现，或为带菌者
潜伏期	一般为 2 ～ 5d；长者达 20 ～ 30d
好发部位	・阴部软下疳：男性多见于包皮边缘、包皮内板、系带、冠状沟、龟头、阴茎及肛门等处。女性多见于大 / 小阴唇、后联合、舟状窝、阴道前庭、尿道口周围、阴蒂、肛门、肛周及阴道等处。本病自身接种性强，损害可迅速累及外阴、耻骨、下腹、脐及股部 ・阴部外软下疳：常见于手、乳房、唇、口腔及眼结膜等
外阴处皮肤损害	初起在侵入部位发生炎性小丘疹，迅速变为小脓疱，2 ～ 3d 后脓疱破溃，扩大形成溃疡。溃疡大小不一，直径 3 ～ 20mm，呈圆形或椭圆形碟状，周围红肿显著，基底呈颗粒状肉芽组织，触之易出血，表面覆盖灰黄色脓性分泌物，性质柔软，边缘锐利不整，有潜行穿凿，触痛明显
自觉症状	以生殖器部位发生疼痛性溃疡伴腹股沟淋巴结肿大为特征常伴烧灼感和疼痛；发生于外阴者自觉症状轻微；发生于阴道可有轻微阴道炎；发生于尿道者局部有烧灼感。全身症状较少见，可有低热及全身不适等表现

表 2-461　软下疳与腹股沟淋巴结肉芽肿（LGV）特点

特点	软下疳	LGV
潜伏期	1w	2 ～ 5d
损害数目	多发	多发或单发
槽形症	有	无
多窦道	有	少见
发热	常有	可有
病原体检查	Ducrey 嗜血杆菌	沙眼衣原体
Frei 反应	阴性	阳性

⑮ Bowen 病：被认为是癌前病变，通常发生在阴茎或阴囊，也可出现于身体的其他区域。表现为棕红色隆起的鳞屑、硬结、界限清晰的斑块，其中可有溃疡形成。

⑯ 毛囊炎和疖病：毛囊感染可能会出现红肿，脓疮中央突起，疼痛和肿胀。如毛囊炎进展到疖病，出现坚硬而疼痛的结节，并逐渐扩大和破溃，排出脓液和坏死物质。破溃后疼痛减轻，红斑和水肿可持续数天或数周。

⑰ Fournier 坏疽：是一种危及生命的疏松结缔组织炎，表现为阴囊突然肿胀、疼痛、发红及发亮。随着坏疽的进展，阴囊变得湿润，全身出现感染中毒症状、发热和不适等。

⑱ 阴虱：特点是阴部、肛门周围、腹部和股出现红斑、丘疹及瘆痒。检查可发现灰白色或白色斑点（虱卵）附在阴毛跟部，常见搔抓后的皮肤抓痕。

⑲ 疥疮：在龟头、阴茎体和阴囊形成皮肤结痂或大的丘疹，也累及手腕、肘部、腋下及腰部。通常高出皮面，为 1 ～ 10cm 的细线状，肿胀的结节或红色丘疹里充满螨虫。夜间瘙痒为本病主要特征。

（2）引起睾丸肿大常见疾病（表 2–462）。

表 2–462　阴囊肿大疾病的特点与表现

分类	疾病	临床特点与表现
阴囊壁病变	丹毒	由于阴囊皮肤上淋巴网炎性病变，使皮肤充血水肿有压痛，病变皮肤界线清楚，常伴有全身症状，如发热及寒战等
	阴囊蜂窝组织炎或坏疽	阴囊疏松结缔组织急性感染阴囊导致突然充血、肿胀、疼痛，严重者阴囊皮肤变硬、色泽变暗，形成坏疽，有时按之有捻发音，并有特殊的臭味。常伴有寒战、高热、恶心、呕吐等毒血症状。创面渗出物细菌学检查，多为溶血性链球菌、绿脓杆菌、金黄色葡萄球菌和厌氧链球菌混合感染
	阴囊水肿	由阴囊过敏（虫咬血管神经性水肿）炎症、挫伤、肿瘤压迫下腔静脉回流，或全身性疾病（如心力衰竭、肾病综合征、高度腹水、恶病质等）导致阴囊壁组织内积聚过多的水分。表现为阴囊明显肿大，皱纹消失，透亮而有光泽，压之有明显凹陷而无压痛，如伴有炎症可有压痛和充血
	阴囊象皮肿	是泌尿生殖系丝虫病的一种临床表现。表现为阴囊皮肤粗糙，皮层及皮下组织极度增厚，压之不易出现凹陷。阴茎皮肤亦常累及，使阴茎内陷隐没。另一种由于淋巴液淤积，使阴囊皮肤较潮湿，严重者可看到淋巴液不断滴出。可以继发感染，形成溃疡、湿疹等。急性淋巴管炎时常伴有发热及局部红肿疼痛。此病常见于丝虫病流行区，夜间检查周围血可找到微丝蚴
	尿外渗	有尿道膀胱外伤史，或有尿道瘘管史，尿液可漏入阴囊疏松结缔组织内，表现为阴囊明显肿大、皮肤苍白，皱纹消失透亮而有光泽，按之有明显凹陷。需紧急处理，否则可继发感染
	阴囊皮肤癌	可为原发性皮肤癌或转移癌，病变局部皮肤增厚变硬，收缩下陷，周围出现放射状皱纹，可伴溃疡。可做活组织病理检查以便确诊
	树胶样肿	这种疾病较罕见，常表现为无痛性结节伴随三期梅毒，可影响任何骨骼及气管。如果影响到睾丸则可产生水肿
	阴囊外伤	钝性外伤可致阴囊肿胀伴随碰伤及剧痛。阴囊可呈黑或青色。手术后的渗血可能引起血肿导致阴囊肿胀
鞘膜病变	鞘膜积液（水囊肿）	是一种常见的阴囊内肿块，是由于鞘膜内无菌液体生成过多（睾丸及其附件炎症）或吸收减少（精索或腹膜后淋巴管或静脉堵塞）造成大量积聚。常表现为无痛性阴囊肿胀，能透光。随着囊内液体增多，出现精索牵拉感或钝痛。睾丸鞘膜积液量巨大时，阴茎缩入包皮内，可出现排尿困难，行走不便等。交通性鞘膜积液患儿，平卧后肿块可完全消失，站立后肿块又渐渐出现。大多数病例无炎症征象，但附睾炎性水囊肿可出现疼痛
	鞘膜脓肿	通常是严重附睾炎的并发症，可并发睾丸附睾炎（尤其当治疗被延误后），脓肿可自行破溃。尿道狭窄和憩室可并发脓肿形成，表现为阴囊肿胀、疼痛和红斑，甚至尿液可外渗到阴囊和会阴部常表现局部疼痛、压痛明显、寒战及高热等，透光试验阴性
	血肿	鞘膜内的血液积聚，常继发于外伤。与水囊肿不同，血囊肿为疼痛性肿胀，并且不透光
	乳糜囊肿	是由于丝虫病所致，可伴有血丝虫病的其他征象。阴囊呈囊性肿大，无压痛，透光试验阴性，穿刺可吸出乳糜液
	精液囊肿	又称附睾囊肿，是精液滞留所致的囊肿，在附睾头或其附近可触及圆形、光滑、有弹性、无压痛的肿物，穿刺时可吸乳白色液体，显微镜下可见到精子

续表

分类	疾病	临床特点与表现
睾丸病变	睾丸炎	急性睾丸炎常发病突然、高热、患侧阴囊胀痛、沉坠感，耻区及腹股沟有牵扯痛，站立或行走时加剧。患侧附睾肿大，有明显触痛。炎症范围较大时，附睾及睾丸均有肿胀，甚至二者界限触摸不清。患侧精索增粗、压痛。多于一周后逐渐消退。慢性睾丸炎临床较多见，常因急性期未能彻底治愈而转为慢性，但多数缺乏有明确的急性期。炎症多继发于慢性前列腺炎或损伤，常感患侧阴囊隐痛、坠胀感、疼痛，可牵涉至耻区及同侧腹股沟，部分可合并鞘膜积液，检查时附睾常有不同程度的增大变硬，有轻压痛，同侧输精管可增粗
	睾丸扭转	睾丸扭转最常见于青春期前，这种泌尿系统急症可致阴囊肿胀，突发剧痛，患侧睾丸在阴囊内可能升高，还可能引起恶心及呕吐
	睾丸肿瘤	好发生于 20 ～ 40 岁青壮年。开始时在睾丸上有无痛性小肿块，迅速增大，肿大的睾丸仍保持原有形状，质硬量重，附睾和精索无异常。透光试验阴性，睾丸肿瘤如继发有鞘膜积液，则阴囊肿大明显。少数病例起病急，睾丸迅速肿大，有疼痛、发热，与急性附睾炎相似。隐睾极易发生肿瘤，表现为腹块及患侧阴囊内睾丸缺如
附睾病变	附睾炎	多见于中青年，可分为特异性和非特异性。前者如结核菌、淋球菌、衣原体等病原体感染，后者多继发于前列腺炎、精囊炎、尿道狭窄、前列腺增生，或尿道内长期留置导尿管。可有急性和慢性附睾炎。急性者起病急，附睾突然肿大，压痛明显，伴有畏寒、发热、头痛、恶心及呕吐，往往累及精索，使精索增粗。如侵及睾丸，即称附睾睾丸炎，需与睾丸扭转和睾丸肿瘤相鉴别。慢性者多为急性附睾炎后遗症，或起病时就为慢性感染。大多在附睾尾部有结节，质地略硬，轻度压痛，劳累时加剧，一般无全身症状。附睾结节应与附睾结核、附睾肿瘤、精子囊肿和精子肉芽肿等相鉴别
	附睾结核	多数继发于肾或前列腺或精囊结核，呈慢性病程。早期形成冷脓肿或与阴囊皮肤粘连，少数病例可呈急性，病程与急性附睾炎相似，几乎有半数以上的患者同时有尿频、血尿等肾结核的症状
	附睾淤积	少数病例在结扎术后有阴囊轻度肿大，可触及双侧附睾胀大、质软，无明显压痛。可能由于术后附睾血供障碍，或影响其吸收功能引起附睾炎症或精子肉芽肿所致
精索病变	精索静脉曲张	多见于青壮年，且左侧多发，双侧者约占 15%。一般精索静脉曲张者无明显症状，或感到阴囊有轻度膨胀，局部肿大等。严重的精索静脉曲张可导致不育，因此不少患者因不育而就诊。检查时患者取站立位，可见左侧阴囊比右侧松弛下垂，触之阴囊内曲张的静脉犹如一团软体虫。若体征不明显，嘱患者屏气、卧位，检查时可见上述体征消失。否则考虑是否有肿块压迫静脉影响血液回流
	精索扭转	也称睾丸扭转，是指睾丸在鞘膜腔内顺着精索轴扭转。鞘膜鞘状突高位闭合、睾丸下降不全者易发生扭转突然发生，一侧精索、睾丸剧烈疼痛可放射到脐部，睾丸肿胀迅速伴恶心、呕吐。睾丸上缩高悬是本症的典型体征
腹腔内容物进入阴囊的病变	腹股沟斜疝	出生后腹膜鞘状突未完全闭合或闭合不完全，使腹腔与阴囊相通，致腹腔内容物疝入阴囊，形成先天性斜疝。若腹股沟区存在解剖上缺损，则易形成后天性斜疝。腹股沟斜疝是巨型阴囊肿大的主要原因。本病的特点是肿大的阴囊与腹股沟区相连，包肿块常在站立、行走、咳嗽或劳动时出现梨形或半球形。用手接触包块并嘱患者咳嗽，可有膨胀性冲击感。如平卧，用手将包块向腹腔推送，包块即可向腹腔回纳而消失。如平卧时不能回纳，则为难复性疝，应与其他阴囊肿大相鉴别。嵌顿性疝常发生在强力劳动或排便等腹内压骤增时，表现为疝块突然增大，疼痛明显。如嵌顿的内容物为肠襻，不但局部疼痛剧烈，还伴有阵发生腹部绞痛、恶心、呕吐、便秘、腹胀等机械性肠梗阻的症状，如不及时处理，最终会形成绞窄性疝

【相关检查】

（1）病史采集要点。

① 询问患者阴茎大小的改变从何时发生，既往有无局部的外伤史等。

② 如叙述有阴茎的疼痛或皮损，则应询问何时发现病灶，病变处是否有分泌物，是否在使用一种新药或外出旅行之后突然出现，以前是否有过类似病变，如是，是否给予过治疗，疗效如何。病变是否发痒，如是，瘙痒是持续不断还是只在夜间明显。

③ 采集完整的性生活史，如发生关系的频率，有关性伴侣的数量和使用安全套情况。

④ 若主诉是一侧睾丸肿大，注意询问何时肿大，有无疼痛，疼痛与体位改变或活动是否有关，有

无外伤、发热及有无其他全身症状。

⑤ 既往史包括结核史，是否患过腮腺炎。

⑥ 阴囊肿大者需详细询问阴囊肿大的病程、局部症状及全身或其他系统的症状等，包括病程的长短、肿大阴囊是否缩小、局部皮损及红肿、疼痛性质及程度等。

⑦ 家族中有无肿瘤患者等。

（2）查体重点。

检查前，先观察患者裤子是否合身，有没有紧身裤或内衣，尤其是那些不吸汗的能促进细菌、真菌生长的面料。检查全身皮肤，注意病变的位置、大小、颜色和形状。检查生殖器时让患者处于仰卧位或立位进行阴囊检查，注意大小及颜色。观察肿胀是单侧还是双侧，周围是否有创面或擦伤，是否有皮疹或病变。轻触诊有无囊肿或肿块。特别注意触痛或硬度，身体其他部位是否也有类似病变，如结节及红斑等。观察外生殖器有无出血、水肿或感染迹象，注意阴毛分布，有无发育畸形、阴茎瘢痕、尿道分泌物，包皮、睾丸、附睾、精索静脉曲张及鞘膜积液，必要时可通过透照阴囊鉴别肿胀为液性的囊肿还是实体肿块（实体肿块不能被透照）。记录患者的生命体征时尤其是注意发热，触诊腹部有无触痛。

（3）实验室检查。

三大常规、血液生化。必要时应测患者的各种激素水平。

（4）辅助检查。

局部的 B 超、X 线，包括组织的活检等。

（5）选择相关检查。

① 有关小阴茎诊断检查。

a. 常规检查染色体核型、血糖、钾、钠测定或生长激素有关的激素检查及甲状腺功能测定。

b. 对 LH、FSH、睾酮低者，应怀疑原发性睾丸功能低下，可做人绒毛膜促性腺激素（HCG）刺激试验（隔天肌注 HCG 1000 ～ 1500U，共 7 次，最后 1 次注射后 24 ～ 48h 内查血清睾酮）。如睾酮、LH、FSH 均＜ 3.45nmol/L，则睾丸功能不足；如睾酮、LH、FSH 均低，则做促性腺激素释放激素刺激试验，以鉴定腺垂体功能。

c. 影像学检查：有条件者应把 MRI 作为常规检查。主要检查脑部有无下丘脑、垂体畸形。对有颅面部异常者应注意视神经交叉、第四脑室及胼胝体有无异常。

② 有关精索静脉曲张诊断检查。

a. 精液分析：可见精子数目减少、精子活动度降低、形态不成熟及尖头精子数目增多。如行睾丸活组织检查，则可见生精细胞发育不良。

b. 多普勒超声检查可确定睾丸的血流以及测定睾丸的体积。

c. 精索内静脉造影用 Seldinger 法经股静脉插管至精索内静脉，注入造影剂，观察造影剂逆流的程度。造影剂在精索静脉内逆流长度达 5cm 时为轻度；逆流到 L_1 ～ L_5 水平者为中度；逆流至阴囊内者为重度。

d. 对继发性精索静脉曲张应注意检查腹部、应做静脉肾盂造影及肿瘤标志物等检查。

e. 超声检查对阴囊内容物疾病的诊断有重要价值。

f.CT 检查更能敏感发现肺部转移和腹膜后淋巴结转移，已取代静脉尿路造影和淋巴管造影，且能发现直径小于 2cm 淋巴结转移灶。

③ 有关诊断隐睾的检查。

a. 双侧不能扪及的隐睾患者，应行性激素试验，试验前先测定血清睾酮、黄体生成激素（LH）和卵泡激素 FSH 值。

b. 对于不能扪及的隐睾，可通过一些特殊检查来判断是否存在睾丸及隐睾所处的位置，如睾丸动脉或静脉造影等。

c.B 超除对腹股沟管内隐睾可准确定位外，对腹内隐睾的诊断无任何价值。CT、MRI 检查可作为诊断参考。

d. 近年腹腔镜用于不能触及的隐睾的术前检查，取得了较满意的效果。

e. 核素标志的 HCG 放射性核素扫描，应用核素标志的 HCG，使睾丸的 LH/HCG 受体上聚集足够数量的 HCG，从而在 γ 照相扫描中显示睾丸。

④ 有关性病诊断的相关检查。

a. 尿检查（尿蛋白、尿潜血反应、尿沉淀、有形成分分析）。

b. 病原体检查：细菌检查（为确认感染部位病原菌种类或血清反应）、梅毒检测（TP-ELISA）、FTA-ABS 实验，淋球菌、沙眼衣原体等病原 DNA 检测。

c. 男性还应实施如下的检查：尿道、膀胱造影检查（检查是否有引起尿道狭窄）。

d. 局部渗出物的涂片或培养及活组织病理检查，可明确病因。

第二节　女性外阴异常

临床上一般通过望诊和触诊检查即可明确女性外生殖器（包括阴唇、阴蒂、前庭大腺、处女膜及尿道口等）是否异常。外阴异常表现常可作为诊断女性发育畸形、炎症或肿瘤等的主要临床依据。本章内容还将涉及外阴分泌物的异常。

【常见病因】

（1）外阴异常。

① 外阴溃疡的常见病因。

a. 感染。非特异性外阴炎、单纯疱疹病毒感染、白塞氏病、外阴结核、梅毒及性病性淋巴肉芽肿等。

b. 肿瘤。

c. 免疫性疾病。外阴溃疡、眼 – 口 – 生殖器综合征。

d. 性传播性疾病。单纯疱疹性病毒、软下疳等。

② 外阴皮肤异常。

外阴白斑、白斑性外阴炎、增生性外阴炎、神经性皮炎、外阴干枯症及硬化萎缩性苔藓等。

③ 外阴肿瘤。

a. 良性肿瘤。主要有乳头瘤、纤维瘤、脂肪瘤及汗腺瘤等。

b. 恶性肿瘤。外阴鳞状上皮癌。

（2）阴蒂肥大。

① 遗传因素。

② 两性畸形症：两性畸形。

③ 性激素水平过高：如雄激素分泌增多。

【诊断线索】

女性外阴异常的诊断线索（表 2–463）。

表 2–463　女性外阴异常的诊断线索

项目	临床线索	诊断提示
阴唇异常	·阴唇肿胀，皮肤发亮，且局部压之凹陷	外阴水肿
	·阴唇皮肤红肿，触痛明显	阴唇炎症
	·外阴皮肤呈红斑性皮炎	核黄素缺乏
	·大阴唇皮下呈现条索状迂曲血管，且呈深蓝色	外阴静脉曲张（常发于经产妇、盆腔巨大肿瘤压迫盆底静脉丛所致）
	·阴唇肿大，且皮肤明显增厚变硬	局部淋巴回流障碍
	·大阴唇皮肤粗糙，表面有鳞屑、瘙痒	神经性皮炎
	·大阴唇及其附近皮肤呈现白斑，局部皮肤光泽度、厚度及弹性均无异常	外阴皮肤色素脱色
	·外阴白斑周围皮肤有明显色素沉着	外阴白癜风
	·外阴呈现白斑，但局部皮肤变薄及干燥，且大阴唇变平与小阴唇变小	外阴白斑（又称外阴硬化性萎缩性苔藓）
	·外阴皮肤明显萎缩，弹性差，亦有白色斑块，但白斑中央呈现红色小点	原发性外阴萎缩（本病常见于绝经期或绝经期后的妇女）
	·外阴皮肤变红或呈棕褐色，皮肤增厚，常有抓痕	糖尿病性外阴炎
	·小阴唇内侧或阴道外口及后联合黏膜皮肤有多个棘状或针尖状突起	外阴尖锐湿疣（本病常有冶游史）
	·外阴可触及不规则的硬性结节，表面溃烂呈菜花状	外阴癌
	·阴唇有溃疡，其周边组织肿胀，并有压痛	单纯性外阴溃疡、白塞氏病
	·外阴溃疡的颜色呈污黄或灰黑者	急性外阴坏疽性溃疡
阴蒂异常	·阴蒂头明显外露，且粗大（似幼儿阴茎大小）	两性畸形
	·阴蒂肥大	长期手淫女性
	·阴蒂萎缩，包皮苍白粗糙	阴蒂白斑（又称阴蒂硬化性萎缩性苔藓）
	·阴蒂头部呈结节状或呈菜花状增生	阴蒂癌
外阴部异常	·前庭大腺增大，触诊有波动感，且明显触痛	前庭大腺脓肿
	·前庭大腺增大，触诊有囊状感，但无炎症一般表现	前庭大腺囊肿
	·处女膜呈现裂痕	已婚者（或有性交史）、外伤、外阴部曾受到剧烈震动
	·处女膜上无孔	先天性处女膜闭锁
	·阴道前壁或后壁从阴道口向外膨出	产伤所致
	·子宫颈或连同子宫体脱出阴道口外	子宫脱垂
	·阴道口与肛门相连，使会阴部消失，直肠黏膜外露，肛提肌、肛门括约肌完全断裂	会阴Ⅲ、Ⅳ度裂伤
	·尿道口后壁有息肉状小肿物	尿道肉阜
	·阴唇和阴蒂包皮表面呈现密集小泡，继之形成溃疡，周边有弥散状红斑	疱疹性外阴炎
	·阴道有大量稀薄脓液，黄绿色泡沫状腥臭排泄物（伴外阴和阴道瘙痒，尿痛及性交后疼痛）	滴虫性阴道炎
	·若阴道流出黄白色有臭味的污秽排泄物，小便或者粪便排出阴道口	阴道炎、膀胱阴道瘘、尿道阴道瘘、直肠阴道瘘
	·仅局限于外阴部的硬节性溃疡，通常为单发，且边界清楚	软下疳

【诊断思维】

（1）检查女性外阴时应注意下列异常（表 2-464）。

表 2-464　女性外阴常见异常表现

临床表现	临床意义
阴蒂肥大 / 生殖器发育异常	阴蒂肥大可单独或合并其他生殖器发育异常同时存在。肾上腺皮质增生或肿瘤、卵巢分泌雄激素的肿瘤都能分泌过多的雄激素黏合程度大，性腺发育不全者也有阴蒂增大的表现。处理时应根据病因对症治疗
大阴唇黏合	大阴唇黏合在生殖器官受雄激素影响，黏合的程度与雄激素影响的时期有关，胚胎早期接受雄激素黏合程度大，应与婴儿期外阴炎引起的粘连相鉴别
小阴唇肥大	小阴唇肥大是较常见的外阴形态异常，双侧对称与否无临床意义。可为双侧肥大或单侧肥大，可能属于先天性生理现象，也可能是由于经常摩擦而使组织增生造成。因不影响性功能，可不必治疗。过度肥大，引起摩擦疼痛或活动，可部分切除
小阴唇粘连	小阴唇粘连又称外阴闭锁。系双侧小阴唇和后侧部分大阴唇在中线相互紧密粘连所致。多为后天因素造成，在婴幼儿期由于外阴轻度炎症、擦烂而相互粘连，如未及时治疗者可造成融合，粘连带遮盖整个前庭部，可能在阴蒂后方留一小口，尿液由此排出
外阴皮损	常由良性或恶性肿瘤、营养不良、皮肤病或感染引起，可发生于外阴各个部位，可能仅由妇科检查发现。通常会因某些症状才引起重视，如瘙痒、排尿困难及难产等

（2）女性外阴异常诊断思维（表 2-465）。

表 2-465　女性外阴异常诊断思维

异常分类	诊断思维
外阴异常	・性传播疾病是引起外阴病变的主要原因，但对于年龄介于 50 ～ 70 岁的女性，外阴肿瘤、囊肿及糖尿病可能是外阴病变的主要原因。凡是女性陈述外阴自发性疼痛或性交时疼痛、外阴瘙痒及分泌物增多等，都应将外阴检查列为常规，并应由妇产科医生直接进行
	・任何一种感染性阴道炎均可引起阴道分泌物增多，常见致病因子是滴虫、白色念珠菌、阴道嗜血菌属和支原体，要明确诊断需做分泌物的细菌学检查。宫颈炎者也可表现有阴道大量分泌物排出
	・系统性皮肤病变，如银屑病、脂溢性皮炎及其他皮肤病变也可引起外阴病变。每遇阴唇有溃疡者均应注意其有无口腔溃疡或眼部病变，如三者同时存在则常提示为白塞氏病
	・生育期妇女，阴道可分泌白色、透明、无臭、无血色的黏液样分泌物，属生理性，随卵巢周期性改变、雌激素周期性改变而发生变化。子宫严重后倒后屈、体弱及消瘦等也可导致阴道分泌物增多。当分泌量显著性增多，或分泌物颜色、气味及浓度发生改变时，常提示为病理性，如感染、性传播疾病、生殖道疾病、瘘、误用腐蚀性药物如高锰酸钾等。此外，当异物长期存在及阴道内时，如阴道内的卫生棉及子宫帽，某些药物不可吸收部分比如塑料盖等可导致分泌物增多。幼儿可能将某些异物自行放置于阴道内比如玻璃球、豆类等也是阴道分泌物增多的原因。女性卫生产品、避孕产品、泡沫浴、带有香味或颜色的手纸，均可作为刺激物，导致炎性分泌物排出增加。阴道、宫颈的良、恶性肿瘤
	・避孕乳剂或霜剂可增加阴道的分泌量；含有雌激素的药物，包括激素类避孕药，也可引起黏液性阴道分泌物增多或减少；抗生素如四环素，可增加念珠菌性阴道炎而引起分泌物排出增多；放射治疗辐射生殖道时，可产生水样无味的阴道分泌物
阴蒂肥大	・阴蒂肥大常与遗传基因有关，多由胚胎发育期在遗传基因控制下生殖结节发育异常所致。如阴蒂逐步增大至似小的男性阴茎样外观，则提示为男性化，是体内雄性激素异常分泌增多引起，常见为肾上腺病变，如肾上腺肿瘤
	・由于性激素水平过高所致，其病因需要进行仔细检查方可明确。阴蒂增大常在正常青春发育中期（乳房发育后一年左右），表现为阴蒂较儿时增大，伴小阴唇增大，色泽变深并阴道出现分泌物。这种阴蒂不会是进行性增大，是正常发育表现，不会增至呈小的阴茎状。有少数女孩在阴蒂及小阴唇增大同时，其周边皮肤及黏膜会过长呈翼状下垂，粗看酷似阴蒂肥大或误为女阴男性化
	・少数阴蒂肥大者可能本身就是两性畸形

（3）外阴肿块并发症。

① 形成糜烂、感染、出血或溃疡。

② 恶变。

【疾病特点与表现】

（1）外阴良性肿块性疾病。

① 平滑肌瘤：多发生在生育年龄，主要发生在大阴唇、阴蒂及小阴唇，瘤体有蒂或突出于皮肤表面，质硬、表面光滑。

② 纤维瘤：由成纤维细胞增生而成，多见于大阴唇。初为硬性皮下结节，继而增大形成有蒂、硬性实性块物，大小不一，表面常有溃疡和坏死。

③ 脂肪瘤：来自大阴唇或阴阜的脂肪组织，为生长缓慢、质软的肿瘤，位于皮下组织内，呈圆形状，大小不等。也可形成带蒂块物，瘤体较大时可引起行走不适和性生活困难。

④ 乳头瘤：发生于阴唇，多为单个肿块，表面见多数小乳头状突起，覆有油脂性物质，呈指状，突出于皮肤表面，其大小由数毫米至数厘米。大乳头瘤表面因反复摩擦可破溃、出血及感染等。

⑤ 汗腺瘤：是由汗腺上皮增生所致。生长缓慢，直径为 1 ～ 2cm，瘤体包膜完整，与表皮不粘连。多为良性，极少恶变。

⑥ 外阴皮脂腺囊肿：多见于阴蒂包皮及大小阴唇，外观与表皮样包涵囊肿难以区别。常为多发性，直径约 1cm，表面光滑，与局部皮肤粘连。局部皮肤因受压而变薄发亮，可挤出油状分泌物。

⑦ 外阴汗腺囊肿：因汗腺分泌物潴留，汗腺管扩大，于真皮内形成小囊肿，囊肿为半透明的非炎性水泡，多见于夏季，持续数周至数月，无自觉症状。

⑧ 前庭大腺囊肿：多为单侧性，大小不等，增长较慢，可持续数年无变化。囊肿小，无自觉症状，多在妇科检查时发现大阴唇下端内有囊性肿块，不活动，囊肿可向大阴唇内外侧膨出，有坠胀感或性交不适。如继发感染，除局部红、肿、热、痛外，常合并腹股沟淋巴结肿大。

⑨ 外阴包囊虫囊肿：由误食大绦虫（细粒棘球丝虫）的虫卵，其蚴虫穿过肠黏膜进入门静脉后，随血流侵入外阴皮下组织所致。多位于大阴唇皮下组织中，为单个或多个，生长缓慢，呈囊液透明状。

⑩ 老年性血管瘤：多发生于 40 ～ 60 岁妇女，肿瘤位于大阴唇、质软、为鲜红色微凸起于皮肤小结节，表面光滑，压之可褪色，直径通常仅 2 ～ 3mm。

⑪ 血管角质瘤：多发于育龄妇女，其发生可能与毛细血管扩张，静脉回流受阻及妊娠有关。瘤体表面常有表皮过度角化及角化不全，呈多个性、深红色或紫黑色疣状物，绿豆大小，最大直径不超过 2 cm。有的呈血管性丘疹，多发时可聚集成群，多无临床症状。

⑫ 化脓性肉芽肿（又称毛细血管扩张性肉芽肿）：常发生于妊娠期，在阴唇部出现直径约 1 cm 的肿瘤，产后退化，常迁延不愈并复发。瘤体呈棕红或暗红色，表面为肉芽组织状或被覆薄层表皮，基底部较硬，并有触痛。易反复出血或糜烂。

⑬ 先天性血管瘤：一种为毛细血管瘤，表现为一个或数个鲜红色、柔软，稍隆起于皮肤表面肿瘤。常于出生后 3 ～ 5w 出现，数月内增大，但以后逐渐自行退化。另一种为外阴鲜红斑痣，为单个或多个大小不等的紫红色斑，有时成片，边缘不整齐，不高出表面，压之可褪色，去压后即恢复原色。

（2）外阴恶性肿块。

① 外阴鳞癌：早期局部出现小而硬的结节、肿块或溃疡，常伴疼痛或瘙痒；晚期常糜烂，为不规则的乳头状瘤，呈白色、灰色、粉色或有黑色素沉着。其他表现包括一侧或双侧腹股沟淋巴结增大，质

硬而固定，当肿瘤破溃或继发感染时可出现尿频、尿痛、排尿困难及排便困难等。多数于发病前有多年外阴瘙痒史或外阴白色病变等。

② 鲍文病（Bowen's disease）：与原位癌属同一意义，生长缓慢，大体观为暗红色粗糙斑，边界清楚而不规则，表面常有结痂，在痂下可见肉芽组织及渗出面（似湿疹及浅表溃疡）。

③ 外阴佩吉特病（Paget's disease）：是一种上皮内癌，发生率极低。外观为鲜红色颗粒，糜烂区内间以白色上皮岛，境界清楚，时有深夜结痂，长期有瘙痒，颇似湿疹，故称湿疹样癌。

④ 外阴恶性黑色素瘤：本病罕见，多由色痣恶变而来。常由慢性刺激、外伤（电灼、腐蚀、不完整切除）等为恶变诱因。其外观似外阴肿瘤，呈蓝黑、深蓝、棕黑或淡棕色或无色素性。

⑤ 外阴肉瘤：原发或继发于外阴纤维瘤恶变，病初肿瘤边界清楚，呈结节状带蒂或呈弥漫性浸润，可保持多年不进展，但以后可因外伤或手抓破而突然发展，在短期长大。可经淋巴及血行转移，预后不佳。

（3）性传播性疾病。

① 软下疳：为一少见的性传播疾病，是一种疼痛性的外阴病变。其他表现包括头痛、乏力、发热、腹股沟淋巴结肿大及压痛等。

② 生殖器疣：临床症状不明显，可有外阴瘙痒、灼痛或性交后疼痛不适。病灶初为散在或簇状增生的粉色或白色乳头状疣，细而柔软的指状突起。病灶增大后相互融合，呈鸡冠状、菜花状或桑葚状。病变多发生在性交易受损部位，如阴唇后联合、小阴唇内侧、阴道前庭、尿道口等部位。

③ 淋病：主要症状为阴道脓性分泌物增多，外阴瘙痒或灼热，偶有下腹痛，妇科检查可见宫颈水肿，以及充血等宫颈炎表现，上行感染可引起输卵管炎、子宫内膜炎、宫外孕和不孕症等。也可有尿道炎和前庭大腺炎等症状。

④ 腹股沟肉瘤：较少见，病初只是在外阴形成单一的无痛性斑丘疹或者丘疹，逐渐溃烂成凸起皮损，呈颗粒状，牛肉红色，边界清楚。若病情进一步发展，外阴、阴道及宫颈遭受感染的创面散发出恶臭气味，并导致疼痛、淋巴结肿大、高热、体重下降及全身不适等。

⑤ 淋巴肉芽肿性病：大部分于感染后 2 ～ 6w 出现阴道单一的丘疹或者溃疡、淋巴结肿大并疼痛，其他表现包括发热、寒战、头痛、食欲减退、肌痛、关节痛、体重下降及会阴部水肿等。

⑥ 接触性传染软疣：常于外阴产生两边凸起、中间凹的珍珠状肉色小疱，直径多为 1 ～ 2mm，以一个白色的核为中心。瘙痒性损伤可能会出现于脸、眼睑、胸部及股内侧。

⑦ 阴虱：多见于阴毛区和肛周附近，也可见于腋毛或胸毛区。常表现剧烈瘙痒，搔抓后抓痕、血痂，或继发脓疱疮及毛囊炎等细菌感染。偶可见灰青色或淡青色斑疹，直径约 0.5cm，压后不褪色，不伴瘙痒，常见于股内侧、下腹及腰部等处。

（4）引起阴道分泌物异常的疾病。

①萎缩性阴道炎：阴道黏膜充血，有散在小出血点或点状出血斑，有时见浅表溃疡。溃疡面可与对侧粘连，严重时造成狭窄甚至闭锁，炎症分泌物引流不畅形成阴道积脓或宫腔积脓。

② 细菌性阴道炎：少数可无临床症状，有症状者主要表现多为稀薄带有鱼腥臭味，尤其性交后加重，可伴有轻度外阴瘙痒或烧灼感。检查阴道黏膜无充血的炎症表现，灰白色的分泌物，均匀一致，稀薄，并黏附于阴道壁，可轻易脱去，留下外观正常组织。

③ 阴道假丝酵母菌病：主要表现为外阴瘙痒、灼痛、性交痛以及尿痛，部分患者阴道分泌物增多，其特征为白色稠厚呈凝乳或豆腐渣样。起病常突发，通常在月经之前，或抗生素治疗过程中。分泌物薄薄的黏附于阴道壁及阴唇内侧，擦除后露出红肿黏膜面。急性期还可能见到外阴及股内侧皮肤炎症，如红肿、糜烂、皮肤皲裂、上皮脱落及渗出等。

④ 子宫内膜炎：少量、浆液血性的分泌物，带有腥臭味，由细菌侵入子宫内膜引起。相关表现包括发热、下腹及腰部疼痛、腹肌紧张、不适、痛经及子宫增大等。

⑤ 阴道毛滴虫：分泌物典型特点为稀薄脓性、黄绿色、泡沫样、腥臭、量可多可少。其他表现包括瘙痒、红斑、排尿困难和尿频、性交痛或性交后出血。

（5）引起阴蒂肥大的疾病。

① 先天性肾上腺皮质增生的临床表现（表 2–466）。

表 2–466　先天性肾上腺皮质增生的临床表现

年龄段	临床表现
出生时	生殖器表现为女性可有不同程度男性化。最常见为单纯阴蒂肥大，阴道与尿道口正常，但随着年龄的增长，阴蒂相应变粗增长。重者阴蒂显著增大似阴茎，基底部为阴道与尿道开口于一个共同的尿生殖窦，生殖窦隆起大部融合，类似男性阴囊
幼女期	生长快，平均身高较同龄女孩大 1 ～ 4 岁，4 ～ 5 岁时可达 8 ～ 9 岁身高，而其骨龄可达 10 ～ 11 岁。因骨龄愈合早，骨龄常大于实际年龄，最后身高反比正常同龄女孩矮。未治疗者身高常在 140 ～ 150 厘米左右
儿童期	可出现阴毛、腋毛、喉结及声音低沉，乳房发育差。有卵巢、子宫及输卵管，如不及时治疗，则无月经来潮
实验室检查	染色体核型为 46，XX。血清睾酮、17– 羟黄体酮、尿 17– 酮类固醇均增高

② 不完全型雄激素不敏感综合征：是一种 X 性连锁隐性遗传病。是由于雄激素的正常受体部分丧失所导致女性的体表外形，又有阴蒂增大的男性表现。出生时生殖器为女性，但伴有不同程度的阴蒂增大；青春期阴蒂继续增大、阴毛增多、无阴道及乳房发育好（但乳头较小）。睾丸位于腹腔内、腹股沟或大阴唇，无子宫和输卵管。染色体核型为 46，XY；血清雌激素含量为正常男性的 2 倍，但低于正常女性；睾酮含量显著高于正常女性；20 岁后睾丸可发生恶性肿瘤。

③ 幼女长期误服高效孕激素、避孕药或甲基睾酮，可导致阴蒂肥大，但停服该药后肥大的阴蒂可恢复原有大小。

④ 卵巢支持 – 间质细胞肿瘤：此病具有分泌睾酮的功能。青春期前妇女表现为阴蒂肥大，阴毛、腋毛稠密，面部撬毛增多；青春期后妇女除阴蒂肥大外，尚有闭经、经量少、不育等表现；盆腔检查和盆腔 B 超检查，可发现一侧卵巢有肿块，但一般肿块体积不大；血清睾酮显著增加。

⑤ 先天性女阴畸形：很少见，常与女性两性畸形及女性尿道下裂并存。在婴幼儿时外生殖器不易辨认。先天性无女阴者可有内生殖器，如早孕时期（12 周左右），接受孕激素制剂类药物，可出现女阴融合异常。

【相关检查】

（1）病史询问要点。

① 询问患者何时发现该外阴病变，有无伴随症状，如水肿、疼痛、压痛、瘙痒或流脓等。

② 询问与疾病肿大和鉴别诊断相关的伴随症状，如乏力、发热或其他部位的皮疹等。

③ 了解性接触史。

④ 如以阴道分泌物增多为主诉，应让患者描述此病如何发生，阴道分泌物的颜色、稀薄度、气味、质地等。分泌物如何不同于以往分泌物，发生是否与生理周期有关，也要询问其他伴随症状，例如排尿困难、外阴瘙痒或烧灼感。

⑤ 若有无性行为或妇科检查后阴道出血现象者，应询问最近有无性行为或者习惯改变等，有没有

可能怀孕。

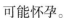

⑥ 询问患者既往有无阴道排出物或曾因泌尿生殖道感染而接受治疗，接受何种治疗，是否足疗程，现在有无药物治疗，特别是抗生素、口服雌激素及激素类避孕药等。

（2）查体重点。

检查外生殖器，记录分泌物的性状。观察外阴及阴道组织，有无发红、水肿、表皮脱落，触摸腹股沟淋巴结，检查有无压痛或肿大，并触腹部有无压痛，需进行盆腔检查并送检阴道分泌物。此外要注意检查体温、全身皮肤有无皮损、全身淋巴结及肝脾是否肿大等。

（3）实验室检查。

三大常规、血液生化、阴道分泌物检查。

（4）辅助检查：妇科 B 超、宫腔镜检查、取病理活检检查等。

（5）选择性检查。

① 关于外阴性传播性疾病时的相关检查。

a. 应根据病史及溃疡的特点，必要时做分泌物涂片、培养、梅毒血清学实验等以明确诊断。

b. 对生殖器疱疹行脱落细胞学检查、酶联免疫测定法。

c. 对软下疳分泌物涂片检查、分泌物培养、伊东 – 雷斯特纳反应等可查到病原体。

d. 性病性淋巴肉芽肿的辅助检查：血清补体结合试验，稀释 16 ～ 64 倍为阳性；涂片找细胞内包涵体；鸡胚和细胞培养分离衣原体等。

e. 梅毒病原体检查，即暗视野检查。在一期梅毒的硬下疳可取少许血清渗出液或淋巴穿刺液放于玻片上，滴加生理盐水后置暗视野显微镜下观察，依据螺旋体强折光性和运动方式进行判断，可以确诊。

f. 用聚合酶链反应诊断生殖器感染具有快速、准确和灵敏度高的特点。

g. 做组织病理检查：软下疳有时同时感染梅毒、性病性淋巴肉芽肿、腹股沟肉芽肿、阴道疱疹等，可检出相应致病微生物。

② 外阴肿瘤相关检查。

a. 常规阴道细胞学涂片检查，有助于发现外阴肿瘤患者是否伴发阴道癌、宫颈肿瘤或宫体癌。而细胞学涂片检查对外阴肿瘤的诊断约有 50% 的阳性率，直接从病变部位刮取材料或局部组织印片做细胞学检查可提高阳性率。

b. 对于外阴瘙痒、白斑、尖锐湿疣等经一般治疗无效，尤其是发生小结节、溃疡或乳头状赘生物等，均应警惕有发展或已成为外阴肿瘤的可能。因此，必须及时行局部活组织检查，以明确诊断。

第二十四章

脊柱、关节异常

第一节　脊柱畸形

脊柱畸形是指脊柱失去正常生理性的“S”形状，可表现为脊柱的过度侧凸及后凸，明显的脊柱畸形一般通过望诊即可明确。

【常见病因】

（1）脊柱侧凸。

① 非结构性脊柱侧弯：a. 姿势性侧弯；b. 神经根刺激导致脊柱侧弯（腰椎间盘突出症、椎间盘炎、马尾神经肿瘤等原因导致的脊柱侧弯）；c. 骨盆不对称、下肢不等长导致的脊柱侧弯（脊髓前角灰质炎或骨骺发育异常造成下肢不等长，引起骨盆倾斜，继而发生脊柱侧弯）；d. 癔症性侧弯（侧弯是一种症状，癔症如能治疗，侧弯也随之消失）。

② 结构性脊柱侧弯：a. 特发性脊柱侧弯又称原发性脊柱侧弯；b. 先天性脊柱侧弯；c. 神经肌肉性脊柱侧弯（上运动神经元病变的脑瘫、脊髓空洞症和下运动神经元病变的脊髓前角灰质炎等）；d. 神经纤维瘤病合并脊柱侧弯；e. 间充质病变合并脊柱侧弯（马方综合征及埃当综合征均属于间充质病变）；f. 骨软骨营养不良合并脊柱侧弯；g. 代谢障碍疾病合并脊柱侧弯（如黏多糖类疾病）；h. 其他原因导致的脊柱侧弯（如感染、外伤、肿瘤及风湿病等）。

（2）脊柱后凸。

① 脊柱弓状后凸：先天性脊柱后凸、Morquio 病、强直性脊柱炎、老年人驼背、原发性骨质疏松症、维生素 D 缺乏病性驼背、瘫痪性脊柱后凸、多发性骨骺发育异常、多发性骨骺骨软骨病、氟骨症及甲状旁腺功能亢进骨营养不良等。

② 脊柱角状后凸：先天性半椎体、脊柱结核椎体破坏、椎体压缩性骨折及脱位未能复位、椎体肿瘤、畸形性骨炎及医源性后凸等。

【诊断线索】

脊柱畸形诊断线索（表 2-467）。

表 2-467　脊柱畸形诊断线索

项目	临床线索	诊断提示
脊柱后凸	小儿	维生素 D 缺乏病
	青少年（13 ～ 19 岁）背痛，且呈圆形驼背，尚无全身症状	青年性继发性椎骺炎（X 线片可见椎体前缘呈切迹样改变及椎间隙狭窄）

续表

项目	临床线索	诊断提示
脊柱后凸	老年妇女发病，消瘦，且局部疼痛	老年性骨质疏松（X 线片显示椎体广泛性脱钙，椎体可呈双凹形）
	20～40 岁成年男性其胸腰段脊柱强直及疼痛，且常累及骨骼关节	强直性脊椎炎（X 线片可显示前纵韧带钙化，后期则呈"竹节样"改变）
	若在 5 岁以后发病，且腰背肌呈痉挛性疼痛，体重常过重	肥大性脊推炎（X 线片可显示椎间隙狭窄，椎体边缘有骨赘形成）
	脊柱呈成角形后凸，伴低热、盗汗，疼痛多在夜间为甚，血沉增快等	脊椎结核 [X 线片显示椎体楔形破坏、椎间隙狭窄和（或）椎旁冷脓肿等]
前凸	腰椎多见	妊娠、腹水
脊柱侧弯部位	颈段脊柱侧弯	先天性斜颈、颈椎病、一侧长期颈肌麻痹
	胸段脊柱侧弯	特发性脊柱侧弯、脊柱损伤、胸廓畸形及慢性胸膜增厚
	腰段脊柱侧弯	腰椎间盘脱出症、腰段脊椎损伤、腰部软组织损伤、一侧腰肌瘫痪
脊柱过度后凸	腹部膨隆，移动性浊音阳性	大量腹腔积液
	腹部膨隆，触及包块，无移动性浊音	腹腔巨大肿瘤、妊娠后期
	脊柱有外伤史，鞍区麻木，小便失禁，椎体离开下关节突而在下一椎体的上面，并向前移位者	脊椎滑脱
	会阴部增宽，髋关节活动受限，受累下肢缩短	先天性髋关节脱位
	体型矮小，骨端粗大，局部疼痛、肿胀，关节运动受限	大骨关节病

【诊断思维】

（1）脊柱畸形病因分类（表 2–468）。

表 2–468　脊柱畸形病因分类

非结构性侧凸	结构性侧凸
是指脊柱及其支持组织无内在的固有改变，侧凸在侧方弯曲像或牵引像上完全矫正，累及的椎体未固定在旋转位上，如因姿势不正、神经根刺激、双下肢不等长等原因引起的侧凸，在病因得到治疗后侧凸即可消失	是指伴有椎体固定旋转畸形的侧方弯曲，患者无法通过平卧或侧方弯曲自行矫正的侧凸，或虽矫正但也无法维持。见于绝大多数脊柱病变

（2）脊柱畸形诊断思维（表 2–469）。

表 2–469　脊柱畸形诊断思维

项目	诊断思维
脊柱畸形	·脊柱畸形根据位置可以分为颈椎、胸椎和腰椎畸形。根据形态学可以分为前凸、侧凸和后凸畸形。根据脊柱畸形的原因，可以分为特发性、先天性、神经肌肉型、间质性及创面性等；对于侧凸来说，特发性是其常见原因
	·查体时观察两肩是否平齐，是诊断脊柱侧弯的重要线索之一。如果脊柱侧弯由立位或坐位在转为仰卧位后自然消失或两肩也转为平齐者，常提示系功能性脊柱侧弯。反之多为器质性病变所致。对脊柱畸形程度较轻或隐藏深处的畸形，除了仔细地做体格检查外，甚至还需借助 X 线检查后才能明确。此外脊柱病变的最后诊断都将依赖于 X 线检查

续表

项目	诊断思维
脊柱畸形	·若检查发现脊柱活动受限，常应考虑软组织受损、骨质增生、骨质破坏及椎间盘脱出
	·脊柱侧弯是较为常见的脊柱疾病，可以发生于儿童、青少年、成人、老年等各个时期。轻度的脊柱侧凸不易察觉，往往没有明显症状，而严重的侧凸在外观上就会比较明显，常出现躯干扭曲或偏斜，后背两侧明显不平，两边肩膀高低不一。由于脊柱的弯曲，可以造成后背肌肉的受力改变，两侧肌肉力量不平衡，肌肉痉挛或无力，导致后背疼痛，影响日常生活
	·凡遇脊柱畸形患者，都应仔细观察和检查有否胸廓畸形、四肢活动度的异常及双下肢长度的一致性。因为作为脊柱畸形的病因中有相当一部分是继发于胸廓、躯干骨骼、肌肉及神经病变。若脊柱畸形已明确是由肿瘤所致（脊椎肿瘤大多为肿瘤转移），应仔细搜寻其原发癌灶。最常见的是来自前列腺癌、甲状腺癌、乳腺癌及肾癌的转移
	·根据脊柱畸形的原因，可以分为特发性、先天性、神经肌肉型、间质性、创面性等。对于侧凸来说，特发性是其常见原因；对于后凸来说，以神经纤维瘤病Ⅰ型，Scheuermann 病为常见冠状位畸形，将其畸形位置分为上胸段、中胸段、胸腰段、腰段
	·由于第 10 胸椎处是脊椎结核的好发部位，若在此处发现一条深的脊柱中线沟，可能是脊椎结核的最早体征。若为儿童，能观察到其在地面拾物时表现出小心翼翼，且必须屈膝后才能拾起时，则应高度怀疑这种脊柱强直性的表现是由脊椎结核所致（也是脊椎结核的早期表现）
	·小儿脊柱的侧弯、后弯等可由很多原因造成，如原发性脊柱侧弯，或特发性的。好发于 1～2 岁、5～6 岁或 11～12 岁的年龄段。此外应考虑胎儿在母体宫内的发育异常导致的小儿脊柱发育畸形，即先天性脊柱侧弯；神经肌肉异常引起脊柱椎旁肌的平衡失常也可造成脊柱弯曲，如脑瘫、小儿麻痹后遗症等，脊柱创面、烧伤后等因素均可以导致小儿脊柱变形
	·成人脊柱侧凸主要存在两种病理类型，其一是由于青少年时期的特发性脊柱侧凸进展到成人期而出现相应症状，称成人特发性脊柱侧凸；其二是在成年期内由于椎间盘退变造成，称退变性成人脊柱侧凸，后者是最常见的类型。另外还包括先天性脊柱侧凸、麻痹性侧凸及外伤后畸形等
	·胸部病理性脊柱畸形：幼年患化脓性或结核性胸膜炎，患肋胸膜过度增厚并发生挛缩；或在儿童期施行胸廓成形术，扰乱了脊椎在发育期间的平衡。均可引起脊柱畸形
	·遗传因素：有些患者其兄弟姊妹、父母等直系亲属中均有脊柱畸形现象，即有明显的家族史。此类弯曲发生比较晚，一般 12～13 岁时发现，发展也较缓慢，弯曲部位多局限于腰段，畸形多不严重
	·有些特发性脊柱畸形患者的身高比同龄非脊柱畸形者高，提示生长激素可能与脊柱畸形有关，生长激素和促生长因子的释放在特发性脊柱畸形患者中有明显增高现象。此外，在特发性脊柱畸形的患者中可以发现结缔组织有胶原和蛋白多糖质与量的异常，提示可能与结缔组织发育异常相关
	·脊柱畸形者若伴有脊柱段的触（叩）痛常是结核、肿瘤及骨折的重要体征，但脊椎周围肌肉、韧带等软组织病变时也可有触（叩）痛。此外，脊柱成角形后凸者应考虑到脊椎结核、骨折脱位及脊椎继发性肿瘤，然而脊柱呈徐缓性弯曲者则多为姿势不正、维生素 D 缺乏病或老年性骨质疏松症
	·神经肌肉型脊柱侧凸主要是由于全身肌肉系统病变，导致胸背部本身肌肉无力和病变所造成椎旁肌不能够很好的支撑脊柱；神经纤维瘤病也是造成脊柱侧（后）凸的重要原因。神经纤维瘤病本身是由于基因缺陷引起神经嵴细胞发育异常导致多系统损害；马方综合征也是引起脊柱侧凸的原因，男女发病比例类似，是染色体显性遗传病（15 号染色体 15q21.1 变异造成），但是也有少数由染色体变异所致
	·严重的脊柱侧凸可以使胸廓随其形状而改变，胸腔内脏器，尤其是肺的运动受到干扰和限制，影响肺的呼吸功能，部分严重侧弯患者出现呼吸费力就是这个原因。严重的脊柱侧弯还可能对椎管内走行的脊髓神经造成影响，使脊髓受到压迫或牵张，出现神经功能受损，患者可以表现为下肢无力、麻木或疼痛。因此，对于严重脊柱侧弯，或者发展较快的侧弯，需要及时就诊，尽早手术

（3）炎症性下腰痛与机械性下腰痛的特点（表 2-470）。

表 2-470　炎症性下腰痛与机械性下腰痛的特点

分类特点	炎症性下腰痛	机械性下腰痛
发病年龄	＜ 40 岁	任何年龄
起病	慢	急
症状持续时间	＞ 3 个月	＜ 4w
晨僵	＞ 1h	＜ 30min
夜间痛	常有	无
活动后	改善	加剧
骶髂关节压痛	多有	无
背部活动	多方向受限	仅屈曲受限
扩胸度	常减少	正常
神经系统查体异常	少见	多见
血沉增快	常有	多无
骶髂关节 X 线检查	常有	常无

（4）脊椎各段病变可出现的临床症状（图 2-77）。

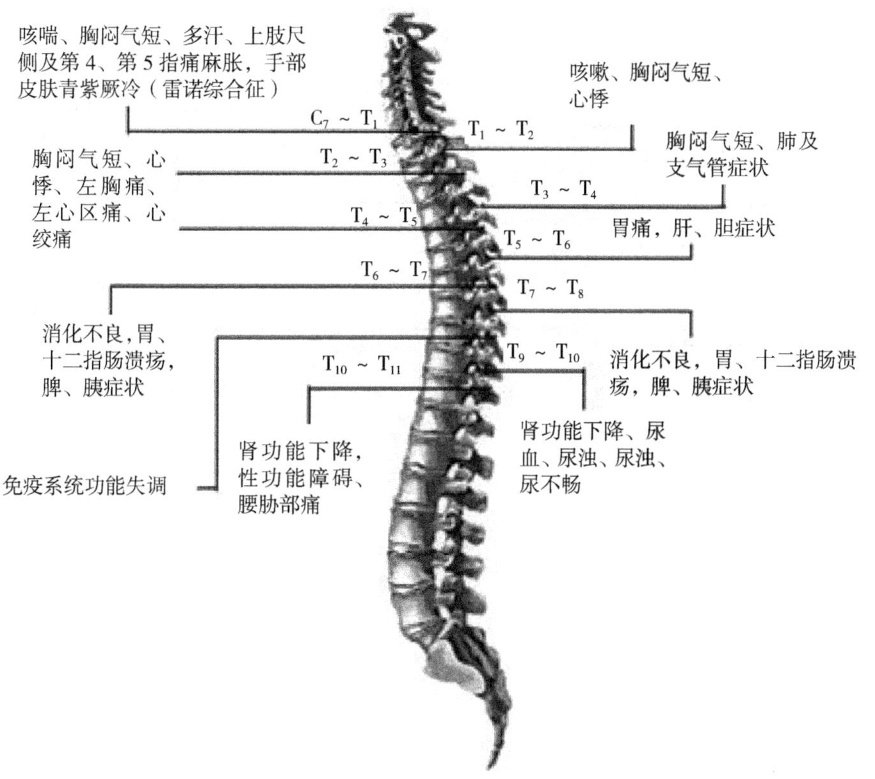

图 2-77　脊椎各段病变可出现的临床症状

（5）脊柱畸形并发症。

① 重者可发生呼吸功能不全。

② 脊髓受压所出现的神经受损。

③ 进食或吞咽困难。

④ 严重脊柱畸形的孕妇易导致胎儿发育不全、流产或死于宫内。

【疾病特点与表现】

（1）脊柱后凸畸形疾病。

① 强直性脊柱炎：临床表现与分期见表 2-471。

表 2-471　强直性脊柱炎的分期与临床表现

分期	早期	晚期
临床表现	上背部、臀部及髋部呈间歇性钝痛，有僵硬感或坐骨神经痛。病初疼痛为间歇性，且较轻。随着病情发展，在数月或数年之后可出现持续性疼痛。严重时疼痛可发生于背部较高部位、肩关节及其周围，但不久就可出现下背部症状。常感晨起时和工作一天后症状较重，天气寒冷和潮湿时症状恶化	由于炎症已基本消失，关节症状较轻或无疼痛，常以脊柱固定和强直为主要表现。颈椎固定性前倾，脊柱后凸，胸廓常固定在呼气状态，腰椎生理弯曲丧失，髋关节和膝关节严重屈曲挛缩，站立时双目凝视地面，身体重心前移。个别患者可严重致残、长期卧床、生活不能自理等。其他表现包括关节外症状，如虹膜炎、主动脉炎及肾脏受累等

② 脊椎结核：疼痛是最先出现的症状。通常为轻微疼痛，休息后症状减轻，劳累后则加重，早期疼痛不会影响睡眠，病程长者夜间也会疼痛。累及部位不同其症状也不同，见表 2-472。

表 2-472　脊椎结核临床表现

部位	颈椎结核	胸椎结核	腰椎结核
临床表现	颈部疼痛及上肢麻木等神经根受刺激的表现，如咳嗽、喷嚏时会使疼痛与麻木加重，神经根受压时则疼痛剧烈，如果疼痛明显，患者常用双手托住下颌，头前倾、颈部缩短，姿势十分典型。有咽后壁肿胀者妨碍呼吸与吞咽，睡眠时有鼾声。后期时可在颈侧摸到冷脓肿所致的颈部肿块	有背痛症状，必须注意，下胸椎病变主要为腰骶部疼痛，脊柱后凸十分常见	站立与行走时常用双手托住腰部，头及躯干向后倾，使重心后移，尽量减轻体重对病变椎体的压力，从地上拾物时，不能弯腰，需在挺腰、屈膝、屈髋、下蹲下才能取物，称拾物试验阳性

③ 氟骨症：慢性氟中毒可引起骨骼的致密性、硬化性病变，以脊柱及骨盆最易受累，其次是胸廓与颅骨。重者可引起韧带钙化、脊柱强直后凸，临床上类似强直性脊柱炎的表现，甚至可引起椎管狭窄及脊髓受压表现。

④ 甲状旁腺功能亢进骨营养不良：本病可增加破骨细胞的数量，加快骨吸收的速度，破坏骨吸收和骨形成的平衡，引起纤维性骨炎或纤维囊状骨炎。受累椎体极易产生压缩性骨折，造成后凸畸形。临床表现包括类似抑郁的表现，如情绪低落、乏力、缺乏主动性和易激惹等，也可出现记忆减退和思维迟缓。若起病隐匿，症状可能被忽略而漏诊。急性起病者常出现抽搐及意识障碍。

⑤ 多发性骨骺发育异常：也称原发性骨骺骨软骨病或 Fairbank 病，又称多发性骨骺骨化不全，为常染色体显性遗传疾病。其特征为多个骨骺异常骨化、生长障碍和手指粗短。好发部位首先为髋、肩、距小腿关节，其次为膝、腕、肘关节，受累关节疼痛，活动受限，行走困难，呈摇摆步态。肩关节活动受限，骨端常粗大，少数有关节屈曲畸形或关节松弛，可表现为短肢型侏儒。此外，尚有膝内翻或外翻、两肢不等长或脊柱后凸畸形。

⑥ 青年圆背（Scheuermann 病）：此种骨骺可发生骨软骨病，亦称脊柱骨骺炎，好发部位为胸椎中段，常累及 3 ～ 5 个椎体，也可发生于胸腰段。发病年龄多为 12 ～ 17 岁，也有在 20 ～ 21 岁发病者，常表

现为受累骨骺前半部缺血性坏死，影响椎体的正常发育，椎体呈楔形改变，增加胸椎的生理后凸，形成圆背。

（2）脊椎侧弯性疾病。

① 特发性脊柱侧弯又称原发性脊柱侧弯，最常见，病因不明。根据发病年龄可分为 3 类，临床表现见表 2–473。

表 2–473　特发性脊柱侧弯的分型及临床表现

分型	婴幼儿型	儿童型	青少年型
临床表现	3 岁以前出现结构性脊柱侧弯，较少见，男性多于女性，主要发生在胸椎，凸向左侧，常伴斜头或蝙蝠耳畸形、先天性肌性斜颈和髋关节发育不良	发生于 4 ～ 10 岁，胸弯多凸向右侧，比青少年特发性脊柱侧弯更具有发展性	最常见，进展性脊柱侧弯在女生中的发病率比男生高，胸弯大于 70° 时，脊柱侧弯患者的肺功能将发生显著地改变，进展风险在青春期

② 先天性脊柱侧弯：是胚胎期脊柱纵向生长不平衡所致，由于先天性脊柱侧弯通常比较僵硬，矫形难度大，早期诊断和治疗至关重要。先天性脊柱侧弯主要分为以下 3 型：脊椎形成障碍，如半椎体、蝴蝶椎畸形；脊椎分节不全，如单侧未分节形成骨桥；混合型。此种畸形好发于胸腰段或腰骶段，弯曲出现早，发展快，一般在 3 ～ 4 岁即可有较显著畸形。

③ 神经肌肉性脊柱侧弯：可分为神经源性和肌肉源性 2 种，神经源性脊柱侧弯包括上运动神经元病变的脑瘫、脊髓空洞症和下运动神经元病变的脊髓前角灰质炎等，肌肉源性脊柱侧弯包括关节挛缩症、肌营养不良等。

④ 神经纤维瘤病合并脊柱侧弯：神经纤维瘤病为单一基因病变所致的常染色体遗传性疾病，当符合下列 2 项以上标准时即可诊断。a. 有 6 个或更多的牛奶咖啡斑，青春期后咖啡斑直径大于 15mm，青春期前咖啡斑直径大于 5mm；b.2 个以上任何类型的神经纤维瘤或 1 个以上的丛状神经纤维瘤；c. 腋窝或腹股沟区有色素斑；d. 视神经胶质瘤；e.2 个以上虹膜错构瘤；f. 独特的骨骼病变；g. 一级亲属中有确诊的神经瘤病患者。

⑤ 间充质病变合并脊柱侧弯：马方综合征及埃当综合征均属于间充质病变。部分马方综合征可合并脊柱侧弯，临床表现为瘦长体型、细长指（趾）、漏斗胸、鸡胸、韧带松弛、扁平足及主动脉瓣、二尖瓣关闭不全等。埃当综合征特征为颈短。

⑥ 骨软骨营养不良合并脊柱侧弯：主要临床表现为侏儒，包括软骨发育不良、脊椎骨骺发育不良、假性软骨发育不良等。

⑦ 代谢障碍疾病合并脊柱侧弯：如黏多糖类疾病，身材矮小，表现为较短的躯干和相对正常长度的四肢。

⑧ 其他原因导致的脊柱侧弯：如感染、肿瘤、风湿病等。

（3）引起脊柱侧弯的原因很多，除脑瘫、脊髓空洞、小儿麻痹、神经纤维瘤病、胚胎发育异常等疾病引起脊柱侧弯外，还有相当一部分病例无法找到原因，这部分脊柱侧弯称之为特发性脊柱侧弯。

【相关检查】

（1）病史采集要点。

① 脊柱凸起的发现时间、程度与发展情况，畸形对机体的影响。

② 询问有无外伤、感染、肿瘤及代谢病史，有无晨起后腰背部僵硬感、呼吸困难感、髋部疼痛及

有无家族史。

（2）查体重点。

大体观察包括站立位的前面观、侧面观、背面观及行走步态等。测量身高，检查侧凸畸形的程度，注意全身发育情况，尤其是胸廓外形和心肺功能，有无刀背样畸形。脊柱后凸检查双侧髋关节有无压痛及活动受限。四肢肌肉运动系统及全面神经系统检查。

（3）实验室检查。

三大常规、红细胞沉降率、抗链球菌溶血素“O”、类风湿因子（或 anti-CCP）、血清 HLA-B27 检查。畸形严重者应行心肺功能检查。

（4）辅助检查。

脊柱侧凸 X 线检查以确定有无半椎体畸形，除外后天性病变，并按 Cobb 法测量侧凸畸形角度。同时还应对脊柱发育程度进行估计。必要时应行去旋转位摄片、脊髓造影或 MRI 检查。脊柱后凸 X 线检查应包括脊柱及骨盆片，以观测畸形角度及是否累及髋关节。脊柱试验检查见表 2-474。

表 2-474　脊柱试验检查

颈椎试验检查	腰骶椎试验检查
Jackson 压头试验（颈椎病）	摇摆试验（腰骶部病变）
前屈旋颈试验（颈椎小关节病变）	拾物试验（腰椎间盘脱出、腰肌外伤及炎症）
颈静脉升压试验（颈椎病、坐骨神经痛）	直腿抬高试验（腰椎间盘脱出、坐骨神经痛）
旋颈试验（椎动脉型颈椎病）	屈颈试验（腰椎间盘脱出）
—	股神经牵拉试验（高位腰椎间盘脱出）

第二节　关节肿胀

关节本身的脱位、骨折、肿瘤、炎症及周围组织的病变和许多全身性疾病都可以引起关节肿胀。几乎所有关节肿胀都可能伴有不同程度的疼痛或活动受限。大多数患者多以局部疼痛作为就诊的主要原因。本章主要以讨论四肢关节为主。

【常见病因】

（1）人体免疫缺陷性关节病。

风湿性或类风湿性关节炎等。

（2）感染性关节病。

化脓性关节炎或结核病性关节炎等。

（3）创面性关节病。

髌骨的骨折、半月板断裂或关节周围韧带及肌腱的撕脱或撕裂等。

（4）代谢障碍性关节病。

痛风性关节炎或大骨节病等关节疾患。

（5）慢性骨关节病。

退行性关节病、慢性创面或外伤性关节病等。

（6）骨坏死性骨关节病。

无菌性股骨头坏死、无菌性骨坏死等。

（7）其他类型骨关节病。

血清病性关节炎、牛皮癣性关节炎、绒毛结节性滑膜炎或血友病性关节炎等。

【诊断线索】

关节肿胀的诊断线索（表 2–475）。

表 2–475　关节肿胀的诊断线索

项目	临床线索	诊断提示
起病方式	· 急性起病	感染性关节炎、外伤性关节炎等急性痛风性关节炎、外伤性关节炎和风湿热多急性起病
	· 慢性起病	类风湿关节炎、强直性脊柱炎常缓慢起病
年龄与性别	· 青少年	风湿热、感染性关节炎
	· 在 20 ～ 40 岁人群中	系统性红斑狼疮多发生
	· 中老年	骨性关节炎、类风湿关节炎、多发性骨髓瘤
	· 50 岁以上	肩关节周围炎
	· 男性伴有出血倾向	血友病性关节炎、脊柱关节炎和痛风
	· 女性伴多系统受损	系统性红斑狼疮
起病诱因	· 出现在暴饮暴食后	痛风性关节炎
	· 发病前 1 ～ 4w 有链球菌感染史（扁桃体炎、咽炎）	风湿热
关节表现	· 单关节痛	感染性关节炎或外伤性关节炎(也可见于骨关节炎)
	· 初发仅位于第一跖趾关节疼痛	痛风
	· 大关节对称性、游走性疼痛	风湿性关节炎、结核性变态反应性关节炎、猩红热性关节炎、系统性红斑狼疮等
	· 以近端指间关节、掌指关节或腕关节等为主的疼痛	多见于类风湿关节炎、更年期小骨关节病
	· 以膝、距小腿关节等下肢关节为主的疼痛	脊柱关节炎、反应性关节炎等
	· 手远端指间关节疼痛	骨关节炎
	· 小关节对称性疼痛，掌指关节呈梭形样变	类风湿性关节炎（还可以发生指端关节“天鹅颈”样畸形）、痛风性关节炎
关节疼痛范围及影响因素	· 局限性剧烈疼痛	外伤、关节内骨折、韧带撕裂、痛风、骨化肉瘤、尤文肉瘤等
	· 局部轻度疼痛	陈旧性骨外伤
	· 弥漫性剧烈疼痛	急性化脓性关节炎、关节内大血肿、红斑狼疮关节炎、骨关节炎等
	· 弥漫性轻度疼痛	关节结核、类风湿性关节炎、骨关节炎等
	· 寒冷、潮湿使疼痛加剧	风湿性和类风湿性关节炎
	· 活动时疼痛加剧，静止或休息后好转	化脓性关节炎、类风湿性关节炎、急性外伤、骨关节炎等
	· 与活动或休息无关	恶性肿瘤
	· 有痛醒史	儿童关节结核

续表

项目	临床线索	诊断提示
关节疼痛范围及影响因素	·常在刚醒时疼痛加剧，稍微活动后可改善	风湿性关节炎、类风湿性关节炎
	·夜间发作	痛风性关节炎
	·腕关节处有圆形质软包块	腱鞘纤维脂肪瘤
	·腕关节处结节状隆起	滑膜炎
	·腕关节处囊状突起	腱鞘囊肿
伴全身症状	·高热，咽峡炎，全身呈现弥漫性猩红热样皮疹	猩红热性关节炎
	·皮肤环形红斑，舞蹈症及心肌炎体征	风湿性关节炎
	·夜间疼痛较重，低热，盗汗，皮肤结核菌素强阳性	结核性变态反应性关节炎（起病由小关节开始）
	·皮肤紫癜、腹痛	紫癜性关节炎
	·突发性关节红肿，尤以夜间遇热后疼痛加重，关节周围组织或耳廓呈现结节	痛风性关节炎
	·腹痛、腹泻伴里急后重者	菌痢性关节炎
	·寒战，高热，局部明显红、肿、热、痛，白细胞和中性粒细胞显著升高	化脓性关节炎
	·伴有尿路刺激征及尿道有分泌物排出	淋球菌性关节炎、赖氏综合征（前者常有冶游史，多为单关节受累，后者则有结膜炎表现，且为多个关节受累）
	·伴尿道炎	Reiter 综合征
	·皮肤有牛皮癣	银屑病关节炎
	·伴有败血症及某些急性感染性疾病时，或在关节腔内注射药物后出现的关节肿痛	感染性关节炎
	·在菌痢后发生的关节痛，或在尿路感染后出现的关节痛	Reiter 综合征
	·伴有贫血、发热、出血	急性白血病
	·伴有发热、脱发、口腔溃疡	系统性红斑狼疮
	·膝关节浮髌试验阳性	关节结核及其他原因所致的关节积液
	·皮下或关节腔血肿	血友病（男性患病）
	·关节无力、动摇或无力	Charcot 关节病
	·体型矮小，骨端粗大，局部疼痛，运动受限	大骨关节病
	·关节肿胀呈手镯样，鸡胸等	肾性维生素 D 缺乏病
	·伴有口腔或生殖器溃疡及眼部疾患（如虹膜睫状体炎前房积脓等）	白塞病
	·慢性长期腹泻及血便，皮肤可呈现结节性红斑	溃疡性结肠炎
职业	·重体力劳动者、运动员、运动障碍者	外伤性关节炎
	·经常做旋转前臂与伸曲关节的劳动者，如木匠、水电工与网球运动员	桡肱滑囊炎（引起关节痛）

【诊断思维】

（1）关节肿胀诊断思维（表 2-476）。

表 2-476　关节肿胀诊断思维

项目	诊断思维
关节肿胀	·单关节的肿胀提示关节本身或关节周围组织的病变；若多关节肿胀应考虑全身性疾病所致。事实上，许多关节肿胀或炎症均与变态反应有着密切关系，故只要体内存在某种毒素或代谢产物足以引起变态反应，从而引起不同程度的关节疼痛或肿胀。这类关节炎既可以表现为急性起病，也可迁延数月或数年
	·各类骨关节疾病，包括退行性关节炎、滑囊炎、滑膜炎、颈椎病、腰椎病、肩周炎、骨质增生、风湿性关节炎、类风湿性关节炎、股骨头坏死等，其根本原因并非是骨骼发生了病变，而是软骨等“关节保护系统”对关节保护能力的丧失
	·药物治疗过程中出现关节肿胀者，首先提示药物变应性关节炎，常在停药后好转；若关节肿胀伴有明显感染症状时，应考虑会否系败血症、风疹、病毒性肝炎及传染性单核细胞增多症等所致。这些疾病在临床上都有各自其特点，故只要考虑到通常不易误诊
	·年轻女性患有多发性关节肿胀则应怀疑结缔组织病。有外伤史时，则是诊断外伤性关节病变的重要依据。更年期女性如有掌指关节疼痛及肿胀，在排除类风湿关节炎后应考虑更年期小骨关节病
	·单侧急性关节肿胀伴有全身感染中毒症状明显者，应考虑化脓性关节炎及急性骨髓炎。两者临床表现可极其相似，但前者触痛多在关节处，而后者于靠近关节的干骺端有明显深压痛
	·单侧关节肿胀者，若缺乏 X 线的异常表现时，常提示关节周围软组织的病变，但要强调的是任何一种关节病变的早期都可能会缺乏其 X 线应有的表现。若要做出早期临床诊断，必须通过详细地询问病史，认真细致地体检，并参考有关的实验室检查
	·肩关节病变特点为急性期以局部疼痛为主；慢性期以肩关节功能障碍为主。肩关节痛，活动受限，常可出现上肢上举、抬肩、内旋后弯等动作障碍，影响梳头、解衣扣等日常生活动作。肩部压痛点明显，数月后可见肩部肌肉萎缩，也可能出现钙化点
	·膝关节或髋关节作为痛风首次发作者通常难以诊断，除非患者有跖趾近节关节的疼痛、肿胀、皮温升高（足痛风）和痛风病史。痛风首次发作的膝关节疼痛常伴有肿胀及皮温升高，易与化脓性关节炎相混淆，临床鉴别要点是前者无全身感染中毒症状，后者常十分明显。痛风急性发作时另一特点是关节症状与受累关节对外在压力高度敏感有关，甚至不能耐受一个床单或毛毯的压力
	·各关节病变选择检查有：肩部病变，搭肩试验；肘关节病变，伸肘试验；髋关节病变，“4”字试验；膝关节病变，浮髌试验

（2）成长痛和关节痛的鉴别（表 2-477）。

表 2-477　成长痛和关节痛的鉴别

鉴别要点	成长痛	关节痛
疼痛部位	长骨两端，多出现在下肢，如大腿内侧、小腿肚等位置	主要为关节，包括手腕、膝部及踝部等关节
疼痛方式	自发性疼痛	主要为肿痛或触痛
疼痛时间	多在下午、傍晚及深夜	自发性，多在晨间

（3）各年龄组患者膝关节疼痛的常见原因（表 2-478）。

表 2-478　各年龄组患者膝关节疼痛的常见原因

少年儿童	成人	老年人
髌骨半脱位	髌骨软化症	骨关节炎
胫骨结节骨骺炎	内侧滑膜皱裂综合征	结晶引起的炎症性关节炎：痛风
髌腱炎	鹅足滑囊炎	腘窝囊肿
牵涉痛：股骨头骨骺滑脱	损伤：韧带损伤、半月板损伤	—
滑脱性骨软骨炎	炎症性关节病：类风湿性关节炎、Reiter 综合征	—
	感染性关节炎	—

（4）不同解剖部位膝关节疼痛的常见原因（表 2-479）。

表 2-479　不同解剖部位膝关节疼痛的常见原因

膝前痛	膝内侧痛	膝外侧痛	膝后痛
髌骨半脱位或脱位	内侧髌骨损伤	外侧韧带损伤	腘窝囊肿
胫骨结节骨骺炎	内侧半月板损伤	外侧半月板损伤	后交叉韧带损伤
髌腱炎	鹅足滑囊炎	髂胫束肌腱炎	—
髌骨软化症	内侧滑膜皱裂综合征	—	—

（5）关节疼痛诊断程序（图 2-78）。

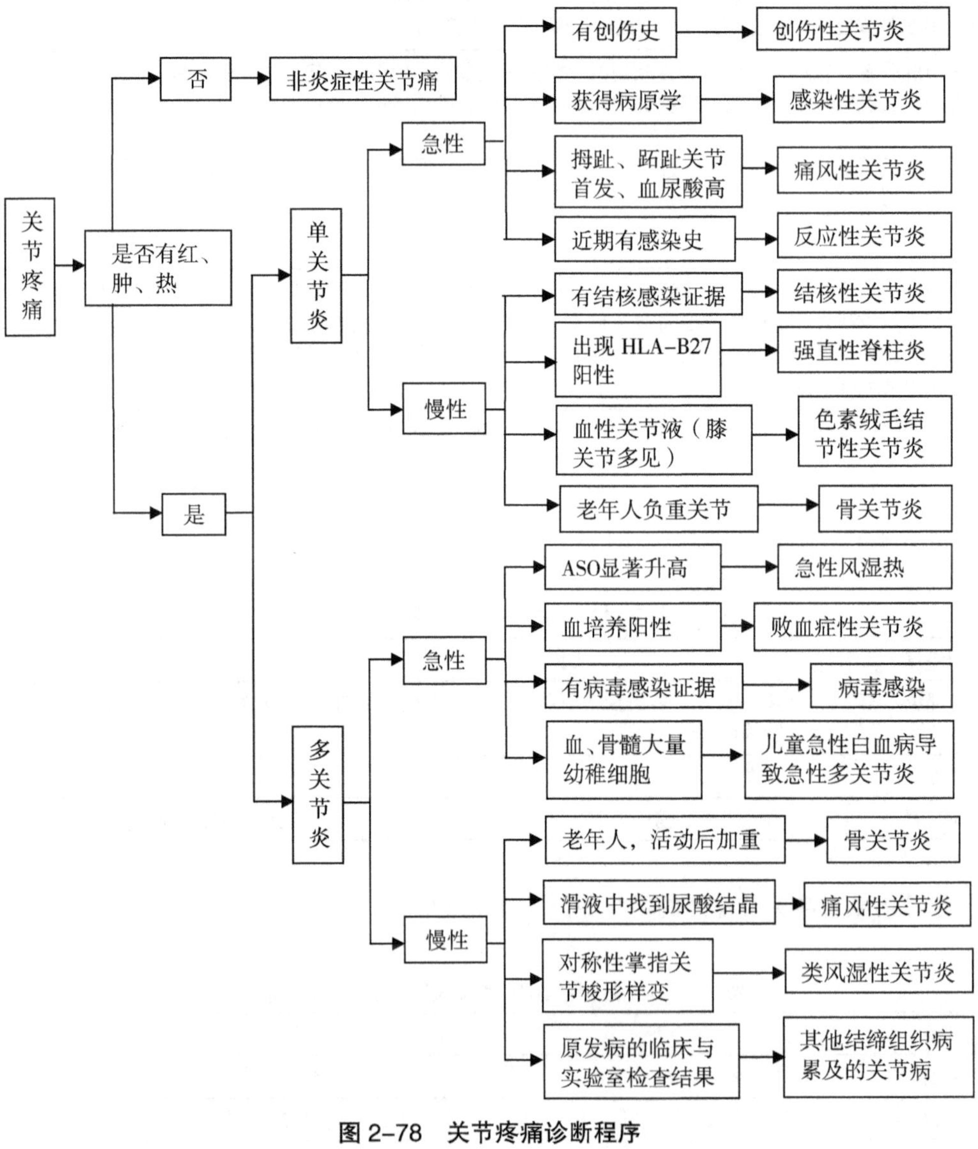

图 2-78　关节疼痛诊断程序

【疾病特点与表现】

（1）引起四肢关节肿胀的疾病。

① 类风湿性关节炎：发病年龄为 20 ～ 60 岁，以 45 岁左右为最常见，女性为男性的 2 ～ 3 倍。大部分患者起病缓，关节表现晨僵、关节痛与压痛、关节肿胀、关节畸形（尺侧偏斜、天鹅颈样畸形）及关节功能障碍。其他表现包括乏力、全身不适、发热及纳差等症状。

② 膝关节骨性关节炎（knee osteo arthritis，KOA）：在全身骨性关节炎中较为常见，其临床表现以关节疼痛、僵硬和活动受限为特征，初期表现为与活动有关的间断性关节僵硬和偶发性疼痛；中期表现为持续性疼痛及关节活动受限；晚期表现为跛行、关节不稳定及关节畸形等。

③ 增生性骨关节炎：发病年龄多在 40 岁以上，无全身性疾病。关节局部无红肿现象，受损关节以负重的膝、脊柱等较常见。

④ 风湿性关节炎：本病易与类风湿关节炎起病时相混淆，下列各点可资鉴别：起病一般急骤，有咽痛、发热和白细胞增高；四肢大关节受累多见，为游走性关节肿痛，关节症状消失后无永久性损害；常同时发生心肌炎；血清抗链球菌溶血素“O”、抗链激酶及抗透明质酸酶均为阳性，而类风湿因子为阴性；水杨酸制剂疗效常迅速而显著。

⑤ 结核性关节炎：本病常伴有其他部位结核病变，如脊椎结核常有椎旁脓肿，两个以上关节同时发病者较少见。X 线检查早期不易区别，若有骨质局限性破坏或有椎旁脓肿阴影，有助诊断。关节腔渗液做结核菌培养常阳性，抗结核治疗有效。

⑥ 强直性脊柱炎：本病是一个独立的风湿性疾病，多见于男性青壮年，以非对称性的下肢大关节炎为主，骶髂关节炎具典型的 X 线改变。有家族史，大多数 HLA-B27（+）患者，血清类风湿因子阴性。

⑦ 系统性红斑狼疮：部分可因手指关节肿痛而被误诊为类风湿性关节炎。本病的关节病变较类风湿的关节炎症轻，且关节外的系统性症状如蝶性红斑、脱发及蛋白尿等较突出。多发生于青年女性。

⑧ 硬皮病：本病好发于 20 ～ 50 岁女性，早期水肿阶段表现为对称性手僵硬，指、膝关节疼痛以及关节滑膜炎引起的周围软组织肿胀，易与 RA 混淆。本病早期为自限性，常可于数周后肿胀突然消失，出现雷诺现象。硬化萎缩期表现为皮肤硬化，呈“苦笑”面容。

⑨ 混合结缔组织病：临床症状与 RA 相似，但有高滴定度颗粒型荧光抗核抗体、高滴度抗可溶性核糖核蛋白（RNP）抗体阳性，而 Sm 抗体阴性。

⑩ 皮肌炎：皮肌炎的肌肉疼痛和水肿并不限于关节附近，心、肾病变也多见，而关节病变则少见。ANA（+），抗 PM-1 抗体、抗 Jo-1 抗体阳性。

（2）局限于某个关节肿胀的疾病。

① 痛风性关节炎：急性期常起病急骤，多在午夜发作，常受累于小关节（以第一跖趾及拇趾关节为多见，其次为踝、膝、肘、腕、手及足部其他关节）。关节及其周围组织明显红、肿、热、痛，局部明显压痛，可出现关节积液。慢性期多关节受累，关节肿大、僵硬、畸形和活动受限等。

② 创面性关节炎：是指因创面造成关节面不平整或承重失衡，关节软骨发生退行性改变，出现关节疼痛、功能障碍的疾病。早期受累关节表现为疼痛和僵硬，开始活动时较明显，活动后减轻，活动多时又加重，休息后症状缓解，疼痛与活动有明显关系；晚期常表现为关节反复肿胀、疼痛加重、活动受限、关节积液、畸形及关节活动时出现粗糙摩擦音。

③ 化脓性关节炎：常有创面史或身体其他部位感染史，常表现为单关节炎（关节红、肿、热、痛，压痛明显，活动受限。深部关节如髋关节感染时，局部肿胀、疼痛，局部红热不明显），成人多累及膝

关节，儿童则多累及髋关节，其次为踝、肘、腕和肩关节，手足小关节罕见。其他表现包括畏寒、发热、乏力、纳差等全身中毒症状及浮髌征（+）。常有原发病可寻，如肺炎、尿道炎、输卵管炎及痈等。

【相关检查】

（1）病史询问要点。

① 询问关节肿胀或疼痛起病的急缓，第一次发作是白天还是夜间，是单个关节还是多关节，是否对称，有无游走性等。

② 起病诱因是否有受凉、劳累、饮食、妊娠、分娩、感染及精神因素等。

③ 询问与疾病诊断和鉴别诊断相关的伴随症状，如发热、咽痛、晨僵、贫血、皮下结节、关节疼痛、口腔溃疡、眼炎（巩膜炎、角膜炎、虹膜睫状体炎等）、尿道炎、肠炎、心包炎及淋巴结肿大等。

④ 有无外伤史外、急性感染（如细菌性痢疾或尿路感染）。

⑤ 家族中有无类似疾病，尤其是家族中的男性。

⑥ 了解患者的职业史及用药史，尤其是有无长期服用糖皮质激素。

（2）查体重点。

记录生命体征，检查患者有无贫血、皮肤有无出血点、淤斑及其他皮损，有无发热、鼻出血、牙龈出血等，眼睛和口腔也应仔细检查，必要时可请专科医师协助检查。淋巴结、肝脾是否肿大。四肢关节肿胀、活动度、畸形及肌肉萎缩、浮髌试验等情况，应详细检查并记录。注意外阴检查。

（3）实验室检查。

三大常规、血细胞沉降率、关节液穿刺检查。根据病情可以检测相关风湿病的免疫项目和结缔组织自身抗体等。

（4）辅助检查。

影像学检查包括 X 线、CT、MRI、关节造影及放射核素闪烁照相检查（放射核素闪烁照相：^{99}mTc 和 ^{67}Ga- 枸橼酸盐闪烁照相对深部关节，如髋、肩关节和脊柱等早期病变的诊断也是重要辅助检查手段）等。

（5）选择性检查。

① 疑为风湿性关节炎，应查血沉、抗链球菌溶血素“O”抗体（抗“O”）、C 反应蛋白及黏蛋白等。

② 疑为类风湿性关节炎，应查类风湿因子或 anti-CCP。在急性活动期应查免疫复合物和补体；如有关节腔积液可行关节穿刺，见滑液中白细胞增高。

③ 疑为系统性红斑狼疮关节痛，应查 ANA、抗 ds-DNA 抗体、抗 Sm 抗体、狼疮细胞，在活动期应查循环免疫复合物和补体。

④ 疑为痛风性关节炎，应查血尿酸。

⑤ 疑为化脓性关节炎，应做关节穿刺并镜检和培养，抽出脓性积液有诊断价值。

⑥ 疑为血清阴性脊柱关节病，包括强直性脊柱炎、Reiter 综合征、银屑病关节炎及炎症肠病关节炎，应查 RF 及 HLA-B27。前者阴性、后者阳性有诊断价值。

⑦ 疑为血友病关节炎，应做 KPTT 测定及纠正试验，亦可直接测定血浆Ⅷ、Ⅸ因子含量。

⑧ 疑为白血病关节病变，应做骨髓穿刺涂片。

第二十五章

杵状指（趾）及指甲异常

第一节　杵状指（趾）

指（趾）膨大呈鼓槌状或指甲近端与甲根软组织的基底角＞180° 时，称杵状指（趾）。临床上前者较后者少见。

【常见病因】

（1）肺部疾病。

慢性支气管扩张、慢性肺脓肿、肺癌、肺内转移性肿瘤、肺尘埃沉着病及弥漫性肺间质纤维化。

（2）心脏疾病。

先天性心脏病、亚急性感染性心内膜炎及慢性肺源性心脏病。

（3）消化系统疾病。

慢性炎症性肠病、肝硬化、Crohn 病及肠结核。

（4）其他。

梅毒、慢性肾盂肾炎、甲状腺功能亢进、慢性粒细胞性白血病及接触化学物质（磷、砷、乙醇、二氧化硅及铍）。

（5）家族性杵状指（趾）。

【诊断线索】

杵状指（趾）诊断线索（表 2–480）。

表 2–480　杵状指（趾）诊断线索

特点	临床线索	诊断提示
年龄	幼儿（2 ～ 3 岁）出现杵状指（趾）	先天性心脏病，如法洛四联症、法洛三联症、艾森曼格综合征、大血管错位和三尖瓣闭锁等
	中老年人出现杵状指（趾）	慢性心肺疾病、恶性肿瘤
发生急缓	起病后 2 ～ 3 w 出现	亚急性细菌性心内膜炎、胸内肿瘤
	缓慢出现（数月或数年）	慢性心肺疾病
伴随症状	伴发热	肺脓肿、脓胸和感染性心内膜炎等
	伴咳脓痰（其脓痰特点为静置后可分三层，上层为泡沫，中层为浆液，下层为坏死组织，且秽臭）	支气管扩张、肺脓肿和肺癌等

续表

特点	临床线索	诊断提示
伴随症状	伴发绀	先天性心脏病、慢性阻塞性肺疾病和慢性肺心病等
	伴腹痛、腹泻	Crohn 病和溃疡性结肠炎
	若发生在中年以上或有长期大量吸烟史，伴有不明原因的胸痛、咳嗽或咯血等	肺癌
	伴心脏杂音，可有蹲踞现象	先天性心脏病
	伴发热、脾大及周围栓塞表现	感染性心内膜炎
	伴蜘蛛痣、肝掌、腹水、脾大或腹壁静脉曲张	肝硬化

【诊断思维】

（1）杵状指（趾）诊断思维（表 2–481）。

表 2–481　杵状指（趾）诊断思维

项目	诊断思维
样状指（趾）	・事实上几乎所有的慢性肺部疾患均有可能出现杵状指（趾），但其中最为常见的是慢性肺部化脓性病变和肺癌。在肺部肿瘤中能引起杵状指（趾）的多为周围型肺癌和胸膜间皮瘤，还常伴有局部的皮肤发红或疼痛，尤其是甲根部
	・对临床表现有刺激性干咳（常由外部刺激如冷空气、运动后、气味及呼吸感染诱发的无痰的咳嗽）、咳痰（黏液痰，痰中带血）、胸痛（不规则的隐痛或钝痛）、胸闷、气急、肺部反复发生炎症，尤其是 40 岁以上的中老年人，咳嗽声音如呈高音调金属音时，要高度警惕肺癌的可能
	・出现杵状指（趾）者注意心脏杂音至关重要，一旦有病理性心脏杂音，在考虑诊断时可局限于先天性心脏病和感染性心内膜炎。前者多见于发绀型心脏病；而后者多见于亚急性细菌感染，急性者少见
	・单侧杵状（趾）指常要考虑有否锁骨下动脉、无名动脉或主动脉弓的动脉瘤，臂部动脉瘤也可引起单侧杵状指（趾），由肿瘤压迫一侧上肢血管所致
	・许多慢性消化道疾病如慢性溃疡性结肠炎、局限性小肠炎、肠结核、慢性细菌性痢疾及口炎性腹泻等均可出现杵状指（趾）。故有杵状指（趾）者，要着重了解其有无慢性腹泻或大便性状改变，对诊断也颇有价值。但慢性消化系统疾病杵状指（趾）的发生率远不如心肺疾患常见
	・某些结缔组织病，如类风湿关节炎可出现杵状指（趾），常提示该病合并有肺部的受累

（2）杵状指（趾）诊断程序。

第一步：是否有先天性或家族性杵状指（趾）。自幼出现、无原因可查的，应考虑先天性杵状指（趾）。家族中多个成员有不明原因的杵状指（趾），应考虑家族性杵状指（趾）。第二步：是什么疾病引起的。常见疾病有呼吸系统、心血管系统和消化系统疾病，其他如鼻咽癌、恶性淋巴瘤、甲状腺切除术后及脊髓空洞症等，也可出现杵状指（趾）。第三步：是否是恶性肿瘤引起的。恶性肿瘤引起杵状指（趾）的患者，预后较差，如胸膜间皮瘤和支气管肺癌；而转移性肺癌和胸腔内其他肿瘤患者杵状指（趾）往往少见。

【疾病特点与表现】

（1）先天性心脏病临床特点与表现（表 2–482）。

表 2-482 先天性心脏病的临床特点与表现

临床表现	先天性心脏病表现
心衰	患儿面色苍白、憋气、呼吸困难、心动过速及低血压，可听到奔马律，肝大，但外周水肿较少见
发绀	其产生是由于右向左分流而使动静脉血混合。在鼻尖、口唇、指（趾）甲床最明显
蹲踞	患有发绀型先天性心脏病（特别是法洛四联症）的患儿，常在活动后出现蹲踞体征，此举可增加体循环血管阻力从而减少心脏间隔缺损产生的右向左分流，同时也增加静脉血回流到右心，从而改善肺血流
杵状指（趾）和红细胞增多症	发绀型先天性心脏病几乎都伴杵状指（趾）和红细胞增多症
肺动脉高压	当间隔缺损或动脉导管未闭的患者出现严重的肺动脉高压和发绀等综合征时，被称为艾森曼格综合征。临床表现为发绀，红细胞增多症，杵状指（趾），右心衰竭征象，如颈静脉怒张、肝大、周围组织水肿
发育障碍	先天性心脏病的患儿往往发育不正常，表现为瘦弱、营养不良、发育迟缓等
其他	胸痛、晕厥、猝死等

（2）其他疾病。

① 亚急性感染性心内膜炎：大多起病缓慢，部分起病前有口腔手术、呼吸道感染、流产或分娩的病史。典型表现包括发热、乏力、盗汗、进行性贫血及脾大，晚期可有杵状指（趾）。心脏杂音多变或出现新的杂音（若无杂音时也不能除外心内膜炎的存在）。少数起病急，有寒战、高热或栓塞等症状。

② 慢性支气管扩张：杵状指（趾）常见，其他表现包括慢性咳嗽、咳痰、咯血和反复肺部感染，支气管扩张局部可有持久的湿啰音，咳嗽排痰后仅暂时消失。若叩诊呈浊音，有广泛的干性啰音，提示支气管扩张合并支气管炎。

③ 慢性肺脓肿：由化脓性细菌引起肺组织的炎症、坏死、液化，大量脓液在局部肺组织内积聚形成肺脓肿，常超过 3 个月。杵状指（趾）多见，其他表现包括畏寒、发热、乏力、咳嗽、咳大量脓性痰或有少量咯血，如为厌氧菌感染，痰有明显恶臭味。慢性肺脓肿除感染症状外，可并有反复咯血、消瘦及肺性骨关节病等。

④ 肺癌：多见于 40 岁以上男性，部分可以以杵状指（趾）为首发表现，常伴甲根部发红及疼痛，其他表现包括刺激性咳嗽、血痰、胸闷、发热及消瘦等。晚期常出现呼吸困难、咽下困难、声音嘶哑、上腔静脉阻塞及霍纳综合征等。

⑤ 特发性肺纤维化：本病是一种不明原因的肺间质炎症性疾病，出现杵状指（趾）常提示疾病进入晚期，其他表现包括干咳、进行性呼吸困难，经数月或数年逐渐恶化，多在出现症状 3 ～ 8 年内进展至终末期呼吸衰竭或死亡。

⑥ 慢性炎症性肠病：广义的是包括各种肠道炎性疾病，常累及回肠、直肠及结肠等部位。消化道典型表现有腹泻、腹痛、血便；全身症状有发热、乏力、贫血、脱水、电解质紊乱及酸碱平衡失调等；肠外表现包括杵状指（趾）、关节炎、关节痛、虹膜睫状体炎及肝大等。

⑦ 肝硬化：可以出现杵状指（趾），但并非常见，其他表现包括黄疸、出血倾向、蜘蛛痣、消瘦、腹水、肝脾大及腹壁静脉曲张等。

【相关检查】

（1）病史采集要点。

① 询问杵状指（趾）出现的时间，若自幼发生应了解有无发绀、活动后心悸气短及蹲踞现象。年长者发生的应询问是否伴有局部红肿及疼痛。

② 现有及既往史重点包括心肺疾病，是否有发热、关节疼痛及腹泻等症状。了解有无慢性肝脏疾病史。

（2）查体重点。

注意皮肤黏膜有无皮肤淤点、发绀、巩膜黄疸和蜘蛛痣等表现。淋巴结、胸廓和胸部有无胸腔积液体征，如叩诊浊音、呼吸音和语音传导减低，有无肺部干湿啰音。有无心脏扩大和心脏杂音，腹部有无腹壁静脉曲张、肝脾大、腹部压痛和腹部包块及关节有无红肿等。

（3）实验室检查。

三大常规、血液生化及血沉等。

（4）辅助检查。

心电图、动脉血气分析、支气管镜检查、ECT 检查、纵隔镜检查及肿大淋巴结活组织检查等。心脏超声检查可明确诊断有无心脏疾病。胸部影像学检查有助于排除肺部疾病。

（5）选择性检查。

① 疑为支气管扩张，应做支气管造影或高分辨胸部 CT。

② 疑为肺癌，应查痰脱落细胞、经皮肺穿刺细胞学检查、胸腔穿刺细胞学检查、血清肿瘤标志、循环肿瘤细胞、胸部 CT 和纤支镜检查、亲肿瘤显像或 PET/CT。

③ 疑为脓胸，应在 B 超定位后抽胸腔积液做常规和生化检查，并做胸腔积液细菌培养。

④ 疑为慢性阻塞性肺疾病，应做肺功能测定和动脉血气分析。

⑤ 疑为亚急性感染性心内膜炎，应做病原体血培养。

⑥ 疑为先天性心脏病，应做心脏超声检查和心导管检查。

⑦ 疑为肝硬化，应做血清肝功能和 B 超检查。

⑧ 疑为 Crohn 病和溃疡性结肠炎，应做自身抗体、钡餐灌肠和纤维结肠镜等常规检查。

第二节　指甲异常

甲床富有血管神经，很多全身性与局部性疾病均可通过甲部反映出来。本节内容主要涉及甲形及甲色改变，二者均属于甲病的范畴。

【常见病因】

（1）遗传因素。

（2）过分暴露于水、高温和湿气中。

（3）鞋子过紧。

（4）化学作用影响。

（5）糖尿病。

（6）皮肤病。

（7）肿瘤。

（8）过分修剪指甲。

（9）有经常抓挖指甲旁边皮肤的习惯。

（10）土壤污染。

（11）人类免疫性缺陷病毒，能引起艾滋病的病毒等。

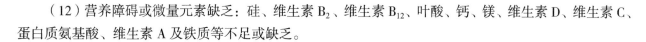

(12)营养障碍或微量元素缺乏：硅、维生素 B_2、维生素 B_{12}、叶酸、钙、镁、维生素 D、维生素 C、蛋白质氨基酸、维生素 A 及铁质等不足或缺乏。

【诊断线索】

指甲异常诊断线索（表 2-483）。

表 2-483 指甲异常诊断线索

项目	临床线索	诊断提示
指甲异常	·指甲完全缺损（称无甲）	先天性（先天性外胚叶发育不良症、鱼鳞病）；获得性（局部严重化脓性感染、坏疽、掌跖脓疱性疾病、扁平苔藓及剥脱性皮炎等）
	·周期性甲脱落（称脱甲）	青霉素过敏反应、掌跖点状角化病等
	·甲板与甲床分离，但甲板并未脱落（称甲分离），甲板下常呈灰黄色	甲状腺功能减低或亢进症、妊娠、银屑病、局部真菌感染、扁平苔藓及脓皮病等
	·甲板薄而小（称甲萎缩）	先天性（先天性外胚叶发育不良症、甲－髌－肘综合征）；获得性（大疱性表皮松解症、扁平苔藓、毛囊角化病、麻风及血管疾病等）
	·甲薄而宽，表面平坦（称平甲）	周围血液循环不良
	·甲板中央凹陷，两侧高起（称反甲或匙状甲）	高原反应、梅毒、甲状腺疾病、风湿热、黑棘皮病、真性红细胞增多症及缺铁性贫血等
	·甲板弯薄而软，易弯曲（称软甲）	营养不良、麻风、黏液性水肿、肢端动脉痉挛症、放射性皮炎等
	·甲板增厚，甲质变脆（称厚甲）	先天性外胚叶发育不良症、真菌感染、毛发红糠疹等
	·甲厚弯曲，表面凹凸不平，越向远端越细，形如鸟爪（称钩甲）	周围神经损伤、血液循环障碍、长期不修剪指（趾）甲
	·甲板肥厚宽大（称甲肥大）	家族遗传、毛囊角化病、肢端肥大症及毛发红糠疹等
	·甲板平坦，有纵横条纹交叉（称球拍状甲）	长期吸吮手指（多为拇指）
	·串珠状指甲（表面不平）	风湿性关节炎
	·指甲纵纹	神经衰弱
	·指甲横纹多且细者	慢性消化系统疾病
	·甲质变脆，且易碎裂（称脆甲）	维生素缺乏、周围血液循环不良、甲状腺功能减退症、真菌感染等
	·甲板正中呈现纵形裂隙（称甲中线营养不良）	外伤
	·指甲过薄	营养不良
	·甲板表面呈现多数针头大小点状凹陷（称甲点状凹陷）	银屑病、扁平苔藓等
	·多个指甲出现横纹	心肌缺血或维生素 A 缺乏
	·指甲开叉	胃肠道疾病
	·指甲中间裂开	高血压、糖尿病及营养不良
	·指甲出现横沟	严重营养不良、麻疹、伤寒及糖尿病等
指甲变色	·甲板呈线状、片状或全部发白（称白甲）	结核、麻风、伤寒、肾炎、淋巴瘤等
	·远端甲色发红，近端甲色发白，二者界限分明（称甲色各半征）	肾病氮质血症
	·甲呈纵行条状色素增深，宽窄不等（称甲条状色素沉着）	维生素 A 缺乏症、毛发红糠疹等

续表

项目	临床线索	诊断提示
指甲变色	·全甲呈绿色（称绿甲）	绿脓杆菌感染
	·甲床出现孤立的绿色条纹	皮肤癌
	·指甲呈棕色（称棕甲）	黑棘皮病、肾上腺皮质功能减退症、药疹等
	·红棕色的痘痕及指尖磨破、分叉	牛皮癣、维生素C、叶酸及蛋白质缺乏
	·甲呈蓝色（称蓝甲）	甲下血肿、脓性指头炎等
	·指甲根部呈蓝色半月状（称蓝甲半月）	肝豆状核变性、银沉着症、雷诺病、系统性红斑狼疮等
	·指甲呈黄色（称黄甲）	慢性呼吸道病、甲状腺病、淋巴结病、糖尿病、肝病等
	·指甲变黑、指甲下有碎状斑点	严重心脏感染、心肌炎、其他心脏疾病及出血性疾病等
	·指甲呈现纵向红条纹	长期高血压、牛皮癣等
	·指甲有白点	肠蛔虫病、钙或锌的缺乏
	·指甲下有裂片出血	感染性心内膜炎
指甲形状变化	·指甲呈长型	免疫力低下或抑郁症
	·指甲窄	颈、腰椎病变
	·指甲短而宽	性功能障碍或甲状腺疾病
	·大指甲	呼吸系统病变
	·指甲下的大部分表皮发白，而靠近指甲尖处呈一粉红色带状	肝硬化
指甲半月异常	·半月弧小或不明显	有脑老化倾向、胃及十二指肠球部溃疡
	·半月弧超过指甲1/5	高血压
	·指根的白色半月形区域变化	变红，心脏疾病；变灰青，重金属中毒或肺部病变
	·10个指甲均无半月弧	贫血、低血压及神经衰弱

【诊断思维】

指甲异常诊断思维（表2-484）。

表2-484 指甲异常诊断思维

项目	诊断思维
指甲异常	·指甲可认为是微型的健康“显示器”，其颜色、纹路、光滑度及月牙等，均可透露身体状况，值得重视
	·正常指甲应该是红润、坚韧、平滑而又光泽的，指甲盖的月牙清晰且呈弧形，颜色为粉红色。如指甲颜色变浅，或呈苍白及紫色，或指甲开裂等均提示身体可能出了问题
	·指甲病征兆和症状有指甲变色或出现斑点、疼痛及红肿；指甲下陷，有拱纹或指甲断裂的损害；有异常颜色的条纹
	·当发现指甲异常时，应注意患者有无皮肤疾患，如银屑病、扁平苔藓、毛囊角化病、毛发红糠疹等。之后就是排除全身性疾病引起的指甲异常，如甲状腺疾病、慢性肾脏疾病、肾上腺疾病及血液系统疾病等
	·任何一个患者呈现有反甲、甲沟纹、厚甲或甲变色，都应了解是否因居住高原后而发生的高原反应。在诊断感染性心内膜炎、周围血管疾病等时，指甲的异常表现有时会成为重要的诊断线索
	·指甲发青或发黄，常提示身体血氧量不足，检查时应注意肺部是否有异常，必要时应检测肺功能
	·指甲发黑多为外伤挤压后的淤血堆积，若无外伤，应怀疑黑色素瘤的可能

【疾病特点与表现】

（1）指甲疾病。

① 甲癣：欲称灰指甲，是由于真菌自甲根或甲芯侵入甲床引起的指甲病变，甲体变厚，甲质疏松，颜色呈灰、黑、黄、褐色，自体传染多于接触传染。

② 甲沟炎、甲床炎：指甲两侧的肉刺去除不当，或甲芯受到创面，硬刺扎入甲床，引起甲沟炎、甲床炎。临床症状表现为指端肿胀，甲沟或甲床内感染、化脓及压刺痛。

③ 指甲剥离症：指甲的一部分分层，呈片状剥落。常由指甲水分损失过多、过分干燥所致。

④ 指甲啃咬症：各年龄层人群均可发现指甲啃咬症，且以儿童居多。指甲外观为甲腺参差不齐、甲体短小，啃咬过分可见创面血迹和炎症。发病原因可能与精神因素有关，多见于缺乏关爱、自闭症及孤独症等儿童。

（2）全身性疾病。

① 糖尿病：本病指甲容易患真菌感染（灰指甲），指甲发黄且根部呈淡红色。其他临床表现有易饥、多食、多尿及消瘦，部分患者伴有皮肤瘙痒。

② 维生素缺乏：指甲变脆、易碎裂，其他表现包括头发干枯、记忆力减退、心情烦躁及失眠等。

③ 肿瘤：如黑素瘤患者指甲下可出现深色线。

④ 肾上腺皮质功能减退：本病指甲易碎裂，这一表现对本病的诊断无特异性，典型表现是极其乏力和皮肤色素沉着。

【相关检查】

（1）病史询问要点。

① 应询问平时有无啃咬指甲的习惯，有无挑食等。

② 询问职业是否常在极其干燥的环境下。

③ 既往史重点包括外伤史、慢性营养不良性疾病、高血压、心肺疾病、内分泌疾病、肾脏病及家族史。

（2）查体重点。

测量体温并记录，检查全身营养状况，毛发分布情况，是稀少还是浓密，皮肤出血点、淤斑、干燥程度、脱屑及其他皮损，全身淋巴结、心肺检查，尤其注意心脏杂音，肝脾触诊，双下肢有无水肿。观察指甲的大小、厚薄、颜色、易脆性、斑点、甲纹及甲沟。

（3）实验室检查。

血常规、血液生化、铁代谢、血气分析等检查，根据病情需要可做内分泌项目的检查及体内维生素、微量元素的测定，必要时行脑脊液检查。怀疑内分泌性疾病时亦应做相关疾病的检查。

（4）辅助检查。

颅底部摄片、CT 及 MRI、心电图、超声波、肌电图、脑电图及肌肉活检等检查。

第二十六章

肌力及肌张力异常

第一节　肌力减弱或消失

肌力是指肌肉收缩的力量，当其减弱或消失时临床上就表现出不同程度的瘫痪。根据肌力减退的程度可分为不完全性（肌力在1～4级）和完全性（肌力为0级）瘫痪。肌力0级是指随意运动肌的肌力完全丧失；若可见肌肉有轻微收缩而无肢体运动为1级；肢体能在床上移动，但不能抬起为2级；肢体能自动抬离床面，尚缺乏抵抗阻力运动为3级；能做抵抗阻力运动为4级；正常人肌力为5级。临床根据其病变部位不同，又分为中枢性和周围性瘫痪。

【常见病因】

（1）按瘫痪的病因分类。

神经源性、肌源性及神经肌肉接点性瘫痪。

（2）按瘫痪的程度分类。

完全性和不完全性瘫痪。

（3）按瘫痪肌张力分类。

迟缓性和痉挛性瘫痪。

（4）按瘫痪的分布分类。

单瘫、偏瘫、截瘫及四肢瘫。

（5）按传导通路分类（上运动神经元和下运动神经元瘫痪）。

① 上运动神经元瘫痪：a. 短暂性脑缺血发作；b. 脑卒中，如脑出血、脑血栓形成及脑栓塞等；c. 脑病变，如颅脑外伤、脑肿瘤及散发性脑炎等；d. 脊髓病变，如急性脊髓炎、脊髓与椎管内肿瘤、肌萎缩侧索硬化症及脊髓空洞症等；e. 中枢神经系统变性、脱髓鞘及中毒等；f. 内科某些疾病，如糖尿病、血卟啉病、大红细胞性贫血及维生素 B_{12} 缺乏等。

② 下运动神经元瘫痪：a. 周围神经损伤，如撕裂伤、挫伤、压迫、臂丛外伤、电击伤、放射损伤、烧伤等；b. 中毒性损伤，包括药物、有机物、无机物、细菌毒素等；c. 周围神经炎，包括感染性、感染后和变态反应性病变，结缔组织病，结节病及代谢疾病的周围神经病；d. 恶性疾病的周围神经病；e. 周围神经肿瘤、原发性与遗传有关的周围神经病等。

（6）肌病性瘫痪可分2类。

① 肌肉本身病变引起的瘫痪叫肌肉原性瘫痪，神经和肌肉接点部位病变引起的瘫痪叫神经肌肉接点性瘫痪。其病因与代谢障碍、内分泌障碍及自身免疫因素密切相关。

② 周围性麻痹是由于酶代谢障碍而引起细胞外液中钾离子异常转移的结果，如甲状腺功能亢进症、周期性瘫痪等。

（7）单瘫的常见病因。

① 急性发病者见于外伤。

② 逐渐出现常见于神经丛及神经根的压迫，如肿瘤及颈肋的压迫。

【诊断线索】

肌力减弱或消失的诊断线索（表 2-485）。

表 2-485　肌力减弱或消失的诊断线索

项目	表现	诊断提示
单瘫	表现为某组肌肉的瘫痪，但缺乏感觉障碍者	脊髓前角病变（急性起病者多为脊髓灰质炎；慢性发病者则提示进行性脊肌萎缩症）
	若伴有躯干节段性疼痛、温度觉丧失而触觉尚存在	脊髓空洞症
	伴有根性疼痛，且有节段性感觉障碍	前（后）根损害（常见于脊膜或脊椎的肿瘤、炎症、结核及椎间盘突出等）
	整个上肢或下肢瘫痪，伴患侧感觉障碍	神经丛病变
	若伴有局限性癫痫样发作或精神症状者	皮层病变
	病变侧为上运动神经元瘫痪，且伴同侧深感觉障碍，对侧痛温觉障碍	脊髓半切综合征
偏瘫	伴偏身感觉障碍及偏盲	内囊病变（最常见为脑血管病变）
	有局限性癫痫、精神障碍或皮质型感觉障碍（即实体觉及两点辨别觉缺失等）	皮层或皮层下病变所引起的瘫痪，多为不完全性
	患侧深感觉障碍，对侧半身呈现传导束型浅感觉障碍	颈髓半切综合征
截瘫	病变部位以下有深、浅感觉障碍，伴尿潴留等	脊髓横贯性损害
	有大脑皮质损害所引起的精神活动衰退或障碍，以及锥体外系或小脑系统损害的症状	大脑半球旁中央小叶病变
	伴有第Ⅴ，Ⅵ，Ⅶ脑神经损害表现	脑桥病变
四肢瘫痪	上肢为下运动神经元瘫痪，下肢为上运动神经元瘫痪	颈膨大病变
	四肢均为上运动神经元瘫痪	颈膨大以上病变
	瘫痪呈下运动神经元特点，且有对称性末梢型感觉障碍	周围神经病变
	伴有近端明显肌萎缩，肌肉呈假性肥大	进行性肌营养不良症
	眼睑下垂，咀嚼无力，全身肌肉无力，运动后无力加重，且多为朝轻暮重	重症肌无力
	若胸腹呼吸运动消失或腹部呼吸反常	Frankel-A 型颈髓损伤
	若仅有胸部呼吸而无腹部呼吸	胸髓中部以下损伤
四肢瘫痪	表现为屈肘位瘫痪	下颈髓损伤
	上肢完全瘫痪	上颈髓损伤
交叉性瘫痪	一侧偏瘫，对侧舌下神经麻痹	延髓前部综合征
	一侧偏瘫，对侧面神经和展神经麻痹	脑桥外侧部综合征
	一侧偏瘫，对侧眼球向左侧视神经麻痹及展神经麻痹	脑桥内侧部综合征
	一侧偏瘫，对侧动眼神经麻痹	中脑腹侧部综合征

续表

项目	表现	诊断提示
肌力减弱或消失者伴低血钾	高血压	原发性醛固酮增多症
	消瘦，突眼，甲状腺肿，心动过速等	甲状腺功能亢进症
	满月脸，向心性肥胖，腹部或臀部皮肤紫纹	肾上腺皮质功能亢进
	乏力，骨痛，贫血，血液呈酸性，尿液呈碱性	肾小管酸中毒
	长期应用胰岛素、利尿剂等	药物性低钾血症
综合征	病灶侧动眼神经瘫，对侧面神经、舌下神经及肢体上运动神经元瘫	Sturge- Weber 综合征
	病灶侧展神经、面神经瘫，对侧肢体上运动神经元瘫，舌下神经瘫（为脑桥基底部外侧病损）	Millard-Gubler 综合征
	病灶侧展神经瘫，双眼向病灶凝视麻痹，对侧偏瘫，为脑桥基底部内侧病损（常见于基底动脉旁正中支闭塞）	Foville 综合征
	病灶侧周围性舌下神经瘫（伸舌偏向病灶侧、舌肌萎缩），对侧偏瘫（延髓前部橄榄体内侧病损，因脊髓前动脉闭塞所致）	Jackson 综合征

注：大脑半球旁中央小叶或脑桥病变所引起的截瘫临床上极为少见，但在理论上推测由于两侧大脑半球的旁中央小叶左右相对，半球矢状面的病变可以损害两侧旁中央小叶发生两下肢截瘫。然而脑桥两侧锥体束比较靠近，且支配下肢纤维位于后部，因此，在脑桥锥体束的后部损害亦可导致两下肢截瘫。

【诊断思维】

（1）中枢性瘫痪和周围性瘫痪的特点（表 2-486）。

表 2-486　中枢性瘫痪和周围性瘫痪的特点

中枢性瘫痪		周围性瘫痪	
以整个肢体为主（单瘫、偏瘫及截瘫）；无或有轻度失用性肌萎缩；肌张力增高；腱反射亢进；病理反射阳性		以几个肌群瘫痪为主；有明显肌萎缩；肌张力减低；腱反射减弱或消失；病理反射阴性	
皮质运动区	局限性病损导致对侧单瘫，亦可为对侧上肢瘫合并中枢性面瘫。刺激性病灶引起对侧躯体相应部位局灶性抽动发作，口角、拇指皮质代表区范围较大，兴奋阈较低，常为始发部位，若抽动沿运动区排列顺序扩散称为 Jackson 癫痫	前角细胞	瘫痪呈节段性分布，无感觉障碍，如颈 5 前角细胞病变引起三角肌瘫痪和萎缩，颈 8 ～胸 1 病变可见手部小肌肉瘫痪和萎缩，腰 3 病变股四头肌萎缩无力，腰 5 病变距小腿关节及足趾背屈不能。急性者常见于脊髓灰质炎，慢性者多见于进行性脊肌萎缩症、肌萎缩侧索硬化症和脊髓空洞症等
皮质下白质	为皮质与内囊间投射纤维形成的放射冠，越接近皮质的神经纤维分布越分散，可引起对侧单瘫，越深部的纤维越集中，可导致对侧不均等性偏瘫	前根	呈节段性分布弛缓性瘫痪，多见于髓外肿瘤压迫、脊髓膜炎症或椎骨病变，因后根常同时受累，可伴根痛和节段性感觉障碍
内囊	运动纤维最集中，小病灶也足以损及整个锥体束，引起三偏征，内囊膝部及后肢前 2/3 受累引起对侧均等性偏瘫（中枢性面瘫、舌瘫和肢体瘫），后肢后 1/3 受累引起对侧偏身感觉障碍，视辐射受累引起对侧同向性偏盲	神经丛	引起单肢多数周围神经瘫痪、感觉及自主神经功能障碍，如臂丛上丛损伤引起三角肌、肱二头肌、肱肌和肱桡肌瘫痪，手部小肌肉不受累，三角肌区、手及前臂桡侧感觉障碍

续表

中枢性瘫痪		周围性瘫痪	
脑干	一侧脑干病变累及同侧脑神经运动核和未交叉的皮质脊髓束、皮质延髓束，产生交叉性瘫痪综合征，即病灶同侧脑神经瘫、对侧肢体瘫及病变水平以下脑神经上运动神经元瘫	周围神经	瘫痪分布与周围神经支配区一致，可伴相应区域感觉障碍，如桡神经受损导致伸腕、伸指及拇伸肌瘫痪，手背部拇指和第一、二掌骨间隙感觉缺失；多发性神经病出现对称性四肢远端弛缓性瘫痪，伴肌萎缩、手套－袜子样感觉障碍及皮肤营养障碍等
脊髓	·半切损害：病变损伤平面以下同侧痉挛性瘫痪及深感觉障碍，对侧痛温觉障碍，病损同节段征象常不明显 ·横贯性损害：脊髓损伤常累及双侧锥体束，出现受损平面以下两侧肢体痉挛性瘫痪、完全性感觉障碍和括约肌功能障碍等 ·颈膨大水平以上病变出现四肢上运动神经元瘫；颈膨大病变出现双上肢下运动神经元瘫、双下肢上运动神经元瘫；胸髓病变导致痉挛性截瘫；腰膨大病变导致双下肢下运动神经元瘫		

注：中枢性瘫痪由于病变损害的部位不同，可产生不同类型的瘫痪，如单瘫、偏瘫、截瘫及四肢瘫等，尽管瘫痪的表现不同，但它们相同的特点是瘫痪肌肉张力增高、腱反射亢进、浅反射消失、出现所谓连带（联合）运动和病理反射、瘫痪肌肉不萎缩及电测验无变性反应。

（2）各种瘫痪原因诊断思维（表 2–487）。

表 2–487 各种瘫痪原因诊断思维

项目	诊断思维
偏瘫	要强调指出的是急性与严重的上运动神经元性病变在临床上常可表现出一种所谓的“休克状态或休克期”，此时表现形式和下运动神经元性瘫痪的特点酷似，但随着休克状态（2 ～ 4w）的解除或消失，则逐渐表现出上运动神经元瘫痪的体征。这在临床上应加以注意。如果瘫痪患者伴有躯干肌肉、膀胱和肛门括约肌受累时，则应多考虑是中枢性病变
	偏瘫者往往提示锥体束病变，而且瘫痪侧常位于病灶的对侧。然而在少数情况下偏瘫是在病灶的同侧，这常提示病变可能累及岛叶，故在偏瘫的定位诊断中要考虑到这一点。偏瘫主要为一侧上下肢的运动障碍
	偏瘫的 4 种表现形式 意识障碍性偏瘫：表现为突然发生意识障碍，并伴有偏瘫，常有头及眼各向一侧偏斜 弛缓性偏瘫：表现为一侧上下肢随意运动障碍伴明显的肌张力低下，随意肌麻痹明显而不随意肌则可不出现麻痹，如胃肠运动、膀胱肌等均不发生障碍 痉挛性偏瘫：由弛缓性偏瘫移行而来，特点是明显的肌张力增高。上肢伸肌群及下肢屈肌群瘫痪明显，肌张力显著增高，故上肢表现为屈曲，下肢表现为伸直，手指呈屈曲状态，被动伸直手有僵硬抵抗感 轻偏瘫：在偏瘫极轻微的情况下，如进行性偏瘫的早期，或一过性发作性偏瘫的发作间隙期，瘫痪轻微，如不仔细检查易于遗漏
脊髓横贯性损害	脊髓横贯性损害是导致截瘫的最常见原因，即在脊髓的横贯性损害后，在其平面以下出现运动、感觉及括约肌三大功能障碍，即上运动神经元性质的瘫痪，颈段损害出现四肢瘫痪即高位截瘫
	脊髓横贯性损害类型 ·脊髓休克：脊髓本身无解剖学显著变化，而有功能上的暂时性传导中断，临床上出现与脊髓横贯性损伤相类似的症状。多见于脊髓损伤的急性期、早期，一般数日或 4 ～ 6w 后全部恢复，个别患者恢复时间延长 ·脊髓挫裂伤：因暴力所致脊椎骨折、脱位，因而骨片或异物进入椎管，可使脊髓受到挤压、撕裂，引起不同程度的水肿、出血、断裂、液化及坏死。使脊髓实质有不同程度的破坏 ·脊髓压迫：为脊髓继发性损害。可因下述因素而造成对脊髓的物理性压迫，可导致脊髓水肿及椎管内出血，前者于受伤后局部组织发生物理性炎症而引起水肿，或因骨折畸形，影响血运，使水肿加重，一般可持续 1 ～ 2w。后者受伤后硬脊膜内之小血管或硬脊髓膜外静脉丛破裂出血

续表

项目	诊断思维
肌力异常	肌力的大小取决于平素的劳动及体育锻炼，在某种意义上可以认为是全身肌力强弱的改变，其临床价值不如局限性肌力强弱改变大。对未经细致检查和周密观察的肌力减弱者，切勿随便做出癔症性瘫痪的诊断
	对肌力减弱或消失者应首先做出瘫痪系中枢性抑或周围性。前者常伴有肌张力增高，腱反射亢进、病理反射阳性及无明显肌肉萎缩（除失用性外），伴有上述体征者临床称之上运动神经元瘫痪；反之则为周围性（又称下运动神经元）瘫痪。此外，判定瘫痪时应首先排除某些疾病导致的运动受限，如帕金森病及其他疾病引起的肌强直或运动迟缓，因肢体疼痛不敢活动等
	如患者的肌力减弱或消失确系周围性瘫痪，则应注意其所伴随的其他体征：如体征为纯运动性者，则必须除外和考虑肌病、肌营养不良或脊髓前角病变；如仅为感觉异常、共济失调及有深感觉障碍者，则需除外脊髓后根或后柱疾患；如病变下肢重于上肢，而下肢远端又重于近端或感觉丧失多呈手、袜套型分布，且越向远端越明显等，就可以更进一步明确系周围神经病变
	在诊断肌无力时，还应经常考虑 ·在另一些情况下，肌力减弱亦可符合某特殊神经根或周围神经的分布，但若肌肉和感觉受累的范围不符合任何单个周围神经或神经根时，则可能提示由神经丛（臂丛或腰丛）病变引起 ·若表现有明显的肌肉萎缩，病变又以近端为重，则提示肌病性瘫痪可能性较大（若为获得性肌病，常见某些内分泌性疾患、结缔组织病或肿瘤等） ·在诊断肌病性瘫痪时，先应排除一组特别容易误诊或漏诊的继发于内分泌的疾病
	对于反复发作性的四肢瘫痪者，还应鉴别其他肌源性瘫痪的疾病，按其发病机制可涉及上述正常肌肉收缩的不同环节 ·突触前膜病变所引起的 Ach 合成或释放减少，可见于肉毒中毒、高镁血症和癌性类肌无力综合征。突触间隙中胆碱酯酶的活性受到过强抑制，而致 Ach 的作用时间过度延长，可使神经－肌肉兴奋传递的去极化延长，阻断复极化和再兴奋的接受，如有机磷中毒 ·突触后膜的病变，包括由各种机制所致的 Ach 受体数目减少（如重症肌无力）和 Ach 受体对 Ach 的不敏感，如见于应用美洲箭毒素多黏糖素、黏菌素、新霉素、链霉素和卡那霉素等。肌细胞膜的通透异常，使终板电位暂时不能发生，如周期性瘫痪 ·肌细胞内即供应系统病变，如某些糖原累积病、甲状腺功能亢进性肌病、溶酶体肌症等，可使肌质网内凝血因子Ⅳ转运不良而致肌肉松弛时间延长 ·肌肉本身病变如肌营养不良症，肌纤维炎症，肌原纤维结构破坏、断裂、变性，可使肌肉收缩能力降低
脊髓综合征	当脊髓受到不完全严重损害时，可引起部分的运动及感觉缺失。以下 4 种综合征，包括了大多数脊髓不完全损伤 ·脊髓前角综合征：脊髓前角综合征常因俯屈损伤，引起运动性麻痹，损伤平面以下痛觉和温度觉障碍，触觉、本体感觉和振动觉常存在 ·布朗－塞卡尔综合征：因俯屈、旋转、穿透损伤引起，其特点包括同侧运动麻痹，对侧痛觉和温度觉消失 ·脊髓中心压迫综合征：为伸展过度或俯屈损伤引起，上肢运动丧失较下肢常见，感觉减退较轻 ·脊髓后角综合征：伸展过渡性损伤，引起本体感觉和轻触觉丧失，运动功能丧失

（3）引起肌无力的常见病因之一是低钾血症，其诊断程序见图 2-79。

【疾病特点与表现】

（1）发生“脊休克”的疾病。

① 短暂性脑缺血发作：是指一过性脑缺血引起的一种短暂而局限的脑功能丧失。其上运动神经元瘫痪的特点是症状突起又迅速消失，一般持续数分钟至数十分钟，并在 24 小时内缓解，不留任何后遗症，可反复发作。

② 脑出血：是指原发于脑实质内血管破裂引起的出血，出现典型的上运动神经元瘫痪。好发于有高血压和动脉粥样硬化史者，多在动态和用力状态下发病。发病前数小时至数日常有头痛、眩晕及意识混浊的先兆症状。起病急，进展快，常出现意识障碍、偏瘫、早期呕吐和其他神经系统局灶症状。

③ 脑血栓形成：常于安静状态下出现上运动神经元瘫痪症状和体征，部分有短暂性脑缺血发作史。起病较缓慢，多逐渐进展，或呈阶段性发展，多见于动脉粥样硬化，也可继发于动脉炎、血液病等。

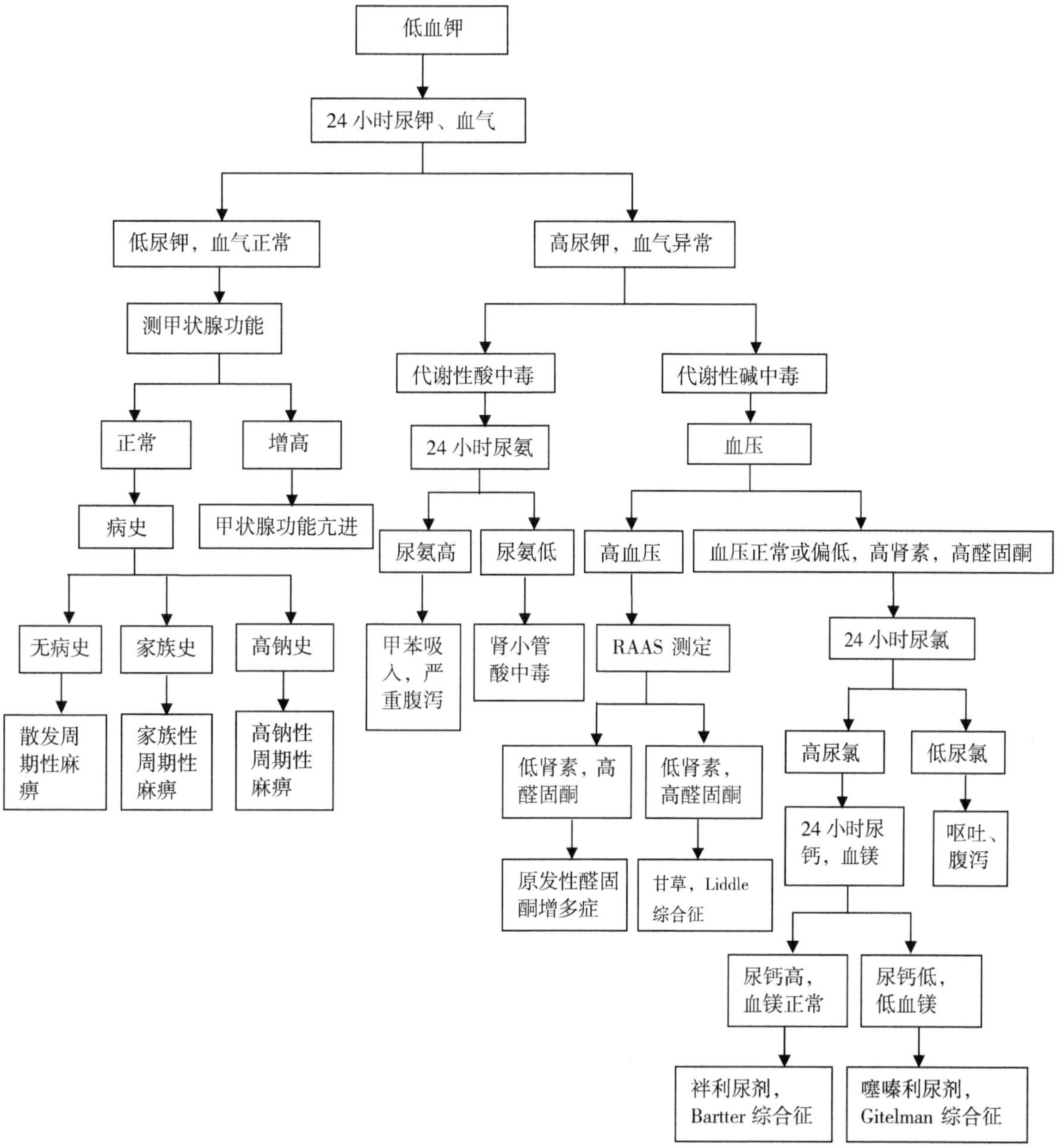

图 2-79　低钾血症的诊断程序

④ 脑栓塞：来自身体各部的栓子经颈动脉和椎动脉进入颅内，阻塞脑血管，引起脑功能障碍。其特点是有栓子来源的原发病，如风湿性心瓣膜病、亚急性细菌性心内膜炎、急性心肌梗死、心房颤动等。起病急骤，多无前驱症状，症状于数秒钟或数分钟达高峰。神志多清楚或有短暂的意识障碍，局灶性症状明显，多表现为颈内动脉受累症状。

⑤ 脑肿瘤：大脑皮质运动区肿瘤可引起对侧肢体局限性癫痫发作和不同程度的瘫痪，额叶、顶叶与颞叶肿瘤有时也可呈现上运动神经元瘫痪的表现。脑干肿瘤常引起交叉性瘫痪，多数起病缓慢，有头痛、呕吐、视盘水肿及肿瘤所在部位的局部神经功能紊乱症状。

⑥ 急性脊髓炎：本病多见于青壮年，起病急骤，有感染及脊髓横贯性损害的临床表现，脑脊液中蛋白及细胞增加。肢体瘫痪先呈弛缓性瘫痪，肌张力减低，腱反射减弱或消失，无病理反射（脊髓休克现象）。数周后脊髓休克现象逐渐减退，肌张力与腱反射恢复增高，并出现病理反射。大小便潴留变为

失禁，出现反射性排尿。

⑦ 脊髓蛛网膜炎：起病可急可缓，可因继发于感染、外伤、药物鞘内注射、脊髓或脊椎病变等。常先有发热或感冒等症状，随后出现神经根性疼痛与脊髓压迫症状，表现为截瘫或四肢瘫，同时有感觉障碍与括约肌功能障碍。

⑧ 脊髓与椎管内肿瘤：髓外肿瘤早期症状是神经根性疼痛，可因咳嗽、大便和用力而加剧。随着疾病进展出现脊髓受压症状，下肢远端发麻、感觉异常，逐渐向上发展而达到病变平面，同时出现截瘫或四肢瘫。髓内肿瘤疼痛症状少见，常产生节段性分离性感觉障碍和早期大小便失禁。

⑨ 肌萎缩侧索硬化症：本病突出的病理现象是皮质延髓束与皮质脊髓束的变性、脊髓前角细胞的丧失及脑干运动神经核的损害。常以一侧局部肌肉萎缩、无力开始，逐渐波及对侧，并向上蔓延至前臂、上臂与肩带肌肉，双上肢肌力减退，受累肌群常有明显的肌束颤动。随着上肢肌萎缩进展，下肢逐渐出现肌力减退、肌张力增高、腱反射亢进与锥体束征。后期常出现进行性延髓麻痹症状。

⑩ 脊髓空洞症：空洞累及锥体束时，出现受累脊髓节段以下的肢体无力、肌张力增高、腱反射亢进、病理反射阳性的上运动神经元瘫痪。其瘫痪多数两侧不对称，并有半马褂或马褂样分离性感觉障碍，即痛温觉消失，触觉及深感觉相对正常。

⑪ 散发性脑炎：是神经科常见的中枢神经系统感染性疾病，当锥体束损害时则出现偏瘫或两侧肢体的阳性锥体束征等。但本病有病前感染史，有弥漫性脑实质损害的症状和体征，多数患者伴有不同程度的精神异常。

（2）引起偏瘫的疾病。

① 大脑皮质损害：大脑广泛性损害累及整个中央前回时，可引起对侧中枢性偏瘫及面、舌瘫，伴对侧肢体局限性运动性癫痫发作，优势半球病变时，伴有运动性失语；累及中央后回时常有皮质觉障碍，多见于脑膜炎。

② 内囊病变：由于锥体束、丘脑皮质束及视放射均在内囊通过，因此，内囊损害后除出现病灶对侧中枢性偏瘫及面、舌瘫外，伴有对侧偏身感觉障碍以及对侧同向偏盲，即“三偏综合征”。常见于脑血管病变和肿瘤等。

③ 半卵圆中心病变：由于上、下行的感觉和运动通路及其支配颜面和上、下肢的纤维在此呈扇形分散排列，病变常使各种纤维受损程度不同，因此，偏瘫常表现为上、下肢和颜面受累程度不同，运动与感觉障碍的轻重也不相平行。多见于颅内肿瘤及血管病变。

④ 脑干病变：因脑干病变损害所在平面同侧的脑神经运动核和髓内的核下纤维，以及未交叉到对侧去的皮质脊髓束，而出现病灶同侧脑神经的周围性瘫痪，对侧肢体上运动神经元瘫痪，称为交叉性瘫痪。多见于脑干肿瘤、炎症及血管病变。不同损害平面其表现也各异，见表 2–488。

表 2–488 脑干不同部位损害的临床表现

中脑病变	脑桥病变	延髓病变
病灶侧动眼神经麻痹，对侧中枢性面、舌瘫及肢体瘫痪（Sturge- Weber 综合征）	病灶同侧展神经及面神经麻痹、对侧中枢性舌瘫及肢体瘫痪（Millard Gubler 综合征）	病灶同侧延髓性麻痹或舌下神经麻痹，对侧肢体瘫痪

⑤ 脊髓病变（脊髓性偏瘫）：见于颈髓半横贯性损害。高颈段病变表现为病灶同侧上、下肢上运动神经元瘫痪，颈膨大病变则表现为病灶侧上肢下运动神经元瘫痪、下肢上运动神经元瘫痪，同时伴有病灶侧损害水平以下深感觉障碍，对侧痛温觉障碍（表 2–489）。

表 2-489 脊髓不同部位病变的临床表现

锥体交叉以下受损	颈膨大（C_5 ～ T_2）受损
延髓的锥体交叉以下由于外伤、脊髓出血、一侧肿瘤压迫及其他病因引起脊髓半侧病变时，于病变同侧出现上下肢瘫痪，而无脑神经麻痹，病灶侧深部感觉障碍，对侧有温度觉、痛觉障碍，无颅神经障碍	可出现偏瘫，为同侧上肢下运动神经元瘫痪，呈弛缓性瘫痪，肌张力低，腱反射减弱或消失。病变侧下肢上运动神经元瘫痪，肌张力高、腱反射亢进及病理反射阳性，各种感觉丧失、尿失禁和向上肢放射的神经痛。常有霍纳综合征。颈髓病变单纯表现偏瘫者罕见，多数为四肢瘫，或其瘫痪程度不等，即一侧轻，一侧重

⑥ 短暂性脑缺血发作。

（3）引起周围性瘫痪的疾病。

① 急性脊髓灰质炎：起病多有发热、咽痛、恶心、呕吐、便秘、腹泻等症状。一般在发病第 3 ～ 5d 热退后出现肢体瘫痪。瘫痪多见于一侧下肢，亦有双侧下肢或四肢受累，呈不对称性弛缓性瘫痪，肌张力松弛，腱反射减弱或消失，感觉存在。

② 急性感染多发性神经炎（又称急性多发性神经根炎或格林 - 巴利综合征）：病前 1 ～ 3w 内呈非特异感染史。呈急性起病，先有下肢肌力减退，很快向上发展，于 1 ～ 2d 内出现四肢瘫。瘫痪呈弛缓性，腱反射减弱或消失。肌肉有按压痛。远端肌肉萎缩，无明显感觉障碍。常伴有脑神经损害，以一侧或双侧面神经损害多见。严重者可有声音嘶哑、吞咽困难及呼吸肌麻痹等。

③ 臂丛神经炎：急性起病，上肢疼痛为本病的特点，疼痛首先在颈根及锁骨上部，以后迅速扩展到肩后、臂及手部，初始为间歇性，后转为持续性，多在 1 ～ 2w 内消失。受累的上肢肌力减弱，腱反射减低或消失，手和手指的浅感觉减退，肌萎缩不明显。查体可见神经干有压痛，其特征是：上臂丛受损主要表现为上臂瘫痪，手及手指肌功能正常；下臂丛受损主要表现为上肢远端瘫痪，手部各小肌萎缩呈“鹰爪手”，前臂与手的尺侧感觉和自主神经功能障碍。

④ 多发性神经炎：病变主要表现为四肢远端对称性末梢型感觉障碍、下运动神经元瘫痪和自主神经障碍。其瘫痪的特点依神经受累的轻重，可为轻瘫至全瘫。肌张力减低，腱反射减低或消失，踝反射的减低常较膝反射为早。肌肉可出现萎缩，远端重于近端，下肢以胫前肌及腓骨肌明显，上肢以骨间肌、蚓状肌及大、小鱼际肌明显，可出现手、足下垂，行走可呈跨阈步态。

⑤ 桡神经麻痹：主要表现是腕、手指及拇指不能伸直外展，即腕下垂，拇指和第一、二掌骨间隙背面感觉减退或消失。按损伤部位不同，表现也不同，如腋部损伤时除腕下垂外，因肱三头肌瘫痪而肘关节不能伸，因肱桡肌瘫痪而前臂呈旋前位，不能屈曲肘关节；如在肱骨中 1/3 损伤时，则肱三头肌功能良好；当损伤在肱骨下端或臂 1/3 时，肱桡肌、旋后肌、伸桡肌功能保存；前臂中 1/3 以下损伤时，仅有伸指功能丧失，而无腕下垂；损伤在腕关节，则可发生运动障碍症状。

⑥ 尺神经麻痹：表现手指桡侧偏斜，向尺侧外展及小指的运动障碍，小鱼际肌及骨间肌萎缩，手掌及手背的尺侧及整个小指和环指的尺侧半部感觉障碍。

⑦ 腕管综合征：本病可因骨折、外伤或腕部横韧带增厚压迫正中神经引起。主要表现为手指屈曲功能减弱，拇指、食指不能弯曲，拇指不能做对掌动作，大鱼际肌明显萎缩。第 1 ～ 3 指与第 4 指的一半、手掌桡侧感觉障碍。其他表现包括局部皮肤干燥、变冷、指甲变脆等自主神经功能障碍症状。

⑧ 腓总神经麻痹：受伤后产生腓骨肌及胫骨前肌群的瘫痪，表现为足下垂，足和足趾不能背屈，用足跟行走困难。步行时，举高足，当足落地时足尖下垂后整个足底着地，呈跨阈步态。小腿前外侧和足背感觉障碍。

（4）引起单瘫的疾病。

① 周围神经病变所致的单瘫：多由局部外伤、骨折、脱、压、缺血等引起，单瘫呈下运动神经元

瘫痪的特征，肌肉萎缩明显，腱反射减低或消失，有疼痛、感觉、血管运动及营养障碍等（表 2–490）。

表 2–490　周围神经病变的临床表现

前根或前角细胞病变	神经丛病变
瘫痪呈节段性，单纯前角的病变无感觉障碍，急性者为急性灰质炎，慢性者为进行性脊肌萎缩症，肌萎缩较瘫痪更明显，并有肌束颤动。脊髓空洞症及前角时可发生类似的慢性瘫痪，但有节段性痛、温觉丧失而触觉存在的感觉分离。前根损害常因后根同时受损而伴有根性疼痛和节段性感觉障碍。神经根病变的常见原因是脊膜及脊椎的肿瘤、炎症、结核、外伤及椎间盘突出等	整个上肢或下肢瘫痪，伴感觉障碍。臂丛损害时整个上肢肌肉呈弛缓性瘫痪，臂部以下各种感觉消失，可由臂丛神经炎、外伤及肿瘤压迫等引起。单侧上肢近端肩部肌肉瘫痪和萎缩，而上部外侧有感觉障碍者属臂丛上干型损害，可由创伤、穿刺或跌伤等引起。臂丛下干损害时手臂的肌肉瘫痪萎缩，而腕及小指不能屈曲，尺侧感觉缺失，并可有霍纳综合征，可由肺尖肿瘤、锁骨骨折、颈肋、肱骨头骨折或脱位、手臂突然向上牵拉及肩关节过度伸展等引起。腰丛损害时或表现为整个下肢瘫痪和感觉缺失，常由脊柱结核或脱位、穿通伤、腰大肌脓肿及盆腔肿瘤压迫等引起

② 脊髓病变所致的单瘫：脊髓病变一般产生截瘫，但脊髓半侧损害如位于胸髓部时，可产生同侧下肢的上运动神经元性单瘫及深感觉障碍，对侧下肢痛温觉障碍，称之脊髓半切综合征。常由脊髓肿瘤、外伤、炎症及变性疾病等引起。

③ 大脑病变所致的单瘫：皮质运动区病损可出现上运动神经元性单瘫，如病变位于中央前回下部则出现上肢痉挛性瘫痪，以上肢远端为重，肌萎缩少见；如病变位于中央前回上部则出现下肢痉挛性单瘫；如病变同时累及中央后回可伴有感觉障碍。多数情况下，上肢瘫痪伴有运动性失语和中枢性面瘫。病因以肿瘤、血管性、炎症及外伤多见。

（5）易被临床忽略而误诊的瘫痪性疾病。

① 食物中毒：细菌、毒素可迅速引起进展性肌无力，可于食用污染食物 2 ～ 4d 后出现瘫痪，呼吸肌麻痹可导致呼吸困难、呼吸暂停。其他表现包括恶心、呕吐、腹泻、视物模糊、单侧瞳孔散大、构音困难及吞咽困难等。

② 周期性瘫痪：起病较急，常于清晨或半夜发生，双侧或四肢软瘫，两侧对称，近端重于远端。瘫痪肢体肌张力减低，肌腱反射降低或消失，肌肉饱满而坚实，电刺激不起反应，感觉正常。如膈肌、肋间肌受累，可引起呼吸困难、发绀；如心肌受累，出现心律失常，心电图可有低钾改变。发作时大多伴有血清钾含量变化。按血钾改变情况区分为低钾性、高钾性和正常血钾性周期瘫痪，临床以低血钾性为最多见。

③ 重症肌无力：是一种神经 – 肌肉接头传递障碍的自身免疫性疾病。临床特征为全身或局部骨骼肌极易疲劳，短期收缩后肌力减退，上肢常先于下肢，近端重于远端，症状多于傍晚或劳累后加重，早晨和休息后减轻（朝轻暮重）。眼外肌无力最为常见，以眼睑下垂为最多见，伴斜视、复视、闭目无力等；如吞咽肌与咀嚼肌受累，则出现咀嚼吞咽困难；呼吸肌与膈肌受累可引起呼吸困难、发绀、心率加速，严重时可昏迷以至死亡，称为重症肌无力危象。具有明显的缓解与复发倾向。

④ 转换障碍：癔症性瘫痪是转换障碍的典型表现，其特征是无任何病因的随意运动丧失。瘫痪可累及多组肌群，引起不可预测的运动异常，可伴表演性行为（操纵性、戏剧性、不合理性）或异常冷漠等。

⑤ 偏头痛：为单侧搏动性头痛，早期可出现轻偏瘫、暗点、感觉异常、意识模糊、眩晕、畏光以及其他短暂性症状，疼痛减轻后以上症状仍可持续。

⑥ 帕金森病：震颤、运动迟缓、铅管或齿轮样强直是帕金森病的典型表现，过度强直可进展为四肢瘫痪，经过治疗后瘫痪可好转。

⑦ 狂犬病：急性狂犬病可引起松弛性瘫痪及昏迷等，多在感染后 2w 内死亡。其前驱表现包括发热、

头痛、感觉过敏、感觉异常、畏寒、疹痒、畏光、心动过速、呼吸变浅、流涎、流泪及出汗等。2～10d为应激期，出现易激惹、脑神经功能障碍（瞳孔变化、声音嘶哑、面肌无力及眼源性麻痹）、心动过速或心动过缓、循环呼吸衰竭、高热及尿潴留等。

⑧ 癫痫：局部癫痫可引起短暂性局部瘫痪（Todd 麻痹），其他部位亦可受累，如对侧肢体瘫痪。

⑨ 胸主动脉瘤：胸主动脉瘤破裂致脊髓动脉损伤，可导突发短暂性双侧瘫痪。重度撕裂胸痛、向颈胸背部及腹部放射为其典型表现，其他表现包括晕厥、面色苍白、出汗、呼吸困难、心动过速、发绀、舒张期心脏杂音、桡动脉或股动脉搏动突然消失及四肢血压不等，可呈休克表现，但收缩压可正常或升高。

【相关检查】

（1）病史采集要点。

① 若患者不存在生命危险，行全面神经系统检查。注意瘫痪发生的初始情况、持续时间、程度、瘫痪是否进展以及发生的全过程。

② 询问与疾病诊断和鉴别诊断的相关伴随症状，如发热、头痛、视力损害、吞咽困难、恶心、呕吐、胃肠或膀胱功能障碍、肌肉痛、肌无力及乏力等。

③ 了解既往有无神经系统损伤或疾病，近期有无感染性疾病，有无性传播疾病、高血压、糖尿病、血管栓塞性疾病、肿瘤或损伤。

（2）查体重点。

行全面神经系统检查，检查瞳孔、脑神经、运动、感觉功能、深反射、肌力及有无肌萎缩。并做好基础情况的记录。

（3）实验室检查。

血常规、血电解质、血糖及肝肾功能等。怀疑内分泌性疾病时应做相关疾病的检查。必要时应行腰椎穿刺取脑脊液检查。

（4）辅助检查。

颅底部摄片、CT 及 MRI、心电图、超声波、肌电图、脑电图及肌肉活检等检查。

第二节　肌张力改变

正常肌肉在放松时具有一定的张力，在某些疾病时其肌肉的张力可发生增强或减退（低），实际上是属于一种“牵张反射”的异常改变。肌张力降低是指肌细胞相互牵引产生的力量降低，使肌肉不能正常活动。肌肉静止松弛状态下的紧张度称为肌张力，它是维持身体各种姿势以及正常运动的基础，并表现为多种形式，肌张力降低会严重影响人的生活。

【常见病因】

（1）引起肌张力增高的病因。

① 锥体束病变引起肌张力增高：帕金森病、肝豆状核变性、青少年型及 Westphal 型、亨廷顿病（Huntington 舞蹈病）。

② 锥体外系疾病引起肌张力增高。

③ 小脑疾病引起肌张力增高。
④ 脑干疾病所致肌张力增高。
⑤ 周围神经疾病所致肌张力增高。
⑥ 肌原性疾病所致肌张力增高。
⑦ 其他疾病所致肌张力增高：破伤风 / 手足抽搐症。
（2）引起各种肌张力降低的病因。
① 肌肉病变：各种原因引起的肌病、重症肌无力等。
② 末梢神经病、神经根炎。
③ 小脑损害等出现肌张力减低，脊髓传导本体感受的神经纤维阻断时也可使肌张力下降。
④ 小儿急性偏瘫时在瘫痪早期可有肌张力低下，数日或数周后出现肌张力增高，腱反射增强。
⑤ 家族性周期性瘫痪、倾倒症状、癫痫失张力性发作出现阵发性或间歇性肌张力低下。
⑥ 原发性肌张力降低。
⑦ 其他：代谢障碍、变性、炎症及肿瘤等均可引起症状性肌张力异常。

【诊断线索】

肌张力改变诊断线索（表 2–491）。

表 2–491　肌张力改变诊断线索

项目	表现	诊断提示
肌张力减退	具有下运动神经元瘫痪的其他症状	脊髓肌肉水平的损害（包括下运动神经元及其周围神经的病变）
	肌张力减弱，肌肉松软，关节过伸	周围神经、脊髓前角灰质及小脑病变等
	肌肉无力及瘫痪与肌萎缩的程度相平行，但缺乏神经系统损害的症状和体征	肌病或肌炎
	深感觉明显障碍者	周围神经的本体感觉纤维或脊髓后束病变
	伴有舞蹈样动作或不自主运动	锥体外系损害（常见于新纹状体的病变）
	伴有共济失调症状，深反射并不消失，且常呈钟摆样，浅反射不受影响	小脑系统病变
肌张力增强	被动屈曲和伸展肢体时，先觉其肌张力增强，而后立即突然降低之感（称折刀状肌张力增强）	锥体束病变
	屈伸肢体时肌张力均匀一致地增强（称铅管状肌张力增强），或具有一种齿轮样感觉（又称齿轮状肌张力增强）	基底核或锥体外系病变
	伴有躯干及肢体明显强直，所有伸肌持续性收缩（称去脑强直）	四叠体与前庭神经核之间的脑干横贯性损害
	躯干及肢体明显强直，但上肢屈曲及下肢伸直（称去皮质强直）	大脑半球病变
	呈折刀状	锥体束损害

【诊断思维】

（1）当临床检查明确有肌张力障碍时，应从下列情况逐一考虑（表 2–492）。

表 2-492　肌张力障碍的分类及表现

原发性	继发性	变异型	遗传变性病
无明确的中枢神经系统结构异常，表现为特发性扭转痉挛或局灶性异常（如书写痉挛、眼睑痉挛和痉挛性斜颈等）	由脑代谢和构造异常，最常受累部位是基底节壳核、苍白球及丘脑的后核或内侧核	表现为肌张力障碍合并其他改变，包括多巴反应性肌张力障碍及肌阵挛性肌张力障碍	是由脑部变性疾病引起的肌张力障碍，如肝豆状核变性伴发的肌张力障碍

（2）肌张力增高主要分痉挛性与强直性 2 种（表 2-493）。

表 2-493　痉挛性与强直性肌张力增高的临床特点

痉挛性肌张力增高	强直性肌张力增高
伴发于锥体束损害，脊髓反射受到易化。被动运动关节时，在肌张力增高情况下出现阻抗感，这种阻抗感与被动运动的速度有关。快速牵伸时可立即引起收缩，感到痉挛状态，牵伸到一定幅度时，阻力又突然消失，即折刀样肌张力增高。痉挛性肌张力增高与“痉挛”无关，后者单指一种不自主的肌收缩	见于某些锥体外系病变中的特殊张力变化，肌张力增高具有选择性，上肢以内收肌、屈肌及旋前肌为主，下肢以伸肌肌张力增高占优势。被动运动肢体所遇阻力较痉挛性者小，但和肌肉的长度即收缩形态并无关系，无论动作的速度、幅度及方向如何，均可遇到同等的阻力。这种肌张力增高称为铅管样强直，如因伴发震颤而产生交替性的松紧变化，称为齿轮样强直

（3）肌张力改变诊断思维（表 2-494）。

表 2-494　肌张力改变诊断思维

项目	诊断思维
肌张力改变	·一般认为锥体束对下运动神经元控制的肌张力系抑制作用，故锥体束病变时通常引起肌张力痉挛性增强，但锥体束损害时亦可发生肌张力的减退，常见于急性或严重的锥体束病变的“休克期”或局限于大脑皮质 4 区的病变，后者少见。这一点在临床上应引起注意
	·肌张力增高的常见表现有：a. 肌张力亢进可致姿势异常，常见于婴儿；b. 肌强直是指肌张力明显亢进并持续存在，类似抽搐，常见于去大脑强直；c. 肌张力不协调是指伸肌、屈肌张力不平衡，常引起手足徐动
	·肌张力减弱关键需注意：a. 肌肉松弛时被活动肌体所遇到的阻力减退，肌肉缺乏正常韧性的张力；b. 脊髓前角损害时伴按节段性分布的肌无力、萎缩、无感觉障碍、有肌纤维震颤；c. 周围神经损害时伴肌无力、萎缩、感觉障碍、腱反射常减退或消失，某些肌肉和神经接头病变肌张力降低，肌无力，伴或不伴肌萎缩，无肌纤维震颤及感觉障碍；d. 脊髓后索或周围神经的本体感觉纤维损害时常伴有感觉及深反射消失，步行呈感觉性共济失调步态；e. 小脑系统损害时伴运动性共济失调，步行呈蹒跚步态。新纹状体病变时伴舞蹈样运动
	·去大脑强直和去皮质强直不同点：a. 去大脑强直因脑干上部受损引起，该姿势为上臂外展内旋位，腕部前旋，手指弯曲，下肢伸直伴有足跖屈；b. 去皮质强直因单侧或双侧皮质脊髓束受损引起，该姿势为上臂内收，肘部屈曲，伴有腕部和手指弯曲于胸前，下肢僵直内旋伴足跖屈
	·如患者呈现去皮质强直状态时，常提示脑外伤、脑炎或 CO 中毒等严重疾病。如为去大脑强直者，提示病情危重，预后凶险。此外，由于锥体外系对下运动神经元控制的肌张力既有抑制作用又有兴奋作用，当抑制作用减弱或丧失时引起肌张力强直性提高，反之，当兴奋作用丧失时则发生肌张力的减退。因此，对锥体外系病变所伴有肌张力改变的诊断时，应更多地注意锥体外系受损的其他临床表现
	·肌张力改变常可作为区别中枢性瘫痪抑或周围性瘫痪的依据之一，部分诊断程序可参考肌张力减退或消失章节
	·去大脑强直可只累及上肢，下肢松弛，或只累及单侧肢体。一般姿势的持续时间与脑干受损的严重性相关。多提示脑干受损，可因梗死、出血、肿瘤以及代谢性脑病、外伤及颅内压升高时脑干受压引起
	·识别肌张力障碍涉及是否能做到正确判断，肌张力障碍样活动是缓慢而扭曲的，涉及头部、颈部、躯干及四肢的大肌肉群活动，可以是持续或间断的；舞蹈样活动是快速、不平衡、复杂的；手足徐动症的活动是缓慢、蜿蜒、扭转的，活动多为持续的，主要影响手以及四肢末端的活动
	·手足徐动症常发生于儿童期，见于出生时缺氧、胆红素脑病及遗传性障碍等。成人手足徐动症多见于血管或肿瘤病变、退行性疾病、药物中毒或缺氧

【疾病特点与表现】

（1）强直性肌张力增高的疾病。

① Parkinson 病：本病促动肌和拮抗肌的张力均有增高，在关节做被动运动时，增高的肌张力始终保持一致，感到均匀的阻力而呈“铅管样强直”，如合并有震颤，可出现“齿轮样强直”。其他表现包括“面具脸”、流涎、眼球运动减慢、身体屈曲状态及颈部活动障碍等。

② 亨廷顿病：肌张力多为正常，少数可出现 Parkinson 病样的肌僵直突出症状，而舞蹈症状甚微或完全缺少。此型最后呈姿势性肌张力障碍，上肢屈曲，两下肢伸直。这种肌僵直型的慢性进行性舞蹈症状被认为是苍白球受损的结果。

③ 扭转痉挛（又名变形性肌张力障碍）：是躯干的徐动症，为一少见的基底核病变。常以肌张力增高、四肢躯干甚至全身剧烈而不自主的扭转为特征。肌张力在肢体扭转时增高，扭转停止时则正常。

④ 药物性肌张力异常：可分为急性和迟发性，急性肌张力障碍常于用药后不久即出现，多见于青年人，以奇异的肌痉挛为特点。主要是颈、头部肌肉受累，最常见是舌和口腔肌肉的不随意痉挛，以致咀嚼肌紧张地收缩，嘴张不开，讲话及吞咽困难，面部做怪相，或伴发痉挛性斜颈。迟发性运动障碍发病慢，常于服用神经安定剂数周、数月或数年后发生，甚至停药后出现。表现为刻板的、重复唇及舌不自主运动，有时伴有肢体或躯干的舞蹈样动作，体轴性运动。其他表现包括肌张力低下（主要涉及颈肌、腰肌等部位），如腰不能直起、凸腹、颈软、不能抬头、行走时迈不开步、提不起腿及足跟拖地而行等。

（2）痉挛性肌张力增高的疾病。

① 先天性肌强直症：本病仅在运动时出现肌张力增高，静止时肌张力正常。此病的肌张力增高及肌强直收缩常见于运动之初，当反复运动后即恢复正常。触诊时肌肉有特殊硬韧感，硬如胶皮样，于机械刺激后肌肉强直收缩时更为明显。

② 僵人综合征：为一种病因不明的癫痫性痉挛，以颈肌、躯干、背及腹肌肌张力增高明显，外界刺激时疼痛，叩击、声光、精神紧张等可诱发而加重，常于四肢近端开始向全身发展，肌力和腱反射正常，睡眠时僵硬症状消失。

③ 手足搐搦症：低血钙是本病的主要原因，多在四肢远端出现强直发作，典型发作呈所谓“助产士手”。

（3）肌张力增高的疾病。

① 锥体束病变：锥体束病变于休克期后，或隐袭起病的锥体束损害，在瘫痪侧出现肌张力增高，明显的锥体束损害出现三重屈曲，即下肢的髋关节、膝关节与掌关节痉挛性屈曲。锥体束病变时肌张力增高的部位与瘫痪部位一致，静止状态下肌张力也增高，触诊肌肉较硬，被动运动时有折刀样的阻抗感。

② 小脑病变：两侧广泛小脑病变时，有时可见肌张力增高，被动运动肢体时有阻抗感，站立时躯干、四肢呈僵直状态。橄榄小脑萎缩症可呈现 Parkinson 型肌僵直，提示结构损害与大脑基底核有关。

③ 脑干病变：引起的肌张力增高以中脑最为明显，中脑病损时表现肌僵直，属于去大脑强直的一种，上肢伸直时，腕屈曲并内收，下肢伸直时，膝内旋内收，称之去中脑强直。多见于大脑皮质下白质弥漫性病变，如脑炎及重度脑外伤。脑出血也可出现四肢僵直，与去中脑强直的区别点在于前臂屈曲位，其他表现完全与去中脑强直相同，称之为“去皮质强直”。

④ 周围神经病变：表现为下运动神经元损害的特点，如肌张力减低。但在面神经麻痹恢复不全时，可出现面肌肌张力增高，表现为面肌抽搐。此外，周围神经的邻近炎症、肿瘤等病变，对周围神经产生刺激现象时，可出现肌张力增高，多属于防御性肌张力增高。

⑤ 破伤风：早期局部肌张力增高，常见的是两侧咀嚼肌痉挛性收缩，同时伴有颈肌强直，继之面肌抽搐，口角向外牵引，鼻翼上缩，眼裂大呈所谓“猥笑颜貌”，恐水是本病典型特征。

（4）肌张力降低的疾病。

① 进行性肌营养不良症：是一组由遗传因素所致的肌肉急性疾病，表现为骨骼肌进行性加重的无力和萎缩，其肌张力减低与肌萎缩平行。站立和步行时呈特殊姿态，即站立时腹部前凸与腰椎前弯，行走时多呈“鸭步”。

② 多发性肌炎：以四肢近端肌对称性无力、疼痛为临床特点。早期可有肌肉肿胀、压痛，晚期出现肌萎缩。常伴有雷诺现象，部分有轻度关节炎症状。肌无力：可突然发生，并持续进展数周至数月以上，依受累肌肉的部位出现不同的临床表现。如肩带肌及上肢近端肌受累不能上举和梳头；骨盆带肌及股肌受累不能上楼，下蹲后起立困难；颈屈肌受累出现抬头困难；喉部肌肉受累出现声音嘶哑；咽、食管横纹肌受累表现为吞咽困难，饮水呛咳；食管下和小肠受累表现为反酸、食管炎、吞咽困难、上腹胀痛和吸收障碍等；胸腔肌和膈肌受累出现呼吸困难和急性呼吸功能不全。

③ 周围神经病变：多发性神经炎的肌萎缩主要分布于肢体的远端，与肌张力减低有平等关系。由于肌张力减低，腕关节、指与距小腿关节动幅增大，呈过伸过屈的异常姿势。根据多发性神经炎的病因，受损肌亦有选择，如酒精中毒性多发性神经炎，胫骨前肌麻痹最明显，肌张力减低也最突出，故常表现为足下垂。

④ 单神经病：主要由外伤、缺血、浸润、物理性损伤等引起，如上肢尺神经、正中神经损害明显时，上肢的屈肌群张力减低明显，上肢伸肌群（拮抗肌）张力占优势，因而掌握背屈；桡神经高位损伤时，因肱三头肌瘫痪和张力减低，表现肘关节不能伸直及垂腕征，并因肱桡肌力弱和张力减低而使前臂在半旋前位，使肘关节不能屈曲。

⑤ 后根后索病变：脊髓后根、后索病变时肌张力减低是突出症状之一，以脊髓旁为代表有静止性肌张力减低，同时伴有姿势性与运动性肌张力异常。仰卧位时胫骨甚至可贴床面，站立时膝关节部张力低，不能保持膝关节固定而出现“反张膝”，下肢肌张力低下较上肢明显。

⑥ 肌萎缩性侧索硬化：多见于 40 岁以后，脊髓前角细胞（和脑干运动神经核）及锥体束均受累，因此有上、下运动神经元损害并存的特征。上肢肌萎缩、无力、肌束颤动和腱反射亢进。颈膨大的前角细胞严重损害时，锥体束症状被掩盖，上肢可出现肌萎缩，肌张力减退，腱反射减低或消失，被动运动肢体时动幅增大。

⑦ 腓骨肌萎缩症（charcot-marie-tooth，CMT）：早期于股下 1/3 以下出现肌萎缩，晚期肌萎缩可扩展到上肢的前臂下 1/3 以下，两侧对称。在肌萎缩部伴有肌张力减低。

⑧ 急性脊髓前角炎：于肌萎缩部位肌张力减低，常伴有异常体位，如马蹄内翻足、足下垂等。受累肢体被动运动幅度增大，呈过度屈伸姿势。

⑨ 小脑性疾病：肌张力减低是小脑病变的常见症状，由于肌张力减低，使肢体产生姿势异常，如处于过伸过屈位，除了静止时肌张力表现低下之外，被动运动时也可见到明显肌张力减低，主动运动开始与终止时缓慢，其他表现包括自觉无力、易疲劳、腱反射减低或消失及钟摆动样腱反射。

⑩ 锥体疾病：锥体束损害的急性期由于产生锥体束休克，在锥体束休克期内肌张力减低，瘫痪的肌肉松弛，被动运动时无阻抗感。

（5）去皮质状态肌强直的疾病。

① 脑脓肿：在脑脓肿时可出现去皮质强直，因脓肿的位置和大小不同可有失语、癫痫、恶心和呕吐、行为改变、生命体征改变及意识水平降低的表现。

② 脑肿瘤：随着肿瘤的生长，颅内压增高，导致双侧去皮质强直，伴有头痛、行为改变、复视、视物模糊和失明、癫痫、共济失调、眩晕、失语、瘫痪、感觉丧失或异常、呕吐、视盘水肿和激素水平紊乱的体征。

③ 头外伤：因外伤位置及严重程度不同，头外伤可引起去皮质强直，伴有头痛、恶心、呕吐、眩晕、易激惹及意识水平的降低、偏瘫、单侧感觉麻木、癫痫及瞳孔扩大。

④ 脑卒中：累及大脑皮质时可引起单侧去皮质强直，也称为痉挛性偏瘫。其他表现包括偏瘫、构音障碍、失语、偏身感觉丧失、失用、失认、记忆丧失、意识水平降低、尿潴留、尿失禁、单侧视野缺损、复视以及视物模糊。

（6）去大脑强直的疾病。

① 脑干梗死：去大脑强直可因脑干梗死引起，因梗死的严重程度不同，可伴有脑神经麻痹、共济失调及感觉丧失等表现。发生深昏迷时所有反射消失，有 Doll 眼征、Fahinski 征阳性及肌无力。

② 脑干肿瘤：去大脑强直是其晚期体征，伴有昏迷。其他表现包括偏瘫、脑神经麻痹、眩晕、共济失调及呕吐等。

③ 大脑损伤：外伤、肿瘤、脓肿及梗死等均可引起颅内压升高导致去大脑强直，因损伤部位及严重性不同，常伴昏迷、瞳孔大小及对光反射异常，多有心动过缓、收缩压升高以及脉压增大的表现，与颅内压升高有关。

④ 肝性脑病：肝病晚期颅内压升高和氨中毒导致昏迷及去大脑强直，伴有肝臭味、Babinski 征阳性和深反射亢进。

⑤ 低血糖性脑病：血糖极度减低时可导致昏迷和去大脑强直、瞳孔扩大、呼吸减慢、心动过缓、肌肉痉挛和癫痫，最终进展为肌萎缩。

⑥ 缺氧性脑病：脑干受压缺氧和颅内压升高，导致去大脑强直伴有昏迷、Babinski 征阳性、Doll 眼征消失、深反射亢进、瞳孔固定以及呼吸暂停。

⑦ 脑桥出血：本病可引起去大脑强直和昏迷，伴有全身瘫痪、Doll 眼征消失、深反射亢进、瞳孔缩小及对光反射存在。

⑧ 后颅窝出血：后颅窝出血时可有去大脑强直，该病早期可有呕吐、头痛、眩晕、共济失调、颈项强直、视盘水肿和脑神经麻痹，最终进展为昏迷和呼吸停止。

⑨ 诊断性试验：颅内压升高用腰穿放脑脊液降颅内压可导致脑干受压、去大脑强直和昏迷。

（7）肌张力障碍的疾病。

① 阿尔茨海默病：肌张力障碍为该病晚期体征，伴有注意力降低、嗜睡、易激惹、不能进行日常生活、构音障碍及情感脆弱。

② 肌肉畸形性肌张力：典型表现为长期全身肌张力障碍，儿童时起病，随年龄增长加重，可导致足内翻，伴有生长发育延迟、脊柱侧弯，晚期有下肢屈曲及构音障碍等。

③ 哈勒沃登 - 施帕茨病（hallervorden-spatz disease，HSD）：该病可引起躯干肌张力障碍、共济失调、肌阵挛、全身强直、进行性智力下降以及构音障碍。

④ 橄圆体脑桥小脑萎缩：早期有共济失调，逐渐进展为肌张力障碍，其他表现包括构音障碍、意向性震颤、运动迟缓及视力减退。

⑤ 帕金森病：肌张力障碍常见，典型表现包括吞咽困难、构音障碍、运动迟缓、流涎、面具脸、单音调、慌张步态及前倾姿势。

⑥ 核上眼肌麻痹：主要累及中年人，导致间歇性肌张力障碍，其他表现包括眼外肌运动受损、音

量降低、构音障碍、躯干强直、痴呆、共济失调、面具脸及吞咽困难等。

⑦ 肝豆状核变性：特征为四肢肌肉进行性肌张力障碍，其他表现包括声音嘶哑、运动迟缓、行为改变、吞咽困难、流涎、构音障碍、震颤以及 K–F 环（角膜周围灰色环）。

⑧ 药物：吩噻嗪可导致肌张力障碍，氯丙嗪也偶尔导致肌张力障碍，哌替啶罕见导致肌张力障碍。氟哌啶醇、洛沙平及其他的抗精神病药利培酮及甲氧氯普胺可导致急性面肌肌张力障碍。

⑨ 癔症性截瘫：女性多见，病前多有精神因素，弛缓性与痉挛性截瘫均可见，变化多端，瞬间呈弛缓性，瞬间又呈痉挛性，没有括约肌障碍，无压疮及皮肤营养障碍与肌萎缩，肌腱反射与浅反射正常。绝无 Babinski 征。富有暗示性。

（8）手足徐动性疾病。

① 脑肿瘤：可累及基底神经节致对侧手足徐动症和张力障碍。伴随表现取决于肿瘤的类型和损伤的程度。

② 基底神经节钙化：本病可以是单侧性或双侧性病变，特征为手足徐动症和肌紧张，青春期和早期成年期发病增高。

③ 脑梗死：本病可出现对侧手足徐动症，伴意识改变，对侧面部或肢体麻痹。

④ 肝性脑病：慢性阶段可出现阶段性或持续性手足徐动症，伴小脑性共济失调、面部和肢体肌痉挛、扑翼样震颤。

⑤ 亨廷顿病。

⑥ 肝豆状核变性。

（9）引起舞蹈症的疾病。

① 脑梗死：丘脑梗死会产生单侧或双侧的舞蹈病，其他表现包括构音障碍、震颤、强直、无力、感觉障碍如麻痹等。

② 脑炎：脑炎舞蹈病可出现在脑炎恢复期。低热、手足徐动症可出现，其他局灶性神经症状包括轻偏瘫、偏瘫及面瘫等。

③ 亨廷顿病。

④ 肝豆状核变性。

⑤ CO 中毒：严重 CO 中毒的幸存者可出现神经系统表现，包括舞蹈病、强直、痴呆、感觉功能障碍、面具样脸、癫痫发作及肌阵挛等。

⑥ 药物：吩噻嗪、氟哌啶醇、替沃噻吨和洛沙平可导致舞蹈病。甲氧氯普安、甲基酪氨酸、激素避孕药、左旋多巴和苯妥英也可引起该症状。

⑦ 铅中毒：晚期可出现舞蹈病，常伴有癫痫发作、头痛、失忆及精神障碍等，其他表现包括面具脸、足下垂、腕下垂、眩晕、无力、昏睡、腹痛、食欲缺乏、恶心、呕吐、便秘、牙龈铅线及口腔内金属味。

⑧ 锰中毒：长期暴露于锰的矿工可发生舞蹈病，其他表现包括前冲步态、张力失调、强直、面具脸、间歇性震颤和个性改变，随后发生远端肌无力和昏睡等。

【相关检查】

（1）病史采集要点。

① 询问肌张力障碍何时开始，是否情绪激动时加重，睡眠后消失。

② 询问与疾病诊断和鉴别诊断相关的伴随症状，如头痛、眩晕、恶心、视力改变、麻木及刺痛等。

③ 现有疾病和既往史重点包括外伤、脑膜炎、脑炎、上呼吸道感染、出血及血栓性疾病，高血压、

糖尿病及代谢性疾病等，用药史，如有无用苯妥英钠或抗精神病药等。

④ 家族中有无肌张力障碍者。

⑤ 如有意识障碍，病史采集参见意识障碍章节。

⑥ 询问有无去大脑强直、手足徐动及舞蹈症病史。

（2）查体重点。

① 记录生命体征，全面详细检查神经系统，包括意识状态、瞳孔大小及对光反应等。

② 检查平衡及随意肌功能，房间内行走时观察其步态，检查肌力、协调及下肢整体运动功能。特别要注意检查肌肉硬度：肌张力增高时肌肉硬度增加，被动活动时有发紧发硬、松软感觉及无抵抗等。观察摆动幅度、关节伸展度及快速交替活动等。

③ 如患者是去大脑强直或舞蹈症者，体格检查参见不自主运动章节。

（3）实验室检查。

三大常规、血液生化、血电解质、微量元素及生化检查，有助于运动障碍疾病地诊断，如肝豆状核变性患者血清铜、尿铜和血清铜蓝蛋白的含量测定，具有重要诊断意义。乙酰胆碱受体抗体测定对重症肌无力的确诊有重要价值。血清激酶学检测对肌肉疾病的诊断有重要意义。血钾对周围性瘫痪有重要价值。

（4）辅助检查。

① 继发性肌张力障碍的筛查手段包括头颅 CT 或 MRI（排除脑部器质性损害）、颈部 MRI（排除脊髓病变所致的颈部肌张力障碍）、血细胞涂片（排除神经 – 棘红细胞增多症）、代谢筛查（排除遗传性代谢疾病）、铜代谢测定及裂隙灯检查（排除肝豆状核变性，即 Wilson 病）。

② 对儿童期起病的扭转痉挛还可进行 *DYT1* 基因突变筛查。正电子发射断层扫描（PET）或单光子发射断层扫描（SPECT）可显示脑部某些生化代谢情况，对诊断颇有意义。基因分析对确诊某些遗传性肌张力障碍疾病有重要意义。脑电图、肌电图及心电图检查。

第三节　肌肉体积和外形改变

肌肉体积和外形改变主要是指肌容积的变化，包括肌肉的萎缩和肥大，又被称之肌营养改变。

【常见病因】

（1）肌萎缩病因分类。

① 肌源性肌肉萎缩的原因：常见于肌营养不良、营养不良性肌强直症、周期性瘫痪、多发性肌炎、外伤如挤压综合征等、缺血性肌病、代谢性肌病、内分泌性肌病、药源性肌病、神经肌肉传递障碍性肌病。

② 失用性肌萎缩：上运动神经元病变系由肌肉长期不运动引起，全身消耗性疾病如甲状腺功能亢进、恶性肿瘤、自身免疫性疾病等。

③ 神经源性肌萎缩：主要是脊髓和下运动神经元病变引起。肌肉萎缩的原因见于脊椎椎骨骨质增生、椎间盘病变、脊神经肿瘤、蛛网膜炎、神经炎、神经丛病变、神经损伤、脊髓空洞症、运动神经元性疾病、格林 – 巴利综合征、脑部和脊髓病变（失用性肌萎缩）。

（2）各部位肌萎缩的常见疾病。

① 全身弥漫性肌萎缩。a. 肌源性：先天性肌肉病、先天性肌营养不良、线粒体胃肠脑肌病及慢性中毒性肌肉病。b. 神经源性：炎性、中毒性和代谢性神经病。

② 头面部肌萎缩。a. 肌源性：面肩肱型肌营养不良和强直性肌营养不良。b. 神经源性：面神经麻痹、多脑神经炎及运动神经元病等。

③ 中轴或四肢近端肌萎缩。a. 肌源性：肢带型肌营养不良、多发性肌炎和包涵体肌炎。b. 神经源性：脊髓性肌萎缩、肯尼迪（Kennedy）病和糖尿病性肌萎缩等。

④ 四肢远端肌萎缩。a. 肌源性：远端型肌病、肌原纤维肌病、Emery-Dreifuss 肌营养不良、眼咽远端型肌营养不良及强直性肌营养不良Ⅰ型。b. 神经源性：遗传性运动感觉神经病、遗传性远端性运动神经病、Madras 型运动神经元病及肌萎缩侧索硬化。

⑤ 单肢性肌萎缩。a. 上肢肌萎缩：颈椎病、青少年良性单肢肌萎缩、多灶性运动神经病、脊髓空洞症、臂丛神经炎、肘管综合征、腕管综合征和痛性肌萎缩等。b. 下肢肌萎缩：腰骶发育异常、腰骶神经根炎、压迫易感性神经病、获得性多灶性感觉运动神经病及脊髓灰质炎等。

【诊断线索】

肌肉体积和外形改变的诊断线索（表 2-495）。

表 2-495 肌肉体积和外形改变的诊断线索

项目	临床线索	诊断提示
肌萎缩	急性瘫痪，肌萎缩在瘫痪后出现，呈节段性分布，且肌萎缩程度与病情的严重程度相平行	急性脊髓灰质炎（多为单侧肢体的肌肉萎缩）
	肌萎缩发生在瘫痪之前，且有明显的肌束颤动	运动神经元疾病（如肌萎缩性侧束硬化症、进行性脊肌萎缩症等）
	肌萎缩发展缓慢，且以远端最为明显，伴有末梢型感觉障碍	多发性神经炎
	若缺乏神经系统损害的症状和（或）体征	肌源性肌萎缩
	肌肉震颤	运动神经元病
	伴感觉异常	脊髓病损
	伴深感觉障碍	亚急性联合变性
	隐匿起病	肿瘤、变性疾病等
	突然起病	脊髓炎症、出血等
	在饱餐、寒冷、酗酒或剧烈运动后出现	低钾麻痹
	强烈的精神刺激诱因	癔症性瘫痪
	贫血、胃病（如萎缩性胃炎或胃大部切除术后）	亚急性联合变性
	某种凝血因子和维生素 B_{12} 缺乏	脊髓后、侧索的神经变性疾病、周围神经病变
肌肉肥大	肌力减弱，常以腓肠肌肥大多见	进行性肌营养不良症
	若肌肉肥大见于四肢，且肌肉较为坚实，肌力稍增强，但易疲乏	真性肌肉肥大症（常在儿童起病，但较为少见）
	伴有肤冷、皮肤粗糙、面容臃肿、眉毛稀疏等	黏液性水肿
	颧弓及下颌突出、唇舌肥厚、手足宽大者	肢端肥大症（本病早期肌力增强，后期常伴肌肉萎缩及肌力减退）

【诊断思维】

（1）临床上将肌萎缩分为三大类（表 2-496）。

表 2-496　肌萎缩病因分类及表现特点

神经源性肌萎缩	肌源性肌萎缩	失用性肌萎缩
比较常见，常出现肌束抖动，一般是因下运动神经元及其损害所诱发的，当前角细胞和脑干运动神经核受到严重损害时，肌萎缩常出现节段性的分布，大多以肢体远端较多见，可对称或不对称，但不会出现感觉障碍。肌肉活检可见肌肉萎缩变薄，镜下呈束性萎缩改变	是肌肉萎缩疾病的症状，常见表现为近端型骨盆带和肩胛带对称性肌萎缩，而且因为肌无力现象越来越突出，经常会发生无肌纤维震颤以及感觉障碍等	属于遗传类疾病，失用性肌肉萎缩的症状主要表现为肌肉废用、肌肉无力、收缩困难及肌肉体积明显减小等。失用性肌萎缩的出现往往和长期不运动有关，大多数是可逆的

（2）肌肉体积异常诊断思维（表 2-497）。

表 2-497　肌肉体积异常诊断思维

诊断项目	诊断思维
肌肉体积异常	·肌肉假性肥大时，在外观上酷似肌肉发达者，此时应注意肌力的改变，前者常伴有肌力减弱，故一般不易混淆
	·发现肌肉萎缩时应注意除外长期肢体不用而导致的失用性萎缩，常见于骨折石膏长期固定后及脑病的痉挛性偏瘫等，病史对诊断具有决定性的作用
	·运动单位任何部位的损害都可以导致肌萎缩，主要包括下运动神经元。损害导致的神经源性肌萎缩以及骨骼肌本身病变导致的肌源性肌萎缩，这 2 种因素可对肌萎缩单独发挥作用，在少数疾病中可以同时发挥作用，如危重疾病性神经肌肉病可以同时出现骨骼肌和周围神经损害而发生肌萎缩，慢性酒精中毒也可以同时损害神经和肌肉，导致肌萎缩。若肌萎缩仅局限于关节周围或关节区域，应考虑可能系关节病所致的肌萎缩，又称关节病性肌萎缩
	·肌萎缩越明显者，提示下运动神经元疾病的可能性越大，如脊髓灰质炎、周围神经炎及肌萎缩侧索硬化症等，又称神经源性肌萎缩。
	·肌肉萎缩常由神经肌肉病变或损伤引起。然而，它也可因特定的代谢性疾病、内分泌疾病和长期不动所引起。随年龄增长也会出现一些肌肉萎缩。故有肌肉萎缩者需排除如慢性甲状腺毒症肌病、甲状旁腺功能亢进症或糖尿病等这类内分泌性疾病，尽管肌萎缩通常不是这类疾病的主要表现
	·神经源性肌萎缩若发生在瘫痪之后，说明起病急骤；当肌肉明显萎缩出现在瘫痪之前，则多提示慢性进行性变性疾病；若肌萎缩呈节段性，应考虑病变可能局限于脊髓前角细胞；周围神经病变引起的肌萎缩发生于病变神经所支配的肌肉
	·肌萎缩常是慢性肌病的特点，急性病变早期多无明显的肌萎缩。但也并非所有的慢性周围神经病和肌肉病都出现肌萎缩，单纯感觉神经病、交感神经病、神经肌肉接头病及周围神经离子通道病一般没有肌萎缩，代谢性肌肉病以及内分泌性肌肉病尽管可以慢性发病，却常无明显肌萎缩
	·肌萎缩常伴肌无力，肌源性萎缩的肌无力常重于萎缩；神经源性萎缩常重于肌无力，常先出现肌萎缩，后出现肌无力。尽管有 2 种类型肌萎缩可以同时出现，按照分布规律寻找其原因。全身弥漫性肌萎缩在疾病开始发展阶段就出现四肢近端和远端肌萎缩。各种进行性发展的肌肉病及运动神经病的晚期也可出现全身性肌萎缩。长期慢性疾病、减肥以及慢性营养不良引起的全身消瘦不属于肌萎缩
	·儿童严重的肌无力和肌萎缩可因肌营养不良所引起。脑性麻痹、脊髓灰质炎、脑膜膨出及脊髓脊膜突出相关的麻痹，均可引起肌肉萎缩
	·发现患者有肌萎缩时，首先排除全身疾病引起的肌萎缩，尤其是内分泌性疾病，然后再考虑神经科疾病
	·痉挛性偏瘫通常是由弛缓性偏瘫移行而来，特点是肌张力明显增高。上肢的伸肌群及下肢的屈肌群瘫痪明显，肌张力显著增高，故上肢表现为屈曲，下肢表现为伸直，手指呈屈曲状态，被动伸直时有僵硬抵抗感、浅反射减弱或消失及病理反射阳性（是大脑休克期恢复的表现）。亚急性或慢性起病的患者不经过弛缓性偏瘫的过程，如脑肿瘤逐渐出现痉挛性偏瘫
	·在偏瘫极轻微的情况下，如进行性偏瘫的早期，或一过性发作性偏瘫的发作间歇期，如不仔细检查易于遗漏

【疾病特点与表现】

（1）内分泌性疾病。

① 甲状腺性肌病：是甲状腺功能改变引起的肌肉疾病，包括慢性甲亢性肌病、突眼性眼肌麻痹、甲亢性周期性瘫痪、甲亢性或甲减性重症肌无力、甲减性肌病等。通常起病隐袭，肌无力逐渐进展，历时数周至数月才引起注意。常为进展性肌萎缩，包括延髓肌一定程度地受累，骨盆带肌和股肌群肌无力较重，称 Basedow 截瘫。肩胛带肌和手部肌肉肌萎缩明显，肌肉收缩时出现震颤和痉挛，无束颤，腱反射中度活跃。

② 皮质类固醇性多发性肌病：此类肌病包括 2 类（表 2–498）。

表 2–498 皮质类固醇性多发性肌病的特点与表现

急性皮质类固醇肌病	慢性皮质类固醇肌病
是皮质类固醇所致的危重病性肌病或急性四肢瘫痪性肌病，多因严重顽固性哮喘或多种全身性疾病接受大剂量皮质类固醇治疗，也见于脓毒血症等危重者，有时用神经肌肉阻滞药如肌松药潘库罗宁可促使发病，还可因合用氨基糖苷类抗生素所引起，常在全身性疾病好转时出现严重肌无力	是长期使用皮质类固醇导致的肌肉病变。肢体近端肌和肢带肌力弱，一般呈对称分布，首先侵犯下肢近端，逐渐进展波及肩胛带肌，最后波及肢体远端肌群。血清 CK 及醛缩酶一般正常。肌电图正常或呈轻微肌源性损害，无自发电位

③ 肾上腺皮质功能不全性肌无力：包括原发性和继发性 2 类。原发性肾上腺皮质功能不全是 Addison 病所致，可因肾上腺感染、肿瘤、自身免疫障碍和肾上腺出血所引起；继发性肾上腺皮质功能不全是垂体肾上腺皮质激素不足所致。二者均可出现全身性肌无力及易疲劳，腱反射存在，肌电图检查正常，肌活检无异常发现。Addison 病常伴高血钾性麻痹，对糖皮质激素和盐皮质激素的治疗反应良好。而原发性醛固酮增多症者则常伴低钾性周期性瘫痪或手足抽搐。

④ 垂体病性肌无力：是垂体病后期引起的肌无力等症状，肢端肥大症早期可出现肌肥大和肌力增加，随疾病进展逐渐发生肌萎缩和肌无力，尤其近端肌。少数患者可见轻度感觉型周围神经病，但较腕管综合征少见。

（2）肌源性疾病。

① 先天性：出生时或婴儿早期就出现全身持续性肌张力低下、肌无力和肌萎缩（严格意义讲是发育不良），可获得行走能力，肌萎缩不发展或缓慢发展，肌管肌病和中央轴空病还可出现眼外肌受累。先天性肌营养不良可出现全身性肌萎缩，病情严重者，不能获得行走能力。

② 神经源性炎性神经病：格林 – 巴利综合征主要累及脊神经和脑神经的运动神经，表现为对称性弛缓性肢体瘫痪和面瘫、腱反射消失和周围性感觉障碍。病程发展到一定阶段后出现全身性肌萎缩。慢性炎性脱髓鞘性多神经病可出现四肢无力和弥漫性肌萎缩。这两种疾病都存在脑脊液蛋白 – 细胞分离现象，即蛋白增加而细胞数正常，感觉障碍比较轻，中毒和营养缺乏性神经病一般无明显的感觉障碍，表现为四肢远端疼痛、感觉过敏、减退或感觉过度，肌肉瘫痪比较轻，病程持久者可有肌萎缩。

③ 身体各部位的肌肉萎缩的病因与临床表现（表 2–499）。

表 2-499　身体各部位肌肉萎缩的病因与临床表现

部位	病因与临床表现
头面部肌萎缩	・肌萎缩首先或伴随累及头面部的肌肉，包括面肌、颞肌、咀嚼肌、舌肌和咽喉肌肉的萎缩 a. 肌源性 ・面肩肱型肌营养不良具有典型的肌病面容，出现面肌萎缩和无力 ・强直性肌营养不良Ⅰ型以颞肌萎缩最明显 ・先天性强直性肌营养不良典型的面部表现为张口和 V 型上唇 ・眼咽型肌营养不良、眼肌型肌营养不良、进行性眼外肌瘫痪以及先天性肌肉病也可以出现面肌无力，但肌萎缩多不明显 b. 神经源性 ・运动性脑神经病变可以出现面部肌萎缩；面神经麻痹后期导致单侧面肌萎缩；若出现双侧面肌萎缩常提示莱姆（Lyme）病和梅罗综合征（Melkersson-Ronsental syndrome，MRS）综合征；多发性脑神经炎和 Guillain-Barre 综合征都可以导致面肌和咀嚼肌萎缩，但后者全身其他部位的肌萎缩和无力同样明显 ・延髓性麻痹型主要出现咽喉肌肉和舌肌的萎缩和无力，面肌和眼外肌瘫痪较少见
颈及四肢近端肌萎缩	・肌萎缩主要出现在躯干中轴肌肉和双侧的肢带肌 a. 肌源性 ・假肥大型肌营养不良症（Duchenne 型和 Becker 型肌营养不良）、常染色体显性和隐性遗传性肢带型肌营养不良以及面肩肱型肌营养不良可以在不同年龄缓慢发病，出现躯干中轴和四肢近端肌萎缩，出现翼状肩胛 ・多发性肌炎在各个年龄阶段亚急性起病，在疾病后期出现近端肌萎缩。包涵体肌炎是一种中老年人最常见的慢性进行性炎性肌病，肌无力和肌萎缩首先出现在骨盆带肌和股四头肌，而后发展到肩带肌和上臂肌以及肢体远端肌肉 b. 神经源性 ・进行性脊髓性肌萎缩症：为遗传性脊髓前角细胞病，多从四肢近端开始发展，类似肢带型肌营养不良，出现躯干中轴和肢带肌萎缩和无力，不伴有感觉症状及营养障碍 ・Kennedy 病：是一种性连锁的进行性脊髓性肌萎缩，在成人期发病，出现肢带肌和四肢近端肌无力和肌萎缩，伴有女性化乳房以及延髓性麻痹症状，有睾丸萎缩和性功能低下 ・糖尿病性肌萎缩也称糖尿病肌病，由腰骶神经根损害导致，出现下肢近端的肌萎缩和无力
四肢远端肌萎缩	・肌萎缩主要出现在双侧小腿和前臂肌群以及手和足的固有肌 a. 肌源性 ・包括远端性肌病、肌原纤维肌病、埃 - 德型（Emery-Dreifuss）肌营养不良、眼咽远端性肌营养不良、强直性肌营养不良Ⅰ型等。远端性肌病包括多种类型，其中青少年发病的 Miyoshi 型远端型肌营养不良主要为腓肠肌萎缩无力，后期可见到肢体近端受累 ・成年早期发病的 Nonaka 肌病多表现为胫前肌萎缩和无力，疾病后期出现股后部、腰带部以及上肢肌萎缩 ・成年晚期发病的 We-lander 型远端型肌病主要出现手肌萎缩和无力，病情缓慢进展至近段 ・肌原纤维肌病：一般远端和近端都可累及，但远端更明显，发展也非常缓慢 ・Emery-Dreifuss 肌营养不良存在四肢远端肌萎缩和无力，同时出现明显的关节挛缩和心脏损害 ・眼咽远端性肌营养不良出现明显的四肢远端肌萎缩和无力，但有眼外肌瘫痪，强直性肌营养不良Ⅰ型出现的四肢远端肌萎缩和无力伴随肌强直现象 b. 神经源性 ・四肢远端肌萎缩最多见的原因是周围神经损害，各种类型的遗传性运动感觉神经病多在出生后到青少年期发病，主要表现为缓慢进展的两下肢远端肌萎缩和无力，两下肢呈倒置酒瓶状，手固有肌也出现萎缩，常伴有周围神经肥大和轻度感觉障碍，伴足部畸形 ・遗传性远端性运动神经病，也出现四肢远端的肌萎缩和无力，多无明显的感觉障碍。Madras 运动神经元病主要表现为青少年发病的双上肢对称性萎缩和无力，伴随运动性脑神经损害以及神经性耳聋 ・肌萎缩侧索硬化是一组在成年晚期发病，选择性侵犯上、下两级运动神经元的疾病，部分患者出现肢体远端非对称性肌萎缩和无力，并逐渐进展为全身肌萎缩，头颈部肌肉亦可受累，出现广泛的肌束颤动等
局限性肌萎缩	・肌萎缩出现在单个肢体的近端或远端肌肉。多数情况下局灶性肌萎缩由周围神经损害导致 a. 上肢肌萎缩：青少年良性单肢肌萎缩和颈椎的不稳定性有关，表现为青少年单侧上肢远端的肌萎缩和无力，多累及手肌和前臂内侧肌，没有感觉异常，出现遇冷肌无力加重，少数有手指不规则的粗大震颤 ・多灶性运动神经病多表现为一侧上肢远端手肌和臂肌的无力和萎缩，无感觉障碍 ・脊髓灰质炎在急性期出现单侧肢体的肌萎缩和无力，多累及某一肌群，如到成年期又出现症状加重，应当考虑到脊髓灰质炎后综合征 ・颈椎病、脊髓空洞症、肘管综合征、腕管综合征也可以导致单侧上肢远端的肌萎缩 ・痛性肌萎缩和臂丛神经炎多导致上肢近端的肌萎缩和无力 ・大脑顶叶病变以及关节病变导致的反射性肌萎缩等也可出现局限性肌萎缩 b. 下肢肌萎缩：腰骶骨骼发育异常多导致单侧下肢远端的肌萎缩和无力，多在青少年期被注意，可以伴随感觉障碍 ・压迫易感性神经病常于青少年发病，突然出现无力，随后出现肌萎缩 ・获得性多灶性感觉运动神经病在成年期发病，出现非对称性的下肢肌萎缩和无力，伴感觉障碍

续表

（3）引起肌萎缩的疾病。

① 肌萎缩侧索硬化：本病的首发症状是肌无力和萎缩。肌无力和肌肉萎缩先从一侧手开始，蔓延到上肢，然后发展到另一侧手和上肢。最后，肌无力和萎缩蔓延到躯干、颈部、舌头、喉部、咽部和下肢，进行性呼吸肌无力导致呼吸功能不全。其他表现包括肌肉松弛、肌束震颤、腱反射亢进、轻度的下肢肌痉挛、吞咽困难、言语障碍、过度流涎和抑郁。

② 烧伤：严重烧伤时，形成纤维性瘢痕组织，疼痛和血清蛋白丢失，可限制肌肉活动，导致肌肉萎缩。

③ 筋膜间隔（区）综合征：本病虽是急性疾病，但晚期体征主要有肢体挛缩畸形及神经干损伤 2 个方面。肌肉萎缩局部缺血的晚期指征，伴肌肉挛缩、麻痹和脉搏消失。较早表现包括剧痛、肌肉进行被动活动时疼痛加重，伴肌无力和感觉异常。

④ 椎间盘突出：压迫神经根导致肌无力、废用，最后导致萎缩。早期症状是严重的下背部疼痛，可放射到臀部、腿和脚部，常伴有肌挛缩，也可发生反射减弱和感觉改变。

⑤皮质醇增多症：此病可导致四肢无力，最终萎缩。其他表现包括水牛背、满月脸、躯干性肥胖、皮肤紫纹、皮肤变薄、痤疮、皮肤易擦伤、伤口愈合困难、血压升高、乏力、色素沉着和汗多，男性可能有阳痿，女性有多毛症和月经紊乱。

⑥ 甲状腺功能减退症：可表现为可逆的四肢近端肌无力和萎缩。其他表现包括肌肉挛缩和强直、畏寒、虽然食欲减退体重却增加、精神迟钝、皮肤干燥、发冷、粗糙，颜面部、四肢水肿和心动过缓等。

⑦ 半月板撕裂：这种创面性损伤的典型表现是由于膝关节长期不动导致的股四头肌萎缩和无力。

⑧ 多发性硬化：本病为退行性病变，慢性、进行性肌无力可导致上肢和下肢肌萎缩，也可发生肌痉挛和肌肉挛缩。其他表现包括复视和视物模糊、眼球震颤、腱反射亢进、感觉缺失或感觉异常、发音困难、吞咽困难、共济失调步态、意向性震颤及阳痿等。

⑨ 骨关节炎：在这种慢性疾病中，临近受累关节的肌肉进行性无力和废用可引起肌肉萎缩。其他表现包括骨关节变形、皮下结节、捻发音、积液及肌肉挛缩。

⑩ 帕金森病：本病肌肉强直、无力和废用可导致肌肉萎缩。其他表现包括隐袭的静止性震颤、手指搓丸样动作（精神紧张时加重，目的性活动和睡眠时减轻）、运动迟缓、典型的前冲步态、音调高且声音单调、面具脸、流涎、吞咽困难、发音困难。

⑪ 蛋白质缺乏：慢性蛋白质缺乏可引起肌无力和萎缩。其他表现包括慢性乏力、情感淡漠、食欲减退、皮肤干燥、外周性水肿、呆滞、头发干燥及稀疏等。

⑫ 类风湿关节炎：本病晚期可出现肌肉萎缩、关节痛和关节强直，关节活动度缩小和肌肉作用障碍。

⑬ 夏伊－德雷格综合征（Shy-Drager 综合征）：该综合征好发于中青年，典型表现为肌肉萎缩、直立性低血压、不能自制、震颤、强直、运动失调和共济失调。

⑭ 甲状腺功能亢进：本病可引起隐袭的全身肌无力和肌肉萎缩。其他表现包括极度焦虑、乏力、怕热、多汗、震颤、心动过速、心悸、室性或房性奔马律、体重减轻、甲状腺肿大及突眼等。

⑮ 药物：长期类固醇激素治疗可干扰肌肉代谢导致肌肉萎缩，常表现于四肢明显。

⑯ 固定体位：长期卧床休息，使用石膏、夹板固定或牵引而不动者可引起肌无力和肌肉萎缩。

⑰ 进行性肌营养不良症：本病发病年龄和疾病的严重程度有关，发病越早，临床症状越重。头面肌、颈肌和四肢远端肌肉受累较重，表现为双睑下垂；咬肌和颞肌萎缩形成特有的“斧型脸”；胸锁乳突肌萎缩无力致使颈部弯曲、过度前倾，形成“天鹅颈”；胫骨前肌受累出现萎缩和足下垂；咽喉肌受累导致鼻音、语音单调、声音低钝；食管上部骨骼肌受累可引起食管扩张；腱反射低下或消失。

⑱ 吉兰－巴雷综合征：临床特点与表现见表 2–500。

表 2–500 吉兰－巴雷综合征的临床特点与表现

项目	临床特点与表现
吉兰－巴雷综合征	起病迅速，病情呈进行性加重，常在数天至 1 ～ 2w 达高峰，到 4w 停止发展，稳定进入恢复期
	急性或亚急性的四肢对称迟缓性瘫痪。轻则下肢无力，重则四肢瘫，包括躯体瘫痪、延髓性麻痹、面肌以及眼外肌麻痹，常死于呼吸肌麻痹
	腱反射减弱或消失，尤其是远端常消失
	感觉障碍主诉较多，客观检查相对较轻，可呈手套、袜子样感觉异常或无明显感觉障碍，少数有感觉过敏，神经干压痛
	脑神经以舌咽、迷走、舌下神经受累多见，其他脑神经也可受损，但视、听神经几乎不受累
	可合并自主神经功能障碍，如心动过速、高血压、低血压、血管运动障碍及汗多，可有一时性排尿困难
	脑脊液检查：WBC $< 10 \times 10^6$/L，1 ～ 2w，蛋白可升高，呈蛋白－细胞分离（如细胞超过 10×10^6/L，以多核为主，则需排除其他疾病），细胞学分类以淋巴单核细胞为主，也可出现大量吞噬细胞
	电生理检查：病后可出现神经传导速度明显减慢

【相关检查】

（1）病史采集要点。

① 询问患者是何时首次发现肌肉萎缩、哪块肌肉萎缩及病情发展情况，患者肌无力或瘫痪有无日轻夜重、劳累后加重的肌力波动现象。

② 询问起病急缓及诱因，是否有外伤、感染和应激。

③ 询问与疾病诊断和鉴别诊断的相关伴随症状，如发热、疼痛、感觉消失和最近的体重减轻等。

④ 既往史重点包括全身慢性疾病、肌肉骨骼疾病及神经系统疾病史，如创面、内分泌和代谢性疾病、心律失常、贫血、胃部疾病及高血压等病史，既往有无肌肉震颤、感觉异常、精神症状、自主神经功能紊乱等。

⑤ 询问饮酒和用药史，尤其是甾体类药物使用史。询问既往是否有类似疾病史及预防接种史。

（2）查体要点。

记录生命体征，检查患者的意识、对环境的认知及营养状况，有无脱水、皮肤和舌黏膜的干燥等。体格检查时，首先确定肌肉萎缩的部位和范围，目测肌肉块大小，包括主要肌肉群的大小、张力和力量；测量四肢的周长，进行双侧对比。充分伸展关节检查四肢肌肉挛缩情况，注意所有的疼痛和阻力。最后触诊周围脉搏性质和脉率，评估萎缩区域和其周围区域的感觉功能，检查腱反射。若有瘫痪，确定瘫痪的程度和范围：是偏瘫、截瘫、四肢瘫还是单肢瘫，确定是上运动神经元还是下运动神经元瘫痪，是否伴有感觉障碍。

（3）实验室检查。

血常规、血沉、血清肌酶及肝、肾功能等。怀疑内分泌性疾病时应做相关疾病的检查。必要时，也可行肌肉活检以鉴别神经源性肌萎缩和肌源性损害。

（4）辅助检查。

肌电图测定、神经传导速度测定、视觉诱发电位、脑干听觉诱发电位、体感诱发电位、超声及 MRI 检查，肌肉的病理活检有助于明确诊断。

（5）常用轻偏瘫的检查法。

① 上肢平伸试验：患者平伸上肢，手心向下，数分钟后可见轻偏瘫侧上肢逐渐下垂而低于健侧，同时可见轻偏瘫侧上肢自然旋前，掌心向外。

② Barre 分指试验：令患者两手五指分开并伸直，两手相对，数秒钟后轻瘫侧手指逐渐并拢和屈曲。

③ 轻偏瘫侧小指征：双上肢平举，手心向下，轻瘫侧小指轻度外展。

④ Jackson 征：令患者仰卧，两腿伸直，轻瘫侧下肢呈外展外旋位。

⑤ 下肢轻瘫试验：令患者仰卧，两下肢，膝、髋关节均屈曲成直角，数秒钟后轻瘫侧下肢逐渐下落。

第二十七章

神经系统检查异常

本章内容将会涉及神经系统很多体征，不仅繁多，而且一个疾病或某个特定区域的病变，会有多个体征的相互重叠，错综复杂，首先应了解并熟悉下列大脑各叶及区域（部位）受损的组合性临床表现，对神经系统的定位诊断有着极其重要的作用（图 2–80、图 2–81）。

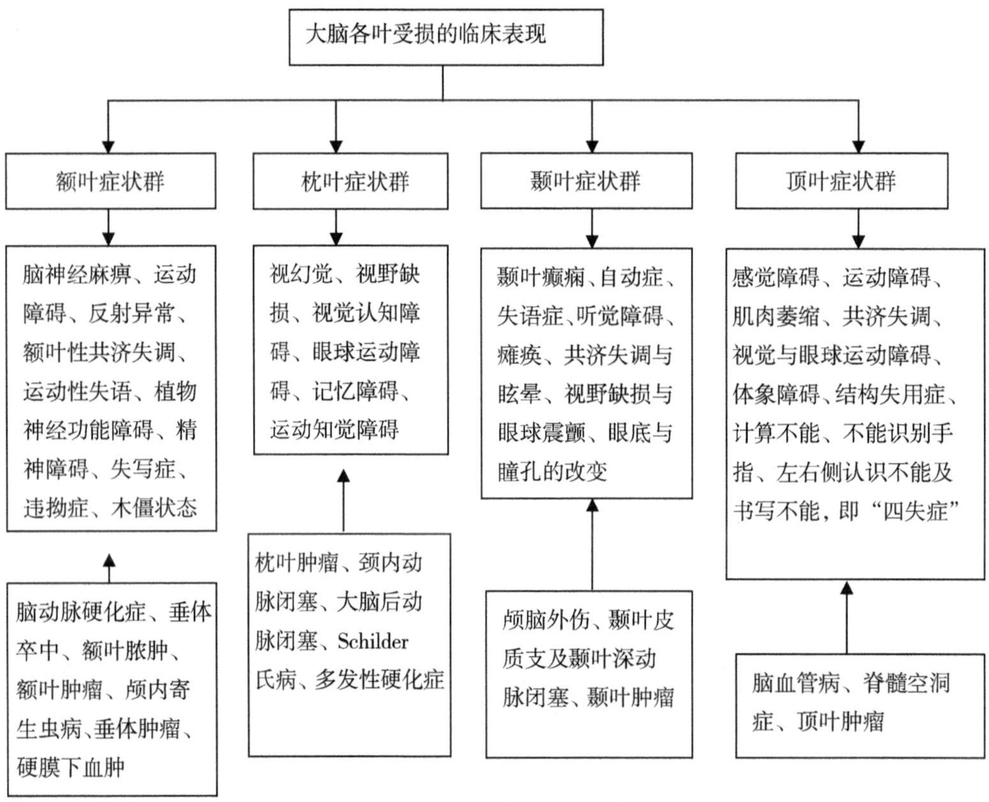

图 2–80　大脑各叶受损的病因及临床表现

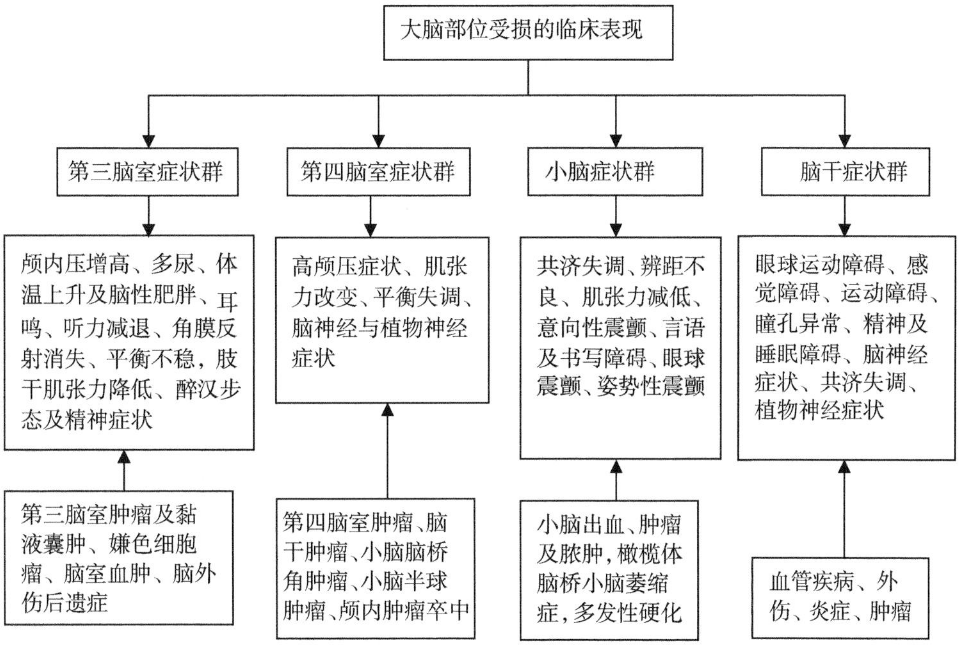

图 2-81　大脑受损的临床表现

第一节　生理反射异常

异常生理反射通常可分为深反射及浅反射，其异常改变包括有减弱或消失及增强或亢进。由于每一个生理反射都有其特定的节段中枢，故当反射的强度和性质发生改变时，可作为确定神经系统损害部位的重要线索之一。

【常见病因】

（1）反射减弱或消失。

脊髓反射弧任何部位的损伤：周围神经炎、脊髓前角细胞病变（灰白质炎）、脑或脊髓急性病变出现脑或脊髓休克时（急性损伤）。此外，骨、关节、肌肉病变也可引起反射减弱或消失。

（2）反射亢进。

上神经元损害及锥体束病变（如脑出血、脑栓塞及脑瘤等）。此外神经系统兴奋性普遍增高时，如神经官能症、甲状腺功能亢进、血管闭塞等，也可出现双侧对称性反射亢进。

（3）霍夫曼征阳性。

脊髓病变、脑动脉硬化、周围神经损害、神经官能症等。

（4）髌阵挛、踝阵挛阳性。

中毒性脑病、病毒性脑炎、家族性痉挛性麻痹、急性脊髓炎等。

【诊断线索】

生理反射异常的诊断线索（表 2-501）。

表 2-501 生理反射异常的诊断线索

项目	表现		诊断提示
深反射异常	三角肌反射		颈$_{5\sim6}$节段或腋神经病变
	肱二头肌反射		颈$_{5\sim6}$节段或肌皮神经病变
	桡骨膜反射		颈$_{5\sim8}$节段或桡神经病变
	肱三头肌反射		颈$_{6\sim7}$节段或桡神经病变
	膝反射		腰$_{2\sim4}$节段或股神经病变
	跟腱反射		骶$_{1\sim2}$节段或胫神经病变（跟腱反射松弛时间延长见于甲状腺功能减退症）
	霍夫曼征阳性		脊髓病变、脑动脉硬化、周围神经损害、神经官能症等（神经兴奋性增高亦可出现此反射，多为对称性，而无锥体束的其他体征）
浅反射减弱或消失	角膜反射		三叉神经及面神经麻痹、脑桥病变（常为脑桥肿瘤的早期征象之一）
	咽反射		舌咽、迷走神经麻痹，偶可见于癔症
	跖反射		锥体束病变、癔症
	提睾反射		腰髓$_{1\sim2}$节段病变、阴囊水肿、精索静脉曲张、睾丸炎、附睾炎
	肛门反射		脊髓圆锥马尾病变
	髌阵挛、踝阵挛阳性		锥体束损害
	腹壁反射	上腹壁反射	胸$_{7\sim8}$节段病变
		中腹壁反射	胸$_{9\sim10}$节段病变
		下腹壁反射	胸$_{11\sim12}$节段病变

注：肋间神经病变亦可出现腹壁反射的减弱或消失。

【诊断思维】

（1）反射异常诊断思维（表 2-502）。

表 2-502 反射异常诊断思维

诊断项目	诊断思维
反射异常	反射弧的任何一个组成部分（包括感受器、传入神经、中枢、传出神经及效应器）的损害都可导致生理反射的减弱或消失
	对称性反射的增强或减弱未必是神经系统损害的表现，然而反射的不对称（一侧增强或减弱）却是神经系统损害的重要体征
	由于反射的检查有时可受患者的精神和注意力等因素的影响，如患者精神过于紧张或注意力集中在检查的反射部位时均可使生理反射受到抑制。所以在检查过程中，应尽量消除上述因素。怕痒的人、急腹症、腹部或膀胱的胀满、肥胖、老年人、经产妇的腹壁松弛或腹部有手术瘢痕等，均可引起腹壁反射的减弱或消失。当腹壁反射亢进时，应注意考虑震颤麻痹帕金森病、神经官能症等
	就神经系统疾病而言，深反射的增强常提示锥体束受损，深反射的减弱或消失不仅见于周围神经系统疾病，也可见于急性锥体束损害而引起的“休克期”、深昏迷、深度麻醉、强烈镇静、甲状腺功能减退症、感染所致的毒血症、颅内压增高、严重药物中毒及神经系统疾病引起的肌肉痉挛或关节病变等疾病
	任何部位锥体束受损，因较高部位的反射弧中断而发生浅反射的减弱或消失。若在锥体束交叉以上部位损害时，浅反射减弱或消失在病变部位的对侧。病变部位在交叉以下时，其减弱或消失则在病变的同侧。因此，在锥体束损害时易出现反射分离现象，即浅反射减弱而深反射亢进

续表

诊断项目	诊断思维
反射异常	重症肌无力者只有在病变严重致使肌肉不能收缩时，才出现深反射消失。而肌病和肌炎的深反射常在肌肉广泛损害或肌肉明显萎缩时才消失。周期性瘫痪者的深反射消失多为暂时性
	深反射增强除锥体束病变外，亦可见于手足搐搦症、破伤风、甲状腺功能亢进症及浅度麻醉。临床上切勿仅凭生理反射异常而作为某一疾病的主要依据，尚需结合其他临床资料加以综合分析和判断
	膝腱反射消失者较膝腱反射正常者出现糖耐量减低的概率高，膝腱反射消失能作为提示临床医师早期发现糖耐量减低者的一种手段。此反射通常受中枢神经系统的高级部位影响，其反应的强弱、迟速均反映中枢神经系统的功能状态，故临床用以检查中枢神经系统病变。腰椎间盘突出症者膝腱反应可减弱，甚至消失，多见于 L_3、L_4 椎间盘突出导致 L_4 神经根受累

（2）各浅反射异常的临床意义（表 2-503）。

表 2-503　各浅反射异常的临床意义

腹壁反射异常	提睾反射异常	肛门反射减弱或消失	角膜反射
生理性腹壁反射消失多见于老年人、经产妇、腹部脂肪过多、腹壁松弛或腹腔疾病（腹膜炎、腹水）。多发性硬化早期锥体束征尚未出现时腹壁反射就可消失。腹壁反射亢进多见于精神紧张、兴奋或神经质者，并无定位意义。帕金森病、舞蹈病、锥体外系疾病腹壁反射增强。偏侧舞蹈病时，病灶对侧腹壁反射亢进	提睾反射比腹壁反射对病损抵抗力强，故减低或丧失比腹壁反射要晚。老年人、睾丸积水、精索静脉曲张、睾丸炎、附睾丸炎或睾丸肿瘤、脑部病变、脊髓病变、锥体束损害时提睾反射均减弱或消失	提示有双侧锥体束或马尾神经损害。马尾神经根损害时，可表现为腰$_2$以下各种神经损害症状。全马尾损害时，感觉障碍分界清楚，上界前为腹股沟，后为髂骨上端水平线，在此以下，臀部、会阴及下肢全部出现感觉障碍，伴有自发性疼痛（电击痛）、会阴有异常感觉并向下肢放射，常有痛性感觉迟钝	刺激一侧角膜，对侧出现眼睑闭合反应，称间接角膜反射。直接角膜反射消失见于患侧面瘫，直接及间接反射皆消失见于患侧三叉神经（眼支）病变及深昏迷患者

【疾病特点与表现】

（1）引起深反射异常的疾病。

① 引起肱二头肌腱反射异常的常见疾病（表 2-504）。

表 2-504　肱二头肌腱反射异常的常见疾病

疾病	临床表现
格林 - 巴利综合征	多有感染病史，主要表现四肢远端对称性无力，可波及躯干和脑神经，四肢末梢手套、袜套样感觉减退或消失。严重的可累及肋间肌和膈肌导致呼吸肌麻痹。瘫痪为弛缓性，肌张力低，肱二头肌肌腱反射及其他腱反射减弱或消失，伴远端肢体麻木、烧灼感、神经根性痛及感觉过敏。其他表现包括口腔分泌物增多、血压升高、出汗、流涎、皮肤潮红、心律不齐及皮肤营养障碍，少数病例有括约肌功能障碍。脑脊液呈蛋白 - 细胞分离现象
多发性神经炎	多有感染、中毒、营养缺乏及代谢障碍等病史。急性或慢性起病，肢体远端感觉、运动障碍，轻瘫或完全瘫，肌张力减低，肱二头肌及其他肌腱反射减弱或消失。后期可出现肌萎缩、肢体挛缩与畸形。早期感觉障碍为肢体远端触痛、蚁走感、烧灼痛和感觉异常，晚期可出现深、浅感觉减退或消失。感觉障碍程度可不同，典型患者呈手套、袜套状分布。其他表现包括皮肤光滑、干燥或菲薄、指（趾）甲松脆、多汗或无汗等症状
臂丛上干型损害	表现为上肢近端损害，而手及手指的功能保留，主要是三角肌、肱二头肌、肱肌及肱桡肌瘫痪和萎缩，有时可累及冈上肌、冈下肌和肩胛下肌。出现上肢不能上举，不能屈肘、外展、内旋与前收。肱二头肌反射消失，桡骨膜反射也可能减弱。因感觉纤维重叠支配，故感觉保存，上臂与前臂外侧感觉可有部分缺失
颈椎病	多发于 40 ～ 50 岁，男性多于女性，起病缓慢，压迫 5 ～ 6 颈神经根引起臂神经痛。压迫感觉神经根时产生根性神经痛，压迫运动神经根时产生肌性疼痛。根性为发麻或触电样疼痛，位于上肢远端，多在前臂桡侧及手指。肌痛常在上肢近端、肩部及肩胛等区域，为持续性钝痛及短暂深部钻刺样不适感，多数肩部运动受限。病程较短者常有肩部附近肌腱的压痛，肱二、三头肌腱反射可减低或丧失

② 引起肱三头肌腱反射异常的常见疾病（表 2-505）。

表 2-505　肱三头肌腱反射异常的常见疾病

疾病	临床表现
臂丛神经炎	多见于成年人，有流感及受寒史，急性或亚急性起病，疼痛首先在颈根部及锁骨上部，以后扩展至肩后部、臂前及手。睡眠时不能向病侧侧卧，牵引臂丛时，上肢的外展或上举时可诱发疼痛。上肢肌张力减弱，腱反射只在初期较活跃，但不久即减弱或消失。肌肉萎缩及皮肤感觉障碍常不明显。手指感觉麻木，严重者有手指肿胀及皮肤菲薄、光滑等表现。肩部有压痛，肱二头肌、肱三头肌腱反射减弱或消失
颈髓病变	主要症状为四肢瘫痪，上肢呈下运动神经元瘫痪，下肢呈上运动神经元瘫痪，病灶以下各种感觉丧失，上肢有节段性感觉减退或消失，括约肌功能障碍。肱二头肌反射减弱或消失，肱二头肌反射亢进，颈髓病变时肱三头肌反射减弱或消失，肱二头肌反射正常
肩神经炎	常急性发病，病前多有感染、预防接种及手术史。肩部及上臂疼痛，多数为一侧，少数为双侧，呈灼痛，伴有肩胛和上臂部肌肉麻痹及肌萎缩，常受累的是前锯肌、三角肌、上下冈肌，其次为斜方肌、大圆肌、菱形肌、胸锁乳突肌、锁骨部胸大肌；有的可累及肱二头肌、肱三头肌、肱桡肌。伴有肩、肩外侧、前桡侧感觉障碍，肱三头肌反射减弱。一般情况下疼痛时间越长，骨肉麻痹时间越长
麻痹性痴呆	早期表现记忆、计算、判断、理解能力降低，自知力缺失，逐渐进入痴呆状态，有的表现欣快夸大，有时表现忧郁和焦虑不安。神经系统症状多发生在中、晚期，可见阿罗瞳孔、视神经萎缩、言语障碍、手指颤抖、书写困难。部分患者有癫痫发作，由于梅毒性血管炎可引起脑梗死，而出现突发性偏瘫、失语、偏盲和偏身感觉缺失。也可发生进行性四肢乏力，肌张力增高、肱三头肌及其他腱反射亢进，病理征阳性
先天性肌营养不良	属婴儿期肌病，为常染色体隐性遗传，或见显性遗传。男女均可见。患儿出生时即显示肌张力降低和肌无力，以肢体与躯干肌最为明显，部分患儿不能竖头、直坐或站立。膝腱反射及其他肌腱反射减退或消失，无假肥大征。多数病程不呈进行发展，有的可有肌萎缩，严重者影响呼吸。有的伴有关节挛缩，或有先天性多数关节弯曲
家族性植物神经失调综合征	本病多在婴幼儿发病，肌张力低下，运动不协调，肱二头肌、肱三头肌及膝腱反射消失等，其他表现包括泪腺分泌减少或缺乏，兴奋时易引起血压上升，而起立时易引起血压下降，以及手足凉、皮肤发红、呼吸快、体温升高、吞咽困难及言语障碍、腹泻或便秘、呕吐、唾液过多或缺少等。常伴对疼痛不敏感、情感易激动及智力低下等

③ 引起桡骨膜反射异常的常见疾病（表 2-506）。

表 2-506　引起桡骨膜反射异常的常见疾病

疾病	临床表现
桡神经麻痹	起病急，出现伸腕、伸指及拇指肌瘫痪，手背的拇指和第一、二掌骨间区感觉减退或丧失。垂腕是其最突出征象，损伤平面不同，症状有所差别。高位损伤时，出现肘关节不能伸直及垂腕征，肱二头肌及桡骨膜反射减弱或消失。前臂在手旋前位时不能屈曲肘关节，肌电图描记瘫痪肌示正锐波及纤颤电位、运动单位减少、多相电位增多、神经传导速度减慢
肌皮神经病	主要表现肱二头肌与上臂肌萎缩，上臂屈侧面平坦，肘关节屈曲力减弱，前壁呈外旋位，不能屈曲肘关节，前臂旋外受限，肱二头肌瘫痪，肱二头肌腱反射消失，前壁外侧感觉障碍，桡骨膜反射减弱或消失
臂丛神经麻痹	上臂丛损伤，上臂不能外展，前臂不能屈曲，手臂不能外旋，前臂不能旋后，手臂直伸呈内旋和内收位。感觉障碍不明显。肩部和上臂伴肌肉萎缩，肱二头肌、桡骨膜反射减弱或消失。下臂丛型手指、手腕不能屈曲，手指不能外展和内收，拇指不能屈曲、内收、外展，小指不能做对掌动作，前臂及手的尺侧缘有感觉减退。大小鱼际萎缩。手部水肿、青紫，指甲变脆，可有霍纳综合征，面、颈部出汗异常
颈神经根炎	多见于青壮年，急性或亚急性起病，多有发热及上感病史。开始上肢酸痛麻木，而后扩散到颈部、肩、前臂及手部。颈胸段节段性的感觉减退或异常。$C_{5、6}$ 神经病变出现上肢外侧的感觉障碍；$C_7 \sim T_1$ 病损则引起上肢内侧的感觉障碍，受冷时加重。牵拉神经根有反射性的串痛，咳嗽、用力时加重。部分患者明显肌无力及肌萎缩，肱二头肌、肱三头肌及桡骨膜反射减弱，病侧梅尔（mayer）反射减弱或消失

④ 引起膝反射异常的常见疾病（表 2–507）。

表 2–507　引起膝反射异常的常见疾病

疾病	临床表现
周围神经炎	肢体远端对称性分布感觉及运动障碍，由远端向近端发展，伴烧灼痛，病变区有压痛。肢体远端对称性下运动神经元瘫痪、肌张力减低、肌肉萎缩、自主神经功能障碍、出现多汗或无汗等，四肢腱反射减低或消失，踝反射减弱较膝反射为早
血卟啉病	主要是下肢疼痛，肢体远侧端的肌肉瘫痪，呈腕、垂足症。多无感觉障碍，膝腱反射消失。有时呈四肢瘫痪，双上肢重为其特点，伸肌瘫痪为重。眼睑下垂、复视、吞咽困难、声音嘶哑及呼吸困难等。亦可有癫痫发作、意识不清以及昏迷。因胃肠平滑肌痉挛引起剧烈腹痛
进行性肌营养不良	属于伴性隐性遗传，几乎全是男性，女性很少见。多在 3 ～ 6 岁之间开始明显，并逐渐加重，无力自躯干及四肢近端开始，下肢重于上肢。大多数在起病时呈现腓肠肌假肥大，即体积增大而肌力不增加，6 岁以后逐渐伴有肌萎缩和挛缩。腱反射先减弱，最后肌萎缩达到严重程度时膝腱反射消失，而在假性肥大的早期，肌肥大处腱反射可以活跃
周期性瘫痪	多见于儿童及青年，饱餐、激烈活动、寒冷和情绪激动常诱发本病。常于夜间发病，晨醒时发现肢体对称性瘫痪。典型发作自腰背部和双下肢近端开始，向下肢远端蔓延。向上扩展也可累及上肢和颈肌。检查可见弛缓性瘫痪，膝腱反射降低或消失
流行性肌痛症	多发于儿童和青少年，发病急骤，多有发热、咽痛及头痛，很快出现下胸部和上腹部肌肉的疼痛和压痛。呼吸、咳嗽及用力时加剧，主要累及颈部、背部和肩部肌群，或出现膝反射减弱，皮肤感觉过敏。部分患者可伴发眩晕、畏光及颈强等轻度脑膜脑炎症状。亦可发生肠炎、心肌炎或睾丸炎等
视神经脊髓炎	病前有上感病史，急性或亚急性起病，先一侧视力模糊，逐渐发展为两侧。视力低下，眼眶或眶后胀痛，有的出现失明。2 ～ 3 个月后出现四肢麻木、瘫痪或四肢瘫。视野呈向心性缩小、盲目或象限盲。最初肌力降低、腱反射减弱或消失，其后肌张力增高、膝腱反射亢进及病理反射阳性。感觉丧失通常上升至中胸段。病变平面以下的感觉缺失及自主神经功能障碍，伴有自主神经功能失调、出汗异常及大小便障碍等
结节性动脉炎	表现为肢体瘫痪、感觉障碍、膝腱反射消失等。有的表现为单发性神经炎，出现不对称的肢体运动感觉障碍。瘫痪比感觉丧失更为多见，常引起脑炎症状，如头痛、呕吐、意识障碍、眼底静脉迂曲、视盘水肿、视网膜动脉血栓形成或有结节等。其他表现包括偏瘫、失语、偏盲、局限性癫痫以及锥体外系症状等。亦可出现两下肢无力、肌肉萎缩、肌无力以及肌肉压痛
酒精性多发性神经炎	起病一般比较慢，但也有数日内急性起病者。感觉运动障碍以下肢突出，小腿的前外侧肌群瘫痪明显，小腿后部肌群或股四头肌也可以受累。呈弛缓性瘫痪，膝腱反射消失，可出现肌肉萎缩，还可有皮肤水肿、皮肤菲薄、干燥无光泽、发凉或青紫、色素沉着、指甲改变、毛发脱落等植物神经改变。肌萎缩晚期可出现肌肉挛缩，腓肠肌有压痛
脊髓空洞症	男性多于女性，起病缓慢，早期症状常是同侧上肢的相应支配区痛、温度觉丧失而触觉及深感觉相对保留，患者局部皮肤常被烫伤而无知觉。空洞扩展至灰质前联合出现双侧节段性分离性痛，温度觉障碍（呈短上衣形）。感觉缺失区有自发性难以形容的烧灼疼痛，呈持续性，称为“中枢性痛”。向前角扩展后，相应节段有肌肉萎缩及肌束颤动，如空洞在颈膨大多，双手小肌肉萎缩明显。上肢肱二、三头肌腱反射减低甚至消失。侵及脊髓丘脑束时损害平面以下对侧皮肤痛、温觉丧失。锥体束受损时患侧平面以下同侧肢体痉挛性瘫痪、膝腱反射亢进
脊髓灰质炎（脊髓型）	瘫痪为下运动神经元性，为弛缓性，肌张力低下，膝腱反射减弱。瘫痪肌群分布不对称，轻重各异。常见于下肢，上肢少见，近端大肌群较远端小肌群瘫痪出现早且重，若颈胸脊髓受累，膈肌及肋间肌（呼吸肌）瘫痪，影响呼吸运动
小脑性共济失调	患者站立时向前后或左右摇摆或偏斜，两足常分开，闭目时加重，闭目难立征阴性。单侧小脑病变者，头及躯干偏向患侧，易向患侧倾倒，状如醉汉，故称醉汉步态。闭目行走时则循患侧转弯。头颈偏向患侧，有时双眼略向健侧偏斜，偶见眼球分离性斜视，粗大的水平性眼球震颤。发音器官唇、舌、喉肌的共济失调，以致说话缓慢、含糊不清、声音断续及顿挫而呈爆发式
大脑性共济失调	体位平衡障碍、步态不稳及向后或向一侧倾倒。额叶性共济失调除有病变对侧肢体共济失调外，常伴膝反射及其他肌腱反射亢进、肌张力增高、巴宾斯基征及卡道克征阳性、强握反射等额叶损害症状。顶叶病变则出现对侧患肢不同程度的共济失调，闭眼时症状明显，深感觉障碍多不重或呈一过性。颞叶病变时出现一过性平衡障碍。大脑性共济失调较少伴发眼球震颤

⑤ 引起踝反射异常的常见疾病（表 2–508）。

表 2–508　引起踝反射异常的常见疾病

疾病	临床表现
坐骨神经炎	患者下肢多呈放射性疼痛，以单侧多见，起病急性或亚急性，可有受寒或着凉史。疼痛常在臀部及股后面，持续性疼痛阵发性加重，咳嗽及打喷嚏时加重，跟腱反射（也称踝反射）减弱或消失。感觉障碍范围相对比较显著，腰椎活动障碍较轻。其他表现包括伴有发热、足背外侧与小腿外侧轻度感觉减退及血沉增块等
腰骶神经炎	多见于中壮年，主要为腰部、臀部并常放射到下肢的疼痛。腰及下肢活动受限，咳嗽、打喷嚏及用腹压时疼痛可加重，并有一侧骨盆肌及下肢肌无力，感觉减退，膝、踝反射减退或消失等。一侧或双侧根性坐骨神经痛者亦颇常见。完全性腰骶神经丛损害少见，表现为一侧下肢完全瘫痪，肛门周围及整个下肢感觉障碍
腰椎间盘脱出症	常发生在青、壮年，男性明显多于女性。多有外伤史、腰痛及下肢放射性疼痛，下肢痛可与腰前同时出现，多数为单侧下肢痛，少数为双侧下肢痛或交替出现疼痛。疼痛由臀部经股后外侧至小腿下端或足部，咳嗽、打喷嚏及行走时疼痛加重，脱出部位相应的棘突旁有明显压痛点，直腿抬高试验阳性，患侧跟腱反射减弱或消失
神经源性肌萎缩	多见于青年男性多于女性，多伴有家族史。主要症状是下肢股部中下 1/3 交界点以下出现各种感觉障碍及肌萎缩，感觉麻木或感觉异常，出现弓形足，极少病例手部首先发病或手足同时发病。下肢因肌萎缩，外观呈“倒酒瓶症”，膝腱反射多减弱或消失，跟腱反射消失
糖尿病性多发性神经炎	多有糖尿病史，初发症状为双下肢感觉异常，严重的肢体疼痛、麻木、烧灼感等，随之可出现下肢无力，完全性瘫痪则罕见。踝反射消失。肢体远端有痛、温、触觉及音叉震颤觉关节位置觉障碍，深感觉障碍严重，可出现共济失调。本病多见于老年人，特别是糖尿病未经充分治疗或控制者
甲状腺功能减退	主要出现小脑性共济失调，眼球震颤，爆发性语言及步态不稳，有的可造成脊髓损害，发生下肢截瘫、感觉障碍以及括约肌功能障碍。四肢远端感觉异常，如刺痛、麻木及烧灼感。肌无力及肌张力低，无明显的肌萎缩。腱反射延迟，尤其跟腱反射与肱二头肌反射减退或消失。反射的改变是很重要的体征。其他表现包括幻觉、妄想状态或性格改变等

⑥ 罗索里摩征：阳性者见于下列疾病（以左手握住患者的第 2 ～ 5 指之第一节处，以右手急促地叩打患者手指末节掌面，引起手指弯曲。Rossolimo 征为上肢屈指反射亢进的表现，偶见于腱反射亢进的正常人，它不是病理反射。多见于锥体束病变及痉挛性偏瘫）见表 2–509。

表 2–509　罗索里摩征阳性的常见疾病

疾病	临床表现
痉挛性偏瘫	四肢肌张力增高，肢体活动受限，上肢重于下肢。上肢的伸肌群及下肢的屈肌群瘫痪明显，所以上肢表现为屈曲、下肢表现为伸直、手指呈屈曲状态、前臂内收时关收屈曲、腕关节明显屈曲、手指强烈屈向掌侧、拇指强烈内收及腱反射亢进，常有踝阵挛与髌阵挛，巴宾斯基征阳性，罗索里摩征、Mendel-bechterew 征阳性
锥体束病变	中央前回、运动前区损害，出现局限性癫痫发作，常有某一肢体的单瘫，表现为痉挛性瘫、肌张力高、腱反射亢进、腹壁及提睾反射减弱、巴宾斯基征阳性及双侧罗索里摩征阳性
肌萎缩侧索硬化	多 40 岁左右起病。双侧或一侧手部笨拙无力，逐渐出现肌萎缩，大小鱼际，骨间肌、蚓状肌明显，逐渐向前臂、上臂和前部延伸，肌无力及肌束颤动。由于锥体束同时受损，出现肌张力增高、腱反射亢进及霍夫曼征和 Rossolimo 征阳性。延髓损害时出现构音不清、饮水发呛、吞咽困难、咽反射消失、舌肌萎缩及舌颤、下颏反射及噘嘴反射阳性

⑦ 髌阵挛、踝阵挛：（患者仰卧，下肢伸直，检查者用拇示两指夹住髌骨上缘，突然向下方推动，并维持不放松，附着在髌骨上缘的股四头肌腱被拉长，当膝反射增高时引起该肌收缩，肌腱继续拉长，髌骨即出现连续上、下有节律的颤动。踝阵挛检查用左手托窝，右手握足前部，踝部轻巧地向上屈曲，并抵住其不使向跖侧屈曲，则该足呈交替性上下伸屈的颤动）阳性者常见于下列疾病（表 2–510）。

表 2-510　出现髌阵挛、踝阵挛的常见疾病

疾病	临床表现
中毒性脑病	有中毒病史，起病多缓慢，常表现为定向力障碍、遗忘、欣快、智力低下、眼肌麻痹、共济失调或伴震颤，其他表现包括视网膜伴出血、眼球震颤、幻觉、妄想、意识模糊及昏迷，常伴有锥体束损害时出现髌阵挛和踝阵挛，四肢肌张力增高，病理征阳性
病毒性脑炎	急性起病，有发热，病前有上感病史，多有呕吐、精神及意识障碍。可出现谵妄状态，昏睡及昏迷、偏瘫、单瘫、失语、半身感觉障碍、痉挛发作及锥体束症状，出现髌阵挛及踝阵挛、伴肌阵挛、扭转痉挛及手足徐动症等
脑干受累	本病可出现脑神经瘫痪、双侧肢体瘫痪及感觉障碍、共济失调、呼吸及循环障碍等。有脑膜刺激征、腰穿压力增高及脑脊液白细胞增高

（2）引起反射减弱的常见疾病（表 2-511）。

表 2-511　引起反射减弱的常见疾病

疾病	临床表现
肉毒杆菌中毒	起初有视物模糊、畏食、恶心、呕吐及眩晕、听力丧失、构音障碍及吞咽困难，其他表现包括便秘、肠鸣音减弱等
小脑功能障碍	该病可引起深反射减弱，伴有脊髓运动神经元长束受抑，因功能障碍位置不同表现各异
Eaton-lambert 综合征	该病可引起深反射减弱，早期表现为从椅子上站立、爬楼梯及行走困难，患者可能有疼痛、感觉异常、早晨肌无力加重，轻度活动后肌无力减轻，重度活动后加重
吉兰 - 巴雷综合征	双侧深反射减弱，数天内进展为肌张力降低及反射消失，典型病例肌无力从下肢开始进展至上肢、躯干及颈部肌肉，偶尔有全身瘫痪，伴有脑神经麻痹、疼痛及感觉异常，其他表现包括心动过速或心动过缓、皮肤潮红、血压波动、无汗或阵发性出汗。常于 10 ～ 14d 内肌无力及深反射减弱较轻。严重者可有深反射减弱及运动无力持续存在
脊髓结核	双下肢偶尔上肢深反射减弱，伴有下肢、面及躯干锐痛或感觉异常，内脏疼痛常伴牵拉感及呕吐、下肢感觉丧失、共济失调、Romberg 征阳性、尿潴留及失禁和关节疼痛等

注：药物巴比妥盐及麻醉药可引起深反射减弱。

（3）引起反射增强的疾病（表 2-512）。

表 2-512　引起反射增强的疾病

疾病	特点
肌营养不良性侧索硬化	本病可引起全身深反射亢进，伴有手和前臂无力以及下肢强直，最终发展为颈及舌肌萎缩、下肢无力及延髓麻痹征（吞咽困难、发音障碍、面肌无力及呼吸困难）
脑肿瘤	该病引起受累部位对侧深反射亢进，伴有缓慢发展的偏瘫、偏身感觉异常及视野缺损，巴宾斯基征阳性
肝性脑病	晚期有深反射亢进伴有巴宾斯基征阳性、肝臭和昏迷
低钙血症	突然或缓慢发生的深反射亢进伴有感觉异常、肌痉挛及绞痛、Chvostek 征阳性、Trousseau 征阳性、腕足部痉挛和手足搐搦
低镁血症	低镁血症引起突发或缓慢的深反射亢进，伴有感觉异常、肌绞痛、低血压、心动过速、共济失调及癫痫

【相关检查】

（1）病史采集要点。

① 询问发病的主要症状是什么，何时发生，其诱因、加重和缓解因素有哪些等。

② 询问与疾病诊断和鉴别诊断的相关伴随症状，如恶心、呕吐、便秘及大小便失禁等。

③ 询问用药史及家族史。

④ 询问有无脊柱外伤或长时间暴露于冷风或水中、妊娠、破伤风、先兆子痫及低体温等。

（2）查体重点。

测量生命体征，检测血压、心率，评价自主神经功能，检查皮肤有无苍白、干燥、潮红、出汗，检查意识水平及四肢运动功能，触诊有无肌萎缩或增大的肿块，检查感觉功能包括疼痛觉、触觉、温度觉及感觉波动，询问有无感觉异常，观察步态及协调功能。在交谈过程中观察言语，有无视力或听力丧失。听诊有无肠鸣音减弱，检查肢体运动、感觉功能、共济失调、震颤、视野缺损，有无 Chvostek 征（低钙血症时轻敲面部刺激面神经引起面肌收缩）以及 Trousseau 征（腕足部痉挛）。让患者双眼闭合，双足并拢检查 Romberg 征等。

（3）实验室检查。

血常规及生化检查都应围绕疾病的定性检查，如感染、出血、内分泌性疾病等。必要时做脑脊液检查。

（4）辅助检查。

根据病情需要做头颅、脊椎、关节等各种影像学检查，包括血管造影、心电图、肌电图、诱发电位、脑电图等检查。必要时应做肌活检检查。

第二节　病理反射

病理反射是指锥体束病损时，大脑失去了对脑干和脊髓的抑制作用，而出现的异常反射。临床病理反射包括有下肢的巴宾斯基（Babinski）征、奥本海姆（Oppenheim）征、查多克（Chaddock）征及戈登（Gordon ）征。其他还有吸吮反射、掌颏反射、强握反射等。

【常见病因】

（1）下肢病理反射阳性。

多见于锥体束损伤，亦可见于深睡、深度麻醉、药物或酒精中毒、脊髓病变、脑卒中、癫痫发作后的 Todd 麻痹时和低血糖休克等。

（2）掌颏反射阳性。

脑动脉硬化、肌萎缩性侧索硬化、周围性面神经麻痹、延髓性麻痹及多神经炎，因影响传入或传出神经时，而出现此反射，皮质桥延束（尤其是双侧）损害。

【诊断线索】

病理反射的诊断线索（表 2–513）。

表 2–513　病理反射的诊断线索

临床线索	诊断提示
上肢及下肢病理反射阳性	锥体束病变（包括出血炎症、肿瘤、外伤、变性等）
吸吮反射阳性	双侧皮质脑干束受损
强握反射阳性	额叶病变（尤其见于运动的前区病变）

续表

临床线索	诊断提示
掌颏反射阳性	假性延髓性麻痹、脑动脉硬化等
拥抱反射阳性（又称惊跳反射，出生3个月前阳性儿童为正常）	大脑慢性病变的特征（6～9个月以后出现者）
若一侧上肢缺乏惊跳反射	臂丛神经因产伤或其他原因所致的麻痹或锁骨骨折

【诊断思维】

（1）病理反射诊断思维（表2-514）。

表2-514 病理反射诊断思维

项目	诊断思维
病理反射	·发现有病理反射时应考虑：2岁之内婴幼儿因神经系统发育尚未完善，出现上述反射阳性，不一定视为病理性
	·下肢的四个病理反射，巴宾斯基征、奥本海姆征、查多克征及戈登征；上肢的霍夫曼征，其中以巴宾斯基征的阳性最具有诊断意义，其出现得最早，也最敏感
	·若急性锥体束病变尚处于“休克期”时或患者因各种原因引起深昏迷时，各种病理反射均可表现阴性。单侧病理反射阳性较双侧者更具有临床意义
	·基底核和锥体束同时受到病变破坏时，可不出现病理反射。霍夫曼征除了在中枢神经系统病变时可表现阳性外，在颈椎病时也可引出此征
	·出现病理反射通常只提示中枢神经系统受损，至于要做出正确病因诊断则需结合病史、体格检查及其他实验室检查结果进行综合判断
	·强握反射是指锥体束病损时，大脑失去了对脑干和脊髓的抑制作用，而出现的异常反射。多见于额叶病变，尤其见于运动的前区病变。一侧存在时意义较大，提示对侧额叶病变。2岁以下的儿童有此反射为生理性的，无临床意义。强直性跖反射多见于病变对侧，偶见于同侧，此反射属原始反射
	·吸吮反射：当检查患者发现有吸吮反射（轻划或轻叩唇部，立即出现口轮匝肌收缩，上下唇噘起，引起“吸吮”动作。1岁后此反射消失）常提示大脑皮质功能障碍。若新生儿期吸吮反射消失或明显减弱，提示脑内病变；若亢进则为饥饿表现
	·掌颏反射（用钝针轻划或用针刺手掌大鱼际部皮肤，引起同侧下颌部颏肌收缩。正常人也可出现此反射，但双侧收缩对称，反射性肌肉收缩幅度甚小，下颏肌收缩不持续，病理性掌颏反射范围比较广泛，不单纯限于大鱼际，而在手背、上肢、躯干，甚至刺激下肢也可出现。病理性掌颏反射肌肉收缩幅度大，而且持续时间长）阳性常提示大脑中枢性疾病，该反射降低可见于周围神经炎、周围性面瘫及延髓性麻痹，但诊断价值不大
	·拥抱反射：拥抱反射是脊髓的固有反射，属于非条件反射。随大脑皮质高级中枢的发育而逐渐消失。此反射生后3个月表现明显，6个月后完全消失。此反射有2种异常表现（表2-515）

（2）拥抱反射异常临床提示（表2-515）。

表2-515 拥抱反射异常临床提示

出现时间	6个月前的婴幼儿拥抱反射缺乏或消失	6个月拥抱反射仍为阳性
临床提示	·说明孩子大脑神经系统没有发育成熟 ·神经系统病变，颅内出血或其他颅内疾病 ·新生儿期无此反射，说明有脑损伤 ·若一侧上肢缺乏惊跳反射，提示臂丛神经因产伤或其他原因所致的麻痹或锁骨骨折	·脑部有损伤或急性病变时，惊跳反射可延迟或消失 ·如4个月后仍能引起，应引起注意 ·9个月以后仍出现，是大脑慢性病变的特征

【诊断与鉴别诊断】

（1）引出下肢病理反射征阳性疾病。

① 肌萎缩侧索硬化：早期一侧上肢远端肌肉萎缩，逐渐出现其他肢体肌萎缩，下肢及躯干偶可受累，最后面肌及舌肌受累才出现萎缩，1～2年才发展到全身肌萎缩。早期锥体束损害不明显，故早期诊断较困难，必须有明确的锥体束征才可确诊。约半数以上有 Babinski 征阳性，无感觉障碍及大小便失禁，早期有蚁行感及疼痛等。

② 脑出血：多有原发性高血压史，多于体力活动或情绪激动时突然起病，发展迅速，早期有头痛、呕吐等颅内压增高征象，意识障碍，脑膜刺激征及偏瘫、失语等，病情加重可出现昏迷、四肢肌张力低、鼻声呼吸、呕吐、双侧瞳孔不等大（一般为出血侧瞳孔扩大，部分病例两眼向出血侧凝视，出血灶的对侧偏瘫）、肌张力降低、Babinski 征阳性及针刺瘫痪侧无反应。

③ 脑血栓形成：多发于 60 岁以上老年人，常伴有原发性高血压、脑动脉硬化和冠心病或糖尿病史，男性多于女性。多于睡眠中或安静休息时发病，1～4d 内达高峰，昏迷较轻，头痛、呕吐者少见，瞳孔无变化，眼底动脉硬化，病灶对侧肢体瘫痪，常出现偏瘫、失语、偏身感觉障碍、偏盲等。颈部有抵抗，肌张力低，病侧 Babinski 征、Chaddock 征及 Gordon 征阳性。

④ 多发性硬化：多在 20～40 岁间发病，女性多于男性。多有缓解与复发病史，多有复视，单侧或双侧肢体无力，肢体的感觉异常，锥体束受损可出现痉挛性肢体瘫痪，可表现为截瘫、四肢瘫、三肢瘫、偏瘫或单瘫，腱反射亢进，Babinski 征阳性。

⑤ 良性流行性神经肌无力：初期可有低热或无发热，潜伏期 1w 左右，伴有上呼吸道感染、咽痛及胃肠道症状等。其他表现包括全身淋巴结肿大、头痛、颈痛及肌肉痛、眼球震颤、复视、肌阵挛等。Babinski 征常阳性。

⑥ 高血压脑病：多见于急进型或严重缓进型高血压者，表现为剧烈的头痛、头晕及呕吐等。本病的全面发展可能需要 12～48h，以后出现全身性抽搐、肌阵挛、昏迷及局灶性神经障碍，其他表现包括半身轻瘫、失语、局灶性癫痫发作及视网膜性或皮质性失明，也可出现视盘水肿、视网膜出血及渗出、Babinski 征阳性。

⑦ 多发性脑梗死痴呆：主要表现有记忆力减退、智力迟钝、定向力障碍、判断力差及缺乏自知力。近记忆明显减退，计算力差，说话词不达意，甚至不连贯，精神淡漠，反应迟钝，伴有情绪不稳定，脾气急躁，多疑及妄想等，晚期有痴呆，腱反射亢进，双侧 Babinski 征阳性。掌颏反射及吸吮反射阳性。

⑧ 葡萄膜大脑炎：发病年龄以 25～50 岁多见，常于春天发病。先有脑膜刺激症状、嗜睡、意识障碍，偶有偏瘫和失语。偏瘫侧肌张力增高，腱反射增强，Babinski 征阳性。发病 1～2w 出现急性弥漫性葡萄膜炎，视力骤减，睫状体充血，虹膜后粘连，瞳孔缩小，玻璃体混浊或视网膜水肿。视盘充血，边缘不清，甚至视网膜剥离。其他表现包括耳鸣、耳聋、平衡障碍、皮肤白斑、白发和脱发等。

⑨ 肝性脊髓病：本病并不少见，多数与肝性脑病并存，临床症状被脑病的意识及运动障碍所掩盖而误诊。发病缓慢，呈进行性加重，双下肢无力、走路不稳，可伴有括约肌功能障碍。其他表现包括双下肢肌力减退、肌张力增高、腱反射亢进、阵挛及 Babinski 征阳性。音叉震动及关节位置觉减退，痛、触觉正常。瘫痪肢体肌力 3～4 级。完全性截瘫少见，无明显的病损感觉水平。血氨明显升高。

⑩ 亚急性联合变性：本病无明显的家族史或性别差异。多在中年慢性起病，渐进性加重，早期足趾及手指末端对称性感觉异常，渐向近端伸延。两下肢无力，肌张力减低，轻度肌萎缩，腱反射迟钝。深浅感觉均可出现障碍，呈周围性分布，可伴有肌肉压痛，后索与侧索变性时有四肢无力、肌张力增高、

腹壁反射消失。Babinski 征、Chaddock 征阳性。并有大小便失禁，可伴有恶性贫血的苍白、消化不良及舌炎。

⑪ 甲状旁腺功能亢进：主要症状有舌肌震颤、舌肌萎缩，类似肌萎缩侧索硬化症。有的可有声音嘶哑、声带麻痹及吞咽困难等。少数患者合并有神经性耳聋或腱反射亢进，叩一侧腱反射时对侧肢体亦出现反射活跃，Babinski 征阳性。下肢近端的肌肉常易疲劳和无力。骨盆带及肩胛带的肌肉在活动后常有疼痛及感觉异常，其他表现包括肌萎缩、肌张力低及腱反射活跃等。

⑫ 恶性贫血：本病当维生素 B_{12} 缺乏影响到中枢神经系统时可出现双侧 Babinski 征阳性。贫血可能最终影响消化系统、神经系统以及心血管系统。消化道的症状和体征包括恶心、呕吐、畏食、体重减轻、腹胀、腹泻以及便秘。牙龈出血以及舌头疼痛发炎可能导致进食疼痛并加重畏食。唇、牙龈和舌苍白及黄疸。神经系统表现包括神经炎、位置觉紊乱、不协调、共济失调、Romberg 征阳性、大便和尿失禁、视觉改变（复视、视物模糊）、味觉和听觉改变（耳鸣）等。

⑬ 狂犬病：在狂犬病的兴奋期，非特异性有害刺激可引出双侧 Babinski 征阳性。临床特征性表现为烦躁和过度的咽部肌肉痛性痉挛，约有半数患者因吞咽困难导致流涎和恐水，也可出现癫痫发作和腱反射亢进。

⑭ 脊髓空洞症：脊髓空洞症时双侧 Babinski 征阳性，伴有肌萎缩和肌无力，甚至进展为瘫痪。同时伴有肌张力增加、共济失调，偶尔伴深痛觉、深反射的减弱或亢进。疾病的晚期可出现脑神经功能障碍，如吞咽困难和构音障碍等。

（2）出现强握反射及吸吮反射的疾病。

① 额叶病变：肿瘤生长速度和发展的方向不同，出现临床症状也不同。侵犯运动前区病变对侧出现强握反射阳性、吸吮反射阳性，或 Hoffmann 征与 Babinski 征阳性。其他表现包括嗅觉障碍、视盘水肿、癫痫发作及精神异常等。

② 假性延髓性麻痹：临床主要表现为构音困难，爆发性语言。唇音、喉音含混不清，发音单调、低哑、粗钝。进食困难，不能将食向咽部推动。软腭和咽肌麻痹出现反呛现象。软腭反射消失，咽反射存在，是假性延髓性麻痹的重要体征，早期更有诊断意义。可有吸吮反射、掌颏反射、仰头反射及下颌反射阳性。

③ 阿尔茨海默病（老年痴呆症）：30 岁以后任何年龄均可发病，无性别差异，起病隐袭，以遗忘为最早期、最突出的症状，近记忆力丧失更为突出。进行性智能减退、反应迟钝、判断力和理解力下降等。后期还可出现意识模糊，面无表情，很少眨眼，常有伸舌、吸吮和舐舌反射。半屈曲姿势，动作慢，最终发生严重痴呆可卧床不起。

（3）出现掌颏反射的疾病。

① 脑梗死：本病多见于 50 ～ 60 岁以上，患者常有高血压、动脉硬化或糖尿病者。男性多于女性，多在安静状态下或休息时起病。额叶及内囊病变时，出现精神症状及偏瘫，偏身感觉障碍和偏盲，优势半球病变伴有失语，非优势侧受累对侧感觉忽略障碍及体感觉障碍等。额叶病变时对侧掌颏反射阳性。

② 脑动脉硬化：年龄多在 45 岁以上，早期可类似神经衰弱表现，头痛、头沉、头晕、耳鸣眼花、肢体发麻、震颤、失眠、遗忘、思维迟钝、注意力不集中、计算力差、工作效率差、记忆力减退，随病情进展出现脑器质性精神症状和痴呆，伴有人格的改变、淡漠、漫不经心、稚气、不讲卫生、话多、重复语言、啰嗦或言语减少。颞浅动脉条索状发硬，腱反射不对称，掌颏及吸吮反射阳性。

③ 多发性脑软化：多发于 50 岁以上者，伴有原发性高血压史，脑内出现多发性不规则的小囊腔，其直径为 0.5 ～ 1.5mm。表现为记忆力差、智能低下、计算力低下及失去定向力，甚至出现痴呆。出现一侧上、下肢小脑性共济失调及轻度瘫痪，腱反射亢进，Babinski 征阳性及同侧掌颏反射阳性。其他表现包括构音障碍、中枢性面瘫及舌瘫、吞咽困难、手握力差及指鼻试验阳性。

【相关检查】

（1）病史采集要点。

① 如患者清醒，尝试获取病史资料。如有意识障碍，应询问其家人，重点是患者在发病时是否诉发热、头痛、头晕、恶心、呕吐、视力或听力障碍、乏力或意识障碍等，尤其是有关颅内高压的症状，并且了解上述症状通过什么方式可以缓解或加重。

② 询问与疾病诊断和鉴别诊断相关的伴随症状，如患者的行为、个性、记忆或性情的改变、失去定向力、步态不稳、失语及构音障碍等。

③ 既往史重点包括高血压、糖尿病、神经病、癌症、外伤、感染、药物和酒精成瘾史。

④ 家族中有无类似疾病及诊疗经过。

⑤ 由于引起病理反射的疾病，几乎涉及机体的所有系统，故应根据患者的伴随症状和病因的不同调整询问的内容。

（2）查体重点。

检查生命体征，判断意识障碍的程度，注意瞳孔变化，检查眼底，有无视盘水肿，注意有无呼吸运动的变浅或加深、呼吸气味、皮肤出血点、淤斑、皮损及压疮、双肺啰音、心脏杂音、触诊肝脾。神经系统检查应全面细致。

（3）实验室检查。

三大常规、血液生化、血气分析、脑脊液检查、炎症反应指标测定，必要时检查风湿免疫指标及肿瘤抗原指标。

（4）辅助检查。

心电图、脑电图，根据诊断需要选择头颅 CT、MRI 或脑血管造影等检查。

第三节　脑膜刺激征

脑膜刺激征是脑膜及神经根受刺激后而引起反射性地痉挛所致，包括颈强直、克尼格（Kernig）征及布鲁金斯基（Brudzinski）征。

【常见病因】

（1）感染性脑膜炎。

① 细菌性脑膜炎：如脑膜炎双球菌、肺炎双球菌、链球菌、葡萄球菌、大肠埃希菌、绿脓杆菌、变形杆菌、淋球菌、产气杆菌及肺炎杆菌等。

② 非化脓性细菌性脑膜炎：如结核杆菌、布氏杆菌等。

③ 病毒性脑膜炎：肠道病毒、痢疾病毒、虫媒病毒及流行性腮腺炎病毒等。

④ 其他生物感染性脑膜炎：如隐球菌、钩端螺旋体、立克次体、弓形虫病、阿米巴猪囊尾蚴病及血吸虫等。

（2）非感染性脑蛛网膜炎。

外 伤：脑外伤可引起硬、软脑膜炎及蛛网膜发生炎症反应。②血性脑脊液：蛛网膜下隙出血或腰穿误伤血管所致血性脑脊液等。③癌性脑膜炎：癌症的脑膜转移，如白血病或淋巴瘤的脑膜浸润。④反应性脑膜炎：继发于全身感染中毒以及耳鼻感染等。⑤脑室或鞘内注射药物或造影剂：无论是水溶性或非水溶性药物，作为化学因素直接刺激脑膜而导致脑膜炎反应。

【诊断线索】

脑膜刺激征的诊断线索（表 2–516）。

表 2–516　脑膜刺激征的诊断线索

项目	临床线索	诊断提示
伴随表现	・颅腔、脊柱内或其附近有化脓性感染灶者（如化脓性中耳炎、面颈部疖肿等）	化脓性脑膜（脑）炎
	・起病大多缓慢，身体其他部位有结核病灶和（或）结核中毒症状	结核性脑膜炎
	・在冬夏季发病，皮肤有出血点	流行性脑脊髓膜炎
	・发生在夏秋季节，起病常急骤	流行性乙型脑炎
	・发热，贫血，胸骨疼痛，全身淋巴结及肝脾大，血液中可见大量幼稚细胞	脑膜型白血病
	・有原发性高血压史伴意识障碍及明确的定位体征（如偏瘫、偏盲及偏身感觉障碍等）	脑出血
	・突然发生抽搐和运动障碍	上矢状窦血栓形成
	・眼底检查发现脉络膜结节	结核性脑膜炎
	・突然发生的剧烈头痛，兴奋躁动，且无发热	蛛网膜下隙出血
	・各种原因引起的高热，且脑脊液检查正常	虚性脑膜炎
脑脊液检查异常	・脑脊液压力增高，外观微浑，细胞数常＞ 1000×10^6/L，分类以中性分叶核粒细胞为主，蛋白增高，糖与氯化物明显减低	化脓性脑膜炎
	・脑脊液压力增高或正常，细胞数通常＜ 1000×10^6/L，分类以淋巴细胞为主（早期亦可为中性粒细胞稍增高），蛋白增多，糖与氯化物大多正常	浆液性脑膜炎（最常见于病毒所致，结核菌、螺旋体、真菌及寄生虫等感染亦可引起）
	・脑脊液外观呈血性，但白细胞也增多，白细胞：红细胞＞ 1 ： 500，蛋白质增多，糖与氯化物正常或减少	出血性脑炎（注：本病常先有发热等感染症状）
	・脑脊液压力大多增高，外观呈毛玻璃状，将脑脊液标本静置后有薄膜形成，细胞数多在 50 ～ 500×10^6/L，分类以淋巴细胞增高为主（但早期常以中性分叶核粒细胞稍占优势），糖与氯化物明显下降	结核性脑膜炎
	・脑脊液外观呈血性或镜下红细胞增多，但白细胞：红细胞数等于 1 ： 500，且能除外穿刺损伤所致	蛛网膜下隙出血、脑出血
	・脑脊液外观呈黄色	颅内出血、脑肿瘤
	・脑脊液中呈现幼稚细胞	急性（脑膜型）白血病
季节相关	・夏秋季发生	病毒性脑膜炎
	・冬春季发生	腮腺炎病毒脑膜炎
	・冬季	淋巴细胞脉络膜脑膜炎
	・无明显季节性	单纯疱疹脑膜炎

【诊断思维】

（1）脑膜刺激征诊断思维（表 2–517）。

表 2-517 脑膜刺激征诊断思维

项目	诊断思维
脑膜刺激征	·大部分细菌性脑膜炎由以下3类细菌感染所致，即脑膜炎奈瑟菌、流感嗜血杆菌、肺炎链球菌。正常情况下这些细菌广泛存在于外界环境中，并且可寄生在人体鼻和呼吸道内而不产生危害。偶尔这些病原菌可在没有明确诱因条件下感染中枢神经系统
	·脑膜炎也可由头颅穿通伤或自身免疫系统异常所致。细菌性脑膜炎较易发生在嗜酒、脾切除术后、慢性耳和鼻感染患者，以及肺炎球菌肺炎和镰状细胞贫血患者。较少见的致脑膜炎细菌有大肠埃希菌（结肠和粪便中可发现）和克雷伯杆菌。这些细菌感染可发生在头颅损伤、脑或脊髓手术后、广泛的血液系统感染或医源性感染基础上。但免疫系统功能紊乱的患者更易感染。有肾衰竭和服用皮质类固醇的患者较易发生李斯特细菌性脑膜炎
	·脑膜炎较常见于1个月至2岁的婴幼儿。除非有特殊的危险因素，成人患脑膜炎的概率少得多。在密切接触的人群中，如军事训练营或大学生宿舍，可出现脑膜炎双球菌性脑膜炎的小流行。各种原因的脑膜炎大多症状和体征都相似，常急性起病，出现头痛、发热、全身不适、疲倦、嗜睡、恶心、呕吐及眩晕等
	·凡发热和（或）陈述头痛的患者，特别是某些原来就有免疫功能低下的患者（如糖尿病），都需仔细检查有无脑膜刺激征，如表现有低头受限或疼痛时，常提示可能是脑膜刺激征的早期表现
	·老年人及体弱者即使患有脑膜炎，在病程中也不一定会出现典型的脑膜刺激征。因此，只要怀疑本病时，都应及时做脑脊液检查，以免漏诊或误诊
	·一旦发现患者有脑膜刺激征时，应注意寻找身体各部有无其他感染病灶，尤其是化脓性鼻窦炎、中耳感染、皮肤脓疱、肺炎及肺结核等，这些病因的存在对诊断尤为关键。如发现患者有口唇疱疹，则多为病毒性脑膜炎，而非结核性脑膜炎
	·对于有或可疑脑膜刺激征者，应及时行腰椎穿刺做脑脊液检查。脑脊液的异常改变是诊断各种脑膜（脑）炎的主要依据。但在疾病早期脑脊液常接近正常，则会给诊断和鉴别诊断带来困难。对有脑膜刺激征者缺乏脑脊液的动态观察，过分相信第一次脑脊液的检查结果和（或）忽略病史及其他临床症状，可能是误诊的主要原因之一
	·婴幼儿脑膜炎的症状极不典型，年龄越小和成人的表现相差越远，这是因为婴幼儿颅骨缝和前囟门未闭合或闭合不全，受颅内压增高的影响较少，以及中枢神经系统和其他器官功能尚未成熟，对病因反应较差的缘故。而检查发现前囟门饱满可能是考虑颅内高压的重要线索，若患者因腹泻、呕吐、高热或畏食等而脱水时，囟门又常不隆起或反呈凹陷，这在诊断中应加注意
	·在确定做颈强直检查前先要明确患者无颈椎异位，例如骨折或移位，因为该检查有可能引起颈椎移位加重脊髓的损伤，这一点务必要记住
	·婴幼儿出现颈强直几乎无临床意义。部分颈项强直，可能预示有危及生命的蛛网膜下隙出血或脑膜炎，也可是颈椎关节炎的晚期表现，在这种疾病中关节的运动性逐渐丧失。严重脊柱关节炎（但常会伴有背痛和活动受限）及颈部关节炎（本病所致的颈项强直发展缓慢，最初只是在长时间不运动或晨起时感觉颈部僵硬，随后该症状逐渐加重，发生频率增加。运动时感疼痛，尤其是横向运动或转头时常见）均可有颈项强直或 Brudzinski 征阳性
	·当出现颈项强直时，应迅速评价患者的意识水平，检查生命体征，如出现收缩压增高、心率减慢及脉压增大，常提示已合并有颅内高压，应引起临床高度关注
	·部分低颅压综合征可以出现颈强直、颈部肌肉压痛及克氏征阳性，本病极易被临床误诊，原因是临床对本病重视不够

（2）脑膜炎并发症。

① 脑积水。

② 脑神经麻痹（耳聋、视力障碍、斜视及面神经麻痹等）。

③ 颅底脉管炎导致阻塞（脑缺血或梗死）。

④ 脑水肿、脑疝。

【疾病特点与表现】

（1）引起脑膜刺激征的常见疾病。

① 化脓性脑膜炎：本病是一种常见的急性颅内感染性疾病，常与化脓性脑炎或脑脓肿同时存在。

常见临床表现有发热、头痛、呕吐及脑膜刺激征阳性。脑脊液检查可明确诊断。

② 结核性脑膜炎：本病是由结核杆菌引起的脑膜非化脓性炎症，常在粟粒性肺结核的基础上并发结核性脑膜炎，特别是儿童多见。临床常以亚急性或隐匿性起病，有头痛、呕吐和脑膜刺激征阳性，常伴有脑神经麻痹、肢体瘫痪及发热、盗汗等结核中毒症状。脑脊液检查有助于明确诊断。

③ 病毒性脑膜炎（又称无菌性脑膜炎或浆液性脑膜炎）：是由多种病毒感染引起的良性自限性疾病，呈急性或亚急性起病，以柯萨奇病毒和 MECHO 病毒最常见，发病前常有上呼吸道感染、肠道症状或全身不适、咽痛、恶心、呕吐、嗜睡、畏光及项背疼痛、颈项强直等。偶有皮疹、肌病和心肌炎。

④ 淋巴细胞性脉络丛脑膜炎：本病是一种特异病毒所致的急性非化脓性脑膜炎，多急性起病，前驱症状类似上呼吸道感染或流行性感冒样症状，可持续数日至 2 ～ 3w，在进入恢复期后 1 ～ 2 d，体温再度上升可达 39 ～ 40℃，同时出现中枢神经系统症状及颈强直、脑膜刺激征阳性。不经特殊治疗可自然恢复。

⑤ 脑蛛网膜炎：是继发于多种致病因素的非特异性蛛网膜慢性炎症，临床上可见于任何年龄，但以中年多见。以急性、亚急性或慢性起病，既往常有外伤、手术、结核性脑膜炎或其他脑炎，或有鞘内脑室内注射药物史。临床可分 2 型：弥漫型和局部型脑蛛网膜炎。腰穿、气脑造影、脑 CT 可协助诊断。

⑥ 反应性脑膜炎（又称虚性脑膜炎）：主要见于某些急性感染性疾病的患者，表现为发热、头痛、呕吐及脑膜刺激征阳性等一系列脑膜炎的症状和体征。但脑脊液各项检查无异常发现。

⑦ 脑猪囊尾蚴病脑膜炎型：可有头痛、呕吐、脑膜刺激征阳性，症状相对较轻，腰穿压力增高，脑脊液中以嗜酸性粒细胞增高为特征，血和脑脊液囊虫试验阳性为确诊依据。

⑧ 结节性脑膜炎（Benoner-Baeck 病、良性淋巴肉芽肿病）：本病可发生于任何年龄，青少年常见，急性或慢性起病，皮肤可见播散性结节及淋巴结肿大。

⑨ 病毒性脑膜炎：本病可引起颈项强直伴随脑膜刺激征，如 Kernig 征及 Brudzinski 征阳性。通常颈项强直突然发生，之前有头痛、呕吐及发热等症状。继之意识水平迅速下降，起病 24 ～ 48h 可由嗜睡发展至昏迷。其他表现包括癫痫发作、共济失调、轻偏瘫、眼球震颤及脑神经麻痹（如吞咽困难、上睑下垂等）。

⑩ 癌性脑膜炎：具有肿瘤的明确病史及诊治经过，临床上新近出现神经系统症状和体征，典型的 CT 及 MRI 影像学表现；CSF 细胞学检查常可获得阳性结果。

⑪ 李斯特菌（listeria monocytogenes，Lm）病：感染蔓延至中枢神经系统时可引起脑膜炎。表现为颈项强直、发热、头痛及意识障碍等。其他表现包括发热、肌肉疼痛、腹痛、恶心、呕吐及腹泻等。

⑫ 蛛网膜下隙出血：迅速出现剧烈头痛及颈项强直，其他表现包括畏光、发热、恶心、呕吐、眩晕、脑神经麻痹、局部神经定位症状，如轻偏瘫及半身不遂。重者表现为如心动过缓、呼吸改变及意识水平迅速降低，并进入昏迷状态。

⑬ 隐球菌脑膜炎：本病和结核性脑膜炎临床表现相似，脑脊液常规和生化改变也基本相同。二者鉴别见表 2-518。

表 2-518　结核性脑膜炎和隐球菌性脑膜炎鉴别

鉴别特点	结核性脑膜炎	隐球菌性脑膜炎
起病	缓慢	更缓慢
诱因	结核接触史	用免疫抑制剂或真菌感染
脑膜刺激征	明显	相对轻

续表

鉴别特点	结核性脑膜炎	隐球菌性脑膜炎
脑脊液墨汁染色	阴性	阳性
头颅 CT、MRI	常有明显异常发现	少有

（2）化脓性脑膜炎。

① 流脑：多于 2 ～ 4 月份发病，以学龄前儿童多见，早期即可出现皮肤淤点或淤斑，其直径多在 2mm 以上，病后 3 ～ 5 天常出现口周与前鼻孔周围的单纯疱疹。

② 肺炎球菌性脑膜炎：发病季节多以春秋为主，多见于 2 岁以内幼儿或 50 岁以上成人，常伴有肺炎或中耳炎。

③ 流行性感冒杆菌性脑膜炎：多见于 2 岁以内的幼儿，起病较上述两型稍缓，早期上呼吸道症状较明显。

④ 金黄色葡萄球菌性脑膜炎：常伴有皮肤化脓性感染，如脓皮病毛囊炎等，部分病例于疾病早期可见有猩红热或荨麻疹样皮疹。

⑤ 绿脓杆菌性脑膜炎：多见于颅脑外伤的病例，亦可因腰椎穿刺或腰麻时消毒不严而污染所致，病程发展较缓。

【相关检查】

（1）病史采集要点。

① 患者清醒时，询问有无头痛、颈部疼痛及视物模糊等症状。

② 询问颈部僵硬症状开始的时间及持续时间、发病急缓、有无诱因。

③ 询问与疾病诊断和鉴别诊断相关的伴随症状，如头痛、发热、恶心、呕吐、运动及感觉改变、烦躁及体重下降等。

④ 现有及既往史重点包括头部外伤、脊柱关节炎史，近期有无感染（如牙齿脓肿、鼻窦炎、肺炎、心内膜炎及口腔治疗病史），既往有无高血压、糖尿病、脑血管畸形、白血病及淋巴瘤等，应询问近期有无鞘内注射药物或造影剂等。

⑤ 询问家族有无高血压及服药史。

（2）查体重点。

应触诊颈部有无疼痛或压痛，重点检查身体有无确切感染灶，有无意识水平的改变、发热、瞳孔改变、心动过缓、脉压增大、呼吸不规则。神经系统检查应特别仔细，除脑膜刺激征检查外，生理反射、病理反射及脑神经等检查都不可漏缺。

（3）实验室检查。

血、尿、便三大常规；脑脊液测定压力、常规、生化、细菌培养、抗酸染色、墨汁染色、细胞学、免疫球蛋白及酶学检查，必要时做结核特异性抗体、结核 γ－干扰素释放试验和（或）血和脑脊液细菌培养、囊虫试验等。血 CRP、PCT、血气分析、遗传代谢病筛查及自身免疫检查等。快速病原菌检测方法有免疫荧光试验、酶联免疫吸附试验（ELISA）及对流免疫电泳等。

（4）辅助检查。

脑电图、颅脑 CT、颅脑 MRI 检查。

第四节　脑神经异常

脑神经属周围神经，从脑内发出左右成对的神经。人的12对脑神经是嗅神经、视神经、动眼神经、滑车神经、三叉神经、展神经、面神经、听神经、舌咽神经、迷走神经、脊髓副神经和舌下神经。这些神经的分布限于头部和颈部，但迷走神经除外，其分布扩展至胸腔和腹腔的内脏器官。

【常见病因】

（1）嗅神经损害。

颅内血肿、前颅窝、鞍区与鞍旁肿瘤、外伤、颅内压增高症与脑积水、老年性嗅神经萎缩、各种中毒及感染等。某些颞叶癫痫及精神病（嗅神经损害的主要表现为嗅觉减退、缺失、嗅幻觉与嗅觉过敏等）。

（2）视神经损害。

外伤、缺血、中毒、脱髓鞘、肿瘤压迫、炎症、代谢、梅毒等（其共同的发病机制是引起视神经的传导功能障碍）。

（3）动眼神经。

外伤、肿瘤、血管性病变（如动脉瘤、出血、血栓形成等）、炎症（细菌性、病毒性）、外科手术、胶原病、多发性硬化、带状疱疹及糖尿病等。

（4）滑车神经。

糖尿病、粥样硬化和高血压、动脉瘤、幕下动静脉异常、偏头痛、急性脑膜炎、结核性脑膜炎、结节病、梅毒、急性灰白质炎、流行性脑炎、传染性多发性神经炎和带状疱疹、结缔组织疾病、中毒、原发性脑积水和脑假瘤、先天性滑车神经核发育不全、海绵窦栓塞、硬脑膜窦栓塞、旁三叉神经综合征、半月神经节附近的表皮样囊肿、重症肌无力及甲状腺眼外肌麻痹等。

（5）三叉神经。

局部刺激或压迫（血管性压迫、硬膜鞘压迫）、缺血或反射性血管收缩、癫痫、变态反应、病毒感染及家族遗传等。

（6）展神经。

展神经麻痹常见于颅脑外伤、高血压、糖尿病及颅内肿瘤等。

（7）面神经。

急性非化脓性面神经炎、带状疱疹、外伤、肿瘤、血管病、传染性单核细胞增多症、梅毒、中耳炎、血管畸形、血管扭转及压迫等。

（8）听神经。

神经炎、脑膜炎、外伤、中毒、肿瘤、动脉硬化、某些遗传病与中耳、内耳疾病等。前庭神经损害的原因：中毒、血液循环障碍（基底动脉硬化症、高血压等）、神经炎、肿瘤、外伤、脱髓鞘病及内耳病等（由于病因不同其发病机制亦各不相同，可以是脱髓鞘、炎细胞浸润、细胞变性及压迫等）。

（9）舌咽神经。

外伤、手术误伤、颅底骨折、肿瘤、颅颈交界区畸形、核性损伤（急性核性损伤常见于脑干血管病变、脑干灰质炎等，慢性损伤常见于延髓积水、脑干及高颈段髓内肿瘤及多发性硬化等）。

（10）迷走神经。

颅底骨折、颈部火器伤、医源性损伤、颅底肿瘤及其他疾病（如延髓血管疾病，细菌或病毒导致的脑炎等可损害舌咽神经、迷走神经或其神经核）。

（11）副神经。

① 外周型损伤：医源性损伤、颅底骨折、颅底枪弹伤、肿瘤浸润或压迫、颅颈交界区畸形、颅底蛛网膜炎、颈静脉炎、多发脑神经炎等均可造成副神经的外周型损害。

② 核性损伤：常见于延髓出血或梗死及炎症。慢性损伤常见于延髓和脊髓空洞症、脑干肿瘤、高位颈髓内肿瘤等。

（12）舌下神经。

① 周围性舌下神经损伤：颅底骨折、动脉瘤、肿瘤、颌下损伤（枪弹伤）、颈椎脱位、枕骨髁部骨折、枕髁前孔骨膜炎以及颅底或颈部手术损伤、舌下神经原发性肿瘤（周围性舌下神经损害体征除舌肌瘫痪为单侧外，其余与舌下神经核的损害基本相似）。

② 中枢性舌下神经损伤：

a. 双侧性核上性瘫痪和一侧核上性舌肌瘫痪。可由各种病因引起，但最常见于数次或数处脑卒中的后遗症、肌萎缩侧索硬化症、弥漫性大脑血管硬化、多发性硬化、多发性脑梗死、梅毒性脑动脉炎、延髓空洞症、脊髓灰质炎、脑血管疾病、脑出血、脑栓塞、颅内肿瘤和颅脑损伤等延髓性麻痹。

b. 舌下神经核性病变。延髓血管性病变、延髓空洞症、进行性延髓麻痹症、颅颈部的畸形如颅底凹陷症、先天性小脑扁桃体下疝畸形、颅底部的转移癌浸润（如鼻咽癌）及枕骨大孔附近的病变，如肿瘤、骨折、脑膜炎及颈部肿瘤。

【诊断线索】

脑神经检查异常的诊断线索（表 2–519）。

表 2–519　脑神经检查异常的诊断线索

特点	临床线索	诊断提示
颅神经受损特点	・嗅觉减退或缺失，嗅幻觉与嗅觉过敏	嗅神经受损（需与某些有关的病毒感染和慢性鼻炎鉴别）
	・初期常有眶后部疼痛与胀感、视物模糊，继之症状加重，表现为视力明显降低、丧失或视野缺损	视神经受损
	・上睑下垂，眼球外斜，向上外、上内、下内、同侧方向运动障碍，瞳孔散大，对光反应及调节反应消失，头向健侧歪斜	动眼神经受损（完全性瘫痪多为周围性，而不完全性多为核性）
	・眼球不能向下外方向运动，伴有复视，下楼时复视明显，致使下楼动作十分困难。头呈特殊位，呈下颏向下、头面向健侧的姿势	滑车神经受损
	・面部三叉神经分布区的阵发性放射性疼痛，性质剧烈，呈针刺、刀割、烧灼、撕裂样，持续数秒至 1 ～ 2min 或咬食无力，咀嚼困难，张口时下颌向患侧偏斜	三叉神经受损
	・眼内斜视，不能外展，并有复视	展神经受损
	・面部表情肌麻痹，额纹消失或表浅，不能皱额蹙眉，眼裂不能闭合或闭合不全	面神经受损
	・耳鸣、外耳道阻塞感、听力减退或眩晕、恶心及呕吐，表现为面色苍白与多汗等迷走神经刺激症状	听神经受损
	・患侧舌后 1/3 的味觉减低或消失，咽上部一般感觉减低或丧失，软腭下垂	舌咽神经受损
	・进食、吞咽、发音均有严重障碍，严重时甚至不能发音，吞咽和唾液外流等症状	迷走神经受损
	・出现患肩不适、无力或疼痛，耸肩困难，抬肩在 90° 以下，肩部下垂，有牵拉感，斜方肌萎缩	副神经受损
	・舌位于口腔底不能外伸，并有言语、吞咽困难	舌下神经受损

续表

特点	临床线索	诊断提示
其他	·起病急，伴发热，外周血常规增高	感染性疾病
	·起病缓慢者	神经变性、脱髓鞘类疾病
	·伴有中枢神经系统症状或体征者	颅脑病变
	·中老年伴淋巴结肿大	恶性肿瘤（原发或继发）

【诊断思维】

（1）脑神经异常诊断思维（表 2-520）。

表 2-520　脑神经异常诊断思维

项目	诊断思维
脑神经异常	·在诊断脑神经受损时，都必须除外感染、出血、肿瘤等病变，尤其要排除糖尿病及其他代谢性疾病，因这些疾病的临床表现可以以脑神经受损作为首发症状而为主诉，极易被误诊。此外，在诊断由肿瘤引起的脑神经受损，切记应仔细检查全身部位的器官肿瘤，尤其是肺癌、乳腺癌等
	·引起其他周围神经疾病的各种病因，均可引起脑神经损害。脑神经的损害可以是单一的，称单脑神经病。但由于脑神经的分布较集中，尤其具有某些共同通道，故局部因素常可引起相邻的 2 个或 2 个以上的颅神经损害，属多数性单神经病。第Ⅲ～第Ⅶ对脑神经核位于脑干，故脑干内损害时可有脑神经症状，其特点是交叉性瘫痪。不少脑神经病继发于肿瘤、脑膜炎、血管性疾病、脱髓鞘疾病及脊髓空洞症等
	·当发现听力障碍时应先排除噪声引起或心理压力所导致，排除后再考虑器质性病变

（2）各脑神经受损诊断思维。

① 视神经受损：视神经通路自视网膜，经视神经、视交叉、视束、外侧膝状体、视放射至枕叶视觉皮质，径路很长，易于受损，但由于行走各部的解剖结构及生理功能的不同，损害后的视野改变也各异，故由此可判断视路损害的部位（表 2-521）。

表 2-521　视神经受损的常见病因及临床表现

部位	病因及临床表现
视神经损害	病侧眼视力减退或全盲，伴直接光反应消失，但间接光反应存在，眼底可见视乳头萎缩。多见于各种原因引起的视神经炎、脱髓鞘性病变、外伤及肿瘤压迫等
视交叉损害	视交叉中央损害时，视神经双鼻侧纤维受损，产生双颞侧偏盲，多见于鞍区肿瘤，特别是垂体瘤。如病变扩及视交叉外侧累及病侧的颞侧纤维时，则患侧眼全盲，对侧眼颞侧偏盲。见于鞍区肿瘤、视交叉蛛网膜炎等
视束损害	病灶同侧视神经颞侧纤维和对侧视神经鼻侧纤维受损，产生患侧眼鼻侧偏盲，对侧眼颞侧偏盲，即对侧同向偏盲，伴有“偏盲性瞳孔强直”（光束自偏盲侧照射瞳孔，不出现瞳孔对光反射，自另侧照射时则有对光反射）。多见于鞍区肿瘤
视放射病变	也出现对侧同向偏盲，但因瞳孔光反射的传入纤维已进入丘脑外侧膝状体，故无偏盲性瞳孔强直。此外，视放射向后其上方和下方纤维逐渐分开，故可出现同向上象限性盲（下方纤维受损）或同向下象限性盲（上方纤维受损）。多见于内囊血管性病变和颞顶叶肿瘤
视觉皮质损害	一侧病变时视野改变同视放射病变，出现对侧同向偏盲或上下象限性盲。双侧视皮质损害时，视力丧失，但对光及调视反射存在，称皮质盲；刺激病变时，可出现光幻视或形象幻视。多见于枕叶的脑血管病、肿瘤及变性病变

② 动眼神经受损：眼球运动由动眼、滑车及展神经完成，眼动障碍可由上述神经单个或同时损害引起。临床以动眼神经和展神经受损多见（表 2-522）。

表 2-522 动眼神经和展神经受损的特点与表现

项目	部位	病因及临床表现
动眼神经损害	核性损害	动眼神经核群位于中脑的上丘水平大脑导水管周围，双侧自上而下的排列为提上睑肌核、上直肌核、内直肌核、下斜肌核和下直肌核，各核两侧相距甚近，而前后距相对较远。因此，中脑病变时，多表现为双侧的某些眼肌单个麻痹，而前端的 Edinger-wesphal 核常不累及，故瞳孔多正常。见于脑干脑炎、脑干肿瘤及脱髓鞘病变
	核下性损害	·表现为眼睑下垂，眼球外下斜位，向上、向下、向内运动受限，瞳孔散大，对光反应消失。因走行各段邻近结构不同，表现也不同 ·中脑病变：为髓内段动眼神经纤维受损，常累及同侧尚未交叉的锥体束，故出现病灶侧动眼神经麻痹，伴对侧中枢性面、舌瘫及肢体上运动神经元瘫痪（Weber 综合征）。见于中脑梗死，肿瘤及脑干脑炎等 ·颅底病变：仅有一侧动眼神经麻痹，多见于大脑后动脉瘤，小脑幕切迹疝等 ·海绵窦病变：早期可仅有动眼神经麻痹，但此处病变常累及滑车神经和展神经，故多为全眼麻痹。此外，因同侧三叉神经Ⅰ、Ⅱ支也受损害，而有颜面该两支神经范围内感觉减退或三叉神经痛发作，角膜反射减弱或消失，如眼球静脉回流受阻，尚有眼球突出、结膜充血、水肿等。见于海绵窦血栓形成、海绵窦动静脉瘘等 ·眶上裂病变：同海绵窦病变，但无眼球静脉回流受阻症状，并因动眼神经入眶上裂进分为上、下两支，故有时仅表现为部分眼肌麻痹。见于该处肿瘤或外伤等 ·眶内病变：同眶上裂病变外，因同时累及视神经，而出现视力减退，视盘水肿。见于眶内肿瘤、炎症等
	核上性损害	表现为双眼协同运动障碍，如双眼侧视麻痹或同向偏斜，或双眼上视和（或）下视不能 [可伴瞳孔对光反应和（或）调视反射消失]，系脑干或皮质眼球协同运动中枢受损引起，详见神经系统检查一节。多见于脑干肿瘤、炎症、脱髓鞘病变、大脑半球血管病变及肿瘤等
外展神经损害	核性损害	·展神经核位于脑桥面丘水平，被面神经环绕。该处病变表现为病灶同侧眼球外展不能，内斜视和周围性面瘫，因病变常累及同侧未交叉的锥体束，故还出现对侧肢体上运动神经元瘫痪（Millard-Gubler 综合征）。多见于脑干梗死及肿瘤
	核下性损害	·颅底病变：展神经在颅底行程较长，故很易受损，可为单侧或双侧，出现一侧或双侧眼球外展受限或不能。见于颅底炎症、斜坡肿瘤、颅底转移癌、颅内压增高等 ·海绵窦、眶上裂和眶内病变：见动眼神经损害
	核上性损害	表现为双眼同向运动障碍，系脑干或皮质眼球同向中枢病变引起 a. 侧视麻痹 ·脑桥侧视中枢：位于展神经核附近或其中，发出纤维经内侧纵束至同侧展神经核及对侧动眼神经核的内直肌核，使同侧外直肌和对侧内直肌同时收缩，产生双眼球向同侧的侧视运动。常损及邻近的面神经核和未交叉的皮质脊髓束，而出现同侧周围性面瘫和对侧肢体上运动神经元瘫痪及双眼不能向病灶侧注视而凝视病灶对侧（患者凝视自己的瘫痪肢体，Foville 综合征）。见于脑桥梗死、肿瘤和脱髓鞘病等 ·皮质侧视中枢：主要在额中回后部，下行纤维支配对侧脑桥侧视中枢，使双眼受意志支配同时向对侧侧视。皮质侧视中枢病变时，双眼不能向病灶对侧注视，且因受对侧（健侧）侧视中枢的影响，双眼向病灶侧偏斜（患者凝视自己病灶）；但当病变较轻产生刺激症状时，则双眼向病灶对侧偏斜。由于皮质其他部位的代偿作用，皮质侧视中枢产生的侧视麻痹多为一过性。见于内囊部位的脑血管病、额叶肿瘤等 b. 垂直运动麻痹 ·垂直运动脑干中枢位于中脑四叠体和导水管周围灰质，皮质中枢不明。中脑病变时引起双眼不能同时上视和（或）下视，可伴瞳孔对光反应和（或）调视反射消失，见于中脑的血管病变、脱髓鞘病以及肿瘤，刺激症状时偶可产生双眼痉挛性上视，见于帕金森综合征等

（3）面神经受损。

① 面部表情肌的运动以面神经为主。面神经主要为运动神经，其核位于脑桥，接受来自大脑皮质运动区下 1/3 面肌代表区发出的皮质脑干束支配，其中面神经上组核（发出纤维支配额肌、皱眉肌及眼轮匝肌等）接受双侧皮质脑干束支配，而下组核（发出纤维支配颊肌、口轮匝肌、笑肌及颈阔肌等）仅接受对侧皮质脑干束支配。面神经出脑后与位听神经伴行经内耳孔及内耳道后折入面神经管内，最后出茎乳孔至支配的肌肉。其行程中发出镫骨神经至镫骨肌，接受舌前 2/3 味觉的鼓索神经等。因走行各段邻近解剖结构不同，故临床表现也多异，据此可进行面肌瘫痪的定位诊断。

② 中枢性面瘫与周围性面瘫的鉴别参见面容与表情异常章节。

③ 受损部位的不同，面神经瘫痪的表现也有差异（表 2–523）。

表 2–523 面神经瘫痪的表现

部位	临床表现
中枢性面瘫	· 皮质运动区病变：除中枢性面瘫外，多合并有面瘫同侧以上肢为主的上运动神经元肢体瘫痪及舌瘫；也可为刺激症状，表现为面部或同时有肢体的局限性运动性癫痫发作。见于额叶占位性病变、脑膜脑炎等 · 内囊病变：除中枢性面瘫外，因病变同时累及皮质脊髓束、丘脑皮质束及视放射，而出现面瘫同侧的肢体上运动神经元瘫痪、偏身感觉障碍及同侧偏盲，称为“三偏征”。见于脑血管病及占位性病变
周围性面瘫	· 即核下性损害，相当于肢体的下运动神经元瘫痪。除下组面肌瘫痪外，还有上组面肌瘫痪（如抬额、皱眉不能、额纹消失，眼睑闭合不全等） · 脑桥病变：在脑桥内，面神经核发出纤维环绕展神经核出脑。当脑桥病变累及面神经时，外展神经及位于脑桥腹侧的锥体束均难于幸免，故出现病灶同侧的周围性面瘫、展神经麻痹及病灶对侧肢体的上运动神经元性瘫痪（Millard–Gubler 综合征）。见于脑桥梗死、肿瘤及多发性硬化等 · 小脑脑桥角病变：除面神经受损外，因累及邻近的三叉神经、位听神经及小脑，故除周围性面瘫外，还分别出现面部麻木、疼痛、咀嚼肌无力及萎缩，耳鸣、耳聋、眩晕以及共济失调等，称为“小脑脑桥角综合征”。多见于该部肿瘤（尤以听神经瘤、胆脂瘤多见），蛛网膜炎等 · 面神经管病变：除周围性面瘫外，因镫骨神经和鼓索神经也常受累，常伴听力过敏和舌前 2/3 味觉丧失。多见于面神经炎、乳突炎及手术损伤等。如病变位于膝状神经节，则因多系带状疱疹病毒感染所致，故有耳廓部的带状疱疹膝状神经节（Ramsay–Hunt 综合征） · 茎乳孔以外：仅有患侧周围性面瘫。见于腮腺肿瘤等 · 肌源性面瘫：由双侧面肌肌肉活动障碍引起，双眼闭合及示齿不能、表情呆滞、饮水自口角外流。见于重症肌无力、肌营养不良等

（4）后组脑神经受损。

司掌咽、喉、腭肌和舌肌运动的脑神经核，为位于延髓内的疑核和舌下神经核，发出纤维经由舌咽、迷走和舌下神经出脑，支配软腭、咽肌、声带和舌肌。当上述神经通路受损而出现构音、发声及吞咽障碍时，称之为“延髓性麻痹”。临床根据不同表现分为真性与假性延髓性麻痹，见表 2–524。

表 2–524 真性与假性延髓性麻痹的临床特点

特点		真性延髓麻痹	假性延髓麻痹
常见病因		脑桥及延髓出血或梗死，脑干肿瘤，多发性硬化，肌萎缩侧索硬化，延髓空洞症，重症肌无力，脊髓灰质炎（脑干型），Guillain–Barre 综合征及白喉等	脑动脉硬化，多发性脑梗死，双侧脑出血，脑肿瘤（双侧大脑半球、胼胝体及脑桥），脑外伤，感染、缺氧、中毒及代谢性脑病，多发性硬化，脑炎及脑脊髓膜炎等
病变部位		延髓、双侧脑神经运动核及其纤维	双侧皮质或皮质脑干束
生理性脑干反射	咽反射	消失	存在
	软腭反射	存在（晚期消失）	早期即消失
	下颌反射	消失	亢进
病理性脑干反射	吸吮反射	阴性	阳性
	掌颏反射	阴性	阳性
	仰头反射	阴性	阳性
	角膜下颌反射	阴性	阳性
舌肌		萎缩，肌纤维震颤	无舌肌萎缩及肌纤维震颤
皮质功能（情感及智能障碍）		障碍不明显	障碍明显，常有强哭、强笑或智能障碍
预后		病情较重，多因呼吸、循环衰竭而死亡	除言语、进食障碍外，呼吸、循环障碍轻

【疾病特点与表现】

脑神经损害的定性诊断。

① 嗅神经受损（嗅觉减退、缺失及嗅幻觉）见表 2-525。

表 2-525 引起嗅神经受损的常见疾病

疾病	临床表现
鼻腔感染	某些有关的病毒感染和慢性鼻炎时其所引起的嗅觉减退常有双侧鼻黏膜发炎和鼻腔阻塞，局部检查可有鼻黏膜充血、鼻甲肥大等
颅底肿瘤	以嗅沟脑膜瘤最为常见，患者常有慢性头痛与精神障碍。因嗅神经受压产生一侧或两侧嗅觉丧失。随着肿瘤的生长产生颅内高压症状
中枢神经病性痴呆症	包括阿尔茨海默痴呆、柯萨可夫精神病、遗传性舞蹈病等，可有嗅神经萎缩引起双侧嗅觉减退。多见于中老年患者
颅脑损伤	常在受伤后即可出现嗅觉障碍
颞叶癫痫	颞叶癫痫临床表现多种多样，沟回发作时表现嗅幻觉及梦样状态，患者可嗅到一种不愉快的难闻气味如腐烂食品、尸体、烧焦物品、化学品的气味
精神分裂症	某些精神分裂症者，嗅幻觉可作为一种症状或与其他幻觉和妄想结合在一起表现出来，精神检查多能明确诊断

② 引起视神经受损（视力减退或丧失）的常见疾病见表 2-526，引起视野缺损（可分为双颞侧偏盲与同侧偏盲）的常见疾病见表 2-527。

表 2-526 引起视神经受损的常见疾病

疾病	临床表现
颅脑损伤	当颅底骨折经过蝶骨骨突或骨折片损伤颈内动脉时，可产生颈内动脉 - 海绵窦瘘，表现为头部或眶部连续性杂音、搏动性眼球突出、眼球运动受限和视力进行性减退等
视神经脊髓炎	病前常有上呼吸道感染史，常先从眼症状或脊髓症状开始，亦可两者同时发生，通常一眼首先受累，几小时至几周后，另一眼亦发病。视力减退一般发展很快，有中心暗点，偶而发展为几乎完全失明。眼的病变可以是视神经乳头炎或球后视神经炎。如系前者即出现视盘水肿，如系后者则视乳头正常
多发性硬化	本病临床表现形式多种多样，可以视力减退为首发，表现为单眼（有时双眼）视力减退。眼底检查可见视神经盘炎改变。深反射亢进、浅反射消失以及跖反射伸性。共济失调、构音障碍和意向性震颤三者同时出现时，即构成所谓查科三联征。本病病程典型者的缓解与复发交替发生
视神经炎	可分为视盘炎与球后视神经炎 2 种。表现为急速视力减退、失明、眼球疼痛及视野中出现中心暗点、生理盲点扩大、瞳孔扩大及光反应消失，多为单侧。前者有视乳头改变，其边缘不清、色红、静脉充盈或纡曲，可有小片出血，视盘凸起显著。球后视神经炎症状与视盘炎相似，但无视盘改变
视神经萎缩	分原发性与继发性 2 种。主要症状为视力减退、视盘苍白、瞳孔对光反射消失。原发性视神经萎缩为视神经、视交叉或视束因肿瘤、炎症、损伤、中毒及血管疾病等原因。继发性常有视神经萎缩，由视盘水肿、视盘炎与球后视神经炎造成
急性缺血性视神经病	是指视神经梗死所致的视力丧失，起病突然，视力减退常立即达到高峰。视力减退的程度决定于梗死的分布。眼底检查可有视盘水肿和视盘周围线状出血。常继发于红细胞增多症、偏头痛、胃肠道大出血后、脑动脉炎及糖尿病，更多的是高血压和动脉硬化。根据原发疾病及急剧视力减退临床诊断较易
慢性酒精中毒	视力减退呈亚急性，同时伴有酒精中毒症状，如言语不清、步态不稳及共济运动障碍，严重时可出现酒精中毒性精神障碍
颅内肿瘤	见视野缺损

表 2-527　引起视野缺损的常见疾病

疾病	临床表现
脑垂体瘤	早期垂体瘤常无视力视野障碍。如肿瘤长大，向上伸展压迫视交叉，则出现视野缺损，外上象限首先受影响，红视野最先表现出来。当瘤体增大、压迫较重时，渐至双颞侧偏盲。若视野缺损再扩大可致全盲。本病除有视力视野改变外，还表现为肢端肥大症，发生在青春期以前，可呈现巨人症。如催乳素细胞发生腺瘤，女性患者可出现闭经、泌乳、不育等。垂体影像学可帮助确诊
颅咽管瘤	主要表现为儿童期生长发育迟缓、颅内压增高。当压迫视神经时出现视力视野障碍。约半数表现为双颞侧偏盲，早期肿瘤向上压迫视交叉可表现为双颞上象限盲。肿瘤发生于鞍上向下压迫可表现为双颞下象限盲。肿瘤偏一侧者可表现为单眼颞侧偏盲
鞍结节脑膜瘤	常表现为视力减退与头痛，视力障碍呈慢性进展，最先出现一侧视力下降或两侧不对称性的视力下降，同时出现一侧或两颞侧视野缺损，之后发展为双颞侧偏盲，最后可致失明。眼底有原发性视神经萎缩的征象

③ 引起动眼神经、滑车神经、展神经受损（动眼、滑车和展神经支配眼内外肌和眼球运动，合称眼球运动神经，由于其解剖关系十分密切，并经常同时受累，故一并叙述），常见疾病见表 2-528。

表 2-528　引起动眼神经、滑车神经、展神经受损的常见疾病

疾病		临床表现
动眼神经麻痹	核性及束性麻痹	因动眼神经核在中脑占据的范围较大，故核性损害多引起不全麻痹，且多为两侧性，束性损害多引起一侧动眼神经麻痹，表现为同侧瞳孔扩大，调节功能丧失及睑下垂，眼球被外直肌及上斜肌拉向外侧并稍向下方。常见于神经梅毒、腊肠中毒及白喉等
	脑干肿瘤	患者出现交叉性麻痹，即病变节段同侧的核及核下性脑神经损害及节段下对侧的锥体束征。脑神经症状因病变节段水平和范围不同而异，如中脑病变多表现为病变侧动眼神经麻痹，脑桥病变可表现为病变侧眼球外展及面神经麻痹，同侧面部感觉障碍以及听觉障碍，延髓病变可出现病变侧舌肌麻痹、咽喉麻痹、舌后 1/3 味觉消失等
	脑干损伤	多有明确的外伤史，伤后长时间昏迷，且有眼球运动障碍等，诊断不难
	颅底骨折	颅脑外伤后可损伤颈内动脉，产生颈内动脉 – 海绵窦瘘，出现眼球运动受限和视力减退，同时可有头部或眶部连续性杂音及搏动性眼球突出
	周围性麻痹	
	颅底动脉瘤	动眼神经麻痹单独出现时，常见于颅底动脉瘤而罕见于其他肿瘤。本病多见于青壮年，多有慢性头痛及蛛网膜下隙出血病史，亦可以单独的动眼神经麻痹出现
	颅内占位性病变	在颅脑损伤、颅内压增高及脑肿瘤晚期，一般皆表示已发生小脑幕切迹疝。表现为患侧瞳孔扩大及光反应消失，对侧肢体可出现瘫痪，继之对侧瞳孔也出现扩大，伴意识障碍
	海绵窦血栓形成及窦内动脉瘤	可表现为海绵窦综合征，除了动眼神经瘫痪外，还有三叉神经第一支损害，眶内软组织、上下眼睑、球结膜、额部头皮及鼻根部充血水肿，眼球突出或视盘水肿，炎症所致者常伴有全身感染症状
	眶上裂与眶尖综合征	前者具有动眼、滑车、展神经与三叉神经第一支功能障碍，后者除此 3 对脑神经损害外，常伴有视力障碍
	脑膜炎	脑膜炎引起的动眼神经损害多为双侧性，且多与滑车、展神经同时受累
滑车神经麻痹	滑车神经麻痹很少单独出现，多与其他 2 对脑神经同时受累。滑车神经麻痹时，如不进行复视检查则不易识别。其鉴别诊断参见动眼神经麻痹	
	脑桥出血及肿瘤	因与面神经在脑桥中关系密切，当 2 个神经的核性或束性麻痹同时存在时，表现为患侧外展及面神经的麻痹和对侧偏瘫，称为 Millard Gubler 综合征。起病常较突然并迅速昏迷，双瞳孔针尖样改变。根据临床表现结合 CT、MRI 检查诊断不难确立
	岩尖综合征	急性中耳炎的岩骨尖部局限性炎症及岩骨尖脑膜瘤可引起展神经麻痹，并伴有听力减退及三叉神经分布区的疼痛，称为 Gradenigo 综合征

续表

疾病		临床表现
滑车神经麻痹	鼻咽癌	展神经在颅底前部被侵犯的原因以鼻咽癌最为多见，其次为海绵窦内动脉瘤及眶上裂区肿瘤。中年患者出现单独的展神经麻痹或同时有海绵窦征群的其他表现时，应首先考虑鼻咽癌的存在。常伴有鼻出血、鼻塞及颈淋巴结肿大等

④引起三叉神经（可分三叉神经痛和三叉神经麻痹）受损的常见疾病见表 2-529。

表 2-529　引起三叉神经受损的常见疾病

疾病	临床表现
三叉神经炎	病程短，疼痛呈持续性，三叉神经分布区感觉过敏或减退，可伴运动障碍，在受累的三叉神经分支有明显压痛。多在感冒或鼻窦炎后发病
小脑脑桥角肿瘤	疼痛发作可与三叉神经痛相同或不典型，但多见于 30 岁以下青年人，多有三叉神经分布区感觉减退，并可逐渐产生小桥脑脑角其他症状和体征。以胆脂瘤多见，脑膜瘤、听神经瘤等次之，后两者其他脑神经受累、共济失调及颅内压增高表现较明显
颅底转移癌	最常见为鼻咽癌，常伴有鼻出血、鼻塞，可出现多数脑神经麻痹及颈部淋巴结肿大等
三叉神经半月节肿瘤	常见为神经节细胞瘤及脊髓瘤等，可有持续性疼痛，患者的三叉神经感觉、运动障碍明显

注：三叉神经麻痹单独出现较少，常与三叉神经疼痛（继发性三叉神经痛）同时出现。

⑤ 引起面神经受损的常见疾病见表 2-530。

表 2-530　引起面神经受损的常见疾病

性质	疾病	临床表现
面神经麻痹	特发性面神经麻痹 [称贝耳（Bell）麻痹]	指原因不明、急性发病的单侧周围性面神经麻痹。主要表现为单侧典型的面神经麻痹。病前有面耳部风吹受凉病史。根据急性起病及典型的临床表现，诊断常无困难
	急性感染性多发性神经根炎（又称格林 – 巴利综合征）	常有面神经的损害致周围性面神经麻痹，此病具有四肢远端对称性瘫痪，并可波及躯干，严重病例可累及肋间及膈肋而致呼吸麻痹，感觉障碍呈手、袜套型。脑脊液典型改变是蛋白质含量增高，而细胞数正常，称蛋白 – 细胞分离现象
	各种中耳炎、迷路炎、乳突炎等	可并发耳源性面神经麻痹，但多有原发病的症状与病史，如中耳炎或有耳痛、外耳道异常分泌物；迷路炎而出现迷路水肿致眩晕、呕吐等，乳突炎则出现局部的红、肿、热、痛改变等
	急性传染性单核细胞增多症	除有面神经周围性麻痹外，还有全身症状如发热、乏力、畏食等，周围血单核细胞显著增多
	颅脑外伤	外伤后颅骨骨折可致面神经麻痹，具有明确的外伤史，有面部表情肌瘫痪的特点，颅骨（或颅底）X 线片可协助诊断。乳突根治术较易损伤面神经，根据手术情况即可明确诊断
	肿瘤：脑干与小脑脑桥角的肿瘤	除有面部表情肌瘫痪外，主要有听神经损害或其他脑神经同时受累、小脑性共济失调、视盘水肿及长束受累的症状及体征
	脑膜炎	大多起病缓慢，且具有其他脑神经受损表现，脑脊液检查多有阳性发现
面肌痉挛	三叉神经痛	部分三叉神经痛者可引起反射性面肌抽搐，口角牵向患侧，并有面红、流泪和流涎表现，称痛性抽搐。根据典型三叉神经痛症状易于鉴别
	肿瘤与运动神经元病	小脑脑桥角肿瘤、面神经膜瘤、脑桥瘤、延髓空洞症、运动神经元病等均可引起面肌抽搐，多伴有其他脑神经或长束受累的症状与体征

⑥ 引起听神经受损的常见疾病见表 2-531。

表 2-531 引起听神经受损的常见疾病

疾病	临床表现
内耳眩晕病	临床上以听力障碍、耳鸣和眩晕为特点。眩晕常突然发作，发作前耳鸣常加重，发作时伴短暂性水平眼球震颤，严重时伴恶心、呕吐、面色苍白、出汗等迷走神经刺激症状，发作历时数分钟、数小时或数天不等，间歇期长短不一，每次发作使听力进一步减退，发作随耳聋加重而减少。到完全耳聋时，迷路功能丧失，眩晕发作亦终止。甘油试验呈阳性
前庭神经元炎	常发生于上呼吸道感染后数日之内，可能与前庭神经元遭受病毒侵害有关。临床特征为急性起病的眩晕、恶心、呕吐、眼球震颤和姿势不平衡。一侧前庭功能减退，但无听力障碍。眩晕常持续半个月左右。变温试验显示前庭功能减退，治愈后恢复
迷路炎	常继发于中耳乳突炎或中耳炎，表现为发热、头痛、耳部疼痛、外耳道流脓、外伤后感染损伤等。骤起的阵发性眩晕、剧烈耳鸣，伴恶心、呕吐，出现自发性眼球震颤，1～2d 内听力完全消失。外耳道检查可见鼓膜穿孔
位置性眩晕	眩晕发作常与特定的头位有关，无耳鸣、耳聋。中枢性位置性眩晕，常伴有特定头位的垂直性眼球震颤，且常无潜伏期，反复试验可反复出现呈相对无疲劳现象。外周性位置性眩晕，又称良性阵发性位置性眩晕，眼球震颤常有一定的潜伏期，呈水平旋转型，多次检查可消失或逐渐减轻，属疲劳性。预后良好，可自愈
听神经鞘瘤	表现患侧耳鸣、耳聋或眩晕，耳鸣为高声性、连续性；听力减退多与耳鸣同时出现。压迫三叉神经及面神经，可引起同侧面部麻木、痛觉减退、角膜反射减退、三叉神经痛及面肌抽搐等；压迫脑干可出现对侧肢体轻瘫及锥体束征，对侧偏身感觉减退；压迫对侧天幕切迹时可出现同侧锥体束征及感觉减退；小脑角受压可引起同侧小脑性共济失调、步态不稳、辨距不良、语言不清和发言困难。其他表现包括疼痛、呕吐、视盘水肿及视神经萎缩等
药物中毒	常见的药物有氨基甙类抗生素，苯妥英钠、扑痫酮、阿司匹林、奎宁、咖啡因、呋塞米、依他尼酸和噻嗪类利尿剂等。多为双侧性，毒性作用与剂量有关，常在反复应用后出现，但也可在短程常规剂量应用时加剧。可伴有视力障碍，多数无自发性眼球震颤，眩晕常持续数日后好转，但前庭功能损害往往难于恢复

⑦ 舌咽、迷走、副及舌下神经受损（舌咽、迷走、副及舌下神经均起自延髓，离开延髓后的行径又密切相邻，全称为后组脑神经，常常同时受累。其中舌咽和迷走神经有共同起始核和密切的周围径路，故临床上多合并损害，产生延髓麻痹。但原发性舌咽神经痛为单独受累），常见疾病见表 2-532。

表 2-532 引起舌咽、迷走、副及舌下神经受损的常见疾病

常见疾病	临床表现
脱髓鞘性多发性神经病（急性）	首发症状常为四肢对称性无力伴感觉呈手套、袜套样障碍。可有多根脑神经同时受损，也可以单一脑神经受损为主。常受累的有舌咽、迷走、副及面神经等，表现为头后仰、声音嘶哑、呛咳及面瘫
寰枕部畸形	多有短颈或斜颈、后发际低、面部不对称等表现。起病缓慢，神经系统检查症状主要为后组颅神经、小脑、上颈部脊髓及颈神经受压。最常见为头痛、头晕及枕颈部痛，头部活动或体力劳动可诱发，共济失调、步态不稳、眼球震颤相对多见，其他表现包括构音不清、声音嘶哑、吞咽困难、呼吸困难、憋气、舌肌萎缩、胸锁乳突肌无力、面神经麻痹及耳聋等
小脑脑桥角肿瘤	起病缓慢，表现脑桥小脑角综合征与颅内压增高的临床症状，当肿瘤向下发展，压迫第Ⅸ、Ⅹ、Ⅺ脑神经，可引起吞咽困难、进食呛咳、声音嘶哑、同侧咽反射减退或消失、软腭麻痹、胸锁乳突肌与斜方肌乏力，舌下神经受累者少见
颅内转移瘤	来自颅底的鼻咽癌或肉瘤可侵犯后组脑神经而致瘫痪。病程短，可有血性鼻分泌物，颈淋巴结多有转移。耳鼻喉科检查及活检可获得证实
蛛网膜粘连	本病病前多有发热史，亦可有脑膜炎的慢性病史，病程长，可出现脑神经麻痹症状，如吞咽困难、声音嘶哑、构音不清、面神经麻痹等
中枢性（假性）延髓麻痹	系双侧皮质延髓束受损引起，常表现为讲话言语不清，吞咽困难较轻，是由于舌不能把食物运至咽部引起。咽反射仍存在，下颌反射、掌颏反射等脑干反射可亢进；可伴有锥体束征及强哭、强笑等。多见于脑动脉硬化、多发性脑梗死、脑炎等

【相关检查】

（1）病史采集要点。

① 主要以什么症状为主诉，该症状发生的时间及诱因，主要症状的特点，包括部位、范围、性质、持续时间、严重程度及影响因素。病情进展情况，是缓解还是进行性加重。

② 询问与疾病诊断和鉴别诊断相关的伴随症状，如头痛、感觉异常、抽搐、瘫痪、视力障碍、语言障碍及睡眠障碍等。

③ 了解在疾病过程中是否接受过治疗，做过什么检查等。

④ 既往史重点包括高血压、心脏病、糖尿病、结核、肝炎、肿瘤及癫痫等。

⑤ 家族中是否有类似疾病。

（2）查体重点。

记录生命体征，仔细观察患者的立姿及步态，判断患者的意识水平（清醒、嗜睡、昏睡、昏迷、意识模糊、谵妄及特殊类型的意识障碍），要对精神状态高级皮层功能进行检查，包括认知功能，如记忆力、计算力、定向力、失语、失认及失用等；非认知功能，如情感及意志行为等。全面进行神经系统的检查，包括各种反射及脑膜刺激征，每对脑神经检查都应规范、仔细。必要时可请眼科医生协助检查诊断。肌张力检查和小脑功能检查都是必不可少的。

（3）实验室检查。

三大常规、血液生化，若怀疑是全身性疾病则选择相关的检查，必要时应做脑脊液检查。

（4）辅助检查。

头颅的影像学检查（包括头颅 CT、MRI、头颅血管造影术）、脑电图、肌电图、神经诱发电位等。必要时应进行肌肉活检。怀疑继发性肿瘤者，应做相应部位的辅助检查。必要时应请相应学科进行会诊，尤其是眼科、五官科及神经科（即团队会诊）。

第五节　感觉异常

感觉障碍是指在反映刺激物个别属性的过程中出现困难和异常的变态心理现象。深感觉检查是测试肌肉、肌腱和关节等深部组织的感觉，包括位置觉、运动觉和振动觉。浅感觉检查指对皮肤及黏膜的浅痛觉、温度觉及触觉有否异常的检查。如果传导刺激的神经纤维或大脑感觉中枢因病损出现痛、温、触觉障碍，则为浅感觉障碍。

【常见病因】

各型感觉障碍的常见病因如下。

（1）末梢型感染障碍：尺神经、正中神经及桡神经损害、末梢神经炎、中毒性神经炎、代谢性神经炎、股外侧皮神经炎及多发性神经炎等。

（2）后根型：椎间盘脱出、脊髓外肿瘤、脊髓空洞症及外伤等。

（3）脊髓型：横贯性脊髓炎、脊髓肿瘤、髓外肿瘤、外伤、脊髓血管病、脊髓压迫症、亚急性联合变性、脊髓空洞症、视神经脊髓炎等。

（4）脑干型：脑干血管病、脑干肿瘤、脑干炎症产伤、先天性畸形、脑桥小脑角病变及脑干空洞症等。

（5）丘脑型：脑血管病变、肿瘤及癫痫等。

（6）内囊型：脑血管病变、肿瘤等。

（7）皮质型：脑血管病变、肿瘤、感觉型癫痫发作、炎症及外伤等。

（8）腺病型感觉障碍：精神创面或精神刺激。

【诊断线索】

感觉异常诊断线索（表 2–533）。

表 2–533　感觉异常诊断线索

临床线索	诊断提示
・触觉异常	脊髓后索病变
・温度觉异常	脊髓丘脑侧束病变
・局部疼痛	炎性病变（影响到该部末梢神经之故）
・振动觉障碍	脊髓后索损害
・有原发性高血压史，突然发病，有偏身感觉障碍	脑血管病
・慢性发病者	肿瘤
・青年人肢体痛、温觉有消失，运动和触觉存在	脊髓空洞症
・四肢末梢的麻木无力	各种原因引起的末梢神经炎
・脊髓的锥体征阳性伴有以下肢为主的深感觉障碍	亚急性联合变性等

【诊断思维】

（1）深感觉异常类型及临床概念（表 2–534）。

表 2–534　深感觉异常类型及临床概念

种类			临床概念
深感觉	定义		是指肌肉及关节位置觉、运动觉、振动觉。如果传导深感觉的神经纤维或大脑感觉中枢病损，出现肌肉及关节位置觉、运动觉及振动觉障碍时，称之深感觉障碍异常
	抑制性症状	感觉缺失	是指在意识清楚的情况下患者对刺激不能感知，可分为痛觉缺失、触觉缺失、温度觉缺失和深感觉缺失等。同一部位各种感觉都缺失者称为完全性感觉缺失。如在同一部位内某些感觉缺失而另一些感觉正常者，称为分离性感觉障碍。若感觉正常，在无视觉参加的情况下，对刺激部位、物体形状、重量等不能辨别者，称皮层感觉缺失
		感觉减退	指感觉的敏感度降低，是对刺激感受力的低下，但程度上较感觉缺失较轻，由神经的兴奋阈值增高而感觉反应减弱所致。当一神经分布区有自发痛，同时在此神经痛分布区内痛觉又减退者，称痛性痛觉减退或痛性麻痹。在感觉障碍中，某种感觉保持较好时，称分离性感觉障碍。如深感觉与识别性触觉障碍而痛、温觉和原始触觉良好时，提示后索损害
	刺激性症状	感觉过敏	感觉阈值低下，指轻微（外界或病理性）刺激出现强反应。感觉过敏常见于浅感觉，尤以痛觉过敏多见。痛觉过敏除了触觉刺激或痛觉刺激可引起外，温度刺激也可引起
		感觉过度	一般仅对浅感觉而言。感觉过度一般具备： ・潜伏期长：即刺激至感知之间有较长的潜伏期，此期有时可达 5 ～ 30s ・感受性降低，兴奋性增高，即刺激必须达到较强的程度才能感觉到

续表

种类			临床概念
深感觉	刺激性症状	感觉过度	·所感到的刺激具有爆发性，呈现一种剧烈的、定位不明的、难以形容的不愉快感 ·刺激有扩散的趋势：单点的刺激患者可感到是多点刺激并向四周扩散 ·刺激停止后在一定的时间内患者仍有刺激存在的感觉，即出现"后作用"，常为强烈难受的感觉。常见于灼性神经痛、带状疱疹疼痛及丘脑的血管性病变等
		感觉倒错	对刺激产生错误的感觉。如对痛觉刺激误认为触觉或其他刺激。感觉倒错在临床上少见，多数为浅感觉
		感觉异常	在没有任何外界刺激的情况下，患者身体某些部位感到蚁走感或不适感，如麻木感、冷热感、潮湿感、震动感、肿胀感、电击感及束带感等
		对位感觉	指当刺激一侧肢体时，对侧相对称部位也感到刺激

（2）感觉异常检查要求及注意事项（表2-535）。

表2-535　感觉异常检查要求及注意事项

项目	检查要求及注意事项
感觉异常	·检查前禁忌：检查前要安抚好患者的情绪，嘱咐其不要太过紧张
	·检查感觉功能时，患者必须意识清晰，检查检查者态度要和蔼，前应耐心地向患者解释检查的方法、目的和意义，以取得患者的充分合作。但不能有任何暗示
	·检查时环境应安静，要求患者闭目，最好在患者无自发疼痛的情况下检查
	·检查时要注意双侧比较及远近比较。可由感觉障碍区向正常区逐步移行，如果感觉过敏也可由正常区向障碍区移行
	·发现感觉障碍时，应注意障碍的程度、性质及范围。应反复检查核实，做出详细记录或图示，以利日后观察比较
	·若患者意识状态欠佳又必须检查时，则只粗略地观察患者对检查刺激引起的反应，以估计患者感觉功能的状态。如呻吟、面部出现痛苦表情或回缩受刺激的肢体
	·四肢残疾或损伤的患者不适合做此项检查

（3）深感觉异常诊断思维（表2-536）。

表2-536　深感觉异常诊断思维

项目	诊断思维
深想觉异常	感觉分离：脊髓后部的后索破坏时分离性感觉障碍，使深感觉不能向上传导，这时就感觉不到肢体的位置，分不清是屈还是伸。感觉分离就是指痛温觉消失，触觉存在。a.感觉缺失区可受到严重损伤（如烫伤）而不觉知，感觉缺失有痛觉缺失、触觉缺失、温度觉缺失和深感觉障碍（如皮肤温、痛缺失），而其他感觉（如皮肤触觉）仍保存者，称为分离性感觉障碍。b.只有深感觉缺失，而浅感觉（痛、温、触觉）保存者亦称为分裂性感觉障碍。c.复合感觉障碍：定位觉、两点辨别觉、实体觉、重觉等实体感觉障碍，凭借触摸不能分辨物体的大小、形状、质地等，常见于血管病（栓塞、出血）、胶质瘤、脑膜瘤及颅脑外伤
	·镇痛是中枢神经系统性疾病的一种重要表现，常提示脊髓损害的类型和部位，常伴温度觉消失，因这两种感觉神经冲动均在脊髓聚集。周围神经、脊髓和脑等受损是可出现其他感觉缺失如感觉异常、本体感觉和振动觉消失、触觉消失。若仅存在痛温觉消失则提示脊髓不完全损伤。镇痛因病因和损伤平面不同可分为损伤平面以下部分或完全镇痛，单侧或双侧镇痛。肿瘤表现为缓慢、进行性镇痛，而外伤时则表现为急剧镇痛，大多数疾病则表现为短暂性镇痛，可自然恢复

（4）感觉障碍的定位诊断（由于感觉通路各部位损害后，所产生的感觉障碍有其特定的分布和表现，故可根据感觉障碍区的分布特点和改变的性质，判定感觉通路损害的部位，见表2-537）

表 2-537　感觉障碍的定位诊断

项目	感觉障碍的定位诊断	
末梢型	表现为四肢末梢对称性手套式和袜套式分布的各种感觉减退、消失或过敏，主观表现为肢端麻木、疼痛和各种异常感觉，如烧灼感、蚁行感等。由于自主神经纤维也同时受损，还常有肢端发凉、发绀、多汗以及甲纹增粗等自主神经功能障碍。有的则有不同程度的下运动神经元瘫痪症状。见于四肢末梢神经炎	
神经干型	神经干损害后表现该神经干支配区出现片状或条索状分布的感觉障碍，伴有该神经支配的肌肉萎缩和无力。如桡神经、尺神经及腓神经损伤等	
神经根型	后根病变	各种感觉均有障碍并常伴有沿神经根分布的放射性疼痛。见于脊神经根炎、脊柱肿瘤、增生性脊椎病等。病变常同时累及前根而出现相应的下运动神经元瘫痪症状
	脊神经节病变	同神经根病变所见，尚伴有受累神经根支配区内的疱疹。见于带状疱疹
	后角病变	因痛、温觉纤维进入后角更换神经元而受损，但部分触觉纤维及深感觉纤维则经后索传导而幸免，因而出现一侧节段性分布的痛、温觉障碍，而触觉及深感觉正常的感觉障碍，称为浅感觉分离。若病变累及前角时可出现相应范围内的下运动神经元瘫痪症状，C_8、T_1 侧角受累时出现该节段内的自主神经功能障碍，如霍纳综合征等。见于脊髓空洞症及早期髓内肿瘤等
	脊髓中央灰质病变	双侧痛温觉纤维受损而触觉及深感觉保留，出现双侧节段性分布的分离性感觉障碍。其特点和常见病因同上
脊髓传导束型	后索损害	病灶水平以下同侧深感觉减退或消失，同时出现感觉性共济失调、肌张力减低、腱反射消失。见于后侧索联合变性、早期脊髓肿瘤及神经梅毒等，单侧见于脊髓半切综合征
	脊髓侧索损害	因脊髓丘脑侧束受损。产生病灶以下对侧的痛、温觉障碍。因侧索中的锥体束也难免，故常同时伴有损害水平以下肢体的上运动神经元瘫痪。病变原因同上
	脊髓横贯损害	损害水平以下所有深、浅感觉消失。见于截瘫者
脑干损害型	一侧病变时，典型表现为"交叉性感觉障碍"，系因传导对侧躯体深浅感觉的脊髓丘脑束受损，出现对侧躯体深浅感觉障碍；同时尚未交叉的传导同侧颜面感觉的三叉神经传导通路也受损，因此，出现同侧颜面的感觉特别是痛觉障碍，见于脑血管病、脑干肿瘤等	
内囊损害型	丘脑皮质束经内囊后肢的后 1/3 投射至大脑皮质中央后回及顶上小叶，病损后出现对侧偏身的深、浅感觉障碍，伴有对侧肢体上运动神经元瘫痪和同向偏盲	
丘脑损害型	病灶对侧面部及躯体的偏身深、浅感觉减退或缺失，以深感觉和触觉障碍为著，痛、温觉障碍较轻。因手指位置觉障碍而呈手足徐动样不随意运动。常伴有感觉过度或感觉倒错。特征性的感觉障碍为偏身自发性疼痛，即丘脑痛，常为发作性剧痛或持续性刺痛或持续痛呈发作性加剧，可因各种刺激（如摩擦、压迫、寒冷及声响等）而使疼痛加重。主要见于脑血管病	

（5）感觉障碍的诊断程序：是感觉敏感还是感觉减退→是何种性质感觉障碍→哪个部位感觉障碍→诱因如何→有无其他症状、体征→是否有感觉障碍分离现象。

【疾病特点与表现】

（1）引起浅感觉异常的疾病。

① 交感神经链综合征：是多病因导致长期隐性存在的临床综合征。当神经节损害严重及代偿能力削弱时可出现典型症状，常被延误诊治，多在尸检中偶然发现。因受损的交感神经节不同，临床表现不尽相同，但共同的临床特点有疼痛、感觉障碍及血管功能障碍等。

② 交感神经型颈椎病：有时感觉疼痛、麻木，但又未按神经节段或走行分布。常以头部症状突出，如头晕或眩晕、头痛或偏头痛、头沉、枕部痛，睡眠欠佳、记忆力减退及注意力不易集中等，偶有因头晕而跌倒；眼耳鼻喉部症状包括眼胀、干涩或多泪、视力变化、视物不清及雾视等，其他表现包括耳鸣、耳堵、听力下降，鼻塞、咽部异物感、口干、声带疲劳及味觉改变等；胃肠道症状包括恶心、呕吐、腹胀、腹泻、消化不良、嗳气以及咽部异物感等；心血管症状包括心悸、胸闷、心率变化、心律失常及血

压变化等。

③ 周围神经损伤：周围神经是指中枢神经（脑和脊髓）以外的神经。它包括 12 对脑神经、31 对脊神经和植物性神经（交感神经、副交感神经）。主要由于外伤、产伤、骨发育异常、铅和酒精中毒等引起受该神经支配的区域出现感觉、运动和营养障碍（腱反射消失、感觉过敏及感觉障碍）。

④ 筋膜间隔（区）综合征：本病以疼痛及活动障碍为主要症状，在筋膜间隙综合征的早期，其疼痛是进行性的，该肢体疼痛不因肢体固定或经处理而减轻，直至肌肉完全坏死之前，疼痛持续加重而不缓解，主动活动发生障碍、肢体末端的感觉减退及肌力减弱，甚至支配区感觉完全丧失。

（2）引起感觉迟钝的疾病。

① 脑干损害体征：脑干不仅含有大部分的脑神经核（除了嗅神经和视神经），全身感觉、运动传导束皆通过脑干，呼吸循环中枢亦位于此，而脑干网状结构则是参与维持意识清醒的重要结构。所以脑干损伤后，除了有局部脑神经受损的表现外，意识障碍、运动感觉障碍的表现往往较重，而且还可有呼吸循环功能的衰竭，危及生命。

② 癫痫失神发作：以意识障碍为主，其特点是没有任何先兆的、突然开始的发作。患者正在进行着的动作突然中断及发呆，可伴有双眼上翻。患者如在讲话，其言语会变慢或终止；如在走路则可能突然站立不动、呆若木鸡，也可能突然挣脱大人搀着的手而向前快走几步，又突然回头哭着找其父母；如在进食时，夹着食物的筷子在送往口里的中途突然停住，对问话不能作答，某些患者当人们与其说话时可使发作终止。该种发作持续数秒至 30s，超过 1min 者少见。

③ 谵妄：是一种以兴奋性增高为主的高级神经中枢急性活动失调状态，是在意识清晰度降低的同时，表现有定向力障碍，包括时间、地点、人物定向力及自身认识障碍，并产生大量幻觉及错觉，幻觉以幻视多见，内容多为生动、逼真而鲜明的形象，如看到昆虫、猛兽、鬼神或战争场面等。

④ 发作时精神障碍：主要包括精神运动性发作、发作性情感障碍及短暂的精神分裂症样发作等。又称精神运动性发作，可以颞叶癫痫为先兆，也可单独发生。多见于由皮质的局限性病灶所致，而发作时各种不同症状是由病灶部位决定的，多数在颞叶，也有在额叶或边缘叶。发作时为一过性的精神病性体验，多伴有意识障碍。

⑤ 儿童联想和情感障碍：精神分裂症可发生于成年人和儿童，它是儿童精神较为常见的一种精神病。这里主要叙述儿童精神分裂症的临床特点。以思维联想障碍、情感障碍为主要特征，并与相应年龄行为的活动表现有明显异常和不协调。

⑥ 抑郁：是以情感低落、哭泣、悲伤、失望、活动能力减退，以及思维、认知功能迟缓等为主要特征的一类情感障碍。

（3）引起痛觉异常的疾病。

① 脊髓前角综合征：损伤平面以下双侧感觉和温度觉消失，伴松弛性瘫痪和深反射减退。

② 脊髓中心压迫综合征：双侧上肢、肩及背部皮肤节段锥形感觉和温度觉消失，起初表现为双手无力，以后逐渐发展为上肢和肩带肌无力及肌痉挛，也可致下肢肌痉挛、深反射亢进。若腰椎受损则出现下肢松弛性瘫痪、深反射消失。若脑干受损，可出现面部感觉消失、温度觉消失、眩晕、眼球震颤、舌肌萎缩、构音困难，还可出现无汗、吞咽困难、尿潴留及肠功能紊乱。

③ 脊髓半切综合征：损伤平面以下对侧感觉和痛温觉消失、本体感觉减退、痉挛性瘫痪、同侧深反射亢进，还可出现尿潴留或尿失禁。

④ 药物：局部应用麻醉剂时可出现感觉消失，感觉麻木、针刺感减弱或消失更多见。

【相关检查】

（1）病史采集要点。

① 询问起病方式、时间、病情的演变及加重的因素。

② 询问感觉障碍的部位及其分布，是感觉过敏还是感觉减退，需进一步询问是局部疼痛、放射痛，还是烧灼痛、闪电样痛。

③ 询问是否有肢体外伤史、接触各种化学因素、外伤、代谢性疾病、维生素缺乏、慢性中毒、原发性高血压、糖尿病、尿毒症、肿瘤、癫痫、精神创面及精神刺激等。

④ 了解烟酒嗜好，诊疗经过及家属中有无肿瘤史等。

（2）查体重点。

是何种感觉障碍，一般感觉包括浅感觉（痛温觉、触觉）、深感觉（音叉振动觉、关节位置觉）和复合感觉（定位觉、图形觉、两点辨别觉等）。通过检查明确感觉异常的类型，即传导束型、后根型、神经干型及末梢型。感觉障碍的性质，通过查体进一步明确是感觉过敏（轻微外界刺激引起强烈反应）还是感觉减退或缺失。检查生命体征和意识状态、瞳孔反射、角膜反射、咳嗽反射、咽反射等排除脑干和脑神经损伤。若患者意识清楚，检查其言语和吞咽功能。必要时检查患者的步态、姿势、共济运动、平衡和调节功能、四肢肌力及肌张力。

（3）实验室检查。

三大常规、血液生化、关注电解质、血糖、肝肾功能等。根据诊断需要应测定维生素及微量元素的含量。

（4）辅助检查。

① 末梢型感觉障碍应选择肌电图，腰穿脑脊液动力学检查及常规检查。必要时应做神经活检。

② 后根型和脊髓型应根据感觉平面选择脊髓 CT 或 MRI、腰穿做脑脊液动力学检查、脊髓椎管造影等。

③ 脑干型、丘脑型、内囊型、皮质型等应选择脑 CT 或 MRI、脑电图、脑血管造影等检查。

④ 癔症性感觉障碍应从心理方面着手检查。